学ぶために最も優れた方法は
人に教えることである

Middle Ear and Mastoid Microsurgery 2nd edition

中耳手術アトラス

Mario Sanna
Hiroshi Sunose
Fernando Mancini
Alessandra Russo
Abdelkader Taibah
Maurizio Falcioni

With the collaboration of
Giuseppe De Donato
Enrico Piccirillo
Antonio Caruso
Giuseppe Di Trapani
Seung-Ho Shin
Lorenzo Lauda
Filippo Di Lella

訳 須納瀬 弘
東京女子医科大学・教授
東医療センター耳鼻咽喉科

医学書院

■ 著者

Mario Sanna, MD
Professor of Otolaryngology
Department of Head and Neck Surgery
University of Chieti
Chieti, Italy
Gruppo Otologico
Piacenza and Rome, Italy

Hiroshi Sunose, MD
Professor of Otolaryngology
Department of Otolaryngology
Medical Center East
Tokyo Women's Medical University
Tokyo, Japan

Fernando Mancini, MD
Gruppo Otologico
Piacenza and Rome, Italy
Ospedale Koelleker
Turin, Italy

Alessandra Russo, MD
Gruppo Otologico
Piacenza and Rome, Italy

Abdelkader Taibah, MD
Gruppo Otologico
Piacenza and Rome, Italy

Maurizio Falcioni, MD
Gruppo Otologico
Piacenza and Rome, Italy

■ 執筆協力者

Giuseppe De Donato, Enrico Piccirillo,
Antonio Caruso, Giuseppe Di Trapani,
Lorenzo Lauda, Filippo Di Lella
Gruppo Otologico
Piacenza and Rome, Italy

Seung-Ho Shin
Assistant Professor of Otolaryngology-
Head and Neck Surgery
CHA Bundang Medical Center
CHA University
Seongnam, Korea

重要な注意点：医学は絶えざる発展を受け入れ，変化し続ける科学です．研究と臨床経験は私たちの知識，とりわけ適切な治療と薬物療法についての知識を絶えず広めてくれます．本書が服用量や適用について記載する限り，著者や編集者や出版社はその内容が書籍出版時の知識水準に従うように最大限の努力をしておりますので，読者はご安心ください．
しかしながら，このことは本書に記載された服用量の指示や適用方法に関して出版社側の保証や義務を表明・暗示するものではありません．本書のすべての利用者は各薬剤に添付してある製薬メーカーの説明書を注意深く点検し，必要ならば医師や専門医と相談して，説明書に記載された服用スケジュールや製薬メーカーが示す禁忌が本書の記載内容と異なるかどうかを確認することが求められます．このような点検作業は，稀にしか使用されない薬剤や新薬に対して特に重要です．いかなる服用スケジュールおよび適用方法も，完全に使用者の自己責任になります．著者と出版社は，使用者が本書に何か矛盾や誤りを見つけた際は出版社にご報告いただくようお願いしています．本書出版後に誤りが見つかった場合，www.thieme.com の商品説明ページに正誤表が載る予定です．

Copyright © 2012 of the original English Language edition by Georg Thieme Verlag KG, Stuttgart, Germany
Original title: Middle Ear and Mastoid Microsurgery, 2/e by Mario Sanna, Hiroshi Sunose, Fernando Mancini, Alessandra Russo, Abdelkader Taibah, Maurizio Falcioni with the collaboration of Giuseppe De Donato, Enrico Piccirillo, Antonio Caruso, Giuseppe Di Trapani, Seung-Ho Shin, Lorenzo Lauda, Filippo Di Lella

This translation of Middle Ear and Mastoid Microsurgery 2/e, originally published in English in 2012, is published by arrangement with Georg Thieme Verlag KG.

本書は Georg Thieme Verlag KG から 2012 年に発行された Middle Ear and Mastoid Microsurgery 2/e の翻訳である．

Copyright © First Japanese edition 2013 by IGAKU-SHOIN Ltd., Tokyo

Printed and bound in Japan

中耳手術アトラス

発　行　2013 年 5 月 15 日　第 1 版第 1 刷

訳　者　須納瀬　弘

発行者　株式会社　医学書院
　　　　代表取締役　金原　優
　　　　〒113-8719　東京都文京区本郷 1-28-23
　　　　電話　03-3817-5600（社内案内）

印刷・製本　三美印刷

本書の複製権・翻訳権・上映権・譲渡権・公衆送信権（送信可能化権を含む）は（株）医学書院が保有します．

ISBN978-4-260-01778-7

本書を無断で複製する行為（複写，スキャン，デジタルデータ化など）は，「私的使用のための複製」など著作権法上の限られた例外を除き禁じられています．大学，病院，診療所，企業などにおいて，業務上使用する目的（診療，研究活動を含む）で上記の行為を行うことは，その使用範囲が内部的であっても，私的使用には該当せず，違法です．また私的使用に該当する場合であっても，代行業者等の第三者に依頼して上記の行為を行うことは違法となります．

JCOPY　〈（社）出版者著作権管理機構　委託出版物〉
本書の無断複写は著作権法上での例外を除き禁じられています．複写される場合は，そのつど事前に，（社）出版者著作権管理機構（電話 03-3513-6969，FAX 03-3513-6979，info@jcopy.or.jp）の許諾を得てください．

Foreword
Japanese translation of Middle Ear and Mastoid Microsurgery, 2nd edition

This book is written to try to provide otologic surgeons with the wisdom acquired during 40-year experience based on about 26000 surgical cases, and demonstrate the approach to middle ear surgery taken by the Gruppo Otologico in Piacenza and Rome, Italy.

We need to remember that nothing is easy in middle ear surgery. Thousands of middle ear surgery techniques have been described and special techniques performed by very experienced surgeon yield excellent results, as a rule. However, some techniques that may be easy for experienced hands are quite difficult for beginners. Trials to such complicated and difficult-to-use procedures may cause accumulation of a history of avoidable mistakes and failures before becoming "very experienced". It will be safer if surgeon can arrange wide access with good visibility instead of working in very deep and narrow area with tremendous concentration. It will be safer if surgical steps are less complicated and easy to follow. Continuous re-evaluation of large number of surgical outcomes has improved and simplified our techniques to the level of 'state-of-the-art' middle ear surgery.

I am happy to have Japanese edition of this book translated by the co-author Dr Hiroshi Sunose. We have worked with him for more than 10 years, and he is still one of the best foreign students I have ever had in my department. His dedication to work, his intelligence and advice has made it possible to complete this book. He also contributes to our temporal bone dissection course held every year in Piacenza as an instructor, and taught more than 30 Japanese doctors. Since he is passionate about both surgery and education, I am happy to hear that he now has his own students as a professor.

I hope this book will become a guidepost for young doctors, and a favorite textbook for established otologic surgeons in Japan.

Mario Sanna, M.D.
Professor of Otolaryngology
University of Chieti, Italy
Gruppo Otologico
Piacenza and Rome, Italy

日本語版に寄せて

　本書は耳科手術を行う術者に対し，40年にわたりおおむね26,000件に及ぶ手術症例から得られた知恵を届け，中耳手術に対するグルッポオトロジコ（イタリア，ピアチェンツァ・ローマ所在）のスタンスを示すために執筆されました．

　中耳手術に簡単なことは存在しないことを銘記したいと思います．これまでに星の数ほどの手術テクニックが紹介されていますが，高度に経験を積んだ術者であれば，当然のように素晴らしい結果が得られます．しかし，熟練した術者にとって簡単な技術が初学者にとっては極めて難しい場合もあります．難易度が高くて使い難い手技を真似ようとすれば，"熟練者"になるまでに，避けられたはずの誤りや失敗を積み重ねることになりかねません．もし，術者が深くて狭い術野ではなく広くて見やすい術野を作ることができれば，そして手術の各ステップが複雑ではなくわかりやすいものであれば，手術は安全なものになります．膨大な数の手術症例の結果を再評価し続けることで，私たちの手術テクニックは改善・簡略化され，「最高水準」と呼べるレベルの中耳手術となっています．

　本書の日本語版が，このたび共著者である須納瀬医師の訳で発刊されることを嬉しく思います．私たちは須納瀬医師と10年以上にわたって働いてきましたが，彼は今でもわれわれのもとに訪れた最も優秀な外国人フェローの一人です．彼の献身的な仕事ぶりや知性と助言なしに本書が日の目を見ることはなかったでしょう．彼はまた，われわれが毎年ピアチェンツァで行う側頭骨解剖コースの講師として30人以上の日本人を教えてきました．手術と教育に情熱を燃やす須納瀬医師が今では教授として自分の生徒を持っていると聞き，とても幸せな気分です．

　本書が日本の若い医師の道標となり，また完成された術者にとってもお気に入りの1冊となることを期待しています．

マリオ　サンナ
キエティ大学耳鼻咽喉科教授
グルッポオトロジコ
ピアチェンツァ・ローマ，イタリア

訳者 序

　本書はイタリア Gruppo Otologico を主宰する Mario Sanna 先生の長年にわたる，数万例に及ぶ中耳手術の臨床経験に基づいて書かれており，さまざまな手術手技の概念を総花的に羅列した手術書とは一線を画しています．Sanna 先生の深い考えは，各章の最初に記された適応の項によく反映されています．

　例えば真珠腫に関して言えば，Sanna 先生はキャリア前半には後壁を保存する Canal Wall Up の強力な推進者でした．しかし，何十年かを経て形成される成人真珠腫症例の術後成績を5年で評価するのが論理的ではないことは明らかです．莫大な手術症例を長年にわたり経過観察した結果，後壁を保存すると一定の頻度での再発を免れないという結論に至り，現在では Canal Wall Down の症例が遥かに多くなっています．将来再発した場合にどこまで進行しているかわからず，次の術者の技量もわからない．だったら唯一聴耳は再発の少ない Canal Wall Down，再発症例も Canal Wall Down，などの考え方は極めて合理的だと思います．一方，Canal Wall Down は単純に後壁を落とすだけの術式ではない，きちんとした Canal Wall Down Cavity を作るのはとても難しいというのが，Sanna 先生のもう1つの重要なメッセージです．

　本書の初版は 2003 年 5 月に発刊されましたが，プロジェクトは私が留学した 2000 年 1 月にスタートしました．Gruppo Otologico が発信する書籍はすべて Sanna 先生の考えと手術法に基づくものですが，それぞれは1人の担当者がほぼすべての作業を任されて作られます．当時，わずかな中耳手術の経験しかなかった私が本書を任されたときは途方に暮れましたが，執筆を通して多くのものをいただきました．Sanna 先生に見せていただいた卓越した術野さばきや教えていただいた疾患に対する考え方は，今日の臨床の礎となっています．そして何より Gruppo Otologico という，いつでも戻れる学校を得たことが大きな財産です．

　最近，若い先生方があまり留学したがらないという話を耳にします．海外に出なくとも臨床で大輪を咲かせる先生もいらっしゃいますが，価値観も思考法も違う世界に触れることで大きな飛躍のチャンスに恵まれるかもしれません．一流の施設で思考の核を作ることができれば，考えを深めて発展させる機会は必ず訪れます．アジアや中東，アフリカの若い医師たちがどんどん世界に出ていくなかで，日本の先生方の臨床が内向きになることに少し危機感を覚えています．是非，広く世界に目を向けていただければと思います．

　最後に，手術と人生の師である Mario Sanna 先生と小林俊光先生に心よりの尊敬と感謝の念を捧げたいと思います．また，日々の臨床を支えてくれている東京女子医科大学東医療センターのスタッフの皆さん，なかでも中耳臨床が円滑に進むため多大な労力を割いてくださる金子富美恵先生に心より感謝致します．また本書の出版にあたり，若い先生方が手に取りやすい価格に，というわがままを聞き入れてくださった医学書院の方々，とりわけ渡辺一さんにお礼申し上げます．そして何より，皆さんの耳科臨床のご発展を心よりお祈りして筆を置きたいと思います．

2013 年 5 月

須納瀬　弘

序

　本書の初版は数多くの図とフィルムカメラでステップバイステップに撮影した術中写真によりGruppo Otologicoの手術哲学をうまく表現することに成功し，中耳手術の分野で最もよいテキストの1つとして世界的に認知されました．初版の出版から8年が経過し，その間も年間1,000例以上の中耳手術を通して私たちの手術技術と治療戦略は向上し続けていました．この期間はまた科学技術の進歩を実感するのに十分な長さであり，私たちが初版の内容をアップデートして臨床の進歩を記録して形にすることを多くの方々が望んでいました．

　デジタルカメラの進歩によって，厳しい条件下であっても詳細で有益な情報をもたらす術中写真を撮影することが可能となりました．人工内耳の技術的進歩は，高度感音難聴に対する確実な解決策を提供してくれています．時間が経つにつれて私たちの人工内耳に関する臨床的な活動量は増加しており，今日において私たちはこの領域で最も重要な施設の1つになっています．読者は，困難な症例を含む豊富な臨床経験に基づいた非常に有用な知恵を本書から得ることができるでしょう．

　第2版では，傍神経節腫に関する記載（15章）にも大きな変更を施しています．Fisch分類に修正を加えた新しい分類を提唱し，読者がこの難しい疾患に対する論理的な解決策を見つけることができるようにしました．適切な手法で出血を制御し，腫瘍をしっかりと露出することで，クラスAとクラスBの傍神経節腫は中耳手術の範疇で扱え，不必要な塞栓術を避けることができます．また，側頭骨亜全摘と中耳腔の充填（18章）についても新たに書き加えています．この手技が，聴力のない耳の止まらない耳漏や中耳に広範に進展する病変など，臨床的に困難な状況を治療する手段として非常に有用であることがわかってきました．この手術を私たちが行う機会は以前よりも増えてきています．一方，ナビゲーションや画像診断などの洗練された医療器械が使えるようになった今日でも，側頭骨の3次元解剖を理解することが手術をする上で最も重要であることに変わりはありません．重要な構造間の3次元的な関係を理解するために，第1章の解剖の記載に正常側頭骨のCT画像の解釈を加えています．

　私たちが本書を発刊する主な目的の1つは，合併症を起こすことなく安定した結果をもたらす手術テクニックを提示することにあります．明瞭で体系立った術中写真は，読者が手術の原則と手順を理解するうえで大きな助けになるでしょう．しかしその一方で，私たちが本書を通して伝えることのできる情報は，特に若い読者にとって十分なものとは言えないことも認識しています．中耳の術者は小さな術野に凝縮された非常に細かく繊細な構造に対し，先端の鋭利な器械とハイスピードドリルを使って手術を行います．繊細で安定した操作が要求され，経験豊富な術者達は例えば特定の部位からの出血や色の変化，ドリルで骨を削る音など，小さいけれども重要なサインに気付き，手術を正しい方向に進めていきます．中耳手術に簡単なことは1つもありません．臨床経験を積む努力と並行して，積極的な自己鍛錬と勉強が必要です．安全な手術を行うためには側頭骨の3次元解剖を熟知していることが最低限必要ですが，これは側頭骨解剖実習を繰り返すことによってのみ身に着けることが可能です．そして経験豊富な術者の指導のもとで少しずつ技術を磨いていくのが望ましい解決法でしょう．

　また，術者は中耳手術を単に個別の手術テクニックをつなげていくことで終える手技としてではなく，診断からフォローアップに到るまでの治療戦略の1つとして理解しなくてはなりません．一部の患者にとっては，保存的治療が当面のところは適切である場合もあります．手術はそれを行うことが適切と考えられる患者に適切な方法で行うものであり，患者の希望，年齢，全身状態，疾患の程度と自然史，対側耳の状態など複数の要素を考慮して計画しなければなりません．症例によっては，経験豊富な術者に紹介することが正しい答えである場合もあります．そのような状況は，経験を増やして技術を磨きたいという術者の欲求としばしば対立するものですが，手術は自分のため

ではなく患者のために計画するものであるという基本を常に心にとめておかなければなりません．

　私たちは，学ぶために最良の方法は教えることであると信じています．実際，私たちは本書を書く作業を通して多くのことを学びました．本書が多くの読者を正しい方向に導くとともに，本書から得た知識を教えることでそれ以上のことを学ぶ助けとなるよう望んでいます．

　私たちは家族がいつも温かくサポートしてくれることに心から感謝しています．また，同僚でありこの本の準備に関わってくれた Giuseppe De Donato, Enrico Piccirillo, Antonio Caruso, Giuseppe Di Trapani, Seung-Ho Shin, Lorenzo Lauda, Filippo Di Lella の各先生に深謝します．筆頭著者の Mario Sanna は，素晴らしい師である Carlo Zini, Jim Sheehy, William House の各先生に心よりの感謝の言葉を捧げます．また共著者の須納瀬弘は，同僚の金子富美恵先生の多大なる協力に感謝します．最後に，私たちは出版社 Thieme の Stephan Konnry の協力と支援に感謝したいと思います．

Mario Sanna, MD
Hiroshi Sunose, MD
Fernando Mancini, MD
Alessandra Russo, MD
Abdelkader Taibah, MD
Maurizio Falcioni, MD

目次

1　側頭骨の解剖と画像診断　1

外耳道 ………………………………………… 1
鼓膜 …………………………………………… 1
耳小骨連鎖 …………………………………… 1
鼓室 …………………………………………… 2
　■ 内側壁 …………………………………… 2
　■ 鼓室後壁 ………………………………… 2
　■ 上鼓室 …………………………………… 2
乳突洞 ………………………………………… 3
迷路 …………………………………………… 3
頸静脈球 ……………………………………… 3
内頸動脈 ……………………………………… 3
顔面神経 ……………………………………… 3
後壁削除型鼓室形成術（Canal Wall Down 法）の
手術解剖 ……………………………………… 13
後壁保存型鼓室形成術（Canal Wall Up 法）の
手術解剖 ……………………………………… 15
側頭骨の CT 画像と関連する解剖 ………… 19
　■ 軸位断 …………………………………… 21
　■ 冠状断 …………………………………… 31

2　手術室の準備　34

手術室の配置 ………………………………… 34
患者の体位 …………………………………… 35
　■ アブミ骨手術について ………………… 35
術野の準 ……………………………………… 36
術者の体位 …………………………………… 36
術者の手の位置 ……………………………… 36
吸引と洗浄 …………………………………… 38
バイポーラーとモノポーラー ……………… 38
顕微鏡 ………………………………………… 38
顔面神経モニター …………………………… 38
手術器械 ……………………………………… 38
　■ 手術室の準備　ヒントと落とし穴 …… 47

3　麻酔　48

局所麻酔 ……………………………………… 48
全身麻酔 ……………………………………… 48
　■ 麻酔のヒントと落とし穴 ……………… 51

4　中耳手術で普遍的に使う技術への考察　52

ルールとヒント ……………………………… 52
　■ 骨削除 …………………………………… 52
　■ 吸引と洗浄 ……………………………… 53
　■ 止血 ……………………………………… 54
　■ 剝離操作 ………………………………… 54

5　中耳手術における方針決定　55

誰に手術をするべきか ……………………… 55
　■ 外耳道形成 ……………………………… 55
　■ 鼓膜形成 ………………………………… 55
　■ 耳小骨形成 ……………………………… 55
　■ 鼓室形成 ………………………………… 55
　■ アブミ骨手術 …………………………… 55
唯一聴耳に対する治療戦略 ………………… 55
　■ 換気チューブ …………………………… 55
　■ 真珠腫形成のない慢性中耳炎 ………… 55
　■ 真珠腫 …………………………………… 55
　■ 耳小骨形成 ……………………………… 55
　■ 腫瘍 ……………………………………… 56
　■ アブミ骨手術 …………………………… 56
段階手術の治療戦略 ………………………… 56
　■ 真珠腫形成のない慢性中耳炎 ………… 56
　■ 真珠腫 …………………………………… 56
　■ アブミ骨手術 …………………………… 56

再手術の治療戦略 — 56
- 外耳道狭窄 — 57
- 鼓膜形成 — 57
- 耳小骨形成 — 57
- 真珠腫に対する鼓室形成 — 57
- アブミ骨手術 — 57

6 換気チューブ留置 — 58

- 適応 — 58
- 禁忌 — 58

7 一般的な手術手技 — 61

耳後切開 — 61
- 手術ステップ — 61

移植材料の採取 — 63
- 側頭筋膜（耳後瘢痕組織） — 63
  - 手術ステップ
- 耳珠軟骨と軟骨膜 — 65
- 分層植皮片の採取 — 69

外耳道切開 — 70
- 外耳道後壁皮膚切開のルール — 70
- 手術ステップ — 70
- 症例 7.1-7.3 — 73

外耳道形成（骨部外耳道形態の修正） — 78
- 手術ステップ — 78
- 症例 7.4-7.5 — 81
- 外耳道形成のヒントと落とし穴 — 90

閉創 — 90

8 術前と術後の処置 — 91

術前の処置 — 91
術後の処置 — 91
- 創部の被覆 — 91
- 術後ケア — 91

9 外耳道 — 92

外骨腫と骨腫 — 92
- 手術ステップ — 92
- 症例 9.1-9.2 — 96
- 外骨腫手術のヒントと落とし穴 — 107
- 初学者へのヒント — 107

外耳道狭窄 — 107
- 炎症性および術後性外耳道狭窄 — 107
- 手術ステップ — 109
- 症例 9.3-9.4 — 110
- 外耳道狭窄手術のヒントと落とし穴 — 118

外耳道真珠腫 — 118
- 症例 9.5 — 119

10 鼓膜形成術 — 122

- 適応 — 123
- 禁忌 — 123

耳後切開での鼓膜形成術 — 124
- 手術ステップ — 124
  - アンダーレイ法
  - オーバーレイ法
- 症例 10.1-10.6 — 135

経外耳道的鼓膜形成術 — 171
- 手術ステップ — 171
- 症例 10.7 — 172

鼓膜形成で遭遇する問題と解決法 — 175
- 鼓膜-外耳道皮弁前方の病的状態 — 175
- 鼓膜-外耳道皮弁の肥厚 — 175
- 粘膜の外耳道側への進展 — 175
- アテレクターシス — 176
- 鼓膜内側面への角化上皮の進展 — 176
- 鼓室硬化症 — 177
- 中耳粘膜の広範な欠損 — 177

鼓膜形成術の再手術 — 178
- 症例 10.8 — 181
- 鼓膜形成術のヒントと落とし穴 — 185

11　耳小骨形成術　187

- ■ 適応 — 187
- ■ 禁忌 — 187
- ■ アプローチ — 187

アテレクターシスと癒着性中耳炎に関する考察 — 188
- ■ 症例 11.1 — 189

鼓室硬化症に関する考察 — 190
- ■ 穿孔のない鼓膜の鼓室硬化症病変 — 190
- ■ 鼓膜穿孔を合併する鼓室硬化症 — 191
- ■ 鼓室硬化症におけるアブミ骨 — 191
- ■ 手術ステップ — 191
  - アプローチ
  - 鼓室の操作
  - 耳小骨の処理
- ■ 耳小骨の状態に応じた術式 — 197
- ■ 閉創 — 204
- ■ 症例 11.2-11.11 — 204
- ■ 耳小骨形成のヒントと落とし穴 — 238

耳小骨形成の再手術 — 239
- ■ 症例 11.12 — 242

12　乳突削開術　245

- ■ 適応 — 245
- ■ ランドマーク — 245
- ■ 手術ステップ — 245

13　後壁保存型鼓室形成術（Canal Wall Up 法）　248

- ■ 適応 — 248
- ■ 手術ステップ — 249
  - 乳突削開
  - 経乳突洞的上鼓室開放術
  - 後鼓室開放術
  - 鼓室の扱い
  - 再建
  - 閉創
- ■ 症例 13.1-13.6 — 256

後壁保存型鼓室形成術（Canal Wall Up 法）の第 2 期手術と再手術 — 301

- ■ 手術ステップ — 302
- ■ 症例 13.7-13.10 — 304
- ■ 後壁保存型鼓室形成術のヒントと落とし穴 — 324

14　後壁削除型鼓室形成術（Canal Wall Down 法）　326

- ■ 適応 — 326
- ■ 手術ステップ — 326
  - 後壁の削除
  - 鼓室の操作
  - 含気蜂巣の発育が顕著な側頭骨の処置
  - 再建

入口形成 — 331
- ■ 手術ステップ — 331

パッキングと閉創 — 333
- ■ 症例 14.1-14.3 — 333
- ■ 後壁削除型鼓室形成術のヒントと落とし穴 — 353

Modified Bondy Technique — 354
- ■ 適応 — 354
- ■ 手術ステップ — 354
- ■ 症例 14.4-14.8 — 356
- ■ Modified Bondy Technique のヒントと落とし穴 — 378

中耳根本手術 — 378
- ■ 適応 — 378
- ■ 手術ステップ — 378

外耳道削除術式の第 2 期手術 — 379
外耳道削除術式の再手術 — 379
- ■ 手術ステップ — 379
- ■ 症例 14.9 — 381
- ■ 外耳道削除術式の再手術　ヒントと落とし穴 — 385

15　特論：クラス A および B の傍神経節腫（グロムス腫瘍）　386

- ■ 治療戦略 — 389
- ■ 手術ステップ — 389
  - クラス A の腫瘍
  - クラス B1 と B2 の腫瘍
  - クラス B3 の腫瘍
- ■ 症例 15.1-15.8 — 397
- ■ 傍神経節腫手術のヒントと落とし穴 — 448

16 中耳手術で遭遇する問題と解決法　449

迷路瘻孔　449
天蓋の骨破壊　452
顔面神経麻痺　452
- ■ 症例 16.1　452

骨新生　454
髄膜瘤と髄膜脳瘤　454
- ■ 症例 16.2-16.3　455

17 アブミ骨手術　460

- ■ 適応　460
- ■ 禁忌　460
- ■ アプローチ　460
- ■ 麻酔　460
- ■ 手術ステップ　461
  - 術野の準備
  - 皮膚切開
  - アプローチ
  - ピストンの準備
  - アブミ骨手術におけるドリルの使い方
  - アブミ骨上部構造の取り扱い
  - 前庭の開窓
  - ピストンの留置
  - 閉創
- ■ 症例 17.1-17.4　473

アブミ骨手術で遭遇する問題と解決法　497
- ■ 病変の状態　497
  - 閉塞性耳硬化症（obliterative otosclerosis）
  - 耳小骨連鎖の固着
    - ❶キヌタ骨の固着　❷ツチ骨の固着
- ■ 解剖学的バリエーション　500
  - 狭小な外耳道
  - キヌタ骨の奇形
  - 顔面神経の突出
  - 狭小な卵円窓小窩（岬角の突出）
  - CSF gusher
  - アブミ骨動脈
- ■ 手術損傷　504
  - 鼓膜の穿孔
  - ツチ-キヌタ関節の脱臼
  - アブミ骨の浮動化，底板骨折，底板の浮動化
- ■ 症例 17.5-17.7　506

- ■ アブミ骨手術のヒントと落とし穴　510

アブミ骨手術の再手術　511
- ■ 耳小骨連鎖のトラブル　512
  - 連鎖の固着
  - キヌタ骨の脱臼
  - キヌタ骨の破壊
- ■ ピストンに関するトラブル　513
  - ピストンの前方移動
  - ピストンの排出
  - 長すぎるピストン
  - 短すぎるピストン
  - 前方に行われた前庭開窓
- ■ 卵円窓でのトラブル　514
  - アブミ骨摘出術後に内側で起こるトラブル
  - 前庭開窓術後の膜の浅在化
  - 卵円窓の閉鎖
  - 外リンパ瘻
- ■ 症例 17.8-17.15　517
- ■ アブミ骨手術の再手術　ヒントと落とし穴　533

18 中耳の充塡手技（側頭骨亜全摘術）　534

- ■ 適応　534
- ■ 症例 18.1-18.4　535

19 人工内耳手術　549

- ■ 人工内耳の適応　549
- ■ 側頭骨亜全摘・創腔脂肪充塡併施の適応　549
- ■ 症例 19.1-19.10　550
- ■ 人工内耳手術のヒントと落とし穴　584

20 医原性損傷への対処法　585

硬膜からの出血　585
S状静脈洞などからの出血　585
頸静脈球からの出血　585
髄液漏　585
迷路瘻孔　585

キヌタ骨の脱臼	586	参考文献		591
アブミ骨の骨折	586	索引		595
鼓膜の損傷	586			
外耳道皮膚の損傷	586			
顔面神経の損傷	586			
■ 症例 20.1	588			

装幀：長谷川周平

1 側頭骨の解剖と画像診断

　ここでは中耳手術中に扱われる重要な構造についての基本的解剖知識について記載する．しかしながら，中耳の3次元解剖は非常に複雑であり，そのすべてを平坦な写真で表現することはできない．側頭骨の解剖実習を通して学ぶことが不可欠なことを銘記したい．

外耳道

　外耳道の内側1/3は骨性であり，ここを覆う皮膚は0.2 mmと非常に薄いため，剥離する際には十分な注意が必要である．外耳道には下壁を形成する鼓室部と鱗部，乳様突起との間に鼓室乳突裂，鼓室鱗裂の2つの縫合線が存在し，結合組織が入り込んでいるため，皮膚剥離ではしばしば鋭的な処理が必要となる．外耳道前方には薄い骨壁を介して下顎窩があり，下顎骨頭をおさめている．

鼓膜

　鼓膜は円錐形で前下方に傾いており，そのため外耳道の前壁は後壁よりも長く，鼓膜と前壁が作る角度は後壁と作る角度と比較して鋭角となる．前方の鼓膜-外耳道移行部は骨部外耳道の突出により見えないことが少なくないが，これを明視下に置いて操作することが，鼓膜形成を成功させる秘訣となる．鼓膜は3層からなる．外面は皮膚層，内面は粘膜層に覆われ，その間に固有層（線維層）が存在する．固有層は菲薄化した鼓膜では失われ，鼓室硬化症病変では肥厚していることもある．鼓膜は緊張部と弛緩部の2部に分けられる．ツチ骨外側突起および前後ツチ骨ヒダより下方に相当する緊張部は鼓膜の大部分を占め，ここでは固有層が辺縁部で肥厚して鼓膜輪を形成し，外耳道骨部の鼓膜溝にはまりこんでいる．弛緩部はツチ骨外側突起上方に位置し，外耳道上壁の切れ込み（Rivinius notch）によって縁どられる．弛緩部の内側でツチ骨頸外側のスペースはプルサック腔（Prussak's space）と呼ばれ，上鼓室型真珠腫の陥入が始まる部位である．

耳小骨連鎖

ツチ骨

　ツチ骨柄は鼓膜に強く結合しており，先端は鼓膜が作る円錐の底となる鼓膜臍に相当する．外側突起はツチ骨柄の上外側端にあり，外耳道前上壁と近いため，外耳道壁を削開するときには，ここにバーが当たらないよう細心の注意が必要である．ツチ骨頭は上鼓室に位置し，ツチ骨頸がツチ骨柄との間をつなぐ．ツチ骨頸近くの内側面に鼓膜張筋腱が停止する．この筋の収縮はツチ骨を内側に引いて鼓膜を緊張させ，内耳への音の入力をある程度低下させる効果がある．ツチ骨頭は上ツチ骨靱帯と前ツチ骨靱帯によって上鼓室に懸架されている．

キヌタ骨

　キヌタ骨体は前方でツチ骨頭と関節面を形成する．キヌタ骨短突起は後方に突出し，外側半規管隆起の直前にあるキヌタ骨窩におさまっている．
　キヌタ骨長脚は鼓室内へと突出し，豆状突起でアブミ骨と関節を作っている．キヌタ骨は前方でツチ骨によって，後方で後キヌタ骨靱帯によって支持されている．

アブミ骨

　人体で最も小さなアブミ骨は後述するように前庭窓（卵円窓）のある深い陥凹（卵円窓小窩）に位置しており，アブミ骨頭がキヌタ骨と関節をつくる．アブミ骨筋は後脚後面のアブミ骨頭付近に停止する．アブミ骨底板は前庭ならびに蝸牛前庭階に対する開口部となる前庭窓にはまっており，前庭窓とアブミ骨底板の間には輪状靱帯（annular ligament）と呼ばれる結合織が介在している．アブミ骨筋が収縮するとアブミ骨が後方に傾き，輪状靱帯が緊張して内耳への音の入力が減少する．

鼓室

中鼓室は鼓膜内側の部分であり，上方は顔面神経によって上鼓室と境されている．鼓膜よりも下方のくぼみは下鼓室とよばれる．鼓膜より前方は前鼓室となり，ここには鼓膜張筋半管の直下に耳管鼓室口が開口する．顔面神経の枝である鼓索神経は，鼓室後壁で鼓室内に出てくると，キヌタ骨長脚の外側を経てツチ骨頚内側に到る．鼓索神経は味覚に関わる感覚線維と，顎下腺，舌下腺の分泌線維を含んでいる．

■ 内側壁

顔面神経

顔面神経鼓室部は耳管上方のエリアからアブミ骨上方に向けて鼓室内側壁を斜走する．この部分には約1/3の症例で顔面神経管に裂隙があり神経が露出しているため，術中には注意が必要である．前庭窓上では神経が隆起を形成しているが，この突出はときにアブミ骨底板を覆うほど大きい場合がある．アブミ骨後縁付近から神経は外側下方へとゆるやかにカーブを描き，鼓室後壁へと位置を移す．この屈曲部位では，神経は外側半規管の下内側を，半規管とほぼ平行に走行する．キヌタ骨短突起は顔面神経のちょうど外側の位置にある（「顔面神経」を参照➡3頁）．

サジ状突起

サジ状突起は鼓膜張筋半管の後端に相当し，ツチ骨頚の内側，前庭窓の前上方，顔面神経鼓室部の直近下外側に位置する．この骨性突起で鼓膜張筋腱はほぼ直角に外側へ向けて曲がり，ツチ骨頚に停止する．

岬角

岬角は前庭窓前下方，蝸牛窓前方にある著明な骨性隆起である．この隆起は蝸牛基底回転の突出に相当している．蝸牛の軸は前方外側（やや上方）を向いている．

前庭窓（卵円窓）

前庭窓にはアブミ骨底板がはまり，機械的なエネルギーを前庭階へと伝える役割を果たす．前庭窓は下方を岬角，上方を顔面神経管，前方をサジ状突起，後方を錐体隆起とする深いくぼみの底にあり，アブミ骨底板との間を輪状靱帯がつないでいる．顔面神経鼓室部は前庭窓の上方を走行し，前庭窓後縁付近で下方へと屈曲して茎乳突孔へと向かう．

蝸牛窓

蝸牛窓は前庭窓の下方にある蝸牛窓小窩内に位置している．蝸牛窓は内耳が中耳に有する2つの窓のうちの1つであり，これがあるために骨に囲まれた蝸牛内でリンパ液が振動することができる．蝸牛窓膜は蝸牛窓小窩の上面で，おおむね水平に近い位置にある．そのため，蝸牛窓小窩上縁の骨の突出を除去しなければ外耳道から直視することは難しい．

■ 鼓室後壁

後鼓室には深い陥凹があるが，顔面神経がその中央を縦走しており，内側を鼓室洞，外側を顔面神経窩に分けている．これらの陥凹は，顔面神経上に位置する錐体隆起へと向かう骨性隆起によってさらに二分される．錐体隆起はアブミ骨に停止するアブミ骨筋を含んでいる．

鼓室洞

顔面神経の内側にある陥凹が鼓室洞である．鼓室洞の後方への広がりはさまざまであり，症例によっては顔面神経のはるか内側に達する．ほとんどの症例で洞の底部は直視できないため，ここからの病変除去には相応の経験が必要となる．鼓室洞は岬角と錐体隆起との間をつなぐponticulusと呼ばれる骨稜によって上下に分けられており，後壁と蝸牛窓小窩との間を結ぶsubiculumと呼ばれる骨稜が下縁を形成する．

顔面神経窩

顔面神経窩は外側を骨性鼓膜輪，内側を顔面神経の隆起とする陥凹であり，後鼓室開放術で乳突側から削除される部位である．顔面神経窩もまた，錐体隆起と鼓索神経があらわれる隆起との間を連絡するchordal crestと呼ばれる骨橋によって上下に二分される．顔面神経窩の下方への延び具合は鼓索神経の分枝位置などに左右され，症例によって異なる．

■ 上鼓室

cogは上鼓室において天蓋からツチ骨頭のすぐ前方に向けて垂直に下方へと延びる骨稜である．この骨稜によって上鼓室は前後に分けられ，前方部分が耳管上陥凹である．真珠腫はしばしば耳管上陥凹へ入り込むため，術中十分に開放しなければ遺残性再発をきたしやすい．cog先端部は顔面神経の直上にあるため，顔面神経のランドマークの1つでもある．顔面神経の膝神経節は耳管上陥凹内側壁に位置する．上鼓室後方には乳突洞口が開いている．

乳突洞

上鼓室の後方の乳突洞は，乳突蜂巣と鼓室を連絡しており，直上に中頭蓋窩，内側には半規管がある．乳突洞はほとんどの症例に認められ，外側に重要な構造がないため，乳突削開の初期にまず到達すべき部位である．内側壁には外側半規管隆起があり，乳突削開時に顔面神経の重要なランドマークとなる．

迷路

外側半規管隆起は水平面から後方に約30°傾いている．迷路は緻密な骨組織に包まれており，骨破壊に対してある程度の抵抗性を有しているが，外側半規管は乳突洞に近く，真珠腫のような乳突洞内側壁を破壊する病変の影響を最も受けやすい．外側半規管の前端部は感覚細胞を有する膨大部となり，前庭内の卵形嚢と連絡する．外側半規管膨大部は上鼓室内側壁後部に位置する．

ほかの2つの半規管は外側半規管と直交する位置にある．後半規管は外側半規管の後方にあり，乳突洞側からは外側半規管後端が後半規管中央部を指すように見える．後半規管は後頭蓋窩硬膜と併走するように走行する．膨大部は下端にあり，顔面神経内側に位置する．上端は上半規管とともに総脚を作る．

上半規管は中頭蓋窩の直下を走行している．膨大部は前端にあり，外側半規管膨大部直近の上方内側に位置する．錐体長軸とほぼ直交する方向に走行しており，後端は乳突洞内側壁から遠く深い．上半規管の全長が露出されるのは迷路周囲蜂巣を深く削り込む必要がある錐体部真珠腫など一部の症例に限られ，一般的な中耳手術にこの半規管が関係することは多くはない．上半規管を包む骨包が上端で欠損して中頭蓋窩で直接硬膜と接する症例は上半規管裂隙症候群として知られ，種々の耳症状の原因となることがある．

上半規管と外側半規管の膨大部はともに上鼓室後部内側壁に存在するが，それぞれの膨大部の前壁は乳突側から見た場合に顕微鏡の光軸に対して平行になるため，上鼓室内側壁を深く削る必要がある場合には視認しにくい．膜迷路は半規管よりも膨大部のほうが脆弱であり，損傷しないよう十分に注意しなくてはならない．

頸静脈球

頸静脈球は頸静脈孔の内部で，顔面神経乳突部の内側，半規管よりも下方に位置し，横静脈洞と内頸静脈を連絡している．下鼓室における頸静脈球の位置には症例ごとの差異が大きく，顔面神経や迷路との距離も症例によってさまざまである．下鼓室に骨壁を欠いて突出していることもある．第9～11までの下位脳神経はこの静脈系とともに頭蓋底を貫通する．

内頸動脈

内頸動脈は頸動脈管を通って側頭骨に入り，垂直に上行したのち下鼓室内側壁で蝸牛直下に現れる．ここから前方内側に錐体尖に向かい，耳管の後方，蝸牛の前下方で直角に近く屈曲して水平部を形成する．耳管との間の骨壁は症例の2％で欠損している．蝸牛と内頸動脈の距離は1～5 mmで，症例によっては極めて近い．

顔面神経

側頭骨内での顔面神経の長さは30 mm程度であり，3つの部分に分けられている．迷路部は内耳道底から外側に向かい，味覚を司る求心神経の細胞体を含んだ膝神経節に向かう．膝神経節は蝸牛の直上で中頭蓋窩骨板の直下にあり，ときに前上面で中頭蓋窩硬膜と直接接する場合もある．膝神経節で顔面神経は急な角度で後方へと屈曲し，鼓室部となって後下方に斜走，卵円窓直上へと向かう（前述「内側壁」を参照 ➡ 2頁）．鼓室部の顔面神経管にはしばしば裂隙があり，神経が内側壁に露出していることもある．神経は卵円窓後縁とキヌタ骨短突起の間を抜けるとゆるやかに屈曲して下方に向かう．この屈曲部は第2膝部と呼ばれ，外側半規管の内側下方に位置する．ここから神経は乳突部となり，ほぼ垂直に走行して顎二腹筋稜前方にある茎乳突孔に向かう．そのため，顔面神経乳突部はキヌタ骨短突起内側と顎二腹筋稜前端部を結ぶ線の近くで鼓室後壁の中を走行することになる．乳突部からはアブミ骨筋の支配枝が分枝する．

鼓索神経は側頭骨内を走行する顔面神経の最後の分枝である．分枝位置は通常顔面神経が茎乳突孔を出る前にあり，鼓室後壁で鼓索神経小管内を上向し，chordal crestの位置で鼓室内に現れる．その後はキヌタ骨長脚の外側を通り，鼓膜張筋腱の上方でツチ骨頸の内側を通過，前ツチ骨靱帯の内側を経て錐体鼓室裂から鼓室外へと出る．

中耳手術で最も重篤な合併症は顔面神経麻痺である．術者は顔面神経と周囲の構造の解剖学的な関係について熟知していなくてはならない．複雑な術野では顔面神経を積極的に見つけに行くことで損傷のリスクを大きく減じることができる．そのため，顔面神経のあらゆる部位で，そのときに使え

るランドマークを用いて神経を同定できることが術者には要求される．稀ではあるが，顔面神経は卵円窓の下方を走行することもあれば，2つに分かれている症例もある．

積極的な構造同定のためのランドマークないし徴候

- 顎二腹筋稜は茎乳突孔に出る顔面神経の位置をまっすぐに指し示す．顔面神経乳突部は顎二腹筋稜に対してほぼ垂直に走行する．
- 外側半規管に対して顔面神経は前下方，かつ内側（深側）を走行する．キヌタ骨短脚は神経の外側に位置する．
- 顔面神経は卵円窓（前庭窓）小窩の上方にある．鼓膜張筋腱と顔面神経鼓室部を取り違えないようにしなくてはならない．鼓膜張筋の骨管は水平に走行してサジ状突起で終わるが，顔面神経は内側壁を斜走する．
- サジ状突起は真珠腫の骨破壊に耐え，再手術例でも確認できることが多い．顔面神経はサジ状突起の直上を走行するため，非常に重要で信頼できるランドマークとなる．
- cogは耳管上陥凹部で顔面神経を上方から指し示す．
- 顔面神経の神経鞘が露出されると通常出血が見られる．索状物からの出血は，そうではないと確認されるまでは，いつでも顔面神経かもしれないと思って手術を進めるべきである．確認するには疑った構造をやさしく押し込んで見るとよい．顔面神経であれば元の位置に戻ってくる．
- 局所麻酔下で鼓索神経が障害されると患者は舌に不快感を訴える．これは顔面神経管隆起を下げる際の重要な情報となる．
- 第2膝部から茎乳突孔にかけて顔面神経鼓室部は下方外側に向かい，鼓膜輪に近づいてくる．鼓膜輪と顔面神経の距離は2〜3 mmしかなく，鼓膜輪下方で顔面神経が鼓膜輪よりも外側に出ることもある．外耳道形成においてこの関係を知らないと神経を損傷する危険があり，注意しなくてはならない．

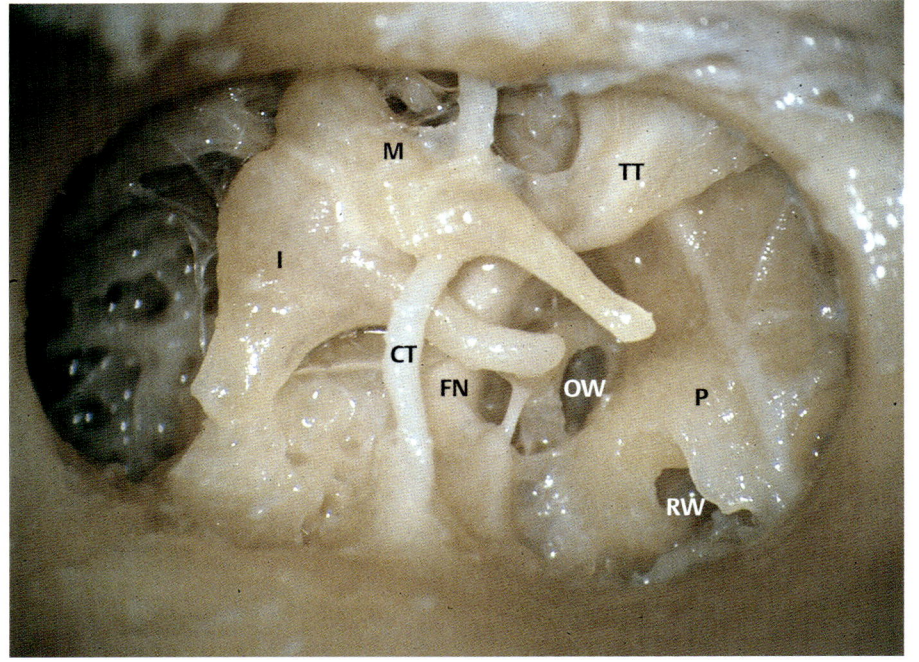

図1.1 サージカルポジションで見た右鼓室．後壁の一部を削除，上鼓室を開放し，鼓室内側壁の重要な構造を示す．

CT	鼓索神経
FN	顔面神経
I	キヌタ骨
M	ツチ骨
OW	卵円窓
P	岬角
RW	正円窓小窩
TT	鼓膜張筋

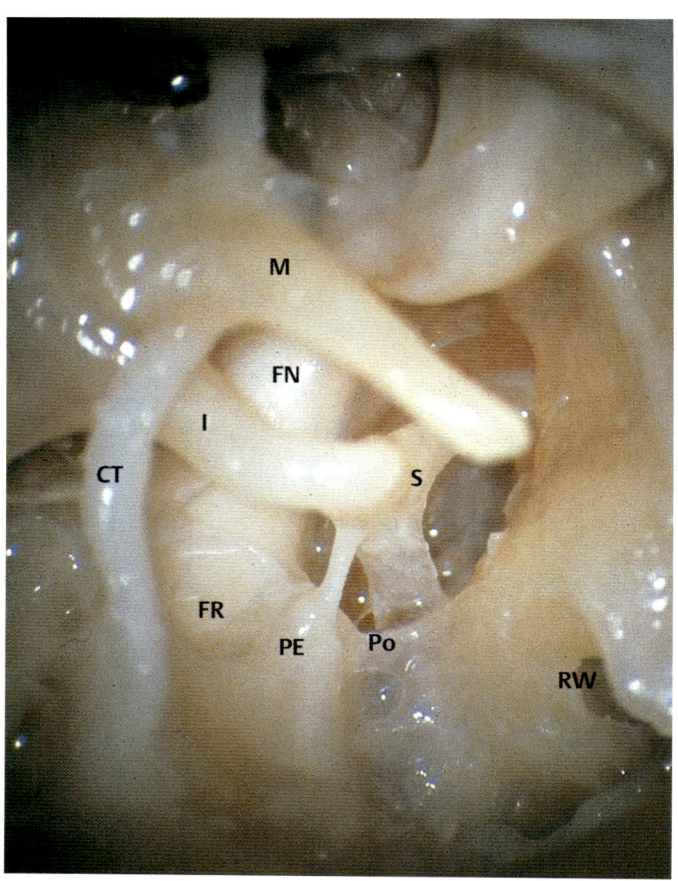

図 1.2　強拡大で見た鼓室内側壁

CT　鼓索神経
FN　顔面神経
FR　顔面神経窩
I　キヌタ骨
M　ツチ骨
PE　錐体隆起
Po　ponticulus
RW　正円窓（蝸牛窓）小窩
S　アブミ骨

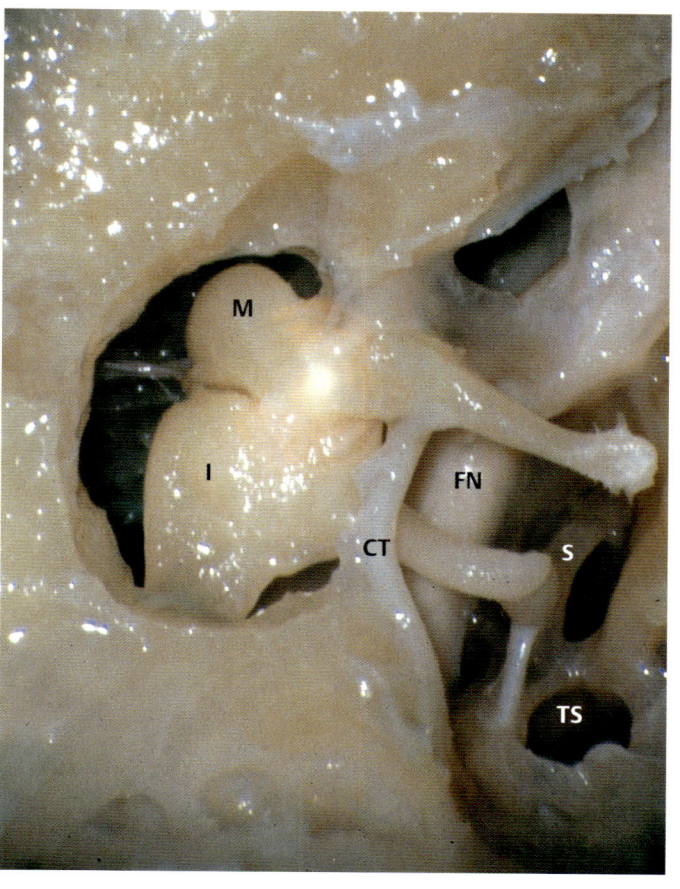

図 1.3　小さく上鼓室を開放して見られる構造

CT　鼓索神経
FN　顔面神経
I　キヌタ骨
M　ツチ骨
S　アブミ骨
TS　鼓室洞

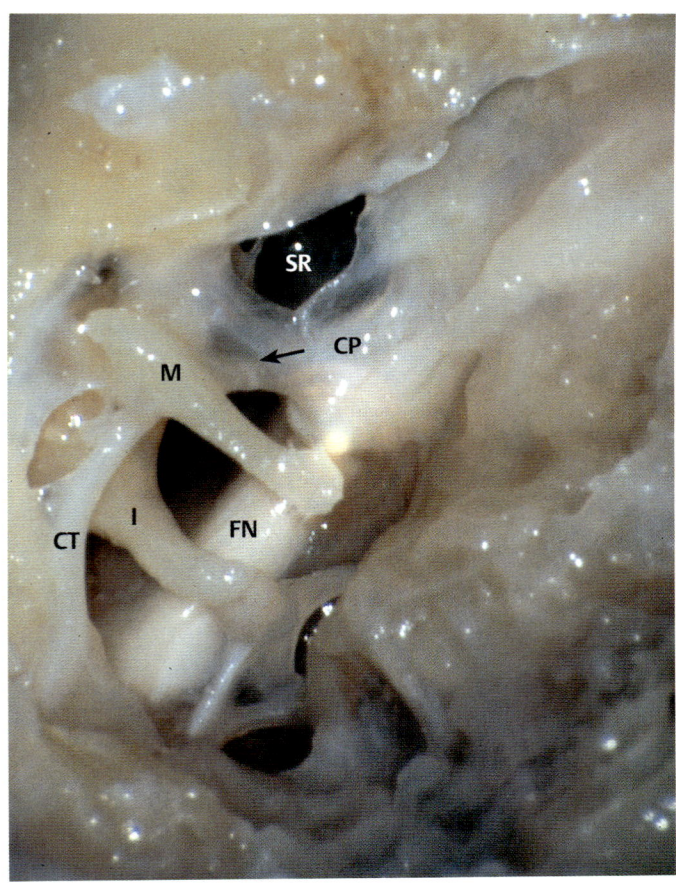

図 1.4　鼓室内側壁の構造を前下方から見る．鼓膜張筋腱を見ることができる（矢印）．顔面神経が突出する様子，卵円窓への近さに注目してほしい．

CP　ザジ状突起
CT　鼓索神経
FN　顔面神経
I　キヌタ骨長脚
M　ツチ骨柄
SR　耳管上陥凹

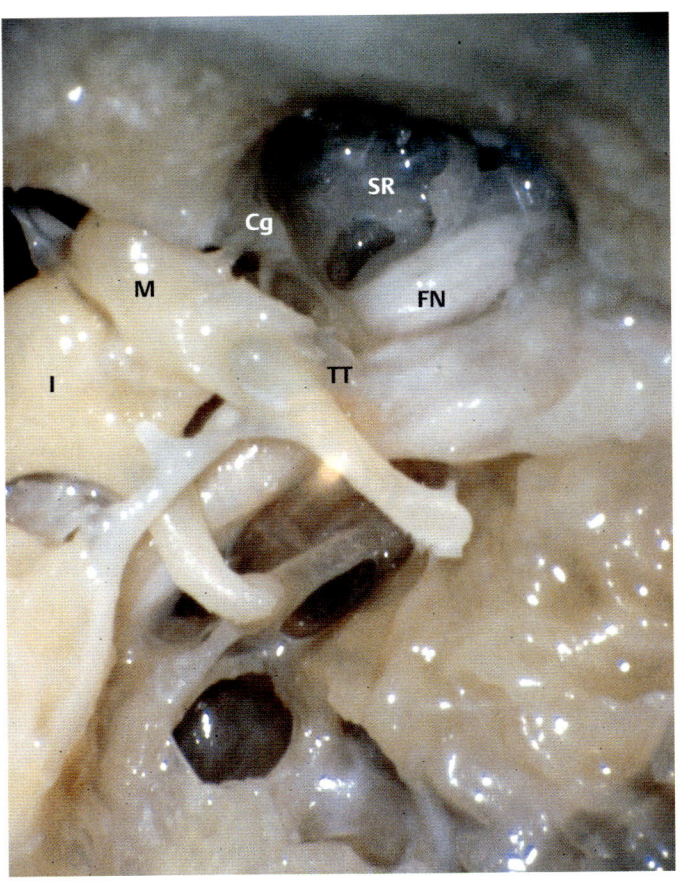

図 1.5　耳管上陥凹外側壁を除去して前下方から観察している．ツチ骨頭前方に見られる cog によって耳管上陥凹が上鼓室から分けられている．耳管上陥凹底部には顔面神経膝神経節前部を見ることができる．神経は鼓膜張筋の直上を走行している．

Cg　cog
FN　顔面神経
I　キヌタ骨
M　ツチ骨
SR　耳管上陥凹
TT　鼓膜張筋

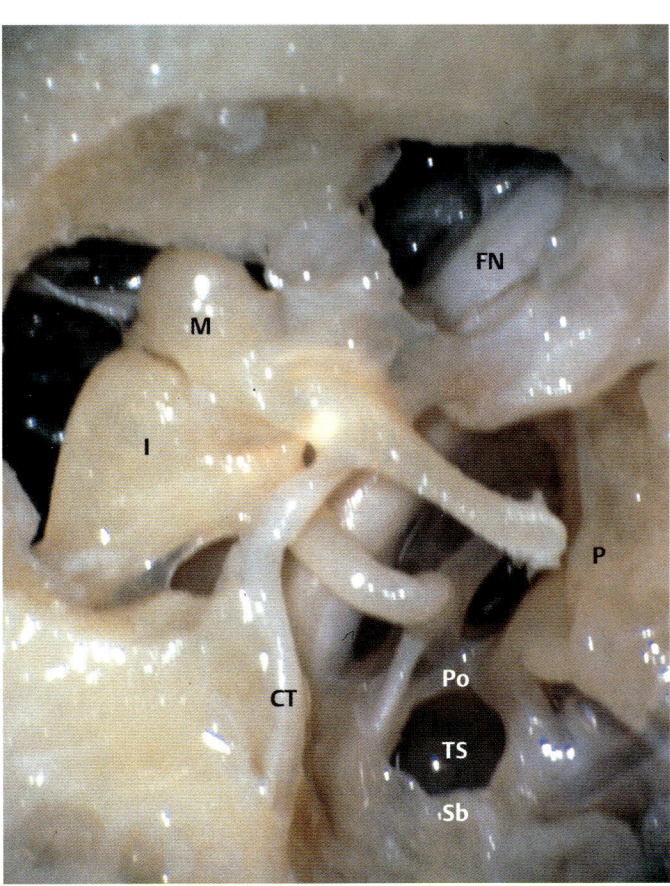

図 1.6 同じ側頭骨の強拡大像．鼓室洞の入り口が顔面神経の前下方に見られる．顔面神経の外側が顔面神経窩である．鼓室洞は深く，耳管上陥凹は大きい．鼓室洞は ponticulus によって 2 つに分けられており，subiculum が下縁を形成する．

CT 鼓索神経
FN 顔面神経
I キヌタ骨
M ツチ骨
P 岬角
Po ponticulus
Sb subiculum
TS 鼓室洞

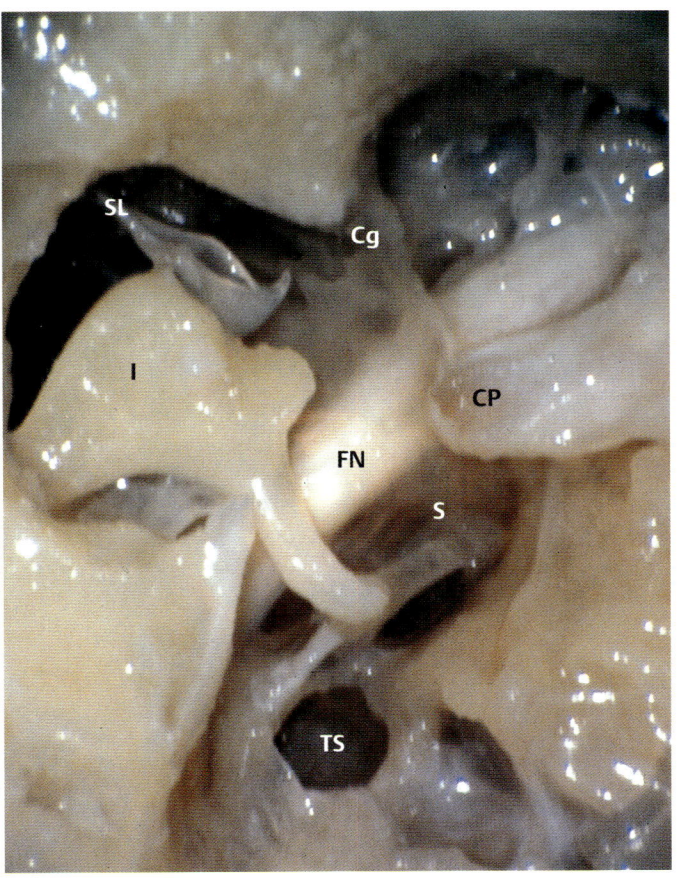

図 1.7 ツチ骨を除去し，耳管上陥凹は外側から開いている．耳管上陥凹を上鼓室から分ける cog を見ることができる．顔面神経が耳管上陥凹の底部において cog とサジ状突起の間を走行する様子が明らかである．

Cg cog
CP サジ状突起
FN 顔面神経
I キヌタ骨
S アブミ骨
SL 上ツチ骨靱帯
TS 鼓室洞

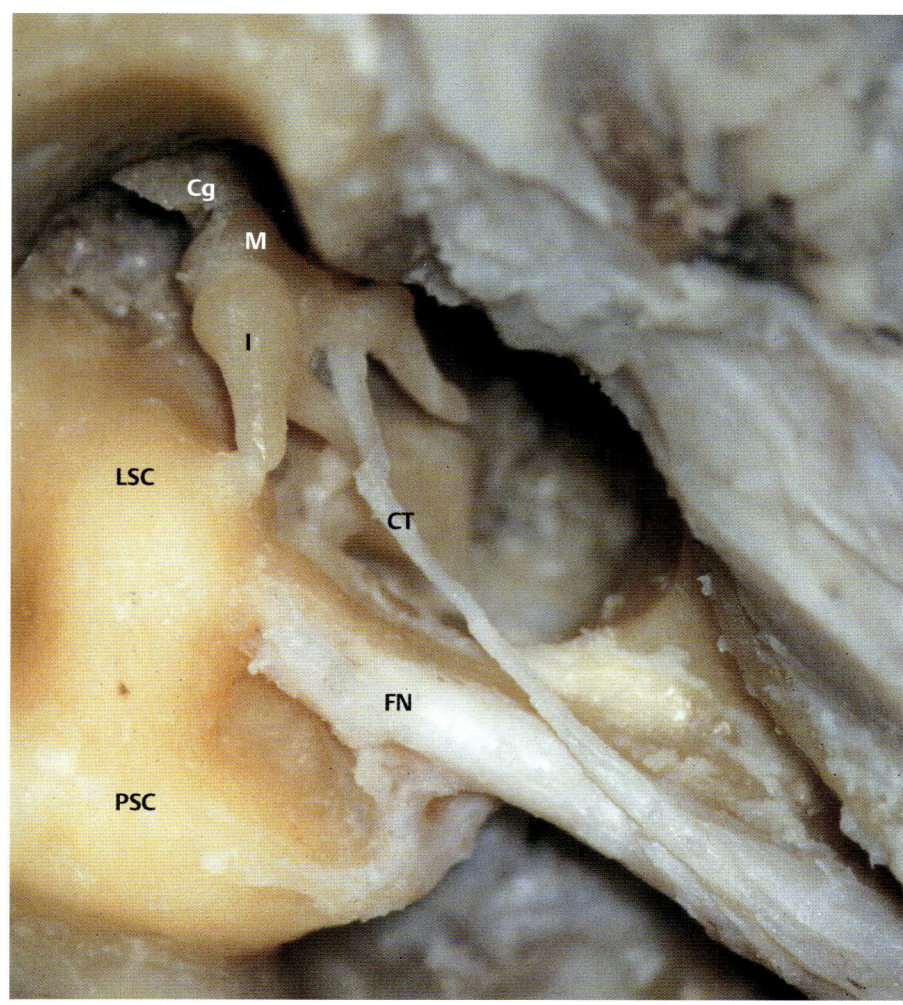

図 1.8　外耳道後壁と鼓膜を除去し，外側半規管を浮き彫りにしている．鼓索神経は鼓室後壁を走行し，鼓室に出るとキヌタ骨長脚の外側を経てツチ骨頸内側へと到る．

Cg　cog
CT　鼓索神経
FN　顔面神経
I　キヌタ骨
LSC　外側半規管
M　ツチ骨
PSC　後半規管

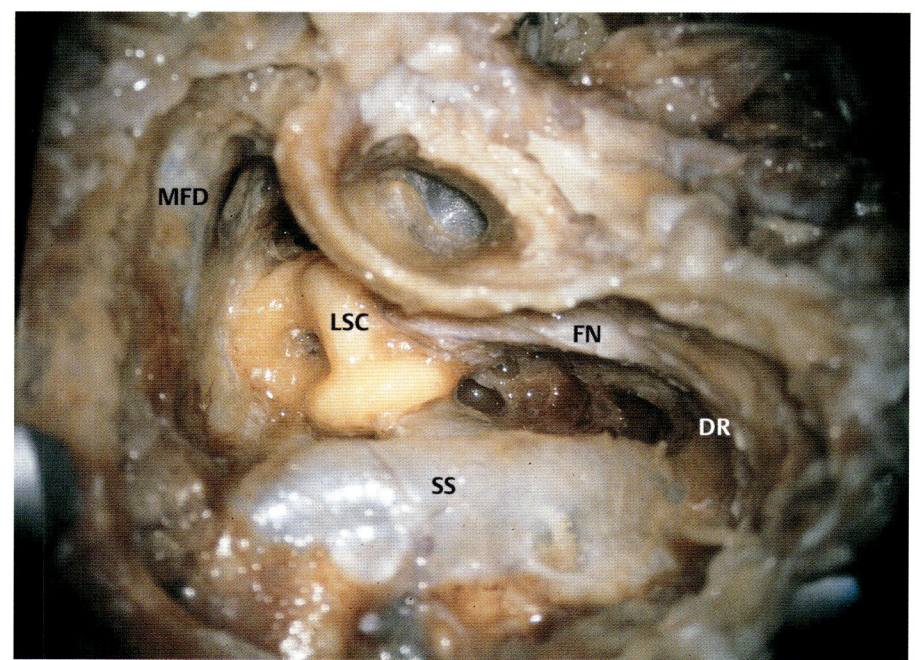

図 1.9　乳突削開を施行し，外耳道後壁を薄くする．後方でS状静脈洞，上方で中頭蓋窩硬膜が露出し，迷路周囲蜂巣の削除により半規管が浮き彫りになっている．顔面神経は外耳道後壁の近くを通過する．鼓膜と神経の近さに注目してほしい．

DR　顎二腹筋稜
FN　顔面神経
LSC　外側半規管
MFD　中頭蓋窩硬膜
SS　S状静脈洞

顔面神経 9

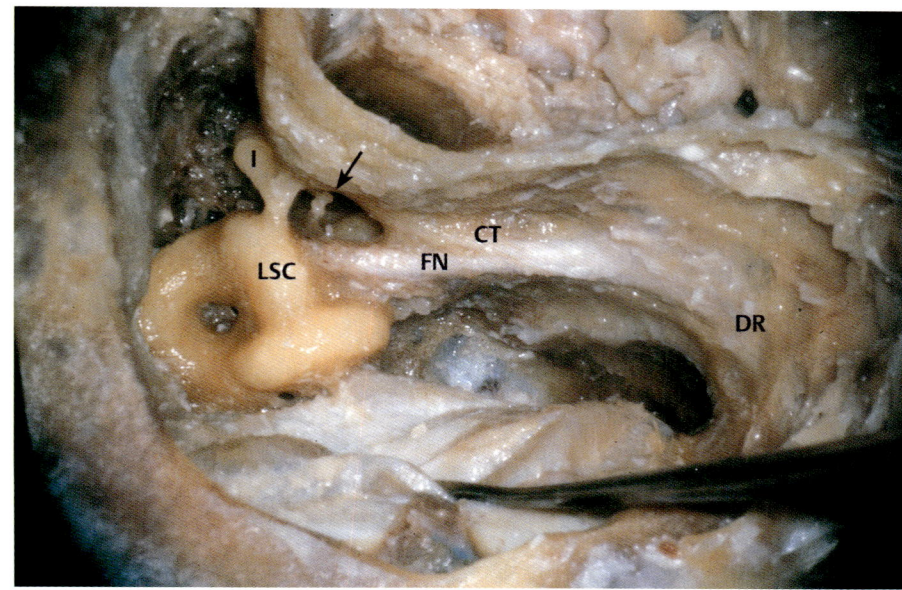

図1.10 顔面神経と鼓索神経の間で後鼓室開放を完了する（矢印）．顔面神経乳突部と半規管を包む骨包を露出し，S状静脈洞は剥離子で後方に圧排してある．顔面神経乳突部は外側半規管直近の下内側から顎二腹筋稜の直近の前方にかけて走行している．

CT　鼓索神経
DR　顎二腹筋稜
FN　顔面神経
I　キヌタ骨
LSC　外側半規管

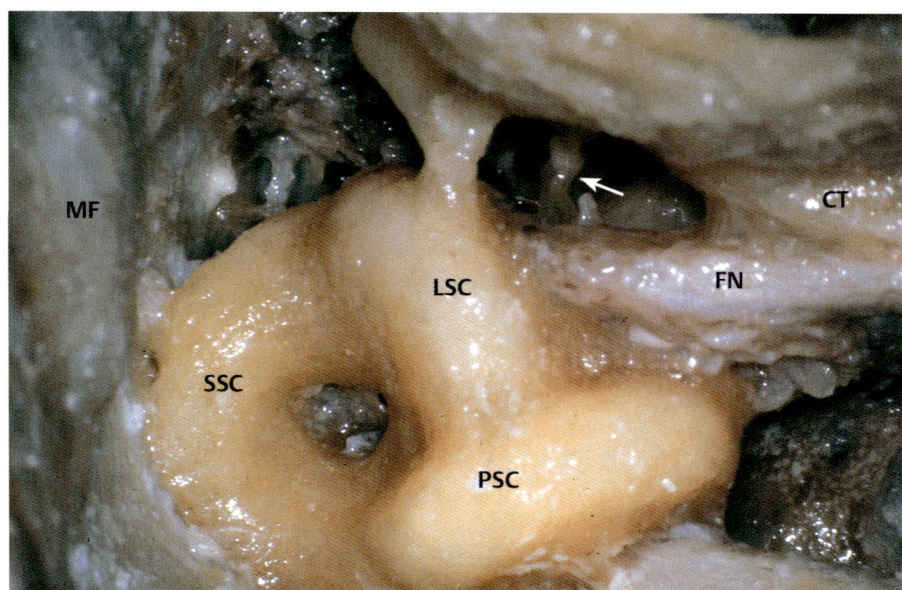

図1.11 後鼓室開放を通してアブミ骨上部構造とキヌタ-アブミ関節（矢印）を見ることができる．顔面神経第2膝部は外側半規管直近の下内側，キヌタ骨短突起内側を通っている．各半規管は相互に垂直の関係にあり，上半規管は中頭蓋窩硬膜直下に位置している．

CT　鼓索神経
FN　顔面神経
LSC　外側半規管
MF　中頭蓋窩骨板
PSC　後半規管
SSC　上半規管

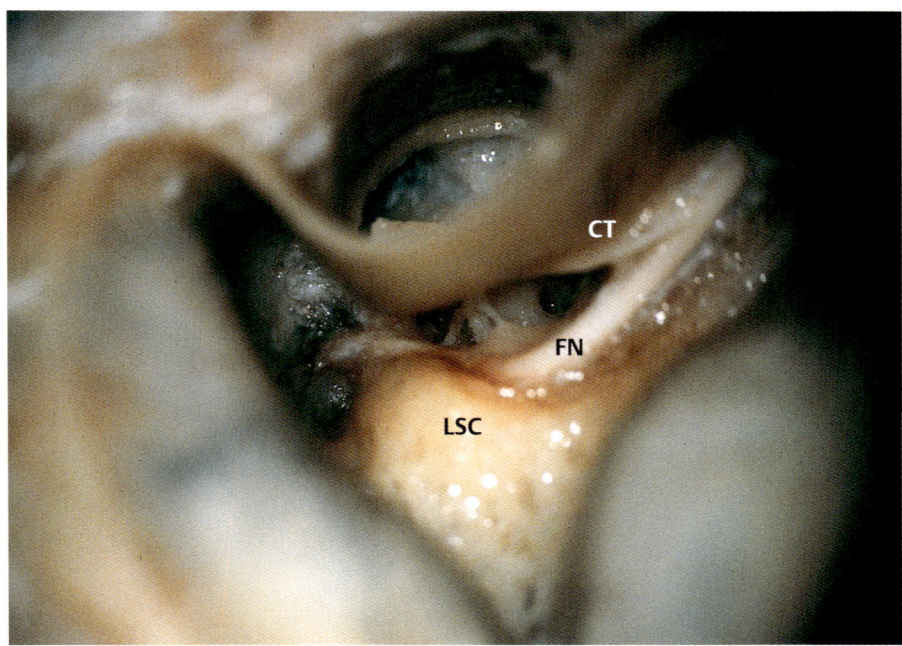

図1.12 顔面神経と鼓索神経の間で後鼓室開放術を行い，外側半規管が浮き彫りになっている．ツチ骨頭とキヌタ骨を除去し，顔面神経鼓室部の走行が見えるようにしてある．顔面神経と外側半規管との距離の近さに注目してほしい．

CT　鼓索神経
FN　顔面神経
LSC　外側半規管

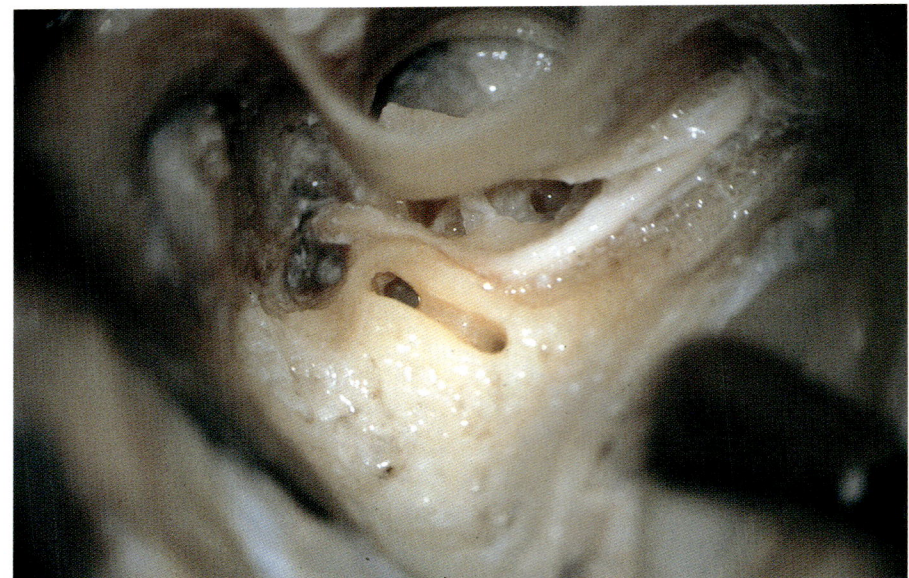

図 1.13　外側半規管を開放する．顔面神経鼓室部は外側半規管の下内側でこれと平行に走行する．顔面神経よりも上方，半規管よりも前方，中頭蓋窩よりも下方の上鼓室内側壁は削除してある．上半規管と外側半規管の膨大部を開窓しないように気を付けながらこの部分の骨を削除していくと，顔面神経迷路部に到達することができる．半規管と顔面神経の3次元的関係に注目してほしい．

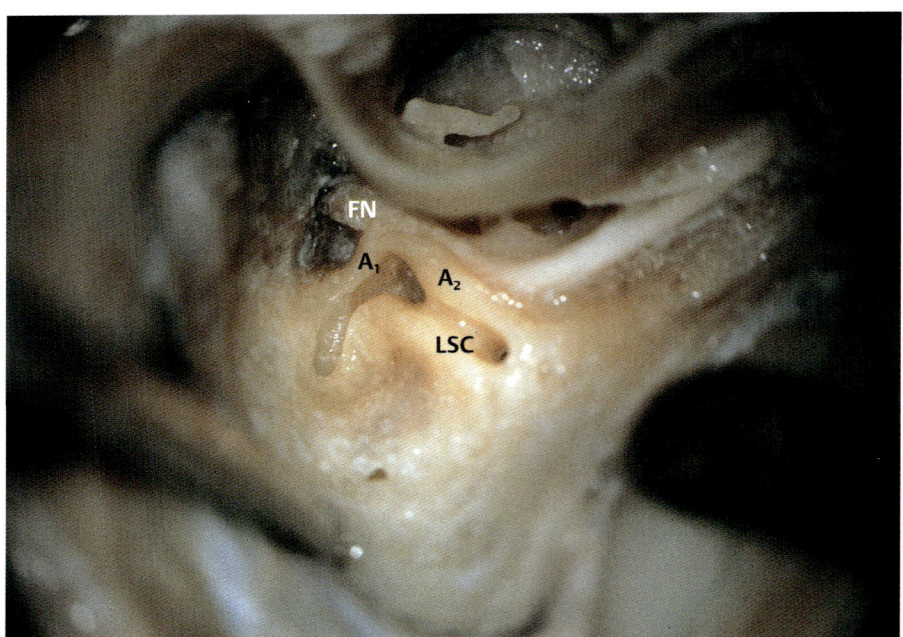

図 1.14　上半規管まで開放する．上鼓室内側壁後半部に外側半規管と上半規管の膨大部が隣り合って存在し，これらは卵形嚢へとつながっている．

A₁　上半規管膨大部
A₂　外側半規管膨大部
FN　顔面神経
LSC　外側半規管

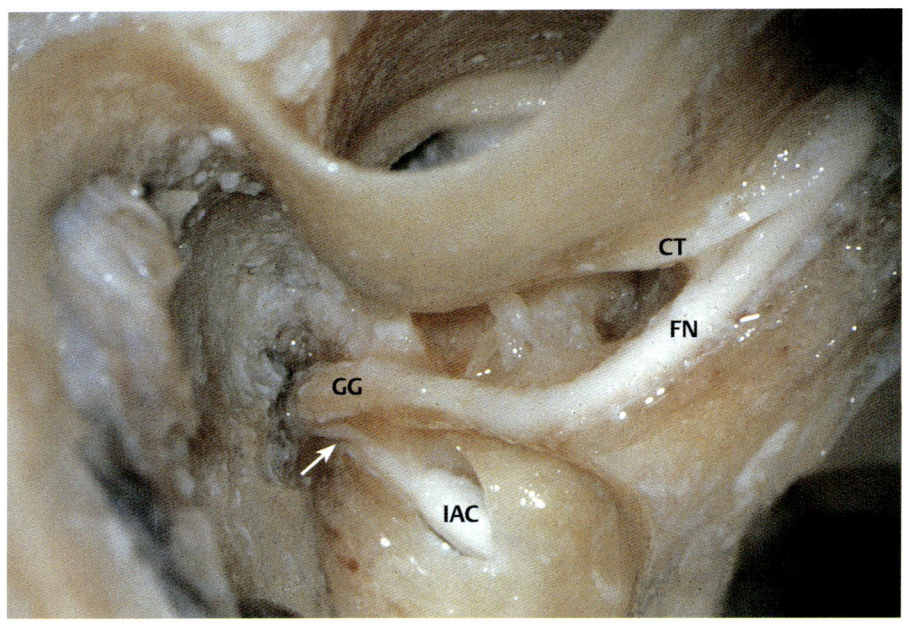

図 1.15　半規管と前庭を削開し，顔面神経迷路部（矢印）を露出する．側頭骨内の顔面神経全長を見ることができる．迷路部と膝神経節のなす急峻な角度に注目してほしい．膝神経節は中頭蓋窩骨板とほとんど接している．

CT　鼓索神経
FN　顔面神経
GG　膝神経節
IAC　内耳道

顔面神経 11

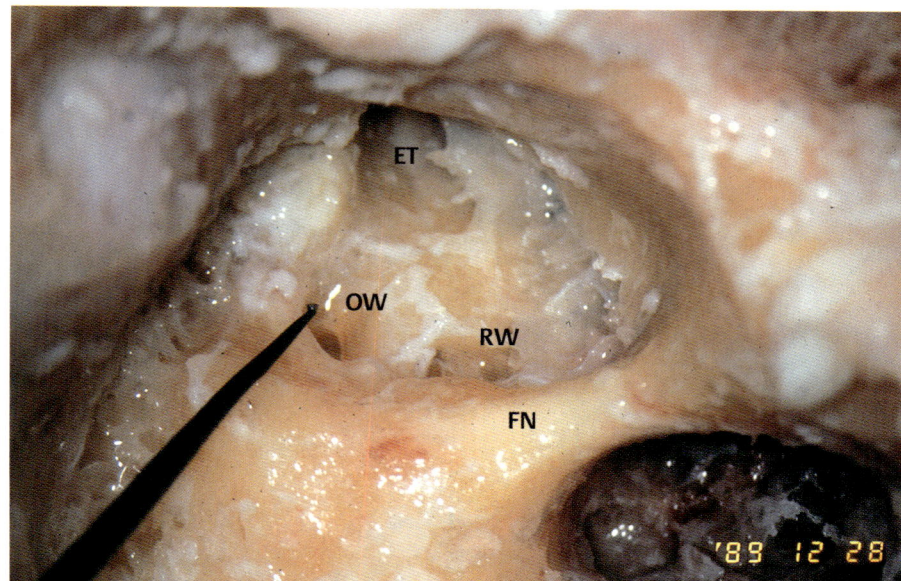

図 1.16 外耳道後壁を削除，鼓膜と耳小骨を除去し，顔面神経は浮き彫りとして，鼓室内側壁全体を露出する．針はアブミ骨摘出後の卵円窓を指している．針の下に顔面神経鼓室部が走行するのを見ることができる．

ET　耳管
FN　顔面神経
OW　卵円窓
RW　正円窓小窩

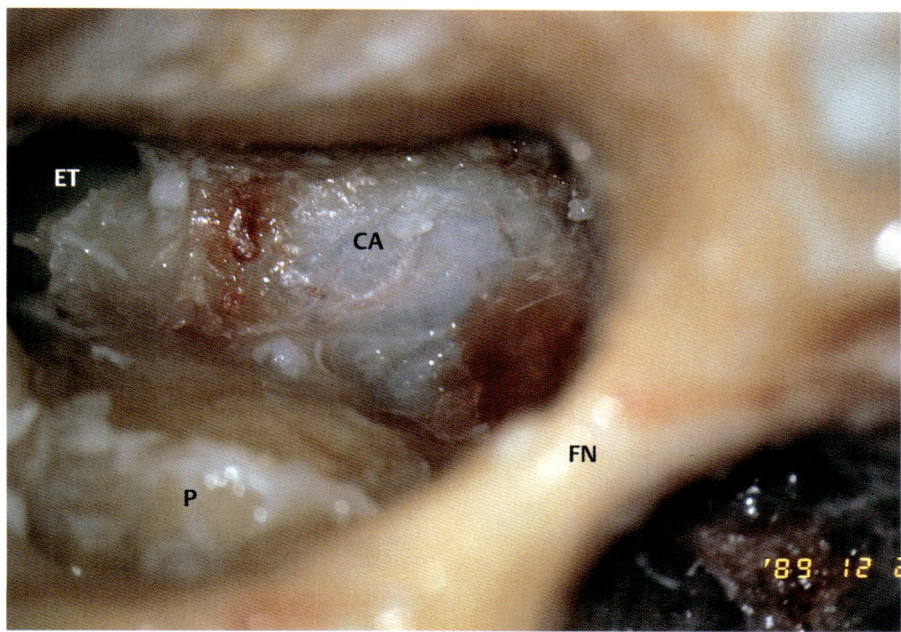

図 1.17 同じ側頭骨で蝸牛と耳管より下方の骨を削除する．顔面神経内側の蜂巣も，顔面神経をブリッジ状に残して頸静脈球に向かって削除している．薄く残した骨壁を通して内頸動脈を見ることができる．

CA　内頸動脈
ET　耳管
FN　顔面神経
P　岬角

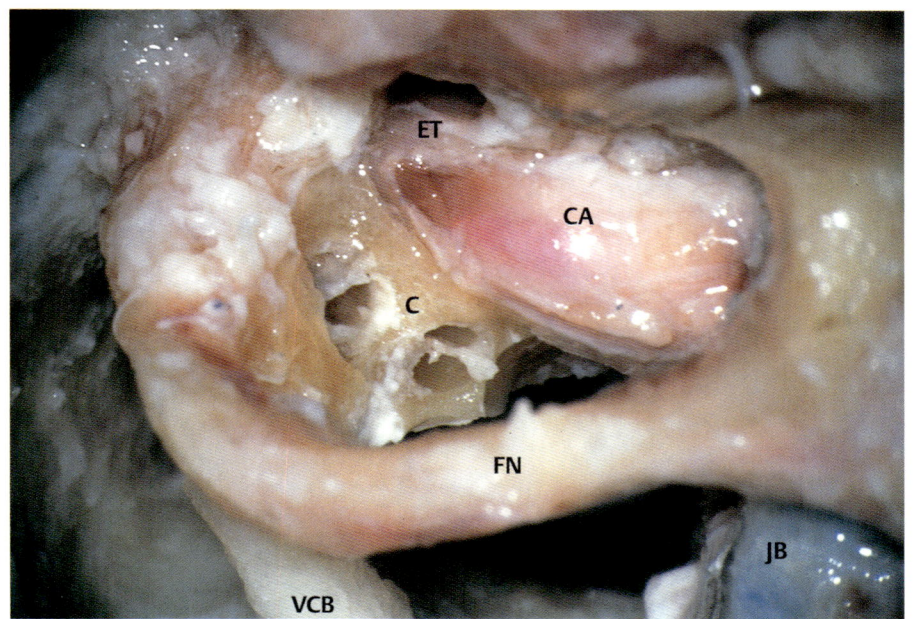

図 1.18 内頸動脈を露出する．内頸動脈は蝸牛頂の直近前方，耳管の下内側を通過する．顔面神経の内側，内頸動脈の後方に，頸静脈球を見ることができる．

C　蝸牛
CA　内頸動脈
ET　耳管
FN　顔面神経
JB　頸静脈球
VCB　内耳道内容(内耳神経と顔面神経)

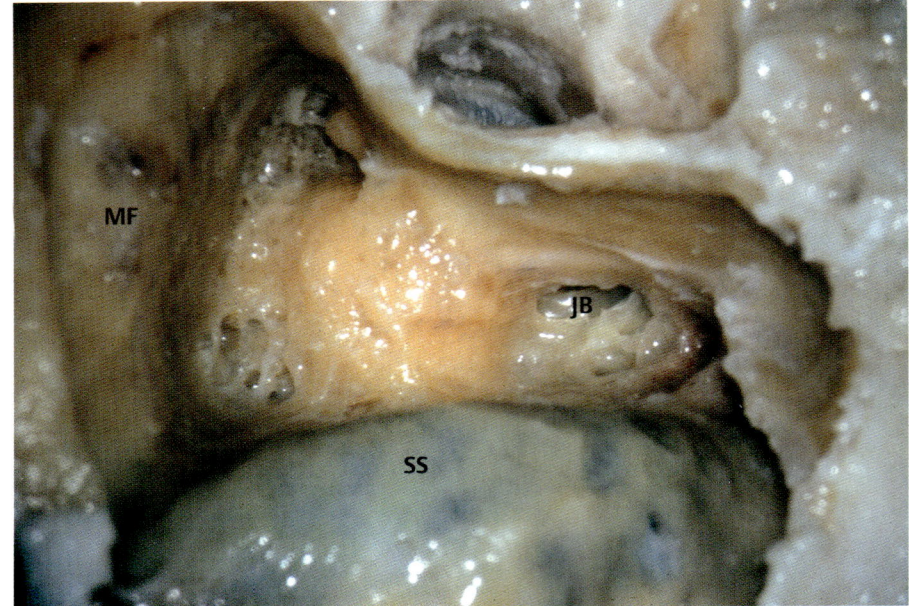

図 1.19 乳突削開が完了したところを示す．着色されたS状静脈洞を削開腔後方に見ることができる．S状静脈洞は下方内側へと走行している．半規管下方のエリアを占める発達した蜂巣を一部開放している．

JB　頸静脈球
MF　中頭蓋窩骨板
SS　S状静脈洞

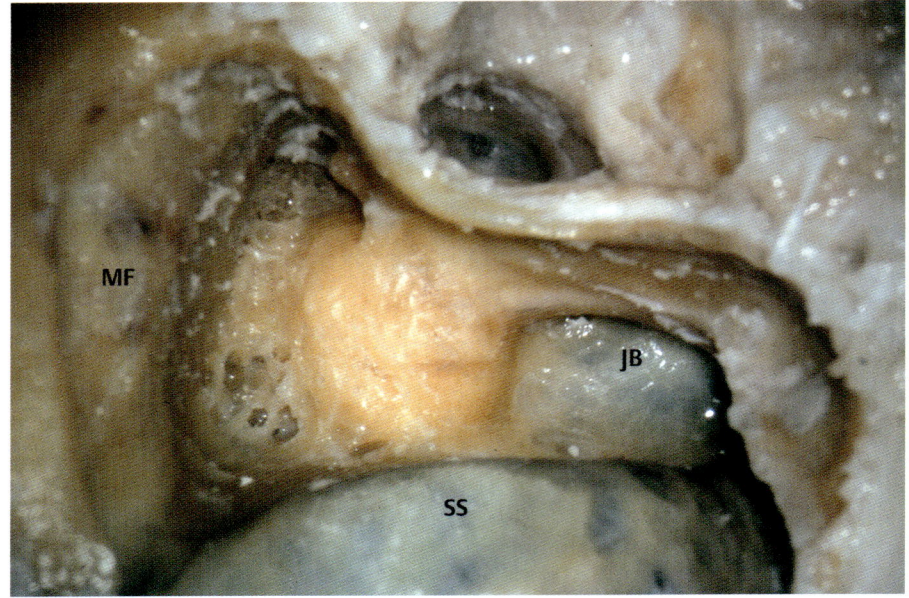

図 1.20 迷路の下方の骨の削除をさらに内側に進める．薄い骨壁を介して頸静脈球を見ることができる．

JB　頸静脈球
MF　中頭蓋窩骨板
SS　S状静脈洞

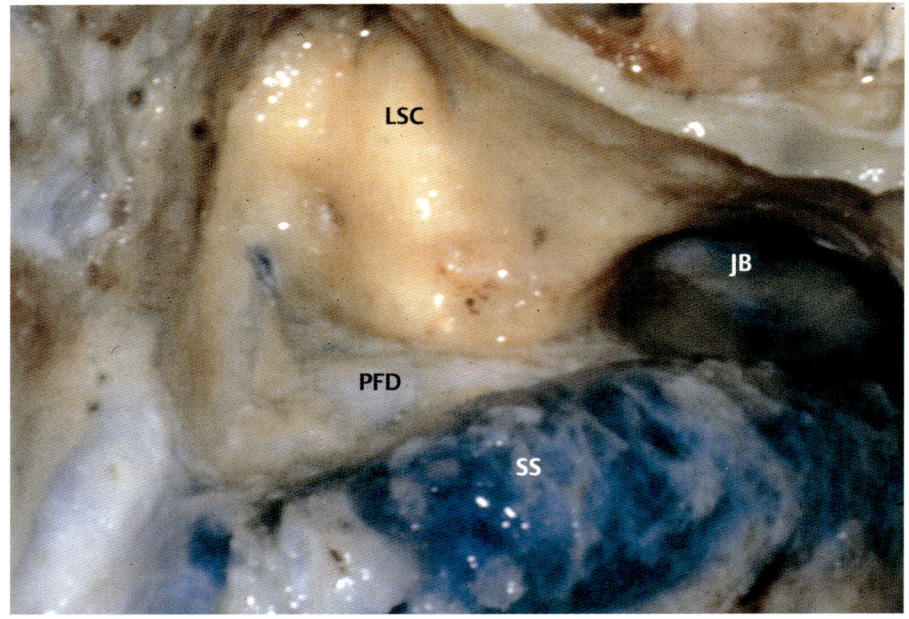

図 1.21 この側頭骨ではS状静脈洞と頸静脈球が露出してある．頸静脈球はS状静脈洞の続きであり，下鼓室の後壁に位置している．

JB　頸静脈球
LSC　外側半規管
PFD　後頭蓋窩硬膜
SS　S状静脈洞

後壁削除型鼓室形成術（Canal Wall Down 法）の手術解剖

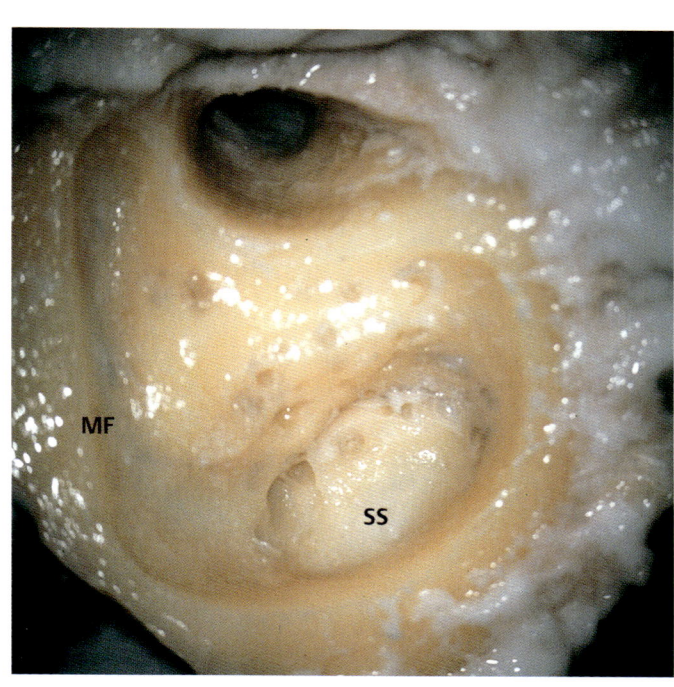

図 1.22 乳突削開の初期において中頭蓋窩とS状静脈洞を同定する．これら2つの構造を同定することは，これから削除すべき骨の範囲（area of attack）を決めるために非常に重要である．この手続きを踏まずに狭く小さな穴を掘るのは非常に危険である．この段階では，創腔が皿状の形態となるように少しずつ均等に内側へと向かうように骨削除を進める．

MF　中頭蓋窩骨板
SS　S状静脈洞

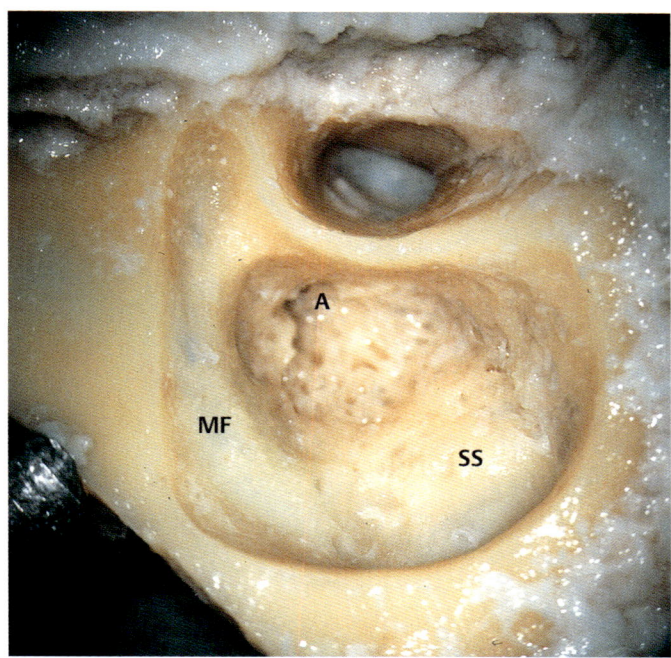

図 1.23 外耳道後上方の骨削除を進めると乳突洞が開放される．狭い穴を掘って乳突洞に到達しようと考えてはならない．中頭蓋窩を追跡しながら外耳道上方のエリアへと骨削除を進める．

A　乳突洞
MF　中頭蓋窩骨板
SS　S状静脈洞

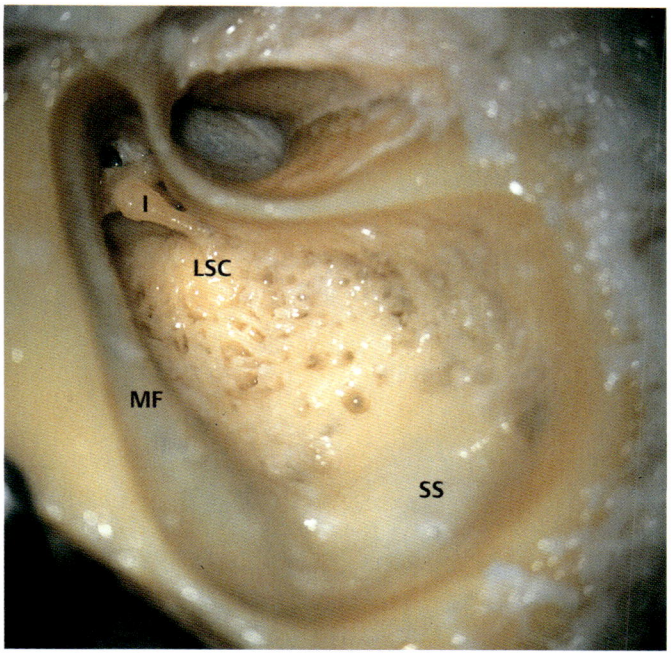

図 1.24 sinodural angle を開放．さらに中頭蓋窩骨板を前方にたどるようにして乳突削開を拡大し，上鼓室を乳突側から開放する．この段階で中頭蓋窩の骨板は均等かつ十分に薄くしてあることに注目してほしい．

I　キヌタ骨
LSC　外側半規管
MF　中頭蓋窩骨板
SS　S状静脈洞

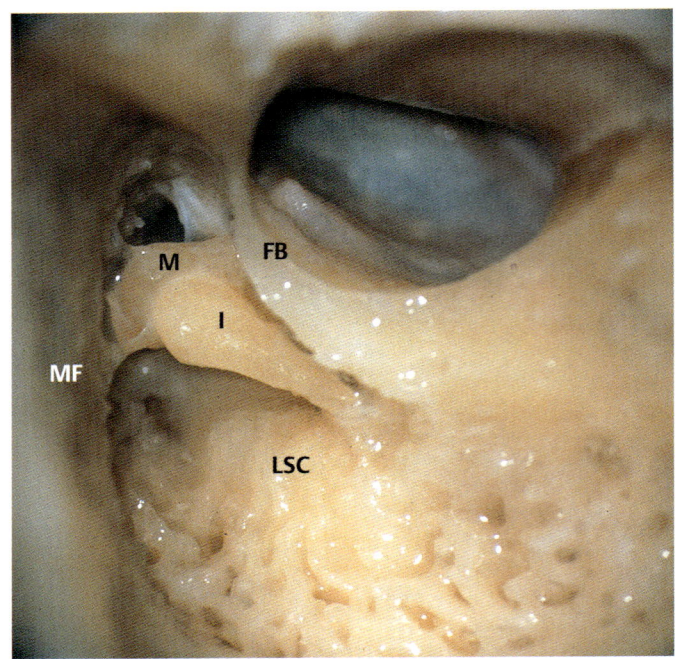

図 1.25 外耳道後壁を下げて上鼓室を高倍率で観察している。キヌタ骨短突起はキヌタ骨窩（fossa incudis）に収まり，後キヌタ骨靱帯によってつなぎ止められている．

FB　facial bridge
I　キヌタ骨
LSC　外側半規管
M　ツチ骨
MF　中頭蓋窩骨板

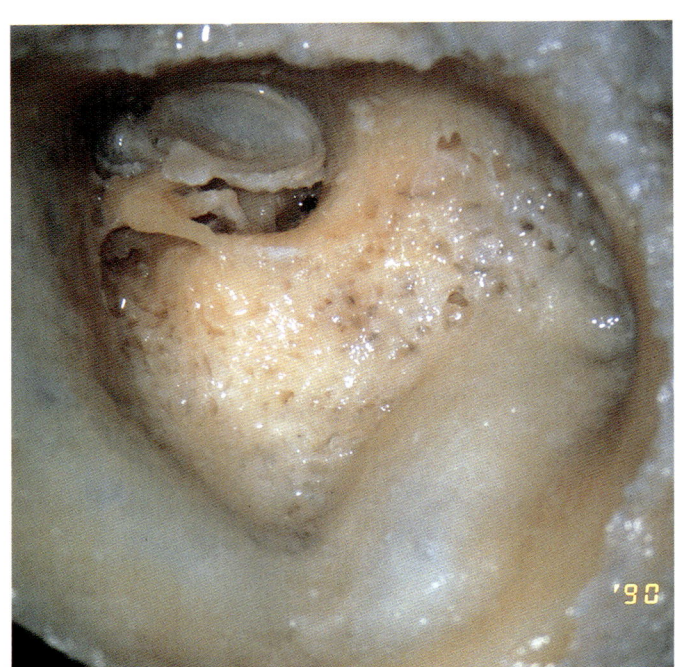

図 1.26 線維性鼓膜輪後方を鼓膜とともに骨性鼓膜輪から剥離した後に，facial bridge を削除する．鼓索神経は切断して顔面神経稜を十分に低くしている．創腔がきれいに皿状に削開されていることに注目してほしい．

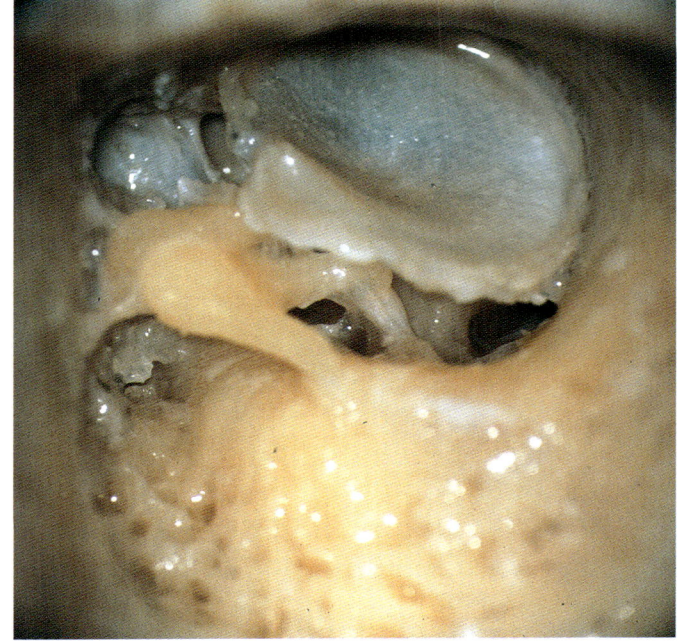

図 1.27 高倍率にするとキヌタ骨長脚，アブミ骨上部構造とこれに付着するアブミ骨筋腱などを見ることができる．顔面神経はキヌタ骨短脚の直近内側を走行している．ツチ骨の前方に前ツチ骨靱帯，上方には上ツチ骨靱帯が見られる．

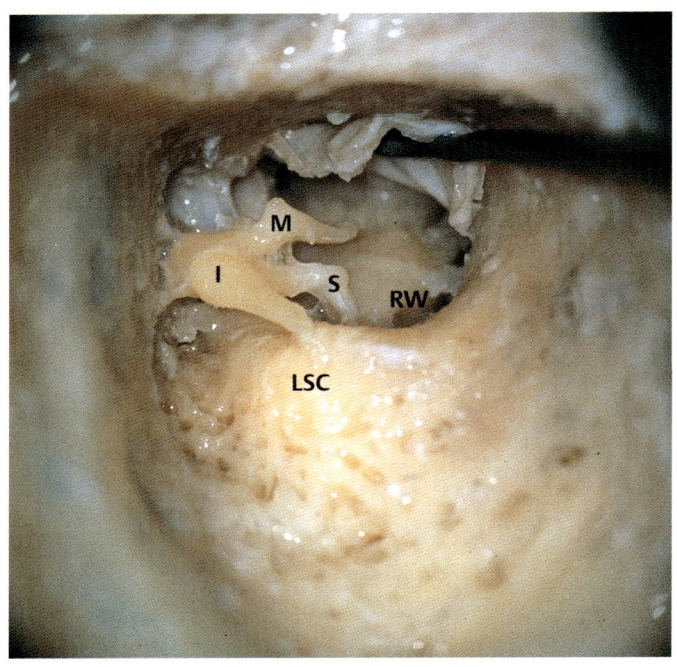

図 1.28 鼓膜をツチ骨柄から剥がして前方へ翻転する．耳小骨連鎖全体と外側半規管を見ることができる．正円窓小窩がアブミ骨下方に見られる．

I　キヌタ骨
LSC　外側半規管
M　ツチ骨
RW　正円窓小窩
S　アブミ骨

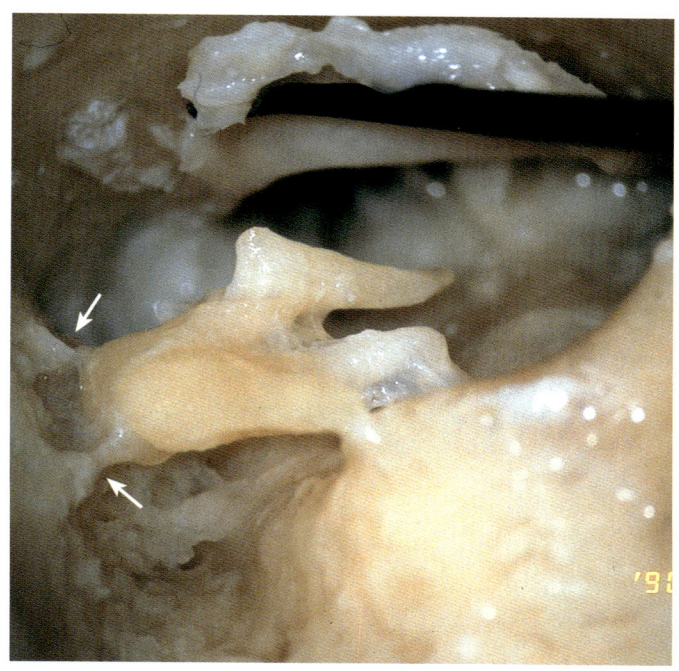

図1.29 高倍率での観察で前鼓室に開く耳管鼓室口を見ることができる．ツチ骨頭は前後のツチ骨靱帯によって天蓋から懸架されている（矢印）．

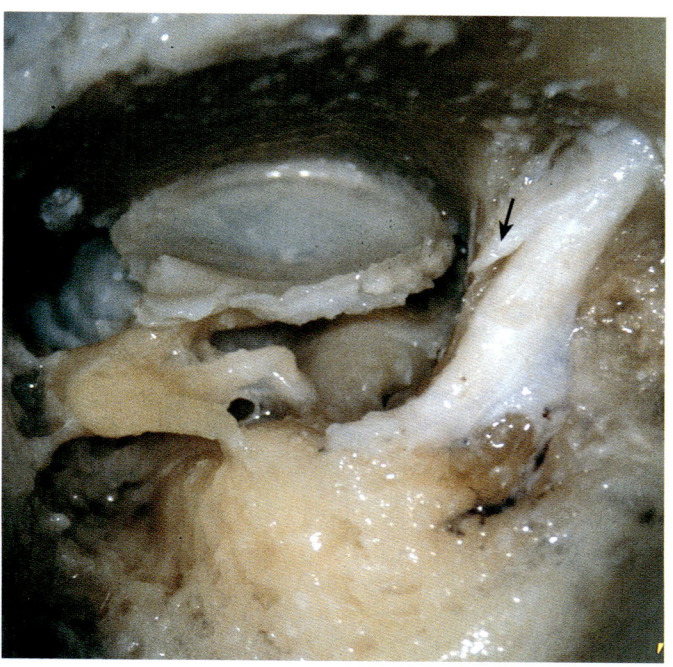

図1.30 顔面神経乳突部を露出する．外側半規管はキヌタ骨短脚内側を走行する顔面神経第2膝部の後上方に位置している．ここに示す側頭骨では顔面神経が茎乳突孔に向かう途中で外側へと屈曲し，鼓膜輪よりも浅側を走行している．外耳道形成において後下壁を深く削除しすぎると，このような例では顔面神経を損傷することになる．鼓索神経の断端を矢印で示す．

後壁保存型鼓室形成術（Canal Wall Up 法）の手術解剖

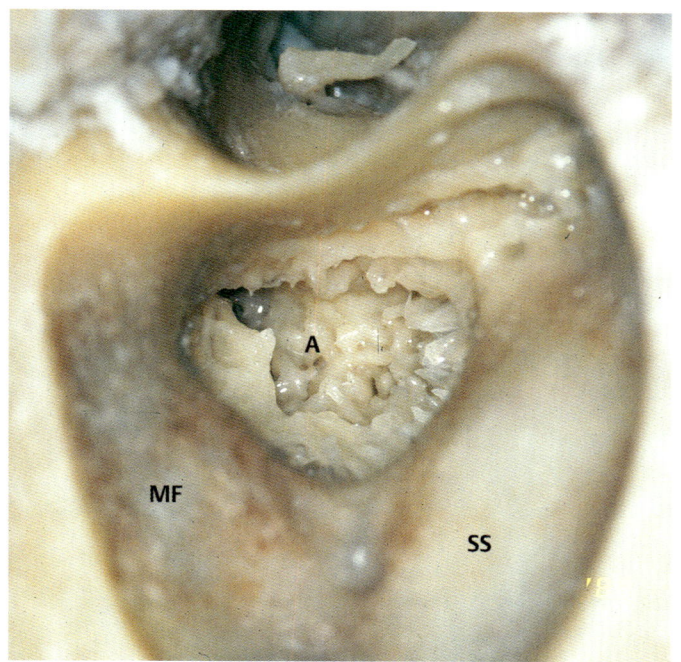

図1.31 乳突削開を行い，乳突洞を開放する．中頭蓋窩とS状静脈洞を覆う骨は薄くされ，両構造が同定できることに注目してほしい．

A 乳突洞
MF 中頭蓋窩骨板
SS S状静脈洞

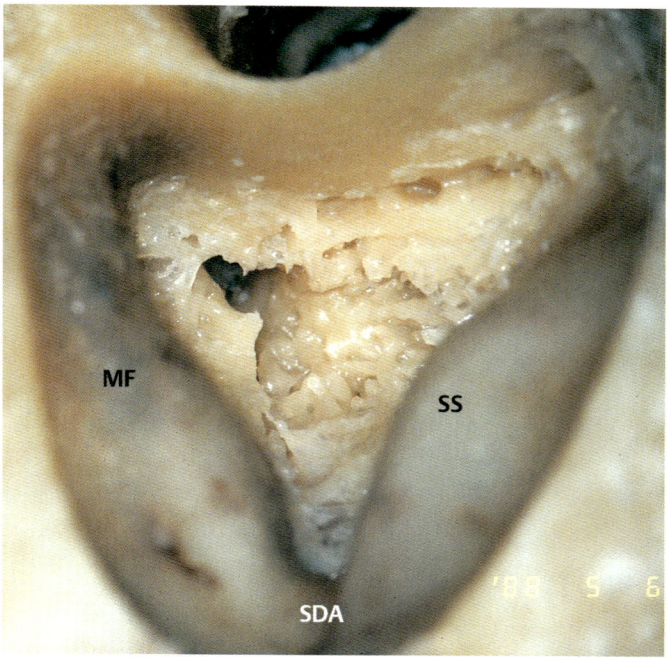

図1.32 sinodural angleを十分に開放し，乳突洞を覆う骨の削除が進行している．この骨では中頭蓋窩が低く，S状静脈洞は前方に張り出しているためsinodural angleは狭い．乳突洞外側壁の削除を前方に進める際にバーがキヌタ骨に触れると感音難聴を引き起こすため，十分に注意しなくてはならない．

MF 中頭蓋窩骨板
SDA sinodural angle
SS S状静脈洞

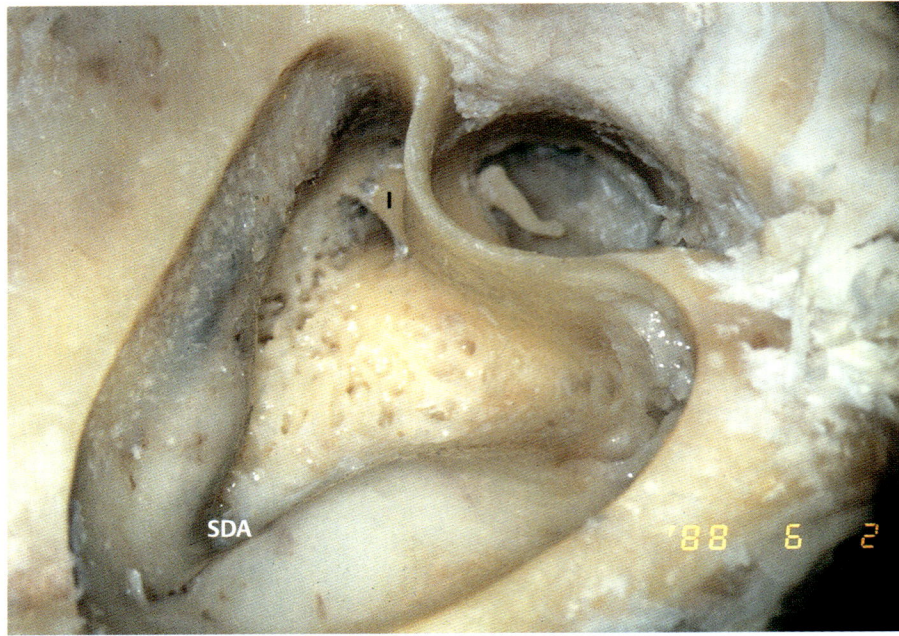

図 1.33　乳突側から上鼓室が開放され，キヌタ骨とツチ骨を見ることができる．この骨では外耳道皮膚と鼓膜は除去されている．

I　　キヌタ骨
SDA　sinodural angle

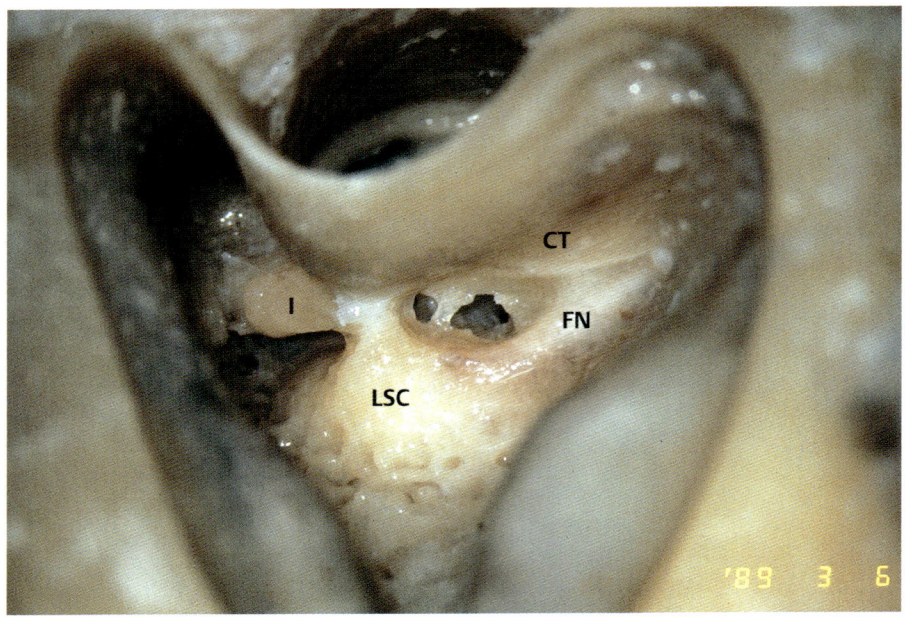

図 1.34　顔面神経と鼓索神経の間の骨を除去する後鼓室開放の途上で，両神経を浮き彫りにしてある．

CT　鼓索神経
FN　顔面神経
I　　キヌタ骨
LSC　外側半規管

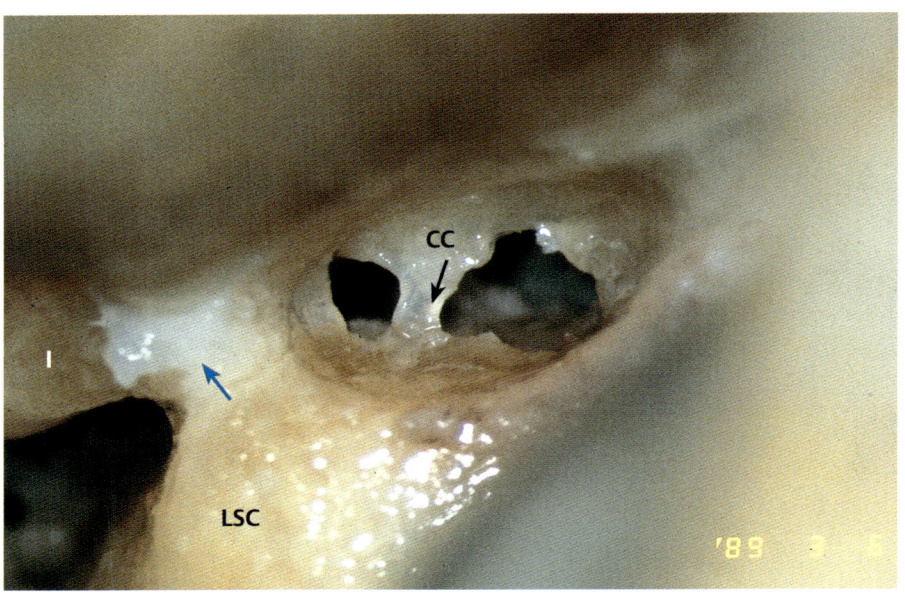

図 1.35　後鼓室開放部の強拡大像．開放部を横切る骨稜として chordal crest を見ることができる（黒矢印）．キヌタ骨は短脚後方に残された fossa incudis の底部に相当する骨稜によって保護されている．キヌタ骨短脚はこの骨稜と後キヌタ骨靱帯によって連絡している（青矢印）．

CC　　chordal crest（黒矢印）
I　　　キヌタ骨
LSC　外側半規管

後壁保存型鼓室形成術（Canal Wall Up 法）の手術解剖 17

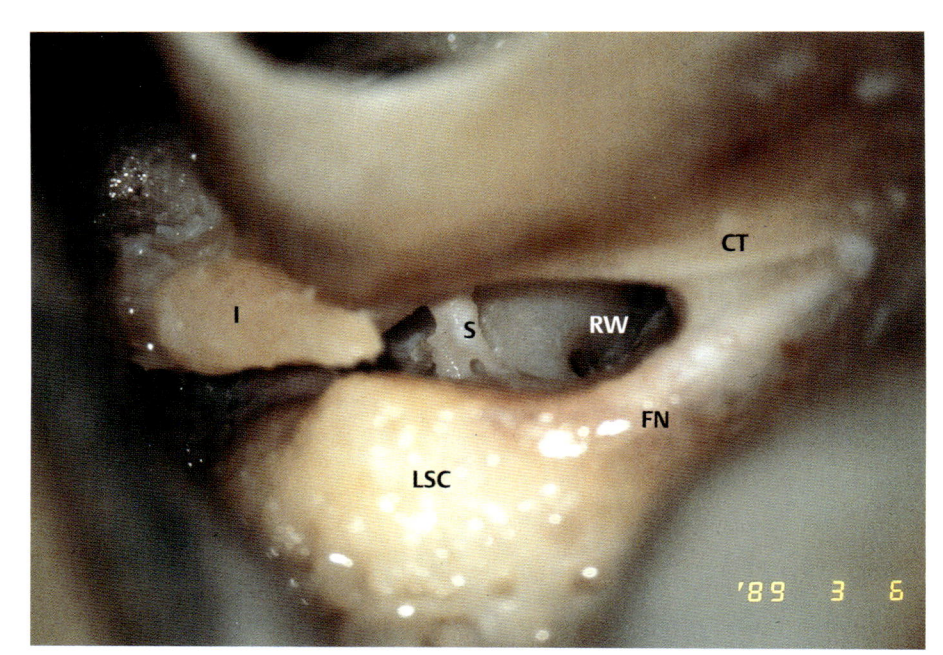

図 1.36 後鼓室開放が完了し，chordal crest とキヌタ骨後方の骨稜が除去してある．アブミ骨上部構造と正円窓小窩を見ることができる．

CT　鼓索神経
FN　顔面神経
I　キヌタ骨
LSC　外側半規管
RW　正円窓小窩
S　アブミ骨

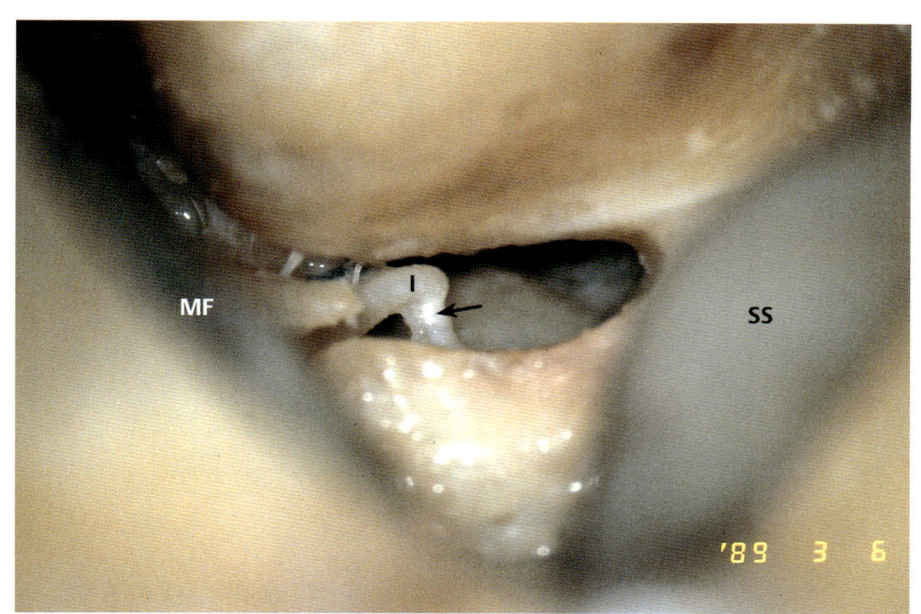

図 1.37 sinodural angle を通して見た後鼓室開放部．キヌタ-アブミ関節を見ることができる（矢印）．中頭蓋窩硬膜が低く，S 状静脈洞が前方に張り出しており，後鼓室開放部への視野が制限されている．このような解剖は後鼓室開放部を通しての鼓室内操作を難しくする可能性がある．

I　キヌタ骨長脚
MF　中頭蓋窩骨板
SS　S 状静脈洞

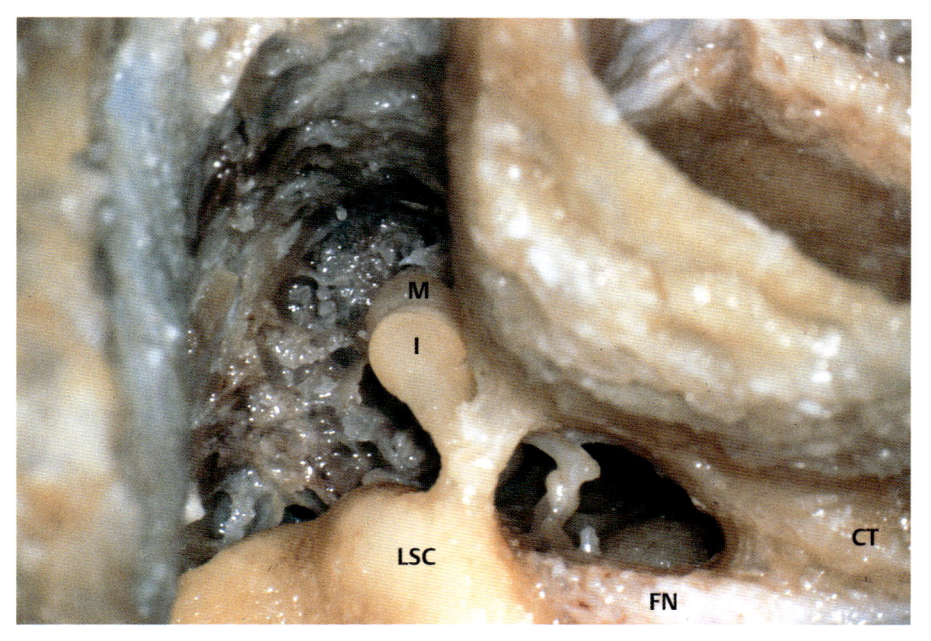

図 1.38 canal wall up 法で削った別の側頭骨を提示する．経乳突的上鼓室開放および後鼓室開放が完了し，半規管より前方の上鼓室内側壁の骨が削除されている．耳小骨連鎖と卵円窓周辺を見ることができる．

CT　鼓索神経
FN　顔面神経
I　キヌタ骨
LSC　外側半規管
M　ツチ骨

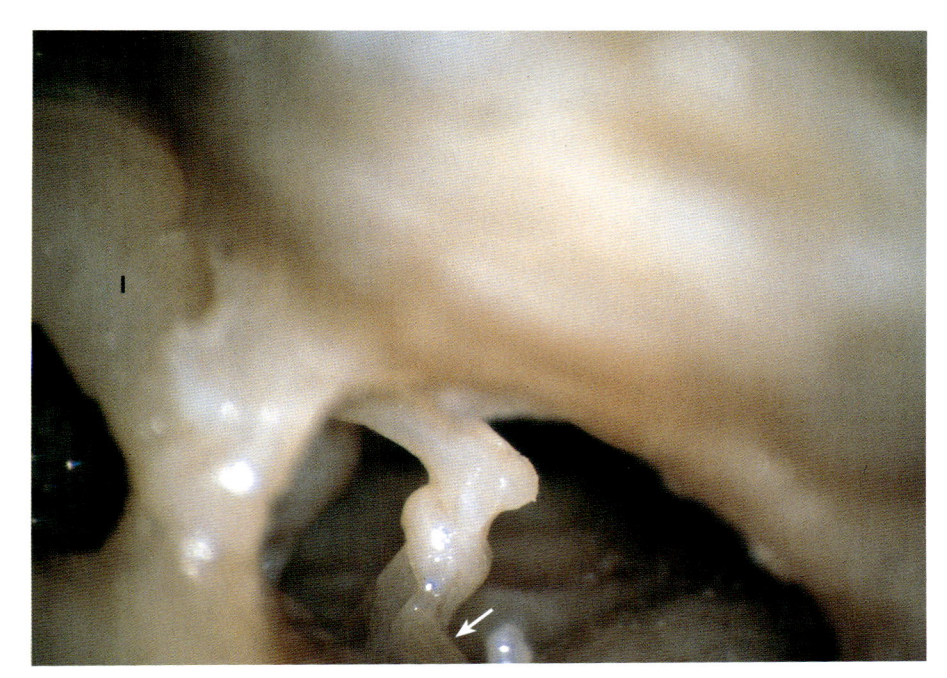

図 1.39 高倍率にしてキヌタ骨周辺を上鼓室側と後鼓室開放部から観察している．矢印は錐体隆起とアブミ骨筋腱を示す．

I　キヌタ骨

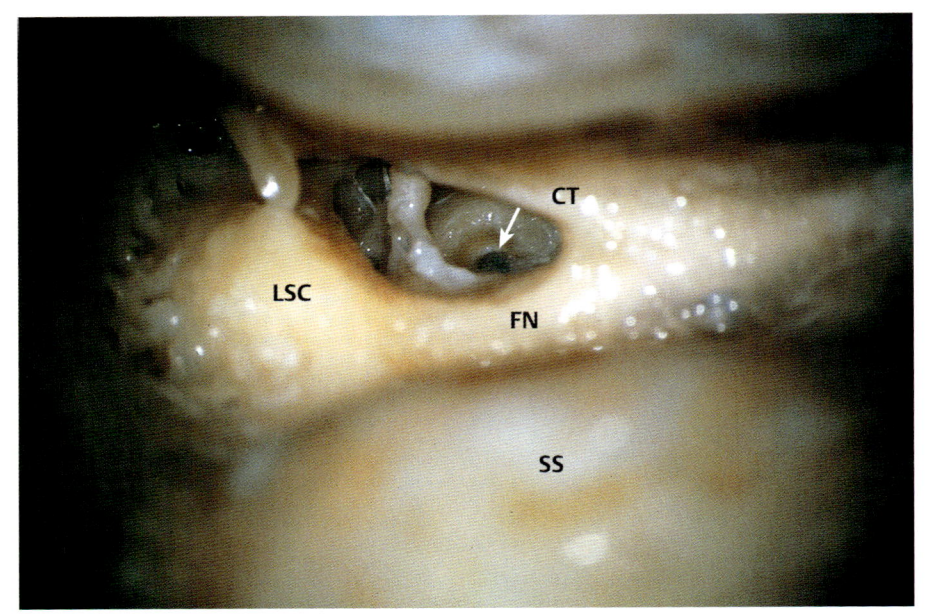

図 1.40 別の骨で後鼓室開放部から正円窓周辺を観察している．正円窓小窩を見ることができる（矢印）．

CT　鼓索神経
FN　顔面神経
LSC　外側半規管
SS　S状静脈洞

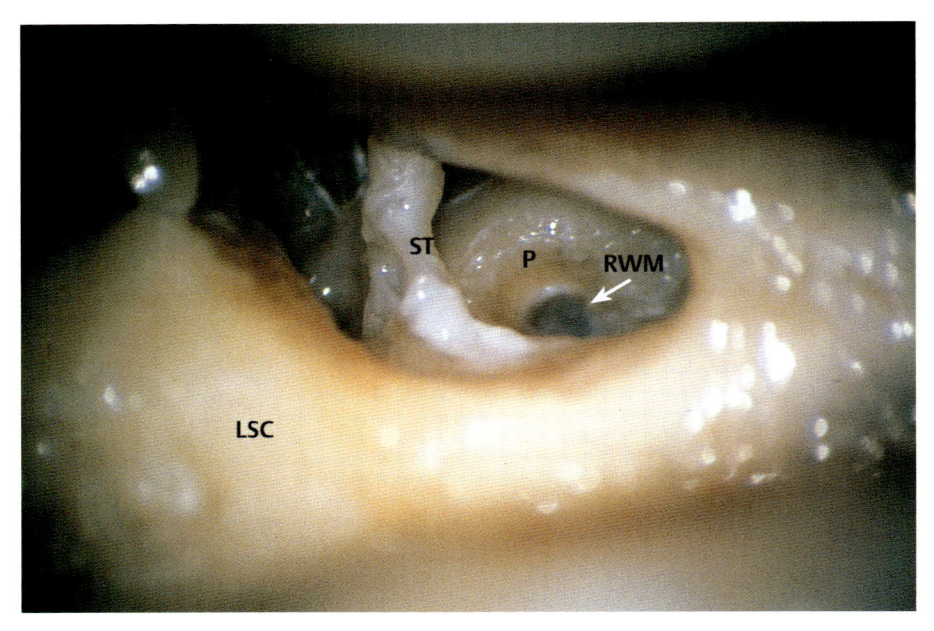

図 1.41 高倍率にすると後鼓室開放部から鼓室内を走行する顔面神経や正円窓を観察できる．正円窓は卵円窓の下方，岬角の後下方に位置し，症例によっては正円窓膜（矢印）を直接観察することも可能である．

LSC　外側半規管
P　岬角
RWM　正円窓膜
ST　アブミ骨筋腱

側頭骨のCT画像と関連する解剖

中耳手術の術者はMRIとCTの利点と欠点を理解し，病変の性質と状況に応じて両者を適切に使い分ける必要がある．

- CTはMRIと比較して空間分解能がよく，さらに骨，軟組織，含気腔間のコントラストに優れる．マルチスライスの高分解能CTは耳小骨や内耳，顔面神経などの細かな構造を1 mm以下の薄切で短時間のうちに描出可能である．術前にCTを撮影することで，病変の進展度，耳小骨破壊の程度，半規管瘻孔，硬膜や顔面神経の露出，耳小骨周囲の骨化や真珠腫を覆う新生骨などの有無を前もって評価し，手術戦略を練り，リスクを減じることができる．また，中頭蓋窩低位，突出するS状静脈洞，高位頸静脈球，含気蜂巣の著明な発達など，各患者の解剖学的バリエーションを知ることも有用である．あらかじめ診断のついている中耳病変では，ほとんどの場合に術前の画像診断としてCTを選択すべきであり，特に真珠腫手術における有用性は高い．真珠腫には鼓膜所見や生理検査から想像されるよりもはるかに進展している症例がある．術前にCTを行っていれば，そのような症例に対して通常とは異なる手術リスクの説明を行い，あるいは経験の深い術者への紹介を考えることが可能である．
- MRIは骨と含気腔双方からの信号を得られず，また空間分解能も十分ではないため，中耳手術における必要性は限定的である．一方，MRIで得られる種々の軟部組織間のコントラストはCTよりも優れているため，腫瘍性病変や錐体尖病変，頭蓋内へと進展した病変の鑑別診断とステージ分類に必須の検査である．また，MRIの技術的進歩は速いため，将来的には中耳手術においても一定の役割を果たす可能性が高い．例えば真珠腫手術術後に真珠腫の遺残と術後性変化をCTで区別することは必ずしも容易ではないため，術者は疑いの程度に応じて画像によるフォローと手術での確認のどちらかを選択する必要があるが，non-echo-planer拡散強調MRI（turbo spin-echo拡散強調MRI）は真珠腫と他の軟部組織を区別可能と報告されている．将来的には不要な第2期手術や再手術，あるいは放射線曝露の反復を避ける手段となるかもしれない．

画像診断の限界を知ることは重要である．側頭骨の解剖と疾患に精通する放射線科医の数は限られており，画像診断の報告書を盲目的に信頼してはならない．誤診を避けるには，術者自らが画像を読影する技術を持つことが必須である．また，術前CTが得られた症例であっても，すべての瘻孔が必ず描出されるわけではなく，また外側半規管以外の部位に瘻孔が存在し，それを見落としている可能性も否定できない．あらゆる真珠腫症例において，半規管瘻孔や蝸牛瘻孔の存在を疑いながら手術に臨むべきである．

CTとMRIは現状では相補的であるが，医療資源としてのMRIの有効利用やコストの問題は当然考慮しなくてはならない．術者は2つのうち最も効果的に治療に結びつく一方，ないしは両者を選択することになる．撮影された側頭骨のCTには，病変の有無にかかわらず，通常の中耳手術では直接目にすることのない重要な構造間の立体的関係が描出されている．CTを注意深く繰り返し読むことで側頭骨の3次元解剖への理解が深まり，極めて有用な手術のためのトレーニングとなる．

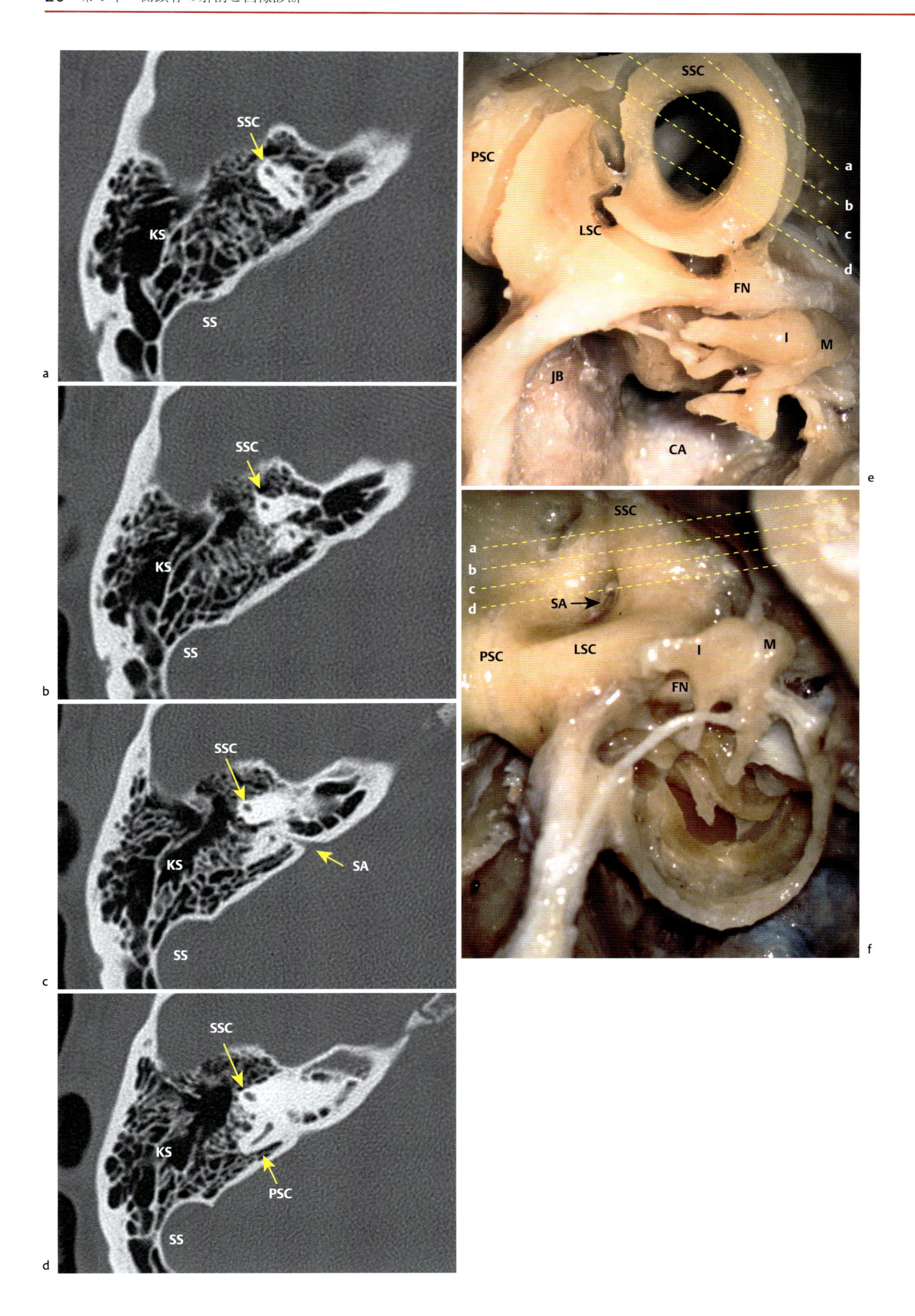

20　第1章　側頭骨の解剖と画像診断

■ 軸位断

図 1.42

a 病的な所見を見逃さないためには，側頭骨全体を見るよう心がけるべきである．軸位断 CT では，上半規管（SSC）の上端部は緻密骨中で前方外側から後方内側に向かう直線状の軟組織陰影として描出され，ここが読影の起点となる．

b 上半規管は環状のため，下方のスライスでは前方外側と後方内側に分かれた 2 つの点として描出される．

c 弓下動脈は後頭蓋窩から起こり，上半規管を貫通する．

d 上半規管後端から後半規管（PSC）の上端部が分かれる．軸位断でわかるように，後半規管は上半規管と角を外側に向ける方向で垂直に配置されていることに注目してほしい．

e 側頭骨解剖（右耳，外側後上方からの視野）
半規管は開放されており，顔面神経が露出されている．各半規管と顔面神経の関係に注目してほしい．顔面神経は後方で外側に向かうが，上半規管は後方で非常に深くなる．なお，それぞれの点線は同名の CT 画像（a，b，c，d）に対応している．

f 側頭骨解剖（右耳，外側からの視野）
後半規管はブルーラインとし，蝸牛は開放，骨性鼓膜輪は残してある．顔面神経と各耳小骨の関係に注目してほしい．なお，それぞれの点線は同名の CT 画像（a，b，c，d）に対応している．

CA	内頸動脈
FN	顔面神経
I	キヌタ骨
JB	頸静脈球
KS	ケルナーの隔壁
LSC	外側半規管
M	ツチ骨頭
PSC	後半規管
SA	弓下動脈
SS	S 状静脈洞
SSC	上半規管

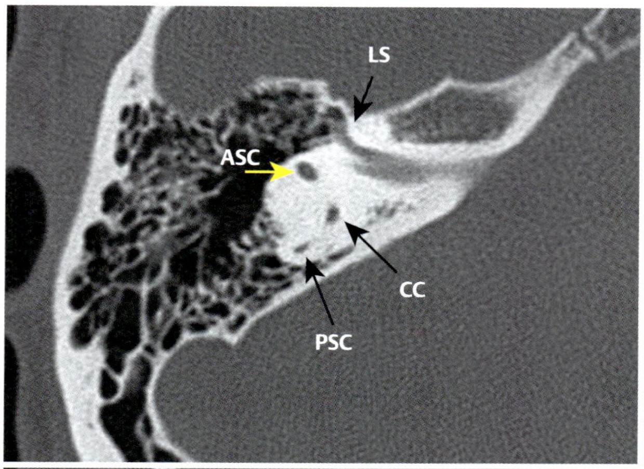
LS
ASC
CC
PSC

a

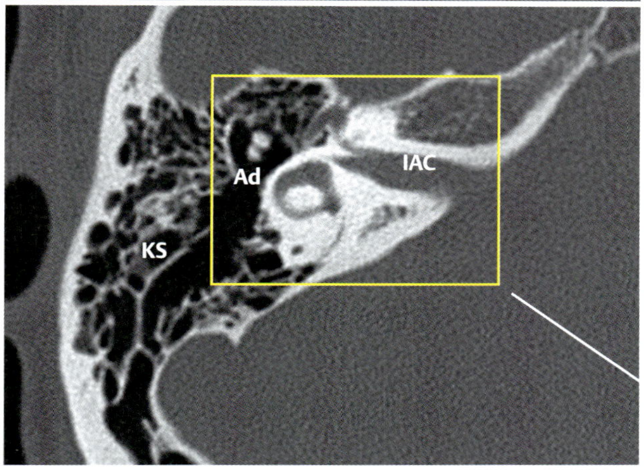
Ad
IAC
KS

b

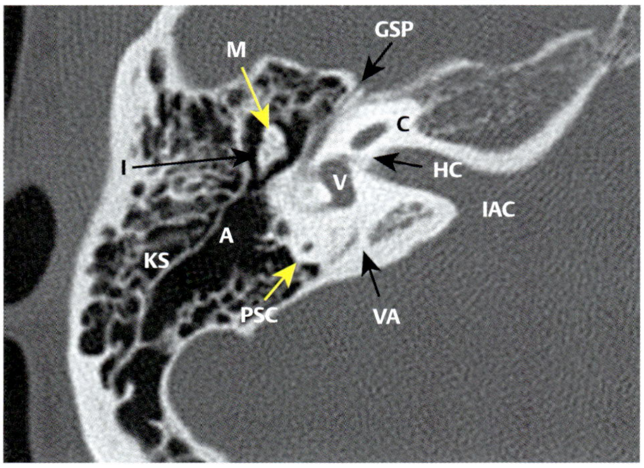
M
GSP
C
I
HC
V
IAC
A
KS
PSC
VA

c

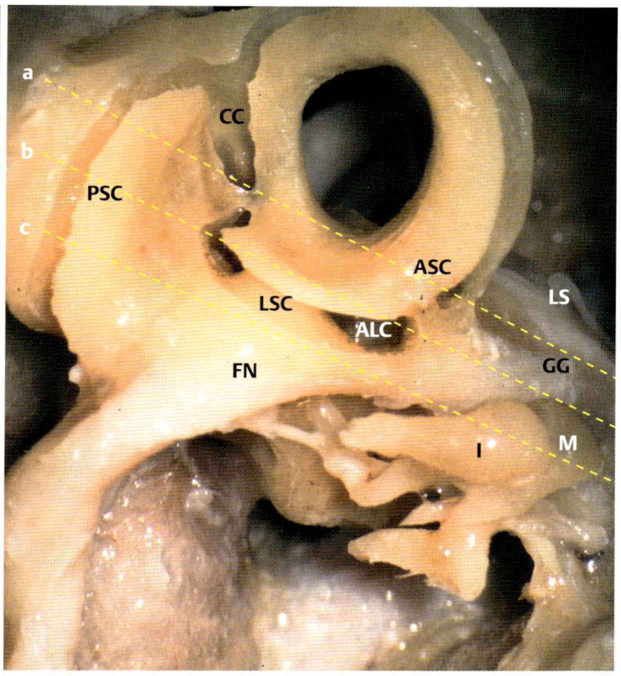
a
b
c
CC
PSC
ASC
LS
LSC
ALC
FN
GG
I
M

d

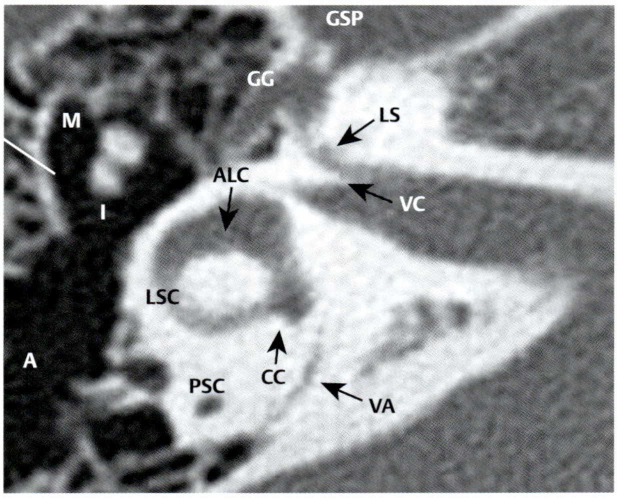
GSP
GG
M
LS
ALC
VC
I
LSC
A
PSC
CC
VA

b1

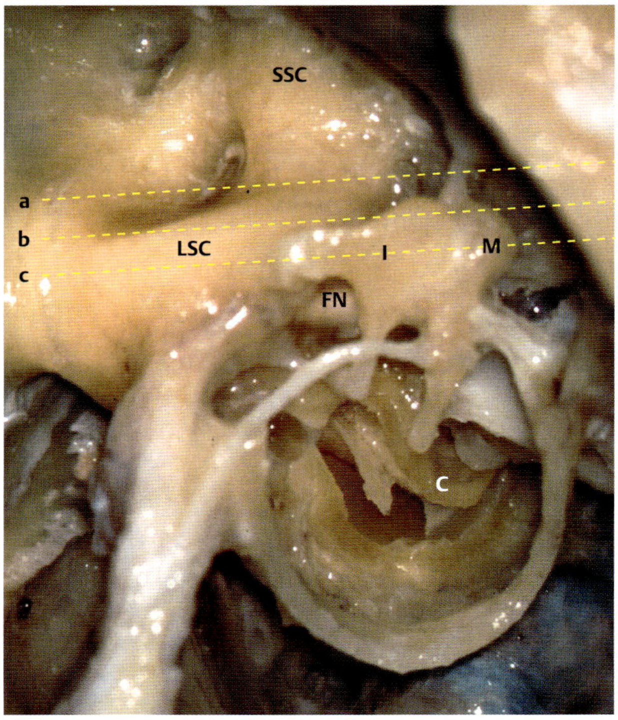
SSC
a
b
LSC
I
M
c
FN
C

e

図 1.43

a 上半規管は前端が膨大部となっており，後端は後半規管と合して総脚を形成する．この断面では内耳道の上面が描出されており，内耳道底を離れて膝神経節に向け前方外側に走行する顔面神経迷路部を見ることができる．迷路部の後方には内耳道底上半部を前後に分ける垂直稜が見え始めている．迷路部は内耳を包む緻密骨（otic capsule）中を走行するため，その特徴的な形状は薄切 CT で常に容易に同定できる．CT で顔面神経を追跡する開始点とするとよい．総脚から離れた後半規管は軟部組織の点として描出される．

b この断面では外側半規管が環状に描出されている．外側半規管の膨大部は前端部にあり，上半規管膨大部の直下に位置している．また，耳小骨連鎖が見え始めており，前方がツチ骨頭，後方がキヌタ骨体部である．これら耳小骨の内側前方には膝神経節がある．乳突蜂巣表層部と深部の乳突洞を隔てる薄い骨板はケルナーの隔壁（Körner's septum）として知られる．この隔壁はすべての症例に見られるわけではないが，存在する場合には錐体鱗裂と対応し，外側の蜂巣は鱗部に属する．乳突削開時にケルナーの隔壁を乳突洞内側壁と誤認すると時間を浪費することになる．内耳道底は水平稜と呼ばれる高い骨稜によって大きく上下に分けられる（図 1.47 c 参照➡ 32 頁）．上半は垂直稜と呼ばれるやや低い骨稜によってさらに前後に 2 分され，顔面神経は前半部を占める．後半部は上前庭神経が占め，これは上および外側半規管と卵形嚢からの線維よりなる．前庭水管は後半規管の後方を走行し，後頭蓋窩硬膜上の内リンパ嚢と前庭を連絡している．

c この断面では顔面神経乳突部の外側に，ツチ骨とキヌタ骨の典型的「アイスクリームとコーンの像」を見ることができる．顔面神経が外側半規管の内側下方を通過する様子も描出されている．外側半規管の内側にある腔が前庭である．緻密な otic capsule の中で蝸牛の上面が切れ始めている．前庭が蝸牛よりも高い位置にあることに注目してほしい．外側半規管の外側でキヌタ骨短脚を容れる間隙がキヌタ骨窩（fossa incudis）である．ここに見られるように，キヌタ骨短突起は術者側へと外側に向かい，キヌタ骨窩の外側壁と極めて近い．乳突洞口に不用意にドリルを入れると容易に短突起に触れてしまうのがわかるであろう．

d 側頭骨解剖（右耳，外側後上方からの視野）
上半規管と後半規管は総脚を形成する．上半規管の膨大部は外側半規管膨大部の直上に位置している．顔面神経は外側半規管直近の下内側を通過し，外側に向けて術者方向に出てくる．なお，それぞれの点線は同名の CT 画像（a，b，c）に対応している．

e 側頭骨解剖（右耳，外側からの視野）
後半規管はブルーラインとされ，蝸牛は開放されている．前庭は蝸牛よりも高い位置にあり，各半規管は互いに垂直の関係にある．CT で見られるようにキヌタ骨短脚先端部は外側半規管よりも低く，顔面神経より上方にある．なお，それぞれの点線は同名の CT 画像（a，b，c）に対応している．

A	乳突洞
Ad	乳突洞口
ALC	外側半規管膨大部
ASC	上半規管膨大部
C	蝸牛
CC	総脚
FN	顔面神経
GG	膝神経節
GSP	大錐体神経
HC	水平稜
I	キヌタ骨
IAC	内耳道
KS	ケルナーの隔壁
LS	顔面神経迷路部
LSC	外側半規管
M	ツチ骨頭
PSC	後半規管
SSC	上半規管
V	前庭
VA	前庭水管
VC	垂直稜

第 1 章 側頭骨の解剖と画像診断

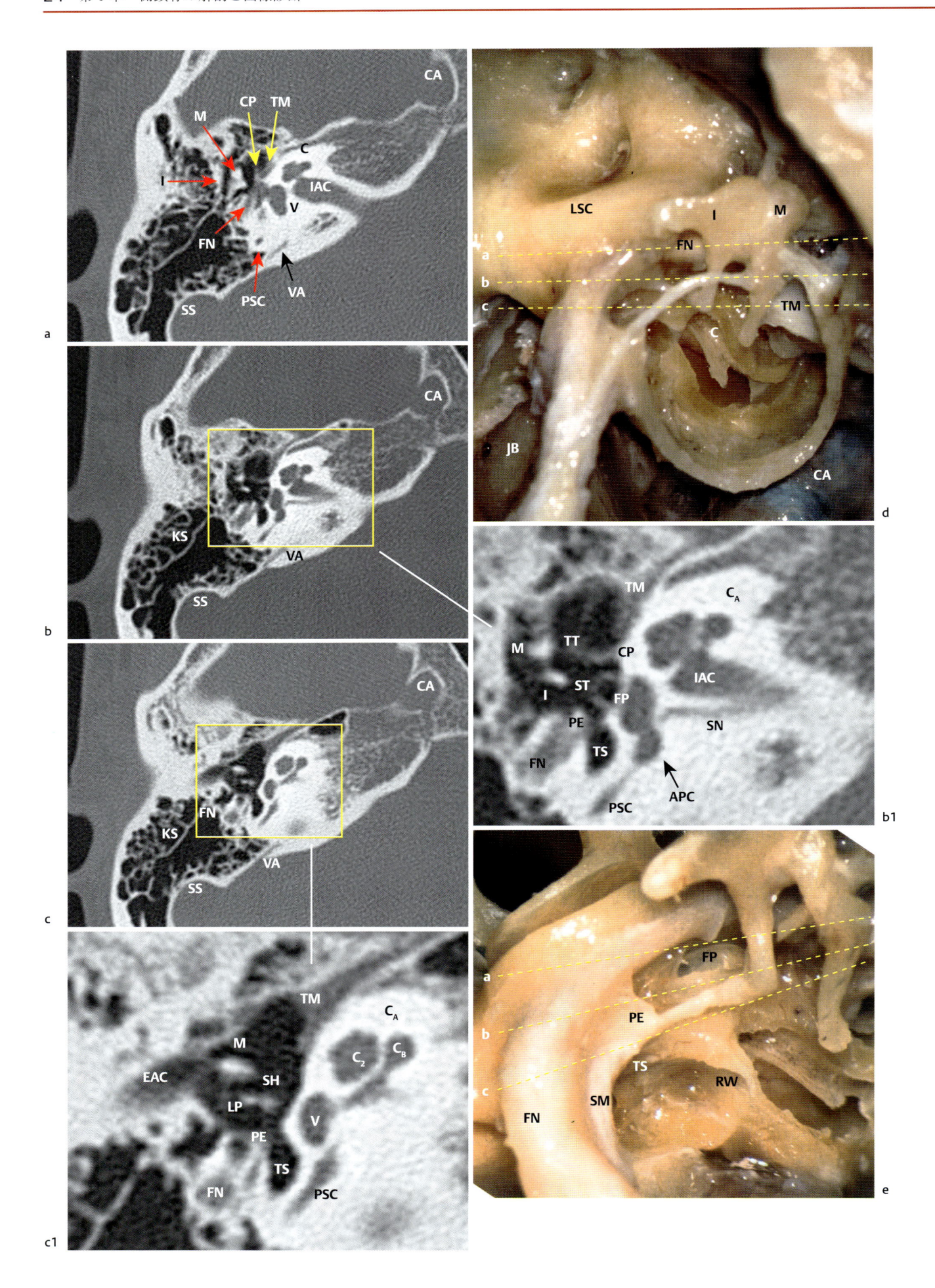

図 1.44 a–e

a この断面ではサジ状突起とここから起こる鼓膜張筋腱が描出されている．サジ状突起前方には鼓膜張筋が見られる．サジ状突起内側上方を通過した顔面神経は，このスライスでは鼓室後壁を走行している．

b このスライスはアブミ骨の主要部と近傍の重要な構造を描出している．アブミ骨外側にはこれに向けて下降するキヌタ骨長脚が見られる．耳管の天蓋を作る鼓膜張筋半管の中にある鼓膜張筋は，鼓膜張筋腱となってサジ状突起で外側へ向かい，ツチ骨頸に停止する．サジ状突起の位置はアブミ骨底板の直近前方にあたる．アブミ骨筋腱は顔面神経の前面にある錐体隆起から鼓室内へと出て，アブミ骨に停止する．アブミ骨後方で錐体隆起内側の陥凹が鼓室洞である．後半規管の下端にある膨大部は鼓室洞内側に位置している．内耳道から分かれる細管は，下前庭神経の枝で後半規管膨大部に分布する単神経が通過する単孔である．

c アブミ骨は下方に傾くため，アブミ骨頭とキヌタ骨豆状突起が連絡するキヌタ-アブミ関節はアブミ骨上部構造が見える断面より 1 枚下で描出される．ここに見られるように，鼓室洞底部は外側から顔面神経に覆われて術中に直視することは困難である．蝸牛軸は前方外側を向き，蝸牛基底回転は蝸牛頂側の 2 回転と厚い骨で明瞭に分けられている．

d 側頭骨解剖（右耳）
鼓膜張筋が蝸牛頂回転を外側から覆っていることに注目してほしい．なお，それぞれの点線は同名の CT 画像（**a**，**b**，**c**）に対応している．

e 側頭骨解剖（右耳，前外側からの視野）
鼓室後壁の構造が見えるように外耳道前壁は削除されている．アブミ骨は上方を顔面神経，後方を鼓室洞を覆う錐体隆起，下方を岬角とする深い陥凹の底にあることに注目してほしい．陥凹前方の壁は図 1.44 b 1 に見られるようにサジ状突起により形成されている．アブミ骨筋は顔面神経内側面に沿って走行しており，錐体隆起頂部を通って鼓室内に現れる．なお，それぞれの点線は同名の CT 画像（**a**，**b**，**c**）に対応している．

（つづく）

APC	後半規管膨大部
C	蝸牛
C_2	蝸牛第二回転
C_A	蝸牛頂回転
C_B	蝸牛基底回転
CA	内頸動脈
CAq	蝸牛水管
CP	サジ状突起
EAC	外耳道
EV	導出静脈
FN	顔面神経
FP	アブミ骨底板
FR	正円孔
I	キヌタ骨
IAC	内耳道
JB	頸静脈球
KS	ケルナーの隔壁
LP	キヌタ骨豆状突起
LSC	外側半規管
M	ツチ骨
P	岬角
PE	錐体隆起
PSC	後半規管
RW	正円窓
SH	アブミ骨頭
SL	骨らせん板
SM	アブミ骨筋
SN	単孔
SS	S 状静脈洞
ST	アブミ骨
TM	鼓膜張筋
TMJ	顎関節
TS	鼓室洞
TT	鼓膜張筋腱
V	前庭
VA	前庭水管

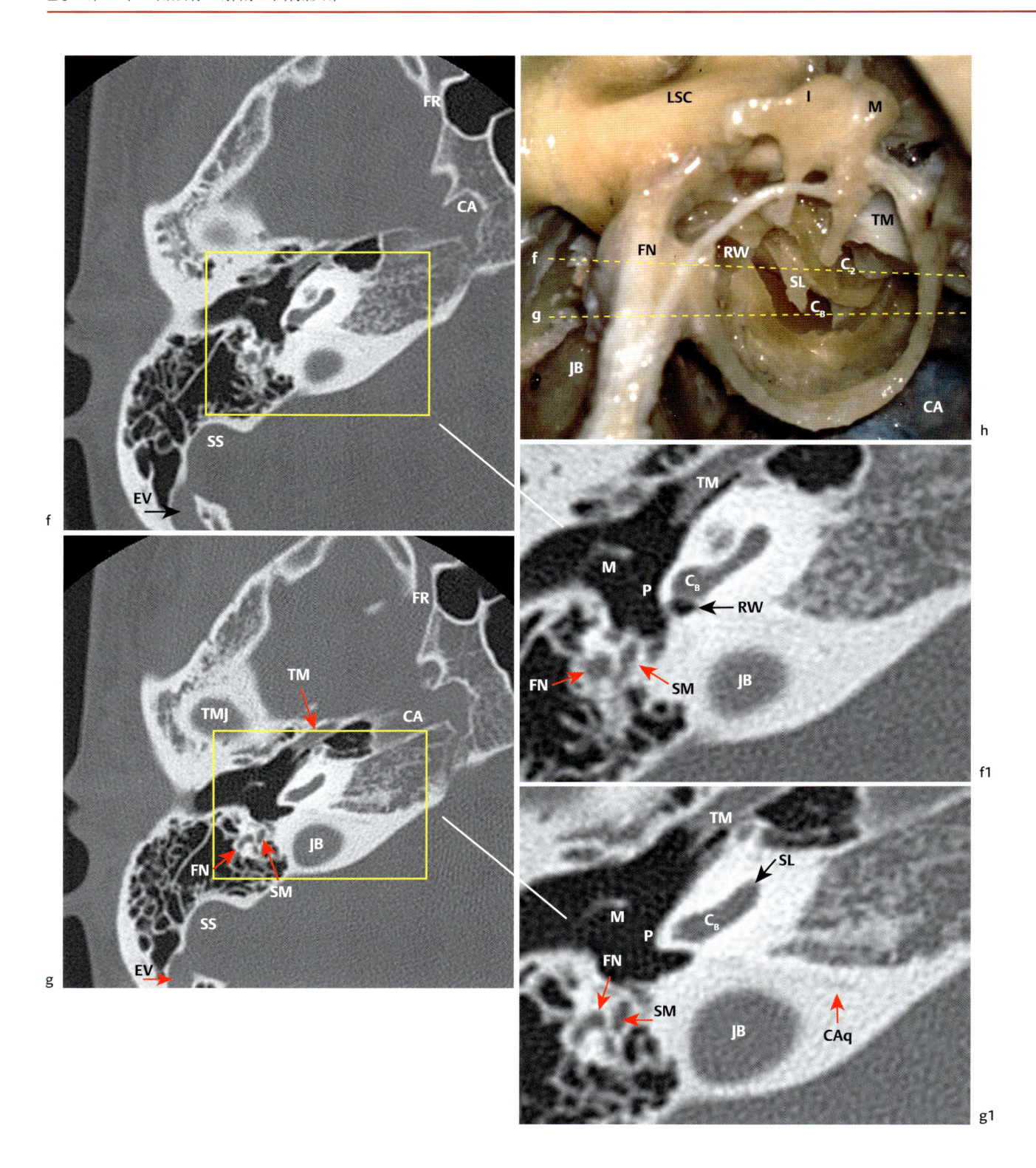

26　第1章　側頭骨の解剖と画像診断

図 1.44 f–h（つづき）

f 正円窓小窩のレベルの断面である．蝸牛基底回転の内・外リンパに相当する軟部陰影と正円窓小窩内の含気の境界が正円窓膜である．岬角（P）は蝸牛基底回転（C_B）の突出に対応している．アブミ骨筋（SM）は顔面神経の内側を並走して支配枝を受ける．そのためCT軸位断では外耳道後壁近くに2つの軟部陰影が内外に隣接して描出され，外側が顔面神経，内側がアブミ骨筋に相当する．また，この断面では頸静脈球（JB）の頂部が見え始めている．

g この断面では蝸牛基底回転が見えている．基底回転内に見える細い線はこの回転を鼓室階と前庭階に二分する骨らせん板である．蝸牛水管が頸静脈球と蝸牛の間の細管として描出されている．

h 基底回転を二分する骨らせん板を見ることができる．骨らせん板は（この骨では一部壊れているが）蝸牛軸から起こり，蝸牛の外リンパ腔を二分している．鼓室階は正円窓小窩前上部に位置する正円窓膜に対応し，前庭階はアブミ骨底板の内側にある前庭と対応している．骨らせん板はらせん神経節を含み，人工内耳手術では保存する必要がある．頸静脈球は顔面神経乳突部内側に位置している．なお，それぞれの点線は同名のCT画像（**f**，**g**）に対応している．

APC	後半規管膨大部
C	蝸牛
C_2	蝸牛第二回転
C_A	蝸牛頂回転
C_B	蝸牛基底回転
CA	内頸動脈
CAq	蝸牛水管
CP	サジ状突起
EAC	外耳道
EV	導出静脈
FN	顔面神経
FP	アブミ骨底板
FR	正円孔
I	キヌタ骨
IAC	内耳道
JB	頸静脈球
KS	ケルナーの隔壁
LP	キヌタ骨豆状突起
LSC	外側半規管
M	ツチ骨
P	岬角
PE	錐体隆起
PSC	後半規管
RW	正円窓
SH	アブミ骨頭
SL	骨らせん板
SM	アブミ骨筋
SN	単孔
SS	S状静脈洞
ST	アブミ骨
TM	鼓膜張筋
TMJ	顎関節
TS	鼓室洞
TT	鼓膜張筋腱
V	前庭
VA	前庭水管

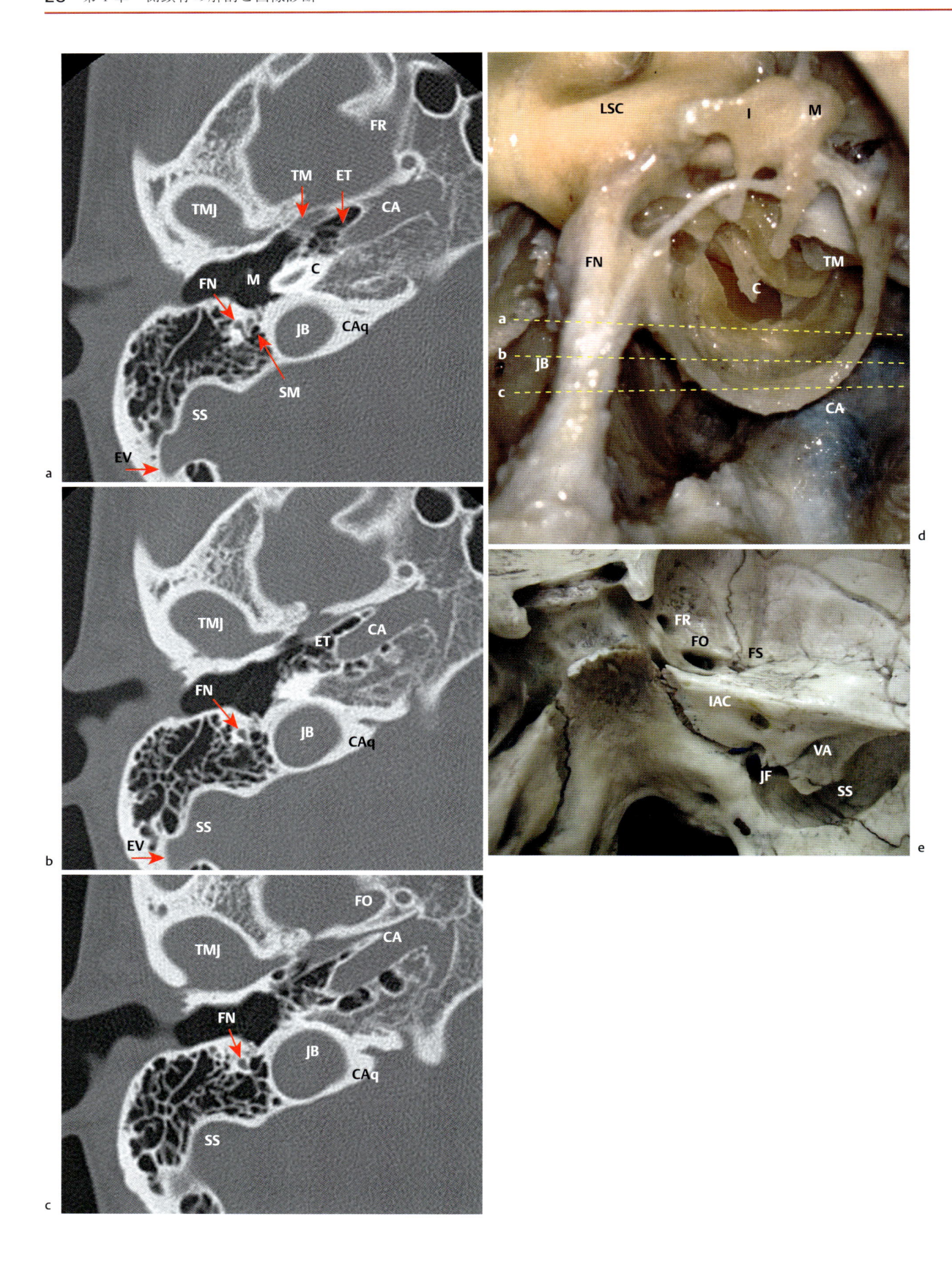

28 第 1 章 側頭骨の解剖と画像診断

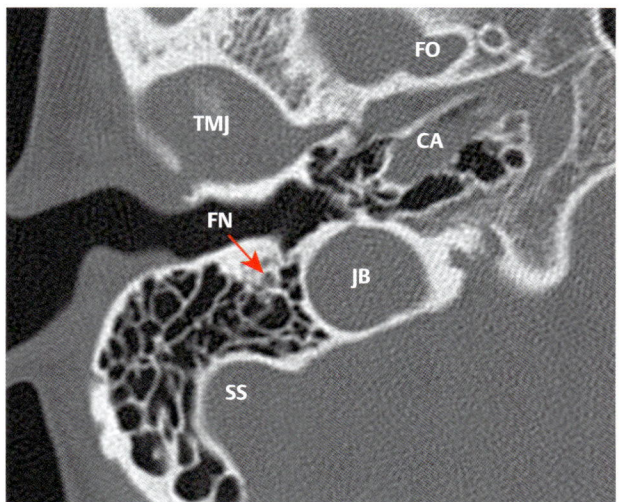

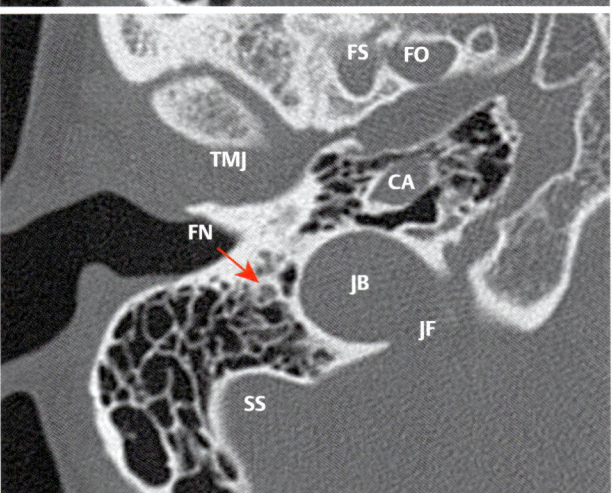

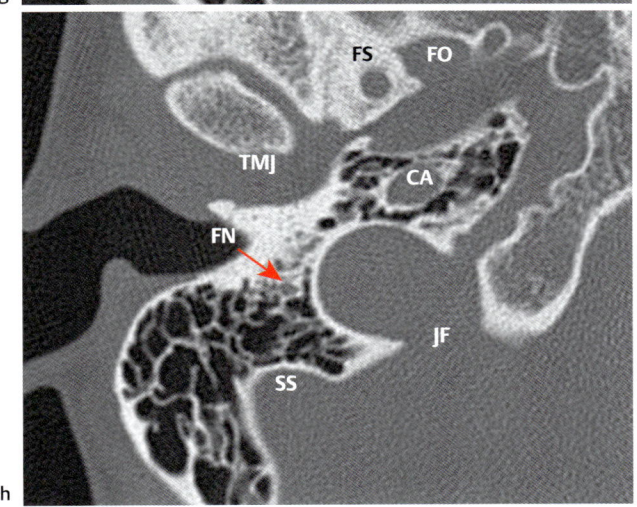

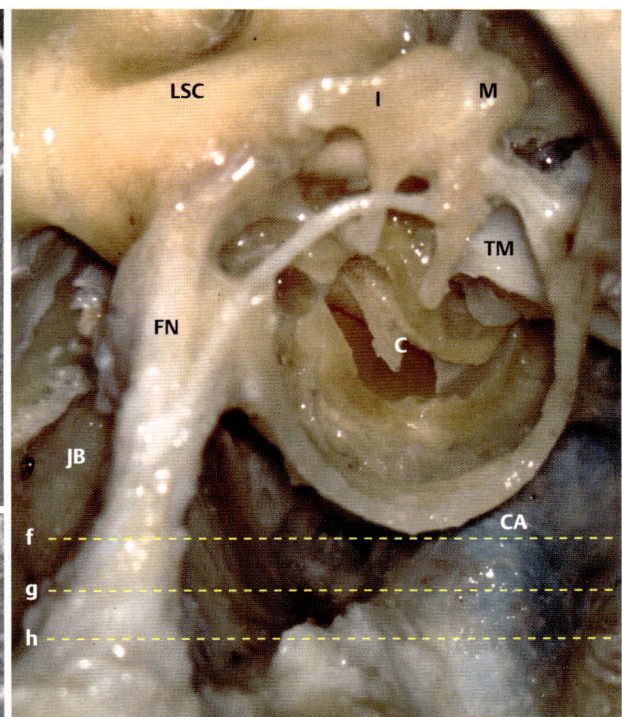

側頭骨のCT画像と関連する解剖　29

図 1.45

a-c, f-h 頸静脈球（JB）と蝸牛（C）の間の細管として描出される蝸牛水管（CAq）は，頸静脈孔（JF）の前上方から起こり，正円窓近くで蝸牛基底回転とくも膜下腔を連絡している．内頸動脈は頸静脈球の前方内側で頸動脈管を通って頭蓋底に入り，鼓室前方を上向する．蝸牛の前下方でほぼ直角に曲がって前方内側へと向かい（水平部），耳管（ET）の後壁を通って錐体尖に至る．錐体尖へ至るアプローチの1つに頸静脈球（JB）の前方，内頸動脈（CA）の後方，蝸牛の下方で下鼓室蜂巣を経由する方法もある．錐体尖の前方に中頭蓋窩にあいた複数の骨管が描出されている．正円孔（FR）と卵円孔（FO）にはそれぞれ三叉神経第二枝（上顎神経）と第三枝（下顎神経）が通り，中硬膜動脈は棘孔を通る．

d 側頭骨解剖（右耳）
頸静脈球が形成されている場合には鼓室後下方と関係し，内頸動脈は鼓室の前下方を走行する．内頸動脈は蝸牛に密接に関係する．なお，それぞれの点線は同名のCT画像（a, b, c）に対応し，蝸牛の最下部から始まっている．

e 右側頭骨錐体部を後上方から見る．

i 側頭骨解剖（右耳）
内頸動脈と頸静脈球，外耳道下壁で形成される三角部が示されている．なお，それぞれの点線は同名のCT画像（f, g, h）に対応し，外耳道下壁から始まっている．

C	蝸牛	IAC	内耳道
CA	内頸動脈	JB	頸静脈球
CAq	蝸牛水管	JF	頸静脈孔
ET	耳管	LSC	外側半規管
EV	導出静脈	M	ツチ骨
FN	顔面神経	SM	アブミ骨筋
FO	卵円孔	SS	S状静脈洞
FR	正円孔	TM	鼓膜張筋
FS	棘孔	TMJ	顎関節
I	キヌタ骨	VA	前庭水管

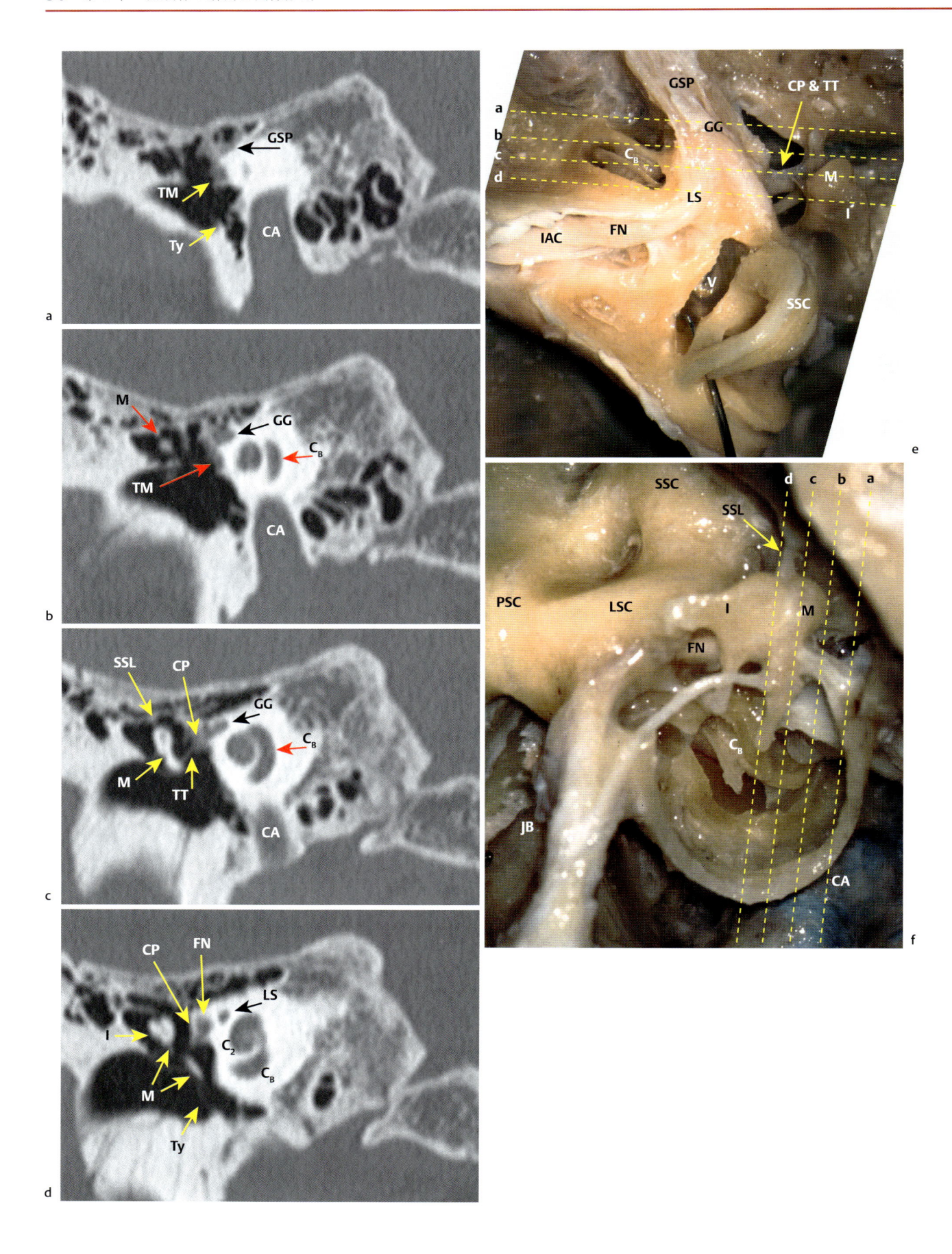

30　第1章　側頭骨の解剖と画像診断

■ 冠状断

図 1.46

a 内頸動脈垂直部と前鼓室のレベルの断面である．内頸動脈は蝸牛前下面で前方内側に屈曲するため，蝸牛を包む迷路骨包は動脈直上に描出される．鼓膜張筋は蝸牛外側面を走行する．外耳道骨部は深部に向かって前方に屈曲するため，まず鼓膜—外耳道角部前端が最初の断面に写ってくる．膝神経節から分枝した大錐体神経（GSP）が鼓膜張筋の上方に描出されている．

b より後方の断面では鼓膜張筋の上方に膝神経節が描出される．上鼓室でツチ骨頭（M）が写り始めている．

c 内耳道底を離れた顔面神経迷路部は緻密な迷路骨包を通ってサジ状突起（CP）に近い膝神経節（GG）へと到る．鼓室に現れてツチ骨（M）へと到る鼓膜張筋腱（TT）が描出されている．

d 顔面神経迷路部（LS）は前方外側へと向かい，膝神経節で急峻な角度をなして後方へと曲がるため，迷路部の写ったスライスでは顔面神経の2つの部分が同時に描出されることになる．顔面神経鼓室部（FN）とサジ状突起（CP）が近接していることにも注目してほしい．神経はサジ状突起の直上を走行している．ここに見られるようにキヌタ骨（I）は常にツチ骨頭に外側から被さるようにして関節を作っている．

e 側頭骨解剖（右耳，上方からの視野）
写真上方が骨の前方，写真右方が骨の外側に相当する．内耳と顔面神経が露出され，総脚を通して細いフックが前庭に挿入されている．顔面神経迷路部は内耳道底から前方に屈曲し，蝸牛と前庭の間を通って膝神経節となり後方外側に屈曲することに注目してほしい．なお，それぞれの点線は同名のCT画像（**a**，**b**，**c**，**d**）に対応している．

f 側頭骨解剖（右耳，外側からの視野）
蝸牛と耳小骨連鎖の関係に注目してほしい．上ツチ骨靱帯はツチ骨頭と上鼓室天蓋を連絡している．なお，それぞれの点線は同名のCT画像（**a**，**b**，**c**，**d**）に対応している．

C_2	蝸牛第二回転
C_B	蝸牛基底回転
CA	内頸動脈
CP	サジ状突起
FN	顔面神経
GG	膝神経節
GSP	大錐体神経
I	キヌタ骨
IAC	内耳道
JB	頸静脈球
LS	顔面神経迷路部
LSC	外側半規管
M	ツチ骨
PSC	後半規管
SSC	上半規管
SSL	上ツチ骨靱帯
TM	鼓膜張筋
TT	鼓膜張筋腱
Ty	鼓膜
V	前庭

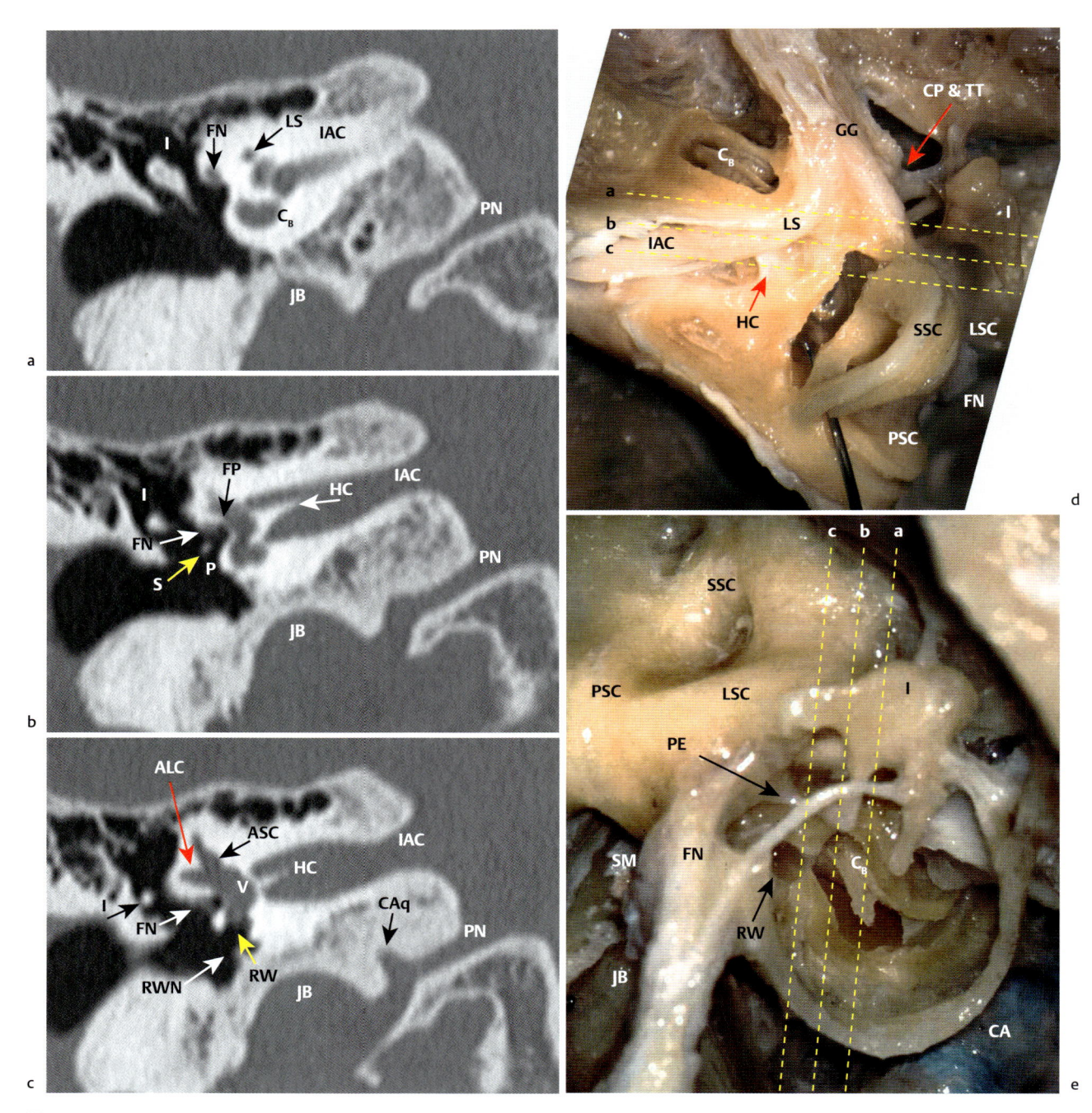

図 1.47

顔面神経（FN）と岬角（P）の間の窪みの底部にある薄い骨板はアブミ骨底板である．ここに見られるように，アブミ骨底板は前庭の外側壁でもある．アブミ骨頭（S）は底板とは離れて描出される．キヌタ骨短脚（I）は外側半規管隆起（LSC）の下外側でキヌタ骨窩に収まっている．短突起と外側の骨壁の近さに注目してほしい．上半規管膨大部（ASC）は外側半規管膨大部（ALC）の直上に位置する．正円窓小窩（RWN）上端部の軟組織と含気の境界は正円窓膜に相当する．内耳道では水平稜（HC）が内耳道底を上下に二分している．顔面神経と上前庭神経は上部を通過し，下前庭神経と蝸牛神経が下部を通る．

ALC	外側半規管膨大部
ASC	上半規管膨大部
C_B	蝸牛基底回転
CA	内頸動脈
CAq	蝸牛水管
CP	サジ状突起
FN	顔面神経
FP	アブミ骨底板
GG	膝神経節
HC	水平稜
I	キヌタ骨
IAC	内耳道
JB	頸静脈球
LS	顔面神経迷路部
LSC	外側半規管
P	岬角
PE	錐体隆起
PN	頸静脈球神経部
PSC	後半規管
RW	正円窓
RWN	正円窓小窩
S	アブミ骨
SM	アブミ骨筋
SSC	上半規管
TT	鼓膜張筋腱
V	前庭

側頭骨の CT 画像と関連する解剖　33

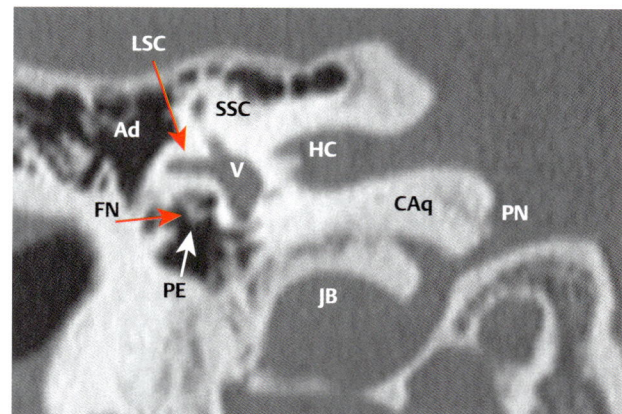

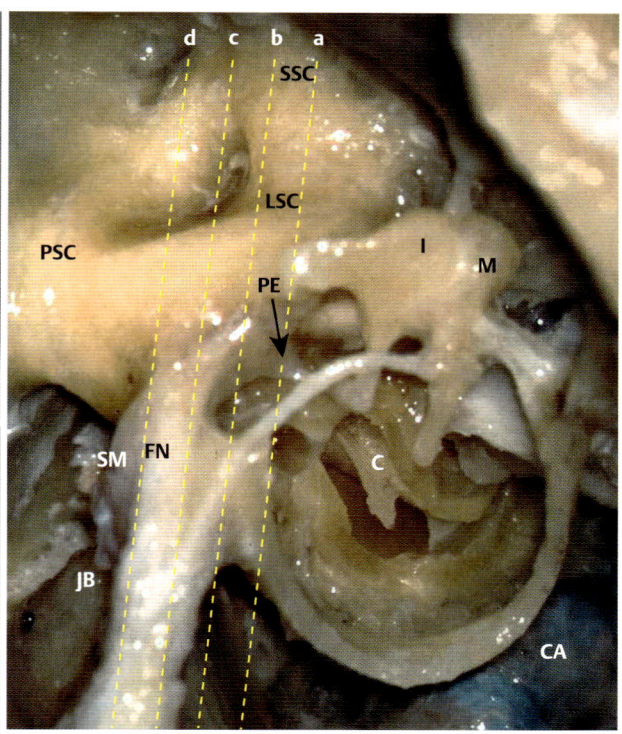

図 1.48
顔面神経は外側半規管（LSC）の下内側を通過する．アブミ骨筋（SM）は顔面神経（FN）の内側を並走しており，鼓室洞（TS）はこの筋と錐体隆起の内側に位置している．鼓室洞の底部には後半規管膨大部（APC）がある．

Ad	乳突洞口
APC	後半規管膨大部
C	蝸牛
CA	内頸動脈
CAq	蝸牛水管
FN	顔面神経
HC	水平稜
HyC	舌下神経管
I	キヌタ骨
IAC	内耳道
JB	頸静脈球
LSC	外側半規管
M	ツチ骨
PE	錐体隆起
PN	頸静脈球神経部
PSC	後半規管
SM	アブミ骨筋
SSC	上半規管
TS	鼓室洞
V	前庭

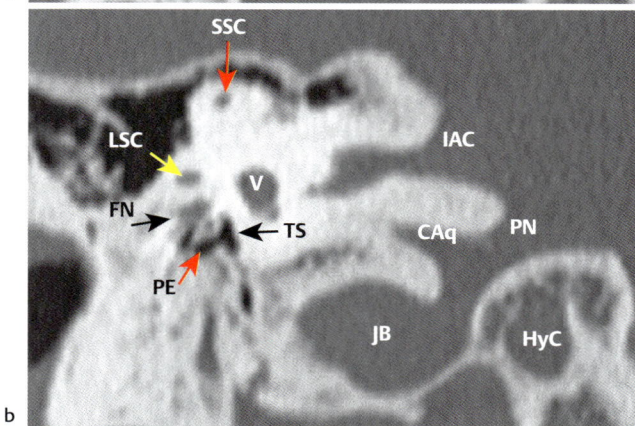

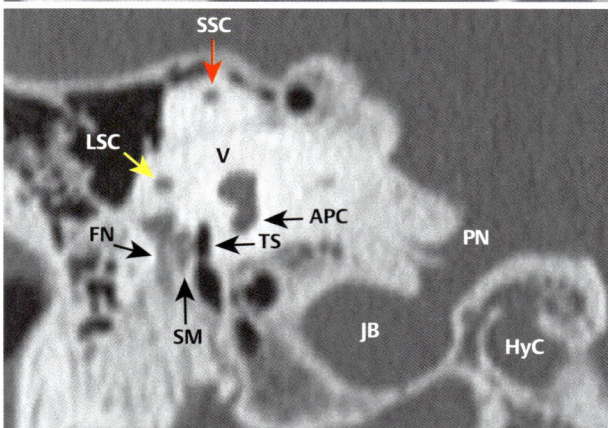

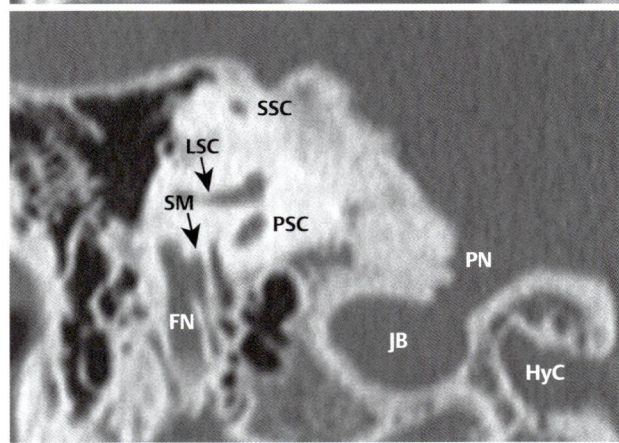

2　手術室の準備

手術室の配置

　図2.1, 2.3に手術室のセットアップを示す．術者は術耳側のベッド脇に座る．直接介助者の位置はベッドの反対側とし，その正面に器械台を置く．このような位置関係にすることで，直接介助者は要求された器械を術者のどちらの手にも渡すことができ，また必要な手術材料を術者の手の邪魔にならずに術野へと入れることができる．そのため，術者は顕微鏡を見たままで，直接介助者との間で器材の交換をすることが可能となる（図2.2）．

　顕微鏡は調節範囲が最大となるように患者の頭部方向に据える．このようにアレンジするためには，麻酔科医は患者の頭部から離れ，脚の横にいるようにする必要がある．点滴台も同様である．直接介助者はドリルのフットペダル，電気メスとバイポーラーのペダル，洗浄水の量をコントロールし，各器械は術者の声掛けによってオン・オフされる（訳者注：1人が複数科を担当し，熟練する前に他のグループへ異動する本邦大病院の看護師とはかなり事情が異なることは理解していただきたい）．こうすることで術者は術野のみに集中することができる．

　テレビモニターは直接介助者が楽に見ることのできる位置に据える．モニターは術野で行われる微細なプロセスを映し出し，器材のオン・オフのタイミングやドリルのスピード，洗浄水の流量など適切な介助をするために重要である．

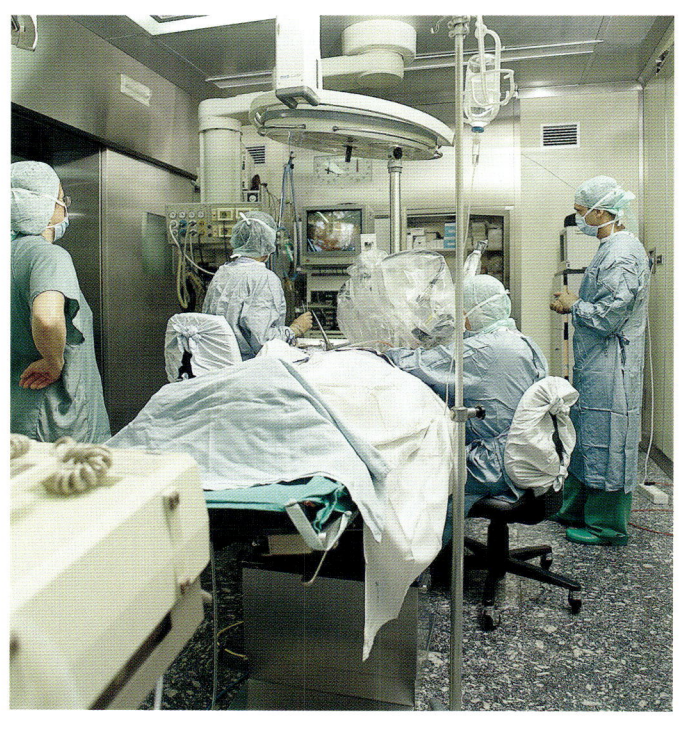

図2.1　中耳手術での手術室

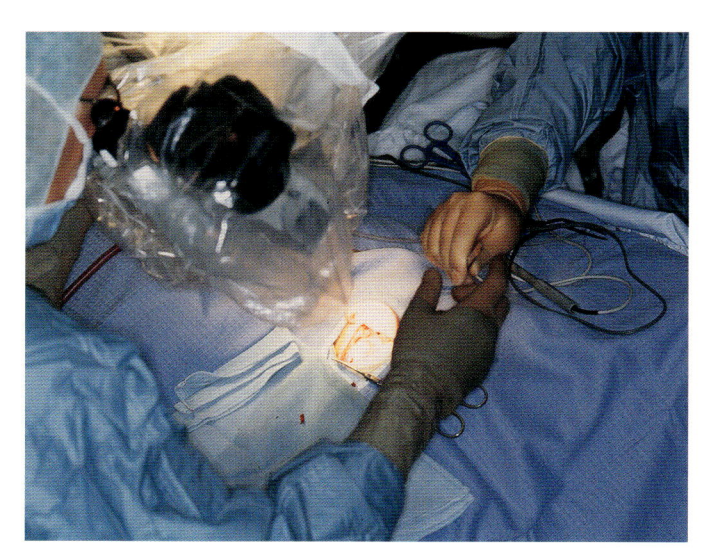

図2.2　直接介助者が術者に手術機器を渡す様子

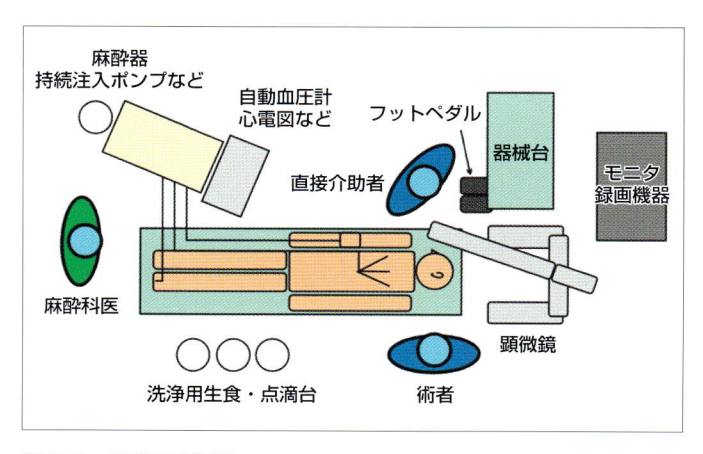

図2.3　手術室の配置

患者の体位

患者は前後左右に傾けることのできるベッド上で仰臥位とし，ベッドの頭側を若干下げて患者の頭を対側へと傾けておく．患者が不快でなければ通常は枕は使わない．太った患者や頸の短い患者で，特に術者の利き手側の耳を手術するときに患者の胸部が術者の腕の動きを妨げることがある．このような患者や頸部に問題のある患者では薄い枕を入れてもよい．

中耳解剖は3次元的に複雑であり，術者は術中頻回に顕微鏡と術野の位置関係を変える必要がある．局部麻酔下の手術では，患者は頭部を動かしてはいけないことを理解している必要があるが，術者が頻回に頭の位置を変更させると，患者は頭を動かしてよいものだと誤解する恐れがある．頭は動かさずベッドを必要な方向に傾けることで（図2.4），術者は手術のクオリティを保つのに必要な無理のない快適な姿勢でいることができる．ベッドを傾けるには，患者の手首と大腿部をベルトでベッドに固定しておく必要がある．鼓室後部の構造を扱う場合には，ベッドは術者側に倒す．例えば第2期手術での耳小骨形成の場合など，患者はほとんどの時間をこの姿勢で過ごすことになる（図2.5）．上鼓室前方や耳管を扱う場合は，術者と反対側にベッドを傾ける（図2.6）．

術中は患者の頭側を下げた状態とする時間が長い．この体位は顔面神経，卵円窓，耳小骨，上鼓室など，中耳の上半に局在する重要な構造を見るのに有利だが（図2.5），静脈圧を若干上げるため，適切な止血処置が必要となる（第4章 中耳手術で普遍的に使う技術への考察「止血」を参照 ➡ 54頁）．

■ アブミ骨手術について

アブミ骨手術は狭い術野で非常に細かな操作が要求される．術者は① 視野の制限される耳鏡下にアブミ骨周囲の壊れやすい構造をすべて明視下に置く，② 患者の頭部と体幹から支持された快適なポジションで手術をする，という2つの問題を解決しなくてはならない．そのためには，患者の体位が極めて重要である．まず患者の頭部は対側にできるだけ

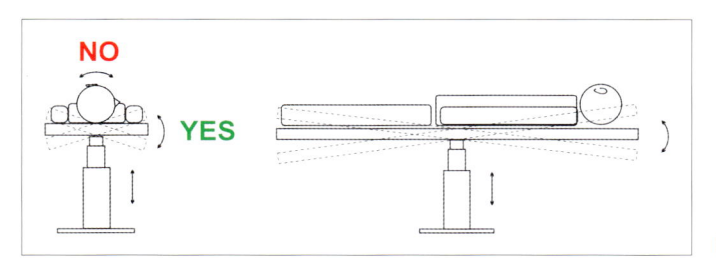

図2.4　患者の体位のベッドによる調節

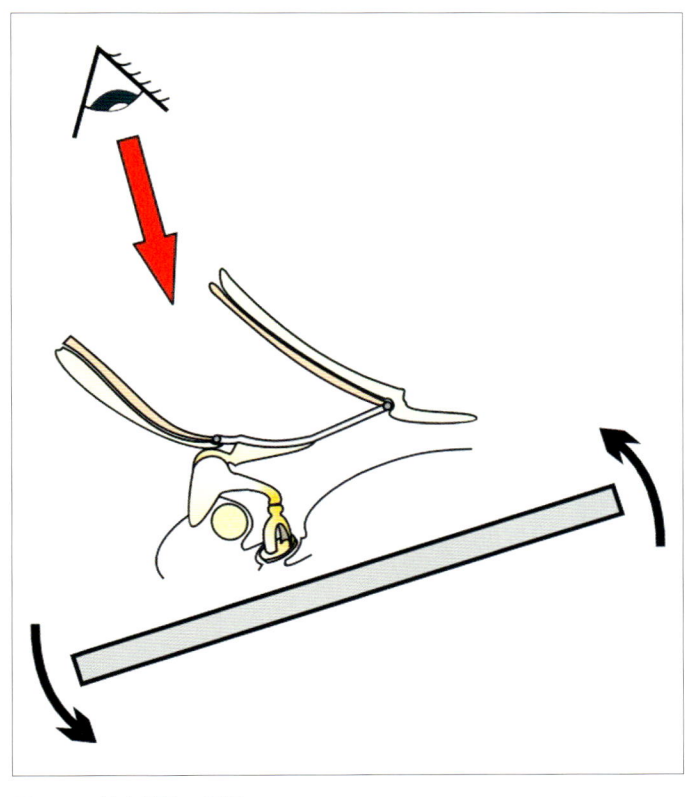

図2.5　鼓室後壁の明視

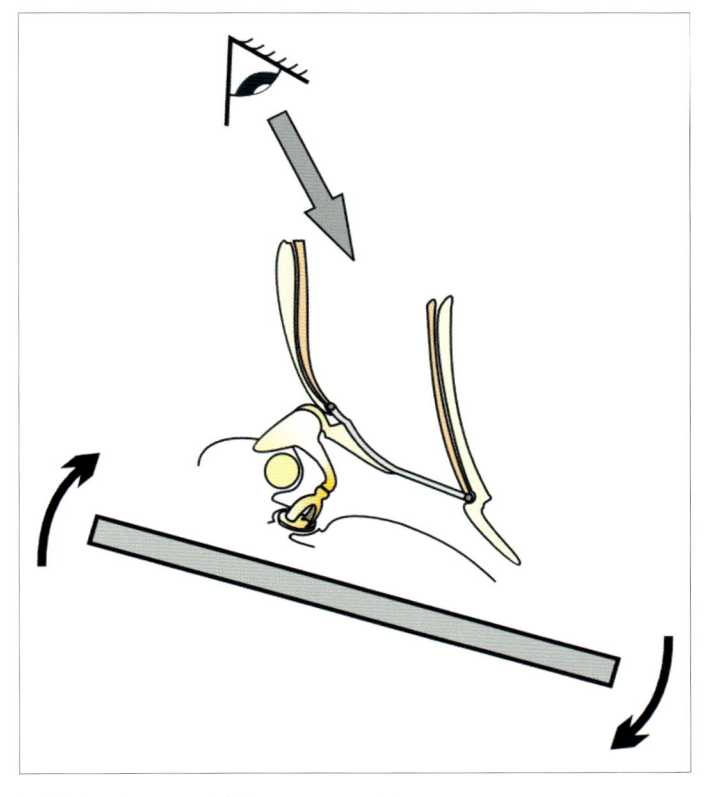

図2.6　上鼓室前方および前鼓室の明視

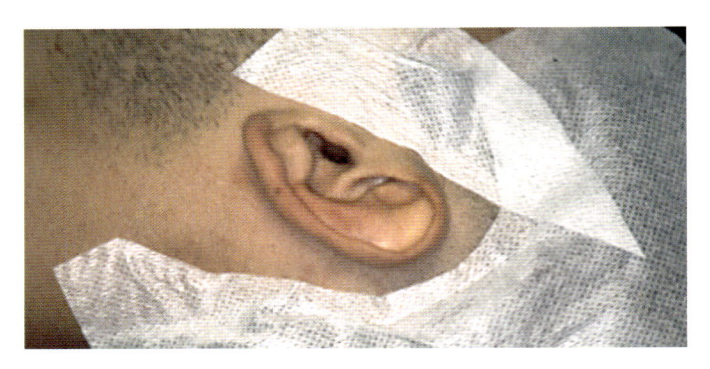

図2.7　耳後切開での術野の準備

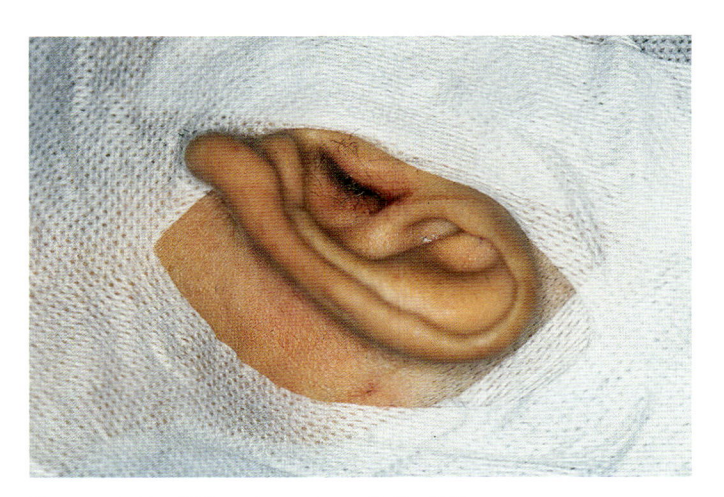

図2.8　経外耳道的アプローチでの術野の準備

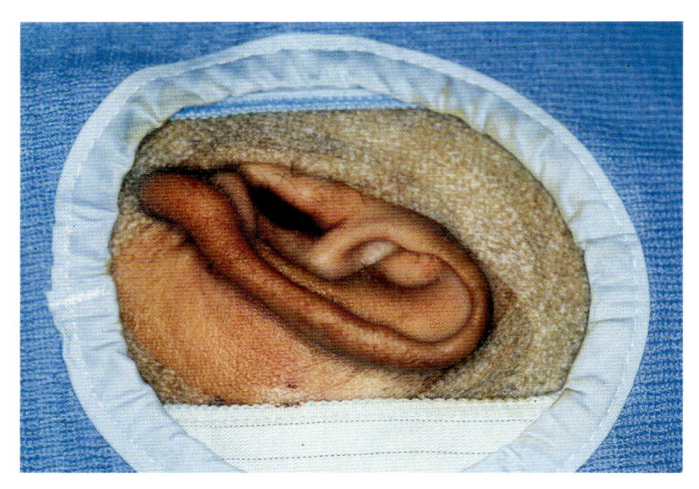

図2.9　ドレープをかけた消毒後の術野

回旋させて，術者の手と肘を置くスペースを作る．そのうえで①外耳道後壁と鼓室後方を明視下に置くために患者の頭部を下げ，②ベッドは術者側に大きく傾けるとよい．

術野の準備

耳後切開が必要な場合には，耳介付着部からおおむね2横指までを剃毛する（図2.7）．

経外耳道的アプローチの場合には剃毛は不要である．

残った毛髪は粘着テープで固定する（図2.8）．

後述する方法で局所麻酔液の注射を行ってから（第3章 麻酔を参照 ➡ 48頁），70％エタノールと0.25％塩化ベンザルコニウムを含む消毒液（Citrosil®, Glaxo, Italy）で術野を消毒する．粘着テープ付きのドレープ数枚で耳周囲を被覆し，最後に穴あきのドレープをかけて術野を露出する（図2.9）．その後，外耳道をもう一度70％エタノールと水で十分に洗浄しておく．

術者の体位

術者の体位はF1のドライバーにたとえることができる．術者は小さな術野のため狭いところに押し込められたようなものだが，正確な操作を長時間続けるにはできるだけ快適な姿勢でいる必要がある．椅子は自由に移動できるようにキャスター付きで高さの調節が可能なものとし，移動の邪魔となるものは床から排除する．ドレープで覆った背もたれによって後方から支持された快適な姿勢で座り，手術耳に容易に手が届く，肘が解剖学的に自然に屈曲された距離をとる．

このような姿勢をとることで，術者は手術中に一貫して高いレベルで集中力を維持することが可能となる．大腿部は術野を清潔に保ち，落とした器械が床まで落下しないようにドレープで覆われていなくてはならない．正しい姿勢（図2.10）と，悪い部分を強調した姿勢を示す（図2.11）．正しい姿勢で手術が行える術者は考えるよりも遥かに少ないものである．自分の術中の姿勢をぜひチェックしてみてほしい．

術者の手の位置

操作の正確さと細やかさを術中に一貫して保つために，術者の手の位置は極めて大きな意味を持っている．力を入れずに手首をまっすぐにし，視野の妨げにならないように両手を患者の頭部に乗せる．術側の腕は患者の肩に乗ることになる．ほとんどの手術器械はペンのように持つが，視野を最大にするためには器械上面を指で覆わずにあけておく．手の一部はどこか安定したところで支持されているようにする．これは繊細な構造近くを触る場合など，震えをなくして正確に器械を操作する際に極めて重要となる．また，長い手術では背中や頸，腕の張りを軽減することになる．

手の位置は手術のアプローチによって若干の違いがある．耳後切開では広いアプローチとなるため，術者は患者の頭部や体幹からの支持を得やすく，両手の間があいたリラックスしたポジションがとりやすい（図2.12, 2.13）．

一方，経外耳道的なアプローチでは，中耳への経路が耳鏡によって保持されるため，術野へのアプローチが耳鏡の内径と形状で制限されることになる．両手の距離はより近くなり，指が視野を妨げないように患者の頭部と器械を持つ手の距離を離さなければならない．そのような制限された状況では，利き手の中指を耳鏡の縁に乗せ，できるだけ安定した状態にするとよい（図2.14, 2.15）．

術者の手の位置　37

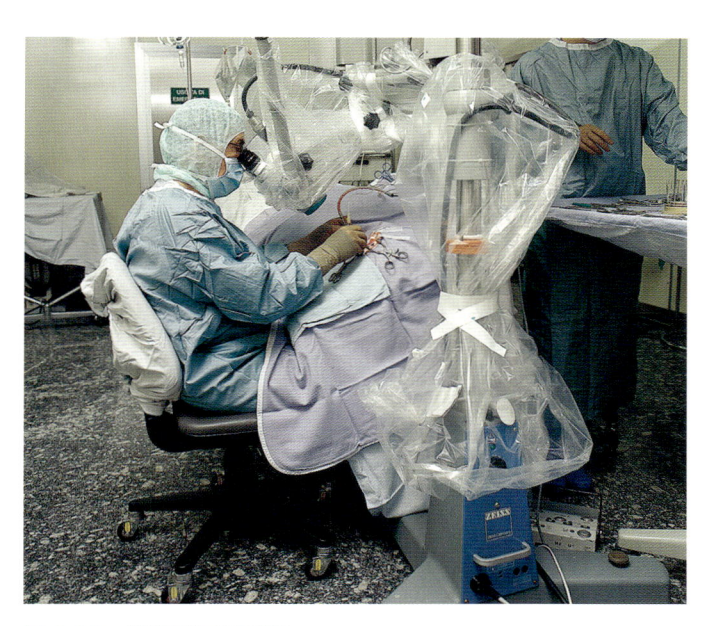

図 2.10　適切な術者の姿勢

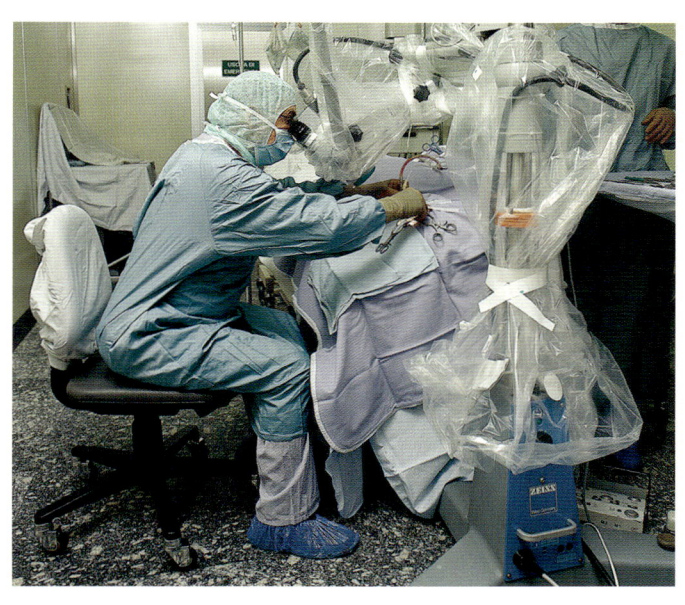

図 2.11　誤った術者の姿勢

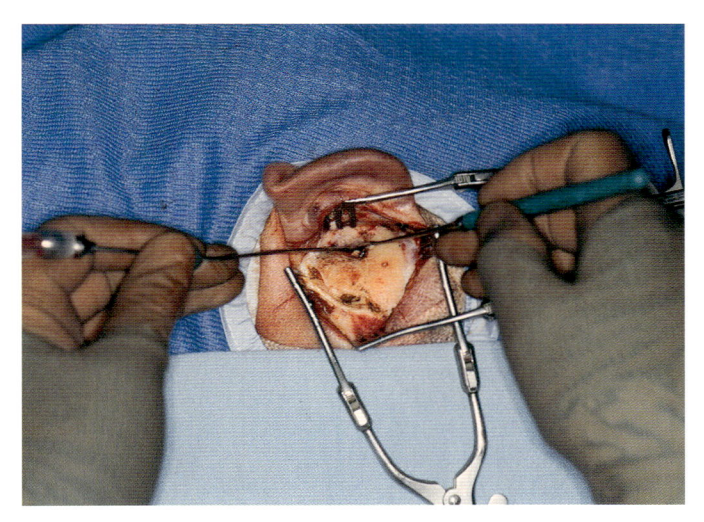

図 2.12　鼓膜形成で剥離子と吸引管を持つ手の位置

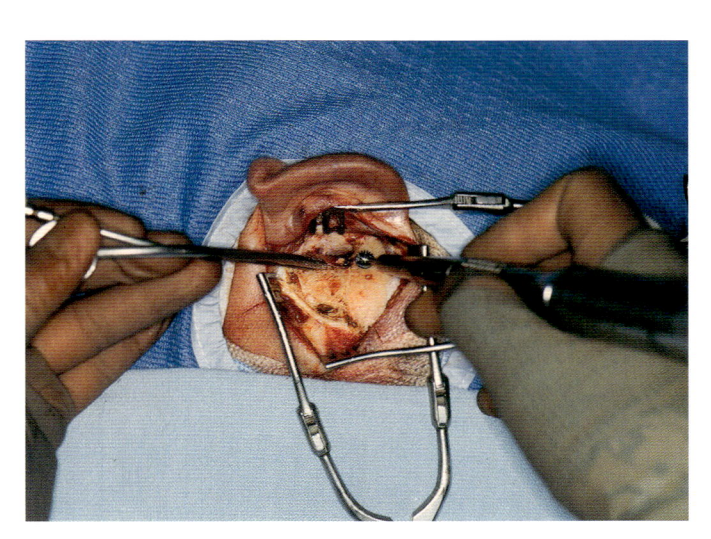

図 2.13　鼓室形成でドリルと吸引管を持つ手の位置

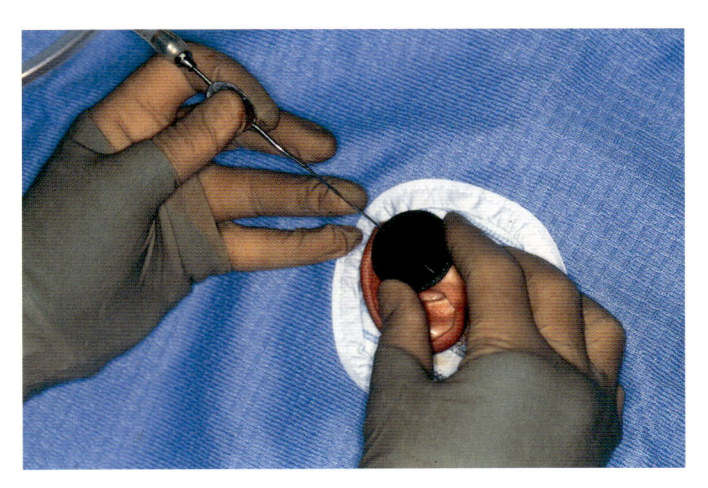

図 2.14　第2期手術やアブミ骨手術で吸引管を持つ手の位置

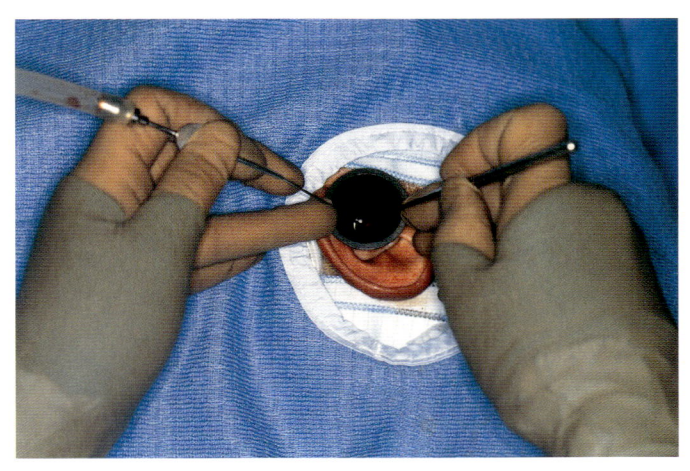

図 2.15　第2期手術やアブミ骨手術で器械と吸引管を持つ手の位置

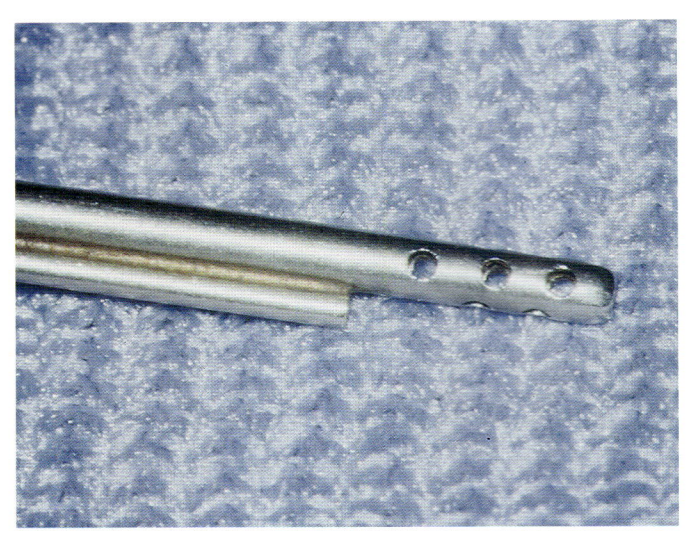

図 2.16　迷路瘻孔付近の操作では Blackmann 式吸引洗浄管（改良型）を使うとより安全である

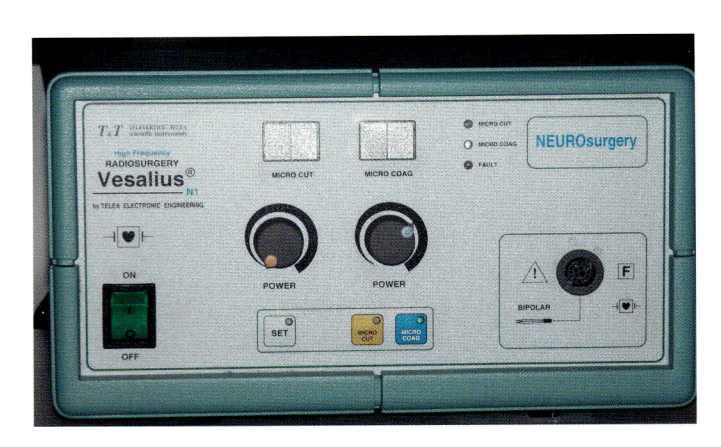

図 2.17　高周波型バイポーラー Vesalius

吸引と洗浄

　乳突削開など広範な骨削除を行う場合は吸引と洗浄を同時に行う必要があり，特殊な形状をもつ複管式の吸引洗浄管を使う．アブミ骨手術，鼓膜形成，第 2 期手術での耳小骨形成など，少ししか骨を削除しない場合は，指で吸引量をコントロールできる孔のあいた吸引管（洗浄管なし）を用い，注射器で間欠的に洗浄水を流すだけで通常は十分にきれいな術野を保つことができる．狭い部分や繊細な部位では細い吸引管を使用する．過剰な吸引を避けるために先端側面に小さな孔があいた Blackmann 式吸引洗浄管は，迷路瘻孔など非常に繊細な構造を扱うのに適している（図 2.16）．

バイポーラーとモノポーラー

　手術開始直後の皮膚や皮下組織の止血には，止血だけでなく切開も可能なモノポーラー（電気メス）を使用する．顔面神経，S 状静脈洞，硬膜など，壊れやすい構造の近くでは正確に凝固でき，周囲組織への電流の移行が小さく熱損傷が少ないバイポーラーを使わなければならない．われわれはバイポーラーとして Vesalius（Telea, Italy）を好んで使っている（図 2.17）．この器械の出力は従来の製品と比較して高周波数であり，そのためより効果的で正確，かつ障害性の少ない組織凝固が可能である．

顕微鏡

　中耳手術用の手術顕微鏡（Zeiss S 21）に焦点距離 250 mm の対物レンズを付け，接眼レンズをストレートタイプとすることで術者と術者の手，術野との関係が一定となるようにしている（訳者注：この顕微鏡は 2013 年現在も Gruppo Otologico で使われている．本邦で一般的に使われている顕微鏡よりもはるかにシンプルで，倍率の変更はダイヤル式，固定焦点のためフォーカスさえもない．電磁ロックは言わずもがなである．彼らは中耳手術から skull base までのすべてをこの簡素な顕微鏡でこなしており，手術のクオリティが道具では担保されない好例であろう）．両脇にデジタルカメラと映像用 3 CCD カメラをマウントし，3 CCD カメラはモニターと録画システム，プリンターに接続している．術中，顕微鏡はドレープでカバーする．

顔面神経モニター

　通常，われわれは中耳手術で顔面神経のモニタリングをすることはない．顔面神経温存に最も有効な安全装置は顔面神経の解剖を完全に知ることであり，顔面神経モニタリングが経験の浅い医師のリスクをむしろ増大させると考えている．神経の損傷は術者の乱暴な操作で一瞬にして起こり，モニタリングをしていれば安全と考えるならば大きな誤解である．一方，奇形の手術では顔面神経が思わぬ位置を走行していることがあり，モニタリングは必須である．

手術器械

　手術器械の数は最小限としなくてはならない．器械が少なければ，直接介助者は必要な器械をすぐに見つけることができる．さらに，直接介助者が器械の出し入れをスムーズに行うには，手術器械は器械台の上にいつでも同じように並べておくべきである．手術の種類に応じて器械を並べた器械台の写真を用意しておくとよい．乱雑な器械台はしばしば手術の流れを止め，術者の集中力を乱す要因となる．各手術の器械台を図に示す（図 2.18〜2.21）．

　われわれは通常，ドリルのハンドピースを含め，角度の付いた器械よりもまっすぐな器械を好んで用いている．そのほうが繊細な操作ができるからである．

手術器械　39

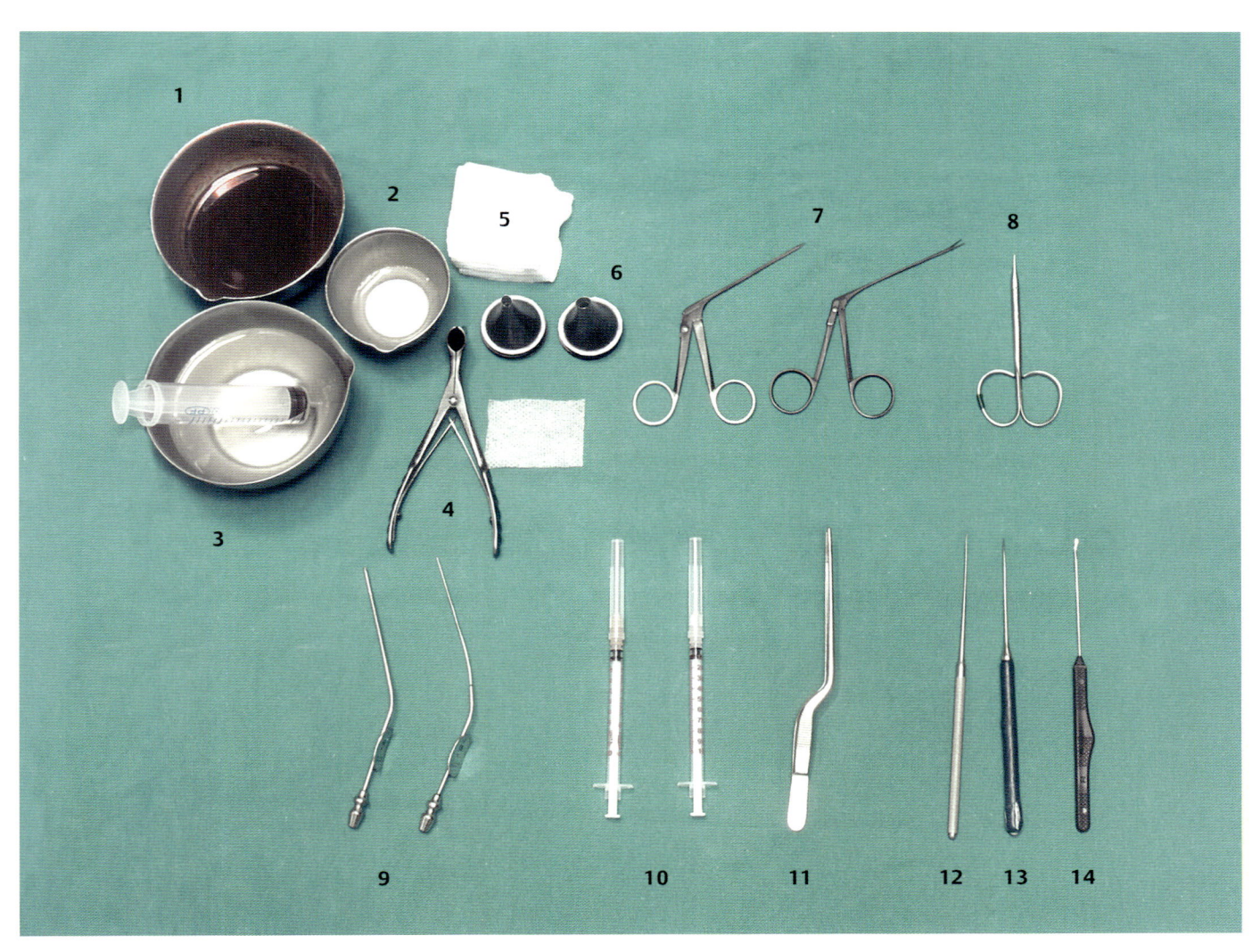

図 2.18　換気チューブ留置のための器械台のセットアップ

1　消毒液（Citrosil）
2　局所麻酔液
3　生理食塩水
4　鼻鏡
5　ガーゼ
6　耳鏡
7　微細鉗子

8　剪刀
9　吸引管
10　注射器
11　耳用攝子
12　針
13　鼓膜切開刀
14　微細剥離子（3番）

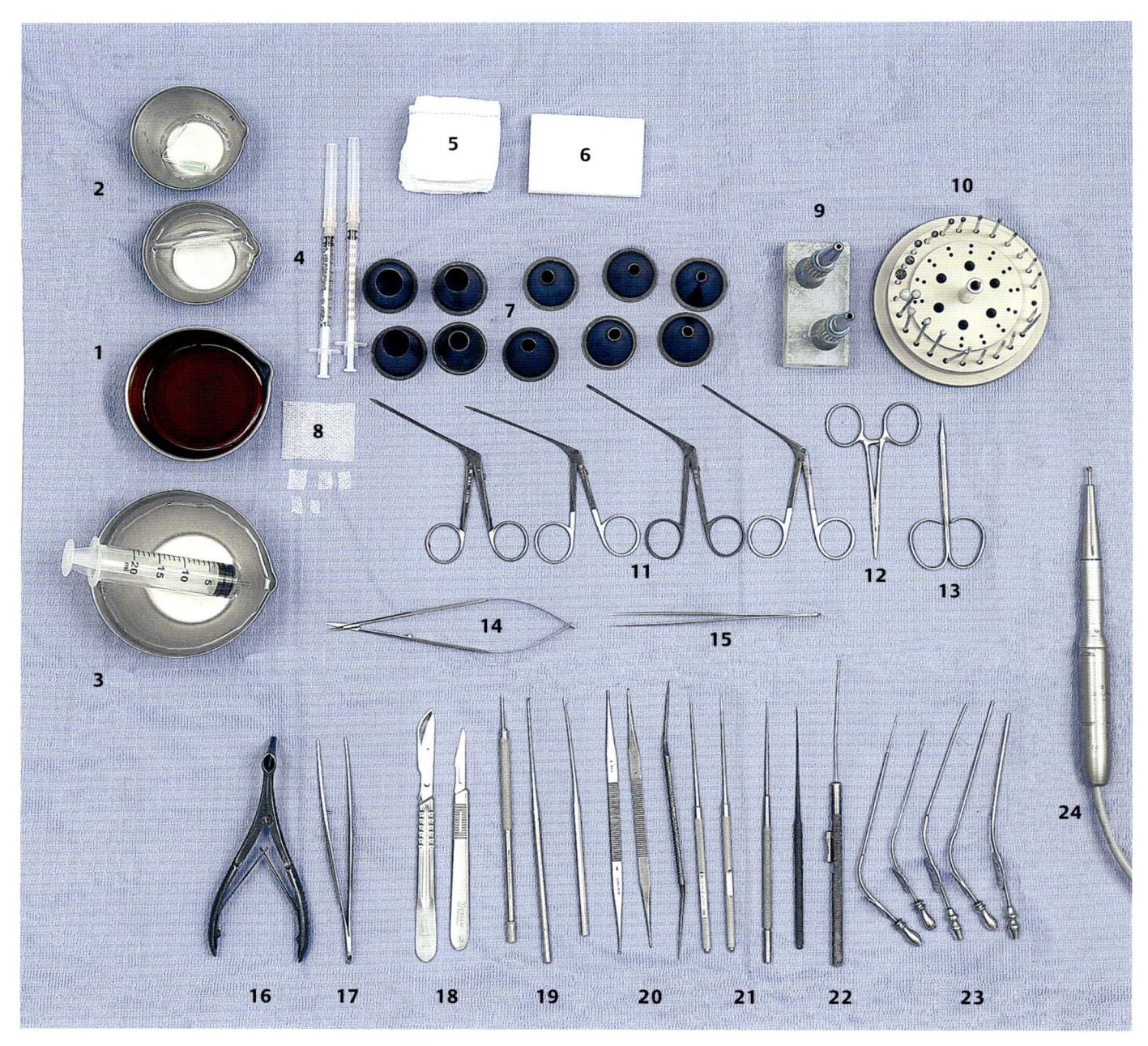

図 2.19　耳小骨形成と第 2 期手術での器械台のセットアップ

1　消毒液（Citrosil）
2　局所麻酔液
3　生理食塩水
4　注射器
5　ガーゼ
6　ゼルフォーム
7　耳鏡
8　手術用綿片
9　ドリルハンドピース
10　ドリル用バー
11　微細鉗子・剪刀
12　鉗子（キヌタ骨把持用）
13　鼓室形成用剪刀
14　スプリング剪刀
15　攝子
16　鼻鏡
17　無鉤攝子
18　メス
19　微細剥離子
20　鋭匙
21　フックと針
22　アブミ骨用メジャー
23　吸引管
24　ドリル

手術器械 41

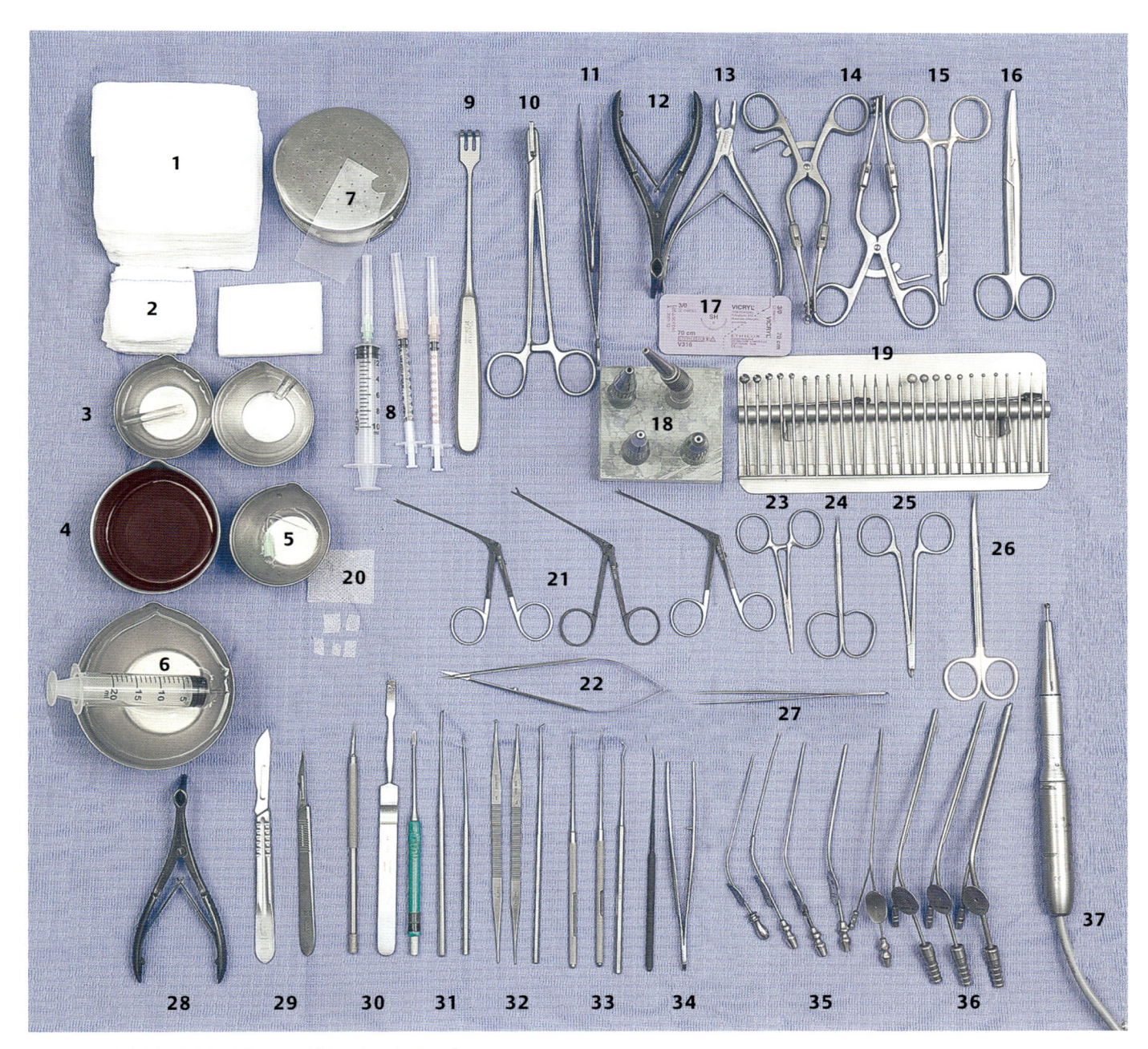

図 2.20 乳突削開を含む手術での器械台のセットアップ

1　ガーゼ（大）
2　ガーゼ（小）
3　局所麻酔液
4　消毒液（Citrosil）
5　エタノール
6　生理食塩水
7　シリコン板
8　注射器
9　開創鉤
10　筋膜鉗子
11　無鉤攝子
12　鼻鏡（大）
13　骨鉗子
14　開創器（関節付き）
15　持針器
16　剪刀（大）
17　吸収糸（バイクリル）
18　ドリル用ハンドピース
19　ドリル用バー

20　手術用綿片
21　微細鉗子・剪刀
22　スプリング剪刀
23　鉗子（キヌタ骨把持用）
24　鼓室形成用剪刀
25　マリウスニッパ
26　剪刀（小）
27　先細攝子
28　鼻鏡（小）
29　メス
30　骨膜剝離子（Lempert）
31　微細剝離子
32　鋭匙
33　フックと針
34　無鉤攝子
35　吸引管
36　吸引洗浄管
37　ドリル

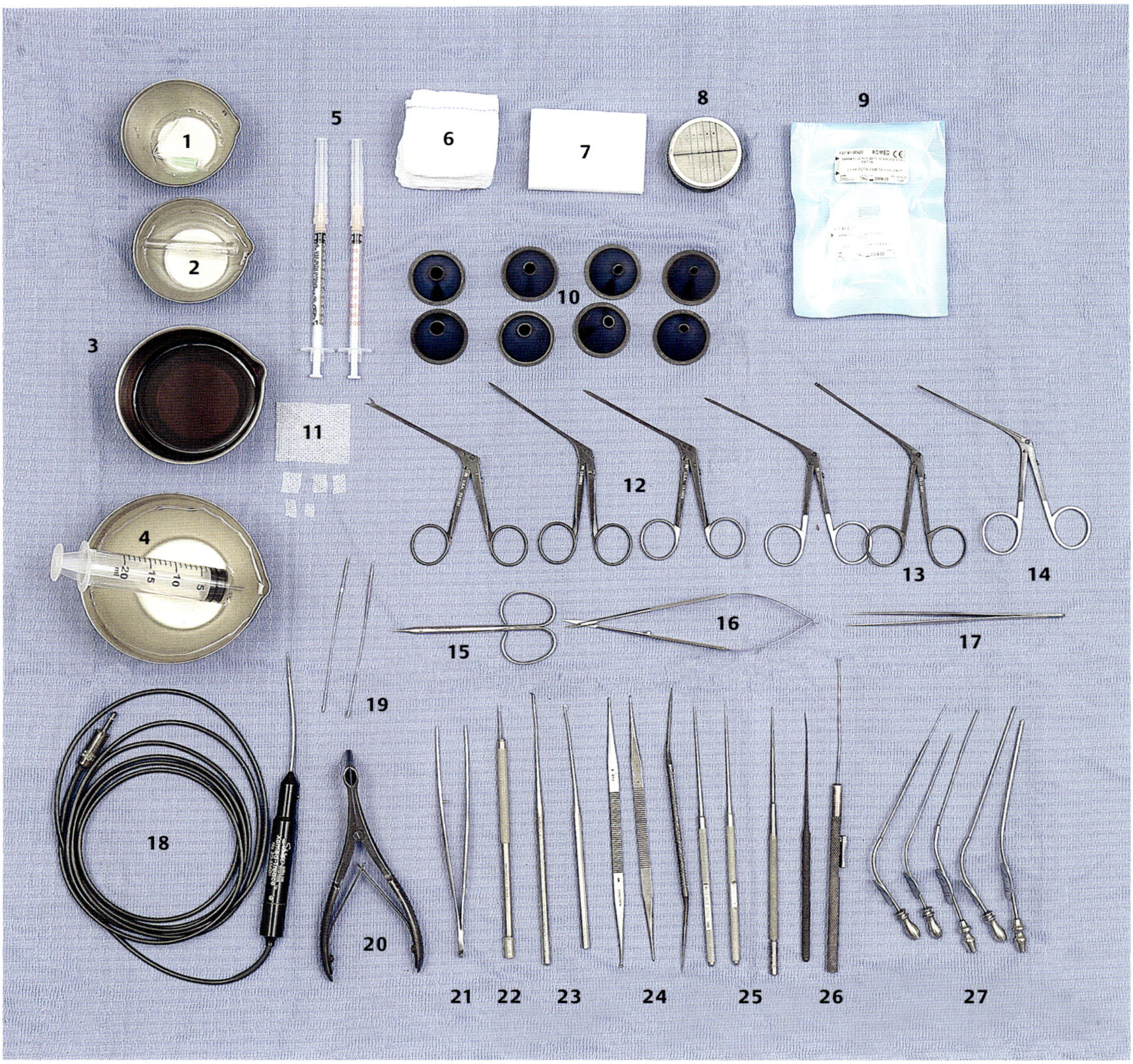

42　第 2 章　手術室の準備

図 2.21　アブミ骨手術での器械台セットアップ

1　局所麻酔液
2　エタノール
3　消毒液（Citrosil）
4　生理食塩水
5　注射器
6　ガーゼ
7　ゼルフォーム
8　ピストン用作業台
9　Sanna アブミ骨ピストン
10　耳鏡
11　手術用綿片
12　微細鉗子・剪刀
13　自閉式鉗子
14　ワイヤー鉗子
15　鼓室形成用剪刀
16　スプリング剪刀
17　先細攝子
18　スキータードリル（訳者注：図 2.37 参照➡ 47 頁）
19　スキータードリル用バー（訳者注：図 2.37 参照➡ 47 頁）
20　鼻鏡
21　無鉤攝子
22　Beaver ブレード
23　微細剥離子
24　鋭匙
25　フックと針
26　アブミ骨用メジャー
27　吸引管

手術器械　43

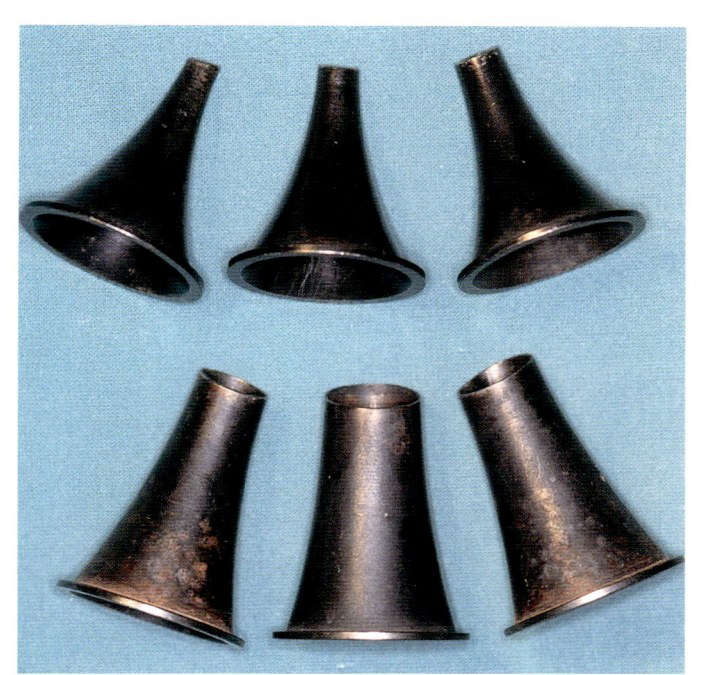

図 2.22　耳鏡

上　経外耳道用（先端斜切）
下　経外耳道用：外耳道形成後

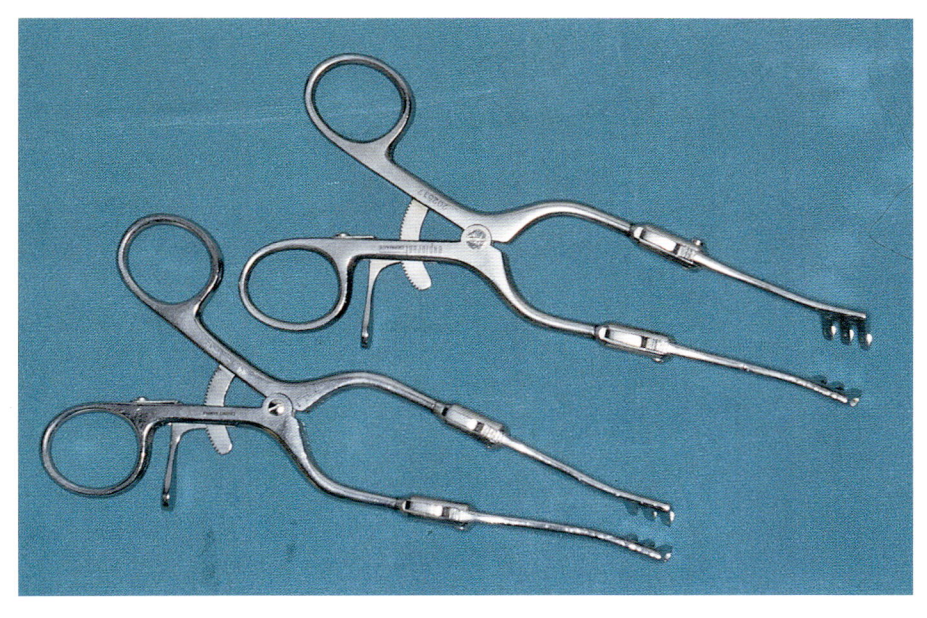

図 2.23　開創器（関節付き）

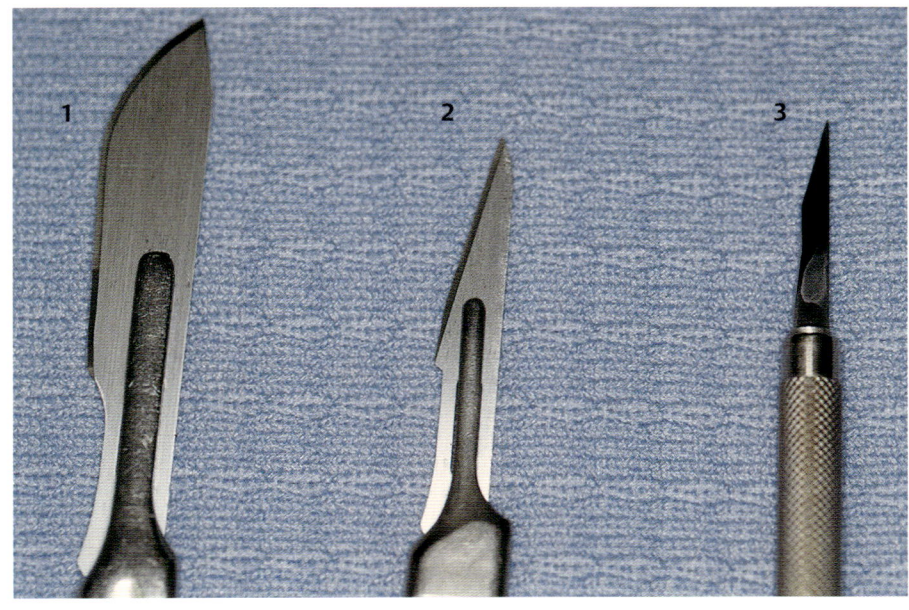

図 2.24　メス

1　大型円刃
2　小型尖刃
3　Beaver ブレード

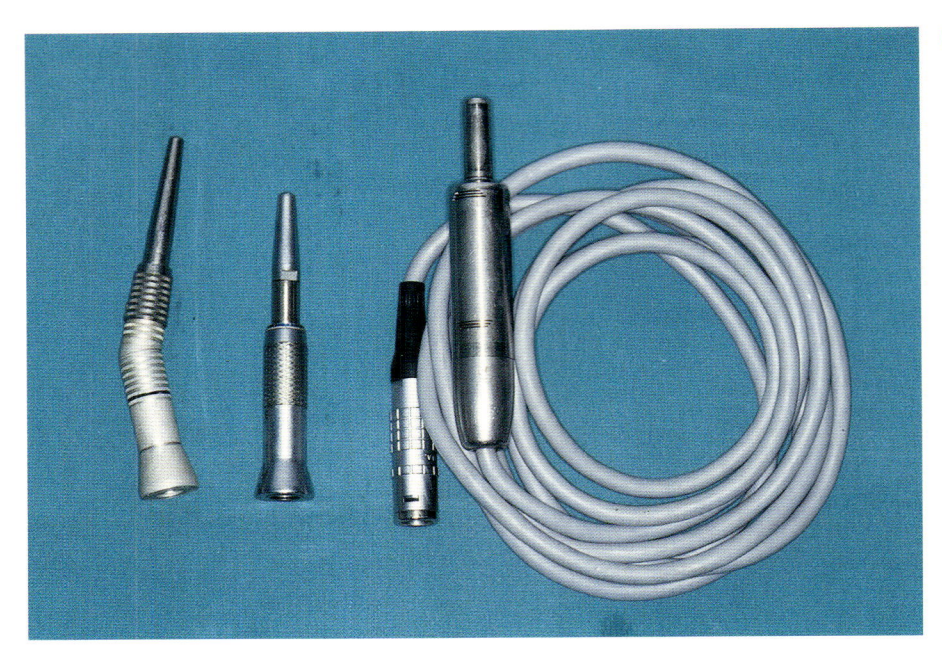

図 2.25 ドリルハンドピース（直・アングル）とモーターユニット

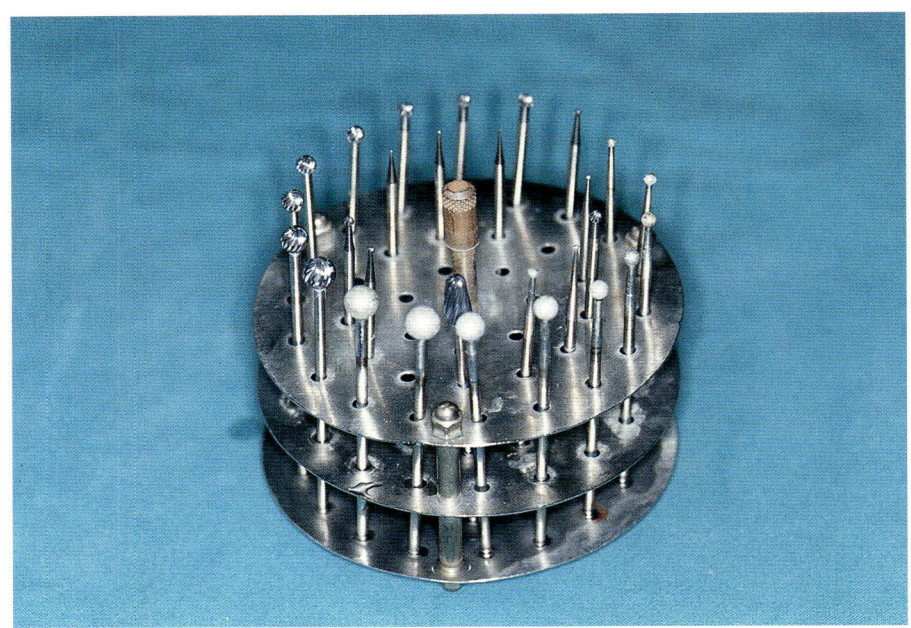

図 2.26 多種のドリル用バー

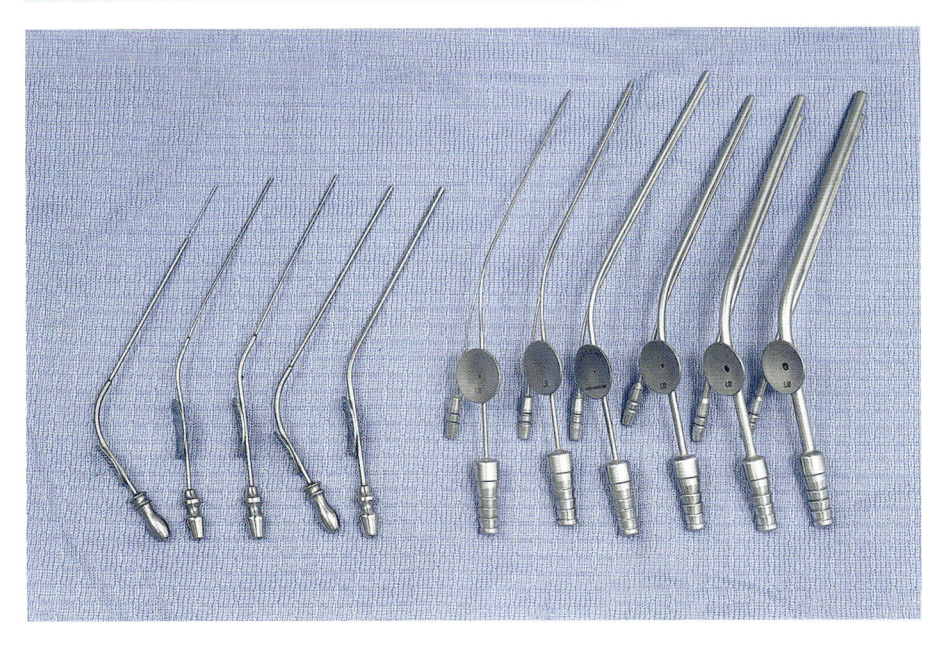

図 2.27

左　吸引管
右　吸引洗浄管

手術器械 45

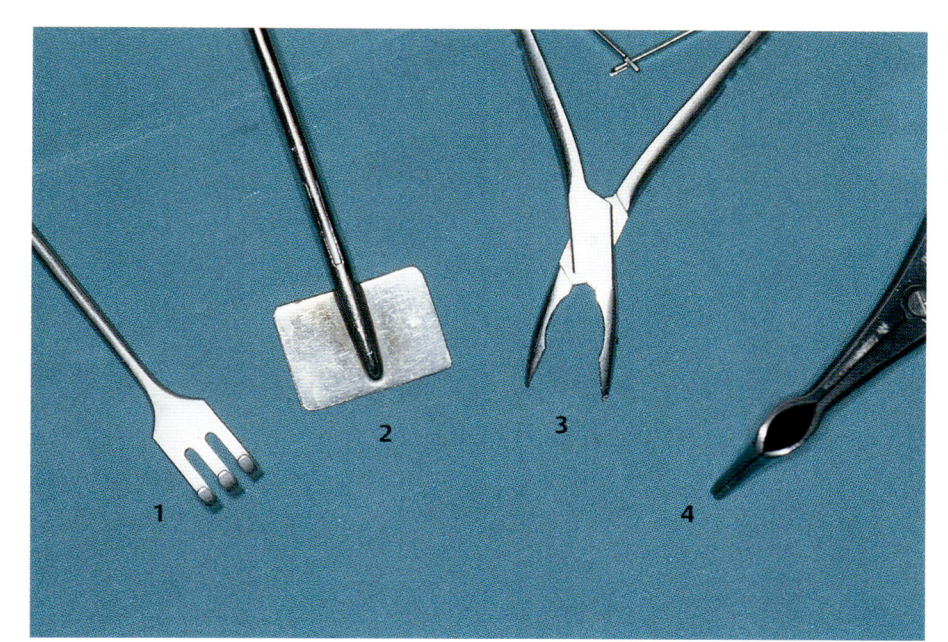

図 2.28 汎用器械

1 開創鉤
2 筋膜鉗子
3 骨鉗子
4 鼻鏡

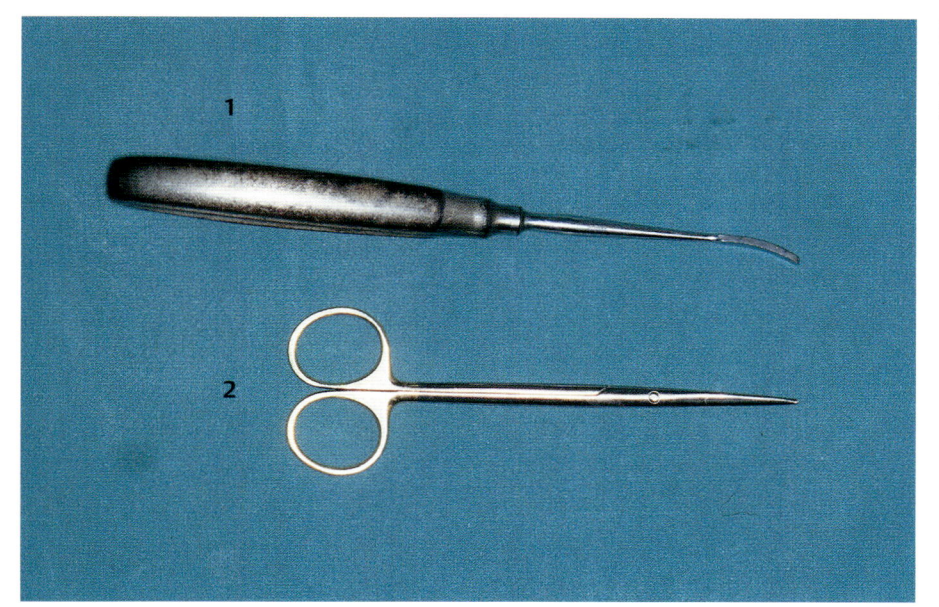

図 2.29 汎用器械

1 Lempert 骨膜剥離子
2 小剪刀（筋膜・軟骨採取用）

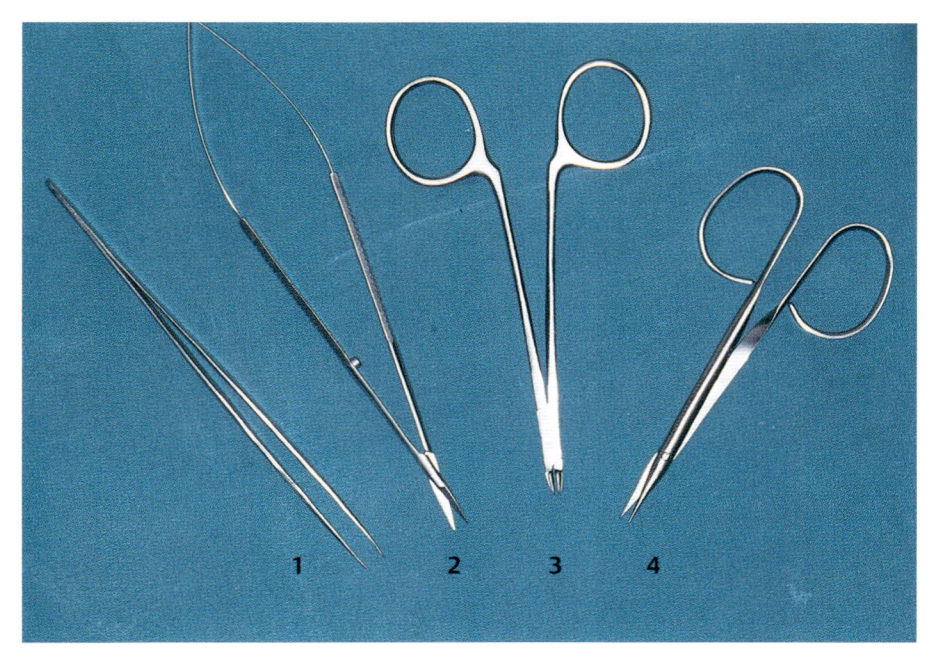

図 2.30 汎用器械

1 先細攝子
2 スプリング剪刀
3 マリウスニッパ
4 鼓室形成用剪刀

46　第2章　手術室の準備

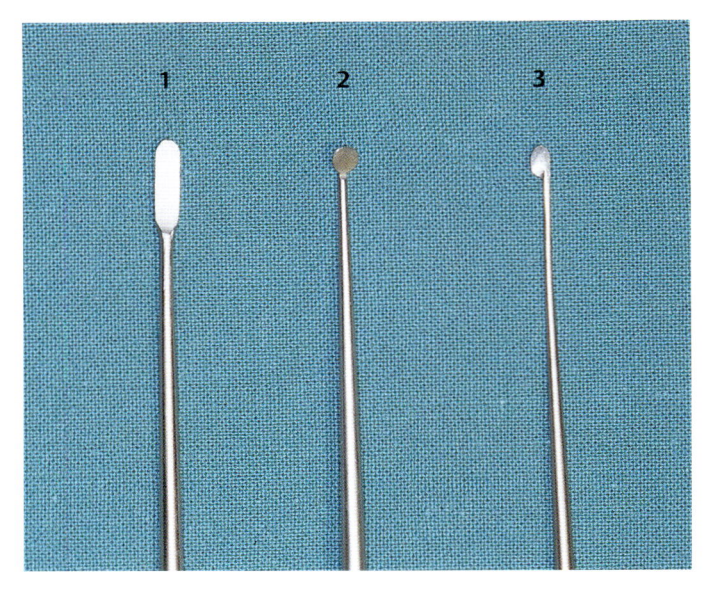

図 2.31　微細剝離子（訳者注：番号は Gruppo Otologico での呼び名）

1　1番
2　2番
3　3番

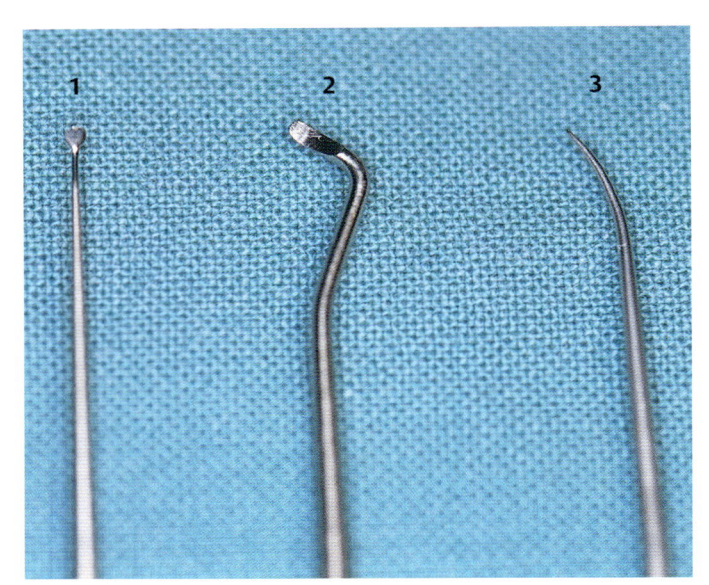

図 2.32

1　微細ナイフ
2　鼓室洞フック
3　針

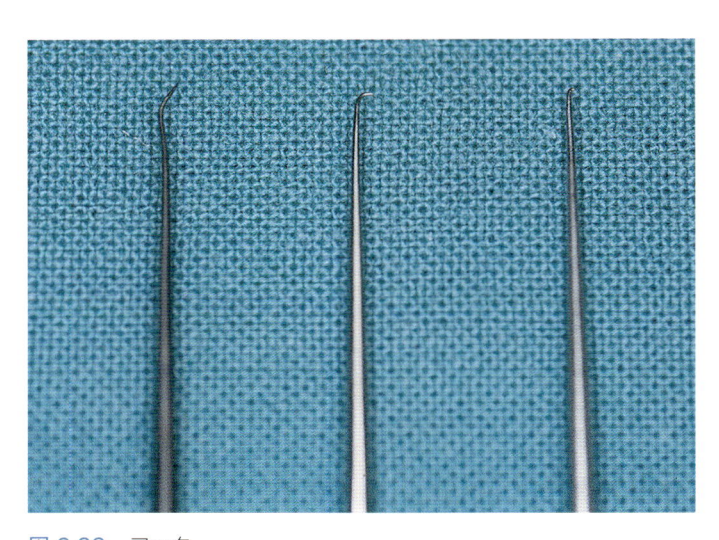

図 2.33　フック

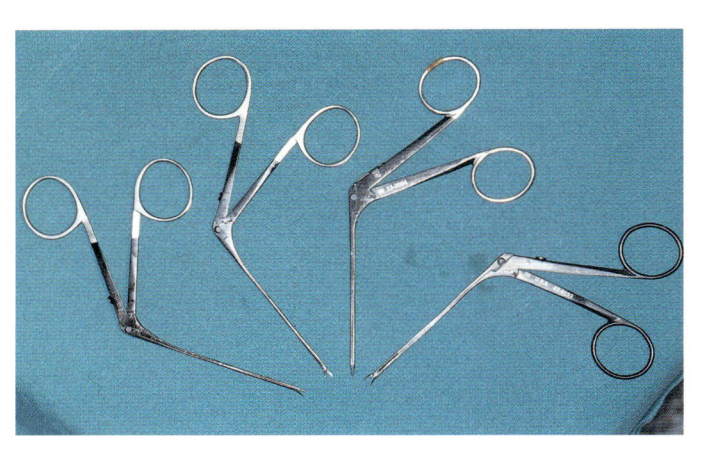

図 2.34　微細鉗子・微細剪刀

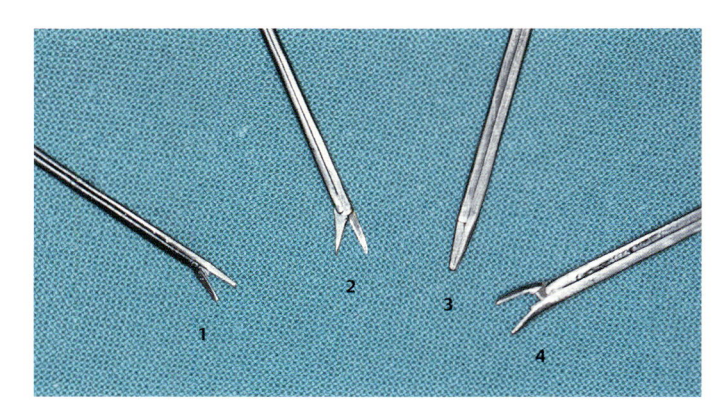

図 2.35　微細器械の先端

1　微細鉗子
2　微細剪刀
3　自閉式鉗子
4　ワイヤー鉗子

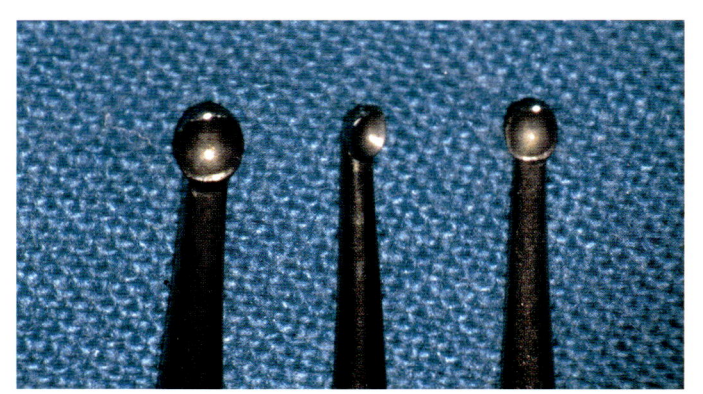

図 2.36　鋭匙

手術器械

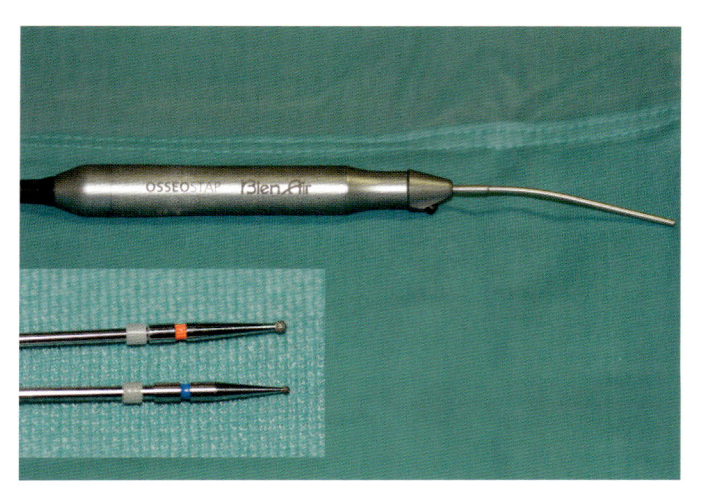

図 2.37 アブミ骨用ドリル（OSSEOSTAP microdrill；Bien-Air Medical Technologies），OSSEOSTAP バー先（訳者注：近年 Gruppo Otologico では，スキータードリルをコストパフォーマンスがよく堅牢で消毒しやすい OSSEOSTAP に変更している）

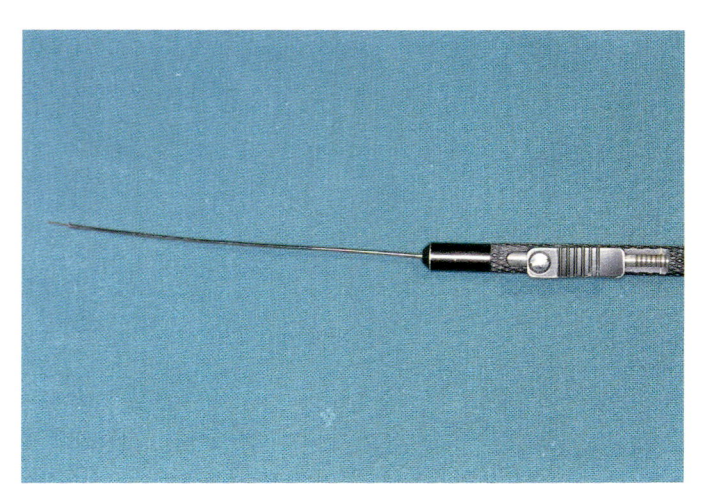

図 2.38 アブミ骨用メジャー

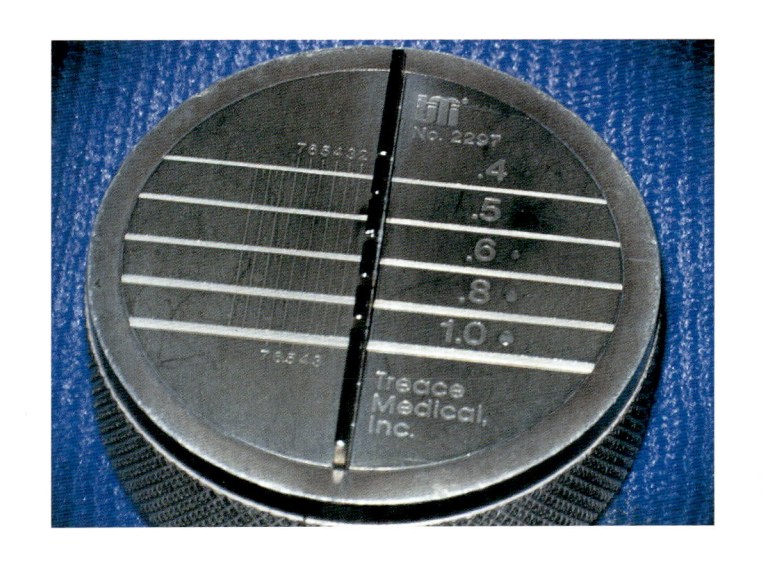

図 2.39 アブミ骨ピストン用作業台（Treace Medical Inc., Richard's Medical Equipment, Wheeling, IL, USA）

■ 手術室の準備　ヒントと落とし穴

- 手術室を中耳手術用にアレンジするべきである．顕微鏡の位置と麻酔科医の位置がキーとなる．手術をスムーズに進めるためには直接介助者が術者の正面に位置どりするとよい．
- 患者ができるだけ楽な姿勢で横になれるよう配慮する．
- 2つの内耳窓があり顔面神経が突出する鼓室後上部を扱うには，ベッドは術者側に傾け，頭側を下げる．
- 頭が高いと鼓室後上部の扱いは困難となる．特に経外耳道的なアプローチでこの傾向が顕著である．
- 術者は楽な姿勢でいなくてはならない．細かな操作のためには背もたれで十分に支えられていることも大切である．
- 両手はできるだけ解剖学的に無理がかからない位置に置く．
- 術中は常に，周囲の構造や患者の体に器具を持った手を固定できるポイントを探す．支点がないと手や指は震えるものだと認識する．
- 器械の数は制限し，常に同じ位置に整理して並べておく．
- 術野だけに集中するために，直接介助者にドリルや凝固のペダルを任せる．習熟させるためには中耳手術で直接介助者となる人数は制限するべきである．
- 清潔なドレープが術者の大腿部を覆っている必要がある．
- 奇形の手術以外では顔面神経のモニタリングは使うべきではない．術者はモニタリングをする代わりに解剖についての十分な知識を持つべきである．

3　麻酔

　麻酔の選択には，患者の年齢，性格，一般状態，精神的状態，手術の種類など複数の要素を考慮する必要がある．Gruppo Otologico では後壁削除の有無によらず，耳後切開で行う 15 歳以上の中耳手術の 95% 以上で局所麻酔を選択している．全身麻酔となるのは，14 歳以下，中耳の瘢痕化が著しい，精神的に耐えられないと予想される，全身麻酔を希望など，限られた症例である．侵襲の小さな第 2 期手術では，14 歳以下の小児でも局所麻酔下での手術が可能な場合もある．

局所麻酔

　中耳手術における局所麻酔の利点は多い．局所麻酔はコストパフォーマンスに優れ，手術室での所要時間が短くなる．出血は減り，実際にはほとんどゼロと言ってよい．必要なら，術中に聴力や顔面神経機能の評価を行うこともできる．さらに，全身麻酔死を避けることもできる．一方，高血圧，神経原性ショック，アナフィラキシーショックなど局所麻酔のリスクも存在するため，術者はこれらに対処できる備えをしていなくてはならない．現状では，痛みのコントロールだけでなく不慮の状況に備えるという意味で，たとえ局所麻酔であっても麻酔科医にそばにいてもらうことが必要だとわれわれは考えている．

　体重 50〜70 kg の成人の場合，われわれの麻酔科医は 10 mg のモルヒネと 50 mg の塩酸プロメタジンを前投薬に用い，さらに手術を開始する直前に鎮静のために 2.5 mg のミダゾラムを血管内投与する．

　時間を無駄にすることなく麻酔液が十分浸潤した状態で手術を行うため，局所麻酔液は執刀の 10〜15 分前，術野の消毒とドレーピングをする前に注射しておく．耳後切開で手術する場合には約 10 mL の局所麻酔液を切開線に沿って注射し，そこから針を前方に進めて外耳道皮下にさらに 5〜8 mL の麻酔液を注入する．さらに濃度の高い麻酔液を経外耳道的に外耳道骨面下に前方，上方，後上方，後下方の 4 点から各 1 mL ずつゆっくりと注射する（訳者注：外耳道に注射する麻酔液中のアドレナリンは，血管内に急速に移行した場合には頻脈や狭心痛，片頭痛発作などを惹起するのに十分な濃度である．訳者は外耳道への麻酔薬注入は各点に 1 分以上かけるつもりで極めてゆっくりと行い，モニターの心拍音の変化に常に気を配っている．急激な血管内への移行は後壁削除後の再手術例の下壁で特に起こりやすい）．経外耳道的なアプローチを選択した場合には，注射は外耳道内にのみ行う．

　耳後に注射する麻酔液の組成は以下のとおりである．

- 2% リドカイン 30 mL
- 蒸留水 30 mL
- 0.1% アドレナリン 2 mL

　患者の心臓などの状態によってアドレナリンの使用にリスクがあると判断された場合には，アドレナリンを除いて注射液を調合する．

　外耳道には濃度の高い麻酔液を注射する．この麻酔液の組成は以下のとおりである．

- 2% リドカイン 10 mL
- 0.1% アドレナリン 1 mL

　ドレープをかけた後に外耳道入口部を鼻鏡で拡大し，顕微鏡下に鼓膜により近い位置に 1〜2 mL の麻酔液の注射を追加する．これにより完全な除痛と止血効果を得ることができる．

　アブミ骨手術を含む経外耳道的なアプローチでは，高濃度の麻酔液を外耳道のみに用いればよい．

　心電図や血中酸素飽和度，血圧など患者のバイタルサインは術中常にモニターしておく．

全身麻酔

　挿管の後に行う皮下への麻酔と消毒は上述の局部麻酔の場合と同様である．唯一の違いは外耳道に注射する麻酔液で，全身麻酔の場合には耳後に用いるものと同じものでよい．

　われわれの麻酔科医は通常 2〜2.5 mg/kg の Propofol と 0.5 mg/kg の Tracrium（atracurium besylate）を挿管時に使用する．麻酔は 40% の酸素と 60% のルームエアに 2.6% の isoflurane あるいは 6〜9 mg/kg/時の Propofol と 12 γ/kg/分の Remifentanil を加えて維持している．抜管は手術台の上で行う〔訳者注：もしも笑気を使用せざるを得ない場合には，笑気（N₂O）が再建を妨げる前に止めなければならない．笑気は中耳粘膜から中耳腔へと放出されて中耳容積を増すため，筋膜を浮かせたり外耳道皮膚を骨壁からはがしたりするからである〕．

全身麻酔　49

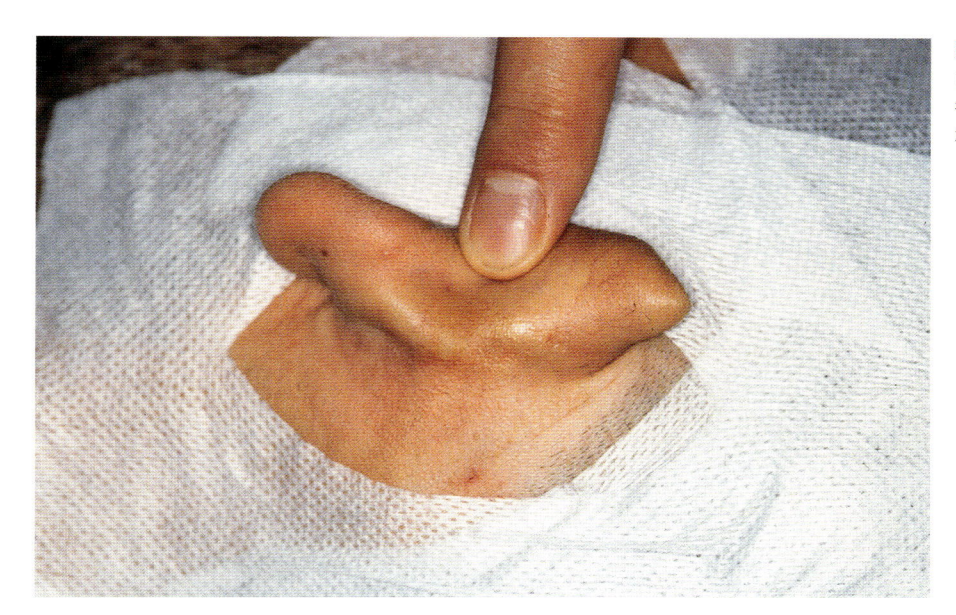

図 3.1　左耳後でこれから麻酔液を注射するエリアを見せている．局所麻酔は執刀より少なくとも 10 分以上前に行う．通常は消毒してドレープをかける前がよい．

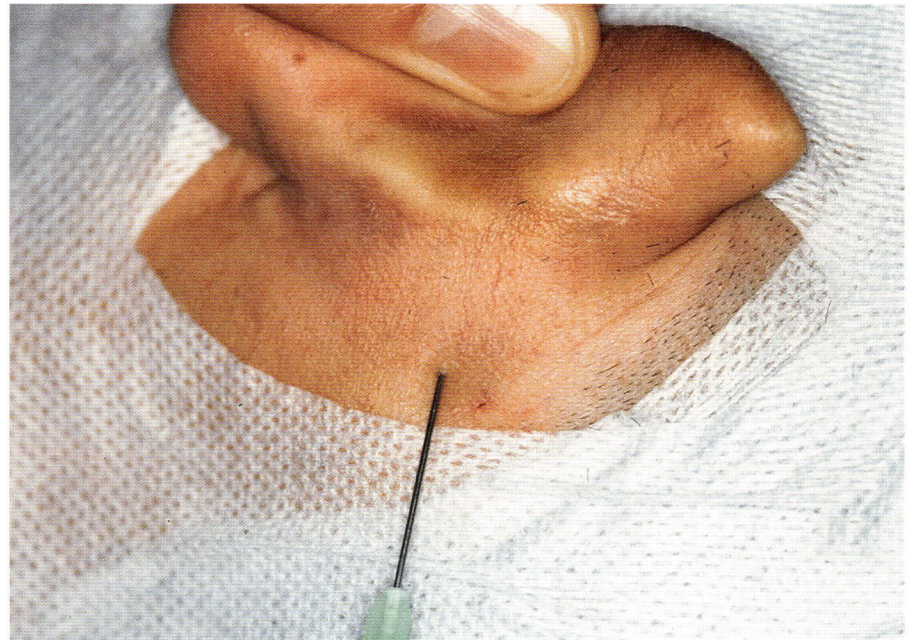

図 3.2　最初に耳後切開を行う中央部分から麻酔液を注射する．その後，針を前方の外耳道後壁近くまで進め，後壁から上壁の皮下に 5〜8 mL 注射しておく．

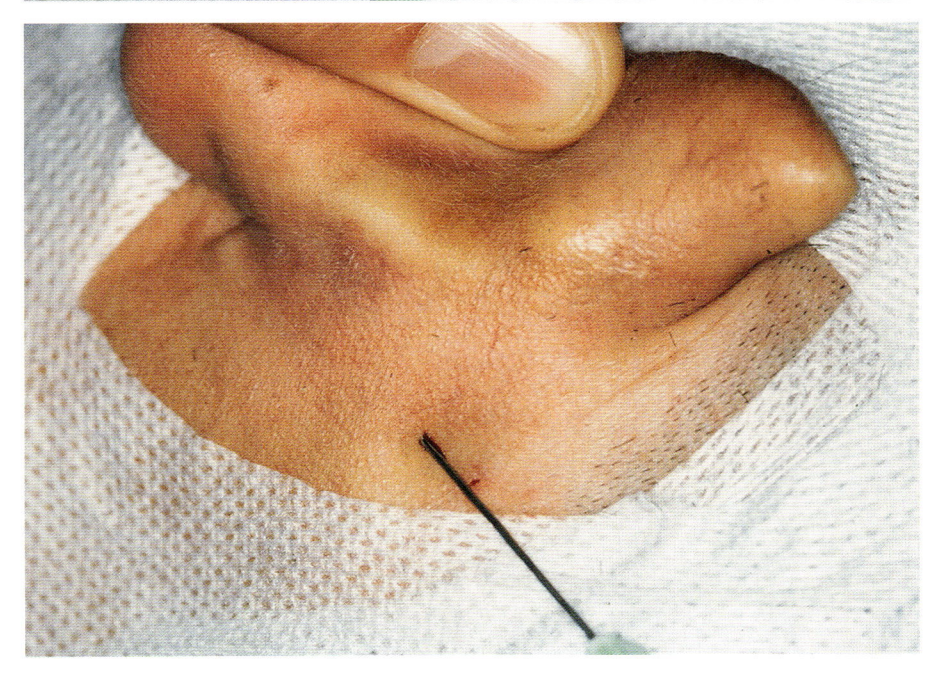

図 3.3　先端を皮下に残したまま注射針を半ば抜き，針を下方へと進めて切開予定部の下半を麻酔する．

50　第 3 章　麻酔

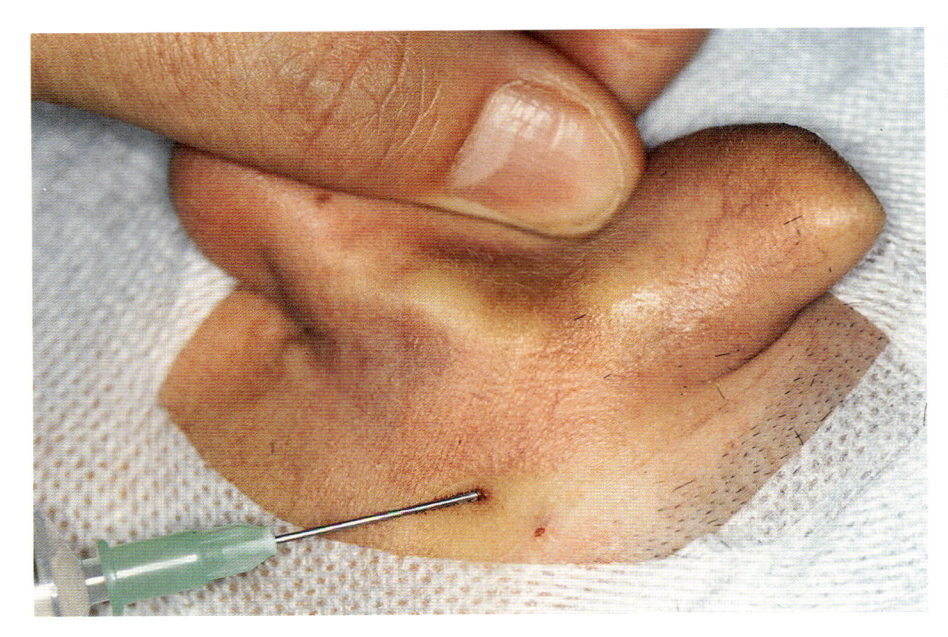

図 3.4　今度は同様にして針を上方へと進め，切開予定部上半を麻酔する．これで耳後の麻酔は完了である．

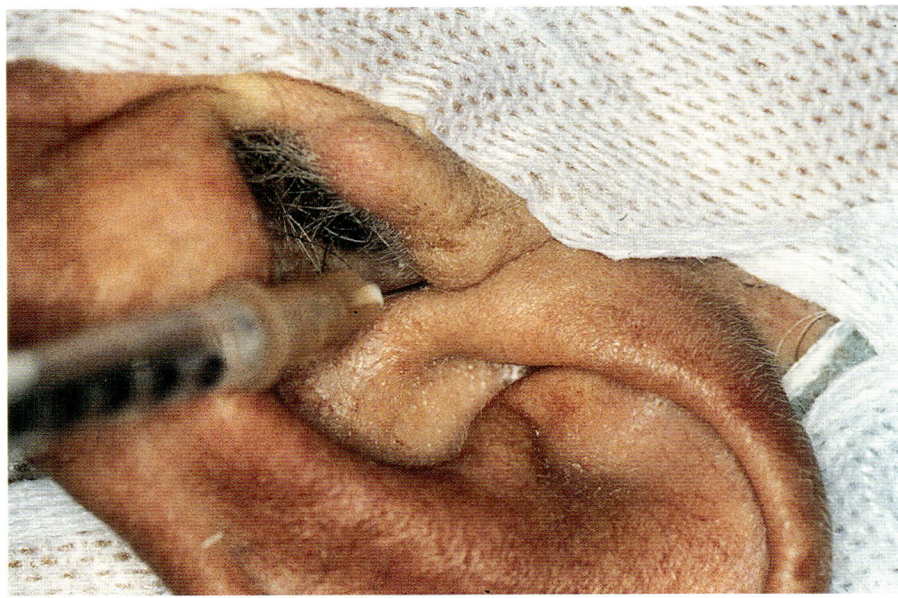

図 3.5　耳後部に用いた局所麻酔液よりも濃度の高い液を外耳道上壁骨膜下に約 1 mL 注射している．同様にして前壁，後上壁，後下壁も麻酔する．

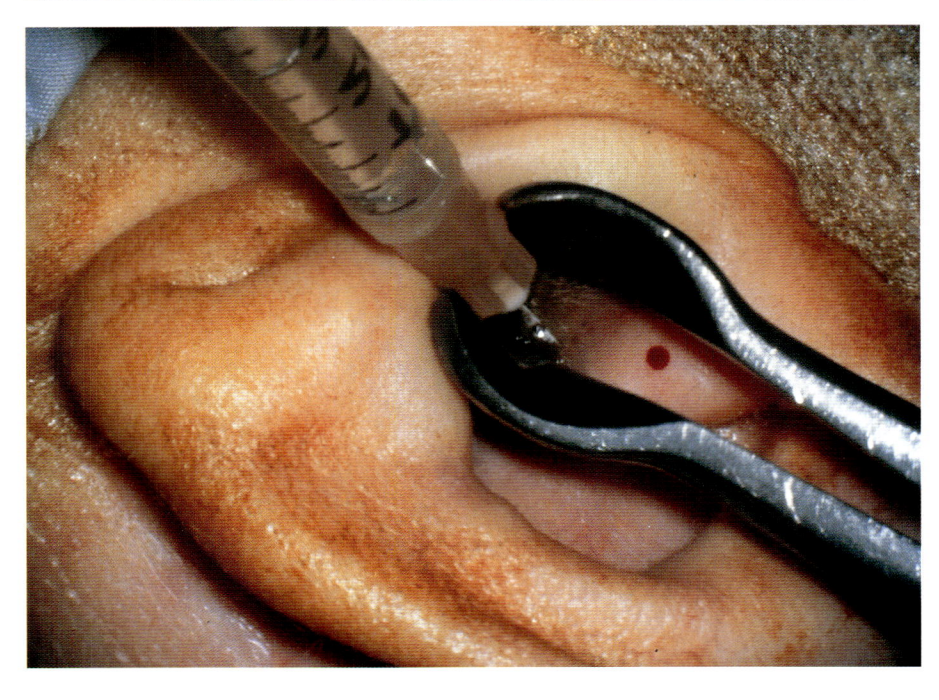

図 3.6　麻酔を完全に効かせるため，消毒とドレーピングののちに顕微鏡下で鼓膜に近い位置に麻酔を行う．明視下に確実に注射するには鼻鏡を用いて外耳道を拡大するとよい．

■麻酔のヒントと落とし穴

- 局所麻酔で手術を行うほうが，よく見えて再建材料が扱いやすい無血の術野を作りやすい．
- 適切な濃度の局所麻酔薬を使用する．
- どこに麻酔するかはとても重要である．
- 完全に薬液が浸潤するように，局所麻酔薬の注射は執刀の10分前に行っておく．
- 不十分，あるいは不適切な局所麻酔によって術中に痛みを感じると，患者は神経質になり安静を保つのが難しくなる．

アブミ骨手術と経外耳道手術

- 外耳道内の4点に最初に麻酔をしたら，外耳道を鼻鏡で拡大しながら顕微鏡下で鼓膜近くにさらに麻酔を追加する．
- 適切に麻酔液が浸透すると皮膚は血管収縮作用のため白色になる．
- 中耳粘膜は麻酔液を浸した綿片を置き，しばらく待つと麻酔される．

耳後切開での手術

- 適切な位置に麻酔液を注入する．薄い麻酔液（キシロカイン1％）を耳後の3点に行い，さらに外耳道後壁皮下に針を進めてここも麻酔しておく．後壁皮膚が適切に麻酔されると皮膚が白変する．
- 外耳道内の麻酔は前述の方法で行う．
- 適切に麻酔すれば中耳手術は小児以外のほとんどの症例で局所麻酔下に行うことができる．

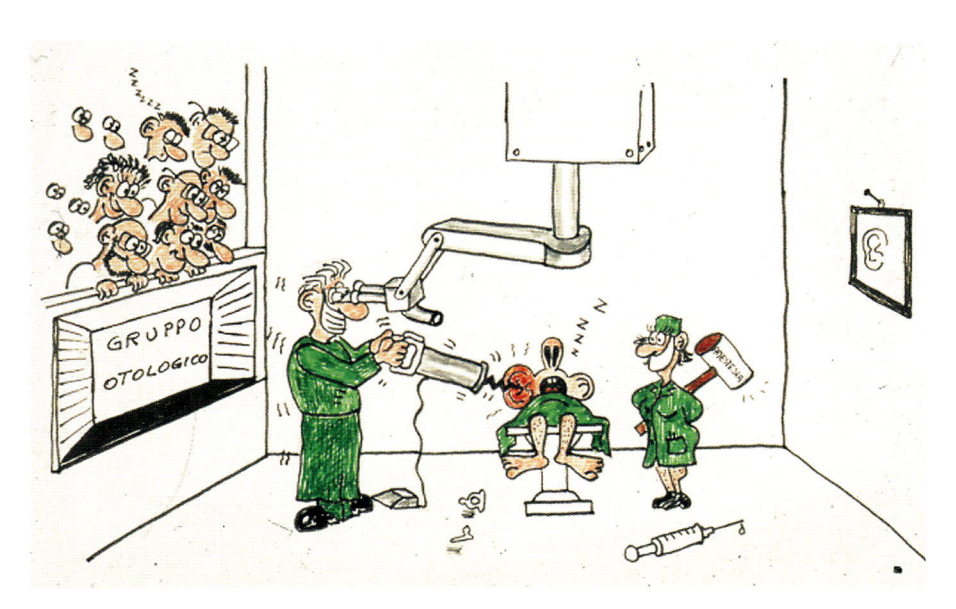

Gruppo Otologico 主催「とっても細かい中耳手術」インターナショナルコース

4 中耳手術で普遍的に使う技術への考察

　中耳手術は"one man surgery"であるがゆえに、術者は患者で実際に手術を行う前に側頭骨解剖実習室で集中的に修練を積んでおくべきである。側頭骨の解剖実習は構造全体を3次元的に完璧に把握し、理解する唯一の方法である。解剖に際して実際に手術で使うバーとドリル、吸引管や器械を用い、中耳の術者として備えるべき技量を磨くことができれば理想的である。

　速く安全に手術を行うには、術野をクリアに直視できる広いアプローチを作ることが基本となる。術野開口ができるだけ大きくなるように最大限の努力を払い、術野にできるだけ出血がない状態にする。先端が見えない場所で鋭利な道具、特にドリルを使ってはならない。もしも術中に構造に対する疑問が生じたなら、術野をもう一度見直して解剖学的なランドマークを確認するために時間を割くべきである。

ルールとヒント

■ 骨削除

- 骨性の構造は鋭匙ないしはバーで削除する。
- 削除する面はできるだけ垂線方向から見るようにする。浅い角度で見ようとすると、重要な構造が確認できずに壊してしまう危険がある。
- ドリルのハンドピースはペンを持つように握るが、上面はあけておく。ハンドピースは角のついたタイプよりも直のほうがコントロールしやすい。角のあるものは狭い術野で視野が妨げられる場合にのみ用いる（第2章 手術室の準備の「術者の手の位置」の項を参照 ➡ 36 頁）。
- 小指と薬指はバー先が震えずに安定して扱えるように、患者の頭部など安定したところに置く。
- ドリルは構造のすぐ近くで回し始め、骨削除が終了したらすぐに回転を止める。術野の遠くからドリルを回しながら術野に入れたり、回転しているドリルを術野から取り出したりしてはならない。ドリルの先端が視野の外にあるときはなおさらである。
- 重要な構造の近くでバーを押し付けてはならない。通常、骨削除はバーの先端ではなく、より早く削れて視野のよい側面で行う。
- 可及的に大きなバーを使う。大きなバーは広い範囲を徐々に削っていくため、小さなバーよりも重要な構造を同定しやすい。小さなバーは重要な構造の3次元解剖が確定してから使用する。
- 小さなバーは小さな骨欠損、例えば露出した顔面神経管の中などに滑り込み、内容を損傷する危険性がある。バーを押し付けた場合には特に起こりやすく、注意が必要である。
- バー先だけではなく、バーのシャフトも構造に大きな損傷を与える危険性を持つことを認識しなくてはならない。結合組織の細い線維がシャフトに絡み付いて組織全体を突然巻き込むこともあるし、回転するシャフトと構造の間で生じる摩擦がダメージの原因となることもある。外耳道皮膚、顔面神経、鼓索神経などの近くでの骨削除では特に注意する。
- バーの長さは削除するエリアの深さに合わせる。短いバーは長いバーよりもコントロールしやすい。
- 手術を速く進めるためには骨削除のほとんどでカッティングバーを使い、ダイヤモンドバーの使用は顔面神経や硬膜、S状静脈洞、頸静脈球、半規管など繊細な構造の近くに限る。ただし押し付けずに使えばこのような部位でもカッティングバーを使ってよい。
- 洗浄水を流さず骨面にダイヤモンドバーを押し付けることで骨面からの出血を止めることができる。ダイヤモンドバーがつくる熱が止血作用をもつためである。これは出血のない術野を作るには不可欠なテクニックであり、乳突腔から出血が始まればダイヤモンドバーを使うとよい。止血後カッティングバーに戻せば骨削除でのリスクが小さくなる。骨削除の最終段階でダイヤモンドバーを使うと、骨面の凹凸がなくなり無血の状態で閉創することができる。
- ドリルの開始点は終点よりもはるかに制御しやすい。そのため、バー先は危険な部位近くから危なくない部分に向けて動かすようにする。例えば、外耳道内や上鼓室の耳小骨近くではバーを内側から外側に向けて動かす。
- バーを重要な構造に平行に動かす。このテクニックは顔面神経やS状静脈洞、外側半規管などで重要であり、そうすることで構造は骨を通して徐々に見え始めるため、同定しやすく、合併症を起こしにくい。
- 耳小骨周囲では鋭匙を用いるほうが、誤って内耳障害を起こすリスクが小さくなる場合が多い。
- 手術の最後には十分に洗浄水を流し、骨粉を完全に洗い流すことがとても重要である。骨粉が残ると耳小骨連鎖を周囲と固着させる場合がある。

ドリルを動かす方向

構造と平行
1. 中頭蓋窩硬膜
2. S状静脈洞
3. 顔面神経

内側から外側

4. sinodural angle
5. 上鼓室（耳小骨連鎖周囲）

図 4.1 a   図 4.1 b

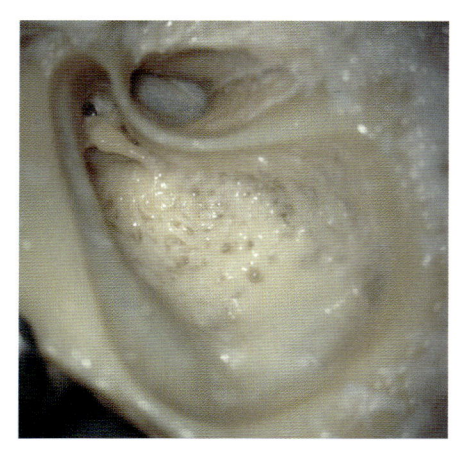

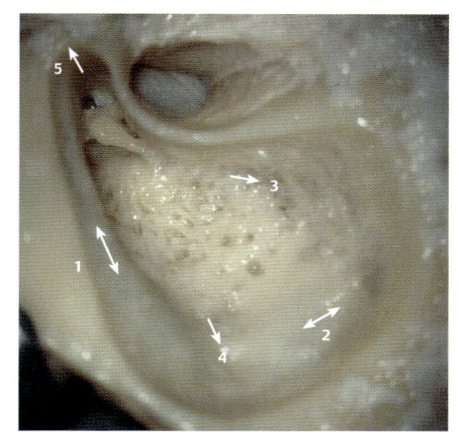

図 4.1　側頭骨標本での後壁保存型乳突削開
後壁保存型の乳突削開では複数の壊れやすい構造のそばで作業する必要がある．外耳道の底部で鼓膜と耳小骨連鎖の損傷を避けるには，鼓膜のそばでのバー先の動きは内側から外側，あるいは鼓膜と平行でなければならない．このときツチ骨外側突起に触れないように注意する必要がある．中頭蓋窩硬膜やS状静脈洞上ではドリルは構造と平行に動かすが，sinodural angle の骨削除ではバーの動きは内側から外側となる．上鼓室では耳小骨連鎖に触れてはならず，バーは内側から外側に動かす．顔面神経を覆う骨を薄くする場合には神経と平行，上鼓室に近ければ耳小骨連鎖近傍から下方へとバーを動かす（図 4.1 b）．

図 4.2 a   図 4.2 b

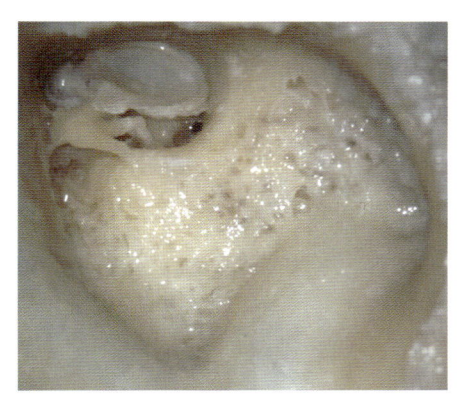

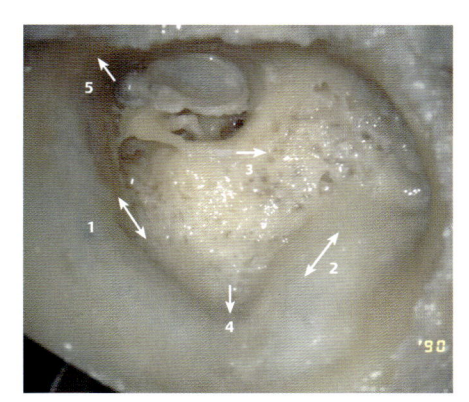

図 4.2　側頭骨での後壁削除型乳突削開
後壁削除型の乳突削開では，構造をより積極的に skeletonize して全体を皿状にする点に違いはあるが，骨削除の基本原則は後壁保存の場合と同様である（図 4.2 b）．

■ 吸引と洗浄

- 吸引と洗浄は骨削除を伴う中耳手術では欠くことのできない操作である．適切な吸引と洗浄があって初めて術野がはっきりと視認でき，顔面神経や内耳などを熱による損傷から守ることができる．また，カッティングバーに骨粉が詰まって切れなくなるのを防ぐ効果もある．
- 術野や周囲に堆積した骨粉と血液は 20 mL の注射器に入れた生理食塩水で時々洗浄するとよい．
- 大量の生理食塩水による洗浄は堆積する骨粉と血餅を洗い流し，過熱した削開部を冷やす効果がある．このような洗浄は顔面神経など大切で繊細な構造上での骨削除や，半規管をブルーラインにする際に極めて重要となる．
- 生理食塩水の流量は状況に応じて変化させなければならない．乳突部の皮質骨削除では大量に必要となるが，微細な構造の近くや狭い部分では流量を制限する．生理食塩水のラインの途中に調節型のクランプを入れ，直接介助者が直ちに適切な流量に変えられるようにするとよい．
- ドリルの最中は十分な洗浄をするために，吸引洗浄管をバーの周囲で動かしていなくてはならない．
- 安全性を高めるコツの1つとして，ドリル先端と壊れやすい構造との間に吸引管を介在させるとよい．ドリルが構造に当たる事故を吸引管が防いでくれる場合がある．また，吸引管はときに外耳道皮膚やS状静脈洞，中頭蓋窩硬膜などを削開部位からよける微小鉤として使うことができる．
- 外耳道皮膚，鼓索神経，露出する顔面神経，内耳瘻孔など，繊細な構造周囲の吸引は，ドリル同様に十分に注意しなくてはならない．細い吸引管は構造の近くや剝離子の上，あるいは綿球を介せば使用することができる．

■ 止血

- あらゆる手術において，合併症を避けるには十分に良好な視野を作ることが極めて重要である．顕微鏡下に狭い場所にある微細かつ繊細な構造を扱う中耳手術では，ごくわずかな出血も視野を悪化させ，望ましくない結果を招くことになりかねない．
- 手術の最初の段階で皮膚や筋肉などの軟部組織を確実に止血しておくことは，出血のない安全な術野を作るうえで極めて重要である．止血には電気メスを使ってもバイポーラーを使ってもよい．耳鏡や開創器による圧迫も止血に寄与する．電気的な凝固の後にも血液が染み出てくるような場合は，酸化セルロース止血剤（サージセル®）を当ててもよい．
- 通常，骨面からの出血はダイヤモンドバーでコントロール可能である．もし大きな出血がこの方法で止まらなければ，ボーンワックスを指や鼻中隔用剥離子などで塗布する．塗布したボーンワックスは手術用綿片でさらに押し付けることもある．
- 鼓室粘膜や皮膚鼓膜弁からの出血は，生理食塩水で希釈したアドレナリンとキシロカイン（局所麻酔に用いたものと同じ溶液）に浸したゼルフォームや手術用綿片をしばらく出血点に置いておくことで，多くの場合に止めることができる．他のエリアを操作する間にこれらの材料で鼓室の開口部を塞いでおけば，止血と同時に血液が外から流れ込むのを防ぐこともできる．鼓膜や鼓室からの出血が完了していなくてはならない再建操作の直前に行うと極めて効果的である．その間にほかの作業，例えばコルメラや筋膜の準備などを行えば，貴重な手術時間が失われることはない．繊細な構造を熱で障害するのを避けるため，鼓室内でのバイポーラーの使用は通常の中耳手術ではできるだけ控えたほうがよい．
- 中頭蓋窩や後頭蓋窩の硬膜が術中に露出されたり，あるいは病変によって既に露出している場合がある．硬膜からの出血はバイポーラーで止められるが，電気メスは硬膜を損傷する可能性が高く，決して使ってはならない．頸静脈球の壁は極めて脆いため，出力を低く抑えたバイポーラーを使う必要がある．頸静脈球からの出血はサージセルを乗せておくと，制御可能である．この場合，サージセルは手術終了時に取り除かずそのまま残してきてよい（第20章 医原性損傷への対処法を参照➡ 585頁）．

■ 剥離操作

- 骨面や残存する蜂巣からの精密な鈍的剥離は，病変と骨面との境界に小さな手術用綿片を置いて行うとよい．綿片は微細剥離子と吸引管を使って柔らかく押し進める．このテクニックを使うと病変を破ることなく，綿片を介して血液を吸引することで視野がよくなり，出血を抑えることもできる．真珠腫の母膜剥離や骨部外耳道からの皮膚鼓膜弁の挙上に有用な技術である．
- 耳小骨や卵円窓，正円窓，顔面神経，内耳瘻孔などの繊細な構造の近くでは，鋭的な剥離操作と減量が重要である．減量により術野が拡大し，視野が改善して構造周囲での病変の境界面が明らかになる．繊細な構造近くで病変が大きいまま無理な摘出を試みると，癒着があった場合に深刻なダメージを与える危険性がある．
- 病変を骨面から不用意に持ち上げることも避けなければならない．画像所見にかかわらず，真珠腫では常に内耳瘻孔の存在を疑いながら手術をするべきであり，特に外側半規管の近くでは注意を要する．症例によっては内耳が開窓されるのを避けるため，瘻孔上に母膜を残すべきである．
- アブミ骨からの病変剥離には細心の注意を払う必要がある．特にキヌタ-アブミ関節が離断している場合には危険性が高く，器械は原則的にアブミ骨筋腱と平行に後方から前方に向けて動かす．この方向であれば腱によってアブミ骨上部構造が支持されており，傷害されにくい．剥離は鋭的に行うほうが鈍的に行うよりも望ましい．アブミ骨底板の長軸と直交する方向（上下方向）に力を加えすぎると，上部構造の折損やアブミ骨の脱臼を引き起こすため，注意しなくてはならない．
- 顔面神経から病変を剥離する場合には，神経の走行と平行に剥離を進める．神経損傷の危険があるため，先端の鋭利なフックは絶対に使ってはならない．炎症のある顔面神経は肉芽様に見えることがあり，注意を要する．

5　中耳手術における方針決定

誰に手術をするべきか

耳科手術は耳の症状に悩まされている患者，進行性疾患で症状が出始めている患者，放置すれば命にかかわる合併症を起こす患者に対して行う．むろん，患者の希望，年齢，健康状態を考慮しなくてはならないし，術者はそれぞれの手術を放置した場合の予後とそこに手術的な介入をすることの妥当性について十分に理解している必要がある．すべての要素を考慮に入れ，患者に対する十分なインフォームドコンセントを行ったのちに手術を計画する．以下に各中耳手術における一般的な適応について記載する．

■ 外耳道形成

- 感染を繰り返す，あるいは真珠腫ないし伝音難聴の原因となる外骨腫と骨種が適応となる．

■ 鼓膜形成

- 明らかな難聴，あるいは再発性ないし持続性の耳漏を呈する鼓膜穿孔が適応となる．
- 真珠腫形成の恐れがある辺縁性穿孔が適応となる．

■ 耳小骨形成

- 鼓膜穿孔の有無にかかわらず，明らかな難聴を呈する耳小骨連鎖の固着ないし離断が適応となる．
- 聴力改善を目指す鼓室形成術の初回ないし第2期手術の一部として適応となる．

■ 鼓室形成

- 真珠腫などの浸潤性ないし進行性疾患が適応となる．
- 鼓室を見る必要のある慢性中耳炎が適応となる．

■ アブミ骨手術

- 両側性，あるいは一側性の内耳機能が良好なアブミ骨底板固着症例．耳硬化症，鼓室硬化症，中耳奇形が適応疾患となる．

唯一聴耳に対する治療戦略

唯一聴耳においては，もし聴力改善が唯一の目的であるなら手術を計画してはならない．手術を検討するのは，放置することによって疾患が聴力を低下させるリスクが手術で聴力を障害するリスクを上回る症例に限られる．鼓室内への上皮進展や真珠腫の形成，あるいは保存的治療に反応しない耳漏を伴う慢性中耳炎などがそのような状況に含まれるだろう．一方，特に真珠腫などのように疾患そのものの性質が進行性の場合には，やみくもに保存的治療を選択することも避けるべきである．将来内耳炎から聾になる可能性のある内耳瘻孔を伴った真珠腫などはむしろ積極的に手術を考慮すべきであろう．

手術が必要と判断されれば，手術は極めて経験豊富な術者のみが行うべきである．あらゆる種類の外科的な手技は不可逆的な聴力障害を引き起こす可能性があり，手術の失敗は単純にそのリスクを増やすに過ぎない．もし可能ならドリルでの骨削除は避けて鋭匙を使うほうが，内耳損傷の可能性が低くなる．

■ 換気チューブ

保存的な治療に反応しない中耳貯留液による伝音難聴がある場合には，唯一聴耳であっても換気チューブを留置することがある．

■ 真珠腫形成のない慢性中耳炎

中耳に上皮が進展，あるいは保存的治療で耳漏が停止しない鼓膜穿孔は手術を検討するべきである．炎症のない単純穿孔は手術するべきではない．

■ 真珠腫

唯一聴耳の真珠腫は，われわれはほぼ全例で Canal Wall Down での鼓室形成を施行する．その理由は Canal Wall Down が適切に施行されれば，合併症を起こすことなく病変を根治できる可能性は高く，再発の可能性が低いからである．Canal Wall Down とすれば，たとえ多くの経験を積んだ術者であってもリスクがないとは言えない再手術を避けられる可能性が高くなる．

中・下鼓室に病変がない場合には，耳小骨連鎖を保存する modified Bondy technique を選択することが多い．もし真珠腫が正円窓や卵円窓を覆っていれば，内耳が開窓されることを避けるために中耳根本術を選択する．その場合には，炎症が遷延して骨導が低下するのを避けるために耳管を充填して閉じるようにする．

■ 耳小骨形成

連鎖形成は手術が不可避であると考えられる場合に一期的に施行する．真珠腫や耳漏が止まらない慢性中耳炎，顔面神経麻痺を伴う側頭骨骨折などが適応症例となる．しかしながら，聴力改善が唯一の目的である場合には手術を行ってはならない．

■ 腫瘍

　手術可能で進行性である腫瘍は手術の適応である．しかしその場合にも，患者の年齢や腫瘍の増大速度など複数の要素を考慮するべきである．臨床的に症状があまりない骨種の場合には保存的に治療する．

■ アブミ骨手術

　この手術で感音難聴を起こす可能性は比較的高く，唯一聴耳では手術は絶対的に禁忌である．患者には補聴器を処方し，フッ化ナトリウムを主体とする内服治療を行う（訳者注：エビデンスに乏しいが，耳硬化症の発症率が高い欧米ではフッ化ナトリウムが用いられることが多い）．

段階手術の治療戦略

　手術を複数回に分けることで良好な結果が得られる，あるいは複数回に分ける必要がある症例がある．術者は病変の状態を見極めて予後を予想し，それに基づいて必要な症例には第2期手術をあらかじめ計画しておかなくてはならない．第2期手術がある可能性（あるいは真珠腫症例での必要性）については，初回手術を施行する前に患者に話しておく．

　第2期手術の侵襲は通常は小さく，短い時間で終えることができる．もし乳突洞に真珠腫が進展していなければ，ほとんどの症例で第2期手術は耳鏡下で経外耳道的に行うことができるため日帰りが可能で，仮に入院が必要でも最短で済ますことができる．手術を分割することのメリットと疾患のリスクを説明しておけば，大抵の患者は段階手術に同意するはずである．

■ 真珠腫形成のない慢性中耳炎

　真珠腫以外の慢性中耳炎で耳小骨連鎖に障害がある場合，鼓膜が乾いていてアブミ骨周囲がきれいなら一期的に手術することもある．中耳粘膜に炎症があれば初回手術では耳小骨連鎖の再建は行わない．炎症中耳で血流のないコルメラを入れると感染しやすく，瘢痕組織に取り込まれてしまう場合がある．また，鼓室の粘膜欠損は周囲の構造とコルメラが癒着する原因となる．アブミ骨周囲に肉芽形成や鼓室硬化症病変がみられれば，われわれは内耳炎を避けるために初回手術ではアブミ骨周囲は触らない．

　初回手術で再建した鼓膜の位置はしばらくの間不安定であり，術後聴力を予想不能とする要因の1つとなる．一般的には，段階手術を行って鼓膜を作ったのちに連鎖を再建するほうが，一期的に手術を行うよりも聴力成績ははるかによい．段階手術での第2期手術は通常1年以内に計画する．鼓膜を補強するために置いた軟骨や癒着防止のシリコン板が偶然音を伝える役割を果たしている場合，初回手術の所見で鼓室を開放して病変残存の有無を確認する必要がないと判断されれば，第2期手術を行わずに経過を観察する．

■ 真珠腫

　真珠腫の場合は後壁削除の有無によらず段階手術とすることが多い．第2期手術は1年以内に計画し，真珠腫の完全摘出の確認と耳小骨連鎖の再建を行う．modified Bondy techniqueで手術し，再発のリスクが非常に低いと考えられる一部の症例では第2期手術は不要である．

　真珠腫母膜がアブミ骨底板や上部構造，正円窓，顔面神経など繊細な構造に強く癒着している場合には，初回手術では原則的に母膜を構造上に残す．アブミ骨や正円窓への過剰な操作は内耳瘻孔を，顔面神経への無理な操作は顔面神経麻痺を起こすリスクがあるためである．母膜の摘出は，第2期手術で炎症のない無菌的な環境下に行えば，容易かつ安全である．残した母膜は，第2期手術では球形のパールを形成していることが多い．後壁保存術式における半規管瘻孔上の母膜に対しても同様の対処でよい．

　内耳窓など鼓室内に意図的に母膜を残した場合には，おおむね6か月以内に第2期手術を計画する．もし母膜の完全摘出に疑問が残る場合には，初回手術から1年以内，通常は8〜10か月後に第2期手術を計画する．

■ アブミ骨手術

　この手術では常に内耳が開窓されることになるため，無菌的な状態で施行しなくてはならない．鼓膜に穿孔があればあらかじめ閉鎖しなくてはならず，段階手術が必要となる．保存的に治癒しない外耳道の炎症や中耳，外耳道の真珠腫も同様の方針で治療する．

　ほとんどのアブミ骨手術は経外耳道的に施行できるが，外骨腫などが外耳道を狭くして鼓室後方への経路が狭い場合には，初回手術でまず外耳道を形成し，第2期手術でアブミ骨手術を行う．

再手術の治療戦略

　初回手術の主目的が達成されなかったとき，疾患が再燃したとき，疾患の残存が明らかになったときには再手術を計画する．再手術は常に初回手術よりも難しい．解剖は変化していることがあり，重要なランドマークの一部が失われ，壊れやすい構造が露出している場合もある．中耳の構造は瘢痕に埋もれ，前回の手荒い手術で壊れやすくなっているかもしれない．そうした状況を処理するのに必要な技術は症例によって異なるため，術者には相当の知識と技量が要求されることになる．

　再手術の最も大きな原因は，初回手術が誤った未熟な技術に基づいて行われたことにある．しかし，症例によっては疾患の再燃が潜在的な機能障害の存在を表わし，前回の手術哲学，あるいは手術そのものが無効であることを示している場合がある．ふたたび同様の手術をすることは，単に同一の結果をもたらすだけに終わる可能性が高い．そのような症例を扱う術者は，柔軟な思考に万全の知識と手術テクニックを併

せ持っている必要がある．

■ 外耳道狭窄

炎症性外耳道狭窄に対する手術で狭窄が再燃した症例では，再手術を行っても再狭窄しやすい．そのため，両側性の患者で強く手術を希望する場合に限って再手術を行う．そのような症例では，再発を予防するために modified Bondy technique を行うこともある．

これとは対照的に，中耳・外耳道手術後に起こった外耳道狭窄の再手術による矯正の結果は悪くない．

■ 鼓膜形成

鼓膜形成術後に再穿孔が起こった症例，医原性真珠腫が形成された症例，あるいは浅在化や瘢痕形成で気骨導差が残存する症例で再手術を計画する．外耳道形成は中耳を十分にコントロールするために必須である．鼓膜を作るだけでなく，角化上皮進展や鼓室硬化症，耳小骨連鎖の異常など中耳病変の有無をしっかりと評価し，問題があれば適切に対処しなくてはならない．筋膜は可能な限りアンダーレイとする．しかしながら，もし患者がその耳に対して多数の手術を受けた既往があれば，手術は避けたほうが無難である．

■ 耳小骨形成

耳小骨形成に人工材料を使用するとしばしば排出され，伝音難聴が残る．コルメラに軟骨や皮質骨を用いると，ときに萎縮して長期的な成績は思わしくない．われわれはできるだけキヌタ骨を使用することにしている．もしもキヌタ骨が使用できない場合には，鼓膜との間に厚い軟骨を挟んで人工材料を使用する．中耳に感染がある場合には段階手術を計画する．

■ 真珠腫に対する鼓室形成

後壁保存型の鼓室形成の後に真珠腫の再形成性再発や遺残性再発が起これば，われわれは通常後壁を削除して open cavity とする．後壁保存ののちに連鎖再建のための再手術を要する場合は，乳突腔も開放して真珠腫がないことを確認する．open cavity で感染が反復ないし持続すれば，再手術の適応となる．乳突腔の形を修正して残存蜂巣を十分に削除，さらに入口形成を加える．

■ アブミ骨手術

アブミ骨手術後に患者の気骨導差が改善しない，ないしは悪化する場合や，めまいを訴える場合には，再手術を計画する．めまいの存在は前庭が障害されたことを示唆し，再手術で聾となる危険性は通常の手術よりも高い．内耳を障害するリスクを減らすには，局所麻酔下に再手術を行うことが非常に重要である．アブミ骨手術の再手術は多くの経験を積んだ術者のみが行うべきである．

6　換気チューブ留置

　通常，鼓膜切開は光錐周囲の鼓膜前半部に行い，耳小骨連鎖を障害する恐れのある後上部への切開は避ける．切開は鼓膜切開刀で放射状に加えるが，外耳道前壁が突出する症例では鼓膜臍直下を切ってもよい．切開部から中耳貯留液を吸引後，換気チューブを留置する．通常は局所麻酔で十分だが，幼児と聞き分けのない小児では全身麻酔が必要となる．

■ 適応
- 保存的な治療に抵抗する中耳貯留液
- 長期に難聴を呈する中耳貯留液（診断的治療の意味合いを含む）

■ 禁忌
- 髄液漏の可能性を示唆する病歴がある無色透明な中耳貯留液

　ほとんどの症例で聴力は直ちに改善するが，一部の症例では聴力改善は遅延する．稀に伝音難聴が残る場合があるが，これは耳小骨連鎖の固着や離断，先天奇形，ときに先天性真珠腫を示唆する所見である．そのような症例への対処は慎重な経過観察から試験的鼓室開放までを含むが，患者の年齢と対側耳の状態を考慮して決定するべきである．
　いわゆる青色鼓膜はときにコレステリン肉芽腫と関連する．コレステリン肉芽腫は中耳の換気不全が換気を失ったスペースからの出血を引き起こすことで発症する．多くの患者には長期にわたる滲出性中耳炎の病歴があり，病理学的にはヘモジデリン結晶を含む肉芽腫が証明される．コレステリン肉芽腫と診断された症例に換気チューブを留置すると，耳漏が持続することになる．鼓室と乳突腔に対して適切な換気経路を確立するため，乳突削開と鼓室形成が必要である．
　中耳貯留液を見たら，いつでも中耳疾患以外の多様な疾患が原因となり得ることを思い出さなくてはならない．上咽頭，側頭骨，副咽頭間隙にできる悪性腫瘍，良性腫瘍のいずれもが耳管機能を障害し，中耳への滲出液貯留を引き起こす．したがって，成人の一側性の滲出性中耳炎では，中耳だけでなく上咽頭と中咽頭を注意深く診察し，頸部を触診しなくてはならない．腫瘍の疑いが強い症例では，画像検査と局所麻酔下の生検が必要となる．しかしながら，もし腫瘍が血流に富むように見える場合，特に若年者への外来での生検は禁忌である．この部分で若年性血管線維腫など血管豊富な腫瘍から出血すれば，コントロールが容易ではないことは少なくない．
　もし中耳に水のように無色透明な液の貯留が遷延すれば，病歴を詳細に聞く必要がある．最近の脳神経外科手術，頭部外傷，水様性鼻汁などは，髄液漏や外リンパ瘻の存在を示唆するものである．そのような症例に換気チューブを留置すると，逆行性感染による髄膜炎や化膿性迷路炎を引き起こす危険性がある．

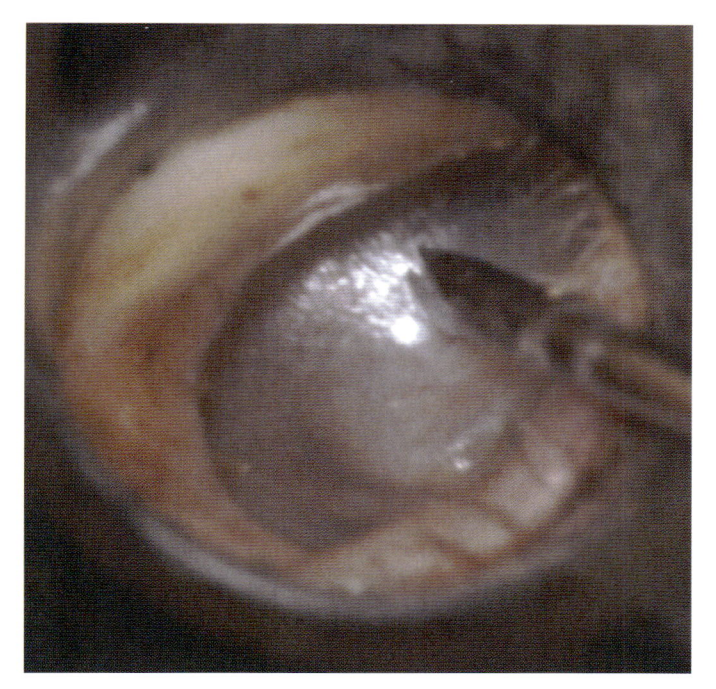

図 6.1　顕微鏡下に前下象限に小さな切開を放射状に加える．

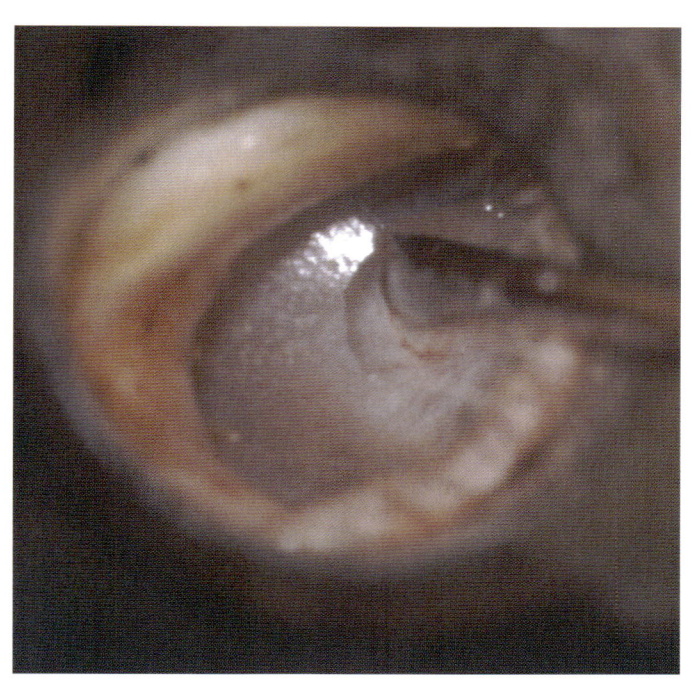

図 6.2　鼓膜切開刀で鼓膜を切開している．中耳に貯留している滲出液が出てくるのが見える．

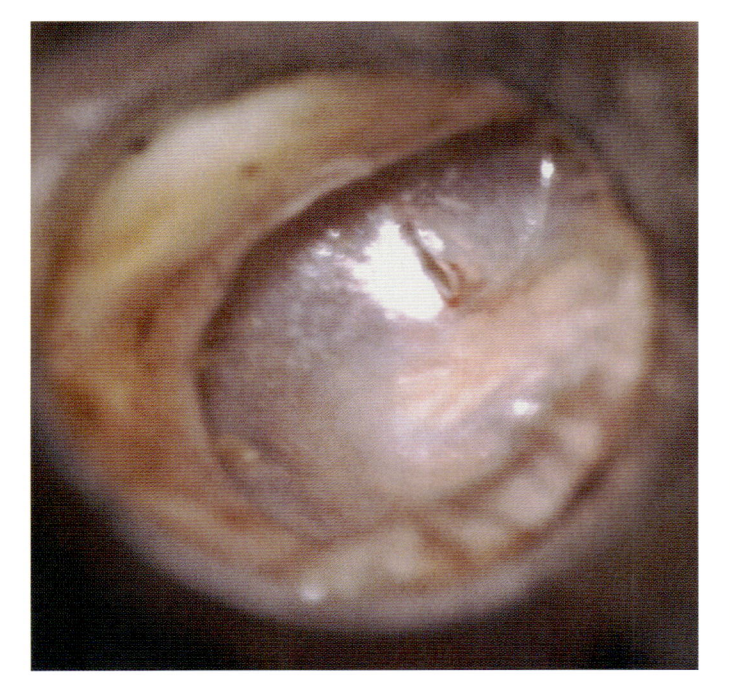

図 6.3　鼓膜切開が完了したところを示す．中耳貯留液は細い吸引管で吸い出されている．

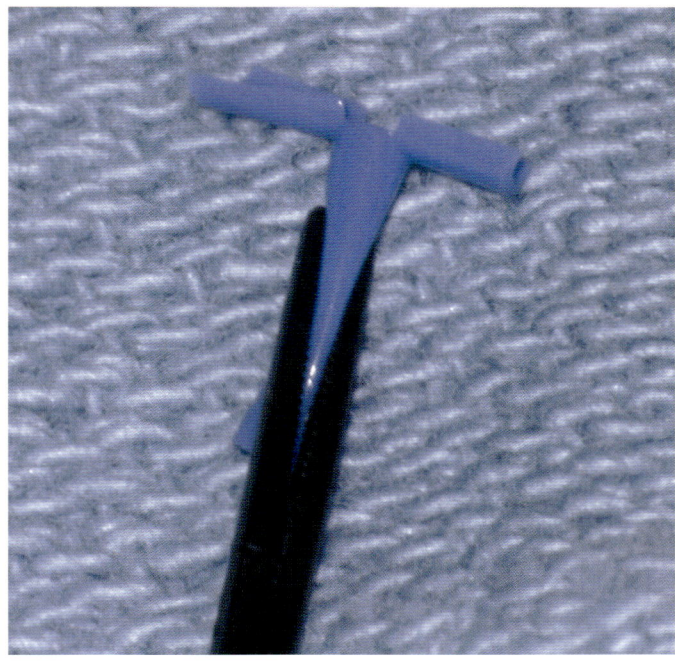

図 6.4　長期の換気が必要な場合，われわれはシリコン製のTチューブを使っている．

図 6.5　チューブのツバを微細鉗子で掴んでいる．

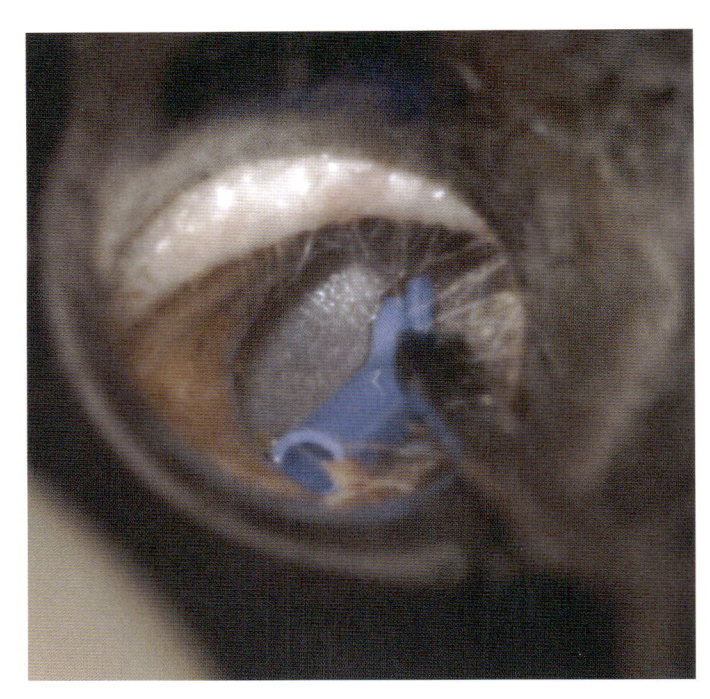

図 6.6　チューブをツバの部分でしっかりと保持し，ツバの先端が鼓膜切開部を通して鼓室内に入るまでは離してはならない．

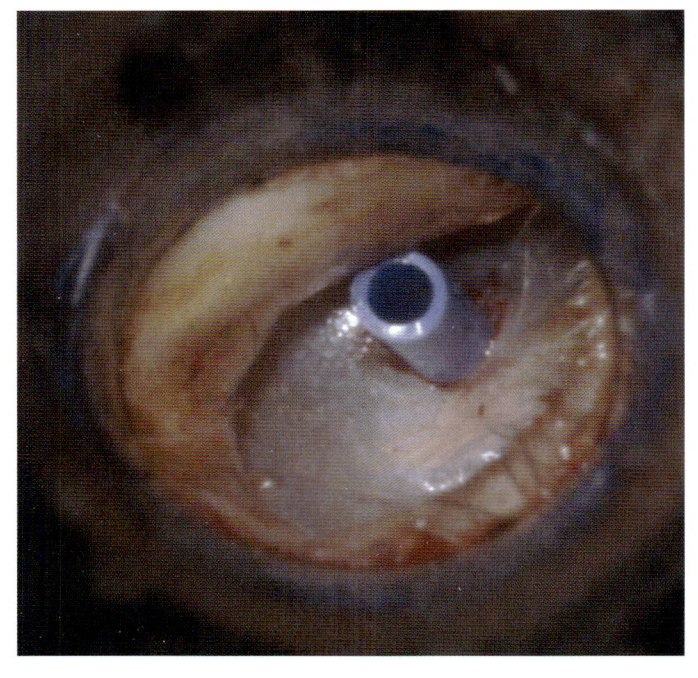

図 6.7　換気チューブが留置されている．

7 一般的な手術手技

　中耳に入ってからの中耳手術は，特定の場面でのみ使われる多様な手技によって成立している．一方，中耳に入る前の手技には共通のものが多い．本章ではそのような一般的手技について記載する．

耳後切開

　われわれは中耳手術では耳後切開を多用している．耳後切開は外耳道，鼓膜，中耳などに対し，ほかのアプローチ法よりも良好な術野を作ることができる．整容的問題は小さい．

十分に広く安全な術野を作るためには，適切な皮膚切開と完全な止血が極めて重要となる．

■ 手術ステップ

1. 皮切は耳後で耳介付着部から5〜10 mm後方に加える（図7.1）．縫合の際に皮膚を正しく合わせられるよう，皮切前に2，3のハッチマークを入れておく．再手術の場合には通常前回の瘢痕部を切開するが，より広く術野を展開する必要がある場合には瘢痕よりも後方に切開を加えることもある．

2. 左手で耳介を前方に翻転しながら右耳では上方から下方へ，左耳では下方から上方に向けて皮膚を切開する（術者が右利きの場合）．切開長は耳介が十分に前方に翻転できるよう，外耳道をおおむね180°にわたってカバーする程度までとするが，外耳道に立てた垂線と皮切上下端が交わる位置まで切るつもりで行うとよい（図7.2）．皮切は皮膚表面に対して垂直に行い，皮下に到達する（図7.3）．皮下の結合組織層（骨膜や筋膜）にはこの段階では切り込まない．

3. 皮切部前縁を皮膚鉤や有鉤攝子で把持する．以降の切開では前方の外耳道方向に向け，乳様突起表面と平行に電気メスを進める．結合組織層を壊さないように注意しなくてはならない．この切開を外耳道後壁の軟骨膜に達する直前まで進める（図7.4，7.5）．

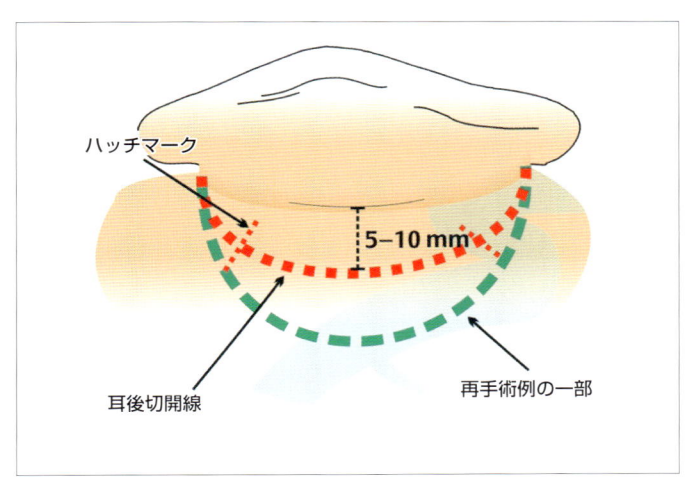

図7.1　耳後切開

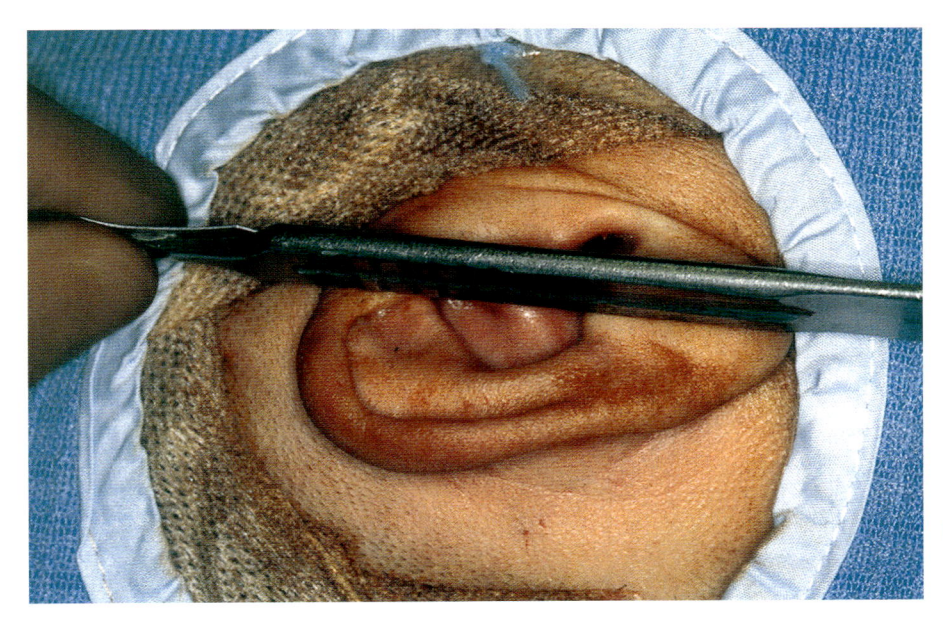

図7.2　耳介を最大限に前方に翻転するためには，耳後切開は外耳道後方180°をカバーするよう計画する．

62　第 7 章　一般的な手術手技

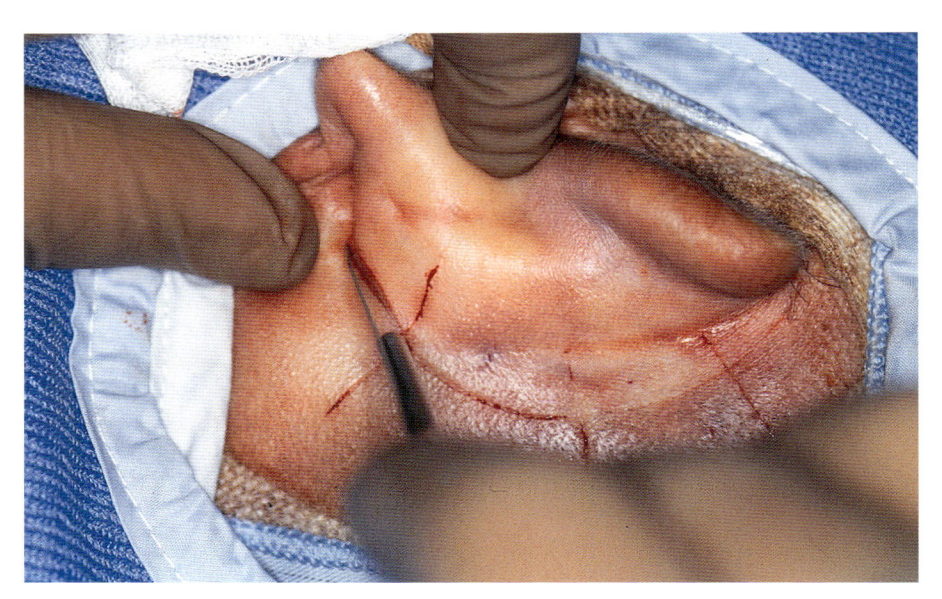

図 7.3　皮膚切開を加える前に 2，3 本のハッチマークを付けておく．切開は耳介付着部から 0.5 cm ほど離し，皮膚に対して垂直で皮下組織内に留まるようにする．

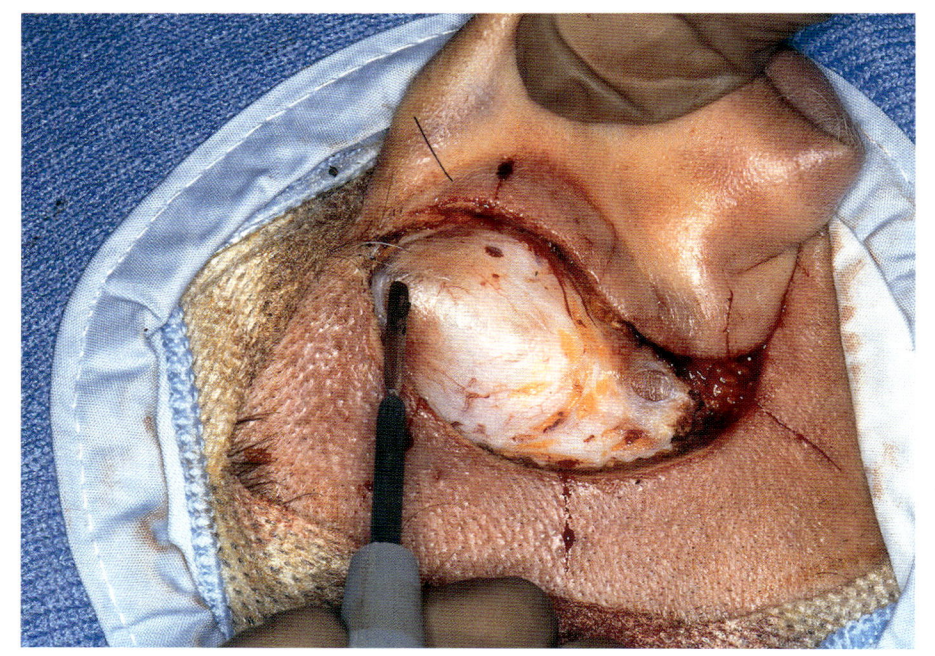

図 7.4　前方に向けて電気メスを使って外耳道方向に切開を進める．皮下の結合組織層は保存する．この切開の前方の限界は外耳道軟骨の軟骨膜である．後の筋膜採取のために側頭筋の範囲も広く露出しておく．筋膜と平行に前方に剝離を進めるために，外耳道の方向に向いた電気メスの方向に注目してほしい．

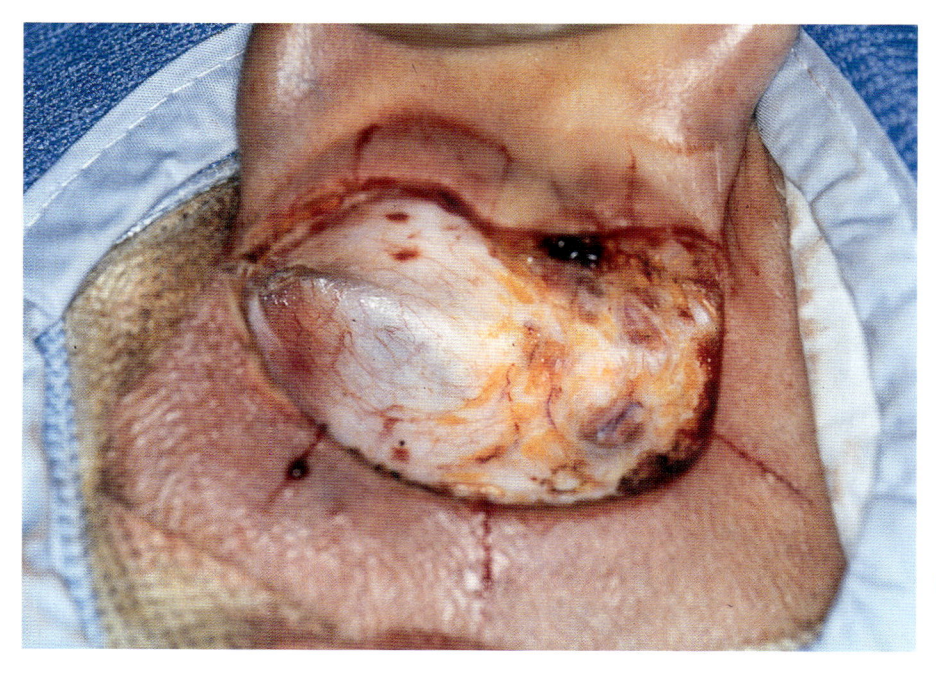

図 7.5　このような耳後切開を加えることによって耳介は完全に前方に翻転できるため，広く視野のよい術野となる．

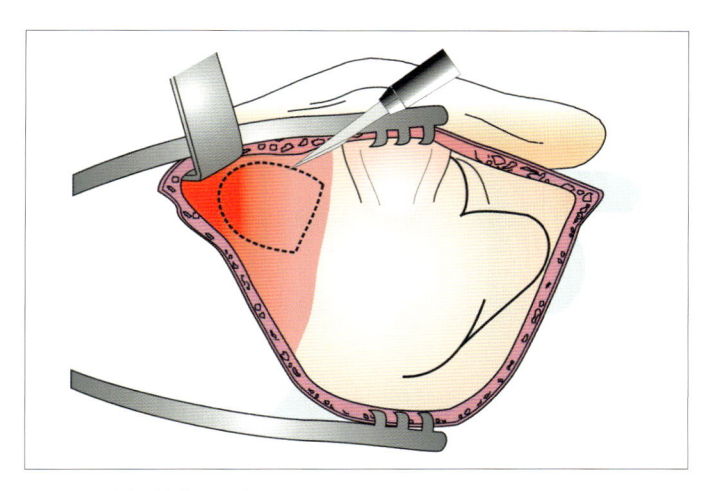

図 7.6　側頭筋膜の露出

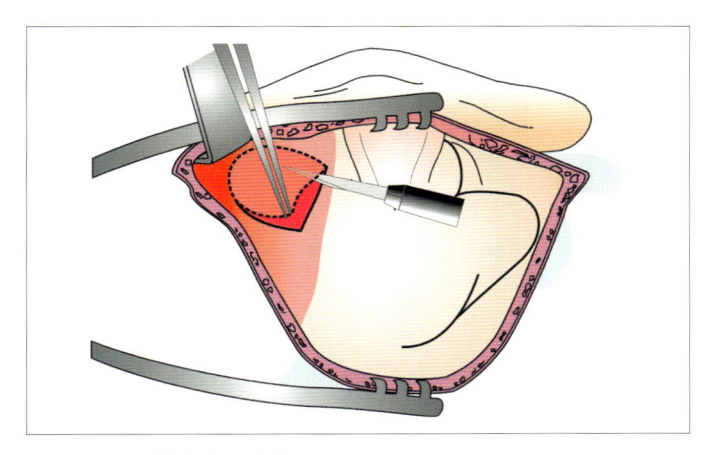

図 7.7　側頭筋膜浅層の採取

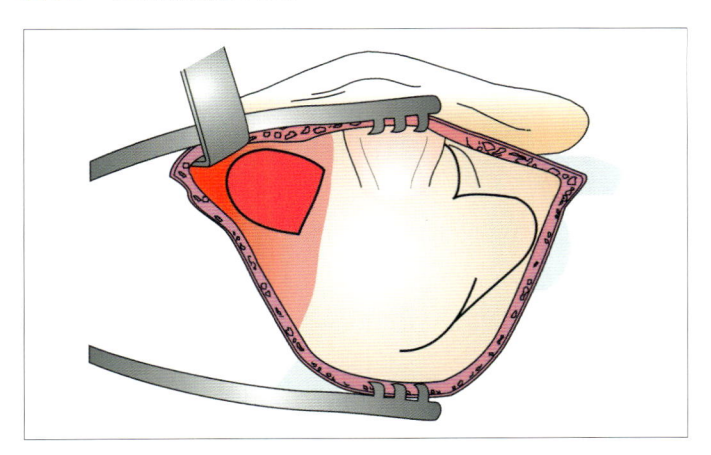

図 7.8　側頭筋膜深層の保存

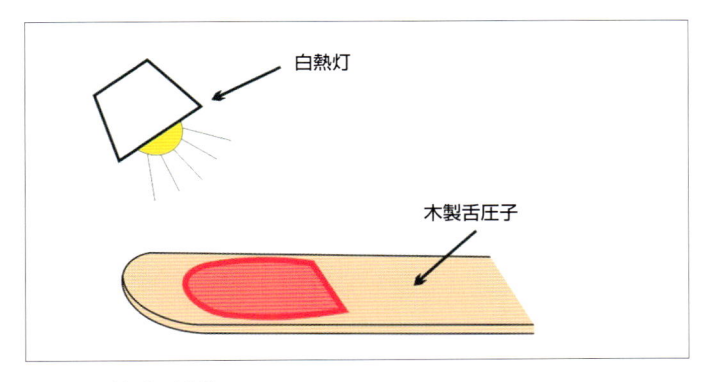

図 7.9　筋膜の準備

移植材料の採取

■ 側頭筋膜（耳後瘢痕組織）

側頭筋膜は耳後切開部から十分な大きさを採取することができ，自家移植片として頻用される．第2期手術や再手術症例で側頭筋膜が使えない場合には，皮切部直下の瘢痕組織を移植片として利用する．

手術ステップ

1. 耳後切開を完了したら，側頭筋膜を覆う皮下組織に小さく浅い切開を加える．ここから示指を挿入し，鈍的に開口部を拡大しつつ側頭筋膜と皮下組織との間の剥離面を広げる．十分に広い範囲で筋膜を露出するとよい．

2. 開創器をかけて筋膜を露出する．さらに広い範囲を露出させるには，直接介助者が切開上縁に筋鈎をかけて牽引するとよい（図7.6）．

3. 側頭筋膜には浅層と深層がある．初回手術ではほとんどの症例で浅層のみを採取し，深層は再手術の場合に使えるよう触らないでおく．メスを使ってできるだけ大きく浅層を切り出すが，もし浅層が薄すぎる場合には，厚くしっかりした移植片とするために深層とともに採取することもある．そのような場合には切開線をやや下方に置き，筋膜と筋肉を丁寧に剥離してから筋膜だけを剪刀かメスで切り出す．筋肉を損傷すると出血に悩まされることになる（図7.7，7.8）．

4. 筋膜はゼルフォーム®とともに筋膜鉗子でしばらく圧迫しておくが，その間に耳後切開部の軟組織の止血を行う．

5. その後，筋膜を幅2cmの木製の舌圧子の上に接着させ，ゼルフォームを筋膜から丁寧に剥がす．

6. 筋膜は表面を鈍な器械で擦ることで形を変えることもできる．通常は指の爪の大きさから適切な筋膜のサイズを知ることができる．木製舌圧子は，どのような再建であってもそれに必要とされる筋膜をデザインするのに十分な幅をもっている．

7. 筋膜はデザインや敷きこみを容易にするために，舌圧子の上で使用するまで乾かしておく．手術室用副照明や白熱電球などの明かりを当てておくと乾燥が早まる（図7.9）．

8. 前回の手術のために側頭筋膜が使えない場合には，側頭筋の上の瘢痕組織に2〜3mLの局所麻酔液を注射し，これを採取して移植片として用いることができる．側頭筋上に瘢痕組織がなく筋肉がほとんど露出するような状態の場合には，それよりも下方の乳様突起表面から同様の手順で瘢痕組織の採取が可能である．これらの組織も筋膜と同じように下準備をしておく．

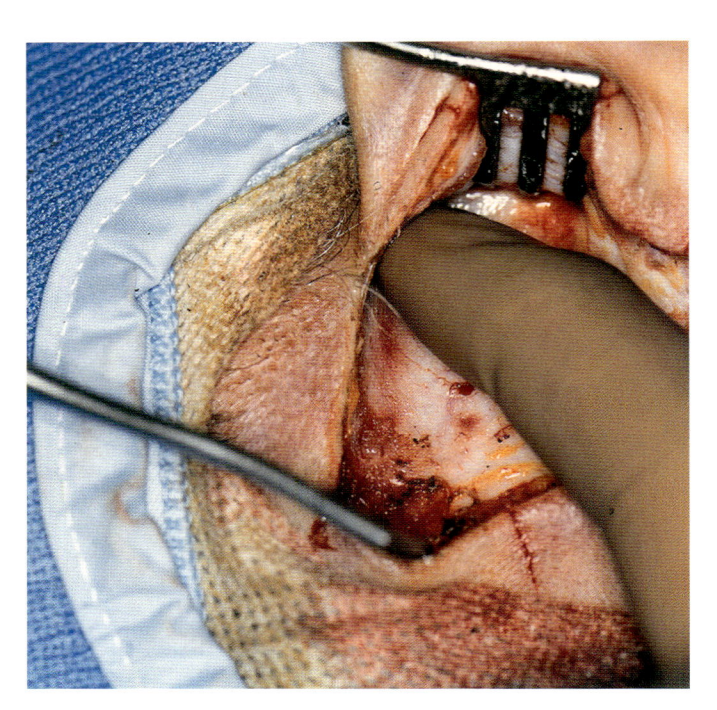

図 7.10　側頭筋の一部は耳後切開創内上方に位置している．側頭筋膜浅層に沿って耳後切開を前方に進める．皮下組織を小さく切開して示指を通し，皮下組織を側頭筋膜から分けている．

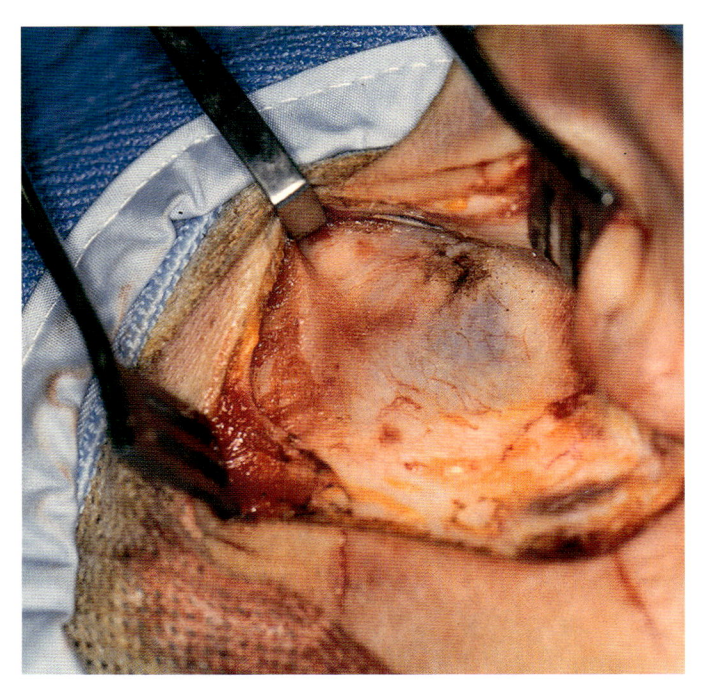

図 7.11　開創器に加えて上方から小さな筋鉤で皮膚を牽引し，側頭筋膜を広く露出する．

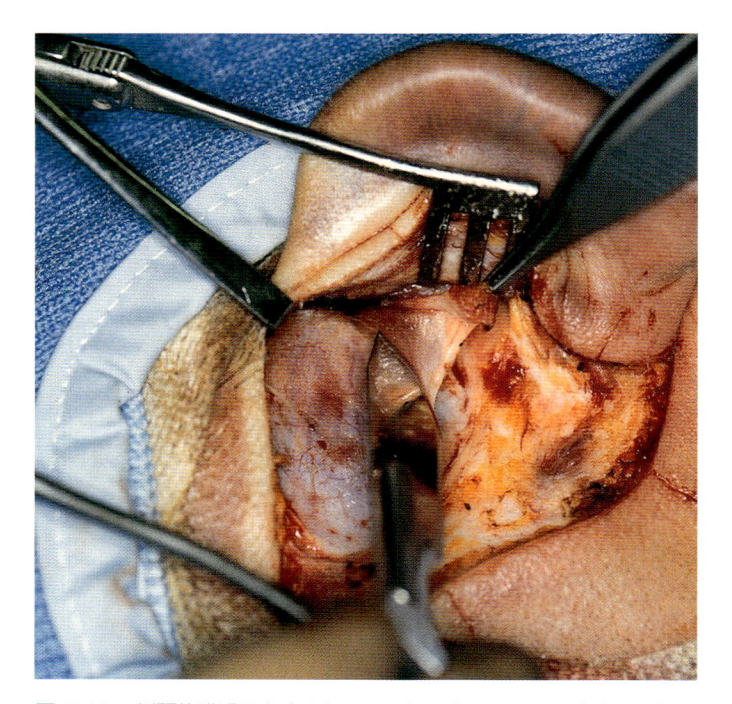

図 7.12　側頭筋膜浅層を大きなメスで切り出している．上方に見える深層は初回手術では保存する．出血のない術野を作るには，耳後切開のすべての操作で注意深く止血しておくことが極めて重要である．

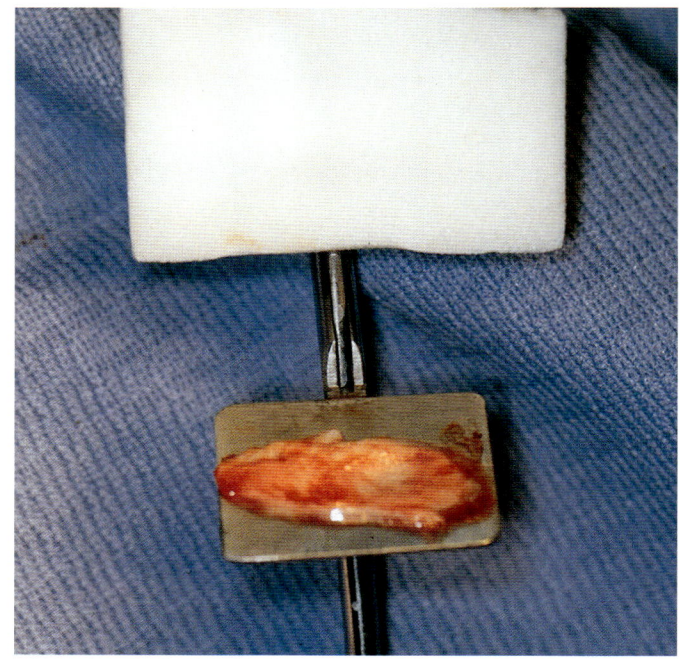

図 7.13　採取された筋膜を筋膜鉗子の上に伸ばす．鉗子の反対側にはゼルフォームを乗せている．

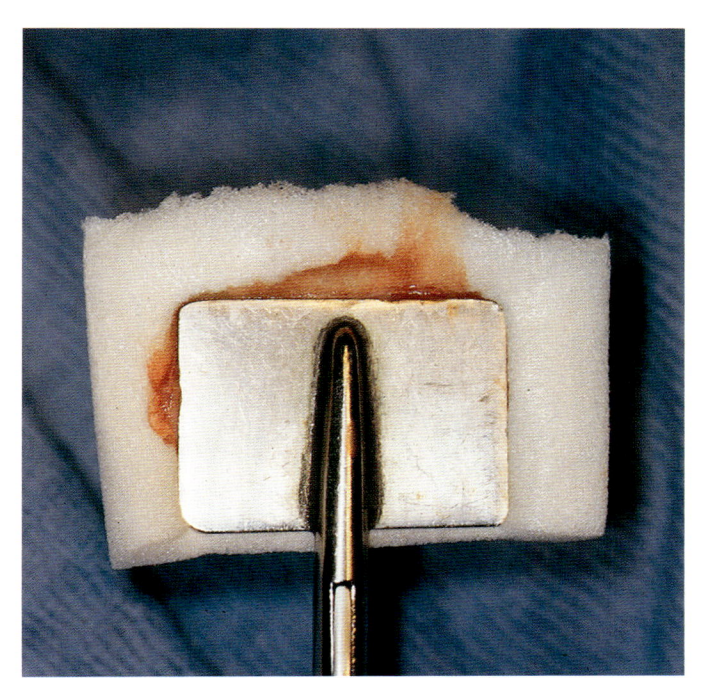

図 7.14　筋膜はゼルフォームとともに数分間圧迫しておく．

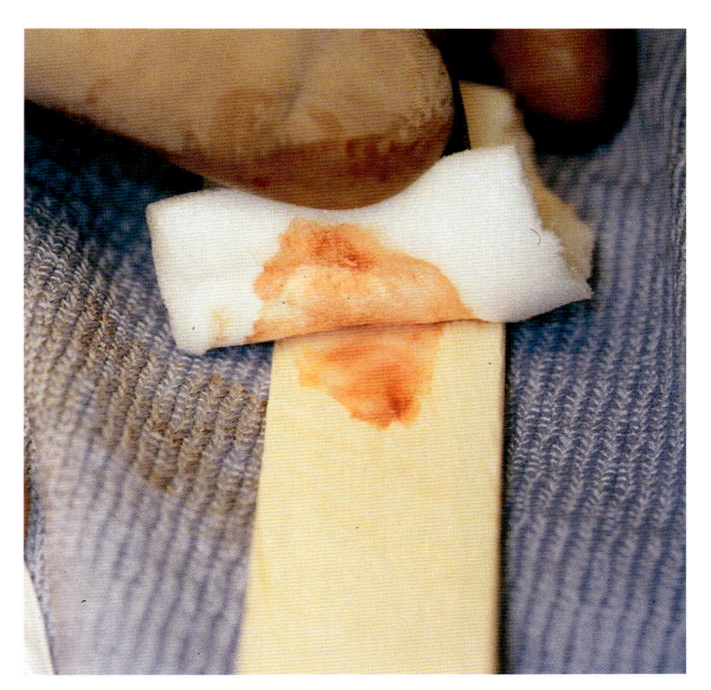

図 7.15　筋膜はゼルフォームから剥がし，木製舌圧子の上に伸ばしておく．

■ 耳珠軟骨と軟骨膜

　耳珠軟骨とこれに付着する軟骨膜は，経外耳道的なアプローチを行う症例で再建材料として使用し，耳後切開の場合でもアテレクターシスの症例で使うことができる．

　耳珠後面の先端部に近い位置を小さく切開し，軟骨後面を露出する（図 7.17 a）．このように切開すると整容的な問題はほとんど生じない．剪刀を使って軟骨後面の皮下組織を剝離し，剝離を耳珠先端部に進め，ここからさらに前面を剝離する．再建に十分な大きさで軟骨が露出されたら，剪刀を使って軟骨膜とともに軟骨を切り取る（図 7.17 b）．軟骨膜は手術用顕微鏡下に微細剝離子を用いて丁寧に剝がす（図 7.18）．

　鼓膜の補強が必要な場合は軟骨の片面に軟骨膜を残し，軟骨を穿孔に合うサイズに切り出す．軟骨を内側に付け，剝がした軟骨膜を外耳道上に乗せる形で軟骨膜をアンダーレイにする．このようにすることで，軟骨膜は内側から軟骨によって補強され，術後の鼓膜陥凹を防ぐことができる可能性がある．

　通常は外耳道のパッキングにより皮膚が所定の位置に戻るため，耳珠後面の傷は縫合の必要はない．しかし症例によっては 1〜2 針縫う場合もある．使用しなかった軟骨は創部に戻してもよい（図 7.19）．

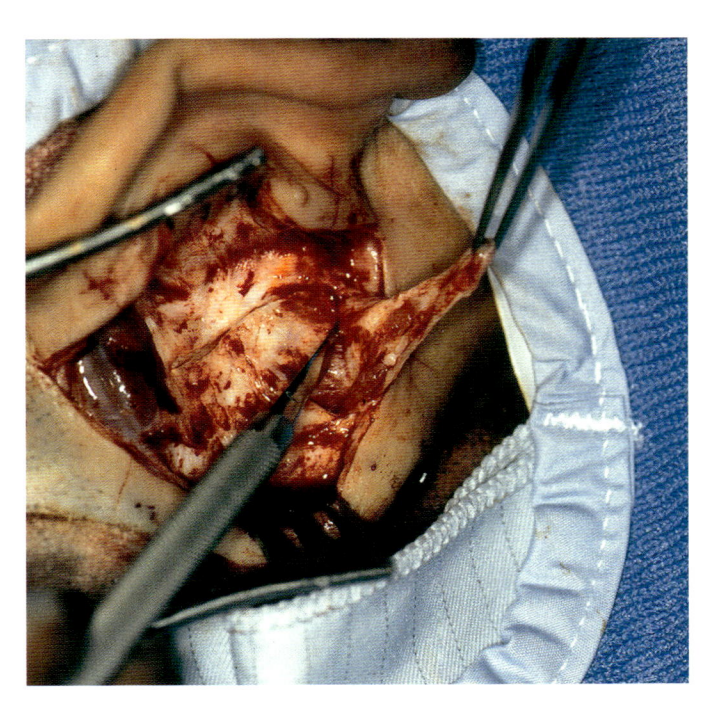

図 7.16　耳後瘢痕組織の準備．再手術例の耳後切開部である．皮下の瘢痕組織を露出してメスで切り出している．その後，瘢痕組織は筋膜と同様の方法で下準備を行う．

66　第 7 章　一般的な手術手技

図 7.17
a　耳珠後面で先端部に近い場所を切開する．
b　耳珠軟骨を軟骨膜とともに採取する．

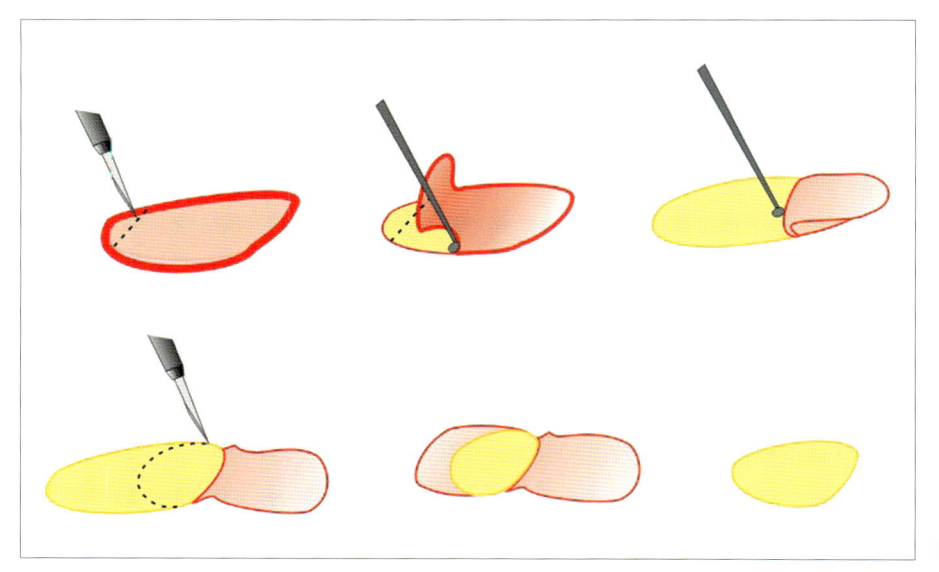

図 7.18　耳珠軟骨からの軟骨膜の剥離操作

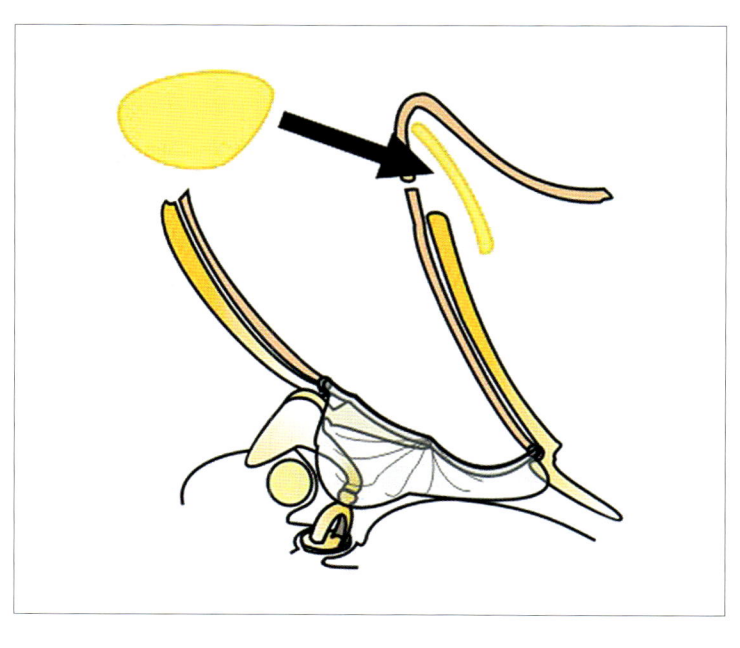

図 7.19　症例によっては耳珠軟骨を創部に戻す場合もある．

移植材料の採取 67

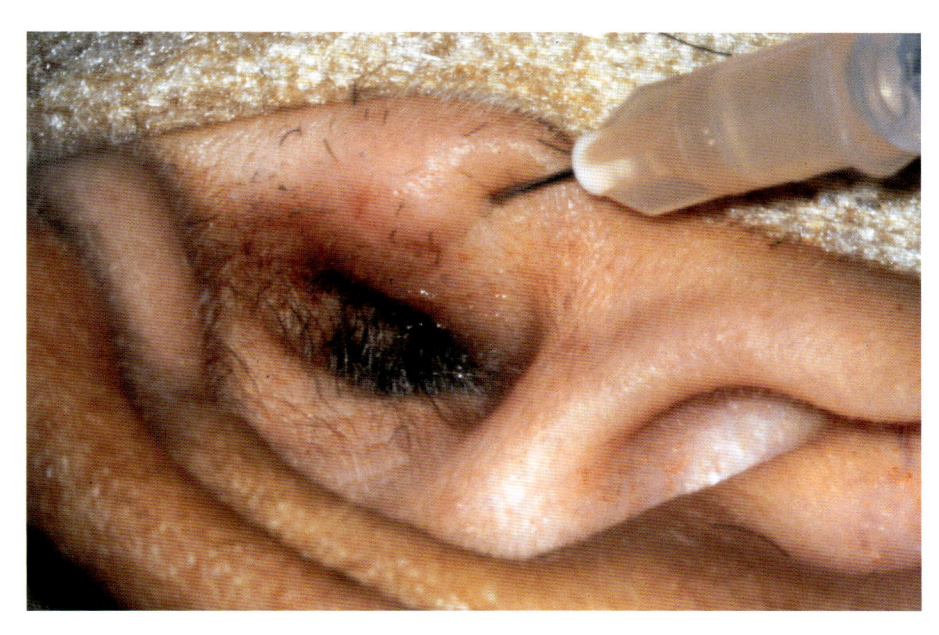

図 7.20 軟骨採取の前に耳珠を麻酔しておく．

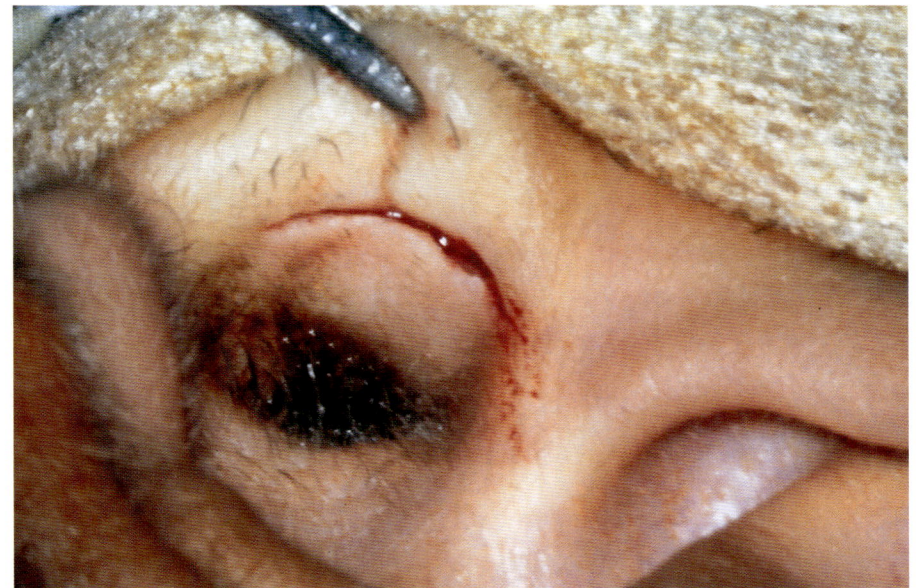

図 7.21 耳珠後面で先端部近くに小さく直線状に切開を加える．

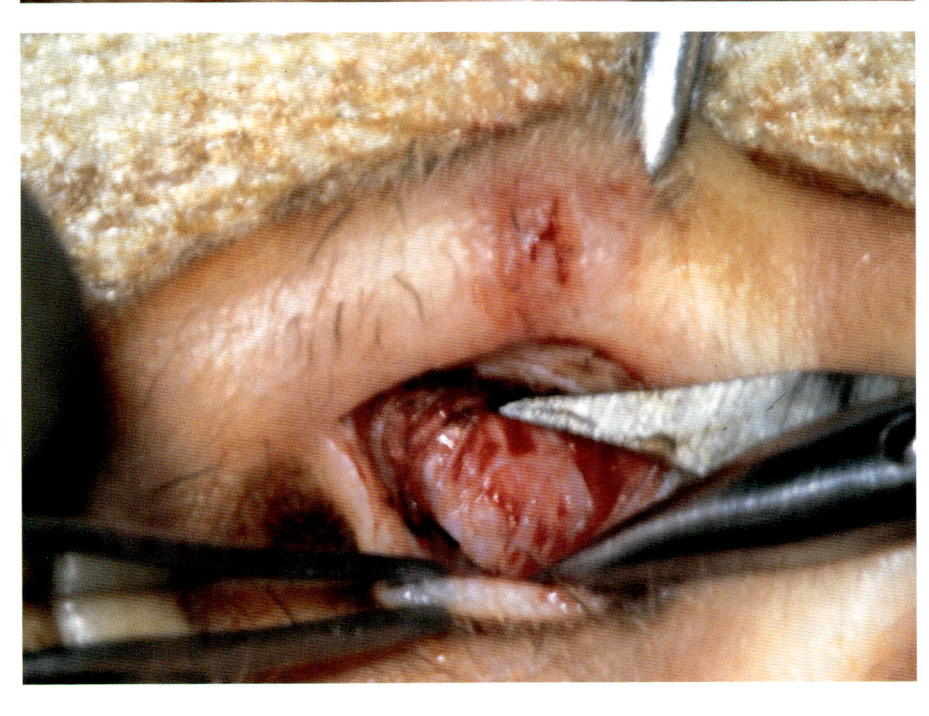

図 7.22 皮下組織を剥離し，再建に必要なサイズの軟骨を露出する．

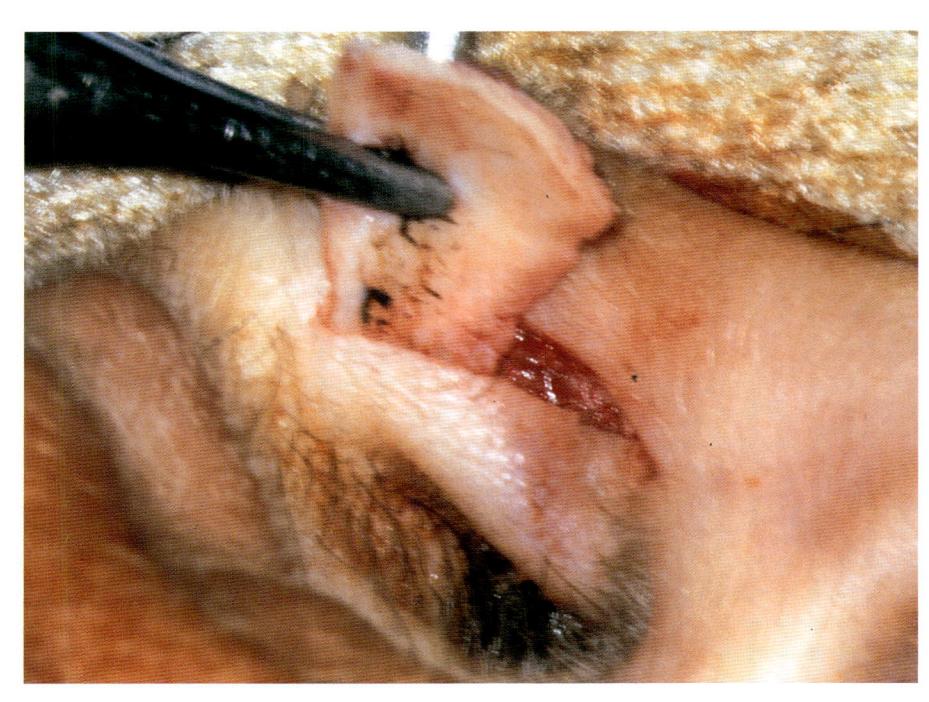

図 7.23 軟骨が採取されたところを示す.

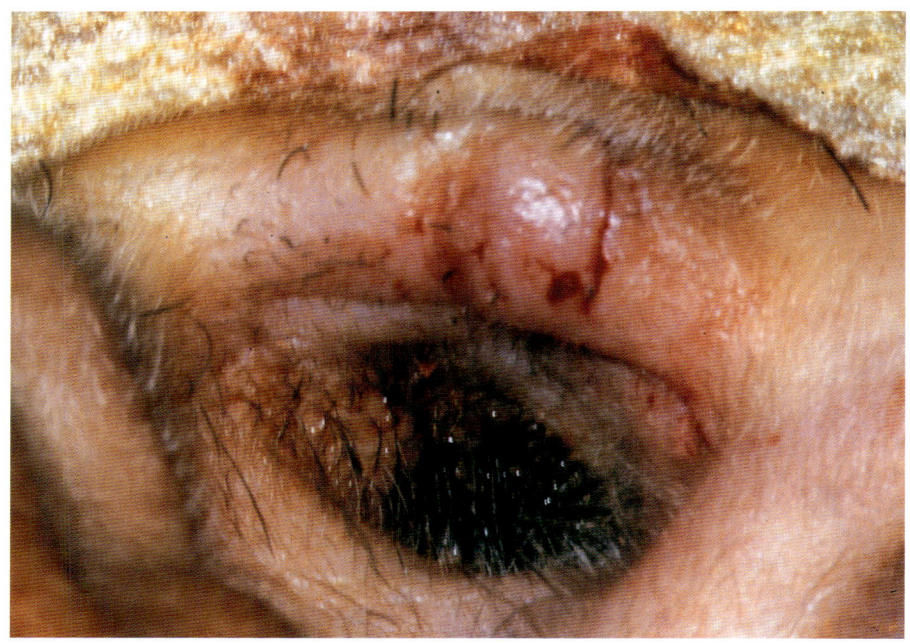

図 7.24 縫合は必要ない. 手術の最後に皮膚を合わせ, ゼルフォームで外耳道をパッキングすれば十分である.

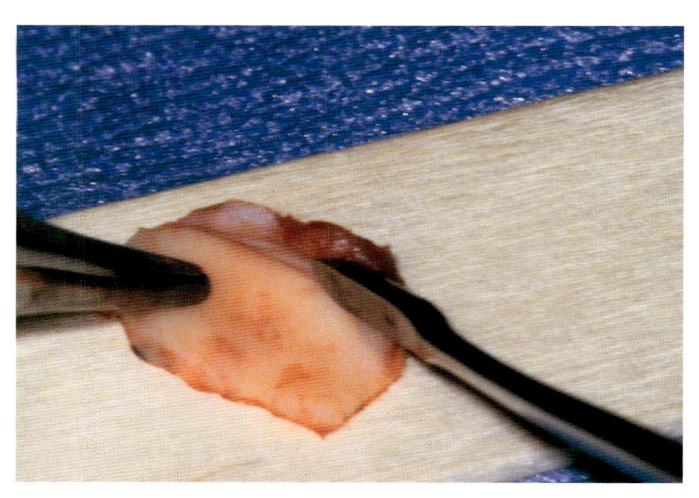

図 7.25 木製舌圧子に軟骨を乗せ, 軟骨膜を Lempert 骨膜剥離子で軟骨から剥離する.

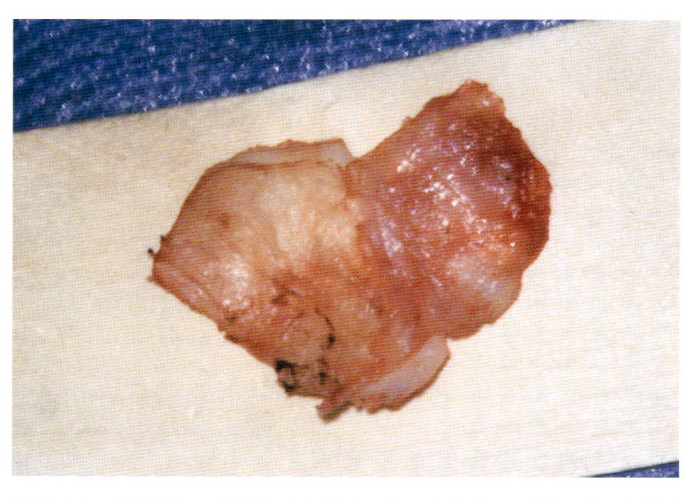

図 7.26 軟骨膜を一側面から剥がす. 軟骨先端部では軟骨膜の連続性が保たれている.

移植材料の採取　69

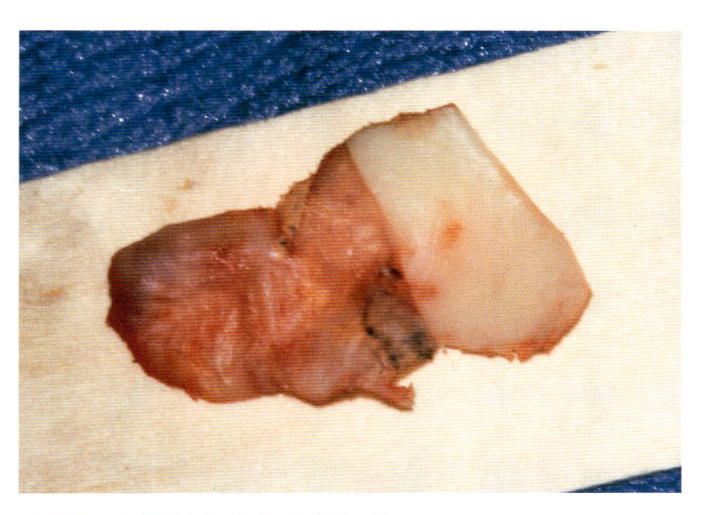

図7.27　軟骨膜を反対面から剥離する．

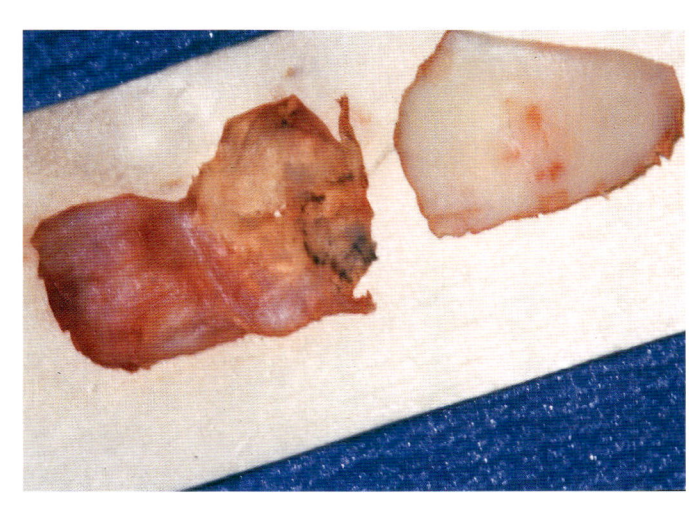

図7.28　軟骨と大きな軟骨膜片が作製されている．

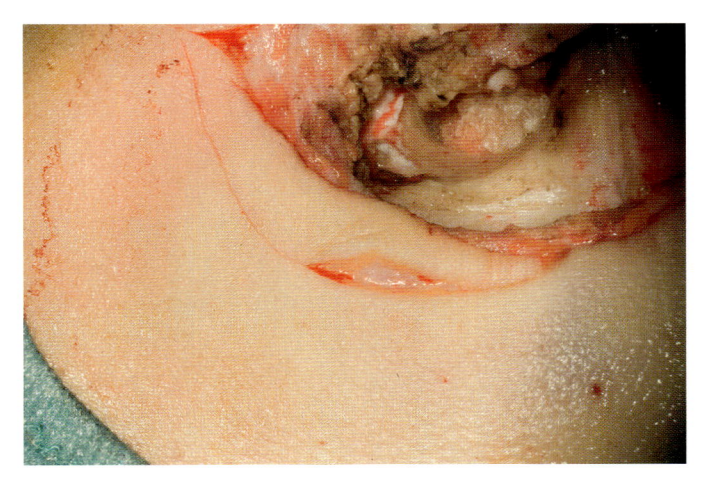

図7.29　耳後切開の後縁に採皮部位をデザインし，大きなメス刃で薄く皮膚をそぎ取る．

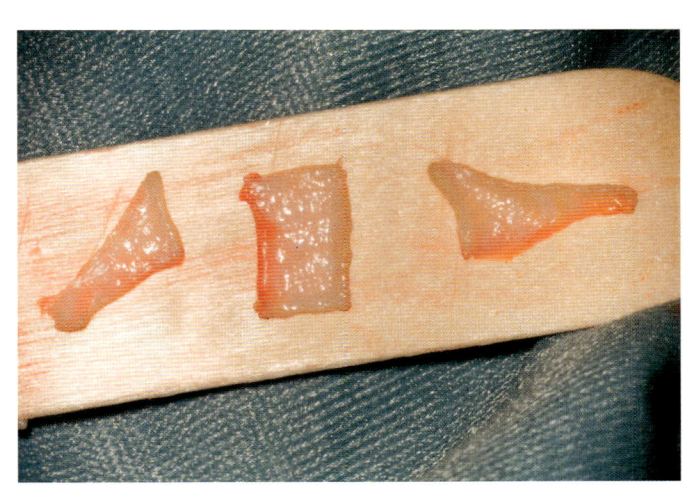

図7.30　表皮側を木製舌圧子に向けて採皮した皮膚を並べる．

■ 分層植皮片の採取

　植皮が必要となった場合には，われわれは新たに傷を作らず，採皮は皮膚切開辺縁部から行うことが多い．そのため，通常は耳後切開辺縁部に沿った採皮となる（図7.29）．

　メスの刃を新しいものに変え，約5mmの幅で切開後縁部からテープ状に皮膚を採取する．皮膚の表裏はすぐにわかりにくくなるため，直ちに木製舌圧子に乗せる（図7.30）．誤って採皮した皮膚を裏返して植皮すると，術後に医原性真珠腫の原因となるので注意が必要である．皮膚は新しいメス刃でできるだけ薄くする（図7.31）．

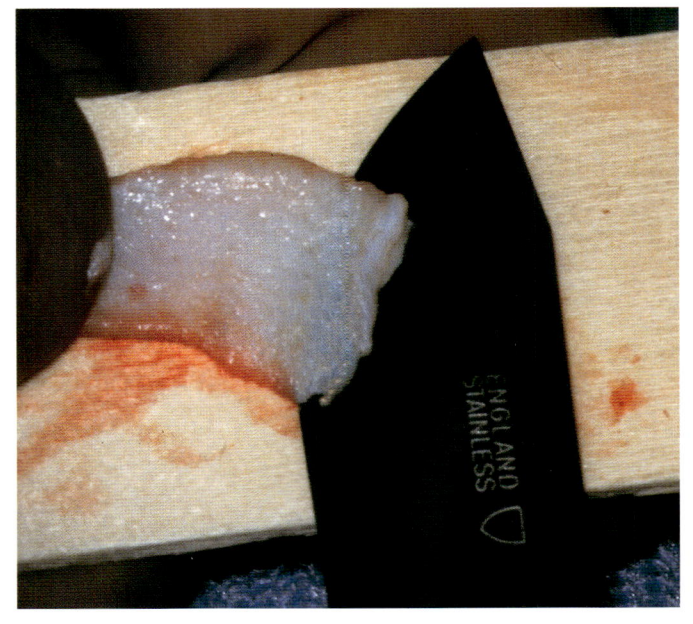

図7.31　大きく鋭利な刃で舌圧子の上で皮膚をさらに薄くしている．

外耳道切開

耳後からアプローチするほとんどの症例で，側頭筋膜採取の後に外耳道皮膚を切開して外耳道を開く．外耳道皮膚に適切な切開を加えることで以後の操作が容易になる．

■ 外耳道後壁皮膚切開のルール

A．鼓膜形成と後壁保存術式

後壁皮膚切開は鼓膜近くで行う．そうすることで鼓室内の視野が鼓膜-皮膚弁で邪魔されず，外側を茎とする長い外耳道皮弁（vascular strip）ができる．

B．外耳道後壁削除術式と耳小骨形成

後壁切開は鼓膜から十分に離して行う．そうすることで後壁を削除した場合には創腔は内側に茎をもつ皮弁によって覆われ，耳小骨形成では鼓膜-皮膚弁による鼓室の閉鎖が確実となる．

■ 手術ステップ

肉眼での操作

1. 耳後切開の中央に開創器をかけ，耳後の筋骨膜層を広く露出する．
2. 筋骨膜層を外耳道上端部付近から後方に向けて切開する．この切開と交わるように2つ目の切開を外耳道下端部から加え，前方を茎とする三角形の筋骨膜弁を作る（図 7.32）．乳突削開を行う場合には，このフラップは乳様突起を露出するのに十分な大きさでなくてはならない（図 7.33）．
3. 三角形の筋骨膜弁を前方に向けて骨面から剥離して外耳道に到る．耳介を保持していた開創器をはずし，フラップと耳介を一緒に保持するようにかけ直す（図 7.34）．
4. Lempert骨膜剥離子を使って，筋骨膜弁とともに外耳道後壁皮膚を内側に向けて軽く剥離する．その後，骨膜剥離子で外耳道皮膚の剥離を上下方向に進める．このとき，剥離子の先端は常に骨面に向かっていなくてはならない．乳突削開をする場合には2つ目の開創器で上下方向にも筋骨膜弁を圧排し，乳様突起表面を十分に露出する（図 7.35）．

顕微鏡下の操作

5. 外耳道皮膚は前上部で鼓室鱗裂と，後下部で鼓室乳突裂と強く結合している．皮膚を破らないためにはBeaverブレードや電気メスによる鋭的切離が必要となることもある．
6. 外耳道皮膚を鼓膜に向かって剥離する．この過程では外耳道皮膚全体を均等に剥離することが大切である．皮膚と外耳道骨壁との間に小さな手術用綿片を置いて皮膚を保護しながら鈍的に剥離するとよい．皮膚を損傷しないよう直接吸引することは避ける．
7. Beaverブレードで外耳道後壁皮膚を12時から6時まで輪状に（鼓膜と平行に）切開する（図 7.36，図中1の線）．理想的な外耳道皮膚切開の高さは病変の状態と術式によって異なる．切開を行う前に適切な位置を考慮する必要がある（前述「外耳道後壁皮膚切開のルール」を参照）．
8. 後壁保存術式で鼓膜形成が必要となる場合には，後壁の輪状切開は鼓膜近く，あるいは病変の近くに加える．そうすることで視野の妨げとならず，肉芽性鼓膜炎や皮膚炎などの病変を除去した後にも外側の有茎皮弁で外耳道骨壁を広く覆うことが可能となる．
9. 第2期手術などで鼓膜が正常で再建を要さない場合，輪状切開をより外側に加えれば鼓膜-外耳道皮膚弁を単純に戻すだけで鼓室を容易に閉じることができる．第2期手術での鼓膜-外耳道皮膚弁は初回手術と比較して収縮しやすい．
10. 後壁を削除する場合に輪状切開の位置をさらに外側に置くと，外耳道皮膚で創腔を広く覆うことができる．外耳道外骨腫の場合には切開は外骨腫直近の外側に加える．
11. 後壁の輪状切開上下端を外側に延長する縦切開を加え，外側に茎をもった後壁皮弁を作製する（図 7.36，図中2，3の線）．耳介とともに外耳道皮弁が圧排されるように開創器をかけ直すが，開創器を完全に開ききる前に上下の縦切開の外側端を前方に延長する小切開を入れる（図 7.37，図中4の線）．これら2つの切開を加えることで，前壁や鼓膜が無理に牽引されることなく外耳道を十分開くことができる．その後に開創器をいっぱいに開き，外耳道を展開する．
12. 外耳道前壁の皮膚は，鼓膜輪前方が明視下におけるのであればそのまま残す．外耳道前壁の突出のために鼓膜輪前方が見えないときは外耳道削開の適応となる．Beaverブレードを用いて前壁の小切開を延長してつなげるが，前壁外側端の皮下は厚く，骨膜まで切れるように強く刃を当てる必要がある．

外耳道切開 71

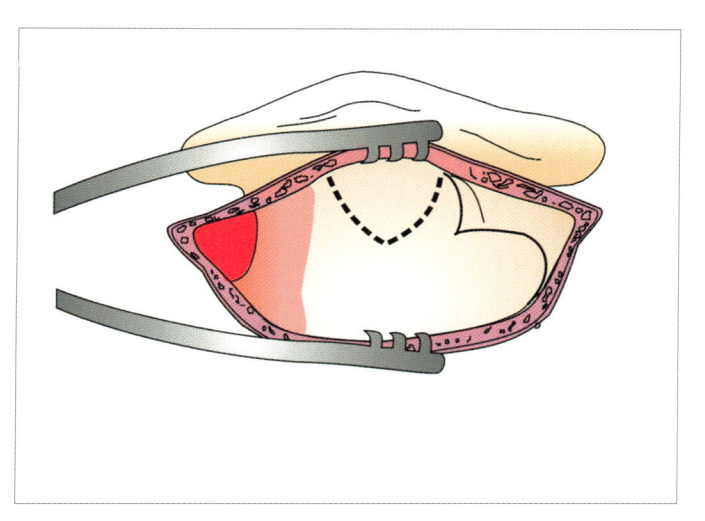

図 7.32 乳突削開をしない場合のフラップ作製

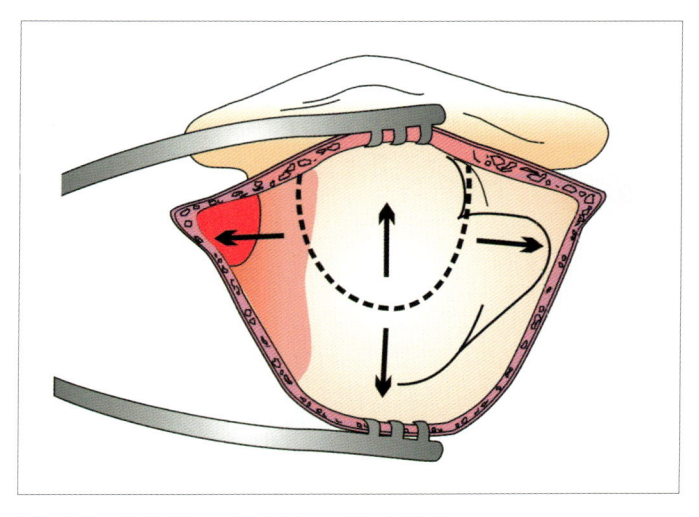

図 7.33 乳突削開をする場合のフラップ作製

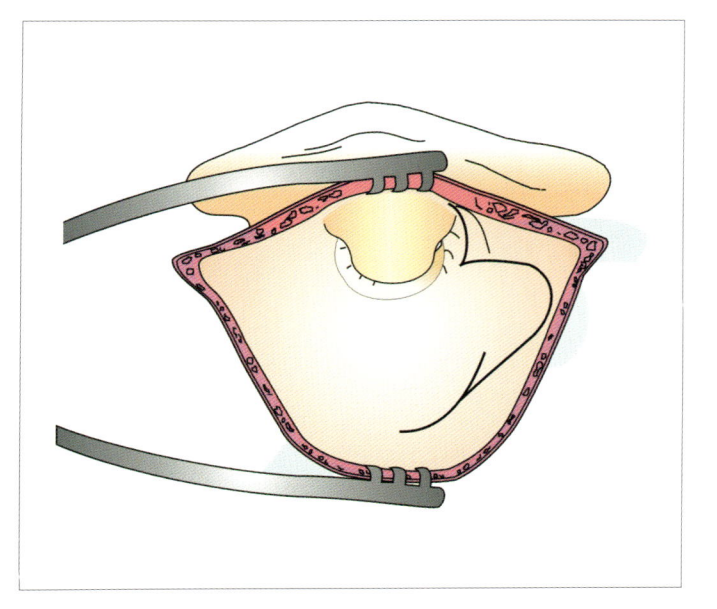

図 7.34 筋骨膜層を前方に剝がして外耳道に到る．

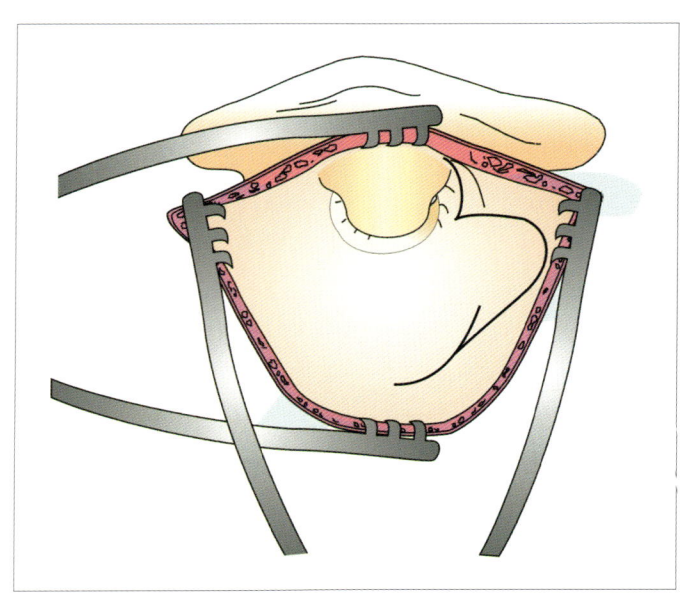

図 7.35 乳突削開では 2 つ目の開創器をかける．

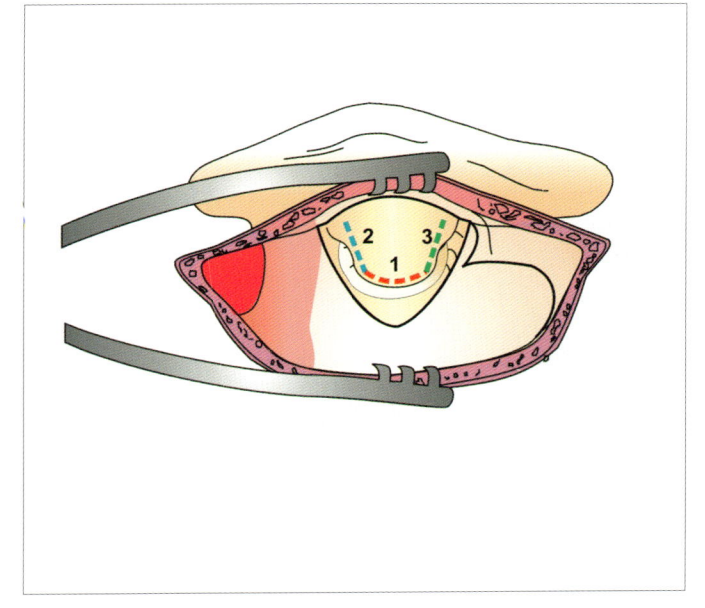

図 7.36 外耳道皮膚切開

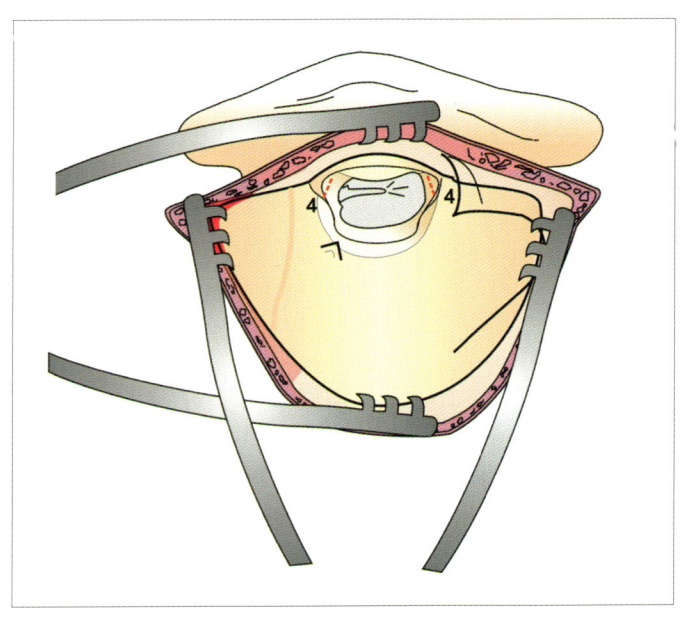

図 7.37 外耳道皮膚縦切開外側部を前方に延長する．

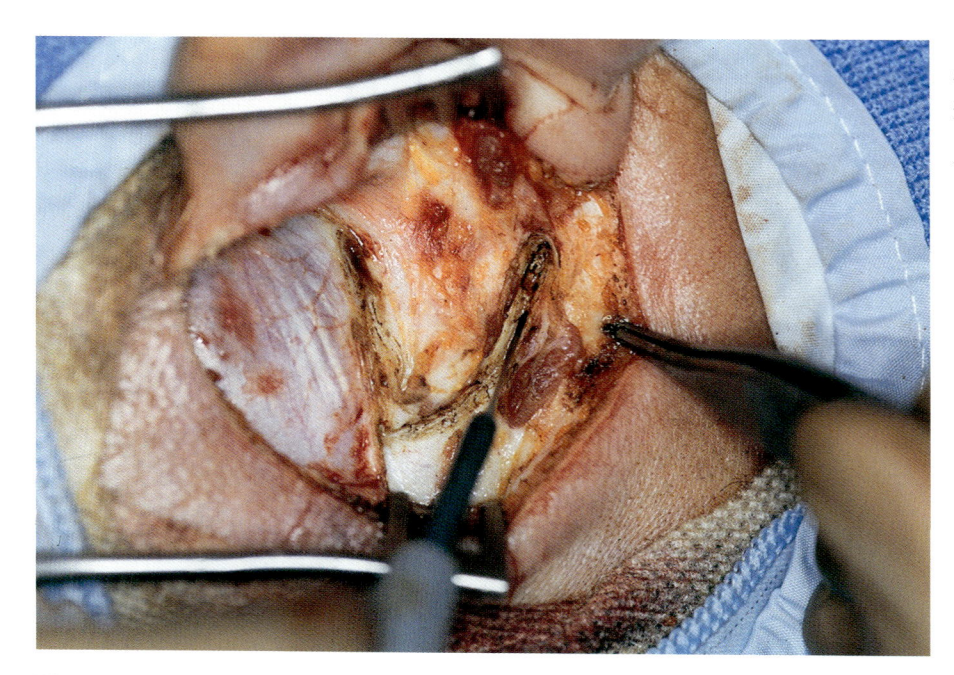

図 7.38　右耳の展開を示す．開創器を耳後切開部にかけ，電気メスで筋骨膜層を切開する．外耳道後方に側頭線に沿う上方の切開と外耳道下縁から後上方に伸びる切開の2つを加えることで，前方に茎をもつ軟組織弁ができる．

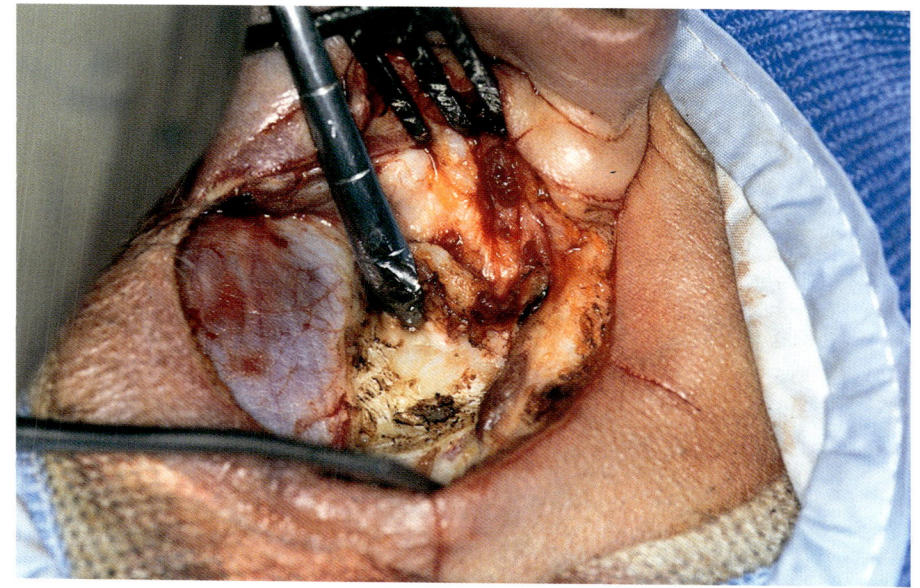

図 7.39　骨膜剝離子を用いて軟組織弁を前方に剝離する．

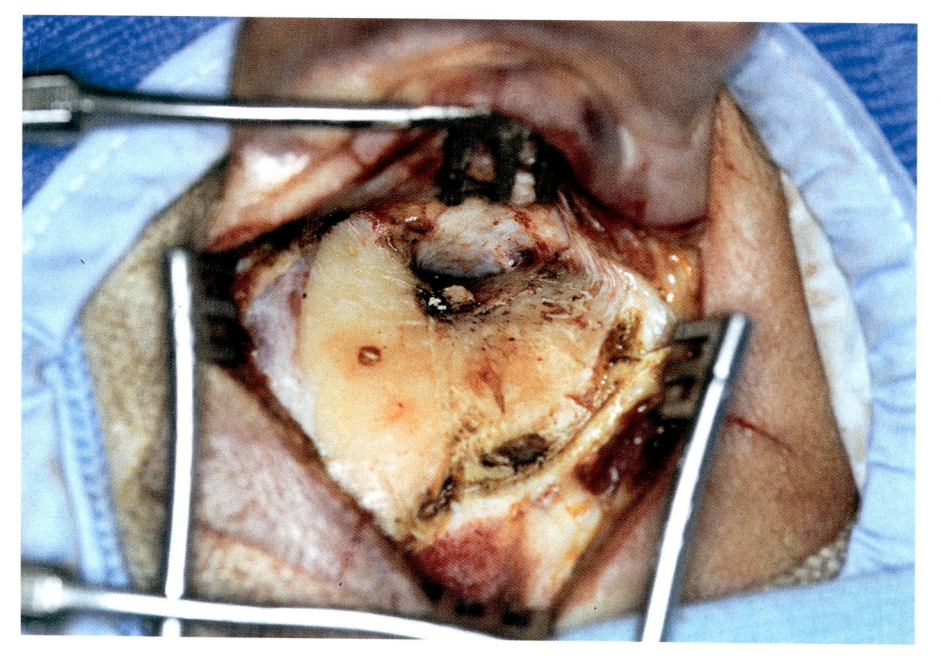

図 7.40　筋骨膜層が骨から剝離されている．乳突削開を行う場合には別の開創器をかけて乳様突起を十分に露出する．

外耳道切開　73

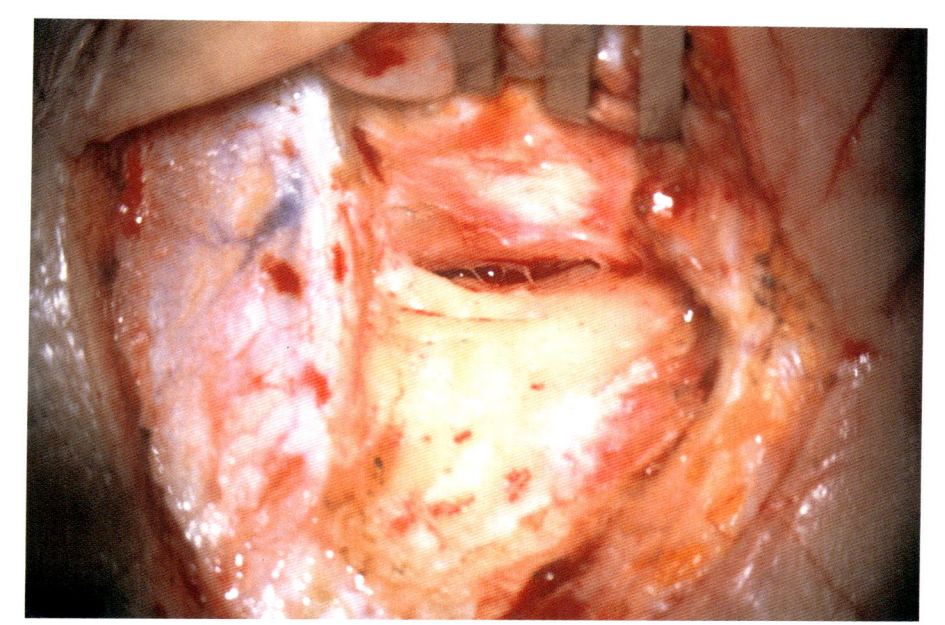

■ 症例 7.1 （右耳）

図 7.1-1　Beaver ブレードを使って鼓膜近くの後壁皮膚に輪状切開を加える．

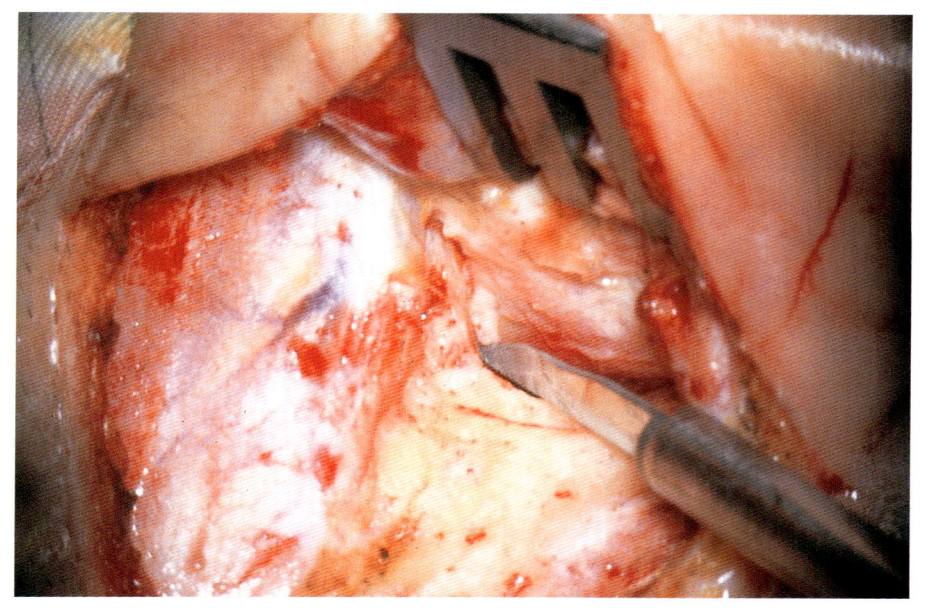

図 7.1-2　輪状切開の上端部より，内側から外側に向け縦切開を加える．

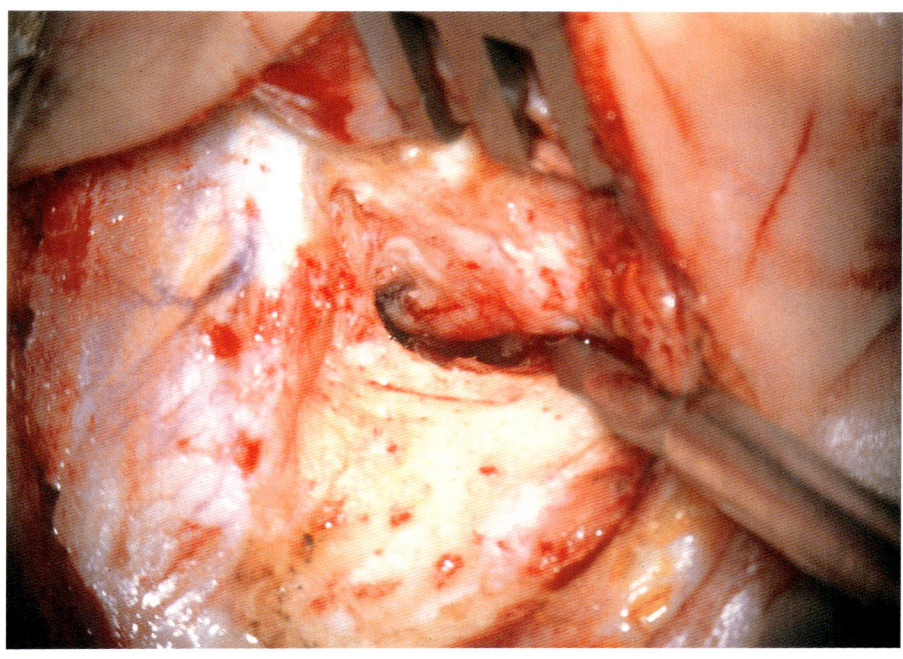

図 7.1-3　同様にして下壁にも縦切開を加える．

74　第 7 章　一般的な手術手技

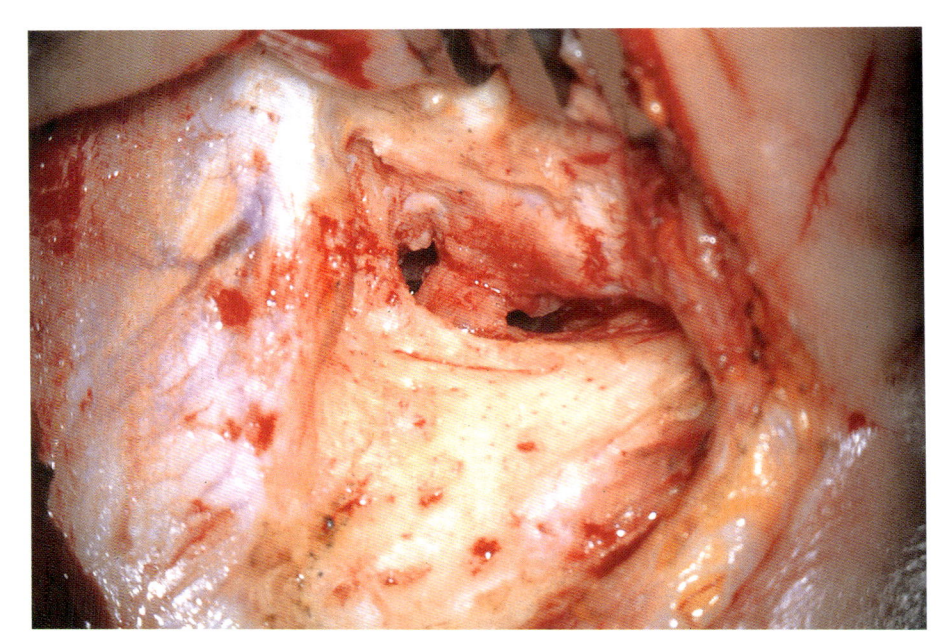

図 7.1-4　この操作によって外側に茎をもった外耳道後壁の皮弁ができ，後方から外耳道を開くことができるようになる．

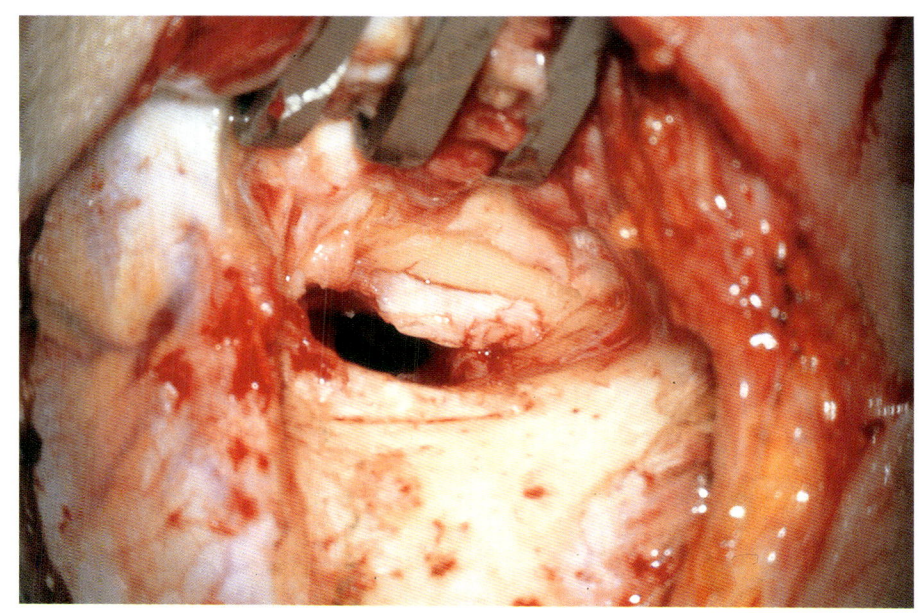

図 7.1-5　開創器を使って後壁皮弁を耳介とともに前方に牽引する．この外耳道は狭く，前壁が突出するため鼓膜を十分に観察することができない．外耳道削開に備え，前壁皮膚を外側で切開し，内側に向けて剥がし始めている．

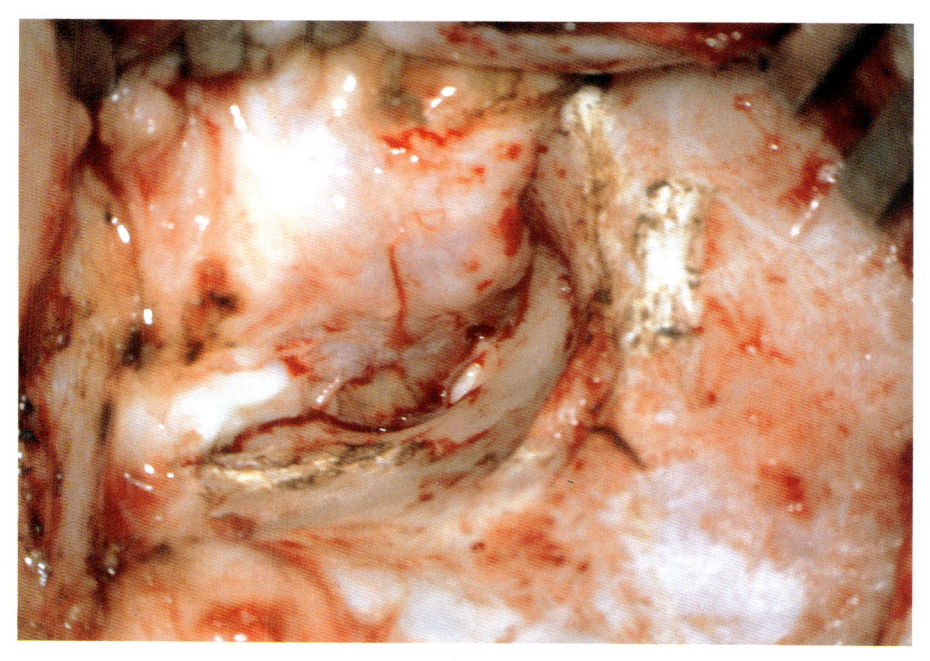

■ 症例 7.2 （左耳）

図 7.2-1　真珠腫症例の場合は骨破壊部の近くで輪状切開を加えることが多い．耳後切開上方から筋膜を採取したのち，外耳道皮膚を鼓膜に向かって剥離する．

外耳道切開　75

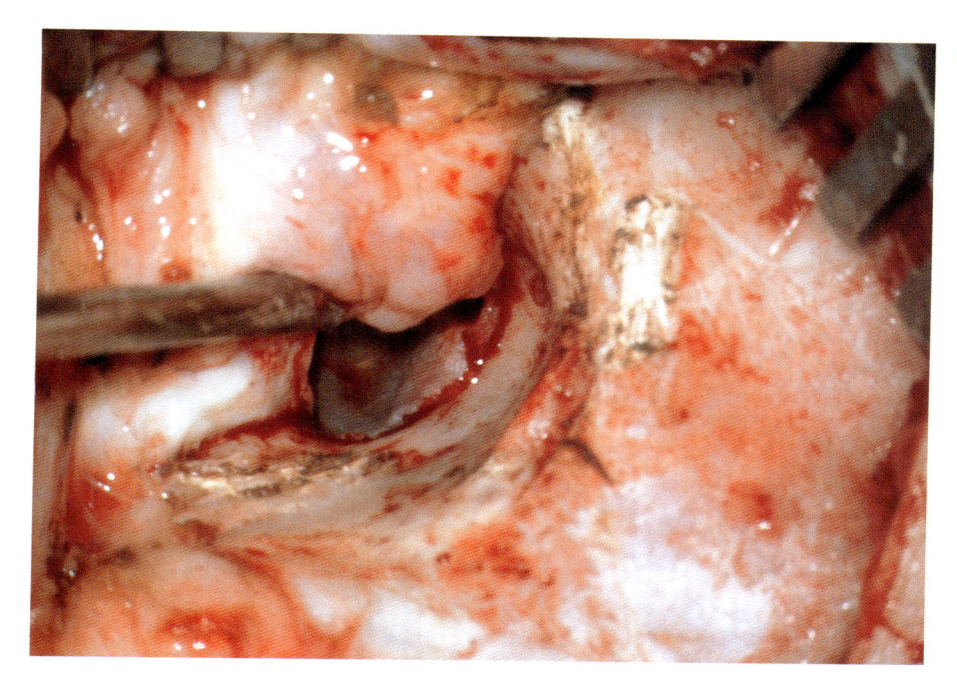

図 7.2-2　外耳道後壁皮膚を鼓膜輪近傍で切開する．

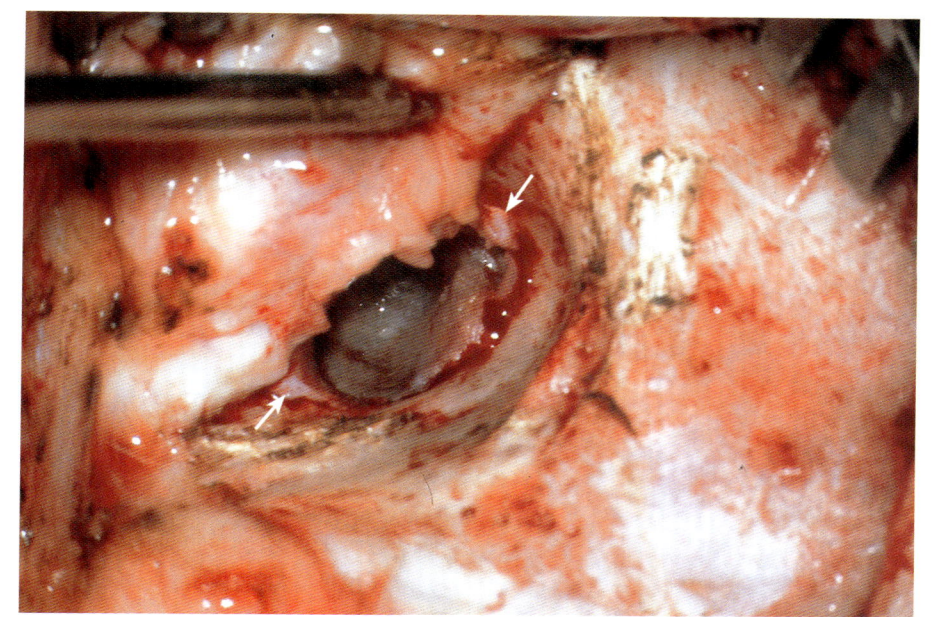

図 7.2-3　上方と下方の縦切開（矢印）は鼓膜への視野をよくするために重要である．

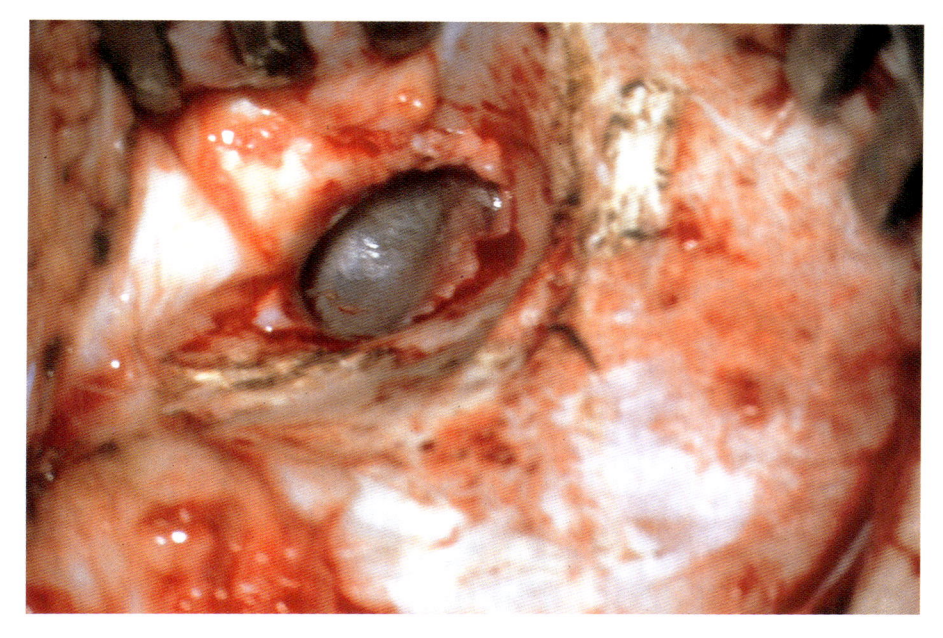

図 7.2-4　開創器で耳介とともに外耳道後壁皮膚を圧排する．本症例では鼓膜輪前方がきれいに見えており，前壁は触る必要がない．

76 第7章 一般的な手術手技

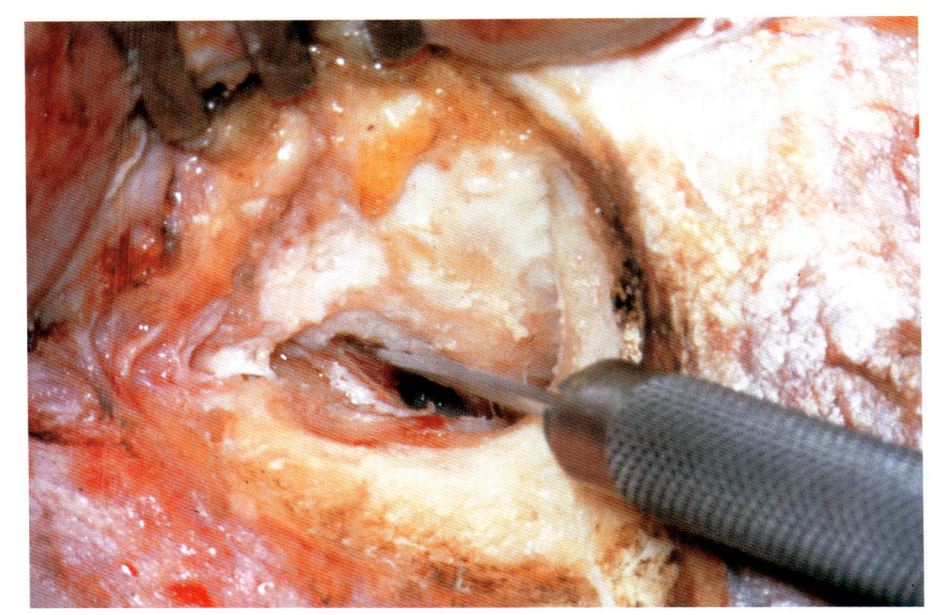

■ 症例 7.3 （左耳）

図 7.3-1　鼓膜形成症例である．外耳道後壁皮膚を Beaver ブレードで輪状に切開する．

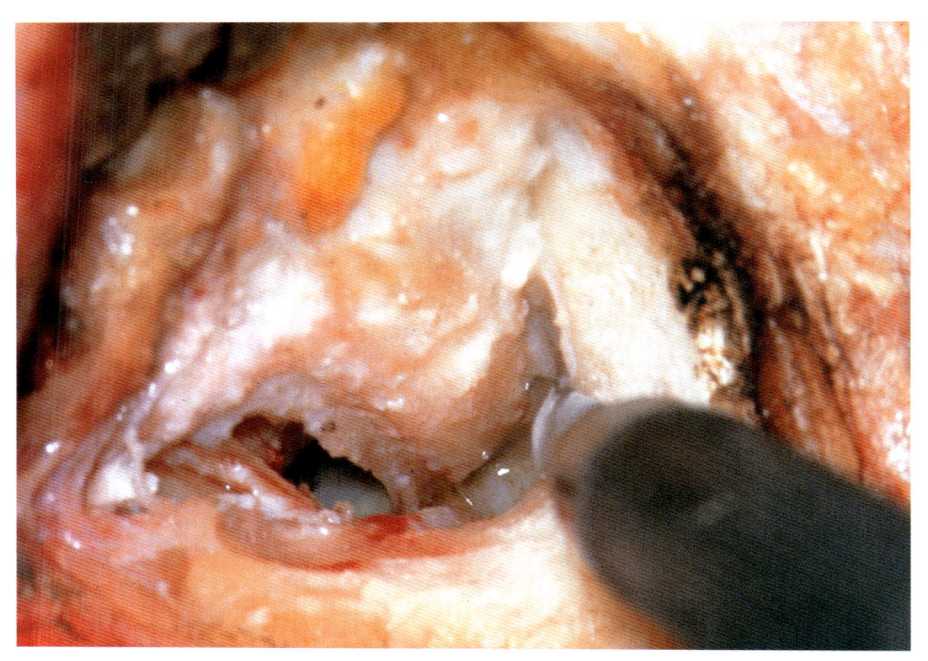

図 7.3-2　上壁に縦切開を加えている．下壁には既に縦切開が加えられている．

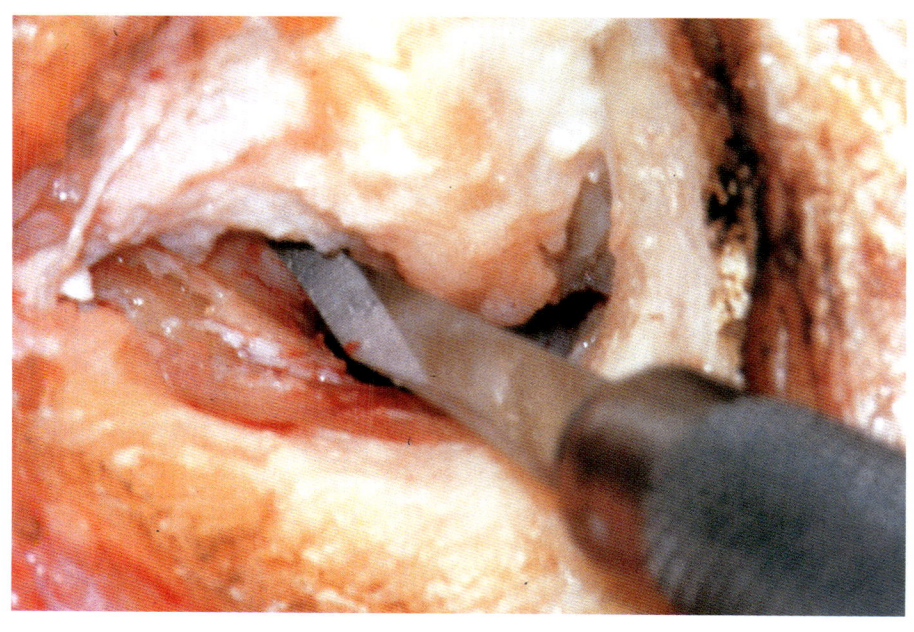

図 7.3-3　外耳道を大きく開くために下壁縦切開の外側端を前方に延長する．

外耳道切開 77

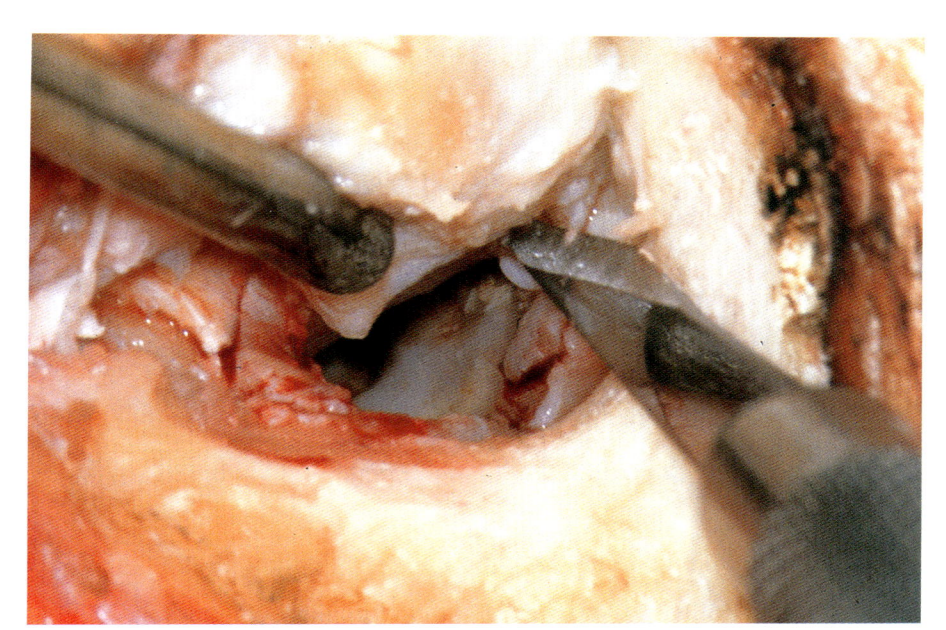

図 7.3-4 上壁の縦切開も同様に前方に延長する．

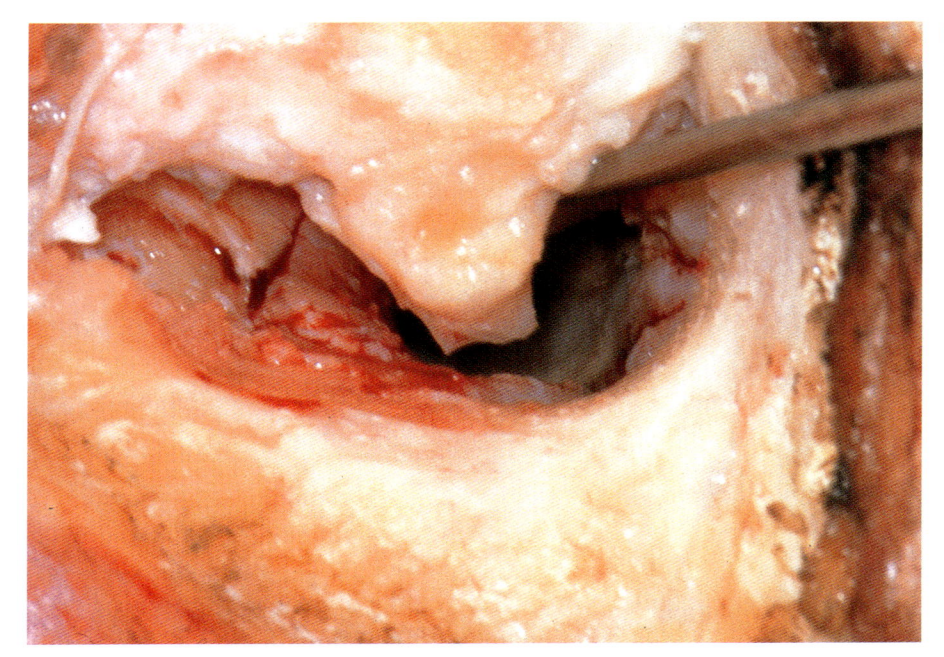

図 7.3-5 微細剥離子（2番）で後壁皮膚を外側に引き上げる．

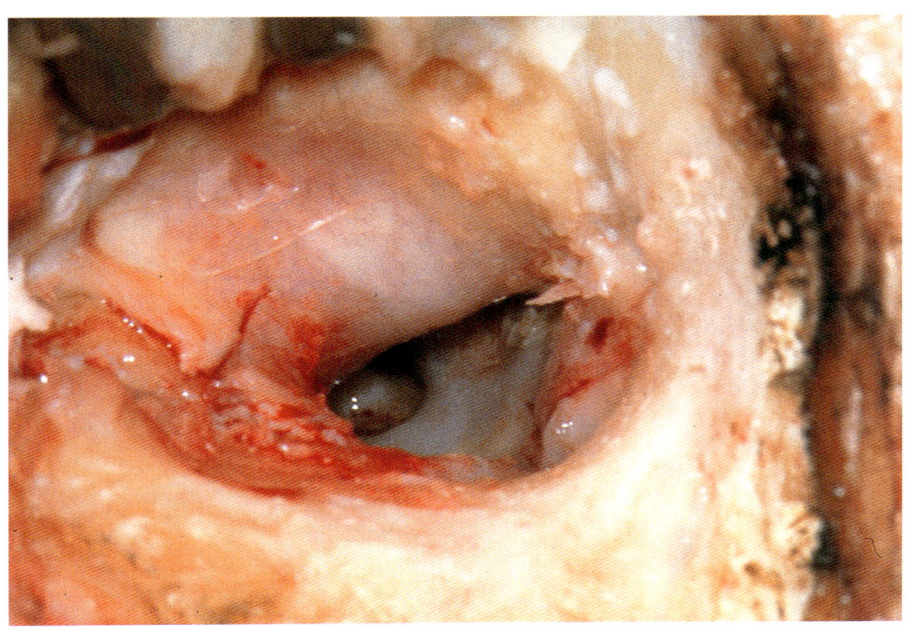

図 7.3-6 開創器で耳介と後壁皮膚を圧排して外耳道を展開する．外耳道前壁および下壁の突出のため，鼓膜穿孔は十分に観察できない．

外耳道形成（骨部外耳道形態の修正）

鼓膜形成や鼓室形成術では，鼓膜輪と穿孔縁を観察できる術野を確立し，すべての操作を明視下に行うことが重要である．骨部外耳道は後方に凸をなし，非常に多くの症例で前壁が突出している．鼓膜後半部の小さな穿孔は鼓膜-外耳道角前半が見えなくても修復できる．そのような場合には外耳道前壁の皮膚を触る必要はない．しかし，鼓膜前半に達する穿孔の場合や鼓室形成，耳小骨形成を要する症例では，鼓膜全体が明視下に置かれている必要がある．

骨性の突出が視野を妨げている場合は外耳道を削開して形成しなければならない．外耳道形成を行う場合には，骨部外耳道全体が広く展開される耳後切開のほうがよい．外耳道皮膚をできるだけ保存し，適切な位置に戻すことが術後の瘢痕形成と狭窄を防ぐには重要である．

外耳道後壁を削除した場合には，後方からの広い経路が確立される．この場合，特に耳後切開では術中常に鼓膜全体が観察できる．しかし，経外耳道的に行う第2期手術や外来での処置では，たとえ入口形成が施行してあっても突出する外耳道前壁が視野を妨げることがある．そのためわれわれは，前壁の突出が著明であれば，後壁を削除した場合であっても外耳道形成を加えることが多い．

■ 手術ステップ

1. 前述したように，Beaverブレードで外耳道皮膚を切開した後に（図7.41），開創器をかけて外耳道後壁皮膚を耳介とともに圧排し，外耳道全体が見えるようにする．
2. 骨部外耳道の骨削開は，大きなカッティングバーで入口部後縁を落とすことから始める．外耳道の曲がりが少ない症例では，これだけで鼓膜輪前端が見えて前壁の削開が不要なことがある．後縁の削開ではバーは鼓膜と平行に動かし，徐々に内側に向かう（図7.42）．いきなり内側から削除を始めてはならない．
3. もし鼓膜輪前端が完全に見えていれば，外耳道前壁の皮膚は触らなくてよい．見えていなければ外耳道皮膚に加えた縦切開を前方に延長し，外耳道前壁皮膚を完全に切断する(「外耳道切開」を参照➡ 70頁)．
4. 内側に残った皮弁を鼓膜に向かい全体的に剝離していく．皮膚の鈍的な剝離には小さな手術用綿片を使うとよい．
5. 皮弁を内側にある程度剝離したら，吸収糸のカバーから作った小さなアルミシート使って皮弁を保護する（訳者注：訳者はディスポーザブルのメス刃のカバーをあらかじめ滅菌して使用している）．アルミシートを吸引洗浄管で押すと骨削除のスペースを作ることができる．
6. ベッドは術者側に傾ける．外耳道上壁を削開し，鼓室鱗裂にある外耳道前上棘も削除する（図7.43）．必要な場合には下壁の削除を追加する．最後にベッドを術者と反対側に倒す．こうすることで骨削除は外側から徐々に内側へと進むことになる．
7. ドリルは広い場所（前・後壁）では鼓膜に対して平行に動かし，狭い場所（上・下壁）では内側から外側に動かす．外側から内側には決して動かしてはならない(図7.44)．
8. 骨削除が内側に進むに従い，アルミニウムシートを皮膚を完全にカバーするように少しずつ内側に移動させる．皮膚が一部でもバーに巻き込まれると，鼓膜-外耳道皮膚弁全体がバーに巻き込まれ，フラップそのものが大きく損傷され，内耳障害を起こす危険もある．
9. 骨削除の間は，常に近くにある顎関節とツチ骨外側突起のことを意識していなければならない(図7.45, 7.46)．
10. 外耳道皮膚を鼓膜輪に向けてさらに剝がし，アルミシートを内側へと移動させる．外耳道削除は顕微鏡を動かさずに鼓膜輪全体が観察できることを目標に行う．
11. 鼓膜輪近くでは小さなバーを鼓膜と平行に動かす．鼓膜輪のごく近くの骨の除去は，小さなバーを使っても鋭匙を用いてもよい．
12. 外耳道から鼓膜にかけての皮膚が炎症によって厚く瘢痕化しているような場合，鼓膜直近の最後の骨を削除する際に邪魔になることがある．瘢痕が鼓膜に硬く癒着している症例では，無理に瘢痕を持ち上げると耳小骨の脱臼などの原因となる．そのような症例では，外耳道皮膚への輪状切開を内側に加え直し，瘢痕化した皮膚の外側で健常な部分を移動，ないしは摘出して保存しておく．これによって内側に残る炎症部分は良好な視野で除去できるようになる．
13. 皮膚を除去した場合には，耳小骨が防御されることなく外耳道に露出する．このような症例の外耳道削開ではツチ骨外側突起に触れないよう，特に前上部では細心の注意が必要である．鼓膜近くでの骨削除が必要な場合には十分に小さなバーを使わなければならない．前上壁は最後まで触らず，ここでドリルを回す前には外側突起のそばにバー先を置いてバーのサイズと外側突起との距離を評価する．外側突起直近の骨組織は鋭匙で除去することもできる(図7.45)．

外耳道形成（骨部外耳道形態の修正） 79

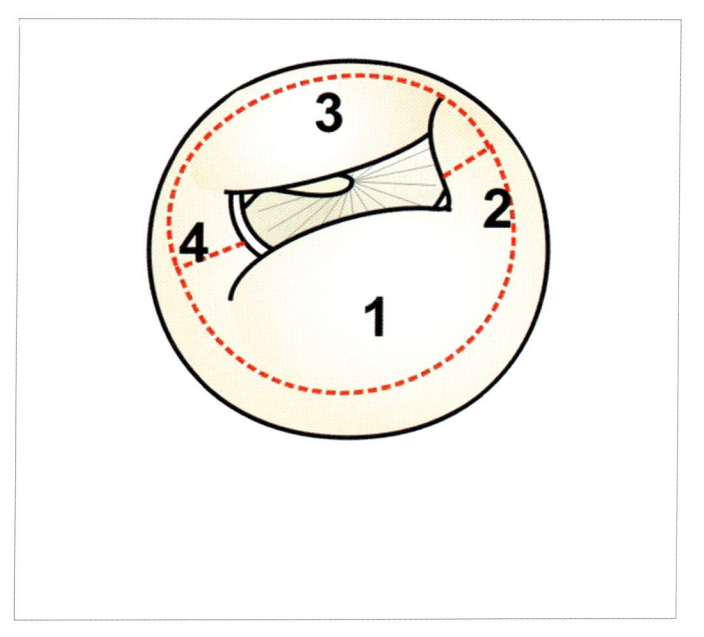

図 7.41　輪状切開

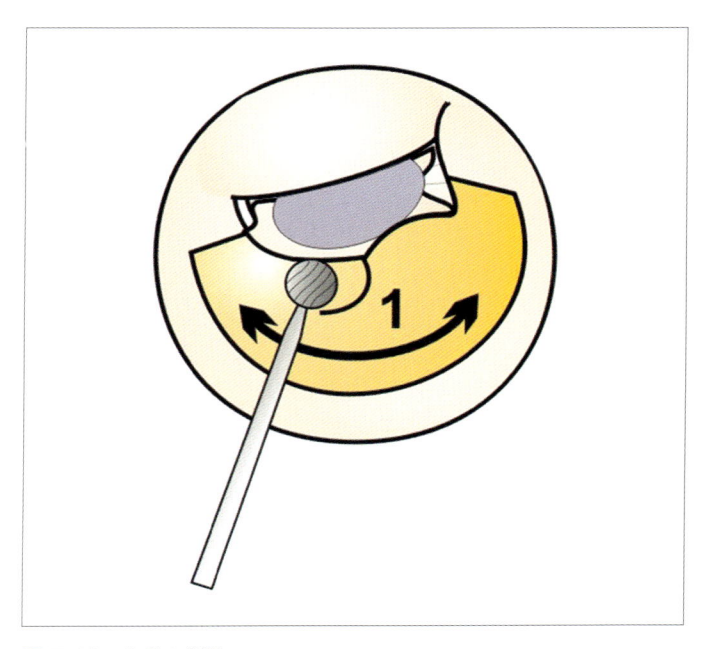

図 7.42　後壁の削除

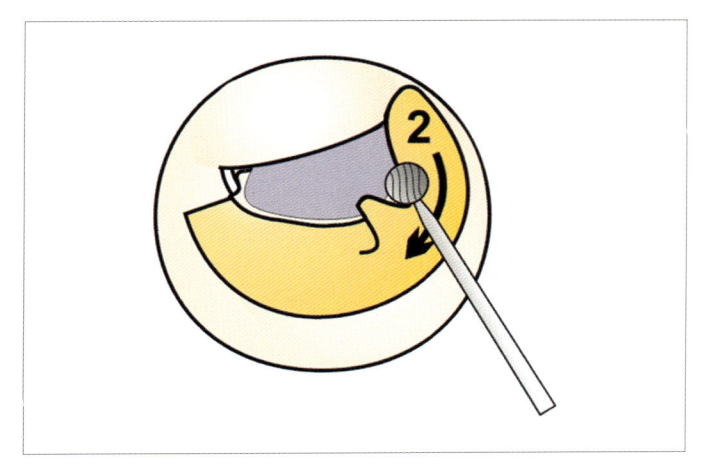

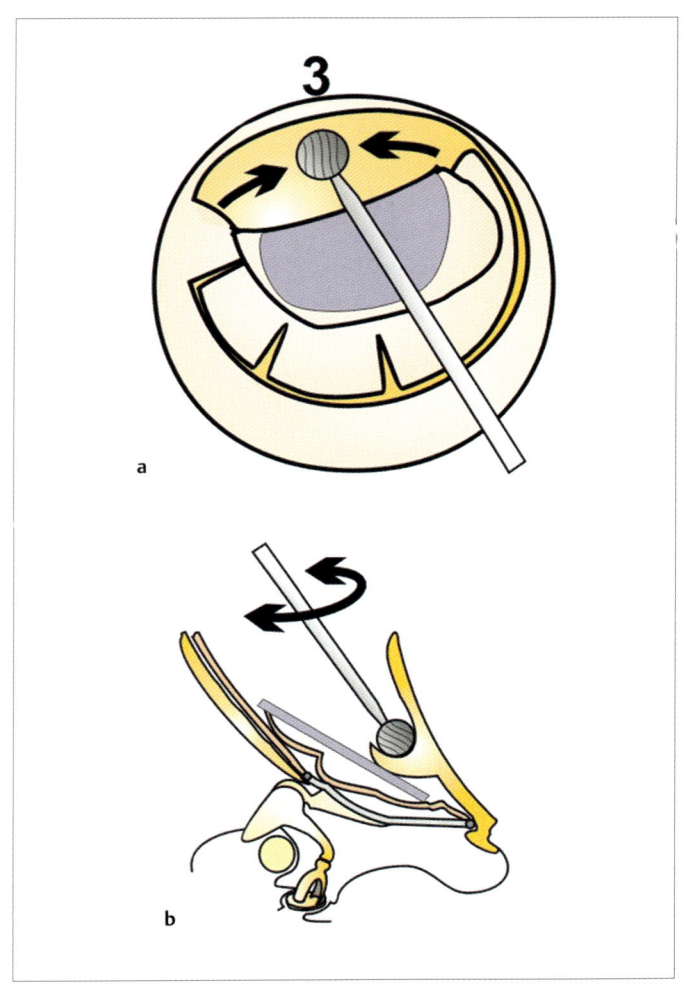

図 7.43　後下壁，鼓室-乳突裂部の削除

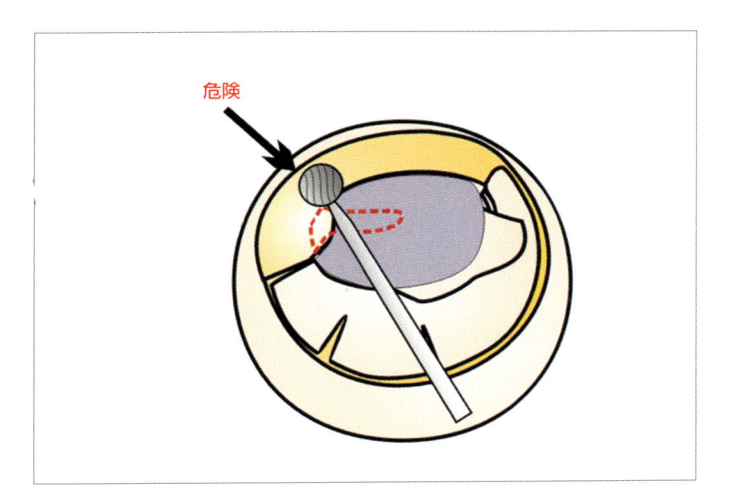

危険

図 7.45　ツチ骨外側突起近くでの骨削除

図 7.44
a　前壁の削開
b　削開の方向

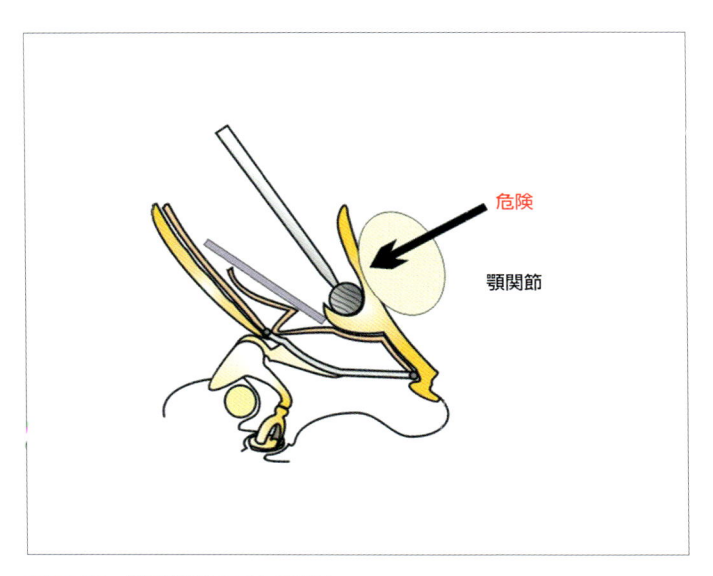

図 7.46　顎関節近くでの骨削除

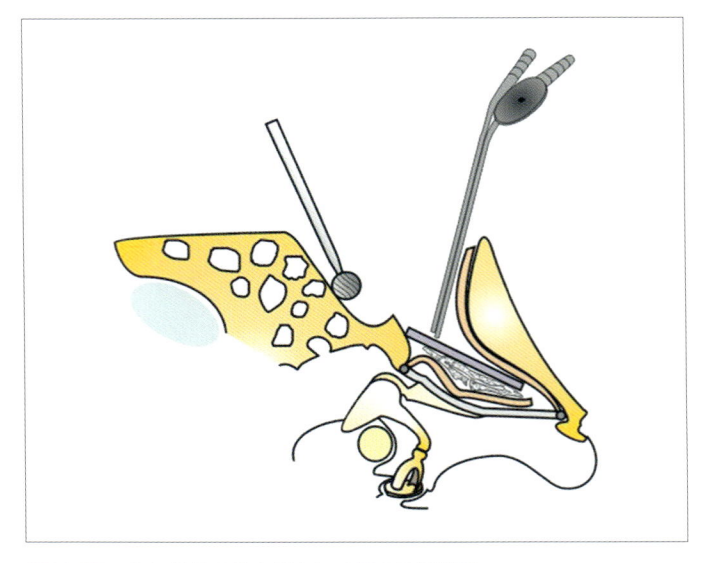

図 7.47　含気蜂巣の発育がよい症例の後壁削開

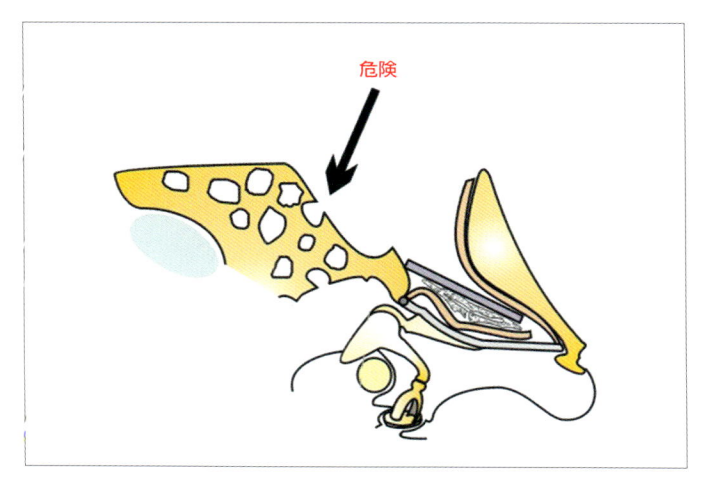

図 7.48　後壁に露出された乳突蜂巣

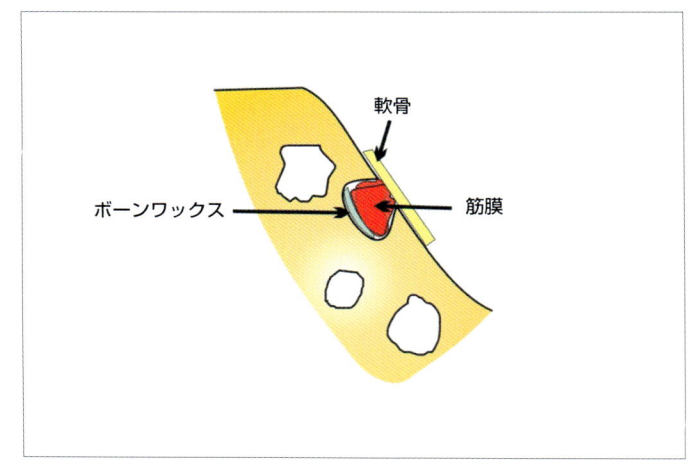

図 7.49　露出した含気蜂巣処理の一例

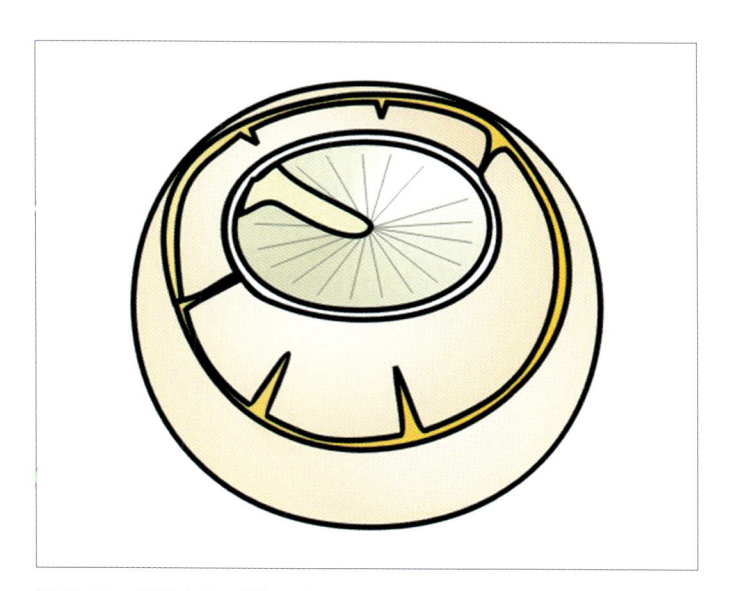

図 7.50　耳道皮弁に縦切開を入れて径を拡大する．

14. 乳突蜂巣の含気が著しい症例で蜂巣が後壁に露出した場合には，手術の最後に骨パテで塞ぐか，軟組織片を詰める．軟骨と筋膜で覆ってもよい（図 7.47〜7.49）．
15. 外耳道形成後は，外耳道皮膚で骨面全体を覆うことができなくなることが多い．そのような場合には皮弁が骨面にきちんと接触するよう，皮弁に外側から内側に向けて縦切開を加える（図 7.50）．露出した外耳道骨面は耳後切開なら筋膜で，経外耳道的アプローチなら軟骨膜でできるだけ広い範囲を覆う．外側の皮弁を延長する必要がある場合には，皮下を切離する．拡大された外耳道と合うように，外側の皮弁に縦切開を加える場合もある．
16. 外耳道軟骨部を拡大する必要がある場合には，耳甲介腔形成を行う．外側の外耳道皮弁から耳甲介腔にかけて縦切開を加え，拡大に十分な量の耳甲介腔軟骨を切開縁から摘出する．術後の軟骨膜炎を予防するには，手術の最後で耳介を戻したときに軟骨の切離端が皮膚で覆われていなくてはならない．

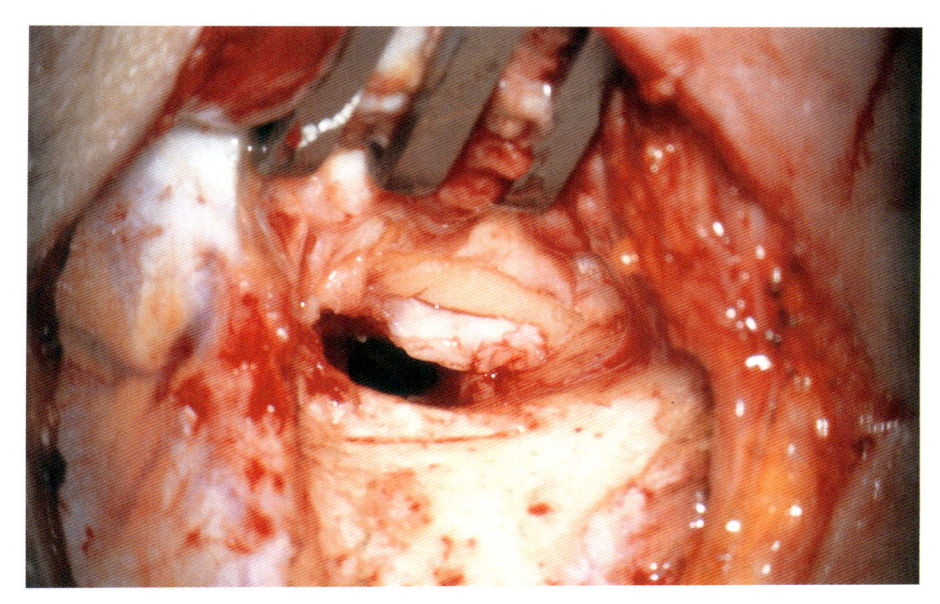

外耳道形成（骨部外耳道形態の修正） 81

■ **症例 7.4 （右耳）**

図 7.4-1　本症例では外耳道骨壁，とりわけ前壁の突出によって鼓膜への視野が極めて悪い．前壁皮膚を外側で輪状に切開し，剥がし始めている．

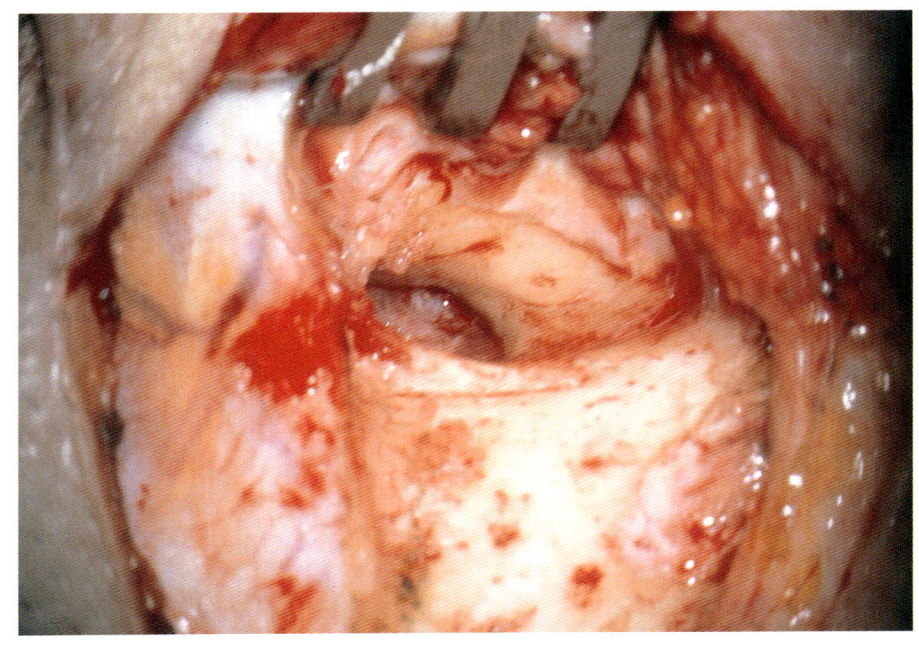

図 7.4-2　内側に茎をもつ前壁皮膚を鼓膜に向かって剥離する．

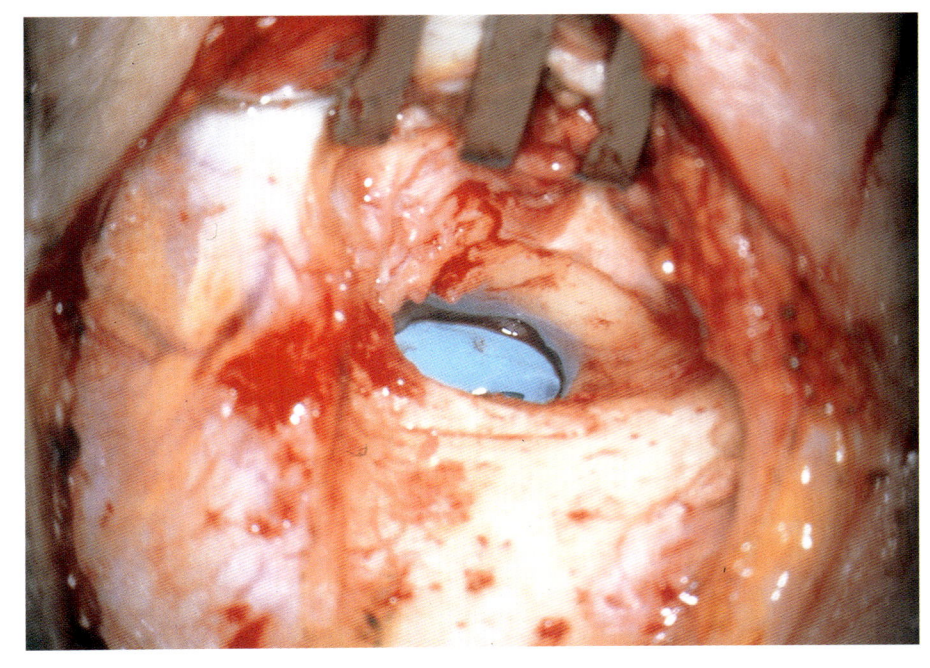

図 7.4-3　鼓膜と外耳道皮膚は吸収糸のカバーから切り出されたアルミニウムシートで保護する（訳者注：訳者はディスポーザブルのメス刃のカバーをあらかじめ滅菌して使用している）．

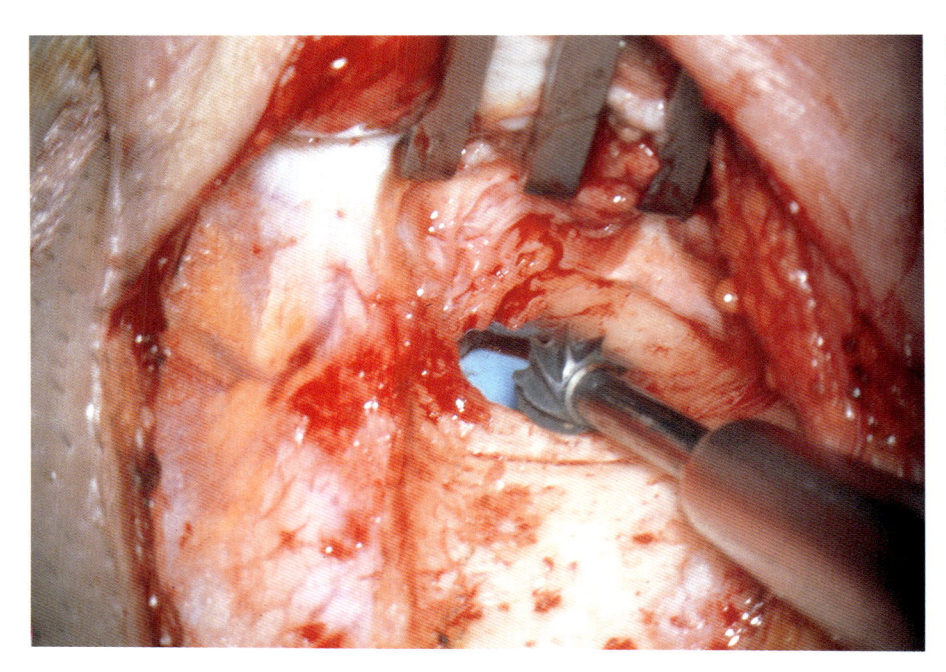

図 7.4-4　さまざまな構造を不必要な削開によって損傷しないためには，外耳道を削開する順番が重要である．①後壁→②下壁→③上壁→④前壁の順に削開するとよい．もし各段階で十分な視野が得られれば，その後の削開は不要である．最初にできるだけ大きなカッティングバーで後壁辺縁部を削除する．バーは辺縁に平行に動かす．

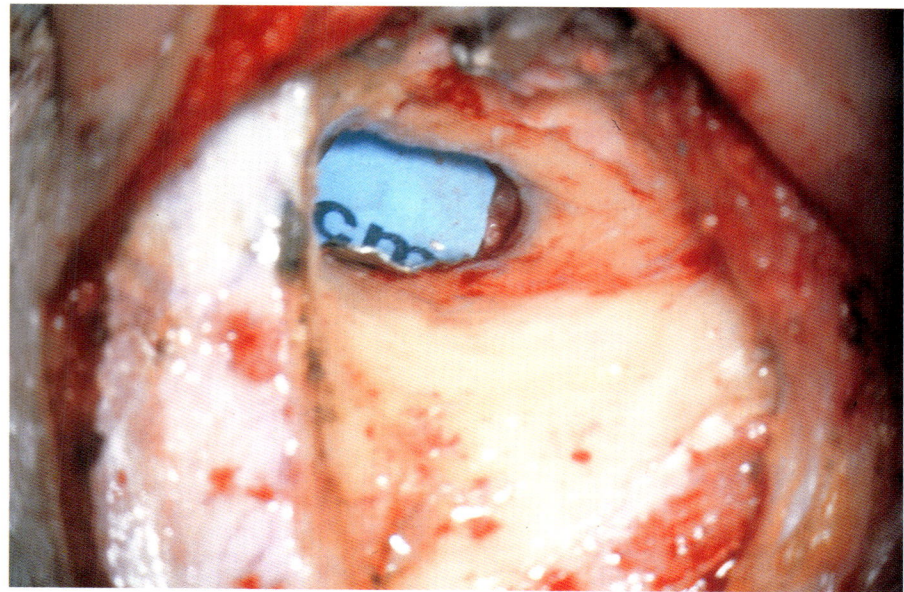

図 7.4-5　後壁辺縁部の削除によって視野は改善している．

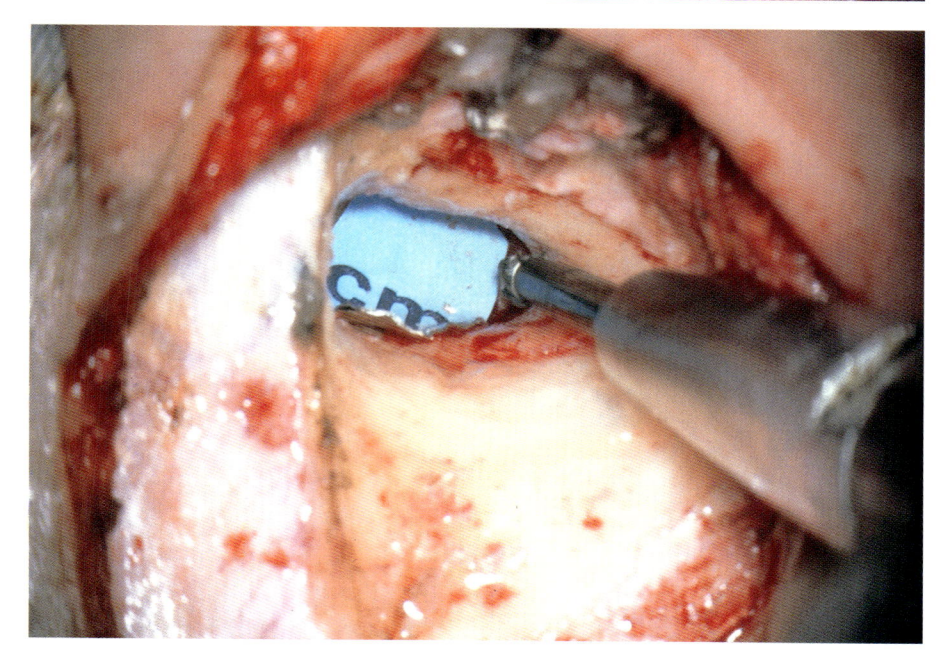

図 7.4-6　下壁は少し小さなカッティングバーで削開する．ここは狭いのでドリルは内側から外側に動かすことになる．

外耳道形成（骨部外耳道形態の修正） 83

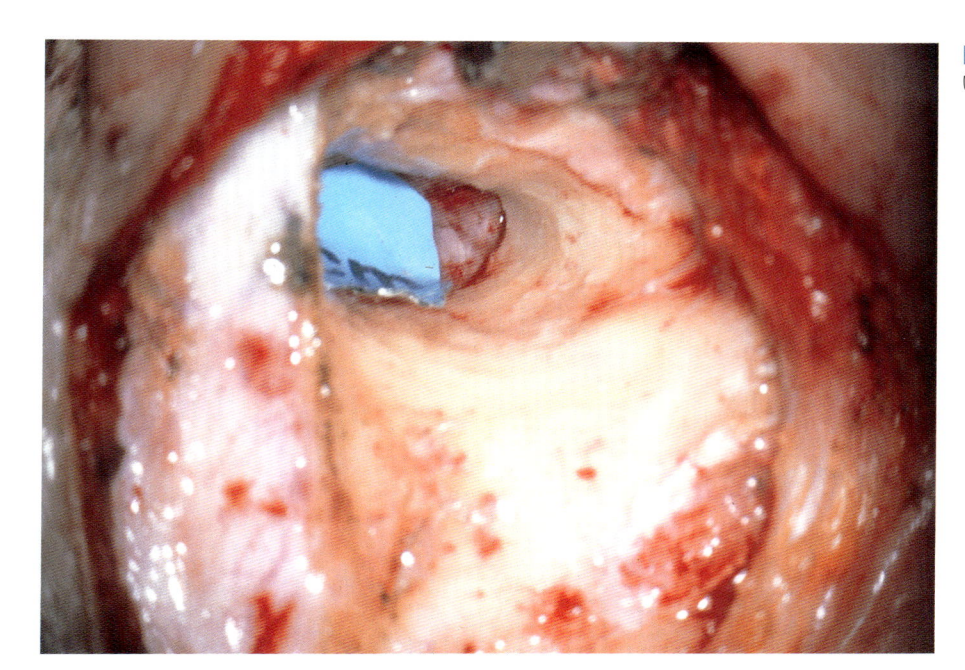

図 7.4-7　削開によって下方の視野が改善している．

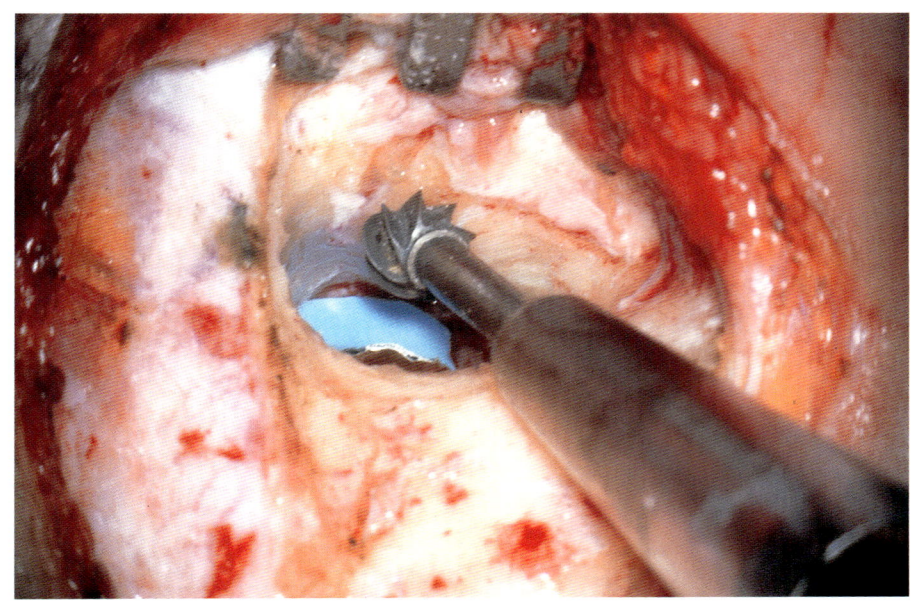

図 7.4-8　前壁の骨削開を行う．外側部では大きなカッティングバーを使うとよい．

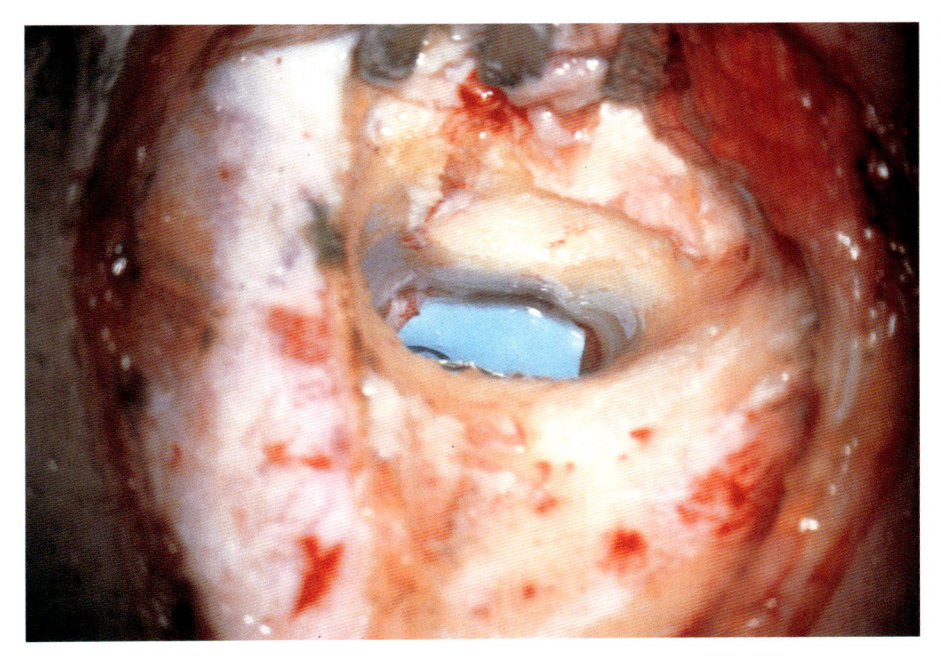

図 7.4-9　前壁の突出外側部を削除し，内側へと削開を進める．アルミニウムシートの位置を前方に進めて皮膚を保護する．

84 第7章　一般的な手術手技

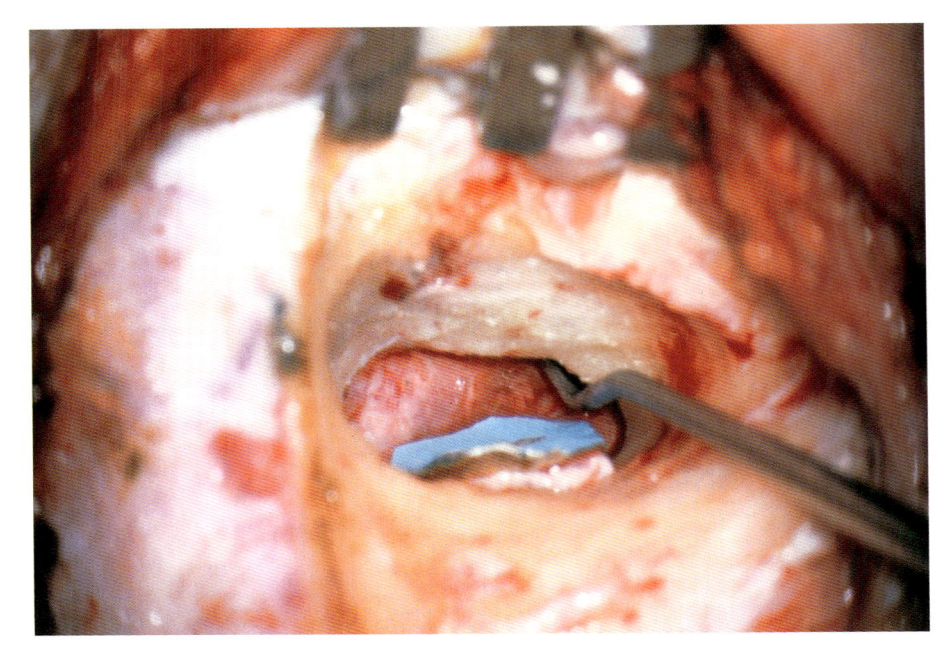

図 7.4-10　鼓膜前縁部への視野が改善されている．だが，鼓膜近くにはまだ骨がひさし状に飛び出している．

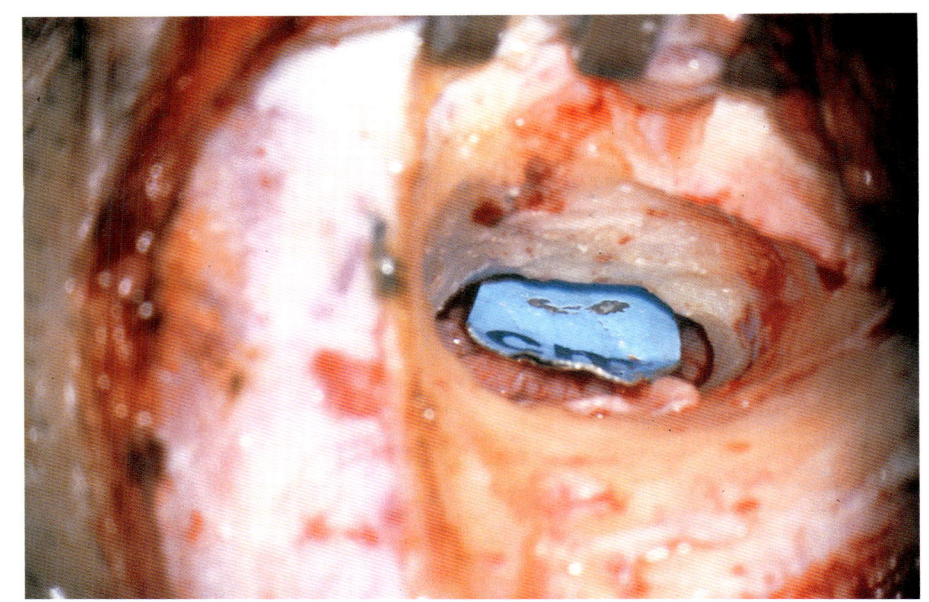

図 7.4-11　アルミニウムシートをひさし状の骨の下に敷き込む．

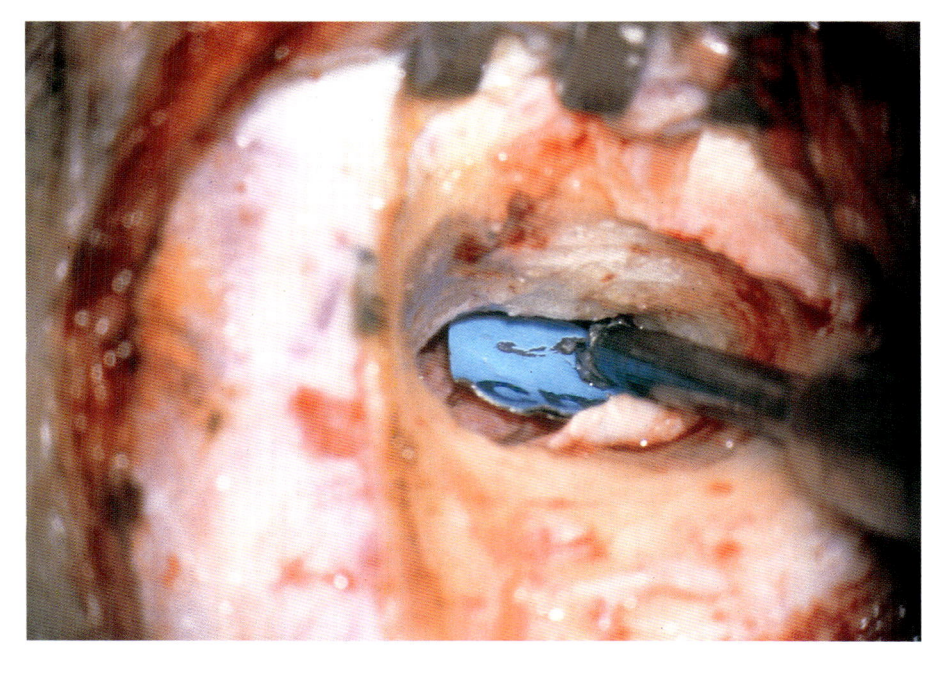

図 7.4-12　カッティングバーを小さくし，先端を鼓膜と平行に注意深く動かして骨削除を徐々に進めていく．

外耳道形成（骨部外耳道形態の修正） 85

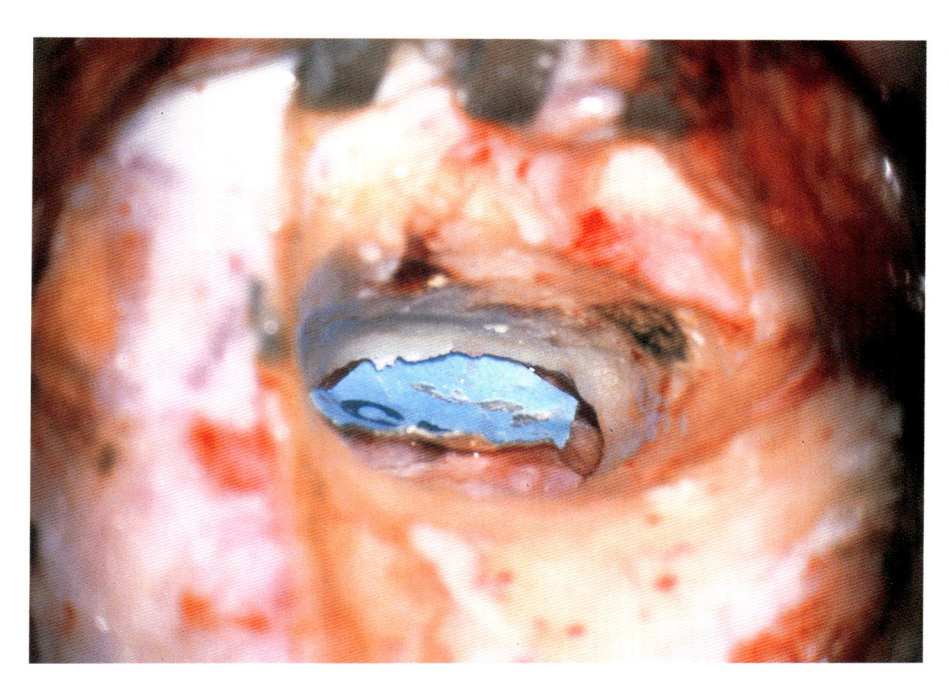

図 7.4-13　前壁の突出が十分に削除されている．最後に残った小さな突出は鋭匙で除去する．

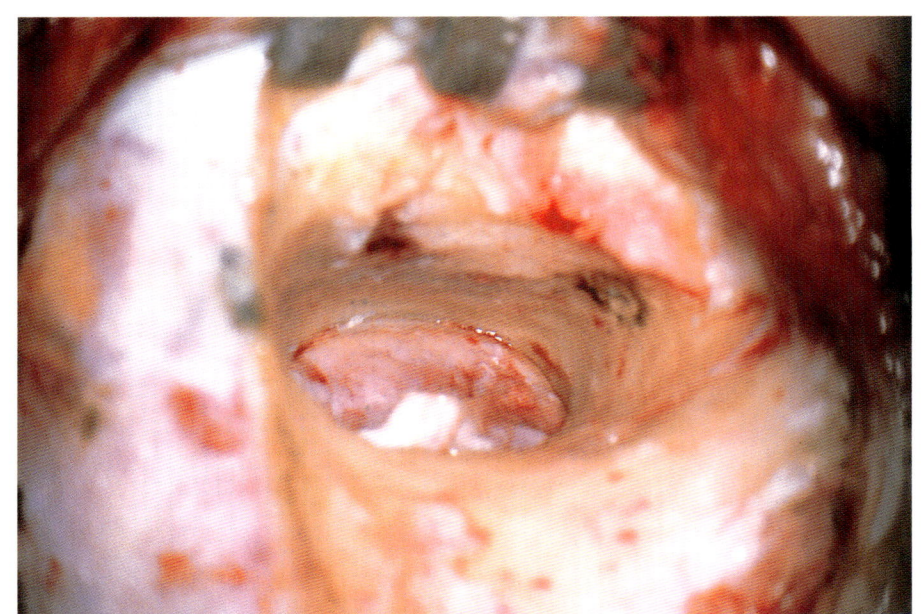

図 7.4-14　外耳道形成が完了したところを示す．

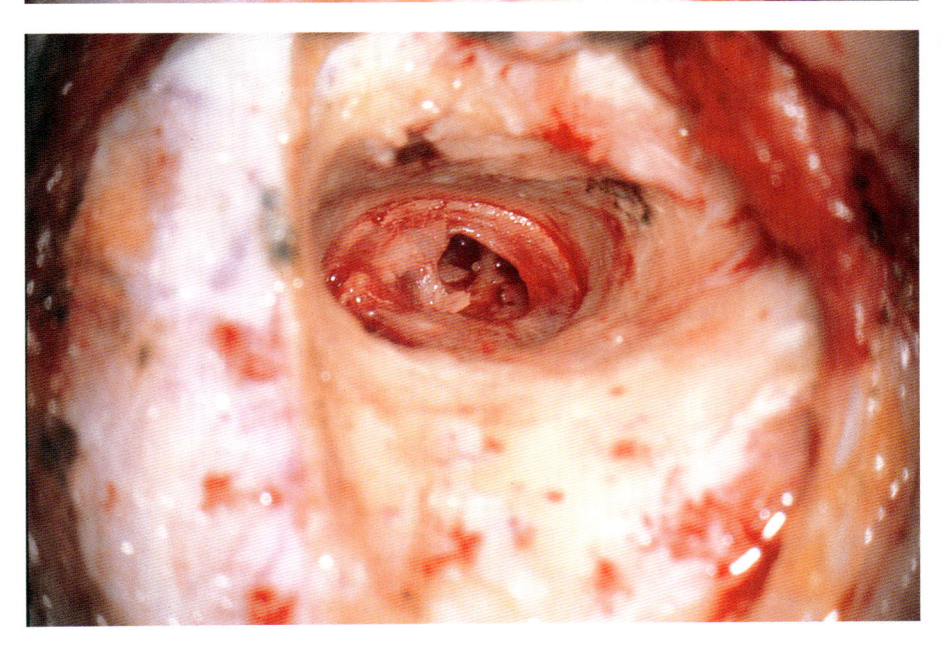

図 7.4-15　鼓膜を覆う皮膚層には強い炎症が見られたため除去している．この段階で穿孔のある鼓膜は完全にコントロールすることができる．初めの視野（図 7.4.1 参照➡ 81 頁）と比較してほしい．

86　第 7 章　一般的な手術手技

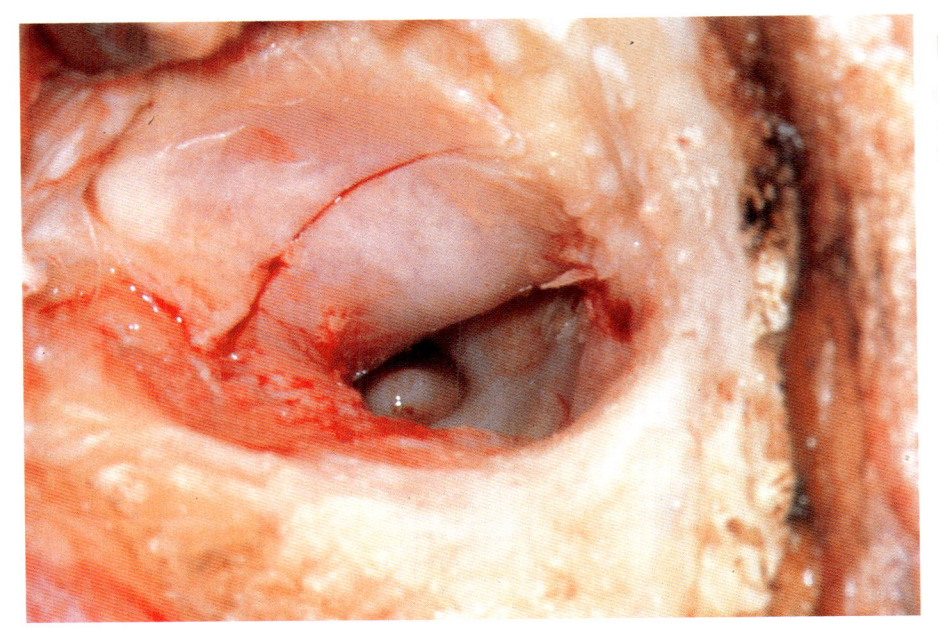

■ 症例 7.5 （左耳）

図 7.5-1　鼓膜への視野は主に前壁の突出によって遮られる．前壁の形成をするため，皮膚を外側で切断している．

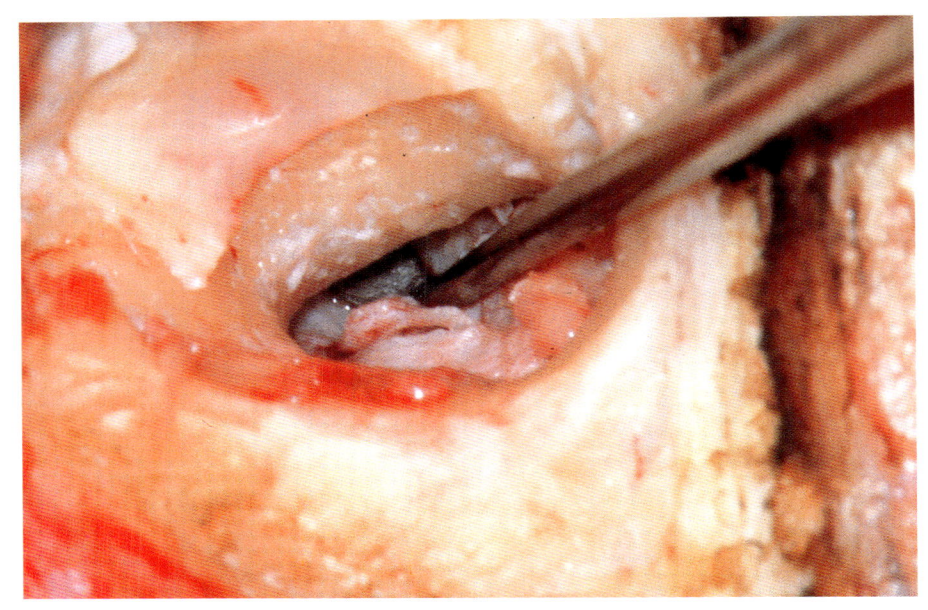

図 7.5-2　皮膚を内側に向けて剥離し，突出する前壁の内側に微細剥離子（2 番）を差し込み，突出の度合いを評価している．

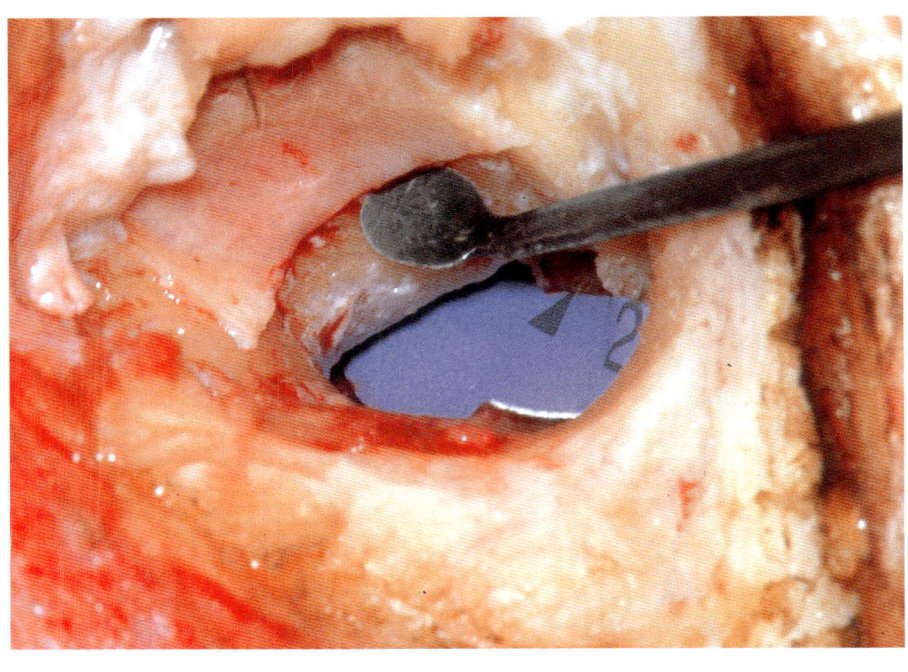

図 7.5-3　前壁皮膚外側部を損傷しないよう，外側に向けて剥離する．

外耳道形成（骨部外耳道形態の修正） 87

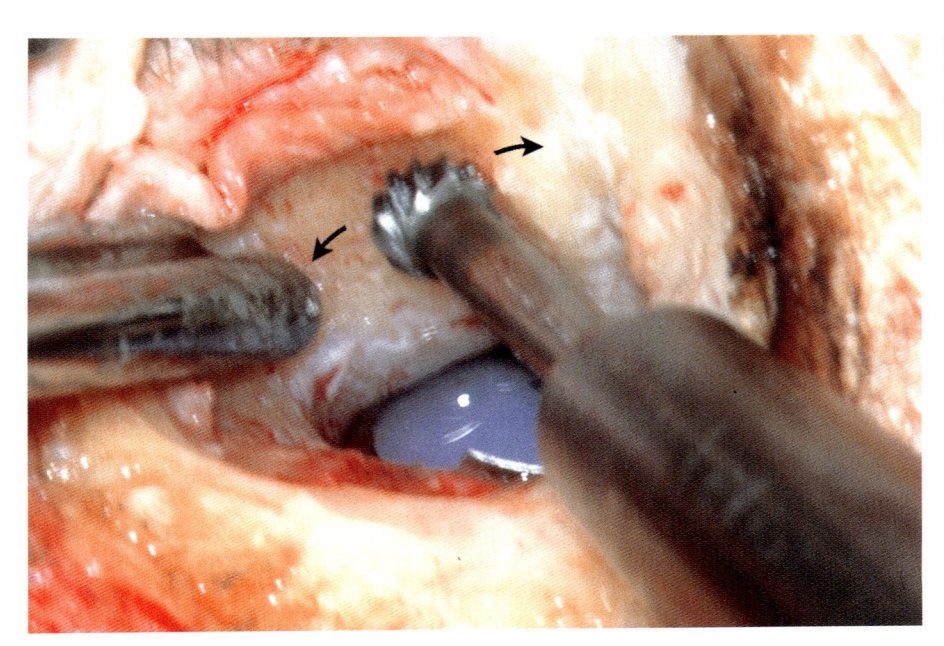

図 7.5-4　前壁の突出はできるだけ大きなカッティングバーで削除する．ここではバーは鼓膜と平行な方向（矢印）に動かす．鼓膜-外耳道皮膚弁はアルミニウムシートで保護しておく．

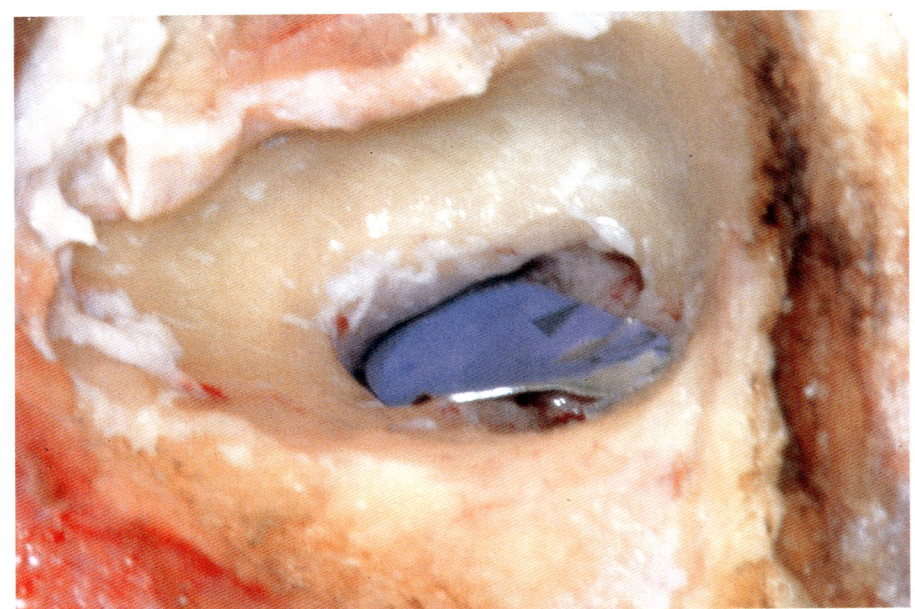

図 7.5-5　前方の顎関節を開放しないように注意しながら外耳道形成を徐々に内側へと進める．

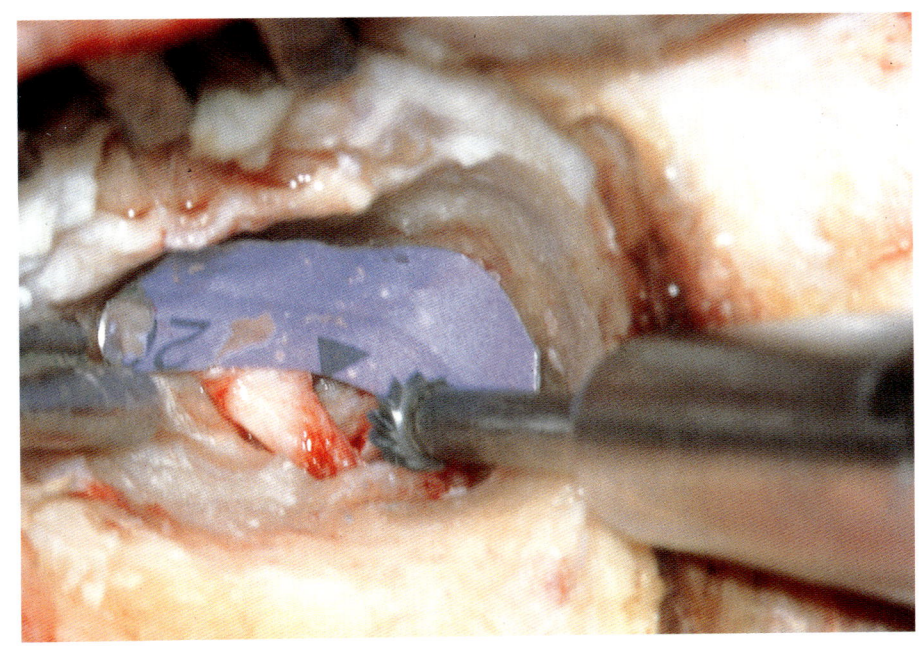

図 7.5-6　鼓膜近くの後壁削除には小さなカッティングバーを使う．ここでもバーは鼓膜と平行に動かす．

88　第 7 章　一般的な手術手技

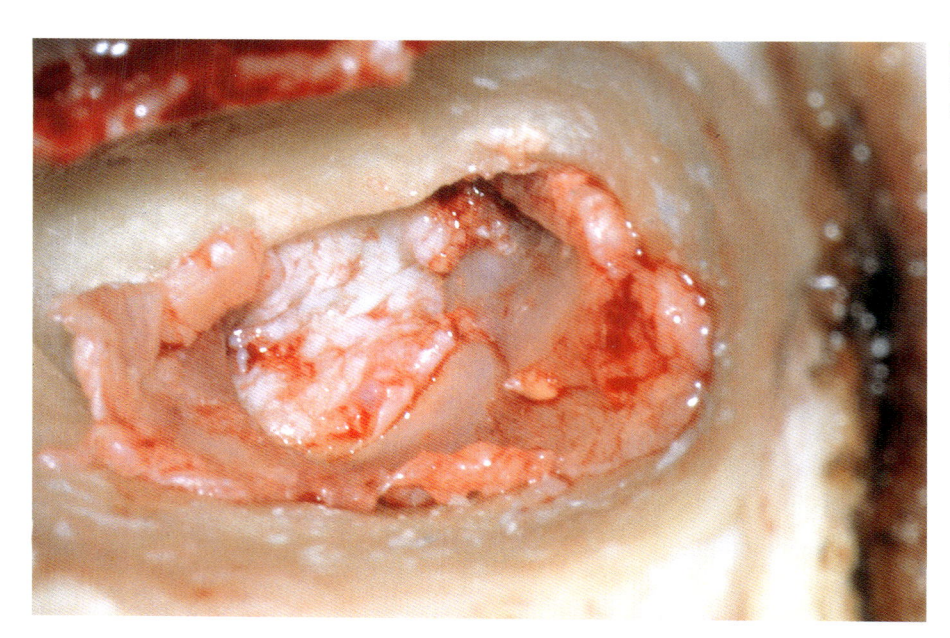

図 7.5-7　ときどき外耳道皮膚を戻し，鼓膜の位置を確かめるとともに，外耳道削開の進行状況をチェックする．

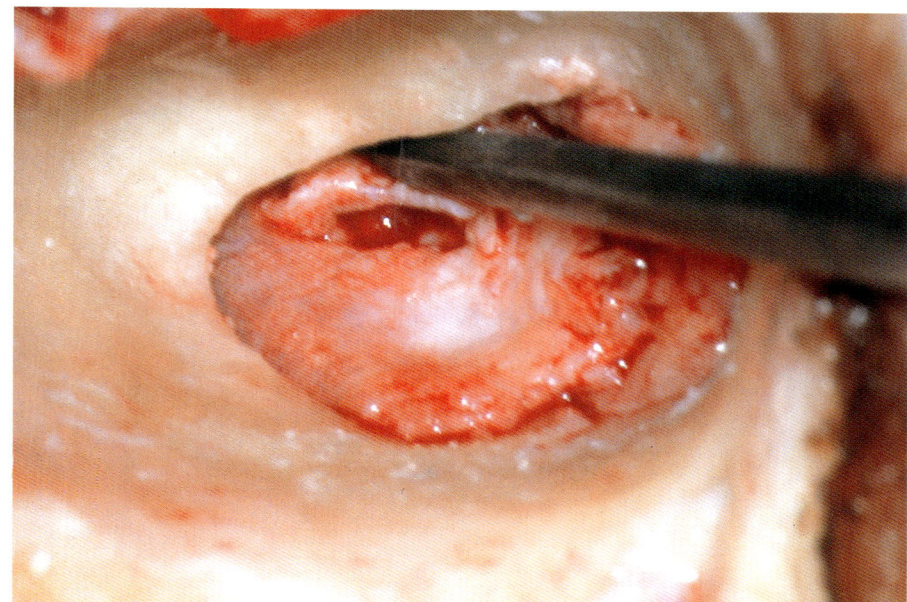

図 7.5-8　微細剥離子の先端を骨性隆起の内側に差し込んでいる．先端は隆起によって完全に隠れてしまう．

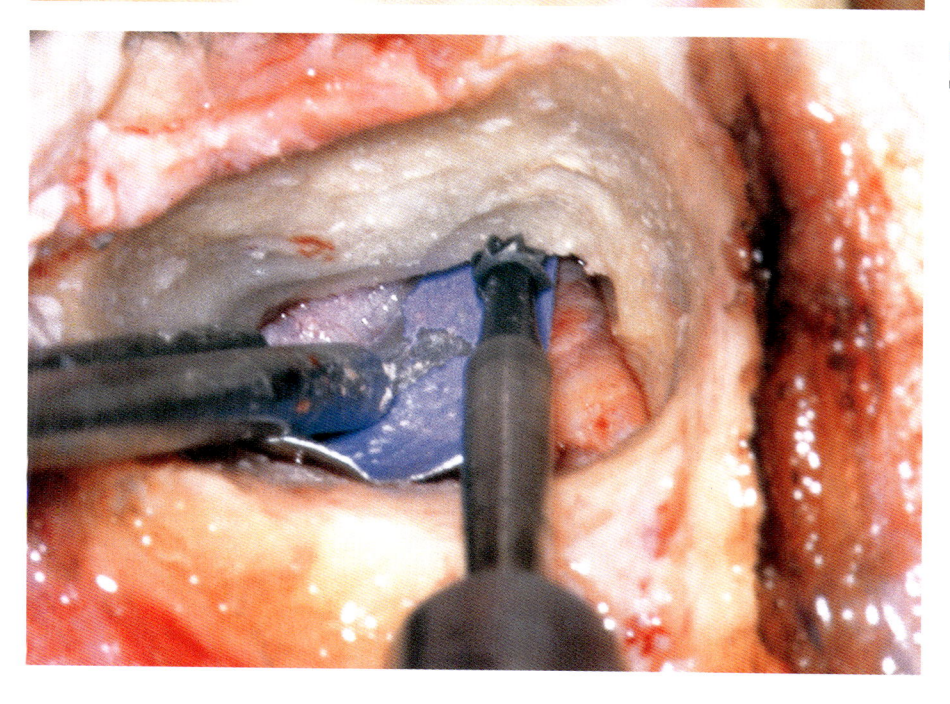

図 7.5-9　小さなカッティングバーで前壁の突出をさらに削除している．

外耳道形成(骨部外耳道形態の修正) 89

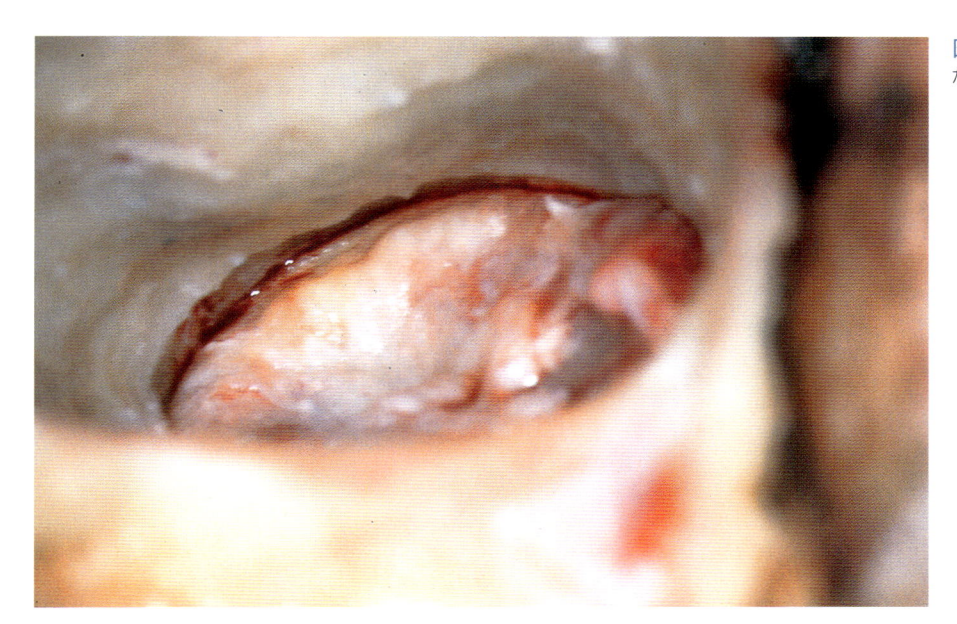

図 7.5-10 線維性鼓膜輪前縁が見えるようになったところを示す．

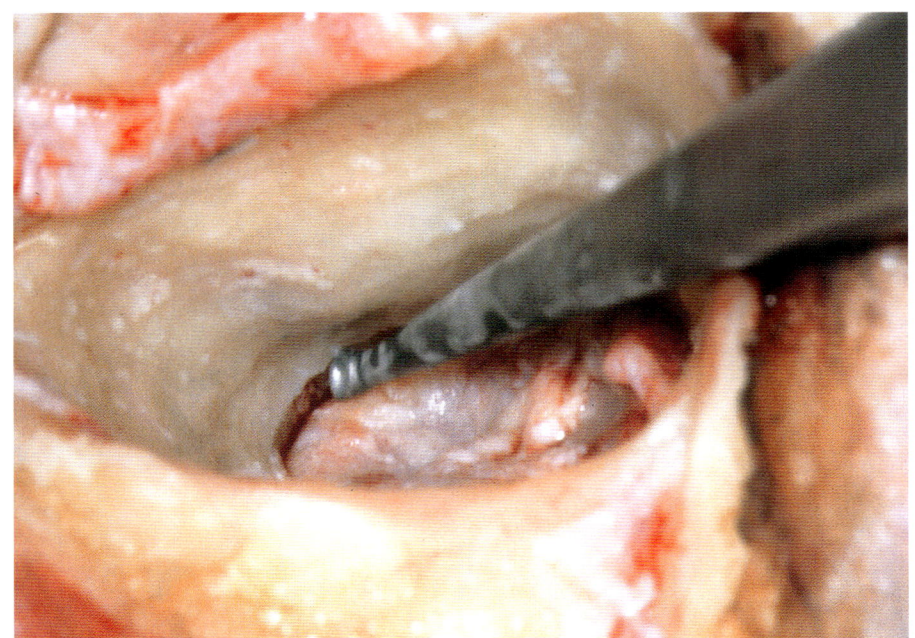

図 7.5-11 最後に残った小さなひさし状の骨の突出は鋭匙で削除することができる．

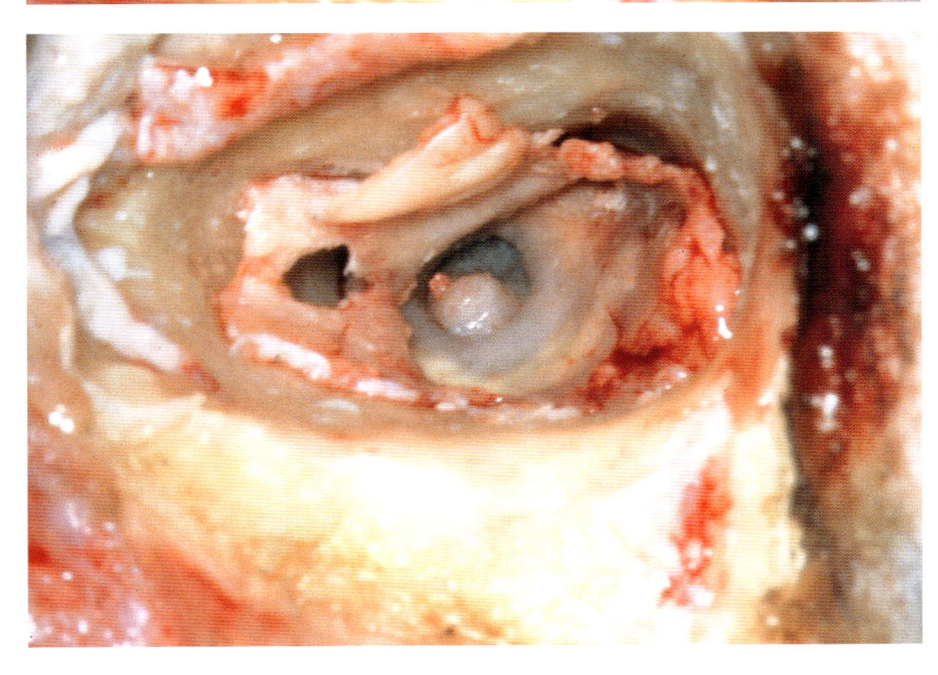

図 7.5-12 外耳道形成が完了したところを示す．骨部外耳道が皮膚と比べてかなり大きくなったことに注目してほしい．このような場合には，皮膚が骨壁と完全に接するように皮膚に縦切開を入れる必要がある．

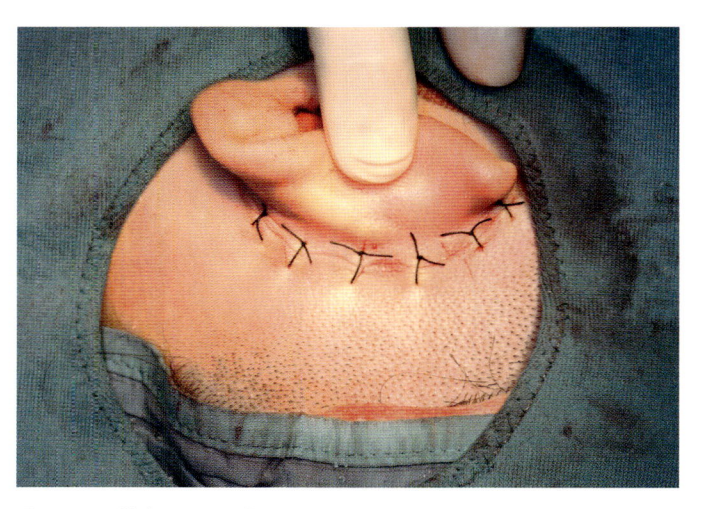

図 7.51 縫合による閉創を示す．われわれは糸で縫合するほうがよいと考えている．特に成人で乳突削開を施行した症例では，術後の出血と分泌に強い縫合を選択すべきである．

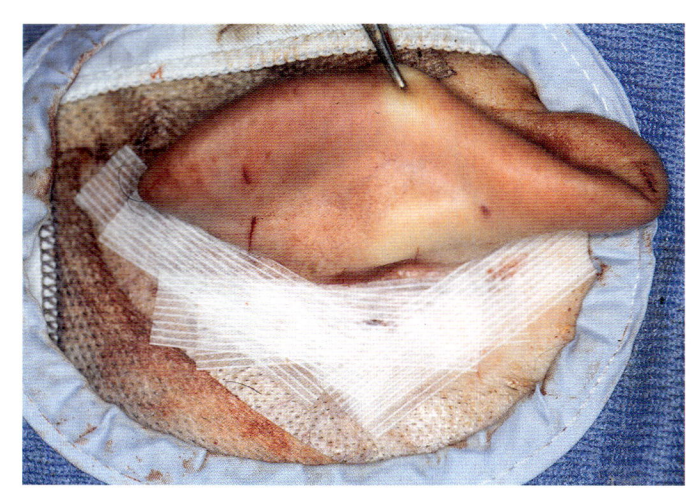

図 7.52 若年者にはステリストリップを使用する．テープは創縁がずれないように術創に沿って何層にも重ねておく．

■ 外耳道形成のヒントと落とし穴

- 骨削除はダイヤモンドバーでもできるが，時間がかかる．吸収糸のカバーから小さなアルミシートを作り，外耳道皮膚の上に乗せて保護するのが最もよい解決策である．これにより皮膚を巻き込む危険を冒さずにカッティングバーを使うことができる．その上，内側に剥離した皮膚とアルミニウムシートが鼓膜と耳小骨をバーから保護することになる．ただしあまり強くバーが当たると振動が耳小骨に伝わる危険性があり，注意しなければならない．吸引管でアルミニウムシートを軽く押し込むと，ドリルを回すスペースが大きくなる．
- 外耳道削開時には，ときどき外耳道皮膚を戻して鼓膜の位置を確かめることが重要である．
- 前壁を削開する場合には，顎関節が開かないように注意が必要である．顎関節は外耳道直近の前方にあり，関節を覆う骨板は極めて薄いこともある．顎関節は骨板を薄くしたときに青っぽくみえるため，同定が可能である．
- もし顎関節が大きく開いてしまうと，顎関節の後方への脱臼によって口を閉じるときに問題を生じることがある．また，常に前壁が動揺して瘢痕形成や鼓膜浅在化の原因となることもある．
- 鼓膜近くで外耳道後壁を削る場合には，あまり後方まで削開してはならない．顔面神経は外耳道後下壁近くで外側へと向かい，ここでの鼓膜輪と顔面神経の距離はわずか2〜3 mmである．
- 外耳道前上壁とツチ骨外側突起の間にはわずかな距離しかないことを認識する．前上壁を削除する場合には十分に小さなバーを使うようにする．ドリルを回す前にバー先を近くに置き，安全にドリルを使うことができるかどうか確かめる必要がある．
- 鼓膜に穿孔がある場合には，骨粉が鼓室に入って卵円窓や正円窓を塞がないよう，小さな綿球を穿孔に乗せておくとよい．
- 外耳道後壁に乳突蜂巣が開いた場合には，皮膚を戻す前に閉鎖しなくてはならない．開いた蜂巣は骨パテや軟骨などで閉鎖し，周囲を含めて側頭筋膜で被覆する．

閉創

成人で後壁を削除した場合には，耳後切開部はたいがい吸収糸（バイクリル®）とナイロンで2層に縫合する．後壁が保存されていれば，まず筋骨膜層をバイクリルで合わせ，3層に縫合する．小児では皮下を丁寧に縫合した後に，皮膚をステリストリップ™で接着する．

8 術前と術後の処置

術前の処置

　外耳道か中耳が感染した状態の場合には，術前に細菌学的な検査を行っておく．もし検査の結果結核菌や真菌が検出されれば，手術は一時的に禁忌となり，細菌に応じた抗菌薬を投与する．感染がコントロールされれば手術を行ってもよい．感染の制御が難しい緑膿菌やMRSA感染，真菌感染の場合には，術前20日間にわたって70％エタノールに2％ホウ酸を加えた溶液で1日2回消毒してもらう．

術後の処置

■ 創部の被覆

　切開部と耳の被覆には綿ガーゼを使用する．耳後切開をしていない経外耳道的アプローチでは，外耳道や乳突腔がゼラチンスポンジ（ゼルフォーム®）で適切にパッキングされていれば，外耳道の範囲だけを覆う小さなガーゼで十分である．ガーゼは伸縮性テープで固定する．耳後切開が行われた場合には，まずCitrosil®（訳者注：イタリアで使用される塩化ベンザルコニウムを主剤とする消毒液．訳者は消毒液でドレッシングガーゼを浸してはいない）で湿らせた折り畳みガーゼに耳介を通す切れ込みを入れ，その上からガーゼで耳介を含む全体をカバーする．伸縮性包帯で全体を圧迫するが，圧迫が強すぎると皮膚に壊死が起こる可能性があるため注意しなくてはならない．

■ 術後ケア

　術後は経口ないし筋注で抗菌薬を1週間処方する（イタリアでは患者自身による筋注が許可されている）．ドレッシングは翌日に圧迫を除いた簡便なものに交換し，ほとんどの患者はその日のうちに退院する．交換したドレッシングは1週間後に患者自身，ないしは近医に除去してもらう（訳者注：Gruppo Otologicoの患者はイタリア各地から集まり，翌日には遠方に帰宅する．皮下血腫などがあれば数日間包帯での圧迫を続ける．訳者は翌日に包帯をはずして耳後をプラスチックドレープで被覆し，介助があれば洗髪を許可している）．

　成人では近医に抜糸を依頼する．その後，患者自身が消毒液に浸した綿栓を交換する．小児ではステリストリップ™で皮膚を合わせてあるため，抜糸のための再診は不要である．術後3～4週でわれわれの外来への再診を予約するが，感染予防のため，再診の10日前から抗菌薬の点耳投与を始めてもらう．ゼラチンスポンジのパッキングは術後4週で除去するが，後壁保存術式や経外耳道的アプローチの場合には1週間早く除去してもよい．

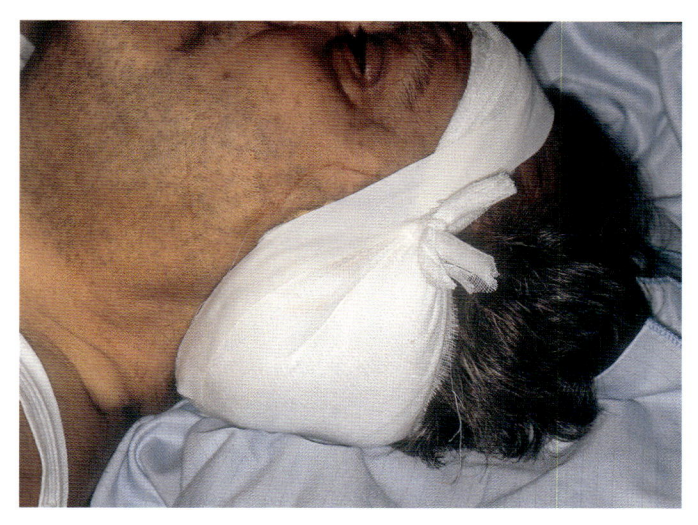

図8.1　創部は弾性包帯で適度な強さに圧迫する．

9 外耳道

外骨腫と骨腫

外骨腫は骨部外耳道の新たな骨増生として定義される．通常は両側性で多発し，広基性の腫瘤として認められる（図9.1）．形態は球形，卵型，細長いなど多様である．外骨腫は冷水に曝露された骨膜が炎症を起こして形成される可能性があり，潜水やウォータースポーツをする人に起こりやすい．

骨腫は外耳道の良性の骨性新生物であり，通常は一側性で茎を持った形状をしている（図9.2）．鼓室乳突裂や鼓室鱗裂に沿って発生することが多い．

組織学的には，外骨腫は新生骨が平行に層状に重なって作られている．冷水に曝露されるたびに骨膜が骨形成反応を誘発するため，この層構造が形成されると考えられている．骨腫は層状の増殖が欠損することで外骨腫とは区別される．しかしながら，臨床的には異なる病態であるにもかかわらず，両者の組織学的な所見は明確に区別できない場合もある．

これらの病変は通常無症候性だが，外耳道を閉塞するほど大きくなることもあり，伝音難聴の原因となったり，内側に角化物が堆積して外耳道炎を起こしたりする場合がある．ときに外耳道真珠腫となることもある．外耳道を閉塞して難聴が起こる症例，外耳道炎を繰り返す症例，補聴器を装用したい症例には手術を施行する．症状が軽微な場合には外耳道の写真を撮っておくと，経過観察に便利である．

手術では外耳道皮膚を保存して適切な位置に戻し，術後の瘢痕形成や狭窄を予防することが重要である．骨腫は鋭匙で除去できることも少なくないが，再発した場合にはその起始部を広く削除しなくてはならない．

■ **手術ステップ**

1. 小さな骨腫のような特殊な症例では，広いアプローチを要さずに経外耳道的に摘出できる場合もある．（図9.3）．経外耳道的なアプローチの場合には，耳鏡下に外耳道皮膚を切開し，骨腫を覆う皮膚を剥離する（図9.4）．骨腫は鋭匙ないしドリルで除去する（図9.5，9.6）．
2. ほとんどの症例は，経外耳道的なアプローチよりも広く安全な術野ができる耳後切開で手術を行う．手術の最初の段階で行う皮切や筋膜採取の手技については前述した（第7章 一般的な手術手技を参照➡61頁）．
3. 病変が高度ではなく鼓膜を見ることができる場合には，外耳道皮膚剥離や骨削除は外耳道形成と同様に行えばよい（第7章 一般的な手術手技を参照➡61頁）．
4. 外骨腫の形成が著明な場合，鼓膜は見えず，外耳道内には目印となる構造が存在しない（図9.7）．外骨腫の内側にいくらかスペースが残る場合には，皮膚を剥離して内側の鼓膜方向へと押し込む．皮膚はアルミニウムシートで保護する．シートの下に綿片を置いてもよい．

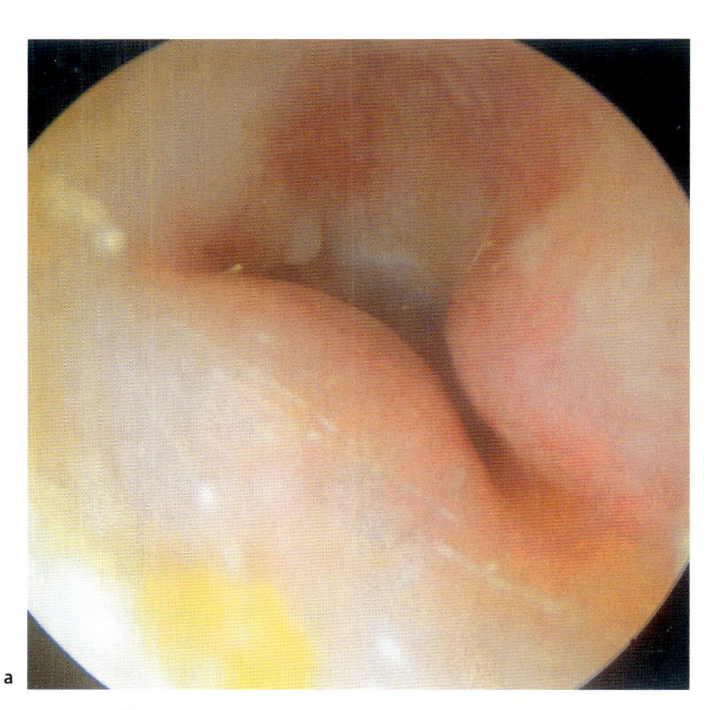

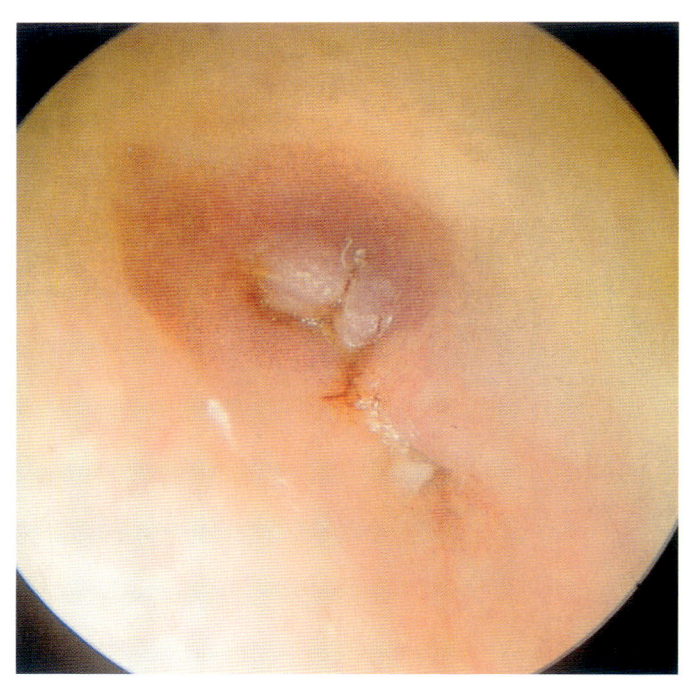

図9.1 外骨腫

外骨腫と骨腫　93

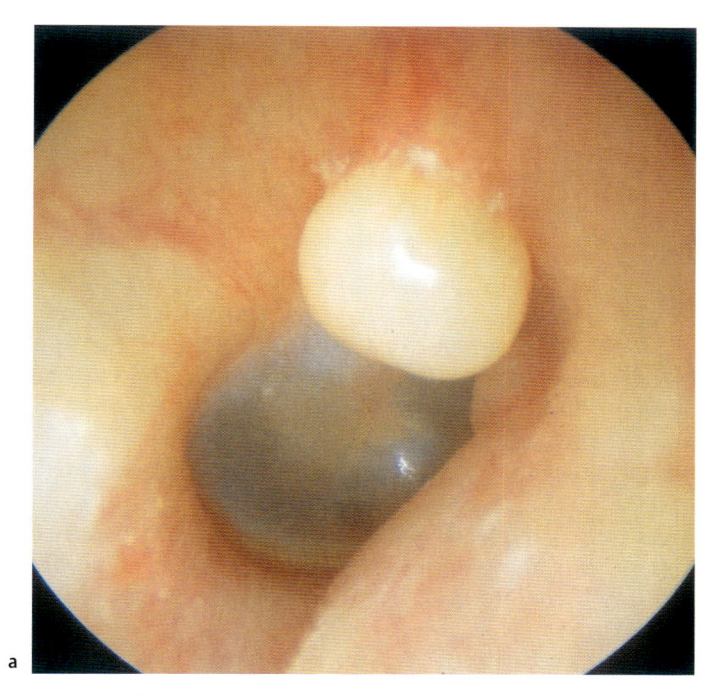

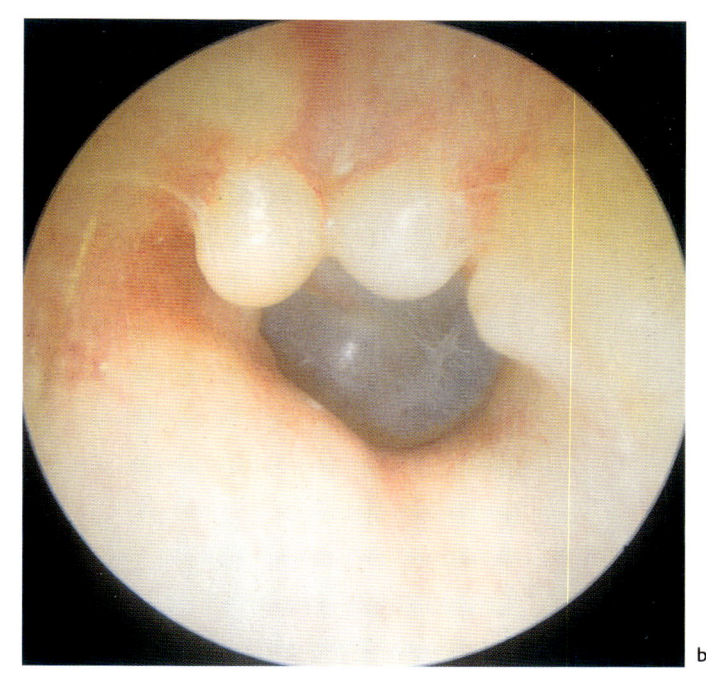

図 9.2　骨腫

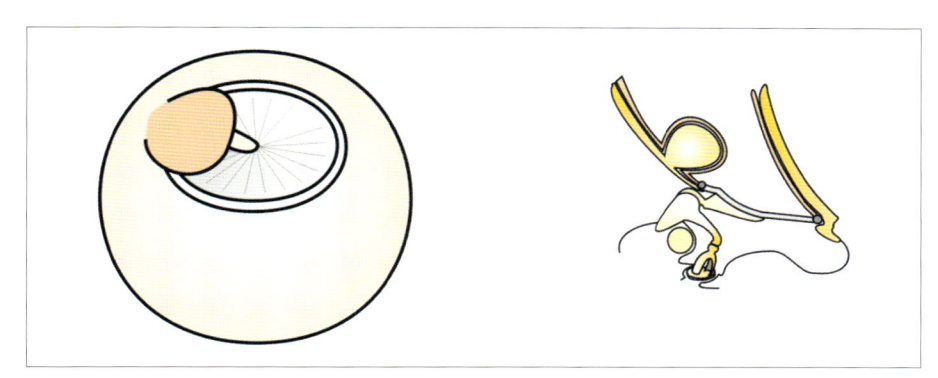

図 9.3　限局性の骨腫

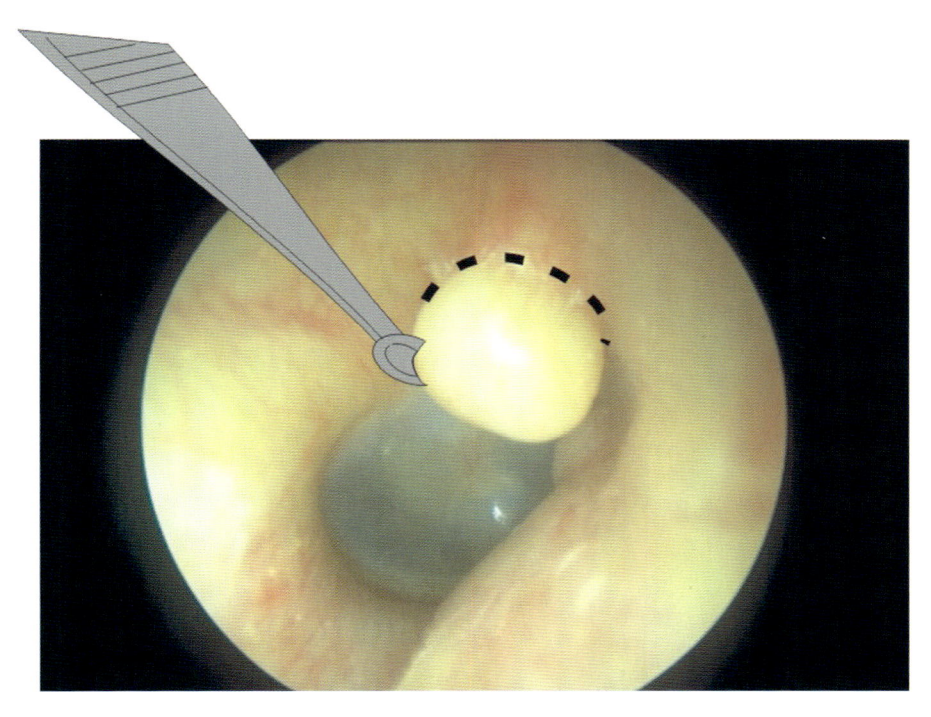

図 9.4　小さな骨腫は鋭匙を使って経外耳道的に除去できる．

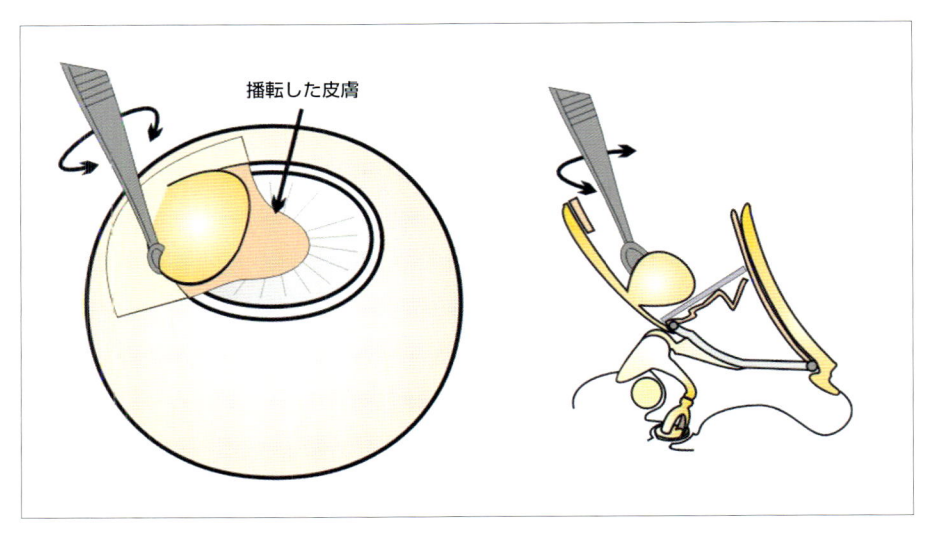

図 9.5 鋭匙を使った小さな骨腫の除去（動かす方向に注意）

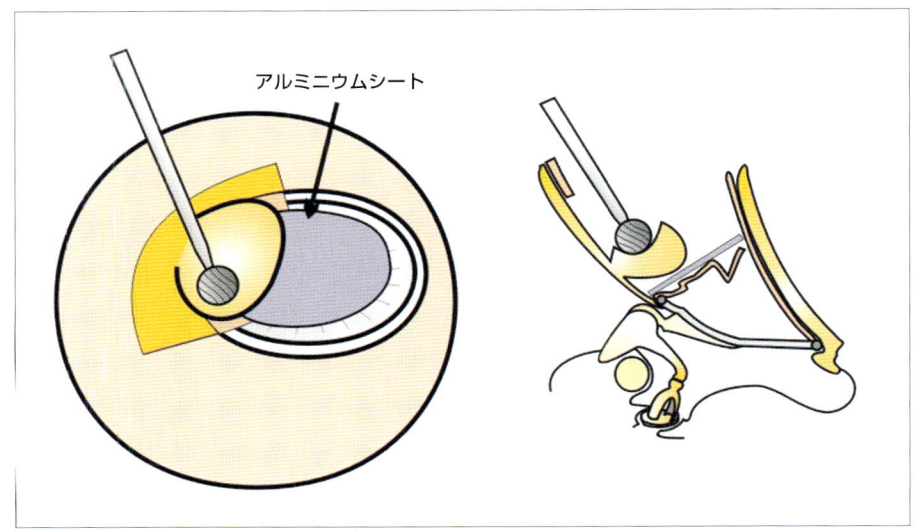

図 9.6 ドリルを使って経外耳道的に行う小さな骨腫の除去

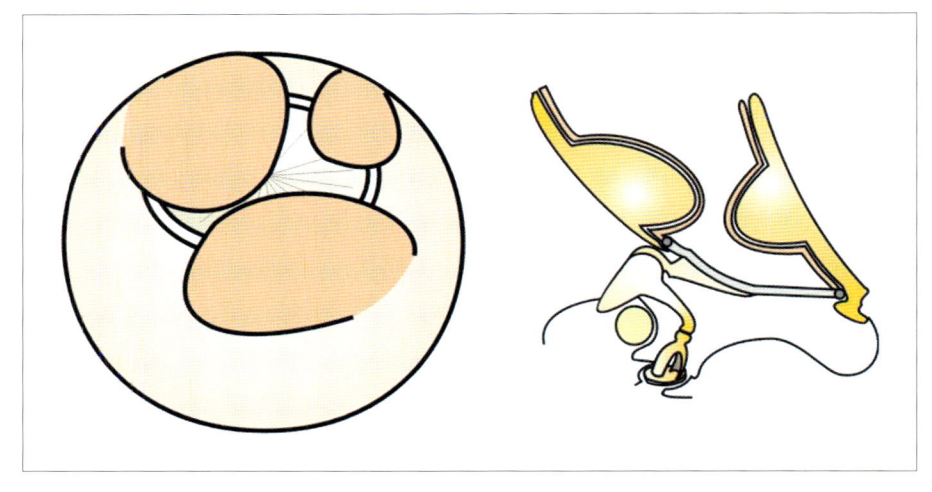

図 9.7 進行した外骨腫では鼓膜が見えない（目印がない）．

5. もし外骨腫の内側に剥離した皮膚を入れるだけのスペースがない場合には，皮膚を対側へと倒し，この皮膚をアルミニウムシートで保護しながら突出の一部を内側へと削る（図 9.8）．
6. もう 1 つの外骨腫を覆う皮膚を剥がし，対側の骨削除でできたスペースに向けて倒す．アルミニウムシートを骨壁と剥がした皮膚の間に置き直し，骨を内側に向けて部分的に削る．
7. 2 つ目の外骨腫がある程度削れたら，皮膚を最初の外骨腫を露出するように再度戻して骨を削除する．これを繰り返しながら，徐々に内側へ骨削除を進める．
8. 後壁の近くには顔面神経が鼓膜輪の 2〜3 mm 後方を走行している．外骨腫手術における医原性顔面神経麻痺の発症頻度は非常に高いとの報告がある．顔面神経麻痺を

外骨腫と骨腫　95

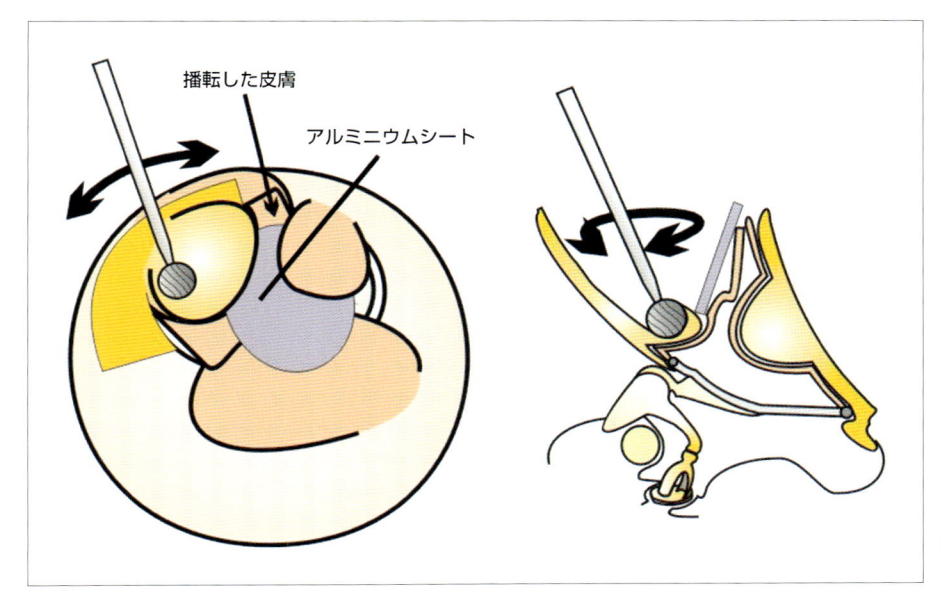

図9.8　剥離した外耳道皮膚を反対側の壁に倒してアルミニウムシートで保護する

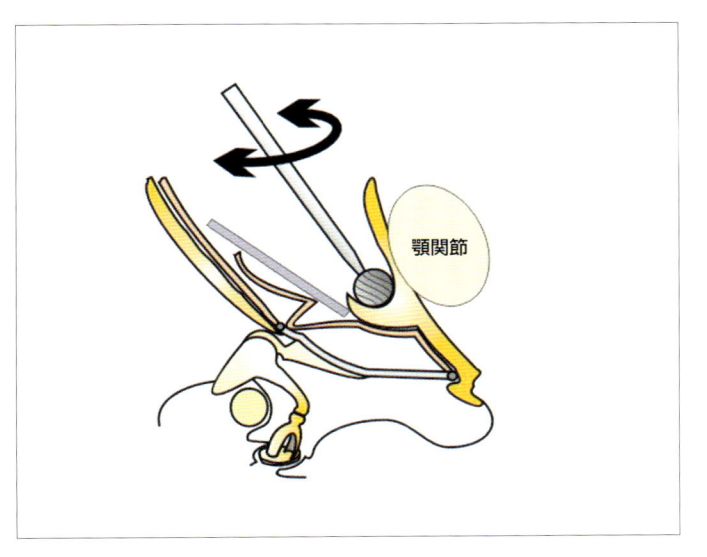

図9.9　前壁の削除

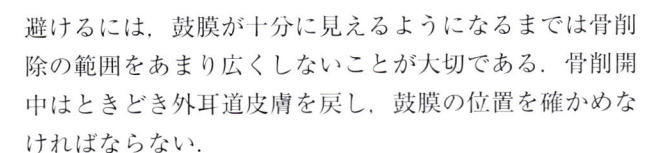

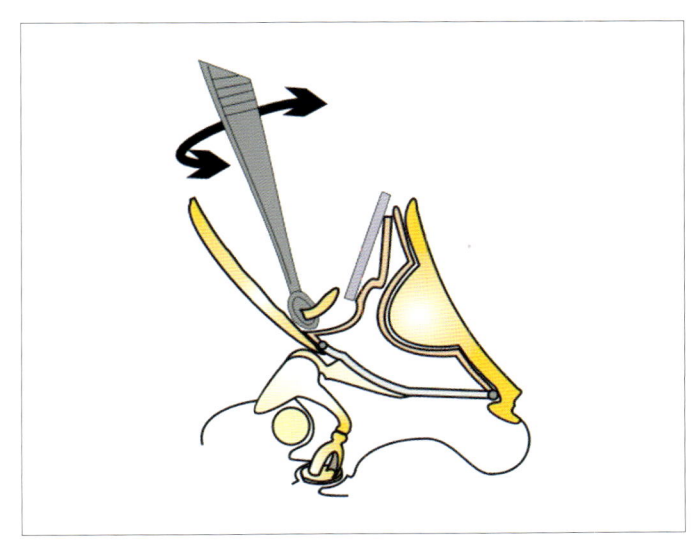

図9.10　最後にひさし状に残る骨の除去

避けるには，鼓膜が十分に見えるようになるまでは骨削除の範囲をあまり広くしないことが大切である．骨削除開中はときどき外耳道皮膚を戻し，鼓膜の位置を確かめなければならない．
9. 鼓膜が近いにもかかわらず，外骨腫のために鼓膜を見ることができなければ，顎関節を開放しないように注意しながら前壁から削るとよい（図9.9）．顔面神経麻痺を起こすよりは顎関節が露出されるほうが対処しやすい．どの位置を削っているかがはっきりするまでは，後壁を内側に深く削ってはいけない．
10. ときどき微細剥離子を外骨腫の内側に差し入れ，削除す

べき骨の量と鼓膜輪からの距離を評価する．
11. 鼓膜輪直近の骨削除には小さな鋭匙を使ってもよい（図9.10）．ドリルを使う場合には，ツチ骨外側突起に触れないように注意しなくてはならない（第7章　一般的な手術手技の「外耳道形成」を参照 ➡ 78頁）．
12. 乳突蜂巣が開放された場合には外耳道形成で記載したのと同様の方法で閉鎖する．露出した外耳道骨壁は側頭筋膜で被覆する．骨壁にきちんと接するように外耳道皮膚に縦切開を加えることもある．症例によっては耳介側の皮弁にも縦切開を加える．
13. 外耳道をゼルフォームでパッキングし，閉創する．

96　第9章　外耳道

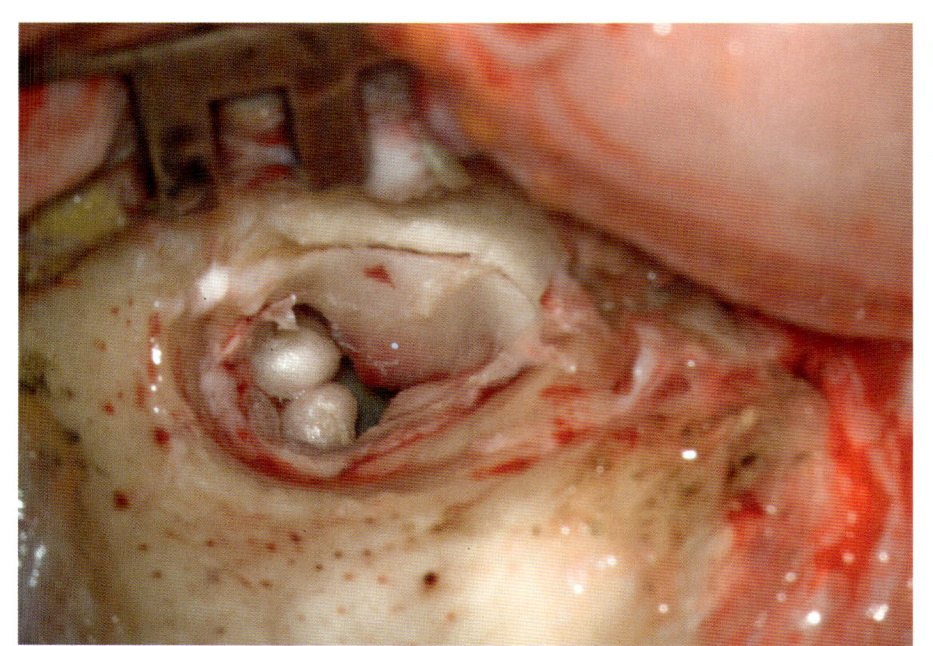

■ **症例 9.1 （右耳）**

図 9.1-1　外骨腫の手術をする場合には，ほかのアプローチと比べ，外耳道の視野がはるかに良好な耳後切開で行うことを強く勧める．本症例の外耳道は外骨腫によって高度に狭められている．上壁と後壁に 2 つの骨腫様の突出が見られる．

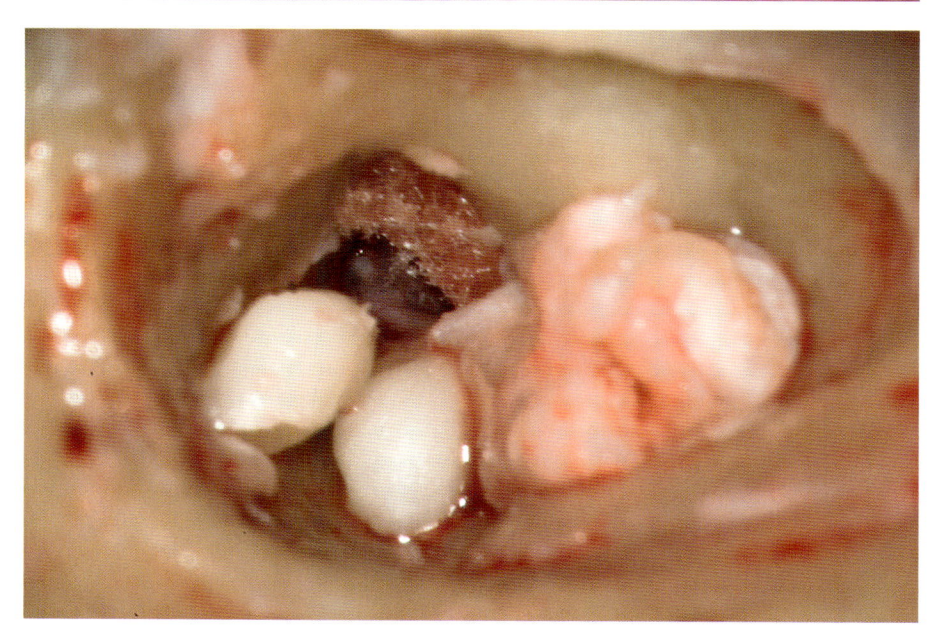

図 9.1-2　外骨腫を覆う皮膚をできるだけ破らないように慎重に剥離する．後上部にある 2 つの外骨腫が露出されている．

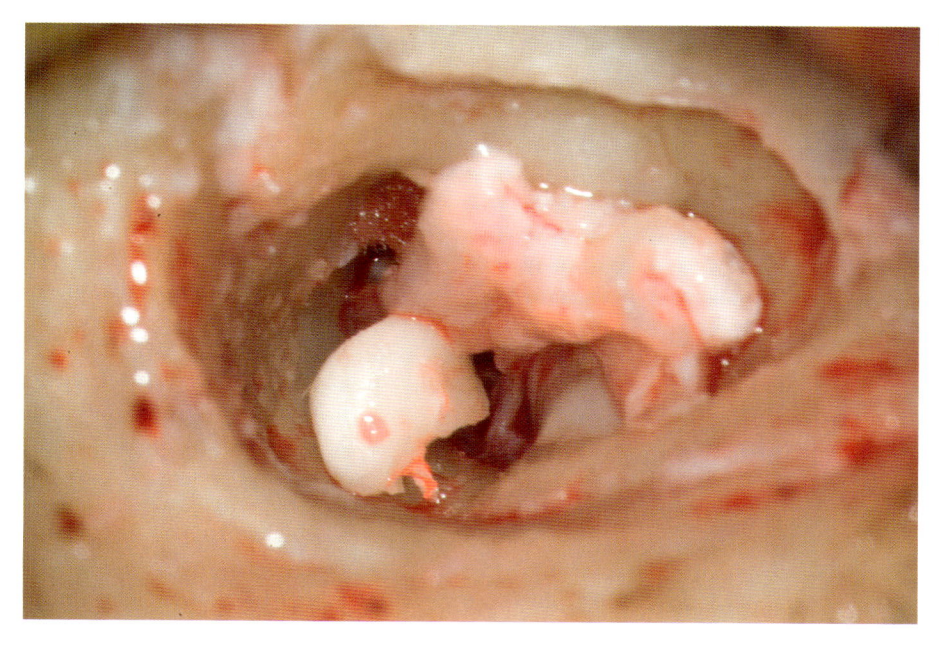

図 9.1-3　どちらの外骨腫も鋭匙で容易に削除できる．

外骨腫と骨腫   97

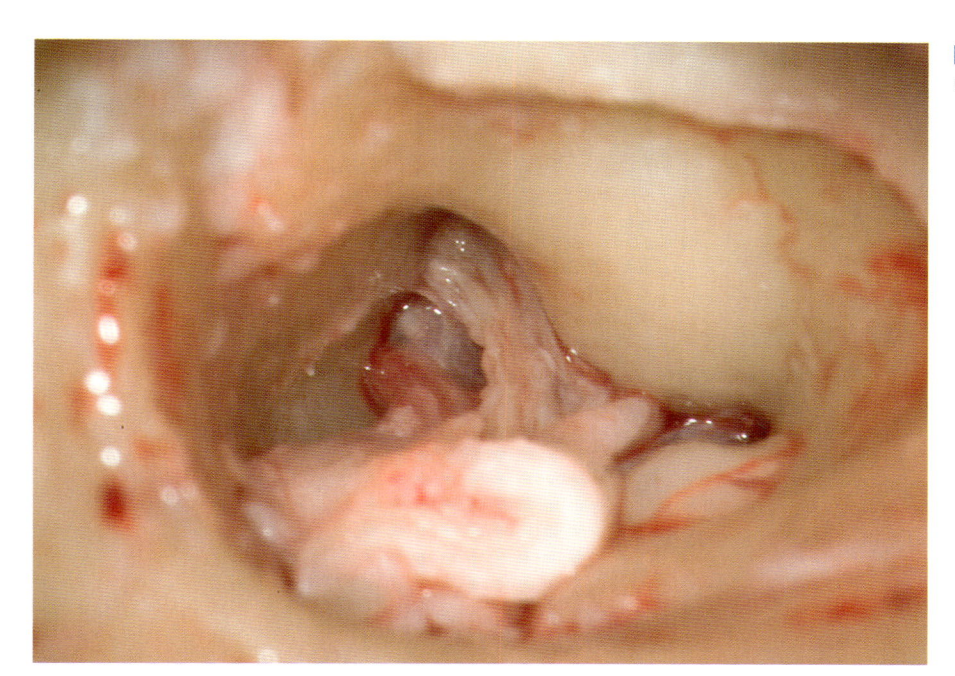

図 9.1-4　外耳道反膚弁を後方に倒し，前壁から下壁にかけての外骨腫を露出する．

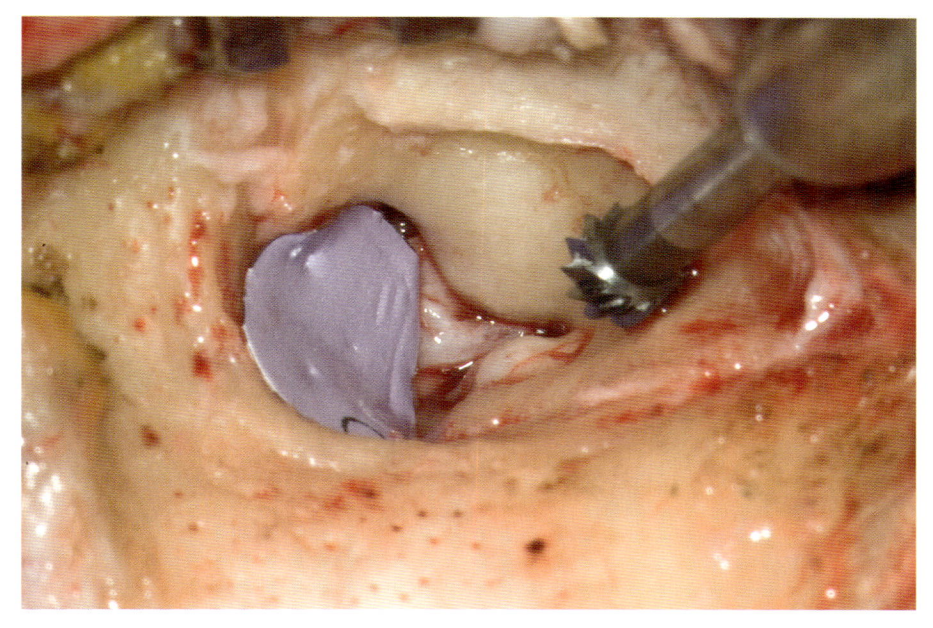

図 9.1-5　皮膚を内側へと押しやり，骨削除のスペースを作る．手術時間を短縮するため，ほとんどの骨削除はカッティングバーで行う．

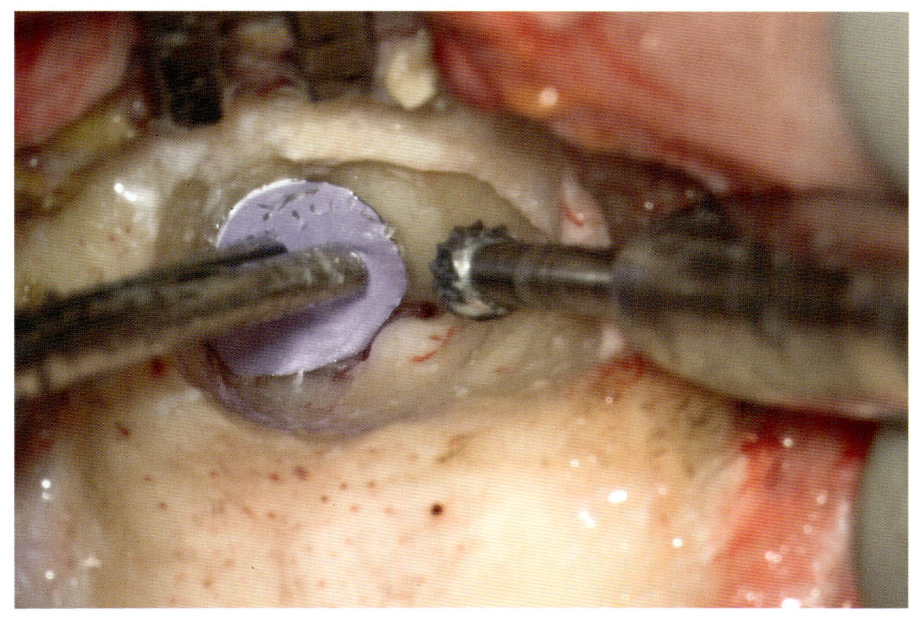

図 9.1-6　損傷を避けるには，適切なサイズに切ったアルミニウムシートで皮膚を完全に覆う必要がある．

98　第 9 章　外耳道

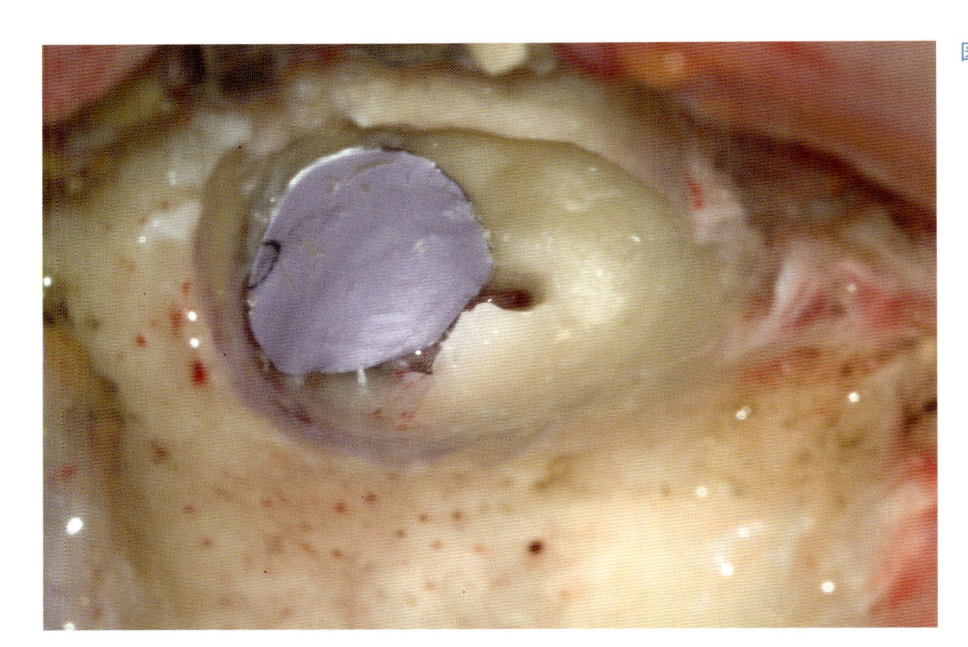

図 9.1-7　外骨腫の最外側部を削除する．

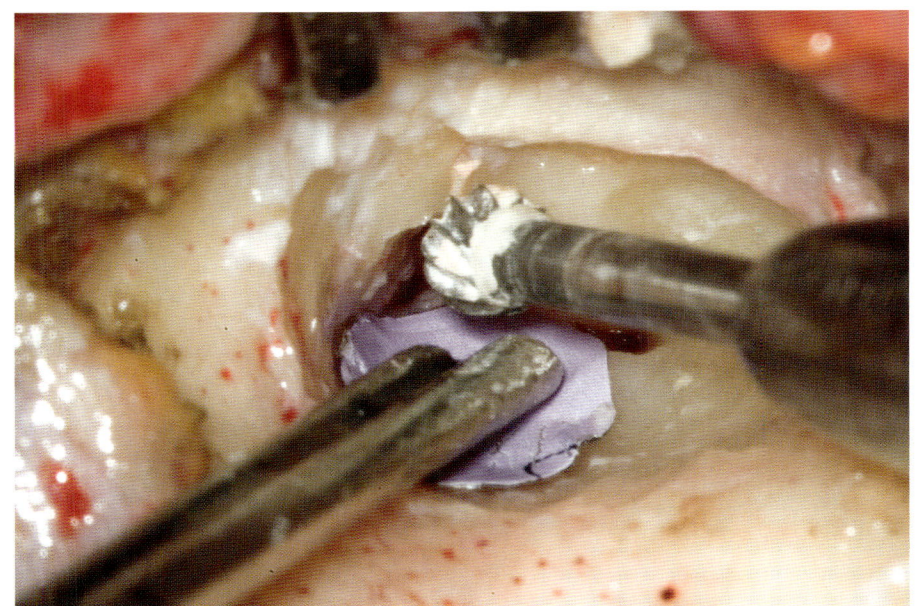

図 9.1-8　アルミニウムシートの位置を内側にずらし，外骨腫の外側部をさらに削除する．

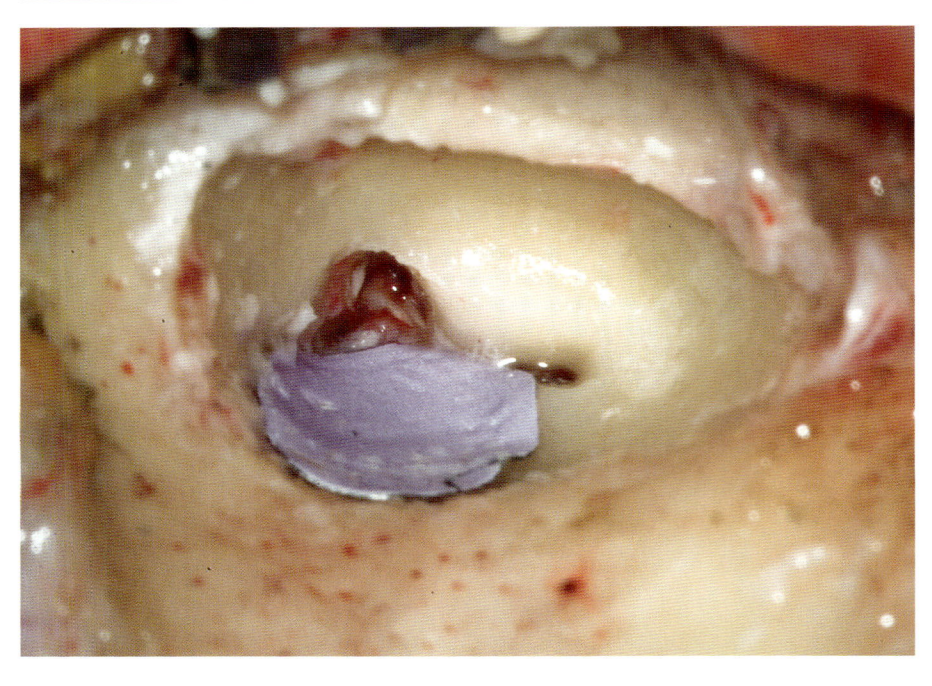

図 9.1-9　ここまでの骨削除の状況を示す．2つの外骨腫の隙間の狭さに注目してほしい．

外骨腫と骨腫　99

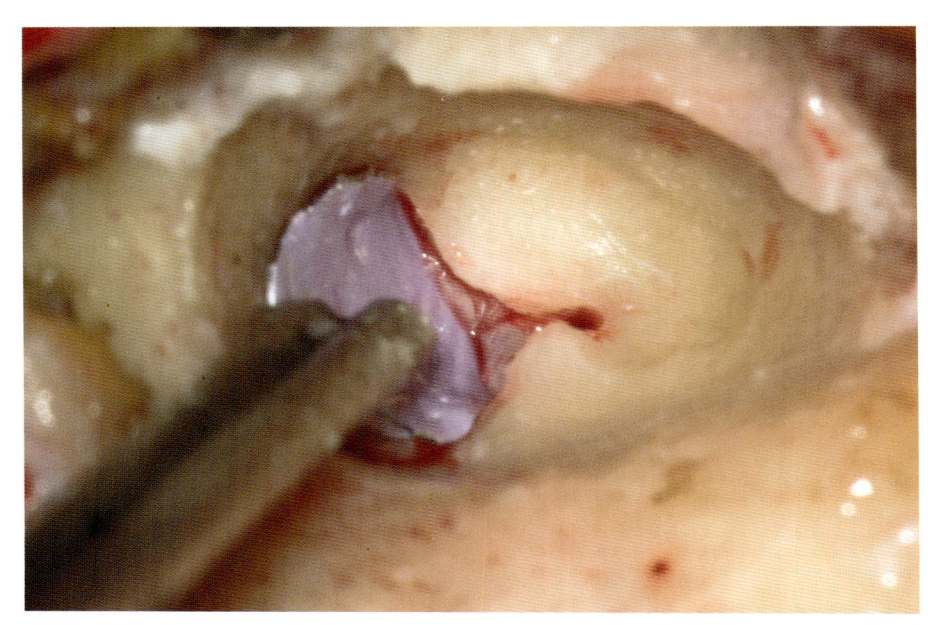

図 9.1-10　さらに骨削除を進めるため，アルミニウムシートを内側に移す．

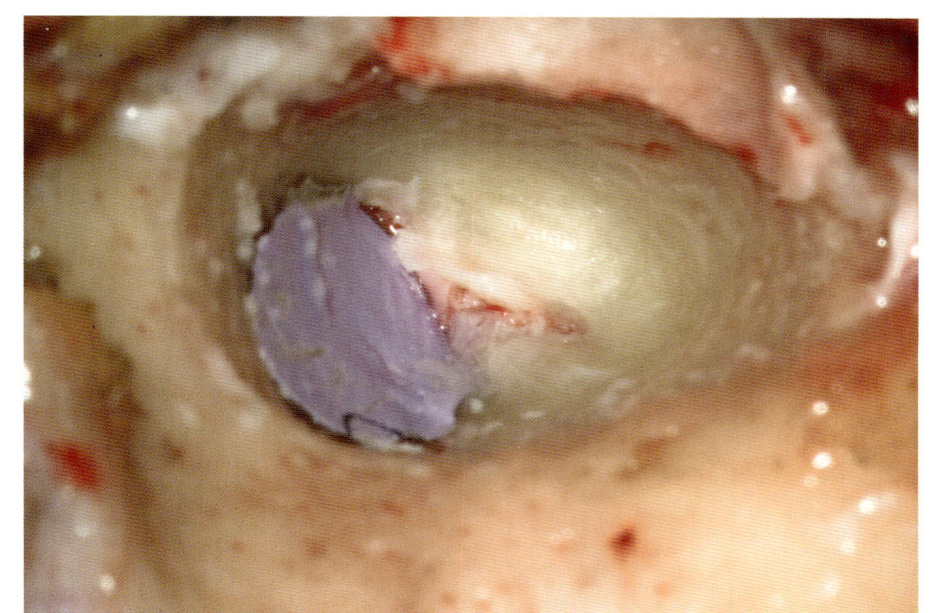

図 9.1-11　骨削除の結果，まだ剝がされていない外骨腫内側面を覆う皮膚が削開面に近づいてきている．

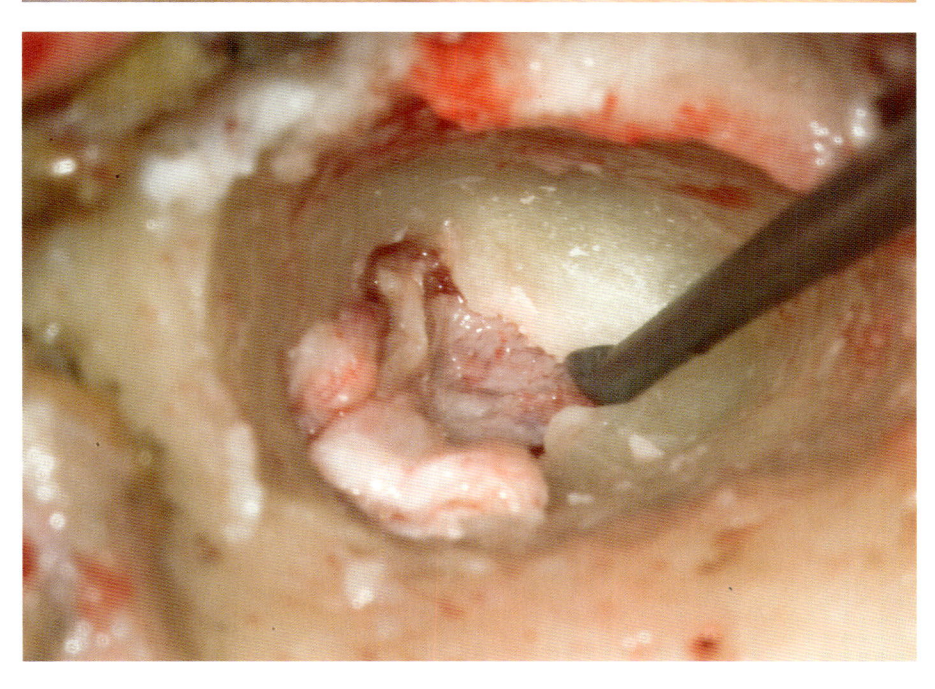

図 9.1-12　外骨腫辺縁に突出する骨は鋭匙で削除する．

100　第 9 章　外耳道

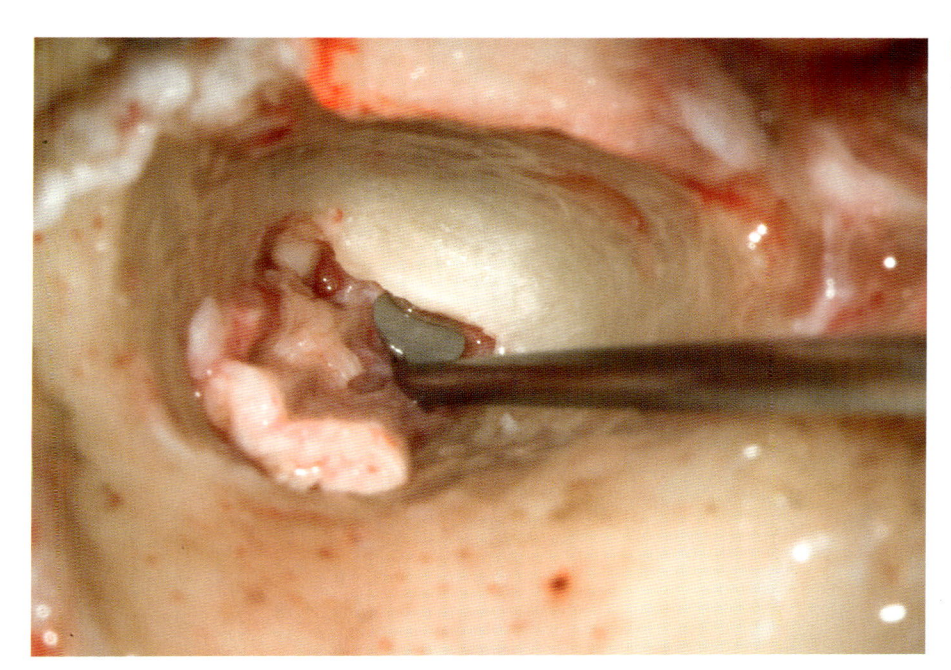

図 9.1-13　微細剝離子で皮膚をさらに内側に向けて剝離する.

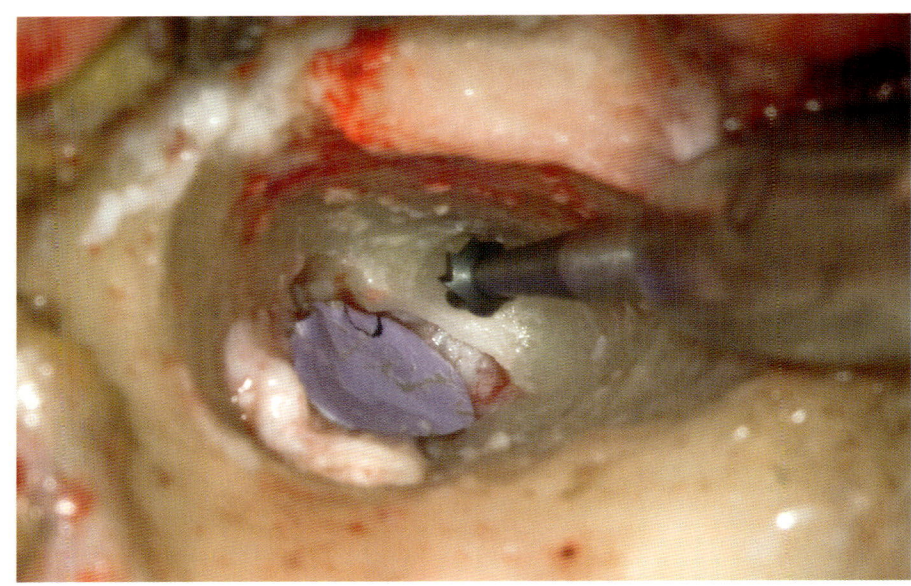

図 9.1-14　突出内側面の皮膚を十分に剝離したのちに，小さなカッティングバーで骨削除をさらに内側へと進める．アルミニウムシートでの皮弁保護はとても重要である．

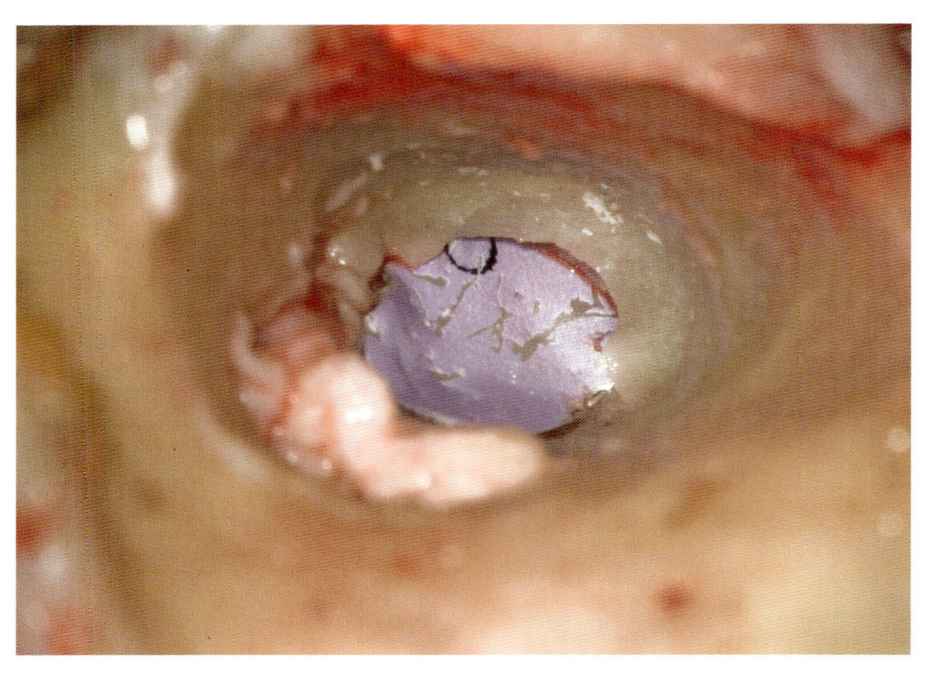

図 9.1-15　外耳道形成が鼓膜付近まで進んでいる．鼓膜直近にひさし状に骨が残存している．この骨は小さなダイヤモンドバーないし鋭匙で除去できる．ドリルを使う場合には，前上壁の削開でツチ骨外側突起にバー先が触れないように細心の注意が必要である．

外骨腫と骨腫　101

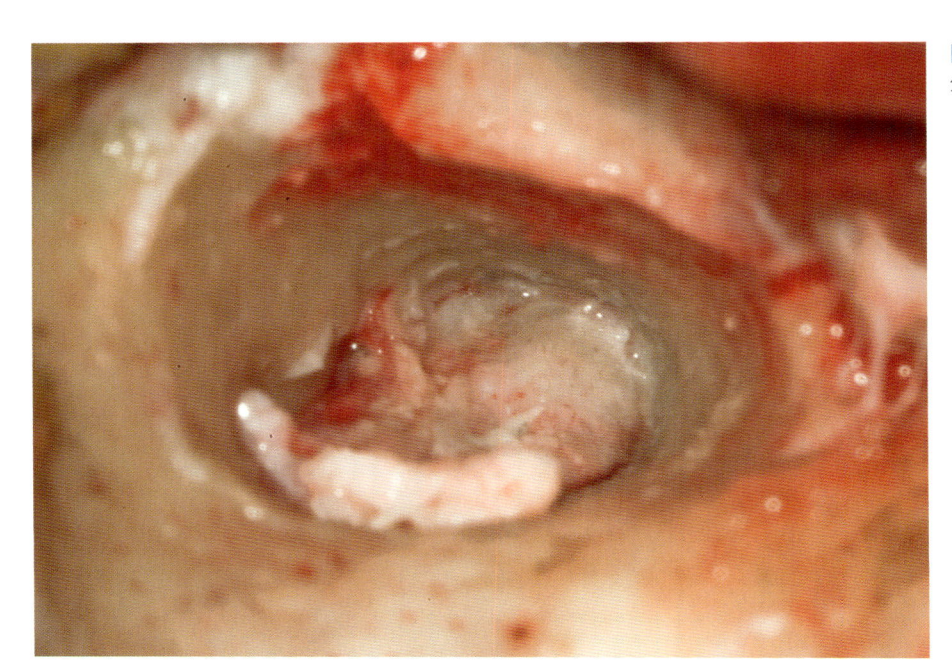

図 9.1-16　外耳道削除の最終的な状態を示す．外耳道皮膚は後方に翻転してある．

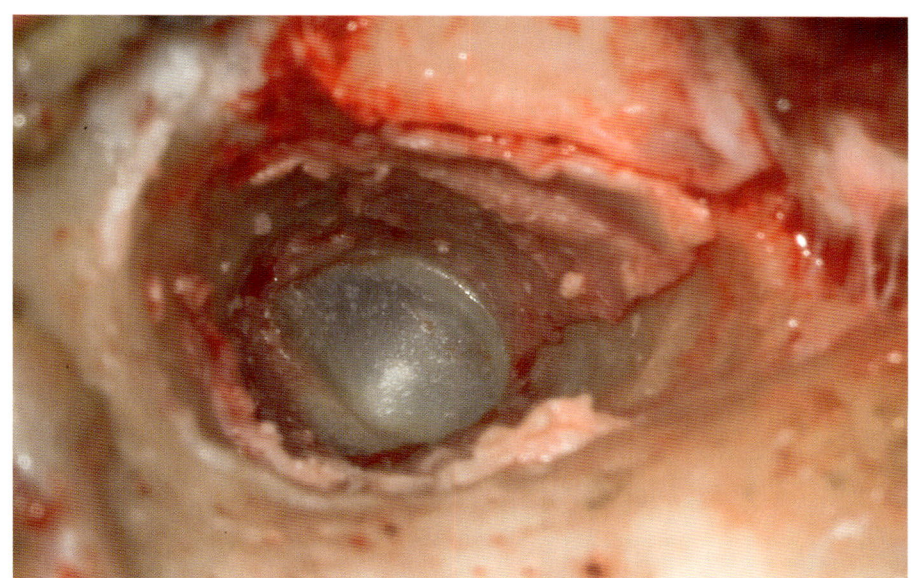

図 9.1-17　外耳道皮膚を骨壁上に戻す．外耳道皮膚が保存され，鼓膜は健常なままであることに注目してほしい．

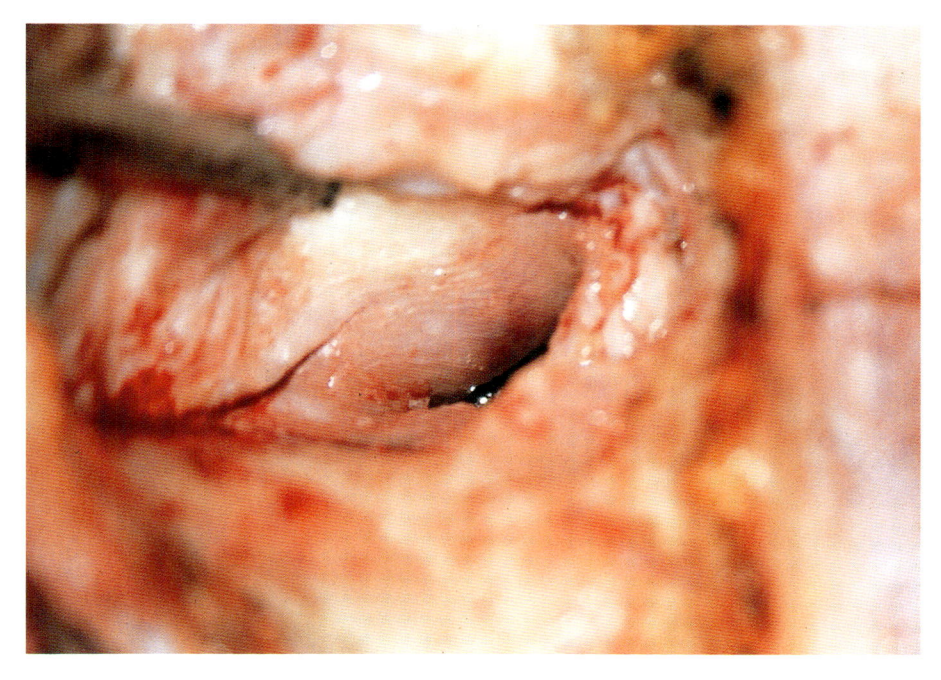

■ 症例 9.2 （左耳）

図 9.2-1　外耳道後壁皮膚を外骨腫の外側で切開し，外耳道を開放する．外耳道の狭窄は高度である．外耳道を形成するため，前壁の皮膚に輪状切開を加えてある．

102　第 9 章　外耳道

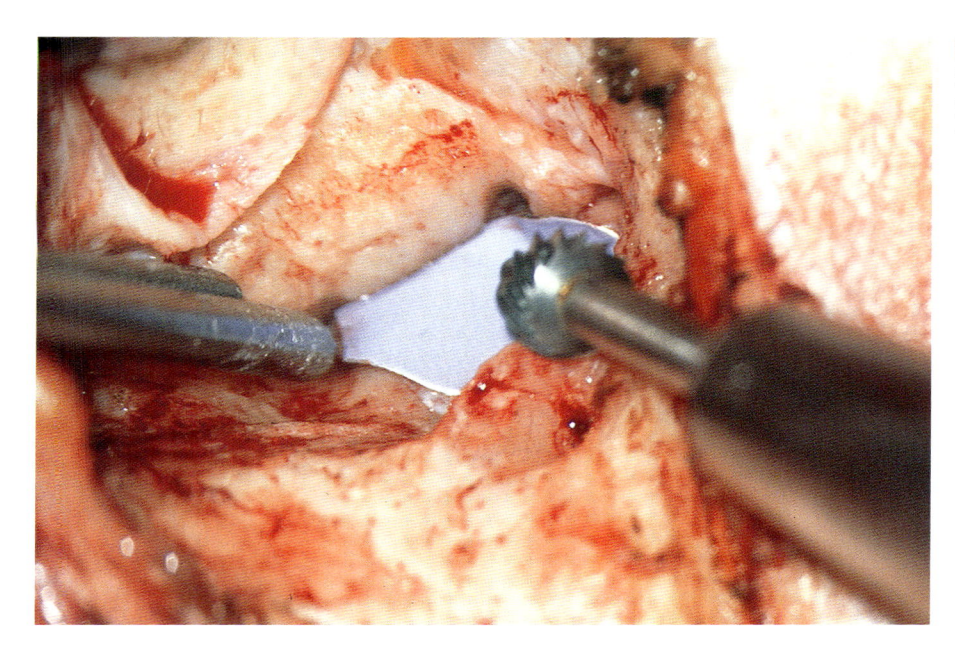

図 9.2-2　外耳道皮膚を内側に剥離し，アルミニウムシートで保護する．骨壁の突出を大きなカッティングバーで削除している．骨削除は少しずつ内側にある鼓膜に向けて進められる．

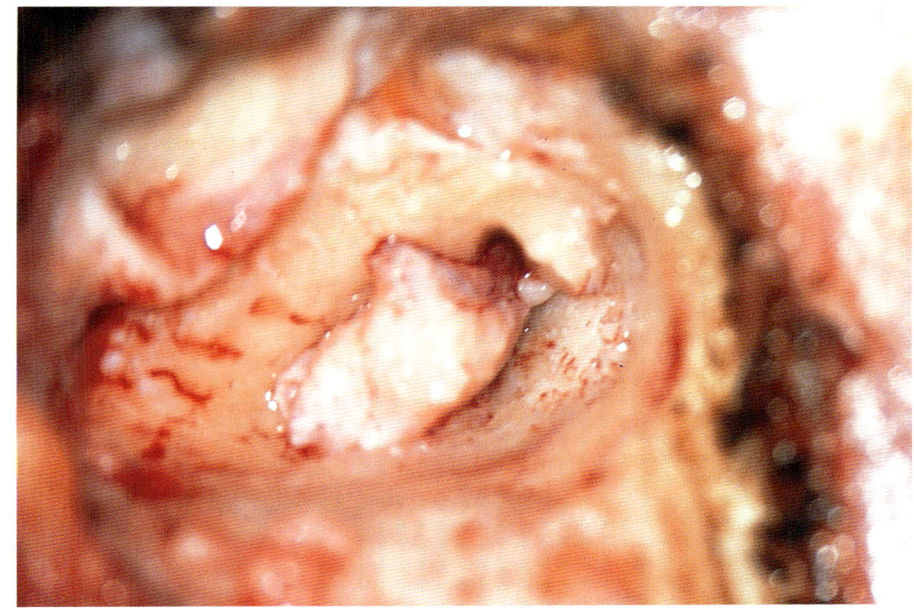

図 9.2-3　ときどきアルミニウムシートをはずして，外耳道の深さや方向，削除すべき骨の量などを確かめながら削開を進める．

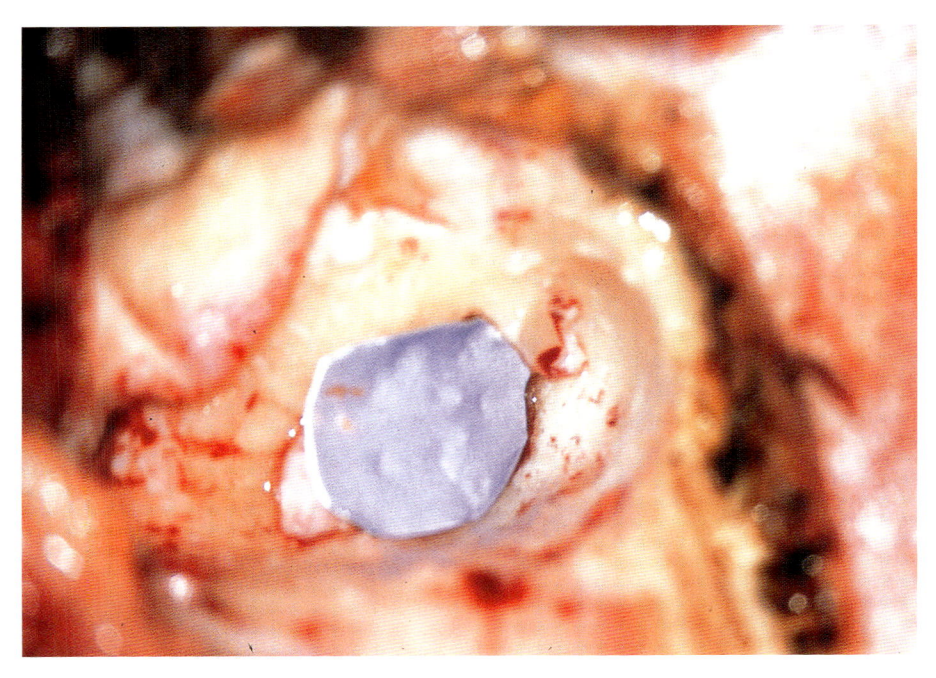

図 9.2-4　外耳道皮膚を下壁側へと寄せ，アルミニウムシートで保護している．シートの縁は上壁の内側に差し込んでいる．この状態にすると上壁の削除にカッティングバーを使うことができる．

外骨腫と骨腫 103

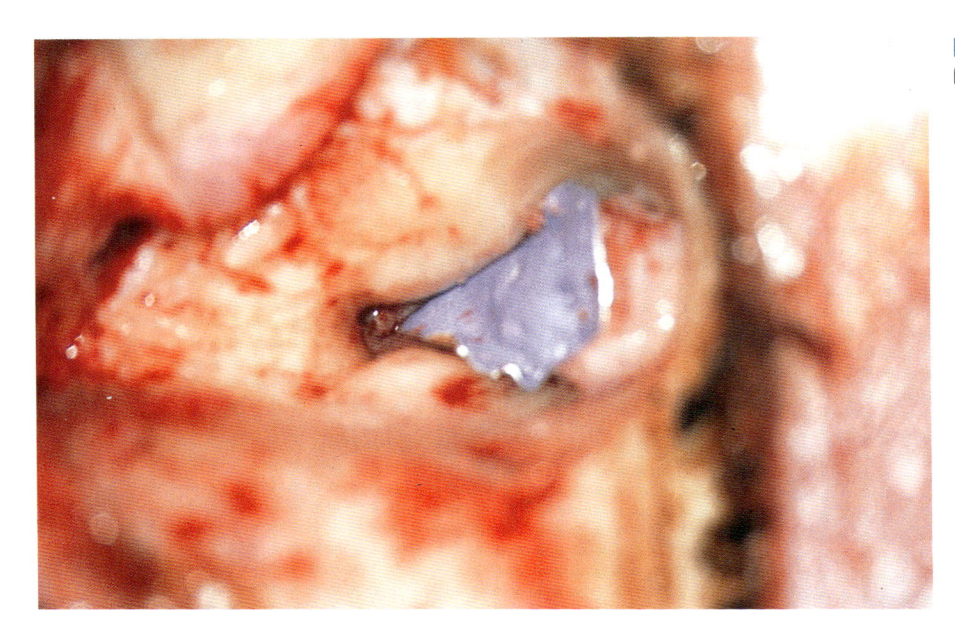

図 9.2-5　前壁と後壁の外骨腫を削除するために外耳道皮膚は上壁側に寄せ，アルミニウムシートを敷き直している．

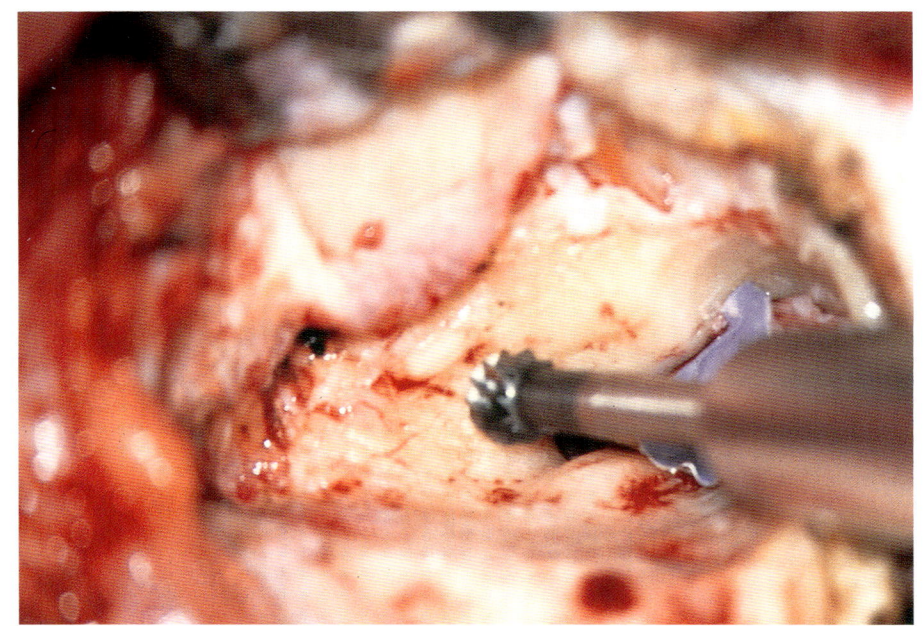

図 9.2-6　2つの骨性隆起は小さなカッティングバーで削除する．

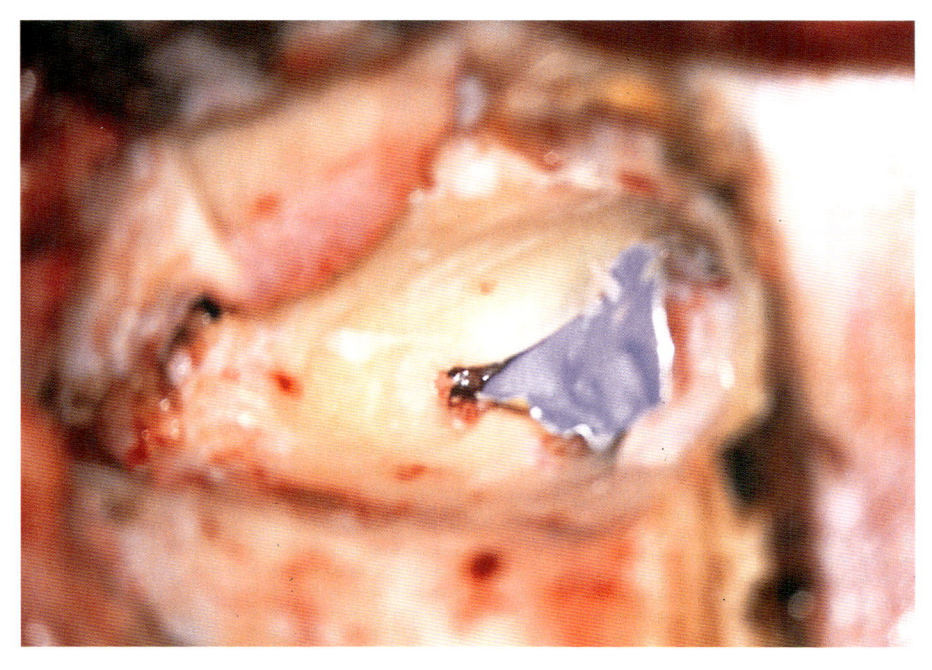

図 9.2-7　下壁をある程度削った後の状態を示す．

104　第9章　外耳道

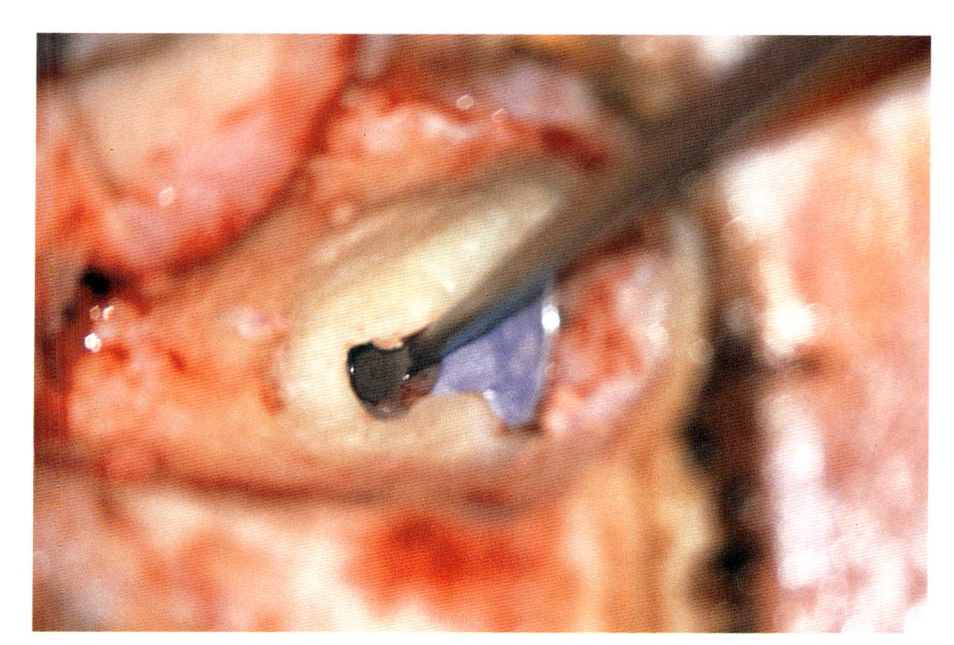

図 9.2-8　微細剥離子で削るべき骨の量を評価している.

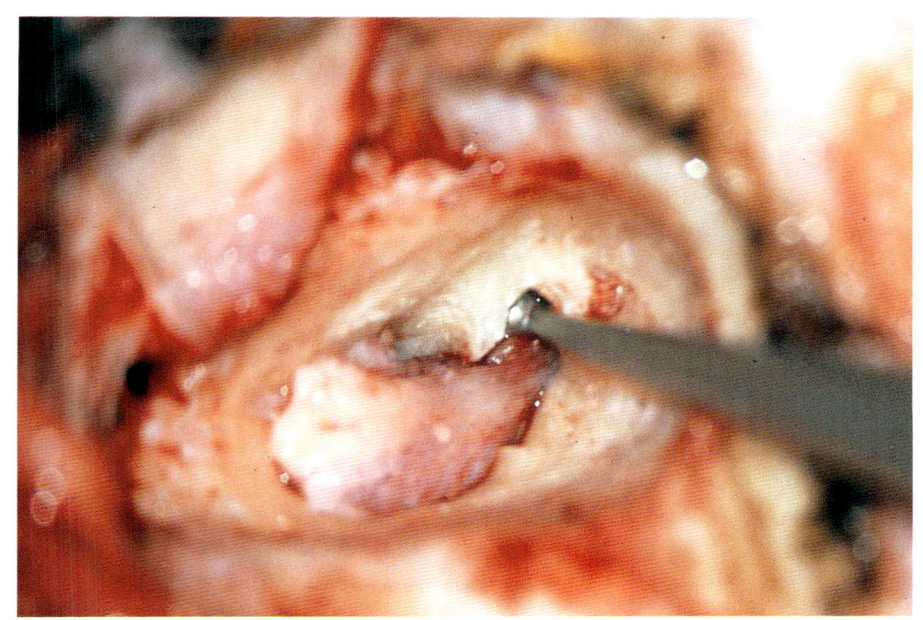

図 9.2-9　ひさし状に残る薄い骨は小さな鋭匙で削除する.

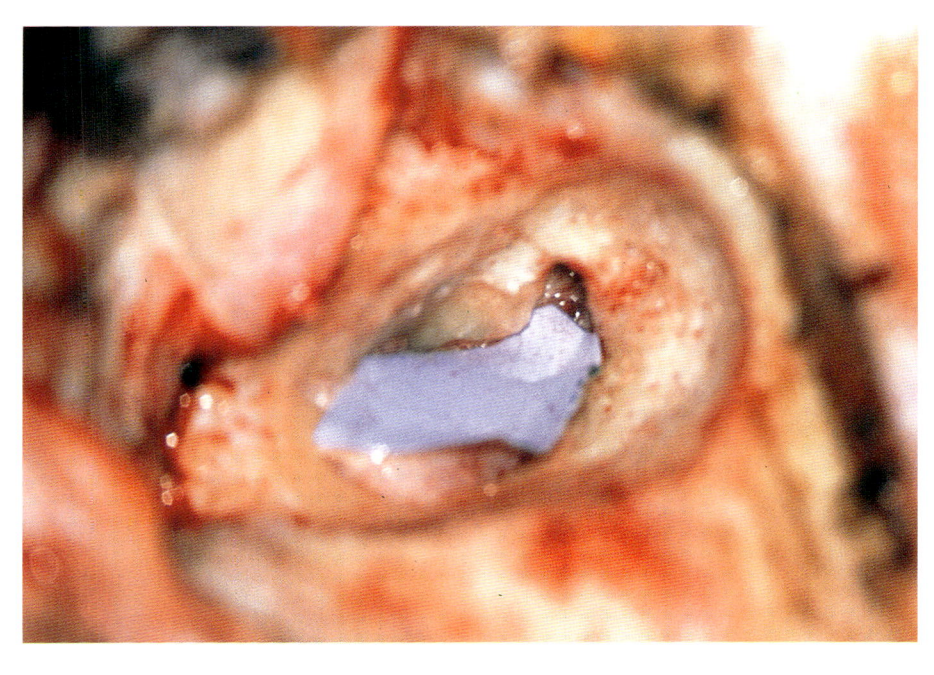

図 9.2-10　外耳道皮膚を後壁側に倒し，内側に置き直したアルミニウムシートで保護している．前壁の削除をさらに進めるところである.

外骨腫と骨腫 105

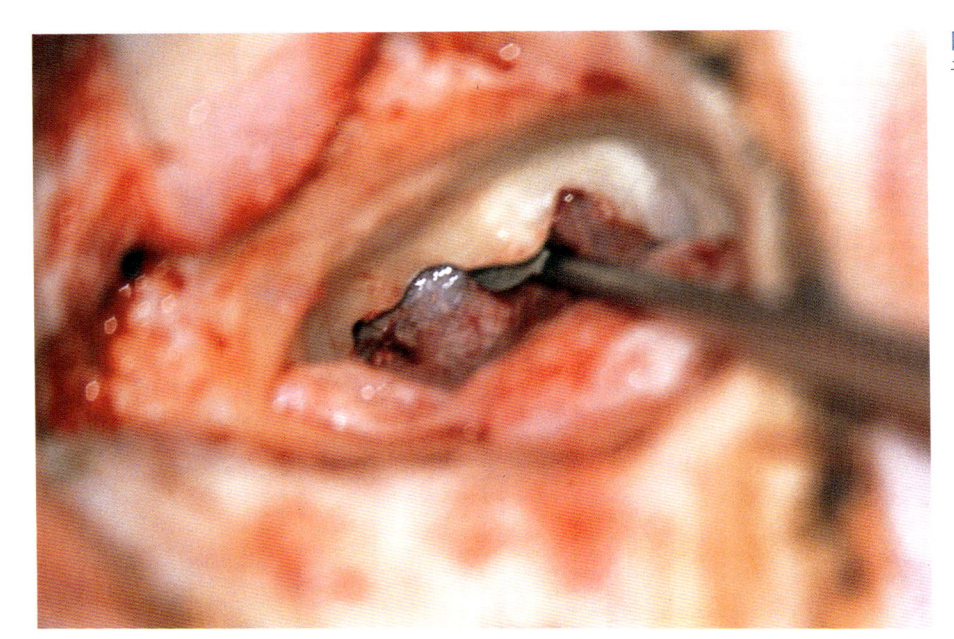

図 9.2-11 ひさし状に残る骨の下に微細剥離子を差し入れ, 削除すべき骨の量を評価している.

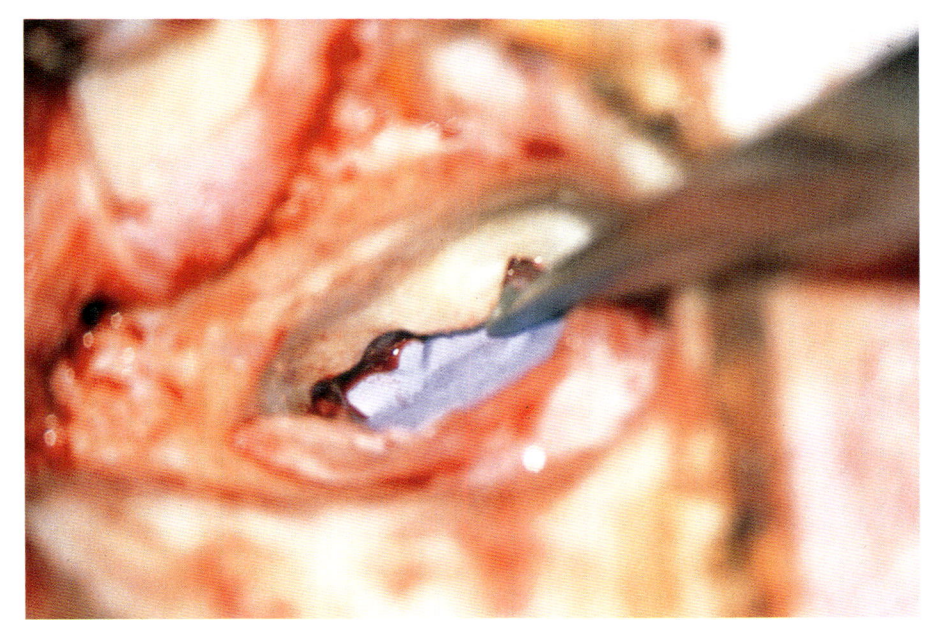

図 9.2-12 鋭匙で突出する骨を削除している.

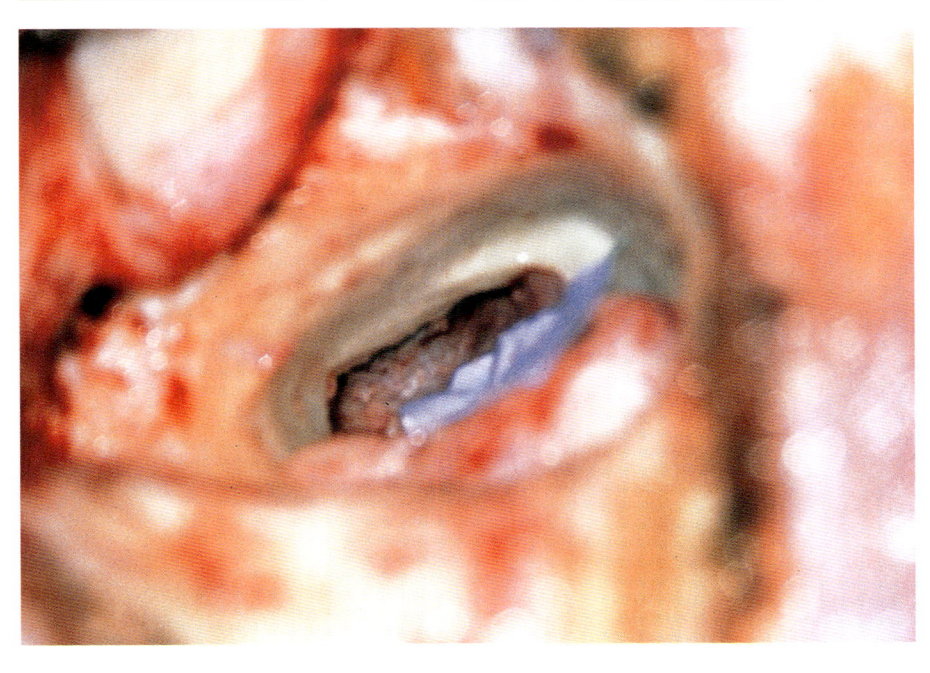

図 9.2-13 骨の突出が残っているため, まだ鼓膜前縁まで見ることができない.

106　第 9 章　外耳道

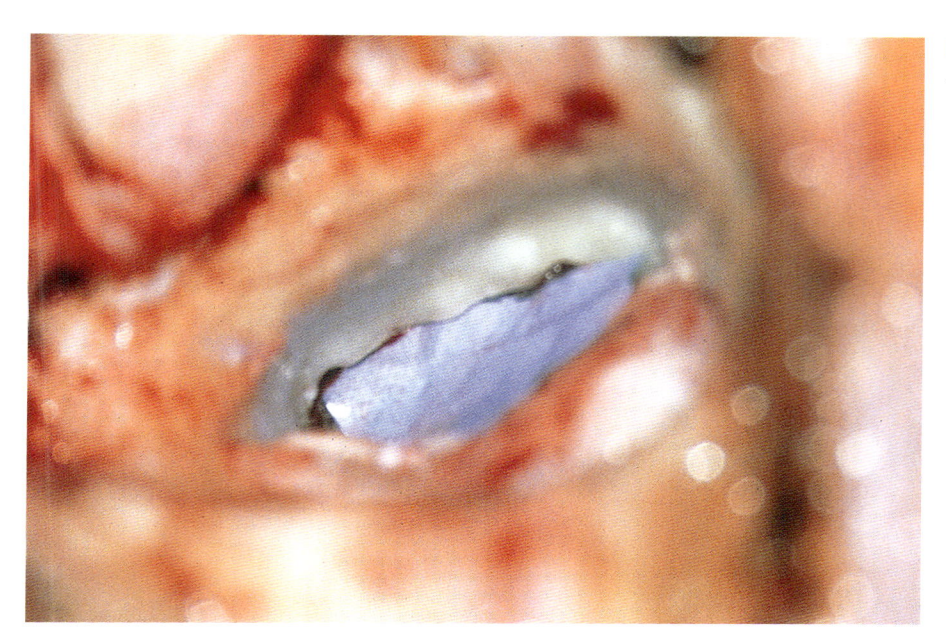

図 9.2-14　骨削除を進める．残った薄い骨は小さなバーないしは鋭匙で除去することができる．

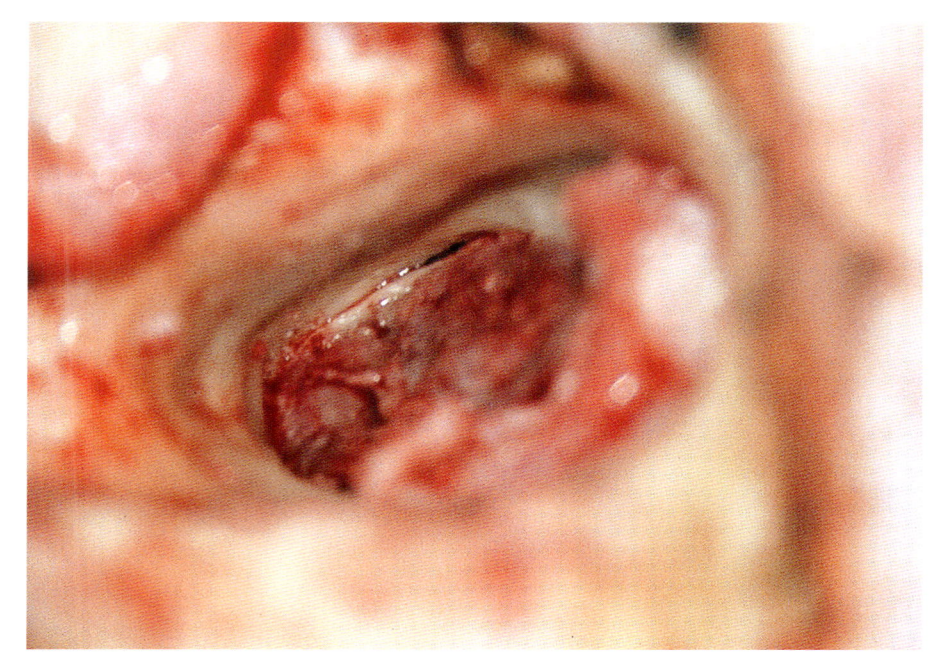

図 9.2-15　外耳道形成が終了したところを示す．線維性鼓膜輪前縁をはっきりと見ることができる．

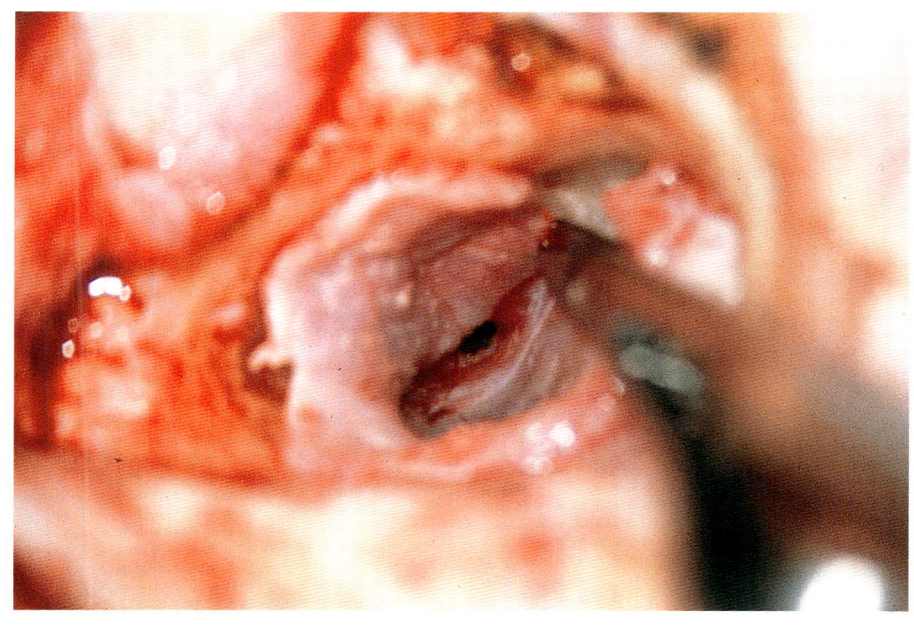

図 9.2-16　外耳道皮膚を戻す．外耳道皮膚を十分に開いて骨壁と接触させるために，上壁皮膚に縦切開を加えている．

外耳道狭窄　107

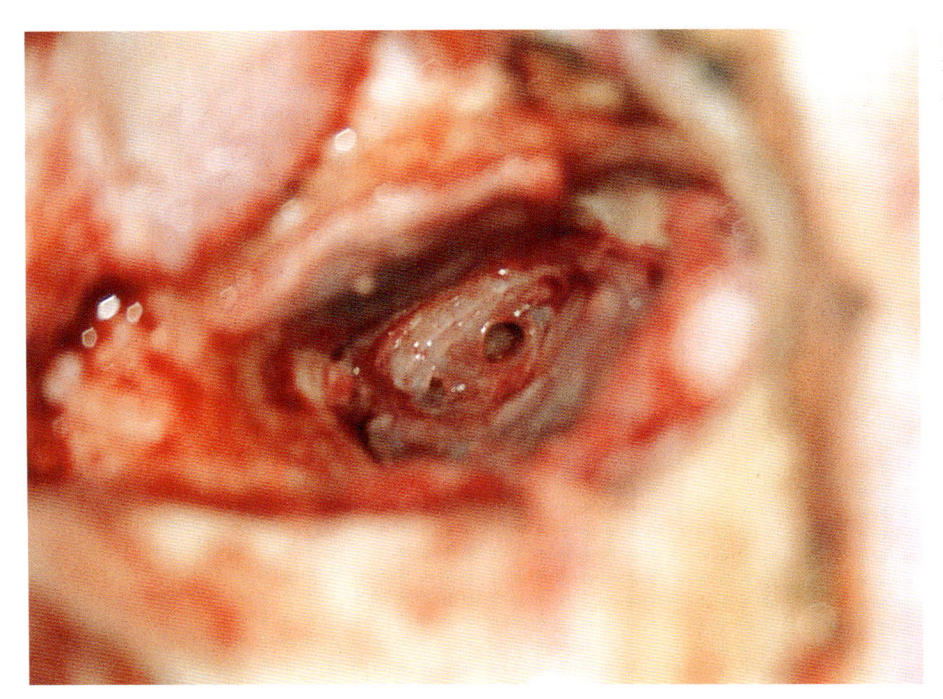

図9.2-17　外耳道形成後には鼓膜が複数の穿孔をもち，鼓膜炎を伴っていることがはっきりと観察できるようになっている．

■ 外骨腫手術のヒントと落とし穴

- ほとんどすべての症例において，耳後切開で手術を行うことを強く勧める．構造が十分に露出され，開口部が広い耳後切開は合併症を起こすリスクを低くする．
- 経外耳道的なアプローチは使うべきではない．これらのアプローチは鼓膜の位置を容易には確認できず，狭いところで微細な操作を要求されるため，望ましくない合併症のリスクが高くなる．
- 術後の狭窄を防止するには，外耳道皮膚を保存することが極めて重要である．外耳道の外側部が狭窄した場合，医原性真珠腫となることもある．
- バーによる損傷を避けるため，外耳道皮膚は常にアルミニウムシートで保護する．
- 保護していない外耳道皮膚のそばでドリルを使ってはならない．
- 頻回に外耳道の深さや鼓膜と骨削開をする場所の位置関係を確かめるべきである．鼓膜に近づいてきたら，後方への外耳道拡大をいっぺんに進めてはならない．
- 大きなバーを使ってツチ骨外側突起のそばを削ってはならない．ここでは前上壁と外側突起先端部の間を通る十分に小さなバーを使う．ドリルを回す前に先端を近くに置き，その大きさを確かめておく．
- バーは外耳道外側部では鼓膜と平行に動かし，内側部で鼓膜に近づいたら内側から外側へと動かす．
- 外耳道形成の結果，外耳道皮膚が損傷されたり，炎症のために健常な皮膚がない場合には，耳後切開部から採取した遊離皮膚を移植する．

■ 初学者へのヒント

外骨腫に対する外耳道形成は初学者がイメージするよりも遥かに難しい手術である．外骨腫による狭窄が著明な場合には外耳道に確実に指標となる構造はない．

誤った骨削除によって起こりうることとして，以下が挙げられる．
- 耳小骨連鎖の損傷と聾を含む感音難聴とめまい
- 鼓膜穿孔
- 顔面神経麻痺
- 術後の外耳道狭窄

なお，重症の外骨腫手術は十分に経験を積んだ術者が行うべきである．初学者が行ってはならない．

外耳道狭窄

■ 炎症性および術後性外耳道狭窄

炎症性外耳道狭窄は治療の困難な疾患である．初期であれば肉芽組織のみが存在し，外来で局所麻酔下に取り除くことができる．その後，プラスチック（ポリエチレン）シートを約20日間留置する．2％ホウ酸を加えた70％エタノールで毎日洗浄し，ステロイド点耳液を使用する．

外耳道が瘢痕化し，鼓膜が厚くなって完成された炎症性外耳道狭窄の場合には，術後に再狭窄を起こしやすく，手術での修正は簡単ではない．そのため，一側性の症例では手術をしない場合が多い．難聴のある両側性の症例では補聴器を処方することも選択肢の1つである．Bone-anchored hearing aids（BAHA）も狭窄が高度な例では選択してもよい（訳者注：本邦では適応に制限あり）．今日われわれは，患者が聴力改善のために手術を受けることを望むか，高度の混合難聴のために

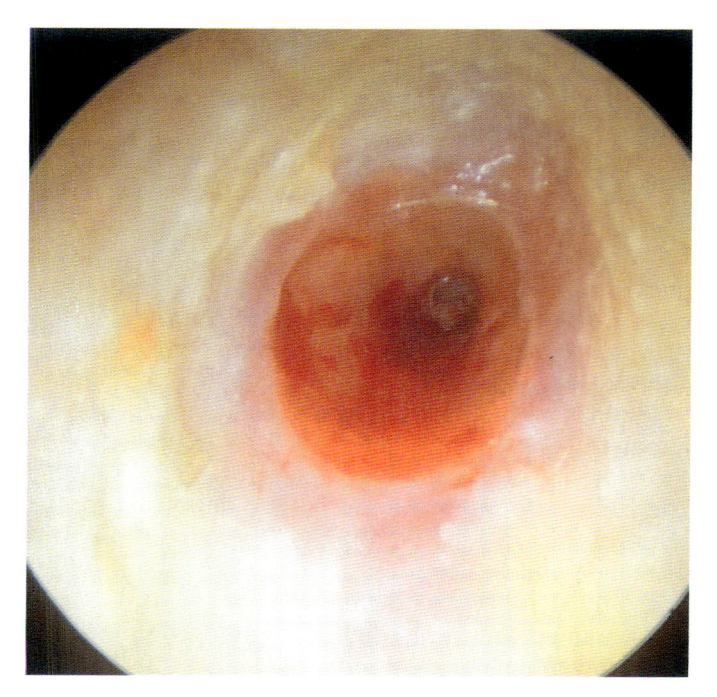

図 9.11　68歳，女性の右外耳道の炎症性狭窄．患者は3年にわたって両側耳漏と難聴があったが，左の耳漏は受診2か月前に停止した．鼓膜上の肉芽組織を外来で除去し，再狭窄を防ぐためにセロファンのシートを外耳道に留置した．1か月間ステロイド点耳を処方したところ，外耳道は完全に健康な皮膚に被覆されて狭窄は消失した．

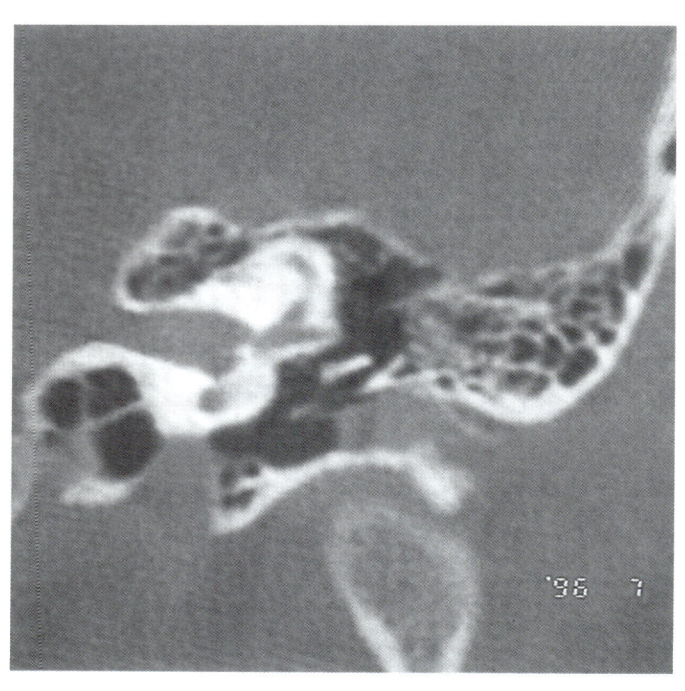

図 9.12　図 9.11 の症例の冠状断 CT 像である．骨部外耳道は正常なままだが，外耳道内腔は病的な皮膚に占められている．

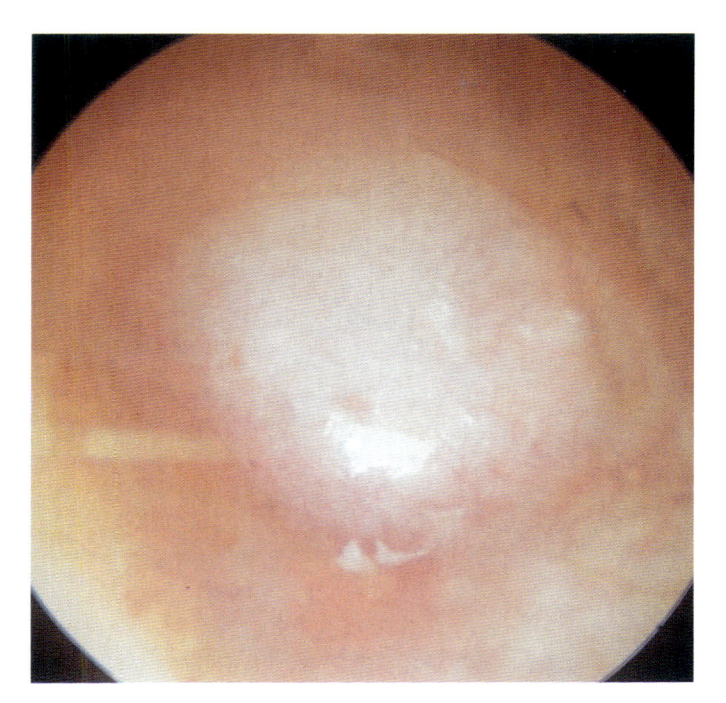

図 9.13　本症例では2度にわたって鼓室形成術が施行されている．一般的には過去に複数回の手術が行われ，外耳道狭窄と鼓膜浅在化がある患者の再手術は避けるほうが賢明である．

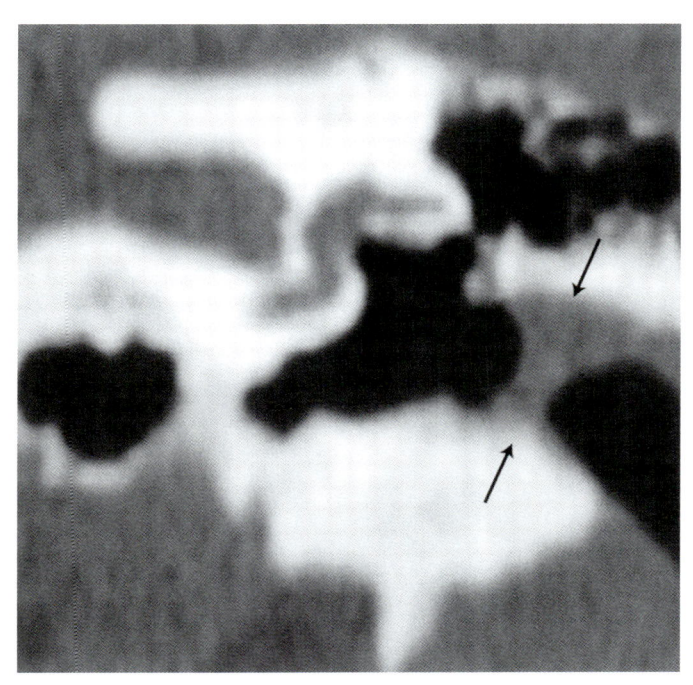

図 9.14　図 9.13 の症例の冠状断 CT 像．鼓膜は肥厚し，浅在化している（矢印）．

補聴器のフィッティングが困難な症例に限って手術を行っている．手術が失敗した場合には，可動性の良好な耳小骨を保存して外耳道後壁を削除する modified Bondy technique（第14章 後壁削除型鼓室形成術の「Modified Bondy Technique」を参照➡354頁）を行い，外耳道に瘢痕組織が増生するのを防ぐ．

これに対し，術後性瘢痕に対する手術が成功する可能性はそれほど低くない．もし術後に外耳道が狭窄して気骨導差が大きくなれば，手術を計画する．瘢痕組織は通常中耳の外側に形成され，鼓膜固有層には問題はない．固有層の保存が手術のポイントとなる．

■ **手術ステップ**

1. 外耳道形成と同様にして，耳後切開から外耳道後壁を切開して外耳道を開放し，外耳道の深さを評価する．瘢痕形成によって盲端となった外耳道底部で底部直近の内側を切開し，瘢痕組織のみを外耳道内に残して外耳道皮膚は外側に挙上する（図9.15）．外耳道皮膚外側部と耳介は開創器で前方に圧排しておく．
2. 鼓膜上の瘢痕組織を微細剥離子を用いて骨壁から注意深く挙上していく．
3. 瘢痕組織を内側に向け，線維性鼓膜輪が見えるまで注意深く挙上していく．骨部外耳道の突出が術野の妨げとなれば，必要に応じて骨削除を加える．内耳や中耳への損傷を避けるには，耳小骨の存在しない下壁から剥離を始めるべきである（図9.16）．耳小骨に力が加わらないよう，硬くボリュームのある瘢痕組織は微細剪刀で減量する（図9.17）．
4. 線維性鼓膜輪に達したら，剥離の方向を変更し，鼓膜に沿って剥離を進める．術野に合った角度の微細剥離子を用いることが重要である．下方から上方に向けて，鼓膜輪とこれに連続する鼓膜固有層を丁寧に露出・追跡し，鼓膜固有層全体を明らかにする（図9.18）．通常は瘢痕組織と鼓膜固有層の間には明瞭な剥離面を作ることができる．

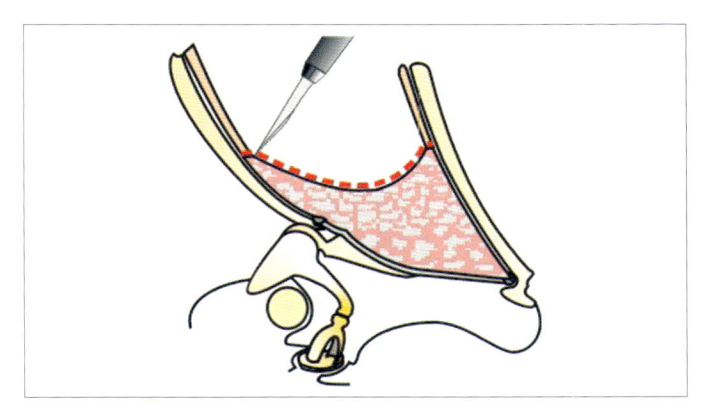

図9.15 皮膚切開は盲端の底部で行う．

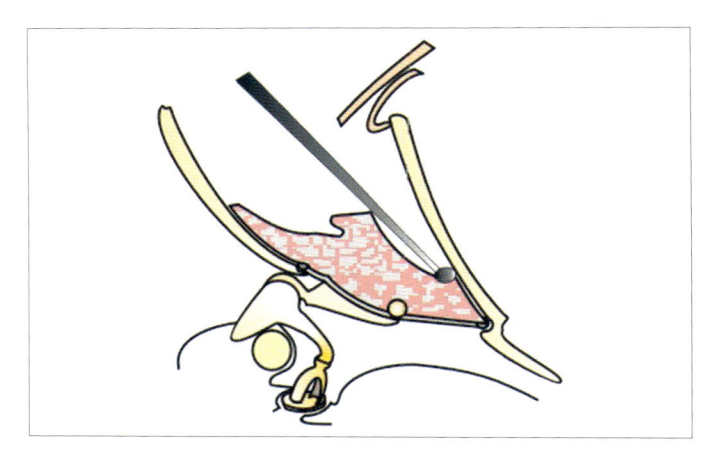

図9.16 微細剥離子で下壁から瘢痕組織を剥離する．

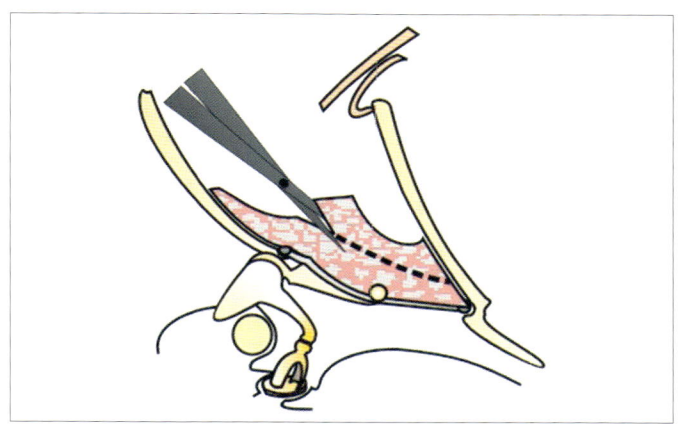

図9.17 厚い結合組織を剪刀で減量する．

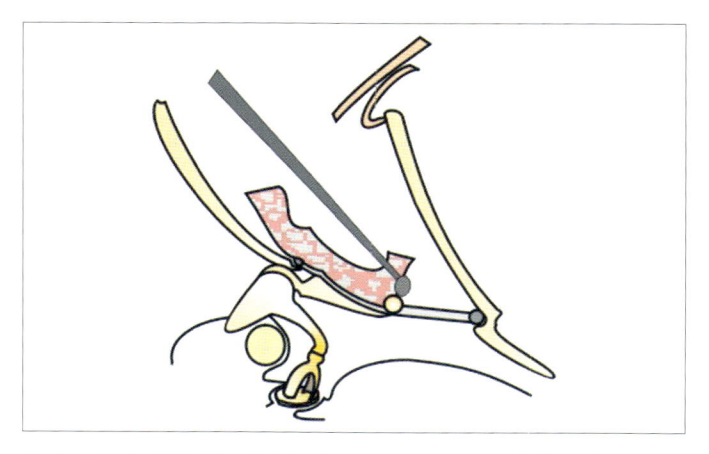

図9.18 瘢痕組織を線維性鼓膜輪と鼓膜固有層から丁寧に剥離する．

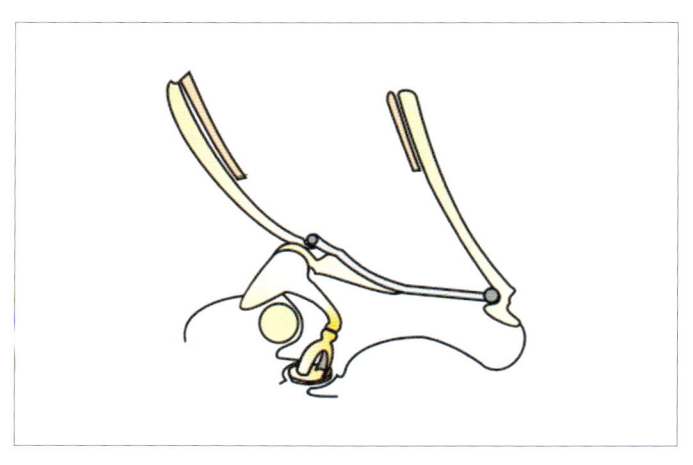

図9.19　盲端側の瘢痕組織を除去する.

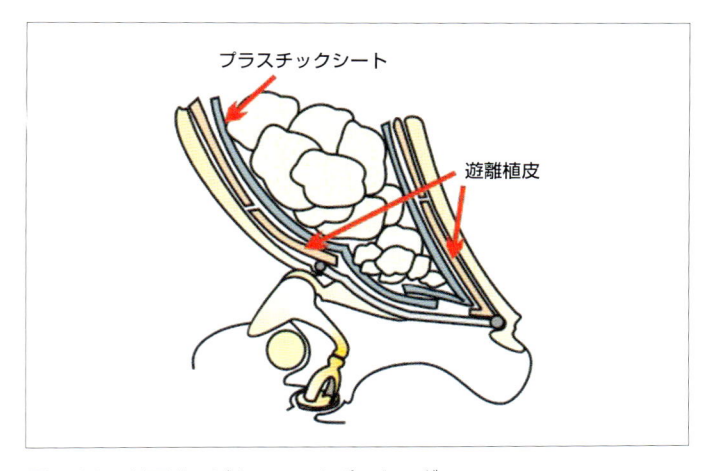

図9.20　外耳道のゼルフォームパッキング

5. 瘢痕組織の除去が完了したら，骨部外耳道を前述した方法で形成する（第7章 一般的な手術手技の「外耳道形成」を参照➡78頁）．ドリルでツチ骨外側突起に触れないように細心の注意を払わなくてはならない．鼓膜はアルミニウムシートで保護してもよい．
6. 盲端であった外耳道外側の皮膚を開き，瘢痕組織の残存があれば切除する（図9.19）．皮膚は引き伸ばせるように外耳道軟骨から剥がして可動化し，必要があれば外耳道骨壁と密着するように縦切開を追加する．
7. 遊離皮膚移植片を耳後切開創の後縁から採取して鼓膜と骨部外耳道に植皮をする．移植皮膚が密着するように外耳道をゼルフォームで軽くパッキングする（図9.20）．術後の瘢痕狭窄を防止するために，露出する外耳道骨壁は手術の終了時には植皮か外側の外耳道皮弁でできるだけ広く被覆されていなくてはならない．
8. 耳介を戻し，鼻鏡で外耳道入口部を保持しながら外耳道皮弁を戻す．シリコンシートかプラスチックシートを鼓膜から外耳道にかけて置き，外耳道をゼルフォームで完全にパッキングする．

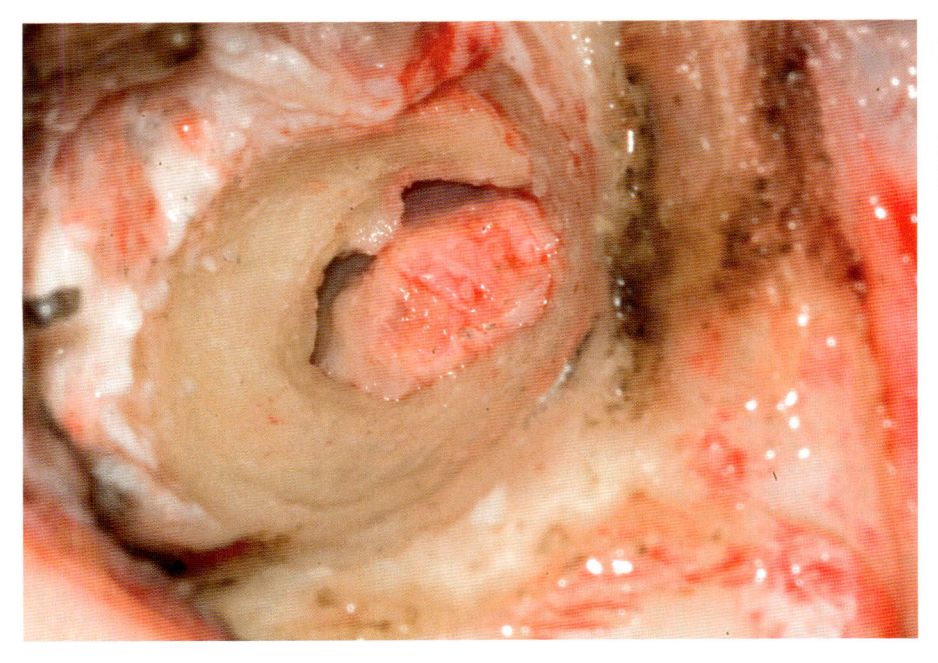

■ 症例9.3（左耳）

図9.3-1　炎症性狭窄の症例である．外耳道の底部に充満する瘢痕のすぐ外側で外耳道皮膚を切離し，開創器で前方に圧排したところを示す．骨部外耳道外側部は既に削開・拡大している．

外耳道狭窄　111

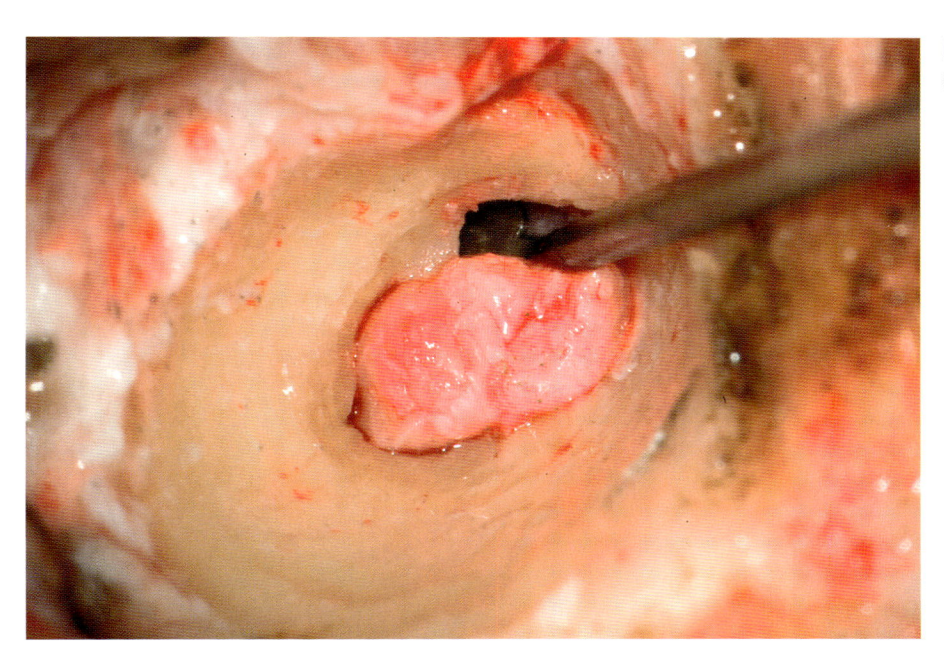

図 9.3-2　微細剝離子を使って注意しながら瘢痕組織を内側に剝離している．

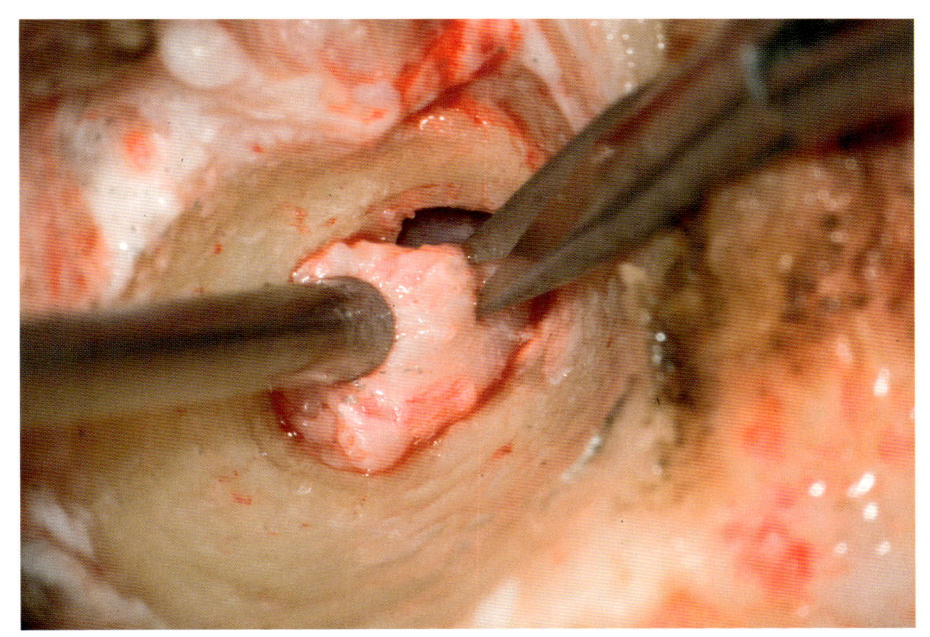

図 9.3-3　瘢痕組織は小片に分けて摘出する．この操作により剝離や骨削除のためのスペースが拡大し，耳小骨に過剰な力が加わる危険性が小さくなる．

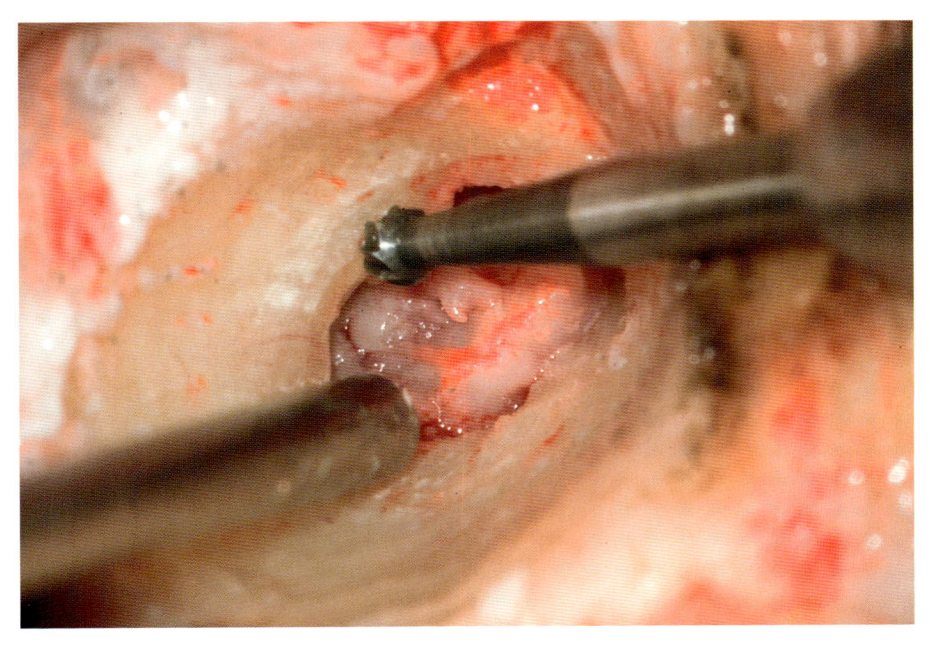

図 9.3-4　骨部外耳道は十分に拡大する．ドリルは鼓膜と平行に動かしている．

112　第 9 章　外耳道

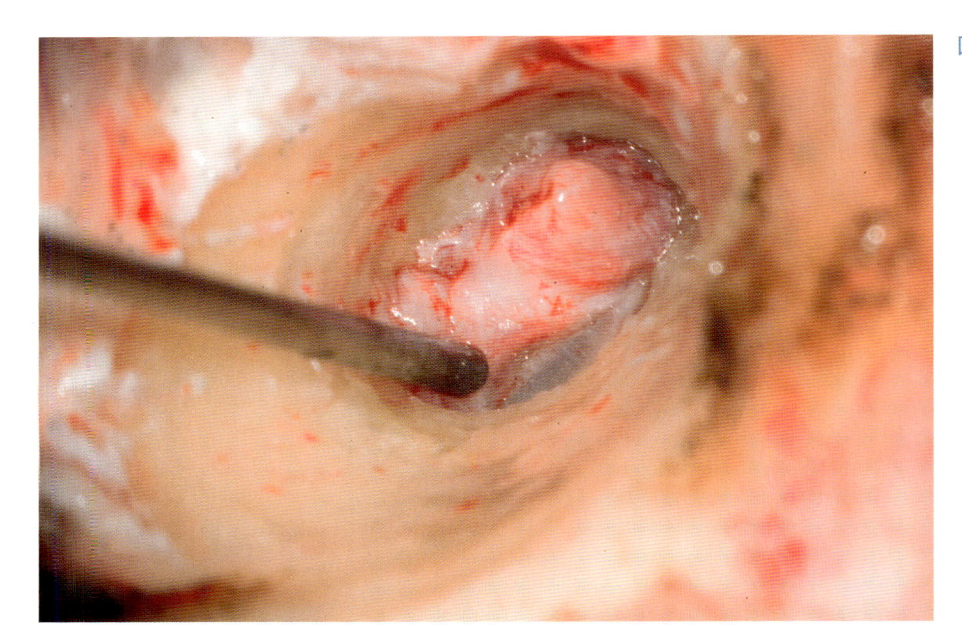

図 9.3-5　鼓膜固有層が見え始める．

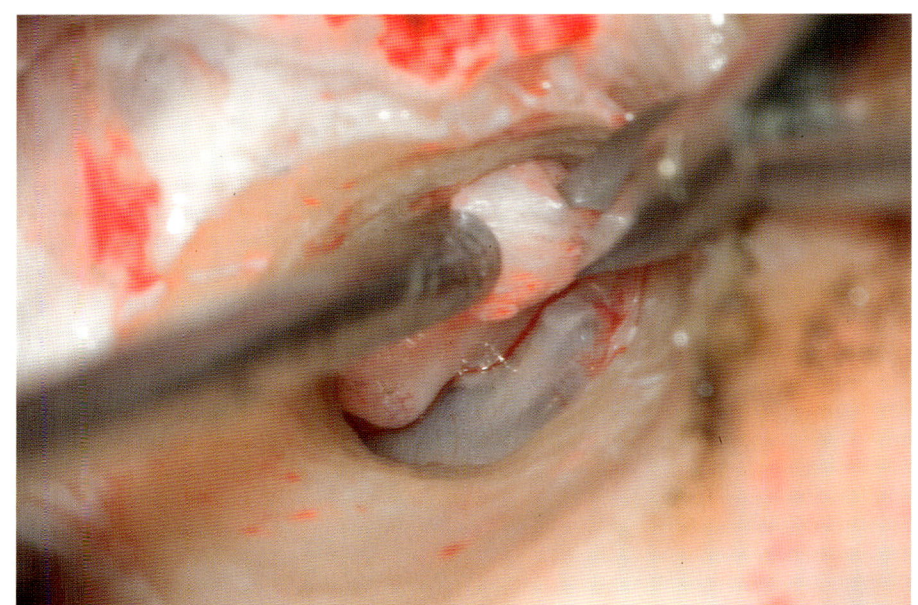

図 9.3-6　瘢痕組織を剪刀でさらに減量する．

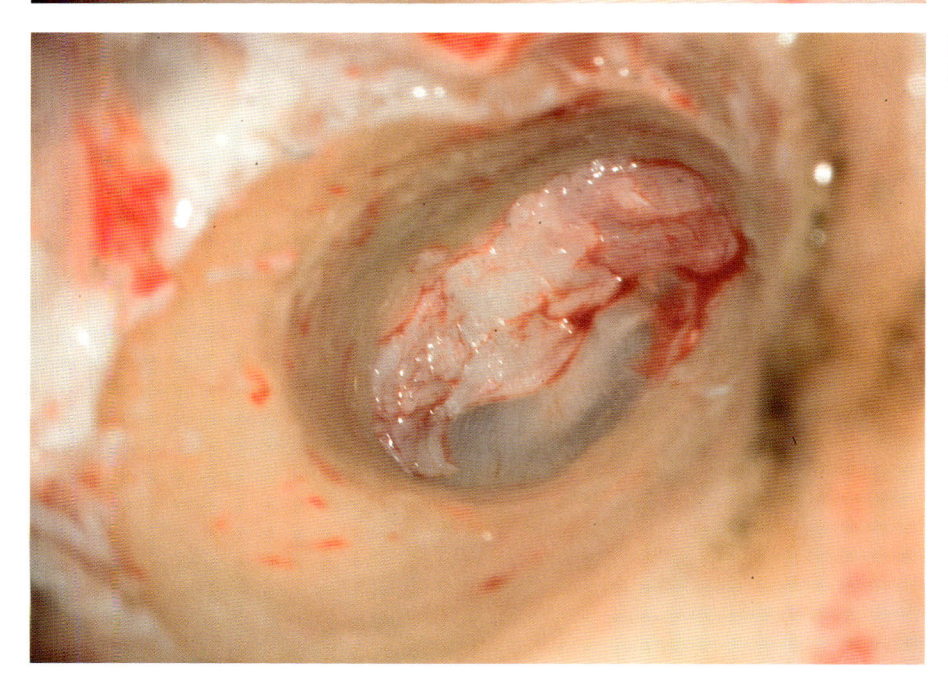

図 9.3-7　鼓膜前方と外耳道前壁の間を満たす最後の瘢痕が見えている．

外耳道狭窄　113

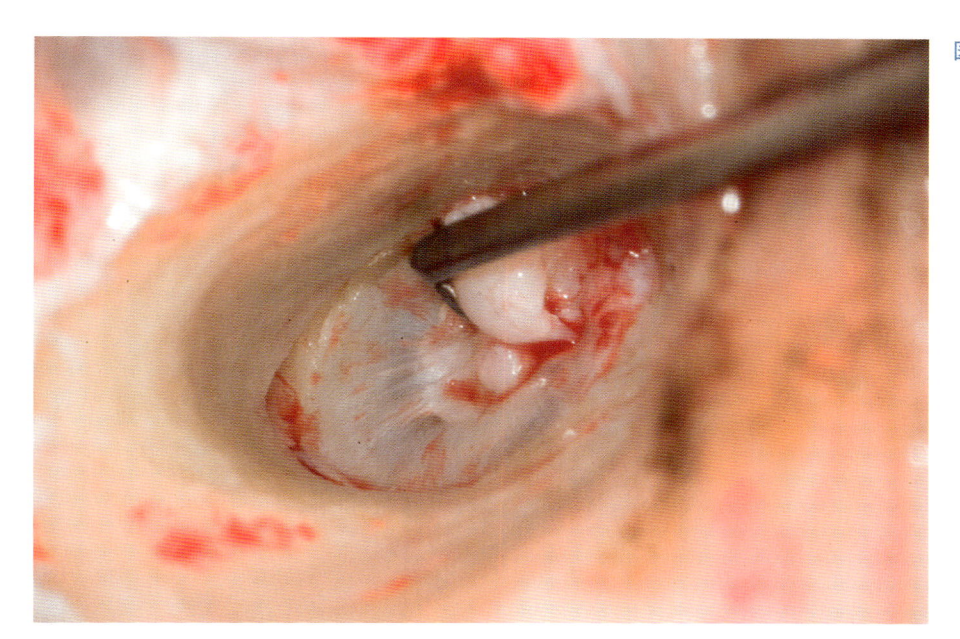

図 9.3-8　鼓膜から最後の瘢痕を剥離している．

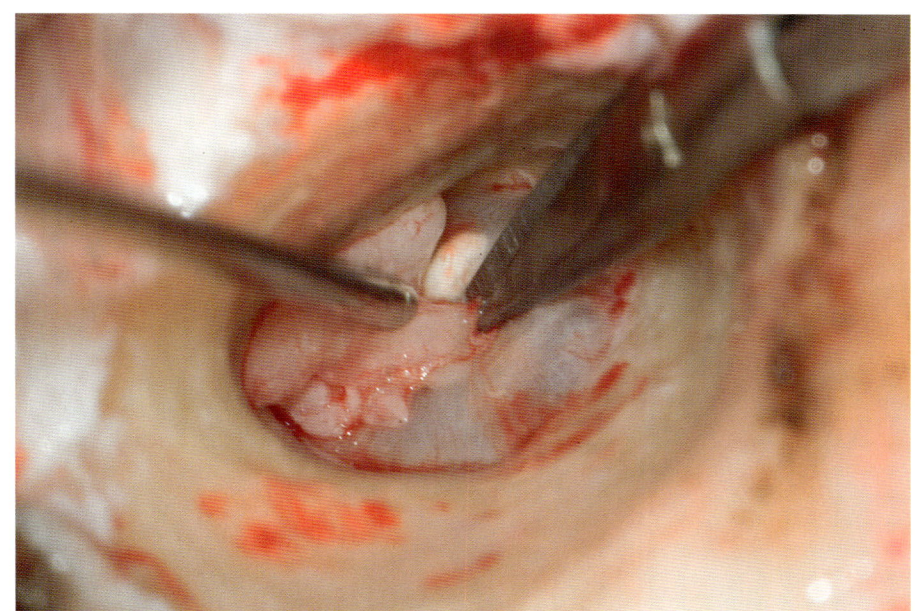

図 9.3-9　鼓膜臍上の瘢痕組織は鋭的に剥離する．

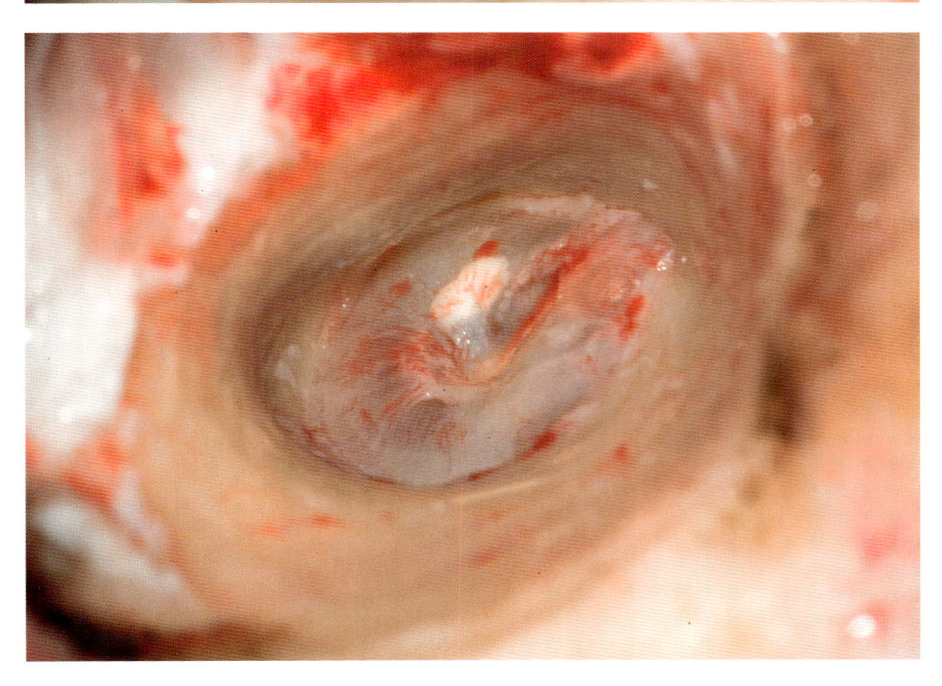

図 9.3-10　瘢痕組織の除去が完了したところを示す．外耳道がきれいに形成されていることに注目してほしい．

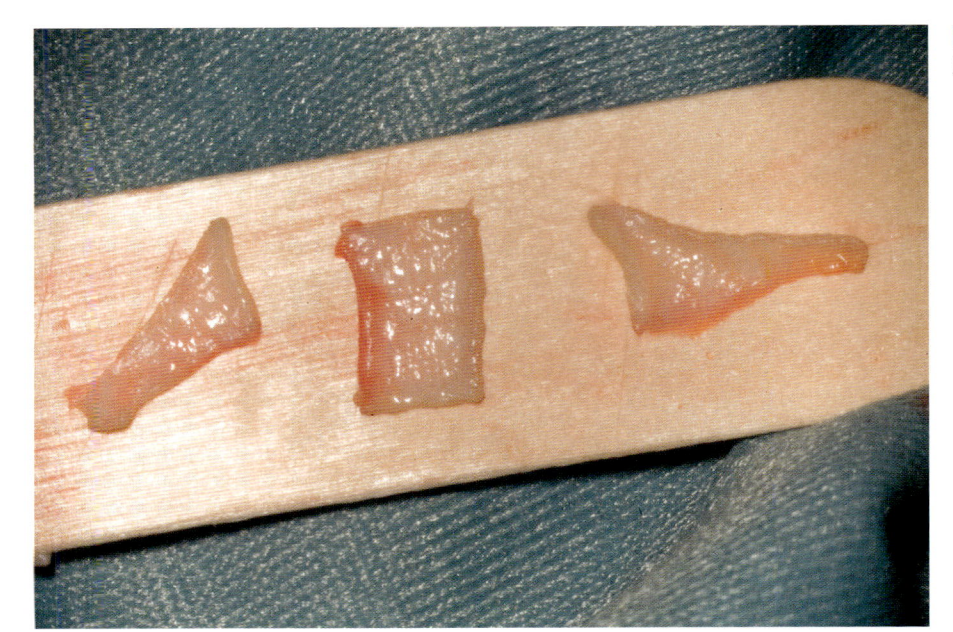

図 9.3-11　耳後切開部より採取した皮膚を小片に分けている．

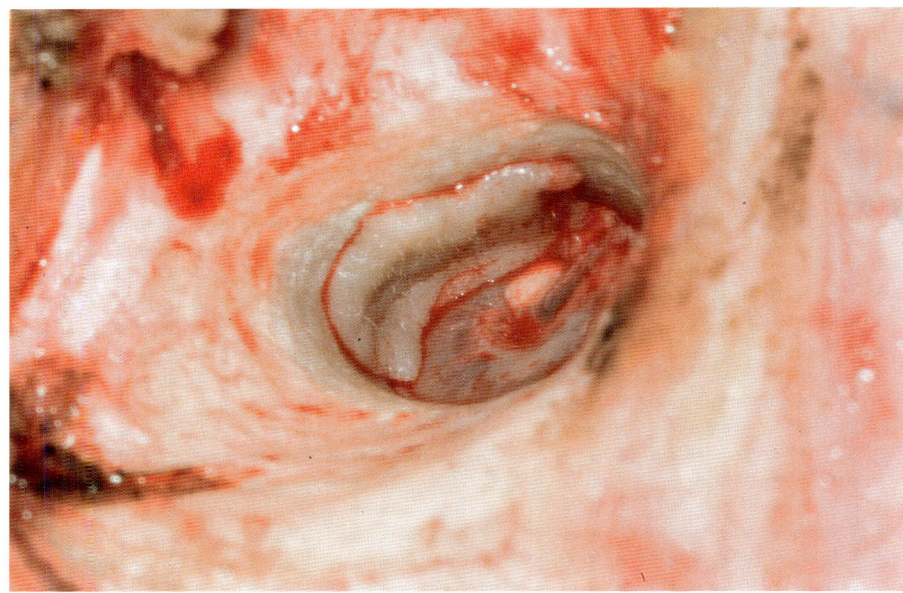

図 9.3-12　皮膚を外耳道前壁に植皮している．皮膚の内側端は同時に鼓膜前縁部を覆うようにしてある．外側の皮弁を戻し，外耳道はゼルフォームで充填する．

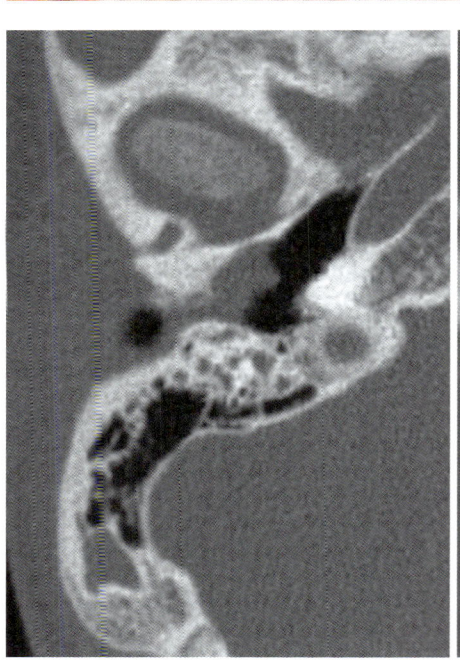

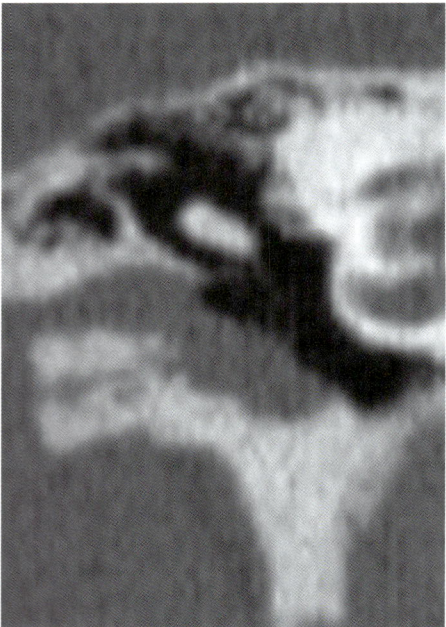

■ 症例 9.4（左耳）

図 9.4-1　おそらく先天性の骨性外耳道狭窄に炎症性狭窄を合併した症例を示す．骨部外耳道は完全に軟組織で埋まり，骨部外耳道の外側半はCTで見られるような骨性の突出によって狭められている．
a　軸位断
b　冠状断

外耳道狭窄　115

図 9.4-2　耳後切開を加え，外耳道を展開している．

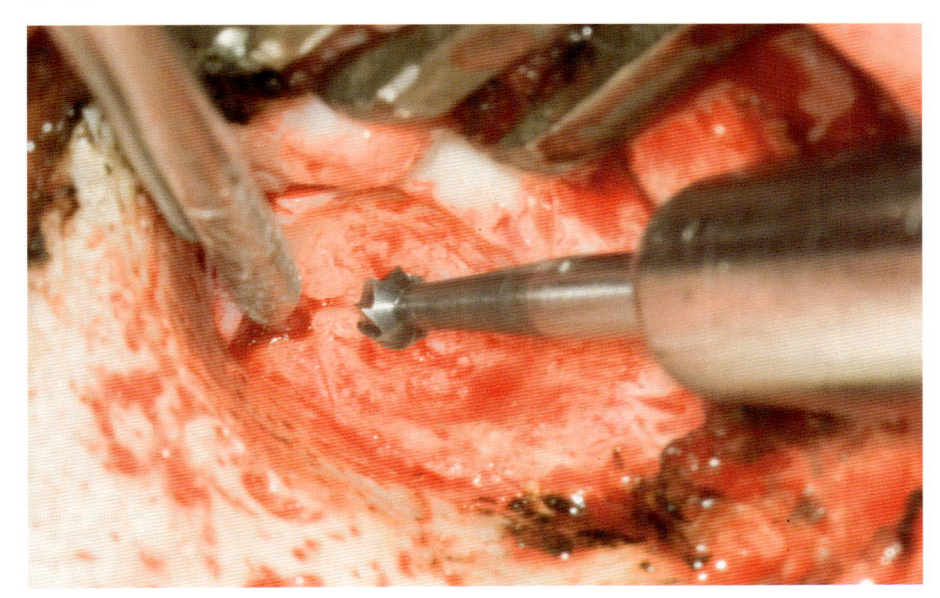

図 9.4-3　まず外耳道を狭くしている海綿状の骨組織をカッティングバーで削除し，外耳道を拡大する．

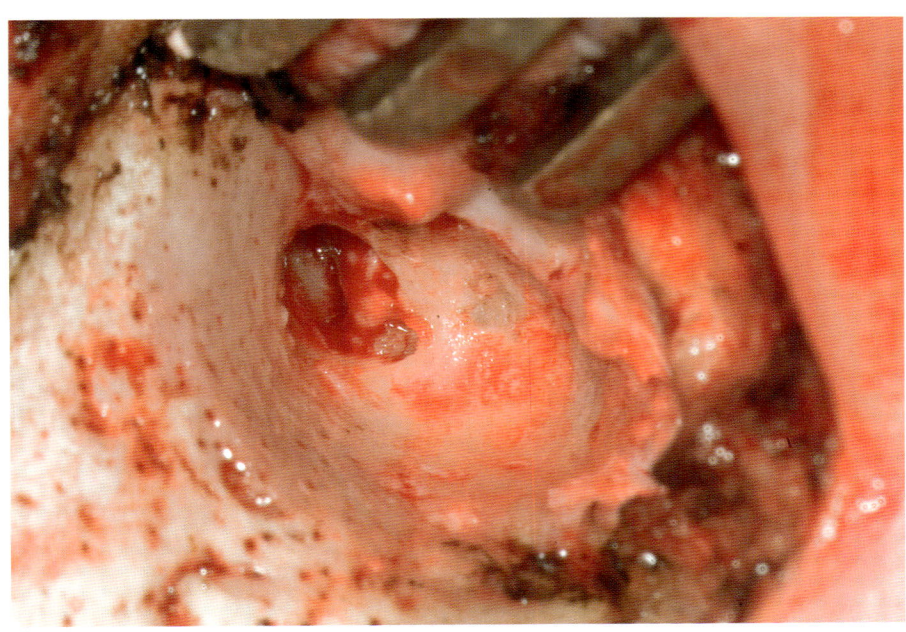

図 9.4-4　骨性狭窄部の内側に到達している．

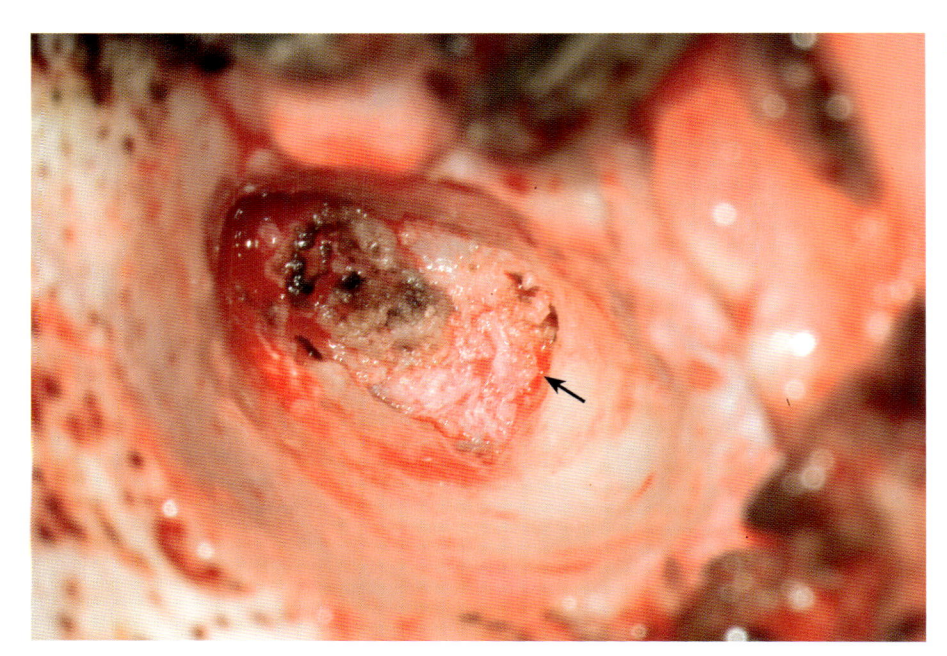

図 9.4-5 骨性狭窄部の内側を占める瘢痕組織を示す（矢印）.

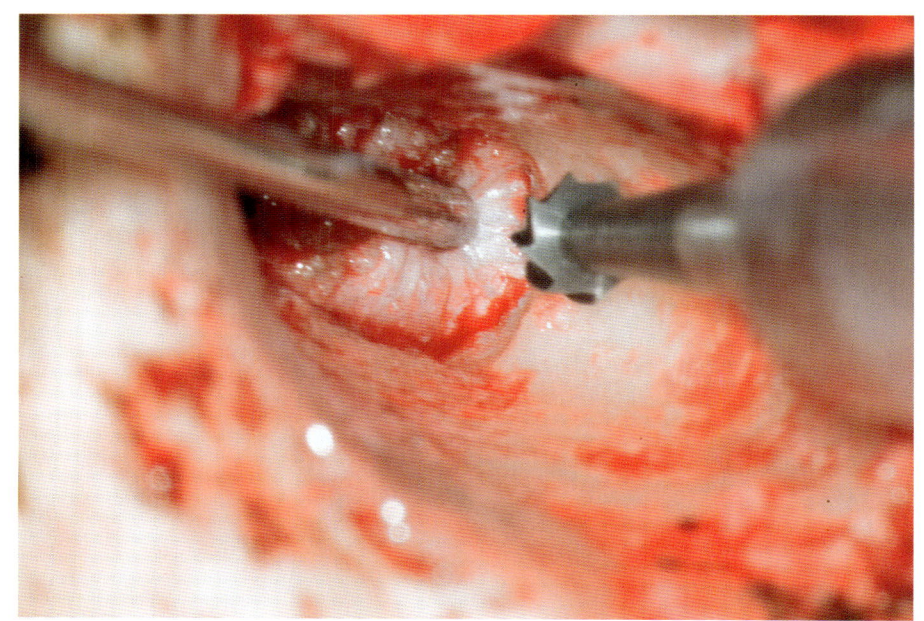

図 9.4-6 瘢痕組織をバー先端で巻き込まないように注意しながら骨削除を内側に進める.

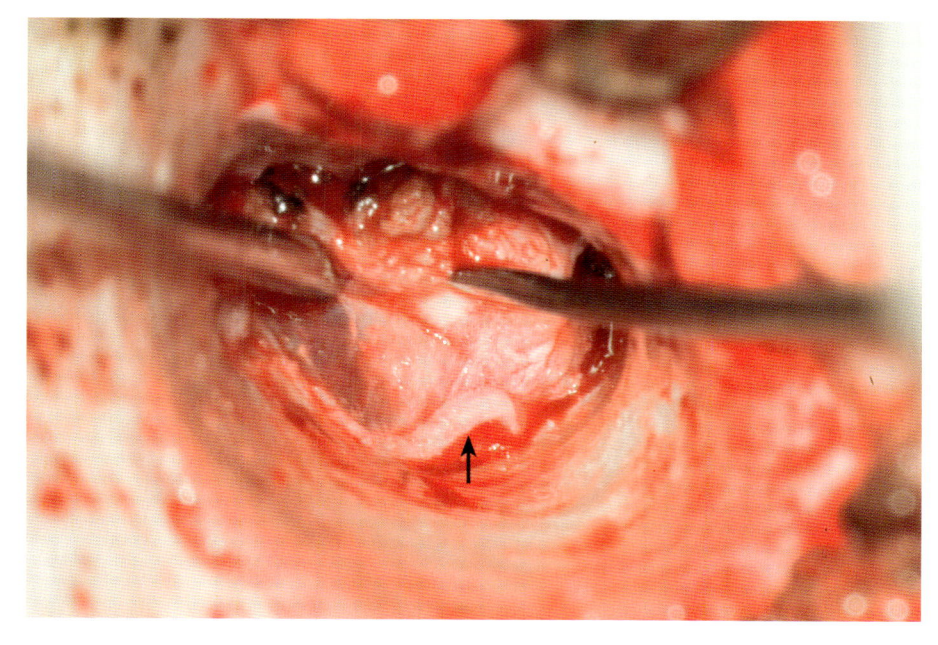

図 9.4-7 微細剝離子で瘢痕組織を除去する. 鼓膜固有層を壊さないように注意しなくてはならない. 線維性鼓膜輪を見ることができる（矢印）.

外耳道狭窄 117

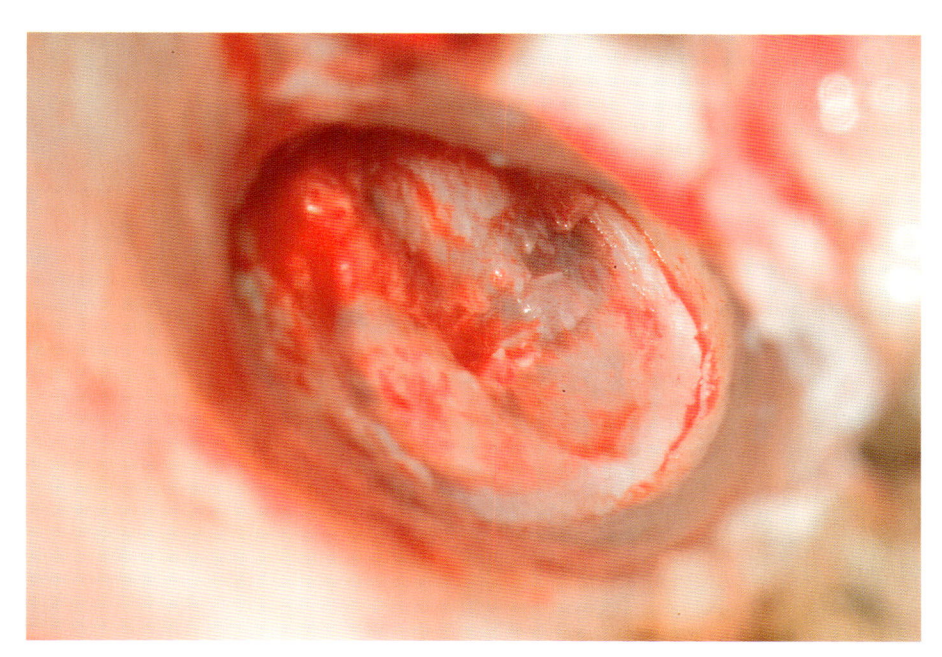

図 9.4-8　瘢痕組織の除去が完了し，鼓膜固有層が明視下に置かれている．

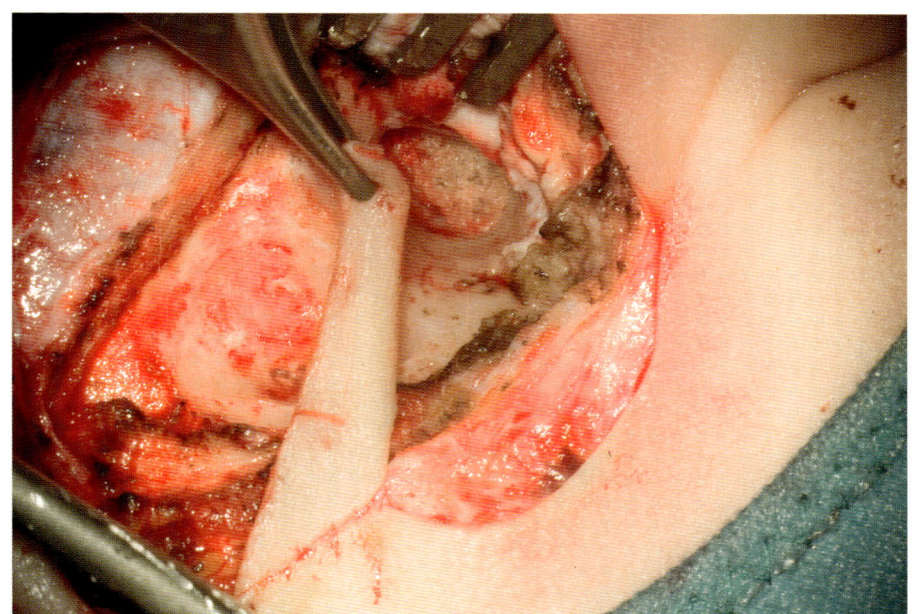

図 9.4-9　分層植皮片を耳後切開創縁から採取している．

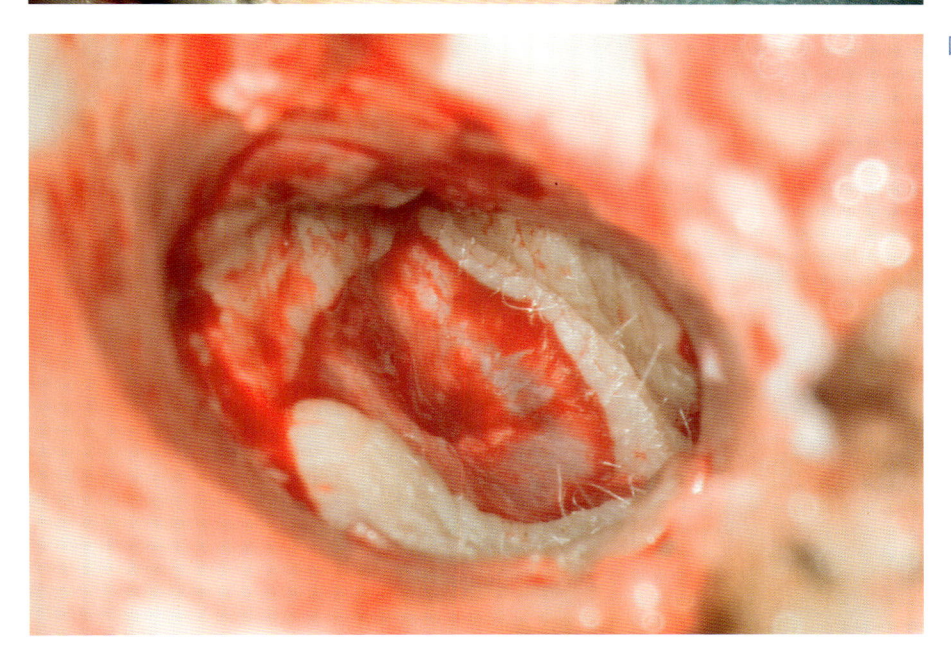

図 9.4-10　外耳道骨壁と鼓膜に植皮している．

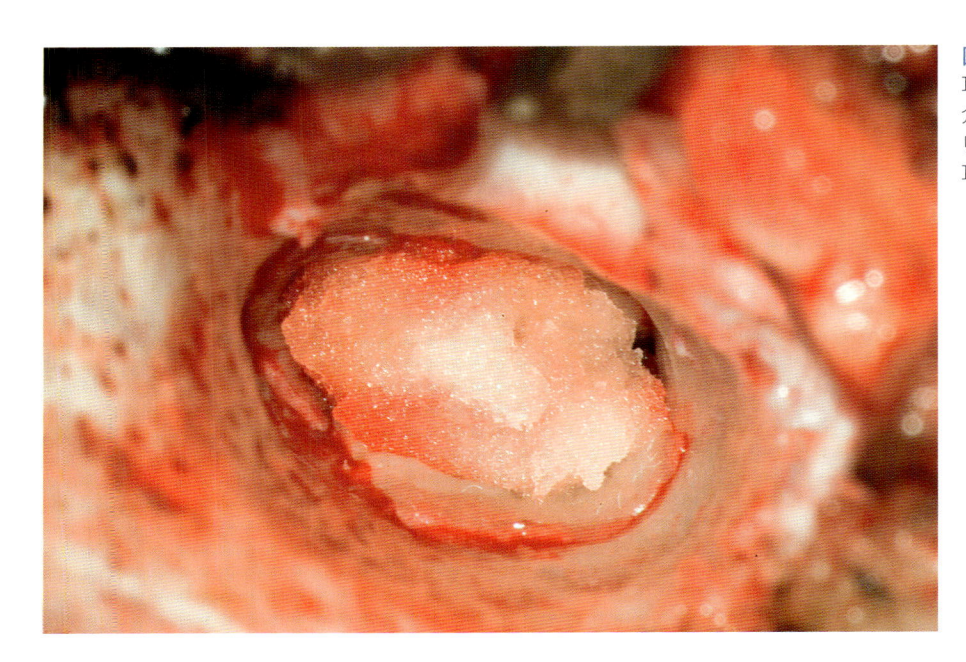

図9.4-11 植皮した皮膚が動かないように外耳道を一部ゼルフォームで充塡する．この後，耳介を戻して外耳道皮膚を骨壁上に展開してからシリコンシートを敷き，ゼルフォームを追加して外耳道のパッキングを終える．

■ 外耳道狭窄手術のヒントと落とし穴

- 一側性の炎症性狭窄は手術しないほうがよい．
- 両側性の症例は必要があれば聴力の悪いほうから手術する．
- 露出した外耳道骨壁は耳後切開創縁から採取した分層植皮片でできるだけ広く覆う．
- 骨部外耳道はできるだけ拡大する．
- 外耳道のサイズを維持するため，すべての症例でシリコンシートかポリエチレンシートを長期に留置する．
- 手術そのものが上手くいっても再狭窄は起こりやすい．
- 可能な症例には補聴器を処方する．
- bone-anchored hearing aids（BAHA）は再狭窄の症例では解決策の1つである（訳者注：2013年1月より本邦でも保険適用となったが手術基準が定められている．最新の情報に従って適応を決めていただきたい）．
- 含気蜂巣の発育が悪い症例は，外耳道削除による modified Bondy technique の適応となることがある．

外耳道真珠腫

外耳道真珠腫（図9.21）と閉塞性角化症との違いは明確にしなくてはならない．閉塞性角化症は角化上皮からの落屑が外耳道に真珠腫様の堆積物を作る病態で，通常は両側性であり，若年者に発症する．これに対して外耳道真珠腫は通常一側性であり，高齢者に起こることが多い．閉塞性角化症の約半数は気管支拡張症と副鼻腔炎を合併する．閉塞性角化症の治療は外耳道の清掃をするだけでよい．

一方，外耳道真珠腫の場合には，ある程度の外科的な関与が必要となる．小さな外耳道真珠腫であれば，外来で局所麻酔下に骨面から角化物を除去して管理することもできる．進展した外耳道真珠腫は耳後切開で手術をするべきである．外耳道皮膚および必要があれば鼓膜を挙上し，病的な皮膚を除去，健常な骨面が出るまで外耳道の広い範囲を皿状に削開する．骨面に大きな欠損ができた場合には，軟骨や骨パテを使って埋め，側頭筋膜で被覆後に外耳道皮膚を戻す．筋膜と露出した骨面を覆うには分層植皮が必要な場合もある．

術後性（医原性）の外耳道真珠腫はたいがい鼓膜-外耳道角前方に形成され，手術の最終段階で皮膚を正確にアレンジしなかったことに由来することが多い．あたかも外骨腫のように見える症例もある．病変を触診すると軟らかく，診断は難しくない．術後性の真珠腫は通常外来で局所麻酔下に経外耳道的に摘出可能である．耳鏡で視野を確保し，囊胞となった上皮を開放，角化物を吸引・除去する．3週間ほどプラスチックシートを外耳道に留置すると，癒着による真珠腫の再形成を予防することができる．稀に真珠腫が後方に形成されて乳突蜂巣まで破壊する症例があり，この場合には耳後切開が必要となる．

外耳道真珠腫　119

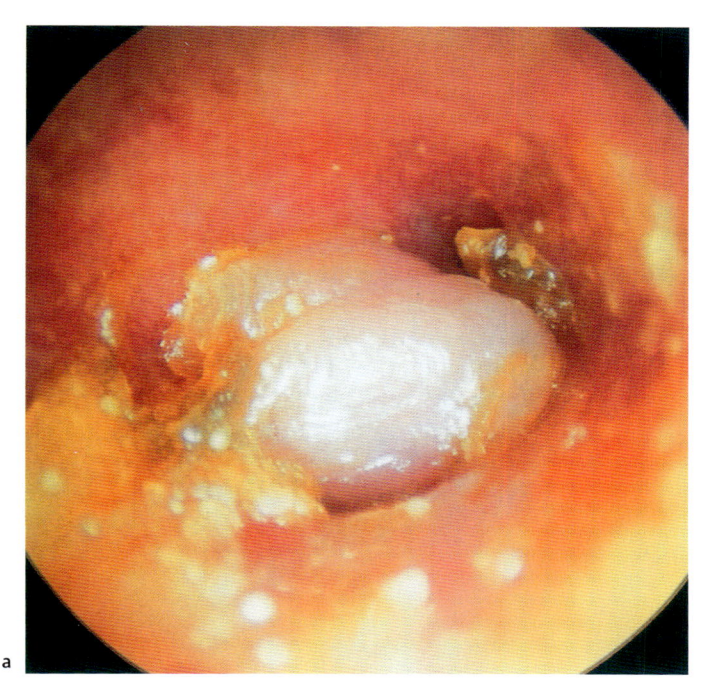

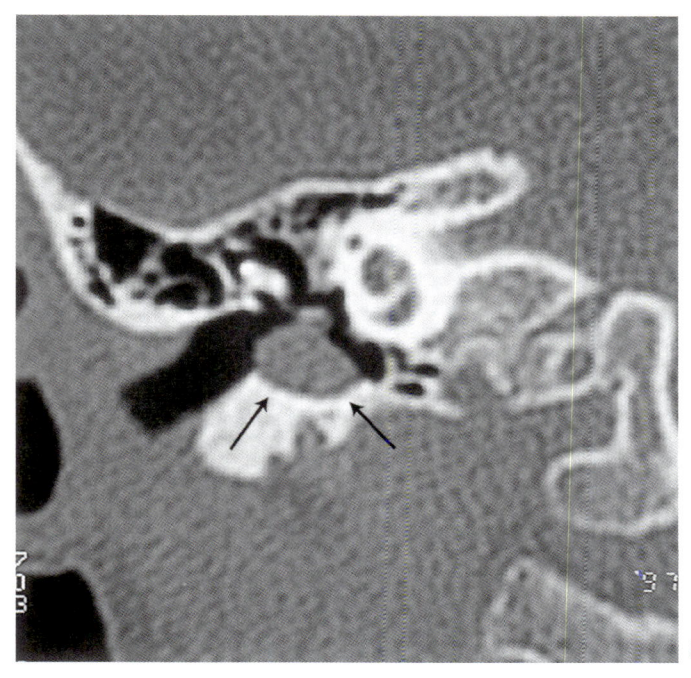

図 9.21　外耳道真珠腫を示す．この腫瘤は外耳道後壁から立ち上がっており，角化物の正常な外側への移動を阻害している（a）．冠状断 CT 像（b）では深部に骨破壊を伴う真珠腫が外耳道前下部に明瞭に描出されている（矢印）．

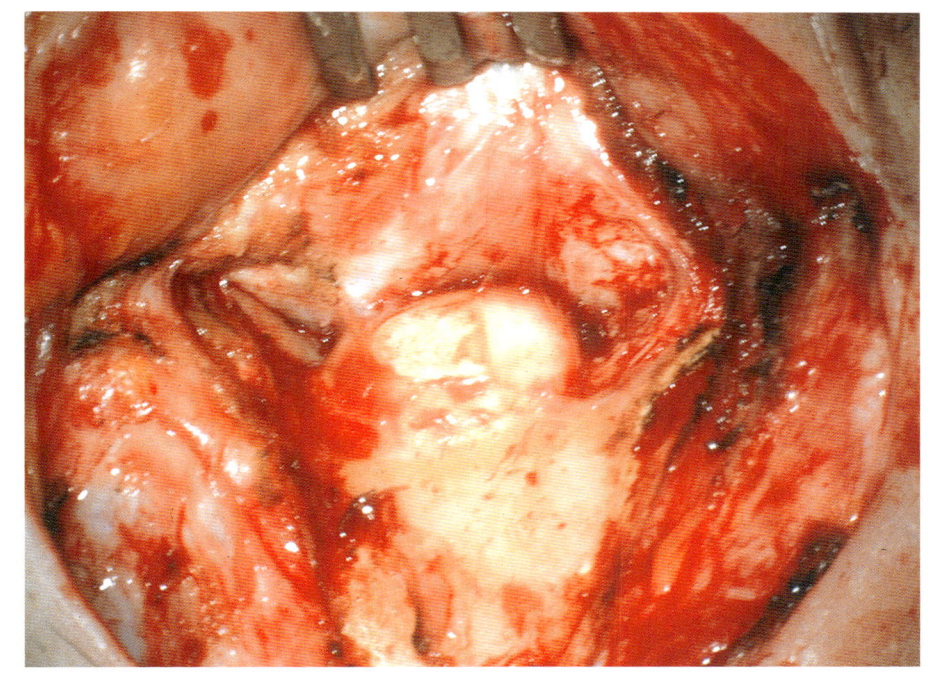

■ 症例 9.5 （右耳）

図 9.5-1　耳後切開を施行し，筋骨膜弁を前方に剥離，外耳道を開放して外耳道後壁の真珠腫を露出している．

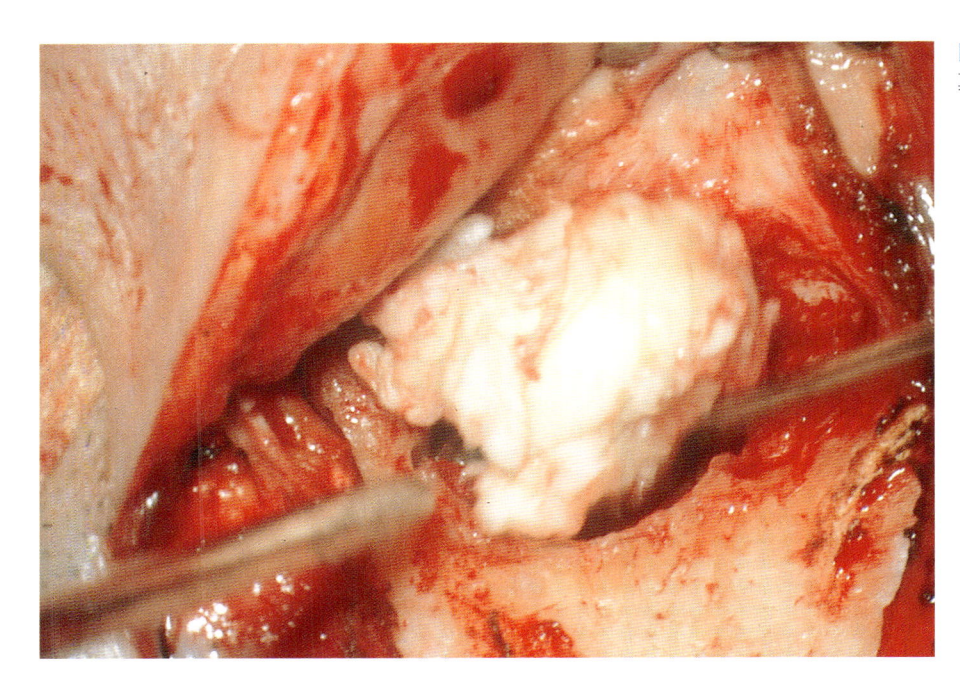

図 9.5-2　母膜を残さないように注意しながら，真珠腫を癒着した皮膚とともに摘出する．

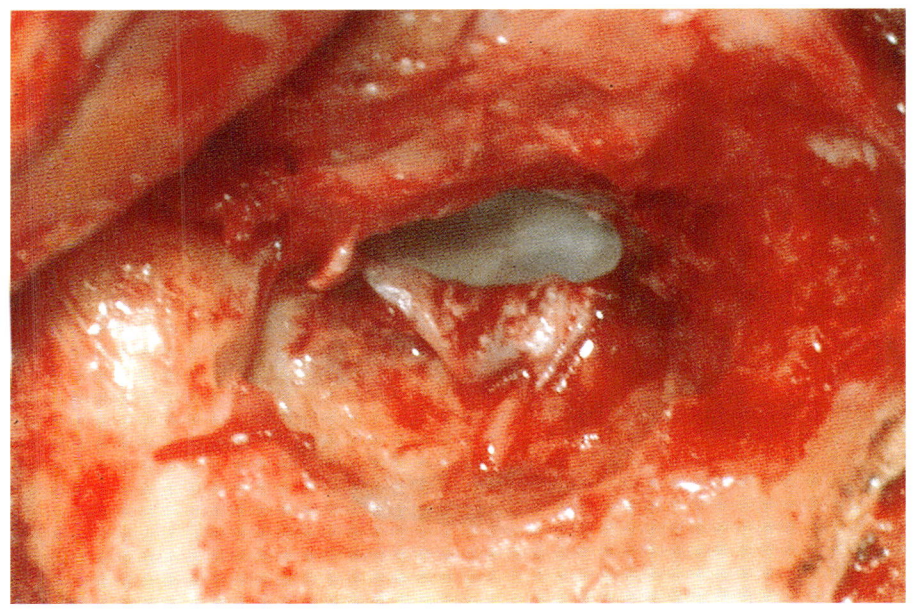

図 9.5-3　真珠腫が全摘されたところを示す．後壁は真珠腫によって破壊され，乳突蜂巣が露出している．

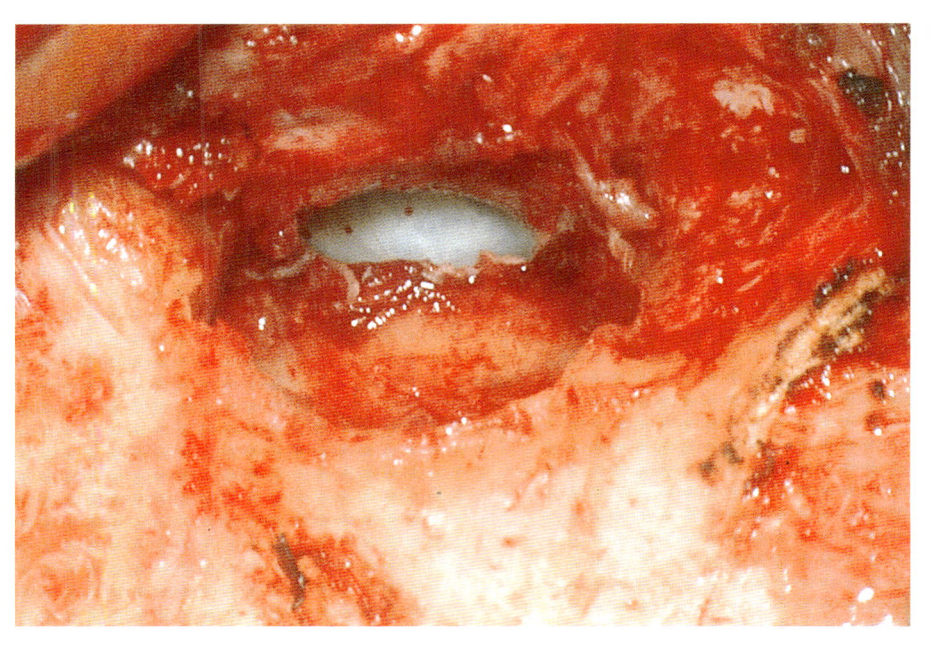

図 9.5-4　鼓膜と真珠腫より内側の外耳道皮膚は正常である．

外耳道真珠腫 121

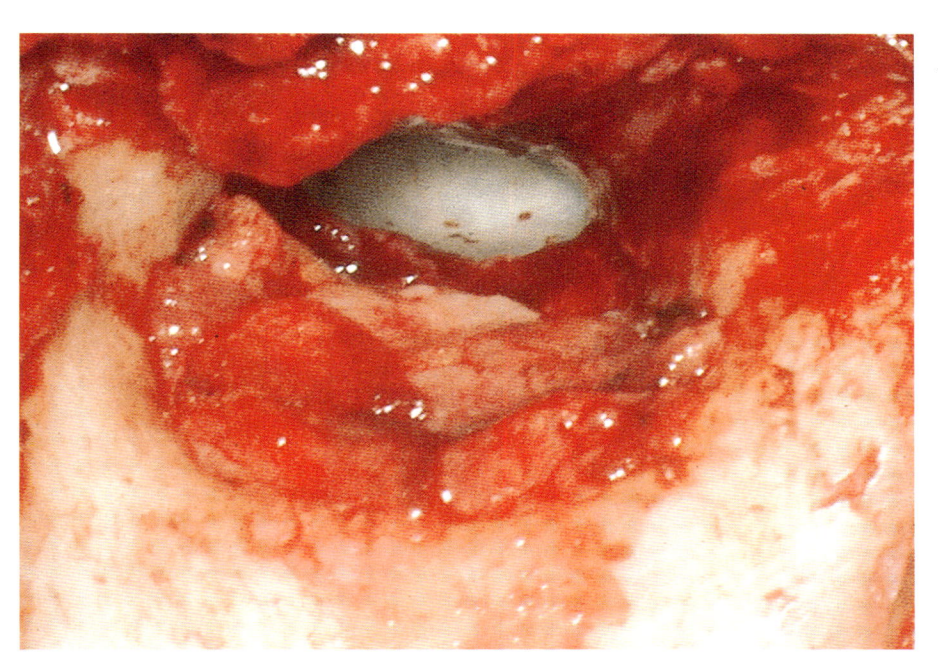

図 9.5-5 骨欠損を筋肉と結合織の小片で充塡する．

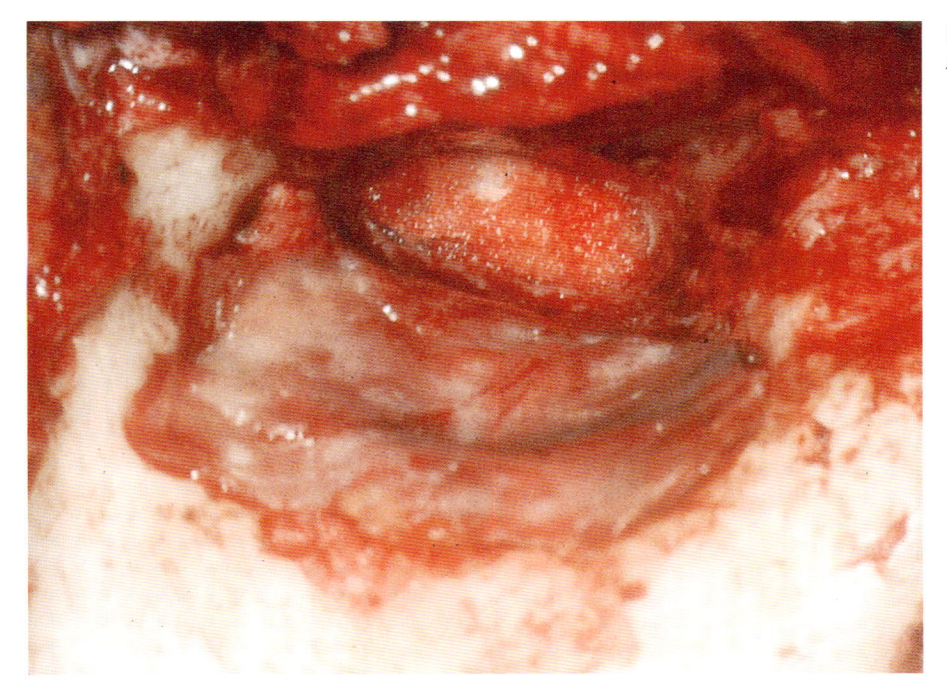

図 9.5-6 さらに側頭筋膜で覆い，外耳道をゼルフォームでパッキングする．

10 鼓膜形成術

　例えば慢性中耳炎のように自然に閉鎖しない穿孔があると，解剖学的にも機能的にも問題が起こるため，ほとんどの症例で手術的な修正が必要になる．鼓膜を再建する目的は2つあり，1つは耳に水が入っても心配する必要がない正常な社会生活に患者を戻すこと，そしてもう1つは穿孔に起因する伝音難聴を改善することである．鼓膜形成は耳漏の有無や気骨導差の大小にかかわらず，穿孔があれば適応となり，年齢制限はない．しかし，唯一聴耳の乾燥した穿孔に対する手術は禁忌である．

　真珠腫のない慢性化膿性中耳炎では，乳突削開をしてもしなくても穿孔の閉鎖率と術後聴力に違いはない．そのためわれわれはほとんどの症例で乳突削開を行っていない．乳突削開を加えるのは，乳突洞を見る必要のある症例に限っている．術前に耳漏があることは手術の禁忌とはならない．われわれの経験では，術前に耳漏のある症例とない症例の穿孔の閉鎖率に統計学的な有意差はない．

　移植片を使った鼓膜の再建法は，移植片と鼓膜輪との解剖学的な関係によって大きく2つに分けることができる．

　1つはアンダーレイ法で，鼓膜を再建する移植片は鼓膜輪よりも内側に敷かれる．線維性鼓膜輪や前鼓室の外側壁が移植片の外側に位置するため，この方法は鼓膜の浅在化が起こりにくい．その一方で，欠点として移植片が耳管方向に剥がれて鼓膜前方に再穿孔をきたしやすいことが挙げられる．これは前鼓室の外側壁が狭い場合に特に起こりやすい．

　もう1つはオーバーレイ法で，移植片を鼓膜輪よりも外側に敷く．理論的には，この手法はどのような穿孔に対しても適用可能で，たとえ線維性鼓膜輪を欠いていても構わない．明らかな短所は鼓膜の浅在化と前縁の鈍化が起こりやすいことである．

　慢性中耳炎の穿孔が解剖学的にどのような変化をもたらすかについては症例による違いが大きい．単純に鼓膜に穿孔を残すのみの場合もあれば，耳小骨連鎖の破壊，鼓室硬化症病変の形成，角化上皮の鼓室内進展，粘膜の外耳道側への進展など，さまざまな病的状態を起こすこともある．これらの病変が存在する症例に対して単純に鼓膜形成のみを行った場合，術後に問題が起こる可能性が大きい．手術法を選択するにあたっては，術中に穿孔の位置やサイズだけでなく中耳の状態を注意深く観察し，合併する病変の状態を把握したうえで，術者が最も適切な手技の組み合わせを考えるという過程が必須である．多様な穿孔の状態と，病変が合併する状況を図に示す（図 10.1～10.4）．

　慢性的な炎症はしばしば耳小骨連鎖の破壊や固着を引き起こす．耳小骨連鎖が硬い瘢痕組織に埋まってしまう場合や，骨破壊が起こり連鎖が離断する場合もある．炎症は鼓室硬化症を引き起こすこともある．鼓室硬化症は組織学的には中耳粘膜の栄養血管減少と硝子化で特徴づけられ，免疫学的な異常反応が原因となっている可能性が示唆されている．鼓室硬化症病変が鼓膜や耳小骨の可動性を低下させている症例で病変を処置せずに穿孔を閉鎖すると，術後聴力は満足のいくものとはならない．鼓膜を再建する前には鼓膜と耳小骨の状態を常に確認し，状況に応じて適切な処置を加える必要がある．しかしながら，適切な処置をしても鼓室硬化症病変が術後も進行し，聴力が徐々に低下する症例も存在する．

　角化上皮が鼓室側に回り込んでいない穿孔は「安全な」慢性中耳炎である（図 10.1）．一方，辺縁性穿孔は鼓膜輪を欠き，外耳道の皮膚が容易に中耳へと進展する「危険な」穿孔と考えられる（図 10.2）．鼓膜表面を覆う角化上皮も穿孔から中耳腔内に入ることがある．このような角化上皮がついには真珠腫を形成し，周囲を破壊しながら成長することも稀ではない．医原性真珠腫を作らないためには，術中に中耳腔内に角化上皮がないことを確認し，もしもあれば完全に除去することが重要である．これとは反対に，鼓室内の粘膜が穿孔縁を越えて鼓膜表面に出て角化上皮を置き換えてしまう場合もある．このような粘膜を残すと，術後に上皮化がうまく進行せずに，湿潤化した鼓膜や外耳道となる．鼓膜形成を成功させるには，これらの病的な状態への適切な処置が欠かせない．

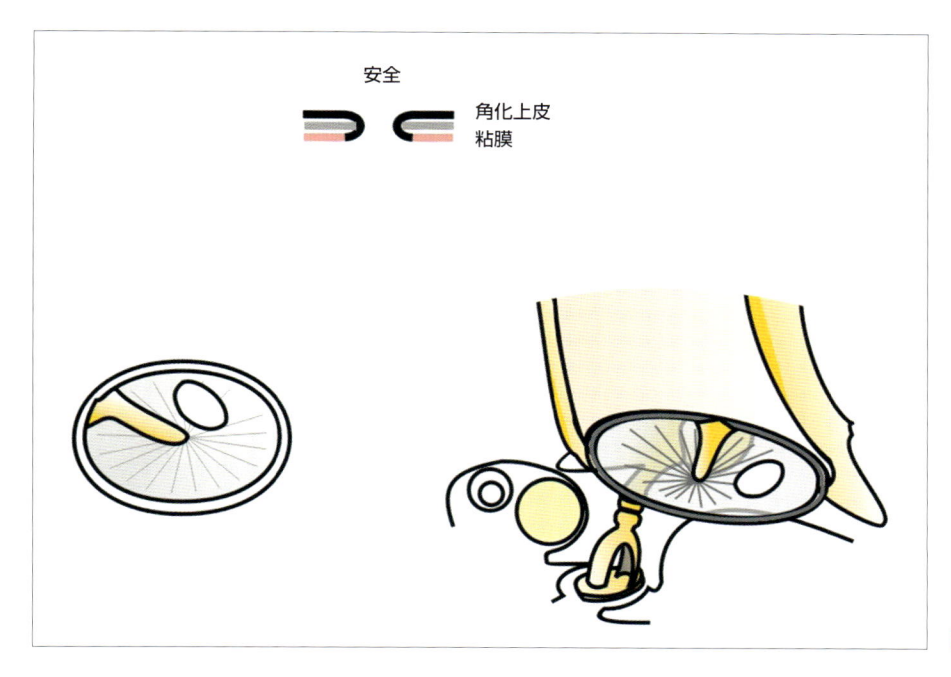

図 10.1 「安全な」穿孔

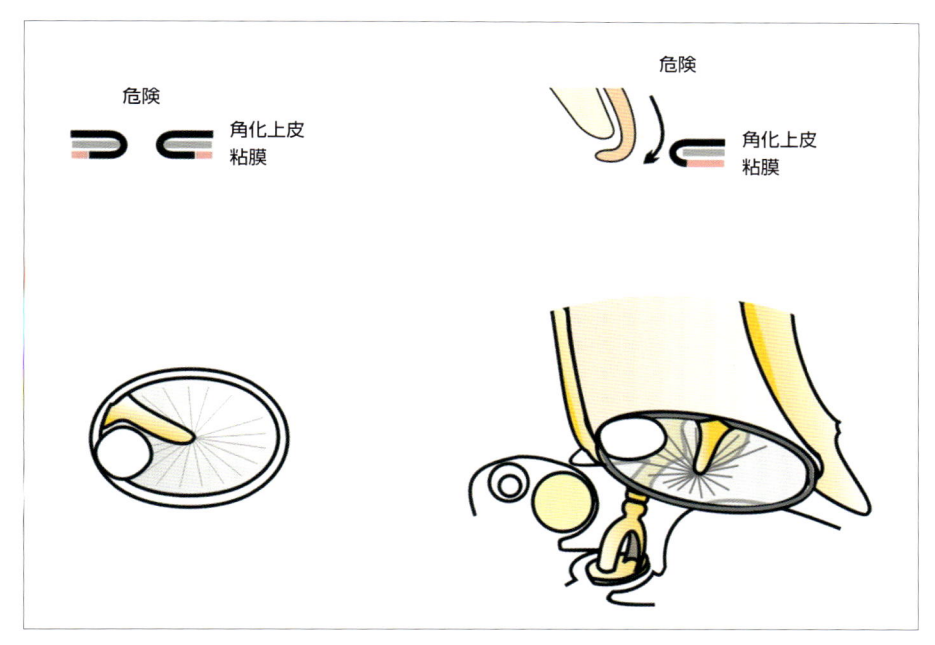

図 10.2 「危険な」穿孔

　理想的な処置を行うキーポイントは，外耳道や鼓膜，中耳の状態をきちんと評価できるかどうかにある．合併症を起こさずに鼓膜穿孔を完全に閉鎖するには，移植組織片と皮膚が適切に配置されている必要がある．そのためには術野を完全に明視下に置くことが重要であり，視野の悪い症例には常に外耳道形成を行っている．

■ 適応

- 患者を悩ませ，合併症の危険がある鼓膜穿孔
- 成人例の年齢に上限は存在しない

■ 禁忌

一時的

- 真菌
- 結核菌

相対的

- 唯一聴耳
- 全身状態不良例（重症糖尿病，慢性心不全など）

　さまざまな種類の鼓膜穿孔に対する一般的治療戦略を図 10.3, 10.4 に示す．

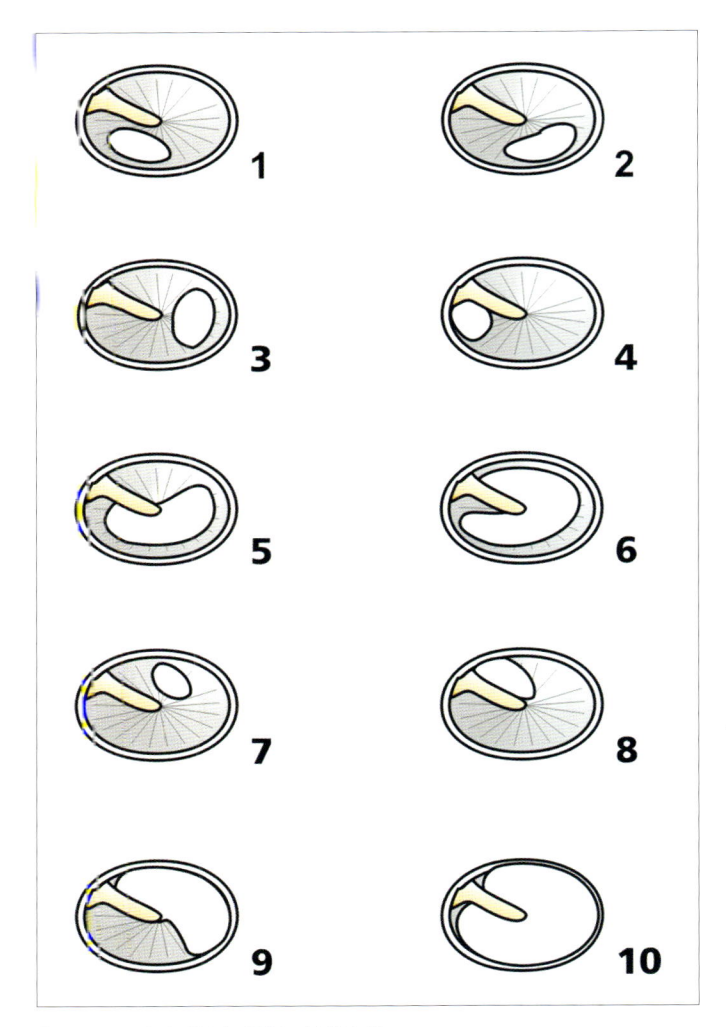

図10.3 さまざまな種類の鼓膜穿孔

1. 後上部の小穿孔
   → TC, UL
2. 後下部の小穿孔
   → TC, UL
3. 緊張部下方の穿孔
   → RA, UL
4. 後上部の小穿孔でツチ骨柄にかかるもの
   → RA, UL, ME(?)
5. 前下部に及ぶ中穿孔
   → RA, UL, ME
6. 大穿孔
   → RA, UL, ME
7. ツチ骨柄にかからない鼓膜前半部の小穿孔
   → RA, UL
8. 鼓膜前上部の小穿孔
   → RA, UL, ME(?)
9. 鼓膜前上部に及ぶ中穿孔
   → RA, UL, ME
10. 鼓膜全欠損
    → RA, UL or OL, ME

TC　Transcanal Approach：経外耳道的
RA　Retroauricular Approach：耳後切開
UL　Underlay：アンダーレイ法
OL　Overlay：オーバーレイ法
ME　Malleus Manubrium Exteriorization：ツチ骨内側に筋膜を敷く

図10.4 それぞれの穿孔への対処法

耳後切開での鼓膜形成

われわれは大部分の鼓膜形成術において，鼓膜に対して広い視野が得られる耳後切開を好んで用いている．このアプローチでは，鼓膜は側頭筋膜で修復する．

■手術ステップ

準備

●皮膚切開と外耳道皮膚剝離

1. 皮膚切開，側頭筋膜の採取，外耳道皮膚の切開は前述の手順で行う（第7章　一般的な手術手技を参照 ➡ 61頁）．
2. 鼓膜形成を成功させるには，鼓膜全体が360°にわたって観察できることが必須である．鼓膜輪前端部が容易に見えるのであれば外耳道前壁の皮膚を触る必要はない．しかし前方への視野が悪ければ，前壁皮膚は外側部で切断して上下の縦切開とつなげ，前壁の骨を露出する（図10.5 および図10.6-6，10.6-7も参照 ➡ 164，165頁）．
3. 外耳道形成の方法は前述した（第7章　一般的な手術手技の「外耳道形成」を参照 ➡ 78頁）．外耳道皮膚を保存することが重要である．そのためには綿片を使った鈍的な剝離と綿片や微細剝離子を介する間接的な吸引，アルミニウムシートを使った骨削開中の皮弁保護などが重要となる．

●鼓膜−外耳道皮弁の扱い方

1. 鼓膜輪と外耳道皮膚の状態を注意して観察する．これらに肉芽形成や表面に伸びた粘膜，瘢痕形成などがあれば，その部分は切除しなければならない．これらの病変を処理した後に，最終的に鼓膜前方の構造が残ればアンダーレイ法で鼓膜を再建する．もし前方に鼓膜輪もなければオーバーレイ法の適応となる．
2. 外耳道前壁皮膚の剝離が必要な場合は外側から内側に向けて剝離し，皮膚を破らないように注意しなければならない．
3. 鼓膜輪を傷つけると，鼓膜前方の瘢痕形成や浅在化の原因となるため，前壁の皮膚を内側（鼓膜輪）から外側へ剝離してはならない．また，内側から外側への剝離は鼓室

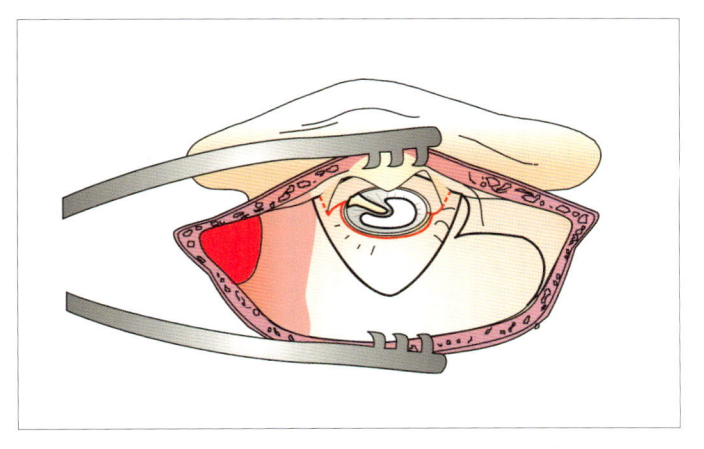

図 10.5　外耳道は上下の縦切開外側端をやや前方に伸ばし，前壁が十分に見えるように展開する．

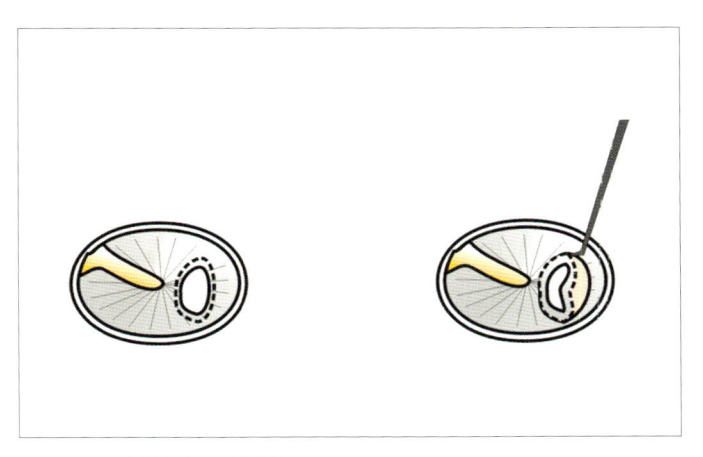

図 10.6　穿孔辺縁の新鮮化

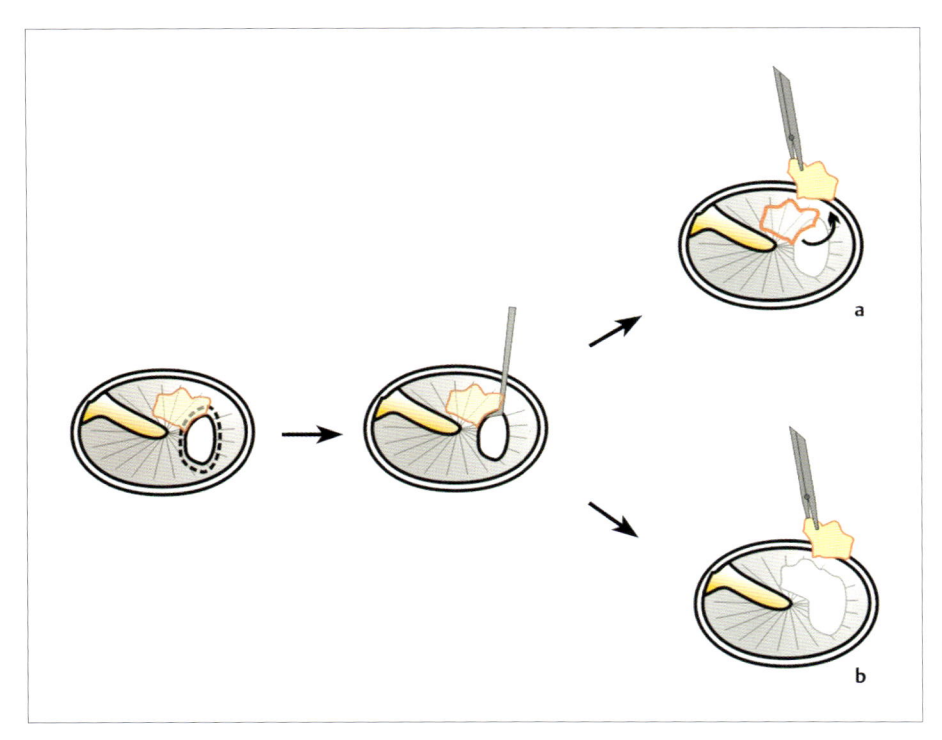

図 10.7　鼓膜の鼓室硬化症病変は皮膚層を破ることなく内側面から除去するか（a），病変のある部分全層を除去する（b）．

内に進展した角化上皮を切り離し，鼓室内に残す危険性も併せ持っている．鼓室内や鼓膜輪上に残した上皮は医原性真珠腫や鼓膜浅在化の原因になることがある．
4. 穿孔縁と鼓膜内側面の新鮮化を行う．この操作は移植片の接着を促進するだけでなく，鼓室内に上皮が残って医原性真珠腫を作る可能性を小さくする（図 10.6）．鼓膜外側面に粘膜様の部分があれば，固有層が出るまで搔爬するか，その部分を完全に切除することが術後の正常な上皮化に必要となる．もし鼓膜に厚い鼓室硬化症病変が存在すれば，上皮層を保存したまま内側面から病変のみを除去するか，その部分を完全に除去すると，移植片への血流が改善して穿孔の閉鎖率も向上する（図 10.7）．
5. 鼓膜輪後方を剥離挙上し，鼓室に入る（図 10.8，10.9）．穿孔が大きいか前方にある場合には，鼓膜-外耳道弁後方に縦切開を加える（図 10.10）．これによって鼓膜は観音開きとなり，鼓室の視認性が向上する．
6. 鼓室内に鼓室硬化症病変や上皮の進展などがないか，慎重に点検する（図 10.11）．病変があった場合の処理法は後述する（「鼓膜形成で遭遇する問題と解決法」を参照➡175頁）．また，微細剝離子などで耳小骨連鎖に軽く触れ，状態を評価することも重要である．耳小骨形成は病変の状態に応じて一期的に行う場合と二期的に行う場合がある（第11章 耳小骨形成術を参照➡187頁）．

● 鼓室内の準備
1. 鼓膜を形成する前に完全に止血しておく．骨面からの出血にはダイヤモンドバーを当て，鼓室内の出血はゼルフォームを置いた上から綿片で押さえ，しばらく待つ．

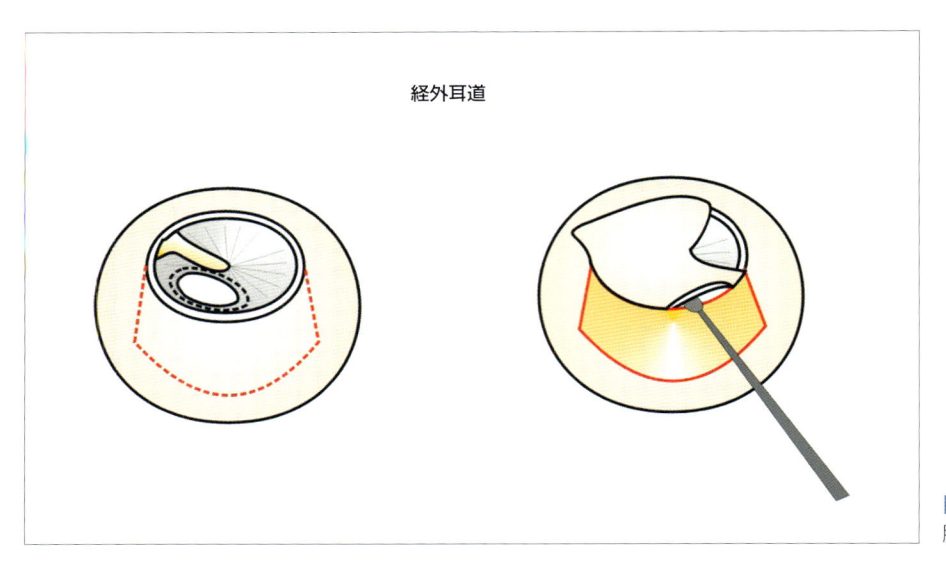

図 10.8　経外耳道的なアプローチでの線維性鼓膜輪後半部の挙上

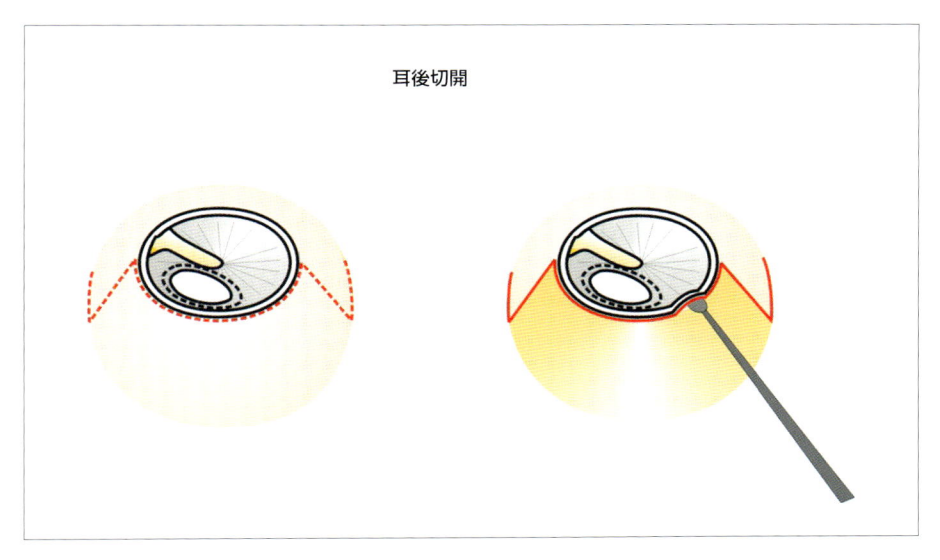

図 10.9　耳後切開での線維性鼓膜輪後半部の挙上

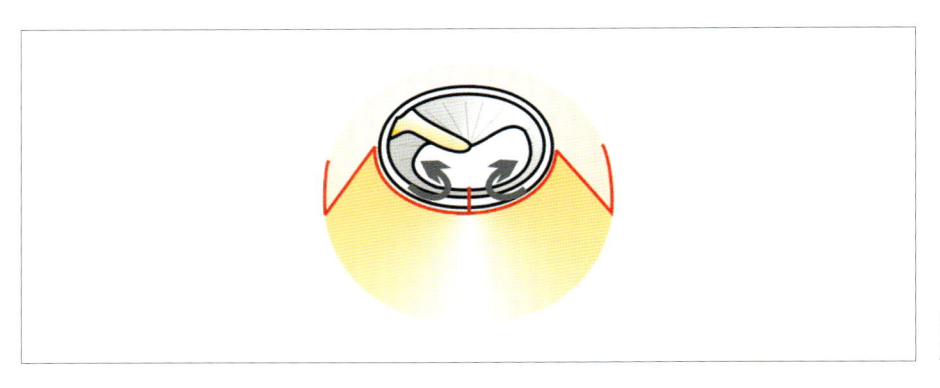

図 10.10　鼓室への視野をよくするために鼓膜-外耳道皮弁を後方で切る．

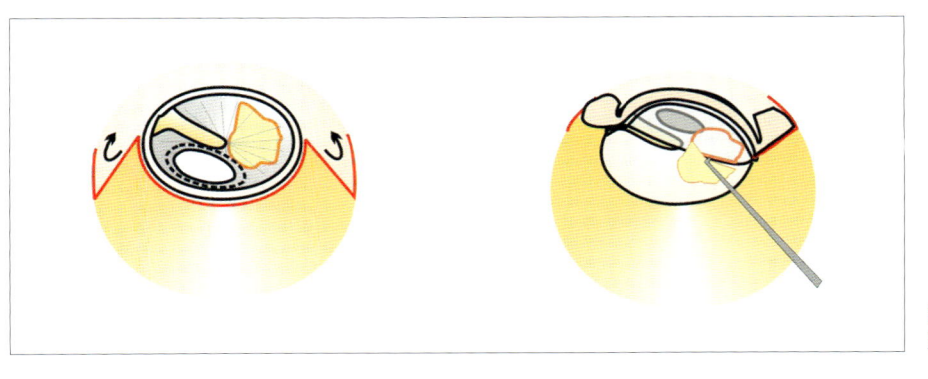

図 10.11　鼓室を点検して鼓室硬化症病変を処理する．

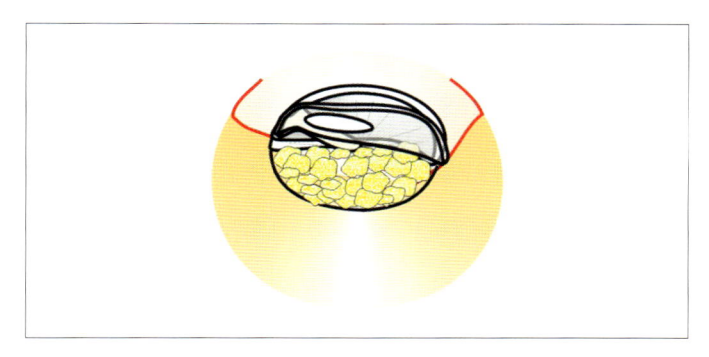

図10.12　ゼルフォームで鼓室を満たす．

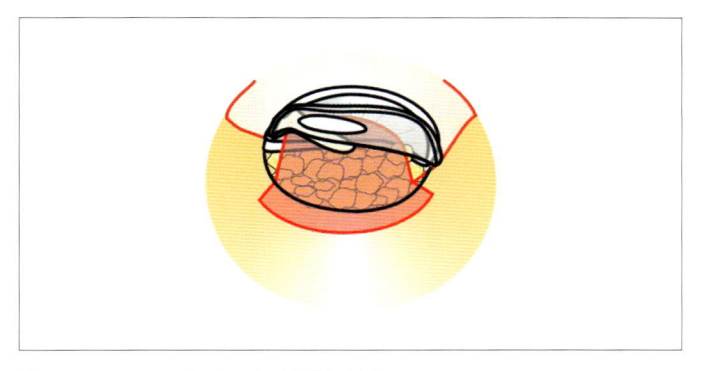

図10.13　アンダーレイで筋膜を敷く．

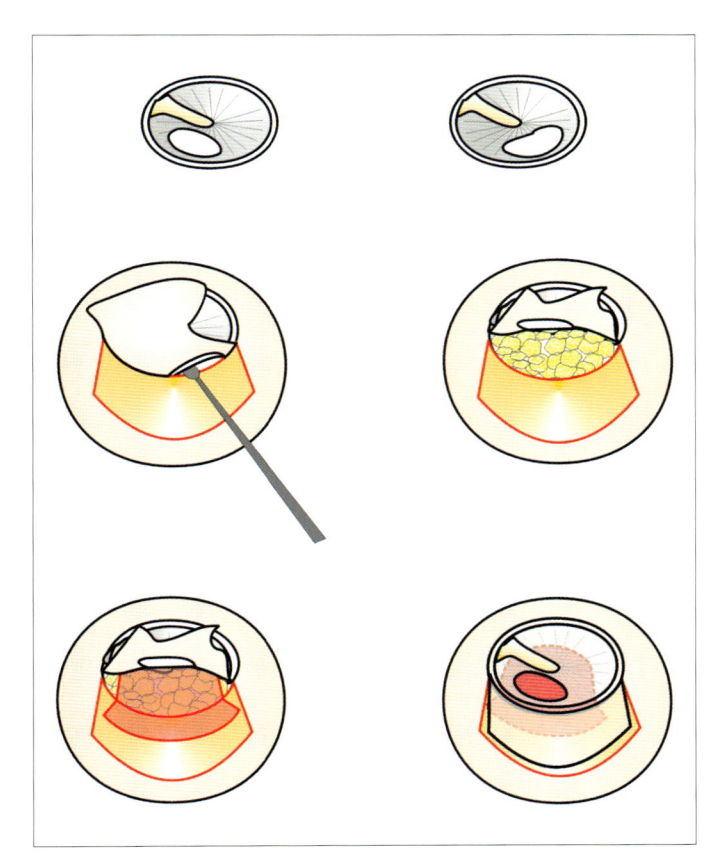

図10.14　鼓膜後方にある穿孔の経外耳道的修復

出血のない術野では中耳の構造を詳細に評価し，再建材料を正確にアレンジすることが可能である．
2. 耳管鼓室口を生理食塩水で湿らせたゼルフォーム小片で詰める．われわれの経験では，この処置は移植片が耳管方向に落下して穿孔が生じるのを防止する（訳者注：Gruppo Otologicoでは術後の耳管機能を完全に予言できる検査が存在しないという理由で，術前に耳管機能検査は行っていない．しかし，訳者の経験では，検査を行ってみると慢性中耳炎で耳管が開放気味の患者は決して稀ではなく，その場合に鼻すすりが耳管方向に移植片を落とす強力な力を生み出すことは容易に想像できる．訳者は移植材料の固定にフィブリン糊を使うため鼓室のパッキングはゆるめにしているが，開放のある患者に鼓膜を作る場合は入念に耳管をパッキングするようにしている．深い臨床経験からくる対策に後から理論がついてくる好例だろう）．
3. 移植片を内側から支持するため，鼓室を生理食塩水で湿らせたゼルフォームでパッキングする（図10.12）．最初から鼓室をゼルフォームで充満させると，ゼルフォームが移植片を外側に押し上げてアレンジがしにくくなるので注意が必要である．
4. 側頭筋膜は完全に乾燥させ，正確にアレンジしやすいようにしておく．側頭筋膜を整える間，血液が鼓室に落ちないよう，ゼルフォームの上に小さな綿片を乗せておくとよい．筋膜の置き方は病変の状態によって異なるため後述する．アンダーレイ法の一例を図に示す（図10.13）．

アンダーレイ法

本法では，移植片は骨性鼓膜輪前方の内側に置かれる．この術式は鼓膜前方（最低でも鼓膜輪）が残っている場合か，前鼓室の外側壁が十分に広く，移植片が安定してこれに接触する場合に用いられる．鼓膜の浅在化や鼓膜前方の瘢痕形成が起こりにくく，解剖学的にも機能的にも良好な結果が得やすいため，われわれはこの術式をとることが多い．

移植片を外耳道に導入し，骨性鼓膜輪の内側に鼓室洞フックを使ってすべりこませる．移植片が骨性鼓膜輪や鼓膜など外側にある構造と接触する長さは，すべての方向に2mm以上なくてはならない．移植片に皺ができないよう，鼓室洞フックで形状を調整する．

●鼓膜後半に限局する穿孔

鼓膜へのアクセスさえよければ，この状況には経外耳道的なアプローチでも対処可能である（図10.14，10.15）．穿孔縁とツチ骨柄との間にわずかでも距離があれば，筋膜をアンダーレイで敷いて鼓膜-外耳道皮弁をその上に戻す．穿孔縁がツチ骨柄に達している場合には鼓膜をツチ骨柄から剥がし，大穿孔と同じ再建法をとる場合もある．

●上鼓室付近に限局する穿孔

この状況は主として，耳小骨連鎖が保たれて中鼓室への進展がない上鼓室型真珠腫症例を後壁保存術式で処理する場合

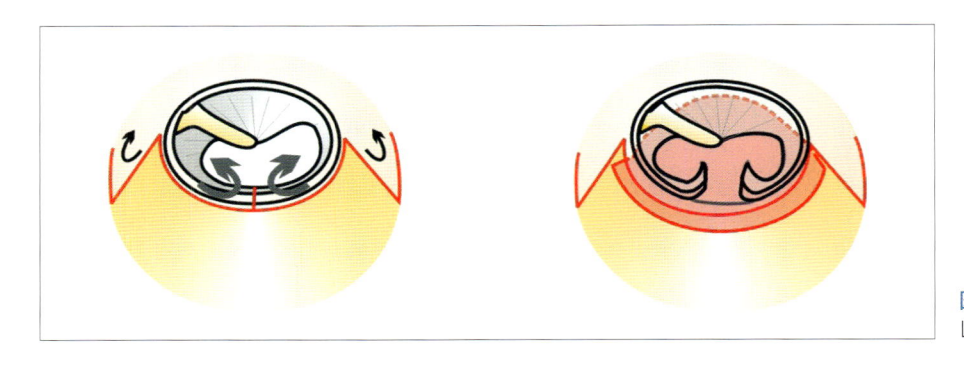

図 10.15 経外耳道的アプローチでのアンダーレイ法

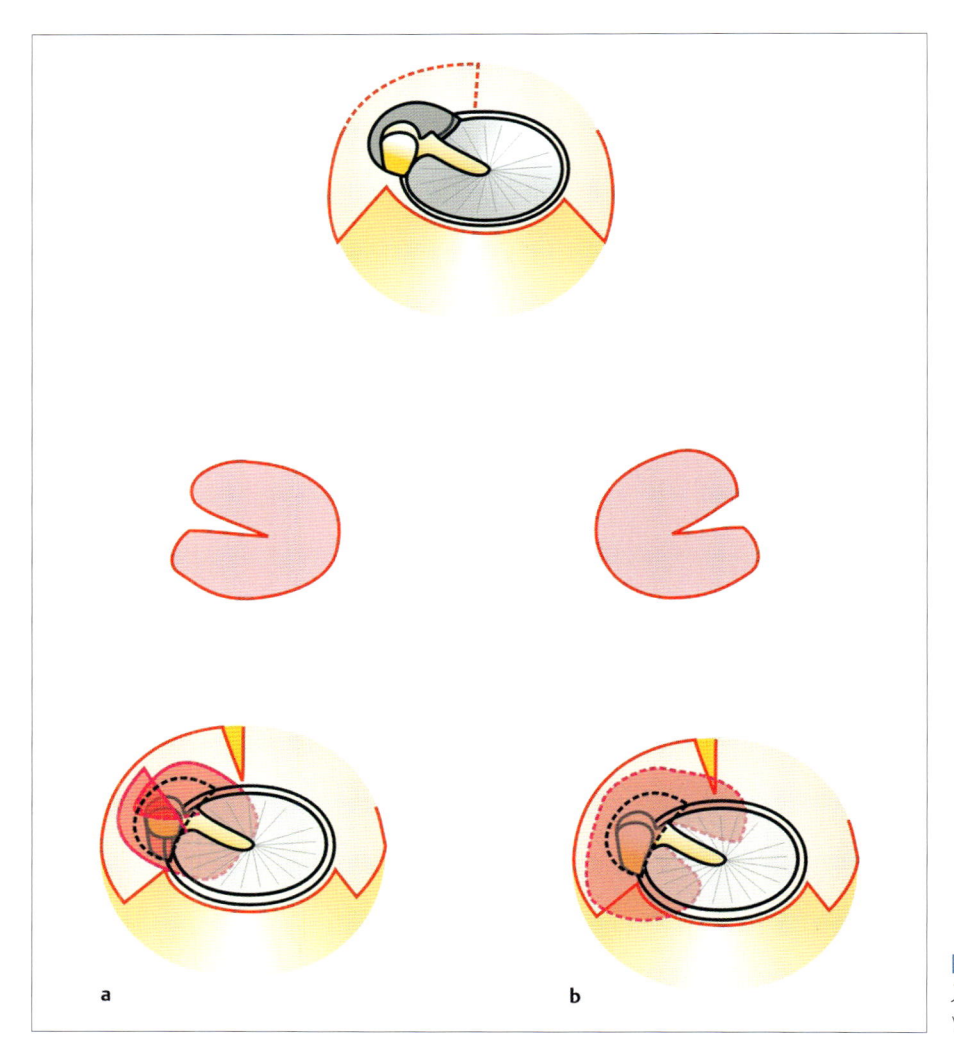

図 10.16 上鼓室部分に限局する穿孔．筋膜に入れた切れ込みの前後が上壁で重なるか（a），ツチ骨の前後から鼓室に向けて挿入する（b）．

に生じる（図 10.16）．筋膜の中央を縦に切開し，ツチ骨柄の下に筋膜を挿入する．断端の一方をツチ骨柄の前方から引き上げ，他方は後方に置いたままにする．両者が上壁で重なり合うようにして，皮膚をその上に戻す．もう 1 つの方法は，断端の一方をツチ骨柄前方，他方を後方から鼓室内に挿入する方法である．筋膜を皮膚で被覆するために皮弁に切れ込みを入れてもよい．

● 鼓膜前半部に及ぶ穿孔

鼓膜前半部の瘢痕化を防ぐには，移植片を鼓膜輪前方の内側に敷くことが大切である．これと同時に移植片をツチ骨柄の内側に敷いて浅在化を予防する．移植片は後壁の十分に広い範囲を覆い，かつ骨壁と密着していなくてはならない．

小さな穿孔は鼓膜後半部に限局する穿孔と同様の方法での閉鎖が可能である（図 10.17 a）．穿孔が鼓膜前上部に及び，移植片外側に十分な構造はないものの鼓膜輪がある場合には，前上部の線維性鼓膜輪を皮膚とともに骨性鼓膜輪から少し剥がす．これによって'ボタンホール'ができ，ここに移植片の小部分を通すことで移植片の内側への脱落を防ぐことができる（図 10.17 b）．移植片はツチ骨柄の内側に敷く．大きな穿孔が鼓膜前半にあり，線維性鼓膜輪が残っていない場合には，subtotal perforations と同様に扱う（図 10.17 c, d）．

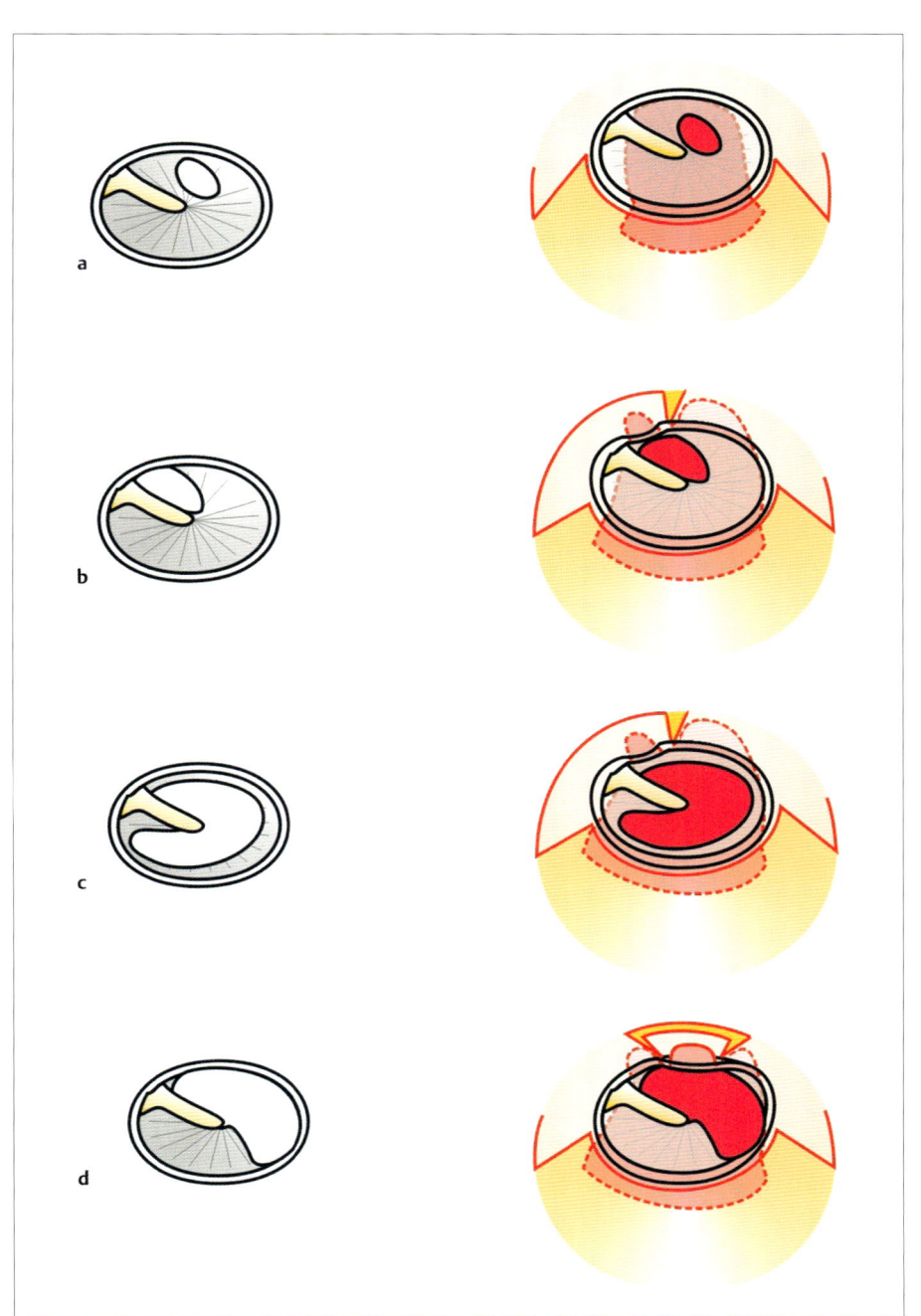

図 10.17 鼓膜前方に及ぶ穿孔

●大穿孔

緊張部のほとんどが失われている場合には，図 10.25〜10.29 に示すいずれかのアンダーレイ法で鼓膜を形成する．筋膜にはそれぞれの方法に合うような切れ込みを鼓室に導入する前に入れておく．

移植片への血管床の役割を果たす線維性鼓膜輪を全く欠いた状況となる全穿孔への対処は最も難しい．前鼓室の状態によって，オーバーレイか前鼓室の粘膜を使ったアンダーレイかのいずれかの方法を選択する．

●筋膜の準備

大きな穿孔の閉鎖には穿孔全体を十分な接着部をもってカバーできる大きな筋膜が必要となる．鼓室内に十分な接着面を設けることで，移植片が外側から支持され，鼓膜の浅在化と術後の再穿孔を防止する．しかしながら，骨性鼓膜輪が筋膜の幅をある程度制限することになる．この問題を解決するため，十分に大きな筋膜の上下に1つずつ切れ込みを入れる．こうすると筋膜は骨性鼓膜輪を無理なく越え，かつ鼓室側に十分な接着面を設けることができる．筋膜を大きくすると切れ込みの前方で鼓室壁との接触面が広くなり，後方で外耳道壁の被覆面積が大きくなる．再建で使う手技に応じて後述するような小さな切れ込みをいくつか入れる場合もある．

ツチ骨柄が残る場合は常にその内側に筋膜を敷き，鼓膜の浅在化とツチ骨柄の角化上皮が鼓室側に埋め込まれて起こる医原性真珠腫の形成を防止する．大穿孔の場合は筋膜にツチ骨柄を通す小さな切れ込みを入れることになる（次項の「ツチ骨柄の扱い方」を参照）．

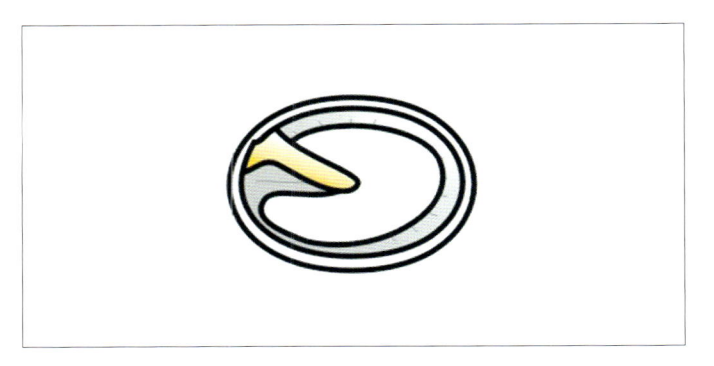

図10.18　ツチ骨柄が残る準全穿孔

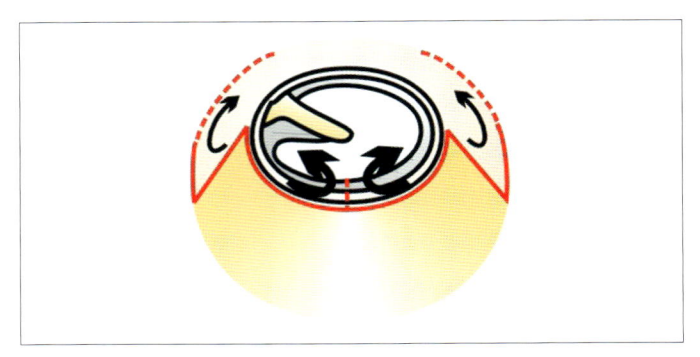

図10.19　鼓膜-外耳道皮弁の後方を切開

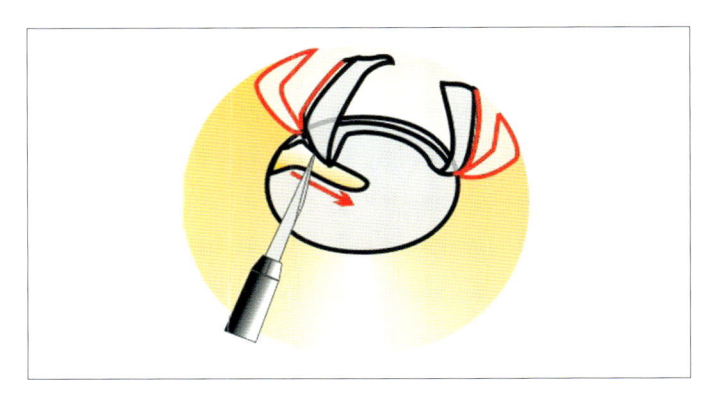

図10.20　ツチ骨柄骨膜の切開

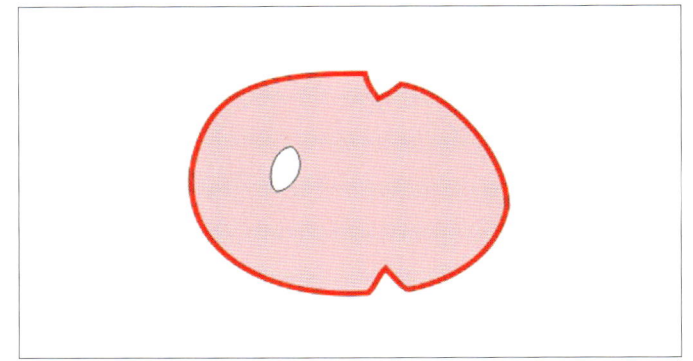

図10.21　筋膜に小孔を作製

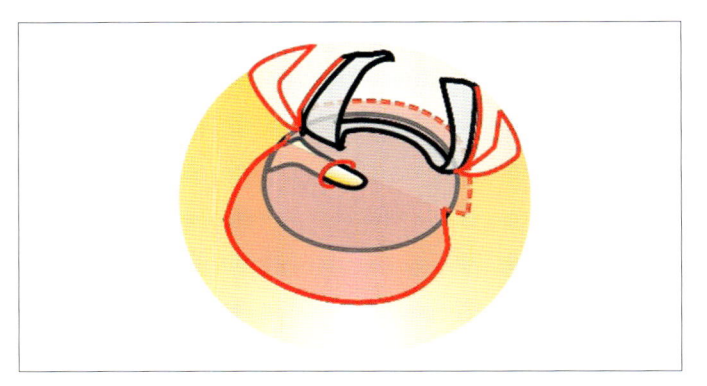

図10.22　小孔からツチ骨柄を表面に出す．

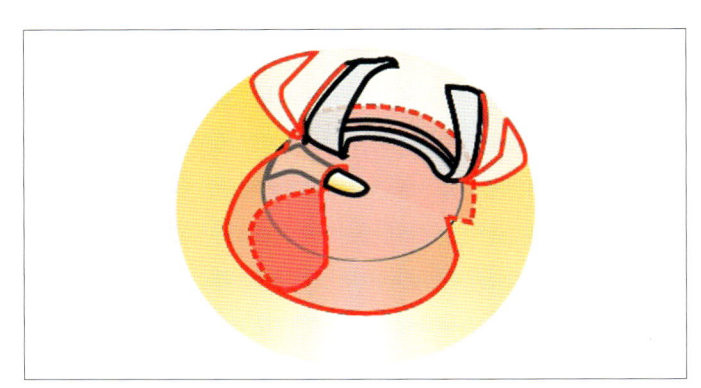

図10.23　大きな切れ込みからツチ骨柄を表面に出す．

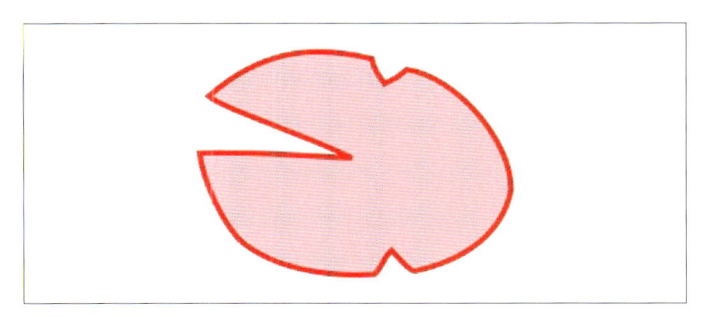

図10.24　筋膜の切れ込み

● ツチ骨柄の扱い方

　大穿孔症例でツチ骨が残存する場合には（図10.18），残存鼓膜をツチ骨から剥離し，角化上皮が残らないようにツチ骨柄は丁寧に清掃する．

　ときにツチ骨柄の内側面に上皮の進展が見られるが，これを処置するには細心の注意が必要である．まず鼓膜-外耳道皮弁後部を切開して鼓室を広く展開し（図10.19），Beaverブレードでツチ骨柄に沿って骨膜を切開する（図10.20）．耳小骨連鎖の損傷を避けるには，刃先を上方から下方にツチ骨柄に沿って動かす．その後，メスの刃先または鋭利な微細剝離子を使い，骨膜を剝がして角化上皮とともに除去する．骨膜剝離はツチ骨柄に沿って行い，直角方向の力を過剰に加えてはならない．

　ツチ骨柄は鼓室内で筋膜前縁の位置を調節する前に筋膜にあけた孔（図10.21，10.22），ないしは切れ込み（図10.23，10.24）から外に出さなくてはならない．ツチ骨柄を筋膜の外側とすることで，鼓膜の浅在化が抑えられるだけでなく，上皮が露出した状態で鼓室内に残される可能性を低くする．ツチ骨柄が内側に偏位している場合には，先端をフックでそっと外側に持ち上げてから筋膜の孔に通す．鼓膜張筋腱が

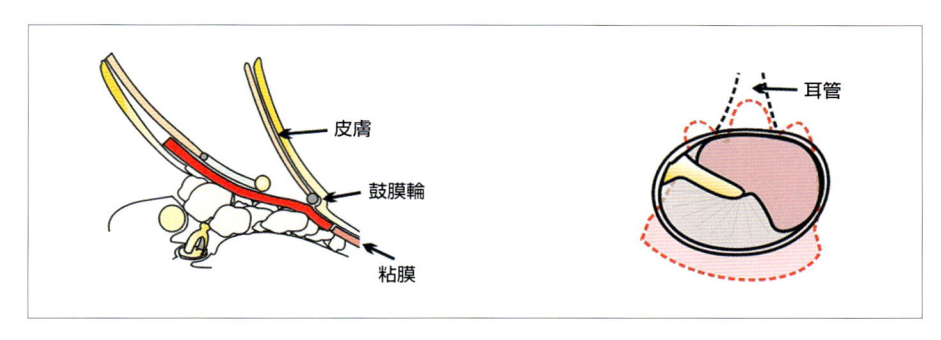

図 10.25　単純なアンダーレイ法

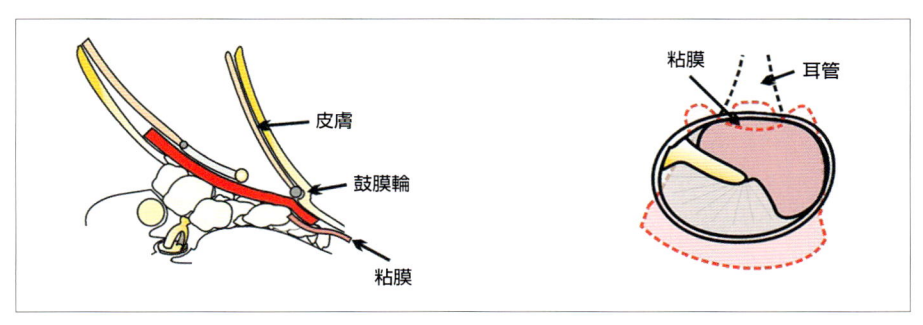

図 10.26　アンダーレイ法．前鼓室粘膜と前鼓室壁の間に筋膜を挿入する．

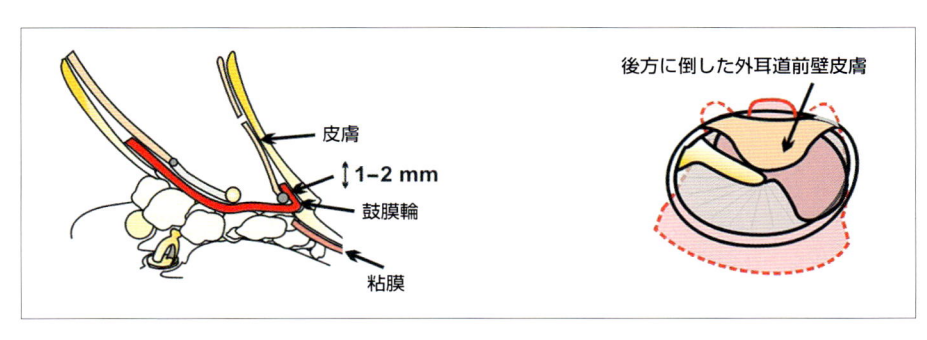

図 10.27　アンダーレイ法．線維性鼓膜輪の下から筋膜を通して外耳道前壁と前壁皮膚の間に引き上げる．

ツチ骨柄を持ち上げるのを制限している場合には，剪刀で鼓膜張筋を切るか，ツチ骨柄先端を切ってツチ骨柄の内側のスペースを拡大する．

- 筋膜の移植
  - 単純なアンダーレイ法：前鼓室が大きい場合には，鼓膜輪の内側から前鼓室外側壁にかけての粘膜を可及的に引っ掻いたのちに，筋膜を残存する鼓膜輪前方の内側に置いて前端を耳管方向に深く押し込む（図10.25）．この方法では筋膜は内側からゼルフォームで支えられるだけなので，前鼓室外側壁が十分広くない症例では再穿孔が起こる可能性が高くなる．そのような場合には，筋膜を前方で支持する血流を持った構造を利用することを考える．以下にその方法を記す．
  - 線維性鼓膜輪の内側で，前鼓室粘膜と前鼓室外側壁の間への筋膜挿入：前鼓室がある程度大きく前鼓室外側壁を覆う粘膜が肥厚している場合には，粘膜を前方に向け耳管方向に剥離して骨壁との間にポケットを作製する．筋膜前縁の2か所に小さな切れ込みを入れ，この縁をポケットに挿入して固定，安定化する（図10.26）．線維性鼓膜輪が残る場合には剥離する面積の確保が容易で，行いやすい方法である．

鼓膜輪が失われている症例は通常オーバーレイ法の適応となるが，この手法を応用すればアンダーレイ法でも鼓膜を作ることができる．

- 線維性鼓膜輪の内側で，外耳道皮膚と外耳道骨壁の間への筋膜挿入：前鼓室粘膜が薄すぎたり除去されていたりして使えない症例や，前鼓室が粘膜ポケットを作るには小さすぎる症例では，鼓膜輪前方を外耳道皮膚とともに一部骨壁から剥がしてボタンホールを作製する．ただし，このとき剥がす鼓膜輪の長さはおおむね2 mm以内と最小限に抑える．筋膜前縁に2か所の切れ込みを入れて作った小部分をボタンホールから引き揚げると，筋膜が内側に落ちにくくなる（図10.27）．

この方法の欠点は，鼓膜前縁が浅くなるリスクを持つことである．これをできるだけ避けるために骨壁と皮膚の間に引き上げる筋膜の長さは最小限とし，通常は幅，長さともに2 mm程度とする．この方法は前壁皮膚が欠損する場合にも用いることができる．この場合には，鼓膜輪表面の炎症などを除去した後に，鼓膜輪のみでボタンホールを作る．

- 線維性鼓膜輪の外側で，前鼓室粘膜と前鼓室骨壁の間への筋膜挿入：前鼓室粘膜は厚いものの前鼓室のスペースが粘膜ポケットを作るには小さい場合には，鼓膜輪前方の一部を前鼓室粘膜とともに内側に剥がす．線維性鼓膜

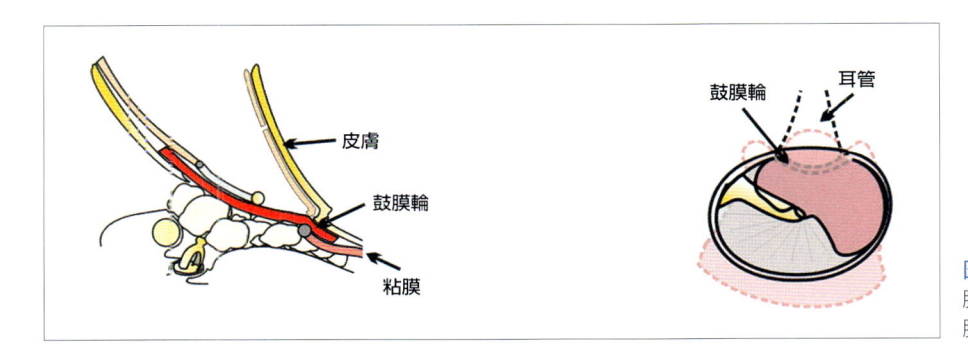

図10.28 アンダーレイ法．鼓膜輪と前鼓室粘膜を連続させて剝がし，鼓膜輪の上から前鼓室粘膜と前鼓室壁の間に筋膜を挿入する．

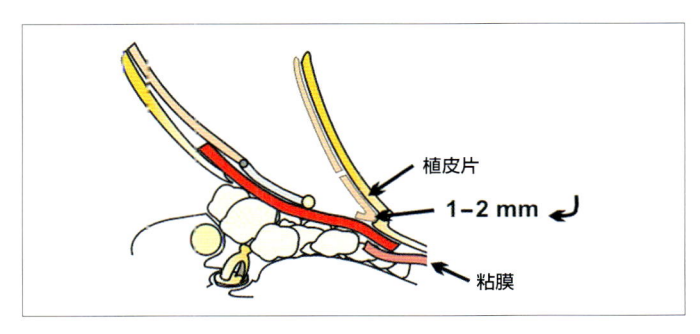

図10.29 分層植皮片は1～2 mmだけ筋膜と重ねる．

輪が筋膜に対する内側の支持を補強し，前鼓室粘膜と骨壁との間のスペースが小さな症例でも筋膜が安定する（図10.28）．

筋膜の小部分は鼓膜輪の外側からポケットの中に挿入する．この方法は前鼓室粘膜がなくなった症例にも使うことができる．粘膜がない場合には，筋膜の小部分を線維性鼓膜輪と鼓膜溝（tympanic sulcus）との間のボタンホールに通して前鼓室方向に挿入する．この方法では筋膜が内側で線維性鼓膜輪によって支持されて耳管方向に落ちるのを防ぐことになるとともに，鼓膜前方が浅くなりにくい．

この方法の欠点は線維性鼓膜輪を鼓室内に残すことであり，もし角化上皮が剝がした鼓膜輪上に残っていれば医原性真珠腫を作ることになる．この手法のよい適応となるのは，角化上皮を埋め込む可能性のない症例で，健常な線維性鼓膜輪が角化上皮ではなく粘膜に覆われているような症例や，浅在化鼓膜となった再手術例である．鼓膜輪上に角化上皮がある症例では，表面の清掃に細心の注意を払わなくてはならない．

● 筋膜上への皮膚の置き方

筋膜が角化上皮を欠いた状態の線維性鼓膜輪の下に敷かれた場合，鼓膜輪は何らかの角化上皮で覆われる必要がある．内側に延ばした外耳道皮膚を使うか，分層植皮をするかは術野の状況に応じて決める．鼓膜輪と同時に筋膜の小部分も（幅1 mm程度）この上皮で被覆する（図10.29）．

植皮が必要な場合には耳後切開部より採皮するとよい（第7章 一般的な手術技の「分層植皮片の採取」を参照➡69頁）．

オーバーレイ法

われわれがオーバーレイ法を使うのは，鼓膜輪前方を完全に欠くか，あるいは病変のために除去した症例に限られる．適切にオーバーレイ法を行えばこれらの症例に対してもよい結果が得られるが，アンダーレイ法よりは鼓膜の浅在化や鼓膜前方の瘢痕形成の率が高くなる．

前鼓室が大きく前鼓室外側壁を覆う粘膜が厚い症例では，われわれは粘膜を剝がしてポケットを作り，ここに筋膜を挿入する方法を使うことが多い（図10.28，「線維性鼓膜輪の内側で，前鼓室粘膜と前鼓室外側壁の間への筋膜挿入」を参照➡前頁）．

1. 鼓室内に角化上皮がないことを確認することが最も大切である．オーバーレイ法の適応となるような鼓膜輪を欠く症例の場合，角化上皮は容易に中耳内に侵入するからである．鼓室内の操作はアンダーレイ法と同様である．
2. 小さなドリルを使い，前壁に筋膜を乗せるための新たな鼓膜溝を作製する（図10.30）．耳小骨連鎖，ツチ骨外側突起にバーが触れないように細心の注意が必要である（第7章 一般的な手術技の「外耳道形成」を参照➡78頁）．
3. 鼓膜を形成する前に出血は完全に止め，耳管を含む鼓室内をゼルフォームでパッキングする．鼓室内のゼルフォームが筋膜を内側から十分に支持していること確認しつつ，筋膜を新たに作った鼓膜溝上に注意深く乗せる．鼓膜前方の浅在化を予防するには，このとき外耳道前壁に乗せる筋膜の長さを2 mm以下に制限することが重要である．
4. ツチ骨柄が残る場合には，これをできるだけ長く筋膜の外側に出し，術後の鼓膜浅在化を防止することが重要である（「ツチ骨柄の扱い方」を参照➡130頁）．
5. 外耳道皮膚を前壁の上に戻す．このとき皮膚の内側端が鼓膜溝をわずかに1 mmほど越えるようにする（図10.31）．
6. 病変のために外耳道前壁の皮膚が除去されている場合には，分層植皮の適応となる（図10.30，10.31，第7章 一般的な手術技の「分層植皮片の採取」を参照➡69頁）．

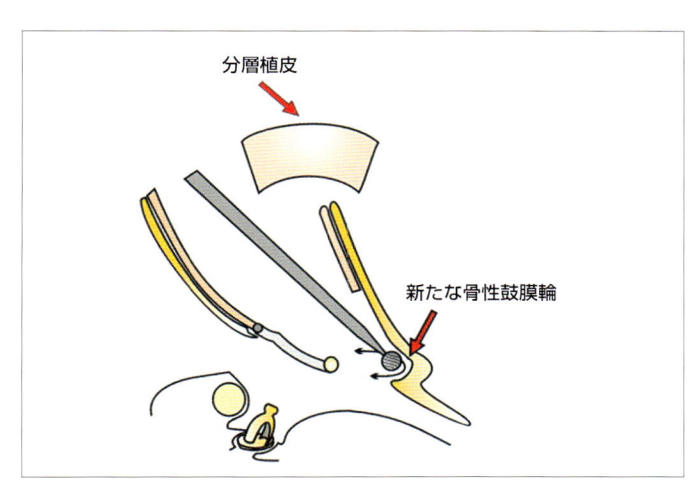

図 10.30　オーバーレイ法　新たな骨性鼓膜輪の作製

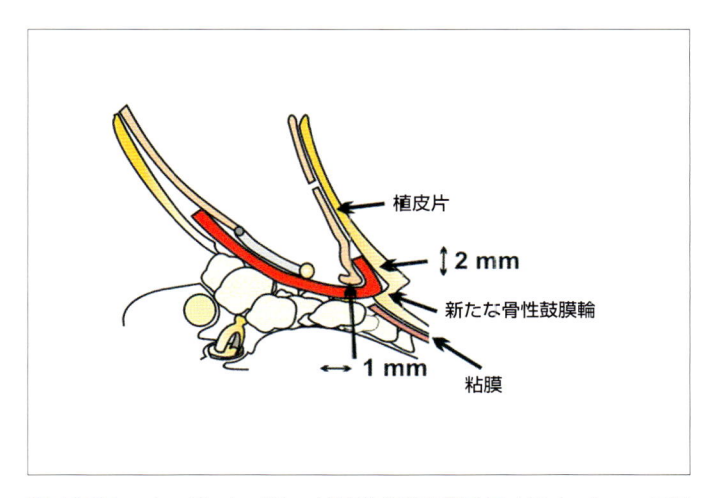

図 10.31　オーバーレイ法．外耳道前壁を覆う長さは 1〜2 mm に制限して筋膜を骨性鼓膜輪に乗せる．

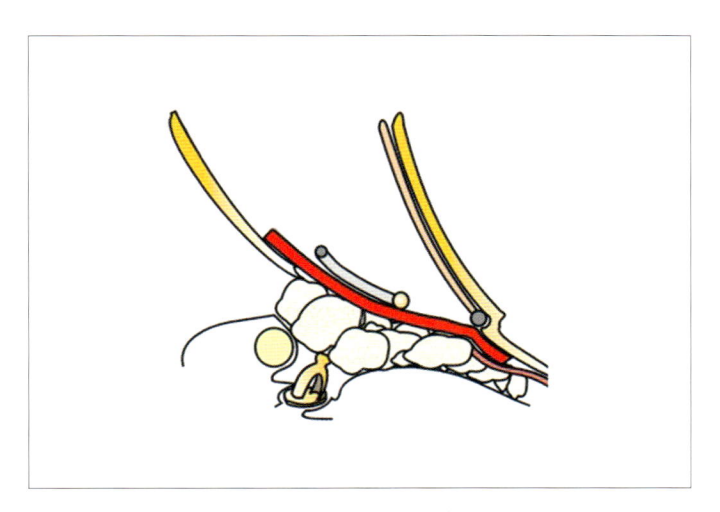

図 10.32　必要なら鼓室にゼルフォームを追加

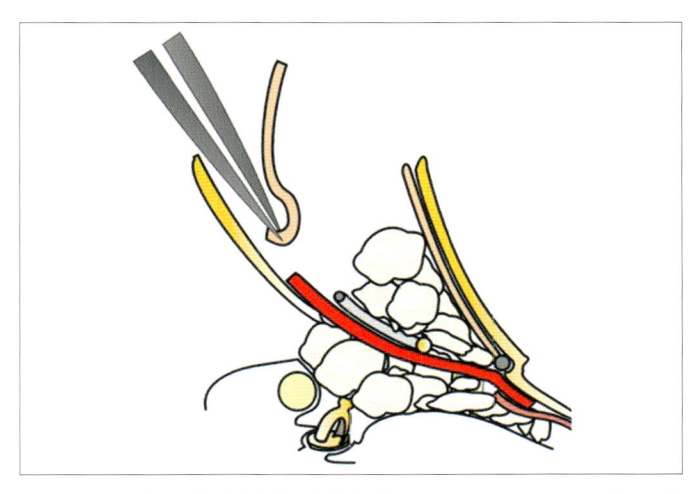

図 10.33　筋膜外側と外耳道前壁をゼルフォームでパッキングして外耳道後壁皮膚を後方から外耳道内に戻す．

外耳道皮膚の戻し方とパッキング

1. 狭窄することなく術後早期に上皮化が完了するよう，外耳道後壁のできるだけ広い範囲を筋膜か皮膚で被覆する．
2. 鼓膜-外耳道皮弁を戻す前に，必要があれば鼓室内のゼルフォームを追加し（初めから充満させると筋膜が置きにくいため），移植片と外側の構造が密接するようにする（図 10.32，10.33）．
3. 鼓膜-外耳道皮弁をもとの位置に戻す．皮膚辺縁が丸まっていたり反転したりする場合，術後に真珠腫を形成するため注意が必要である．筋膜の広い範囲を覆えるよう，前上壁や前下壁の皮膚に縦切開を加えることもある．
4. 前壁皮膚が除去され，外側の皮弁が短い場合には，分層植皮の適応となる（「鼓膜形成で遭遇する問題と解決法」を参照➡ 175 頁）．
5. 外耳道内側をゼルフォーム小片でパッキングする．まず前壁，次いで上壁と下壁へとパッキングを進め，鼓膜-外耳道皮弁を注意深く固定していく．この段階ではまだ後壁はパッキングしない．
6. 開創器をはずし，外側に圧排していた外耳道皮膚を鼓膜側に十分牽引しておく（図 10.33）．その後に創面からの出血が外耳道に流れ込まないよう，耳後創の上に畳んだガーゼを乗せて耳介を元の位置に戻す．
7. 後壁皮膚の長さが骨部外耳道を覆うには短い場合には，耳介を前方に倒して直接介助者に持たせ，メスを使って後壁皮膚と軟骨の間を十分に剥離して皮膚を延長する．さらに延長したい場合には縦切開を加えてもよい．この処置により，ほとんどの症例で後壁を覆うのに十分な程度に皮膚が延長される．
8. 鼻鏡を用いて外耳道を明視下に置く．外側の有茎皮弁を一旦外側に引き上げ（図 10.34），先端を確認してから後壁上に戻すと皮膚全体が視認できる（図 10.35）．折れ込みがないように注意しながら攝子や鉗子を使って外耳道皮膚を後壁上に戻し，外耳道をゼルフォームで完全にパッキングする（図 10.36，10.37）．
9. 創部に置いたガーゼを除去し，耳後創側から外耳道皮膚が適切に置かれたことを確認する．筋骨膜層を縫合し，皮膚は 2 層に縫合するか，皮下を縫合したのちにステリストリップで固定する．

134　第 10 章　鼓膜形成術

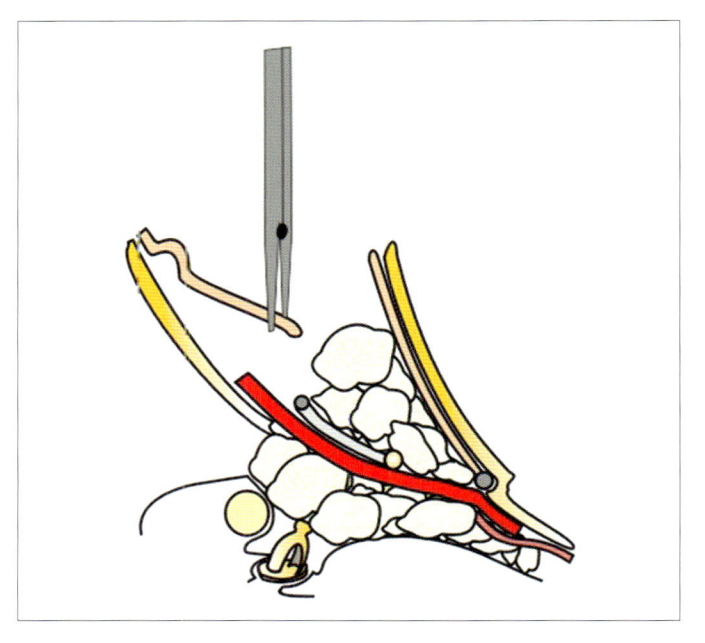

図 10.34　外耳道内から後壁皮膚を一度引き上げて先端を確認する．

図 10.35　後壁皮膚を戻す．

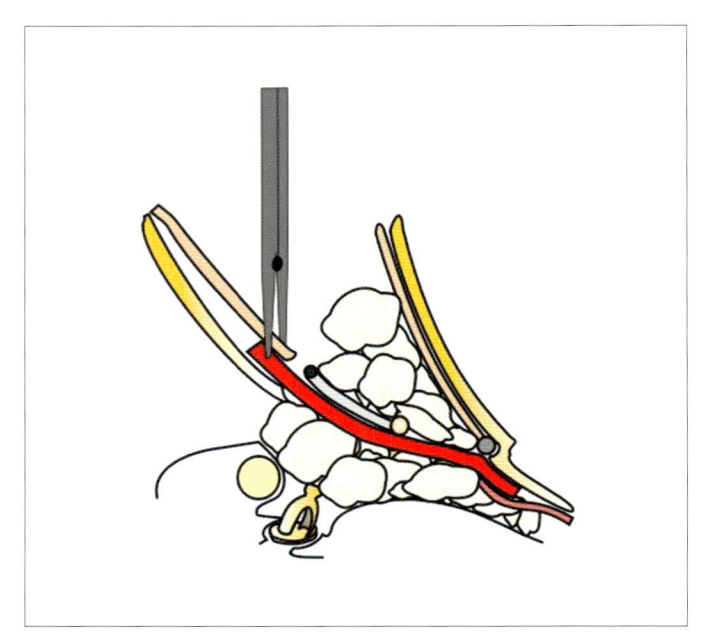

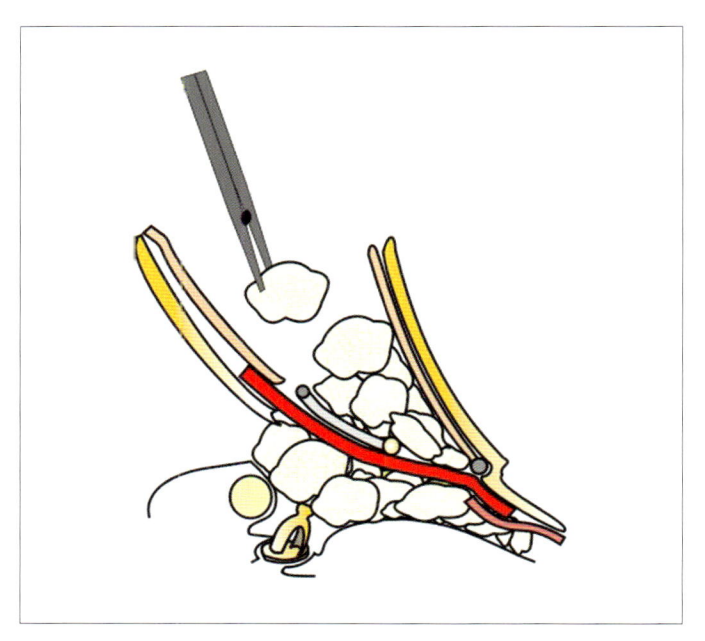

図 10.36　外耳道をゼルフォームでパッキングする．

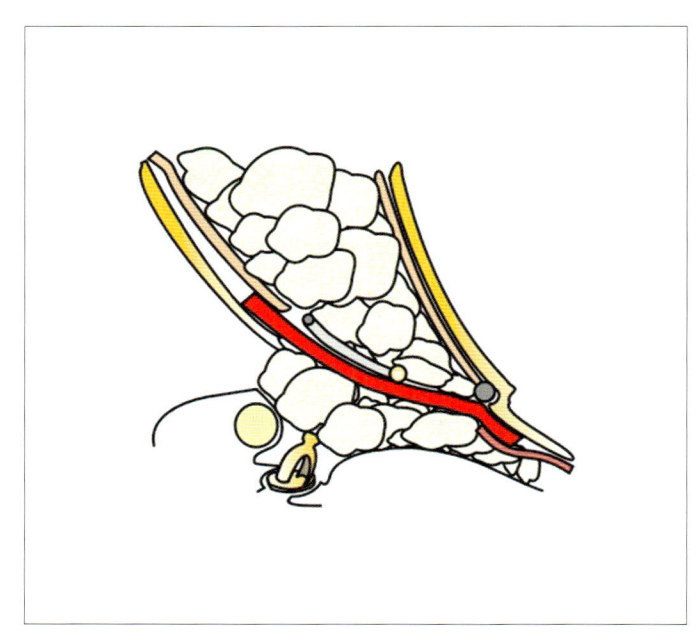

図 10.37　ゼルフォームで外耳道を満たして構造を固定する．

耳後切開での鼓膜形成 135

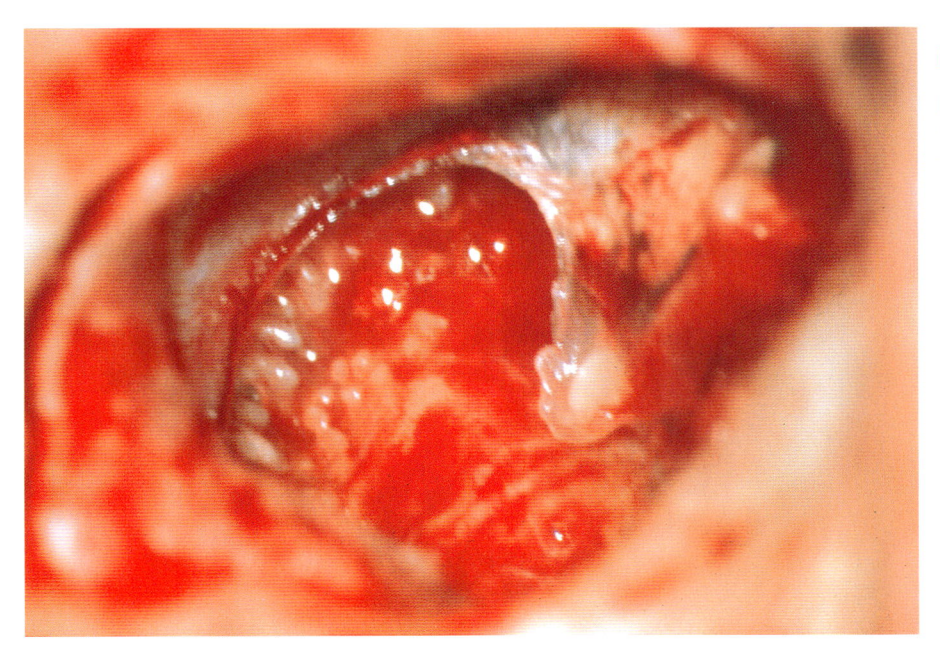

■ 症例 10.1 （左耳）

図 10.1-1　緊張部にある単純穿孔症例．耳後切開で鼓膜を露出する．穿孔の辺縁は既に新鮮化されている．

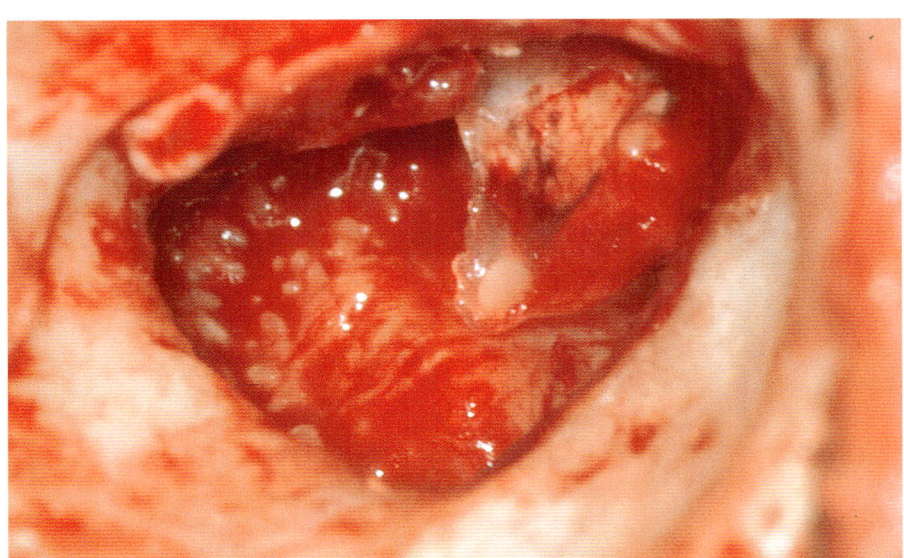

図 10.1-2　鼓膜-外耳道皮弁に後方から縦切開を加え，観音開きとして前壁上に圧排する．

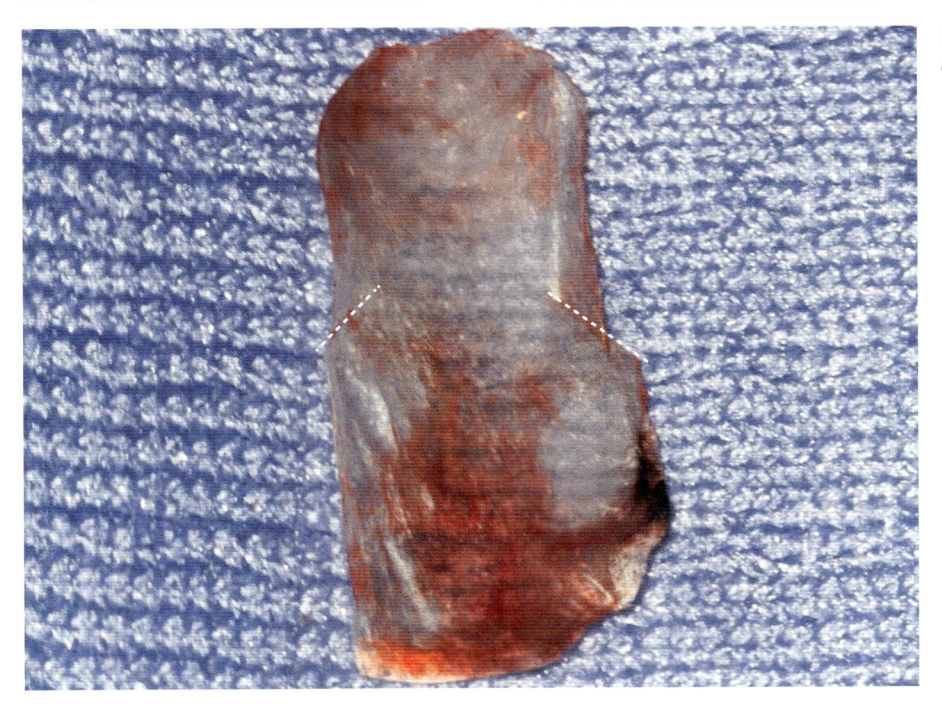

図 10.1-3　筋膜に骨性鼓膜輪を乗り越えるための小さな切れ込みを 2 つ入れる（点線）．

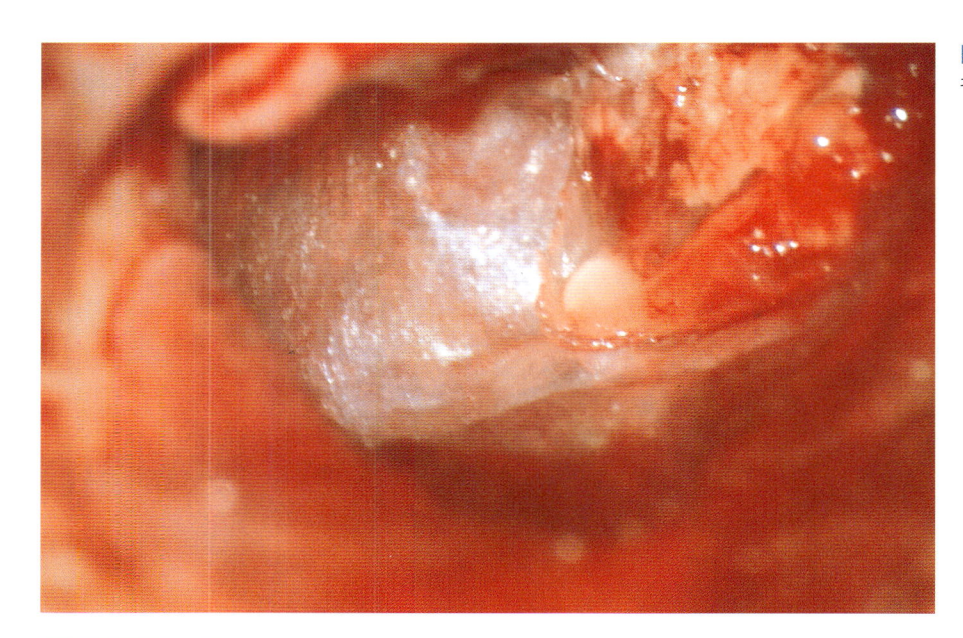

図 10.1-4 耳管と鼓室をセルフォームでパッキングした後，ツチ骨の下に筋膜を敷く．

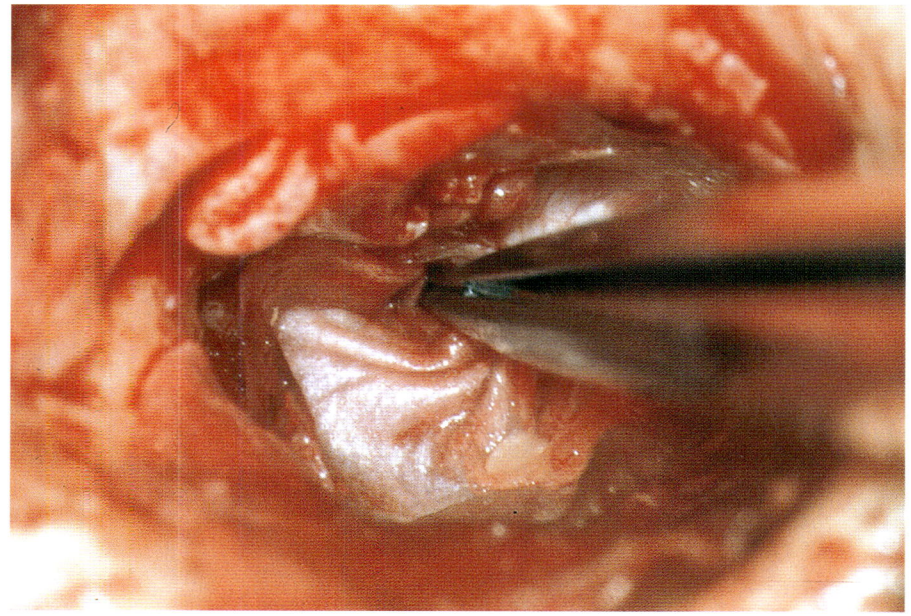

図 10.1-5 筋膜の前縁部を前鼓室方向に，下縁部を下鼓室方向に押し込んでいる．後縁は外耳道後壁に乗せる．

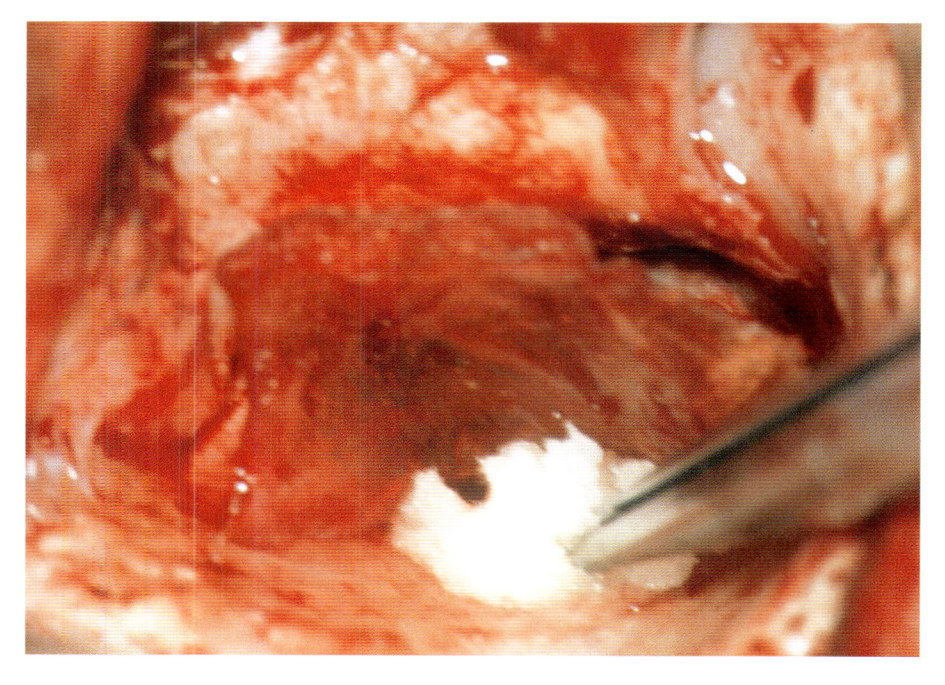

図 10.1-6 再度筋膜を持ち上げて鼓室を開放し，筋膜が鼓室外側壁と鼓膜残存部に密着するように鼓室内のゼルフォームを追加する．

耳後切開での鼓膜形成　137

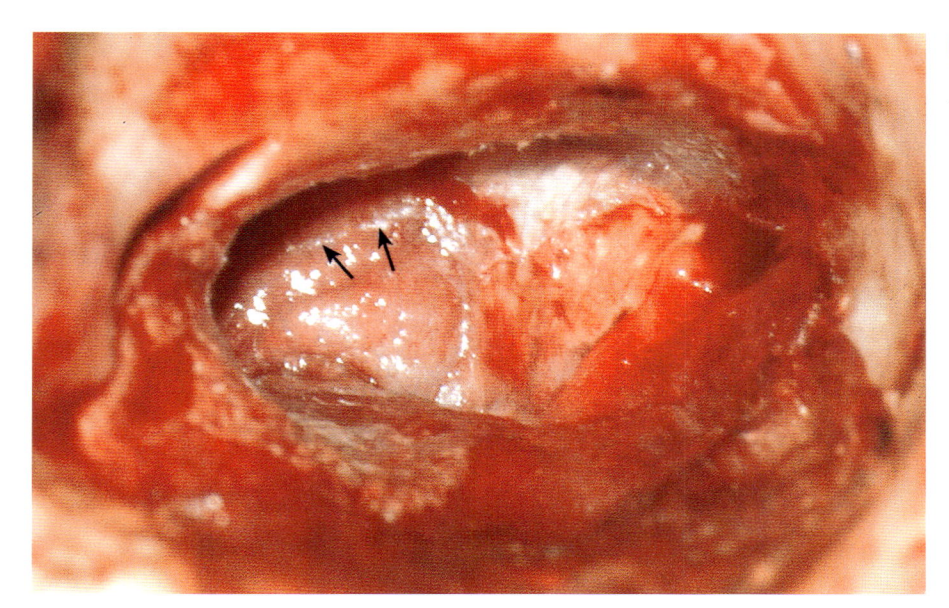

図 10.1-7　鼓膜-外耳道皮膚弁を筋膜上に戻して鼓膜の再建は終了である．鼓膜前方残存部の角化上皮が筋膜上にきれいに広げられているのに注目してほしい（矢印）．この後，外耳道をゼルフォームでパッキングする．

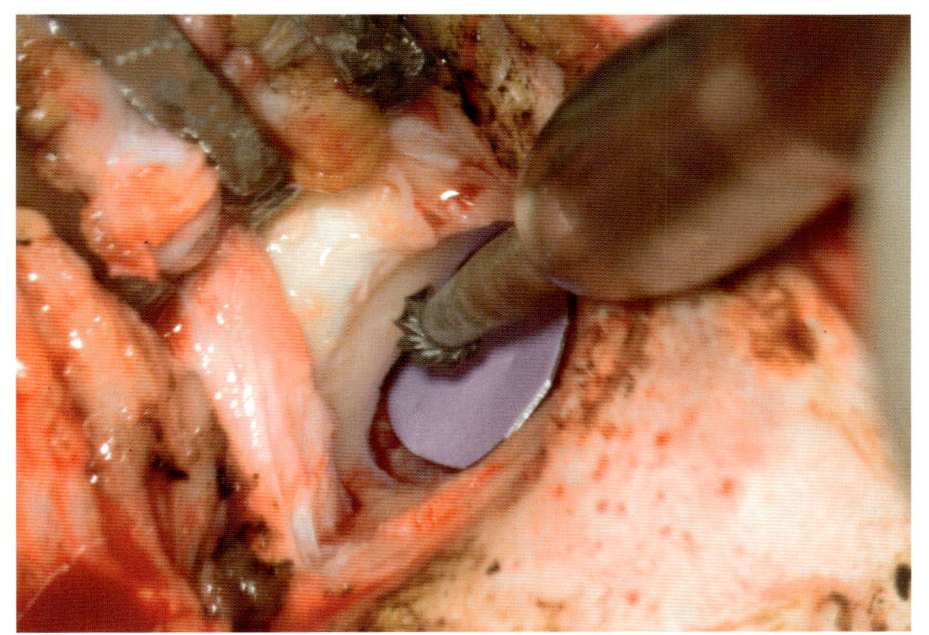

■ 症例 10.2 （左耳）

図 10.2-1　耳後切開で外耳道を開放し，突出する前壁は皮膚を内側に向けて剥離した後にカッティングバーで削除する．鼓膜-外耳道皮弁はアルミニウムシートで保護してある．

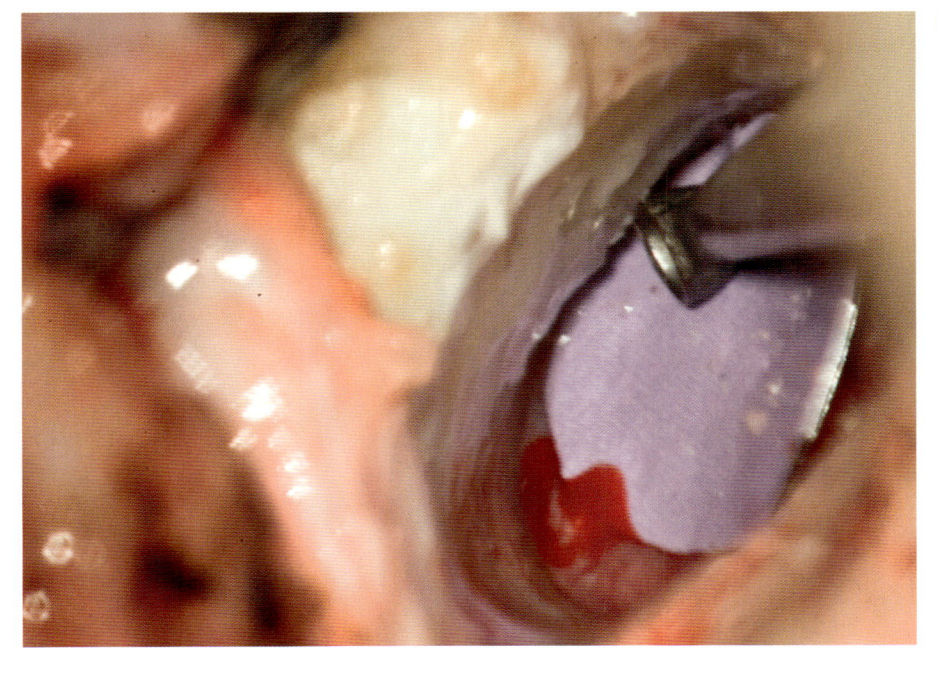

図 10.2-2　最後に残った鼓膜直近のひさし状の突出は鋭匙で削除すると安全である．

138　第 10 章　鼓膜形成術

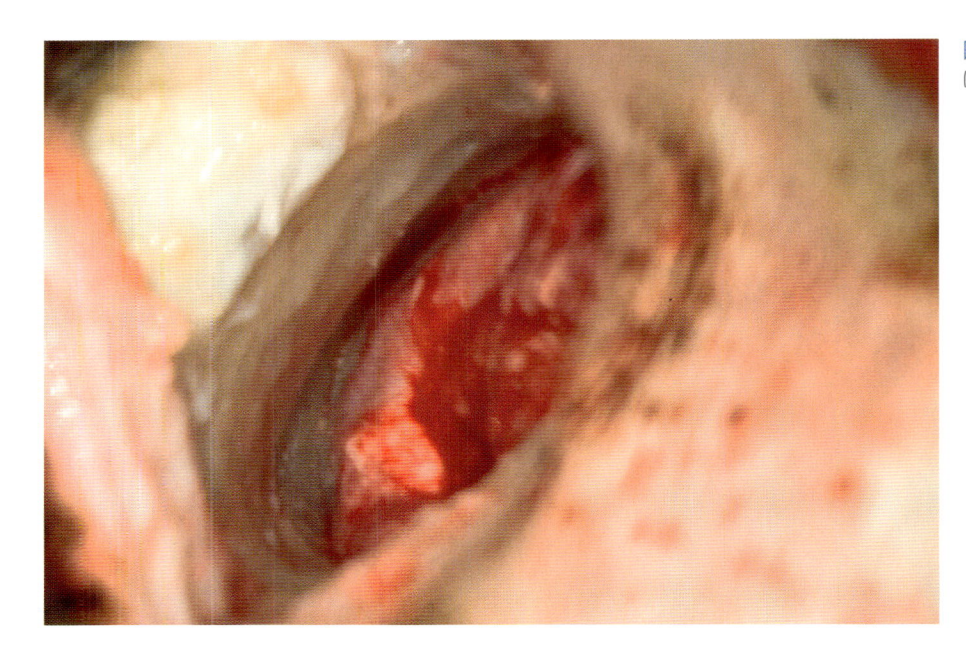

図 10.2-3　線維性鼓膜輪前端部が見えるようになる．

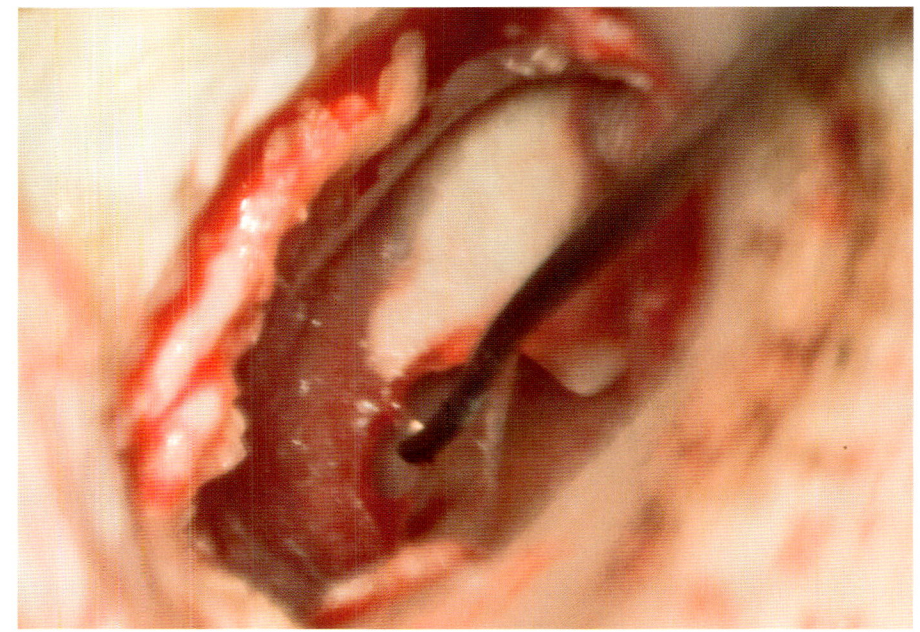

図 10.2-4　外耳道皮膚を元に戻す．鼓膜後下方に穿孔があり，前上部を占める厚い鼓室硬化症病変を見ることができる．小さなフックで穿孔縁を新鮮化している．

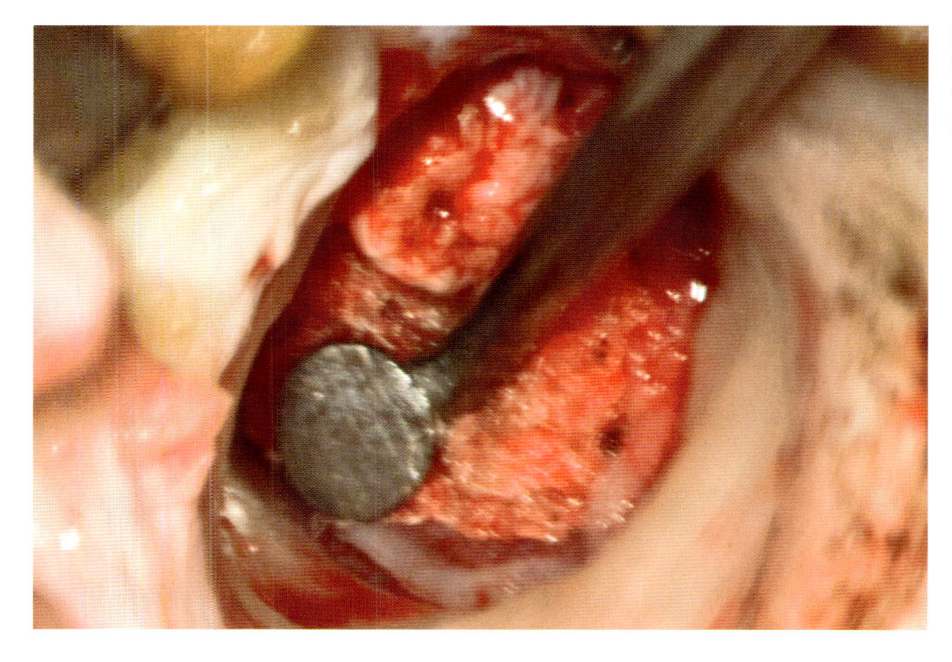

図 10.2-5　微細剝離子で線維性鼓膜輪を鼓膜溝から剝がしている．綿片を置いて外耳道皮膚を保護しているが，これは同時に圧迫による止血と血液の吸収を担い，視野が改善される．

耳後切開での鼓膜形成　139

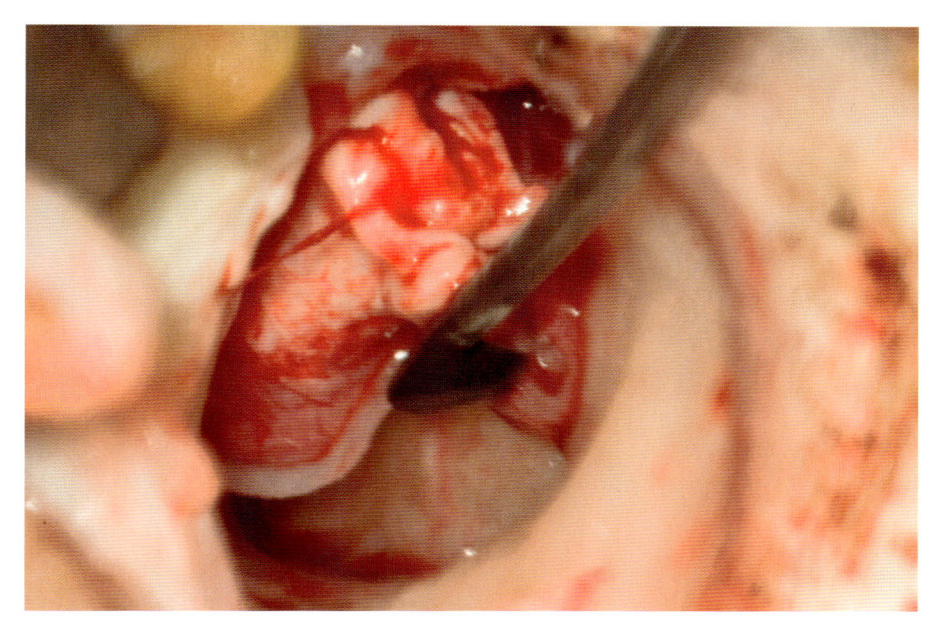

図 10.2-6　鼓膜-外耳道皮弁を鼓膜溝から剥がして鼓室に入る．

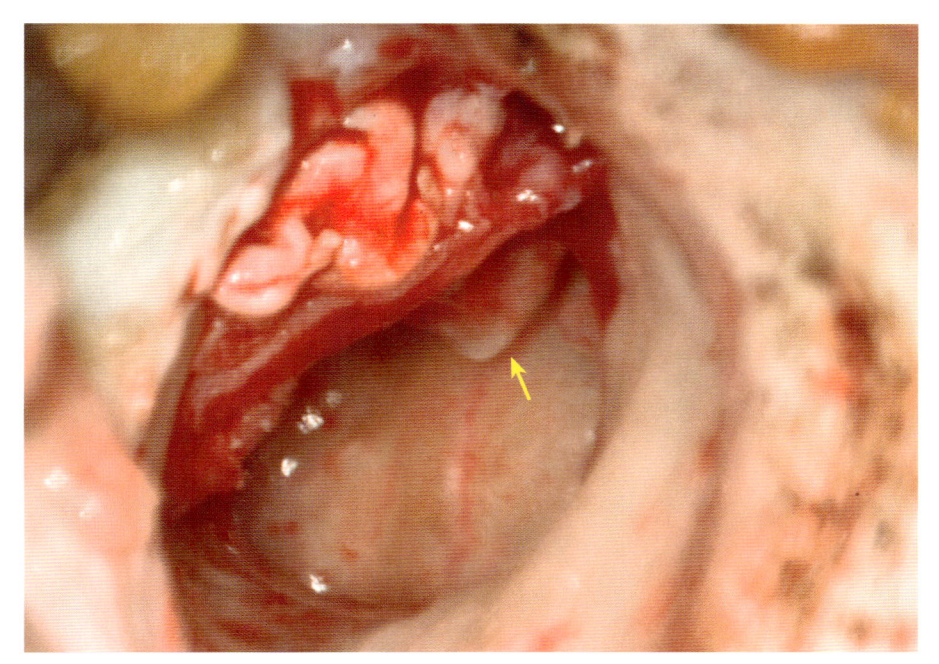

図 10.2-7　鼓膜を前方に圧排し，鼓室を大きく開く．鼓室内側壁を覆う粘膜には炎症は見られない．ツチ骨柄が明瞭に確認できる（矢印）．

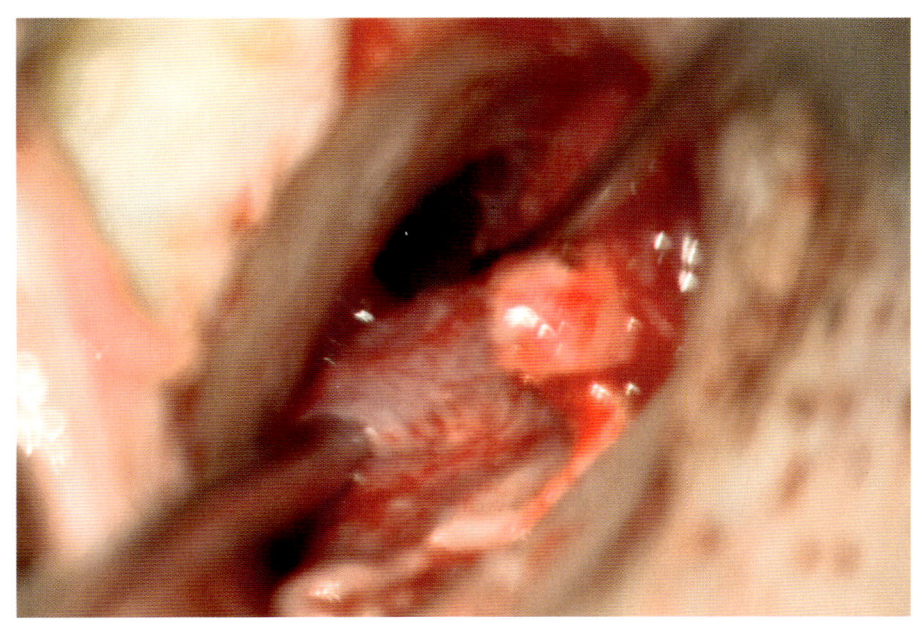

図 10.2-8　線維性鼓膜輪を前方で剥離してボタンホールを作製する．

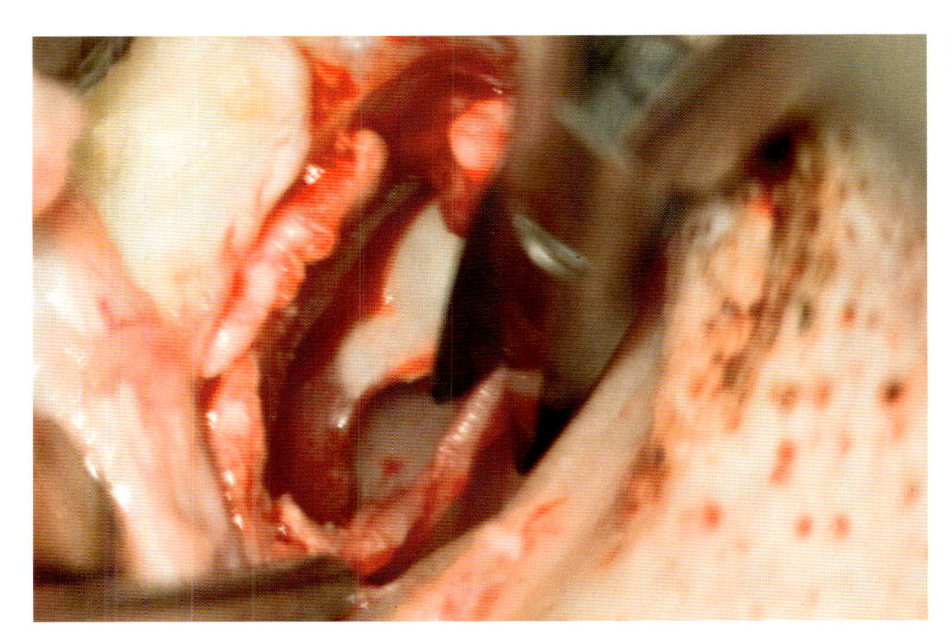

図 10.2-9　鼓膜-外耳道皮膚弁を穿孔に向かって切っている.

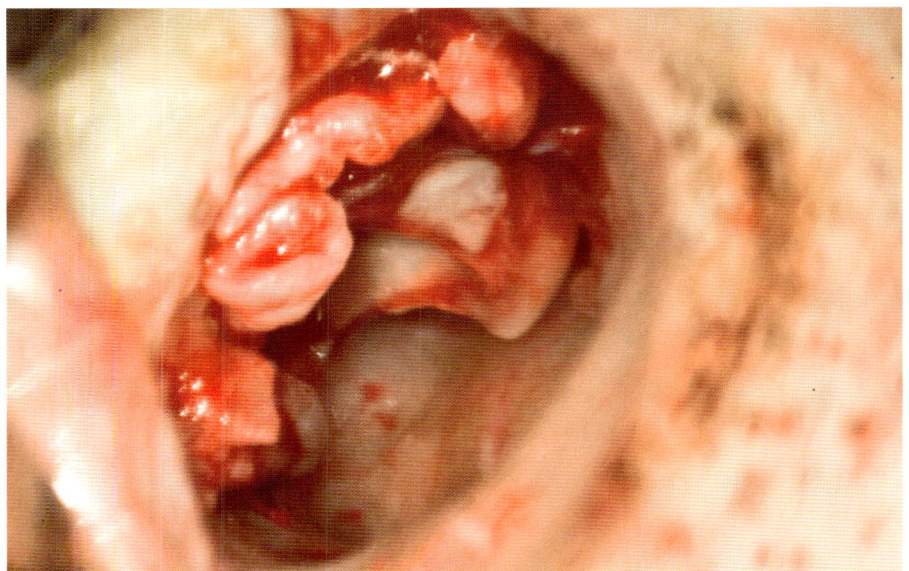

図 10.2-10　後壁皮膚を切って上下に観音開きにすると鼓室が大きく開放される.

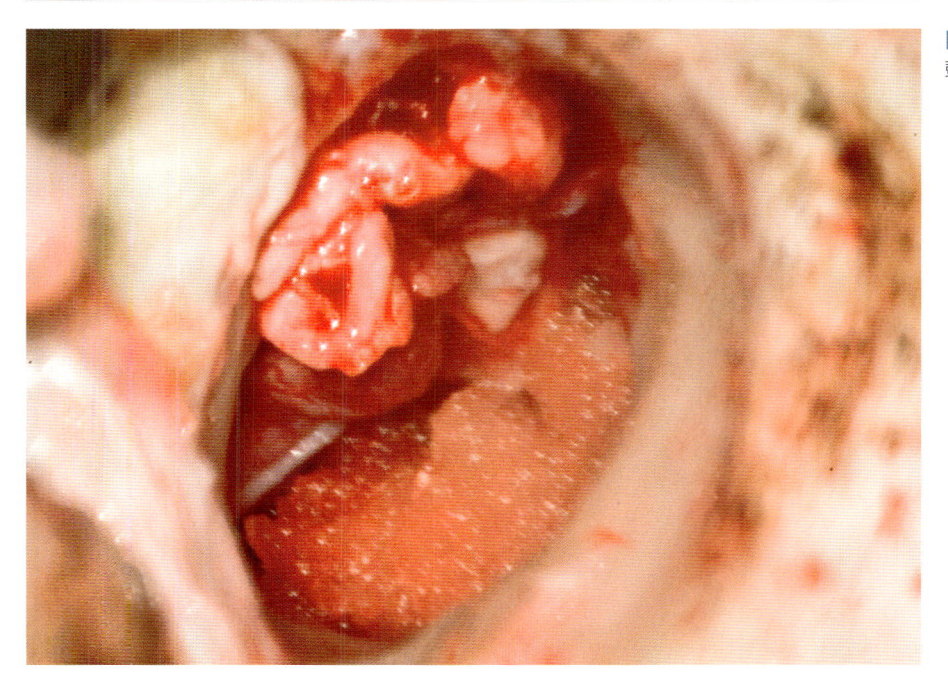

図 10.2-11　移植片を内側から支持するように鼓室をゼルフォームでパッキングする.

耳後切開での鼓膜形成　141

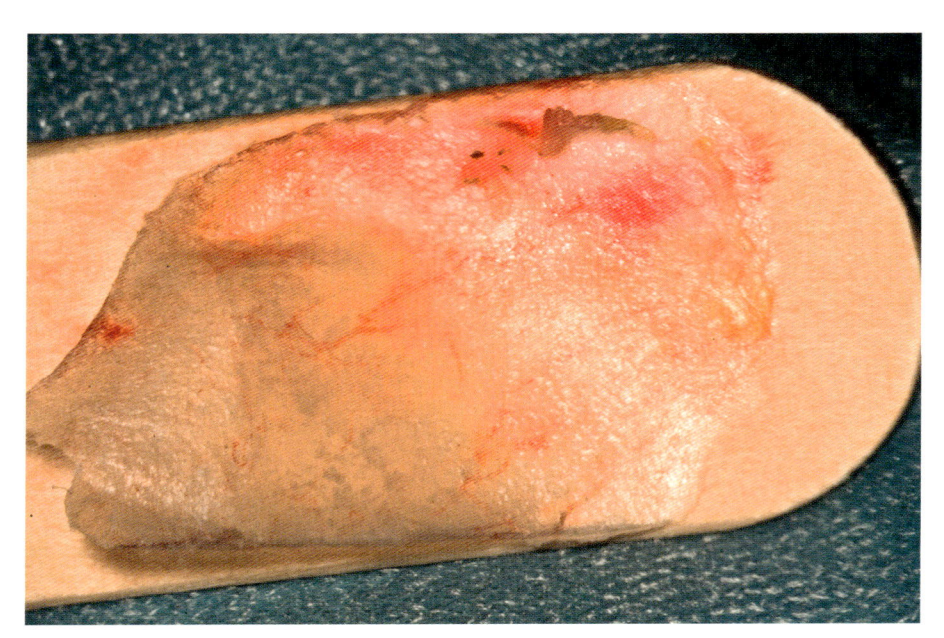

図 10.2-12　筋膜鉗子で圧迫し，木製舌圧子の上で乾かした筋膜を示す．

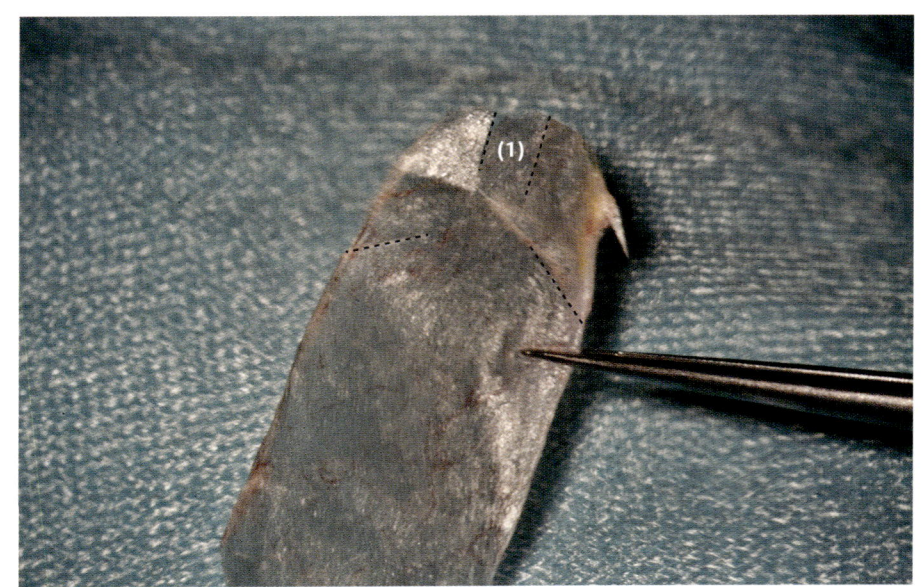

図 10.2-13　筋膜には 4 つの切れ込みを入れる（点線）．写真上方に見える小部分（1）は鼓膜輪前方に作ったボタンホールに通す．

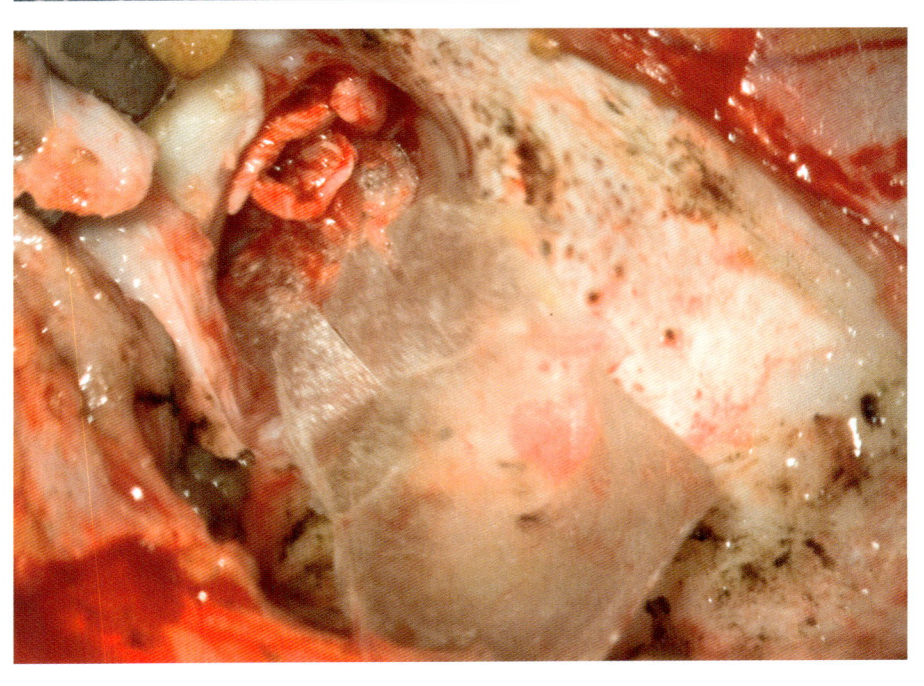

図 10.2-14　筋膜を敷く準備ができている．

142　第 10 章　鼓膜形成術

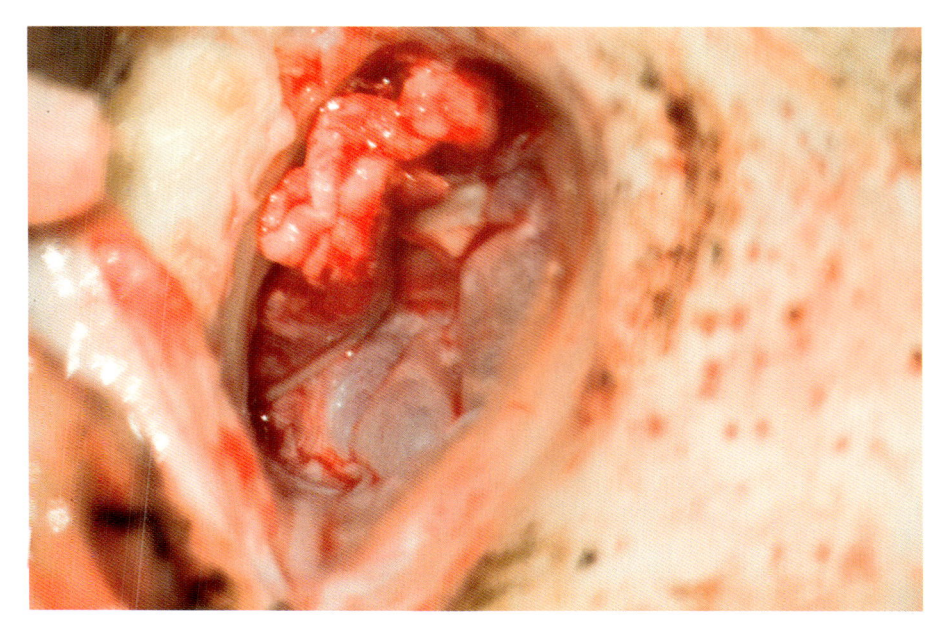

図 10.2-15　筋膜を鼓室内に入れ込む．

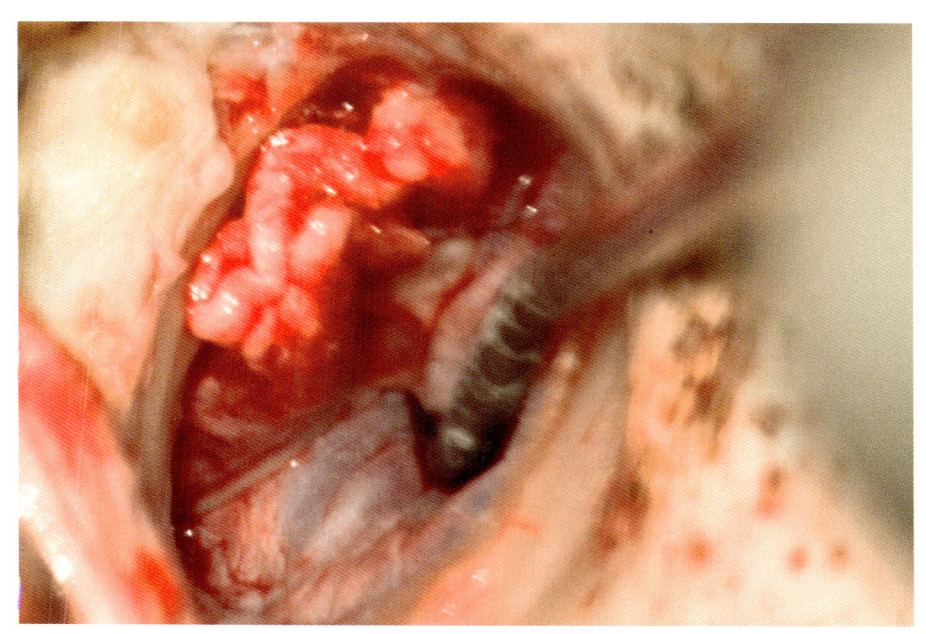

図 10.2-16　鼓室洞フックを使ってツチ骨柄の下に筋膜を通し，耳管方向へと導いている．

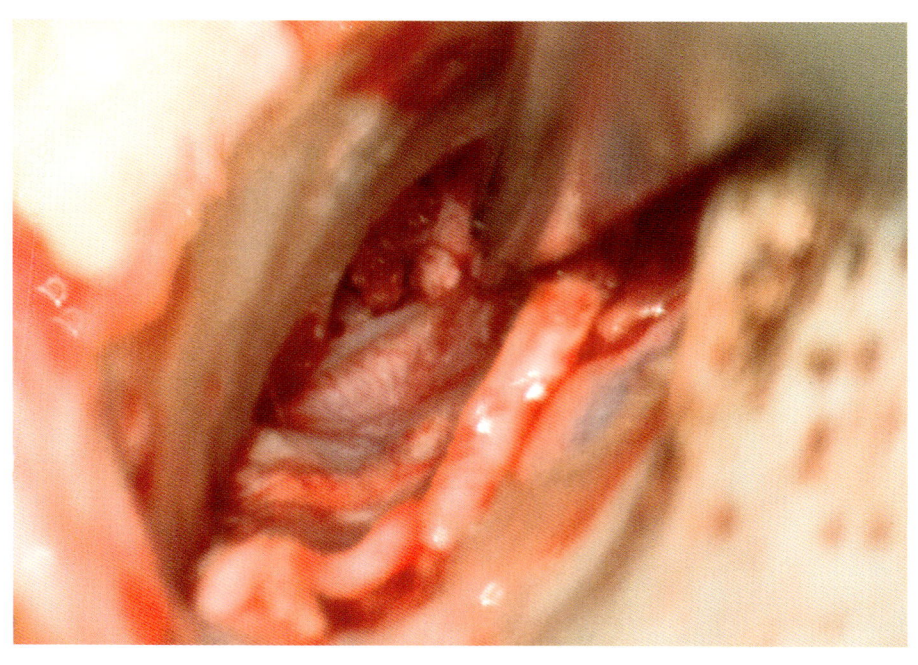

図 10.2-17　鼓膜−外耳道皮弁を後方に倒し，ボタンホールを通して筋膜の先端部を見ている．

耳後切開での鼓膜形成　143

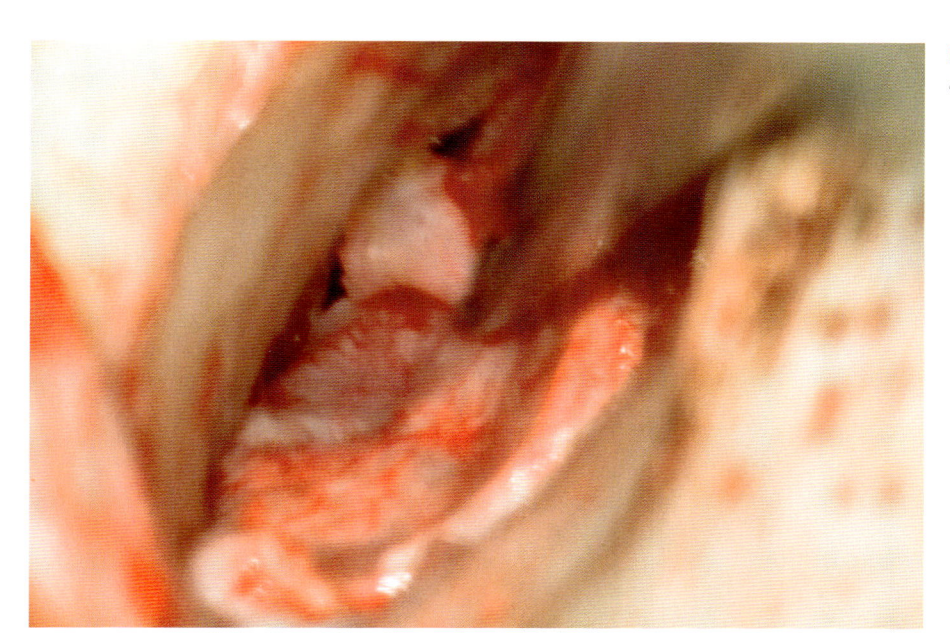

図 10.2-18　作ってあった筋膜の小部分を掴み，ボタンホールを通して外耳道まで引き上げる．

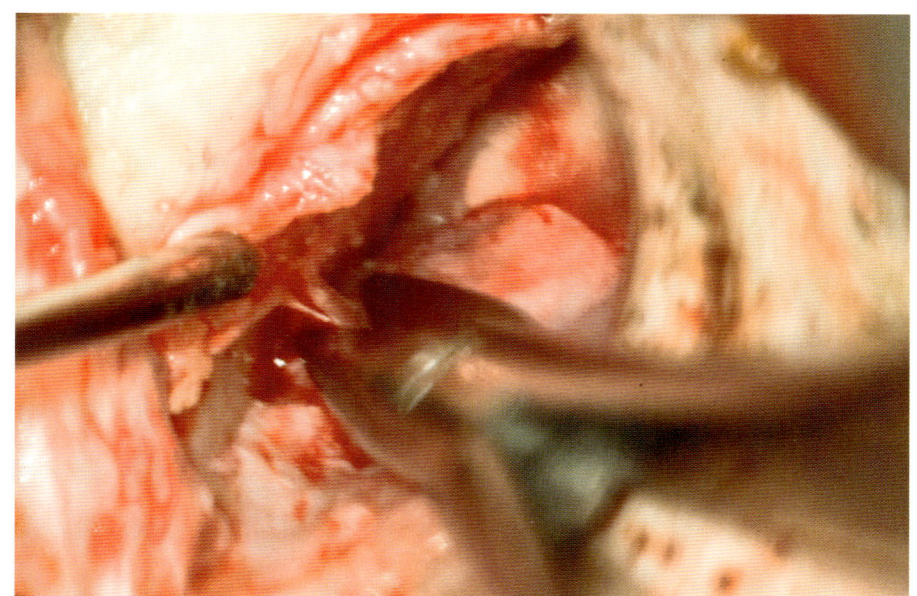

図 10.2-19　皮膚が拡大した外耳道骨壁と筋膜に密着するように，前壁皮膚に縦切開を加える．

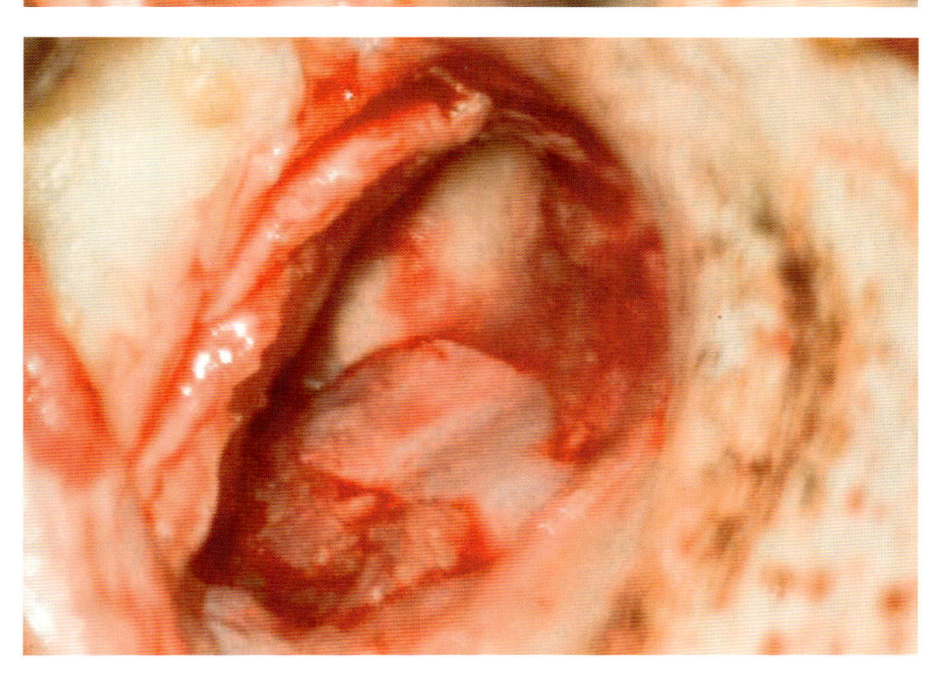

図 10.2-20　鼓膜-外耳道皮弁を骨壁と筋膜の上に戻して整え，鼓膜形成が完了する．

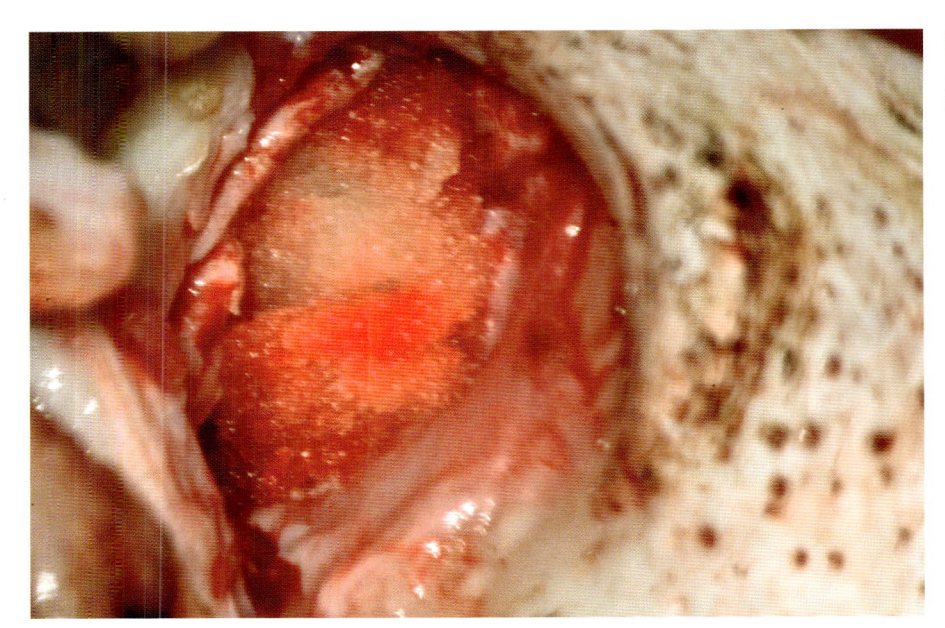

図 10.2-21　外耳道をゼルフォームでパッキングする．パッキングでは，まず前方の鼓膜-外耳道角部を最初に固定する．

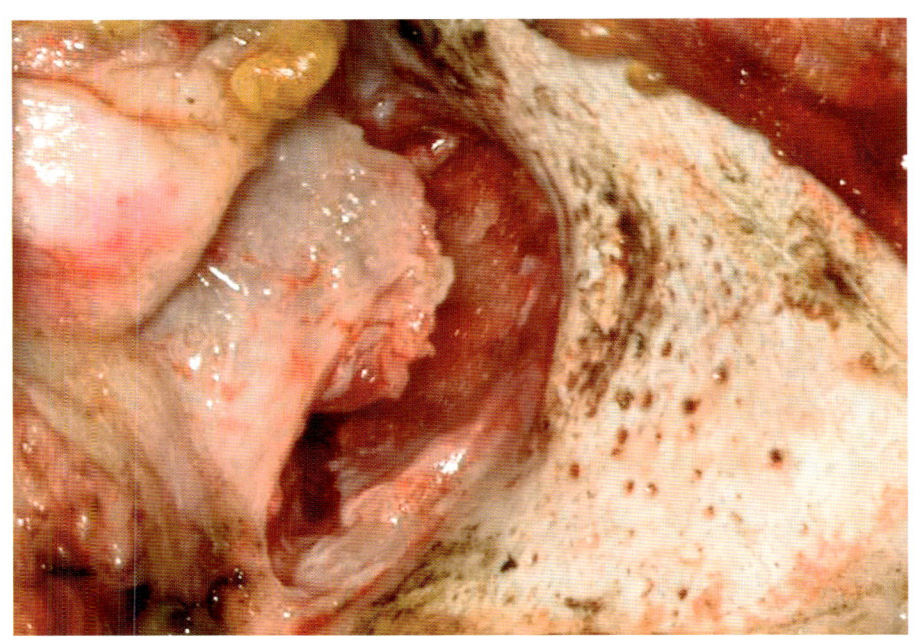

図 10.2-22　外側の皮弁を戻すために，この段階では後壁はパッキングしていない．開創器をはずした後，皮弁を内側に引っ張り外耳道内に戻す．外耳道内に真珠腫が形成されないよう，皮弁がめくれて裏返っていないかをチェックする．

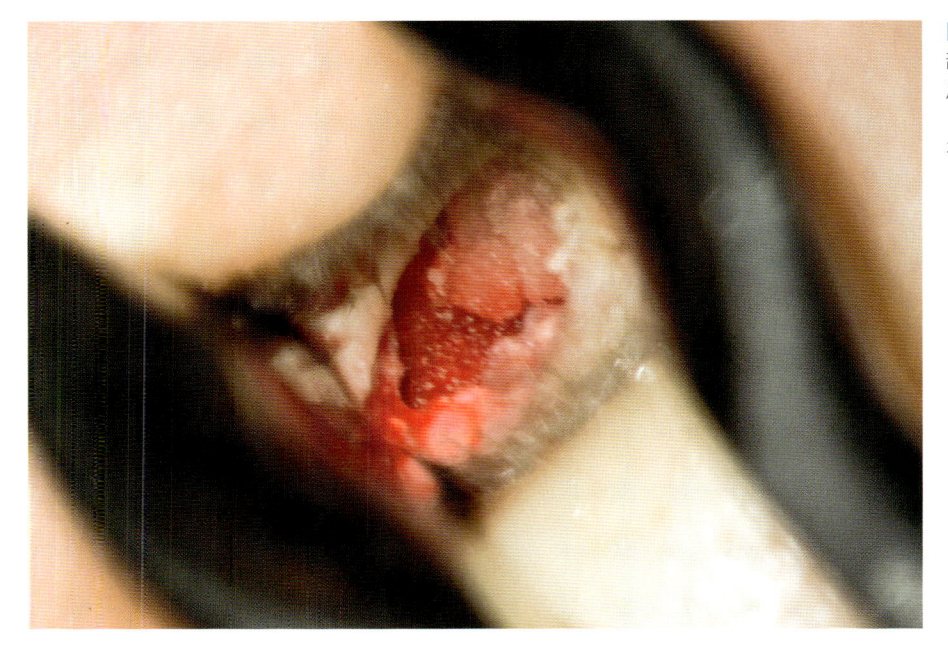

図 10.2-23　耳介を戻して外側から鼻鏡で入口部を保持し，外耳道を見えるようにする．後壁の皮弁は一旦引き上げて先端を確認してから押し戻し，外耳道に密着させる．外耳道にゼルフォームを追加してパッキングを終える．

耳後切開での鼓膜形成　145

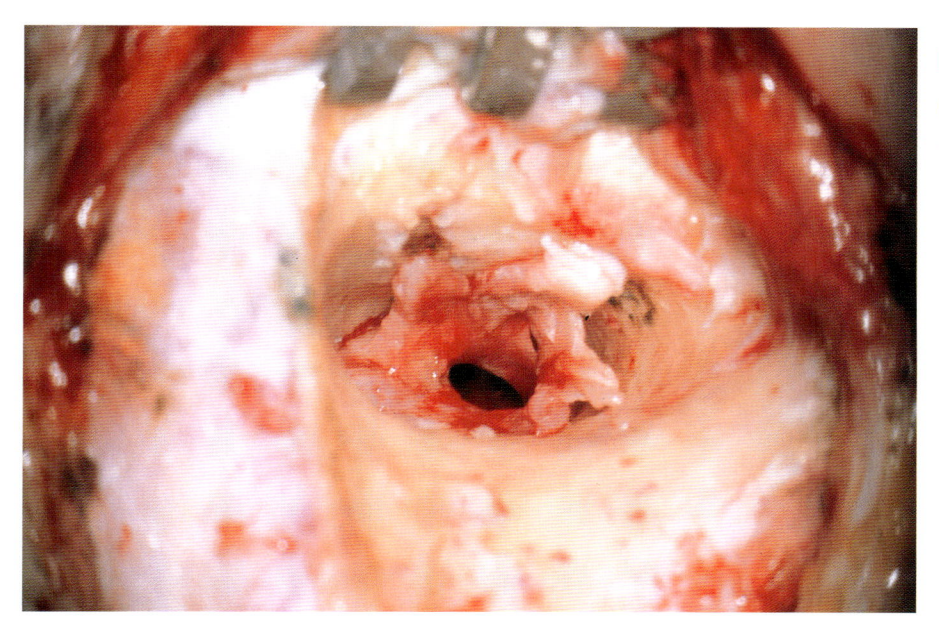

■ 症例 10.3 （右耳）

図 10.3-1　外耳道の削開を進め，皮膚を骨壁上に戻す．皮膚の炎症が強く，鼓膜にまで及んでいることがわかる．

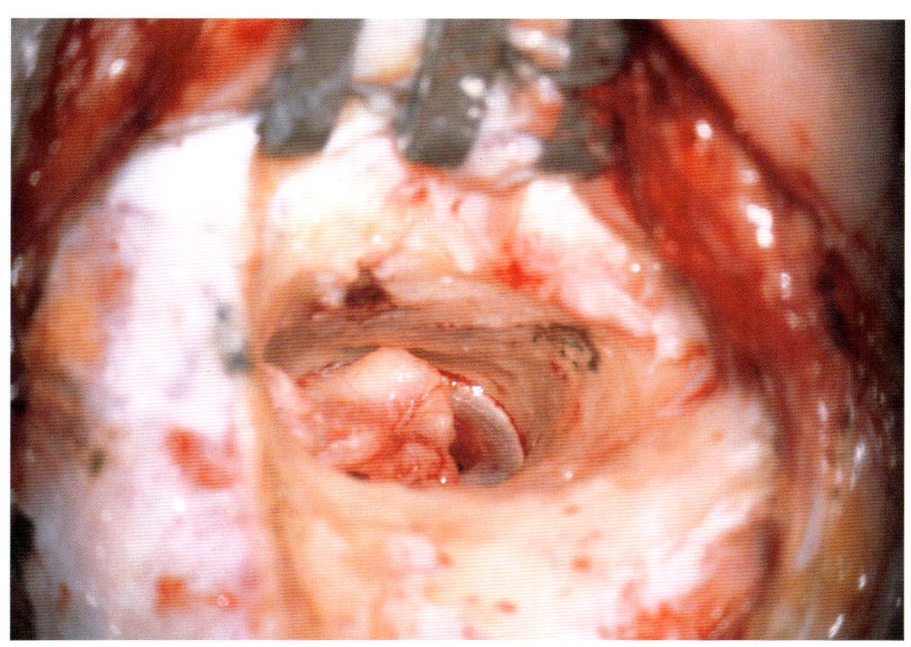

図 10.3-2　鼓膜周囲に健常な皮膚がなく，皮膚を外耳道と鼓膜から剥がすこととする．鼓膜下方から固有層（線維層）を露出している．

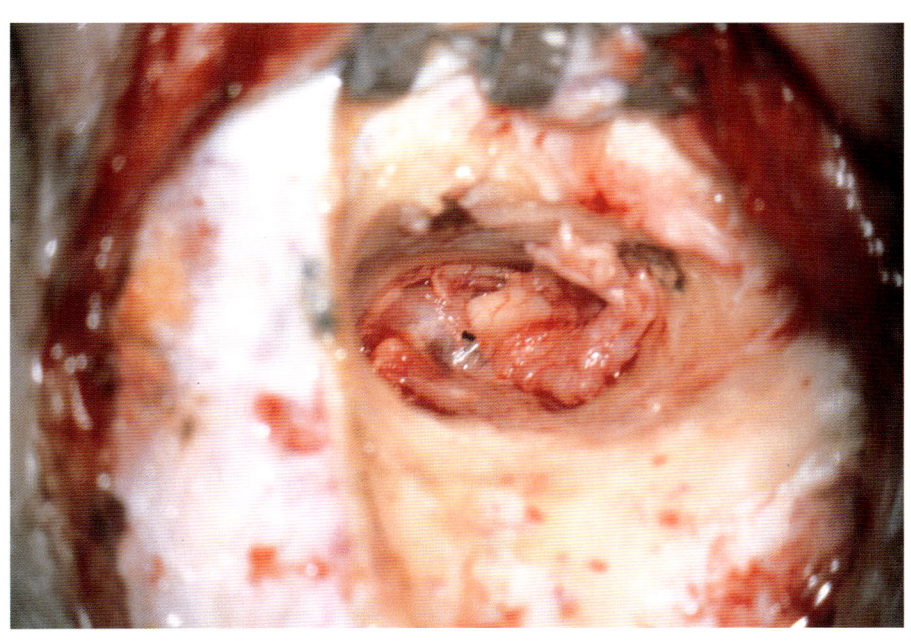

図 10.3-3　鼓膜からの皮膚剥離を進めている．ツチ骨外側突起とツチ骨柄を見ることができる．

146　第10章　鼓膜形成術

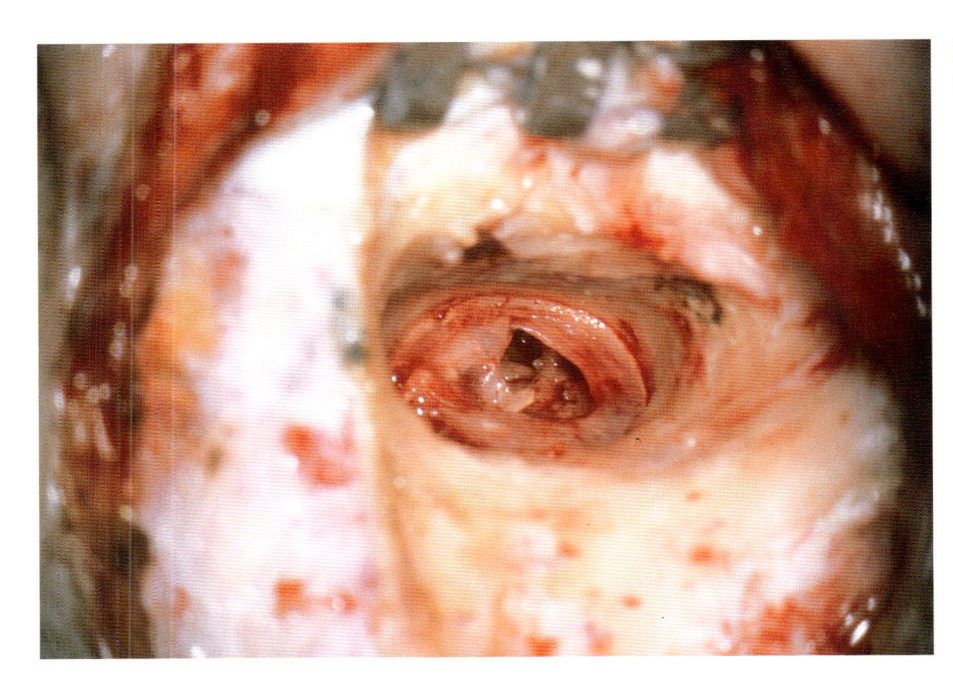

図 10.3-4　外耳道形成が完了すると，顕微鏡を動かさずに鼓膜の全貌が観察できる．

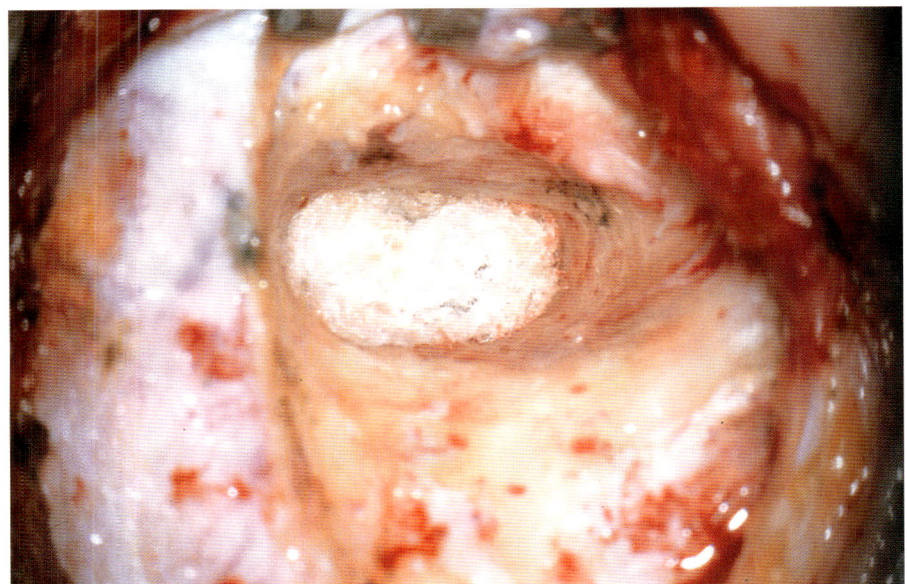

図 10.3-5　鼓膜を再建する前に完全に止血することが非常に重要である．外耳道は生理食塩水に浸した綿片で一旦パッキングしておく．

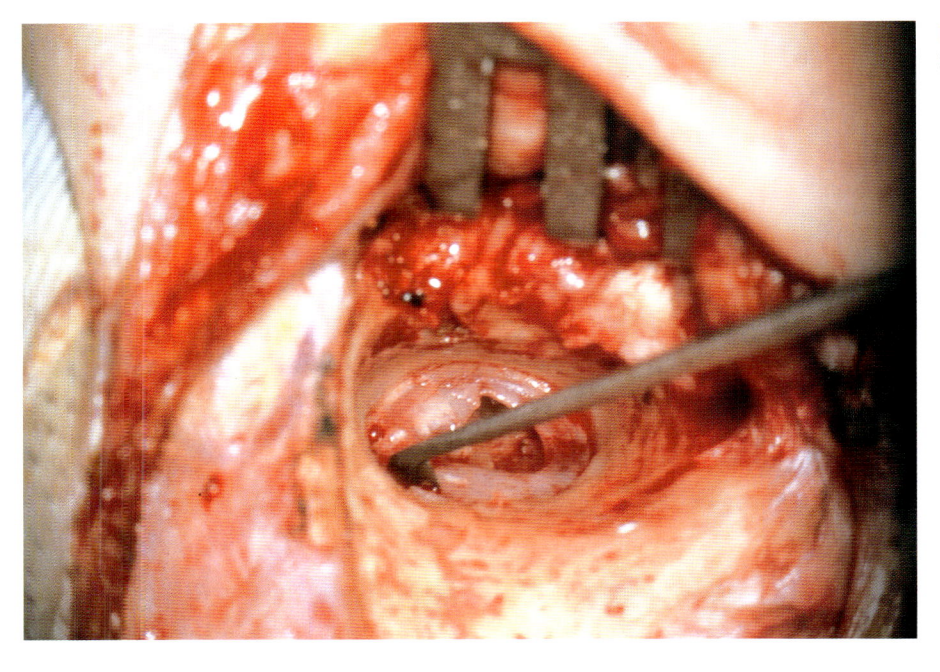

図 10.3-6　微細剥離子で線維性鼓膜輪後部を鼓膜溝から剥がしている．

耳後切開での鼓膜形成　**147**

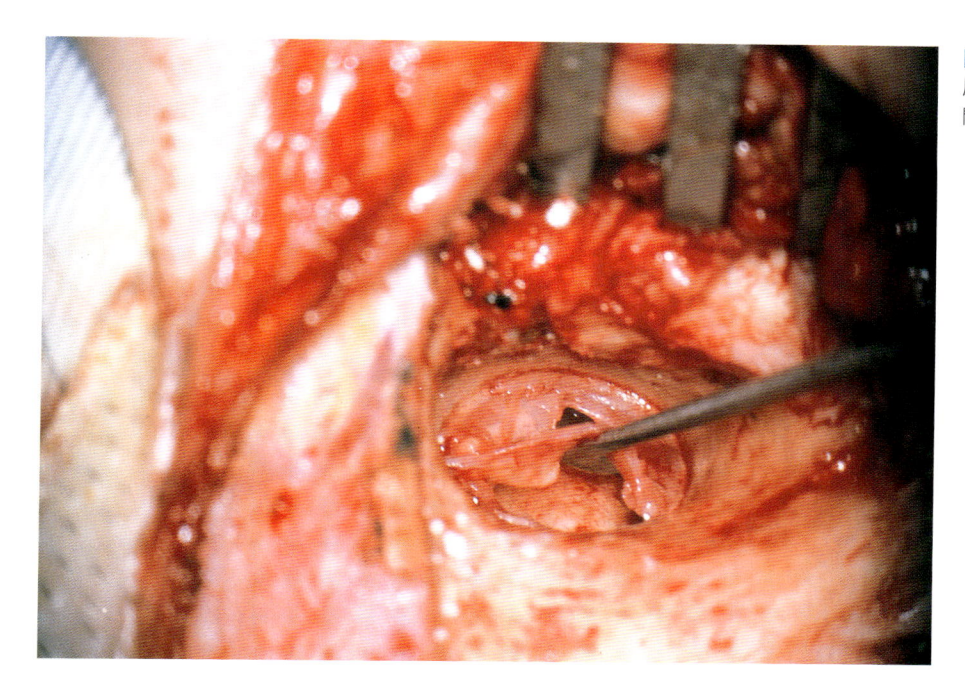

図 10.3-7　鼓膜を剥がして内側面への上皮進展の有無を確認している．このとき耳小骨連鎖に問題がないことも確かめておく．

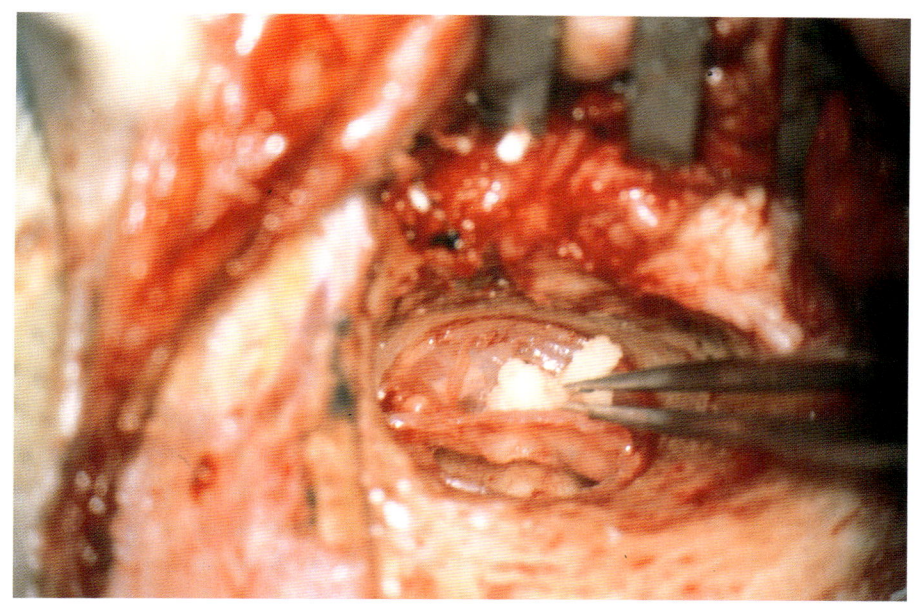

図 10.3-8　耳管鼓室口をゼルフォーム小片でパッキングする．

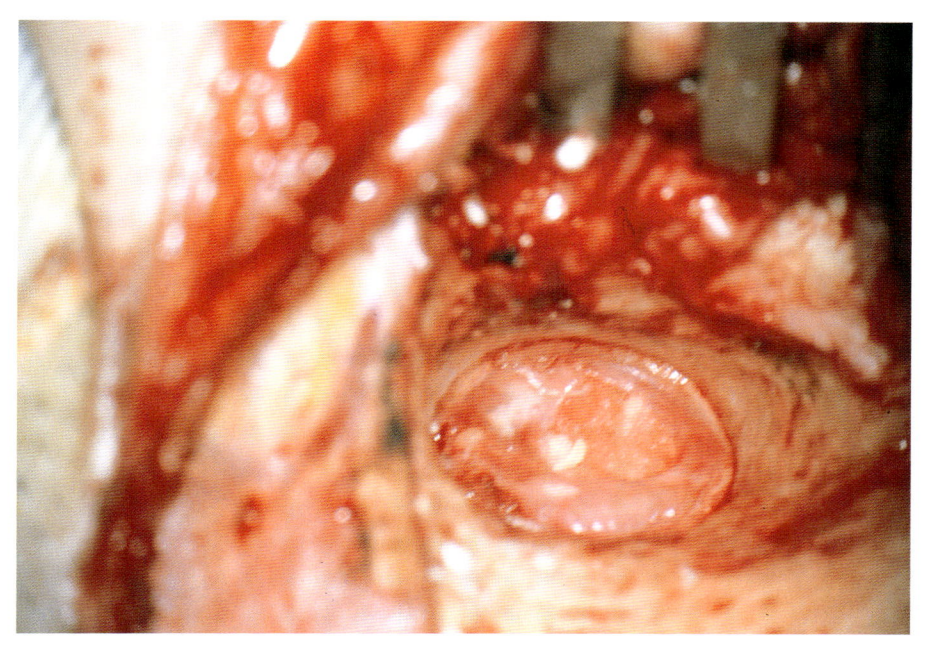

図 10.3-9　鼓室全体をゼルフォームでパッキングする．

148　第10章　鼓膜形成術

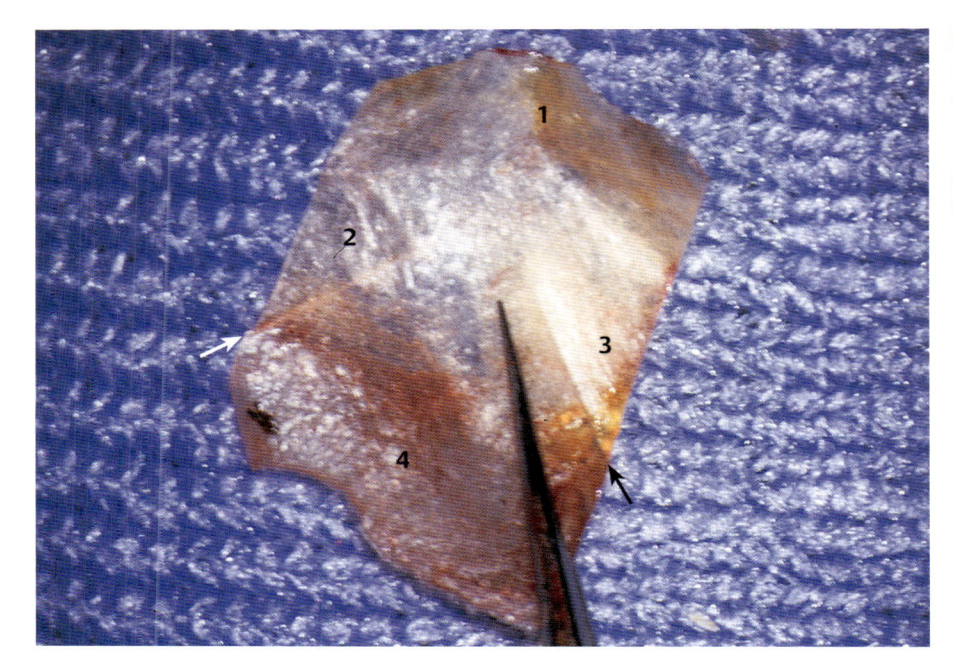

図 10.3-10　筋膜に骨性鼓膜輪を乗り越えるための切れ込みを2つ入れる（白・黒矢印）．筋膜各部の配置は以下の通りである．

1　前鼓室
2　下鼓室
3　上鼓室
4　外耳道後壁

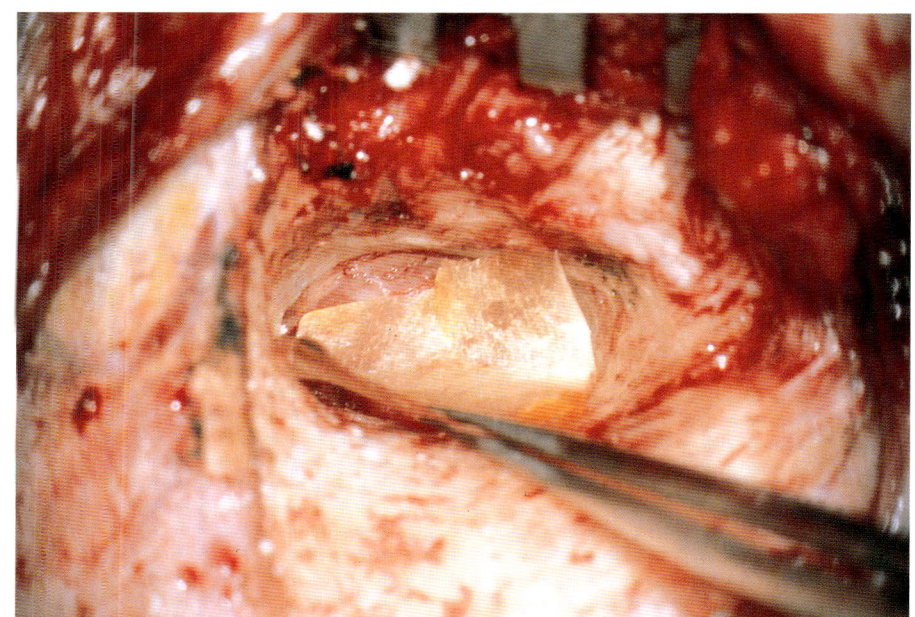

図 10.3-11　筋膜を外耳道後壁上に置く．

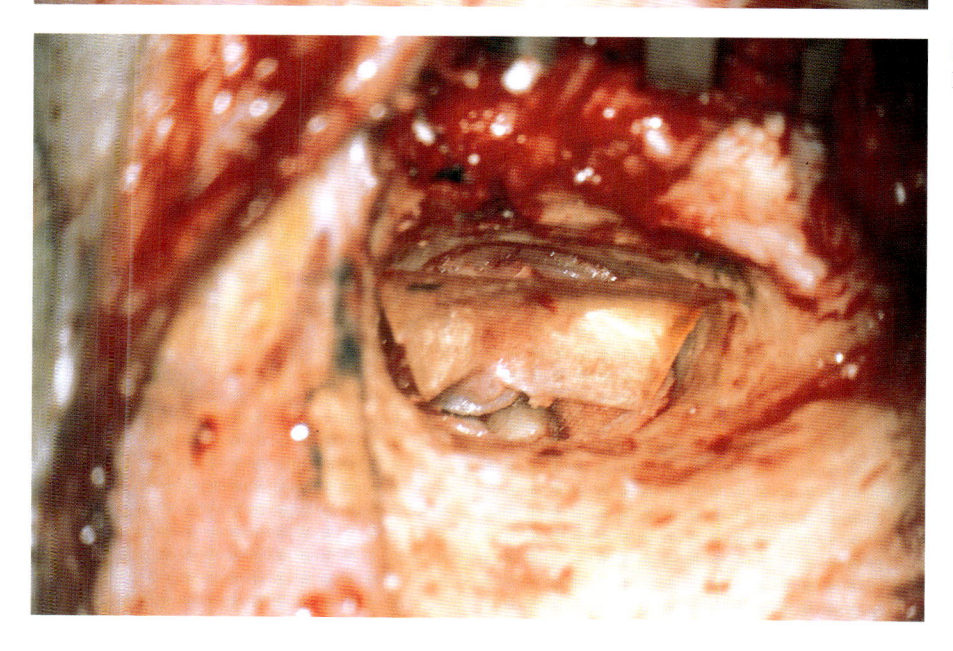

図 10.3-12　線維性鼓膜輪の下に筋膜を通して鼓室内に導入する．

耳後切開での鼓膜形成　**149**

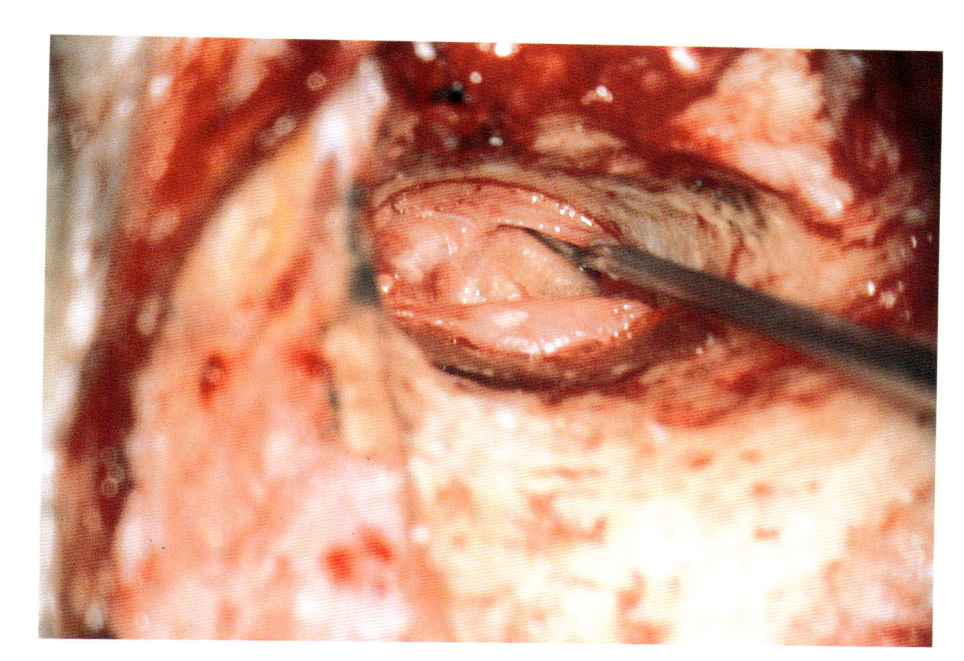

図 10.3-13　鼓膜を戻し，前鼓室外側壁と鼓膜輪内側面に筋膜が十分に密着するよう，穿孔を通して筋膜を前鼓室方向に深く押し込む．

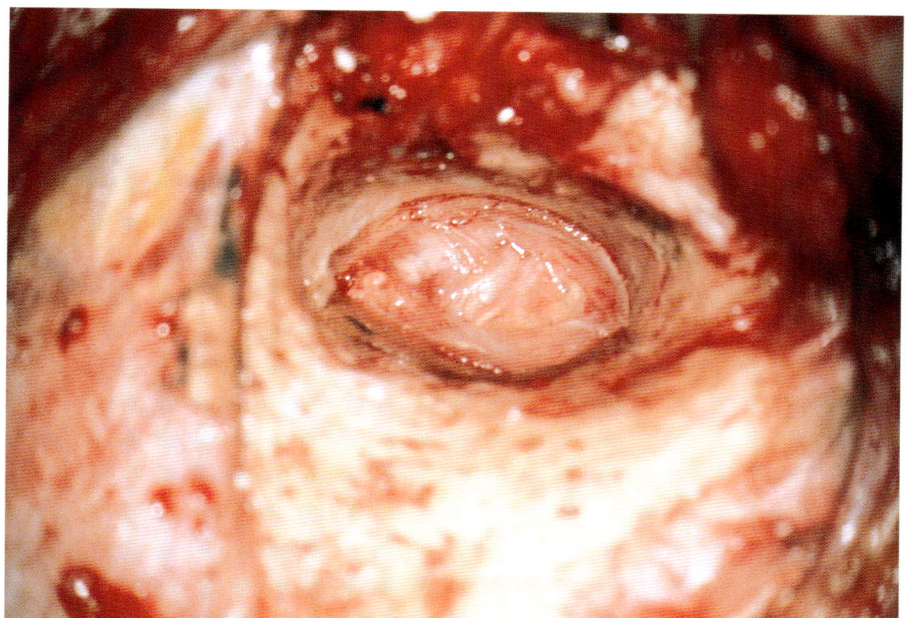

図 10.3-14　鼓室内にさらにゼルフォームを追加し，鼓膜の形成は完了する．

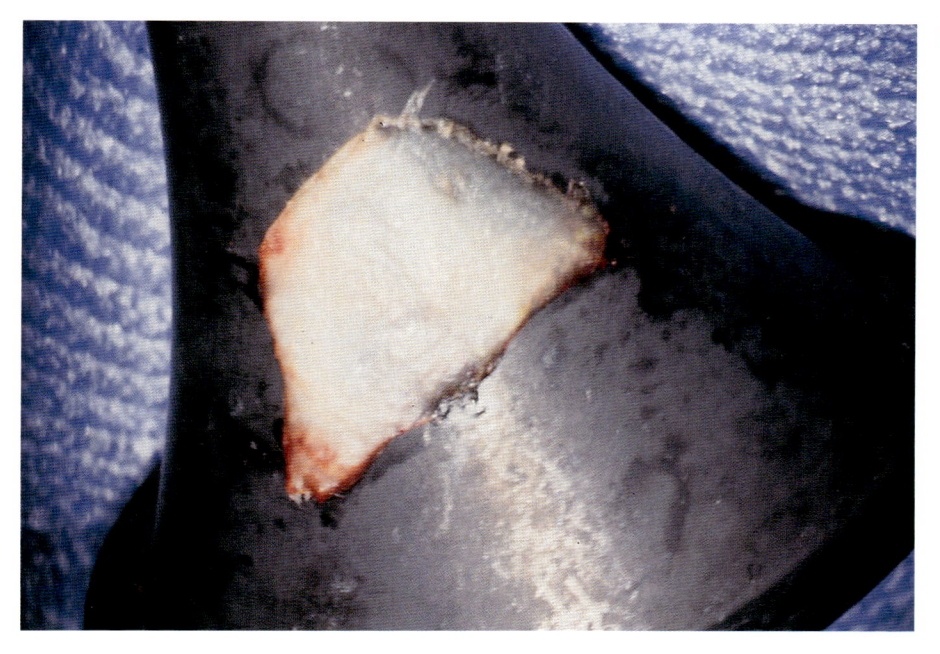

図 10.3-15　分層植皮片を耳後切開創縁より採取する．

150　第 10 章　鼓膜形成術

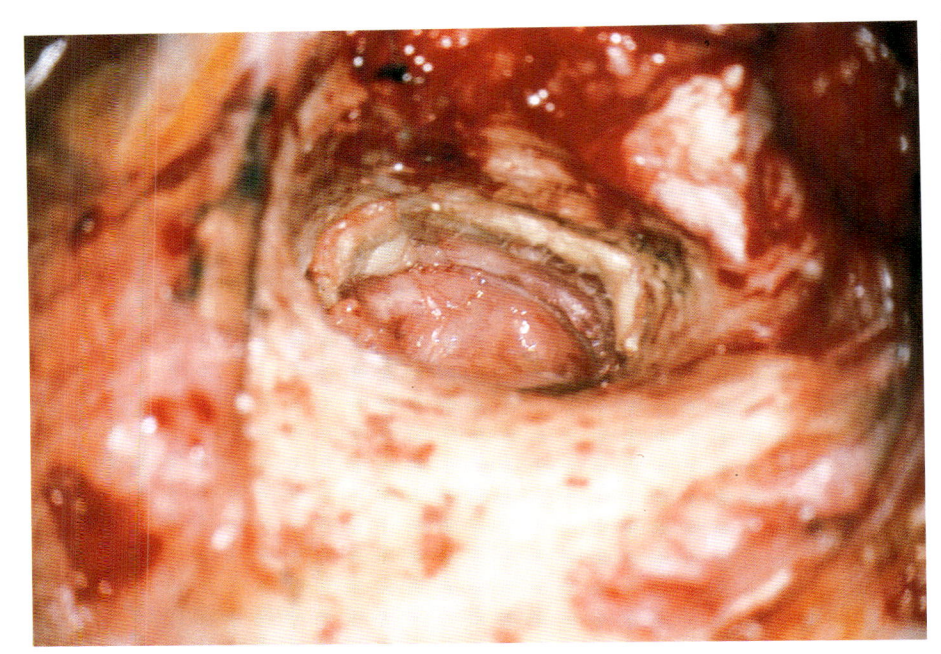

図 10.3-16　前壁を植皮で覆う．植皮は線維性鼓膜輪をわずかに覆うようにする．

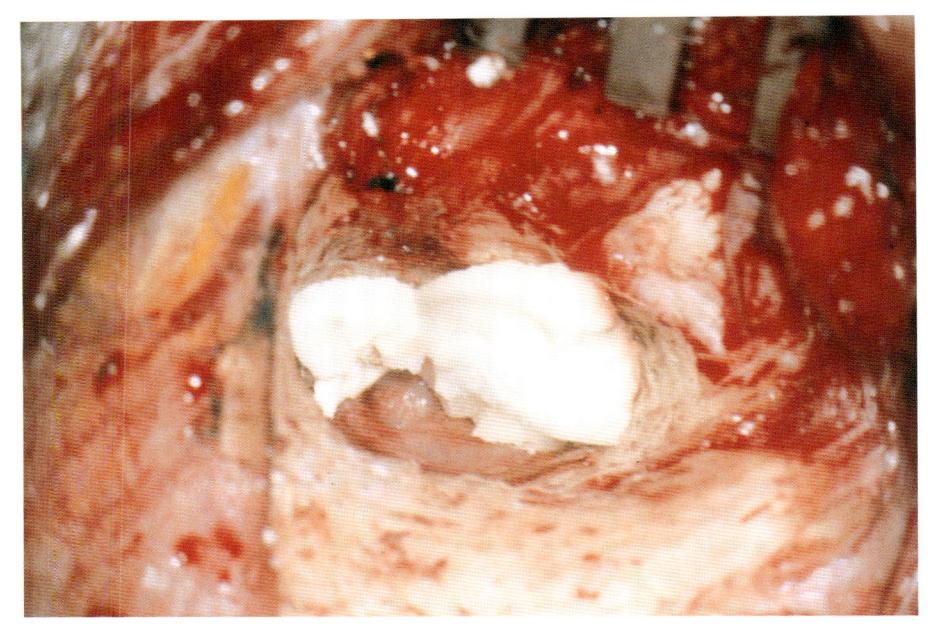

図 10.3-17　植皮と鼓膜-外耳道角部前方をゼルフォーム小片で固定する．後壁は外側の有茎皮弁を戻すためパッキングせずにあけておく．

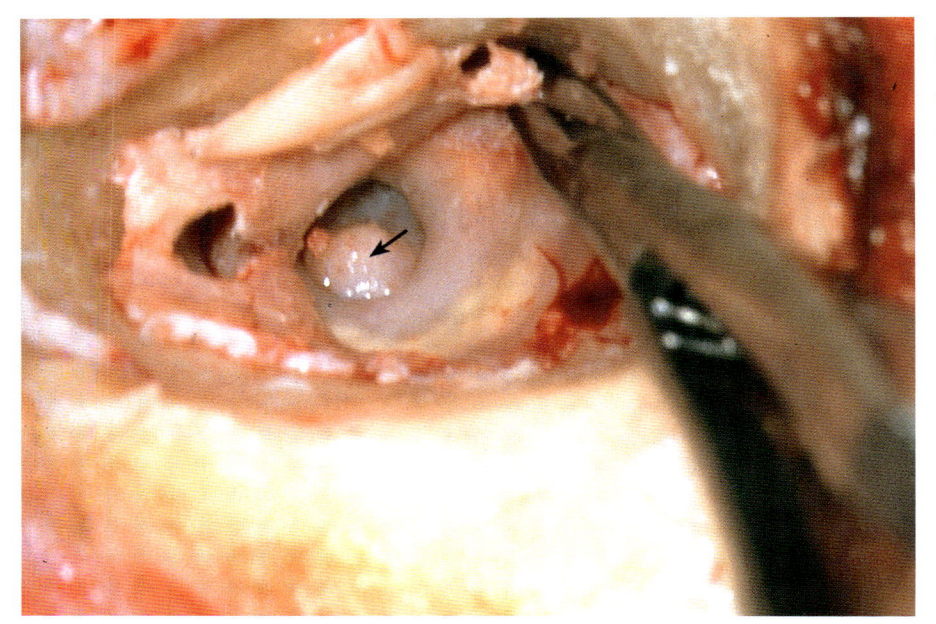

■ 症例 10.4 （左耳）

図 10.4-1　外耳道形成は完了しており，岬角からの小ポリープが突出する鼓膜穿孔が見られる（矢印）．視野をよくするため，上壁の皮膚に縦切開を加えている．

耳後切開での鼓膜形成 **151**

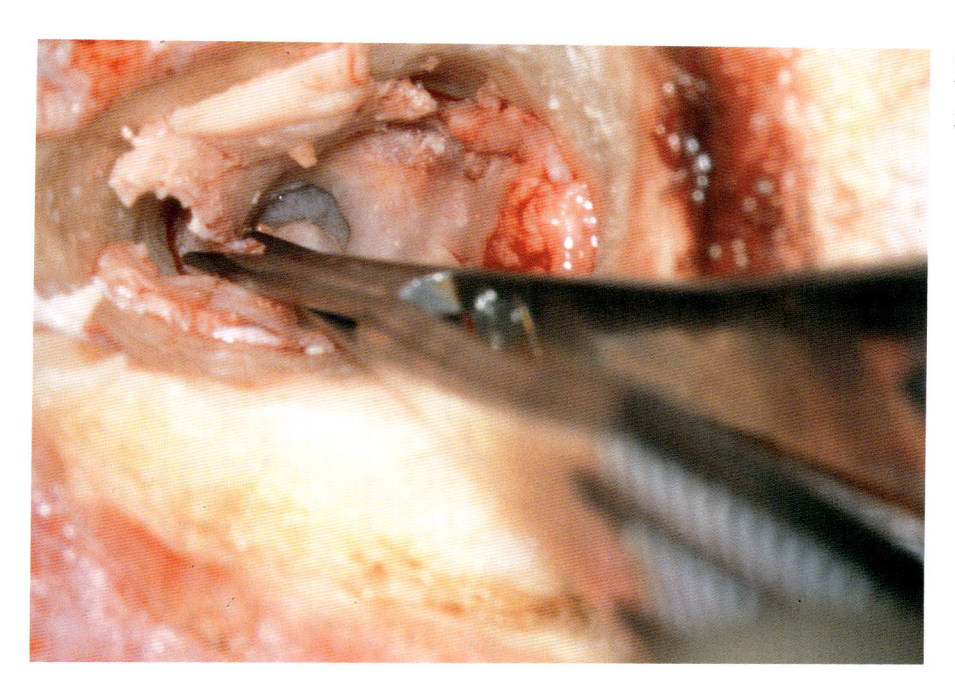

図 10.4-2 鼓膜を完全に明視下に置くために下壁に切開を追加している．鼓膜は肥厚して炎症があるため，上壁の皮層は除去することとする．

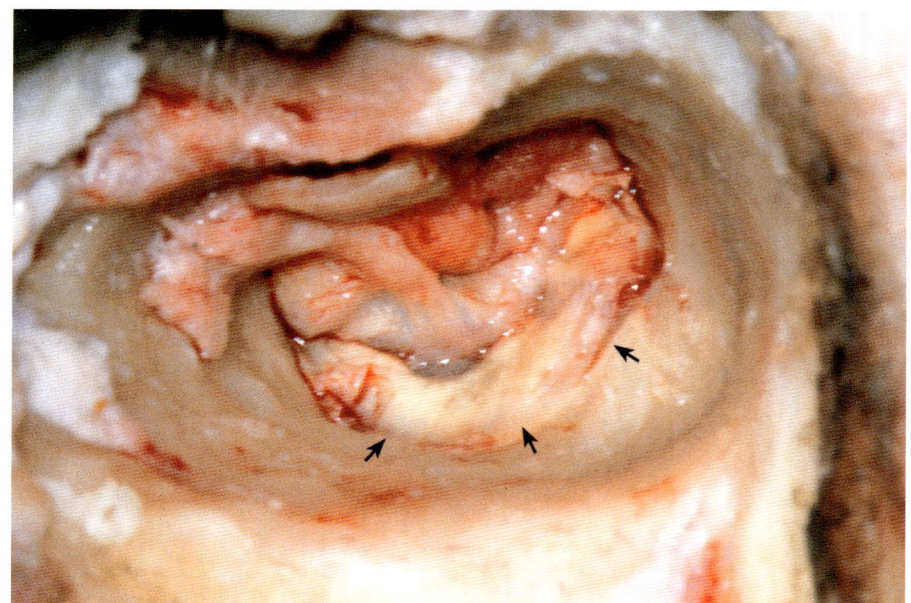

図 10.4-3 皮層層を剥離すると，鼓膜後半部を占める厚い鼓室硬化症病変が露出される(矢印)．

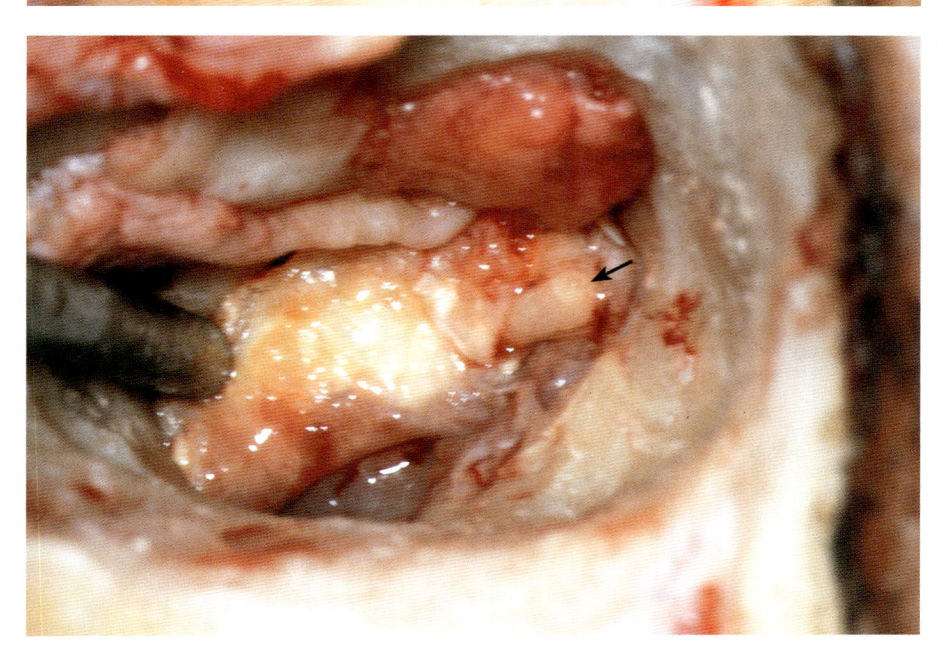

図 10.4-4 鼓室硬化症病変を除去している．ツチ骨外側突起を見ることができる（矢印）．

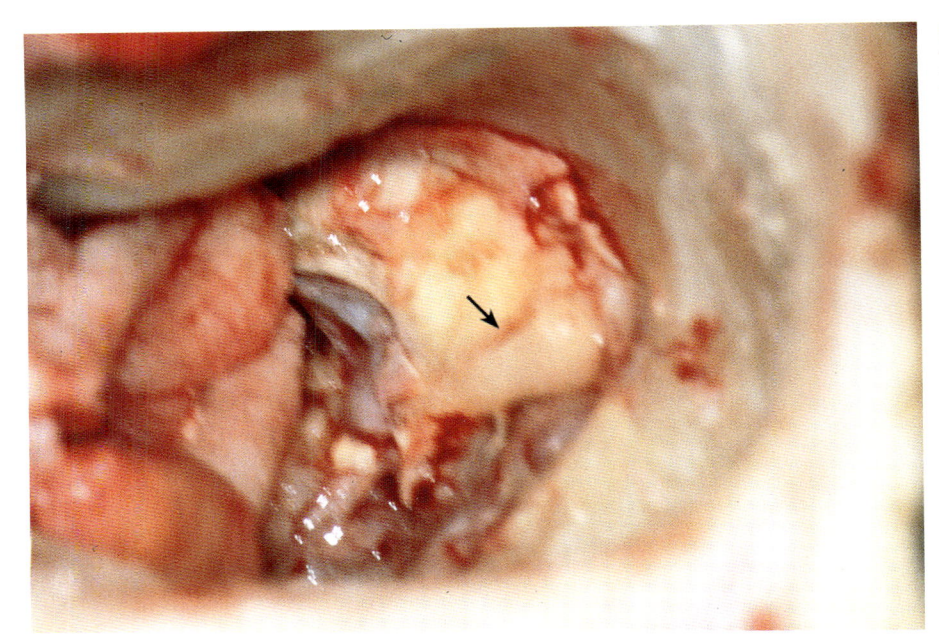

図 10.4-5　厚い鼓室硬化症病変は鼓膜全体に及んでいる．前上象限の病変とツチ骨柄（矢印）が見られる．

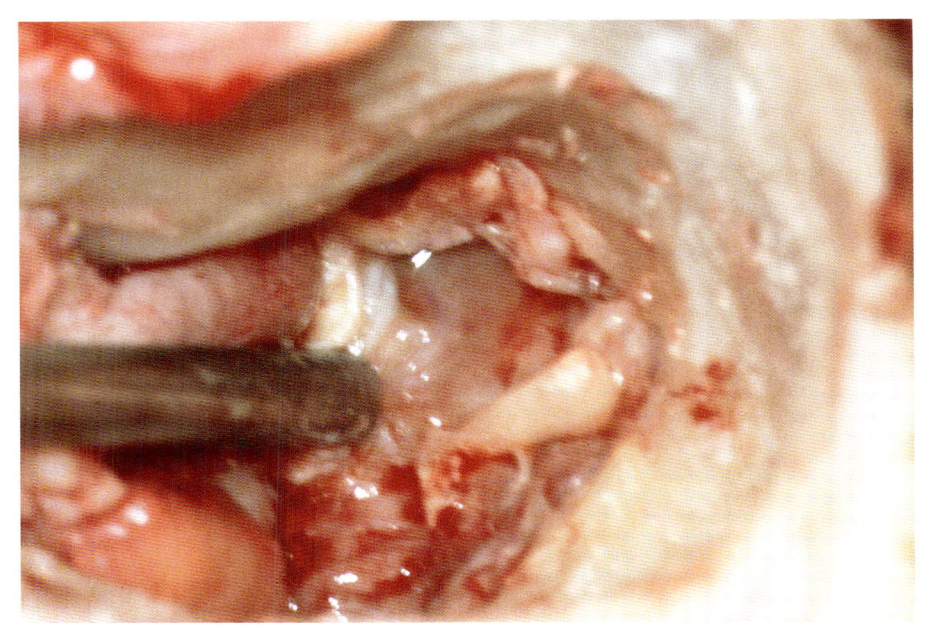

図 10.4-6　鼓膜前方から鼓室硬化症病変を除去し，鼓膜の剥離をさらに前方に進めている．

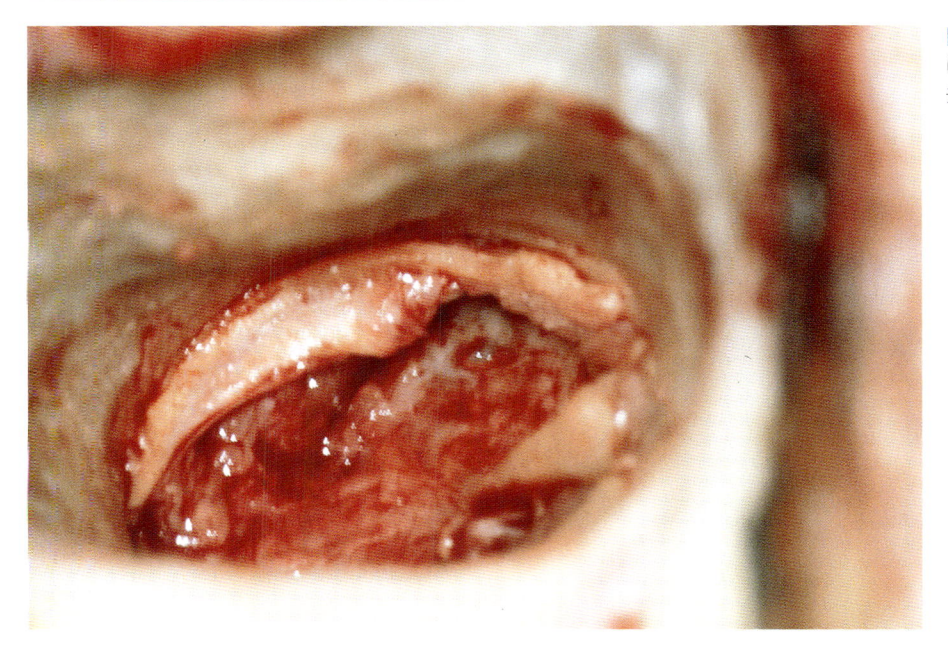

図 10.4-7　鼓膜-外耳道皮弁を外耳道から完全に剥離し，摘出する．鼓室硬化症病変はすべて除去されている．

耳後切開での鼓膜形成 153

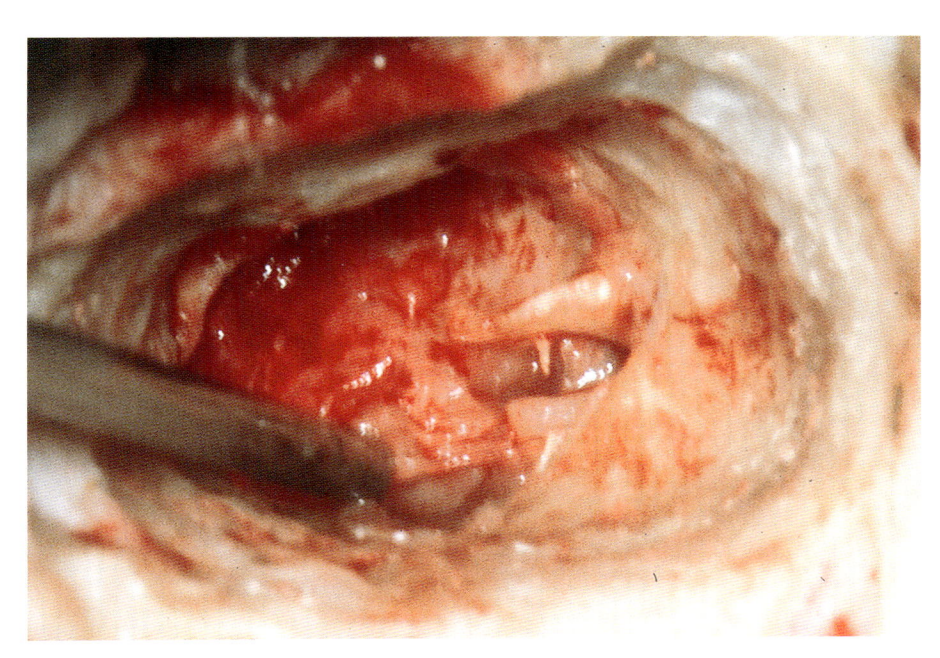

図 10.4-8 鼓室内側壁から出たポリープを除去する．

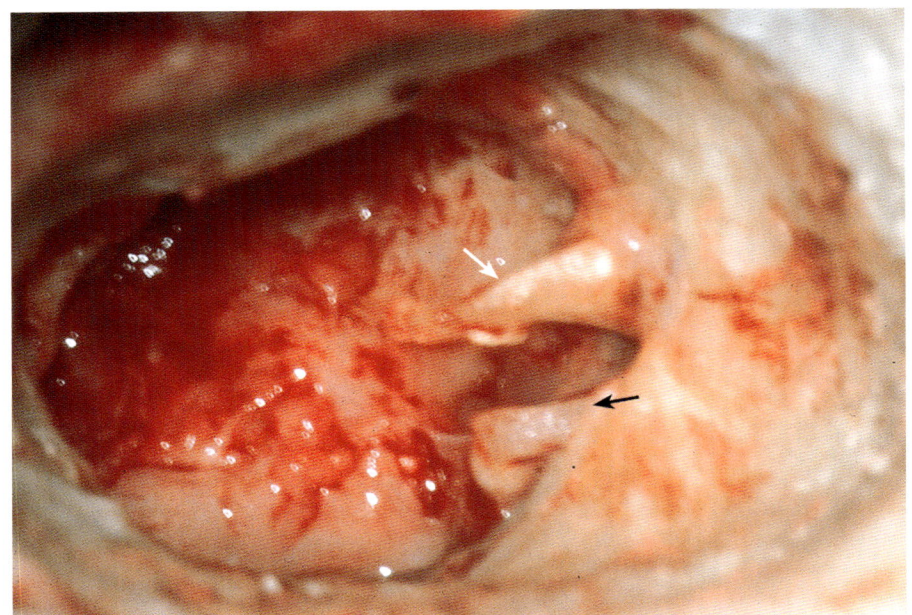

図 10.4-9 病的組織除去後の鼓室の状態を示す．ツチ骨柄（白矢印）とキヌタ骨長脚（黒矢印）が見られる．耳小骨連鎖の可動性には問題がなかったため，鼓膜形成術の適応となる．

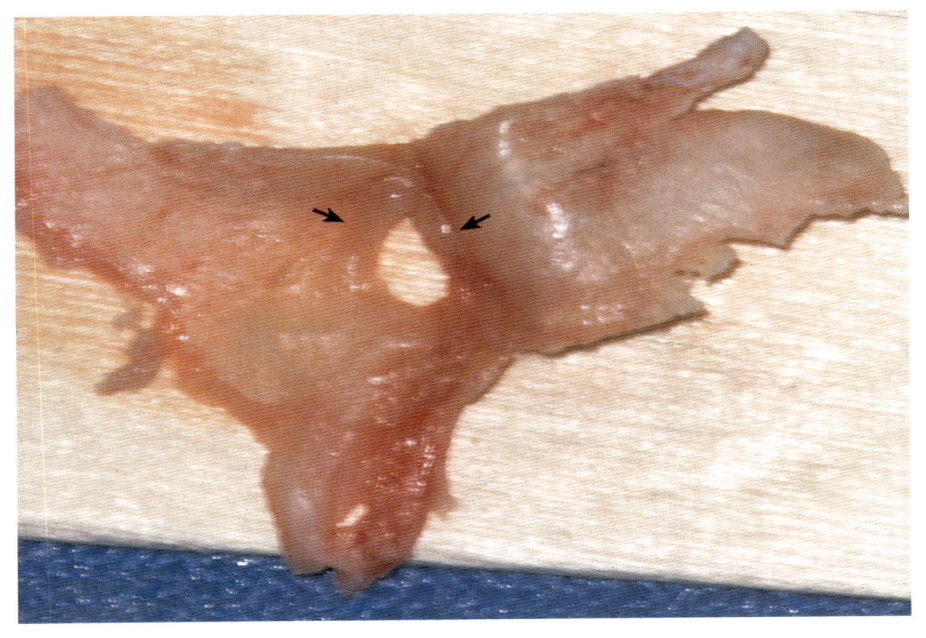

図 10.4-10 摘出した鼓膜-外耳道皮弁の角化上皮側である．穿孔縁は粘膜様となっているが（矢印），これは鼓室硬化症で頻繁に見られる所見である．健康な外耳道反膚は移植片として利用可能である．

154　第10章　鼓膜形成術

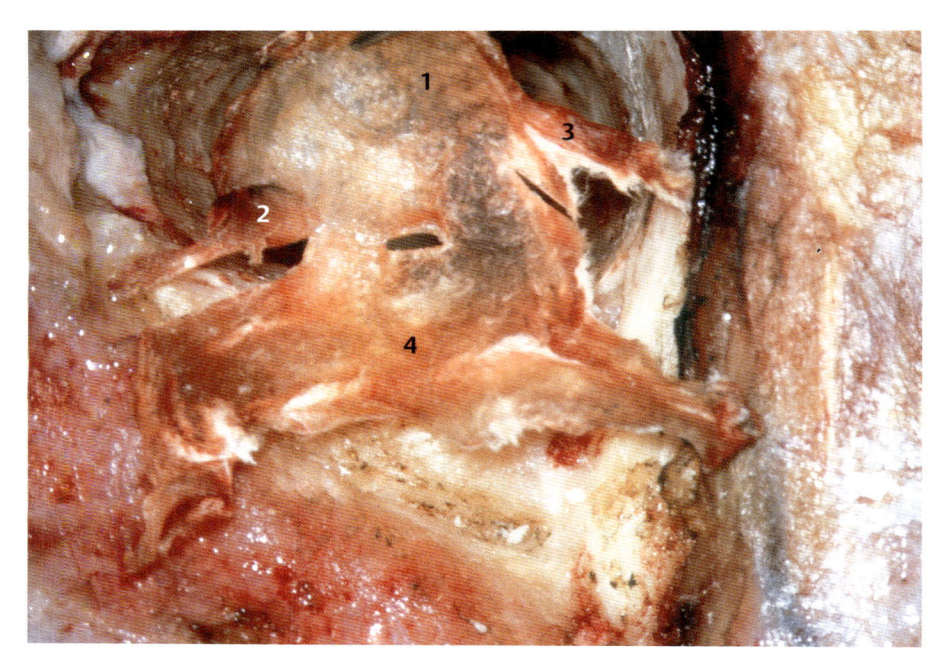

図 10.4-11　筋膜には上下に切れ込みを入れ，ツチ骨柄を外側に出すためのボタンホールをあけてある．

1　前鼓室
2　下鼓室
3　上鼓室
4　外耳道後壁

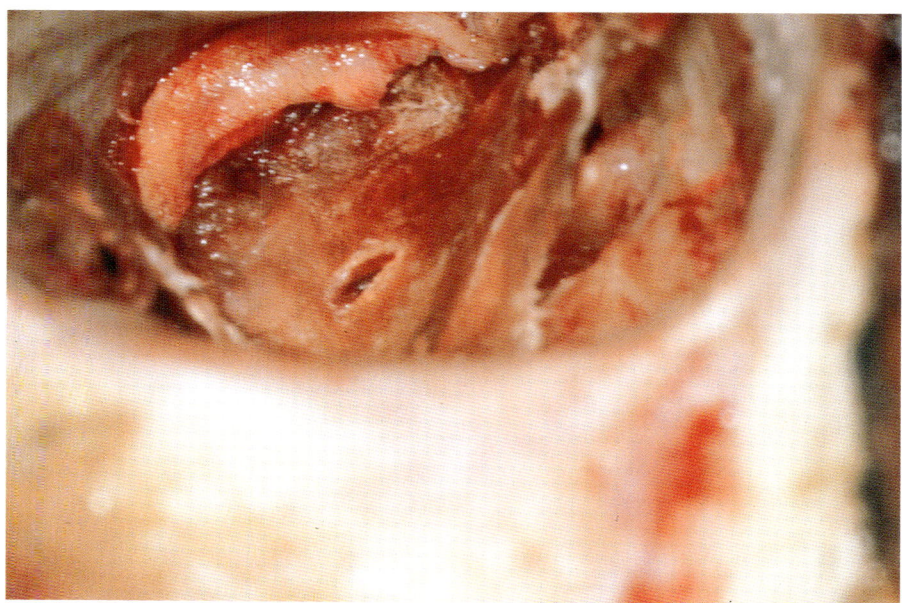

図 10.4-12　耳管と鼓室をゼルフォームでパッキングし，筋膜前縁部を線維性鼓膜輪の内側に押し込む．

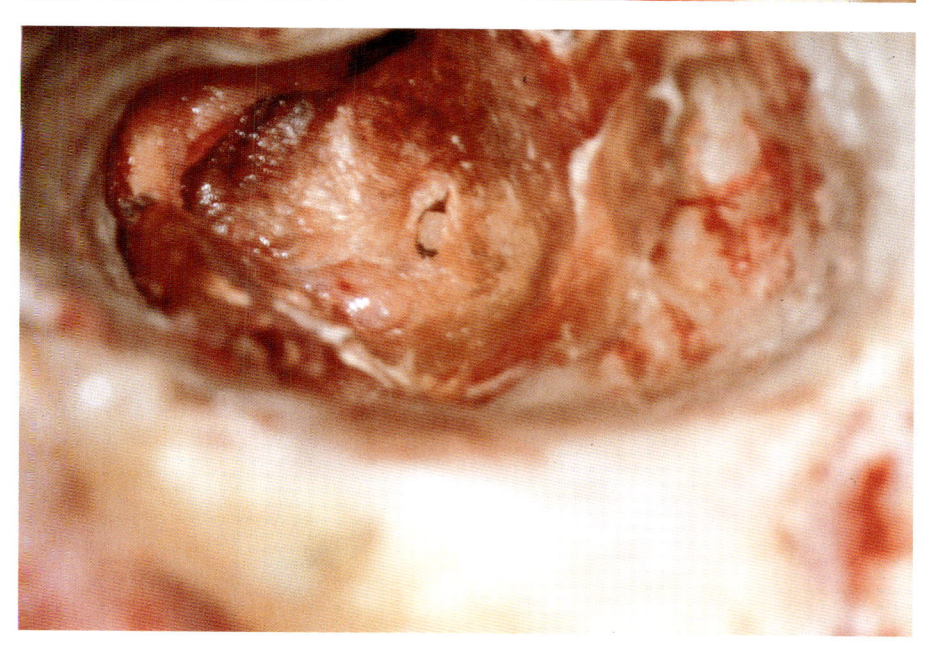

図 10.4-13　ボタンホールの位置がちょうどツチ骨柄先端部の外側にくるように，筋膜の位置を調整する．

耳後切開での鼓膜形成 155

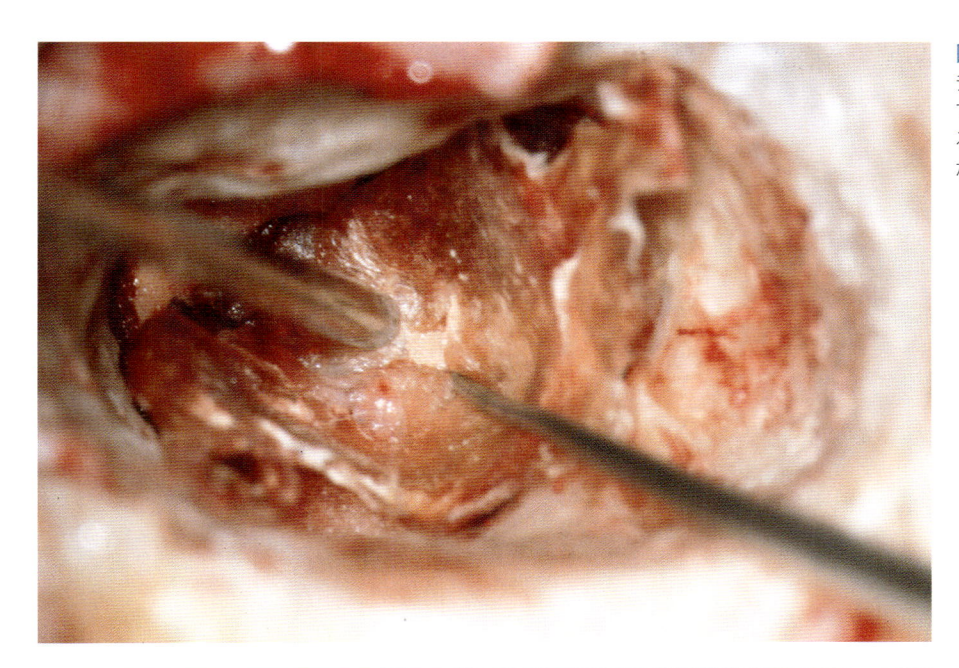

図 10.4-14 吸引管と小さなフックを使ってツチ骨柄の先端部をボタンホールに通す．この操作でツチ骨柄に大きな力を加えると耳小骨が脱臼する可能性があるため，細心の注意を払わなくてはならない．

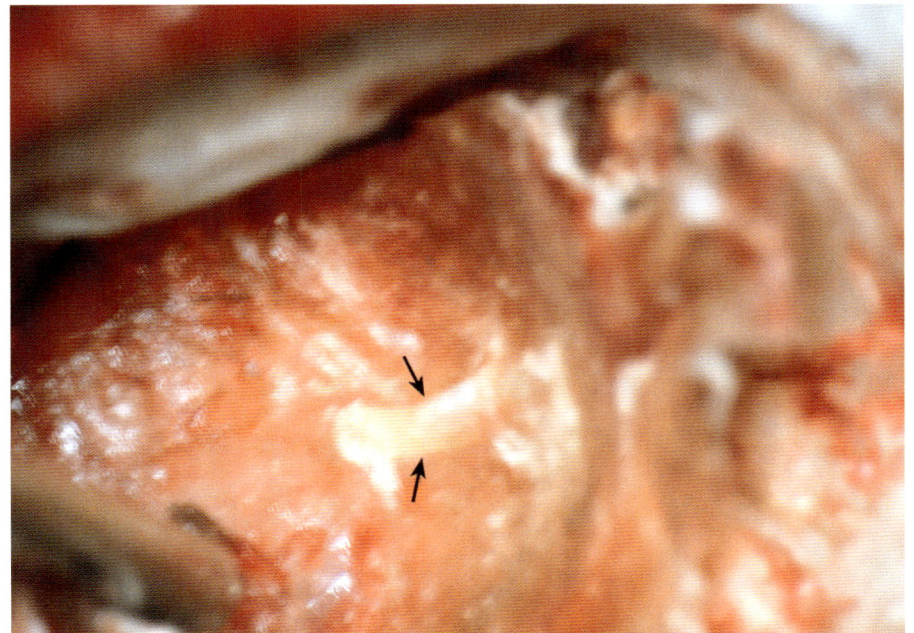

図 10.4-15 ツチ骨柄（矢印）が筋膜の外側に出る．

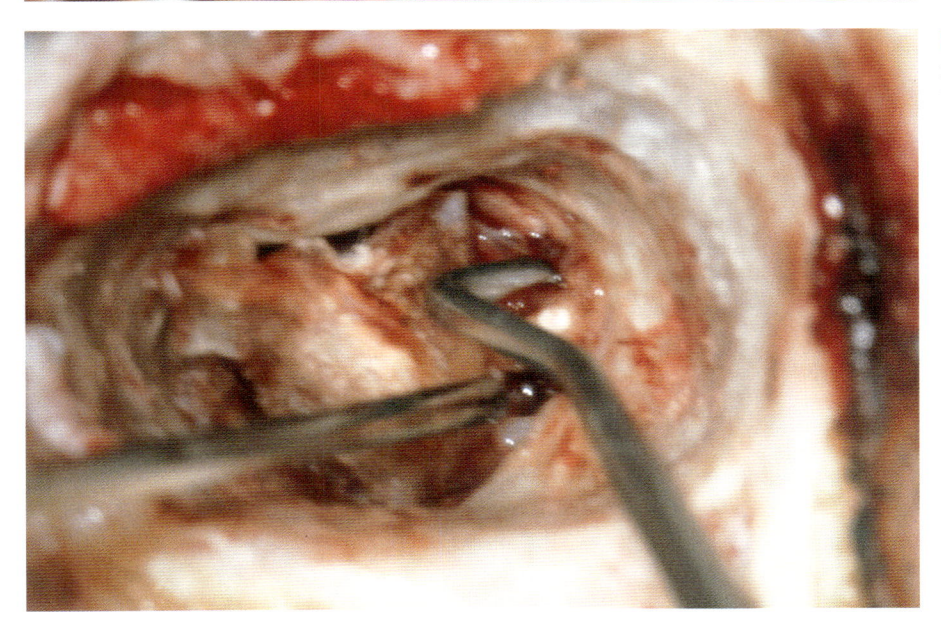

図 10.4-16 鼓室洞フックを使って上方の小部分をツチ骨の前方で骨性鼓膜輪の内側に押し込んでいる．

156　第 10 章　鼓膜形成術

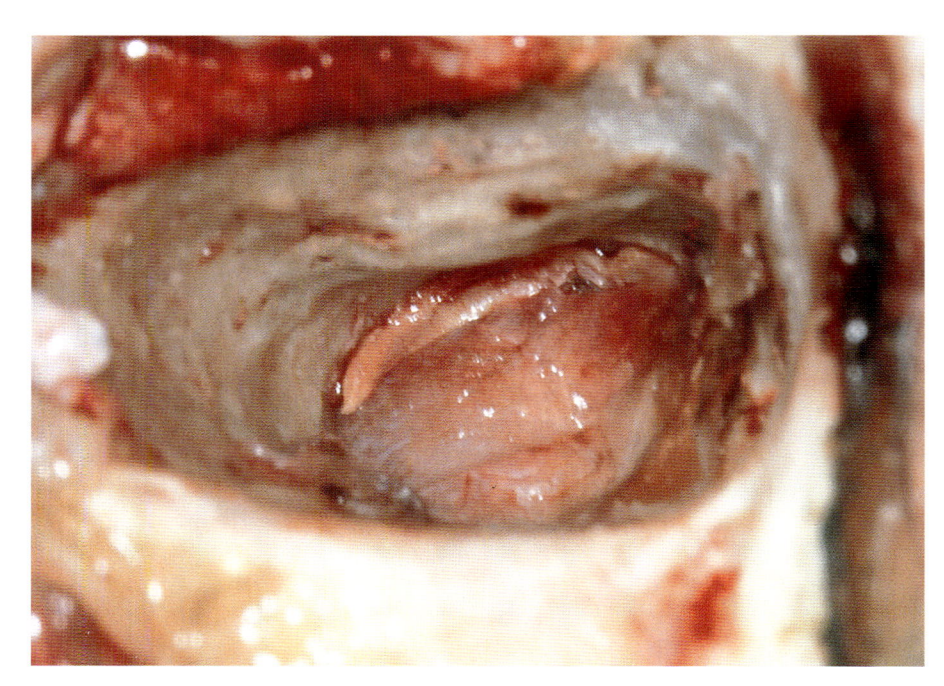

図 10.4-17　下方部分を骨性鼓膜輪の内側に押し込み，筋膜後半部は外耳道後壁に乗せて鼓膜の再建は完了する．鼓膜輪前方部分と筋膜が密着していることに注目してほしい．

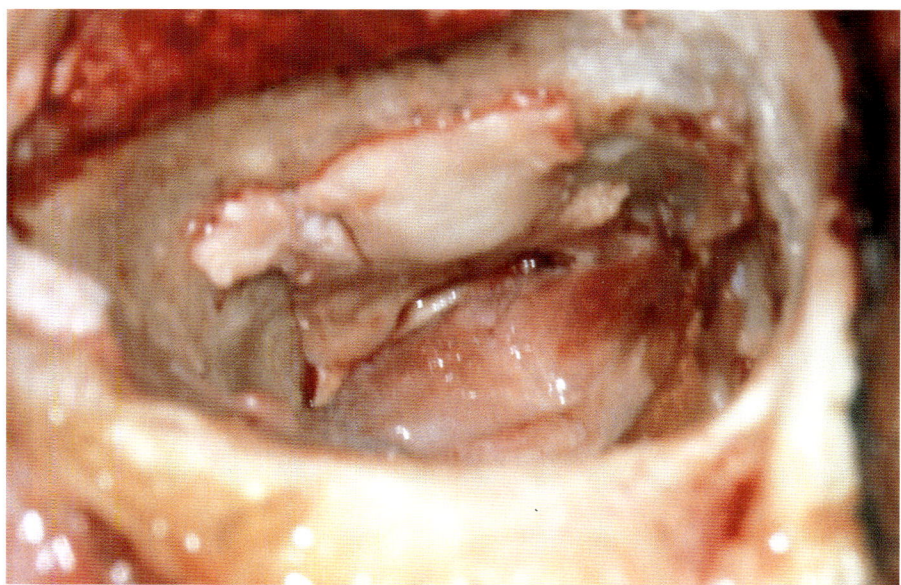

図 10.4-18　健常な外耳道皮膚を前壁に植皮する．この皮膚は同時に鼓膜輪と筋膜のごくわずかな部分（幅 1 mm 以下）を覆うようにしている．

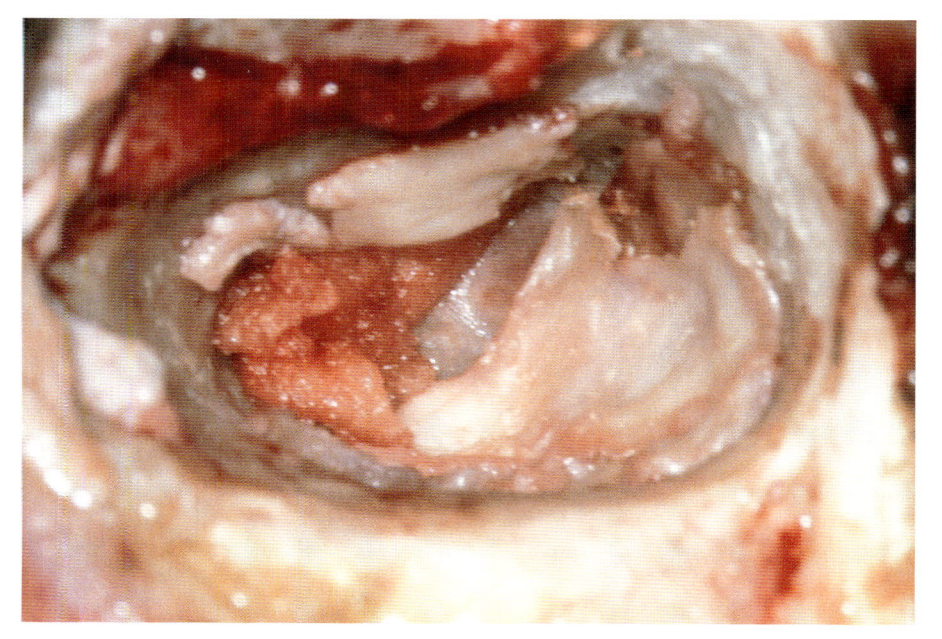

図 10.4-19　鼓膜-外耳道角部前方をゼルフォーム小片で固定する．

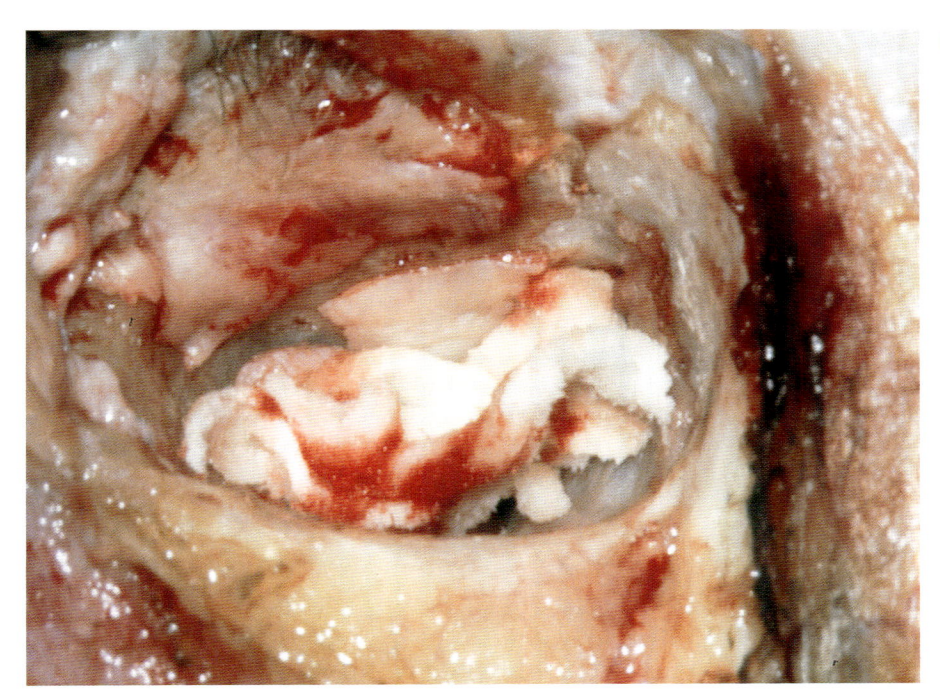

図 10.4-20　前壁をさらにゼノフォームでパッキングする．後壁は外側の有茎外耳道皮弁を戻すまでパッキングしない．

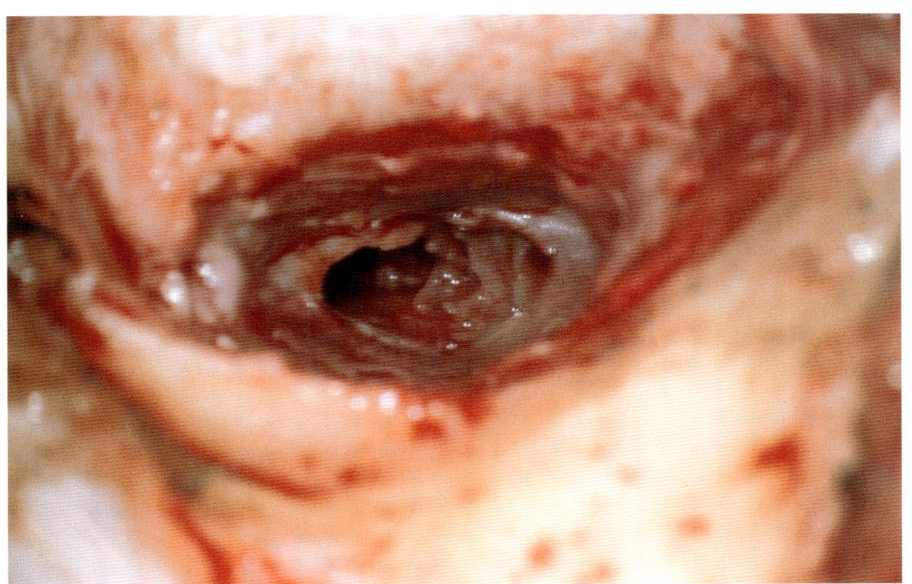

■ 症例 10.5 （右耳）

図 10.5-1　患者は 44 歳．唯一聴耳の慢性中耳炎に対する手術である．術前に患者と聴力が悪化する可能性について話し合い，聴力をよくして補聴器をはずしたいという強い希望があったため手術を行った．

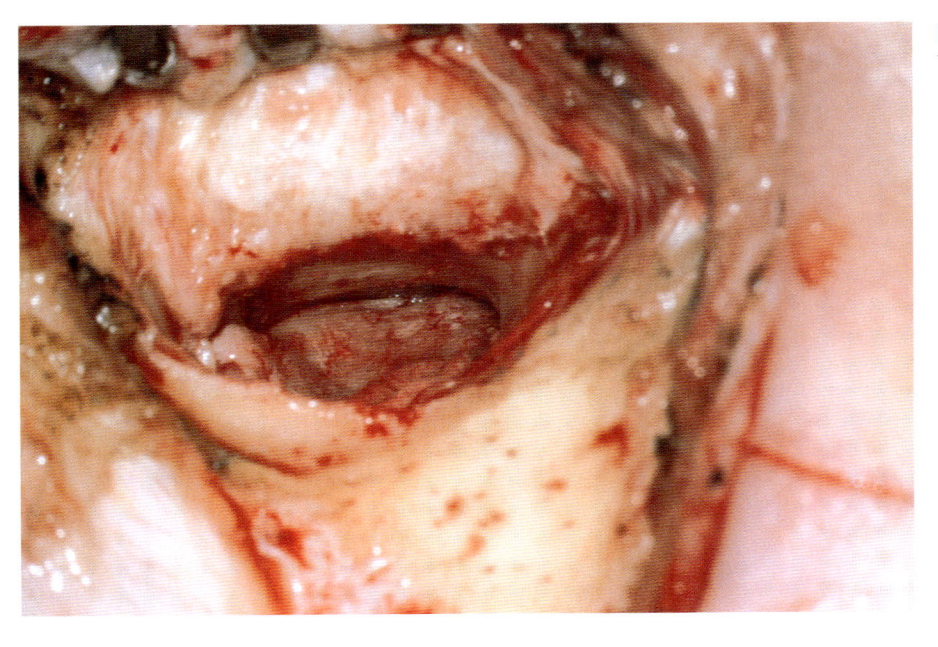

図 10.5-2　前壁皮膚を剥がして外耳道を形成する．

158　第 10 章　鼓膜形成術

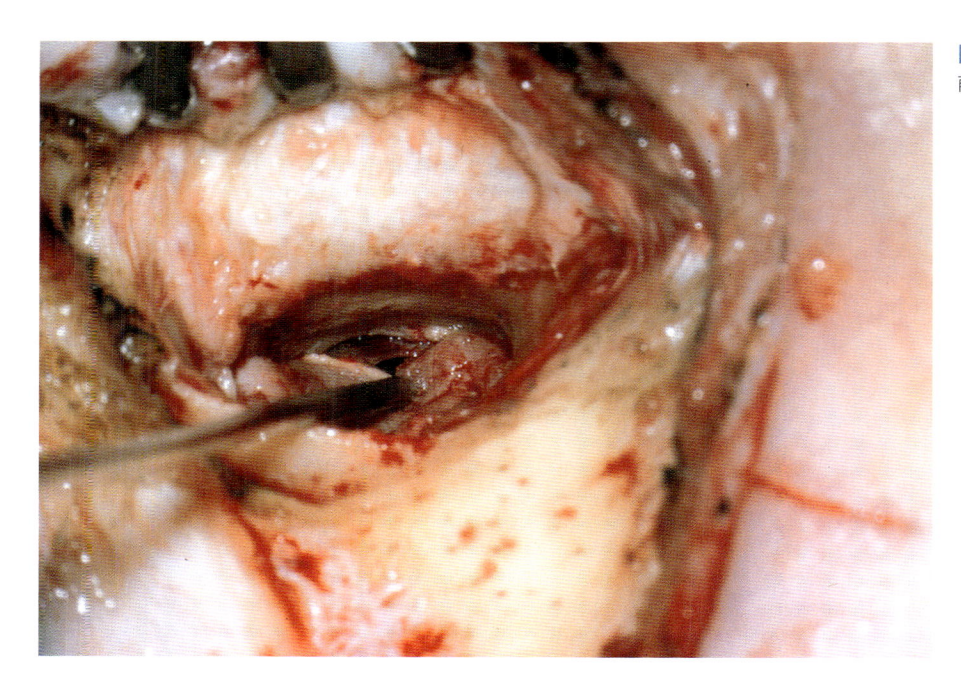

図 10.5-3　線維性鼓膜輪前方を一部剥がし，前鼓室が十分に観察できるようにする．

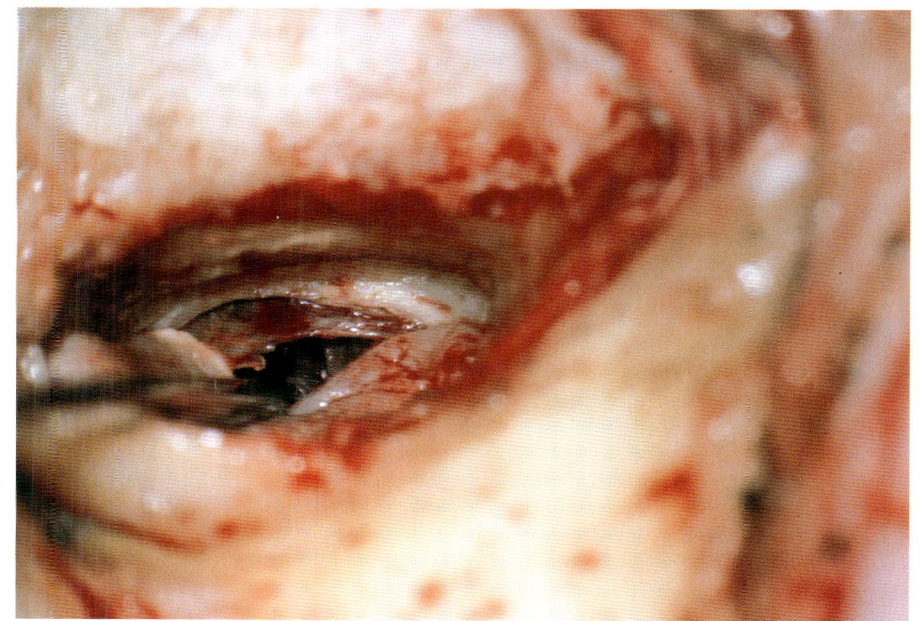

図 10.5-4　鼓膜輪の内側に張った厚く幅広い鼓室粘膜が見える．粘膜を骨壁から注意深く剥がす．

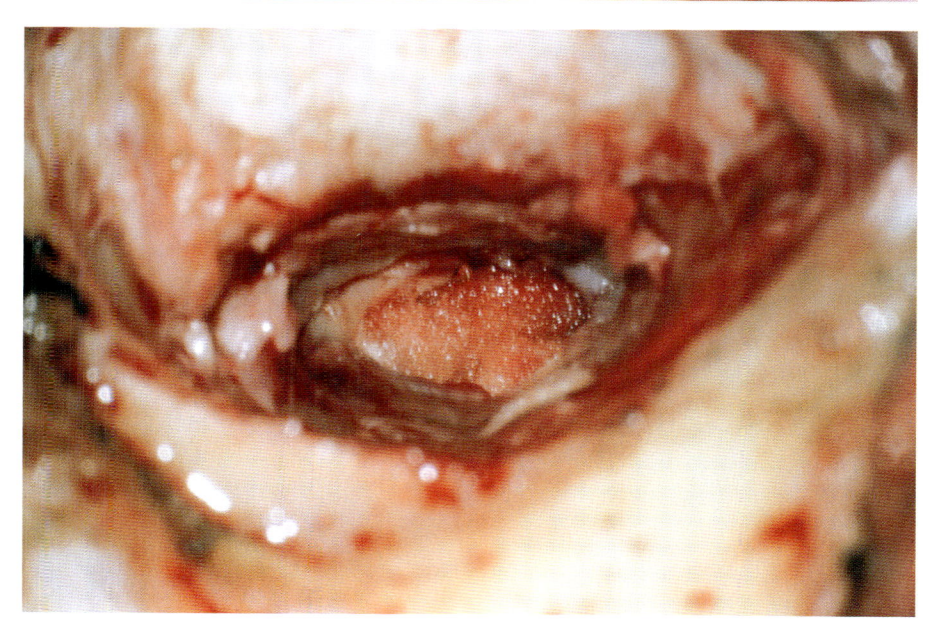

図 10.5-5　鼓室をゼルフォームで満たす．

耳後切開での鼓膜形成 **159**

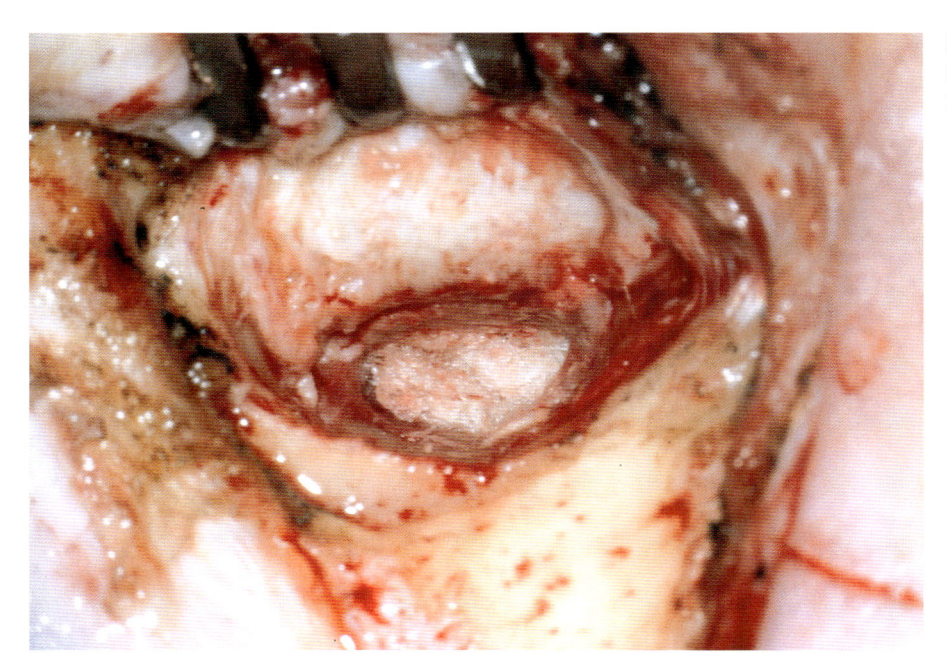

図 10.5-6 再建を始める前に完全に出血を止めることが非常に重要である．生理食塩水に浸した綿片を鼓室に置き，筋膜の準備に移る．

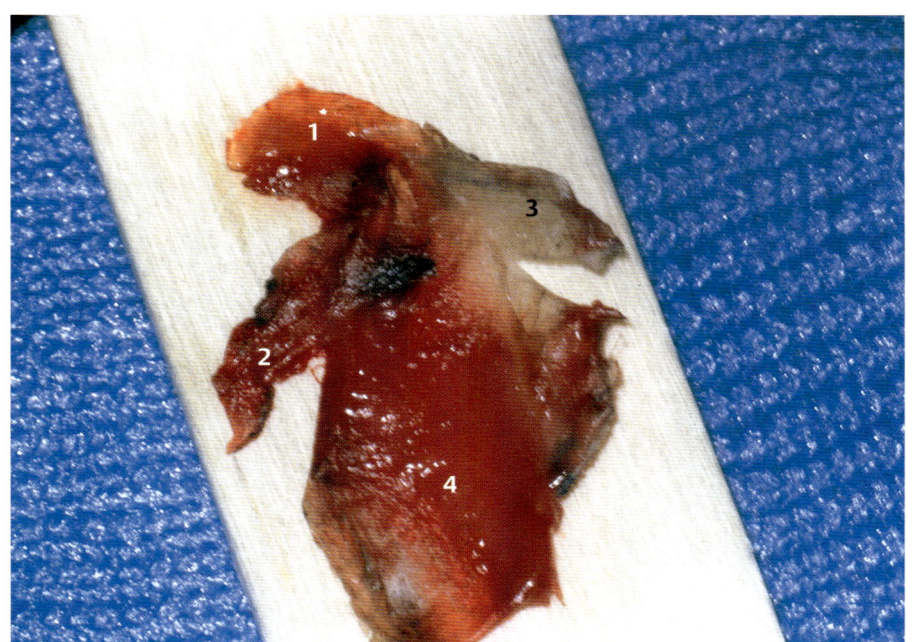

図 10.5-7 筋膜は前方に前鼓室粘膜と骨壁の間に差し込む部分（1）を有し，上下に切れ込みを入れて骨性鼓膜輪を越えるとともに内側に大きく接触面を持つようなデザインとする．

1　前鼓室
2　上鼓室
3　下鼓室
4　外耳道後壁

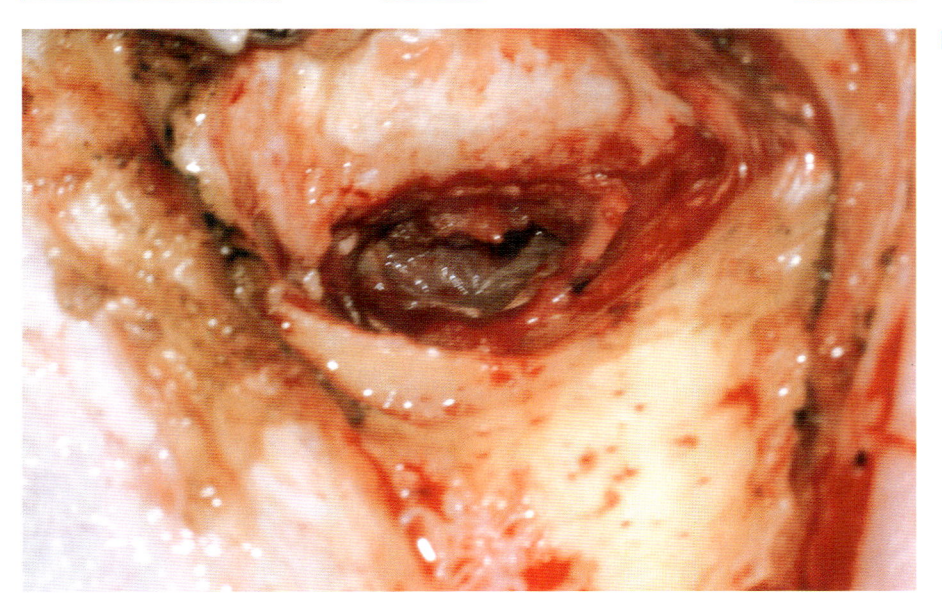

図 10.5-8 鼓室に筋膜を導入する．

160　第10章　鼓膜形成術

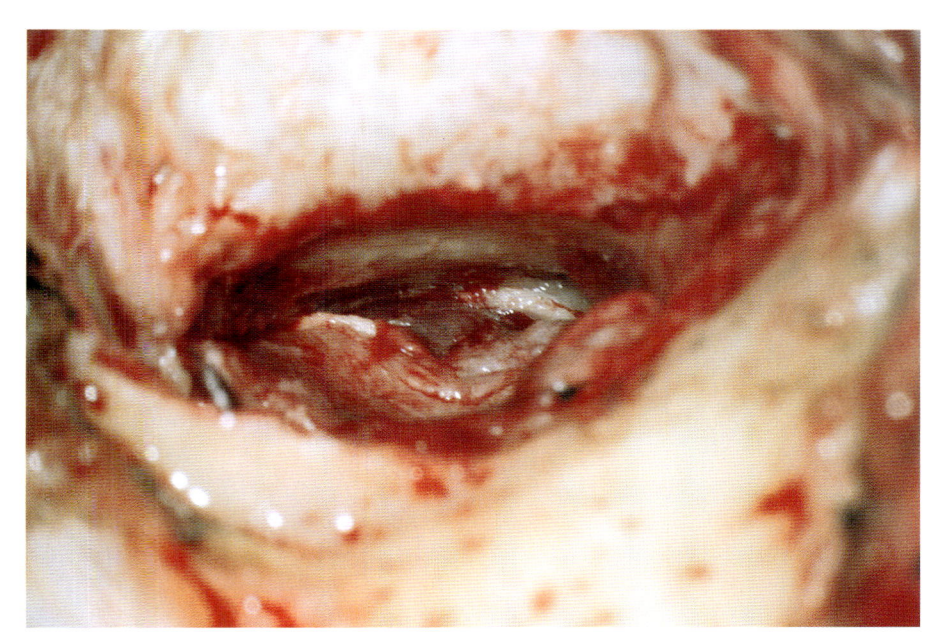

図 10.5-9　筋膜前端の小部分を線維性鼓膜輪と前壁の間に作ったスリットの下に持ってくる.

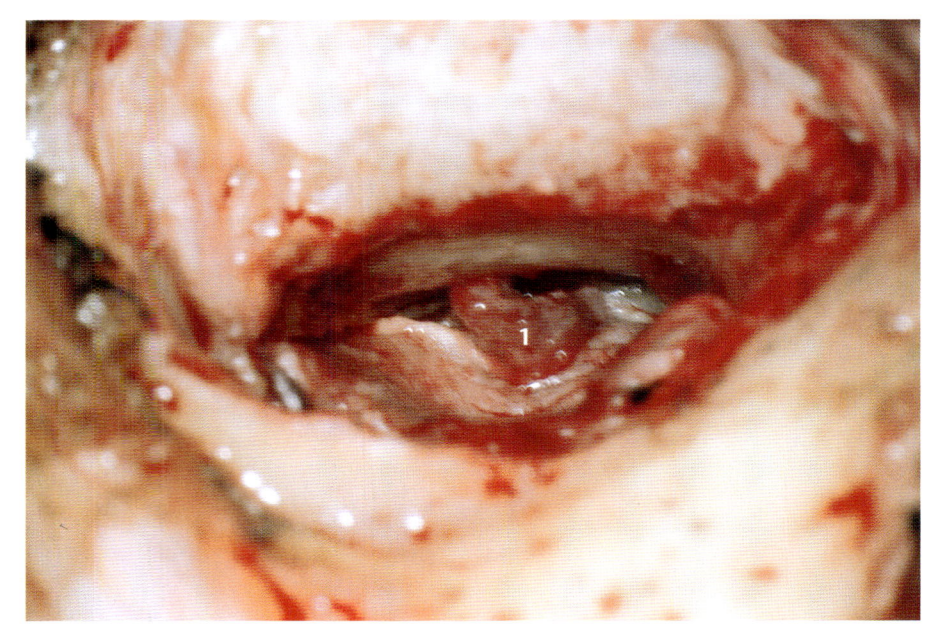

図 10.5-10　前鼓室に向かって十分な長さの筋膜が挿入されるように，筋膜前端部（1）を一旦スリットから外耳道側に引き上げる（番号は図 10.5-7 を参照 ➡ 前頁）.

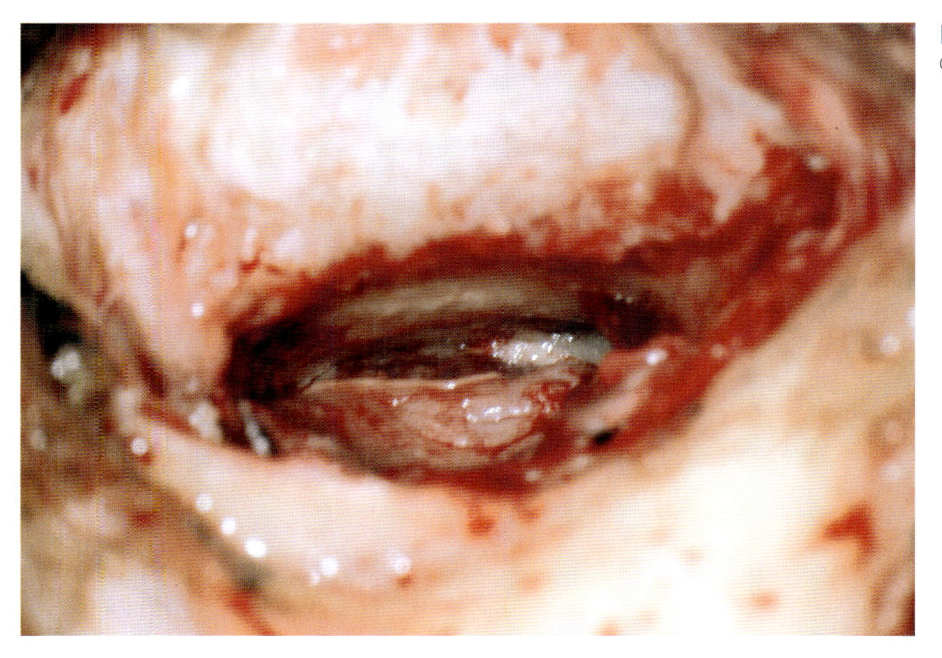

図 10.5-11　筋膜前端部を粘膜と前鼓室外側壁の間に挿入する.

耳後切開での鼓膜形成　　**161**

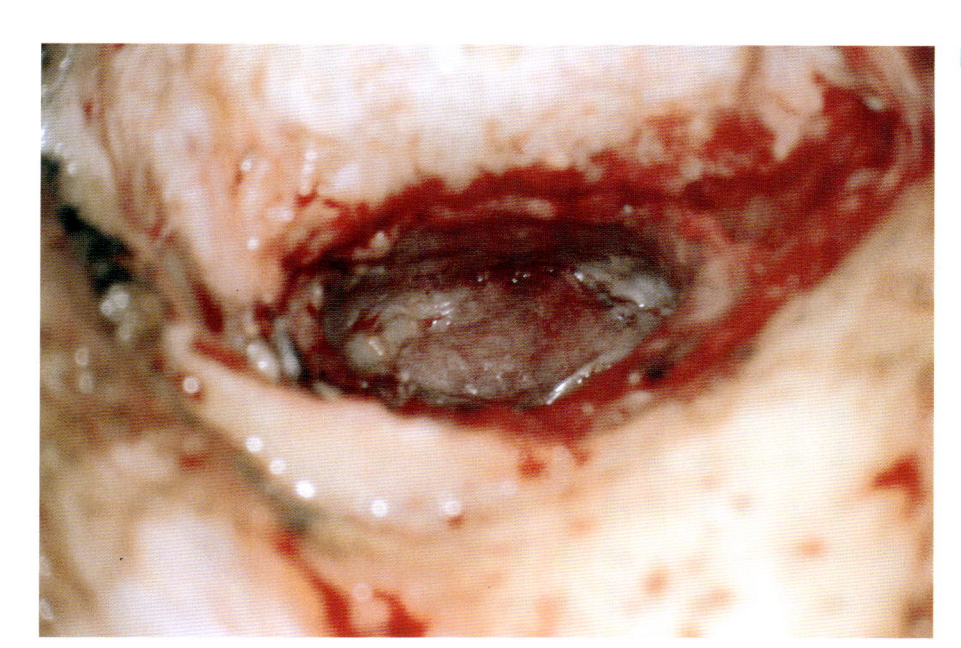

図 10.5-12　皮膚を筋膜の上に戻す．

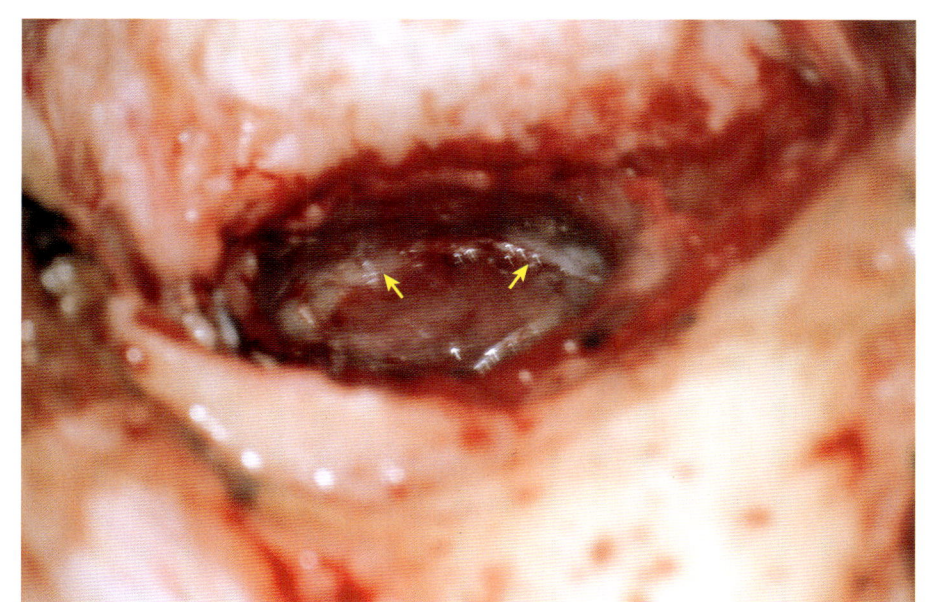

図 10.5-13　医原性真珠腫を作らないように鼓膜-外耳道皮弁の縁を整え（矢印），筋膜と密着させる．

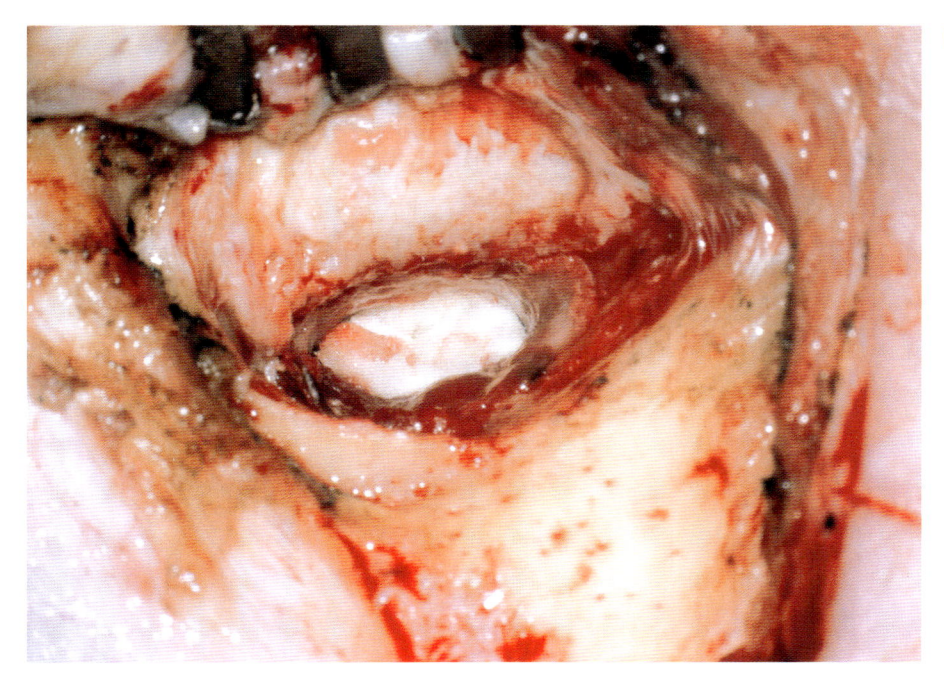

図 10.5-14　鼓膜-外耳道角部前方をパッキングして再建した鼓膜を固定する．

162　第10章　鼓膜形成術

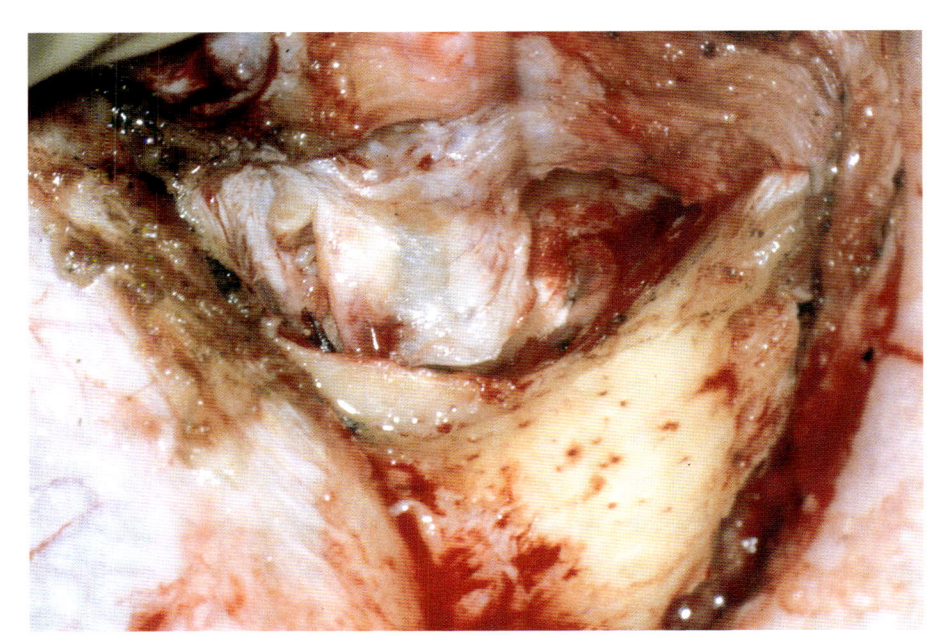

図 10.5-15　後壁皮膚を外耳道内に戻す.

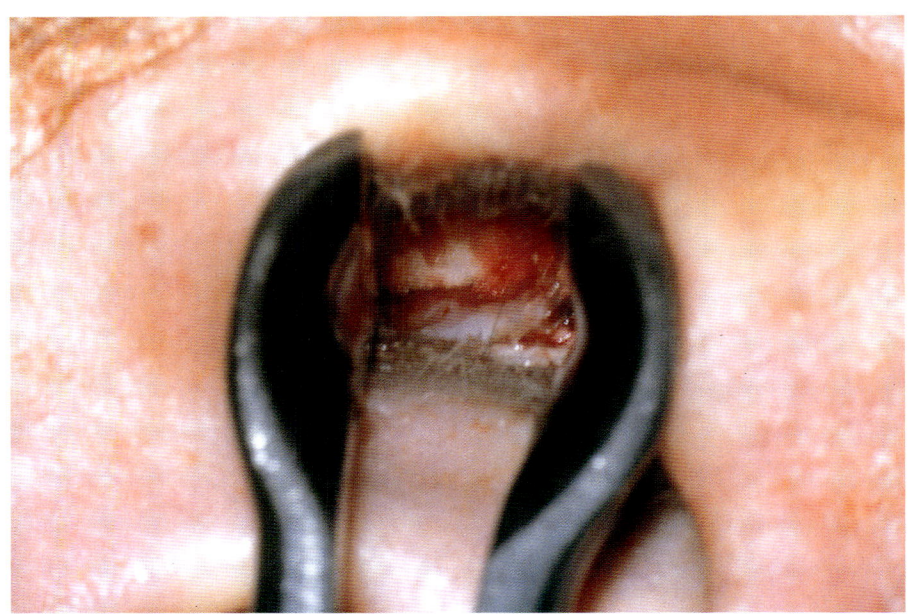

図 10.5-16　外耳道入口部を鼻鏡で拡大し，折れ込みのないように明視下に後壁の皮膚を戻す.

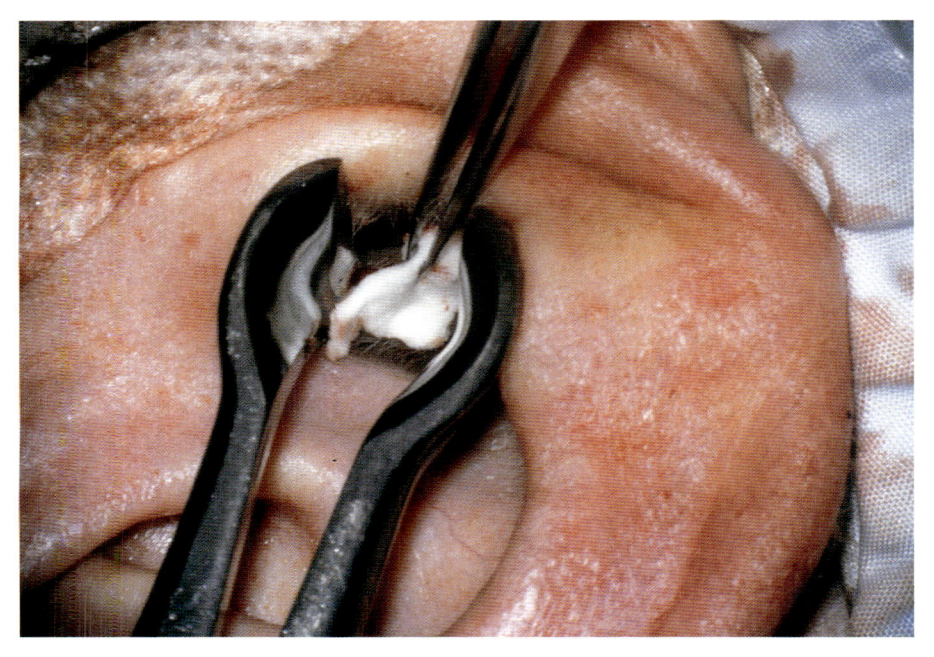

図 10.5-17　外耳道をゼルフォームでパッキングし，耳後を縫合する.

耳後切開での鼓膜形成　163

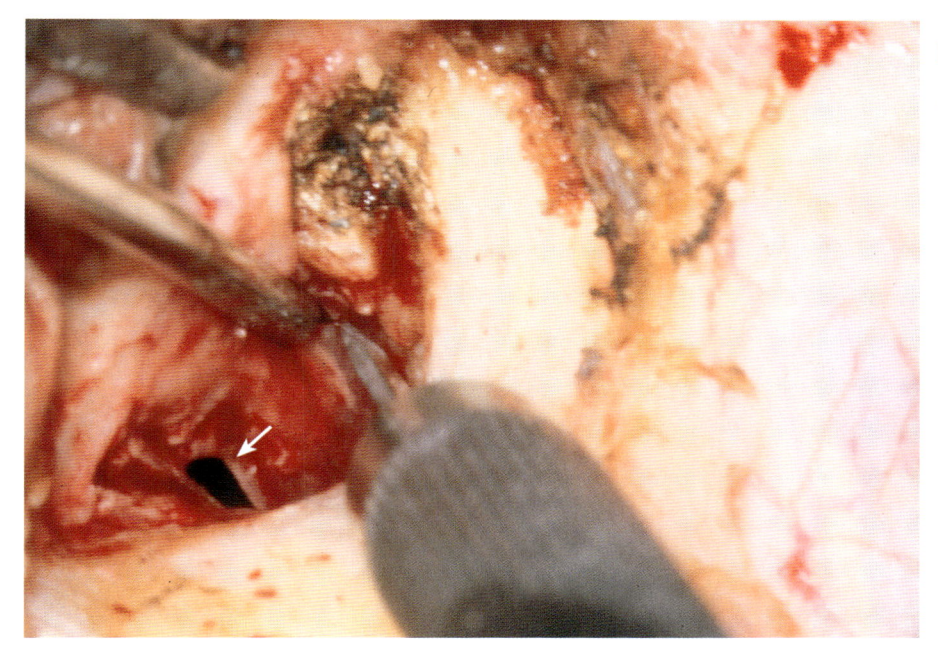

■ 症例 10.6 （左耳）

図 10.6-1　慢性中耳炎症例である．後壁の皮膚に鼓膜のすぐ外側で輪状に切開を加え，これとつなげるように下方（矢印）と上方に縦切開を入れる．

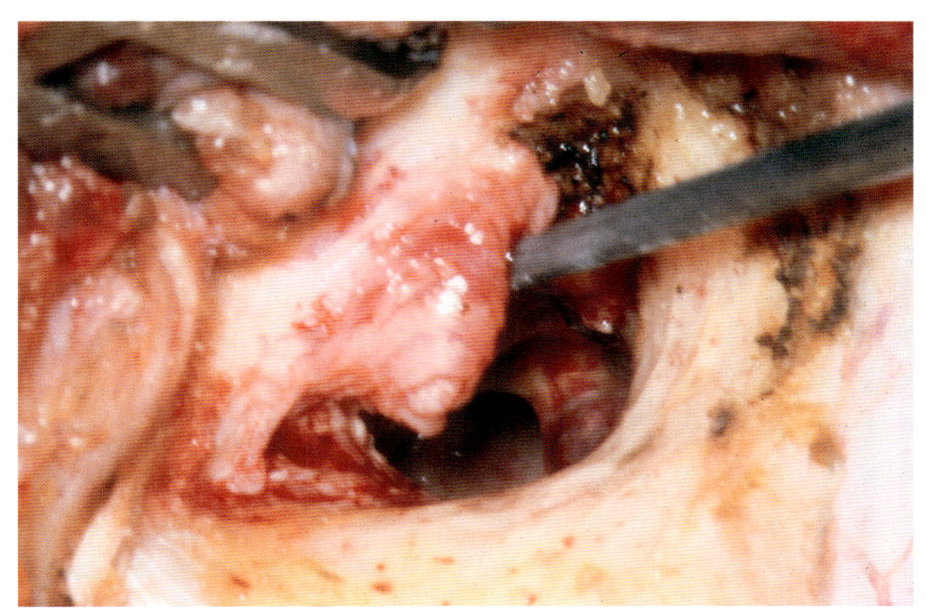

図 10.6-2　微細剥離子を使って後壁皮膚を持ち上げる．

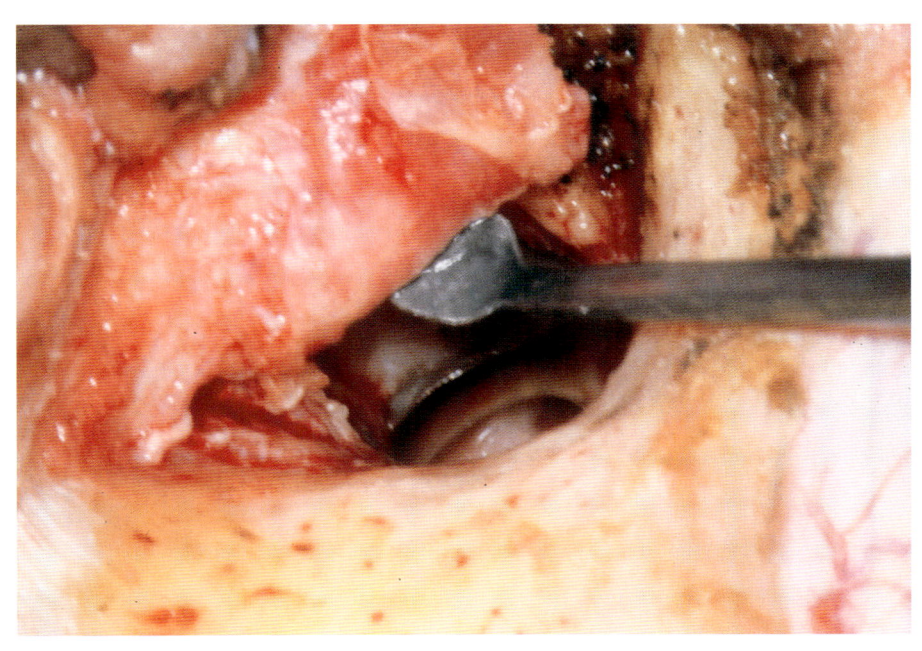

図 10.6-3　皮弁を挙上すると前壁が見えるようになる．

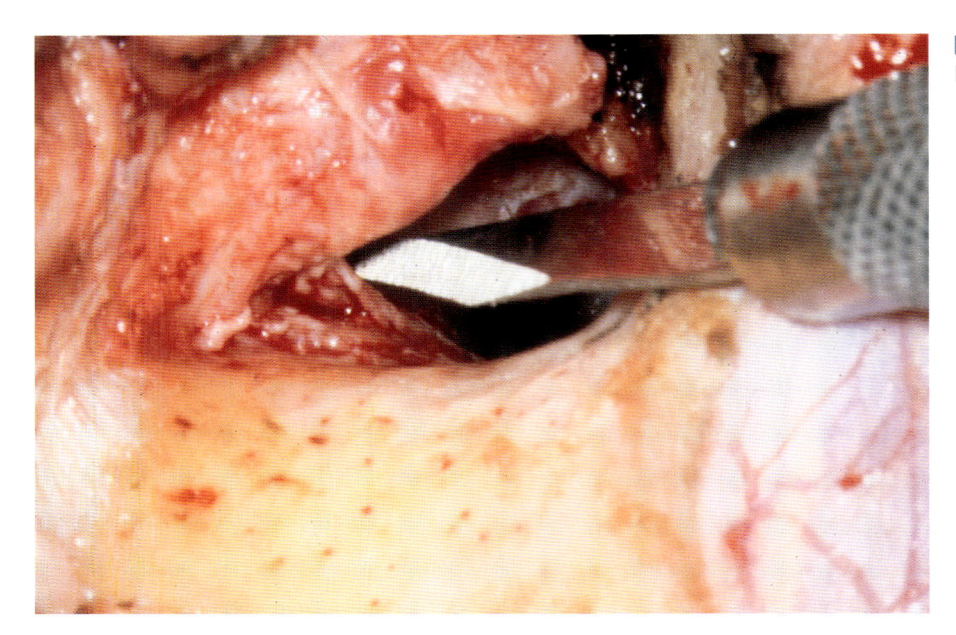

図 10.6-4　下壁の縦切開外側端を Beaver ブレードで前方に延長する．

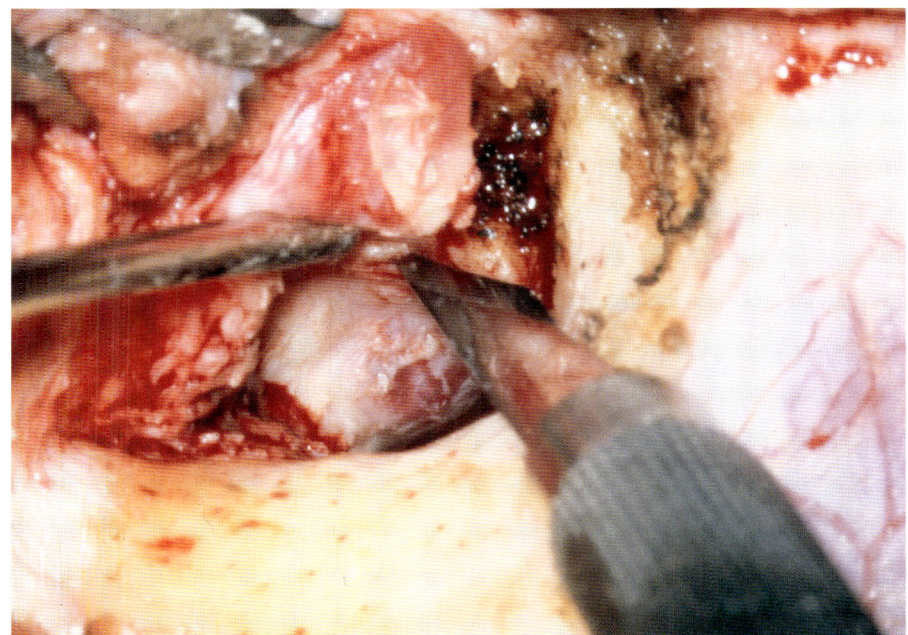

図 10.6-5　上壁の縦切開外側端も同様に前方に延長する．このようにすると外耳道の展開が容易になる．

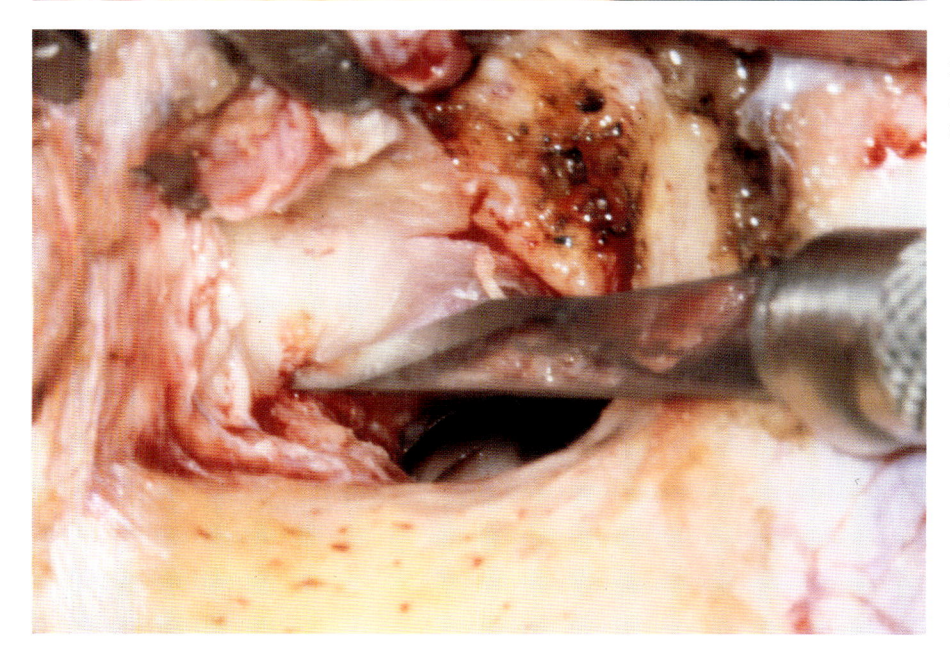

図 10.6-6　開創器をかけて外耳道後壁皮膚を耳介とともに前方に圧排し，外耳道を広く展開する．前壁がかなり突出しているため，外耳道形成の適応となる．

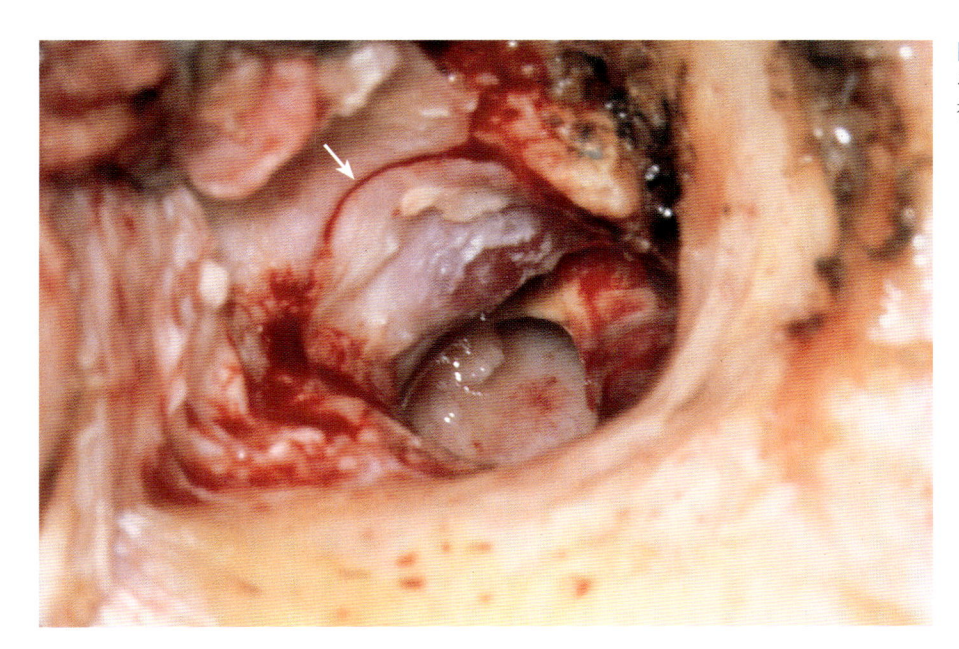

図 10.6-7　外耳道前壁の皮膚を輪状に切開する（矢印）．前壁の大きな突出によって鼓膜への視野が悪いことがわかる．

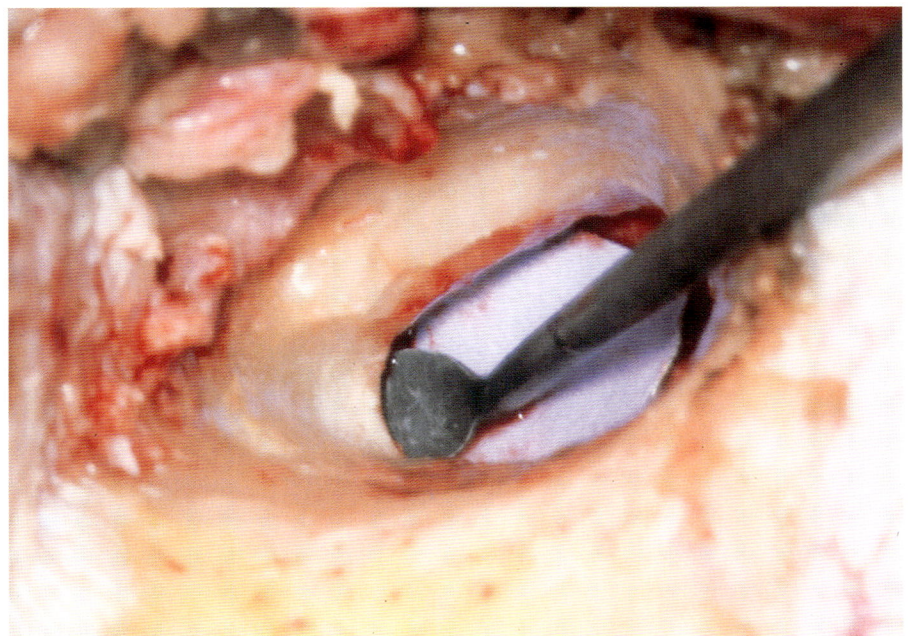

図 10.6-8　前壁の突出を覆う皮膚を内側に向けて剥がし，鼓膜-外耳道皮弁をアルミニウムシートで保護する．外耳道形成は外側から始め，内側に徐々に進めていく．削除すべき骨の厚みを微細剥離子で評価している．

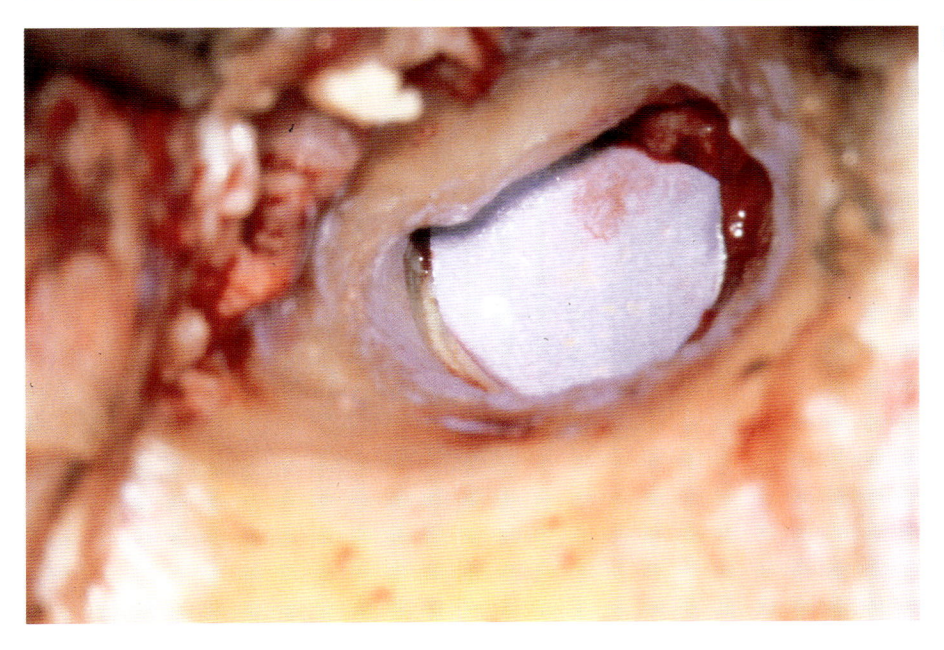

図 10.6-9　下壁は十分に削開されている．

166　第10章　鼓膜形成術

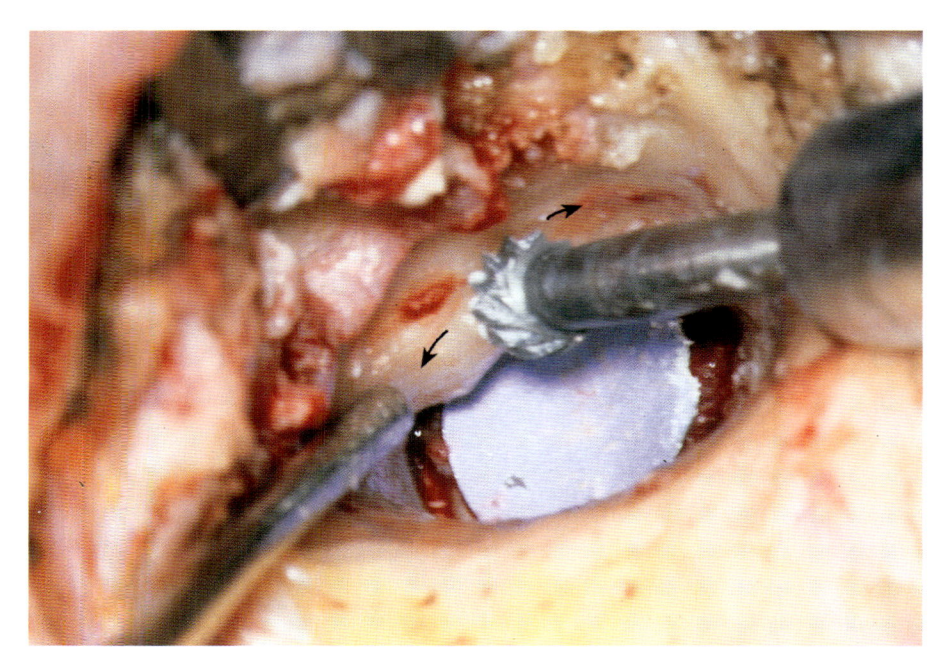

図 10.6-10　前壁の突出をカッティングバーで削開する．このときバーは鼓膜と平行に動かす（矢印）．

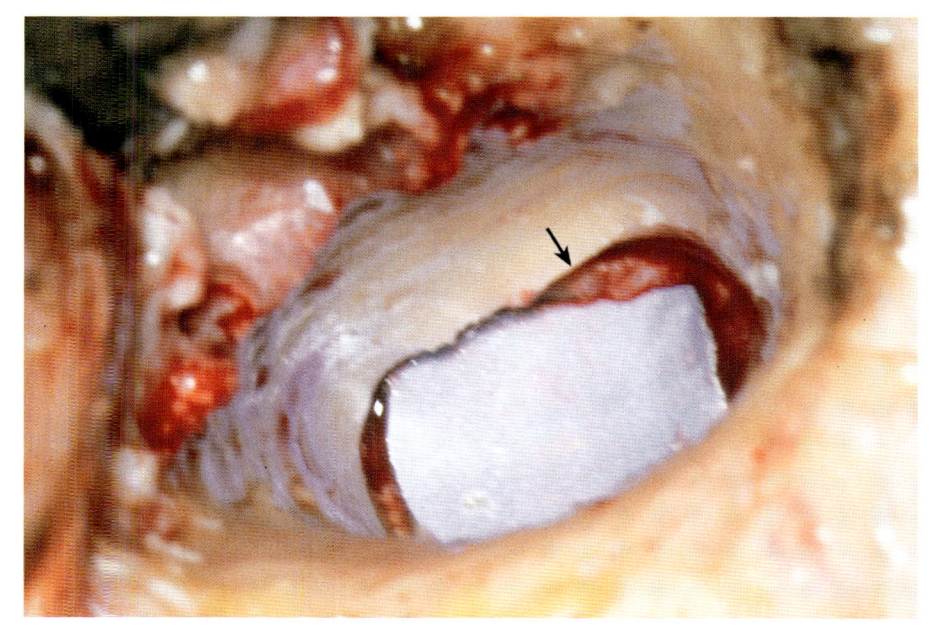

図 10.6-11　骨削除を内側に進める．最後にひさし状に残った骨（矢印）は，小さなカッティングバーか鋭匙で除去する．

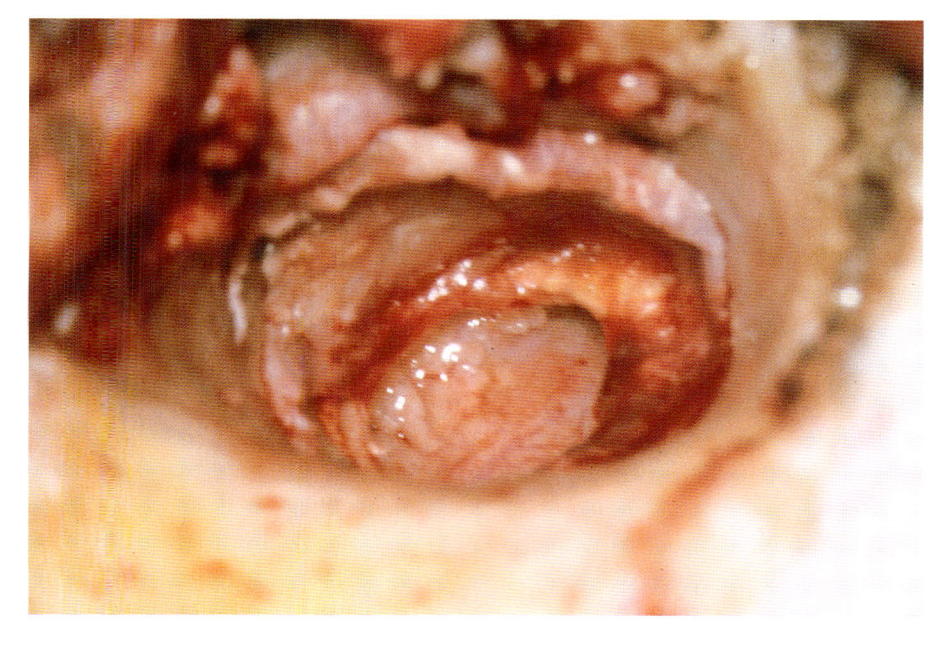

図 10.6-12　外耳道皮膚を骨壁上に戻す．外耳道を形成して視野をよくすると，鼓膜と外耳道皮膚の状態が正確に評価できることに注目してほしい．本症例では粘膜が鼓膜外側面を覆い，鼓膜と外耳道皮膚の広い範囲に炎症が見られる．

耳後切開での鼓膜形成　**167**

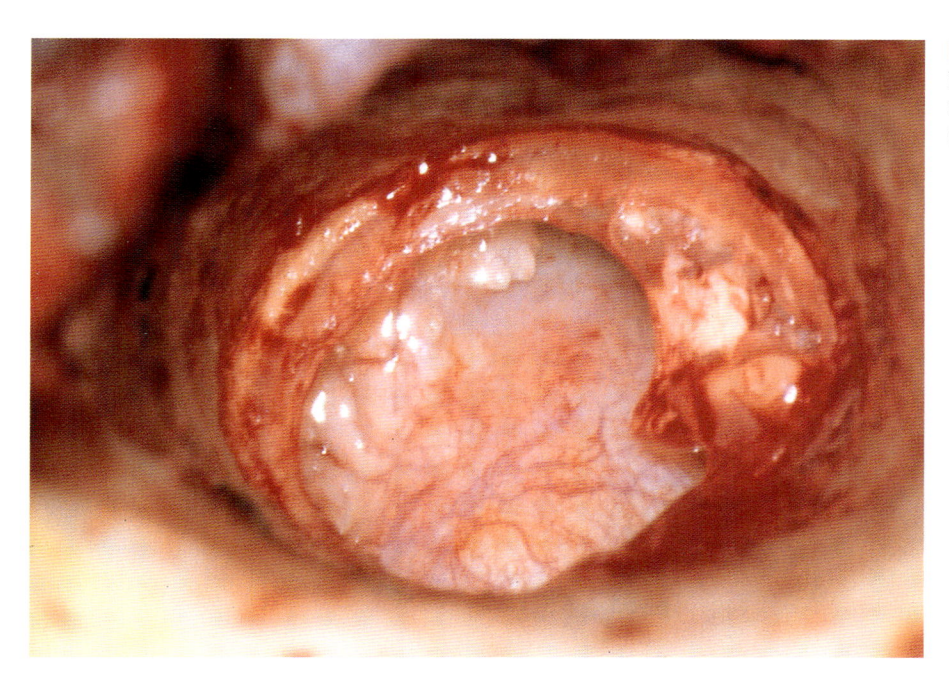

図 10.6-13　炎症のある外耳道皮膚と鼓膜外側面の上皮は除去する．鼓膜輪全体が明視下に置かれている．ツチ骨柄は先端部が破壊され，前方には鼓室硬化症病変が見られる．

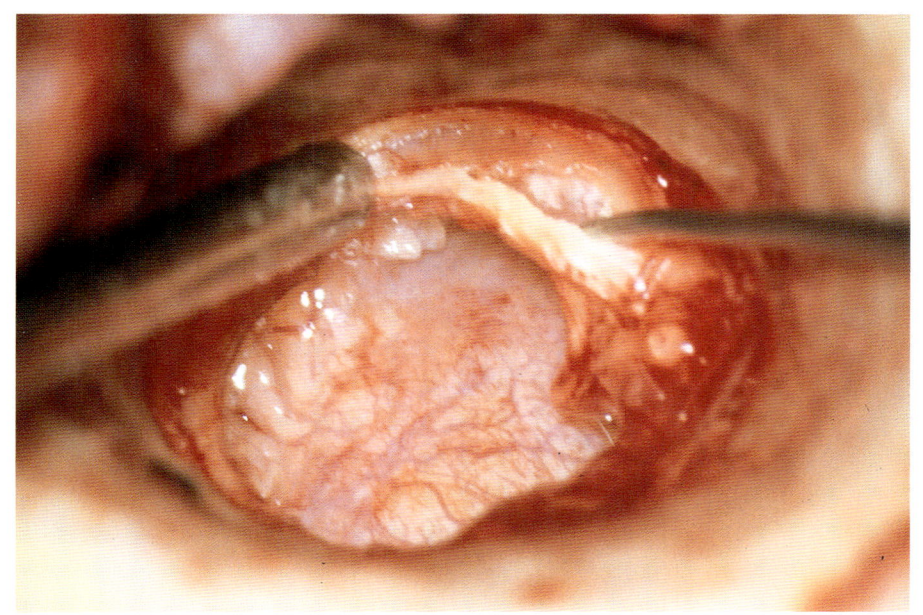

図 10.6-14　小さなフックと吸引管を使って鼓室硬化症病変を除去している．

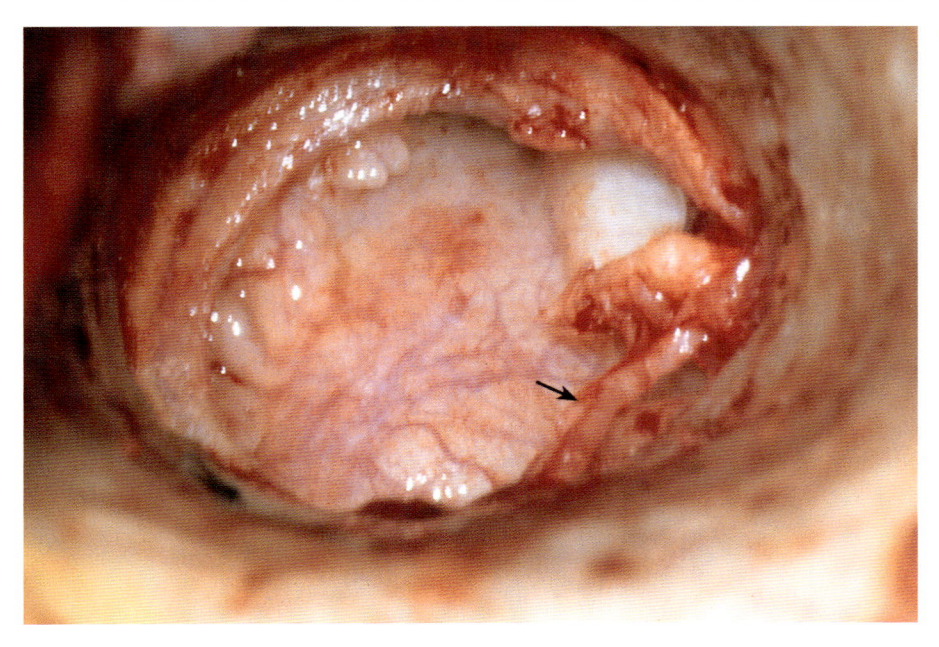

図 10.6-15　鼓室硬化症病変を除去することにより，健常組織からなる鼓膜輪が露出する．保存した鼓索神経を見ることができる（矢印）．

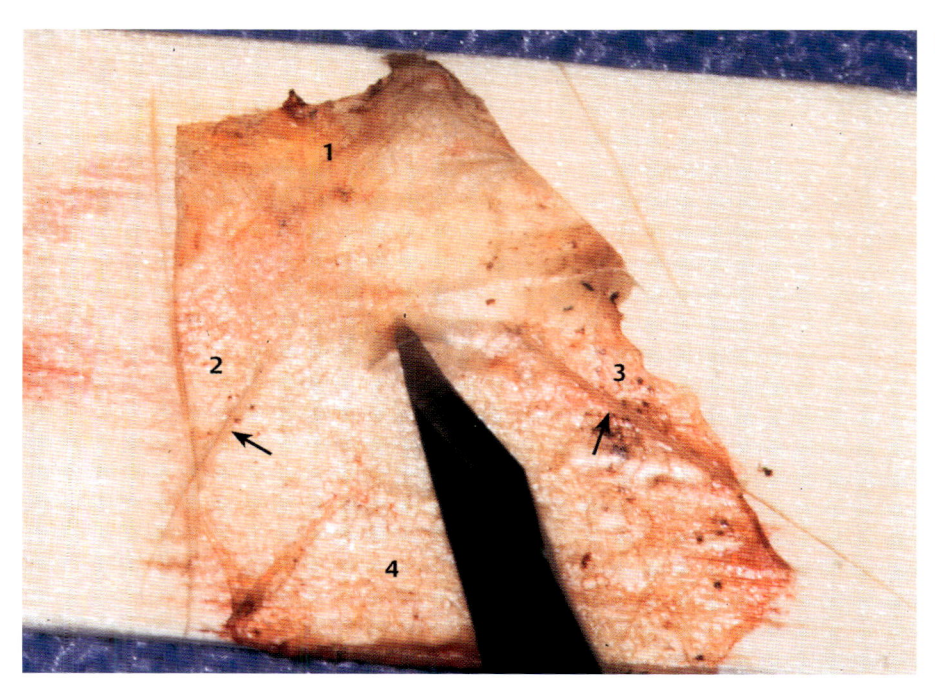

図 10.6-16 乾燥させた筋膜に2つの切れ込み（矢印）を入れ，ツチ骨柄を通す小孔をあけている．

1 前鼓室
2 下鼓室
3 上鼓室
4 外耳道後壁

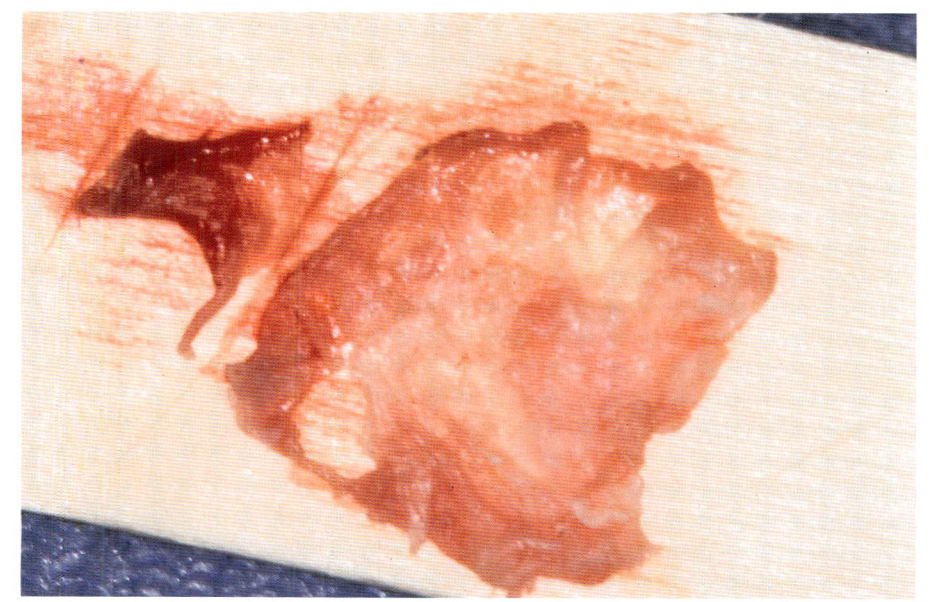

図 10.6-17 取り出した外耳道皮膚を木製舌圧子上に広げ，植皮のために炎症部分を切除する．

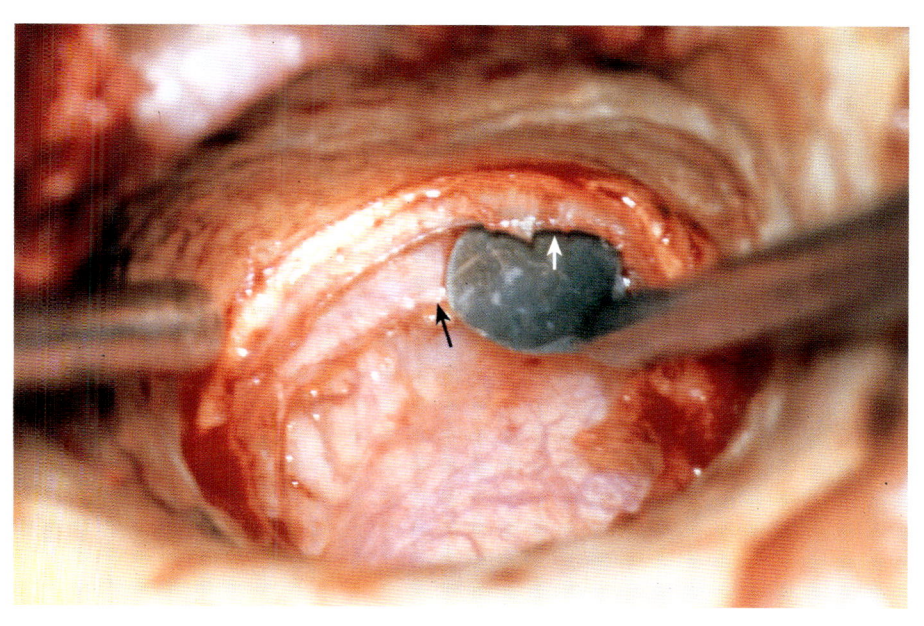

図 10.6-18 微細剝離子を使って線維性鼓膜輪（白矢印）の内側面から中耳粘膜（黒矢印）を剝がしている．

耳後切開での鼓膜形成　**169**

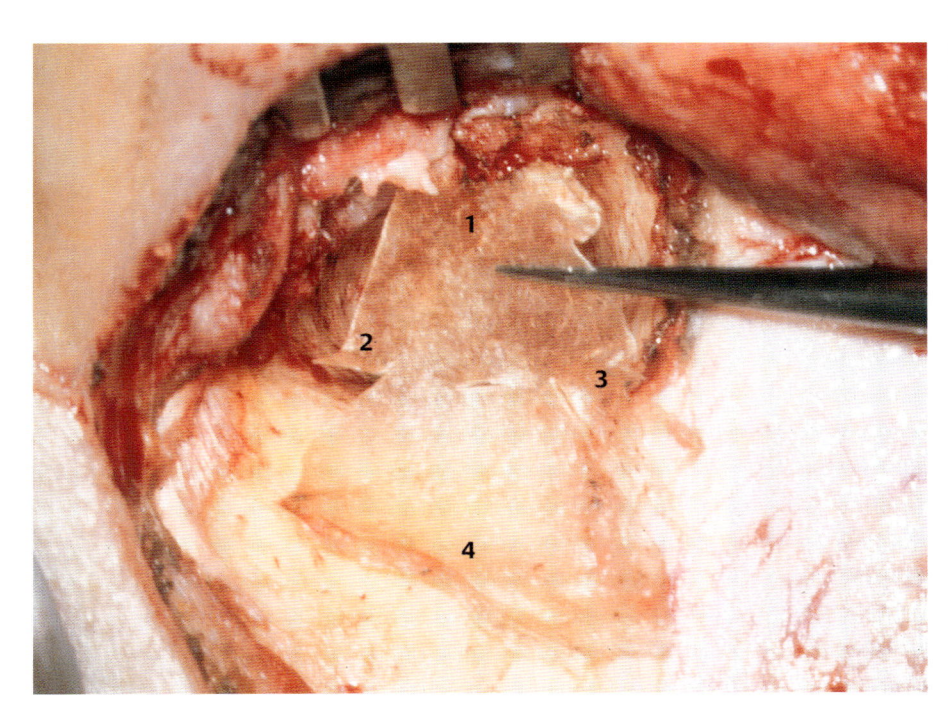

図 10.6-19　攝子を使って筋膜を外耳道に導入する（筋膜上の各番号は図 10.6-16 を参照）．

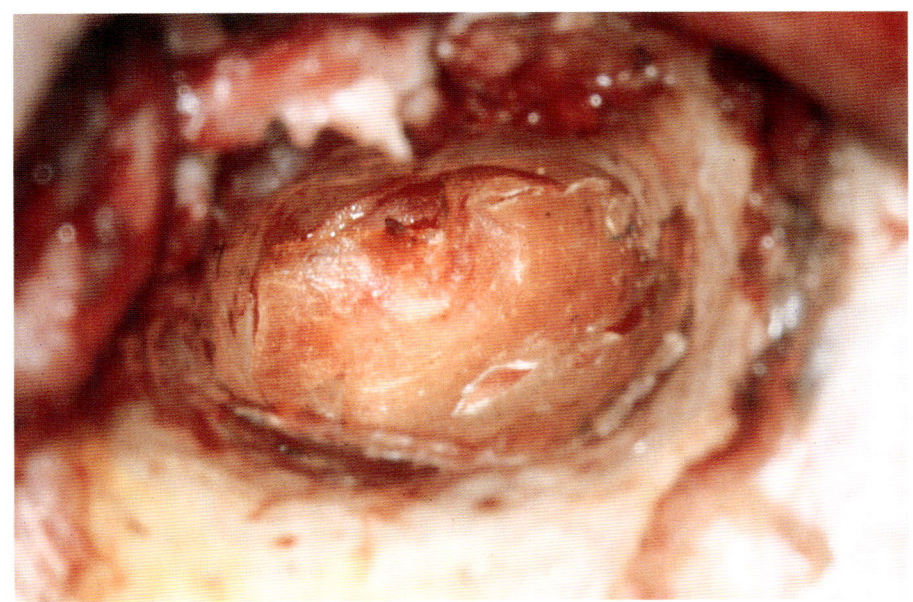

図 10.6-20　筋膜前端部を線維性鼓膜輪と中耳粘膜の間に挿入し始めている．

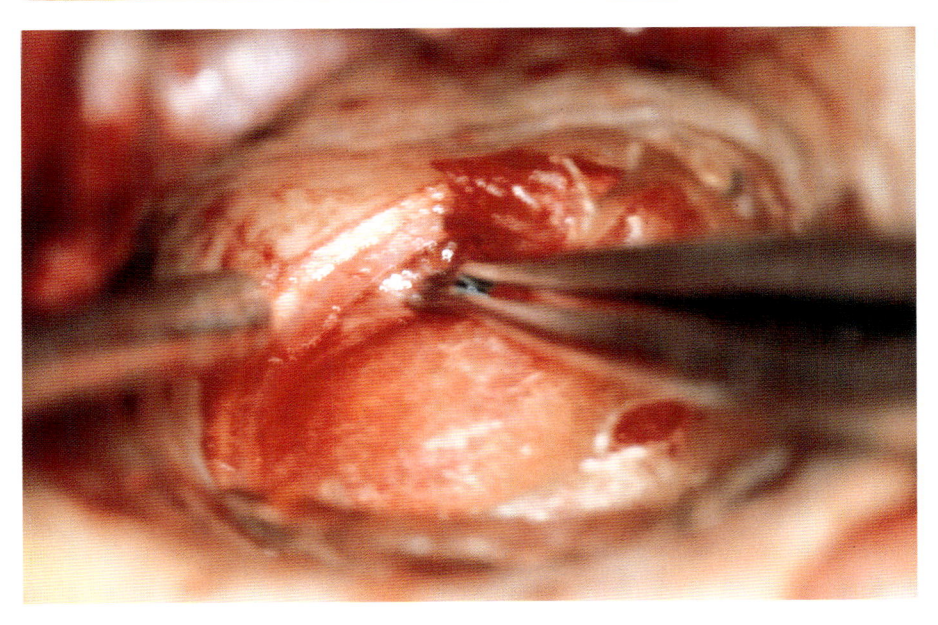

図 10.6-21　攝子を使って筋膜前縁部を鼓膜輪と粘膜の間にさらに押し込んでいる．

170　第10章　鼓膜形成術

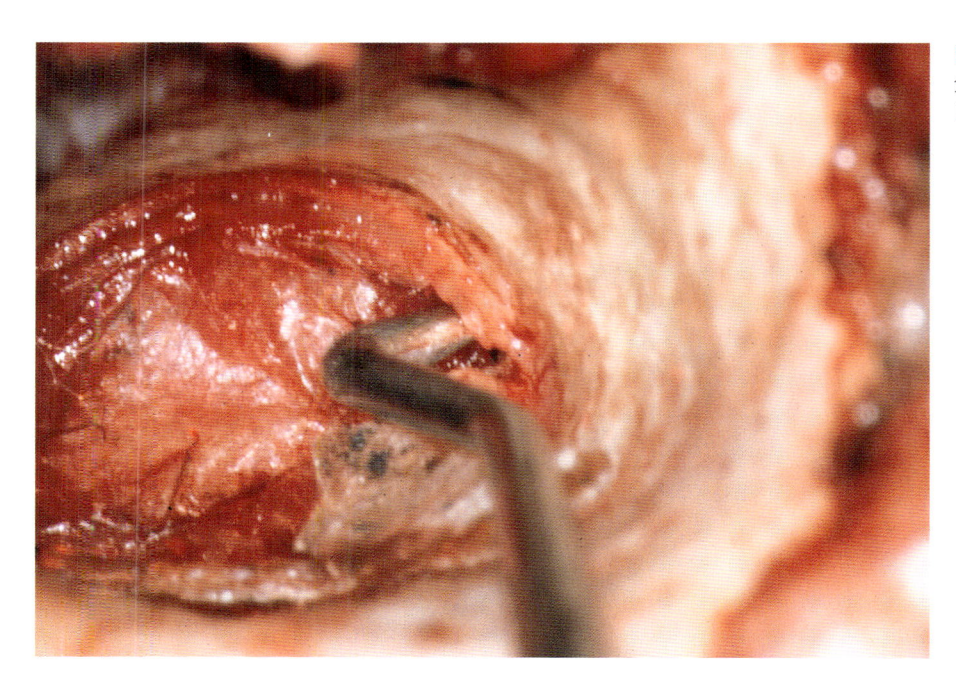

図10.6-22　鼓室洞フックを使って筋膜上方部分を上鼓室方向の鼓膜輪内側，ツチ骨頭前方に押し込んでいる．

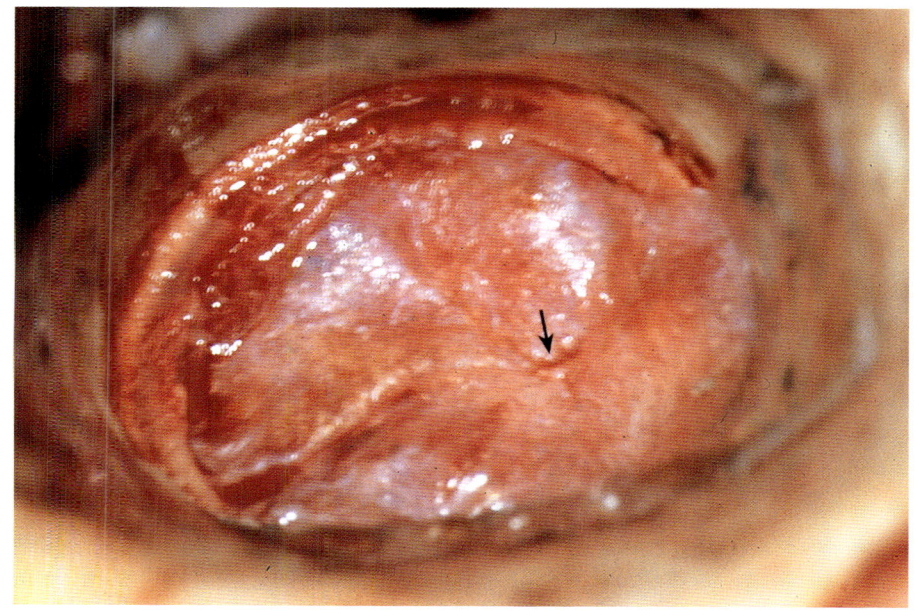

図10.6-23　ツチ骨柄先端部（矢印）を筋膜にあけた孔から外側に出し，鼓膜の再建を完了する．

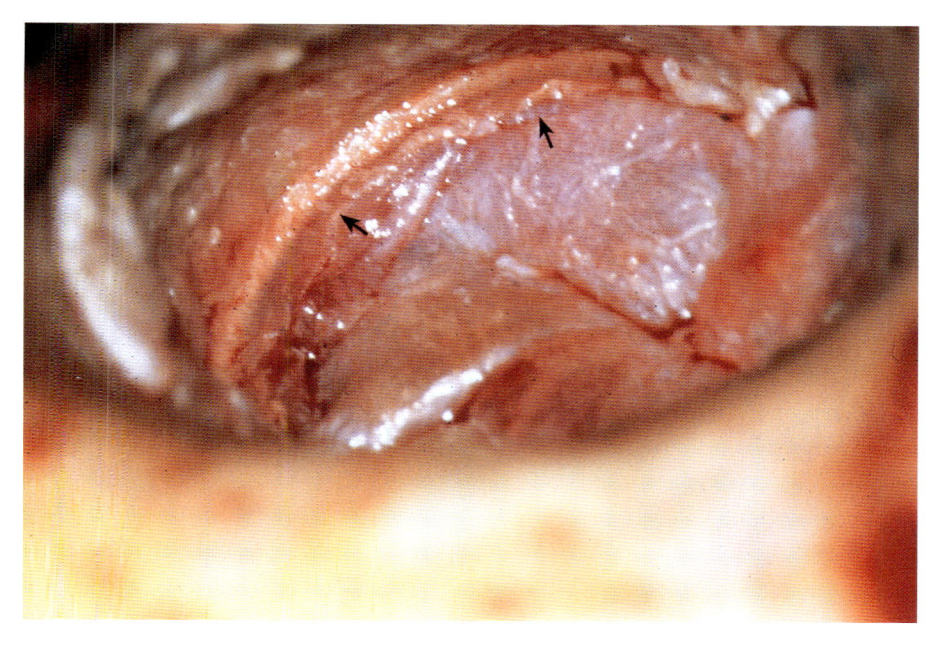

図10.6-24　外耳道皮膚から切り出した健常部分を植皮する．外耳道前壁と線維性鼓膜輪に加え，ごくわずかな距離（1mm以下）だけ筋膜を覆っている（矢印）．

経外耳道的鼓膜形成術　171

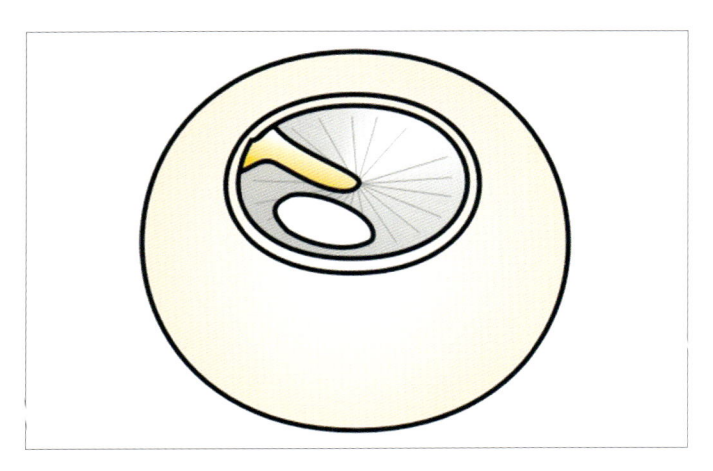

図 10.38　小さな鼓膜後方の穿孔は経外耳道的に閉鎖可能

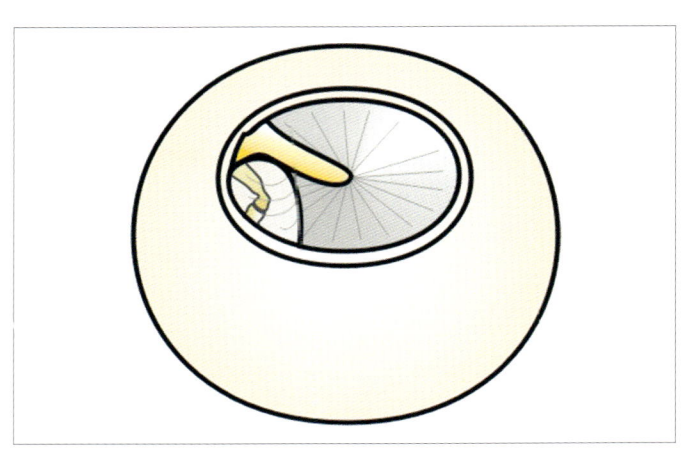

図 10.39　キヌタ-アブミ関節の破壊が軽い後上部の陥凹は経外耳道的に閉鎖可能

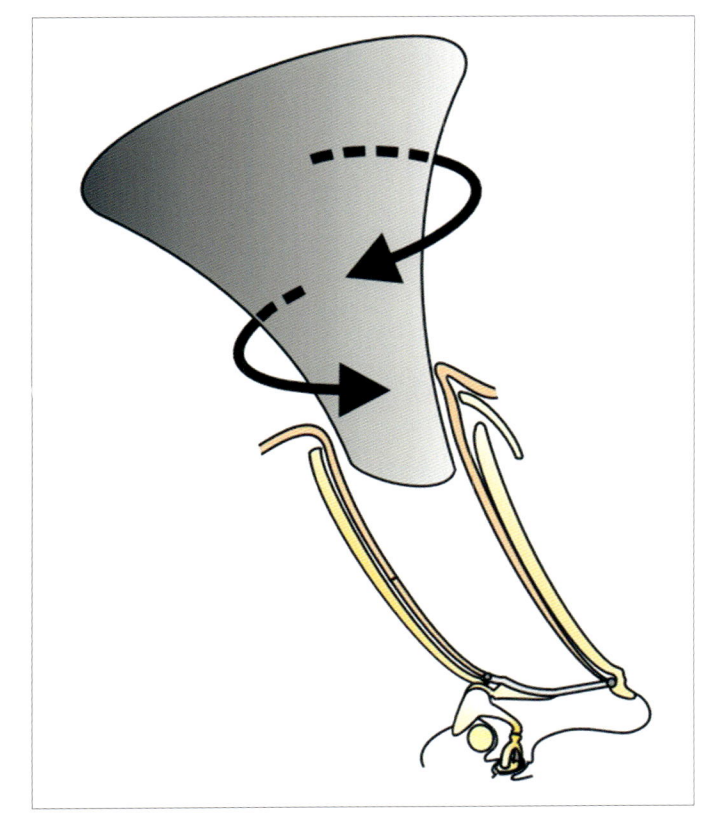

図 10.40　最大の視野が作れる大きさの耳鏡をひねりながら外耳道にきつく挿入する．

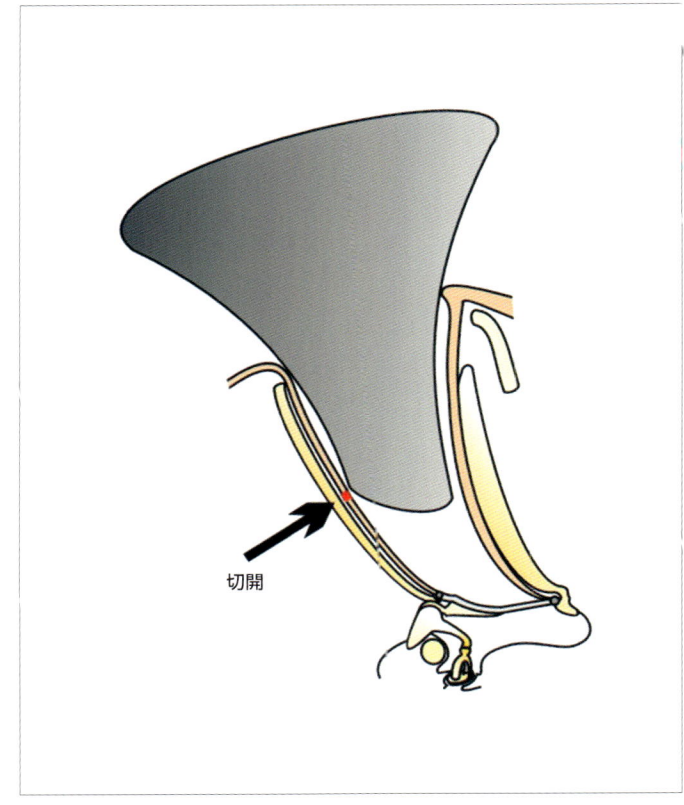

図 10.41　耳鏡先端部のすぐ近くで外耳道皮膚を切開する．

切開

経外耳道的鼓膜形成術

　経外耳道的なアプローチでは耳鏡を使って鼓膜への視野を作る．そのため術野の大きさは外耳道皮膚の厚みと耳鏡の厚み・形状によって制限され，耳後切開と比較してはるかに狭い．したがってわれわれは，このアプローチを鼓膜後半部の小穿孔で外耳道が広く，外耳道形成が不要な例に限って使っている（図 10.38）．鼓膜後上部が陥凹してキヌタ-アブミ関節がわずかに破壊されているような症例もこのアプローチで手術ができる（図 10.39，第 11 章 耳小骨形成術を参照➡187 頁）．

■ 手術ステップ

1. 耳鏡下で良好な視野を作るのは難しい．最大限によい視野を作るには，外耳道皮膚が視野を妨げない範囲でできるだけ大きな耳鏡を選択する．耳鏡が大きすぎると，内側の皮膚が隆起してかえって視野が悪くなる．最適な耳鏡を選択したら，外耳道後壁の皮膚を耳鏡先端近くで輪状に切開する（図 10.40，10.41）．

2. 鼓膜の状態を確かめた後に穿孔縁を小さなフックで新鮮化する．中耳粘膜が鼓膜表面を被覆する症例などは，鼓膜表面を削ってクリーニングする．

3. 外耳道皮膚を鼓膜輪に向けて慎重に剥離し，鼓膜輪を鼓膜とともに挙上，鼓室粘膜を切って鼓室に入る．まず鼓室内に病変がないことを確かめるが，広範な上皮進展や高度の鼓室硬化症など広く鼓室をあける必要がある病変が見つかれば，耳後切開に切り替えるべきである．
4. 耳珠から前述の方法で軟骨を採取する（第7章 一般的な手術手技を参照➡ 61頁）．
5. 中耳内の病変を処理後，耳管と鼓室内をゼルフォームでパッキングする．
6. 穿孔よりも十分に大きな軟骨膜または軟骨膜つき軟骨片を鼓膜の下に敷き，アンダーレイとする．
7. 鼓膜-外耳道皮弁を折れ曲がりがないように軟骨膜の上に丁寧に戻す．
8. 耳後切開同様に外耳道をゼルフォームでパッキングする．外耳道をきちんと十分にパッキングすれば，耳珠の切開に縫合は必要ない．

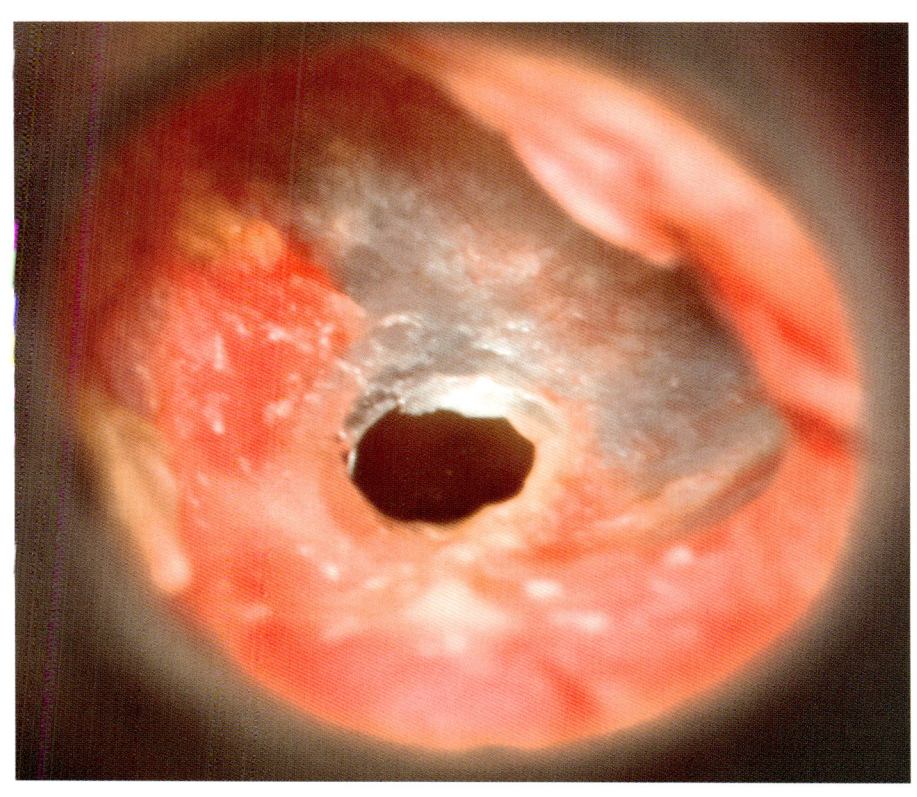

■ **症例 10.7 （右耳）**

図 10.7-1　可及的に大きな耳鏡を用いて鼓膜後縁部に近い小穿孔を明視下に置く．

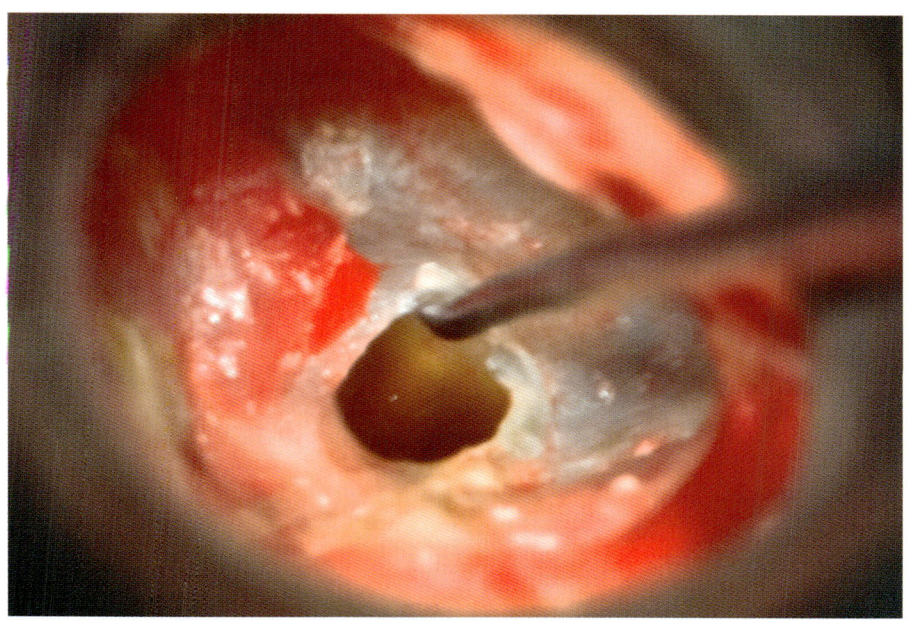

図 10.7-2　小さなフックで穿孔縁を新鮮化している．

経外耳道的鼓膜形成術　173

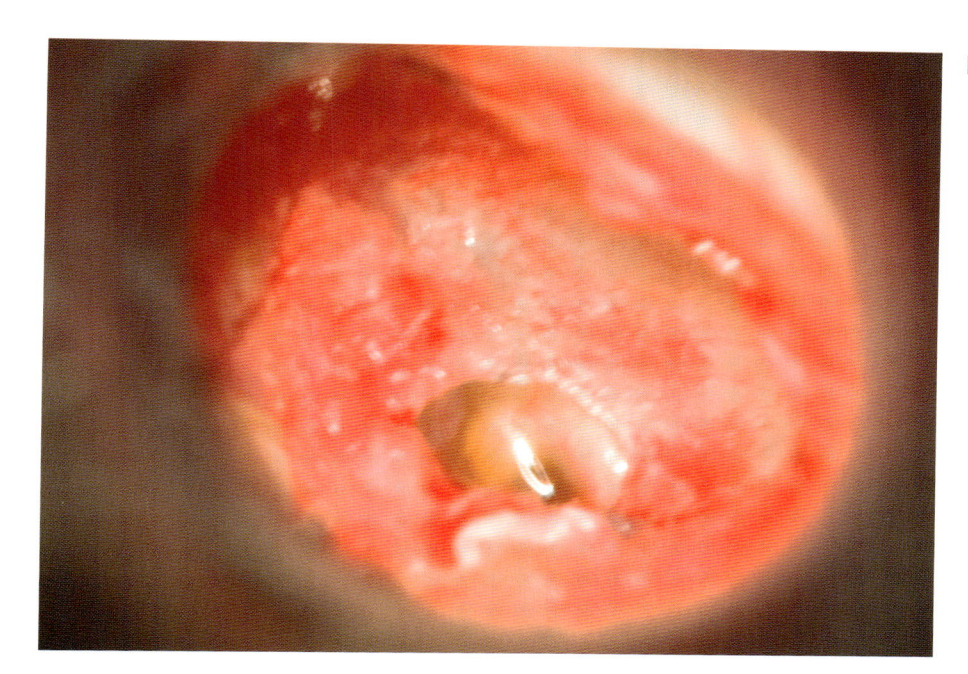

図 10.7-3　穿孔全周が新鮮化されている．

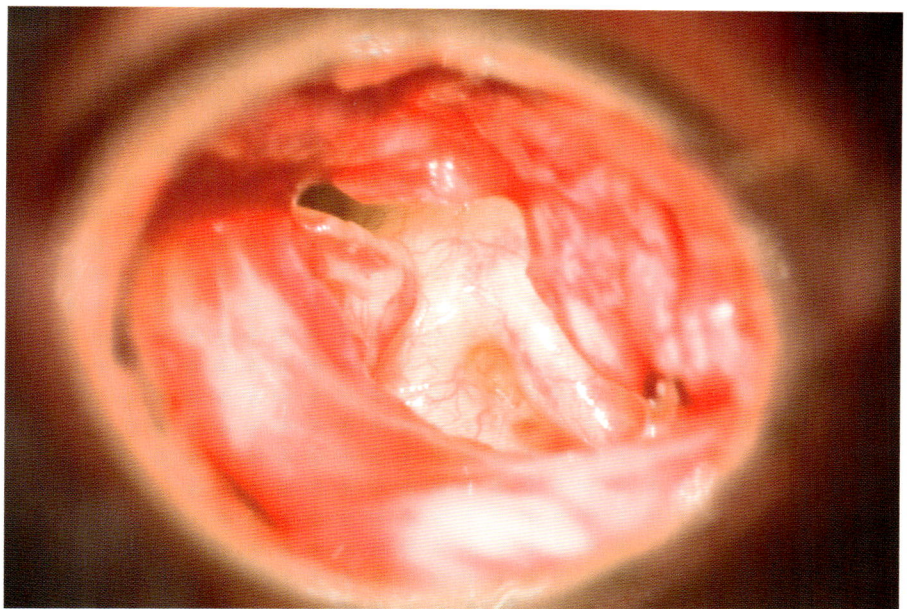

図 10.7-4　外耳道後壁皮膚にU字型の切開を加え，鼓膜-外耳道皮弁を挙上，鼓室内に入る．

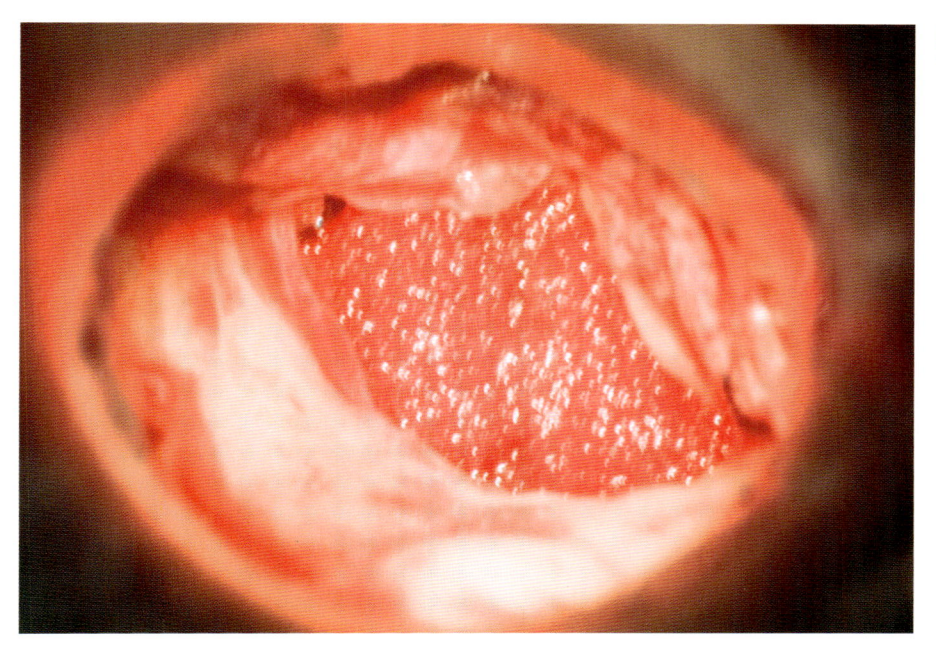

図 10.7-5　鼓室をゼルフォームでパッキングする．

174　第10章　鼓膜形成術

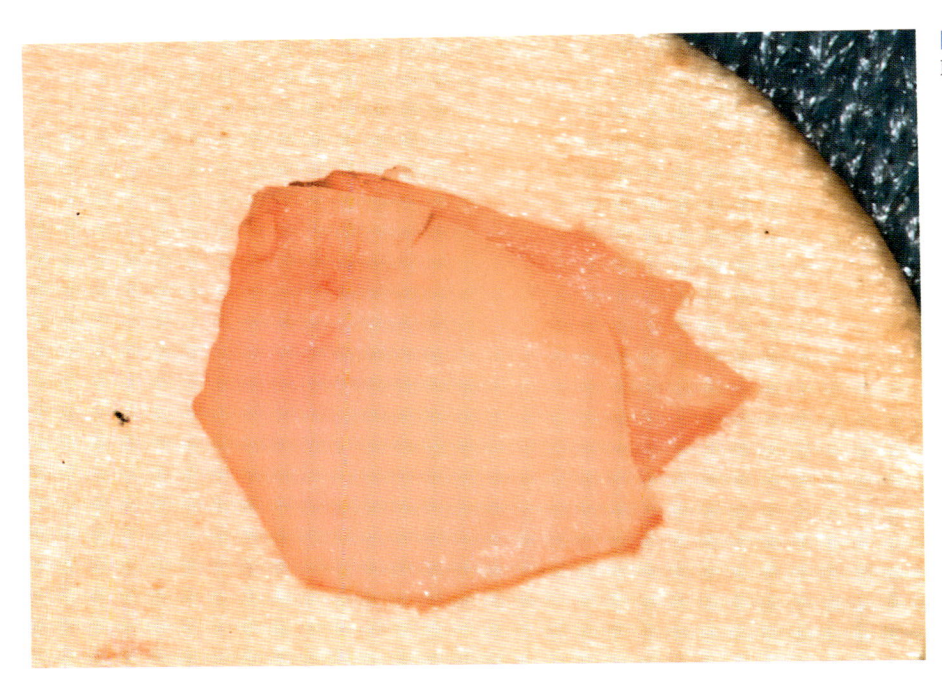

図 10.7-6　軟骨膜付きの小さな耳珠軟骨を採取する.

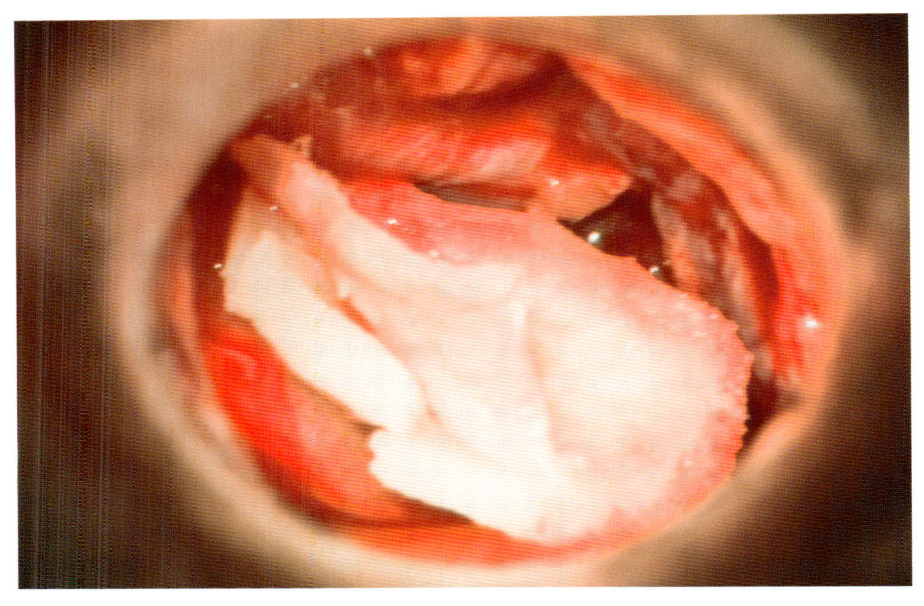

図 10.7-7　耳珠軟骨を外耳道に導入する. 上皮化がよくなるように軟骨膜を外側に向けている.

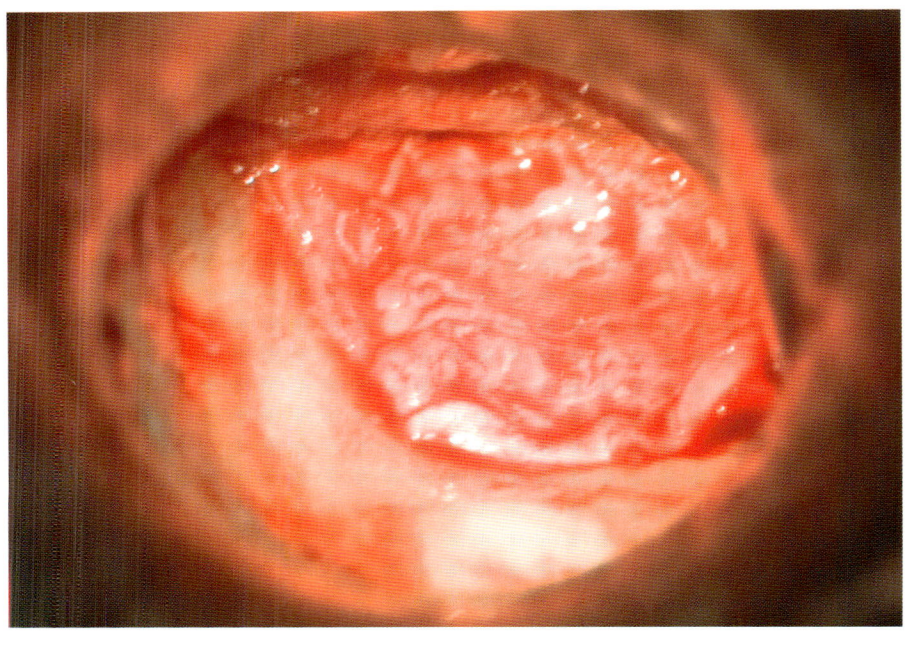

図 10.7-8　軟骨を穿孔部分に移動させる. 内側にはゼルフォームを置いて支持してある.

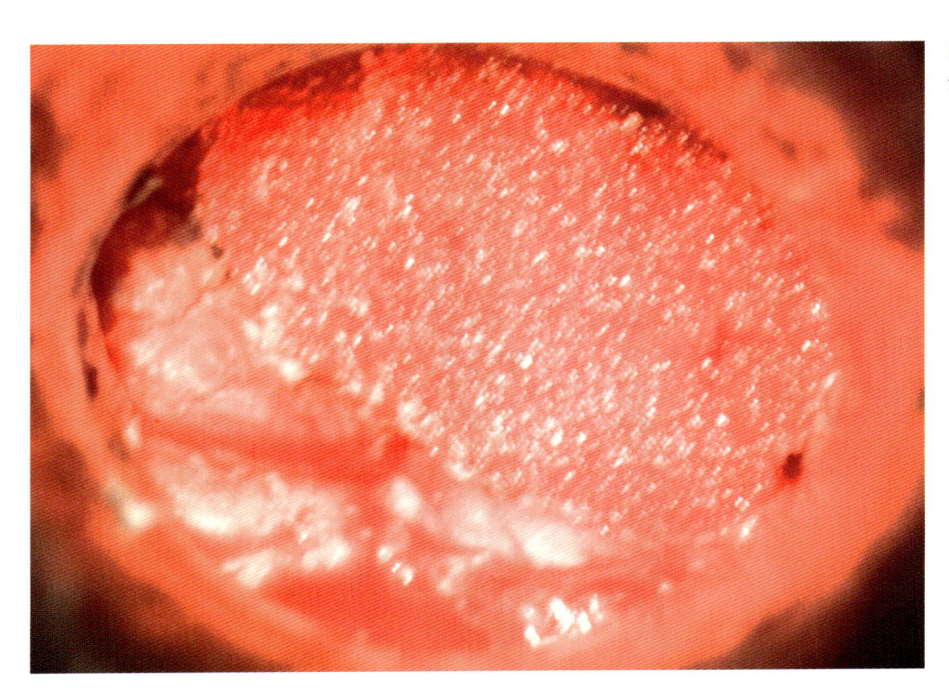

図 10.7-9　鼓膜-外耳道皮弁を軟骨上に戻し，外耳道をゼルフォームでパッキングする．

鼓膜形成で遭遇する問題と解決法

■ 鼓膜-外耳道皮弁前方の病的状態

　術後には外耳道と鼓膜の外側面は健常な角化上皮で被覆されていく必要がある．その過程を促すには，術中に炎症や瘢痕化，粘膜の進展がある外耳道皮膚は除去しておかなければならない．外耳道後壁は再建時に筋膜で被覆されるため，ここに病変があれば単純に切除してしまえばよい．これに対して前壁の病変の切除には，鼓膜前方の鈍角化や再穿孔を避けるための特別な配慮が必要となる．

　病的組織，とりわけ粘膜の進展や鼓膜炎は線維性鼓膜輪から除去することができる．病変のある前壁皮膚を除去し，線維性鼓膜輪を残すことで筋膜をアンダーレイにすることができ，オーバーレイにするよりもよい結果が期待できる．一方，前壁が広範に病変に侵されて鼓膜輪とともに外耳道皮膚を除去しなければならない場合や，鼓膜輪が既に失われている場合には，前鼓室の状況によってオーバーレイ法も考慮に入れる必要がある（「オーバーレイ法」を参照 ➡ 132 頁）．

　前壁の皮膚は鼓膜に続く病変のすぐ外側で切開し，外側に有茎の皮膚ができるだけ長く残るようにする．皮下や耳珠軟骨からの剝離を加えれば，前壁と筋膜を十分に覆えるだけ延長できることも多い．これに縦切開を加えると，さらに延長することも可能である．

　もし皮膚が延長処理によっても鼓膜輪まで届かない場合には，分層植皮を行う．外耳道皮膚の健常部分があれば，これを使った植皮もできるし，耳後切開創縁部から採皮してもよい（第 7 章　一般的な手術手技の「分層植皮片の採取」を参照 ➡ 69 頁）．植皮は線維性鼓膜輪の有無によらず，鼓膜を再建した筋膜に幅 1～2 mm だけ乗せるようにする．植皮部分より外側の前壁は骨面が露出したままにしても問題は起こらない．

■ 鼓膜-外耳道皮弁の肥厚

　鼓膜や外耳道皮膚が慢性炎症と瘢痕形成のために肥厚している場合には，外耳道皮膚を内側に向けて剝離し始める前に後壁を切開して外耳道に入っておくべきである．瘢痕組織を不用意に持ち上げると，耳小骨に過剰な力が加わって耳小骨連鎖が脱臼したり，内耳が障害されることがある．前壁皮膚の肥厚は上述のように扱う．鼓膜-外耳道皮弁を丁寧に挙上した後に，皮弁の病的な部分を切除する．

■ 粘膜の外耳道側への進展

　穿孔を介して鼓室粘膜が外側に進展し，鼓膜残存部や鼓膜輪，外耳道皮膚を覆う場合がある（図 10.42）．この病的な状態は特に長期に炎症が遷延し，鼓室硬化症をもつ症例に多い．粘膜は鼓膜外側面から完全に除く必要がある．外耳道前壁の皮膚が侵されている場合には，その部分は除去して前述の処置が必要となる（「鼓膜-外耳道皮弁前方の病的状態」を参照）．粘膜の除去が不完全な場合には，術後に上皮化しない湿った外耳道となる．

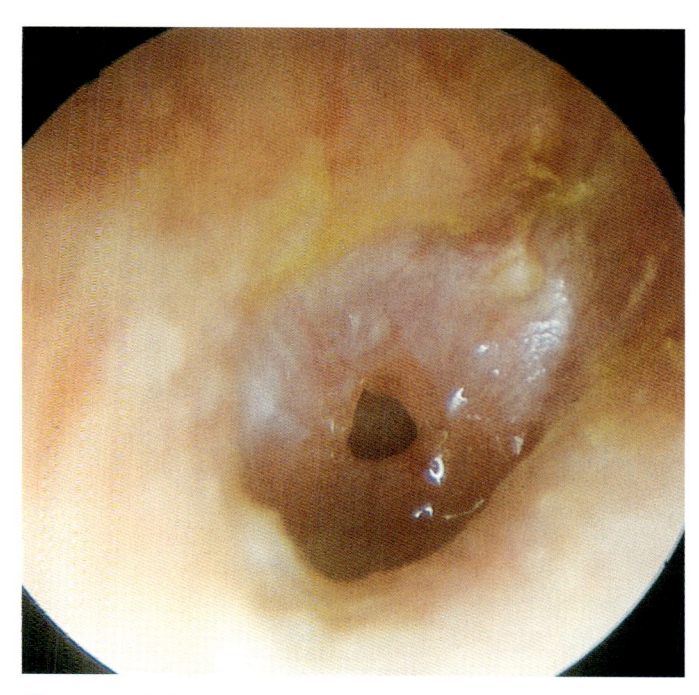

図 10.42　粘膜の反転

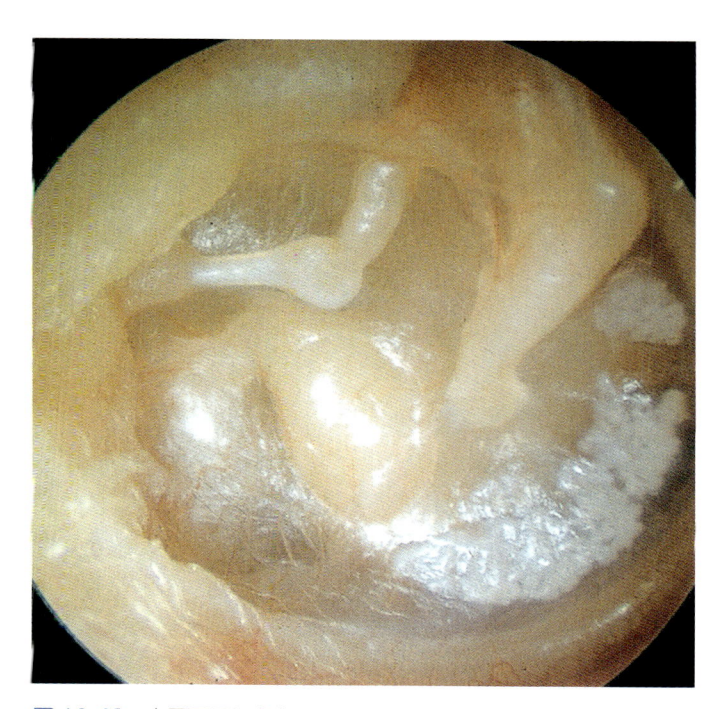

図 10.43　右耳アテレクターシス

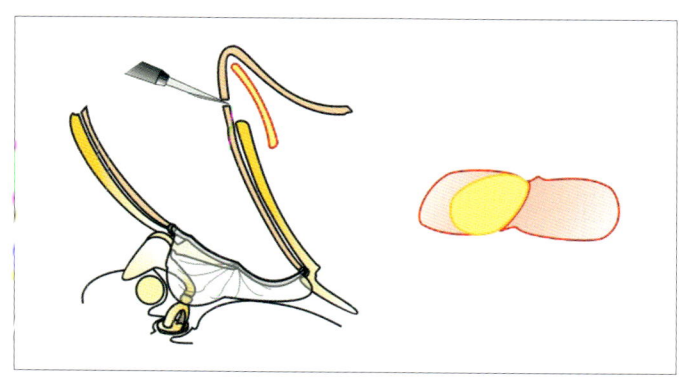

図 10.44　軟骨膜付き耳珠軟骨の採取

■ アテレクターシス

アテレクターシスの症例で鼓膜形成を鼓室形成の第1期手術として施行した場合には（図10.43），鼓室内にシリコン板を留置する．鼓膜後半部は内側に薄切した耳珠軟骨を置いて補強してもよい．軟骨膜付きの耳珠軟骨は有用性が高い（図10.44，第7章 一般的な手術手技の「耳珠軟骨と軟骨膜」を参照➡65頁）．換気を確保するために鼓膜切開を行い，換気チューブを前上部に留置する（図10.45）．

■ 鼓膜内側面への角化上皮の進展

鼓膜表面や外耳道皮膚を覆う角化上皮が穿孔縁を越えて鼓室内に進展することがある．穿孔縁付近に限局した角化上皮であれば，鼓膜を挙上する前に小さなフックで穿孔縁を新鮮化するときに除去することもできる．しかし，広範に角化上皮が進展した症例では（図10.46），上皮を内側面から剥離することは通常困難かつ不確実で，かなりの大きさで鼓膜を切除する必要が生じる．この状況ではしばしばツチ骨柄内側面にも上皮が乗っており，適切な対処が求められる（「ツチ骨柄の扱い方」を参照➡130頁）．角化上皮進展が見られない症例でも，できれば鼓膜内側面の搔爬をしておくとよい．移植片への血管侵入を促すのみでなく，気づかなかった角化上皮を除去する効果もある．

A. 限局的な角化上皮の進展

角化上皮の進展が狭い範囲に限られていれば，慎重に剥離すればよい．上皮が乗った骨面は露出し，鼓室形成を一期的に終えることも可能である．しかし，たとえ上皮の進展範囲が限局的であっても，正円窓や卵円窓への進展があれば段階手術の適応となる（図10.47）．

B. 広範な角化上皮の進展

大穿孔症例でときに見られる状況である．上皮が上鼓室にまで進展していれば，耳小骨連鎖の連続性が保たれている場合であっても乳突洞まで検索しなければならない．進展した上皮は鈍的に剥離するが，骨面が広範に露出した場合にはシリコン板を留置してゼルフォームでパッキングし，筋膜の癒着を防止する．

耳小骨に広く上皮が乗った場合には，アブミ骨を除く耳小骨の摘出が必要となる（通常はキヌタ骨のみだが，ときにツチ骨の摘出も必要）．アブミ骨上に小さく角化上皮を残すこともある．この上皮は最終的に小さなパールを形成し，第2期手術での摘出は初回時よりも容易である．

角化上皮が完全に除去されたかを確認するための第2期手術は，通常は初回手術から1年以内，角化上皮をアブミ骨上に意図的に残した場合には6か月後に計画する．第2期手術ではシリコン板を除去し，耳小骨連鎖を形成する（第11章 耳小骨形成術を参照➡187頁）．

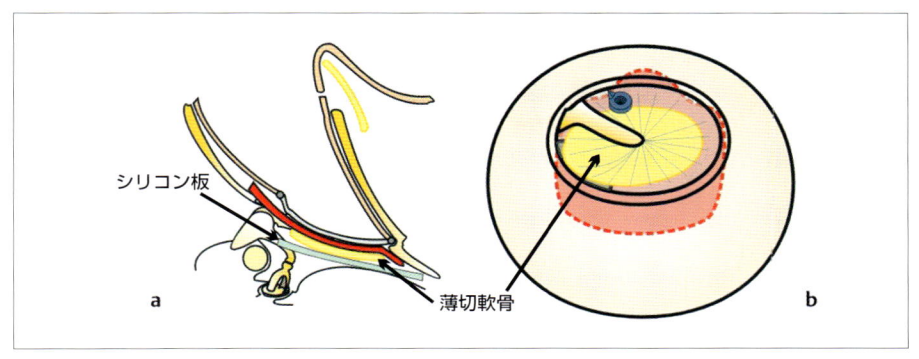

図 10.45　鼓膜の再建（a）と換気チューブ留置（b）

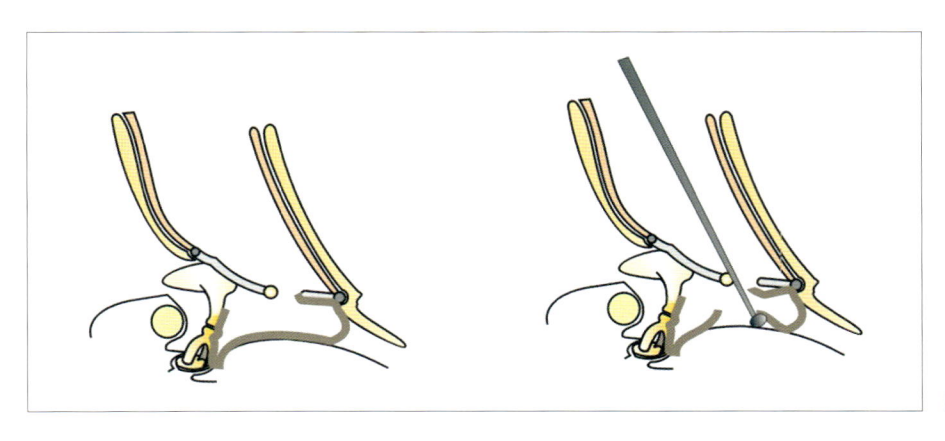

図 10.46　中耳腔への広範な角化上皮進展

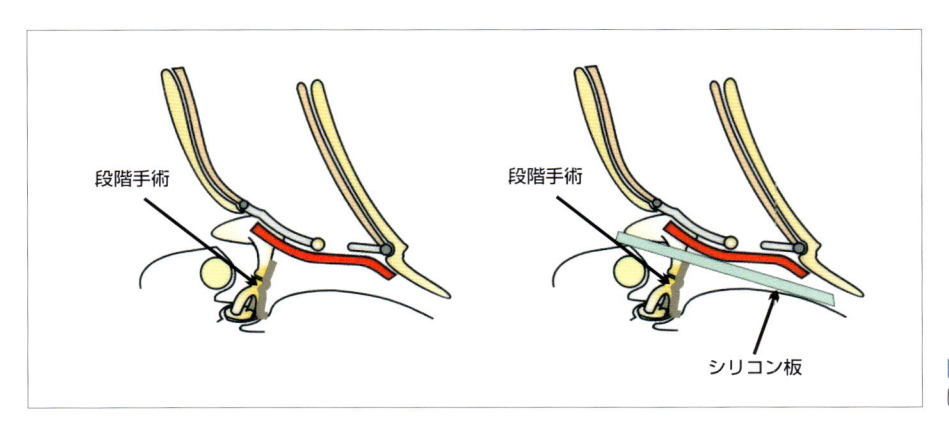

図 10.47　角化上皮が卵円窓を巻き込む場合には段階手術が必要

■ 鼓室硬化症

　穿孔縁に達する厚い鼓室硬化症病変は，移植片の血管新生を促進するために内側面から除去する（図 10.48）．しかし，鼓室硬化症病変がツチ骨柄に固着している場合には，まず耳小骨連鎖に過剰な力が加わらないようにツチ骨柄からはずし，その後に鼓膜裏面から剝がすようにする．まず鼓膜皮膚層のみを剝がしてから操作してもよい．岬角上の大きな病変は鋭匙で除去し，鼓室の奥行を拡大する．骨面の露出が大きくなればシリコン板を留置する（次項「中耳粘膜の広範な欠損」を参照）．

　耳小骨連鎖が鼓室硬化症病変に巻き込まれて可動性が低下していれば，キヌタ骨の摘出やツチ骨頭の切断，場合によってはアブミ骨手術が必要となる．それぞれの手技については後述する（第 11 章　耳小骨形成術および第 17 章　アブミ骨手術を参照➡ 187 頁および 460 頁）．

■ 中耳粘膜の広範な欠損

　肉芽や上皮の進展，アテレクターシス，鼓室硬化症病変などの鼓室内側壁と関係する病変を除去した結果として，鼓室粘膜が広範に欠損する場合がある．そのような場合には，薄いシリコン板を内側壁の上に直接敷いて（図 10.49），再建した鼓膜が術後に癒着するのを防止するとともに，シリコン板の上にゼルフォームを置いて鼓室をパッキングして鼓膜を支持する．アブミ骨上部構造とシリコン板が当たって，術後聴力が良好な症例で術中所見や術後の経過から第 2 期手術が必須でなはいと判断されれば，シリコン板を摘出する手術を計画する必要はない．

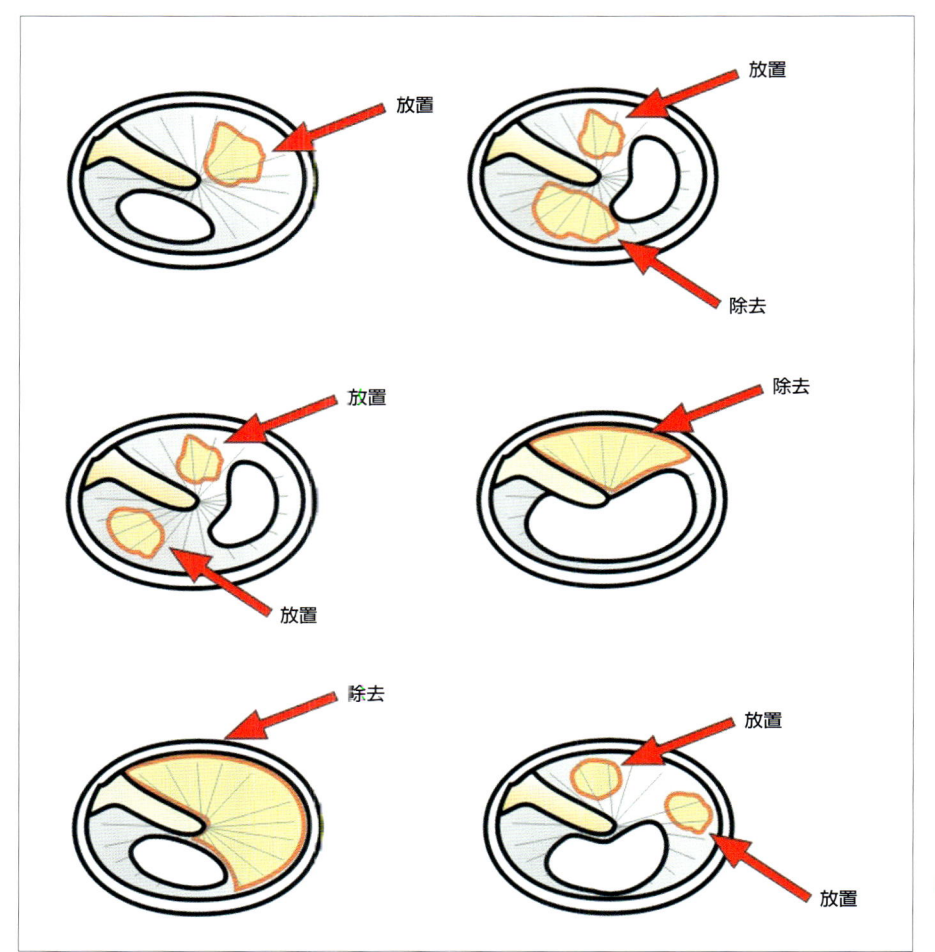

図 10.48 穿孔縁に達する鼓室硬化症病変は除去する．穿孔縁から離れた小病変は放置してもよい．

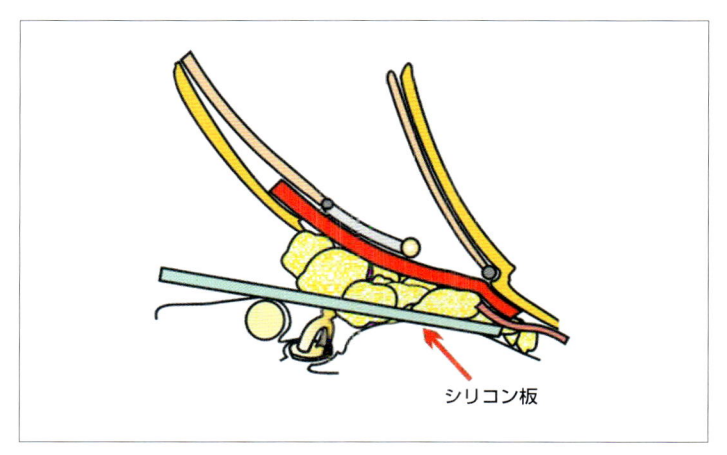

図 10.49 内側壁粘膜がない場合には癒着防止のためシリコン板を留置する．

鼓膜形成術の再手術

穿孔がなく上皮化された薄い鼓膜が適切な角度と深さをもって再建されれば，鼓膜形成術は成功である．このような鼓膜ができれば患者の聴力は改善し，水に入っても心配する必要がない普通の生活を送ることができる．

再手術で最も多く見られる所見の 1 つが外耳道の形成が不十分，あるいはなされていないことである．視野の悪さ，とりわけ鼓膜前方が見えないことで，コンスタントに良好な結果を得るために必要な病変の除去，辺縁の新鮮化，鼓膜再建，外耳道のパッキングが正確にできず，失敗の大きな原因となる．外耳道形成は鼓膜に対する操作性と視認性を改善し，特に大きな穿孔での有用性は高い．適切な外耳道形成は鼓膜形成再手術でまず行うべき手技である．

- 再穿孔はしばしば見られる術後合併症であり，最もよいと考えられる施設でも全症例の 5〜10％と報告されている（われわれの施設では約 5％）．再穿孔はアンダーレイ法のほうが多く，鼓膜前方で移植片が残存鼓膜から剥がれて中耳側に落ちることで起こりやすい．鼓膜形成術後に再穿孔が起こった場合には数か月後に再手術の適応となる．再手

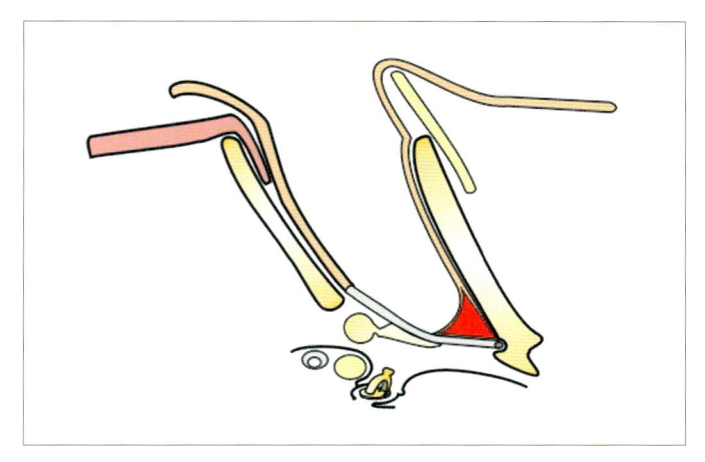

図 10.50　鼓膜前方の鈍角化

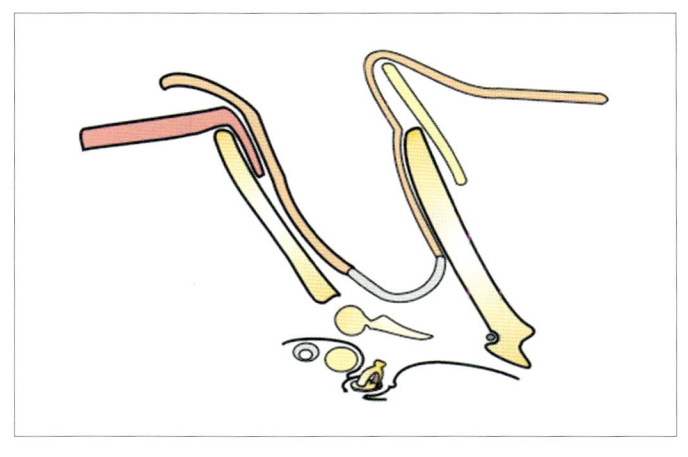

図 10.51　鼓膜の浅在化

術症例であっても再穿孔率は初回手術と大差はない．しかし，もし患者がそれまでに同じ耳に何度も手術を受けている既往があれば，手術は避けたほうがよい．

- 鼓膜前方の鈍角化とこれに伴う伝音障害(図 10.50)は，不適切に行われたオーバーレイ法で起こることが多い．再手術時に線維性鼓膜輪前部が残っているときは，常にアンダーレイ法のいずれかを行う．鼓膜輪が欠損し，前鼓室が狭く，前鼓室外側壁粘膜が使えない場合にのみ，小さなダイヤモンドバーで新たに鼓膜溝を掘り，オーバーレイ法で鼓膜を作る．
- 後壁が浅くなる原因は，筋膜の敷き方が悪いかパッキングが不十分なことにある．筋膜は十分に大きなものを準備する(ない場合には瘢痕組織で代用する)．小さな筋膜で後壁を被覆しようとすると，後壁との接着が甘くなりやすい．
- 伝音難聴となるもう 1 つの合併症が鼓膜がツチ骨から離れる浅在化である(図 10.51)．浅在化の多くは移植片をツチ骨柄の外側に置いた場合に起こり，内側に置けば起こりにくい．再手術で鼓膜と外耳道皮膚が健常であれば，鼓膜-外耳道皮弁を鼓膜の位置で切り，鼓膜を内側に倒して外耳道皮膚の一部として利用する．鼓膜は新たに内側の本来の位置に作り直す．状況によってオーバーレイ法かアンダーレイ法を選択する．ツチ骨が存在する場合には前述の方法で筋膜を内側に敷き，ツチ骨柄が外側となるようにする(「ツチ骨柄の扱い方」を参照➡ 130 頁)．もし鼓膜-外耳道皮弁に病変があれば除去する必要があるが，その場合には通常，前壁に分層植皮が必要となる．
- 鼓膜形成術後の外耳道狭窄は，術後の炎症反応や，外耳道に皮膚をきちんと戻さなかった場合に生じる(図 10.52)．初期であれば外耳道の肉芽を除去し，プラスチックシートを敷いて外耳道を洗浄するとコントロールできることがある．保存的な治療に反応しない場合や完成した狭窄は手術の適応となる．しかし，もし患者に複数の手術歴があって外耳道が浅くなっているような場合には，再手術は避けたほうがよい．
- 中耳の医原性真珠腫形成は鼓膜形成における最も深刻な合併症の 1 つであり，ツチ骨柄や穿孔縁の不適切な扱い，中耳に侵入した角化上皮の見逃しなど，さまざまな誤操作が原因となる．真珠腫が形成されれば，これを除去するには鼓室形成が必要となる．広範に角化上皮が進展している場合や，卵円窓，正円窓に角化上皮が侵入している場合には，摘出を確認するために第 2 期手術を計画しなくてはならない．鼓膜上の小さなパールの治療は外来で開放するだけでよい．外耳道の医原性真珠腫は大抵は皮膚を正確に戻さなかったことが原因である．多くは鼓膜と外耳道前壁の角部に形成されるが(図 10.53，10.54)，後方にできる場合もある(図 10.55)．これらは前述した方法で治療する(第 9 章 外耳道の「外耳道真珠腫」を参照➡ 118 頁)．医原性外耳道狭窄が起こると，内側に角化物が堆積して真珠腫を形成する場合があり，手術の対象となる．

180　第 10 章　鼓膜形成術

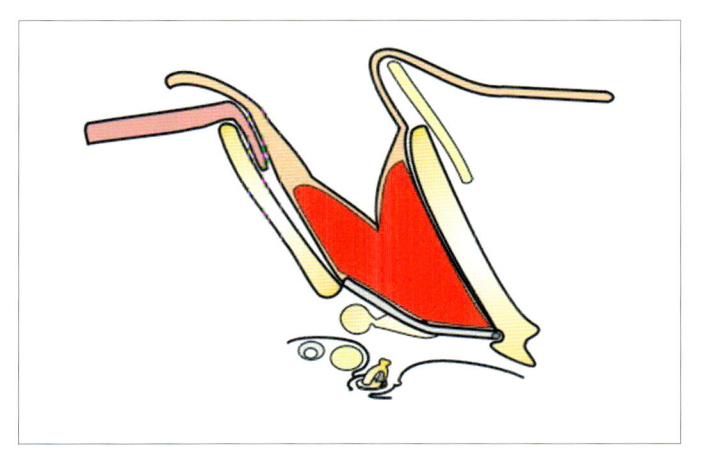

図 10.52　外耳道狭窄

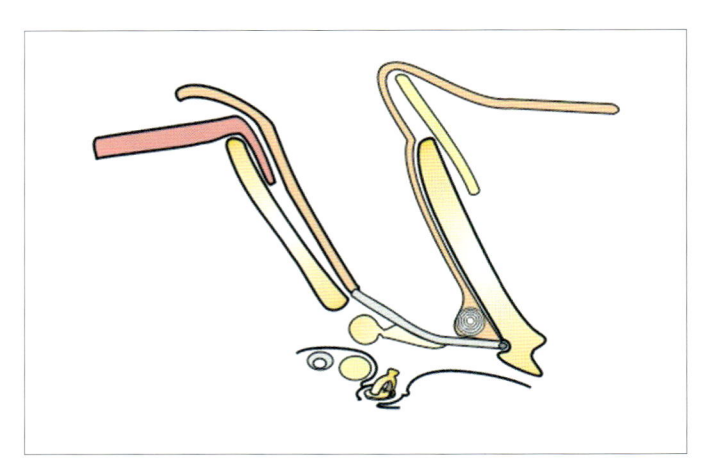

図 10.53　医原性真珠腫（角部）

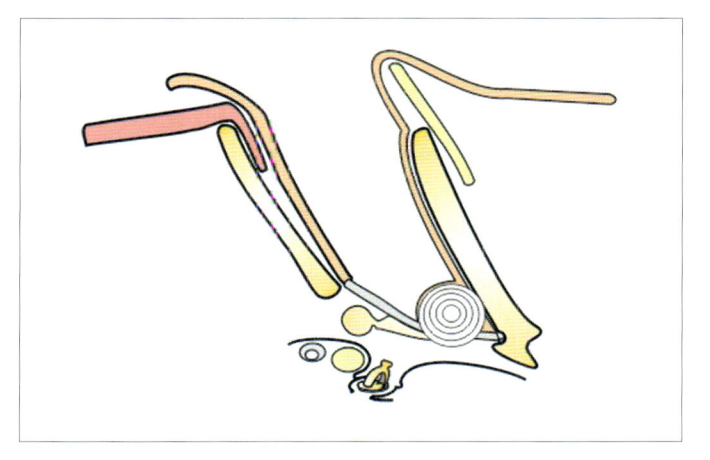

図 10.54　医原性真珠腫（角部）

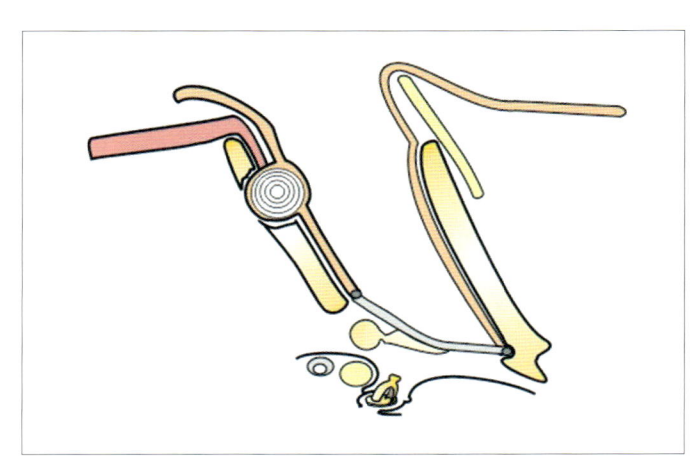

図 10.55　医原性真珠腫（後方）

鼓膜形成術の再手術 181

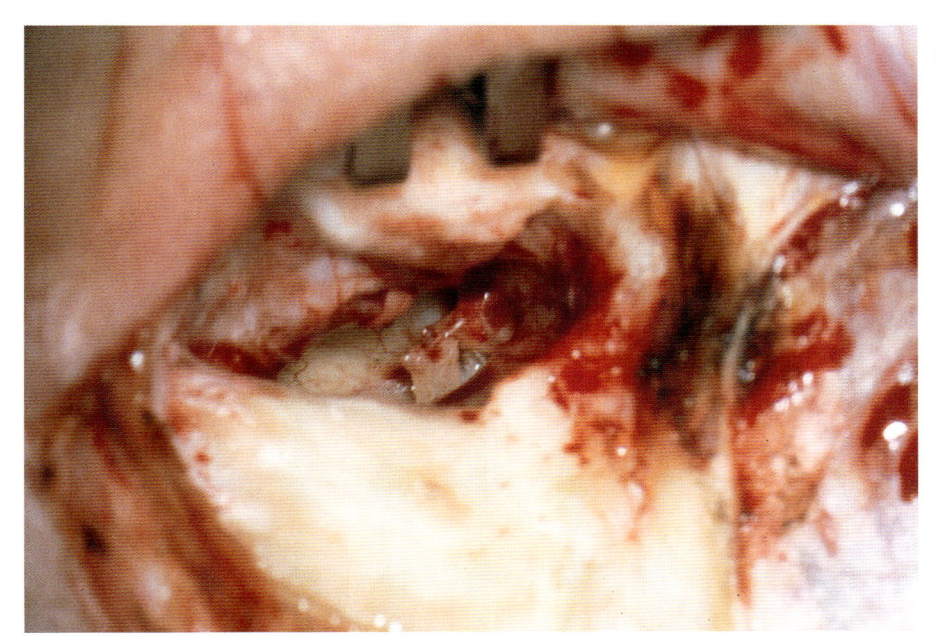

■ 症例10.8 （左耳）

図10.8-1　本症例は19年前に左鼓室形成術を受けたが，聴力は改善しなかった．鼓膜は浅在化しており，純音聴力検査で30 dBの気骨導差が見られる．耳後切開で鼓膜-外耳道皮弁を挙上すると，鼓膜の浅在化のために骨性鼓膜輪のはるか外側で鼓室内に入る．前回の手術で使われたコルメラは鼓膜と接触していない．

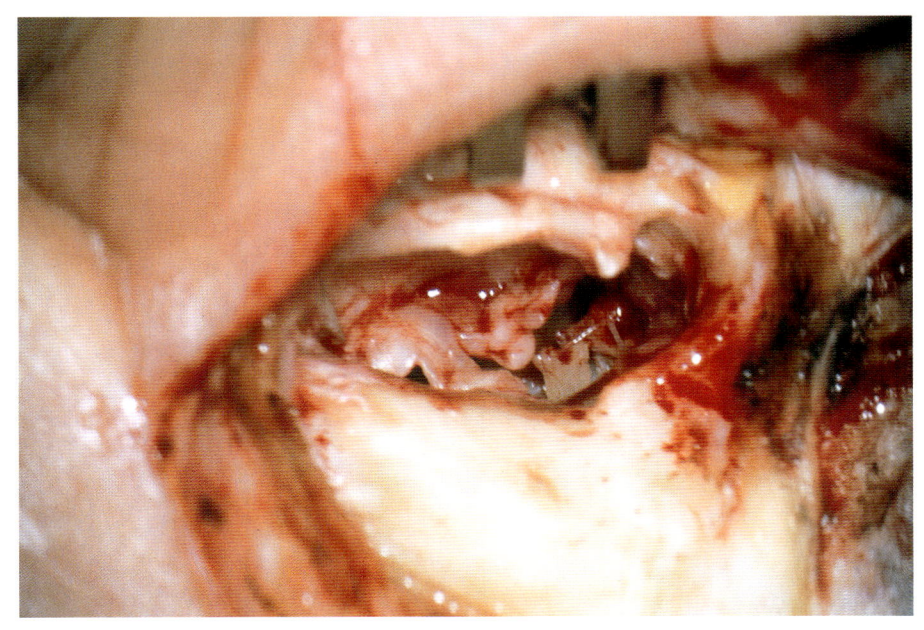

図10.8-2　浅在化して厚くなった鼓膜の表面を覆う健常な皮膚は残し，瘢痕部分は切除する．

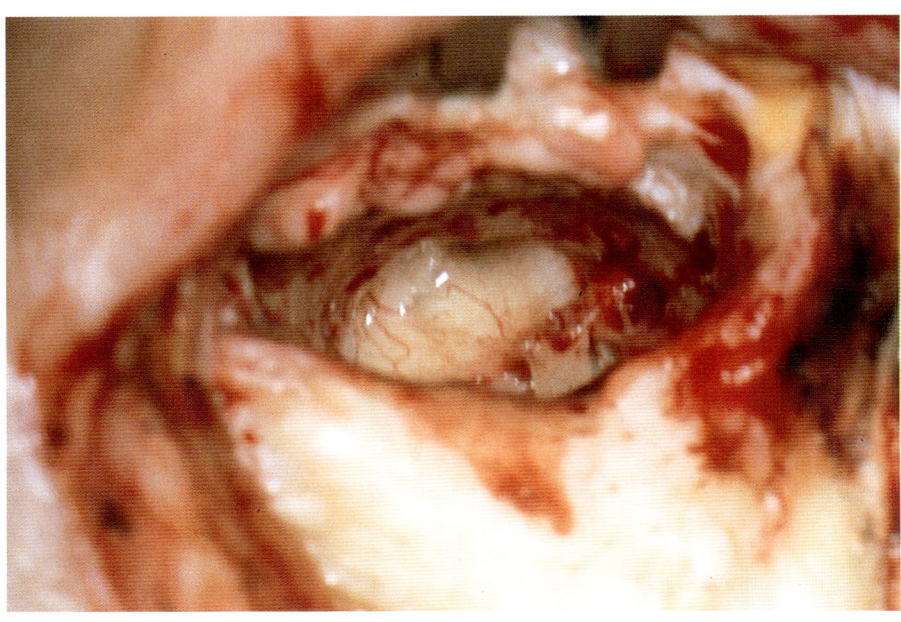

図10.8-3　鼓膜-外耳道皮膚弁を前壁から外側に向けて剝がす．本来の位置に線維性鼓膜輪が残っている．鼓膜輪全体を明視下に置くために外耳道を形成する必要がある．

182　第 10 章　鼓膜形成術

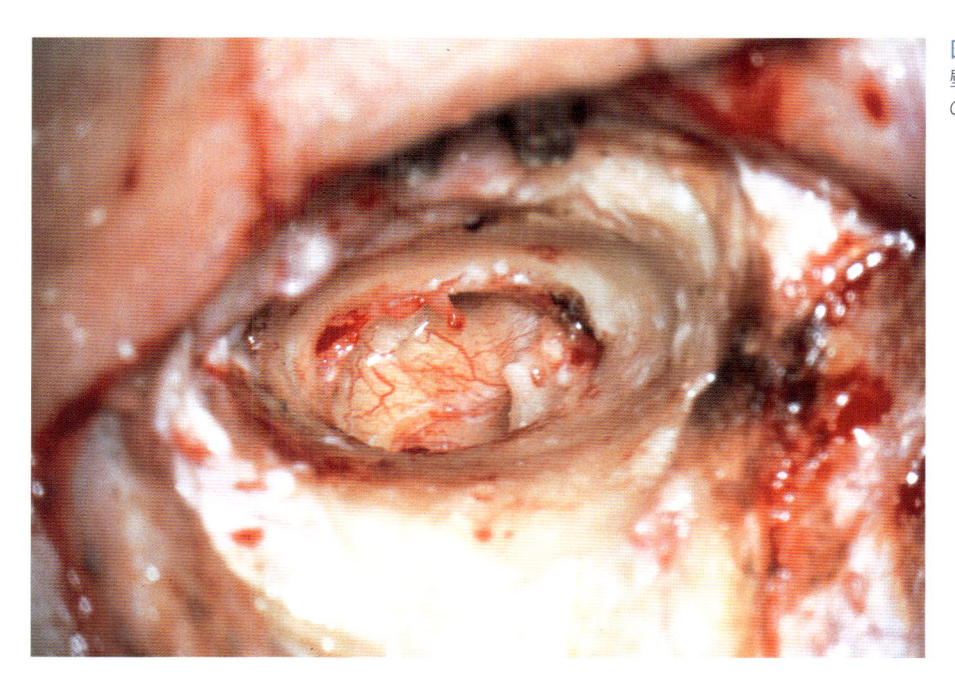

図 10.8-4　外耳道形成が施行されている．前壁内側にひさし状の骨が残っているため鼓膜輪への視野はまだ不十分である．

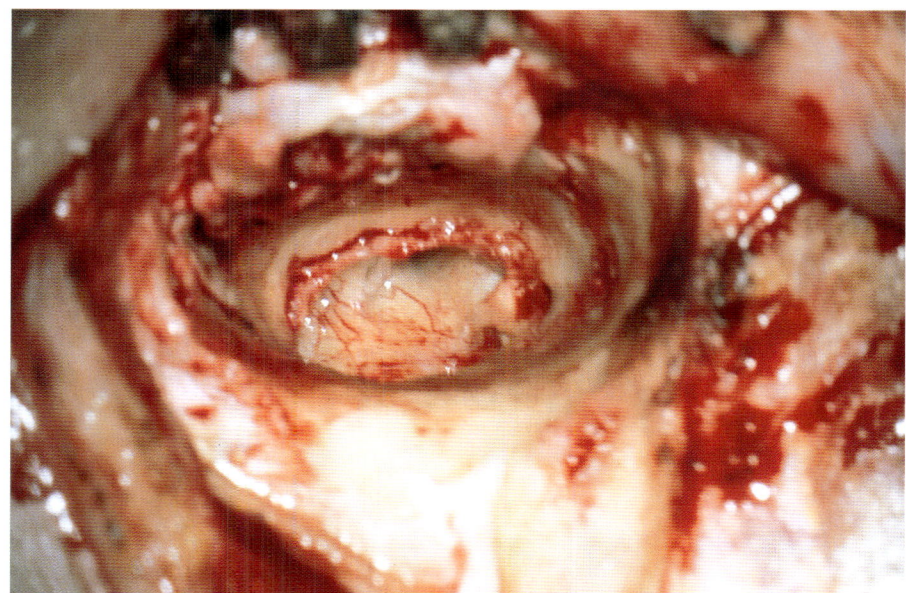

図 10.8-5　鼓膜輪の外側にあるひさし状の骨を小さな鋭匙で少しずつ削除していく．

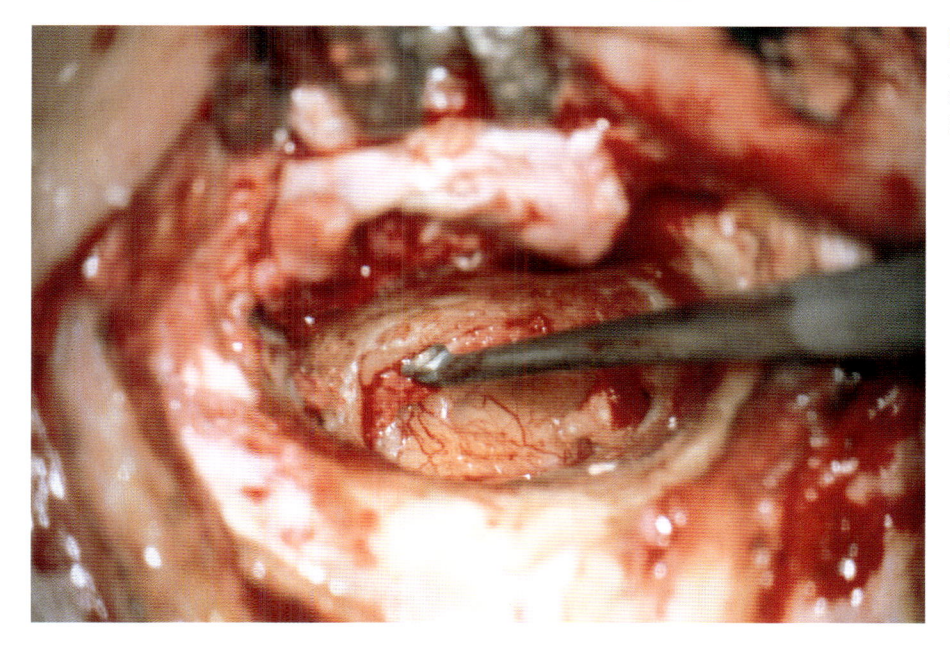

図 10.8-6　鋭匙は内側から外側，ないしは上方から下方へ，回転させるように動かす．顔面神経や耳小骨連鎖に向かう方向に動かしてはならない．

鼓膜形成術の再手術　183

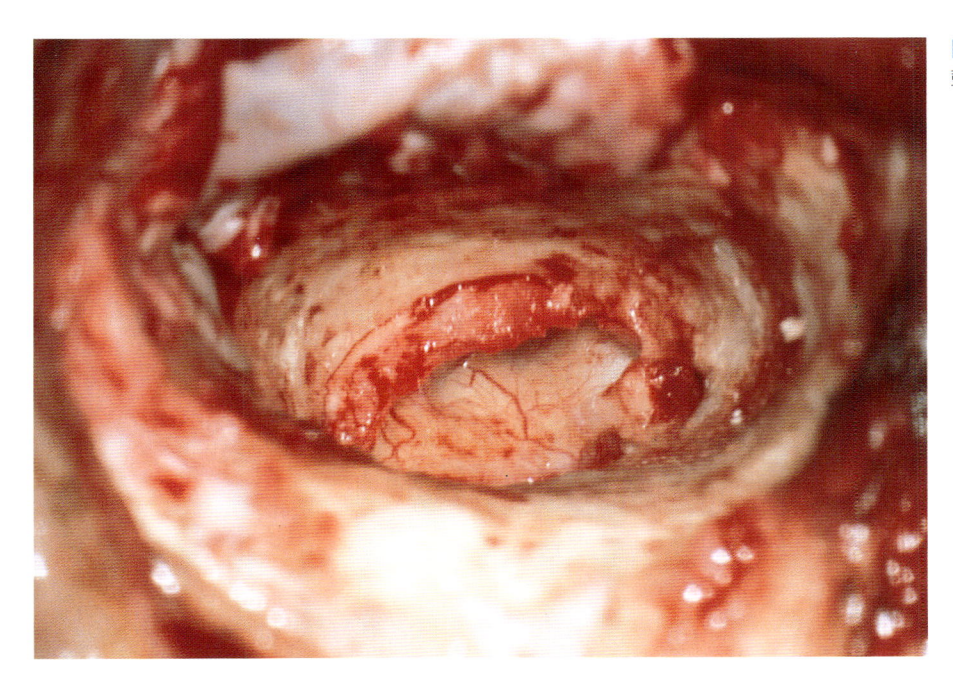

図 10.8-7　外耳道形成が完了すると，線維性鼓膜輪が完全に見えるようになる．

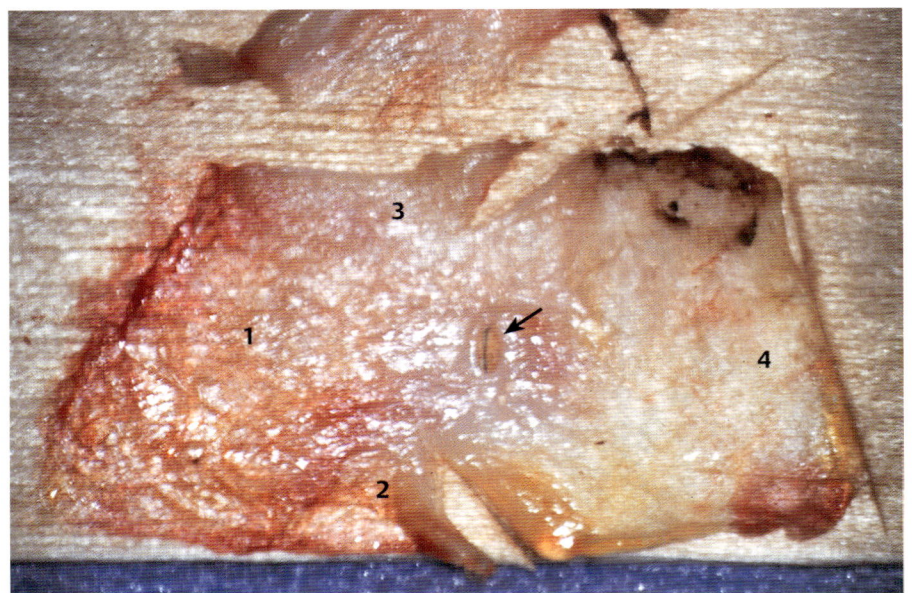

図 10.8-8　筋膜は，中央のボタンホール（矢印）にツチ骨柄残存部を通し，上下2つの切れ込みで骨性鼓膜輪をまたぐようにデザインする．各部の配置は以下のようになる

1　前鼓室
2　下鼓室
3　上鼓室
4　外耳道後壁

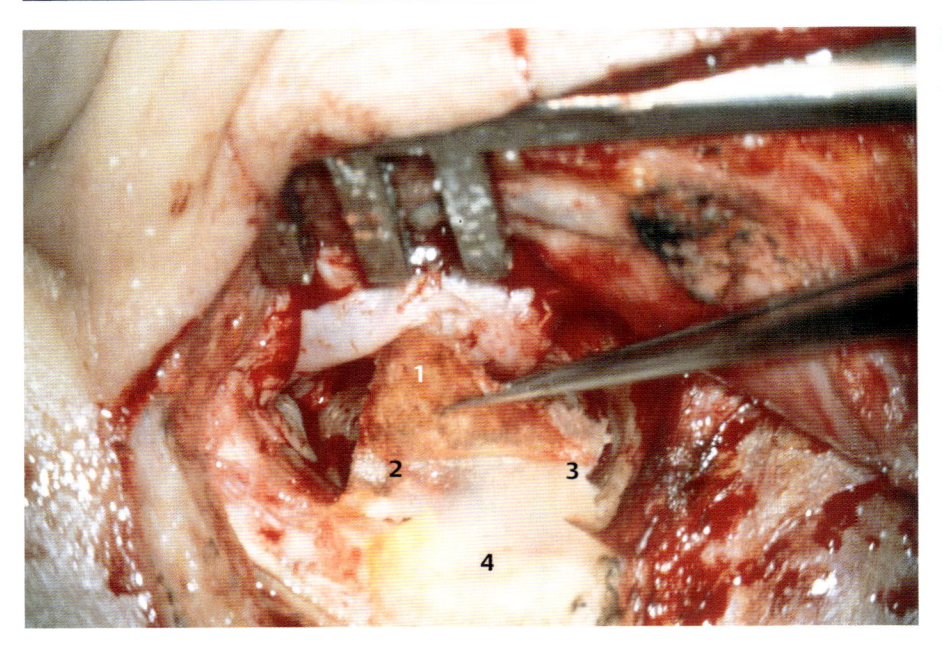

図 10.8-9　鼓室をゼルフォームでパッキングし，筋膜を攝子で導入している（各番号は図10.8-8を参照）．

184　第 10 章　鼓膜形成術

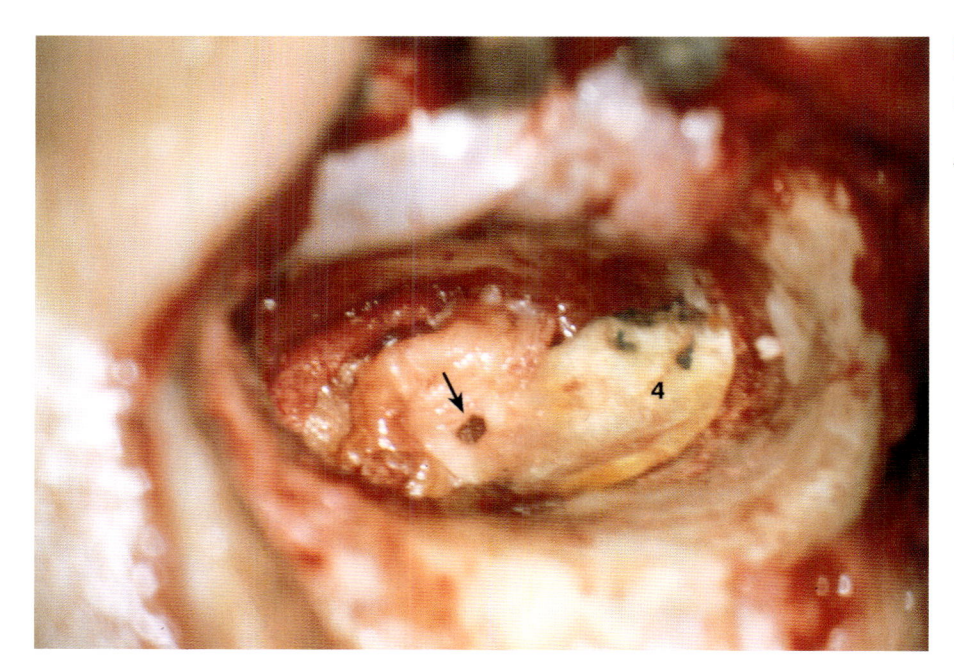

図 10.8-10　筋膜の前端部（1）をアンダーレイとし，ボタンホールをツチ骨柄先端部の上にもってくる（矢印）．

4　外耳道後壁

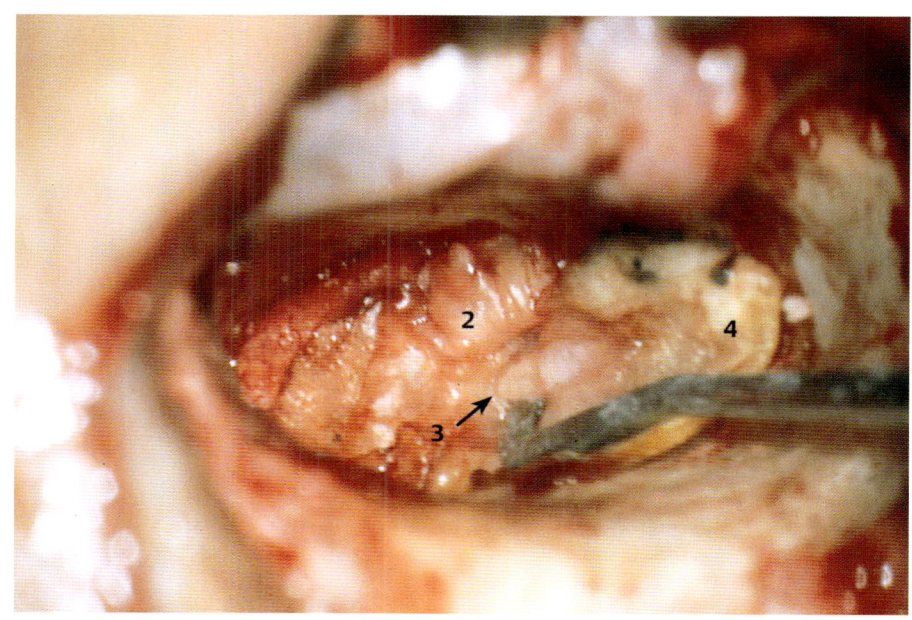

図 10.8-11　鼓室洞フックでボタンホール（矢印）にツチ骨柄先端を通す．ツチ骨柄先端部がフックの上に見える．この後に切れ込みを入れて作った筋膜の小部分（2, 3）を鼓膜輪の下に押し込む．

2　下鼓室
3　上鼓室
4　外耳道後壁

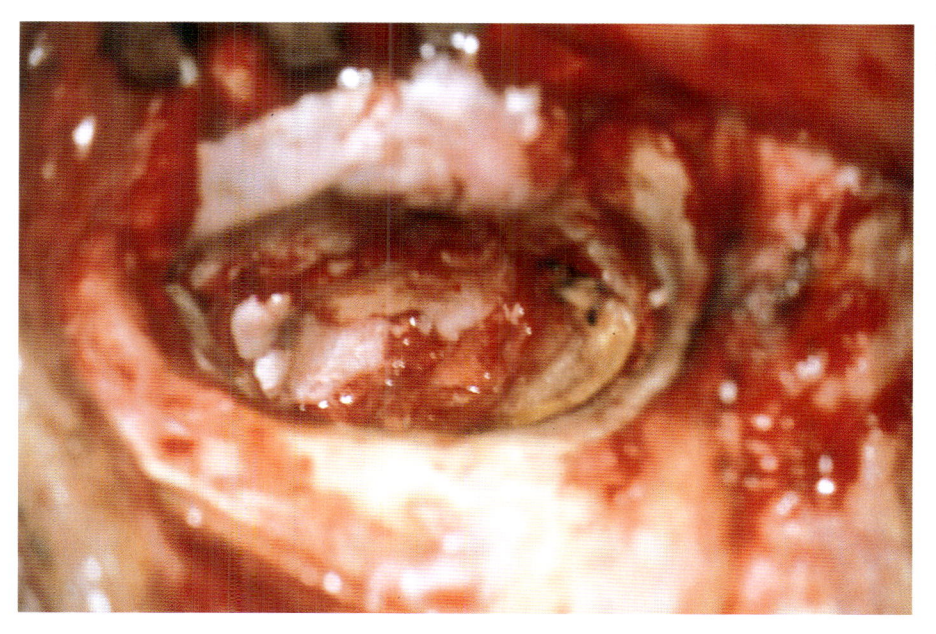

図 10.8-12　鼓膜の形成が完了し，鼓膜-外耳道皮弁を筋膜の上に戻す．

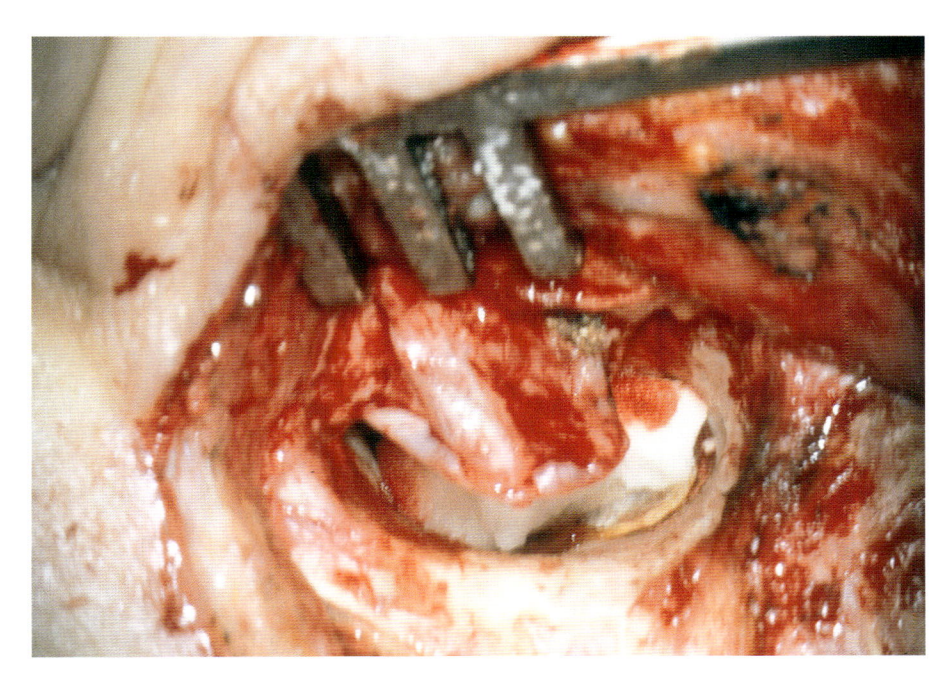

図 10.8-13 筋膜と鼓膜-外耳道皮弁はゼルフォームで固定する．後壁は有茎外耳道弁を置くためにまだパッキングしない．

■ 鼓膜形成術のヒントと落とし穴

- 局所麻酔のほうがよい．出血が抑えられるため，正確な筋膜の配置と皮膚のアレンジができる．
- 常によい結果を残すには，中耳の構造や移植片を正確に扱う必要がある．そのためには構造が明視下に置かれていなければならない．鼓膜形成では，適切な外耳道形成を行えば，直視下に快適な操作ができる良好な術野を全例で作ることができる．
- 鼓膜後方の小穿孔には経外耳道的アプローチを用いる．
- 鼓膜前方の穿孔や大きな穿孔には耳後切開を用いる．
- 骨壁と外耳道皮膚の間に湿らせた綿片を置くと，出血が減るうえに直接吸引して皮膚が破れることもなくなり，鈍的な剥離が容易になる．
- 大穿孔や鼓膜前方の穿孔では，線維性鼓膜輪を含む鼓膜の全貌が顕微鏡を動かさずに見えるようになるまで外耳道を形成する．
- 大穿孔や鼓膜前方の穿孔は，ほぼすべての症例で何らかの外耳道削開が必要となる．
- 鼓膜前壁の皮膚は，必要と判断されるまでは切らないようにする．後壁を削開するだけで十分な症例もある．
- 穿孔が鼓膜後半部にあり，鼓膜前縁が見える場合には，外耳道形成は必要ない．
- 前壁皮膚の剥離が必要な場合には外側から内側に向けて剥離する．内側から外側に剥離してはならない．
- 鼓膜前方が残っている症例は常にアンダーレイ法で手術する．
- 前鼓室外側壁とその粘膜を利用すると，オーバーレイ法の症例をかなり減らすことができる．

- 穿孔が前上象限に達してツチ骨柄が残る症例では，線維性鼓膜輪を一部剥がして骨性鼓膜輪との間に作ったボタンホールから筋膜の小部分を引き上げる必要がある（「鼓膜前半部に及ぶ穿孔」を参照 ➡ 128 頁）．
- 適切なアンダーレイ法を行えば，鼓膜前方が鈍角化する頻度は大きく減少する．
- 筋膜は前鼓室深く挿入する．
- 線維性鼓膜輪と前壁の間に作ったボタンホールから筋膜を引き上げた場合には，その長さと幅は 2 mm 以内にとどめる．
- 同時に，筋膜外側に骨壁があることが重要である．前鼓室，下鼓室，上鼓室ともに筋膜が十分な大きさで入るようにする．そのために筋膜には切れ込みを加える．
- 線維性鼓膜輪前部が欠損している場合にはオーバーレイ法を使うこともある．その場合にはドリルで新たに鼓膜溝を形成する．
- オーバーレイ法では，前壁に乗せる筋膜の長さは 2 mm 以下に制限し，筋膜の前縁は皮膚（血流のあるものでも分層植皮でもよい）で覆う必要がある．パッキングをするときにまず前方の角をゼルフォーム小片で圧力をかけてしっかり固定する．
- 鼓膜の浅在化は移植片がツチ骨から離れることによって起こる．ツチ骨柄があるときには，あらゆる状況において筋膜をツチ骨柄の内側に敷くべきである．大穿孔の場合には，筋膜に切れ込みを入れ，そこからツチ骨柄をできるだけ長く筋膜の外側に出すようにする．
- 鼓膜の浅在化は後壁側でも起こる．筋膜は引っ張らずに済むよう，後壁を十分に覆う長さでなければならない．また，後壁はゼルフォームでしっかりとパッキングする．

- 外耳道皮膚はできるだけ保存するように注意する．外側の有茎外耳道皮弁は筋膜を外側から覆うだけの長さを確保する．
- 線維性鼓膜輪が病変に巻き込まれていなければ，ここから前壁皮膚を剥がしてはならない．
- 外耳道前壁の削開が必要な場合には，外耳道皮膚は外側から内側に向けて剥離し，鼓膜−外耳道角部の皮膚の連続性を保つようにする．
- 耳管をゼルフォームでパッキングすると，再穿孔を起こす症例をかなり減らすことができる．内側から筋膜を支えることも重要で，必要があれば筋膜を敷いてから鼓室内にゼルフォームを補充する．
- 手術で起こった炎症が早期に治れば，術後の狭窄は減らすことができる．移植片と外耳道が可及的早期に上皮化するためには，血流のある皮膚をできるだけ多く残し，その一部が移植片の上に乗るようにする．また，露出した骨組織はできるだけ筋膜で覆う．しかしながら，鼓膜前方の浅在化を防ぐには，鼓膜再建に使う筋膜が前壁に乗る距離は 2 mm 以下に抑えなければならない．もし前壁を筋膜で覆う必要があれば，これとは別の筋膜を用意する．
- 顎関節を開放しないように注意する．術中，露出する直前の顎関節包は青く透見することができる．
- 医原性真珠腫を避けるには，鼓室内を慎重に観察し，皮膚を正確に置くことが重要である．鼓膜全体への視野がよくなる外耳道形成を行うことで，角化上皮を鼓室内に残したり，皮膚を折り込んでしまったりする危険性が低くなる．外耳道後壁の有茎皮弁は鼻鏡下に一旦引き上げ，断端を視認してから後壁をパッキングする．手術は皮膚を縫い終えるまでは終わってはいないのである．
- この手術は日帰りで行うこともできる．もし必要なら，患者は飛行機に乗って帰路についても全く問題はない．
- キヌタ骨長脚が破壊されていて周囲に粘膜がある場合には，耳小骨形成を一期的に行うこともできる．もし周囲に粘膜がなければ，段階手術としたほうがよい．
- アブミ骨上部構造が欠損する場合には段階手術とするべきである．
- アブミ骨が固着している場合には段階手術の絶対的適応となる．

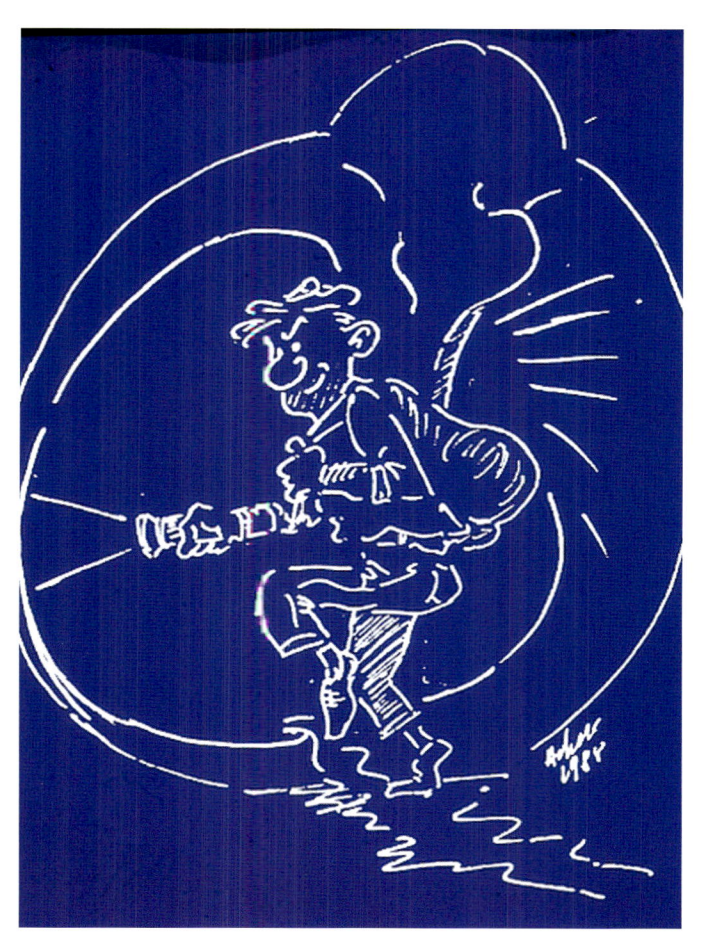

隠れた敵「カドノウシロノヒフ」を探すんだ！

11　耳小骨形成術

　耳小骨連鎖は鼓膜の振動を内耳に伝えるが，これがうまくいかない場合，最大で 50 dB の気骨導差が生じる．種々の中耳病変が連鎖を固定，あるいは離断し，伝音難聴を起こす．耳小骨形成術は伝音機構を回復させるための手術であり，鼓膜形成と一緒に行われることもあれば，病変処理の最終段階として第 2 期手術で行われることもある．そのような病態としては慢性中耳炎，真珠腫，癒着性中耳炎，アテレクターシス，鼓室硬化症，良性中耳腫瘍などがあげられる．鼓膜の修復については，第 10 章 鼓膜形成術を参照していただきたい（➡ 122 頁）．

　耳小骨の再建に使う材料については，入手の容易さ，硬さ，安定性，生体への被受容性，費用など複数の要素を考慮する必要がある．販売されている人工耳小骨には多くの種類があるが，人工物（プラスチック，セラミック，チタンなど）には排出の可能性があり，現在のところこの問題を克服できる製品は存在しない．自家軟骨と皮質骨は，再建に要する距離が短い場合にはよい材料かもしれない．しかし，どちらの材料も萎縮する傾向が強く，長期に観察すると再建された連鎖の連続性が損なわれることも少なくない．耳小骨は萎縮しにくく長期にわたって安定しており，また排出もされにくいことがわかっている．われわれは，自家ないし同種キヌタ骨を好んで使用している．自家キヌタ骨は中耳手術でしばしば採取することができる．われわれは感染症の有無を十分に調べた頭蓋底手術の患者から採取した同種キヌタ骨を用いることも多い．

　同種キヌタ骨は移植に用いる前に生理食塩水で十分に洗浄し，1 週間以上ホルマリン中に保存，その後に生理食塩水で洗浄し，70％エタノール中で 2 か月以上保存する．同種キヌタ骨がクロイツフェルト-ヤコブ病のようなスローウイルスを媒介したという事例はないが，理論的な危険性は否定できない．いずれは自家組織ないしは将来登場するであろう生体に受容されやすい人工物に移行するほうが安全かもしれない．

■ 適応

- 後壁保存あるいは削除型の鼓室形成術の第 2 期手術として
- アテレクターシスや癒着性中耳炎で耳小骨が破壊されている症例
- 大きな気骨導差のあるアブミ骨が固定されていない鼓室硬化症
- 耳小骨奇形
- 外傷性耳小骨連鎖離断

■ 禁忌

相対的

- 骨導聴力が対側よりも悪い混合難聴
- 鼓膜とアブミ骨が癒着していて，かつ聴力のよい例
- 結核など特殊な細菌による中耳炎
- 高度のアテレクターシス

絶対的

- 唯一聴耳

■ アプローチ

　耳小骨形成では，病変の状況や耳小骨形成が必要となった状況により，さまざまなアプローチ法が採用される．

経外耳道的アプローチ

　真珠腫や慢性中耳炎のように耳小骨連鎖の障害と炎症が併存する場合には，われわれは通常段階手術を計画する（第 5 章 中耳手術における方針決定の「段階手術の治療戦略」を参照➡ 56 頁）．

　初回手術では病的組織の全摘出と鼓膜の形成を行い，耳小骨連鎖の再建は鼓室形成の第 2 期手術として耳鏡を使って経外耳道的に行う．初回手術で外耳道を形成しておくと，第 2 期手術での耳小骨形成が行いやすい．

耳後切開での経外耳道的手術

　炎症がない場合には，耳小骨形成は鼓膜の形成と同時に行うことができる．外傷性耳小骨離断や，鼓膜後半部の陥凹にキヌタ-アブミ関節の破壊を伴う症例などは，この方法で施行可能である．

経乳突洞と経外耳道

　後壁保存型の鼓室形成術では，耳小骨形成は後鼓室開放部を経由して行うことも経外耳道的に行うことも可能である．後鼓室開放をするとアブミ骨への視野がよくなり，アブミ骨上部構造や底板へのコルメラの接触状態の評価が確実となる．

経乳突洞

　後壁保存術式での第 2 期手術では，耳小骨連鎖の再建は外耳道皮膚を切ることなく，再建鼓膜の位置を変えずに経乳突洞的に後鼓室開放部を通して行うことも可能である．コルメラは上鼓室側から導入し，上鼓室と後鼓室開放部から位置を調整する．この操作が術者にとって難しければ，外耳道皮膚を切って経外耳道的な操作を加えてもよい．

表11-1 Sadèの分類

グレード	緊張部の状態
I	軽度の陥凹
II	キヌタ骨ないしアブミ骨への接触
III	岬角への接触
IV	岬角への癒着
V	穿孔を伴う癒着

経外耳道

後壁削除型鼓室形成術の第2期手術としての耳小骨形成と鼓室内のチェックは、経外耳道的に耳鏡下に施行可能である。入口形成がきちんと行われていれば、この操作に十分な視野が確保できる。第2期手術では、顔面神経が骨に覆われることなく露出している可能性がある。皮膚の切開と挙上の際に傷つけないように注意しなくてはならない。

アテレクターシスと癒着性中耳炎に関する考察

鼓膜が鼓室側に内陥した結果、鼓室の含気が失われる状態がアテレクターシスであり、潜在する耳管機能の障害がこの病的な状態の原因と考えられる。組織学的には鼓膜緊張部の線維層に萎縮が見られる。アテレクターシスはSadèにより5段階に分類される（表11-1）。

アテレクターシスに対しては1つの治療法で対処することはできない。通常は、グレードIからIIIまでは換気チューブの留置で対処することが可能である（第6章 換気チューブ留置を参照 ➡ 58頁）。チューブ留置後も著明な伝音難聴が残るか、あるいは明らかに耳小骨連鎖が障害されていれば手術の適応となる。

鼓膜後上部の陥凹はしばしばさまざまな程度の耳小骨破壊を伴っている。キヌタ-アブミ関節の破壊による耳小骨連鎖離断で大きな気骨導差があるような症例では、耳小骨形成が必要となる。キヌタ-アブミ関節の軽度の破壊であれば、一期的な修復も可能である。もし破壊が大きければ通常は段階手術とし、初回手術で外耳道形成を行って陥凹部を切除、鼓膜は後上部を大きな耳珠軟骨片で補強して再建する。鼓室の含気はシリコン板を使って回復する。第2期手術時に鼓膜の位置が正常なら（すなわち陥凹がなければ）、自家ないしは同種キヌタ骨を使って耳小骨連鎖を再建する。このような状況であれば一期的に手術することも不可能ではない。陥凹に伴って後壁が広範に破壊されている場合には、後壁削除型ないし保存型の鼓室形成術の適応となる。

Sadè分類のグレードIVないしVに相当する癒着性中耳炎は、アテレクターシスが進行した状態である。陥凹して萎縮した鼓膜緊張部と鼓室内側壁が接して炎症が起こることで癒着が進行するが、癒着は一部に止まっている場合と全体が癒着している場合とがある。また、キヌタ骨長脚が破壊されて鼓膜とアブミ骨頭が接触している症例もある。そのような症例で正常聴力を呈する場合には、耳漏や真珠腫の形成など他の病的な状態を合併しない限りは手術適応とならない。

癒着性中耳炎の手術適応は、耳小骨連鎖の破壊による伝音難聴、感染した大きな陥凹部のため頻回に耳漏を繰り返す症例、肉芽、ポリープ、耳漏によらず鼓膜穿孔がある症例（グレードV）である。これらすべての症例において、耳後切開で鼓室形成を行う。鼓膜の再建には内側面に軟骨を付けた軟骨膜を使用し、ツチ骨柄が残る場合には軟骨に切れ込みを入れてツチ骨が収まるようにする。この方法は再建鼓膜に再陥凹や再癒着が起こりにくく、鼓膜穿孔は軟骨膜で修復される（第10章 鼓膜形成術の「鼓膜形成で遭遇する問題と解決法」を参照 ➡ 175頁）。症例によっては軟骨に換気チューブを貫通させて再建に使用する場合もある。

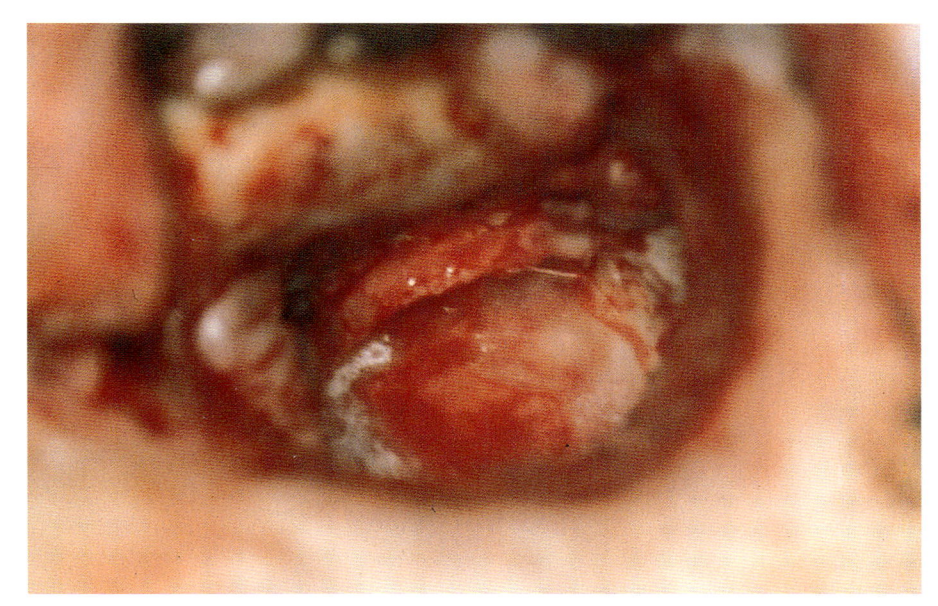

アテレクターシスと癒着性中耳炎に関する考察　189

■ 症例11.1　（左耳）

図 11.1-1　高度のアテレクターシスの鼓膜の修復症例である．外耳道形成を行って鼓膜全貌が観察できるようにした後に，弛緩した鼓膜を鼓室内側壁から慎重に剥がす．鼓室内に角化上皮を残すと医原性真珠腫となるため，注意が必要である．

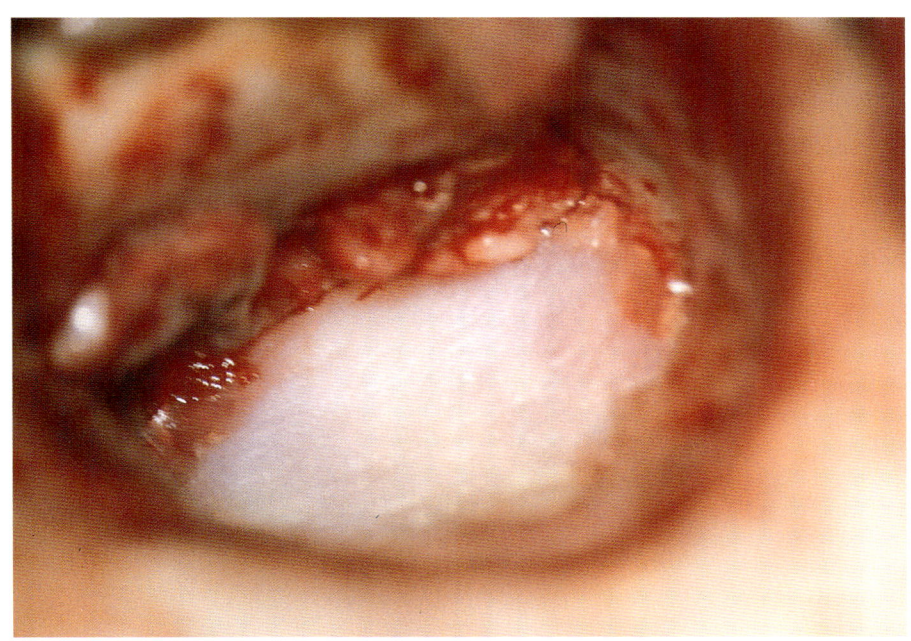

図 11.1-2　大きな軟骨板を鼓膜輪の内側に敷く．アブミ骨上部構造が残っている場合には，軟骨板内側面が当たって音が伝わる可能性がある．術後に聴力改善が必要な場合には第2期手術で耳小骨形成を行う．

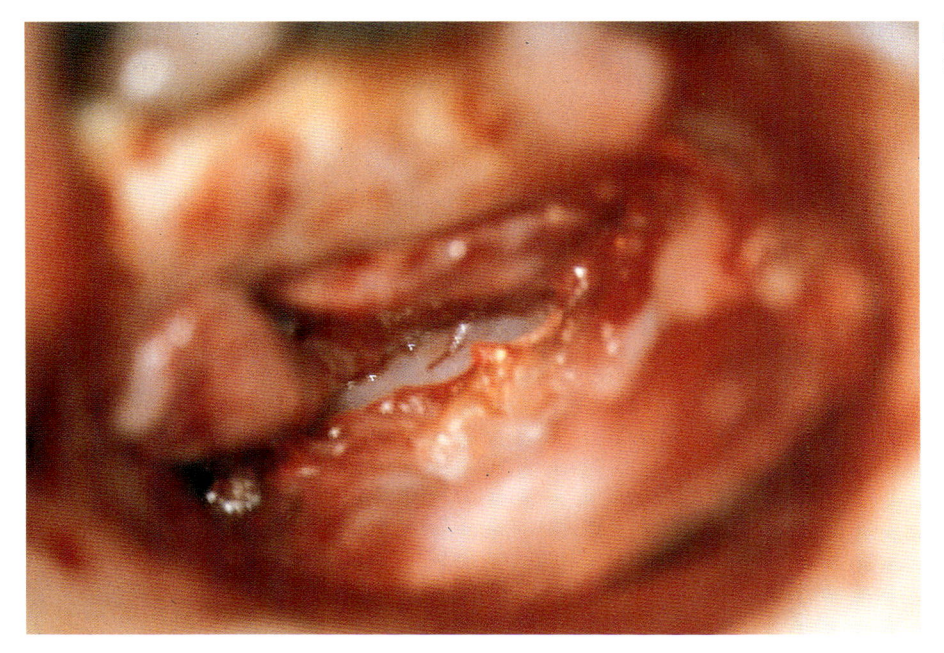

図 11.1-3　側頭筋膜を鼓膜輪の内側にアンダーレイして軟骨板を被覆する．

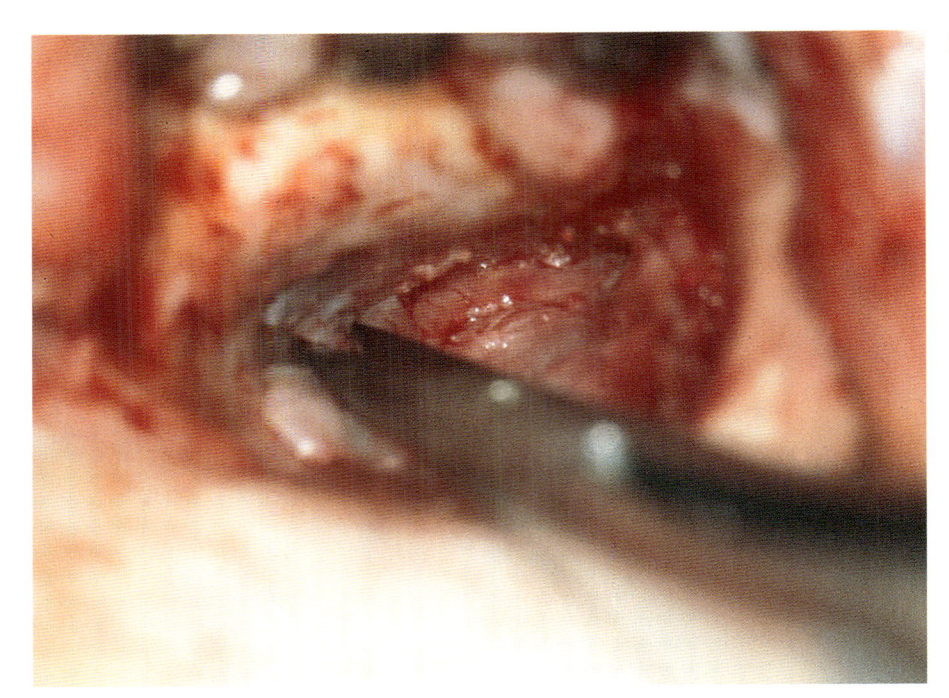

図11.1-4 外耳道皮膚が骨壁と密着するように皮膚に縦切開を加える.

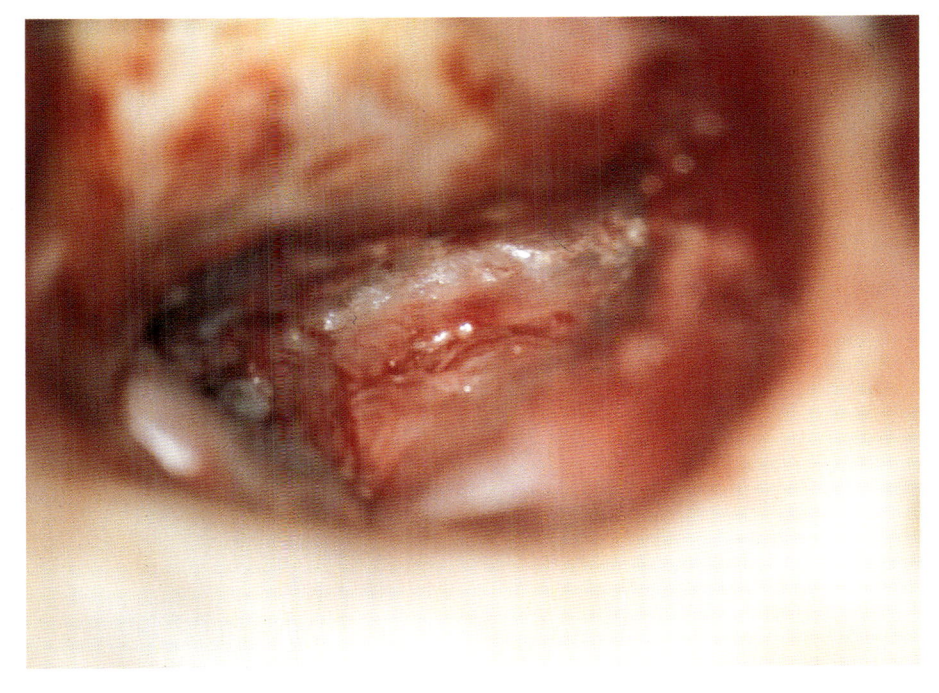

図11.1-5 鼓膜-外耳道皮弁を形成された鼓膜上に戻す.

鼓室硬化症に関する考察

　鼓室硬化症は，手術顕微鏡レベルの観察では白いチョーク様の沈着物として鼓膜や中耳腔内に見られる．この病変の成因についてはまだよくわかっていないが，炎症後の組織修復過程で通常とは異なる不適切な反応が起こると考えられ，形成にはおそらく遺伝的な要素が関与している．慢性中耳炎が先行している場合が多い．

　組織学的には粘膜下の硝子変性と線維化で特徴づけられ，中耳に広範に起こる場合も限局性の場合もある．その後，玉ねぎ状に層を作りながら骨化と石灰化が起こる．鼓室硬化症病変の好発部位は鼓膜，上鼓室，卵円窓，正円窓，鼓膜張筋腱，岬角などだが，鼓膜に限局する例で聴力に影響を及ぼすことは稀である．

　鼓室硬化症病変は血流に乏しく，適切に扱わないと再建の結果に悪影響を及ぼす可能性がある．術直後の良好な聴力が耳小骨連鎖の再固着のため次第に悪化していく症例も稀に存在する．そのような症例で再手術を行っても聴力が改善できる可能性は低い．鼓膜穿孔が閉鎖していれば，補聴器を処方するほうがよい．

■ 穿孔のない鼓膜の鼓室硬化症病変

　この状況では石灰斑が穿孔のない鼓膜の線維層を占め，硬く厚くなって弾性を失う．萎縮して薄くなった部分が隣接す

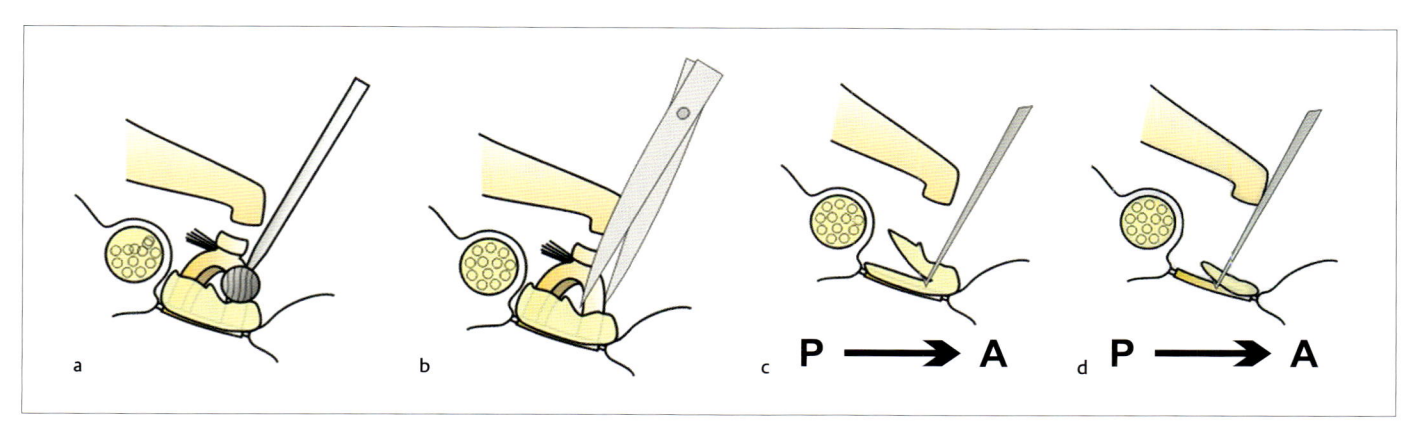

図 11.1
a OSSEOSTAP ドリルでアブミ骨上部構造を除去する.
b 直の剪刀でアブミ骨上部構造を除去する.

c, d 後方から前方に向けた動きで鼓室硬化症病変を底板から除去する.

ることもある．中耳粘膜は血流の減少を反映して極めて薄い場合もある．高度に進行した症例では鼓室硬化症病変が上鼓室や乳突洞口を含む鼓室の広い範囲を占め，耳小骨連鎖を完全に固定することもある．

気骨導差が大きい場合は耳小骨連鎖への影響が示唆され，手術の適応となる．鼓室硬化症病変とこれに巻き込まれた耳小骨を摘出して連鎖を再建する．鼓膜形成を要する場合もある（次頁「耳小骨の処理」を参照）．アブミ骨が固定されている場合には後述の扱いが必要となる．

■ 鼓膜穿孔を合併する鼓室硬化症

鼓室硬化症は炎症過程の存在を反映し，しばしば慢性中耳炎に合併する．症例によっては鼓室硬化症病変は中耳粘膜から突出し，鼓室内の白色塊として観察される．手術は耳小骨形成と鼓膜形成を一期的に行うことも可能である．

一方，もしアブミ骨が固着している場合には，まず鼓膜を形成してツチ骨とキヌタ骨を処理し，数か月後に第 2 期手術を計画する必要がある．

■ 鼓室硬化症におけるアブミ骨

鼓膜穿孔がある症例でアブミ骨が鼓室硬化症病変に巻き込まれていれば，段階手術を選択するほうが安全である．鼓膜に穿孔がない場合でも，アブミ骨を扱う前に鼓膜に孔があいてしまえば段階手術にするべきである．そのため，卵円窓に鼓室硬化症があることが疑われた場合には，術前に段階手術となる可能性を患者に話しておかなければならない．鼓膜に穿孔がない場合や第 2 期手術の場合には，鼓室硬化症病変やアブミ骨上部構造を慎重に除去する．その後のアブミ骨の扱い方については次項の「手術ステップ」で述べる．

上部構造の摘出は OSSEOSTAP ドリル（図 11.1 a）ないしは直の剪刀（図 11.1 b）で行う．アブミ骨底板から鼓室硬化症病変を微細剪刀などで除去していくが，顔面神経を傷つけないように，このときの剝離の方向は底板長軸に沿った後ろから前，あるいは前から後ろのどちらかとする（図 11.1 c，d）．

鼓室硬化症病変の下にある底板はしばしば可動性があり，この場合には底板上で連鎖を再建すればよい．クリーニング後に底板が固定している症例はアブミ骨手術の適応となる．

■ 手術ステップ

アプローチ

● 初回手術での経外耳道的耳小骨形成

初回手術例で耳小骨形成を行う場合には，外耳道に最も大きな視野をとれる耳鏡を挿入し，鼓膜-外耳道皮弁を挙上する．皮切はアブミ骨手術と同様で，耳鏡の先端部分で後壁に 12 時から 6 時までの U 字型の切開を加えるとよい．

● 後壁保存術式の第 2 期手術：経外耳道

後壁保存術式の第 2 期手術で乳突洞を見る必要がない症例では，できるだけ大きな耳鏡を用いて術野を作る．初回手術で適切な外耳道形成がなされていれば，耳小骨形成に十分な術野が確保できる．初回手術で薄くなった外耳道皮弁は骨壁から剝離すると短くなる傾向があるため，十分な長さが確保されるよう鼓膜輪から 1 cm 以上離して切開線を入れる（図 11.2）．

● 後壁保存術式の第 2 期手術：経乳突洞

後壁保存術式の第 2 期手術として経乳突洞的に耳小骨形成を行う場合には，耳後切開は初回手術の瘢痕上に加える．乳突洞に入るときには，腔内に露呈されている可能性のある硬膜や S 状静脈洞などの構造を損傷しないように注意が必要である．術後に形成されたひさし状の骨は削除し，丸く広い開口を持った乳突腔とする．

● 後壁削除後の第 2 期手術：経乳突または経外耳道

後壁削除後の創腔での耳小骨形成を行う場合には，創腔にトラブルがなく，炎症のない上皮で完璧に覆われている必要がある．経外耳道的なアプローチではできるだけ大きな耳鏡

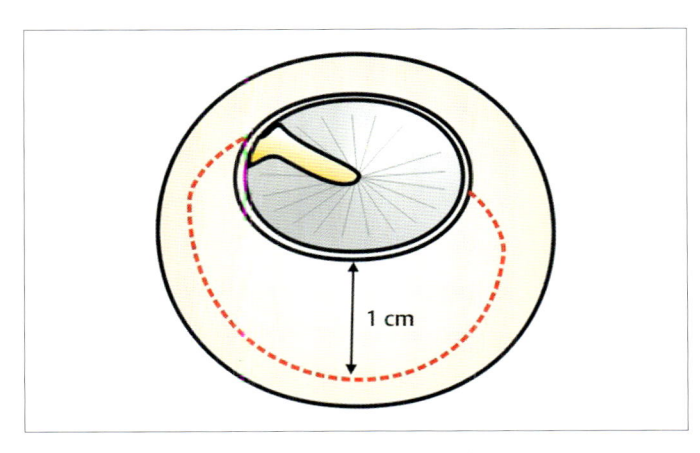

図11.2 外耳道保存術式の第2期手術での皮膚切開

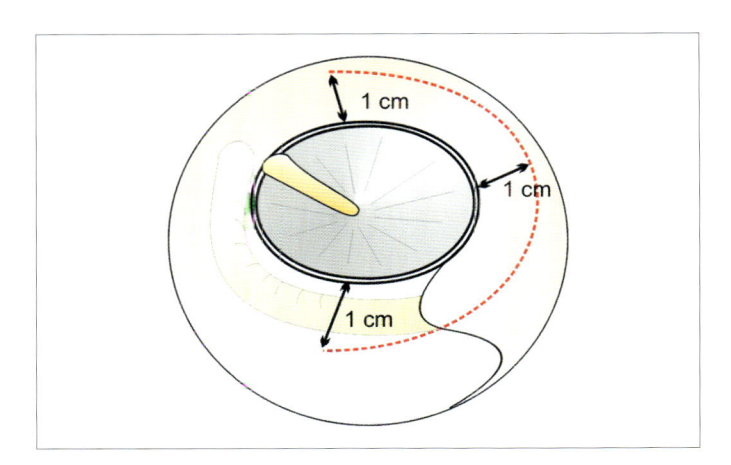

図11.3 後壁削除後の第2期手術での皮膚切開

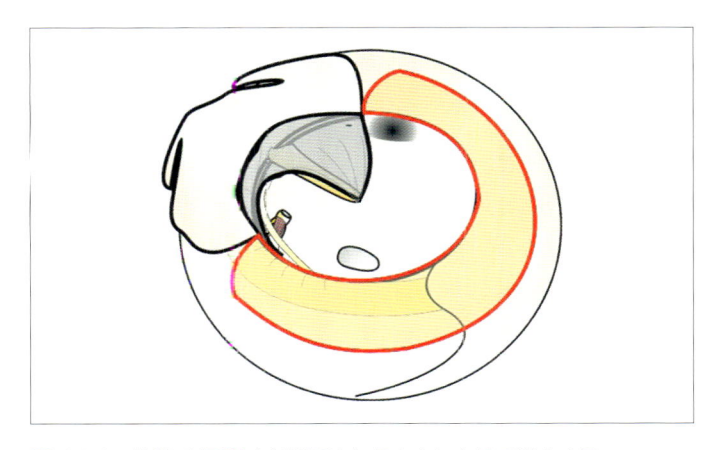

図11.4 鼓膜-外耳道皮弁は下方から上方に向けて挙上する.

置で，鼓膜からは1cm以上離れている必要がある（図11.3）．顔面神経の損傷を避けるには，切開を加える前に神経上を触診し，神経が骨に覆われていることを確認することが重要である．鼓膜-外耳道皮弁は上鼓室に向かって挙上し，下鼓室側から順に岬角，正円窓，アブミ骨，最後に顔面神経鼓室部と，徐々に構造を確認していく（図11.4）．このようにすれば，鼓膜の位置は維持され，顔面神経やアブミ骨を損傷する危険性が低くなる．

鼓室の操作

1. 経外耳道的なアプローチの場合には，初回手術で留置したシリコン板をフックで引っかけて抜き取る．後壁保存型の経乳突アプローチでは，乳突側からシリコン板を除去する．
2. 中耳に十分な広さの開口ができてから，鼓膜と中耳内側壁の間に介在する瘢痕・肉芽組織，粘膜ヒダを注意深く除去する．伝音再建にはアブミ骨上部構造や底板の状態が特に重要であり，ここが十分に見えるようにしておく．もしアブミ骨が骨性鼓膜輪のために見えなければ，鋭匙で小さく削除して視野を作る．後壁保存型の鼓室形成術では上部構造や底板は後鼓室開放部から観察することになる．アブミ骨底板が鼓室硬化症によって固定していれば，アブミ骨手術の適応となることもある．
3. 鼓膜が陥凹して内側壁に癒着していれば，鼓膜の剥離が必要となる．そのような症例では，切れ込みを入れたシリコン板を留置してゼルフォームでパッキングし，シリコン板の切れ込み部分で耳小骨連鎖を再建する．シリコン板がアブミ骨やコルメラに当たっている場合，長期的には萎縮が起こることがあるため，触れないように注意する．

耳小骨の処理

耳小骨形成の適応となる多くの症例で，耳小骨は失われているか，病変のために摘出する必要がある．残った耳小骨を利用して連鎖を再建することになるため，再建をする前にそれぞれの耳小骨に触れ，動きを確認しておく必要がある．キヌタ-アブミ関節の離断はよく見られる所見である．アブミ骨脚の破壊や軟化は，たとえ前後の一方であってもその上に連鎖を再建すると失敗することがある．鼓室硬化症や炎症性変化の結果，耳小骨連鎖，とりわけツチ骨頭はしばしば上鼓室で固着する．鼓膜張筋腱やアブミ骨筋腱には石灰化が見られる場合があり，またアブミ骨底板は耳硬化症や鼓室硬化症，線維化，先天異常などで動かなくなることがある．これらの状況は単独で存在することも，異なる病態と合併することもある．良好な結果を得るためには，各状況を適切な方法で解決しなければならない．

●キヌタ-アブミ関節の小さな骨破壊

鼓膜後上部の陥凹に伴ってキヌタ-アブミ関節が小さく部

下に手術を行う．初回手術で適切な入口形成が行われていれば，以下の操作に十分な視野が確保できる．経乳突アプローチでは耳後切開で腔内に入る．鼓膜-外耳道皮弁は上方を茎とするが，手術の終了時点では収縮していることを考慮して十分な長さを確保しておく．

外耳道への切開は3時から6時として前方は耳管方向に始まり，顔面神経を横切って顔面神経乳突部後方を走行，外側半規管の高さに到る．顔面神経の後方おおむね1cmの位

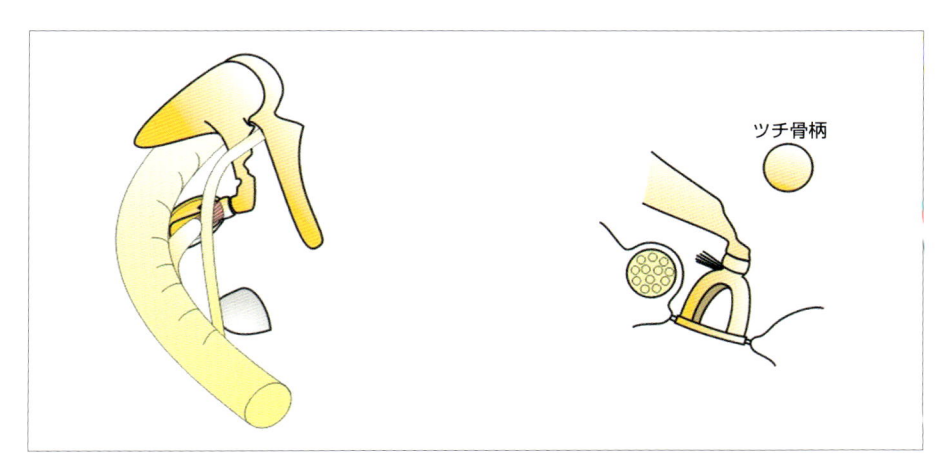

図 11.5 キヌタ-アブミ関節の軽い破壊

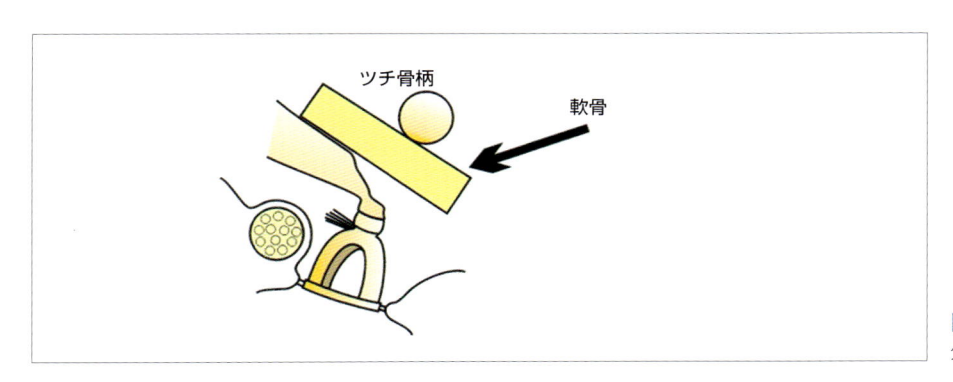

図 11.6 軟骨をツチ骨柄内側でキヌタ骨長脚の外側となるよう留置する.

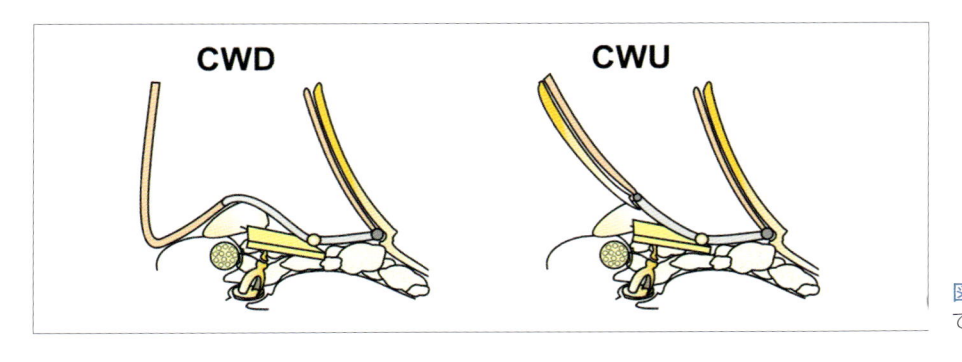

図 11.7 後壁削除（CWD）と後壁保存（CWU）での軟骨の位置

分的に破壊されている場合には，鼓膜穿孔の有無によらず一期的に手術することができる（図 11.5）．アプローチによって耳珠ないし耳甲介腔軟骨を使い，連鎖を再建する．大きな軟骨片をツチ骨柄の内側，キヌタ骨長脚とアブミ骨頭の外側となるように敷く（図 11.6）．後壁保存と後壁削除での軟骨の敷き方を図に示す（図 11.7）．キヌタ骨長脚を収容するための小さな切れ込みを入れてもよい．この軟骨は同時に鼓膜後上部を補強することになる．

● キヌタ骨

初回手術時にキヌタ-アブミ関節が破壊されてキヌタ骨体部が残存している場合には，病変の状況によってキヌタ骨を本来の位置に残したままにするか，摘出後に保存し，第 2 期手術の耳小骨形成で利用する．

キヌタ骨を扱う前に，顔面神経を含む鼓室内側壁の状況を確認する．顔面神経が露出してキヌタ骨長脚が破壊されていれば，神経周囲での操作には細心の注意を払い，神経の損傷を避ける必要がある．中鼓室側から盲目的に上鼓室を探ってキヌタ骨を摘出するのは危険である．

耳小骨連鎖を再建する際にキヌタ骨を摘出するのは，（i）耳小骨連鎖が上鼓室で固着している，（ii）ツチ-キヌタ関節が脱臼している，（iii）キヌタ骨長脚に著明な破壊がある場合である（図 11.8）．キヌタ-アブミ関節が離断していなければ，まずこれをはずす（図 11.9）．次に微小フックでキヌタ骨長脚を外側に持ち上げてツチ-キヌタ関節脱臼させる（図 11.10）．長脚を外側に持ち上げておく操作は，上鼓室や乳突洞口方向にキヌタ骨が脱落しないために重要である．鼓室洞フックをツチ骨柄とキヌタ骨長脚の間からツチ-キヌタ関節に向けて挿入し，先端を前方から後方に回転させるようにして関節を完全にはずす（図 11.11）．キヌタ骨長脚を鉗子で

194　第11章　耳小骨形成術

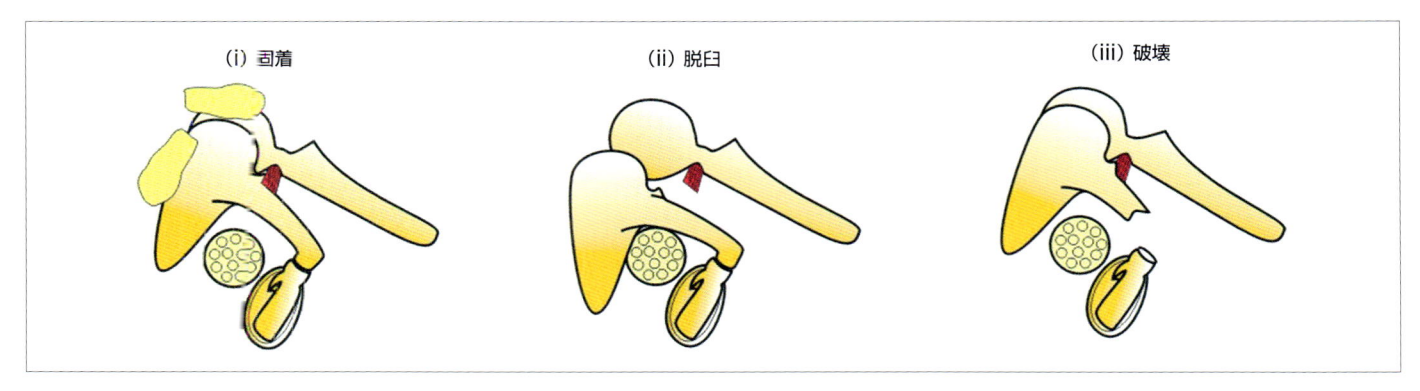

(i) 固着　　　　　(ii) 脱臼　　　　　(iii) 破壊

図11.8　キヌタ骨を除去すべき状況

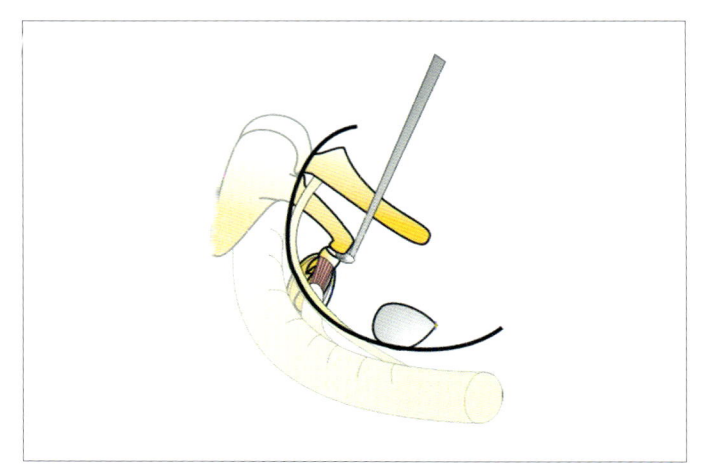

図11.9　キヌタ-アブミ関節の離断

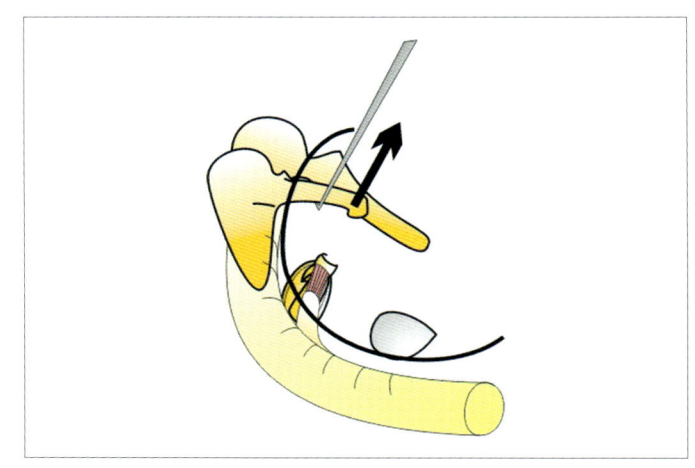

図11.10　キヌタ骨長脚を外側に引き上げる．

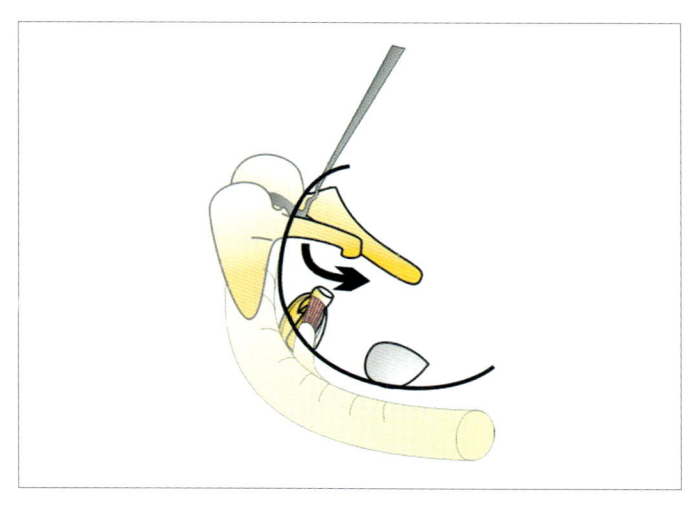

図11.11　前方から後方に向け鼓室洞フックを回転させるように使い，ツチ-キヌタ関節をはずす．

掴み（図11.12），鼓室内側壁に沿って下鼓室に向かって引き抜いて摘出する（図11.13）．ツチ-キヌタ関節が固着して脱臼させるのが難しい場合には，ツチ骨頸が見えるまで小さく上鼓室を開放し，マリウスニッパでツチ骨頸を切断後，キヌタ骨をツチ骨頭とともに摘出する．摘出したキヌタ骨は耳小骨形成の材料として極めて信頼性が高い．

　アブミ骨底板が固着してツチ骨とキヌタ骨に可動性がある場合には，キヌタ骨はそのまま置いておき，摘出しなくてもよい（「アブミ骨」を参照➡次頁）．

● ツチ骨

　鼓室形成の結果を左右する大きな要素として，ツチ骨柄，鼓膜張筋，アブミ骨上部構造の有無がある．ツチ骨柄はコルメラを，鼓膜張筋腱はツチ骨柄を安定化させる役割を果たす．そのため，耳小骨形成をする場合には，これらの構造をできるだけ保存するように努める．

　ツチ骨は上鼓室で頭部が固着する場合がある．耳小骨連鎖の可動性が低下している場合には，まずキヌタ骨を摘出したうえでツチ骨の可動性を評価する（図11.14～11.20）．ツチ骨がまだ固着している場合には，ツチ骨頸が見えるように小さく上鼓室を開放し，マリウスニッパかスキータードリルで頸部を切断してツチ骨頭を摘出する（図11.18）．

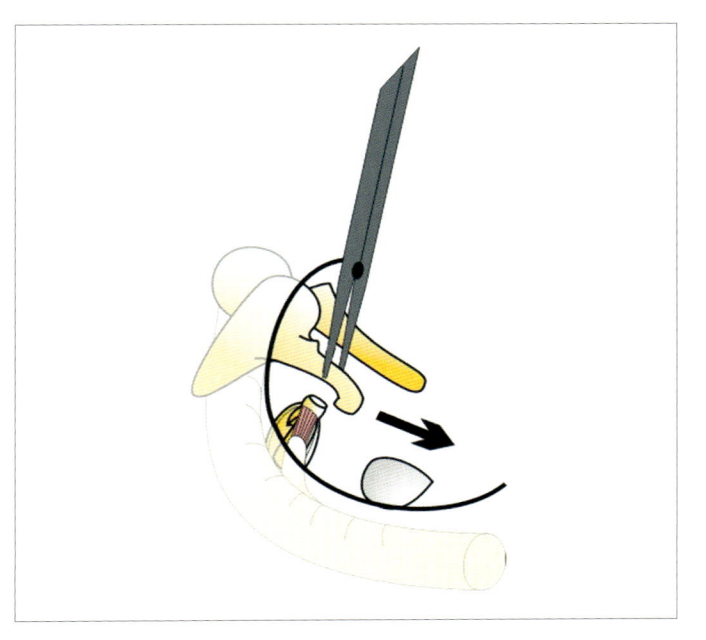

図11.12　キヌタ骨長脚を掴んで下方に引き出す．

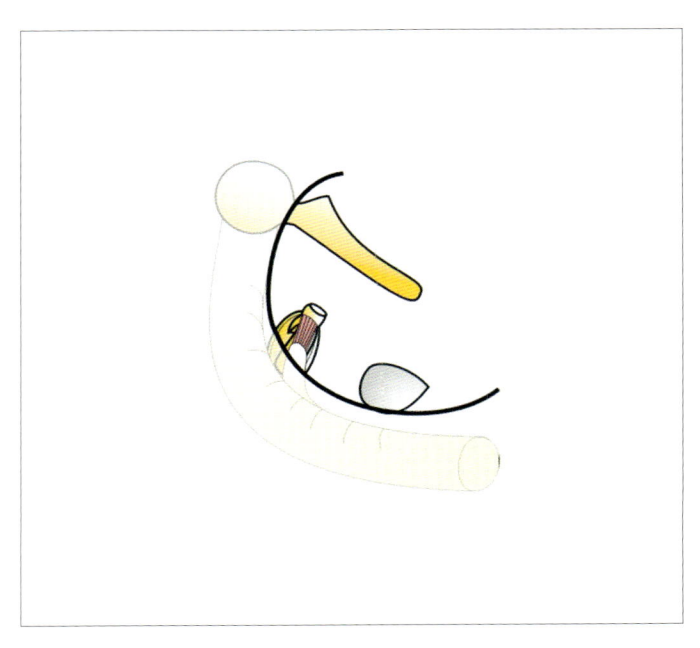

図11.13　キヌタ骨除去後の鼓室

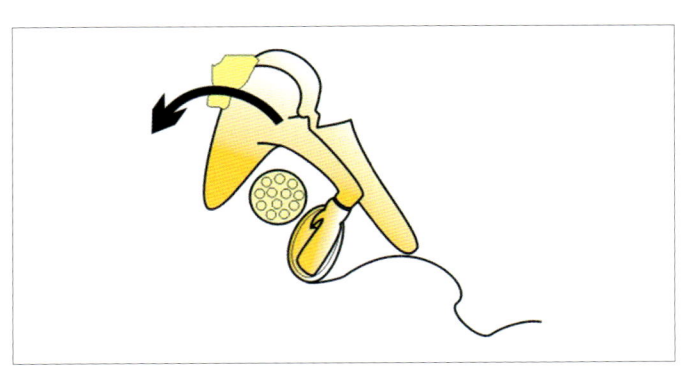

図11.14　上鼓室での固着はまずキヌタ骨を摘出する．

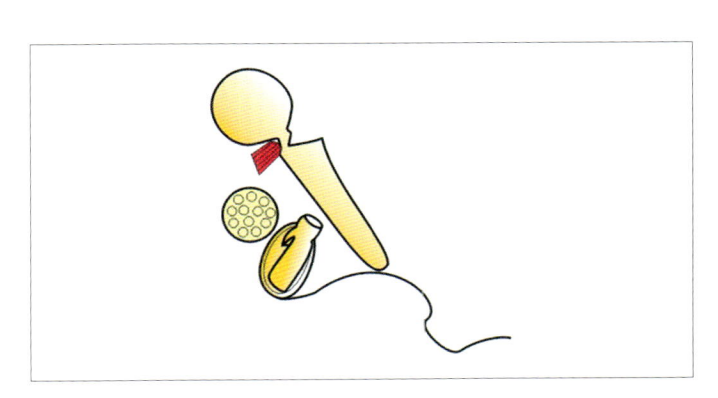

図11.15　鼓膜張筋がツチ骨可動性を制限している．

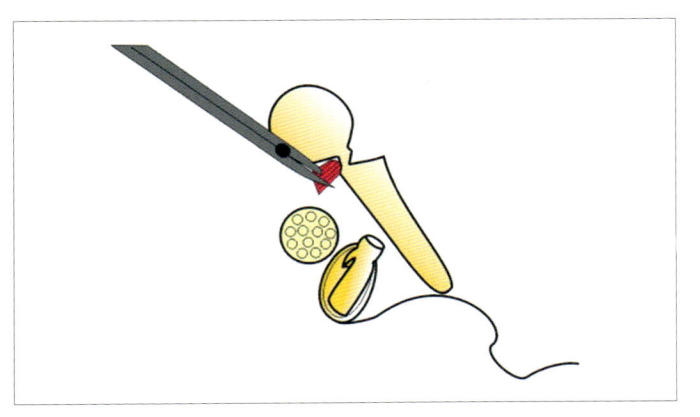

図11.16　鼓膜張筋腱を切断

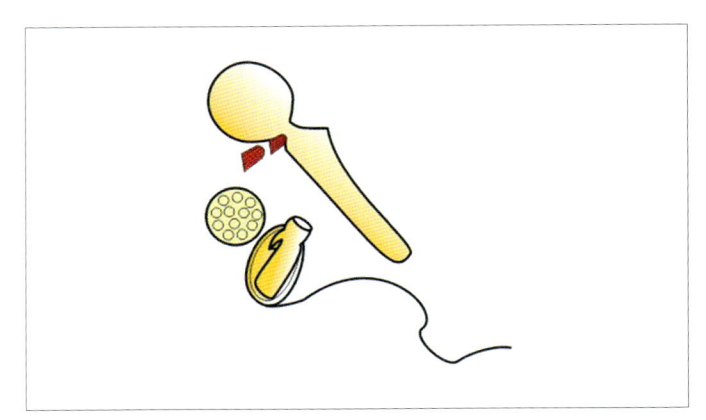

図11.17　ツチ骨が可動化

　ツチ骨頭摘出後にツチ骨柄の動きを確認する（図11.19）．鼓膜張筋が石灰化してツチ骨柄の可動性が低下している場合にはこれを切断する（図11.20）．ツチ骨柄が内側に転位して鼓室のスペースが狭くなっている場合には，耳小骨連鎖の再建が難しくなるため鼓膜張筋腱の切断を要する（図11.21）．

● **アブミ骨**

　アブミ骨の状態は，手術で必要となる手技と耳小骨形成の結果に単独で最大の影響を及ぼす要素である（図11.22〜11.25）．アブミ骨底板に問題がなければ，内耳に音を入れるために最も信頼がおける方法は上部構造を振動させることである．上部構造が失われるとアブミ骨底板と鼓膜との距離

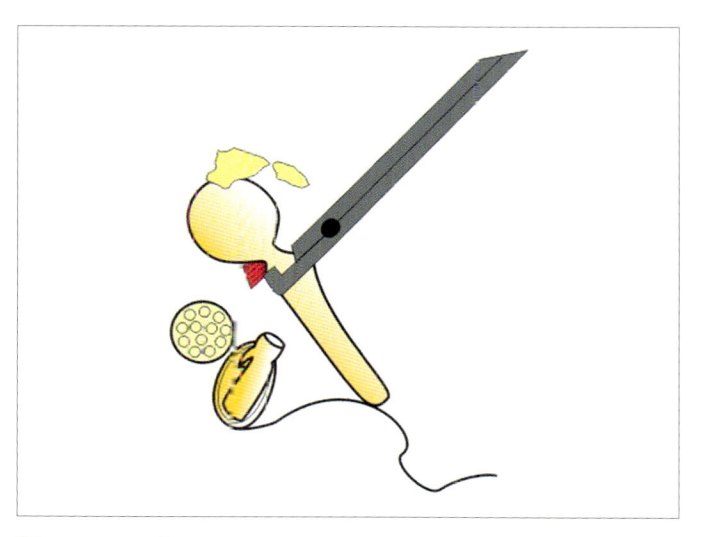

図 11.18 固着するツチ骨頭はツチ骨頸で切断して摘出する．

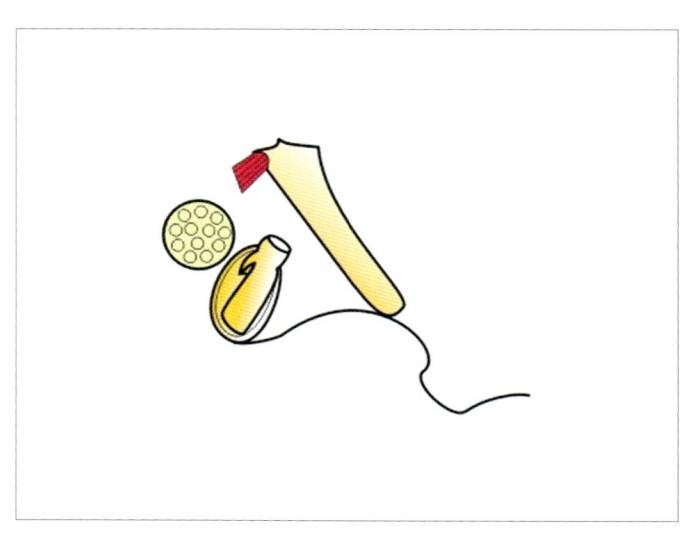

図 11.19 鼓膜張筋腱による可動制限が残存している．

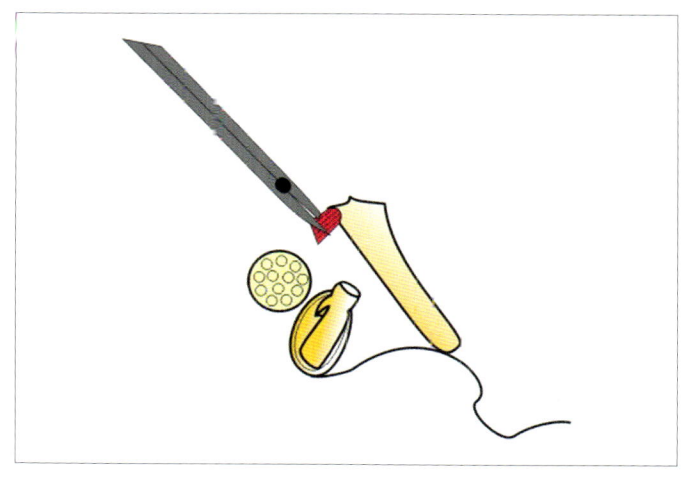

図 11.20 鼓膜張筋腱を切断する．

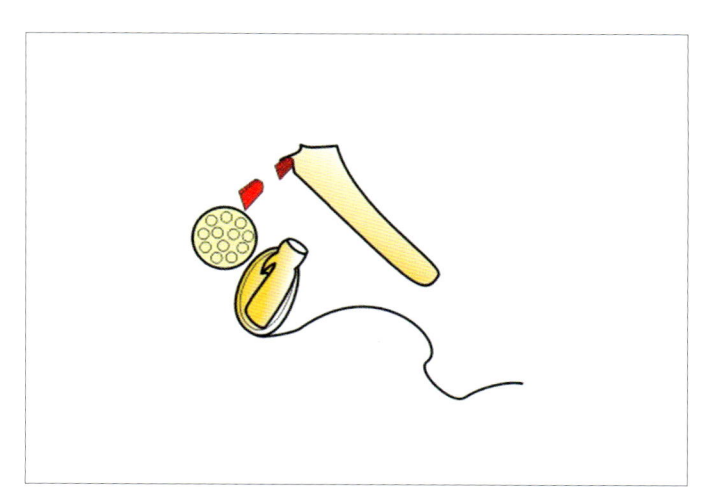

図 11.21 ツチ骨柄の可動化

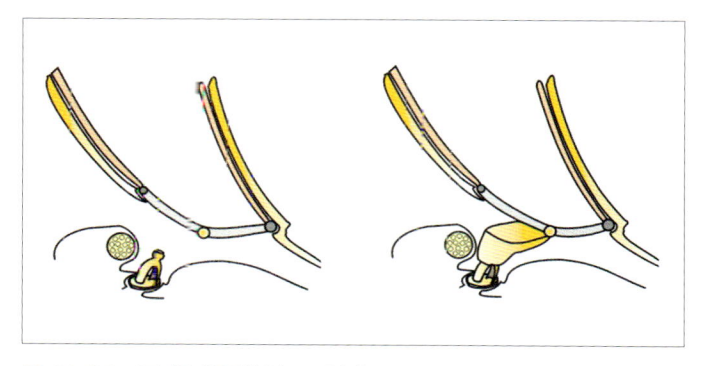

図 11.22 アブミ骨正常例での形成キヌタ骨による耳小骨形成

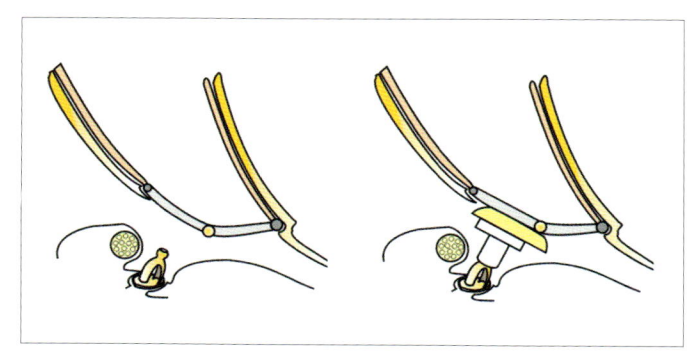

図 11.23 アブミ骨正常例での PORP による耳小骨形成

ははるかに大きく，底板の幅と合うようにコルメラを細く長くする必要があるが，そのため不安定になってしまう（図11.24）．しかし，アブミ骨の脚に一方だけでも破壊や軟化がある場合には，確実に音が伝わり，長期的に安定した耳小骨連鎖を作るために，直のよく切れる剪刀で上部構造を除去する．

鼓膜に穿孔がある症例で，アブミ骨が鼓室硬化症や肉芽，瘢痕などに巻き込まれている場合は，常に段階手術の適応である．アブミ骨に関する操作は第 2 期手術で行い，穿孔がある状況で内耳が開窓されることがないようにする．

第 2 期手術でアブミ骨頭が見えて底板が肉芽や瘢痕組織などで覆われている場合には，まず針でアブミ骨頭に軽く触れて可動性を確かめる．アブミ骨底板の動きが確かなら，アブミ骨底板を露出して確認する必要はない．底板の可動性を確認するには正円窓小窩に水を満たし，アブミ骨頭に触れて水面の動きを観察する．水面の動きは底板に可動性があるこ

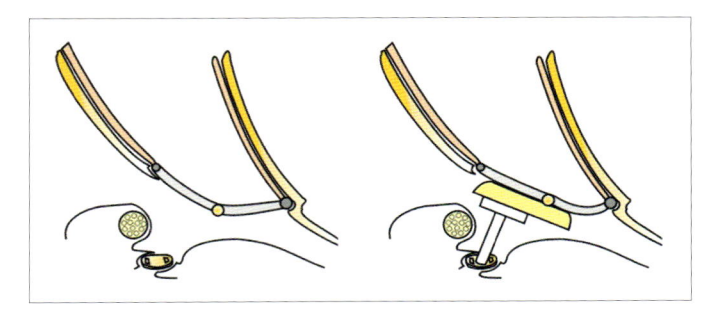

図 11.24　アブミ骨上部構造破壊例での TORP による耳小骨形成

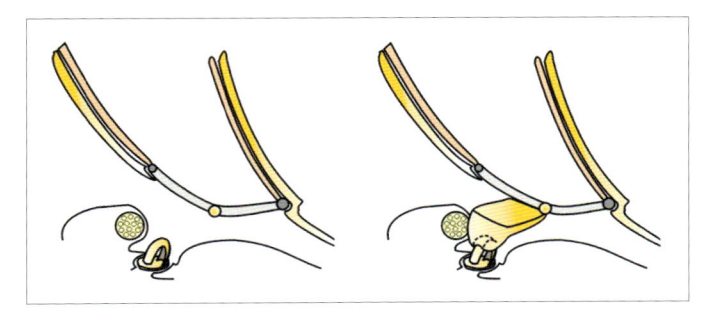

図 11.25　アブミ骨頭破壊例での形成キヌタ骨による耳小骨形成

表 11-2　耳小骨の状態に応じた分類

耳小骨の状態	アブミ骨上部構造	アブミ骨底板	ツチ骨柄
A1	あり	可動	あり
A2	あり	可動	なし
B1	なし	可動	あり
B2	なし	可動	なし
C	—	固着	—

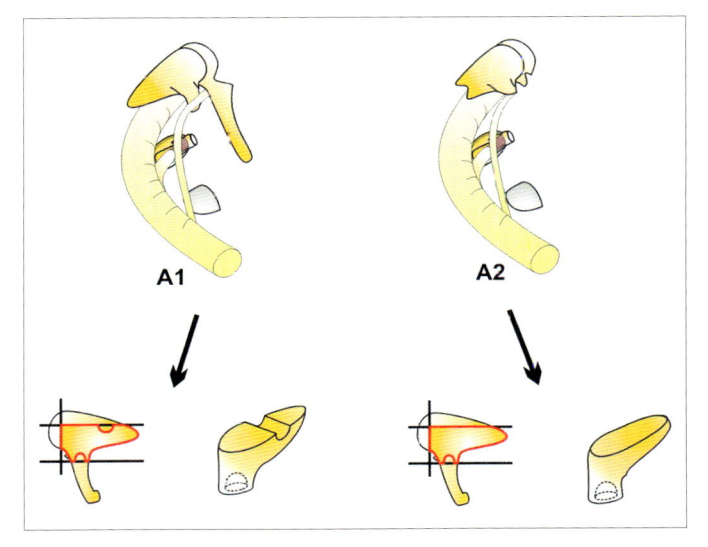

図 11.26　耳小骨の状態 A1 と A2 の場合のキヌタ骨形成法

とを示しており，露出したアブミ骨頭の上に連鎖を再建すればよい．

　アブミ骨はアブミ骨筋腱，上部構造，底板のいずれかで固定される場合がある．底板の可動性が，単純にアブミ骨筋腱の切断で回復する症例も存在する．アブミ骨上部構造の可動性を制限している病的な組織を，後方から前方に向けて慎重に剝離する．もし剝離が不可能ないし危険と判断されれば，病的組織を上部構造とともに摘出する．アブミ骨底板の動きが線維組織や鼓室硬化症病変で制限されていれば，過度な力が加わらないように十分に注意しながら組織を底板から除去する．このときの剝離は底板の長軸に沿って進めなければならない．アブミ骨底板の可動性が回復すれば，上部構造ないしは底板上に耳小骨を再建する．アブミ骨底板の動きが回復しなければ，アブミ骨手術を検討する．

■耳小骨の状態に応じた術式

　鼓室と耳小骨の病的な状況を処理した後の耳小骨の状態は表 11-2 のように分類できる．
　各状況の扱い方を以下に述べる．

A. アブミ骨上部構造がある場合；耳小骨の状態 A1，A2
（図 11.26）

1. 鼓膜とコルメラを支持するために上部構造周囲にゼルフォームを置く．われわれは PORP を使用することもあるが，自家ないしは同種キヌタ骨を後述のように形成して使用するほうが多い．
2. コルメラ各辺の長さは，アブミ骨頭から①再建鼓膜，②鼓室後壁，③残存する場合はツチ骨柄（図 11.26，耳小骨の状態 A1）の 3 つの構造までの距離によって異なり，術者はコルメラの形状をそれぞれの症例に応じて変える必要がある．
3. キヌタ骨体部を鉗子でしっかりと把持する（図 11.27）．キヌタ骨を正確に削るには，キヌタ骨とドリルを正しく持つことが非常に重要である（図 11.2.6 参照➡ 206 頁）．キヌタ骨と鉗子を左示指で支え，ドリルを持つ右手が左手と接触するようにして（われわれは右中指を左示指と当てる）両手の関係を固定する．小さく短いカッティングバー（径 1 mm）でまずキヌタ骨体部上縁を削り（図 11.28），鼓膜との接触がよくなるようにする．次にコルメラが外耳道後壁と当たって固着しないようにツチ-キヌタ関節面を削る（図 11.29）．キヌタ骨長脚は削除し（図 11.30，31），その基部に小さなカッティングバー（径 0.8 mm）で小孔をあける（図 11.32）．アブミ骨頭が無理なく収まるようにこの小孔をさらに小さなカッティングバー（径 0.6 mm）で深くする（図 11.33）．術後に接合部が骨化されるよう　小孔中の骨粉は除去しない．アブミ骨頭が消失している場合には，キヌタ骨長脚基部に小孔の代わりに浅い溝を掘るとよい（図 11.25，11.37）．

- 耳小骨の状態 A1：ツチ骨柄が残る場合にはキヌタ骨短突起の上縁にツチ骨柄を入れる小溝を掘る（図 11.34〜11.37）．
- 耳小骨の状態 A2：ツチ骨柄がない場合には小溝は不要

198　第11章　耳小骨形成術

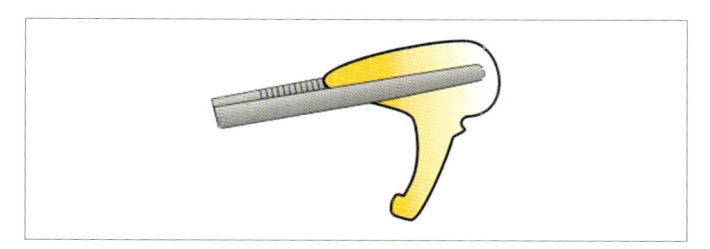

図 11.27　キヌタ骨体部を鉗子で保持する．

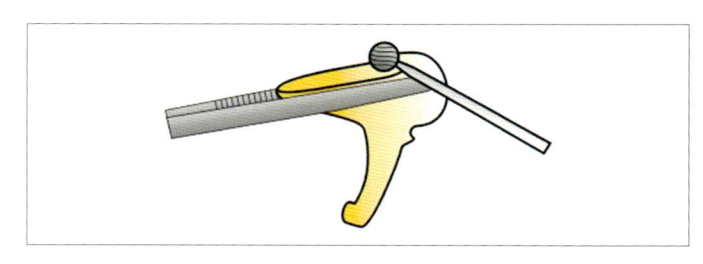

図 11.28　上縁を平坦にする．

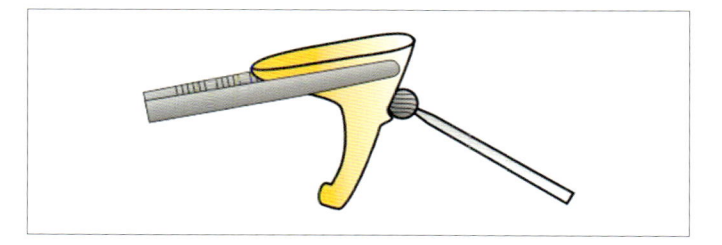

図 11.29　関節面を平坦にする．

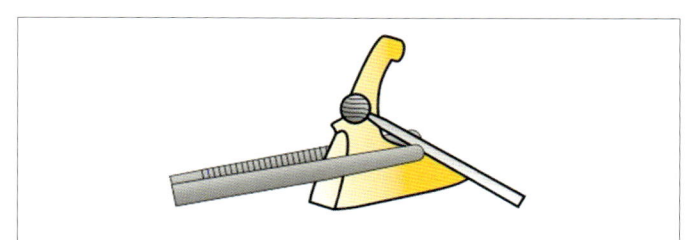

図 11.30　長脚を削除する．

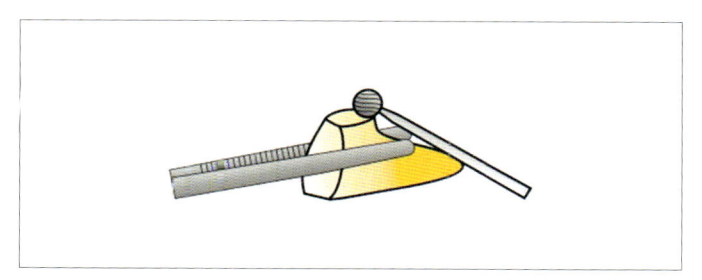

図 11.31　長脚基部は残す．

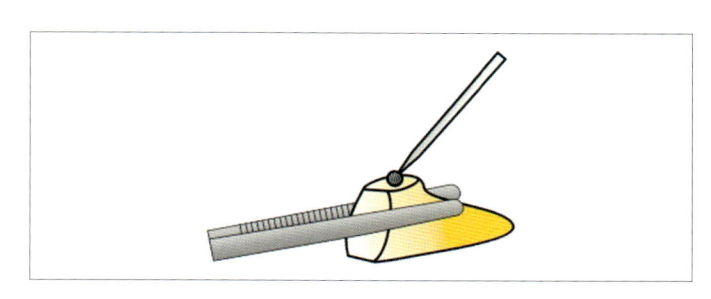

図 11.32　基部に小孔をあける．

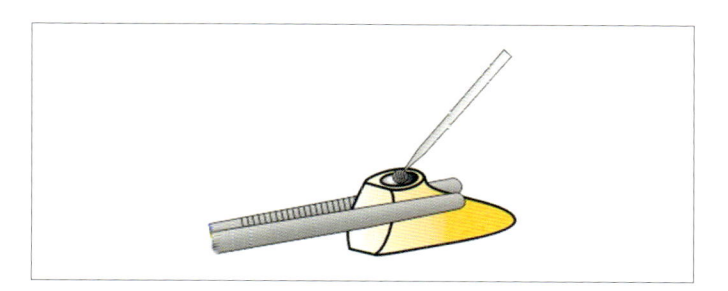

図 11.33　さらに小さなバーで小孔を深くする．

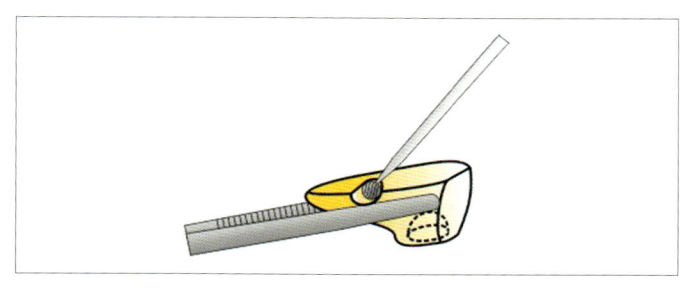

図 11.34　上縁にツチ骨柄を入れる溝を作る．

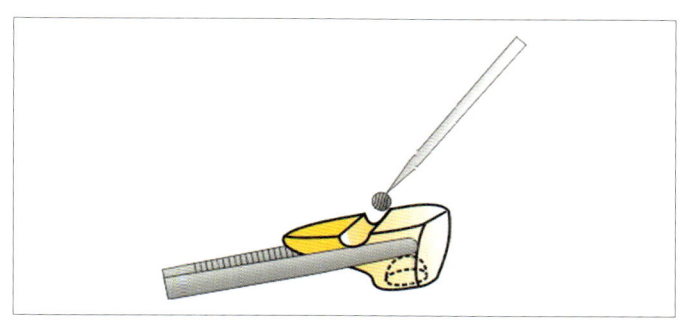

図 11.35　溝が出来上がる．

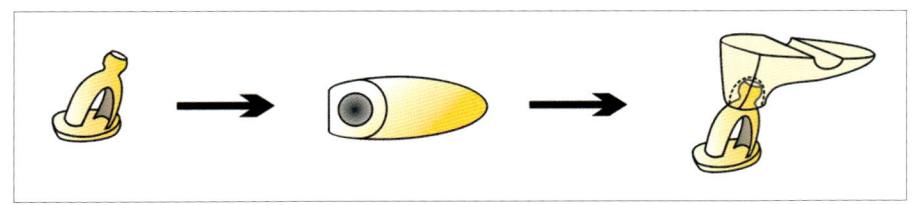

図 11.36 アブミ骨頭をキヌタ骨長脚基部の小孔にはめる．

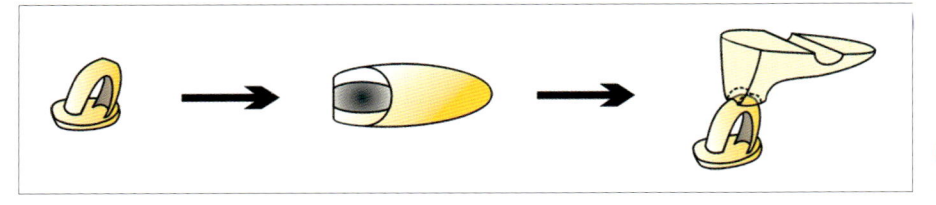

図 11.37 アブミ骨頭破壊例は浅い溝を掘って脚のアーチを収める．

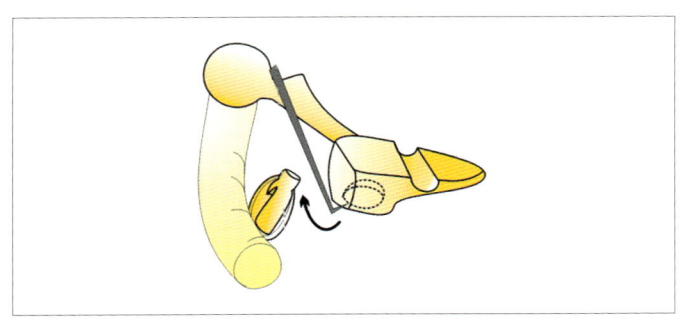

図 11.38 短突起を下方に向けてコルメラをアブミ骨に乗せる．

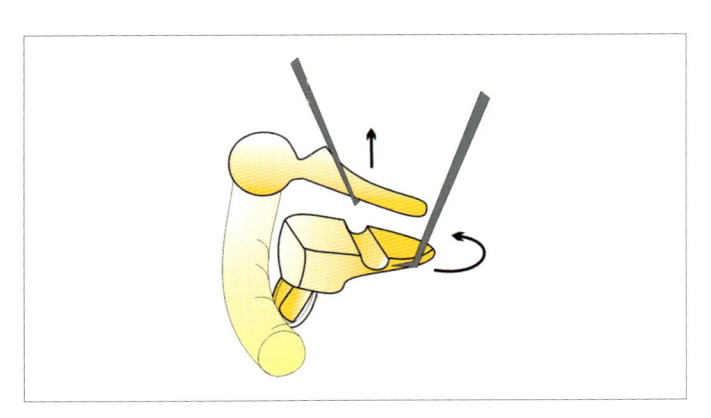

図 11.39 ツチ骨柄を外側に引く．

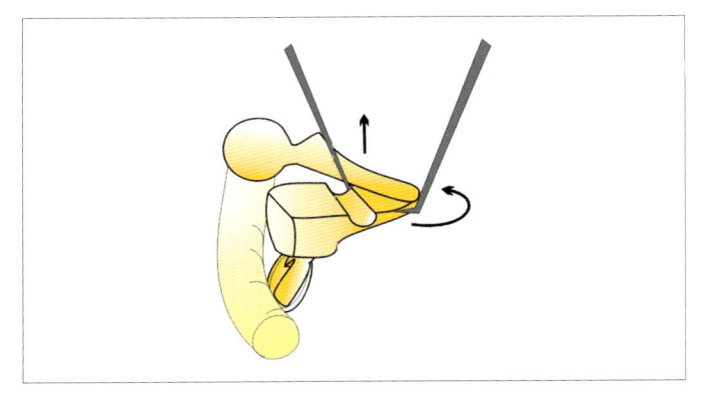

図 11.40 キヌタ骨を回転させてツチ骨柄の下に入れる．

である．
4. 形成を終えたキヌタ骨を鼓室に導入し，吸引管先端と小さなフックを使い，キヌタ骨を所定の位置に立てる．
- 耳小骨の状態A1：コルメラは残存するツチ骨柄とアブミ骨の間に立てる．まずキヌタ骨短突起を下鼓室方向に向けて，小孔にアブミ骨頭を入れる（図11.38）．小さなフックと吸引管先端を使ってツチ骨柄を外側に持ち上げ，キヌタ骨をそっと回転させてツチ骨柄の下に滑り込ませる（図11.39〜11.41）．あるいはキヌタ骨をツチ骨柄とアブミ骨頭の間に置き（図11.42），ツチ骨柄を小フックで引き揚げながらアブミ骨頭が小孔にはまるようにキヌタ骨を引き起こす（図11.43〜11.45）．キヌタ骨が所定の位置に収まったらゆっくりとツチ骨柄を乗せる（図11.45）．いずれの場合にも，キヌタ骨の小孔はアブミ骨頭に対して十分に大きくし，上部構造を折らないよう繊細な操作に留意する．
- 耳小骨の状態A2：ツチ骨柄がないと再建した鼓膜は円錐形ではなく平坦となり，アブミ骨頭と鼓膜の距離は大きくなる．もし作製したコルメラよりも距離が大きい場合には，鼓膜とコルメラの間に薄い軟骨を挟む．
5. コルメラとしたキヌタ骨の周囲にゼルフォームを追加してコルメラを支える．コルメラと後壁の癒着を防ぐために，両者の間にゼルフォームを置く．
6. PORPを使う場合には，直接鼓膜と接することで排出されないよう，厚い軟骨を鼓膜との間に挟まなければならない（図11.47，11.48）．
7. 術後に後上部が陥凹する危険性がある場合には，コルメラの上に軟骨片を置いて鼓膜を補強する．軟骨は線維性鼓膜輪後端部よりも内側に置かなければならない．あるいは軟骨膜付きの軟骨で鼓膜を形成してもよい．
8. ごく稀に，アブミ骨上部構造が岬角側に倒れ，この上に伝音機構を再建することが困難な場合がある（図11.49）．そのような症例では，上部構造を除去せずに細いコルメラを底板の上に立てる（図11.50）．その後の処理はアブミ骨上部構造がない場合と同様である（次項参照）．

200　第 11 章　耳小骨形成術

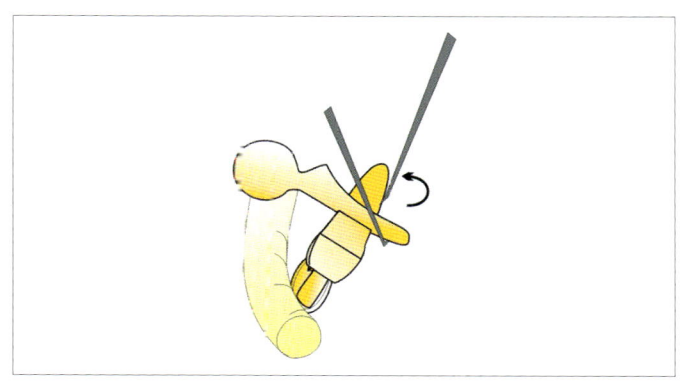

図 11.41　ツチ骨柄を離してコルメラ留置を完了する．

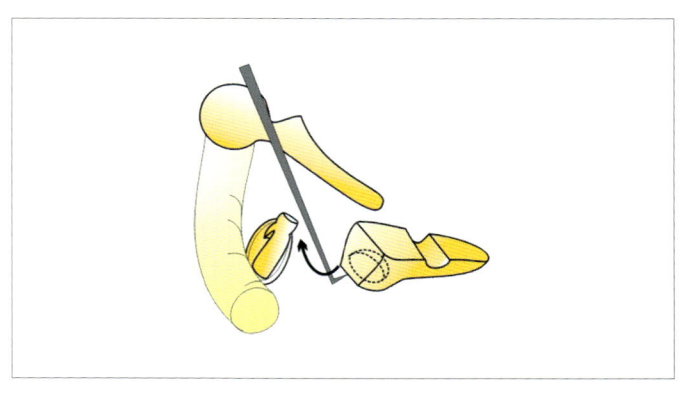

図 11.42　上面を下鼓室方向に向けてキヌタ骨コルメラをツチ骨とアブミ骨の間に置く．

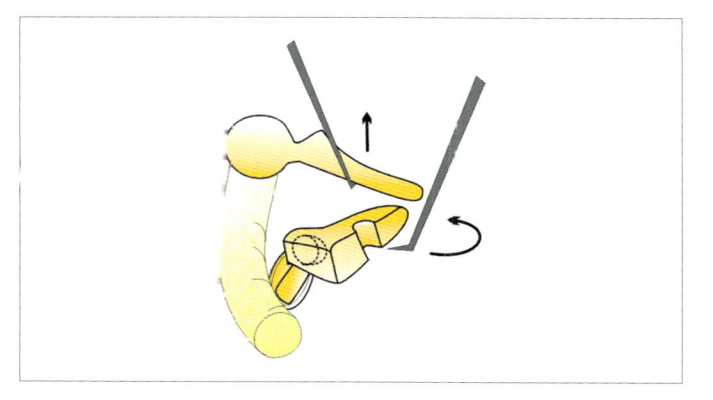

図 11.43　小孔にアブミ骨頭が収まるようにキヌタ骨を引き起こす．

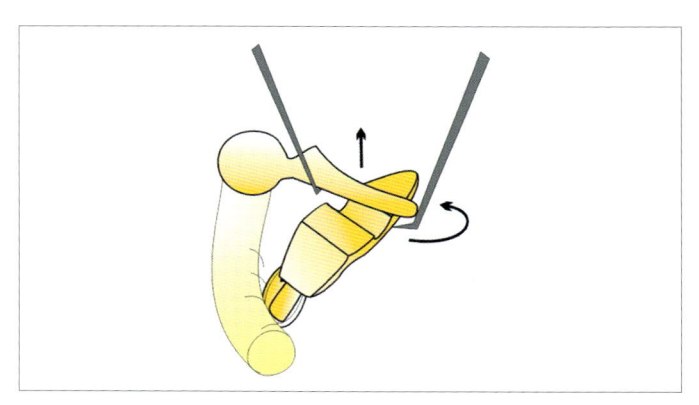

図 11.44　ツチ骨柄を外側に牽引する．

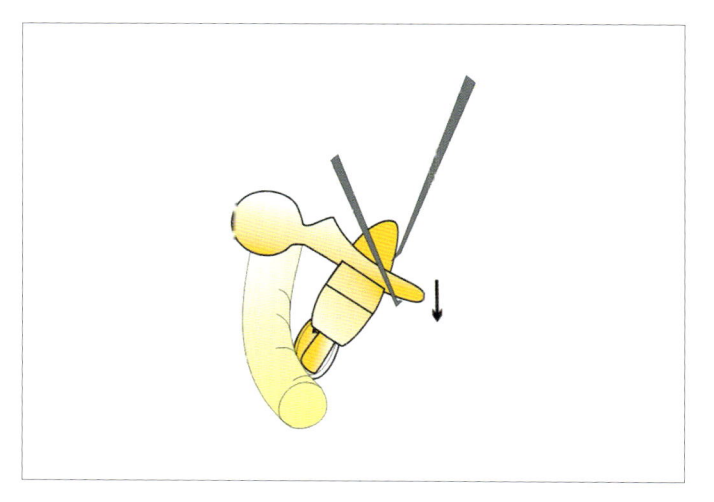

図 11.45　ツチ骨柄を離してコルメラ留置を完了する．

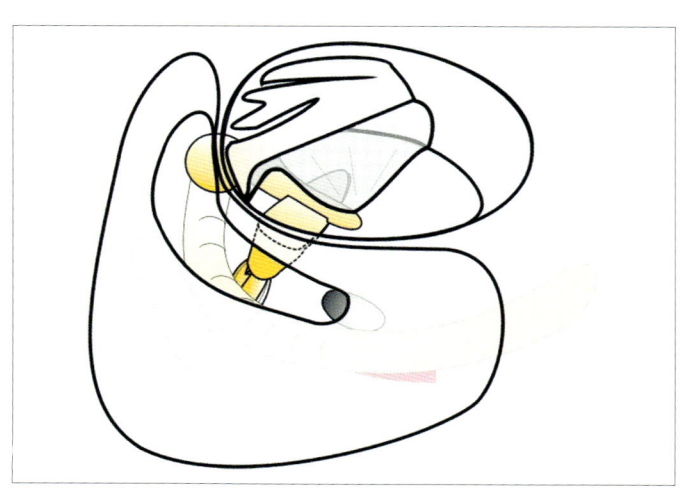

図 11.46　キヌタ骨コルメラ留置後の状態

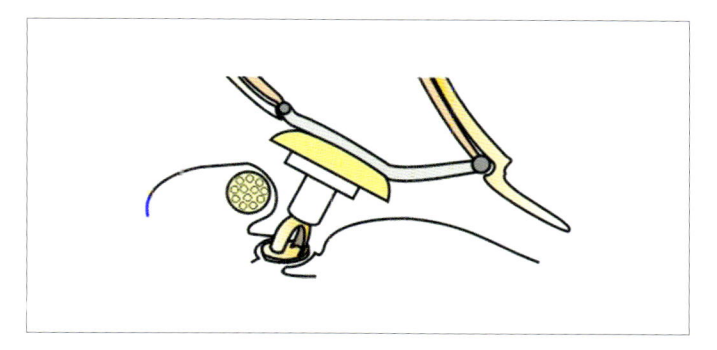

図 11.47　PCRP を使った耳小骨形成

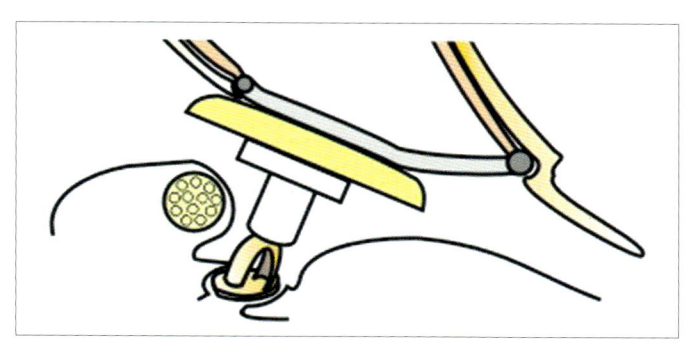

図 11.48　鼓膜と PORP の間の厚い軟骨に注目

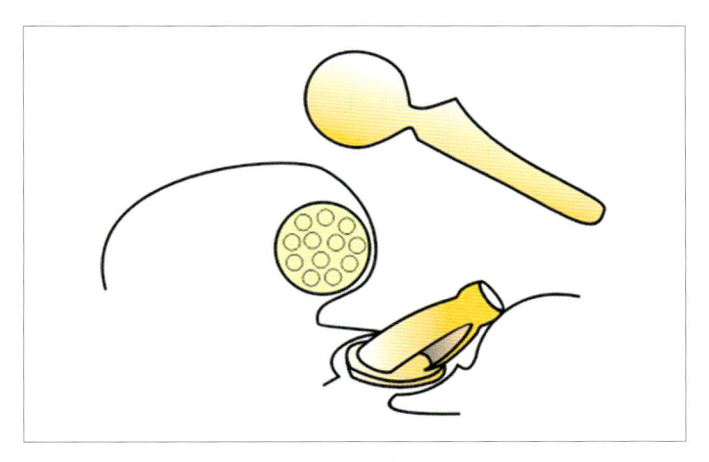

図 11.49　アブミ骨上部構造が岬角に倒れる．

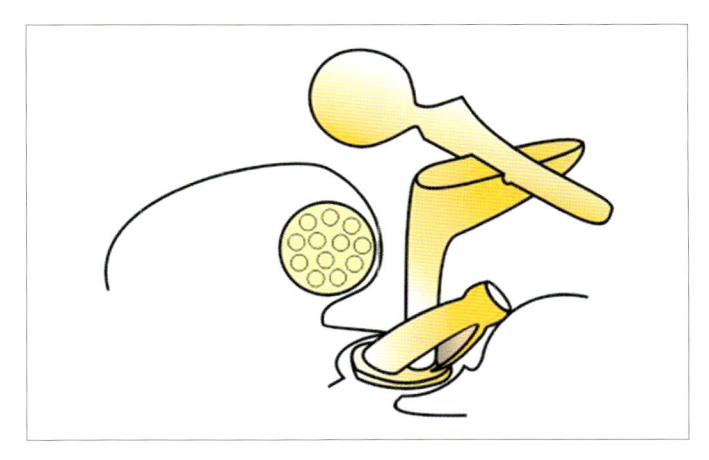

図 11.50　細いコルメラを底板上に乗せる．

B．アブミ骨上部構造がない場合；耳小骨の状態 B 1，B 2
（図11.51）

1. アブミ骨上部構造が消失，除去後，大きく破壊されているか，あるいは傾いており，アブミ骨底板が動いている場合には，自家ないし同種キヌタ骨，または TORP を使って伝音再建をする．キヌタ骨が再建に最適な長さと形状を有しており，使える場合にはこれを選択する．
2. 病変を除去した後に卵円窓で骨面が露出し，再建材料としてキヌタ骨を使う場合には，筋膜ないしは軟骨膜を卵円窓上に置き，卵円窓の縁に固着しないようにする．
3. 初学者は底板と鼓膜の間のおよその距離をアブミ骨用メジャーで測ってもよい（第 2 章 手術室の準備の「手術器械」を参照➡ 47 頁）．計測した長さを使用するコルメラに適用する（図 11.52）．
4. コルメラを置く前に，卵円窓の周囲にゼルフォームを敷き，コルメラを立てやすくしておく．
5. キヌタ骨の形状を個々の症例に合うように整える．精密な骨削除のためには，術者の手と指の位置が非常に重要である（図 11.2.7 参照➡ 206 頁）．
   - 耳小骨の状態 B 1：ツチ骨柄が残る場合は常にこれを利用する．ツチ骨柄が収まる溝をキヌタ骨上縁に掘ることを除けば，キヌタ骨体部と短突起の削り方は「耳小骨の状態 B 2」と同様である（次項参照）．アブミ骨底板とツチ骨との 3 次元的な関係を考慮して，コルメラの高さとツチ骨柄を入れる溝の位置を合わせる．
   - 耳小骨の状態 B 2：ツチ骨がない場合で，アブミ骨底板と鼓膜の距離が十分に長く，卵円窓に豆状突起を含むキヌタ骨長脚先端部がどこにも触れずに収まる十分な幅があれば，キヌタ骨に手を加えず，短突起が前方に向かう形で立ててコルメラとして使うこともある．キヌタ骨が卵円窓の縁に触れる場合には，長脚を形成する必要がある．小さなカッティングバー（径 1 mm）で長脚全体を細くして先端部は平らにする．後壁に接しないように関節面は削除してもよい．全体を短くする必要がある場合には，キヌタ骨上面と鼓膜が密着するような角度で体部上面を平たくする．
6. キヌタ骨を鼓室内に導入する．
   - 耳小骨の状態 B 1：キヌタ骨はまず長脚をアブミ骨底板上に，短突起を下方に向けて置き（図 11.53），ツチ骨柄を小フックで持ち上げて（図 11.54），キヌタ骨体部をツチ骨柄の下に回転させながら滑り込ませる（図 11.55）．音が確実に伝わるには，ツチ骨柄を放したときにキヌタ骨が軽く押されていなければならない．この状態では，キヌタ骨にツチ骨柄と底板の間で前方にやや傾き，ゼルフォームがなくても安定して立つことになる．後壁保存型鼓室形成術（図 11.56）と後壁削除型鼓室形成術（図 11.57）でのコルメラの位置を図示する．
   - 耳小骨の状態 B 2：鼓室内でキヌタ骨長脚が底板上に乗り，短突起が前方に向くように立てる（図 11.58）．キヌタ骨の長さが底板と鼓膜の距離よりも短いときは，薄い軟骨を鼓膜との間に挟む（図 11.59）．
7. 鼓膜後上部が陥凹する危険性があれば，キヌタ骨上に軟骨片を乗せる（図 11.59）．
8. TORP を使う場合には，厚い軟骨板を TORP と鼓膜の間に挟み，直接鼓膜と接触しないようにする必要がある（図 11.60）．この処置を行わないと TORP は高頻度に排出される．
9. キヌタ骨と鼓膜を支持するために鼓室内にゼルフォームを追加する．外耳道後壁とキヌタ骨の間にゼルフォーム小片を挟んで，両者が直接接しないようにすることが非常に重要である（図 11.59，矢印）．

202 第11章 耳小骨形成術

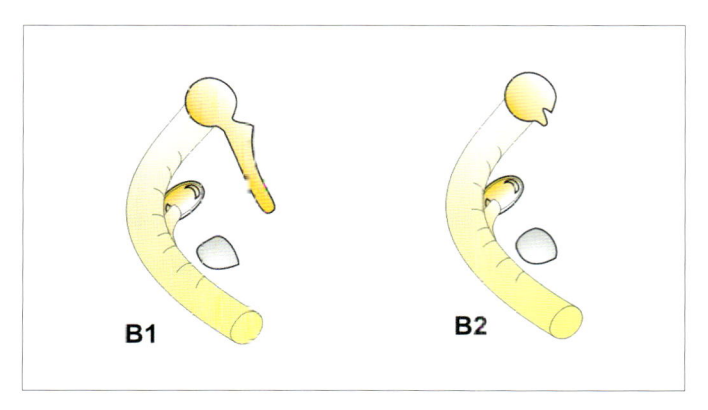

図11.51 耳小骨の状態B1とB2

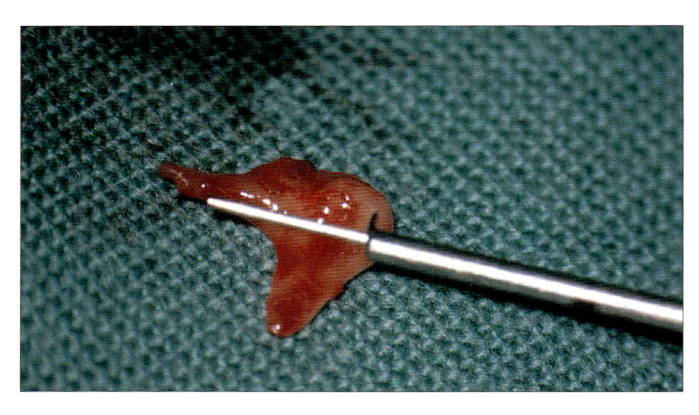

図11.52 アブミ骨手術用メジャーは上部構造のない状況での耳小骨形成で有用性が高い．

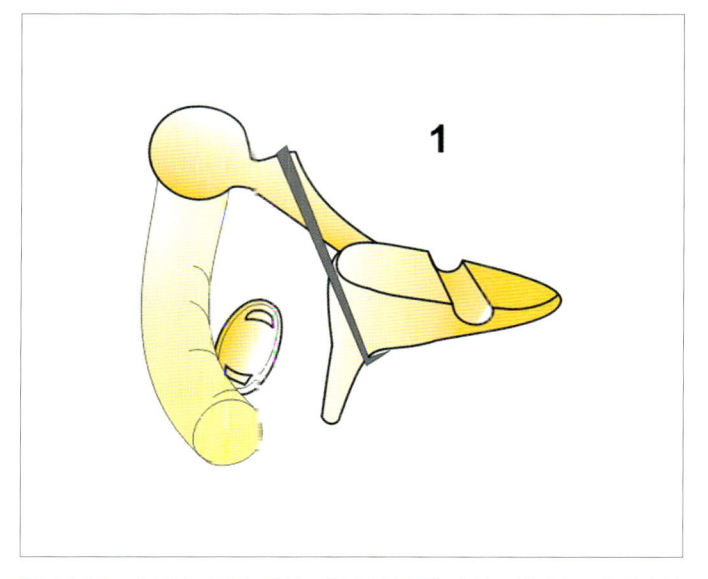

図11.53 長脚を底板に乗せ，短突起を下に向けて形成キヌタ骨を鼓室に導入する．

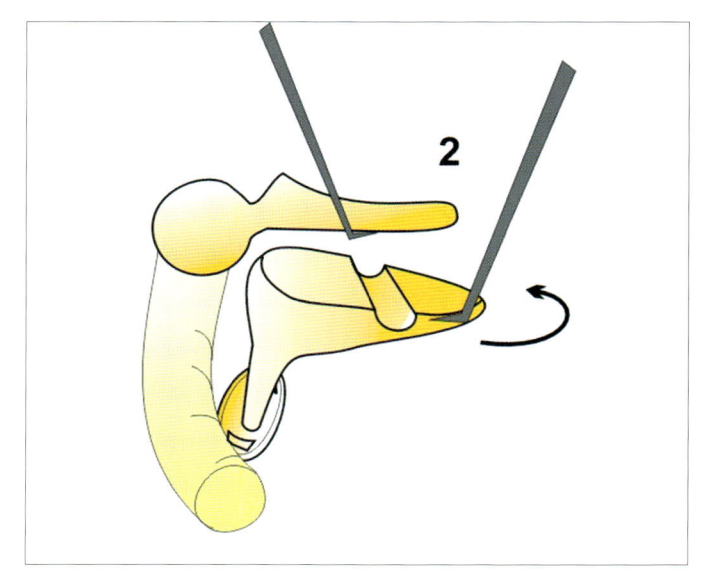

図11.54 ツチ骨柄の引き上げ

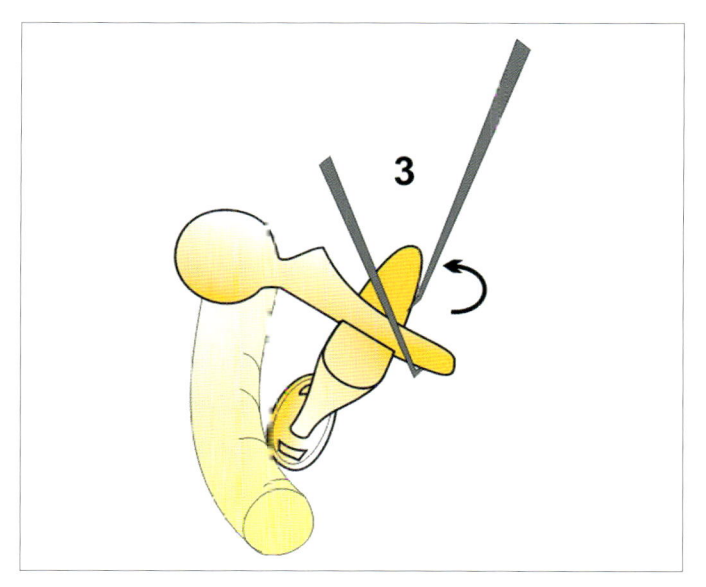

図11.55 キヌタ骨を回転させてツチ骨柄の下に入れる．

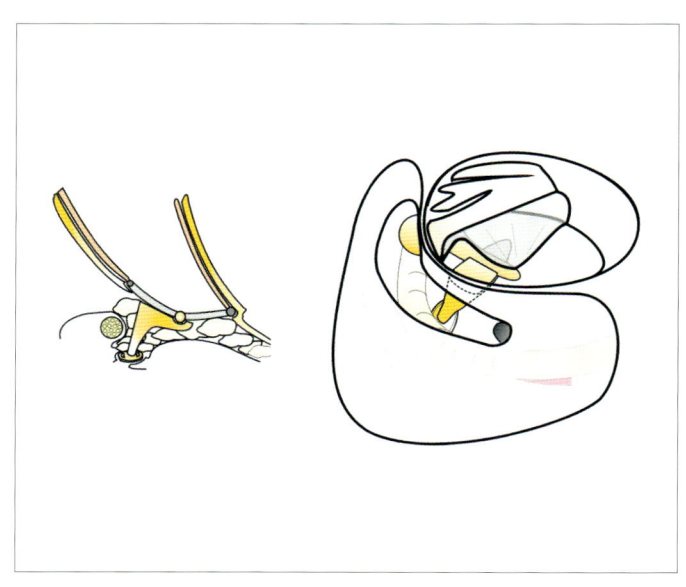

図11.56 CWUでのコルメラの配置

鼓室硬化症に関する考察 203

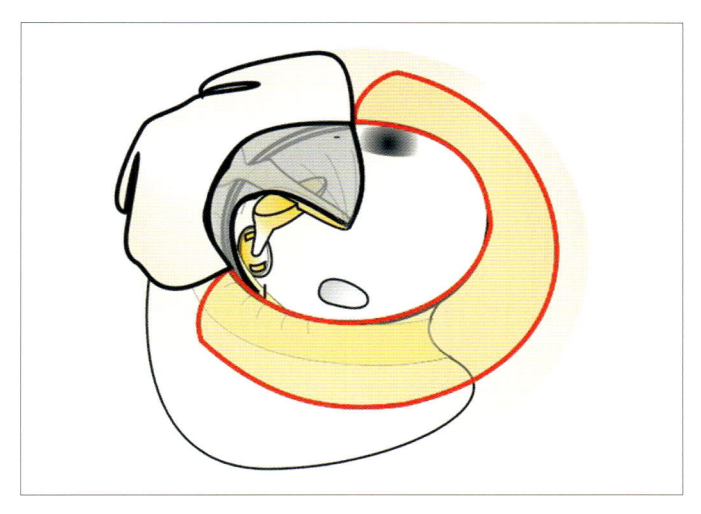

図 11.57　CWD でのコルメラの配置

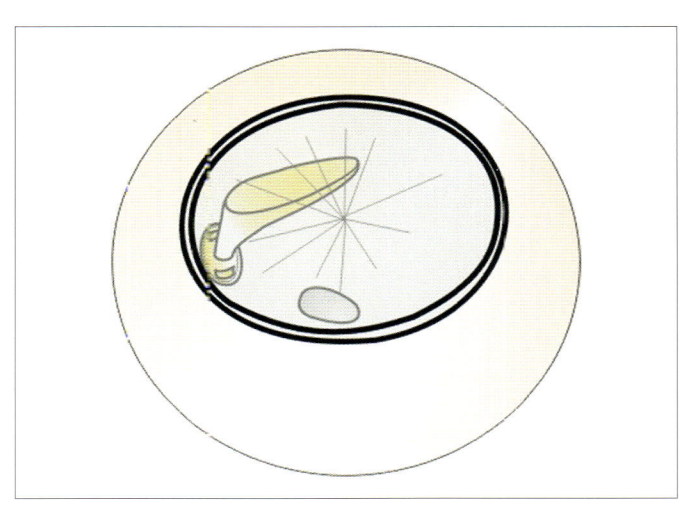

図 11.58　耳小骨の状態 B2 でのコルメラの配置

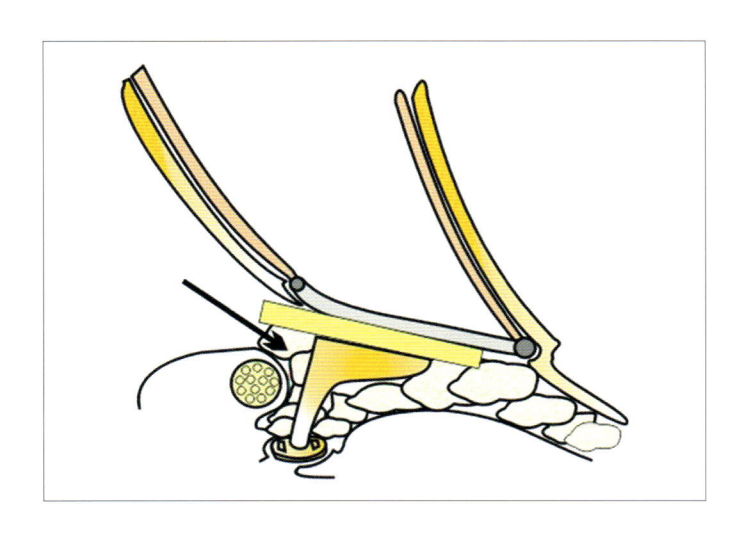

図 11.59　キヌタ骨が短い場合や鼓膜後上部が陥凹する可能性がある場合はキヌタ骨上に軟骨板を乗せる．コルメラと骨壁の間にゼルフォームを挟み癒着を防止する（矢印）．

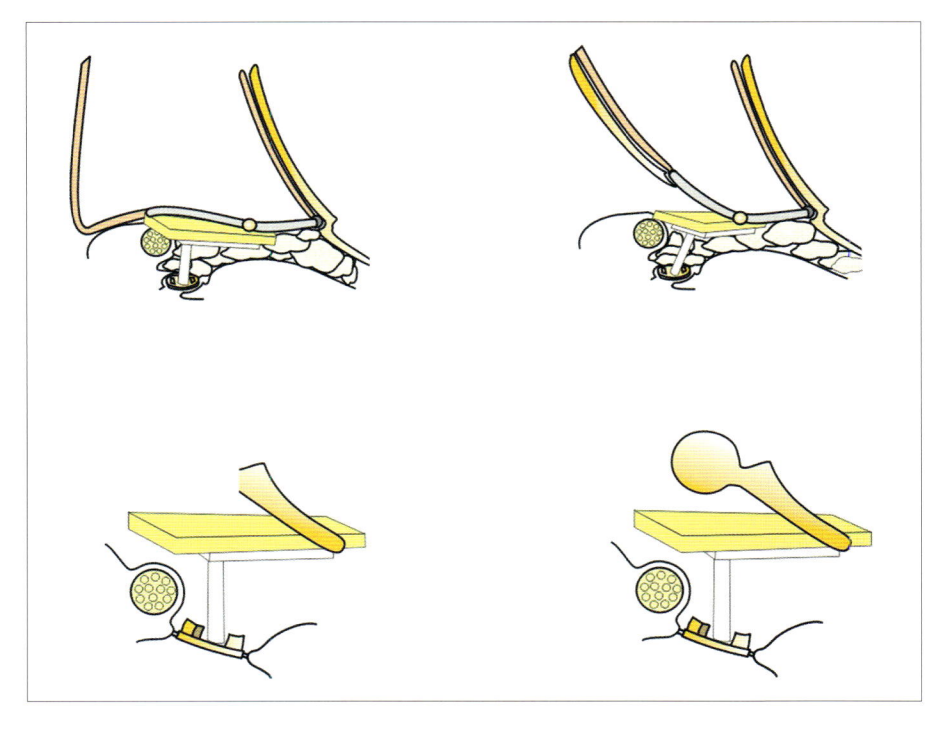

図 11.60　排出防止のため TORP 上には軟骨を乗せる．

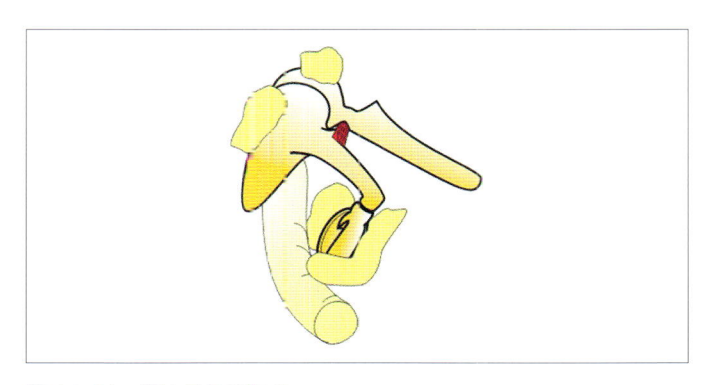

図 11.61　耳小骨の状態 C

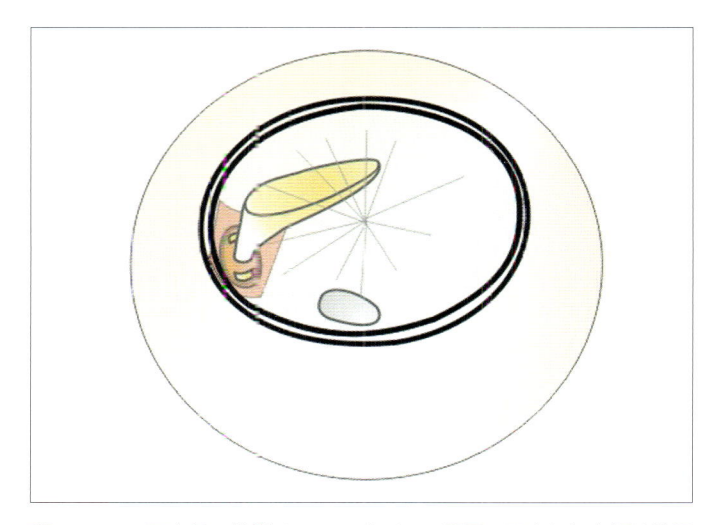

図 11.62　耳小骨の状態 C でのコルメラの配置．開窓した底板は軟骨膜で覆う．

C．アブミ骨底板の固着；耳小骨の状態 C（図11.61）

病変を除去してもまだ底板が固着していれば，アブミ骨手術の適応となる．この状況は鼓室硬化症の手術でときに見られ，奇形の手術でも稀に遭遇する．

ツチ骨とキヌタ骨の形態と可動性が保たれていれば，耳硬化症手術と同様の手技で底板に孔をあけ，ピストンを留置する．ツチ骨が固着している場合には，アブミ骨底板の後方1/3の位置にOSSEOSTAPドリルで大きく孔をあけ，ここを軟骨膜で被覆したのちに自家キヌタ骨かTORPを鼓膜と底板の孔の間に立てる（図11.62，第17章 アブミ骨手術を参照➡460頁）．TORPを使った場合には，鼓膜とTORPの間に厚い軟骨板を挟まなければならない．

■ 閉創

鼓室は単純に鼓膜-外耳道皮弁を戻して，外耳道ないし乳突腔をゼルフォームでパッキングして閉じることができる．

後壁削除後の耳小骨形成では，骨壁と鼓膜-外耳道皮弁が密着するために皮弁下縁部に2，3の縦切開を加える場合もある．

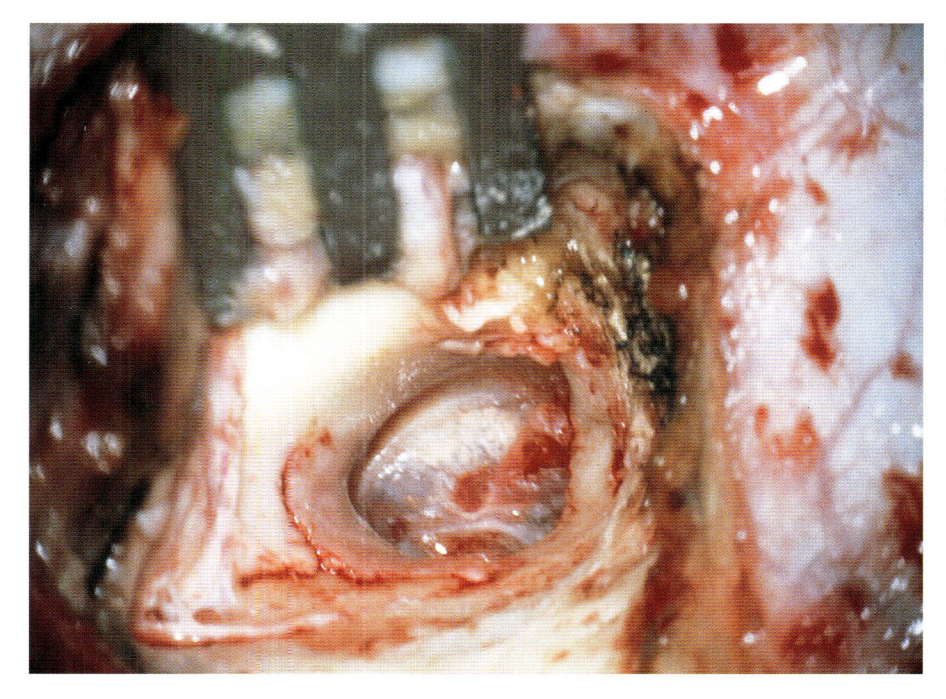

■ 症例 11.2（左耳）

図 11.2-1　穿孔を伴う癒着性中耳炎の症例である．耳鏡下の観察ではキヌタ骨長脚の破壊と鼓膜とアブミ骨の癒着が認められる．耳後切開から外耳道後壁皮膚に切開を加えて外耳道を展開し，穿孔がある陥凹した鼓膜を明視下に置いている．

鼓室硬化症に関する考察 **205**

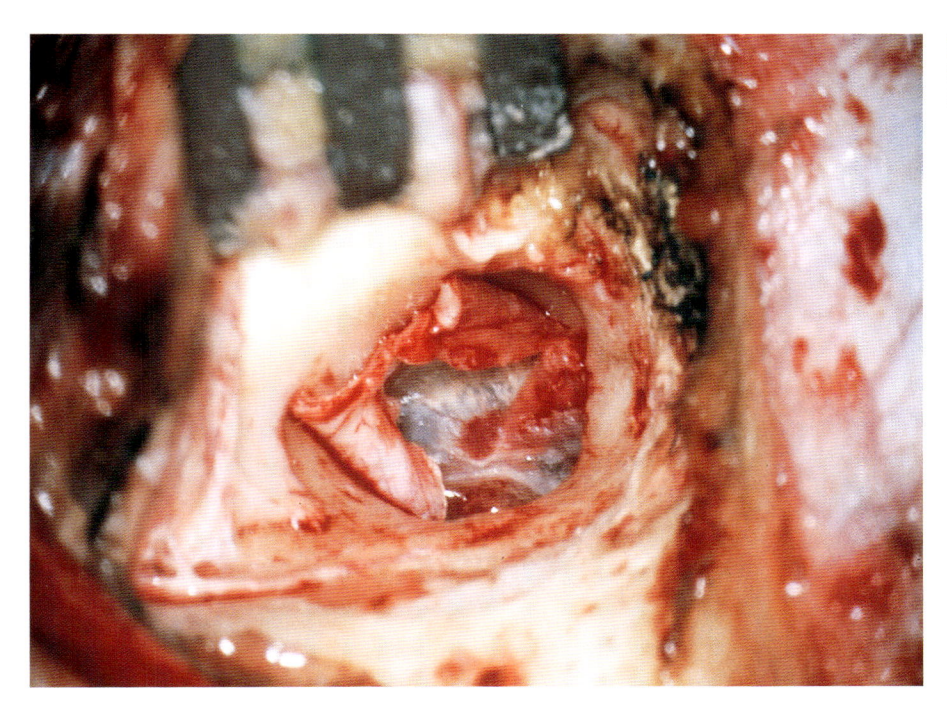

図 11.2-2　後壁の切開を前壁方向に延長し，鼓室を広く開放するために外耳道後壁皮膚を縦に切開する．

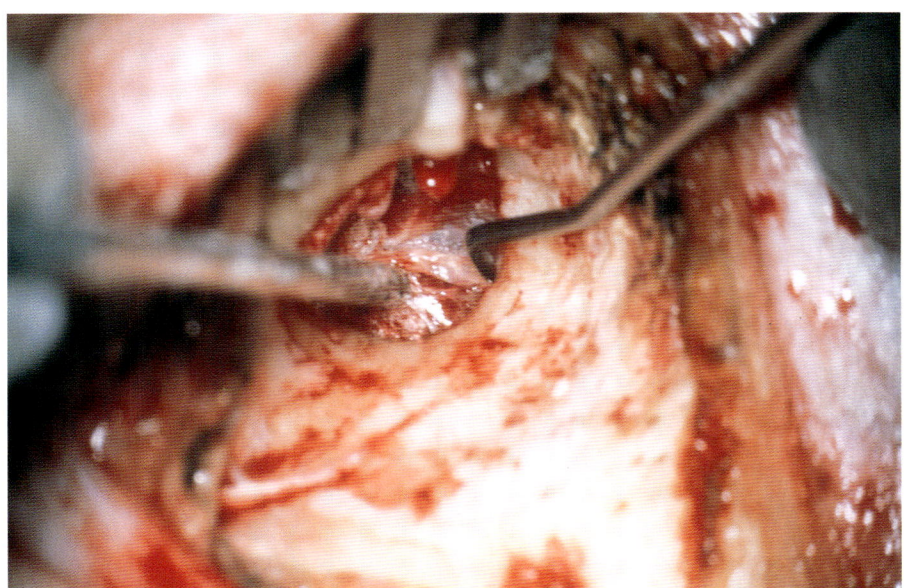

図 11.2-3　線維性鼓膜輪を挙上し，癒着した鼓膜を内側壁から慎重に剥離する．陥凹した鼓膜の連続性を保って剥離を進めると，中耳から確実に角化上皮を除去することができる．

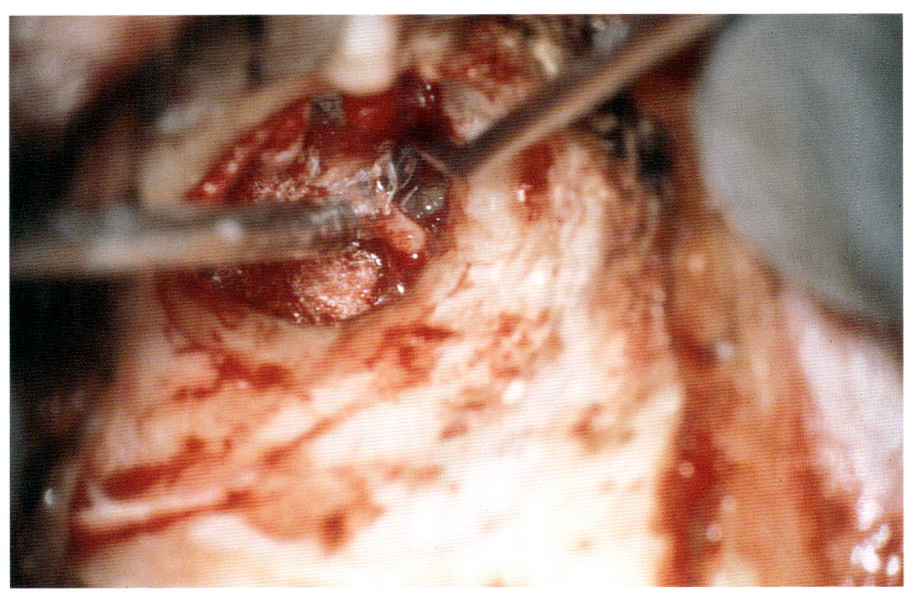

図 11.2-4　癒着した鼓膜をアブミ骨から慎重に剥離する．軽度の骨破壊があるアブミ骨頭を見ることができる．

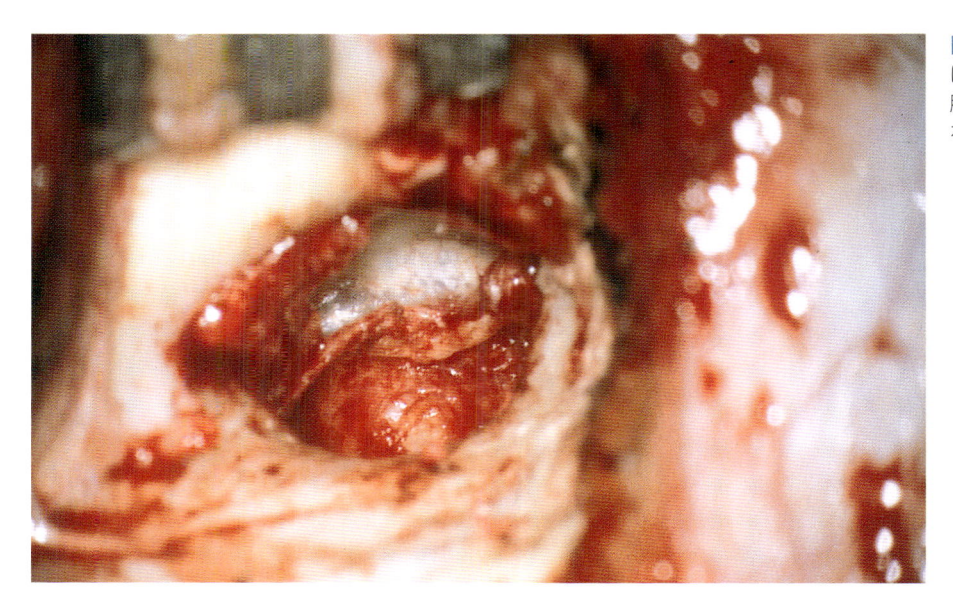

図 11.2-5 鼓膜後半部を線維性鼓膜輪とともに除去する．ツチ骨柄には可動性があるため，鼓膜前半部とともに残してある．ツチ-キヌタ関節を脱臼させ，キヌタ骨を上鼓室から摘出する．

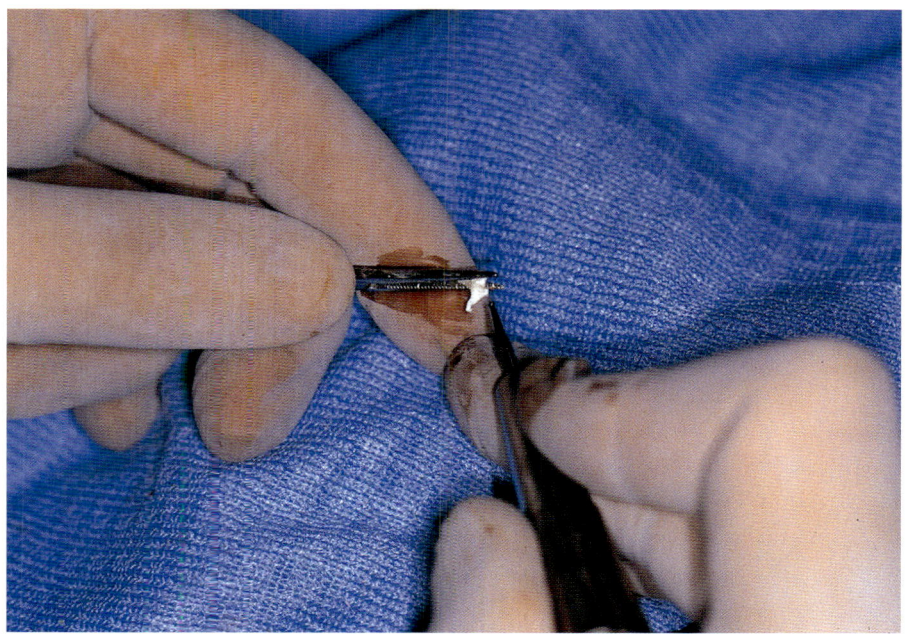

図 11.2-6 キヌタ骨を成形する際の術者の手と指の位置を示している．この細かい骨削除を安定して行えるように，左示指と右中指を接触させて両手の関係を固定していることに注目してほしい（「アブミ骨上部構造がある場合」を参照➡197 頁）．

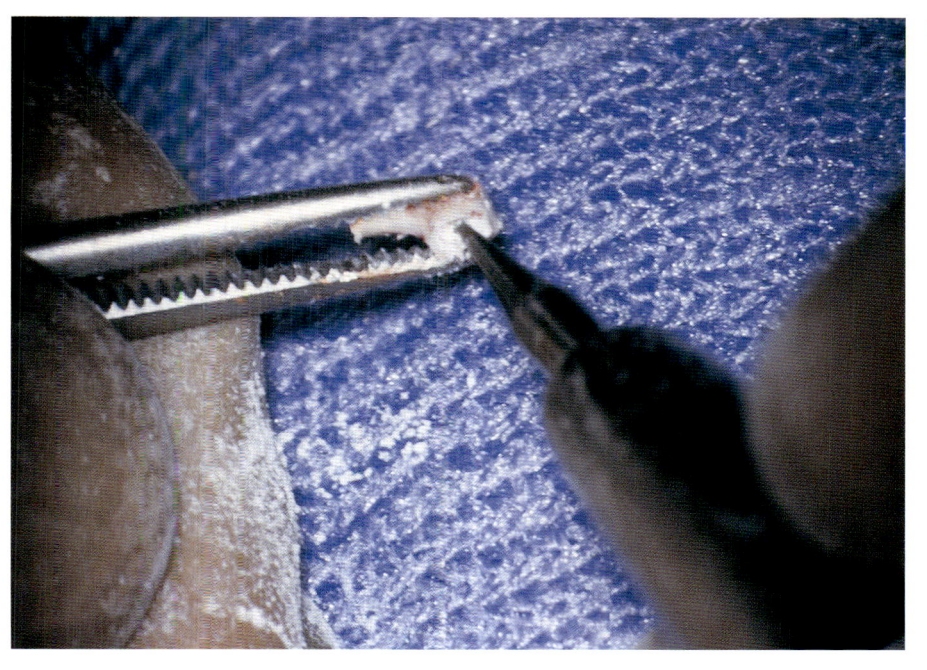

図 11.2-7 キヌタ骨を鉗子で固定し，小さなカッティングバーでアブミ骨頭が入る小孔を作る．

鼓室硬化症に関する考察 **207**

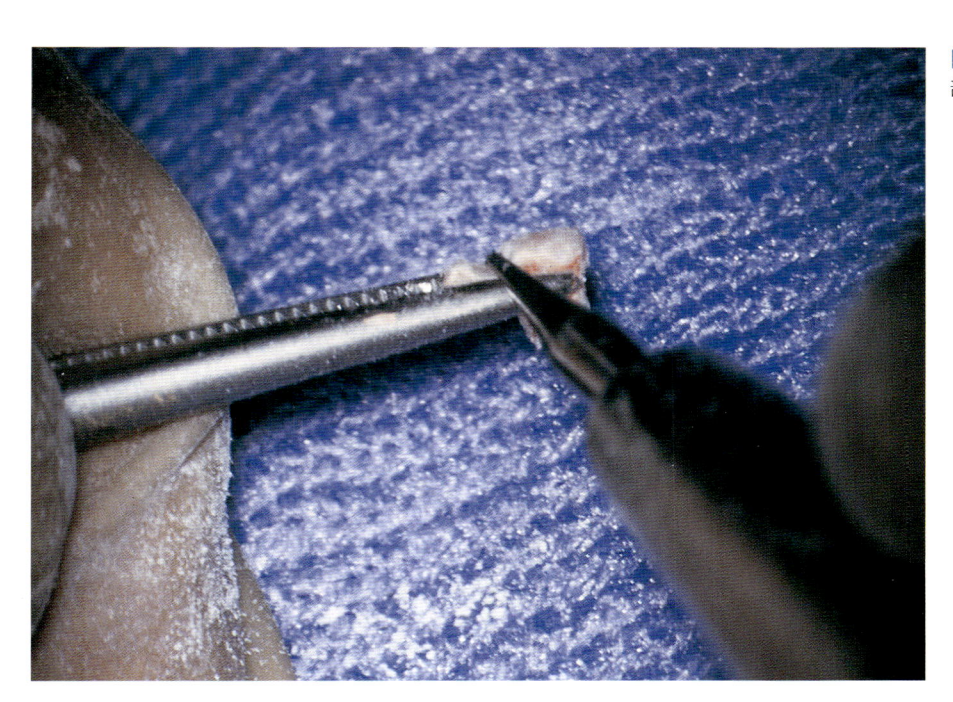

図 11.2-8 ツチ骨柄が入る小溝を短突起上縁部に作る.

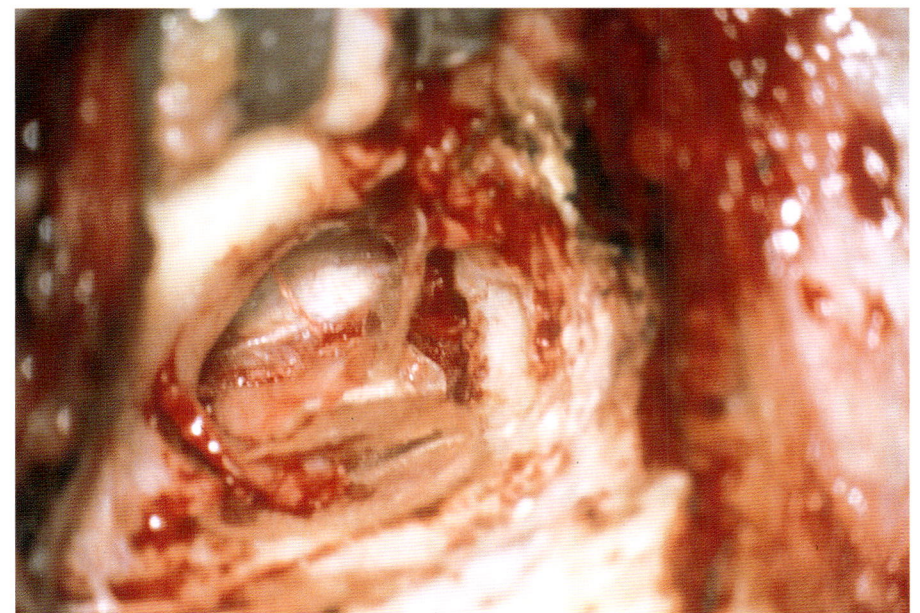

図 11.2-9 鼓室内をゼルフォームでパッキングし，外耳道内に乾燥させた側頭筋膜を導入する．筋膜の上下縁には骨性鼓膜輪を乗り越える切れ込みが入れてある．

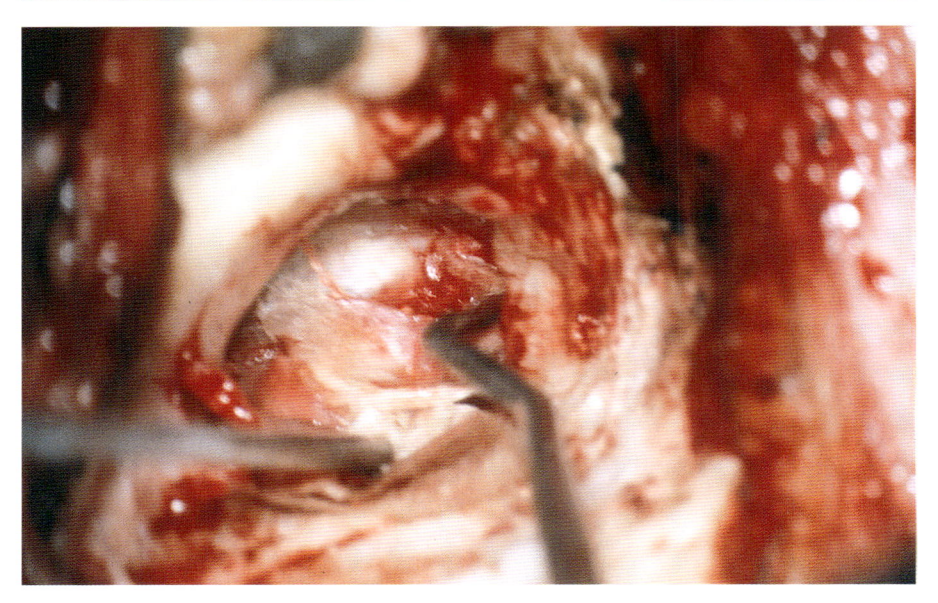

図 11.2-10 筋膜は鼓膜残存部とツチ骨柄の内側にアンダーレイし，後半が外耳道後壁を覆うように敷く．

208　第11章　耳小骨形成術

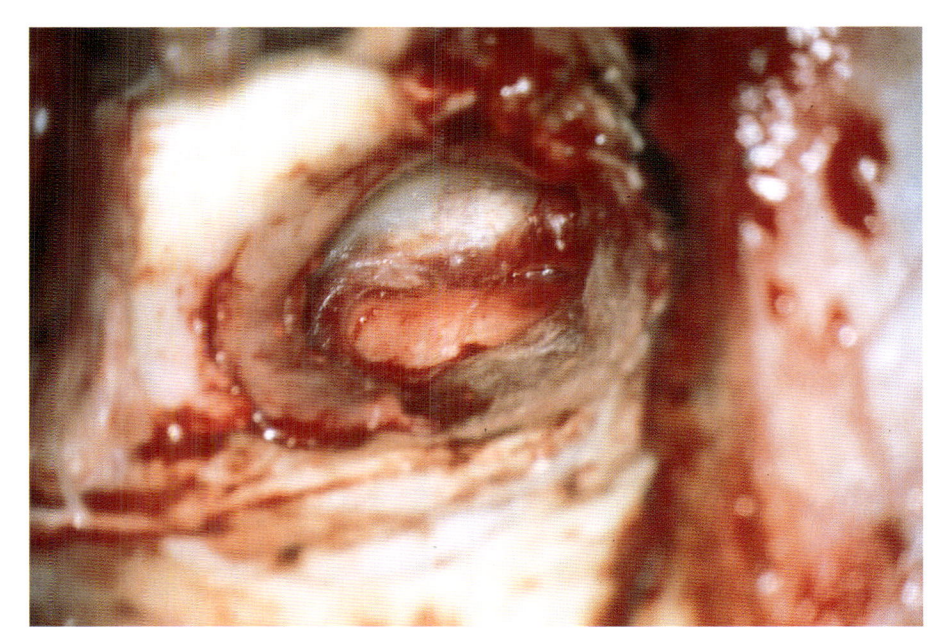

図 11.2-11　鼓膜が再建されている.

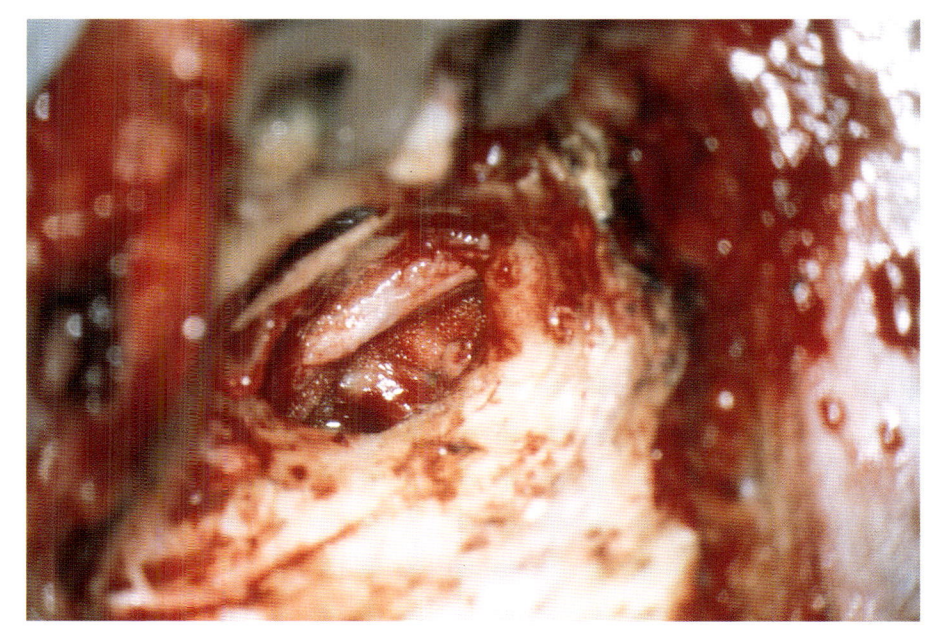

図 11.2-12　筋膜を前方に翻転してアブミ骨頭を明視下に置く.

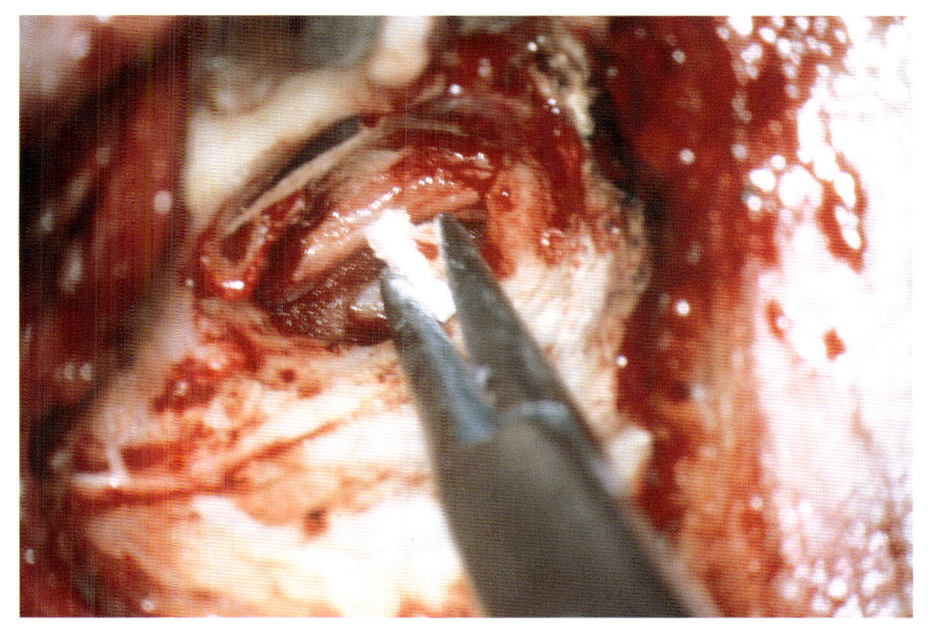

図 11.2-13　形成したキヌタ骨を攝子で鼓室内に導入する.

鼓室硬化症に関する考察　209

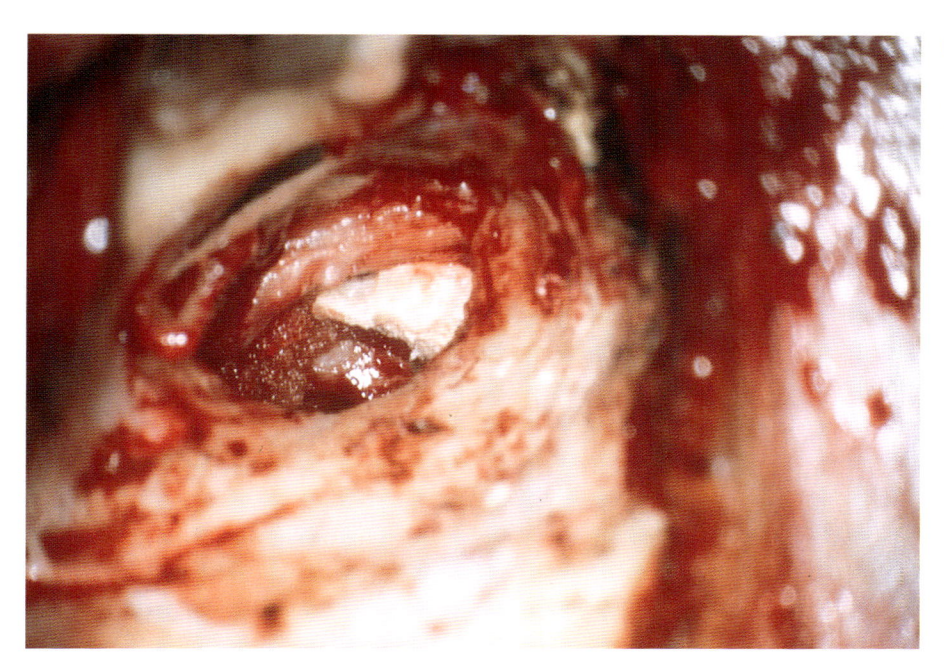

図 11.2-14　キヌタ骨をアブミ骨頭の上に乗せる．形成キヌタ骨に作製した溝がツチ骨柄の下に見える．筋膜と鼓膜-外耳道皮弁を後壁上に戻して耳小骨形成が完了する．

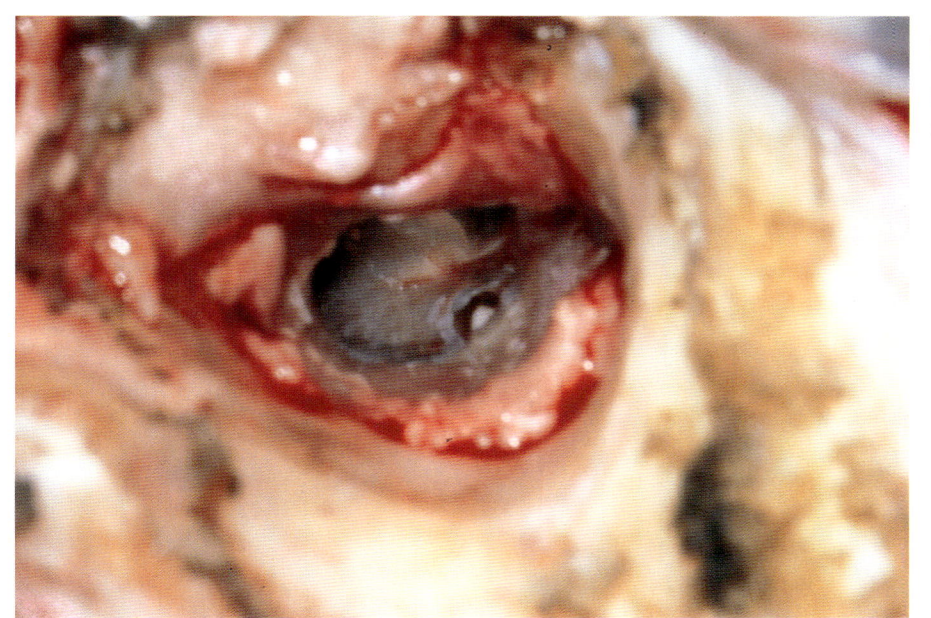

■ 症例 11.3 （左耳）

図 11.3-1　後上部に小穿孔を伴う癒着性中耳炎症例である．外耳道形成は終了し，小穿孔を通してアブミ骨頭を見ることができる．

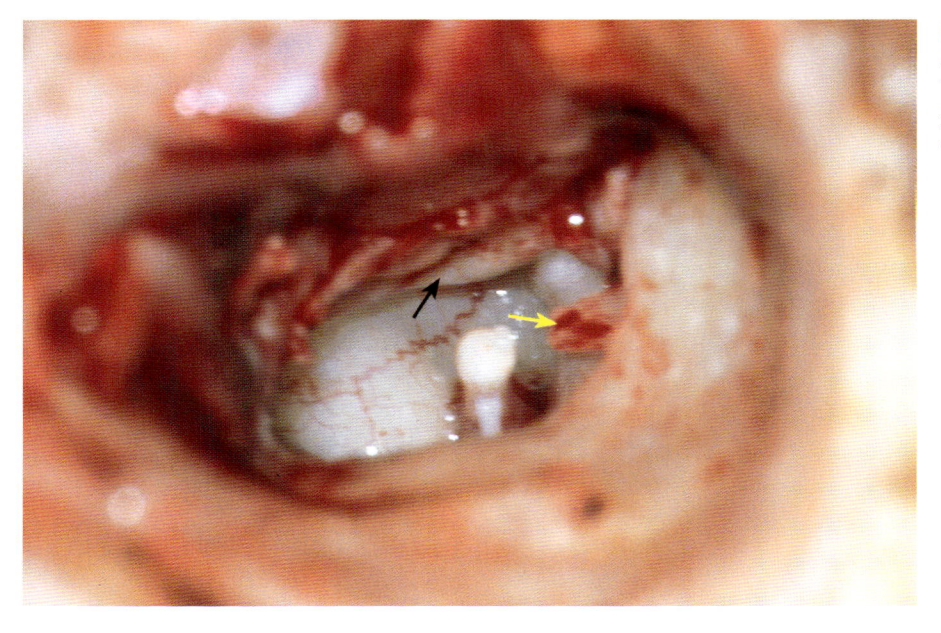

図 11.3-2　鼓膜-外耳道皮弁を前方に翻転し，卵円窓周囲を見るために小さく上鼓室をあける．アブミ骨上部構造と，先端が破壊されたキヌタ骨長脚（黄矢印）を見ることができる．前方ではツチ骨柄（黒矢印）が明視下に置かれている．

210　第11章　耳小骨形成術

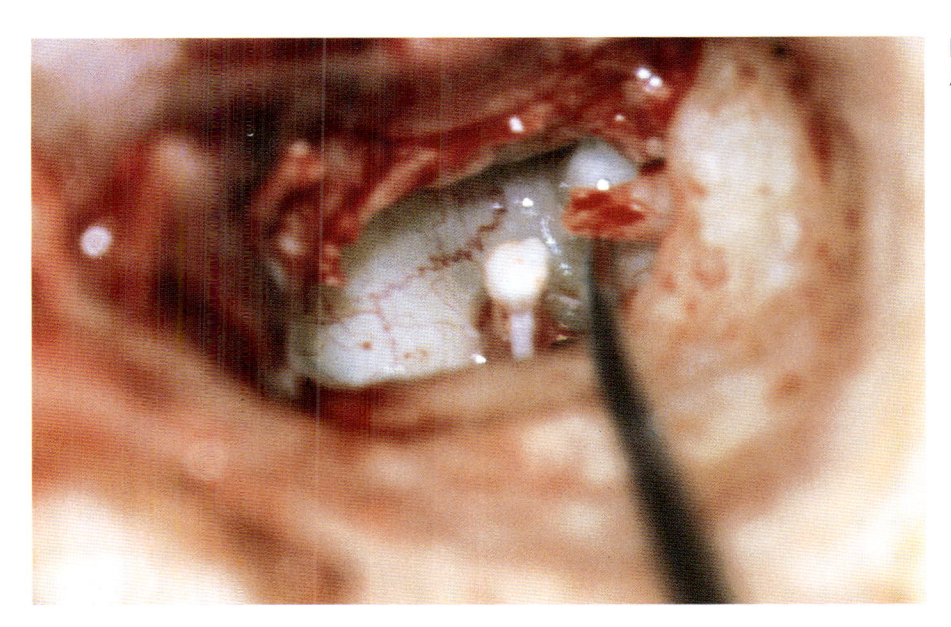

図 11.3-3　キヌタ骨は自家移植材料として利用する．小フックを長脚内側に挿入する．

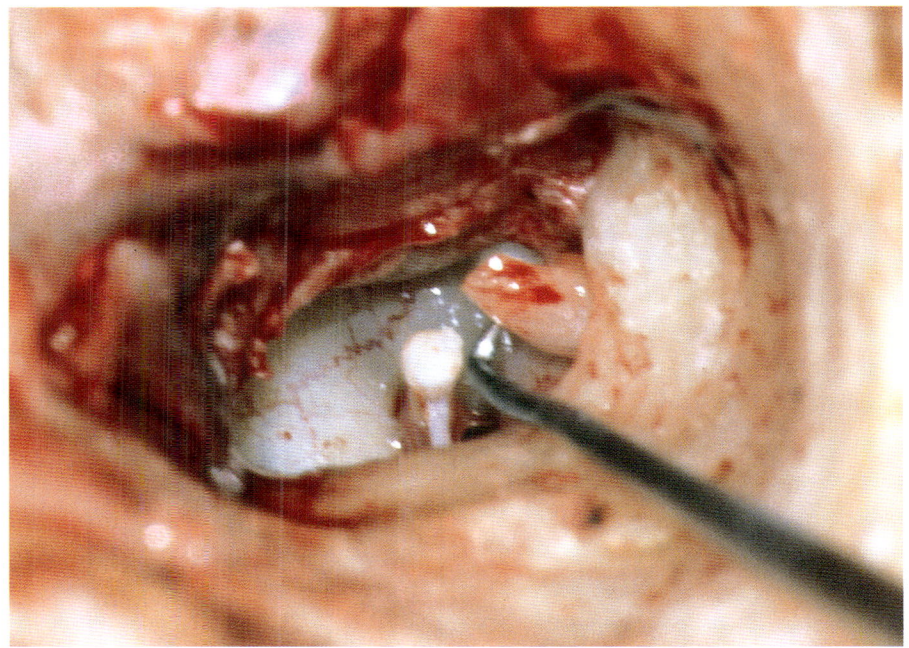

図 11.3-4　小フックで長脚を外側に持ち上げ，ツチ-キヌタ関節を脱臼させる．

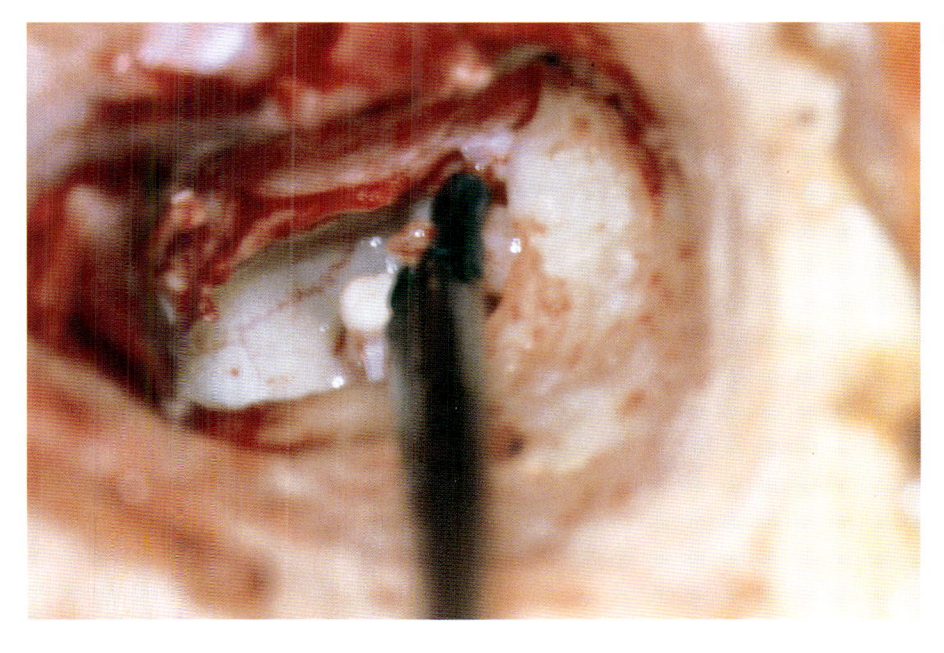

図 11.3-5　本症例では長脚を外側に持ち上げるだけでツチ-キヌタ関節はほぼ完全に脱臼しており，鼓室洞フックでさらに脱臼させる必要はない．長脚を微細鉗子で掴んでいる．

鼓室硬化症に関する考察　211

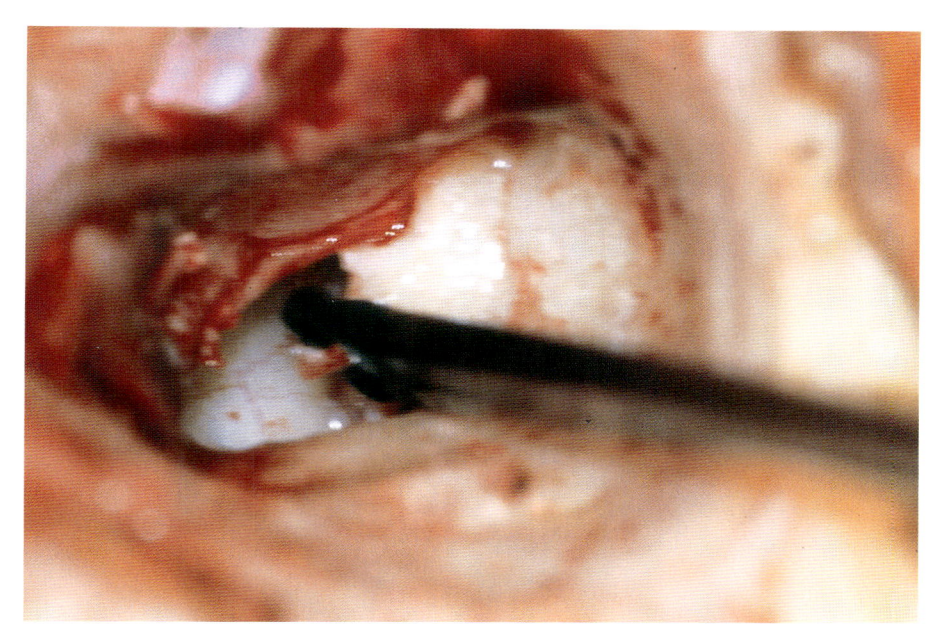

図 11.3-6　キヌタ骨を下鼓室方向に引き出している．

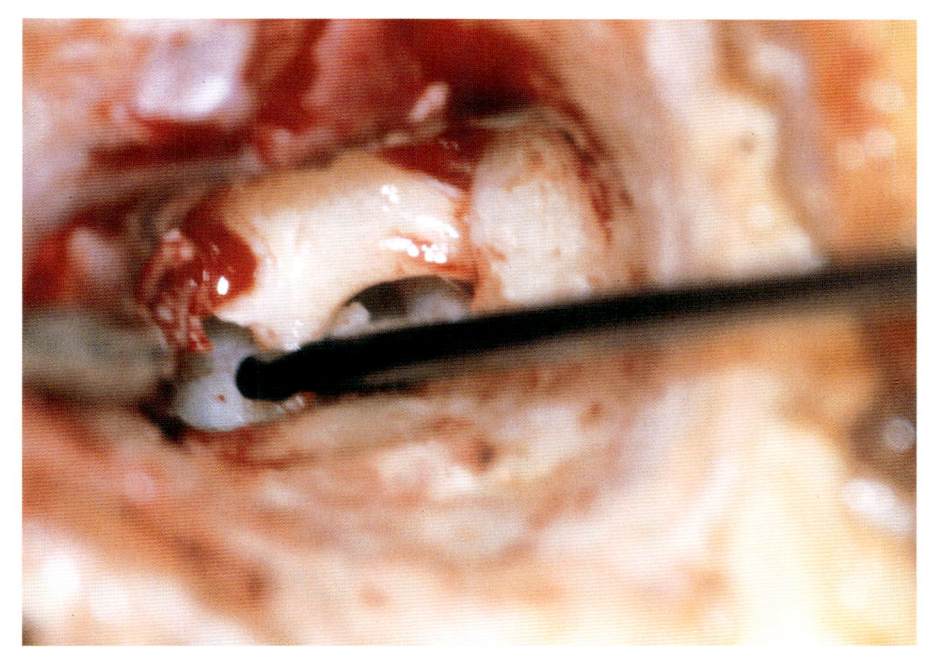

図 11.3-7　キヌタ骨を回転させながら上鼓室から引き抜く．

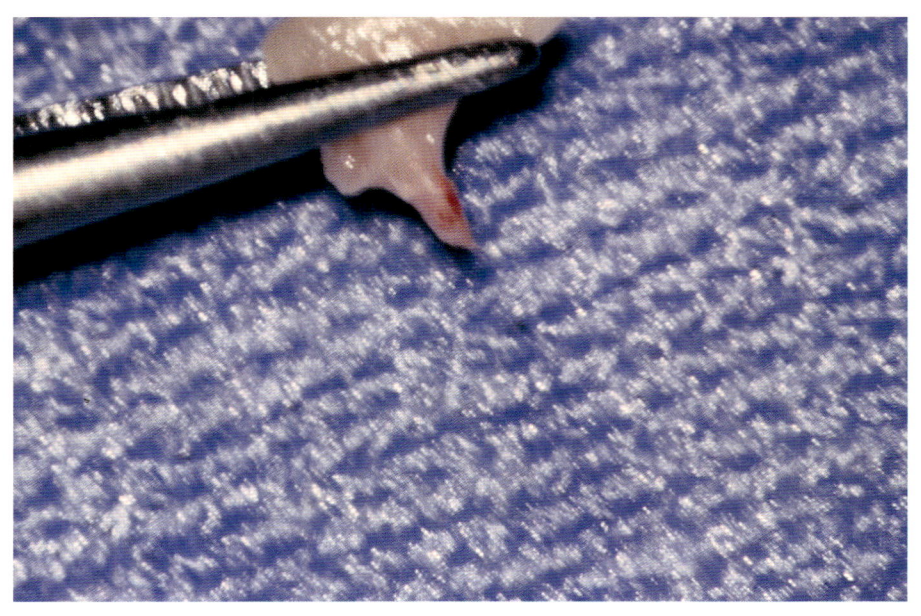

図 11.3-8　キヌタ骨をしっかりと鉗子で保持する．長脚先端部は破壊されている．

212　第 11 章　耳小骨形成術

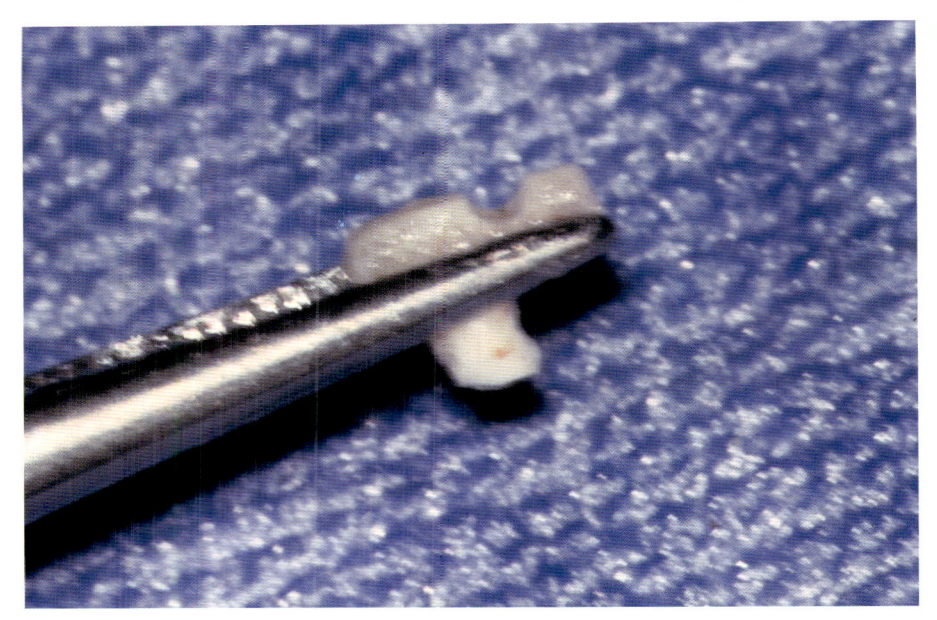

図 11.3-9　キヌタ骨を削って上縁部にツチ骨柄を入れる溝を，また長脚基部にアブミ骨頭を入れる小孔をそれぞれ作製する．関節面も削ってある．

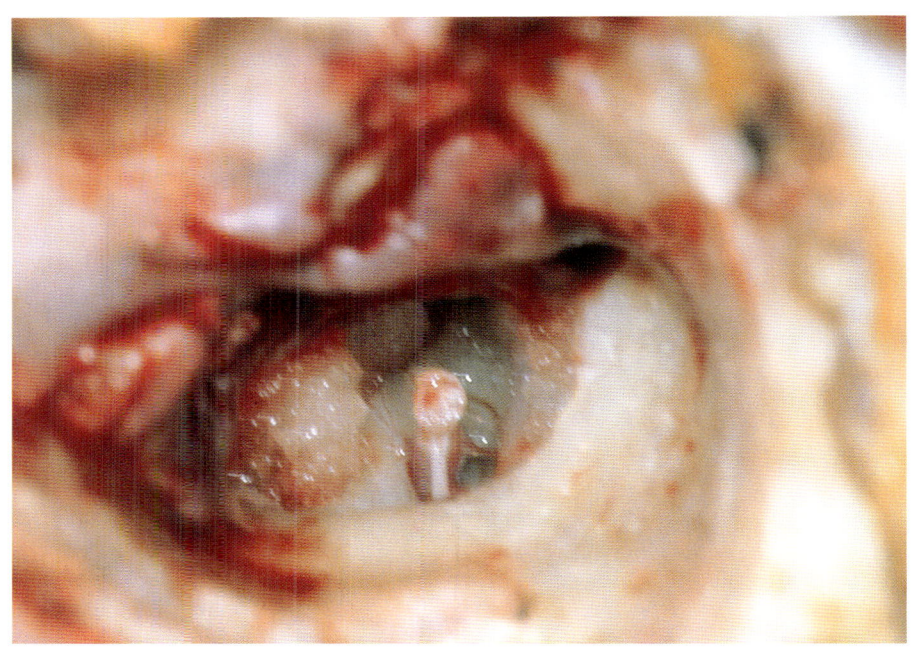

図 11.3-10　コルメラを立てやすくするとともに，コルメラが見えない部分に滑り込むのを防止するために，アブミ骨周囲にゼルフォーム小片を置く．

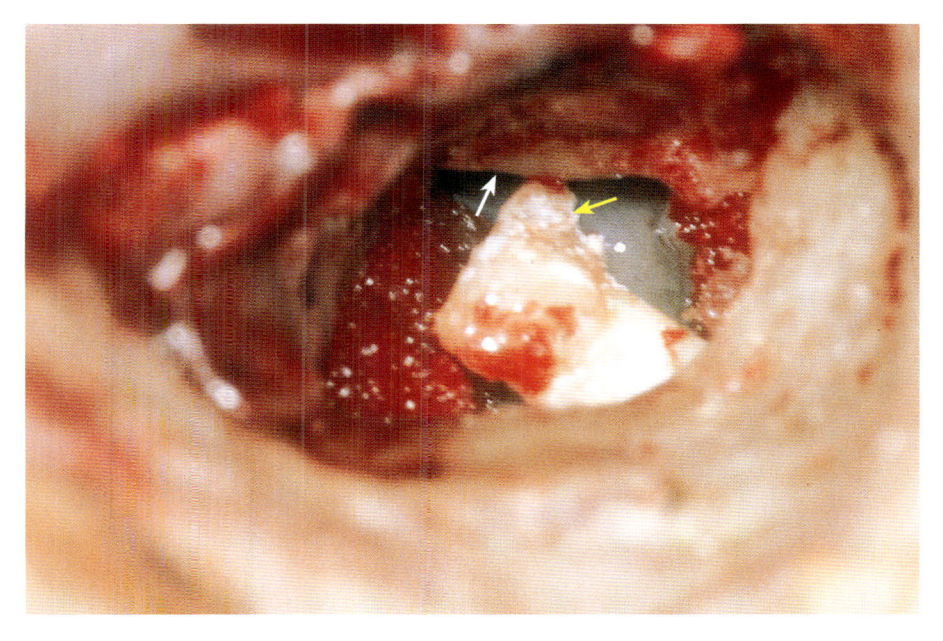

図 11.3-11　筋膜を前方に倒して鼓室を十分に開き，コルメラを鼓室内に導入する．コルメラの位置は小孔がアブミ骨頭の上に，溝（黄矢印）がツチ骨柄（白矢印）のすぐ下にあるように調節されている．

鼓室硬化症に関する考察 **213**

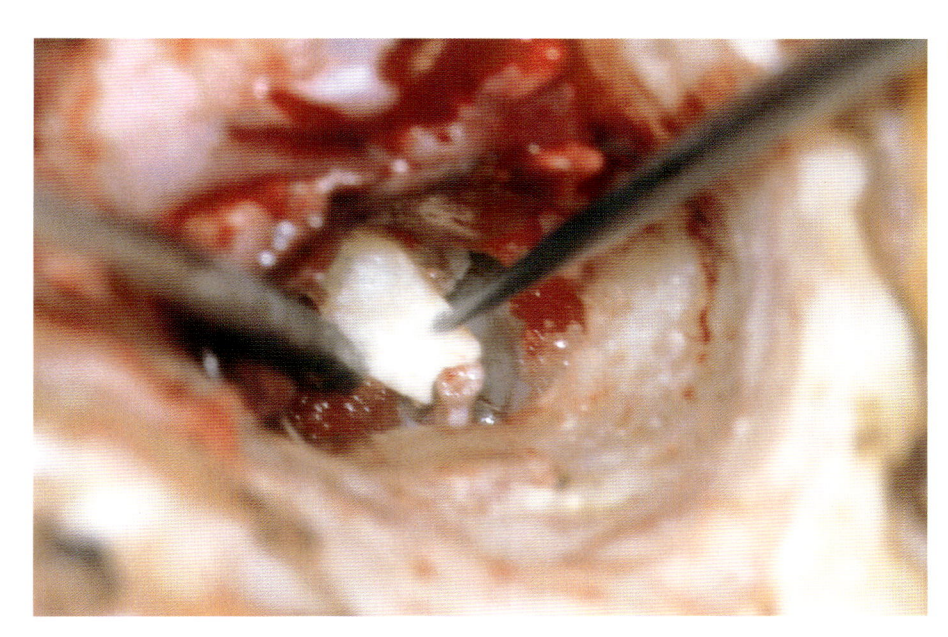

図 **11.3-12** アブミ骨上部構造に力が加わらないように注意しながら，吸引管と針を使ってコルメラを回転させている．この手技の最後にツチ骨柄を外側に持ち上げ，アブミ骨頭をコルメラの小孔の中に入れる．

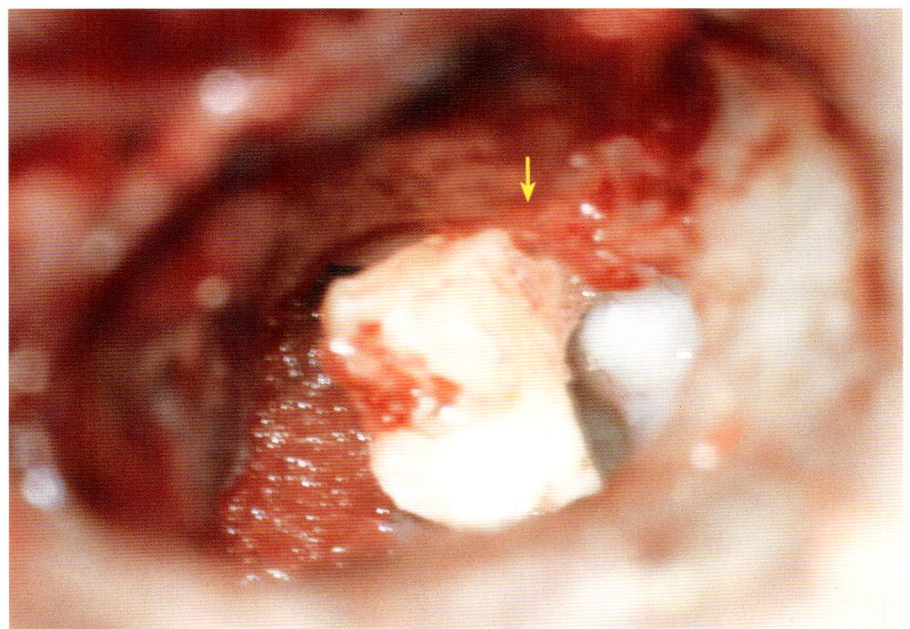

図 **11.3-13** 耳小骨連鎖の再建が完了したところを示す．キヌタ骨に作った溝がツチ骨柄と完璧に接合していることに注目してほしい（矢印）．

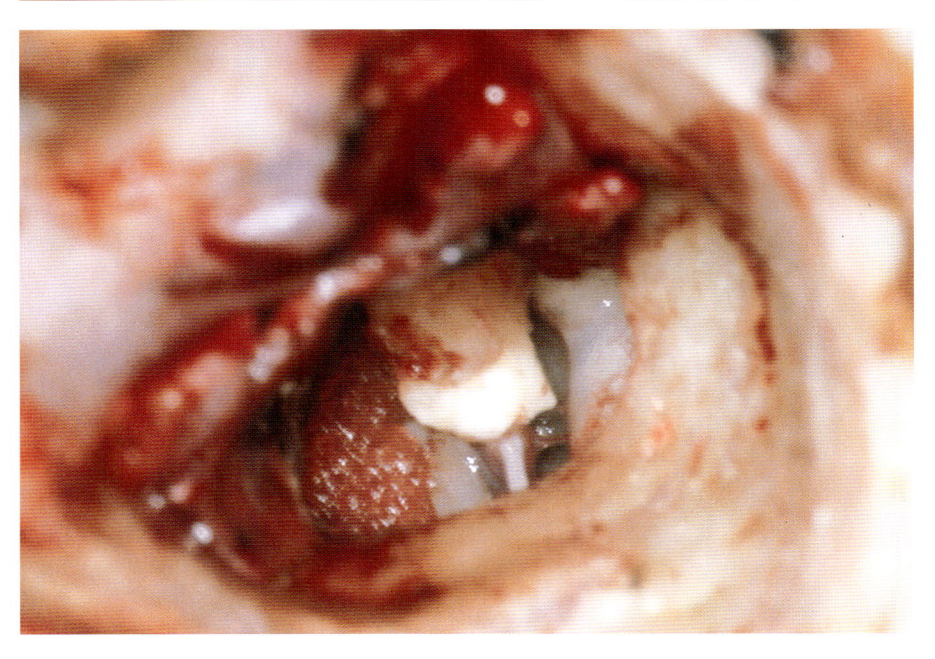

図 **11.3-14** コルメラとアブミ骨上部構造との接合部が明視できる．

214 第11章 耳小骨形成術

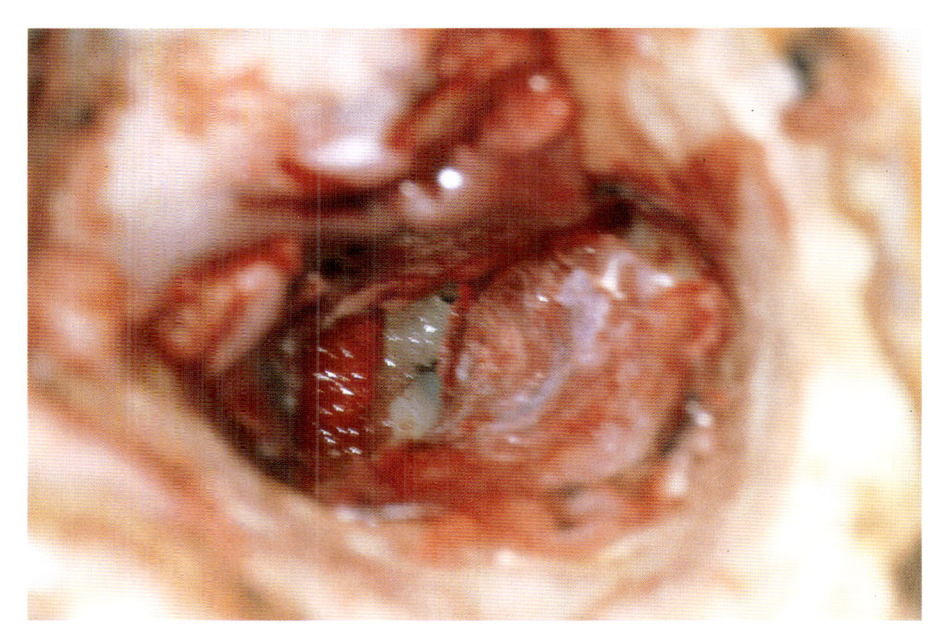

図 11.3-15　鼓膜を再建する軟骨膜を中耳に導入する．

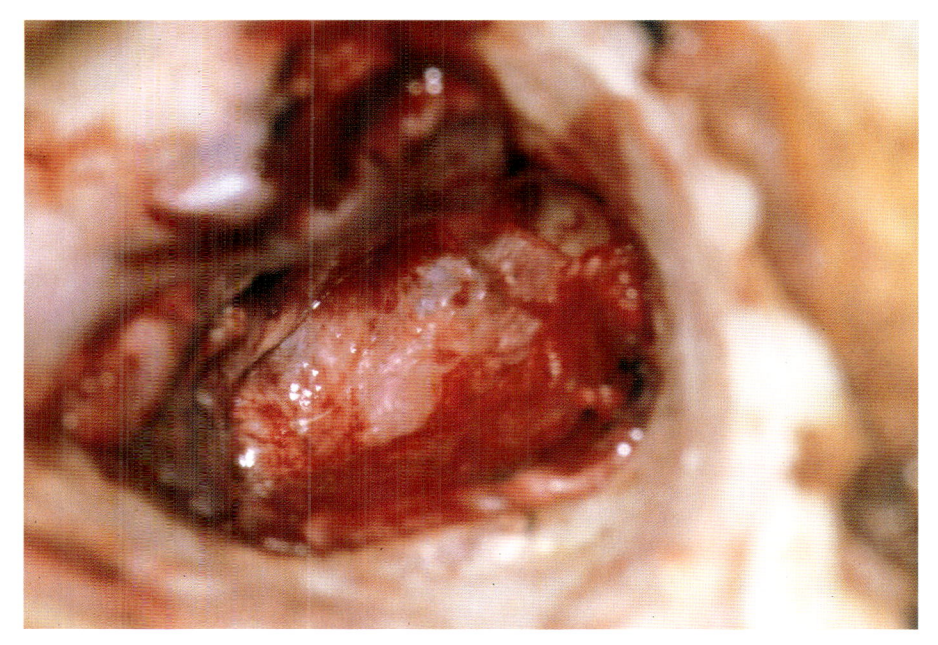

図 11.3-16　軟骨膜と鼓膜-外耳道皮弁を戻し，鼓室を閉じる．この後に外耳道をゼルフォームでパッキングする．

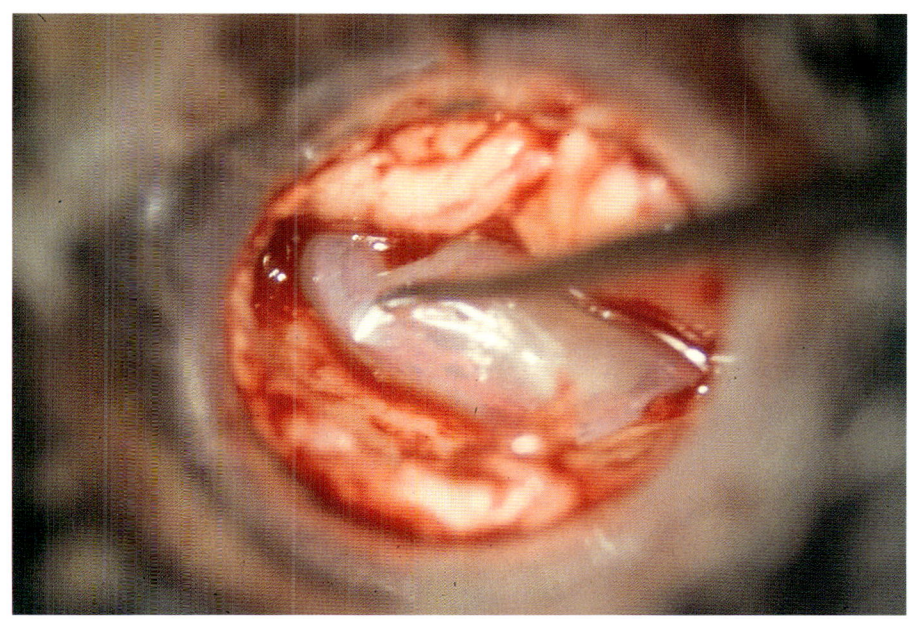

■ 症例 11.4 （右耳）

図 11.4-1　後壁保存型鼓室形成術の第2期手術である．アブミ骨上部構造は残っているが，ツチ骨柄は欠損している．十分な長さにデザインした鼓膜-外耳道皮弁を剥離・挙上して鼓室を開放する．初回手術で留置されたシリコン板を小フックで引っかけて鼓室から引き出している．

鼓室硬化症に関する考察　215

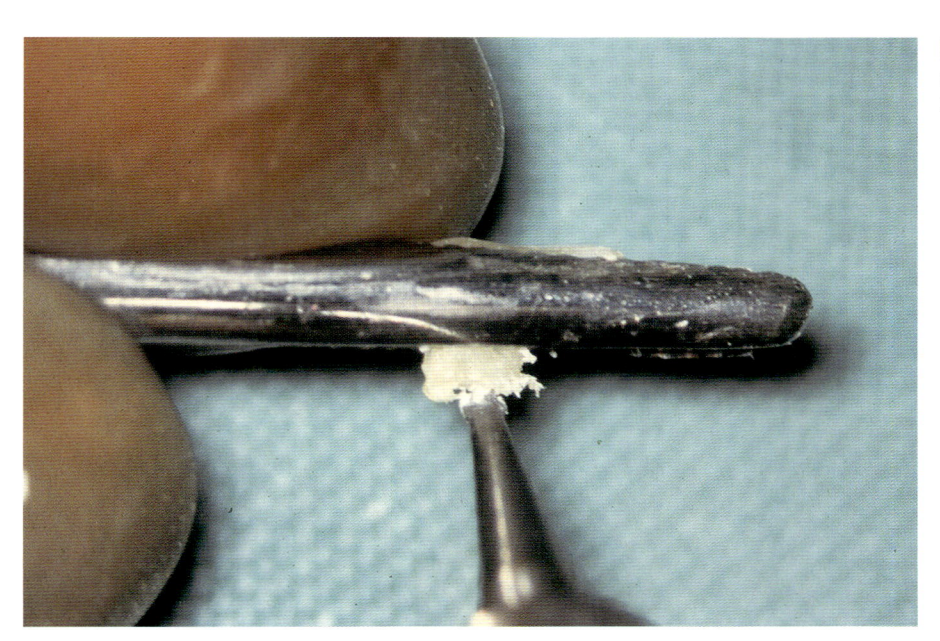

図11.4-2　アブミ骨上部構造が残っているため，キヌタ骨長脚基部に小さなカッティングバーを使ってアブミ骨頭を入れる小孔を作製する．

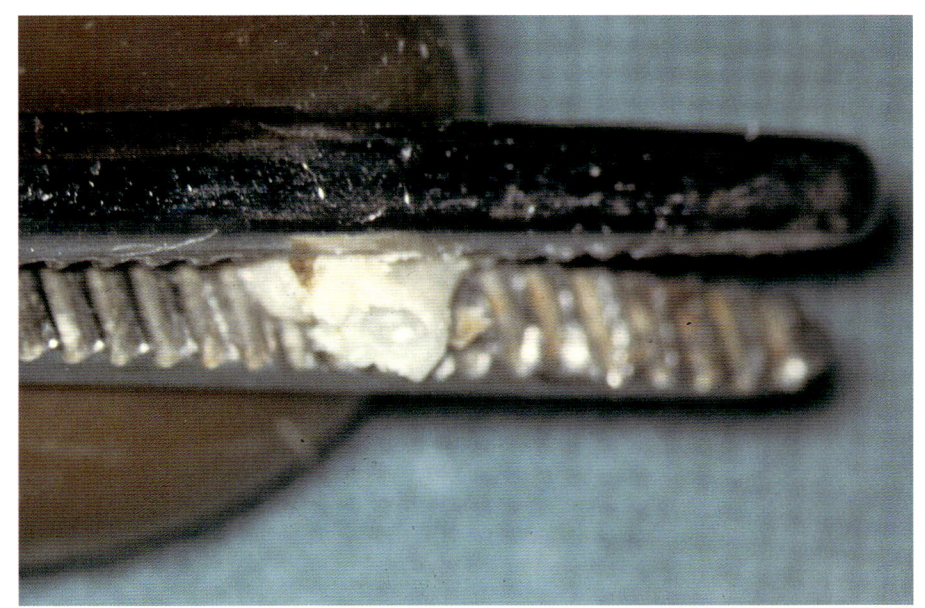

図11.4-3　小孔の状態を示す

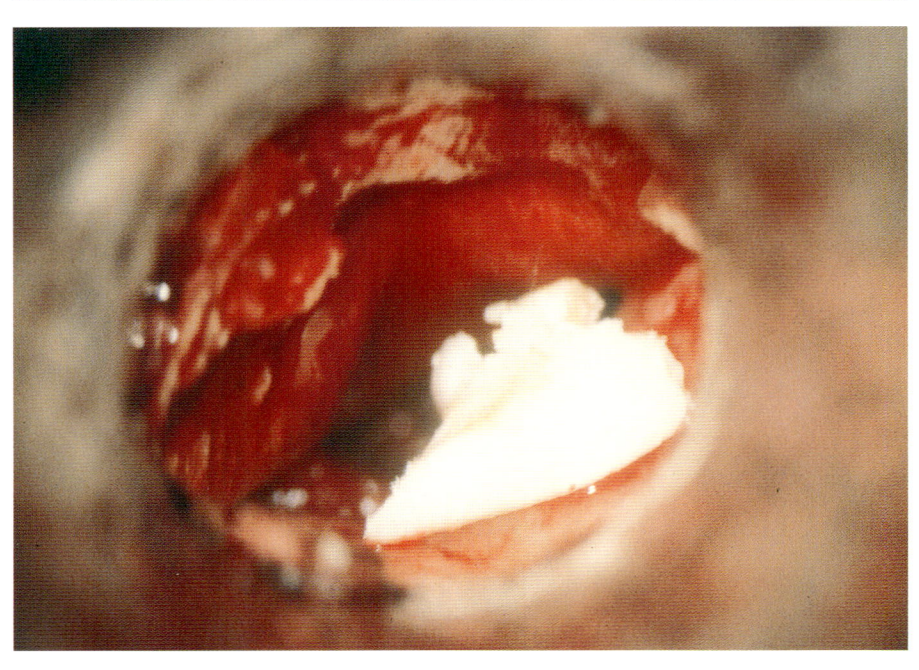

図11.4-4　形成後のキヌタ骨を外耳道内に導入する．

216　第11章　耳小骨形成術

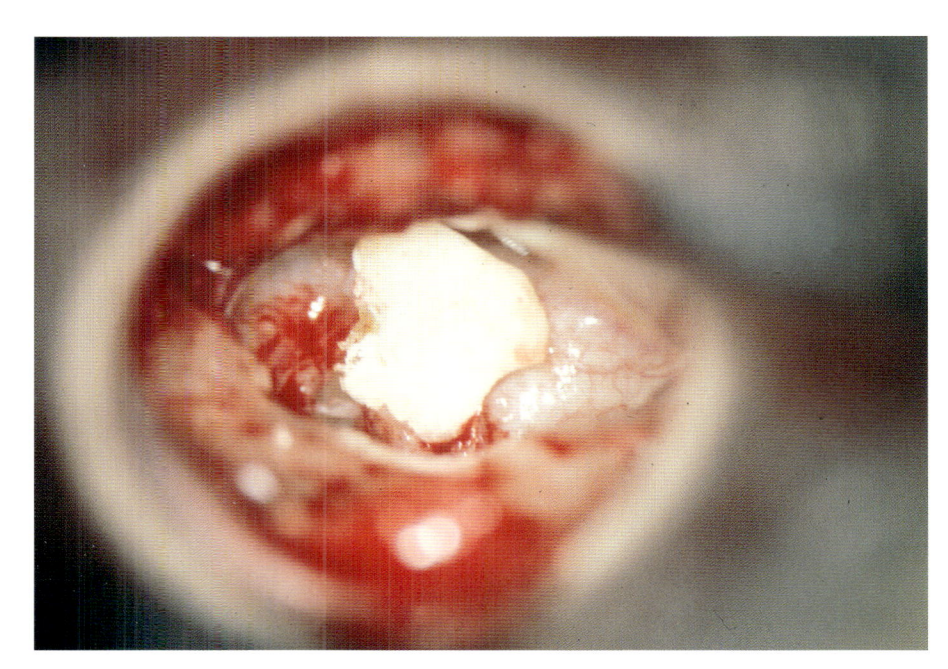

図11.4-5　キヌタ骨をアブミ骨上に置き，位置を小フックで調整する．本症例ではアブミ骨周囲はゼルフォームでパッキングをしていない．

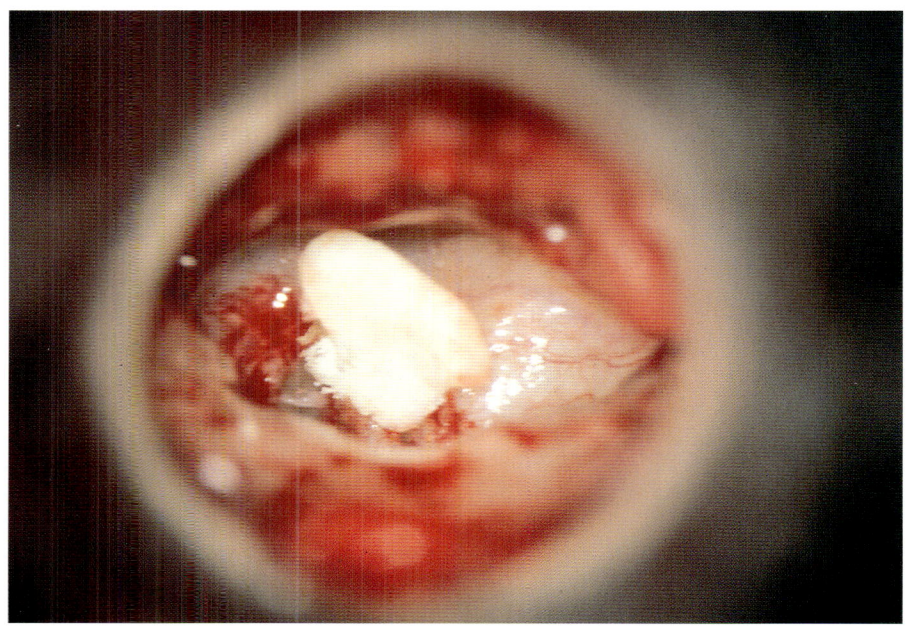

図11.4-6　アブミ骨頭をキヌタ骨に作製した小孔に深く入れる．これでコルメラは適切な位置にある．

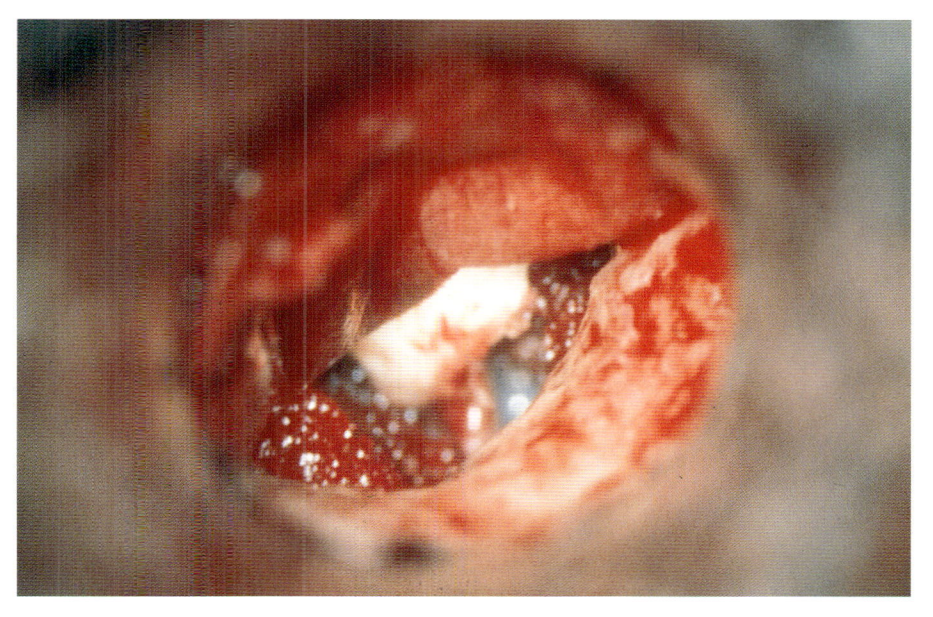

図11.4-7　コルメラ周囲を軽くゼルフォームで囲み，コルメラの高さが鼓膜とアブミ骨上部構造の距離を補うのに十分かを確認するために，一旦鼓膜を戻してみる．

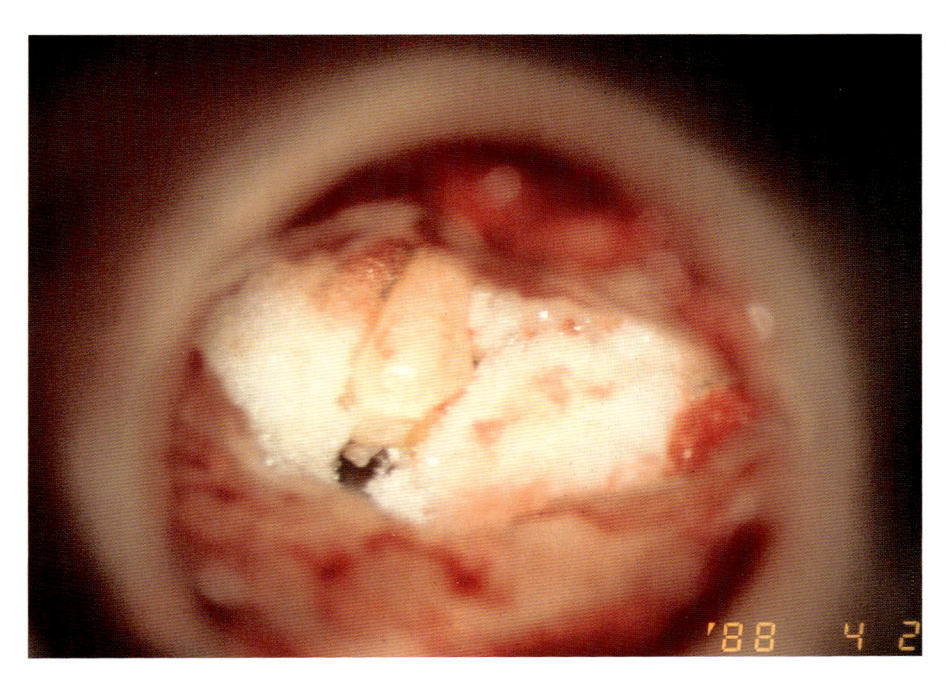

図 11.4-8　コルメラ周囲をゼルフォームでパッキングして位置を固定し，鼓膜-外耳道皮弁を戻す．

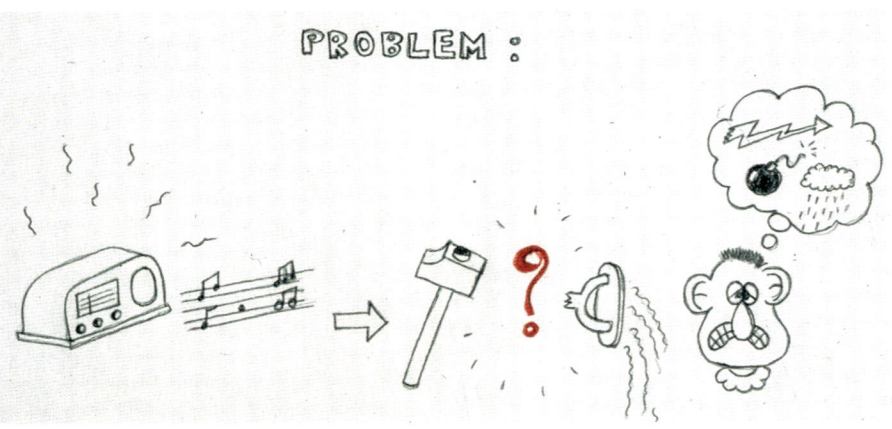

「なんだかうまく聴こえないぞ」

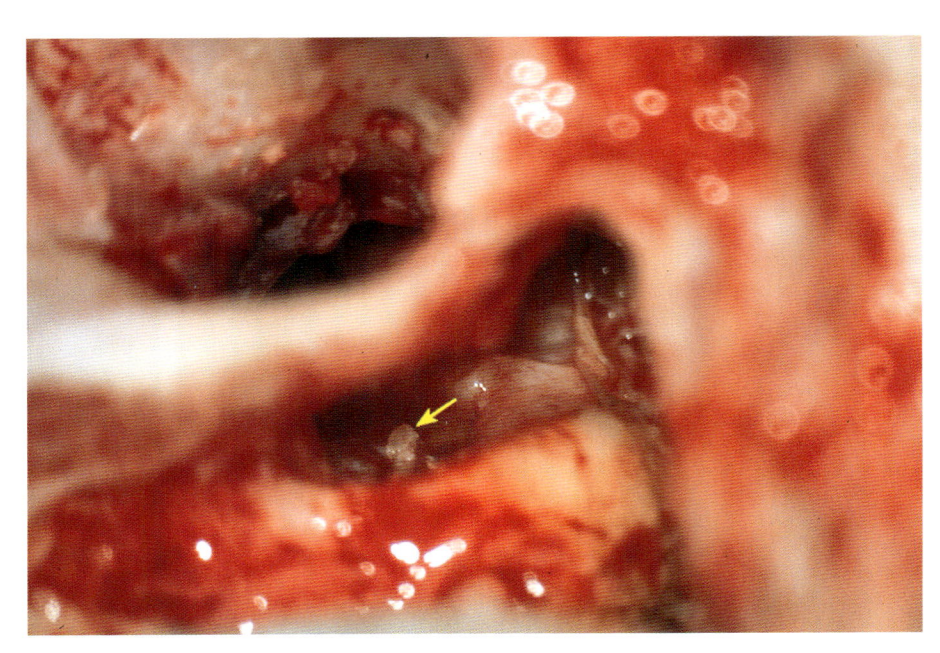

■ 症例 11.5 （左耳）

図 11.5-1　経外耳道と経乳突洞を組み合わせた後壁保存型鼓室形成術の第 2 期手術である．アブミ骨上部構造は存在しており，ツチ骨柄は欠損している．後鼓室開放部を通してアブミ骨頭（矢印）を見ることができる．

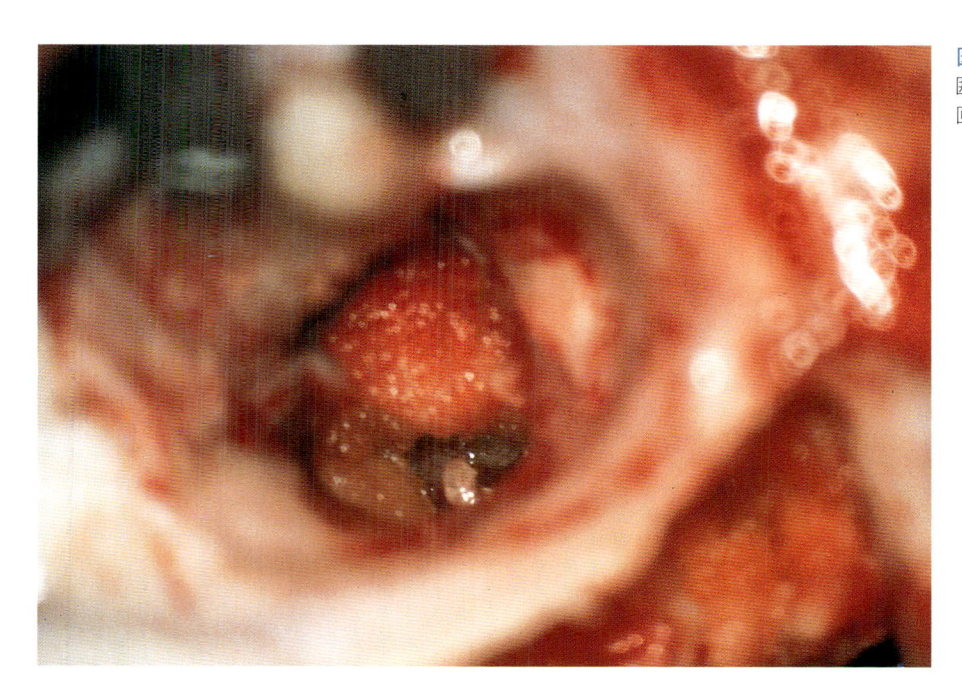

図 11.5-2　ゼルフォームの小片を上部構造周囲に敷き，コルメラを置きやすいようにする．初回手術で形成された後壁を見ることができる．

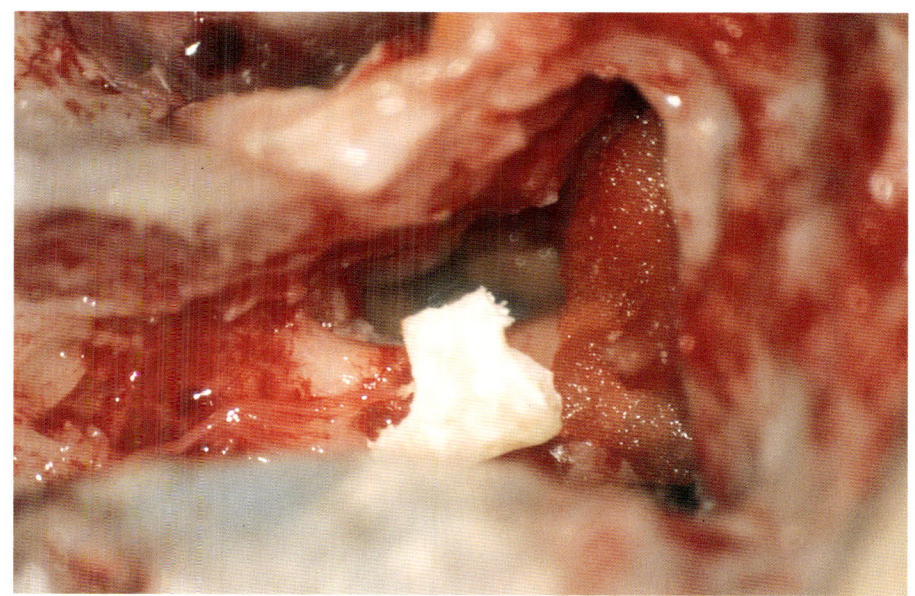

図 11.5-3　形成したキヌタ骨をコルメラとして使用する．キヌタ骨にはアブミ骨頭を入れる小孔をあけてある．

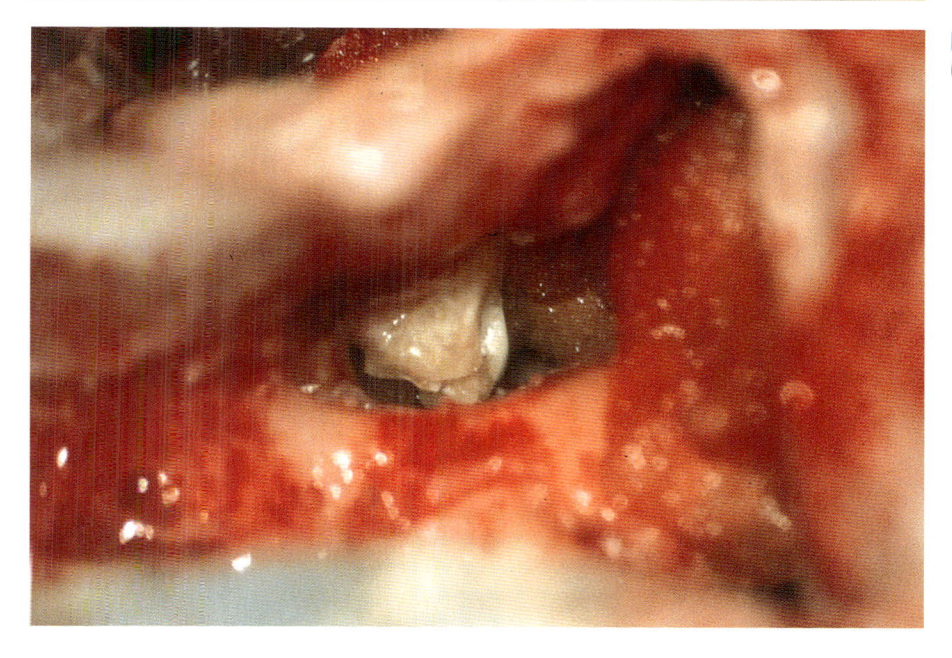

図 11.5-4　後鼓室開放部を通して上部構造上に立てられたコルメラを見ることができる．

鼓室硬化症に関する考察 219

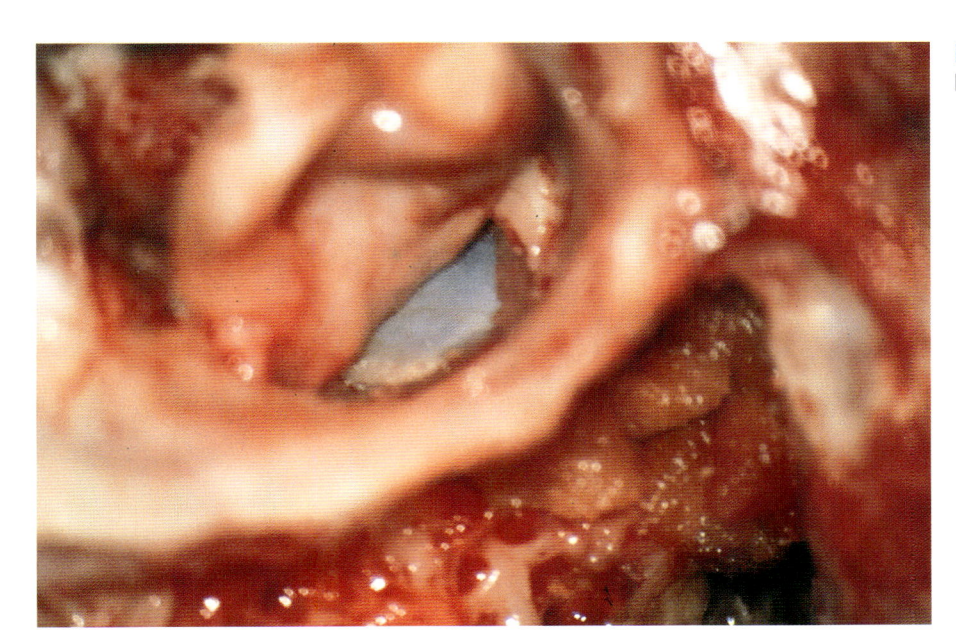

図 11.5-5 軟骨で鼓膜後上象限を補強し，陥凹を防止する．

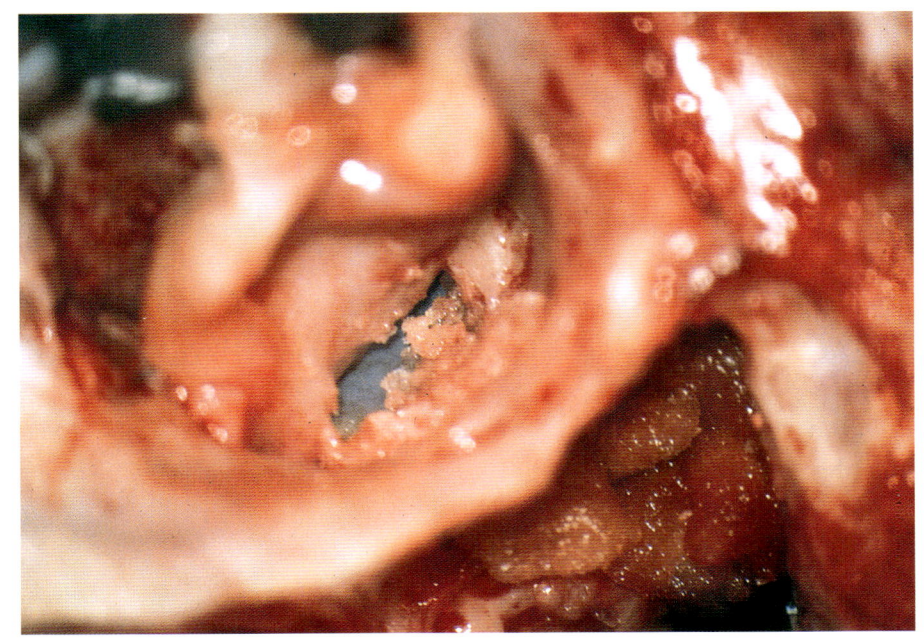

図 11.5-6 骨パテを使って後壁を補強する．

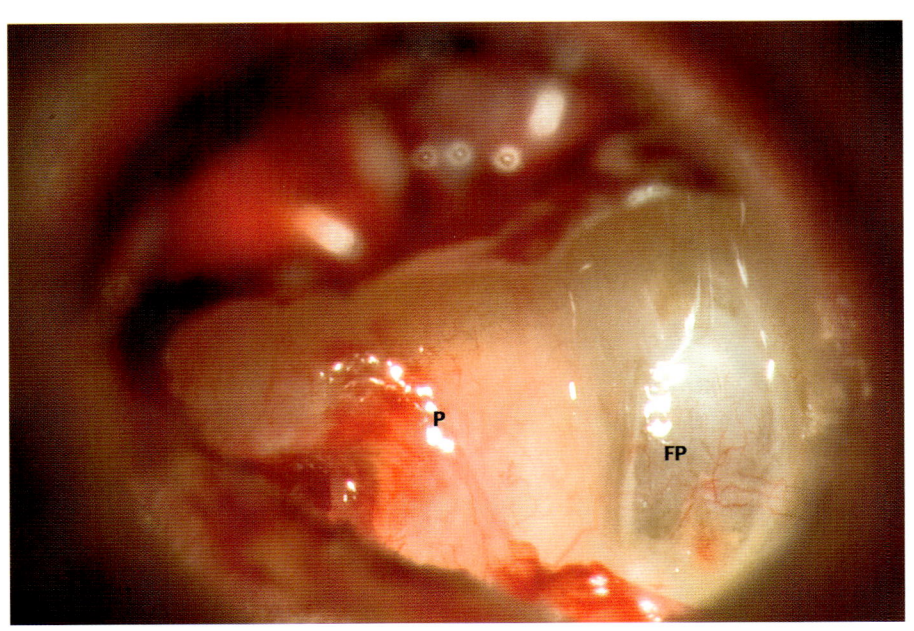

■ 症例 11.6 （左耳）

図 11.6-1 鼓膜形成後の耳小骨再建例である．外耳道皮膚に U 字型の切開を加えて鼓室を開放している．健常な粘膜に覆われたアブミ骨底板を見ることができる．

FP　アブミ骨底板
P 　岬角

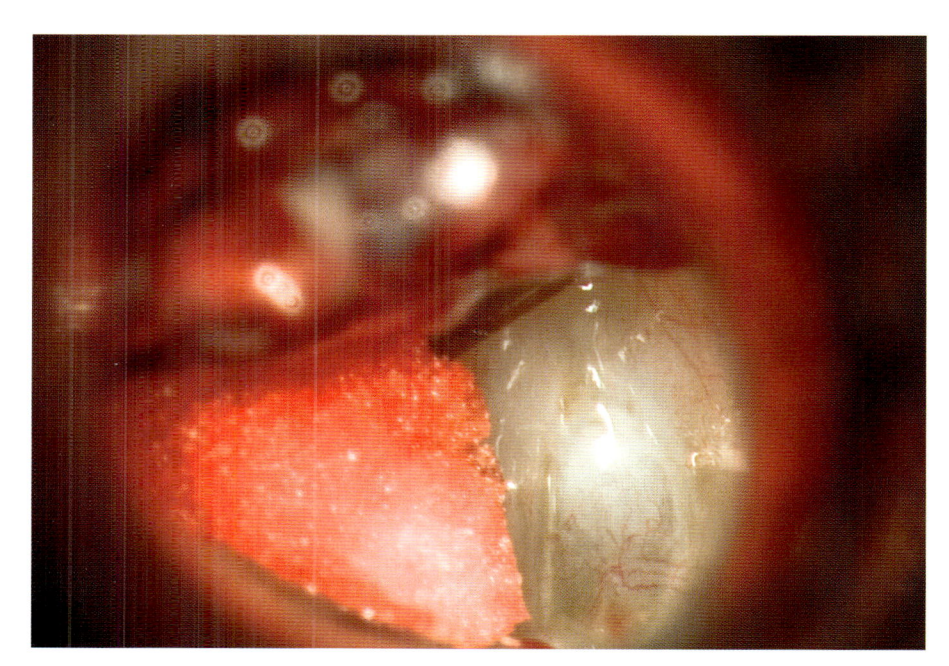

図 11.6-2　コルメラが下鼓室や耳管の方向に滑り込むのを避けるために鼓室を軽くゼルフォームでパッキングする．

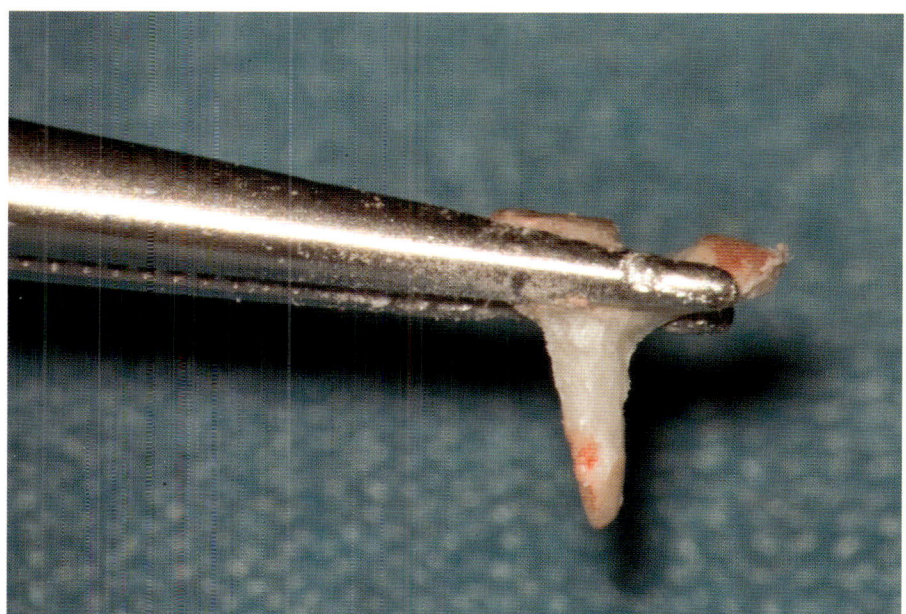

図 11.6-3　耳小骨連鎖の再建には同種キヌタ骨を用いる．長脚は全体に細く削り，底板上でずれにくくするために先端を平たくする．体部上面は底板と鼓膜の距離と合うように削り，ツチ骨柄が収まる溝を彫ってある．また，外耳道後壁と接触しないように関節面は落としてある．

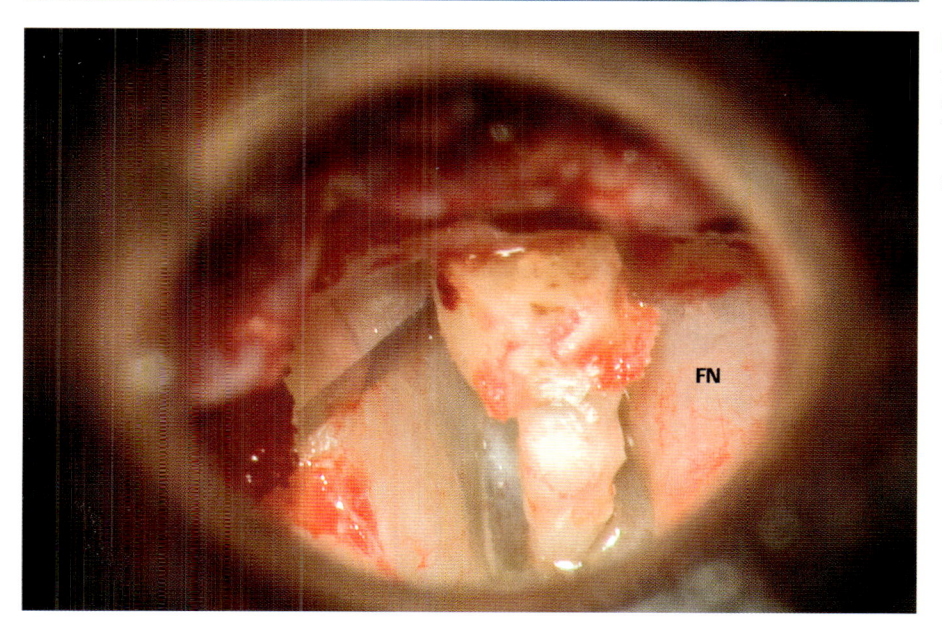

図 11.6-4　コルメラを所定の位置に立てる．長脚は岬角や顔面神経に触れることなく底板の中央にあり，ツチ骨柄がキヌタ骨体部の溝にはまっているため，コルメラは完全に安定している．

FN　顔面神経

鼓室硬化症に関する考察 **221**

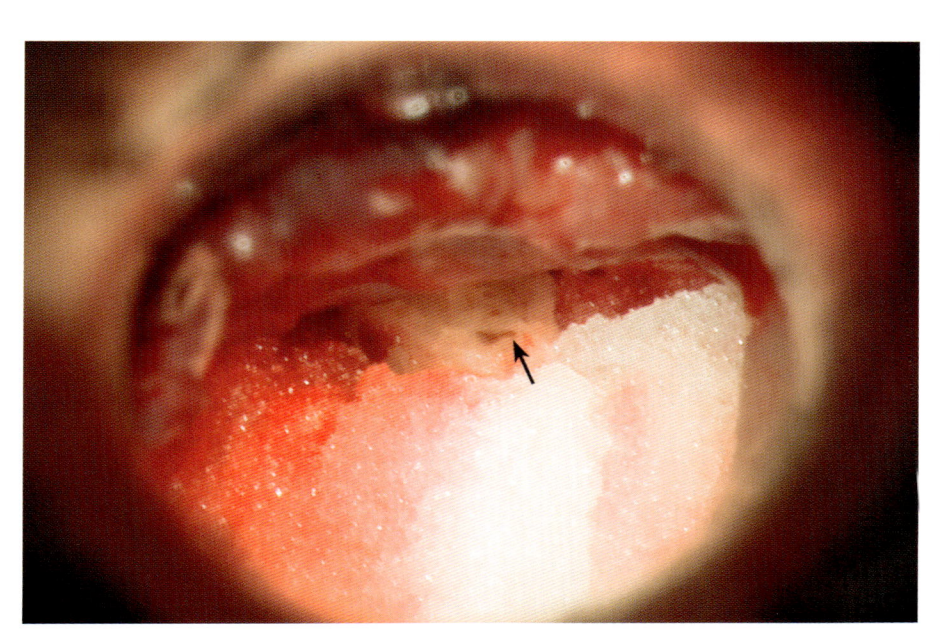

図 11.6-5 コルメラ周囲をゼルフォームでパッキングする．外耳道後壁とコルメラ（矢印）の間のゼルフォーム小片は非常に重要で，この処置により両者の癒着を防止する．

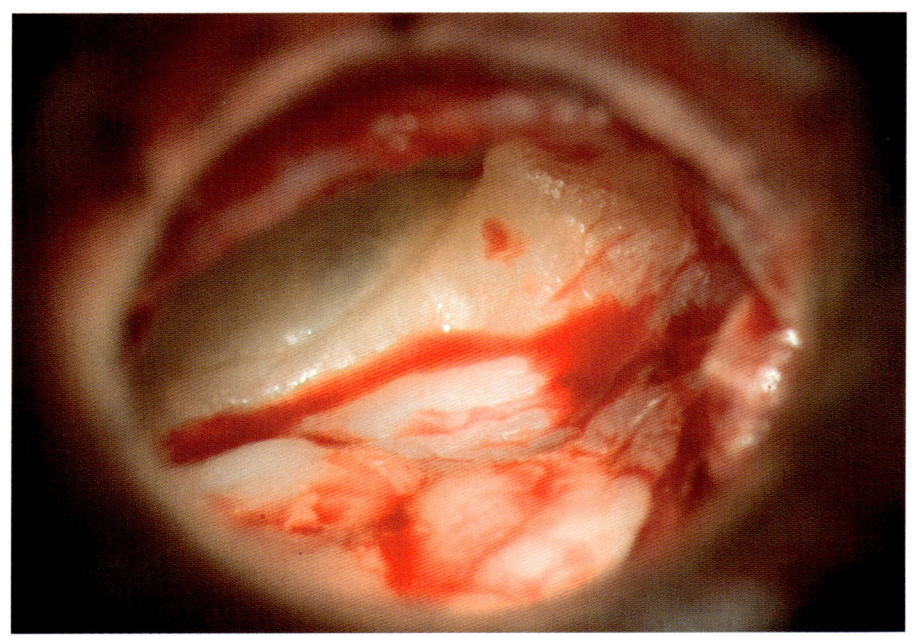

図 11.6-6 鼓膜-外耳道皮弁を戻す．外耳道はゼルフォームでパッキングする．

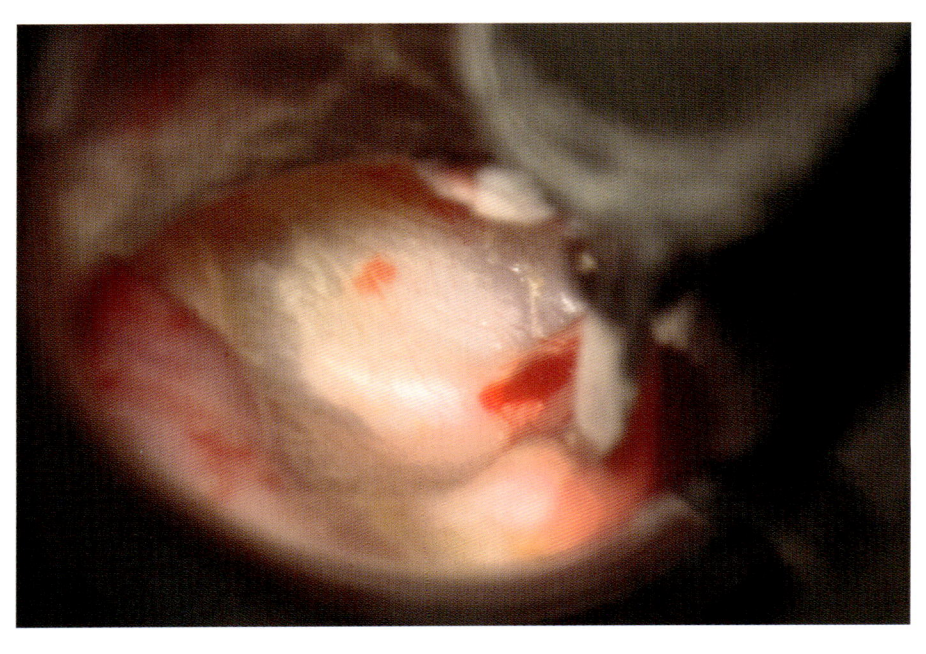

■ 症例 11.7（左耳）

図 11.7-1 後壁保存型鼓室形成術の第 2 期手術症例である．初回手術時に真珠腫が鼓室に限局しており，今回乳突腔をあける必要はない．Beaver ブレードで耳鏡下に外耳道に U 字型の皮切を加える．

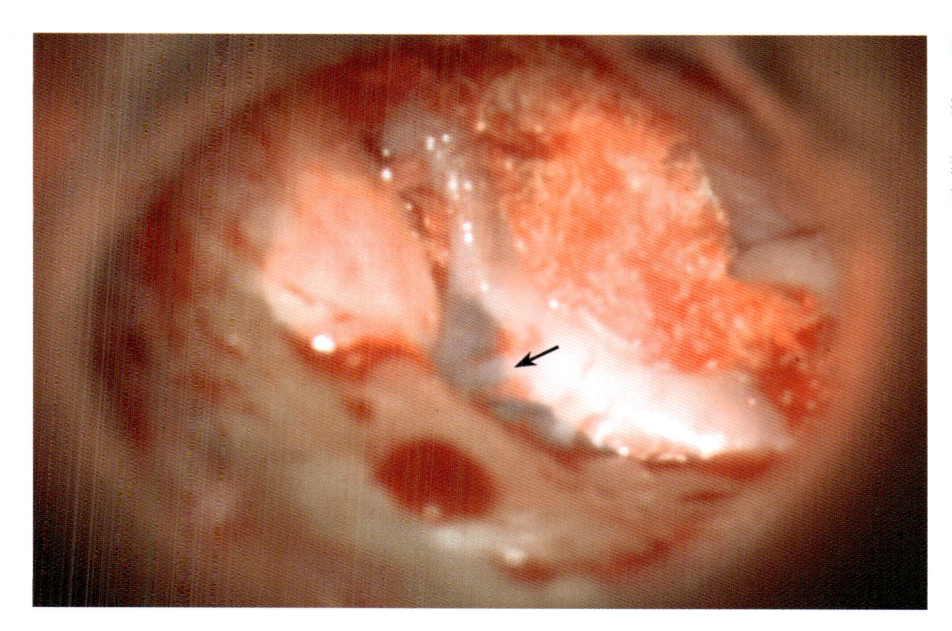

図 11.7-2　綿片を使って外耳道皮膚を骨壁から丁寧に剥がしている．第2期手術や再手術の症例では，線維性鼓膜輪はしばしば失われており，鼓室に入るために切り込む鼓室粘膜は色調の変化によって同定する．粘膜は通常，半透明の灰色に見える（矢印）．

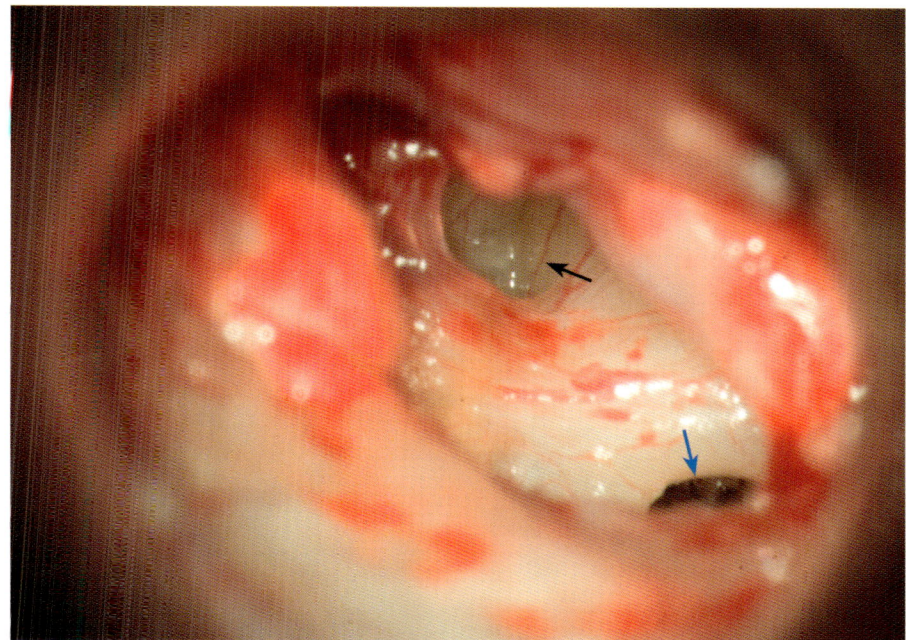

図 11.7-3　鼓膜を骨壁から慎重に剥がし，鼓室を開放する．瘢痕が卵円窓を不完全に覆い（黒矢印），岬角の後方には正円窓小窩が確認できる（青矢印）．

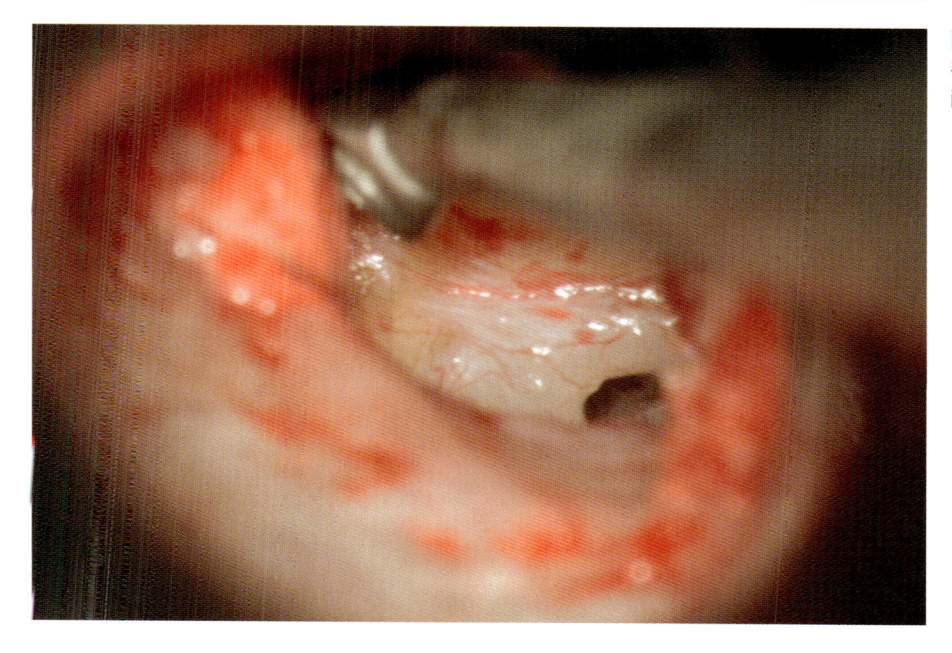

図 11.7-4　卵円窓周辺を明視するため，初回手術で骨パテを使い再建した後壁を鋭匙で小さく削る．

鼓室硬化症に関する考察 **223**

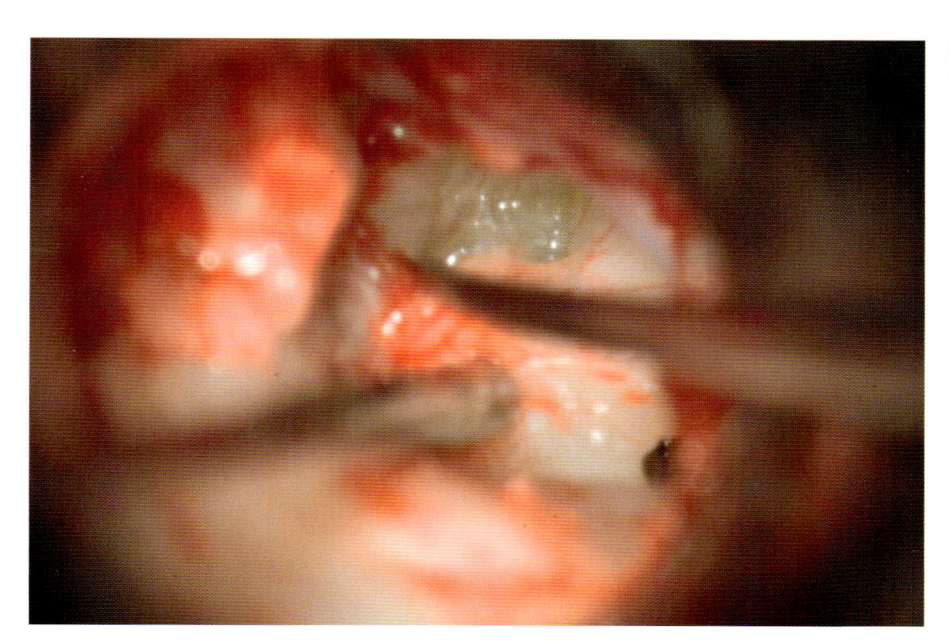

図 11.7-5 卵円窓後半部を覆う瘢痕組織を針で除去している.

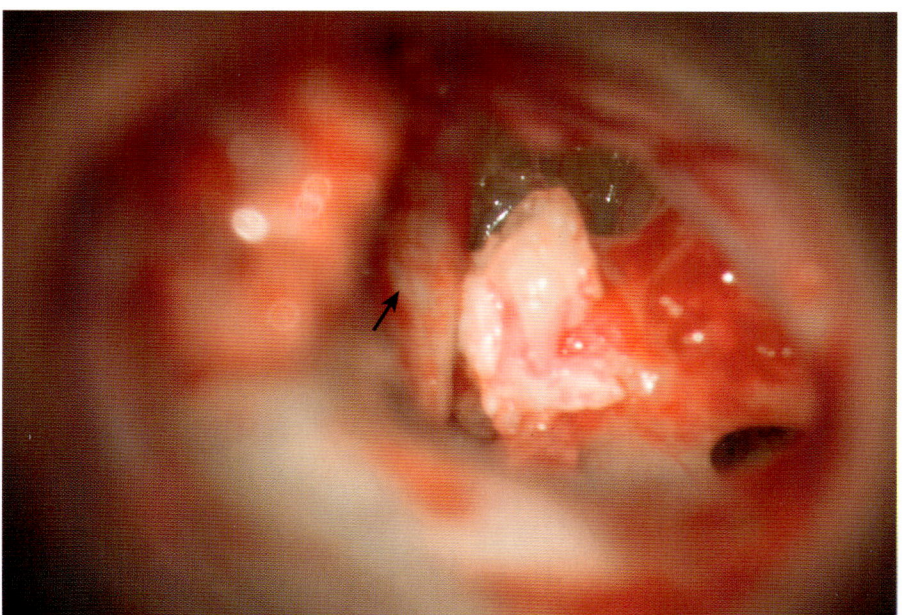

図 11.7-6 瘢痕組織を除去すると，アブミ骨底板上に真珠腫が遺残していた．底板の上方に顔面神経を見ることができる（矢印）.

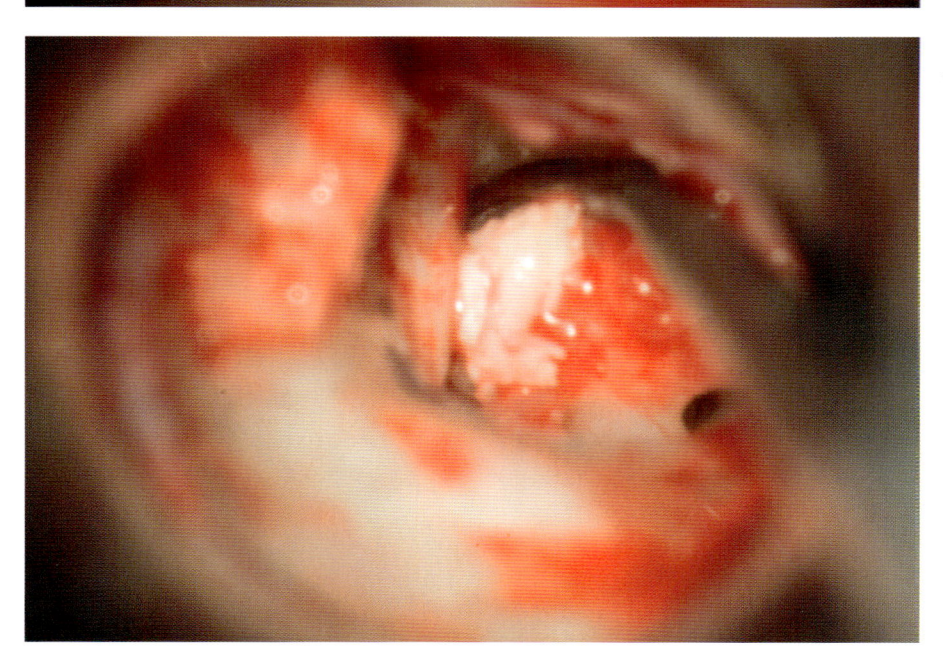

図 11.7-7 遺残する真珠腫を微細剥離子で除去している.

224　第 11 章　耳小骨形成術

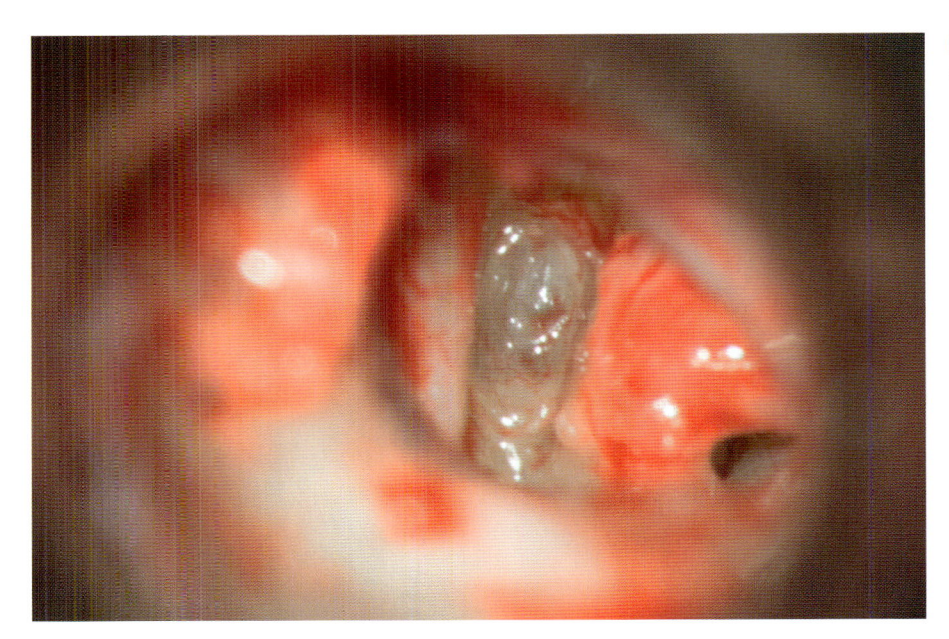

図 11.7-8　アブミ骨底板上の真珠腫が除去されている.

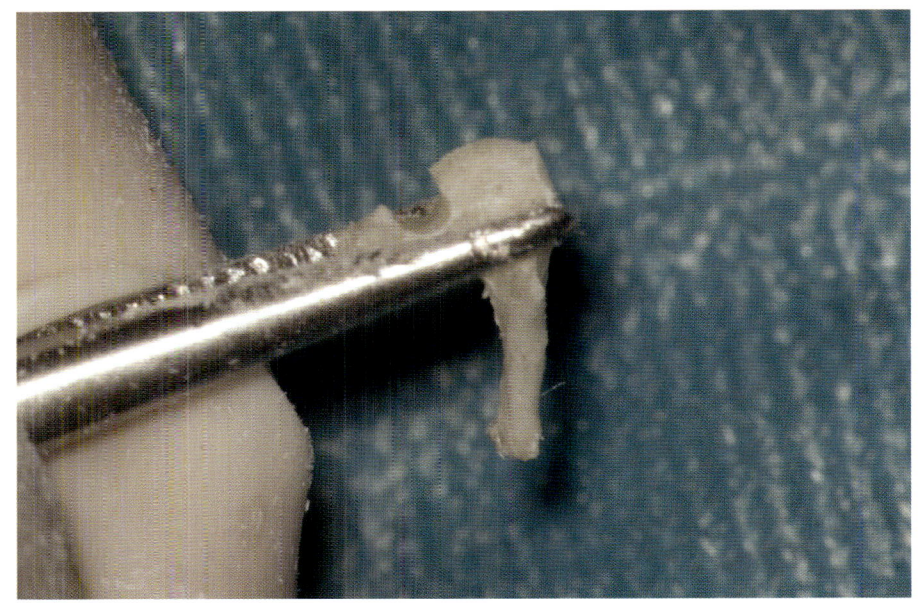

図 11.7-9　アブミ骨底板と初回手術で残したツチ骨柄の間で耳小骨連鎖を再建するため，同種キヌタ骨を形成する.

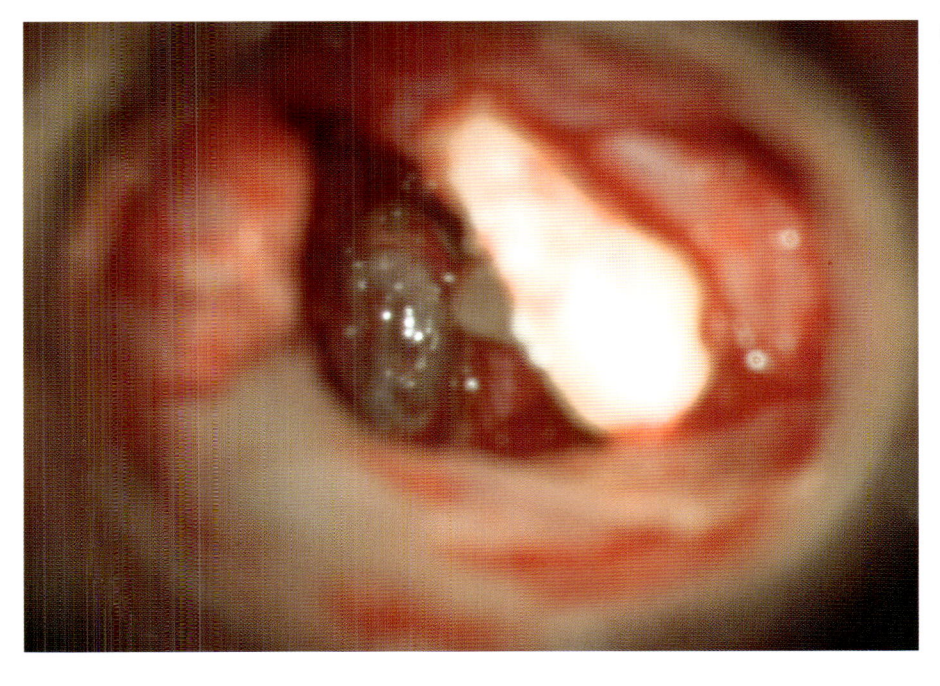

図 11.7-10　形成したキヌタ骨を鼓室に導入する.

鼓室硬化症に関する考察　225

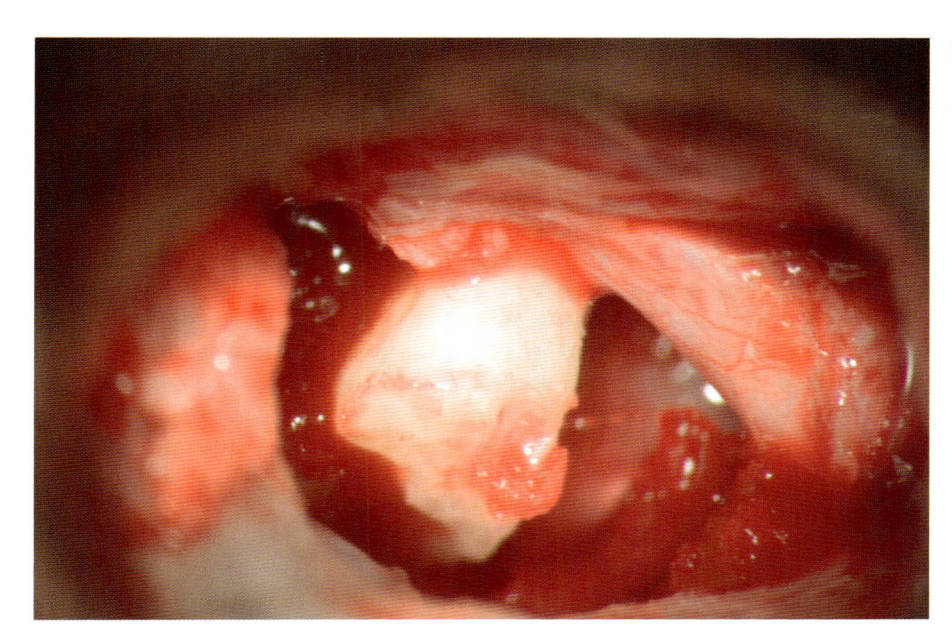

図 11.7-11　キヌタ骨を所定の位置に立てる．長脚の先端はアブミ骨底板上にあり，体部上面に作った溝にツチ骨柄がはまっている．コルメラの位置が変わらないようにゼルフォーム小片で周囲を囲んで鼓室を閉じる．

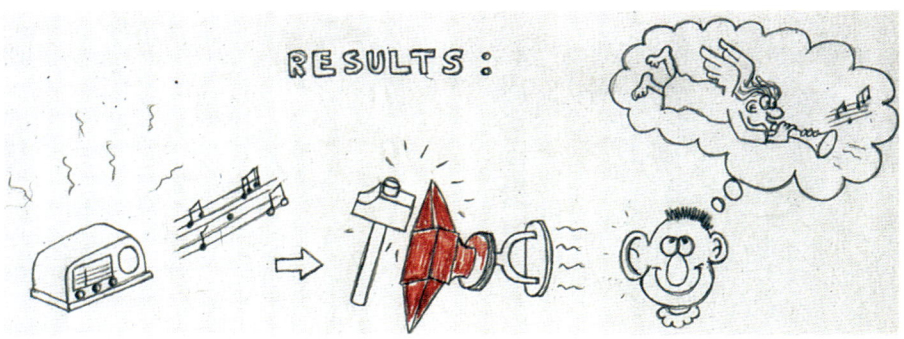

「聞こえは完璧！　ありがとう Gruppo！」

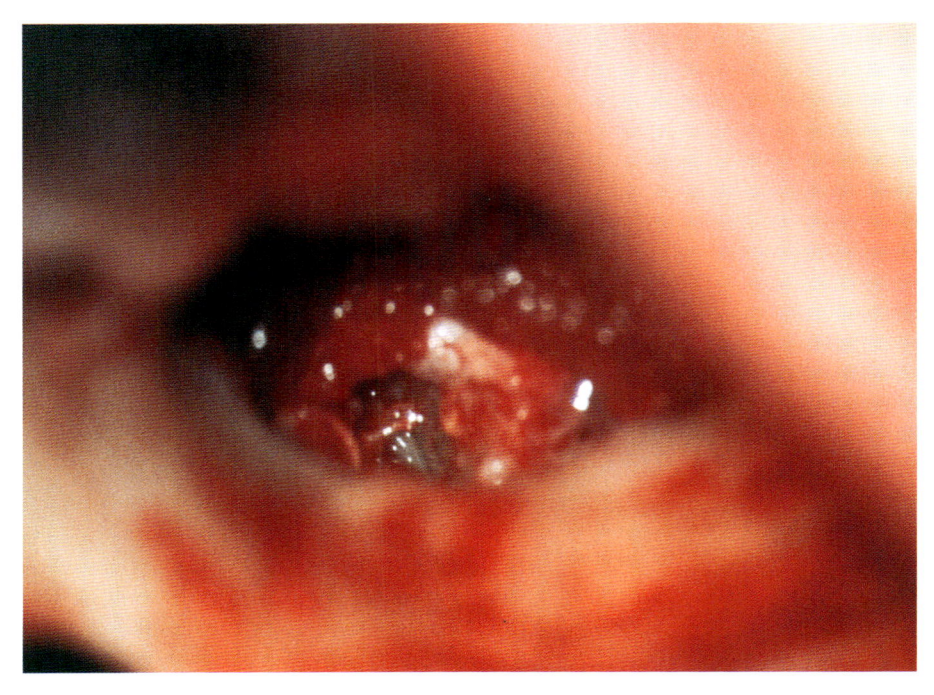

■ 症例 11.8 （右耳）

図 11.8-1　経乳突と経外耳道を組み合わせた後壁保存鼓室形成の第 2 期手術である．アブミ骨上部構造もツチ骨柄も存在しない．コルメラを立てるために周囲にゼルフォームを敷いた卵円窓部分を見ることができる．

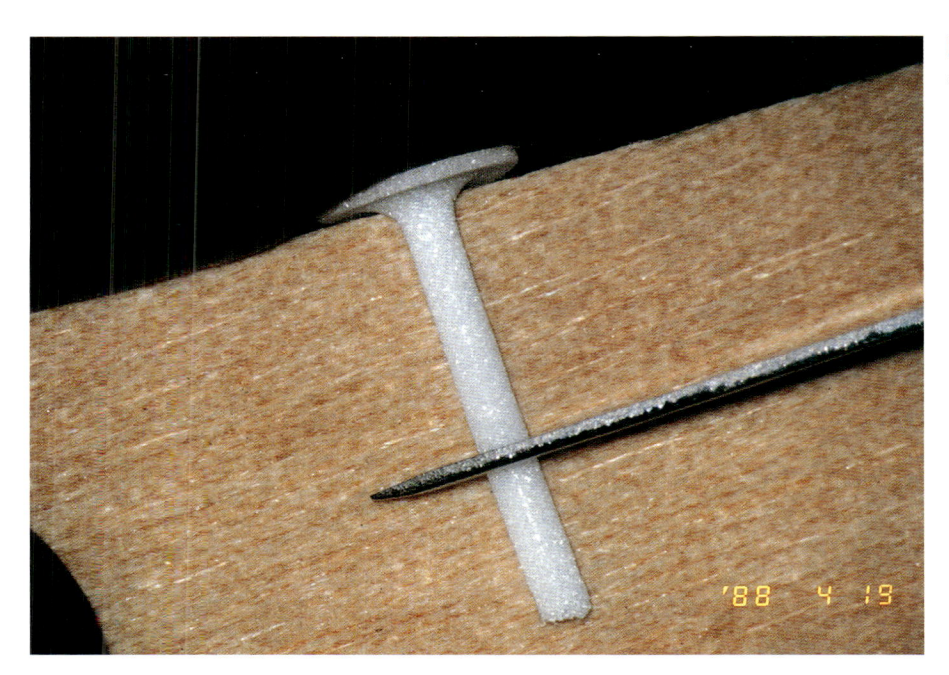

図 11.8-2　鼓膜とアブミ骨底板の距離に合うように TORP を切断する.

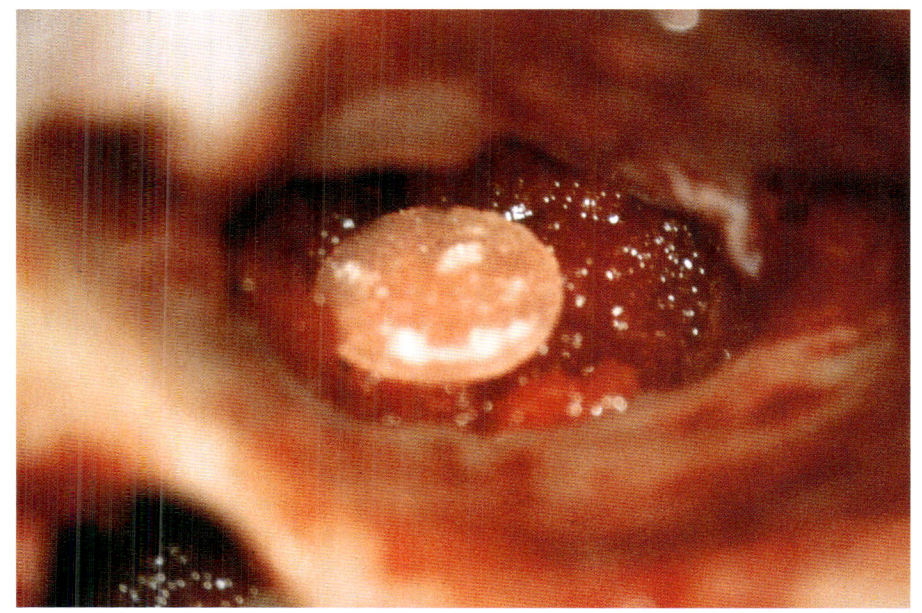

図 11.8-3　ゼルフォームを使って TORP を所定の位置に立てる.

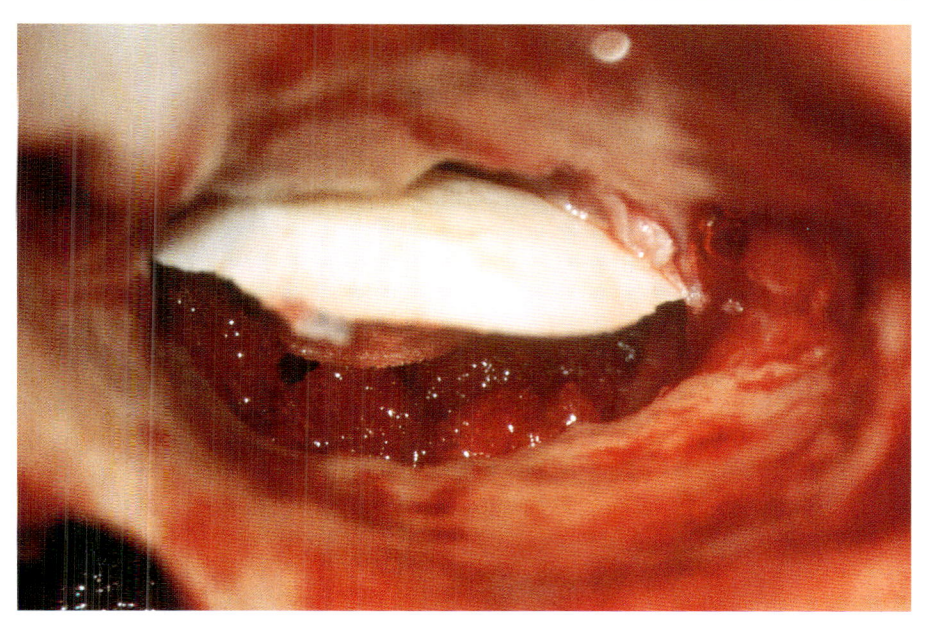

図 11.8-4　厚い軟骨を TORP の上に乗せる.

鼓室硬化症に関する考察　227

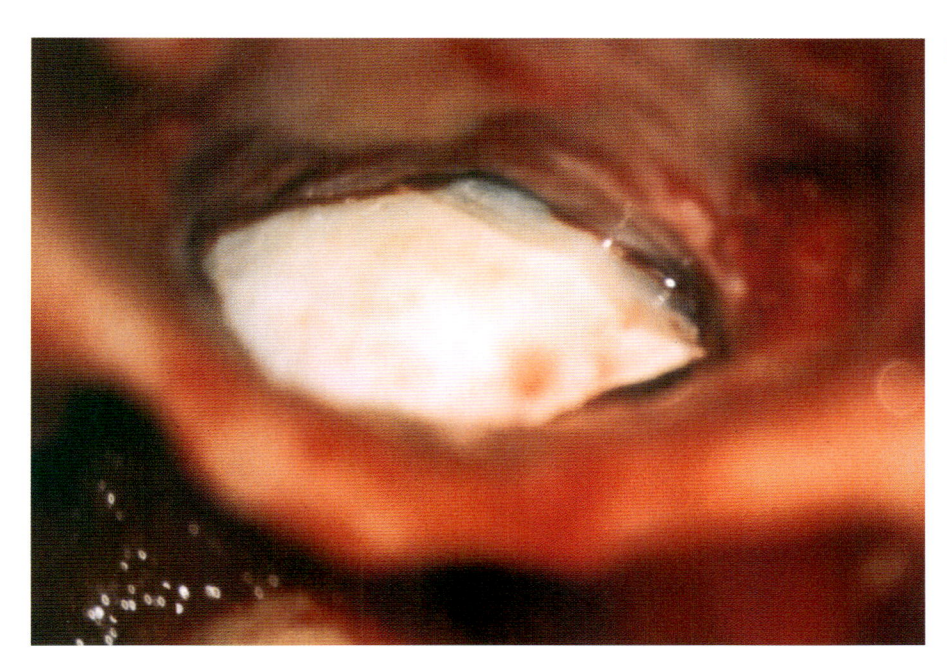

図 11.8-5　TORP を覆うように軟骨を敷く．この後，鼓膜-外耳道皮弁を軟骨上に戻して鼓室を閉じる．

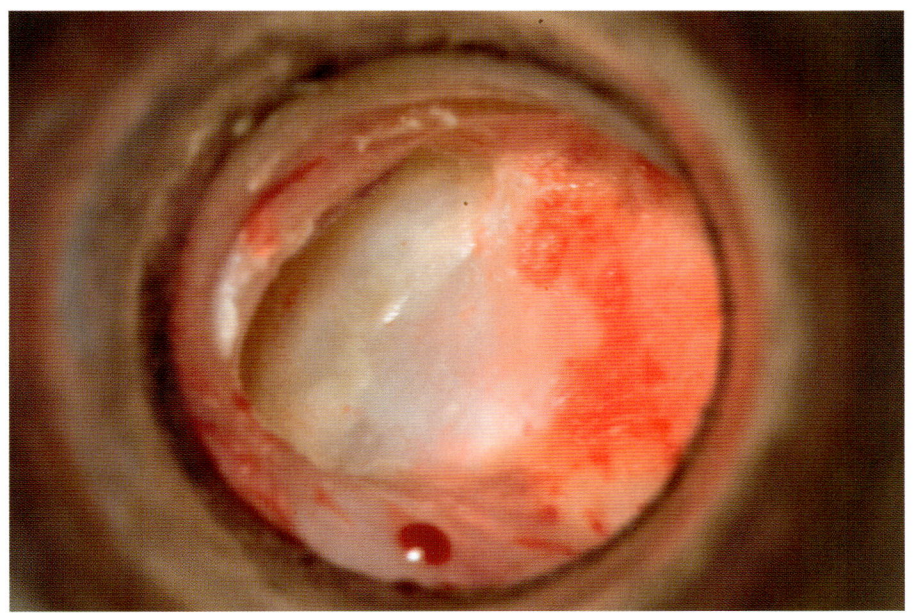

■ 症例 11.9 （左耳）

図 11.9-1　鼓室内に限局する真珠腫に対する後壁削除型鼓室形成術の第 2 期手術症例である．再建した鼓膜は良好に上皮化され，初回手術で適切に外耳道が形成されているため，鼓膜全体を明視可能である．

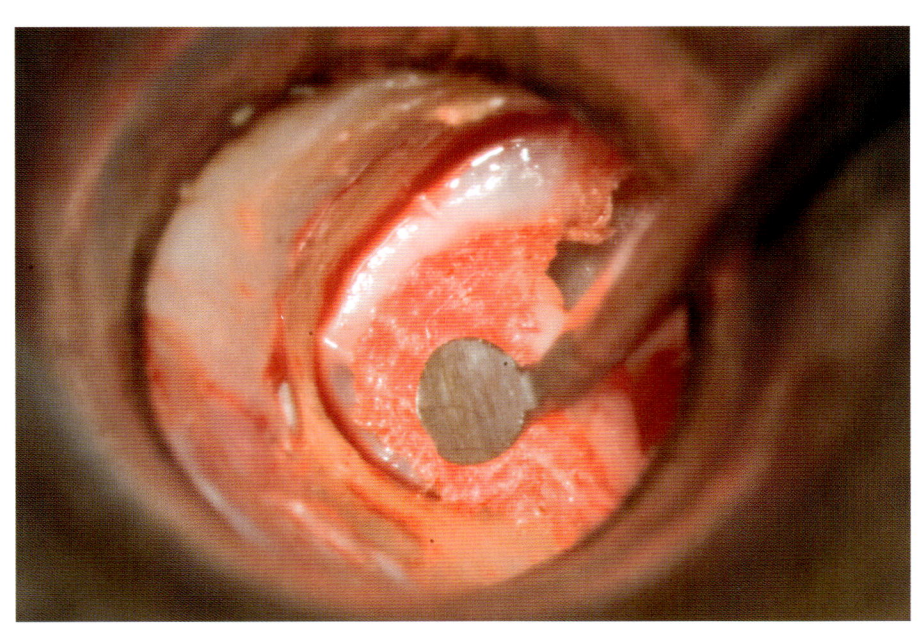

図 11.9-2　外耳道前壁から後壁に到る U 字型の皮膚切開を置き，綿片を使って支膚を鼓膜に向かって丁寧に剥離する．

228　第11章　耳小骨形成術

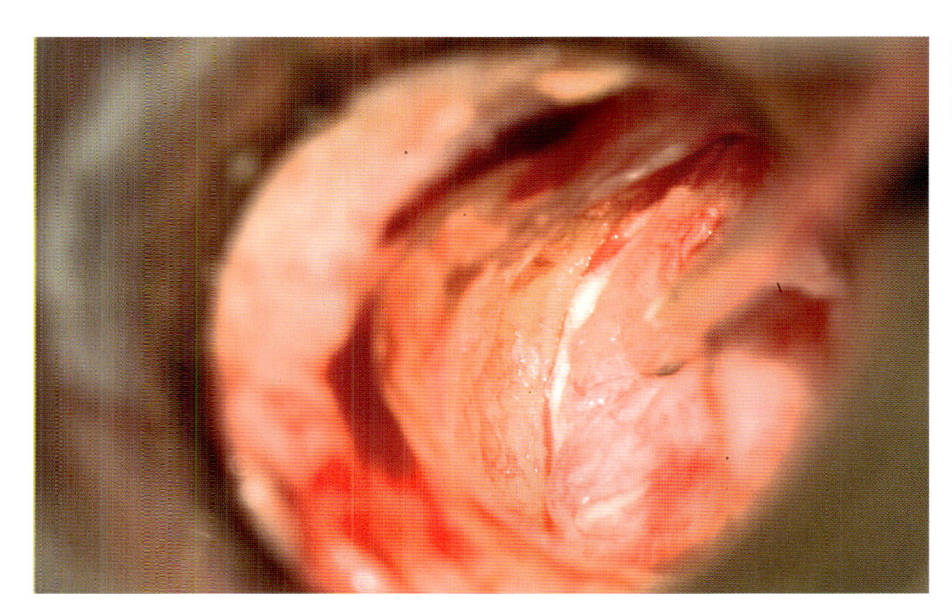

図11.9-3　線維性鼓膜輪は外耳道皮膚の内側端に到ったことを示す．これを丁寧に剥がして鼓室内に入る．

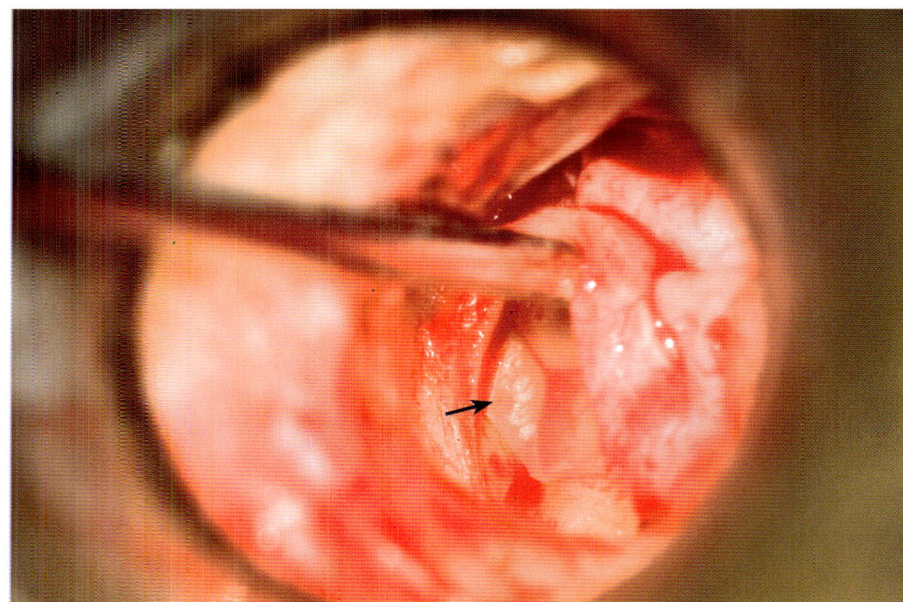

図11.9-4　骨壁のない頸静脈球が露出するような一部の症例を除き，ほとんどの場合は下鼓室から鼓室を展開するほうが安全である．初回手術で留置したシリコン板下端を見ることができる（矢印）．

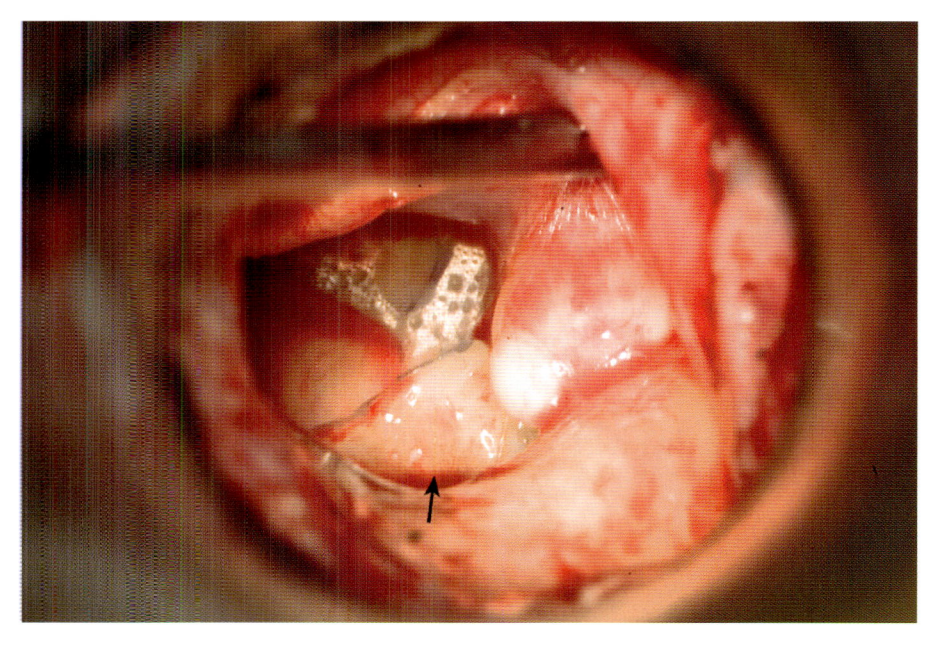

図11.9-5　鼓膜剥離を上方へ進め，正円窓小窩（矢印），岬角，最後にアブミ骨近傍へと順番に鼓室の構造を露出していくと，アブミ骨を覆う遺残性真珠腫が確認された．この段階では内側壁上にシリコン板が残されている．

鼓室硬化症に関する考察　229

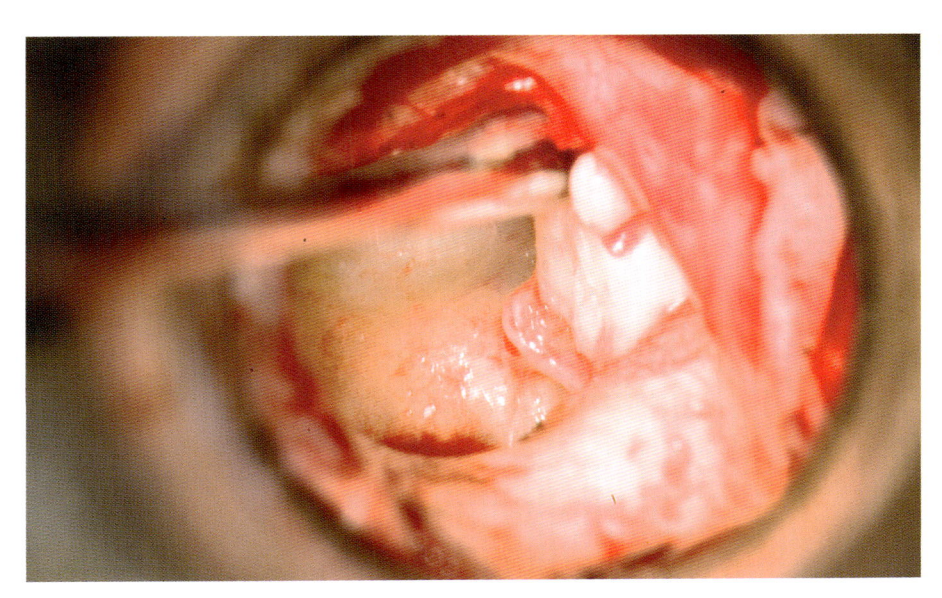

図11.9-6　遺残性真珠腫を丁寧にアブミ骨から剥離する．真珠腫はアブミ骨上部構造の上面から発生しているように見える．

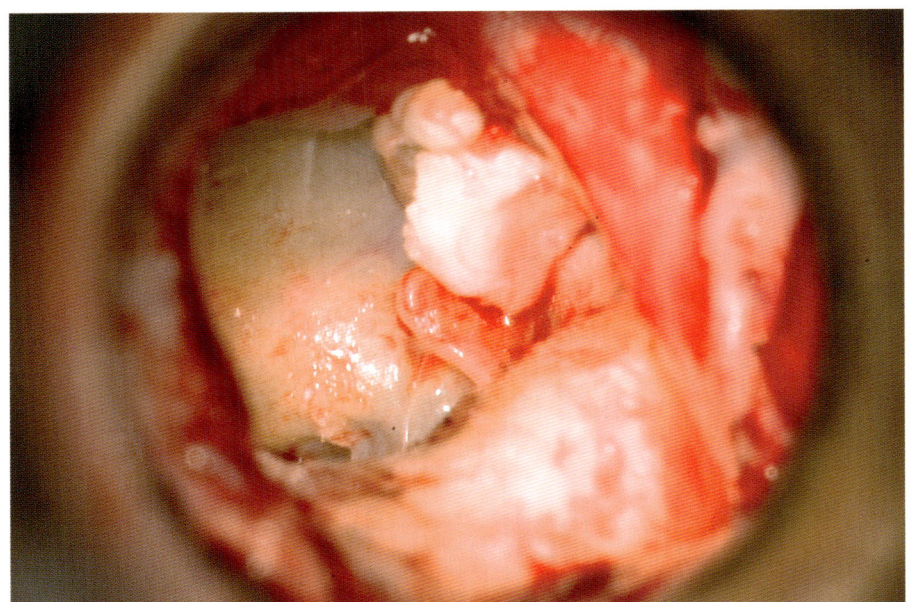

図11.9-7　アブミ骨からの剥離操作の途中である．母膜の連続性を保つ慎重な操作が要求される．

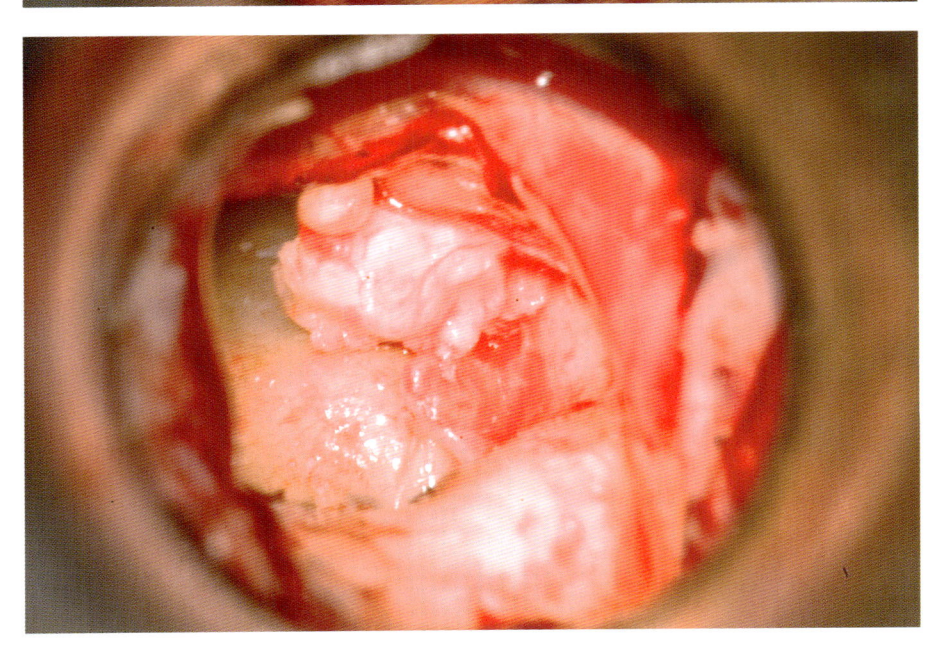

図11.9-8　アブミ骨から真珠腫が完全に剥離されている．

230　第11章　耳小骨形成術

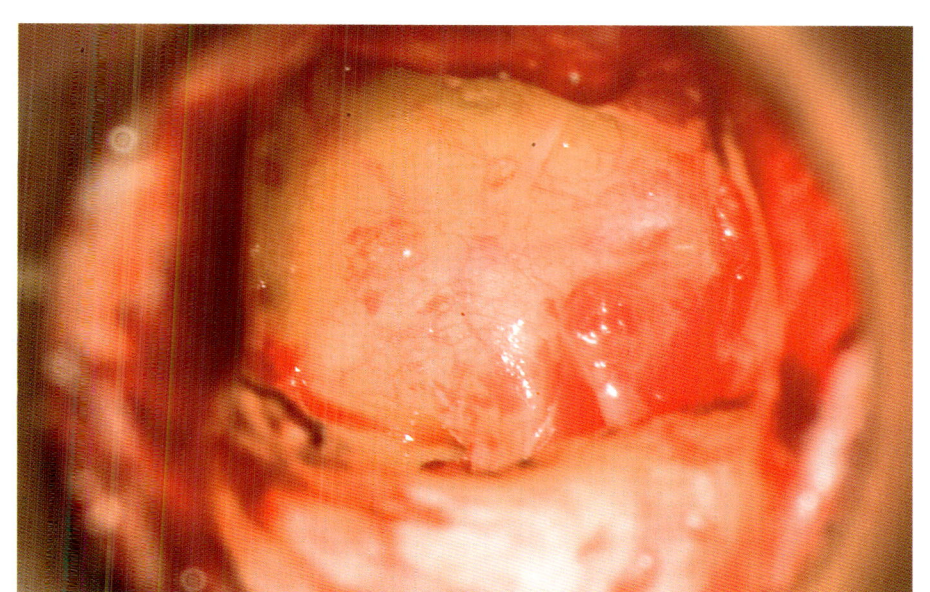

図 11.9-9　真珠腫摘出後の中耳内側壁の状態を示す．

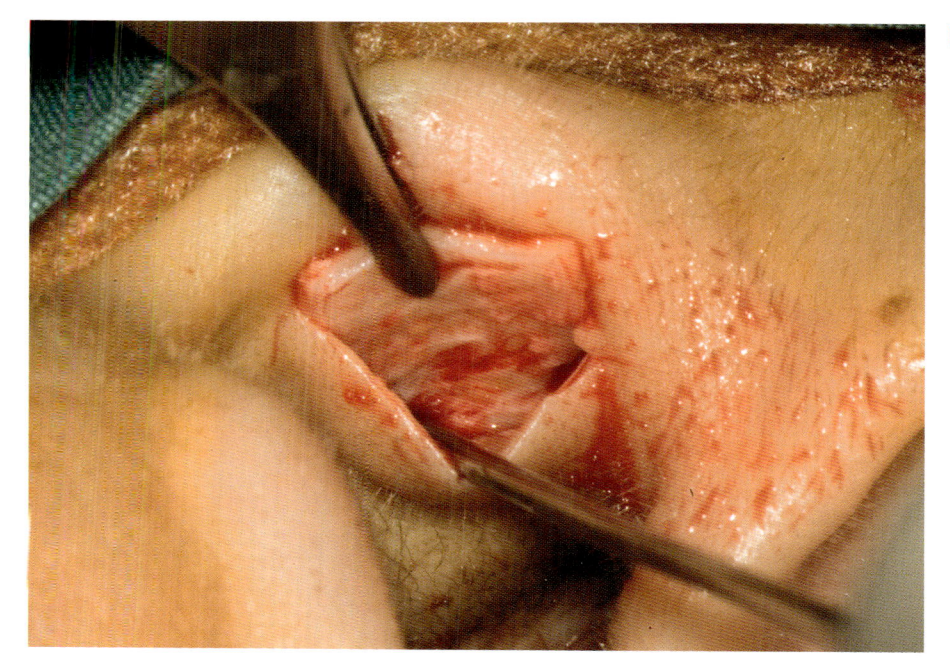

図 11.9-10　耳珠軟骨を採取する．

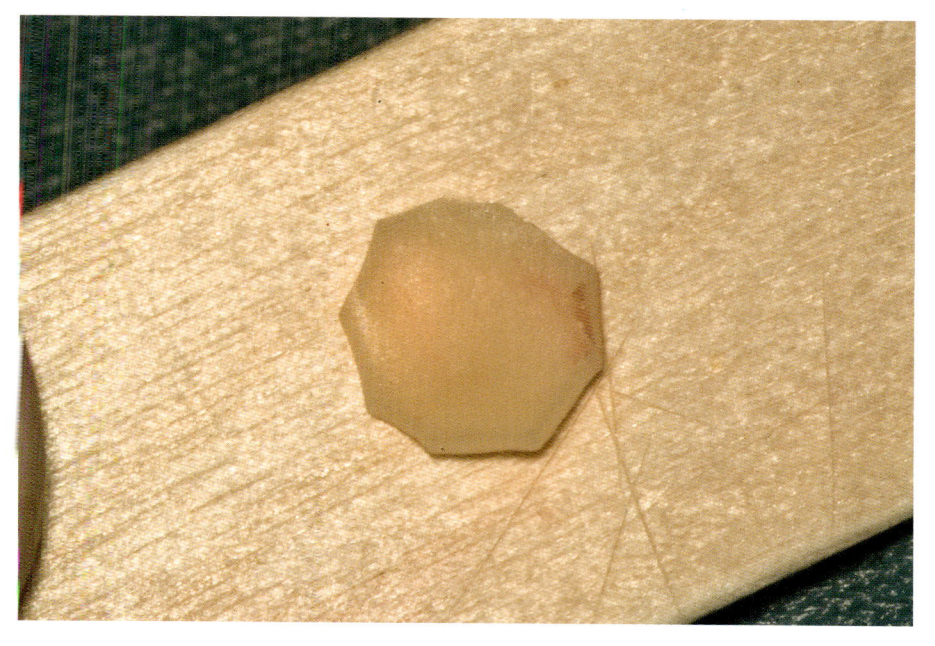

図 11.9-11　軟骨を鼓膜後上部に合う形に切り出す．

鼓室硬化症に関する考察 231

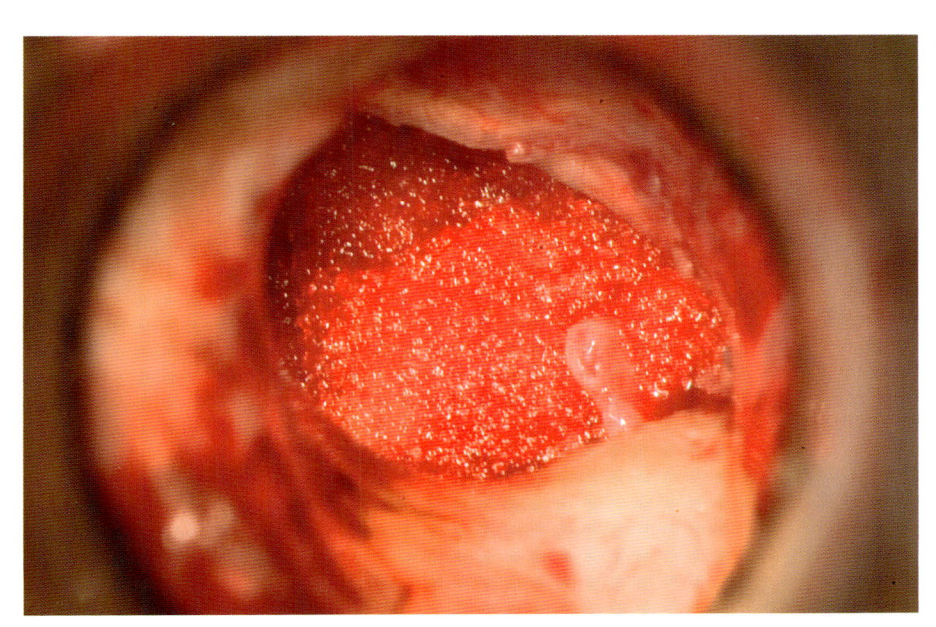

図 11.9-12 アブミ骨頭周囲を残して鼓室をゼルフォームでパッキングする.

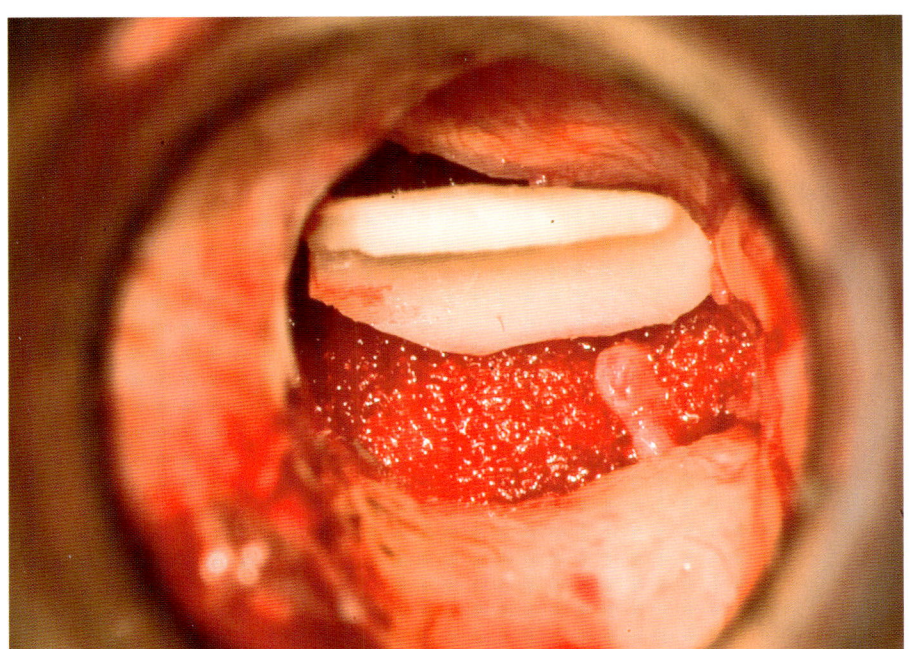

図 11.9-13 形成した軟骨を鼓室に導入する.

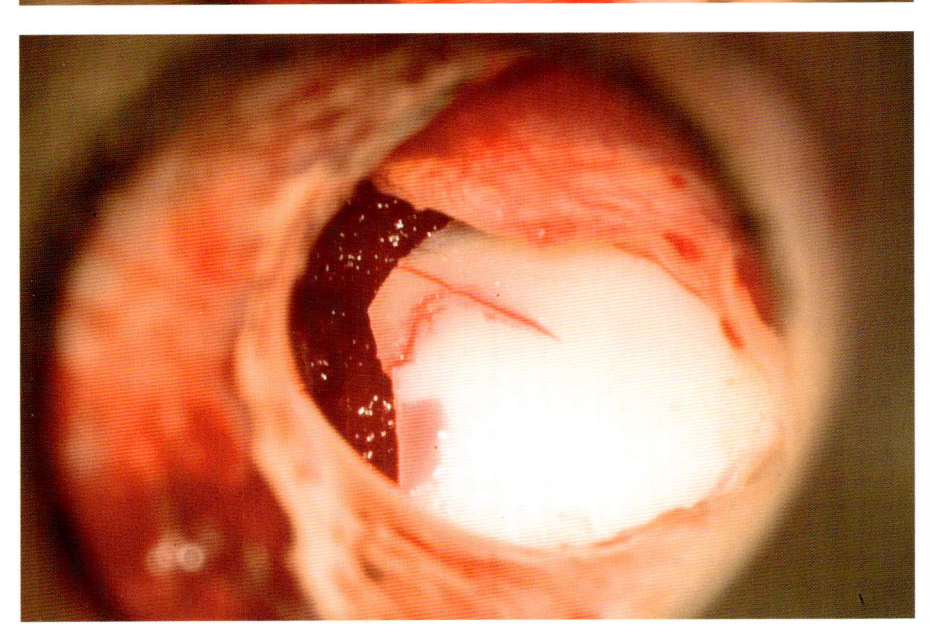

図 11.9-14 軟骨板をアブミ骨上に敷く. 軟骨と顔面神経管隆起に接触があるが, この程度であれば術後聴力に及ぼす影響はわずかである.

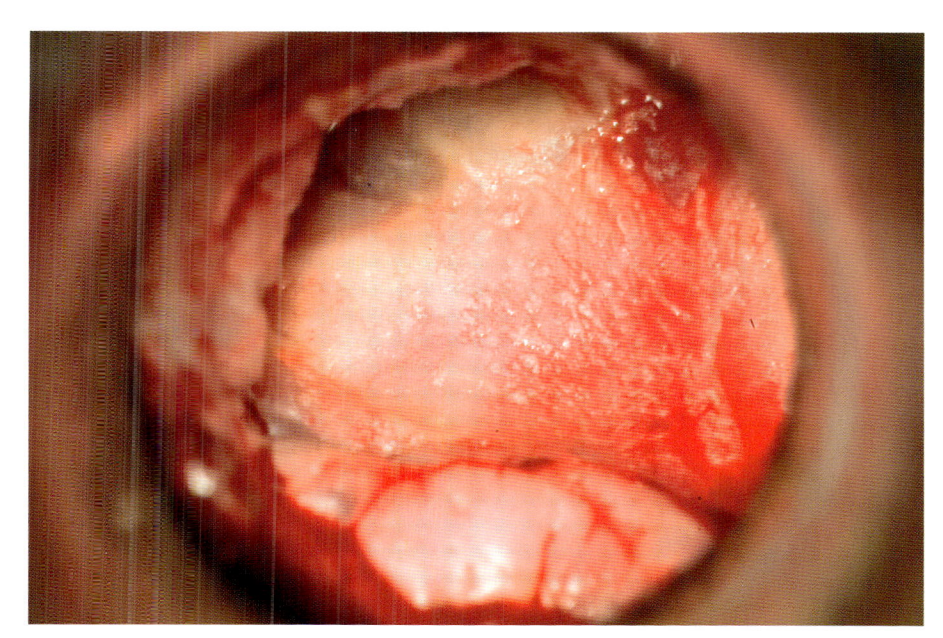

図 11.9-15　軟骨板上に鼓膜-外耳道皮弁を戻す．この後に乳突腔をゼルフォームでパッキングする．

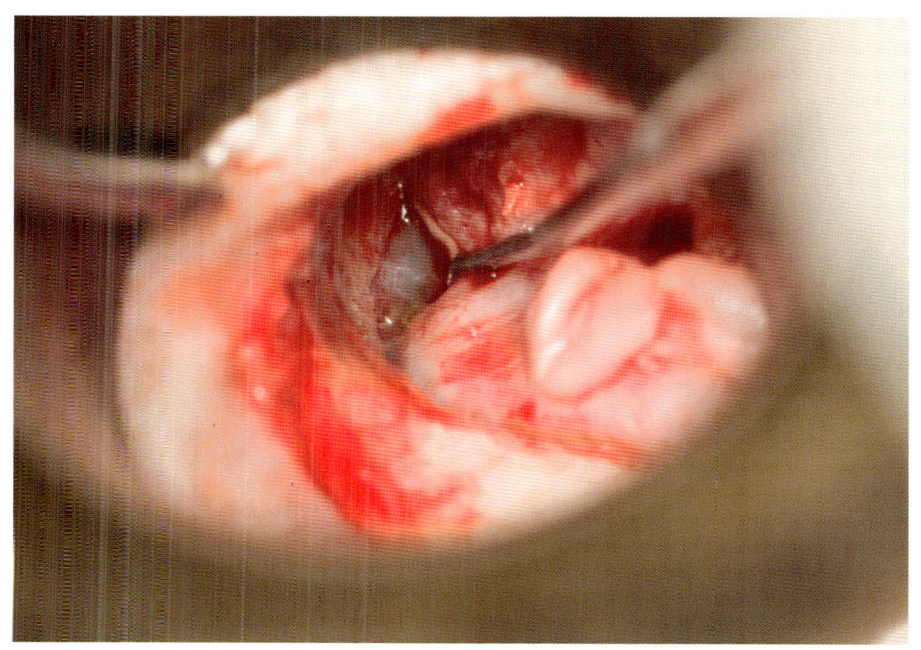

■症例 11.10 （左耳）

図 11.10-1　外耳道後壁削除型鼓室形成術の第2期手術である．経外耳道的に術野を作り，外耳道にU字型の皮切を加える．鼓室は合併症を避けるために下方から展開する．

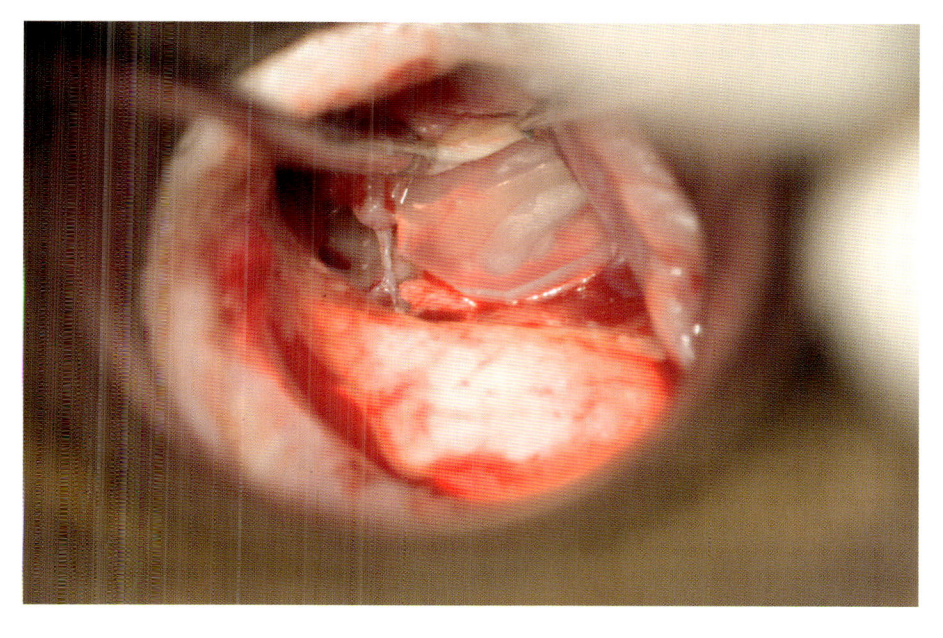

図 11.10-2　初回手術で留置したシリコン板が確認できる．鼓室内が健康な粘膜で被覆されていることに注目してほしい．

鼓室硬化症に関する考察 233

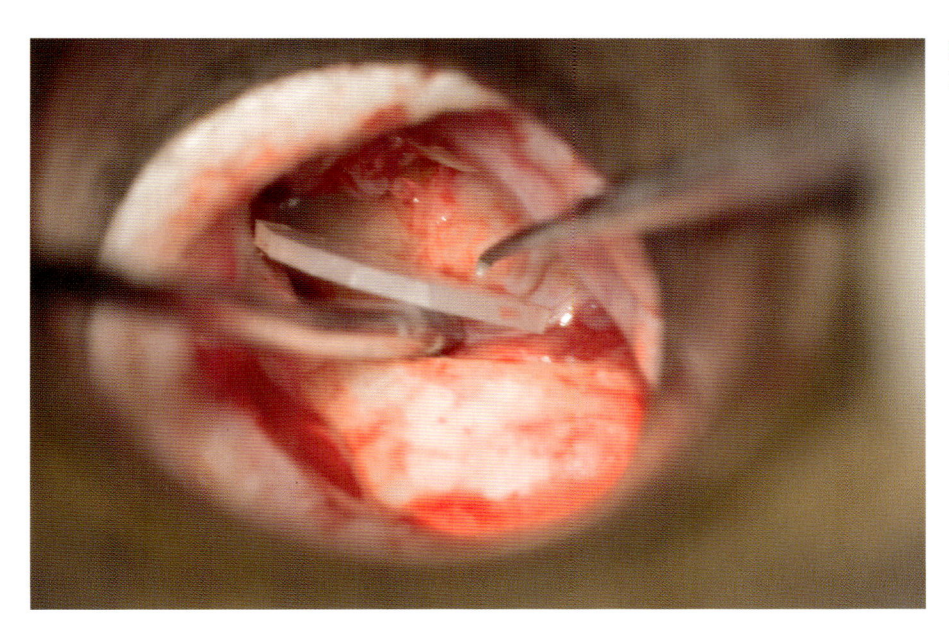

図 11.10-3　小フックと吸引管を使ってシリコン板を摘出する．

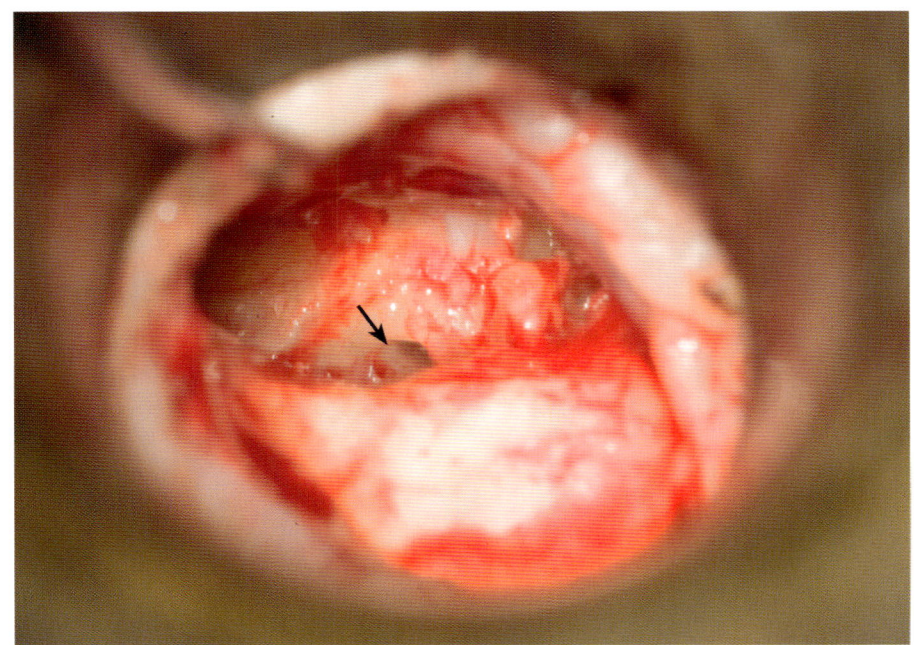

図 11.10-4　正円窓小窩（矢印）の上方に可動性良好なアブミ骨が確認できる．

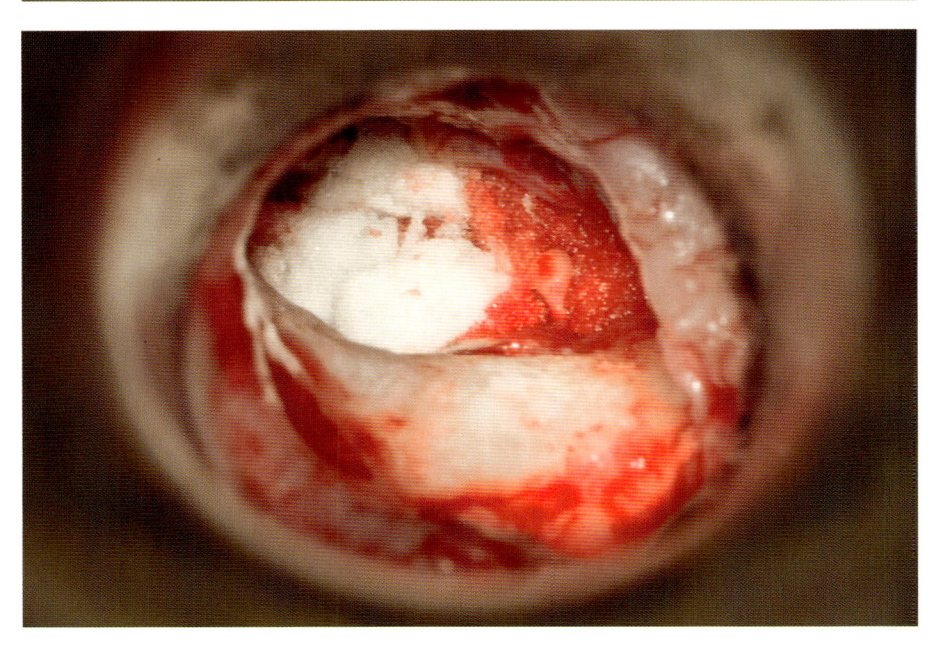

図 11.10-5　アブミ骨頭周囲を残し，鼓室をゼルフォームでパッキングする．

234　第 11 章　耳小骨形成術

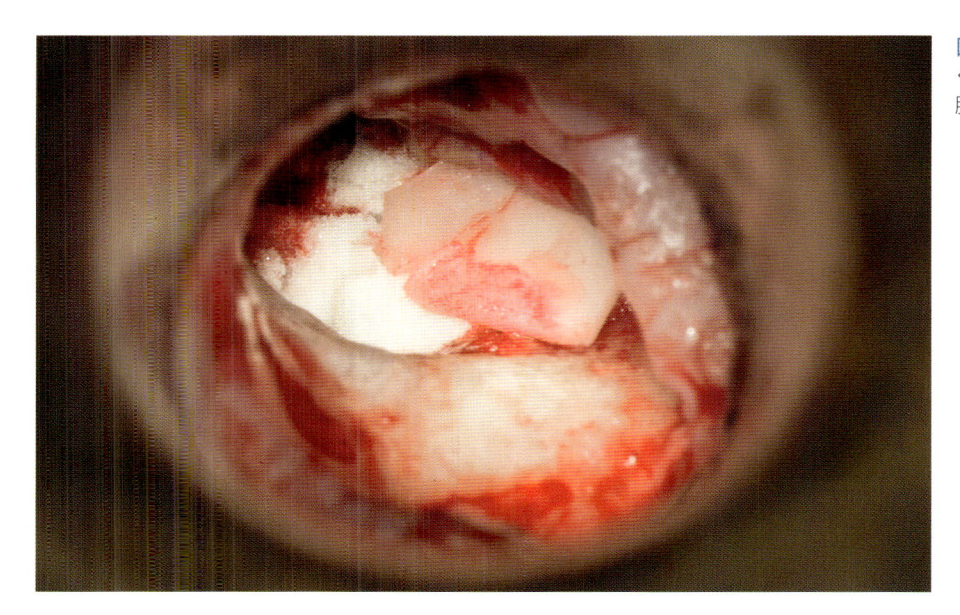

図 11.10-6　アブミ骨頭上に耳珠軟骨小片を置く．この軟骨はコルメラとして働くと同時に，鼓膜後上部が陥凹するのを防止する役割も果たす．

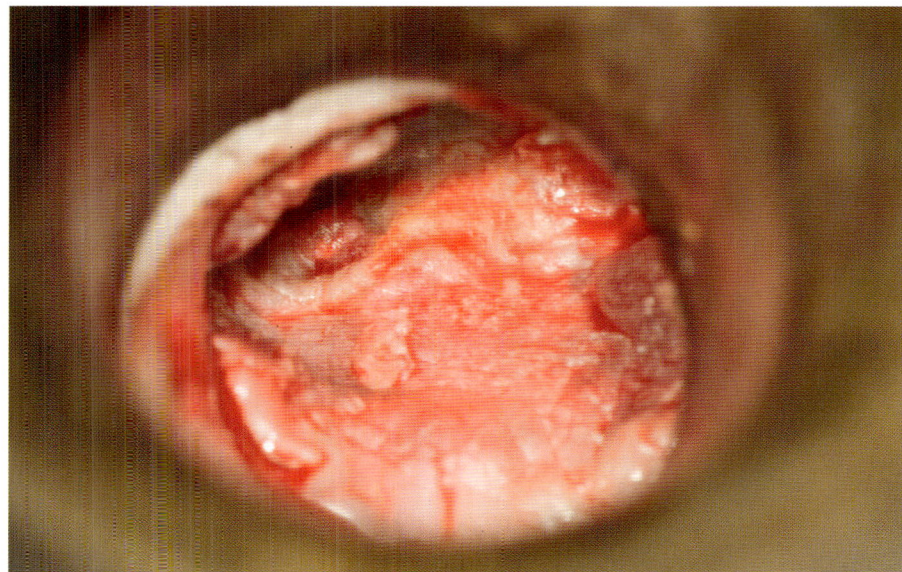

図 11.10-7　鼓膜-外耳道皮弁を軟骨の上に戻し，乳突腔をゼルフォームでパッキングする．

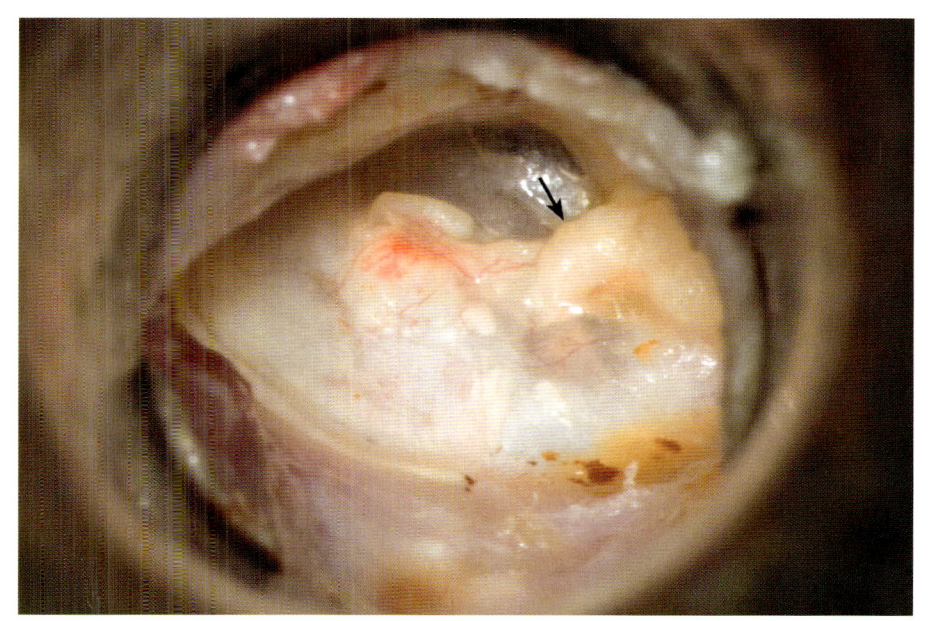

■ 症例 11．11　（左耳）

図 11.11-1　後壁削除型鼓室形成術の第 2 期手術である．乳突腔はきれいに上皮化されている．残存するツチ骨柄（矢印）の近くには鼓室硬化症のプラークが見られる．

鼓室硬化症に関する考察 **235**

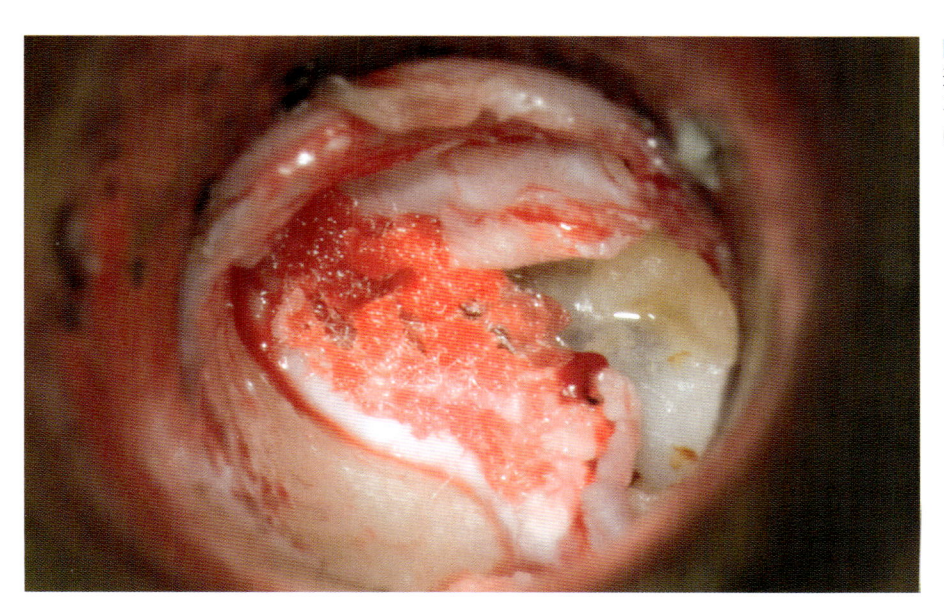

図 11.11-2 鼓室を下方から開くために，外耳道に前壁から後壁にかけてU字型の切開を加える．皮膚の剥離には小さな綿片を使い，損傷を避けるとともに出血を抑える．

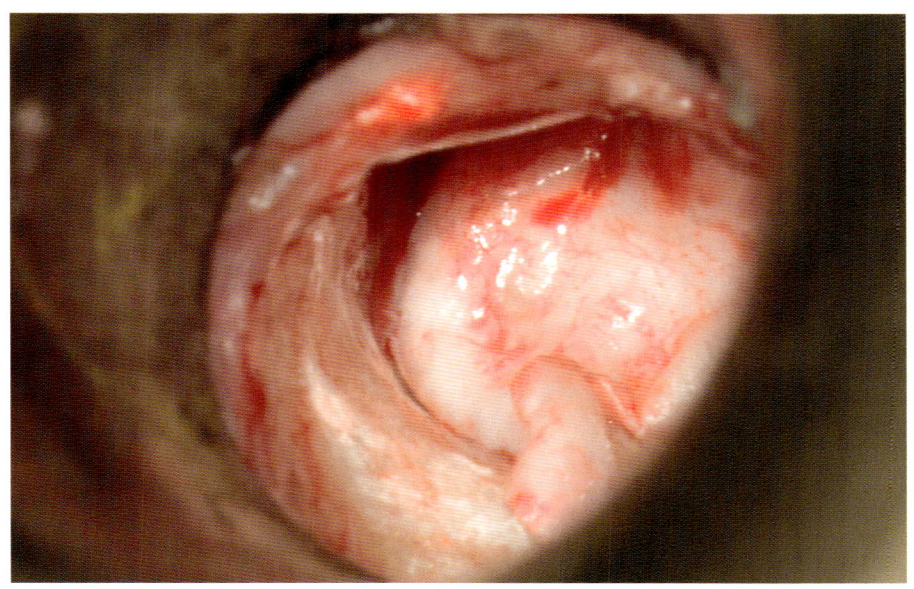

図 11.11-3 皮膚剥離が線維性鼓膜輪まで進んでいる．初回手術時に外耳道前壁，下壁ともに十分な骨削除がされているため，鼓膜全体を容易に扱えることに注目してほしい．

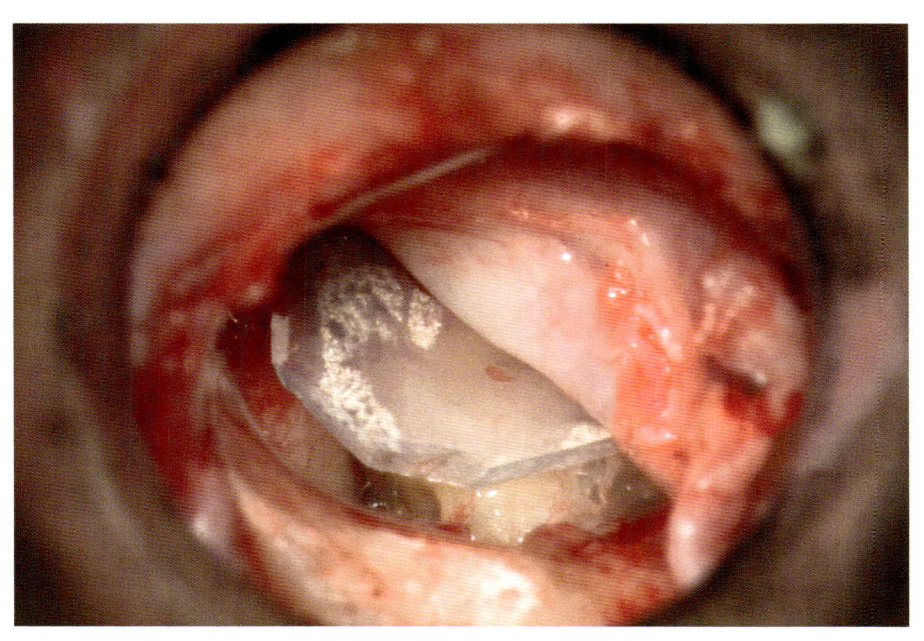

図 11.11-4 アブミ骨底板周囲が十分に明視下に置けるように，鼓室を下方から大きく開く．初回手術で置かれたシリコン板を見ることができる

236 第1章 耳小骨形成術

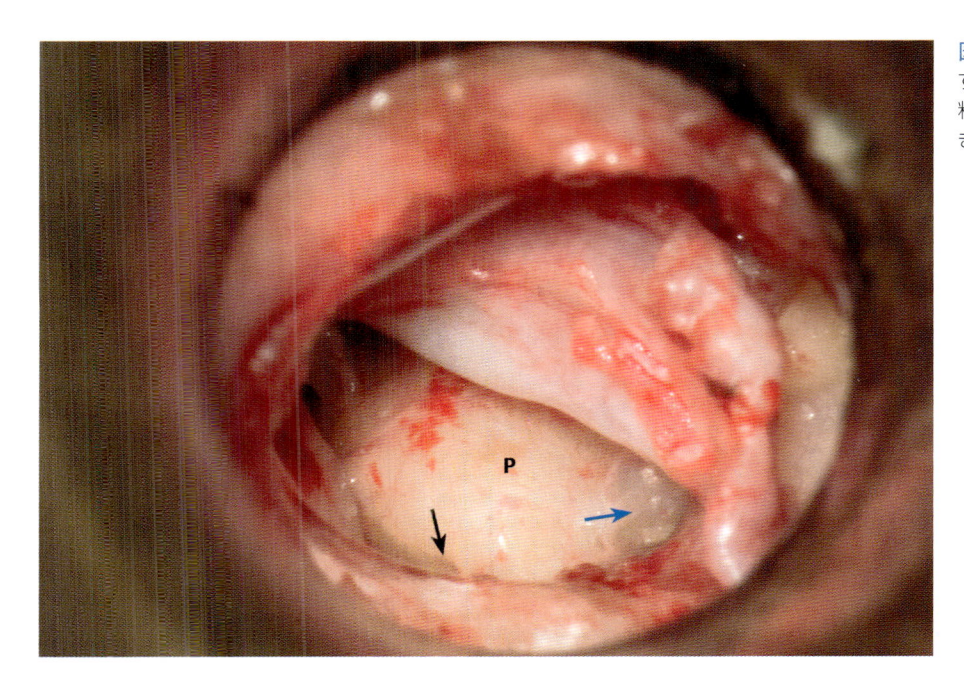

図 11.11-5 シリコン板を摘出したところを示す．岬角（P）の上下に正円窓小窩（黒矢印）と粘膜に覆われた卵円窓（青矢印）を見ることができる．

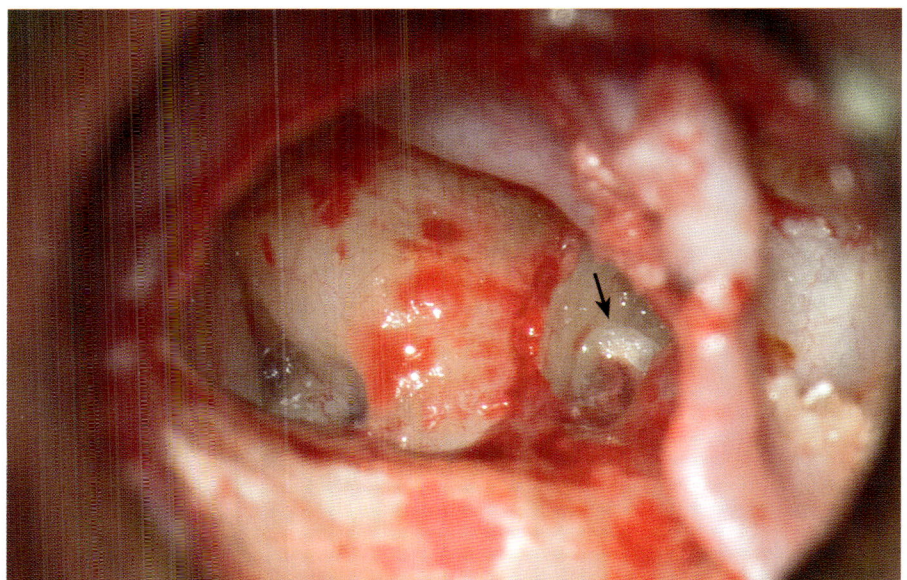

図 11.11-6 アブミ骨底板を覆う粘膜ヒダを除去する．アブミ骨前脚残存部が確認できる（矢印）．

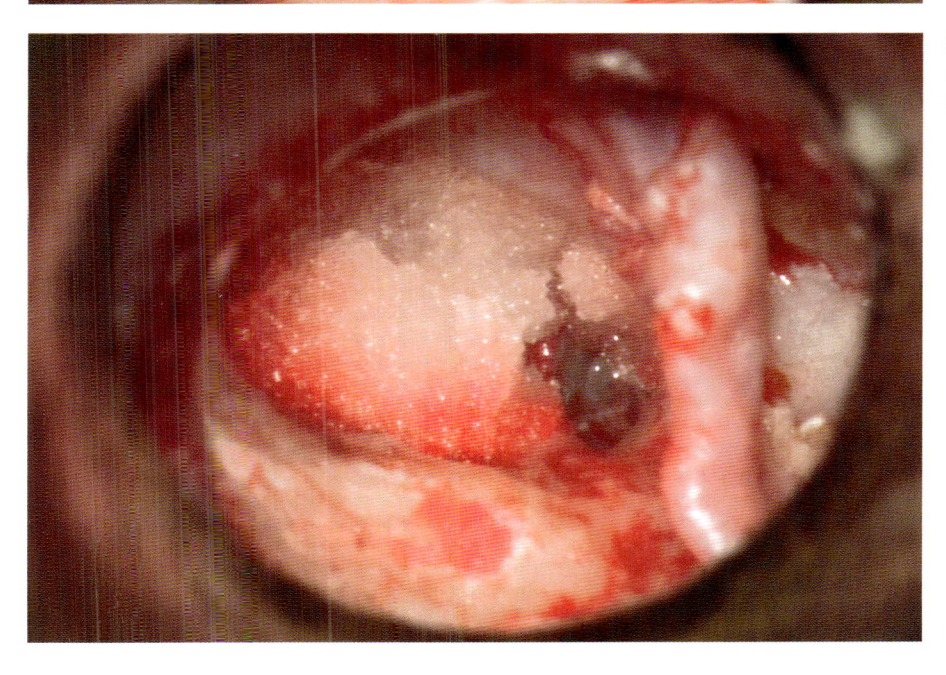

図 11.11-7 鼓室をゼルフォーム小片で軽くパッキングする．アブミ骨底板周囲は以後の連鎖再建のためにあけておく．

鼓室硬化症に関する考察　237

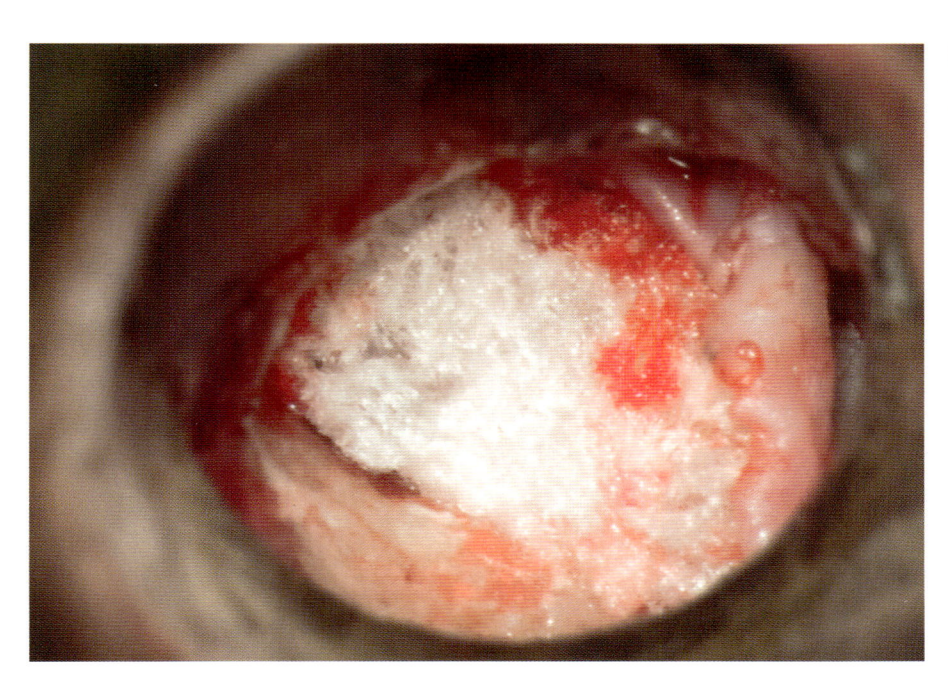

図 11.11-8　コルメラ作製中に血液が鼓室内に流れ込むのを防止するとともに，完全に止血するため，鼓室開口部を綿片で塞ぐ．

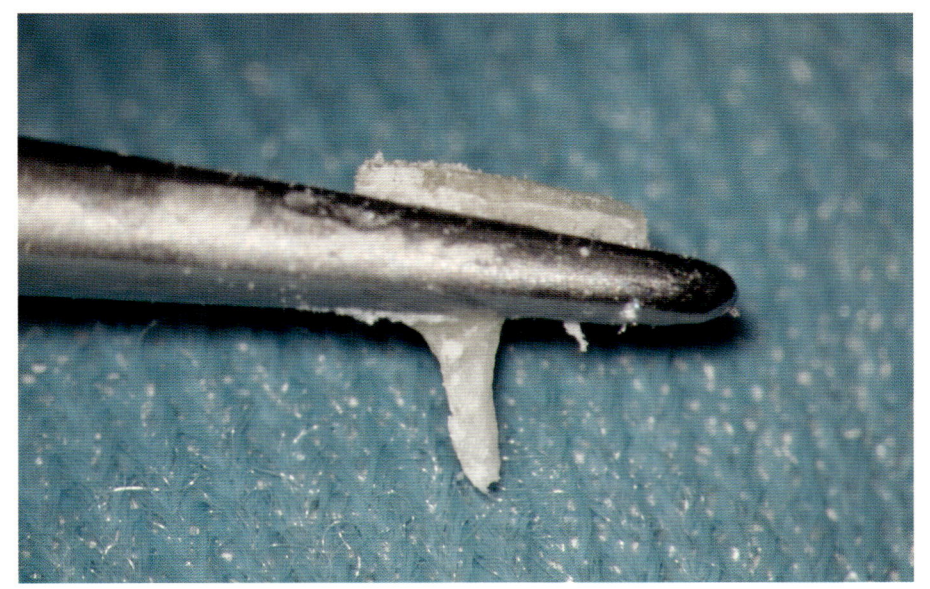

図 11.11-9　同種キヌタ骨をアブミ骨底板と鼓膜の距離に合うように形成する．

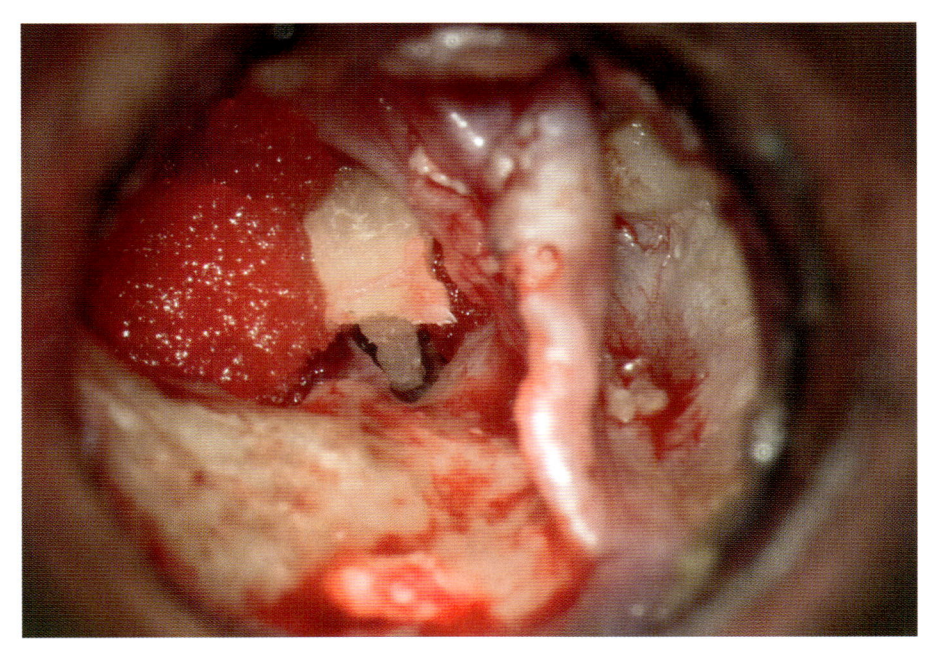

図 11.11-10　キヌタ骨コルメラに所定の位置にある．コルメラはゼルフォームによって支持され，下方にある岬角，上方にある顔面神経管と接触しないようになっている．コルメラの位置を確認するため，この段階ではコルメラの後方はパッキングしていない．

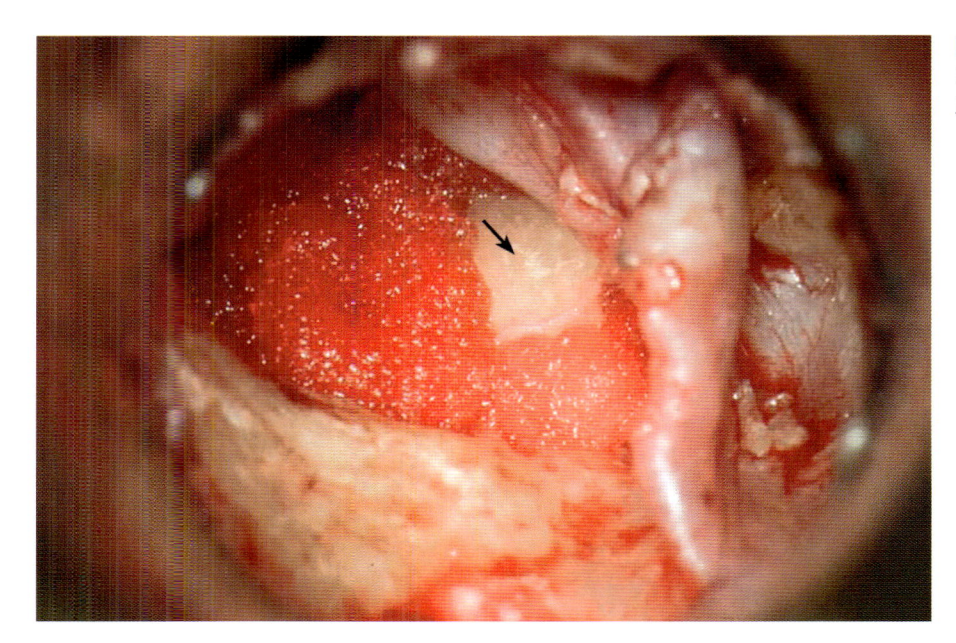

図11.11-11 ゼルフォーム小片でコルメラ（矢印）後方をパッキングし，後壁との癒着を防止する．

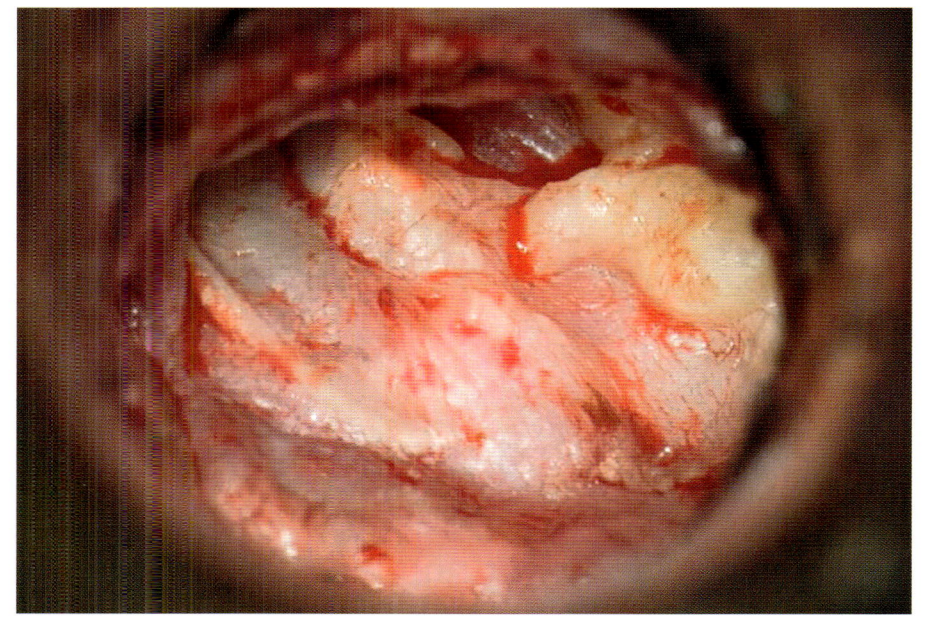

図11.11-12 鼓膜-外耳道皮弁を戻す．この後に乳突腔をゼルフォームでパッキングする．

■ 耳小骨形成のヒントと落とし穴

- 耳小骨形成はアブミ骨手術と同じ結果が得られるものではない．大抵は術後にいくらかの気骨導差が残る．キヌタ骨をツチ骨柄とアブミ骨上部構造との間に挟んで再建した症例のうち，ごく一部で完全に気骨導差がない非常によい結果が得られることがある．
- 耳小骨形成は第2期手術で行うほうが結果がよい．
- ツチ骨柄によってコルメラの位置は固定され，安定する．可能な時に常にツチ骨柄を使うべきである．
- 第2期手術での耳小骨形成は局所麻酔下に日帰りでの施行が可能である．
- 後壁保存型の鼓室形成では，初回手術の10～12か月後までに経外耳道的ないし経乳突洞的な耳小骨形成を計画する．角化上皮を中耳に残した症例では，第2期手術までの期間は6か月に短縮する．
- 真珠腫のない症例と中鼓室に限局した真珠腫の症例の第2期手術では，経外耳道的なアプローチを選択する．この方法は初回手術で外耳道形成を適切に施行しておけば容易である．
- 可能な限り，自家ないしは同種キヌタ骨を使用する．通常，キヌタ骨にはアブミ骨底板と鼓膜を連絡するのに十分な長さがある．
- キヌタ骨を形成する場合には鉗子で把持する．絶対に指で持ってはならない．
- ツチ骨柄とアブミ骨頭の間に形成キヌタ骨を挟むことで非常によい結果を得やすい．
- アブミ骨頭を入れる穴は十分に大きく作る．ツチ骨柄があるときは，これを入れる溝をアブミ骨頭との距離に合わせて作製する．

- アブミ骨上部構造が欠損し，卵円窓が十分に広い場合には，可能であれば欠損のないキヌタ骨を使うとよい．通常，キヌタ骨は底板と鼓膜の間を連絡するのにちょうどよい長さを持っている．
- 自家ないし同種キヌタ骨が使えなければ，人工耳小骨（TORP または PORP）を使うこともできる．
- 人工耳小骨を使うのであれば，常に鼓膜と人工耳小骨の間に厚い軟骨を挟むようにして術後の排出を防止する．
- 感染のある状況では人工耳小骨は使用しない．もし鼓膜に穿孔があれば，段階手術にするほうがよい．
- 耳管機能障害がある場合には，人工耳小骨は排出されるのが常である．
- コルメラは正確に配置する．固着を防ぐには，外耳道が保存してある場合には後壁の骨との間，後壁が削除してある場合には顔面神経との間にかなりの距離が必要である．コルメラを正しく置いた場合は前方に傾くはずである．
- 前方ではコルメラと岬角の間に距離がなければならない．特にアブミ骨上部構造がない場合には注意が必要である．
- 再建で利用する耳小骨連鎖残存部分の状態は入念にチェックする．特に第2期手術では気を付けなければならない．ツチ骨やキヌタ骨の固着や骨折，アブミ骨脚の破壊が耳小骨形成の失敗につながることがある．
- 効果的な伝音にはコルメラが外側で鼓膜に，内側でアブミ骨上部構造や底板に密着していることが必要である．その一方で，上部構造や底板に力がかかりすぎてはいけない．
- 軟骨の萎縮は長年かけて進行する場合がある．

耳小骨形成の再手術

再建された伝音機構がうまく働かない場合には再手術を検討する必要がある．失敗の原因としては以下が挙げられる．
- コルメラの位置が不適切
- コルメラないしは残存耳小骨の萎縮
- コルメラの排出と鼓膜穿孔

再手術の目的は，失敗の原因を検索し，鼓膜を含めた効果的な伝音機構を取り戻すように修正することにある．代表的な失敗の原因についてこれから記載するが，原因を修正するには前述した耳小骨形成の手技を適切に施行しなければならない．

コルメラの長さは，連結されるべき構造の距離に合っている必要がある．短すぎる場合には容易に離れて伝音システムが離断する．周囲の構造と不適切な接触があると，癒着の有無にかかわらず気骨導差を残す原因になる．コルメラは岬角（図11.63），外耳道後壁（図11.64），顔面神経管（図11.65）のいずれとも接触してはならない．効果的な伝音のためには，コルメラはできるだけ鼓膜の中央近くに位置するほうがよい．また，安定性と効率的伝音のため，コルメラはアブミ骨底板に対してできるだけ垂直に立っているほうがよい．キヌタ骨をコルメラとして使用する場合には，短突起は下方より

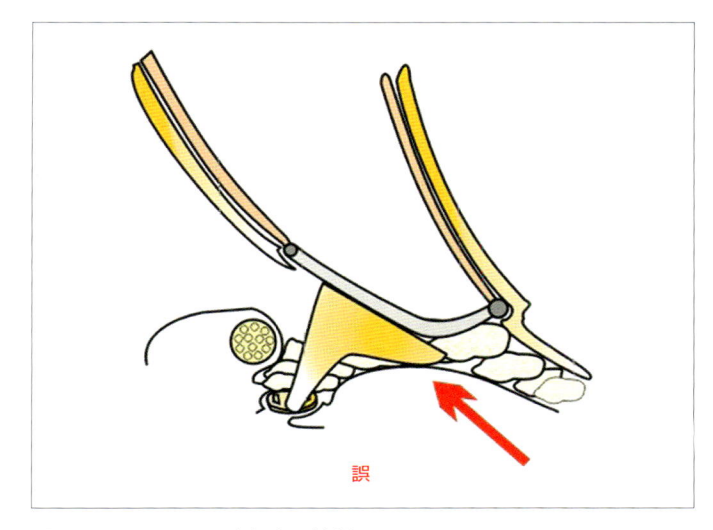

図11.63 コルメラと岬角の接触

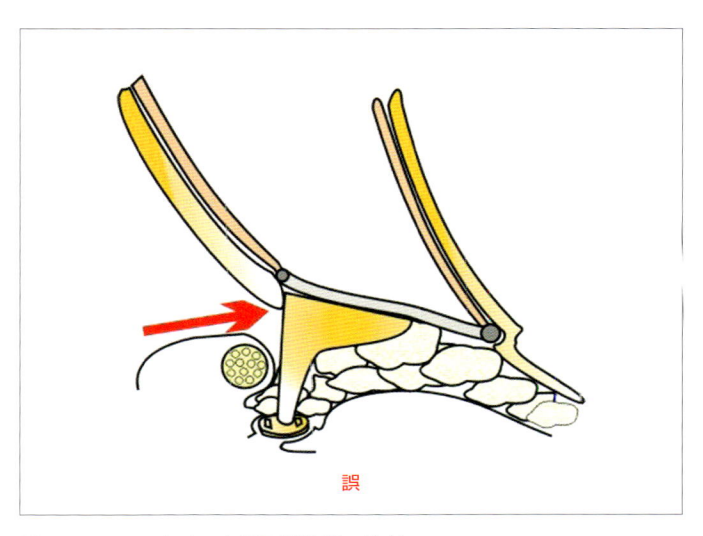

図11.64 コルメラと外耳道後壁の接触

も前方に向かわせる（図11.66）．コルメラと残存耳小骨，鼓膜の3次元的な関係は術後の治癒過程で変化し，特にツチ骨柄がない場合や手術を一期的に行った場合に起こりやすい．いかなる場合も，聴力改善のためには，術中にコルメラと鼓膜を正確に配置しておくことが最低限必要である．中耳を閉じる前に，コルメラが正しい位置にあり，鼓膜からアブミ骨までが連続性と可動性を持っていること，周囲の硬い構造との接触がないことを再度確かめる．鼓室内の適切な位置にゼルフォームを置くとコルメラの配置が容易になるが，周囲の構造との距離を保つためにも利用する．ツチ骨柄がある場合にはできるだけ残し，コルメラを安定化するために利用することも大切である．

軟骨や皮質骨のコルメラは，長期の経過で萎縮するという問題がある．キヌタ骨の萎縮は最小限で，長期成績にこれらよりも優れている．耳管機能に問題のある真珠腫や癒着性中耳炎では，ときに炎症を伴って後上部の陥凹が再燃し，コルメラが破壊されて遅発性に伝音障害が起こる場合がある．陥

凹の可能性がある症例では軟骨の小片で後上部を補強する必要がある（図11.67）．コルメラが長すぎると圧がかかりすぎてアブミ骨上部構造が萎縮する場合があるため，注意が必要である．

あらゆる人工耳小骨は鼓膜と直接接すると高頻度に排出されることが報告されている．人工耳小骨を使う場合には，コルメラと鼓膜の間に厚い軟骨を挟むが，排出は完全には免れない．一方，われわれはコルメラとして用いたキヌタ骨が排出された例を経験していない（図11.68）．

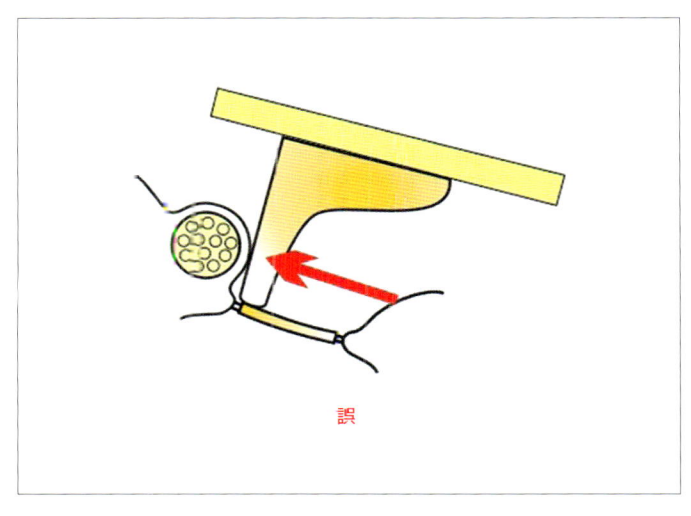

図11.65　コルメラと顔面神経の接触

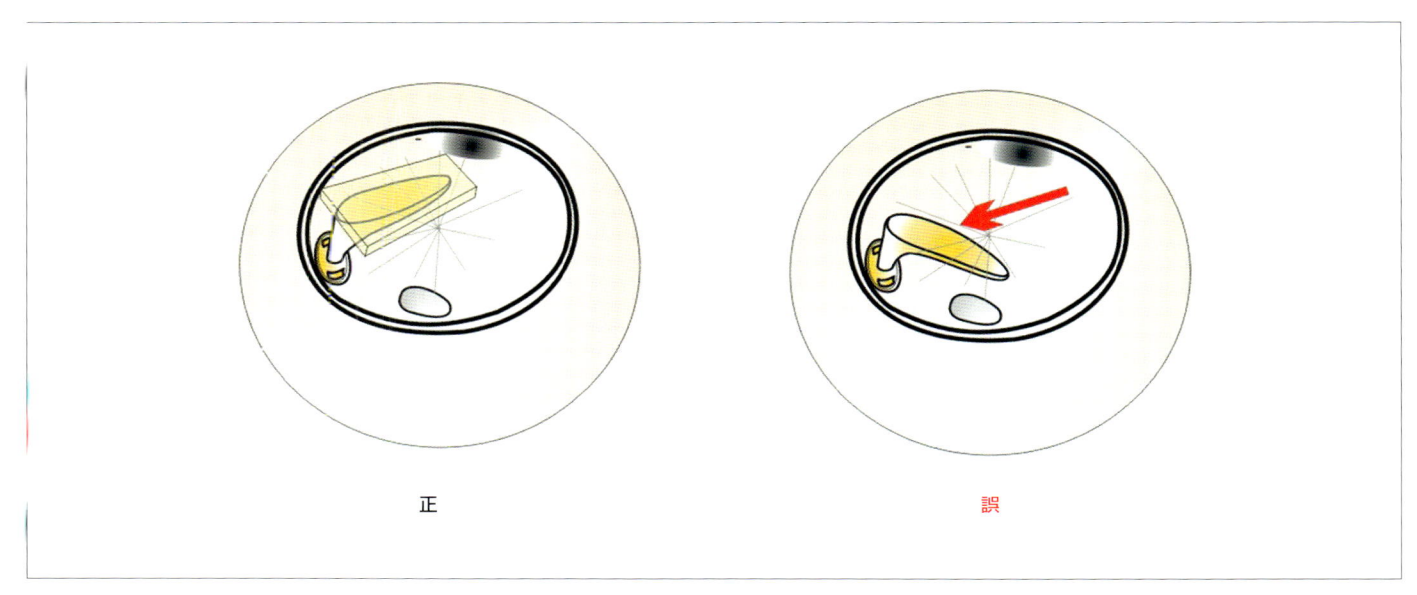

図11.66　キヌタ骨コルメラは短突起が前下方へ向かうように置く．長さが不足する場合は鼓膜との間に軟骨を挟んで高さを調節する．

耳小骨形成の再手術 241

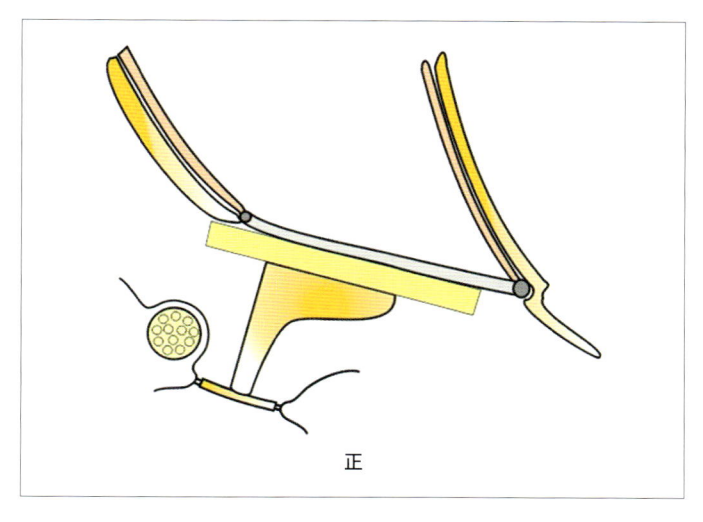

図 11.67　耳管機能不全がある症例では十分に大きな軟骨板で鼓膜を補強する．

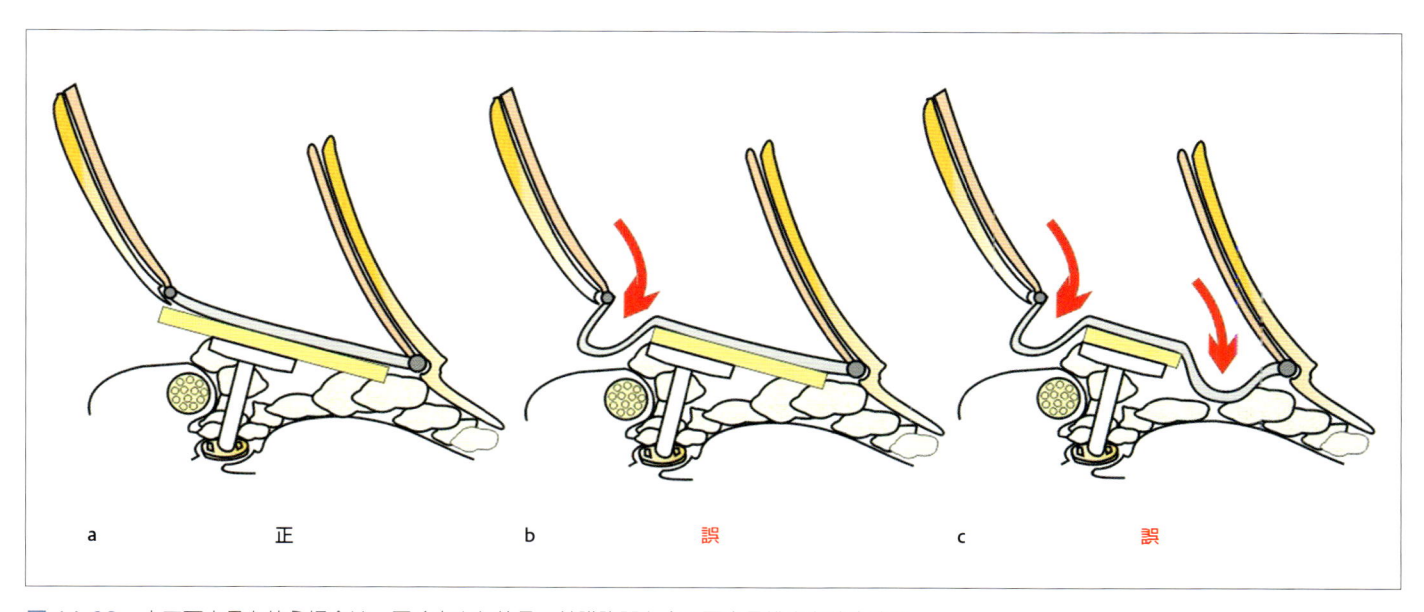

図 11.68　人工耳小骨を使う場合は，厚く大きな軟骨で鼓膜陥凹と人工耳小骨排出を防止する．

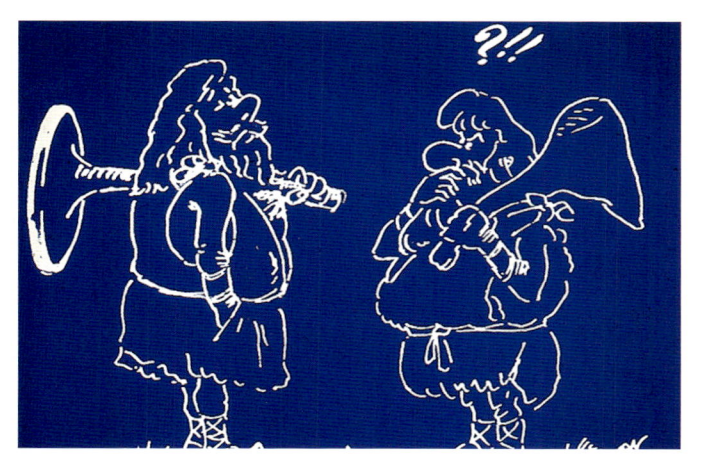

「そんなに長持ちするとは思えんなあ…」

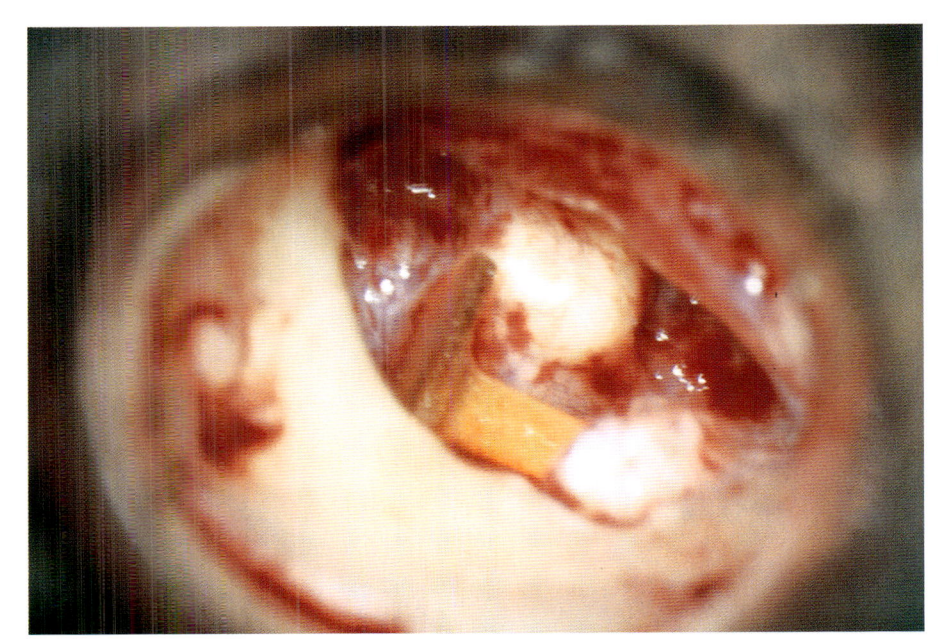

■ 症例 11.12 （右耳）

図 11.12-1　TORPを使用した鼓室形成術の再手術症例を提示する．鼓室を開くとTORPは倒れ，鼓膜の間に置いた軟骨が萎縮している．

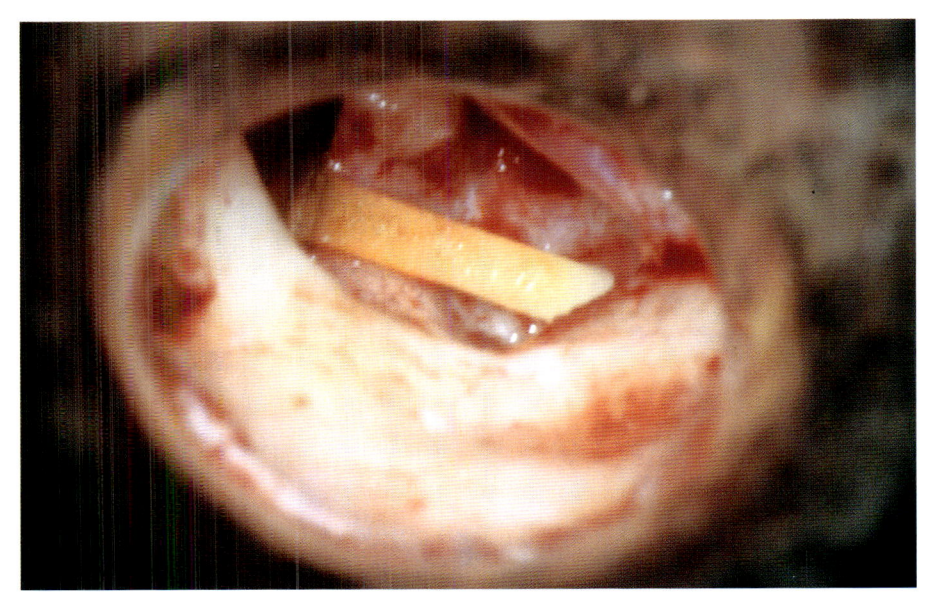

図 11.12-2　外耳道後壁の削除を下方に延ばし，正円窓小窩を明視下に置く．

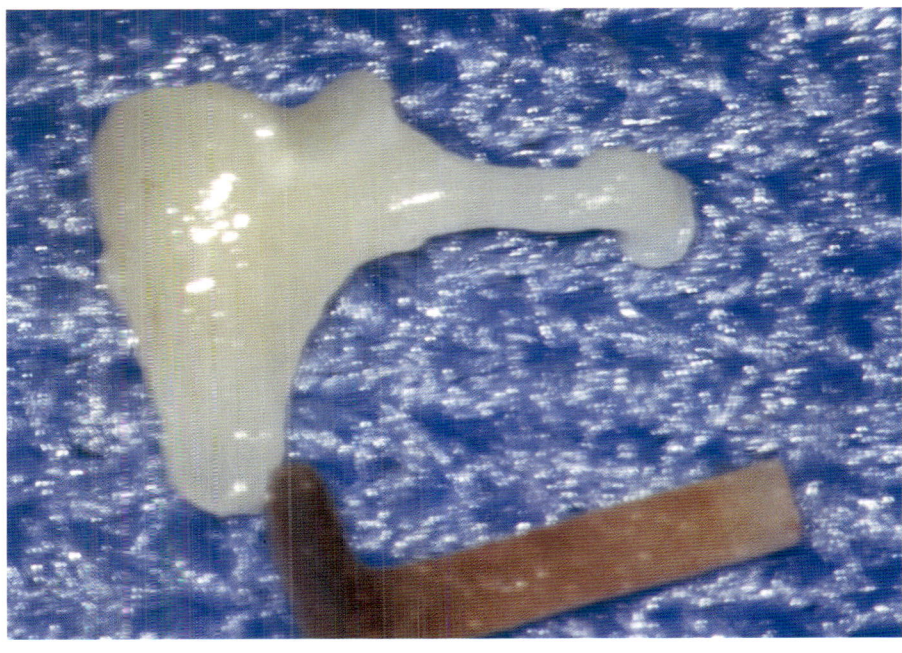

図 11.12-3　耳小骨再建には同種軟骨を使用する．TORPを横に置いて再建に必要な長さを確かめている．

耳小骨形成の再手術　243

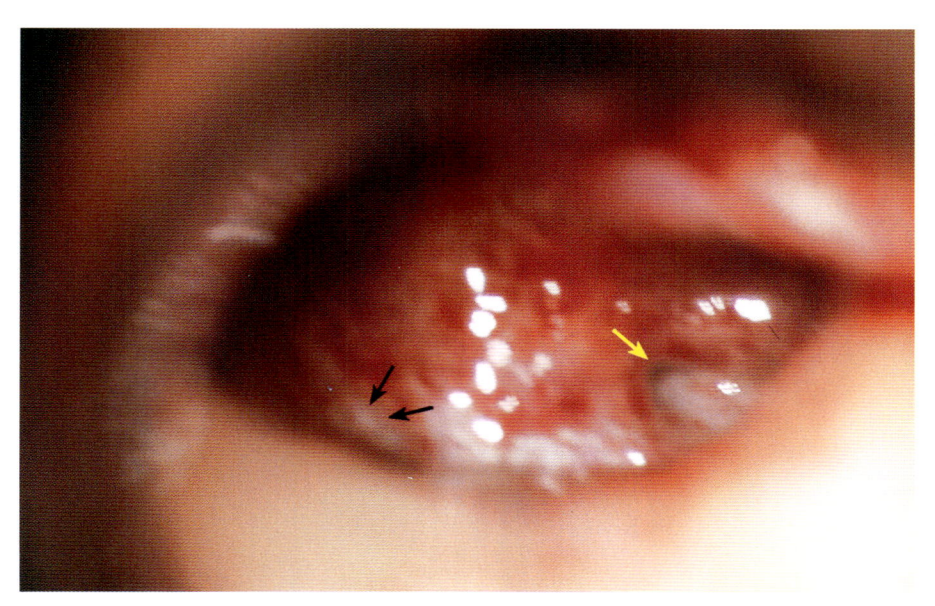

図 11.12-4　鼓室内側壁を示す．正円窓小窩（黄矢印）と卵円窓（黒矢印）が明視下に置かれている．卵円窓上の瘢痕組織を慎重に除去後，正円窓小窩を生理食塩水で満たしてアブミ骨底板を軽く押し，正円窓が動くことを水面の動きで確認する．

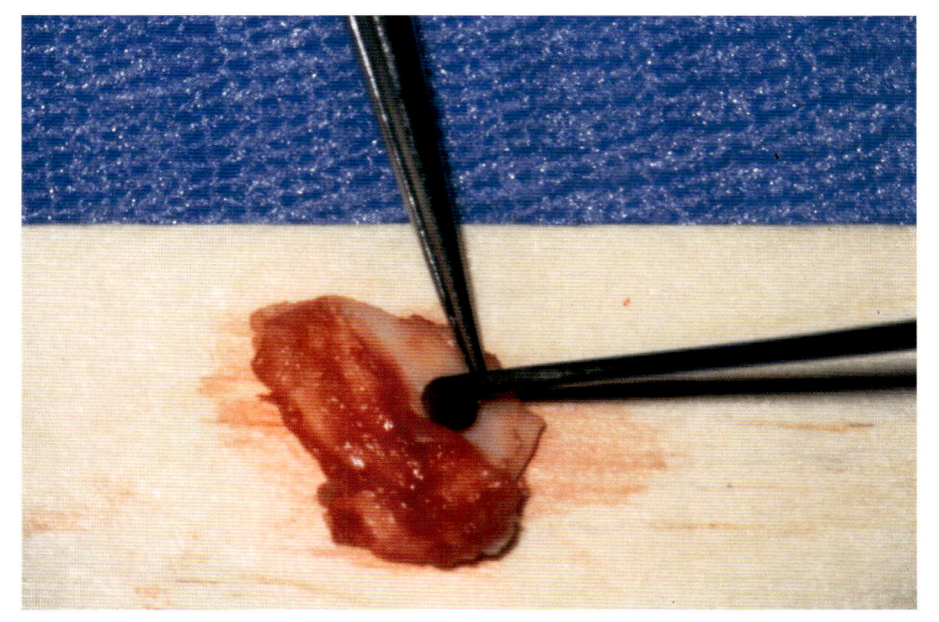

図 11.12-5　移植する耳珠軟骨片を準備している．

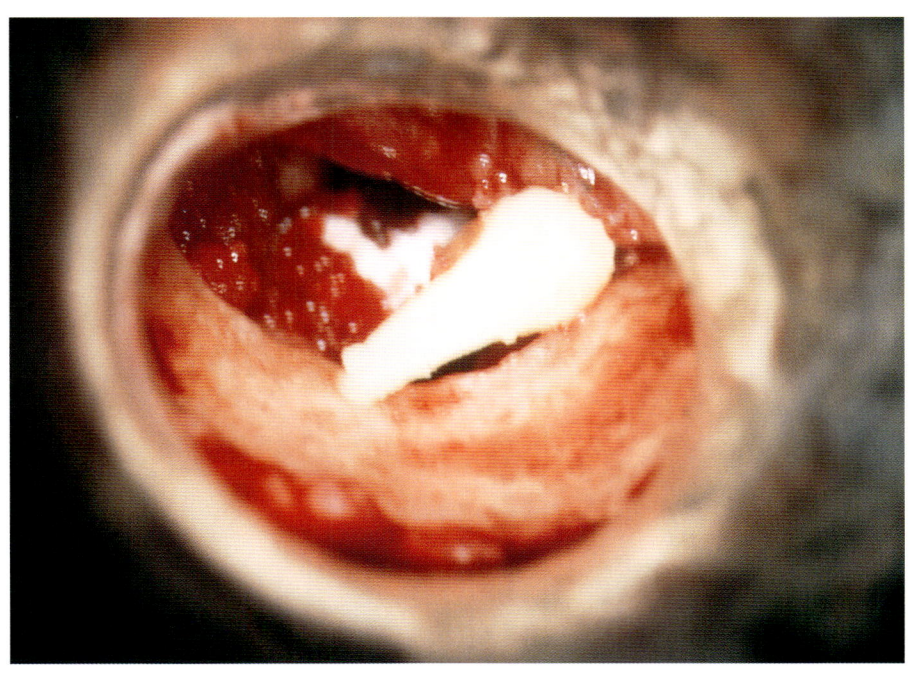

図 11.12-6　キヌタ骨を底板と鼓膜の距離と合うように削る．豆状突起は卵円窓縁と接触しないように削除してある．

244　第11章　耳小骨形成術

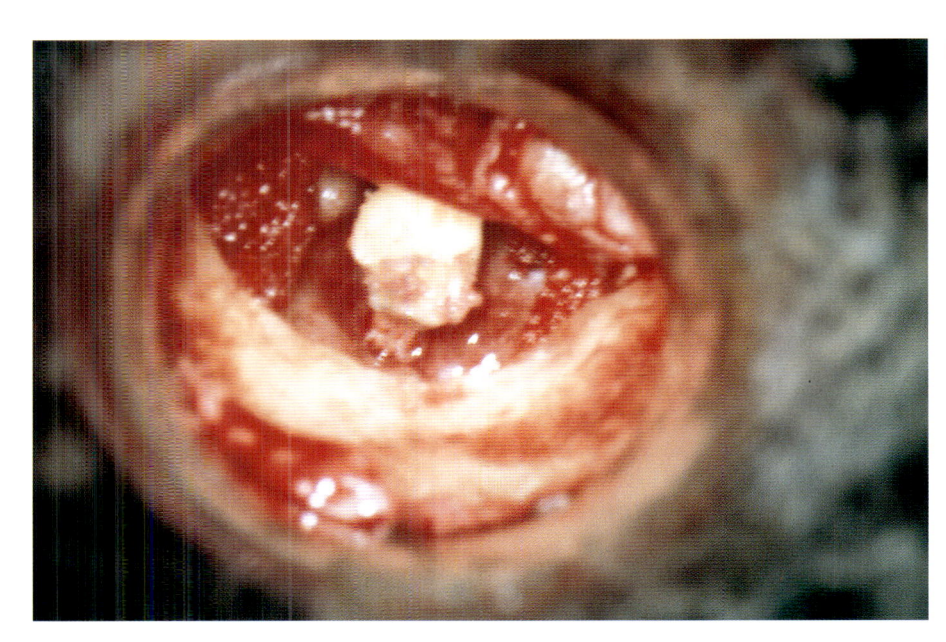

図 11.12-7　キヌタ骨を鼓膜とアブミ骨底板の間に立てる．

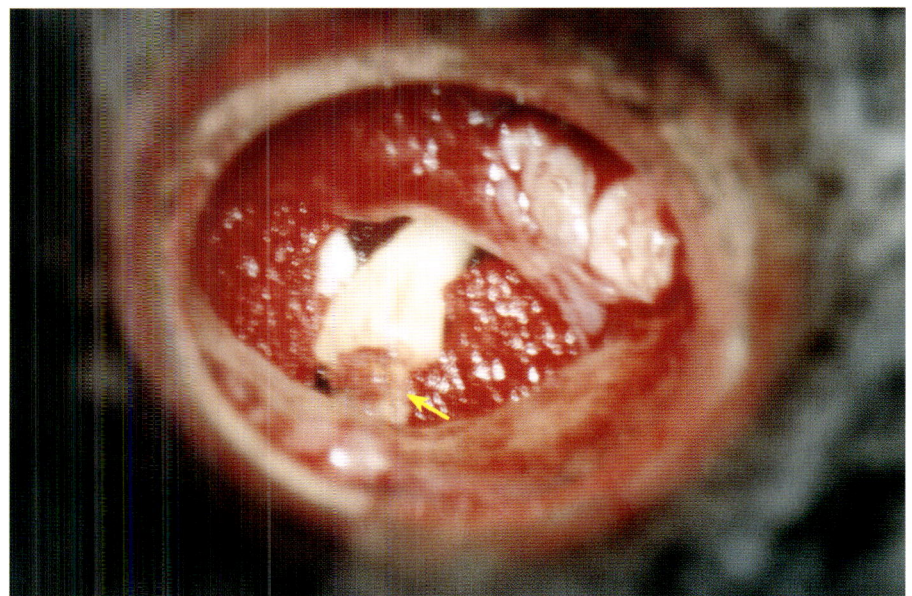

図 11.12-8　鼓室をゼルフォームでパッキングする．後壁とコルメラの間にはゼルフォーム小片を置いて（矢印）癒着を防止する．

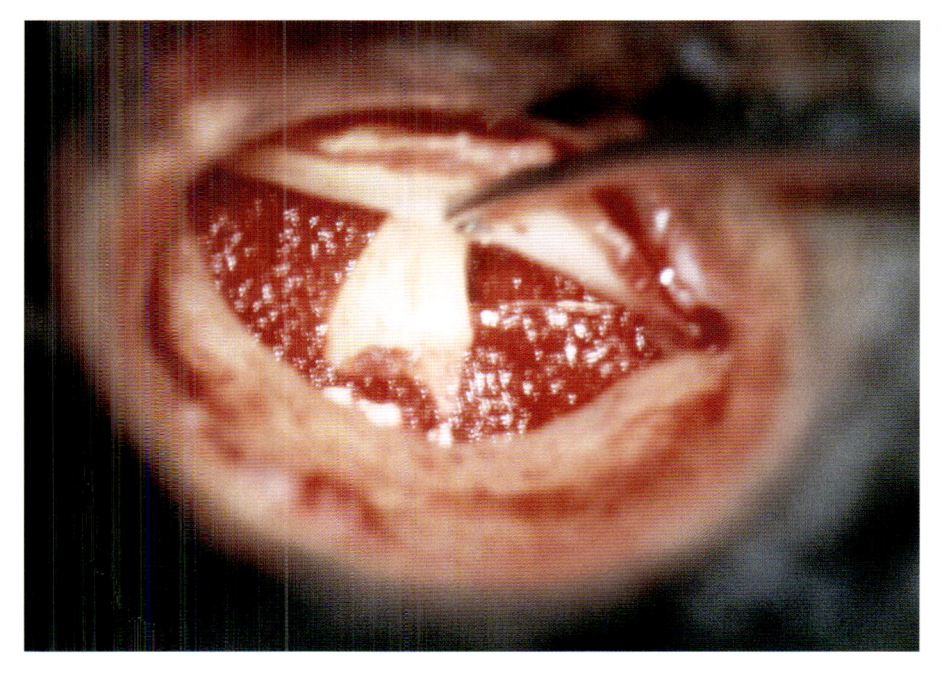

図 11.12-9　術後の鼓膜陥凹を防ぐため，耳珠軟骨をキヌタ骨コルメラの上に敷く．

12 乳突削開術

■ 適応

- さまざまな耳科手術の準備として
- 合併症のある急性乳様突起炎
- 特発性血鼓室 idiopathic hemotympanum
- 乳様突起の脳髄膜瘤

■ ランドマーク

乳様突起表面

- 上方　側頭線と中頭蓋窩骨板
- 前方　外耳道後壁
- 後方　S状静脈洞
- 下方　乳様突起先端部
  図12.1 を参照のこと．

内側

- 乳突洞
- 外側半規管隆起
- 顎二腹筋稜
- キヌタ骨短脚
  耳上棘と McEwen の三角の重要性はこれらに次ぐ．

■ 手術ステップ

1. 大きなカッティングバーで側頭線を前後方向に削開し，まず最初に中頭蓋窩の骨板を同定する．次に，含気蜂巣の広がりから想定される後上方から前下方の斜めのラインに沿って削開し，S状静脈洞を同定する（図12.2）．これら2つの構造は含気のない乳様突起や奇形の場合でも常に存在し，非常に信頼のおけるランドマークである．S状静脈洞は極めて前方に位置する症例や皮質骨直下にある症例があり，穿破しないように注意しなければならない．

2. 3つ目の境界線となる外耳道後壁直近の骨を削除する．これよって削除すべき三角形 triangle of attack が形成される（図12.3）．この三角形の内側の皮質骨をカッティングバーで削除する．少しずつ均等に内側に進むように心がける．

3. ドリルは中頭蓋窩，S状静脈洞，外耳道後壁と平行に動かす（図12.4）．中頭蓋窩とS状静脈洞は色調の変化（硬膜の骨板はピンク色に，静脈洞の骨板は青色に見える），骨削開音の変化，骨に埋まる構造からの出血などにより，露出前に同定可能である．

4. 再建や充塡の材料となる骨パテを準備するため，乳様突起表面を削除する際に骨粉を集めておく．骨パテは，使うまで木製舌圧子の上に乗せて乾かしておく．

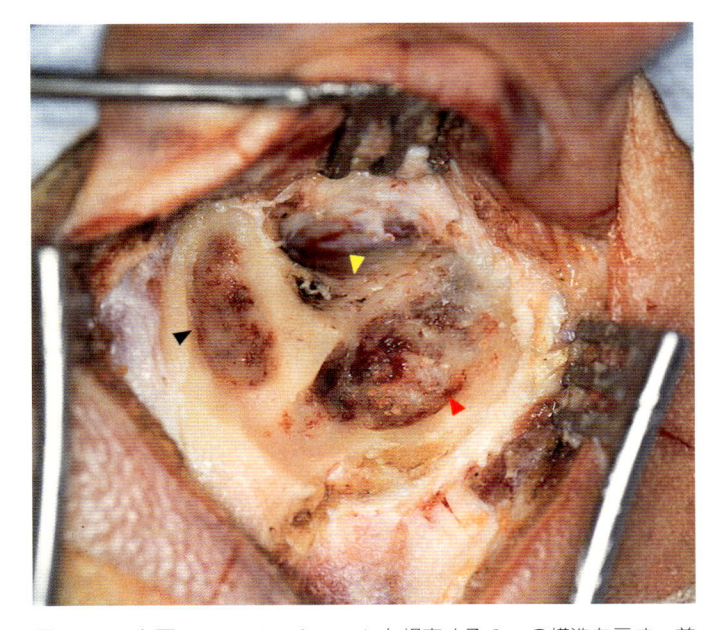

図 12.1　左耳の triangle of attack を規定する3つの構造を示す．前方は外耳道後壁（黄矢頭），上方は中頭蓋窩骨板（黒矢頭），後方はS状静脈洞（赤矢頭）である．

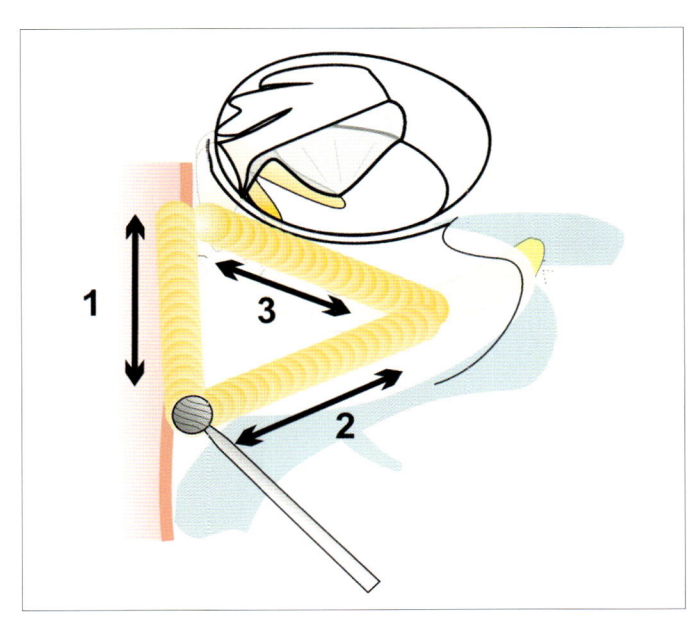

図 12.2　中頭蓋窩（1），S状静脈洞（2），外耳道後壁（3）を同定する骨削除の向き．

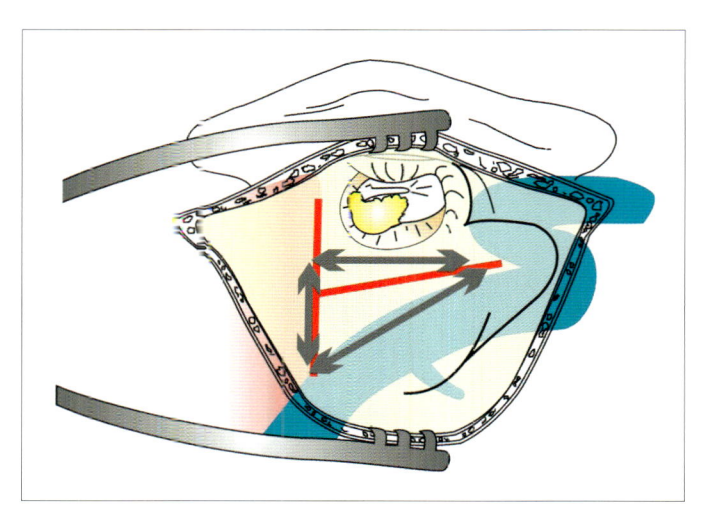

図12.3 まず triangle of attack を規定する.

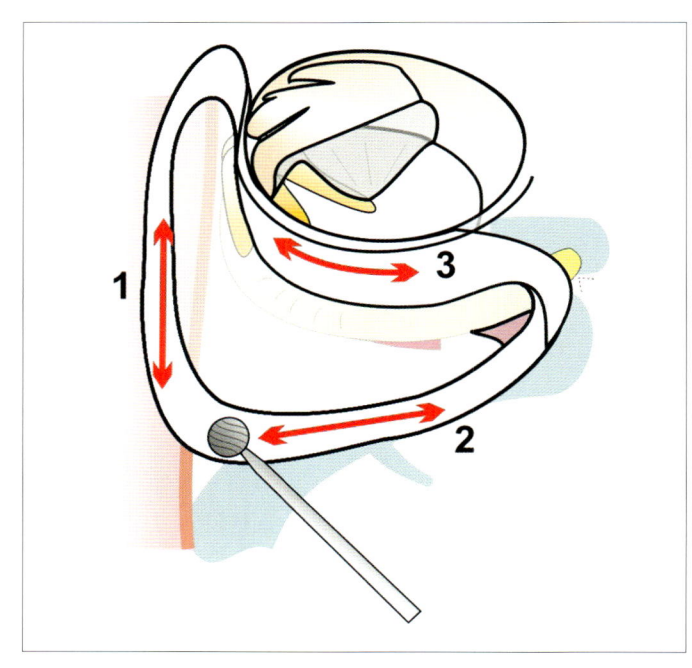

図12.4 ドリルを動かす向きは構造と平行にする.
1 硬膜, 2 S状静脈洞, 3 顔面神経

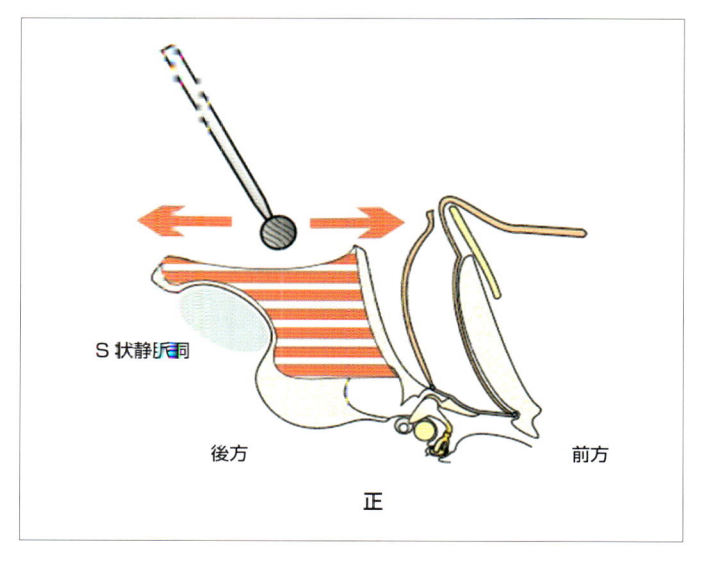

図12.5 骨削除は triangle of attack 全体に均一に進め, 創腔を皿状にする.

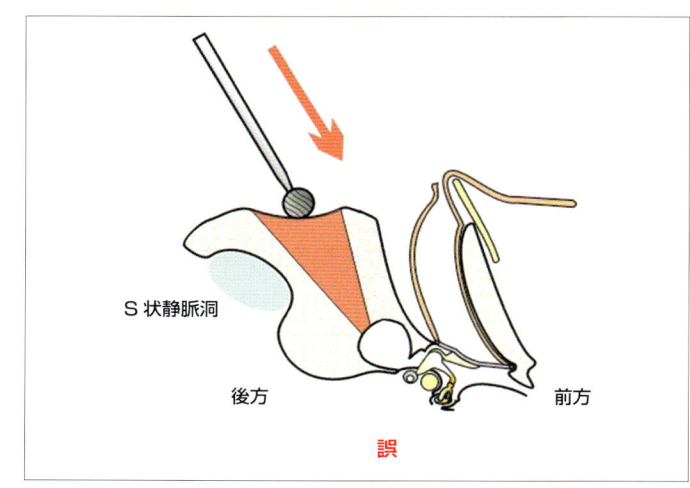

図12.6 乳突洞を探そうと深く小さな穴を掘ってはならない.

5. 乳突削開では, 開放された乳突蜂巣を見るために大量の水を使って洗浄することが重要である. 骨削除は全体的に均等に進める (図12.5). 狭くて深い穴は決して掘ってはならない (図12.6). 内側が見やすいように削開腔の縁は常に角を丸める. 削開腔の最深部は常に外耳道のすぐ後上方にある乳突洞に向かうようにする. 乳突洞の位置がわかりにくいときは, 徐々に全体を皿状に削開しつつ中頭蓋窩骨板を前方に追跡すると, 重要な構造に当たらず安全に見つけることができるが, 中頭蓋窩硬膜が下垂する症例では若干の困難が伴う. 中頭蓋窩の骨板を薄くするときには, 硬膜の急峻な突出に注意する. 軟組織があれば, ドリルを当てる前に先端の鈍な剥離子で触れてみることが重要である. sinodural angle の削開では,

骨の下を走行する上錐体静脈洞をあけないように注意する.

6. 乳突洞に到達したら, 外側半規管の隆起を内側壁で同定する. キヌタ骨が見えやすくなるようにベッドを術者と反対側に倒し, バーの先端がキヌタ骨短脚に触れないようにする. この状態で鼓室洞の開口をドリルで広げ, 乳突洞口を確認する. このときドリルは耳小骨のそばから外側に向けて動かす.

7. 外耳道後壁を薄くして乳突蜂巣を削除する. もし後壁を保存する可能性があれば, 後壁を薄くしすぎてはならない. 薄くしすぎた後壁は遅発性に骨が吸収され (図12.7), 医原性真珠腫を作ることがある (図12.8). 後壁を薄くしていくと顔面神経乳突部付近に大きな蜂巣が開

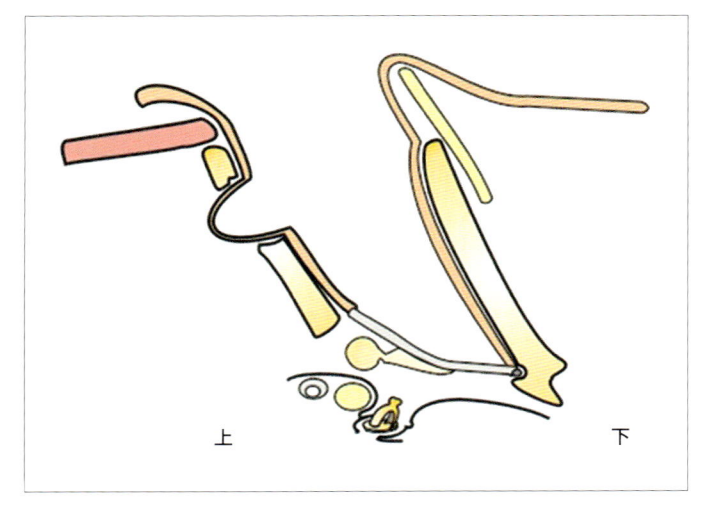

図 12.7　薄くし過ぎた外耳道には骨萎縮と皮膚の陥入が起こる．

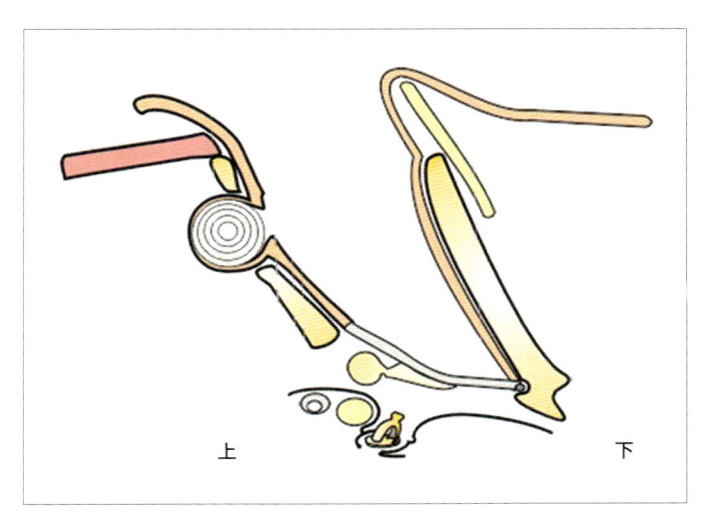

図 12.8　医原性真珠腫

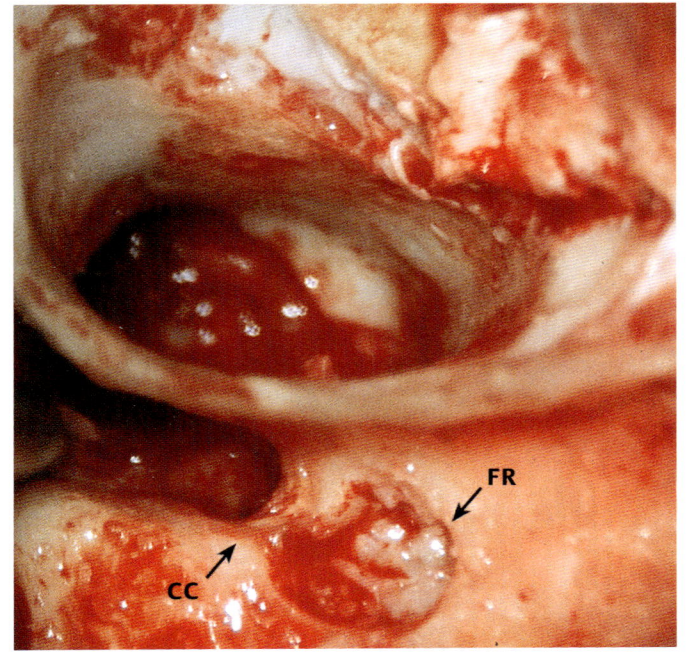

図 12.9 a　乳突削開中に顔面神経乳突部近くで大きな蜂巣が開く症例がある．蜂巣中に顔面神経が露出していることがあり，特に後鼓室開放を行う際には細心の注意を払わなければならない．この写真では後鼓室開放中に，chordal crest 内側下方に開いた大きな顔面神経窩を示している．

CC　chordal crest
FR　顔面神経窩

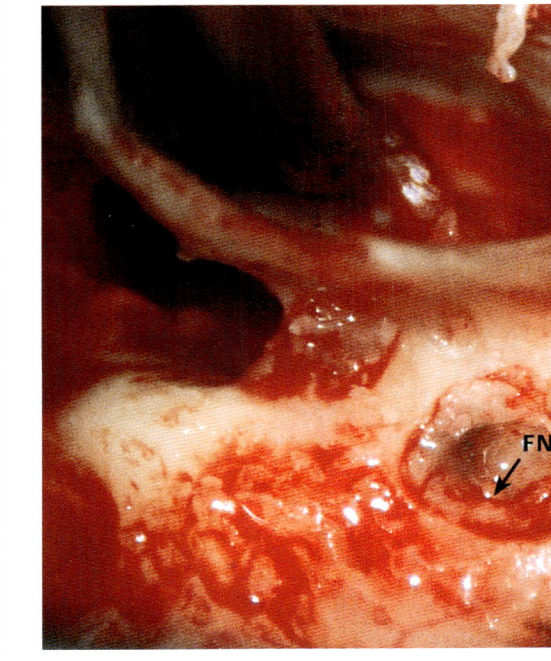

図 12.9 b　顔面神経窩に被さる粘膜を注意深く剥がすと，内側に骨組織に覆われずに顔面神経が露出していた．ここに不用意な操作を加えると，顔面神経に深刻なダメージを与える可能性がある．

FN　顔面神経

口している症例がある．内部に顔面神経が露出している場合があるため，ここでの骨削除は十分に注意しなければならない（図 12.9 a, b）．乳突洞天蓋とS状静脈洞を覆う骨は，薄くして中頭蓋窩硬膜とS状静脈洞が透見できるようにする．sinodural angle の骨は，中頭蓋窩の骨板とS状静脈洞の骨板が交わるところまで適切なサイズのカッティングバーで削除する．このときドリルは内側から外側に動かす．

8. 骨面から病変を剥離する繊細な操作には，小さな綿片と微細剥離子を用いる．この方法は特に真珠腫母膜の剥離に有用である．

13 後壁保存型鼓室形成術（Canal Wall Up 法）

■ 適応

- 小児ないし乳様突起含気化が著明な真珠腫症例
- 明らかな真珠腫を合併していない慢性中耳炎症例で，乳突蜂巣の検索が必要な症例
- 上鼓室に軽度の骨破壊が見られる症例
- 中鼓室の真珠腫
- 人工内耳
- 顔面神経管開放を要する症例
- クラスBのグロムス腫瘍の一部

真珠腫のない慢性中耳炎症例では，乳突削開は施行しても施行しなくても，穿孔閉鎖率や術後聴力成績に違いはない．われわれは乳突洞への上皮進展を疑う症例に限って乳突削開をしている．

上鼓室外側壁に小さな骨破壊がある症例はすべて，後壁保存型鼓室形成に軟骨と骨パテによる後壁再建を併施する．

真珠腫症例すべてに適用できる単一の術式は存在しない．そのため，術者はそれぞれの患者に合った手術法を選択する柔軟性と技術を備えていなければならない．われわれは真珠腫症例に対して後壁削除型鼓室形成術（CWD；canal wall down 法：カナルダウン法またはオープン法とも呼ぶ）を行うことが多い．その理由は，後壁保存型鼓室形成術（CWU；canal wall up 法：カナルアップ法またはクローズド法とも呼ぶ）は遺残性再発（図13.1），再形成性再発（図13.2）ともにCWDより多くなるからである．段階手術として第2期手術を計画する意味は，伝音再建だけではなく，遺残する真珠腫の除去にもある．そのため，CWUの手術は第2期手術をもって完了と考えるべきである．われわれはいまのところ，CWUは一部の適応のある症例に対してのみ行っている．

含気蜂巣の発育が著しい症例では，術後乳突腔が巨大になるのを避けるためにCWUで手術を行うほうが望ましい．小児例は含気がよく，また解剖学的構造を保存するほうが好ましいため，やはりできる限りCWUでの段階手術を行う．しかしながら，そのような症例であっても，外耳道後壁の骨破壊が激しい場合や中耳への真珠腫進展が著明な症例では，CWDとせざるを得ない．唯一聴耳の場合にはCWDを選択する．中鼓室に限局する真珠腫の場合，特に若い患者ではCWUの適応となる可能性がある．最初の手術では鼓膜を再建し，耳管から鼓室，乳突洞までをカバーする大きさのシリコン板を後鼓室開放部から耳管に向けて挿入する．シリコン板は癒着を防止して中耳粘膜の再生を促進する．一方，特に高齢の患者で後壁が真珠腫母膜への視野を悪くするような場合，例えば耳管内への進展例などではCWDの適応となる．

もし術者が後壁削除をするべきかどうか判断がつかない場合には，CWUとして手術を行い，後壁を削除すべきとわかった段階で後壁を落とす．後壁を落とす手間はわずかであり，この方針ではじめからCWDとする場合と比較して，余分に必要となる外耳道形成や後鼓室開放の手間と時間は患者にとっては無駄ではない．

初回をCWU法で行った場合，第2期手術は通常8〜10か月後に施行し，残存する真珠腫をすべて取りきる目的で中耳をチェックする．第2期手術で用いるアプローチは，術前の真珠腫の局在と初回手術の術式によって経外耳道ないし経乳突腔を選択する（第11章 耳小骨形成術の「後壁削除後の第2期手術：経乳突または経外耳道」を参照➡ 191頁）．真珠腫の再形成や後壁の破壊が見られれば，われわれは躊躇せず後壁を削除し，CWDとする．

術後は定期的に少なくとも10年間は外来で経過を観察し，鼓膜の陥凹や真珠腫への進展がないかをチェックしなくてはならない．もしこれらが見られれば，CWUでの治療にもかかわらず潜在する病因が残存していることを示しており，後壁の削除をためらう必要はない．

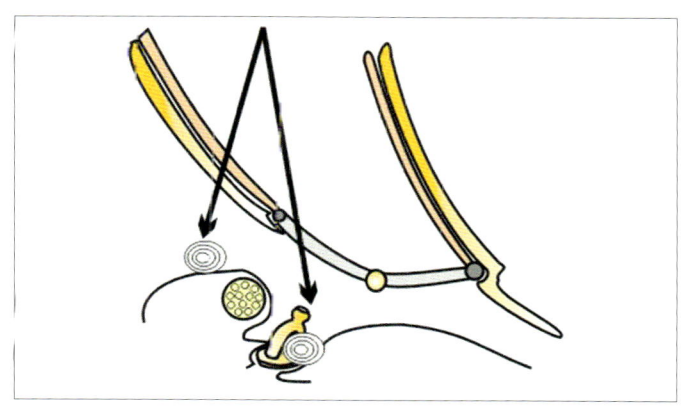

図 13.1　遺残性再発

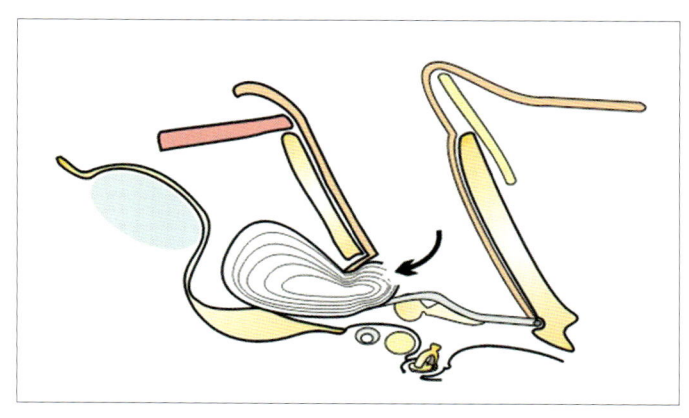

図 13.2　再形成性再発

■ 手術ステップ

乳突削開

1. 後壁保存型鼓室形成術（CWU）で行われる乳突削開の技術は，後壁削除型鼓室形成（CWD）と同じでなければならない．違いは後壁を保存するかどうかのみである．乳突側から上鼓室を開放して後鼓室開放を行う前に，乳突削開を皿状に行い（saucerization），sinodural angle を十分に開き，創腔縁の突出は削除する．皿状に乳突削開をすることで術野は大きくなり，良好な視野と操作性が得られる（図 13.3，13.4）．鼓膜の全貌が観察できない症例には常に外耳道形成が必要である．そのため，初めから外耳道後壁を薄く削り始めてはならない．
2. 外耳道皮膚を内側に向けて挙上し，外耳道を形成する．（第 7 章 一般的な手術手技の「外耳道形成」を参照 ➡ 78 頁）．あらゆる病変に対処し，かつ再建手技を円滑に進めるには，顕微鏡を動かさずに鼓膜全体を完全に見渡せる程度にまで外耳道を形成することが重要である．

経乳突洞的上鼓室開放術

1. 外耳道後壁を保ったまま，上鼓室を乳突側から開放する．このときドリルは内側から外側に向けて動かさなければならない（図 13.5，13.6）．不用意に上鼓室にバーを差し込むと，骨の後ろに隠れたキヌタ骨を損傷する可能性が高い（図 13.7）．キヌタ骨短突起は体部と比較して浅い位置にあり，短突起の外側を覆う骨とは極めて近い（図 13.8）．乳突側から上鼓室全体を明視下に置くためには，上鼓室開放を十分に前方に延ばす必要がある．キヌタ骨外側直近の骨組織は鋭匙で削除してもよい（図 13.9）．キヌタ骨の損傷を避けるには，キヌタ骨をできるだけ早く視認する必要があるが，そのためには sinodural angle を大きく開いたのちに術者と反対側にベッドを傾けるとよい．
2. 上鼓室開放の限界は，上方が中頭蓋窩硬膜，下方が外耳道壁，内側が耳小骨となる．耳小骨連鎖が保たれている場合には，連鎖にバーが触れないよう最大限の注意を払う．バーが触れる危険性があると判断したら，まずキヌタ-アブミ関節をはずしておく．その場合には，病変の状態に応じて手術の最終段階，ないしは第 2 期手術での連鎖再建が必要となる．
3. 外耳道上壁を開窓しないように注意する．もし開窓してしまったら，軟骨と骨パテを使って閉鎖する必要がある．中頭蓋窩硬膜の損傷にも注意が必要である．特に高齢者の硬膜は破れやすく，髄液漏の恐れがある．また，硬膜の露出が脳髄膜瘤を起こすこともある．骨を削りすぎないよう，上鼓室開放時には上壁（中頭蓋窩）と下壁（外耳道壁）にバー先を押し付けないよう注意する．
4. 小さな骨破壊を伴う上鼓室の鼓膜陥凹は，上鼓室で剝離した後に外耳道側に小さな綿片を用いて押し出すとよい

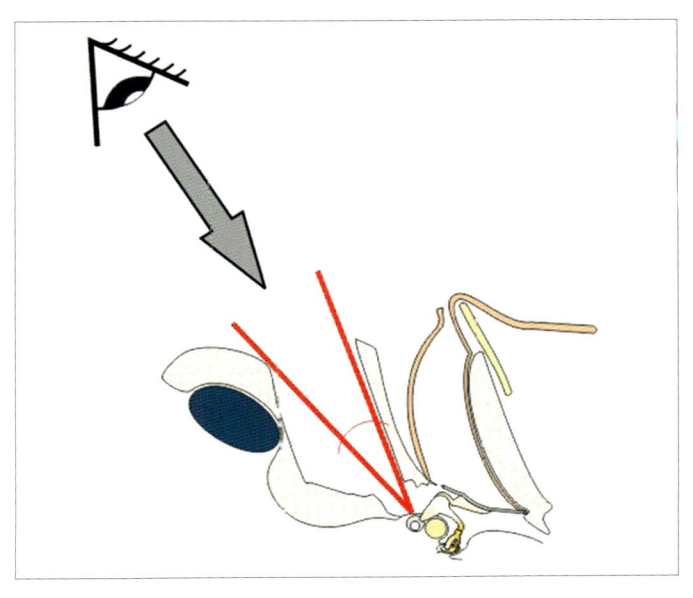

図 13.3　狭い乳突腔

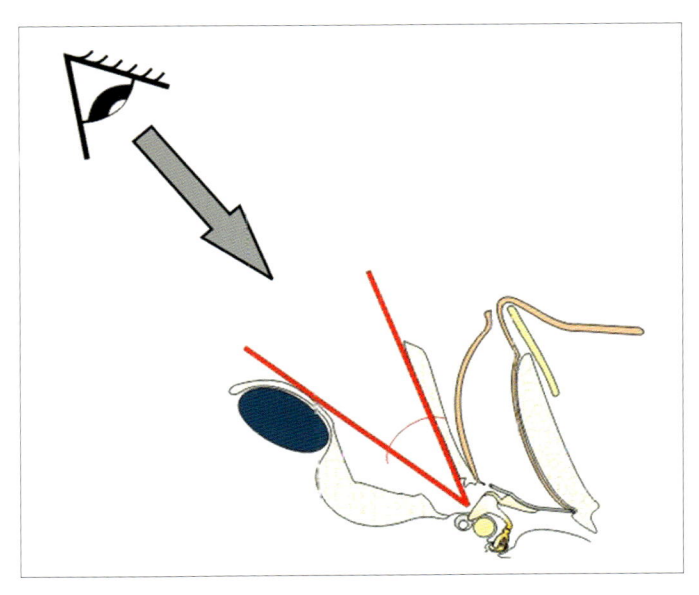

図 13.4　皿状に削開された乳突腔

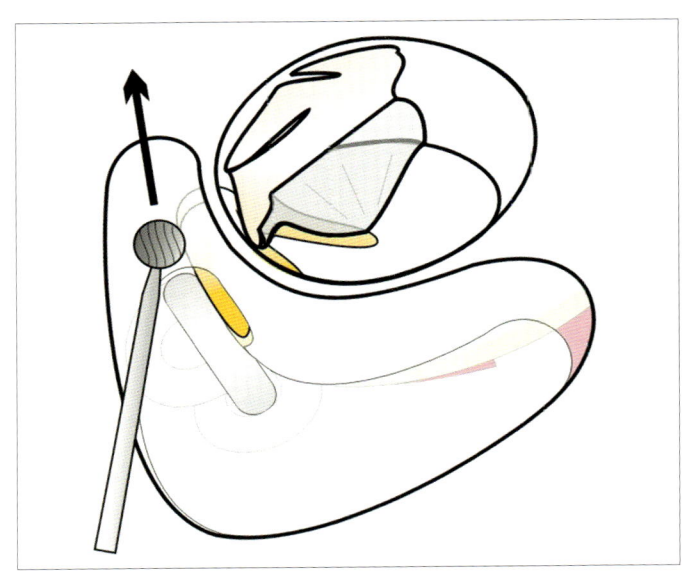

図 13.5　乳突洞からの上鼓室開放

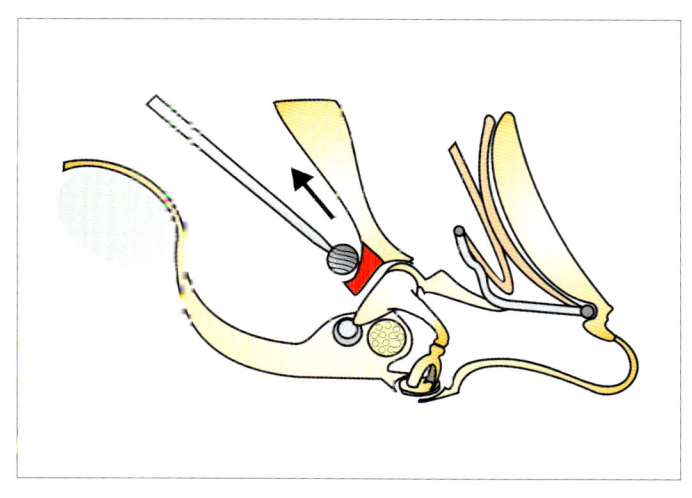

250　第13章　後壁保存型鼓室形成術(Canal Wall Up法)

図 13.6　上鼓室開放ではドリルは内側から外側に動かす.

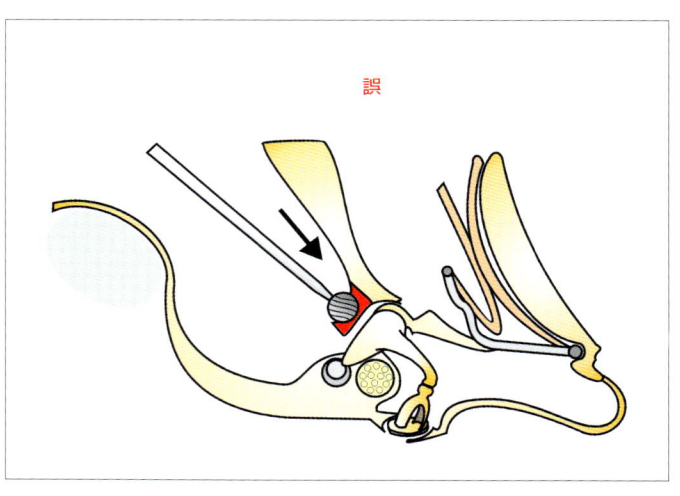

図 13.7　ドリルを不用意に動かすと耳小骨に大きな損傷を与えるかもしれない.

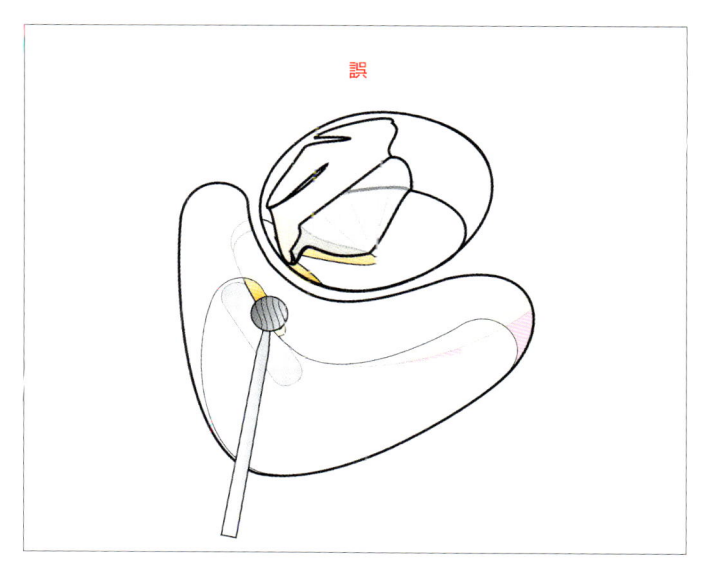

図 13.8　不用意な操作によるキヌタ骨の損傷. キヌタ骨短突起は外側に向かい骨直下にある.

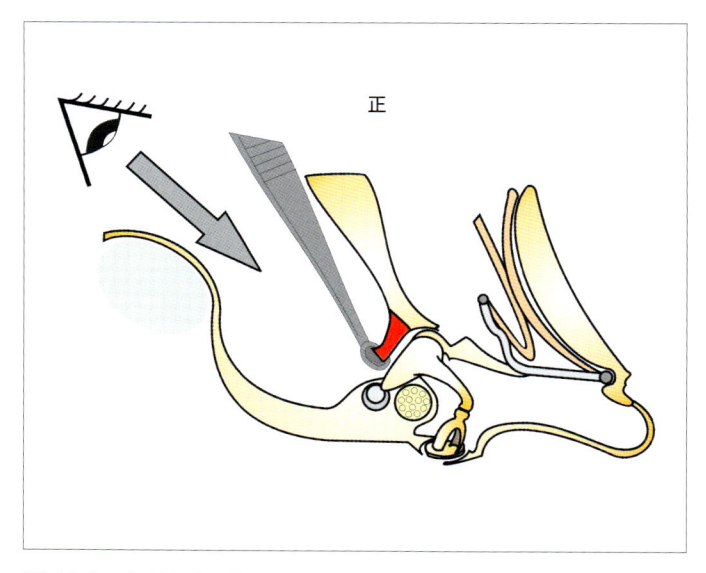

図 13.9　気付かずに損傷するのを避けるため, キヌタ骨を可及的早期に視認する.

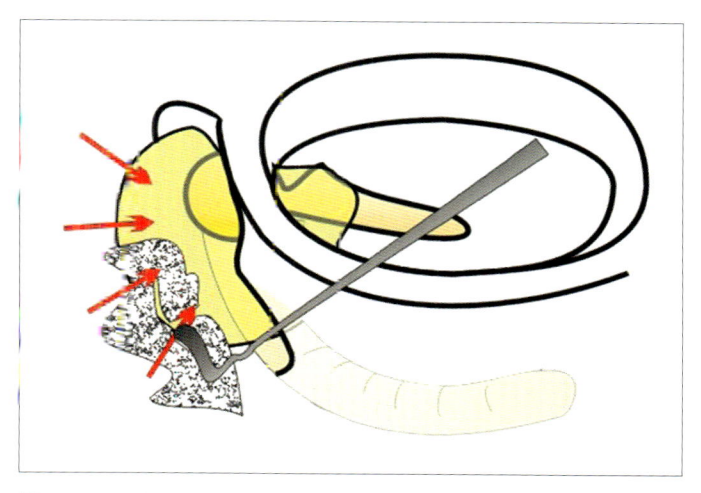

図 13.10　上鼓室に陥入した皮膚を綿片を使って外耳道に向けて剥離する.

（図13.10）．耳管上陥凹を介して上鼓室を換気するためには，ツチ骨頭を可動化した後に，下垂するcogを鋭匙かバーで削除する．

5. 上鼓室の真珠腫で耳管上陥凹に進展している症例は，キヌタ骨を除去してツチ骨頭を切断し，cogをバーか鋭匙で削除して耳管上陥凹を開く．

6. 上鼓室の陥凹の場合でも真珠腫の場合でも，角化上皮を中耳に残さないようにするには上鼓室全体を見渡せるようにすることが大切であり，これを妨げる上鼓室外側壁の骨は十分に削除しなければならない．しかしながら，真珠腫の再形成を避けるには，非常に大きな上鼓室開放を外耳道側で行うのは避けるべきである．

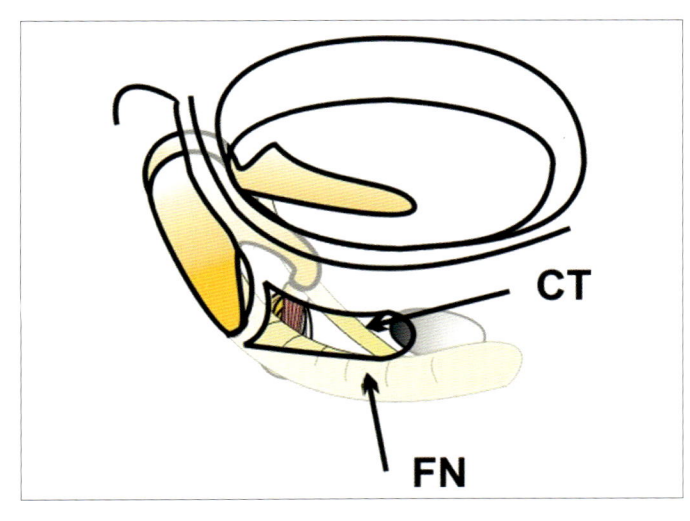

図 13.11　顔面神経窩．CT　鼓索神経，FN　顔面神経

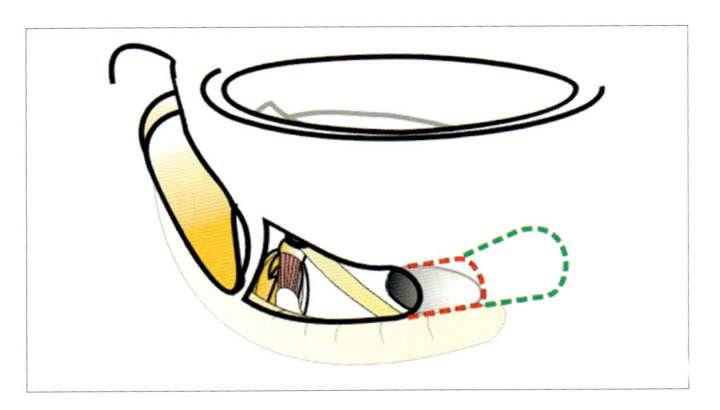

図 13.13　後鼓室開放部は正円窓の高さ（赤破線）や下鼓室（緑破線）まで拡大できる．

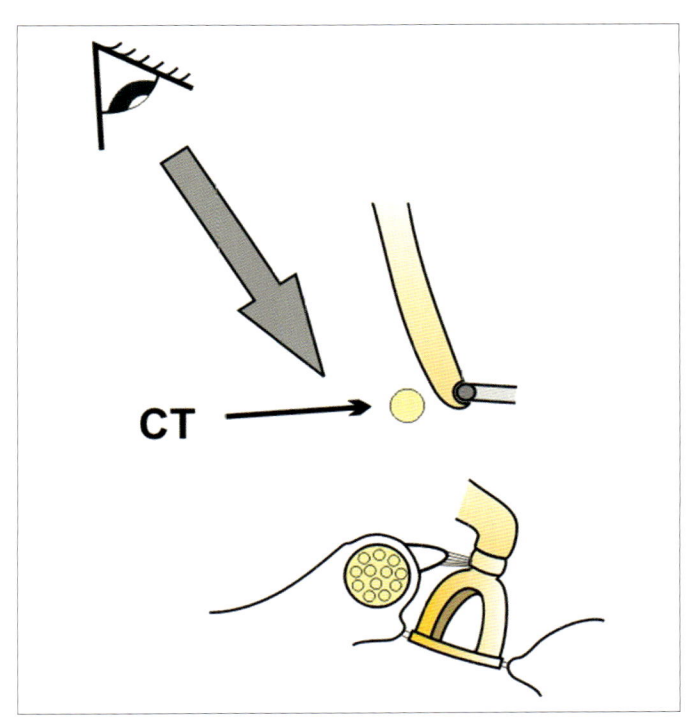

図 13.12　後鼓室開放部からはキヌタ-アブミ関節と卵円窓の観察が可能である．CT　鼓索神経

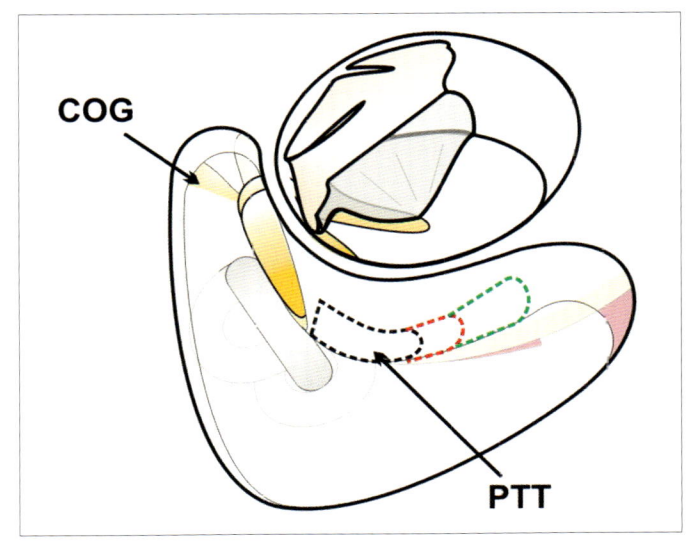

図 13.14　後鼓室開放部（PTT）と外耳道からの視野を組み合わせる．

後鼓室開放術

1. まず外耳道後壁を十分に薄くする．ここでの仕上げは大きなダイヤモンドバーを用いるとよい．ただしあまりに薄くしすぎてはいけない．耳管機能が悪い場合，不注意で起こした開窓や術後に長期間かけて起こる骨萎縮が，真珠腫の再発する原因となる．
2. 顔面神経の損傷を避けるには，顔面神経の積極的な同定が有効である．顔面神経乳突部を同定するには，十分な洗浄と適切な吸引を行いながら，大きなカッティングバーを神経の走行と平行に動かして骨を削除していくとよい．神経は薄く骨に覆われた状態で同定し，露出してはならない．また，このとき乳突部で分枝する鼓索神経も同定しておく．乳突部の上方では，神経の後方外側にある外側半規管をあけないように注意する．
3. ダイヤモンドバーや鋭匙を使って顔面神経と鼓索神経の間にある顔面神経窩を開放する（図 13.11）．このとき chordal crest を見ることができる（第 1 章　側頭骨の解剖と画像診断の図 1.35 参照 → 16 頁）．耳小骨連鎖が保たれている場合には，キヌタ骨短突起後方に小さな骨稜を残し，バーが連鎖と直接触れないようにするとよい．
4. 後鼓室開放であけるべき開窓のサイズは，病変がどの程度まで顔面神経窩と鼓室洞に入り込んでいるかに依存する．通常は顔面神経と鼓索神経の間の開放でキヌタ-アブミ関節と卵円窓を明視するのには十分だが（図 13.12），正円窓や下鼓室を扱う必要がある場合には，鼓索神経を切断して後鼓室開放を下方に延長することもある（図 13.13，13.14）．

鼓室の扱い

●一般的な考察

1. 鼓膜-外耳道皮弁を線維性鼓膜輪後部とともに挙上し，

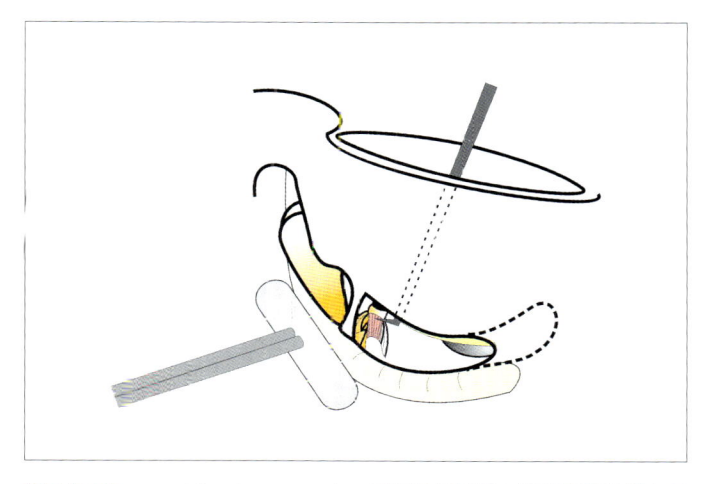

図 13.15 combined approach. 器械を外耳道と後鼓室開放部から同時に導入する.

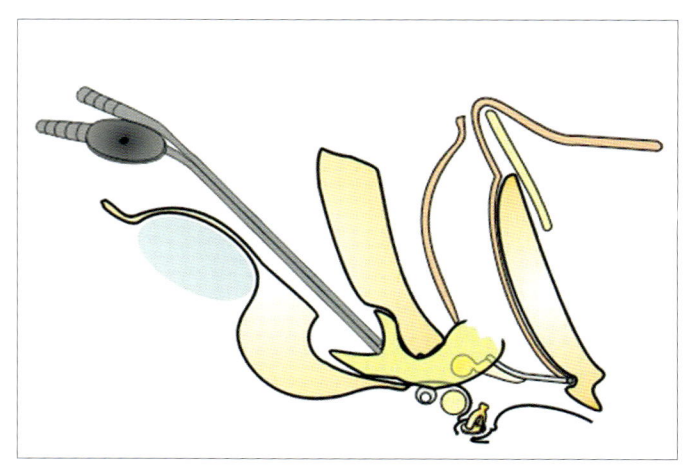

図 13.16 真珠腫摘出の最初のステップ. 角化物を除去して母膜は残す.

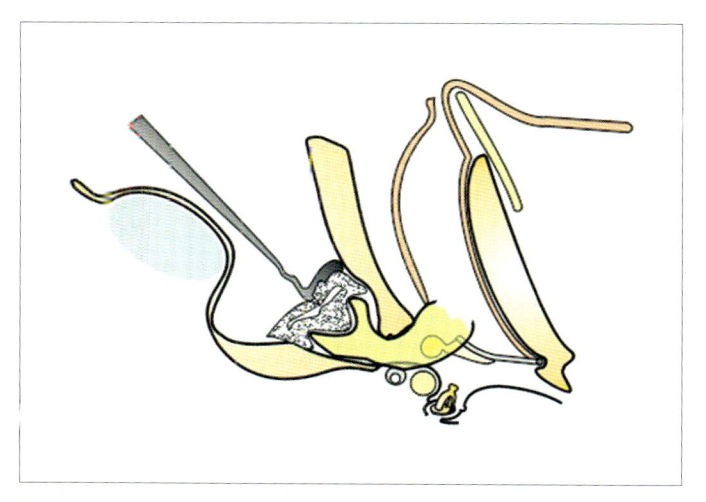

図 13.17 真珠腫母膜を綿片で剝離する.

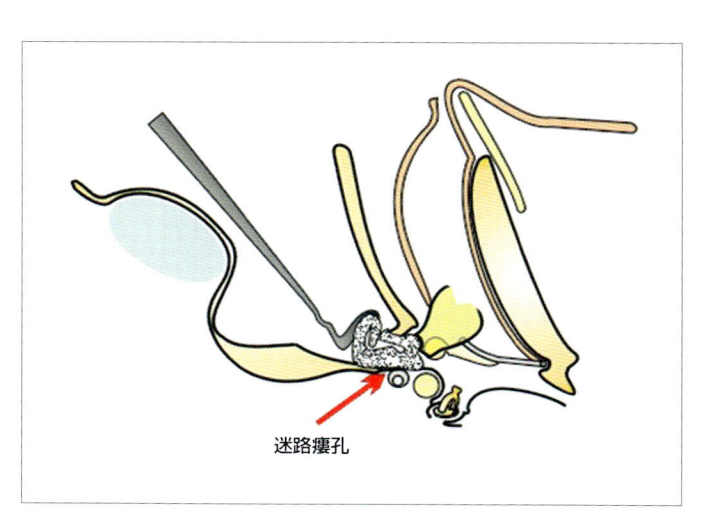

図 13.18 母膜の下に迷路瘻孔が存在する可能性を常に意識する.

迷路瘻孔

鼓室の状態を後鼓室開放部と外耳道側の両方から観察する.
2. 鼓室病変の扱いは, できるだけ早い段階で終了するほうがよい. そうすることで完全に止血した状態で再建を始めることができる. 一方で, 卵円窓と正円窓の扱いは骨削開がすべて終了してから行うほうがよい. 術者はそれぞれの手術において, 鼓室の病変処理を終了するのに最適なタイミングを探す必要がある.
3. 繊細な構造を壊さないように細心の注意を払いながら病変を鼓室から剝離する.
4. 鼓室内の病変を繊細な構造から剝離するのに有用な方法の1つが combined approach である. この手技では, 器械の1つを外耳道から導入し, もう1つを乳突腔側から入れる (図 13.15). このようにすると, 構造への視野が悪く狭い術野に2つの器械を入れても, 器械に視野が遮られることがない.
5. 鼓膜と耳小骨は, 病変の状態によっては摘出する必要がある. 鼓膜に欠損や穿孔がある場合には, 最後に側頭筋膜で閉鎖する.

● 真珠腫の摘出
6. 真珠腫の摘出は, 母膜を残して内容となる角化物を除去することから始める (図 13.16). まず内容を除去することで, 母膜を完全に剝がしてしまう前に直接, あるいは母膜を通して真珠腫の下にある構造を見ることができ, 母膜をより安全に剝離することができる.
7. 母膜ができるだけ破れないようにするには, 綿片と吸引管を使って鈍的に剝離するとよい (図 13.17).

● 乳突洞と上鼓室
8. 母膜剝離前の迷路瘻孔の検索は, 特に外側半規管上では慎重に行う必要がある (図 13.18). 瘻孔は母膜を通して青色の線ないし点として見ることができるが, 瘻孔上に肉芽などが形成されている場合には直接には見えないため, 注意が必要である. 瘻孔が確認されるか, 極めて疑わしい部位が厚い組織に覆われている場合には, その部位の処理は手術の最後にまわす (第16章 中耳手術で遭遇する問題と解決法の「迷路瘻孔」を参照 ➡ 449 頁).
9. 乳突洞と上鼓室においては, 綿片, 吸引管, 微細剝離子

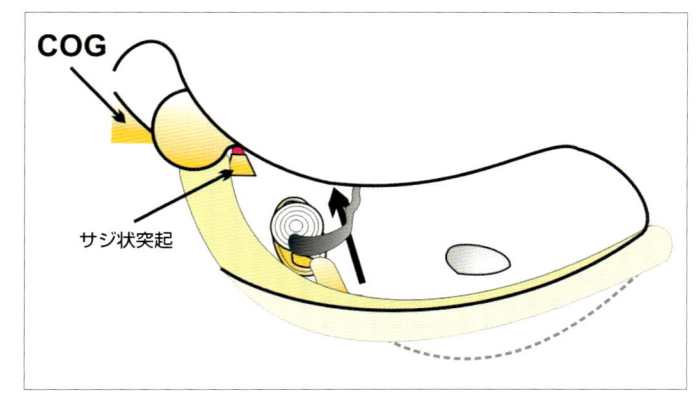

図 13.19　卵円窓部分からの母膜剥離は後方から前方に行う.

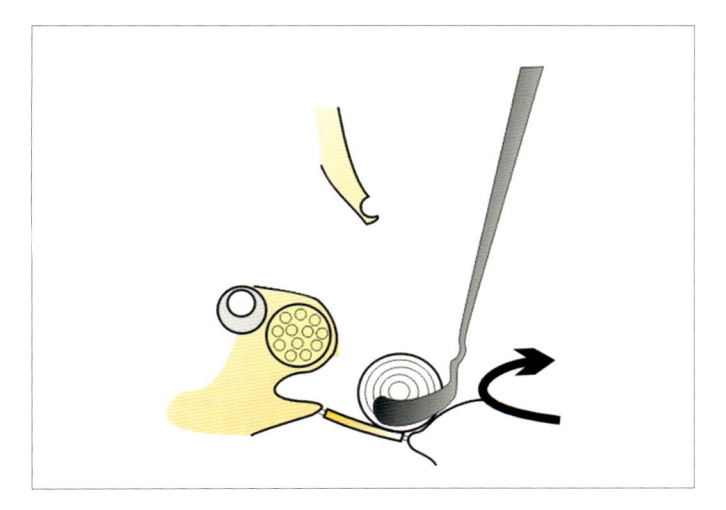

図 13.20　図 13.19 の拡大

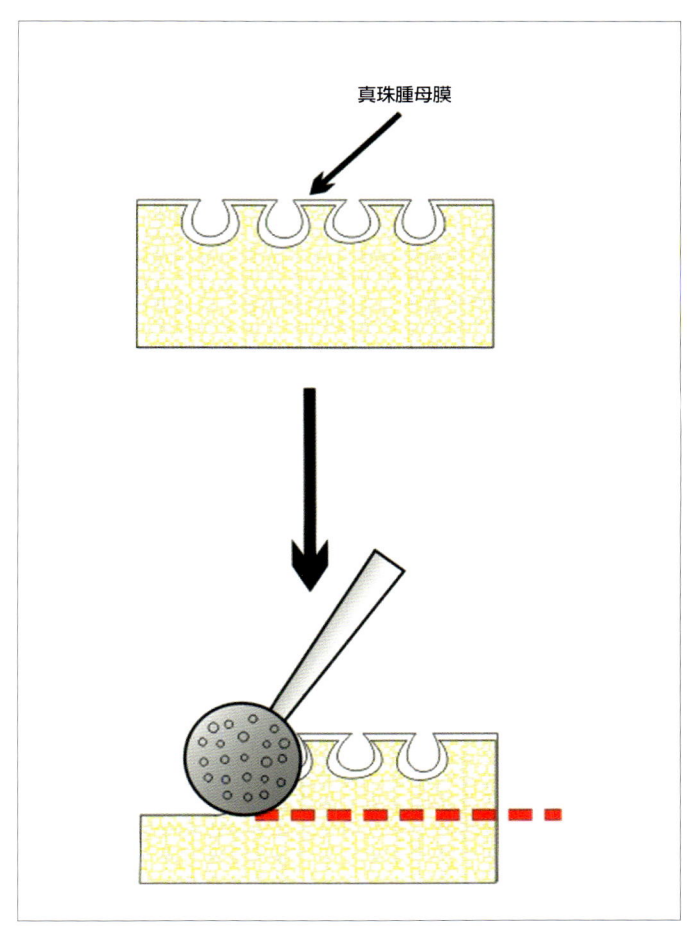

図 13.21　真珠腫母膜が浸潤した下鼓室の蜂巣は健常な骨組織が出るまで削除する.

を使って母膜を剥離する（第 2 章 手術室の準備の図 2.31 の 2 番か 3 番 ➡ 46 頁）．母膜は愛護的に挙上し，上鼓室から鼓室に向けて押すように剥離する．

● 卵円窓
10. 初回手術では，卵円窓近くで真珠腫母膜を剥離する際に過剰な操作を加えてはならない．前庭が開窓される危険があれば，初回手術ではアブミ骨の上に母膜を残し，6 か月以内の第 2 期手術を計画する．
11. 卵円窓，正円窓のエリアからの真珠腫剥離は，すべての骨削除が終了してから開始する．真珠腫母膜をアブミ骨上部構造から剥離する際には，あらゆる操作に細心の注意を払う必要がある．剥離はアブミ骨底板の長軸に沿って行い，上下方向に進めてはならない．
12. 母膜がアブミ骨筋腱を覆っている場合には腱を切断する．アブミ骨上部構造のアーチ下を這っていれば，底板を割らないように注意しながら上部構造を長い直のスプリング剪刀で除去する（第 2 章 手術室の準備の図 2.30 を参照 ➡ 45 頁）．アブミ骨脚剪刀は底板が損傷されやすく，使ってはならない．
13. 上部構造が存在しない場合には，母膜を外耳道側から剥離することも可能である．この領域からの真珠腫剥離で

安全性と確実性を確保するには，全体を十分に明視下に置くことが極めて重要であり，患者の体位が重要な意味を持つ．ベッドは術者側に倒し，頭側を下げると視野がとりやすい．後壁を小さく削除する必要がある症例も多い．ときに錐体隆起を鋭匙や OSSEOSTAP ドリルで除去する必要がある症例も存在する．母膜は後方から前方に向けて剥離する（図 13.19，13.20）．

● 正円窓
14. 母膜が正円窓小窩を覆う場合には，外耳道から挿入した微細剥離子を使って岬角ないしは下鼓室から剥離を始める．症例によっては，正円窓小窩上縁からひさし状に突出する骨を除去する必要がある．

● 下鼓室
15. ごく稀に，真珠腫母膜が下鼓室蜂巣に浸潤することがある（図 13.21）．そのような場合には，頸静脈球と内頸動脈の間の骨組織を注意して削除する．ダイヤモンドバーは蜂巣内に骨粉を押し込んで母膜を埋め込みやすい．できれば可及的に大きなカッティングバーで骨削除を始めるほうがよい（第 4 章 中耳手術で普遍的に使う技術への考察を参照 ➡ 52 頁）．大血管に近づいたらダイヤモ

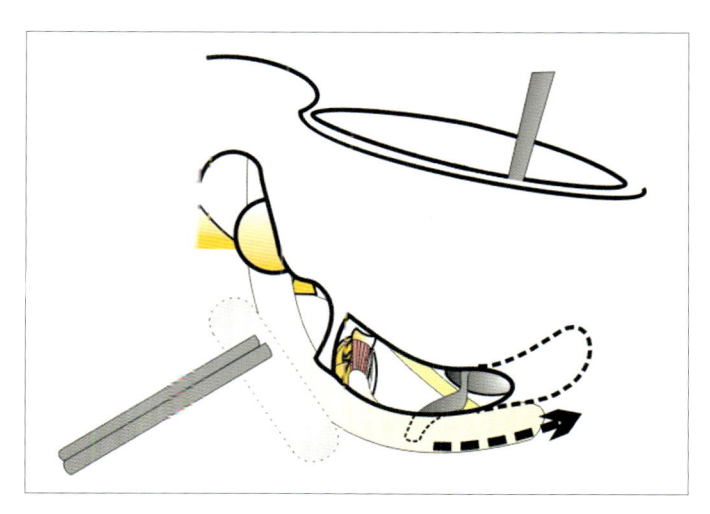

図 13.22　鼓室洞に浸潤する真珠腫母膜を combined approach で剥離する.

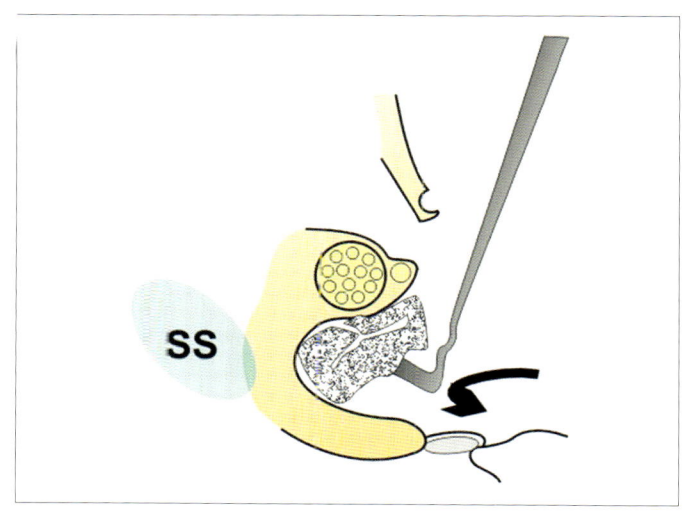

図 13.23 a　鼓室洞フックと絹片を使った鼓室洞からの真珠腫母膜剥離. SS 頸静脈球.

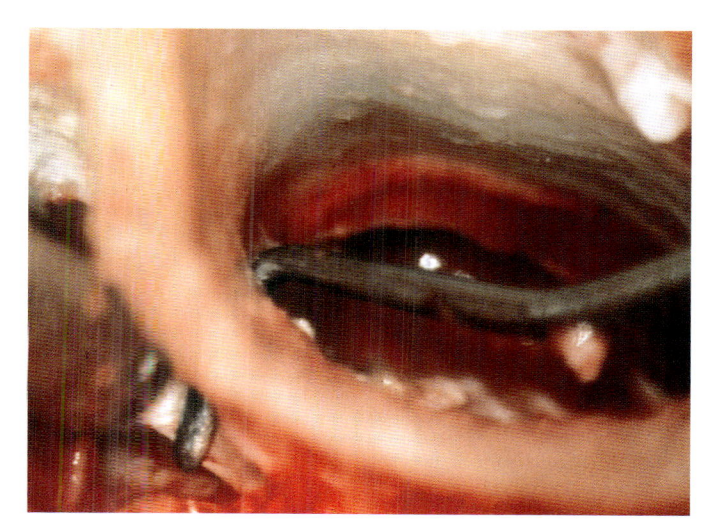

図 13.23 b　鼓室洞からの母膜剥離. 外耳道からの鼓室洞フックと上鼓室からの吸引管を使った combined approach で真珠腫母膜を剥離している.

ンドバーのほうが安全である. 特に頸静脈球の壁は極めて薄いため, 十分に注意しなくてはならない.

16. 母膜が残ったかもしれないと思った場合には, 手術を段階手術とするか, あるいは後壁を削除して下鼓室部分は外耳道側に露出するように鼓膜を形成する.

● 中鼓室後壁と鼓室洞

17. 鼓室洞と中鼓室後壁からの真珠腫母膜剥離は, 外耳道側と乳突側のそれぞれから同時に吸引管と鼓室洞フックを入れる combined approach で行う（図 13.22）. 患者を術者側に深く傾けて外耳道側から観察することで, 鼓室洞底部に対する最もよい視野が得られる. いずれにしても, 顔面神経の内側の剥離では, 術者はある程度の盲目的操作を強いられることになる. 小さな綿片を骨と母膜の間に挿入し, 母膜の連続性ができるだけ保てるように注意しながら剥離を進める（図 13.23）.

再建

1. 外耳道後壁に穴があいた場合には直ちに修復しなければならない. 鼓膜上方の骨欠損は乳突側から軟骨板を挿入して修復する. ツチ骨がある場合には, 軟骨に小さな切れ込みを入れてもよい（図 13.24）.
2. 次に, 血液を混ぜた骨パテで軟骨外耳道面を覆う. 自家ないし同種軟骨のみで行った再建は萎縮することが多く, 最終的に再発の原因となる. われわれは外耳道を再建する場合には, 常に骨パテと軟骨を使う. 骨パテはさらに薄い軟骨板で外耳道側から被覆する（sandwich technique, 図 13.25）.
3. 鼓膜後上部に陥凹を伴う症例では, 鼓膜後半を薄い軟骨で補強する.
4. 真珠腫やアテレクターシス, 内側壁粘膜の広範な欠損症例では, 耳管鼓室口を含む中耳内側壁から上鼓室, 開放された顔面神経窩を経て乳突洞までを覆う十分な大きさをもった厚いシリコン板を乳突側から挿入する（図 13.26）. シリコン板は筋膜と粘膜を欠いた鼓室壁が癒着するのを防止し, 粘膜が再生するのを促す.
5. シリコン板の上からまず耳管, 次いで鼓室をゼルフォームの小片でパッキングする. あらゆる鼓膜の欠損は側頭筋膜を使って前述した方法で閉鎖する（第 10 章 鼓膜形成術を参照➡ 122 頁）.
6. 耳管機能不全がある症例では, 換気チューブを前上象限に留置する場合もある.

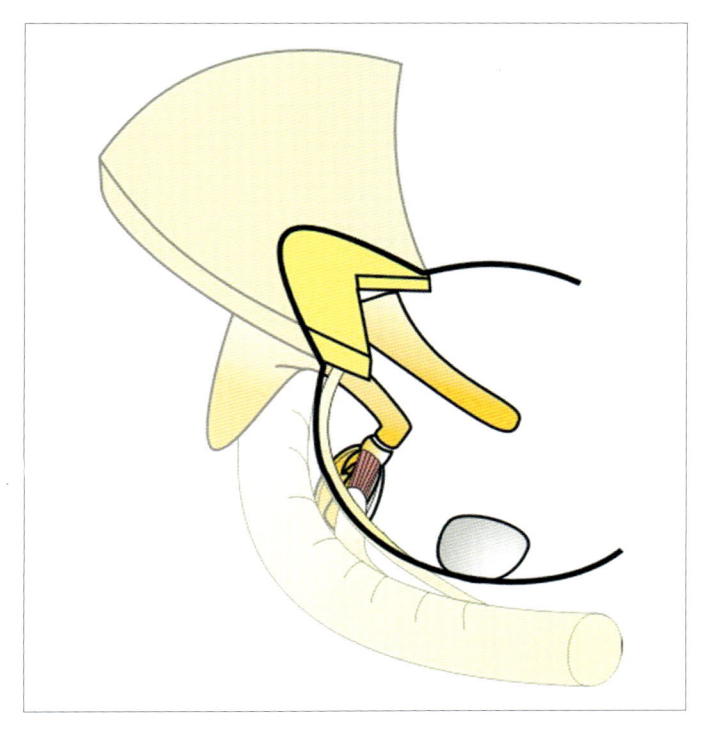

図 13.24　ツチ骨柄がある場合は後壁を再建する軟骨に小さな切り込みを入れてもよい．

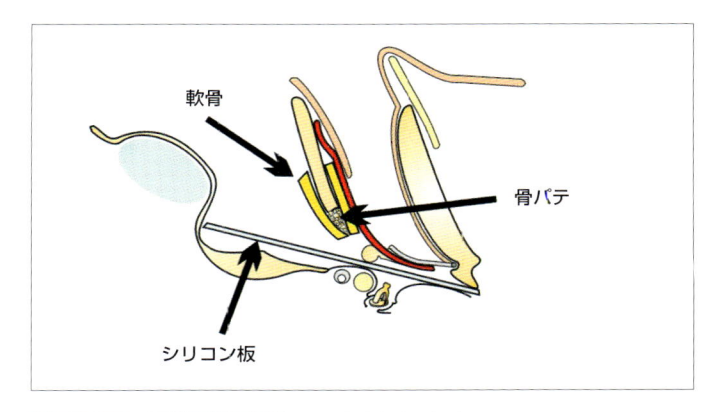

図 13.25　後壁再建で使う sandwich technique

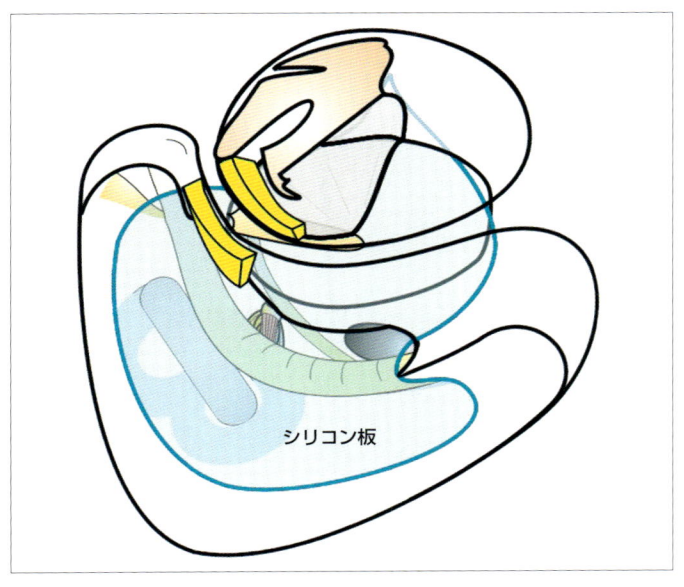

図 13.26　内側壁を覆うシリコン板．大きさと形に注目してほしい．

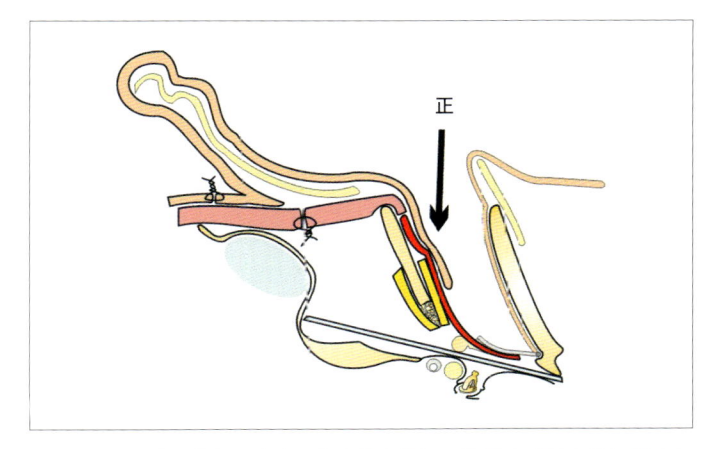

図 13.27　外耳道内に確実に停まるように，後壁皮膚は十分に長くなければならない．

閉創

1. 外耳道のパッキング法は鼓膜形成と同様である（第10章 鼓膜形成術を参照 ➡ 122 頁）．まず外耳道前壁，次いで下壁と上壁の内側部をゼルフォームでパッキングするが，この段階では後壁はパッキングせずにあけておく．開創器をはずして，たたみガーゼを耳後創に挟み，耳介を元の位置に戻す．鼻鏡を使って外耳道を拡大して保持しながら鉗子で外耳道後壁皮膚を持ち上げ，断端を確認後に折れ込みがないように外耳道壁上に戻す．最後に外耳道全体をゼルフォームでパッキングする．

2. 後壁保存型鼓室形成術では，外耳道後方に乳突腔の開口があるため，特に外耳道が形成されている場合に後壁皮膚が乳突腔に落下する可能性がある．後壁の皮膚が外耳道内にとどまる十分な長さがあることを確認する必要がある（図 13.27）．皮膚が短すぎると，医原性真珠腫が形成されることがあるため（図 13.28，13.29），外耳道皮膚を皮下で皮下組織から切離して延長するとともに皮下組織弁を後方に作り（図 13.30），これを後壁と皮弁の間に落として皮膚を後方から支持する（図 13.31）．これに代わる方法として，外耳道後壁に小孔を作製して，ここに糸を通して後壁皮膚を縫い付けるか，あるいは後壁上に薄い軟骨片をしいて皮膚を後方から支持してもよい．

3. 筋骨膜層を数針縫合して乳突腔を閉じ，皮膚を2層に縫合する．われわれは乳突腔のドレーンは感染のリスクが高くなるため不要と考えている．

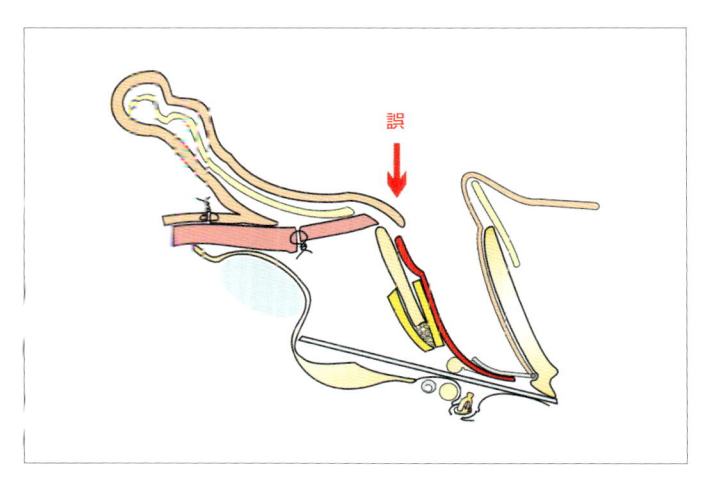

256 第13章 後壁保存型鼓室形成術(Canal Wall Up法)

図 13.28 後壁反膚が短すぎると乳突腔内に落ちる危険性がある．

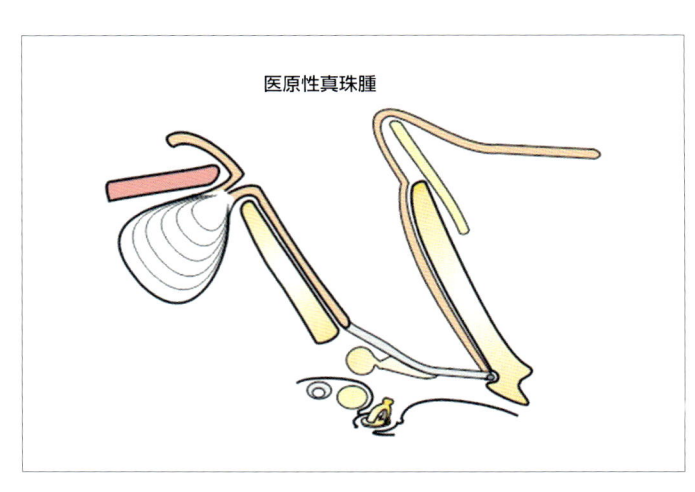

図 13.29 乳突腔に落ち込んだ後壁皮膚から形成された医原性真珠腫

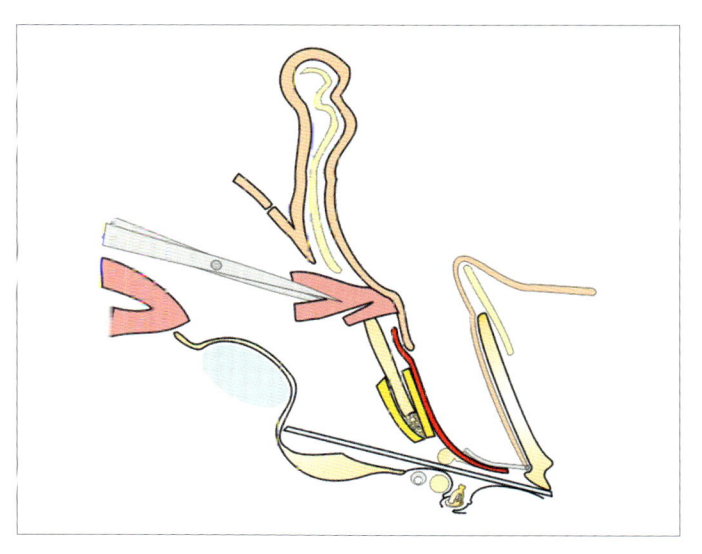

図 13.30 後壁皮膚を支持する皮下組織弁の作製

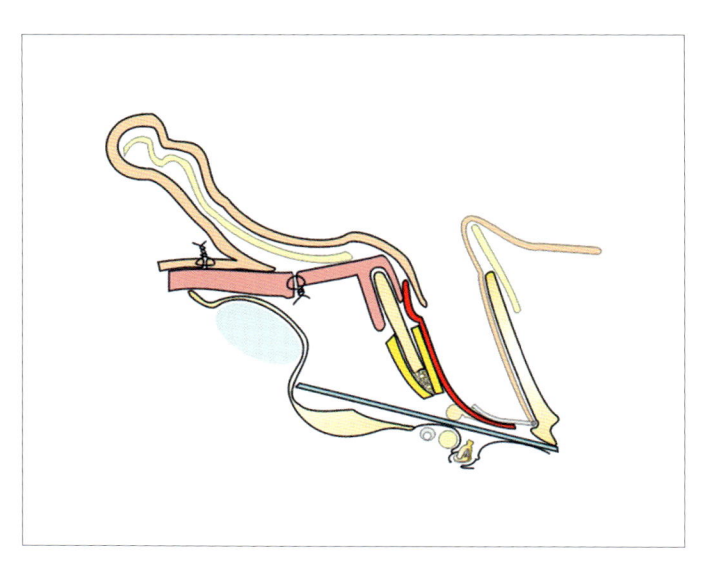

図 13.31 後壁皮膚と後壁骨の間に皮下組織弁を挿入する．

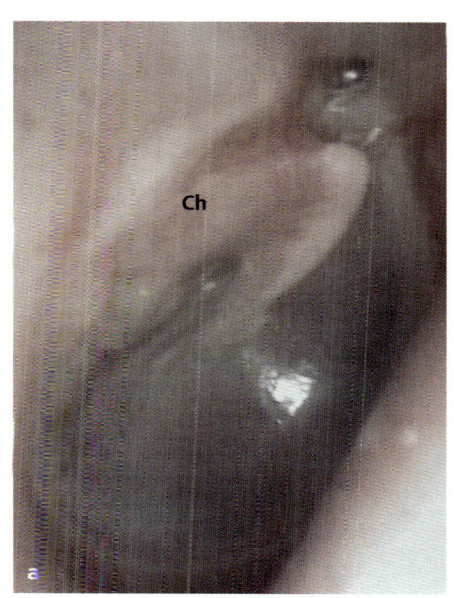

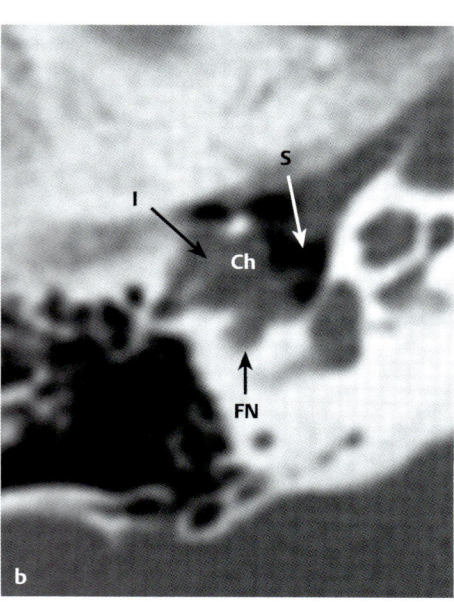

■ 症例 13.1 （左耳）

図 13.1-1 耳鏡所見で真珠腫が鼓膜後上部に透見される．CTでは真珠腫が鼓室後上方に限局して存在し，乳突腔の含気は良好であることがわかる．キヌタ骨長脚は破壊されており，伝音難聴の原因と考えられる．

Ch 真珠腫
FN 顔面神経
I キヌタ骨
S アブミ骨

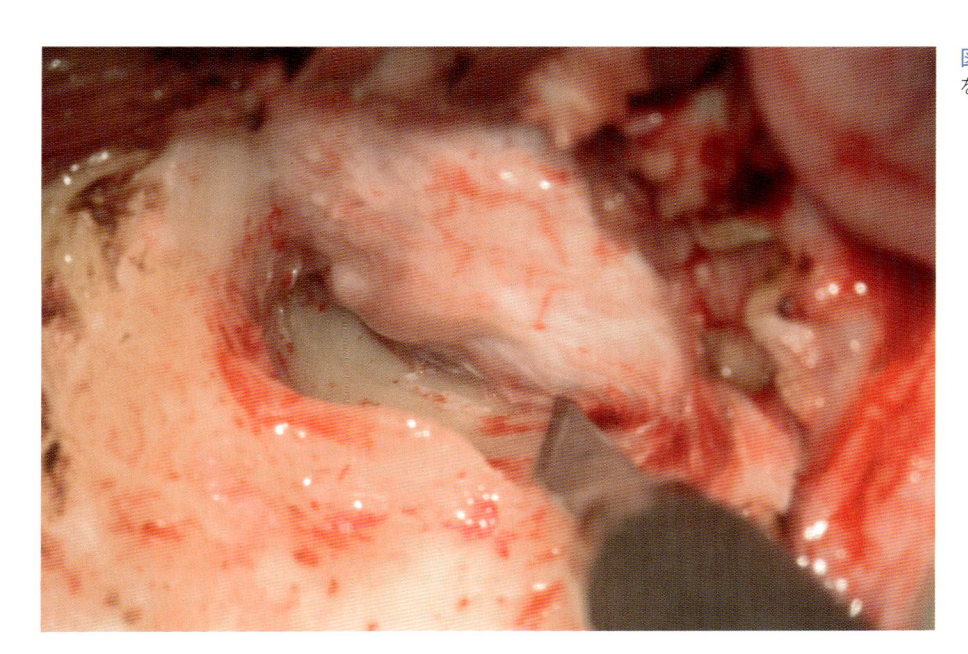

図 13.1-2　耳後切開を加え，外耳道後壁皮膚を骨から剥離後に輪状切開を加えて外耳道に入る．

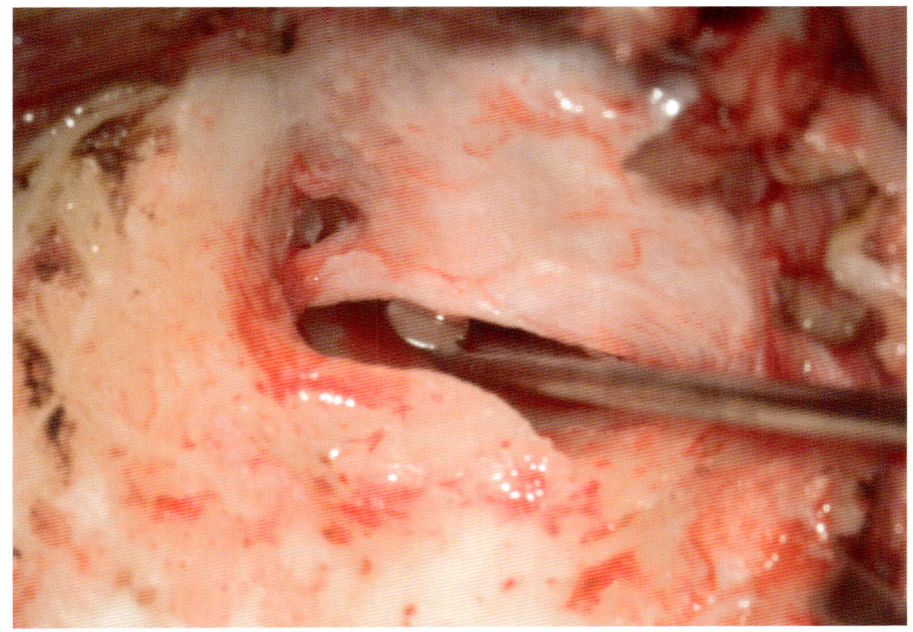

図 13.1-3　外耳道皮膚の上下に縦切開を加えて後壁皮膚の皮弁を作製し，微細剥離子で外側に持ち上げる．

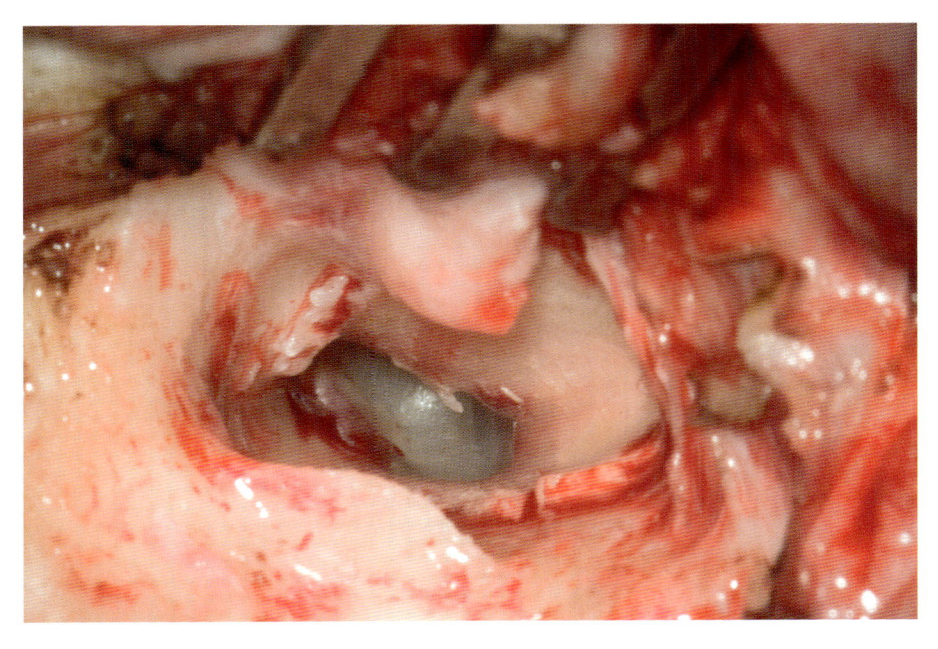

図 13.1-4　皮弁を開創器で前方に圧排し，外耳道を大きく展開する．

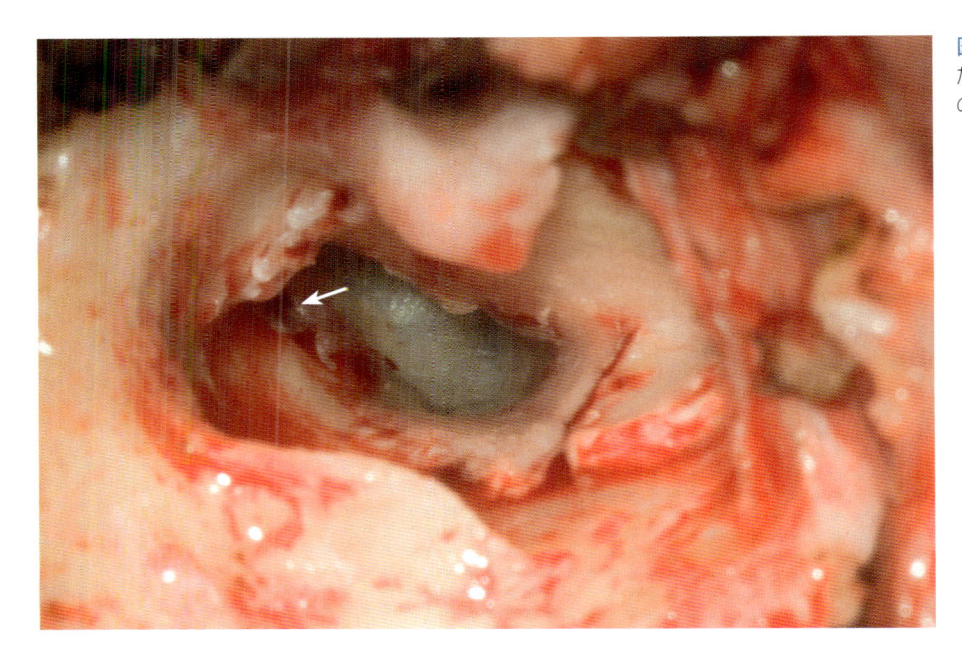

258　第13章　後壁保存型鼓室形成術（Canal Wall Up法）

図 13.1-5　外耳道鼓膜弁を挙上しやすくするために下壁の輪状切開を前方に延長する．真珠腫の入口部が鼓膜後上象限に見える（矢印）．

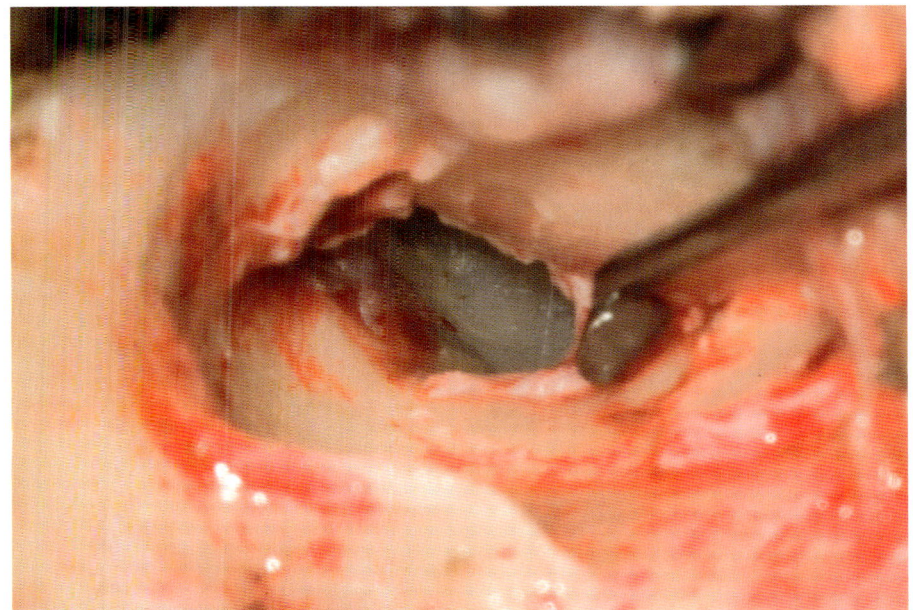

図 13.1-6　外耳道皮膚を微細剥離子で挙上している．皮膚を破らないためには，器具の先端を剥離中に骨面から離さず，皮膚の上をこすらないことが大切である．

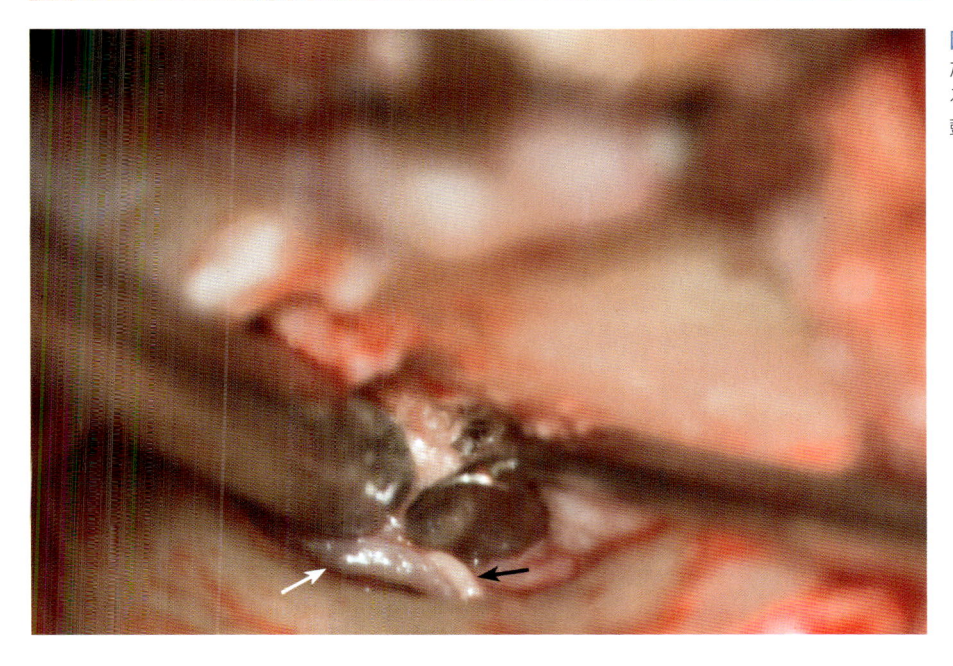

図 13.1-7　線維性鼓膜輪（黒矢印）を同定した後にこれを骨面から剥がし，鼓膜輪の内側に張る粘膜を切って鼓室に入る．鼓膜直下を走行する鼓索神経を見ることができる（白矢印）．

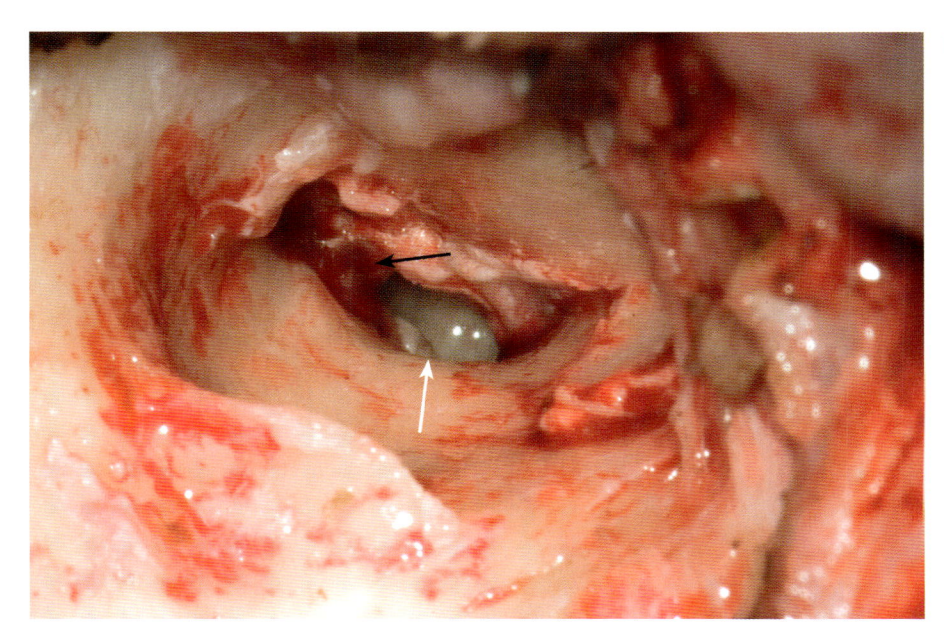

図 13.1-8　鼓室を開く．後上部に位置し，キヌタ-アブミ関節（白矢印）を覆う真珠腫が露出されている（黒矢印）．

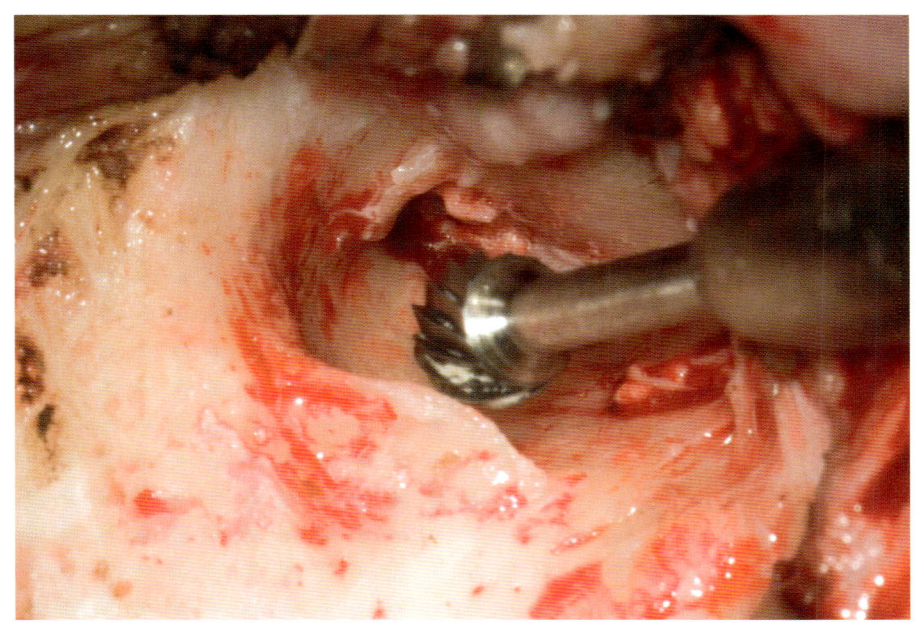

図 13.1-9　まず外耳道後壁縁から突出する道上棘を大きなカッティングバーで削除する．

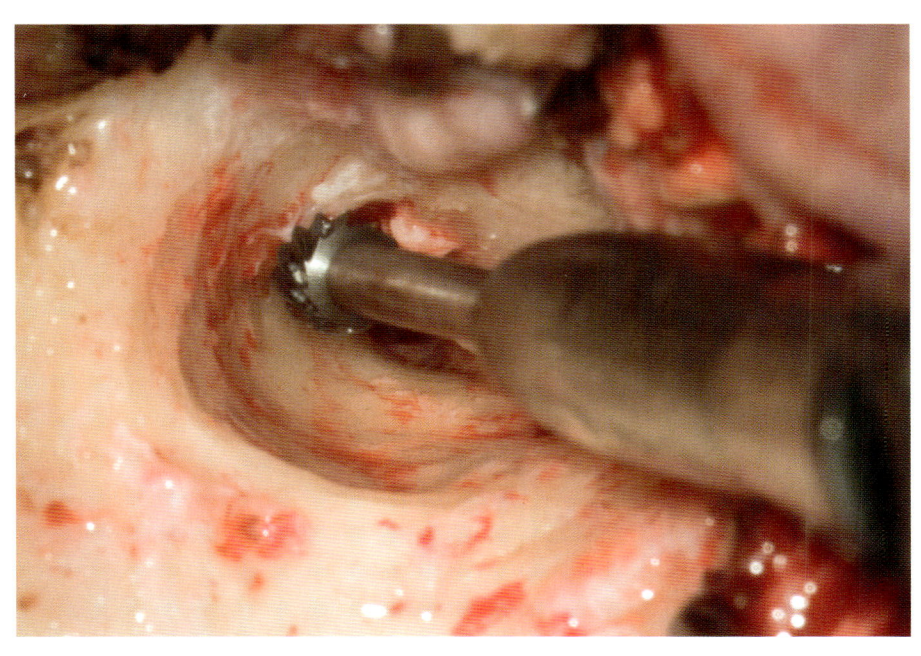

図 13.1-10　外耳道形成を内側に進め，鼓膜が十分に見えるようにする．

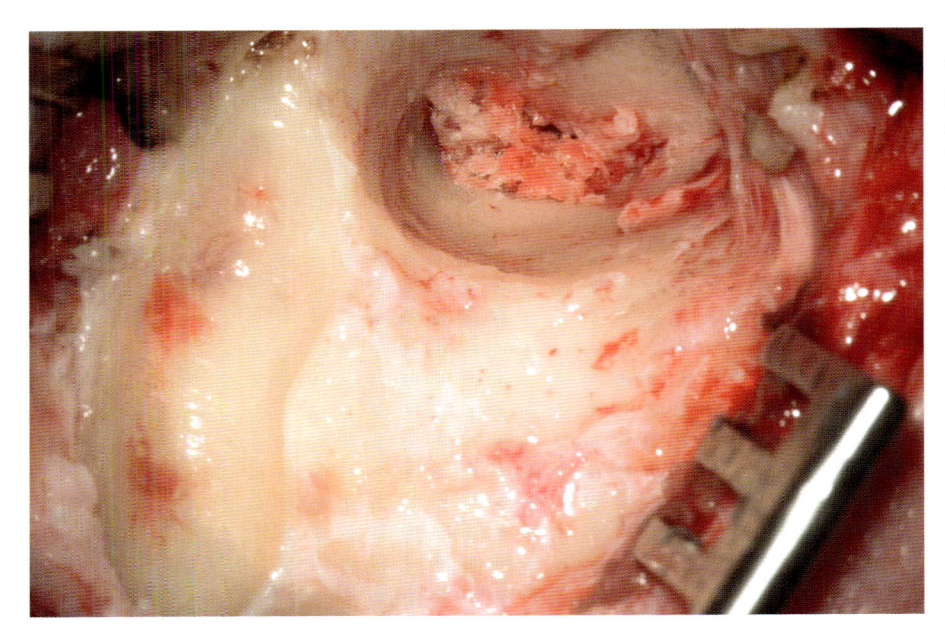

260　第13章　後壁保存型鼓室形成術（Canal Wall Up法）

図 13.1-11　骨部外耳道を綿片でパッキングして止血する．2つ目の開創器をかけて乳様突起表面を広く露出したら，まず上方から骨削除を始め，削開の上縁となる中頭蓋窩の骨板を淡紅色の色調から同定する．このときドリルを動かす方向は，中頭蓋窩骨板と平行でなければならない．

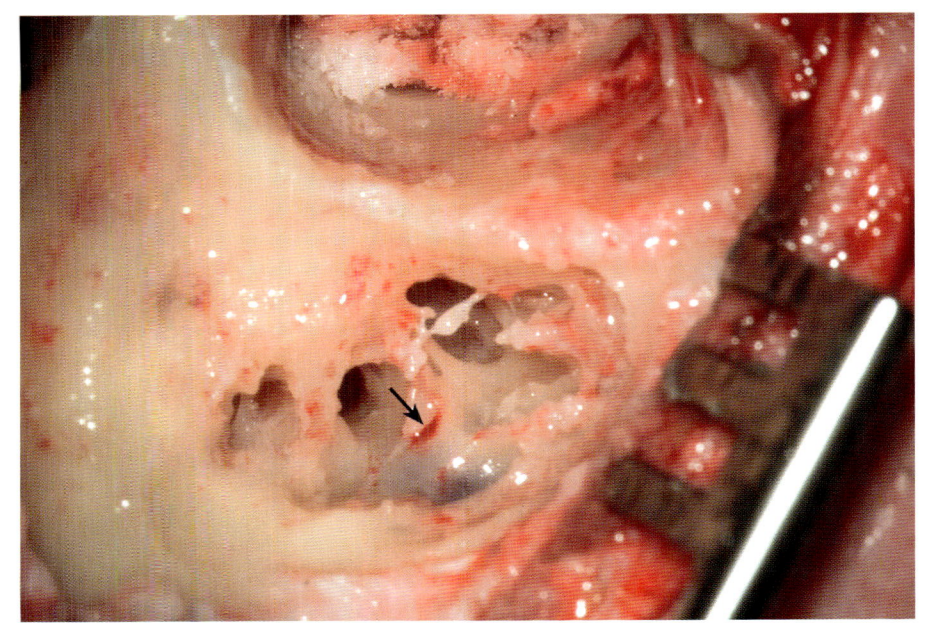

図 13.1-12　S状静脈洞は暗紫色の領域として骨面から透見される（矢印）．含気蜂巣の発達が著しく，S状静脈洞後方に蜂巣が発育している症例を除き，通常はS状静脈洞が削開の後縁となる．削開前縁は骨部外耳道である．

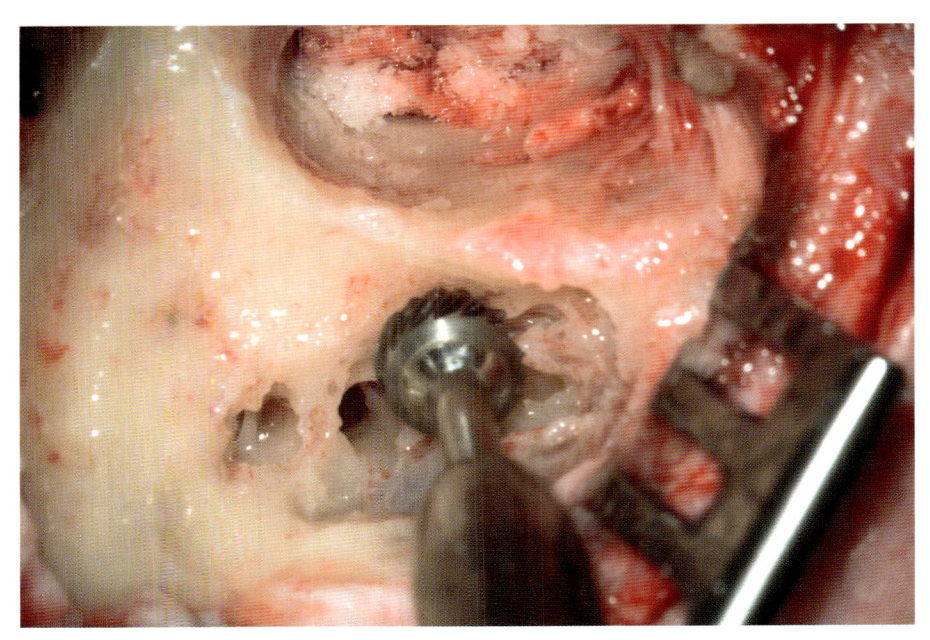

図 13.1-13　乳突削開はまず大きなカッティングバーで始める．大きなカッティングバーは骨削除のスピードが速く，大きな構造を視認するには適している．正しい使い方をすれば，後方のS状静脈洞，上方の中頭蓋窩，前方の外耳道からなる三角形の中に危ない構造は全くない．しかしながら，これらの構造を損傷しないためには，構造に平行にバーを動かす必要がある．

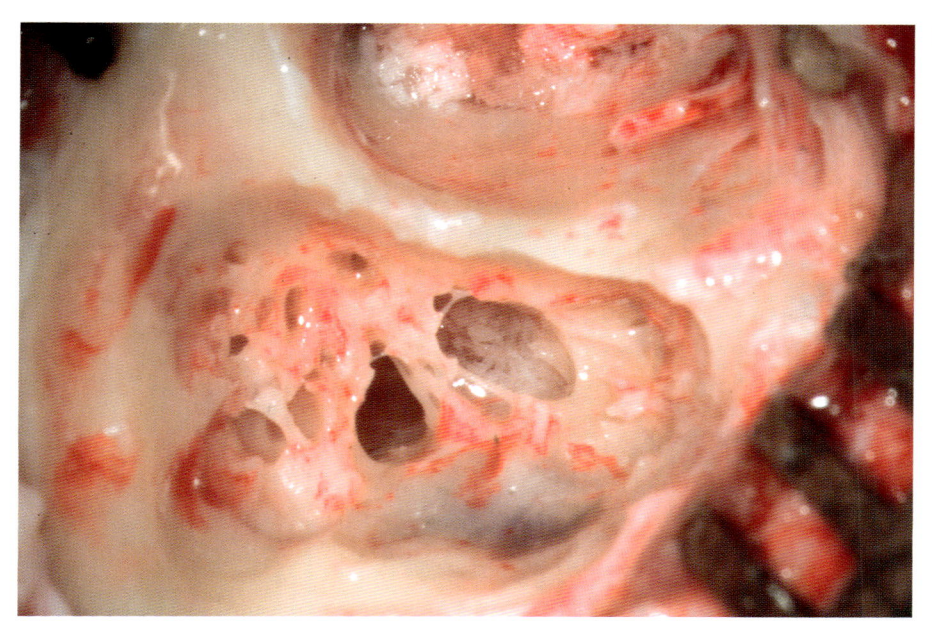

図 13.1-14　乳突腔の開口は辺縁部を削って十分に大きくしなくてはならない．骨削除は小さな穴を掘るのではなく，大きな開口を維持しながら乳突洞に向けて徐々に進むようにする．そのように削開することで，術者は皿状の乳突腔の中で安全に操作を進めることができる．

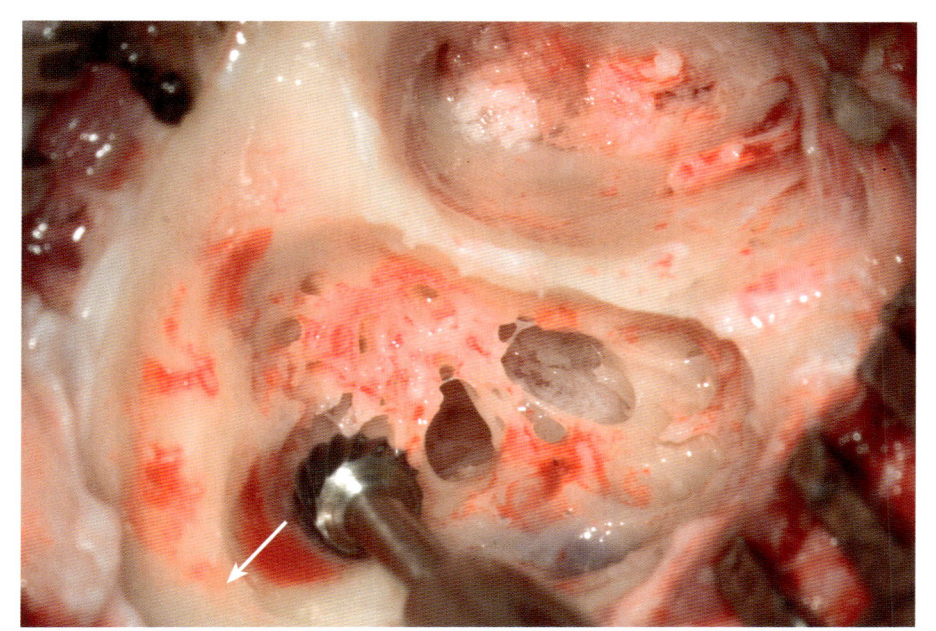

図 13.1-15　sinodural angle を開く．この部位の骨削除では内側から外側にバーを動かす（矢印）．

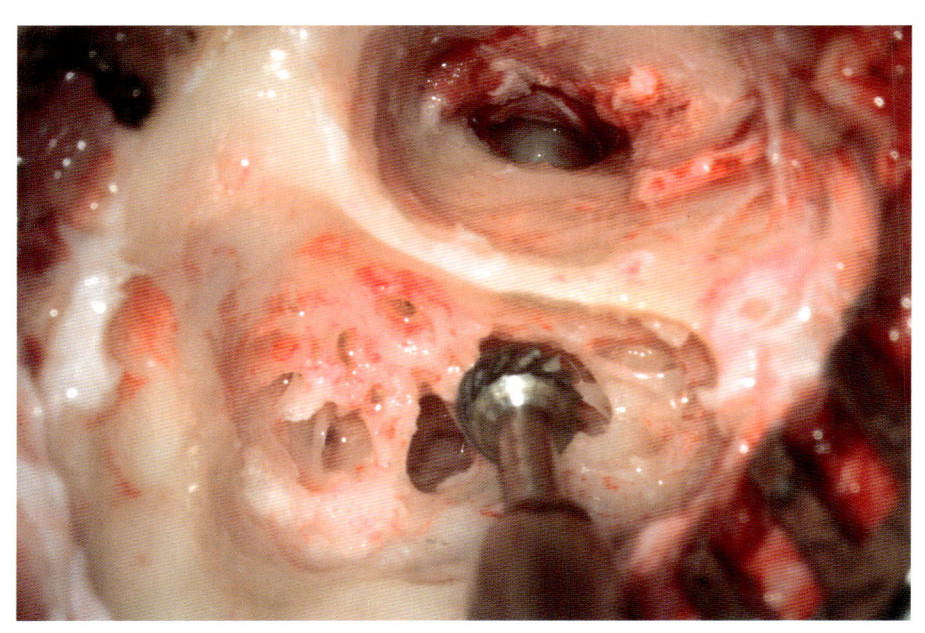

図 13.1-16　大きなカッティングバーを使い，乳様突起先端部の骨を削除している．

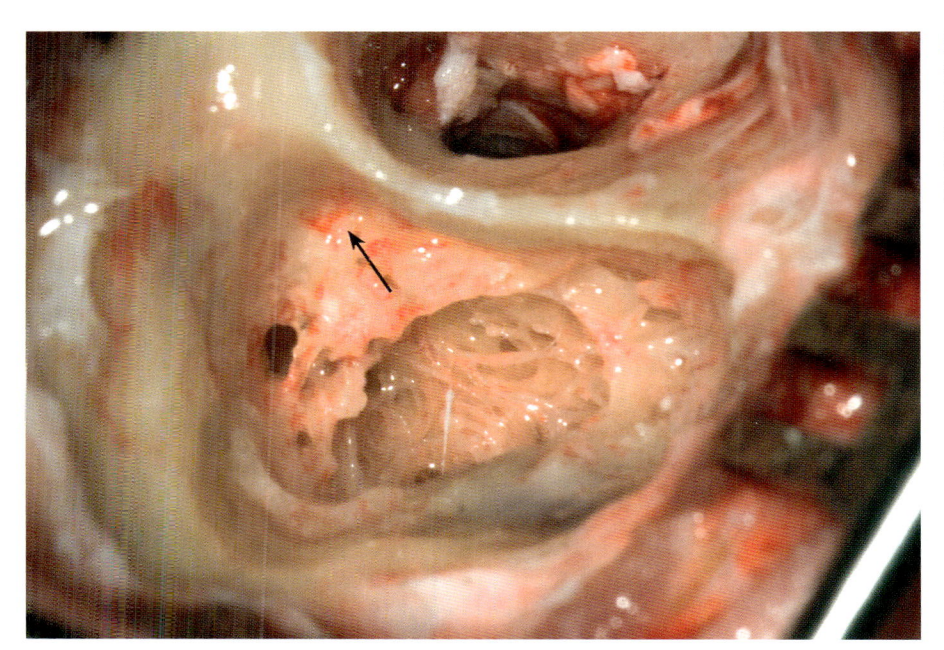

図 13.1-17　乳突洞の下半部を開放する．乳突腔が皿状に削開され，骨削除が狭い穴を作らずに内側に進められていることに注目してほしい．乳突洞口を覆う骨を削除する場合，ドリルの動きは内側から外側（矢印）として，耳小骨を不用意に触らないようにする．

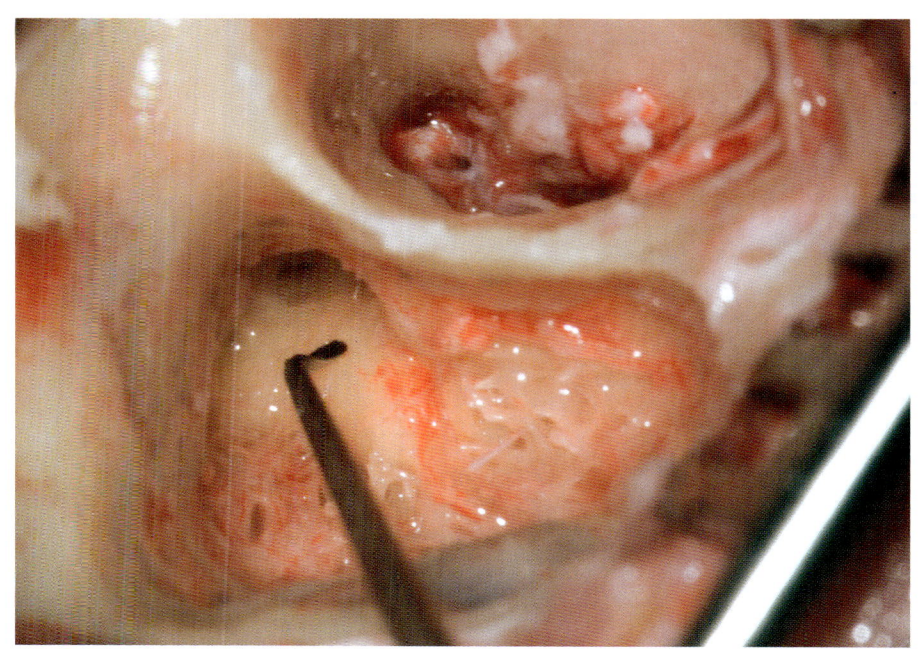

図 13.1-18　乳突洞上半部を覆う骨組織を除去すると，器械で指し示す外側半規管の隆起が見えるようになる．乳突洞への真珠腫進展は見られない．

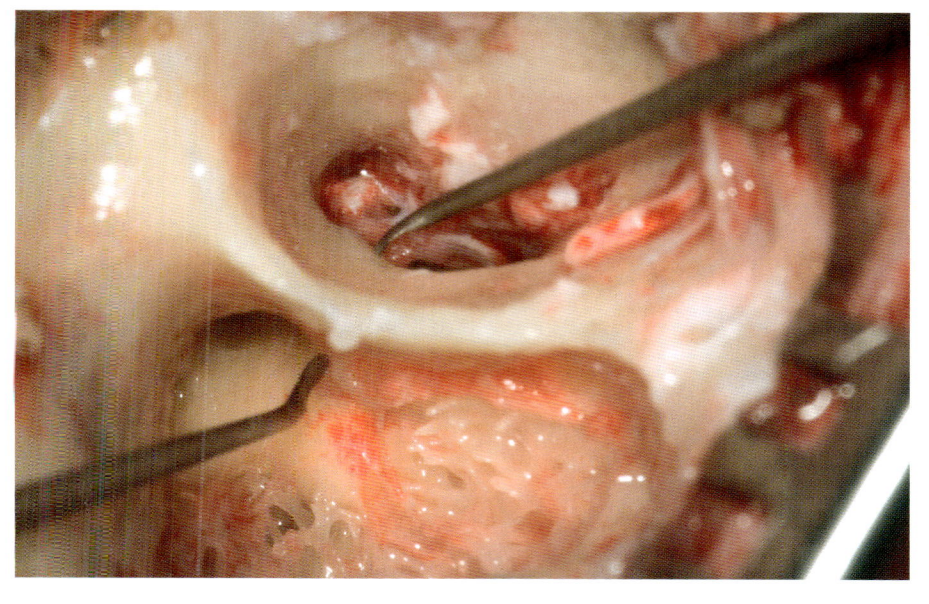

図 13.1-19　外耳道の厚さを 2 つの器械で示している．真珠腫の存在する鼓室の後上部を観察するには，後壁を薄くするとよい．

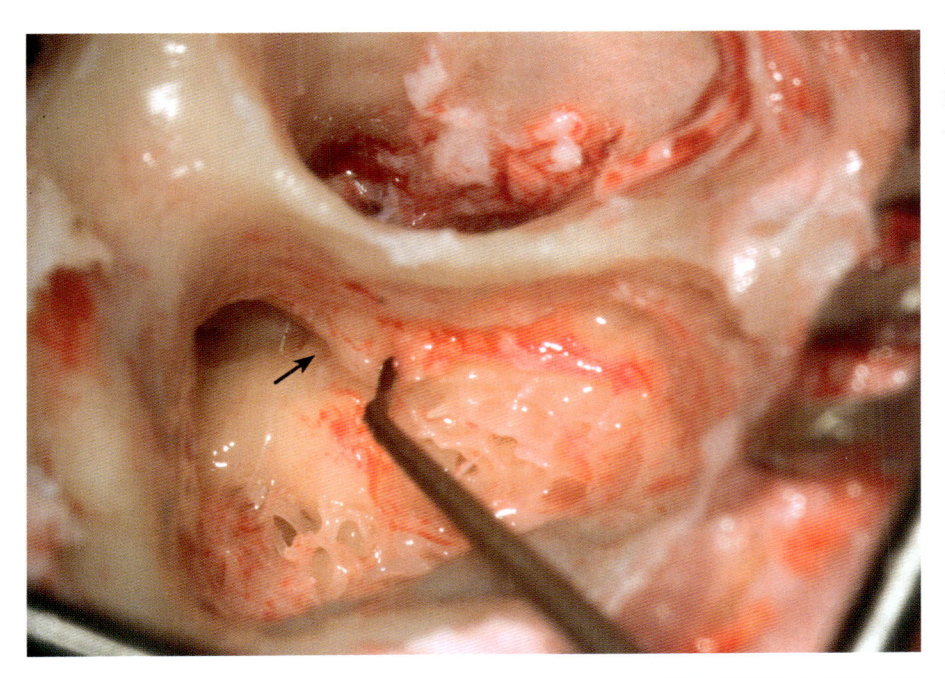

図 13.1-20 削除するべき骨の位置を示している．顔面神経窩を開放するには，キヌタ骨窩（矢印）のすぐ後方の厚い骨組織を削除する必要がある．

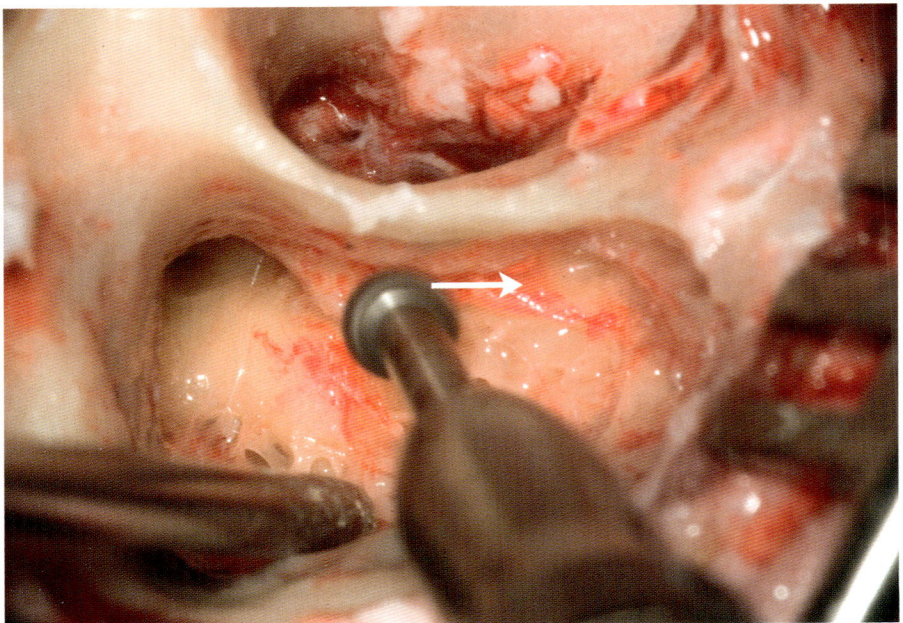

図 13.1-21 本症例はキヌタ-アブミ関節が真珠腫によって破壊されていたため，バーがキヌタ骨に触れても危なくはない．しかし，連鎖の連続性が保たれている場合や連鎖の状態が不確かな場合には，この部分での骨削除ではバーを上方から下方へと動かし（矢印），連鎖に触れないようにしなければならない．また，この動きは同時にドリルを顔面神経と平行に走らせることになり，神経を損傷する危険性が小さくなる．

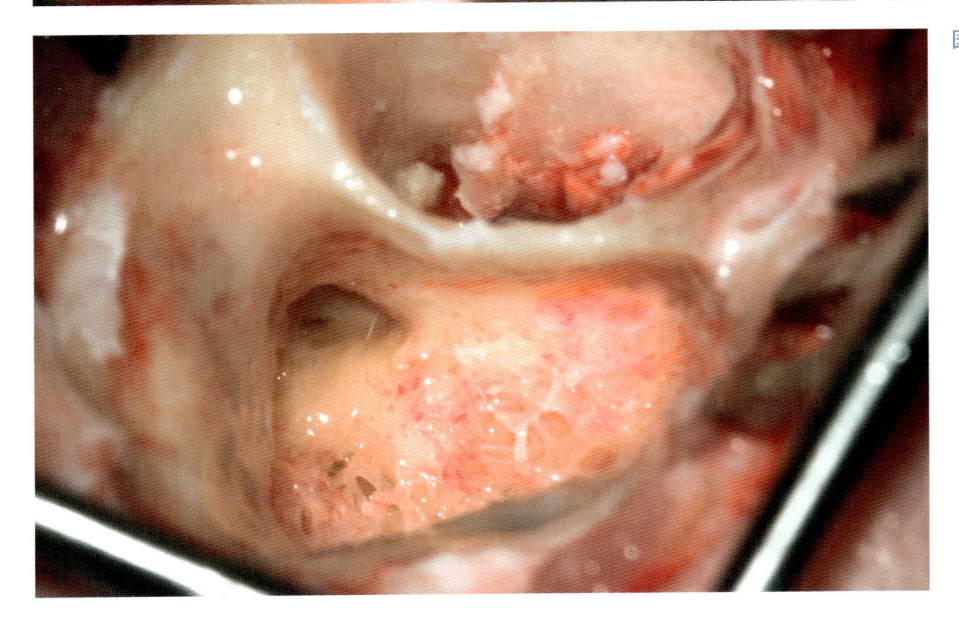

図 13.1-22 外耳道後壁内側端を薄くしていく．

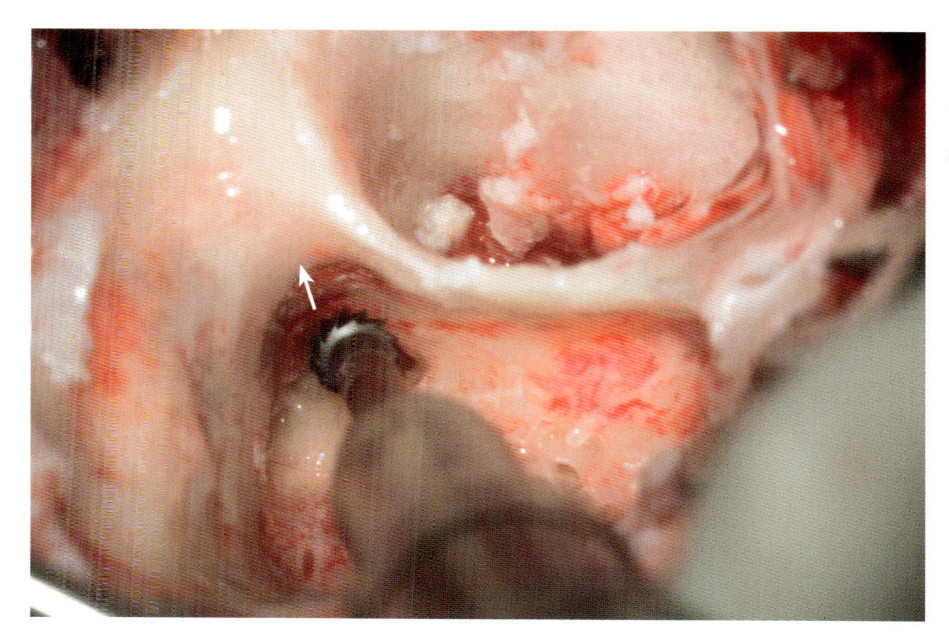

264　第13章　後壁保存型鼓室形成術(Canal Wall Up法)

図13.1-23　骨削除を前方へと進める．このとき耳小骨連鎖には触れないように注意が必要である．バーは内側から外側へと動かす（矢印）．さらに，キヌタ骨が乳突洞口下方に位置するため，乳突洞口の拡大は外耳道後壁を追跡するのではなく天蓋を追跡するように行うほうが安全である．

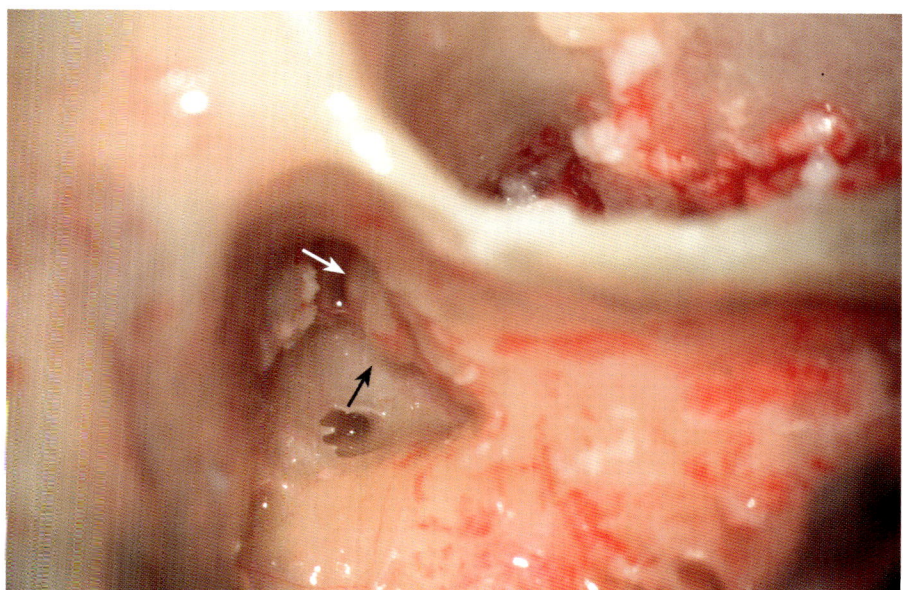

図13.1-24　耳小骨連鎖への損傷を避けるには，連鎖を早期に同定することが重要である．ベッドは術者と反対側に倒して上鼓室を後方から覗き込む．この写真では，ツチ骨頭（白矢印）とキヌタ骨体部（黒矢印）が見えている．耳小骨連鎖近くの骨削除では，小さなバーを連鎖と平行，ないしは内側から外側に動かす．あるいは鋭匙を使ってもよい．

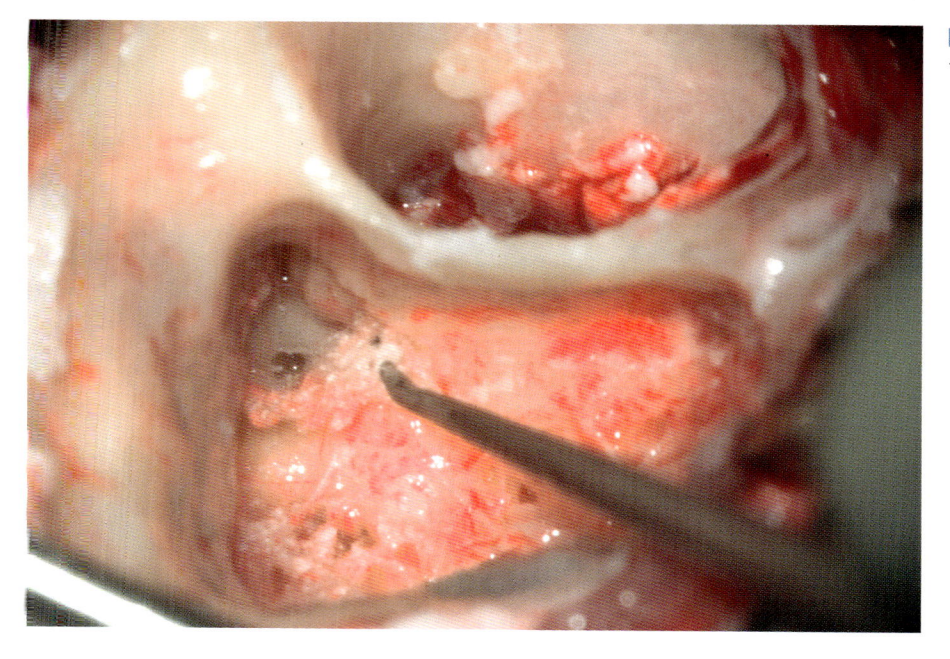

図13.1-25　小綿片を使い，キヌタ骨表面を覆う真珠腫を鼓膜に向けて下方へと押し出している．

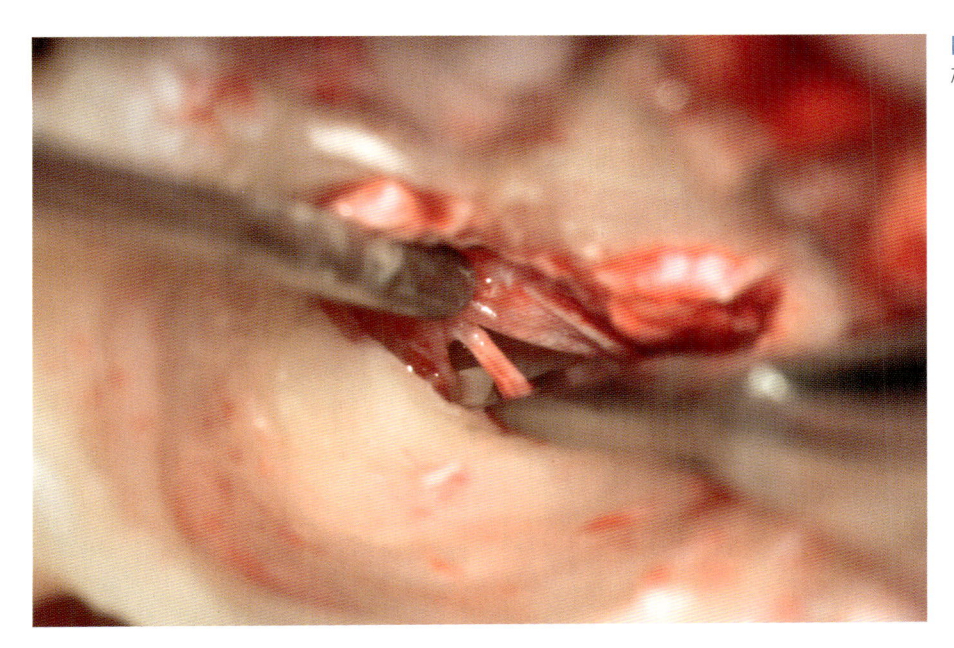

図 13.1-26 外耳道側から真珠腫に巻き込まれた鼓索神経を切断する.

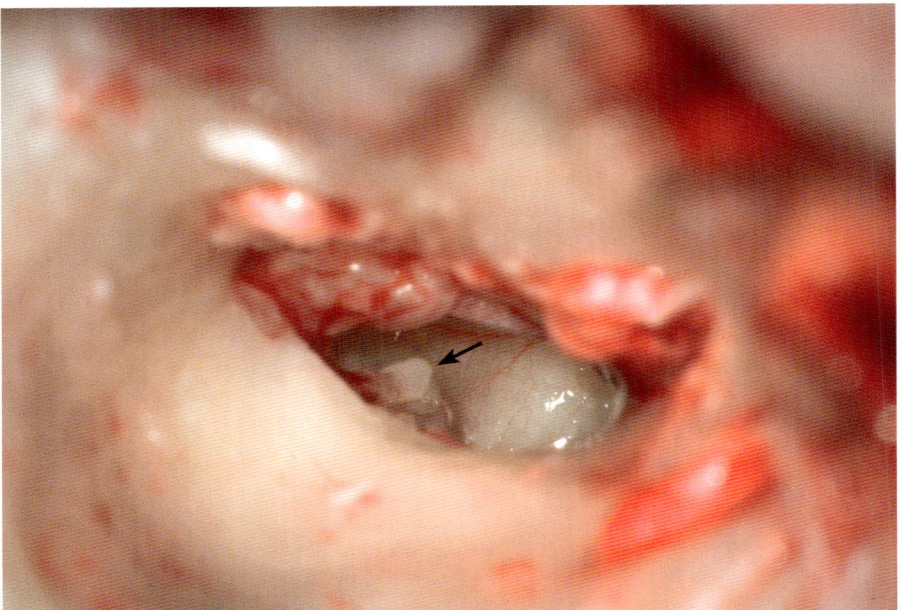

図 13.1-27 真珠腫がキヌタ骨から剥離されている. キヌタ-アブミ関節を明視することができる（矢印）. キヌタ骨長脚は破壊されており, 瘢痕組織がキヌタ骨体部と長脚先端部を連絡している.

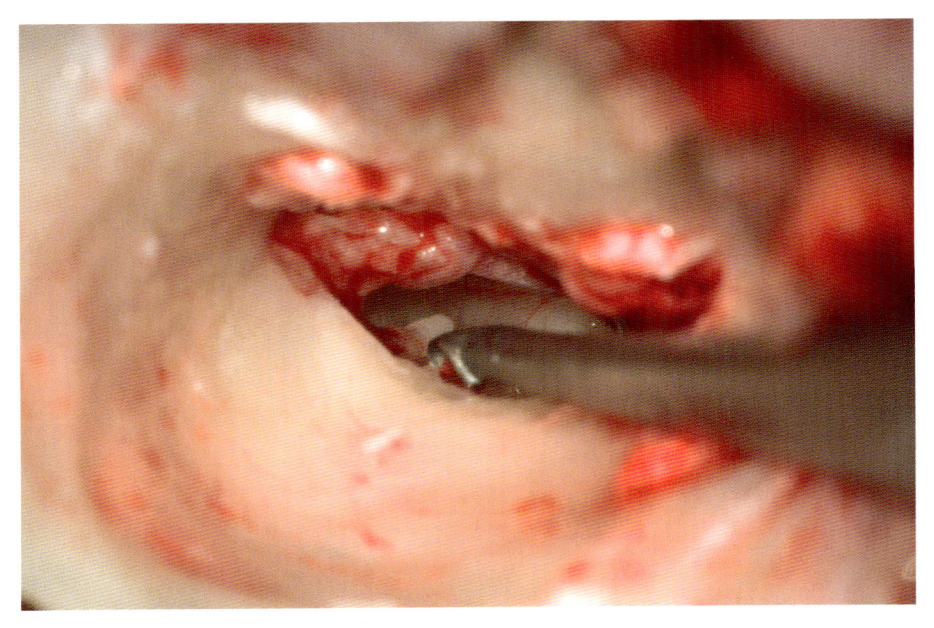

図 13.1-28 アブミ骨周囲が明視できるように上鼓室を小さく開放する.

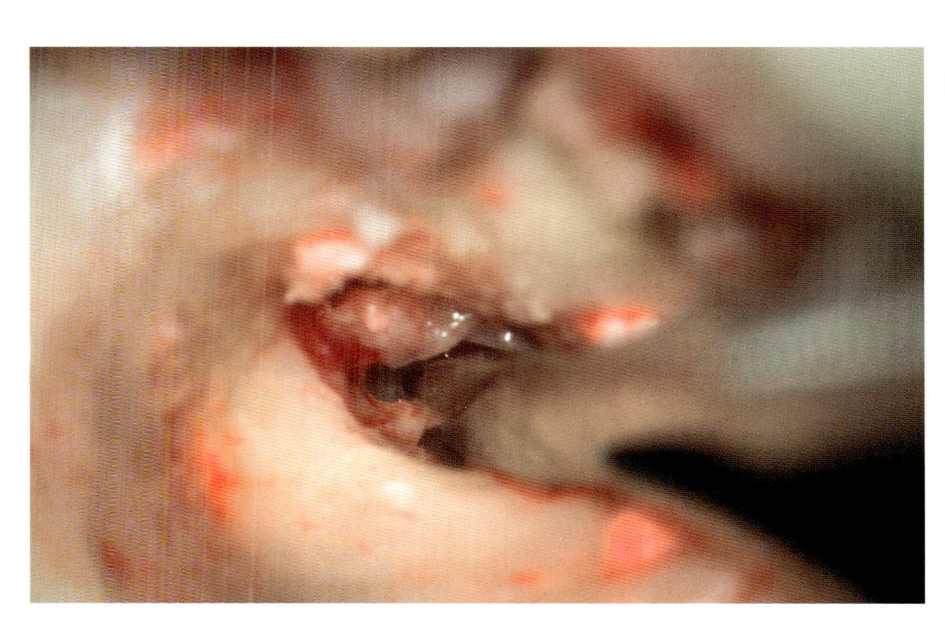

266　第13章　後壁保存型鼓室形成術（Canal Wall Up 法）

図 13.1-29　キヌタ骨体部と残存する長脚先端部を連絡する瘢痕組織をスプリング剪刀で切断する．

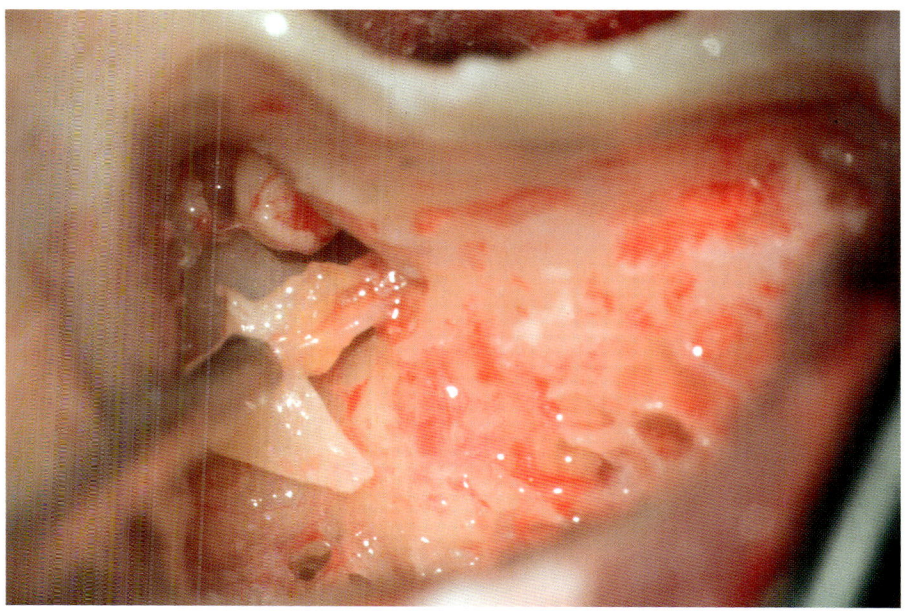

図 13.1-30　乳突側から長脚周囲の瘢痕組織とともにキヌタ骨を摘出する．

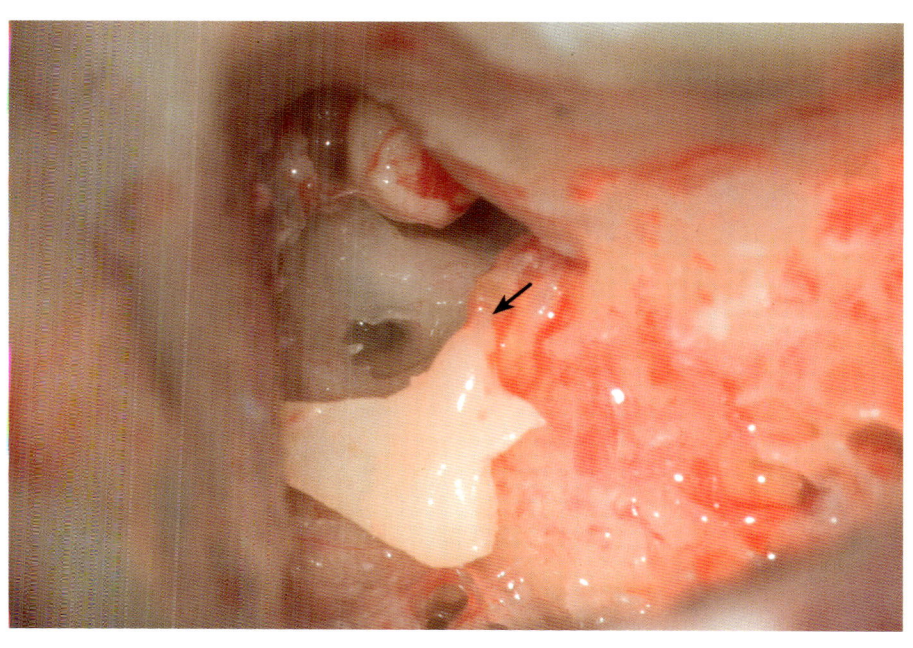

図 13.1-31　摘出したキヌタ骨を示す．長脚の破壊が見られる（矢印）．

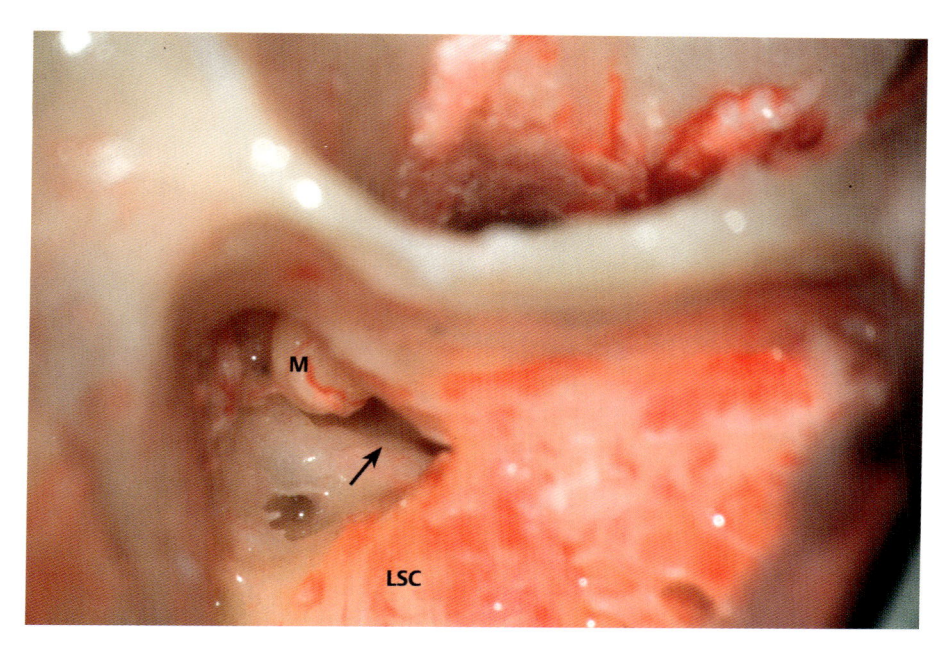

図 13.1-32　乳突側からの視野である．ツチ骨頭と顔面神経（矢印）を見ることができる．

M　　ツチ骨頭
LSC　外側半規管隆起

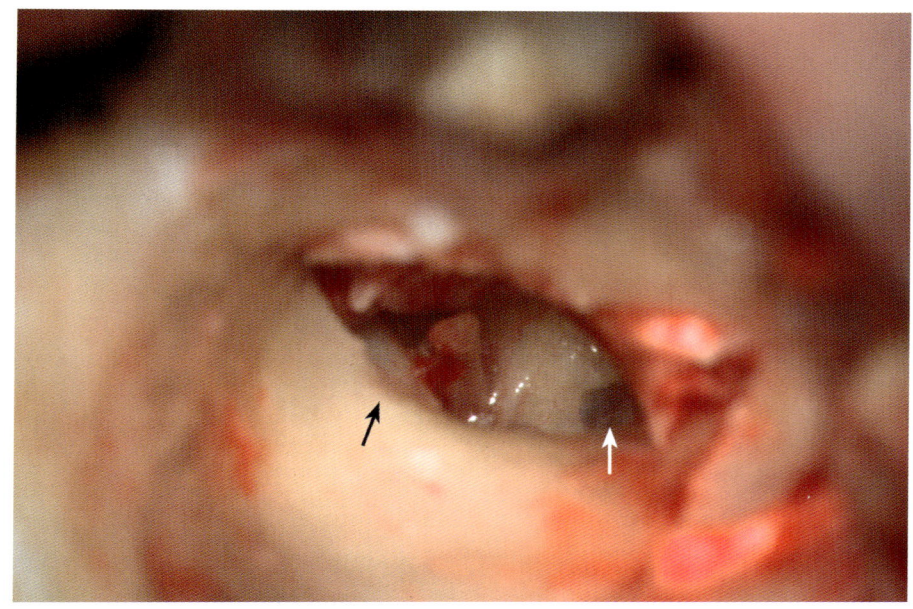

図 13.1-33　正円窓膜（白矢印）はアブミ骨の下方に位置し，顔面神経（黒矢印）はアブミ骨の上方を走行している．

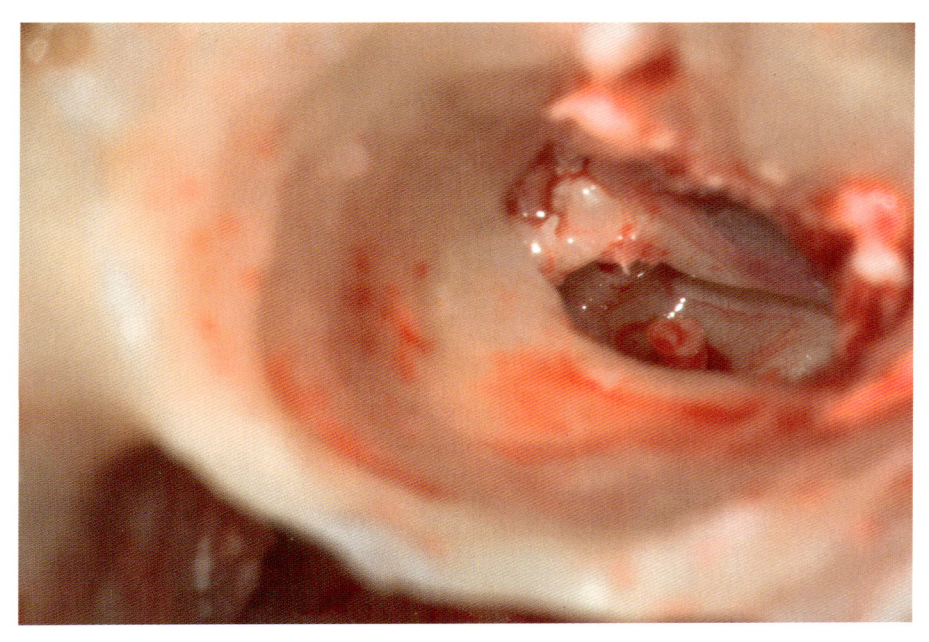

図 13.1-34　真珠腫が占める鼓膜後上部を除去してツチ骨とアブミ骨の関係を示す．

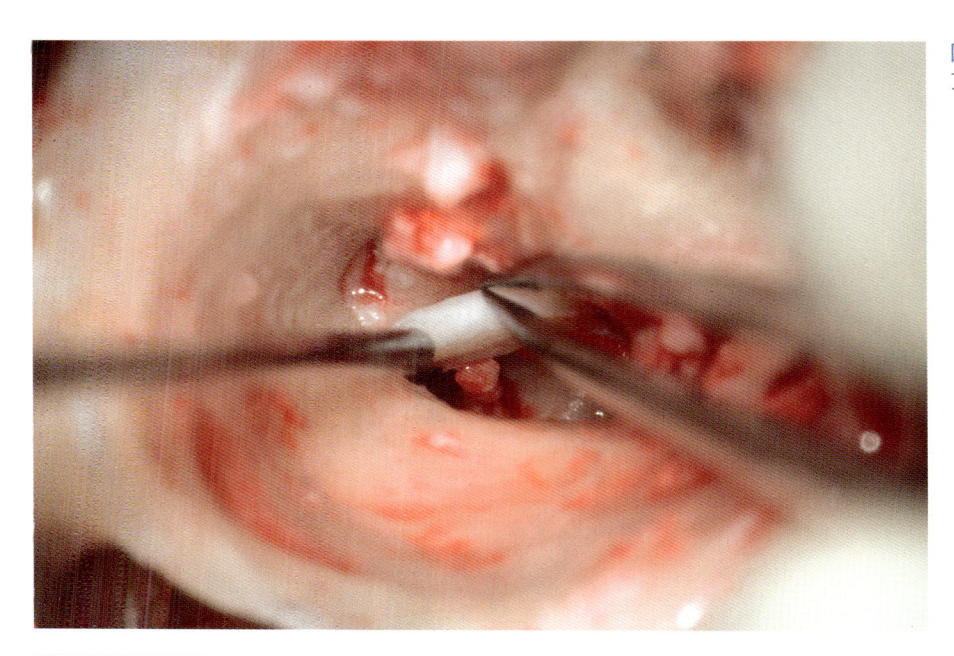

図 13.1-35　厚い軟骨板小片を鼓室に導入し，アブミ骨の上に置く．

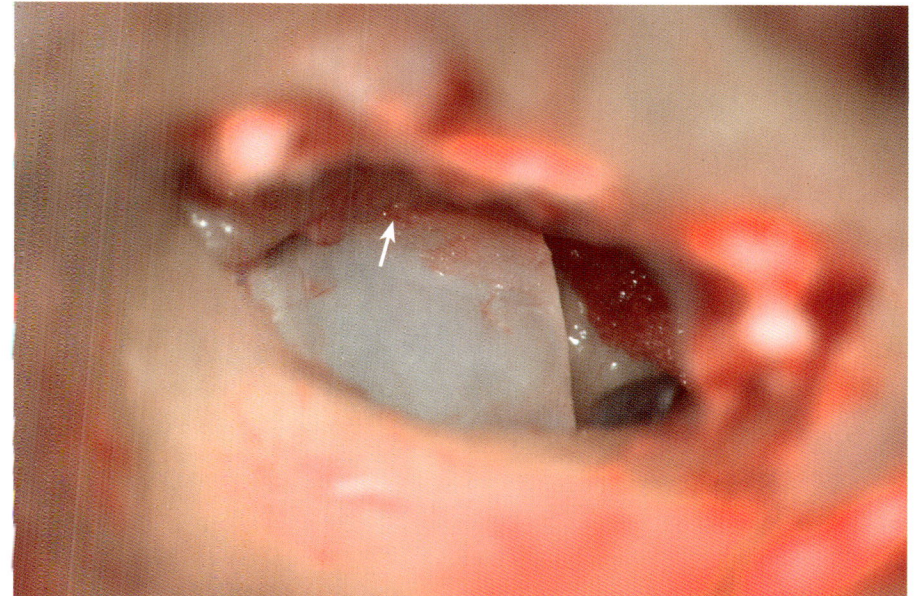

図 13.1-36　軟骨板は伝音に寄与するように，前方をツチ骨柄（矢印）内側と接触させる．内側にはゼルフォーム小片を敷いて支持する．真珠腫遺残の可能性が低く術後聴力がよければ，第2期手術は計画しない場合もある．

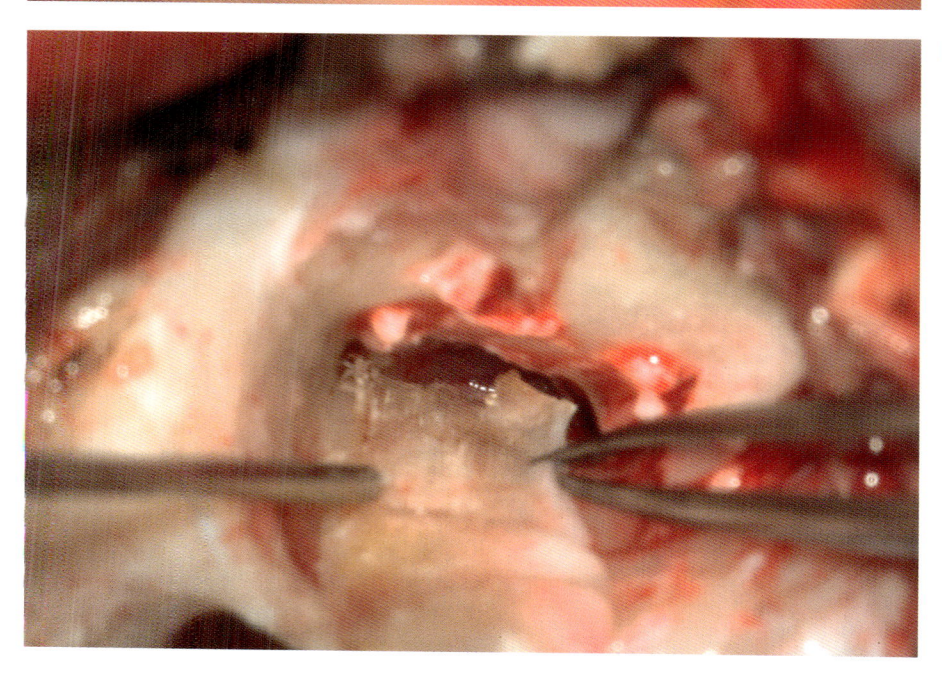

図 13.1-37　鼓膜の欠損を完全に閉鎖するために側頭筋膜を軟骨の上に敷く．

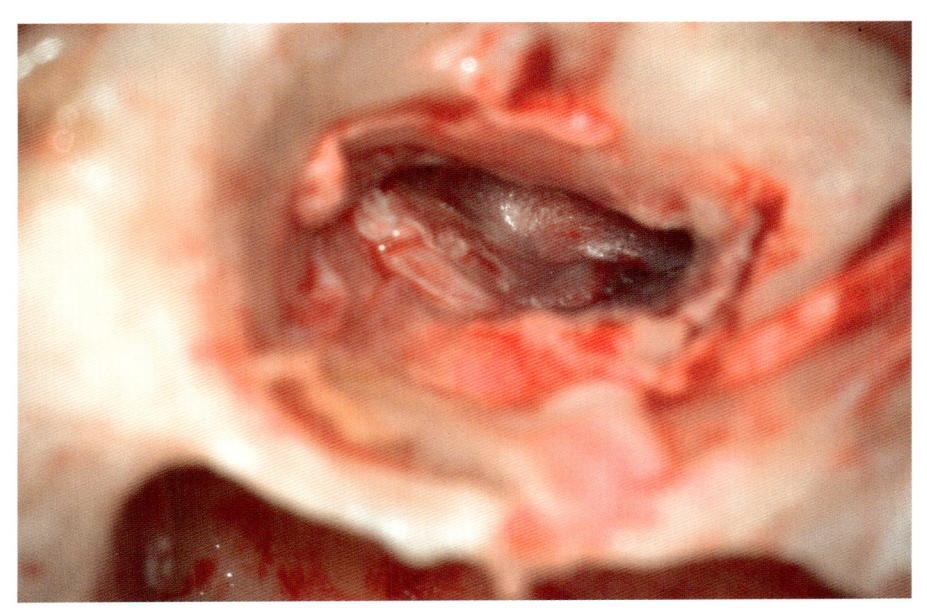

図 13.1-38　この手術では鼓室粘膜の大部分は保存できたため，シリコン板は留置していない．鼓膜-外耳道皮弁を筋膜の上に戻し，外耳道と乳突腔をゼルフォームでパッキング後に耳後創を 3 層に縫合する．

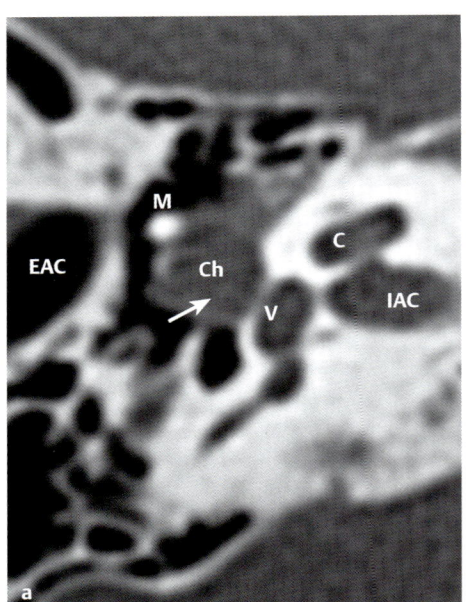

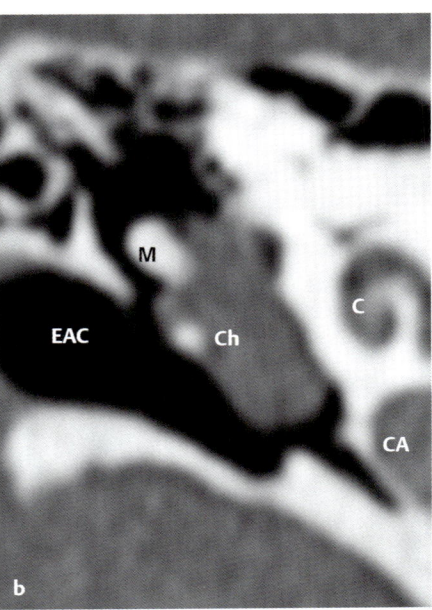

■ 症例 13.2 （右耳）

図 13.2-1　小児（11 歳）の先天性真珠腫症例である．耳鏡所見で鼓室内に白色塊が透見される．CT では真珠腫（矢印）は主として中鼓室に限局し，上鼓室側に若干突出している．キヌタ骨は破壊されて耳小骨連鎖の連続性が断たれている．
a　軸位断，b　冠状断

C　蝸牛
CA　内頸動脈
Ch　真珠腫
EAC　外耳道
IAC　内耳道
M　ツチ骨
V　前庭

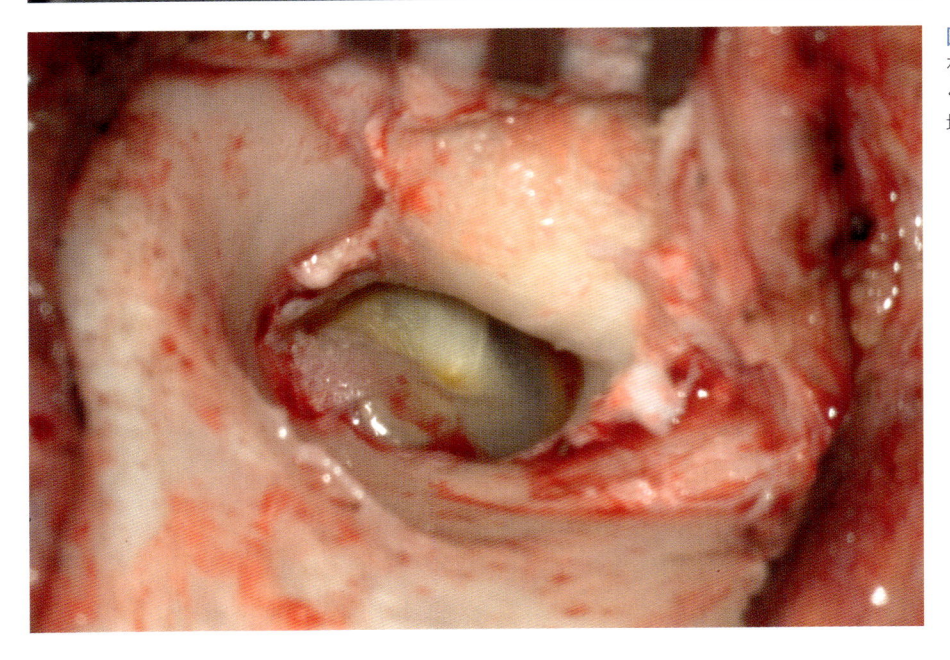

図 13.2-2　耳後切開を行い，外耳道後壁皮膚を切開し，皮弁を持ち上げて鼓膜を明視下に置く．先天性真珠腫が穿孔のない鼓膜前上部に白色塊として透見されている．

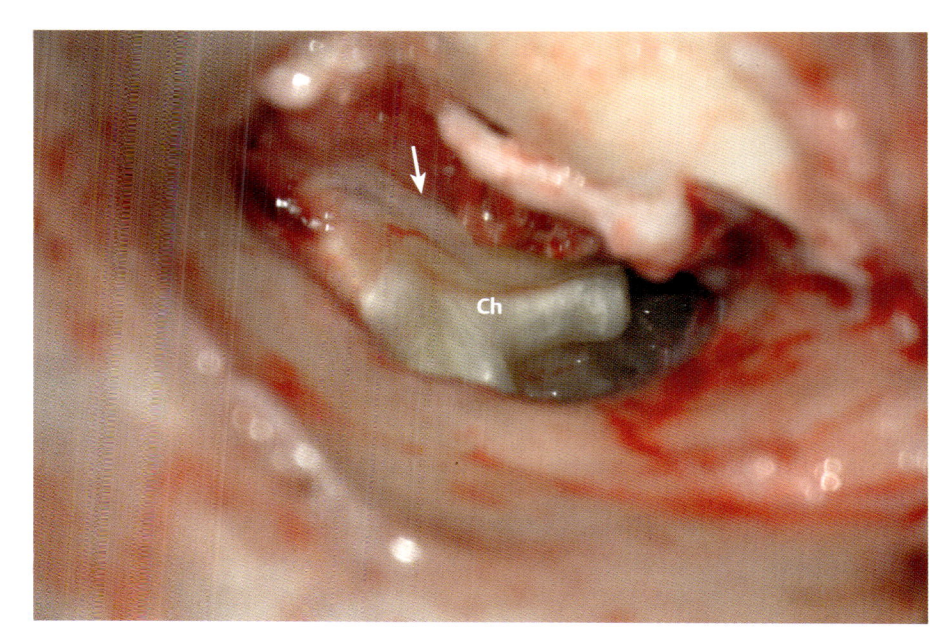

270　第13章　後壁保存型鼓室形成術（Canal Wall Up 法）

図 13.2-3　鼓膜-外耳道皮弁を挙上して鼓室に入る．閉鎖型の先天性真珠腫がツチ骨柄（矢印）の下に見える．

Ch　真珠腫

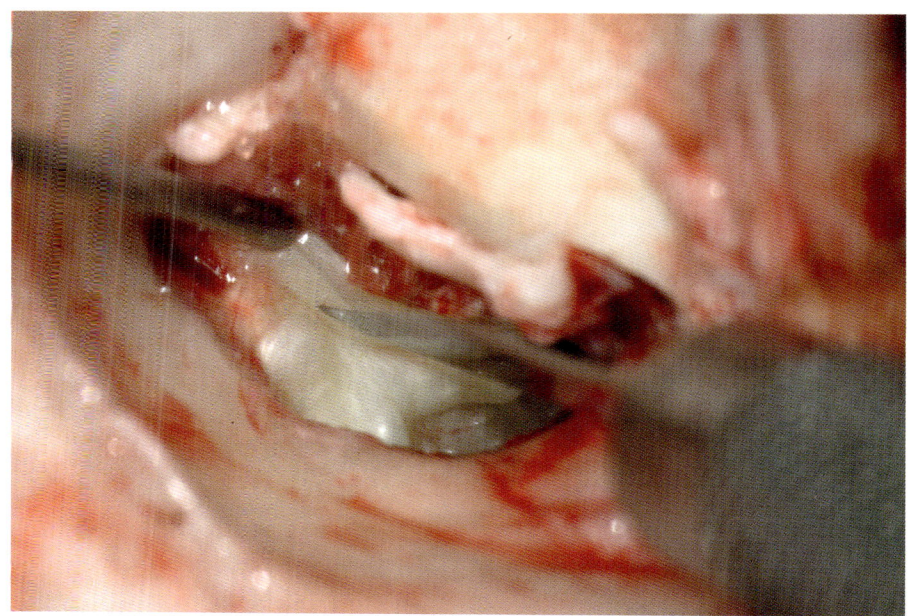

図 13.2-4　鋭利なメスを用いてツチ骨柄を覆う骨膜を切開する．連鎖の連続性が保たれている場合，ツチ-キヌタ関節やキヌタ-アブミ関節を脱臼させないように注意する．特にツチ骨柄先端部の処置は危険であり，細心の注意を払わなければならない．

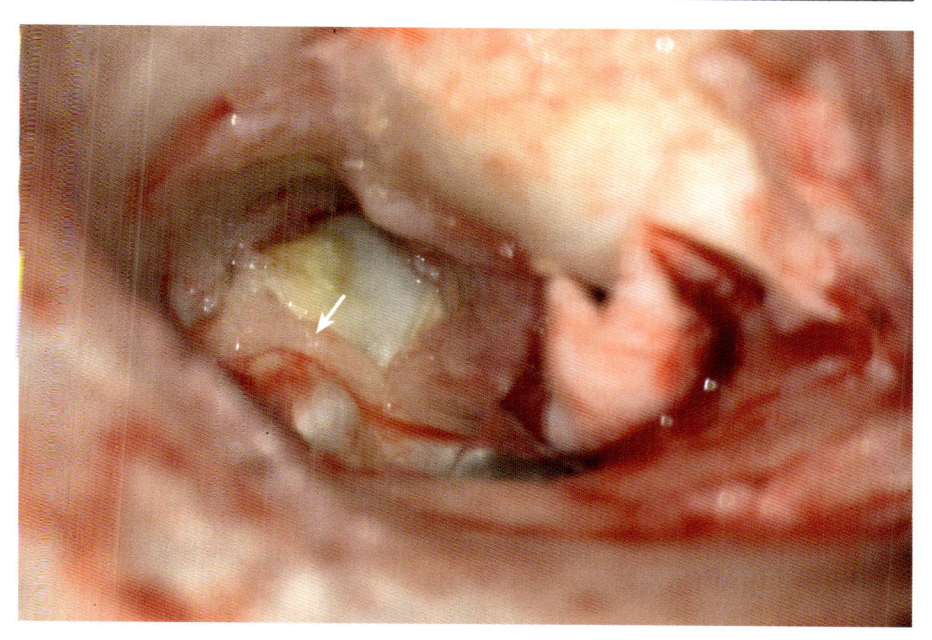

図 13.2-5　鼓膜を先端部を残してツチ骨柄から剥離する．鼓膜とツチ骨柄先端部は線維性に強く結合しており，鋭的な剥離が必要となることも多い．真珠腫はツチ骨柄（矢印）の前後で骨性鼓膜輪を越えて進展している．

271

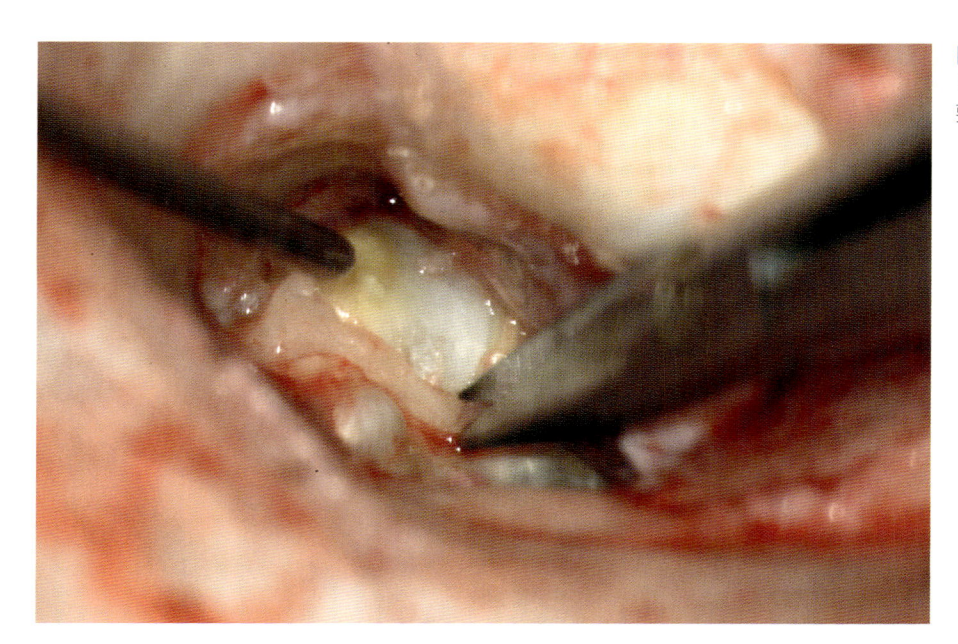

図 13.2-6　鼓膜はツチ骨柄と強く結合しており，多くの症例で剪刀などによる鋭的な切離が必要となる．

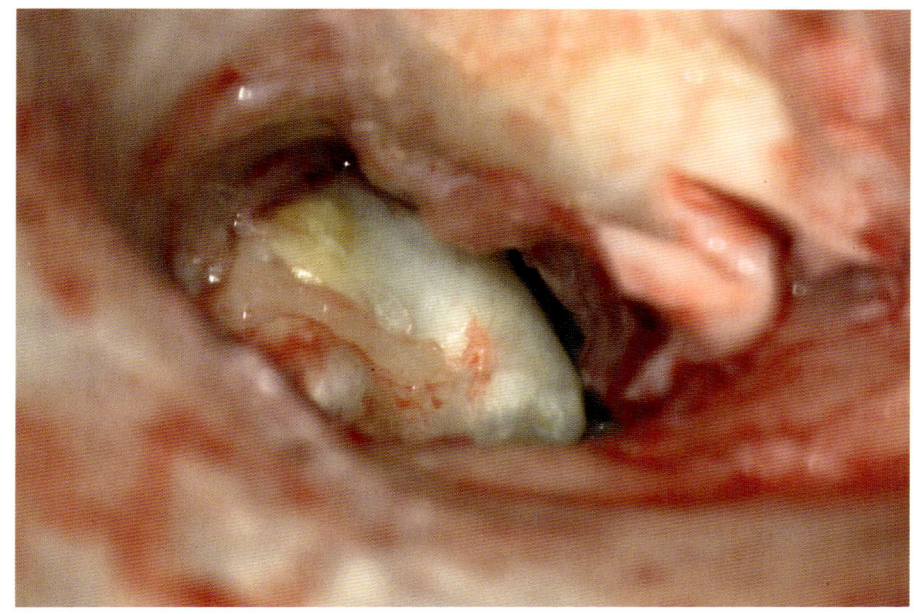

図 13.2-7　ツチ骨柄から鼓膜を完全に剥離する．鼓室に広がる真珠腫が露出されている．

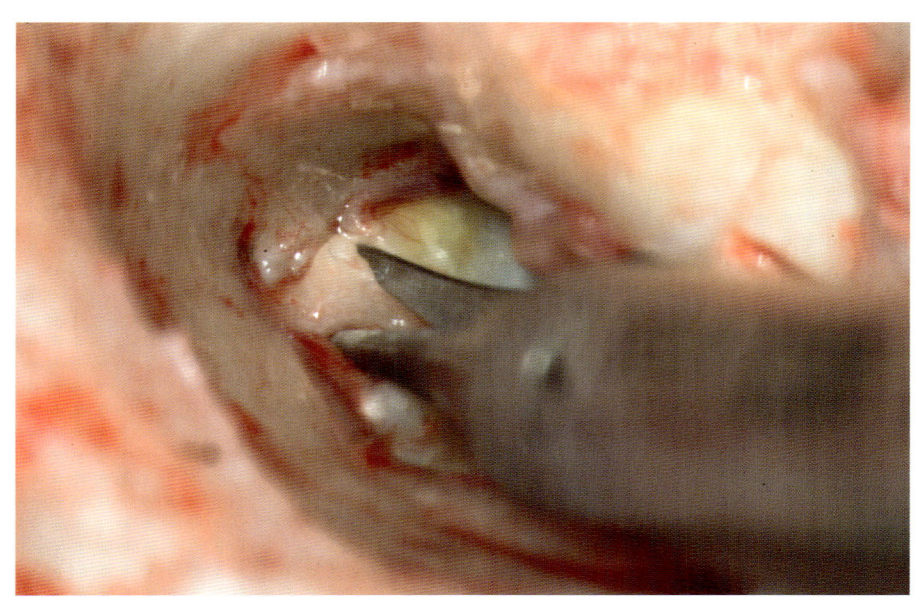

図 13.2-8　耳小骨連鎖の連続性が断たれていることを確認した後に，まずツチ骨から連鎖の処理を開始する．剪刀を用いてツチ骨柄を外側突起直下で切断している．

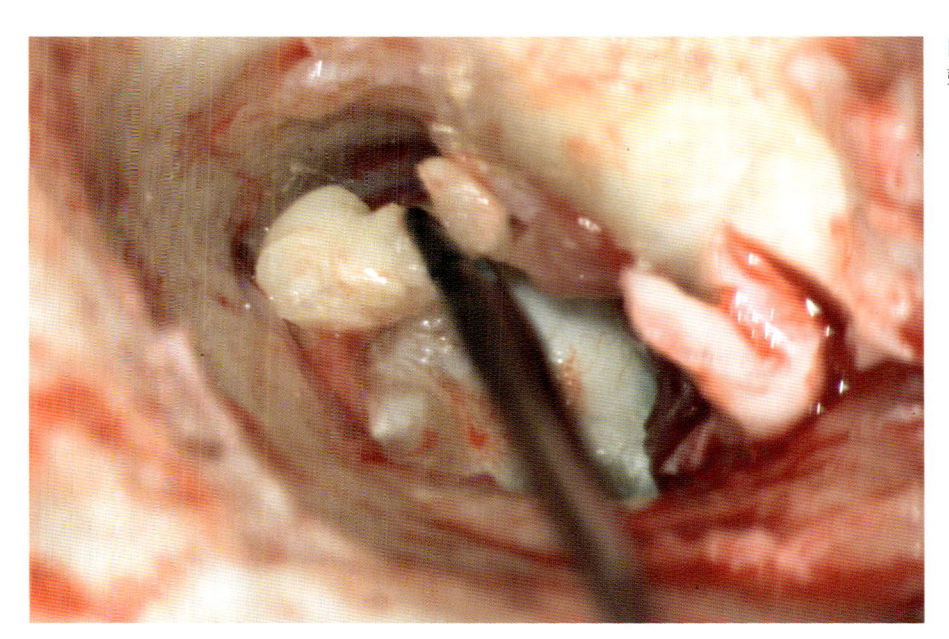

図 13.2-9　鼓膜張筋腱を切断し，ツチ骨頭を鼓室から除去する．

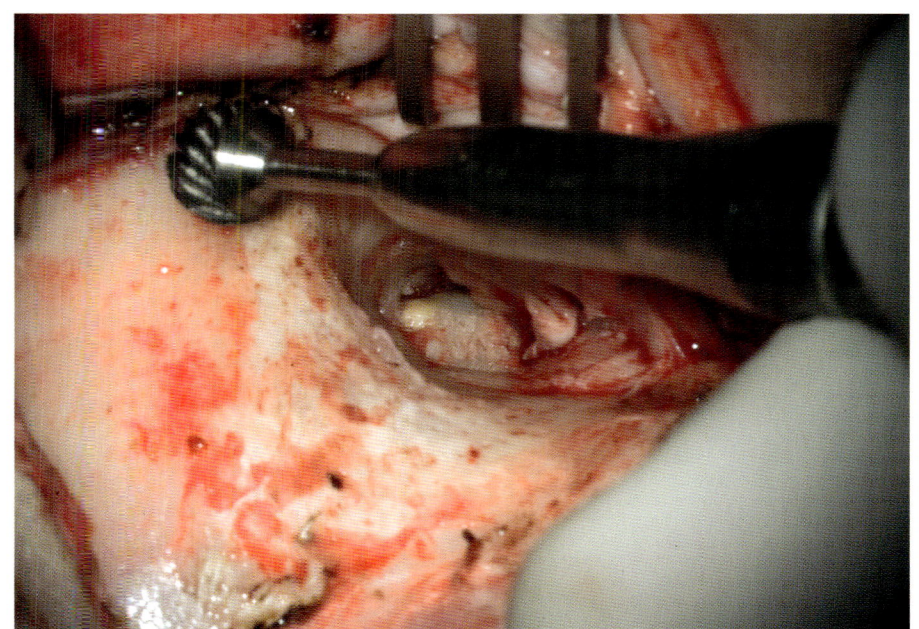

図 13.2-10　乳突削開は上方から開始し，まず中頭蓋窩の骨板を同定する．

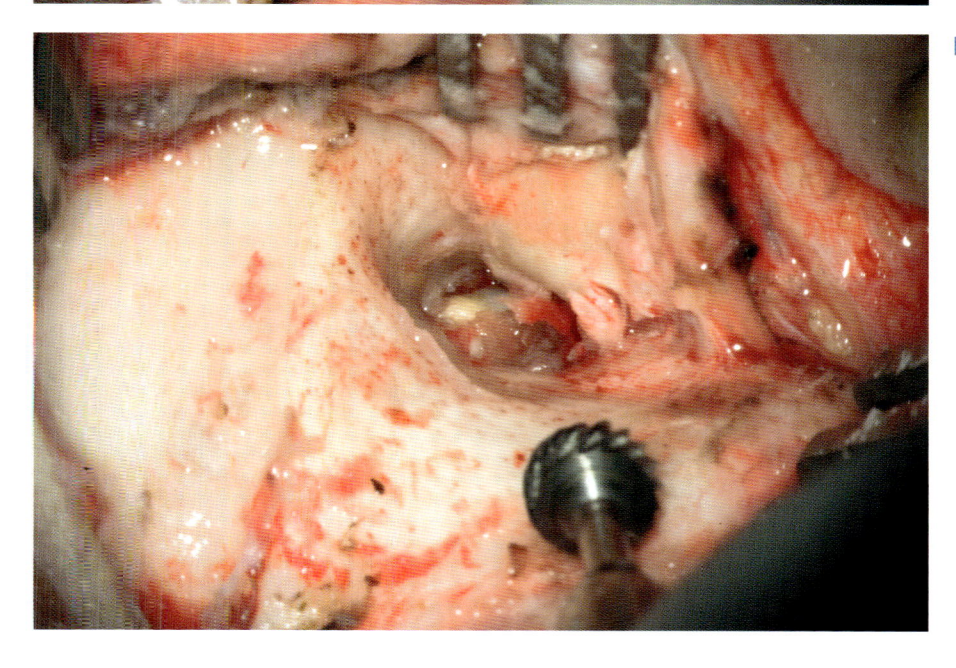

図 13.2-11　次に後方でS状静脈洞を同定する．

273

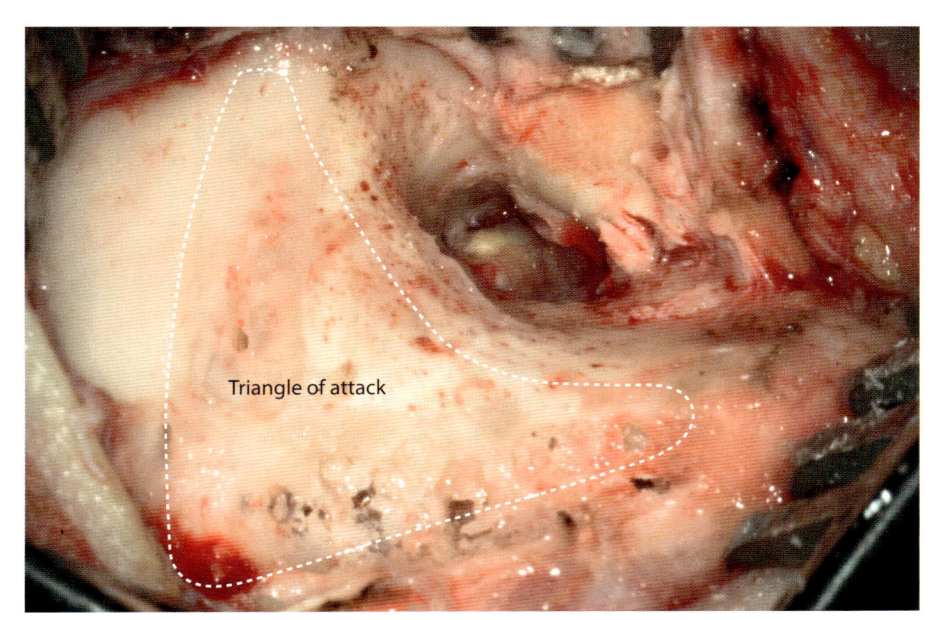

図 13.2-12　これらの構造が骨部外耳道後壁とともに triangle of attack を形成する．

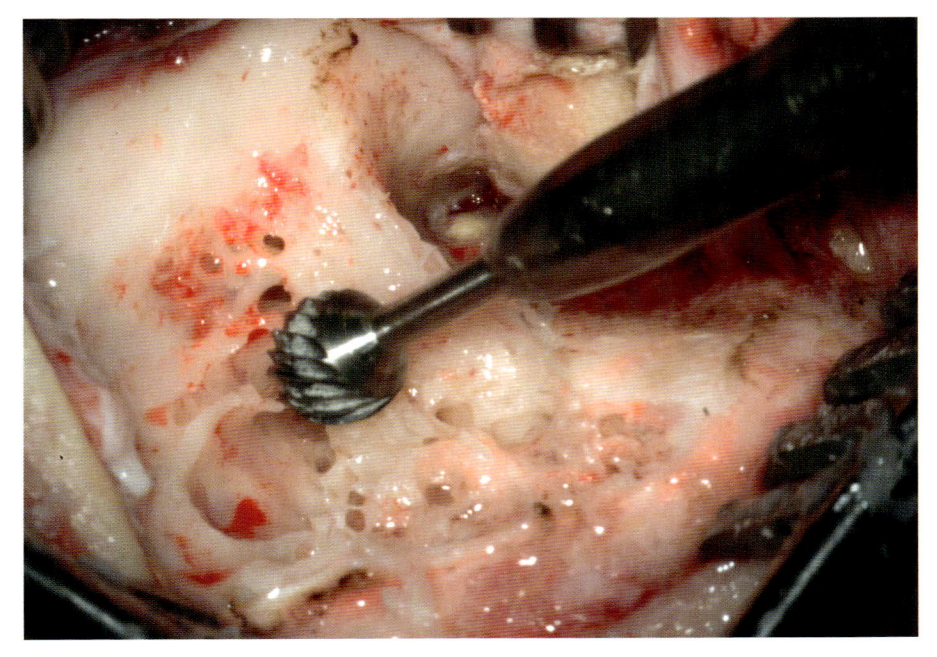

図 13.2-13　大きなカッティングバーで骨削除を内側に進める．開口は広く保ち，縁を丸めてひさし状に骨を残さないようにする．このように骨削除を進めることで，乳突腔は皿状になり，術者が見やすく操作しやすい形状となる．

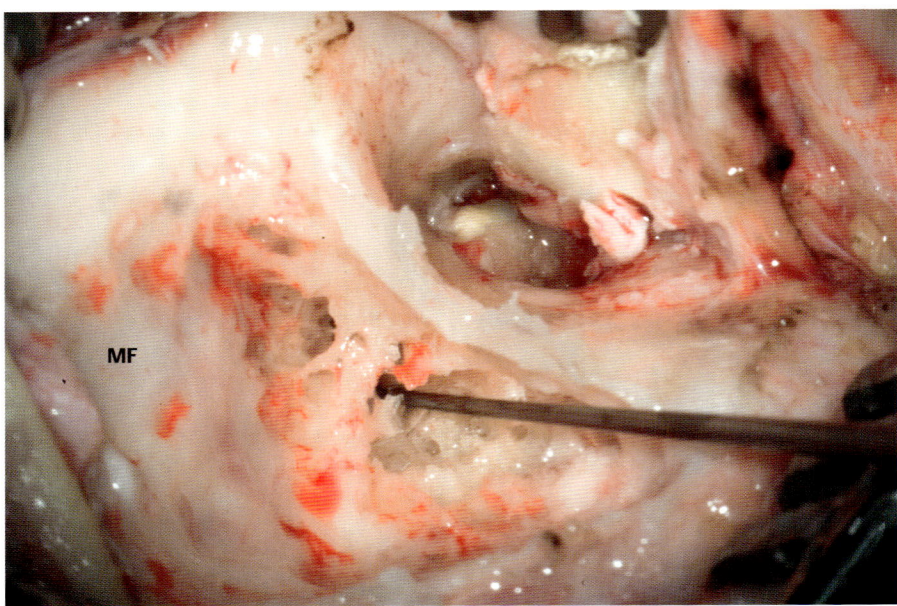

図 13.2-14　上方に中頭蓋窩の骨板が確認できる．器械は乳突洞に向かって挿入されている．中頭蓋窩の骨板が周囲の骨とは違って見えることに注目してほしい．

MF　中頭蓋窩

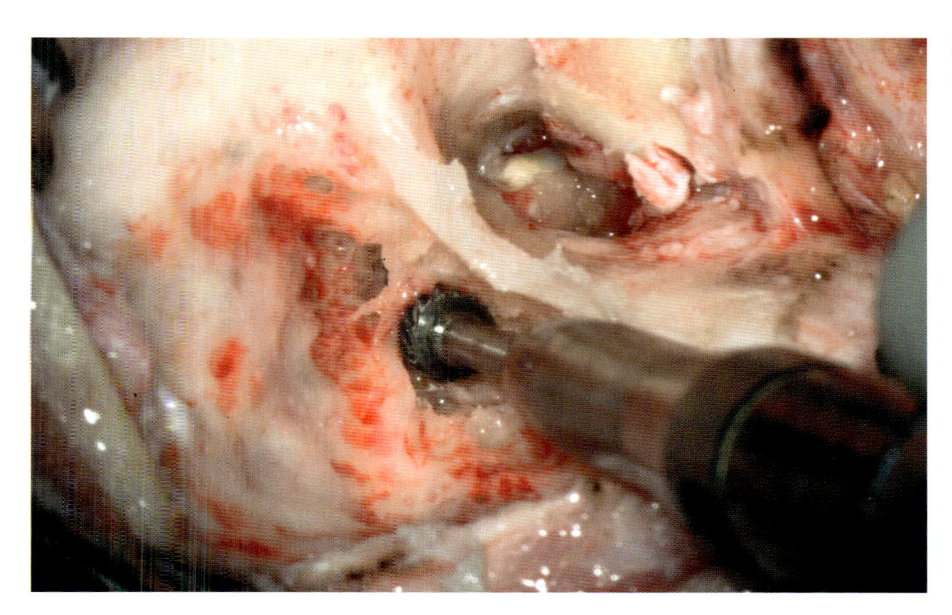

図 13.2-15　乳突洞を覆う最後の骨板を大きなカッティングバーで除去している.

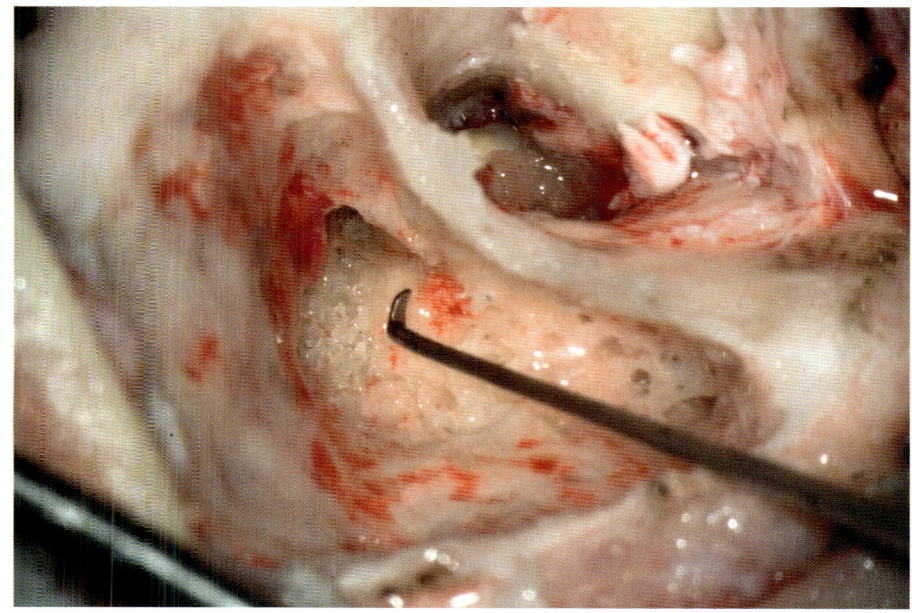

図 13.2-16　乳突洞が開放されたところを示す. 剥離子先端は外側半規管隆起を示している.

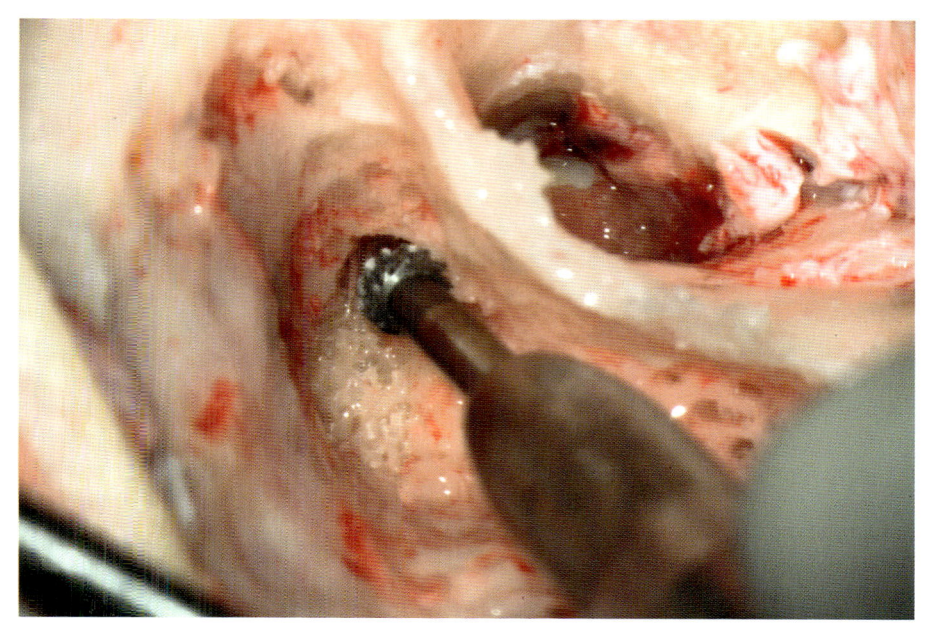

図 13.2-17　乳突洞口をカッティングバーで前方に拡大している. 耳小骨連鎖の連続性が保たれている場合には, キヌタ骨をドリルで削らないように注意する. そのためには, 耳小骨連鎖を可及的早期に視認することが重要であり, sinodural angle を開放して視軸を後方からとるようにする.（図 13.8, 13.9 を参照➡ 250 頁）.

275

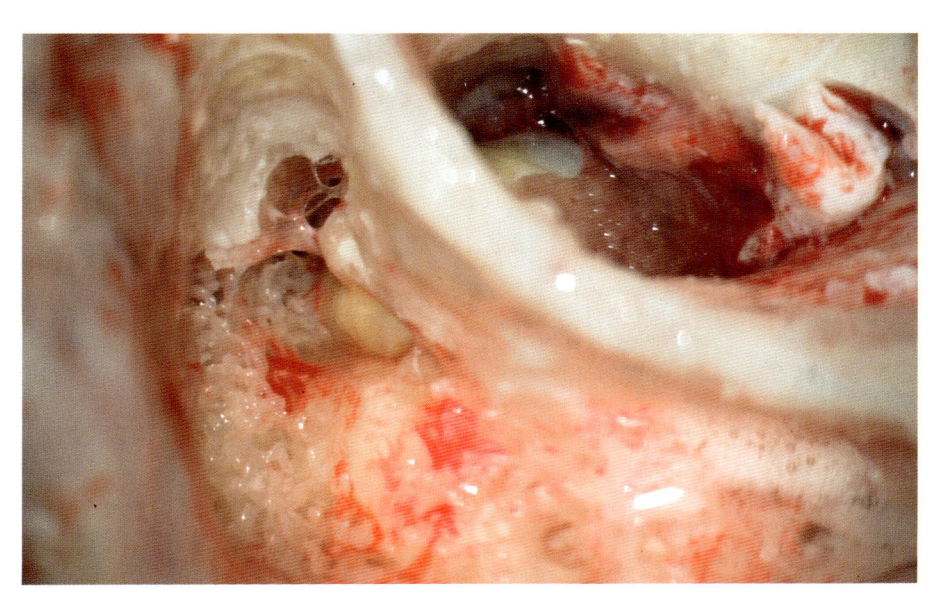

図 13.2-18　真珠腫上端が確認できる．術前のCTで描出されていたように，真珠腫は耳小骨内側のスペースを占拠している．

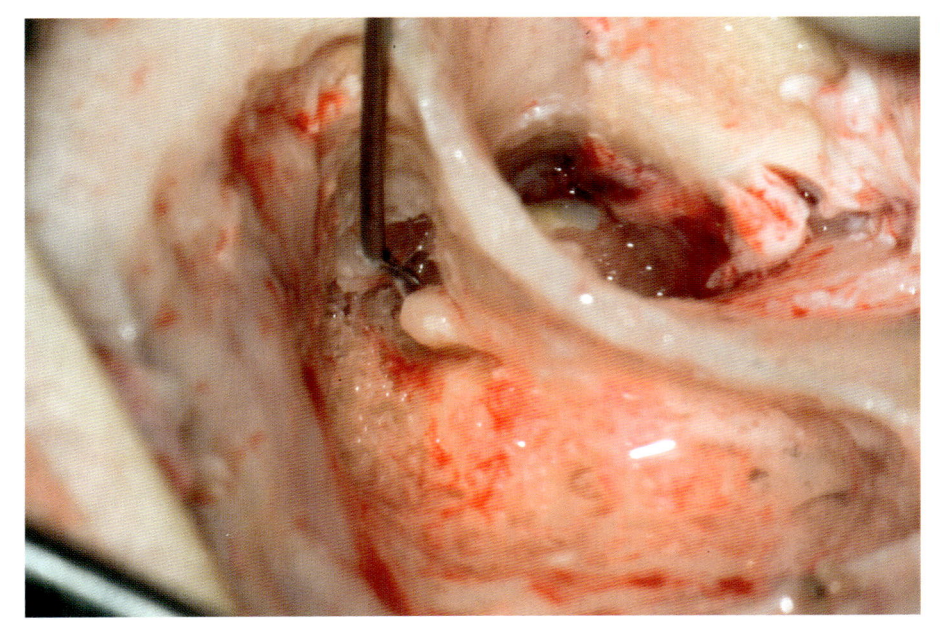

図 13.2-19　微細剥離子を使ってキヌタ骨を真珠腫から剥離，摘出する．

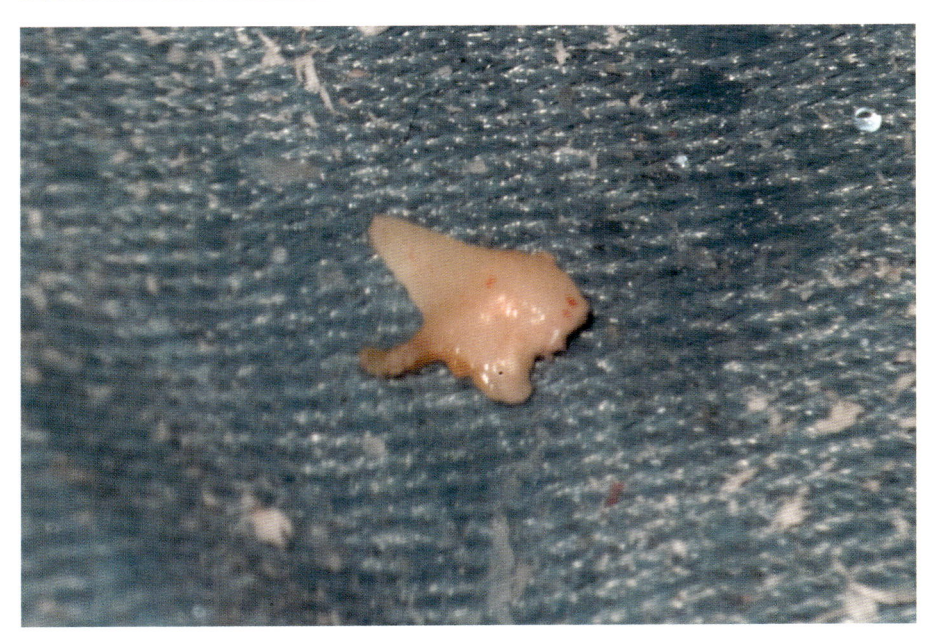

図 13.2-20　長脚に奇形のあるキヌタ骨を示す．

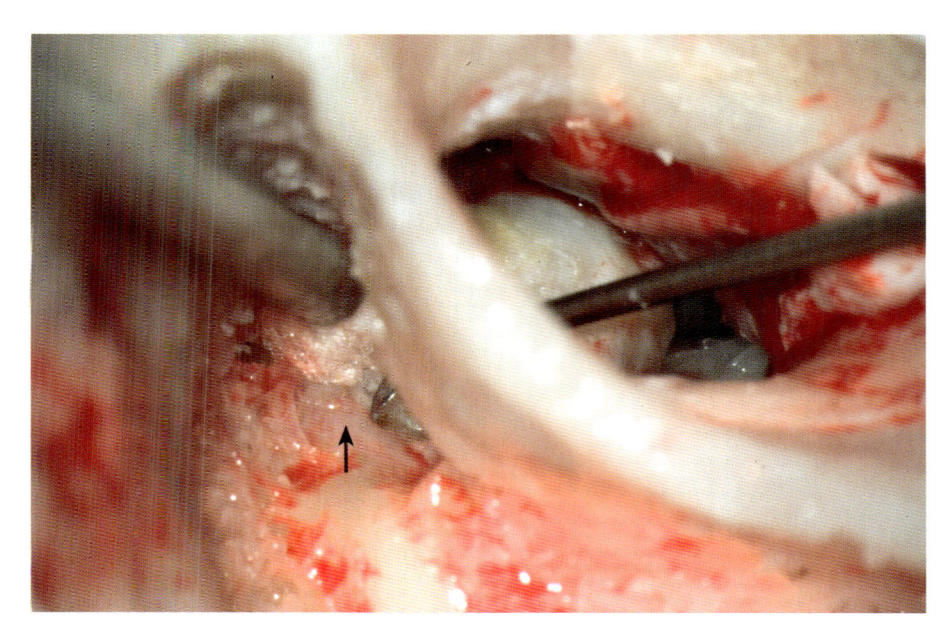

図 13.2-21 combined approach で綿片を使って真珠腫を顔面神経鼓室部（矢印）から剥離している.

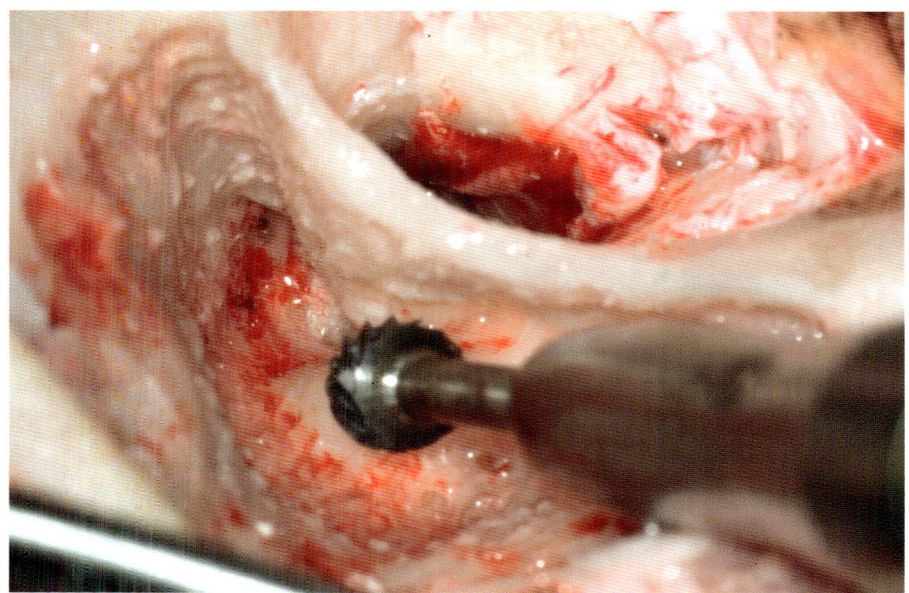

図 13.2-22 大きなカッティングバーで外耳道後壁を薄くする.

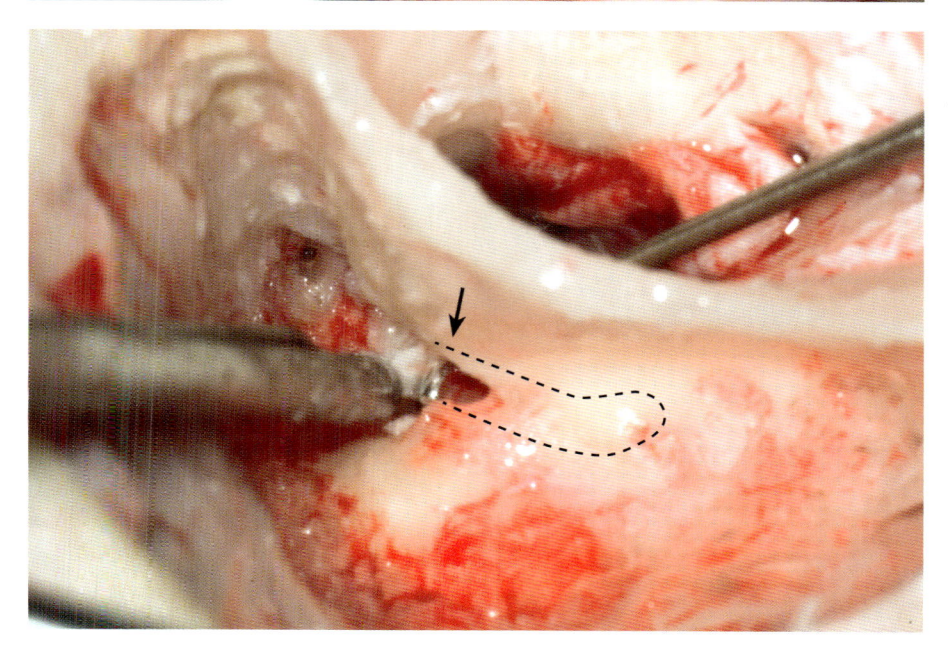

図 13.2-23 キヌタ骨窩（矢印）の開放を開始する．この部位に入り込んだ真珠腫母膜を combined approach で除去している．点線はこれから削除すべき骨の範囲を示している.

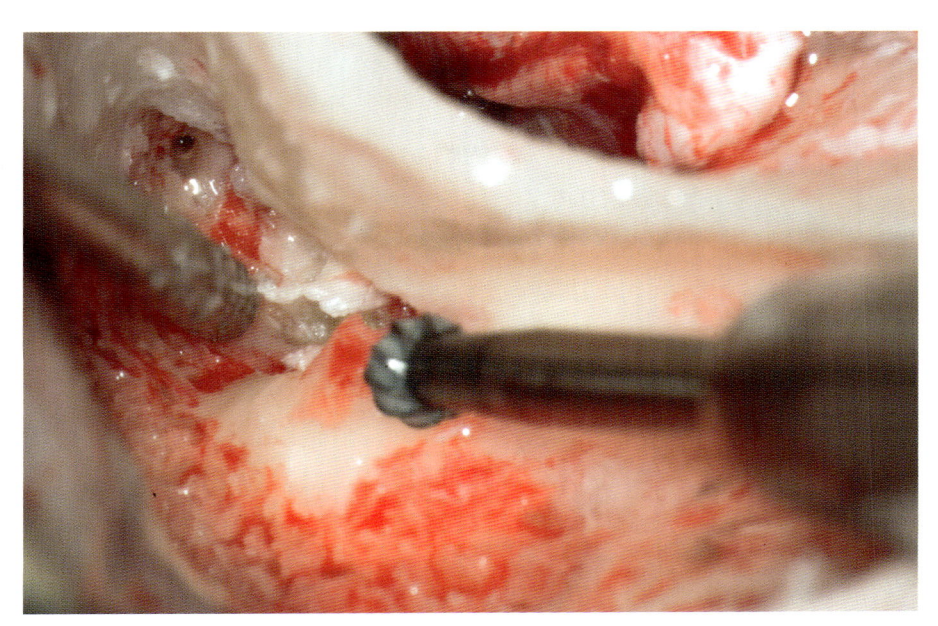

図 13.2-24　顔面神経乳突部外側の顔面神経窩を可及的に大きなカッティングバーで開放している．バーは顔面神経に沿って走らせなくてはならない．

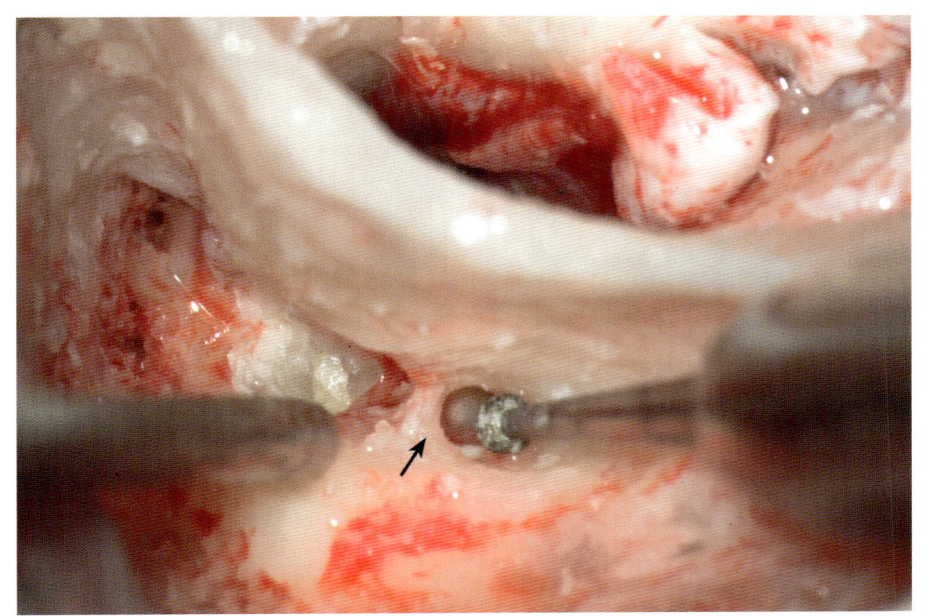

図 13.2-25　小さなダイヤモンドバーで後鼓室開放を進めている．chordal crest を見ることができる（矢印）．この部分の開放は小さなカッティングバーで行うことも可能だが，内側を走行する顔面神経に細心の注意を払わなくてはならない．小さなカッティングバーは簡単に蜂巣内へと滑り落ち，大きな損傷を神経に与える場合がある（第4章 中耳手術で普遍的に使う技術への考察を参照 ➡ 52頁）．

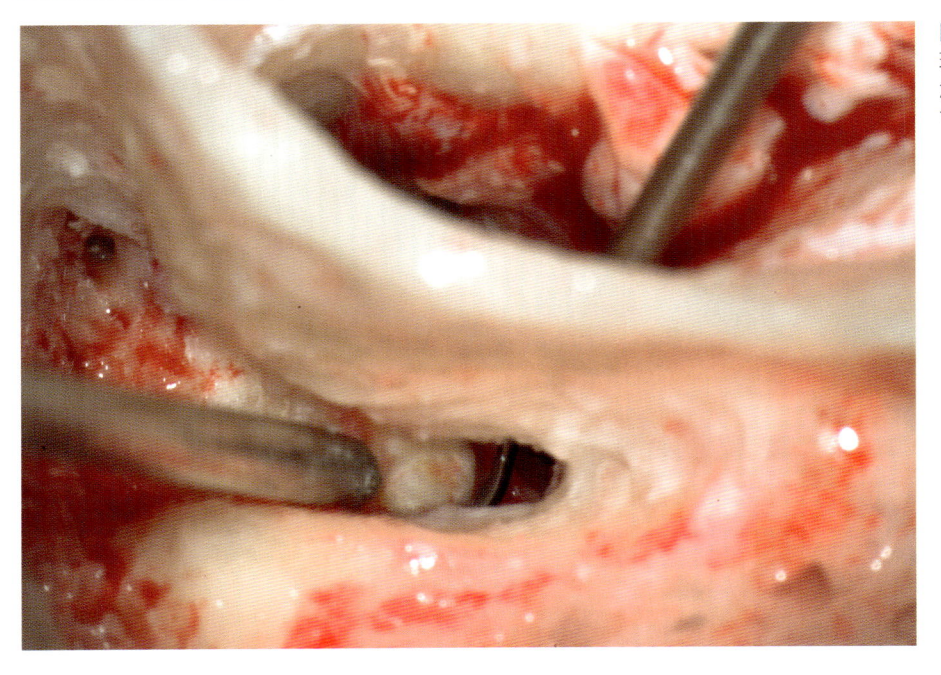

図 13.2-26　アブミ骨から岬角にかけて覆う真珠腫を，外耳道から挿入した微細剥離子と乳突腔から挿入した吸引管を使う combined approach で除去している．

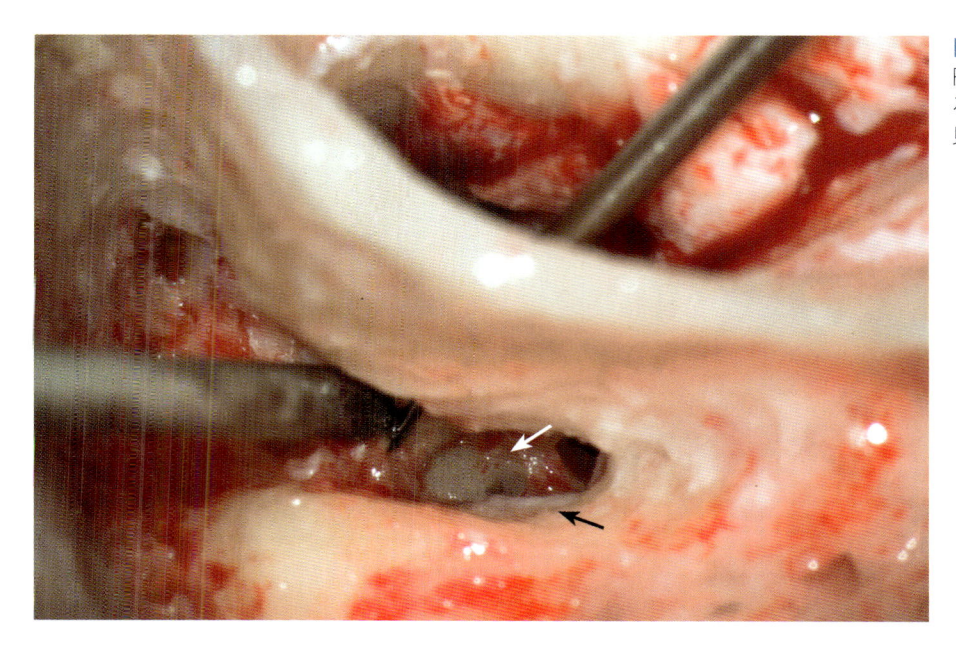

図 13.2-27 母膜を岬角から剥離している．正円窓小窩の外側縁（白矢印）を見ることができる．後鼓室開放部の内側縁を作る薄い骨を透して見える白色索状物が顔面神経である（黒矢印）．

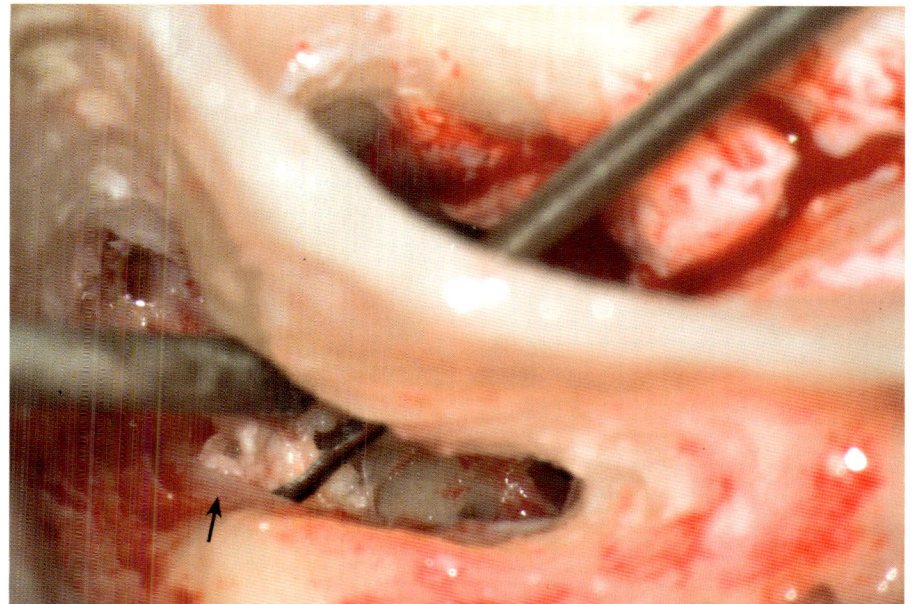

図 13.2-28 顔面神経（矢印）の内側に入る母膜を外耳道から挿入した微細剥離子で剥離している．

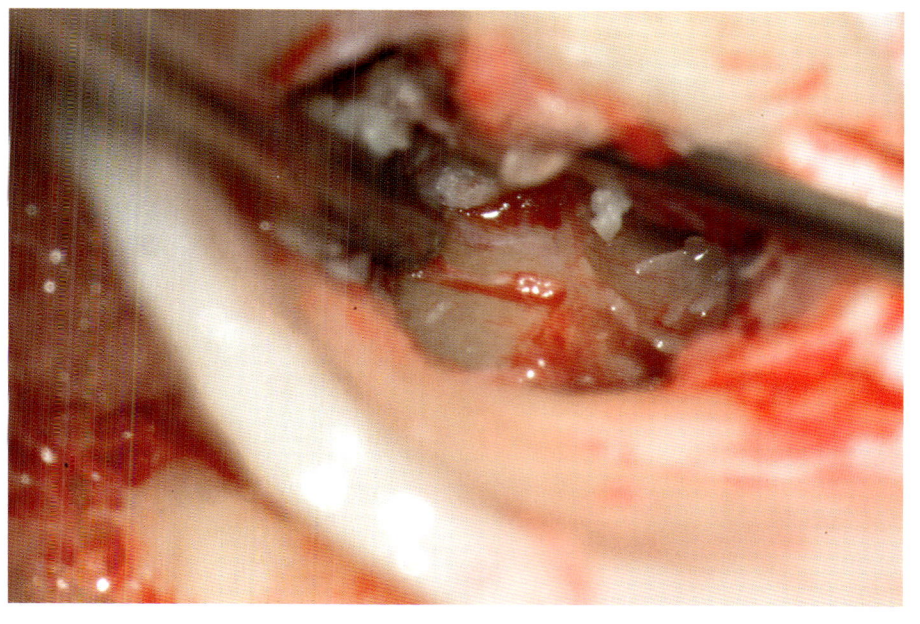

図 13.2-29 母膜の岬角からの剥離が完了している．

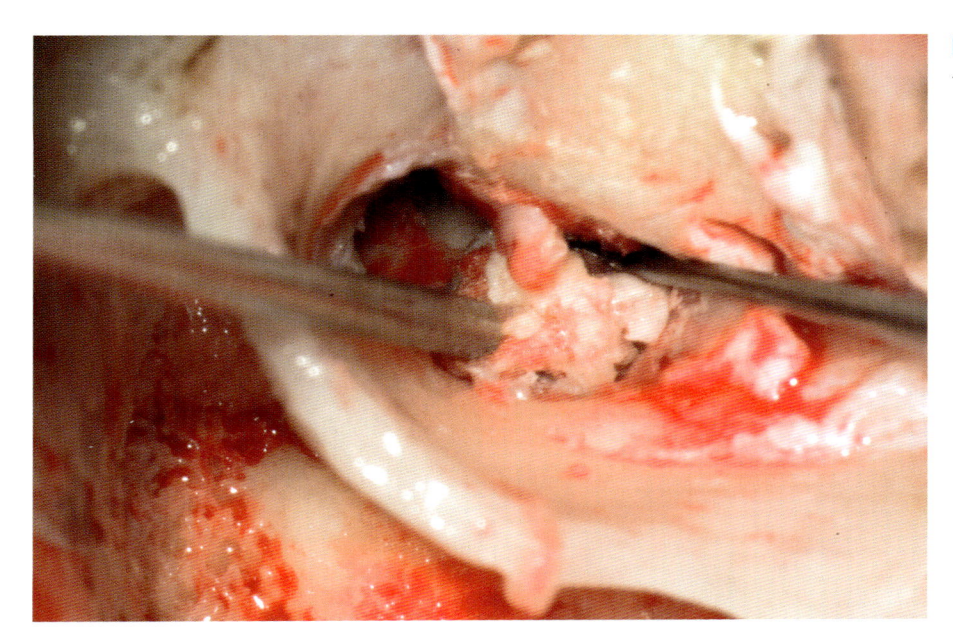

図 13.2-30　真珠腫を外耳道側から摘出している．

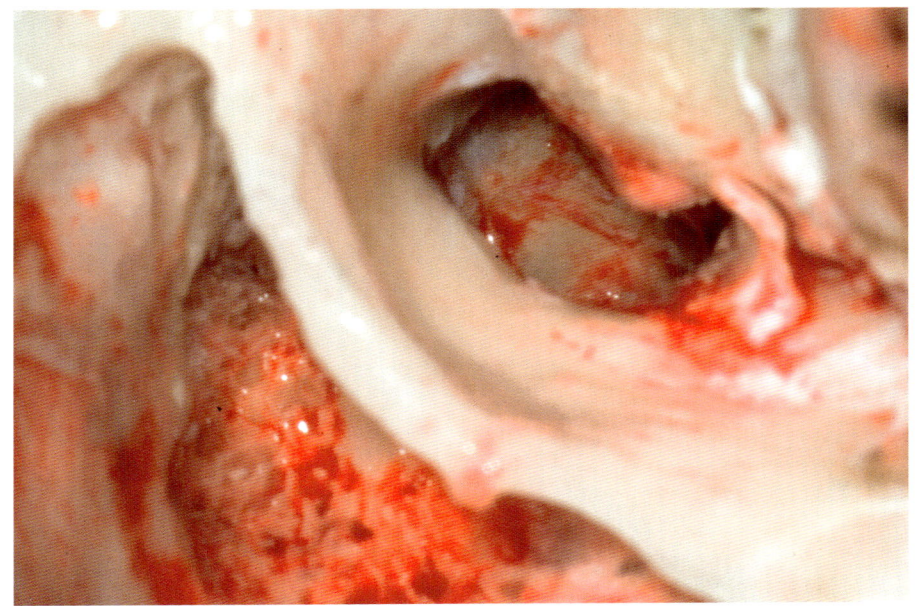

図 13.2-31　真珠腫の大部分は中耳から除去されている．

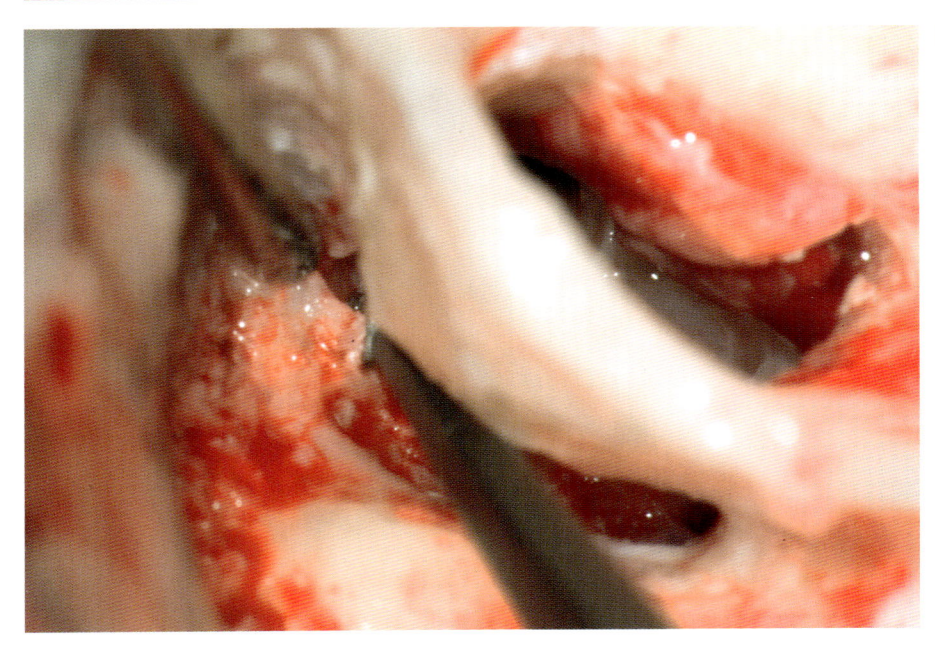

図 13.2-32　母膜が小さくサジ状突起上に残ったため，サジ状突起を鋭匙で削除している．

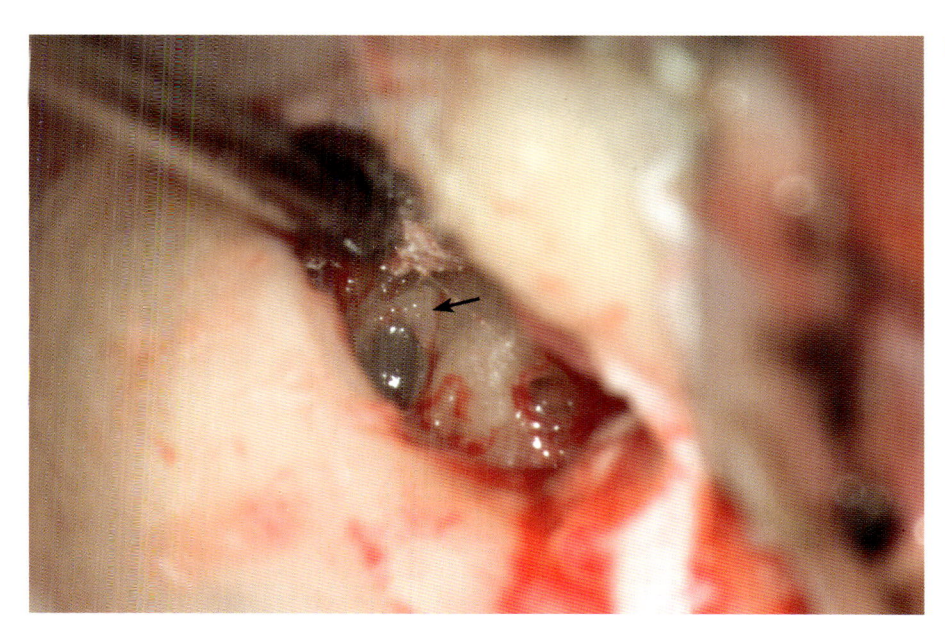

280　第 13 章　後壁保存型鼓室形成術(Canal Wall Up 法)

図 13.2-33　アブミ骨周囲を外耳道側からチェックしている．この部位を見るにはベッドを術者側に傾ける必要がある．アブミ骨にも奇形があり，ここに見られるように低形成の前脚(矢印)を除いて上部構造の大部分は形成されていない．

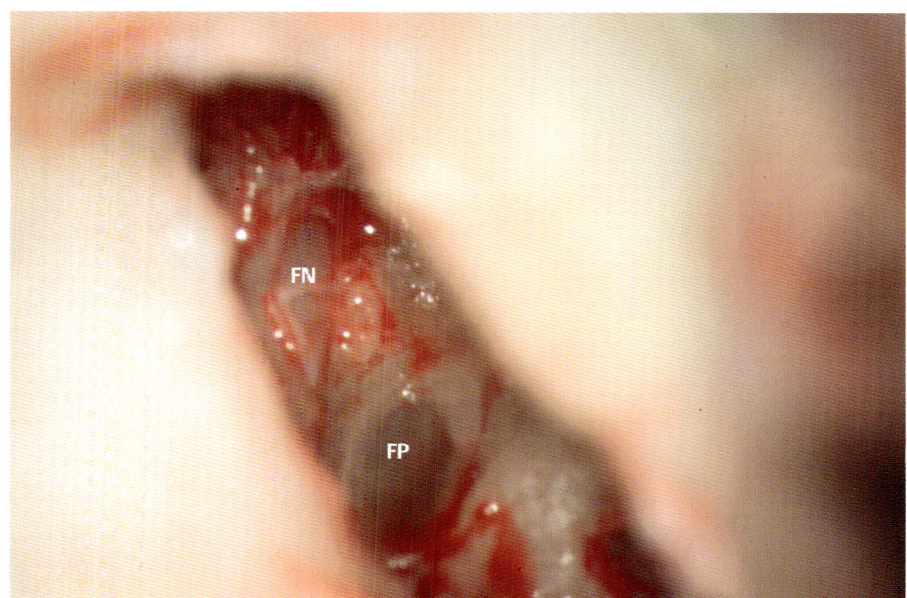

図 13.2-34　外耳道側からアブミ骨底板と，その直近上外側を走行する露出した顔面神経を見ている．

FN　顔面神経
FP　アブミ骨底板

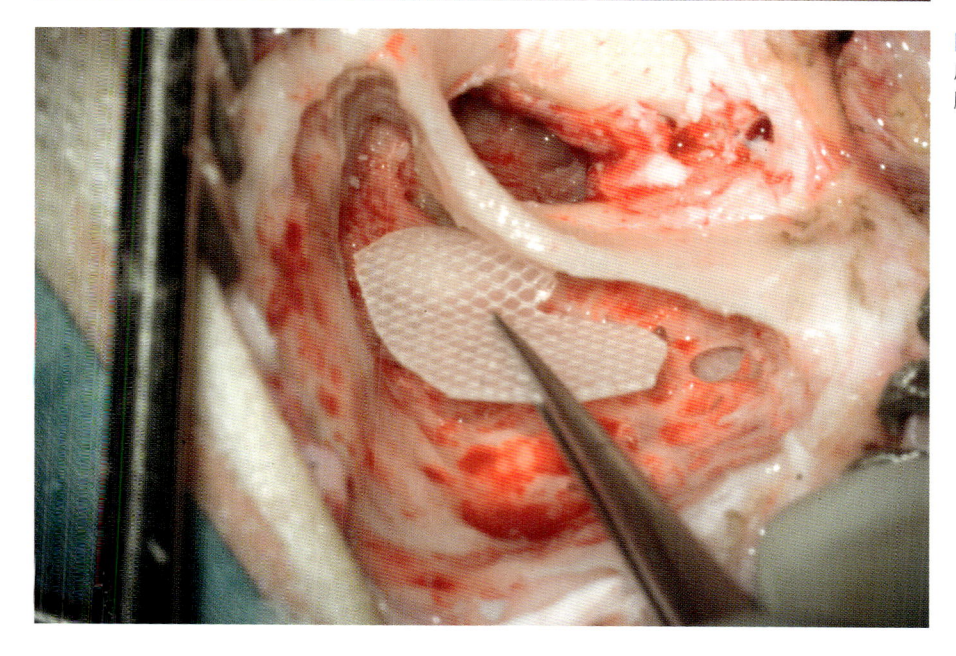

図 13.2-35　耳管から乳突洞まで中耳内側壁を広く覆うようにデザインしたシリコン板を，乳突腔側から後鼓室開放部を通して鼓室に導入する．

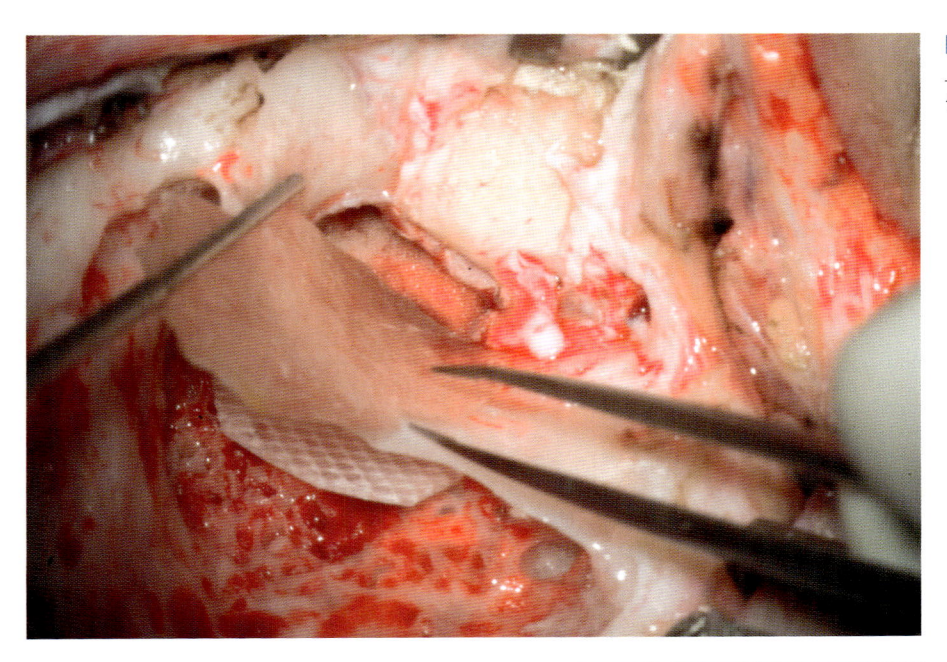

図 13.2-36　ゼルフォーム小片をシリコン板の上に敷いて鼓室をパッキングし，側頭筋膜をアンダーレイする．

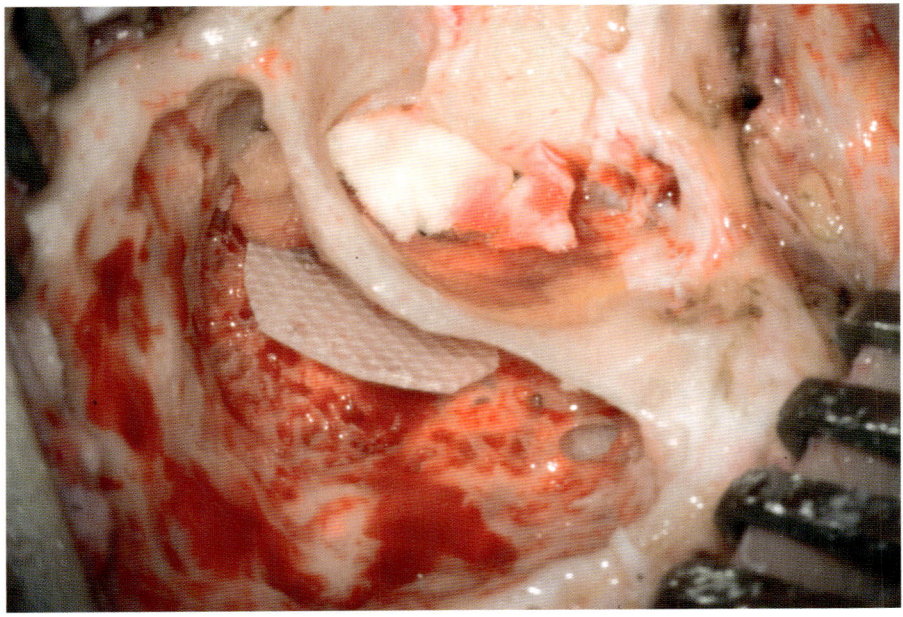

図 13.2-37　鼓膜-外耳道皮弁を筋膜上に戻し，外耳道前半部をゼルフォームでパッキングする．この後，耳介を戻して後壁皮弁を骨部外耳道後壁上に広げたのちに外耳道入口部からゼルフォームを詰めて外耳道のパッキングを完了する．

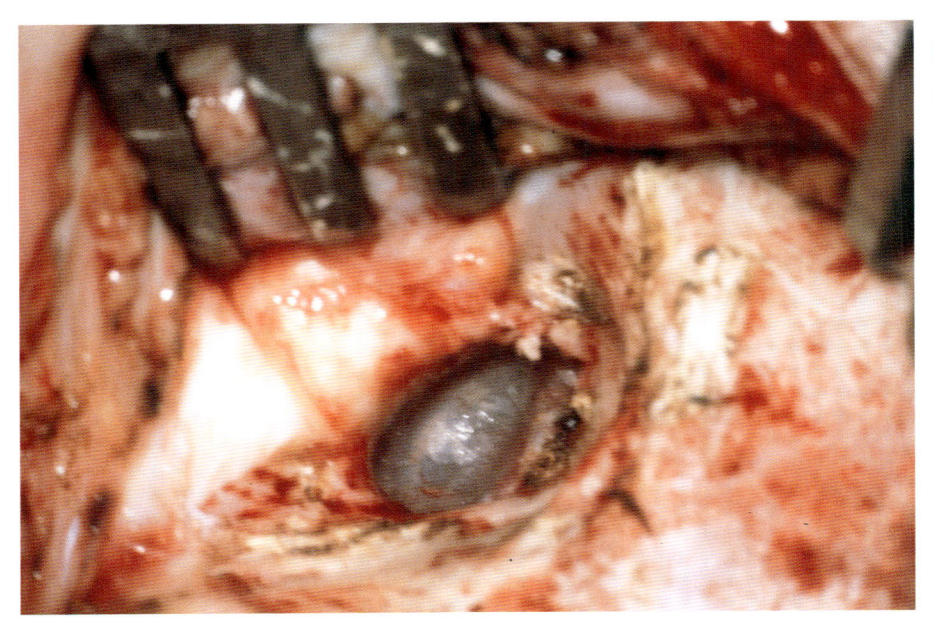

■ 症例 13.3 （左耳）

図 13.3-1　小児（6歳）の上鼓室型真珠腫症例である．後壁は大きく破壊されている．

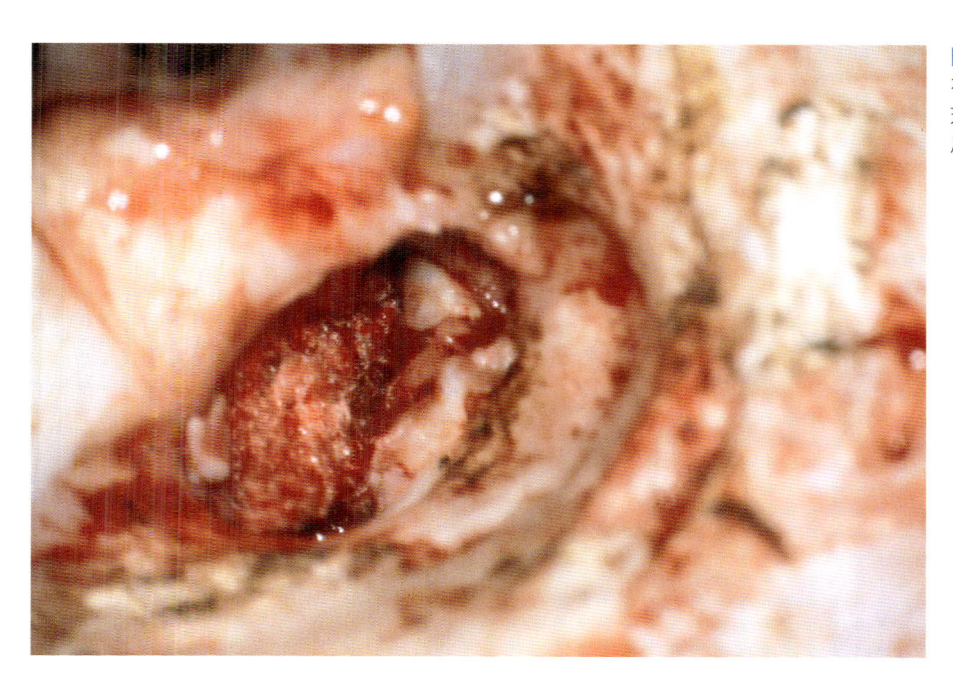

282　第 13 章　後壁保存型鼓室形成術(Canal Wall Up 法)

図 13.3-2　鼓膜をツチ骨柄から剥離して鼓室を展開する．ツチ骨柄前後の白色塊は鼓室上半に充満する真珠腫である．鼓室下半は止血のため綿片でパッキングしている．

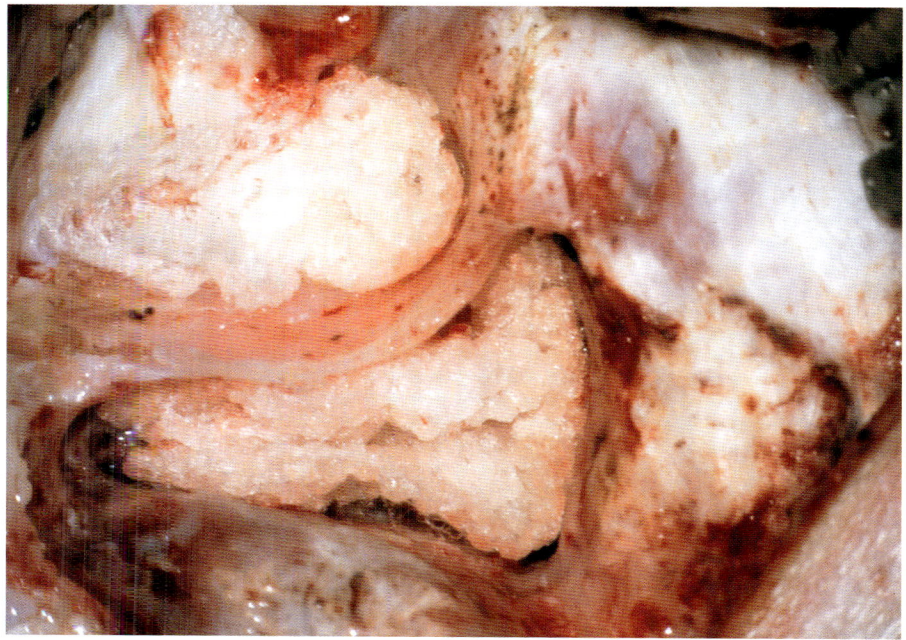

図 13.3-3　乳突削開・後鼓室開放を行って真珠腫を摘出したところを示す．再建を始める前に，出血は完全に止める必要がある．そのために中耳全体を生理食塩水に浸した綿片でパッキングしている．この間に再建材料の準備を進める．

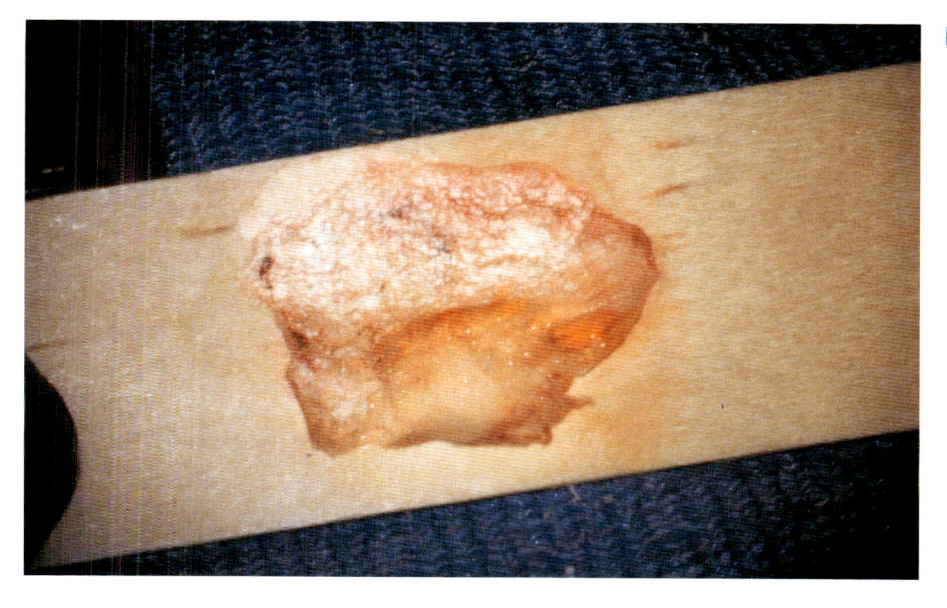

図 13.3-4　側頭筋膜を準備する．

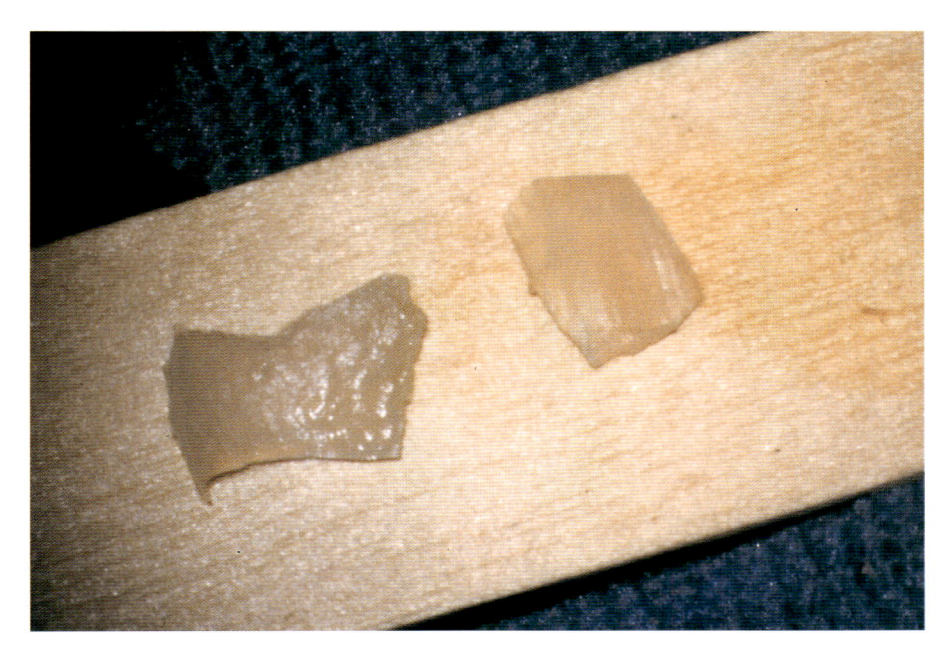

図 13.3-5　同種鼻中隔軟骨を準備する.

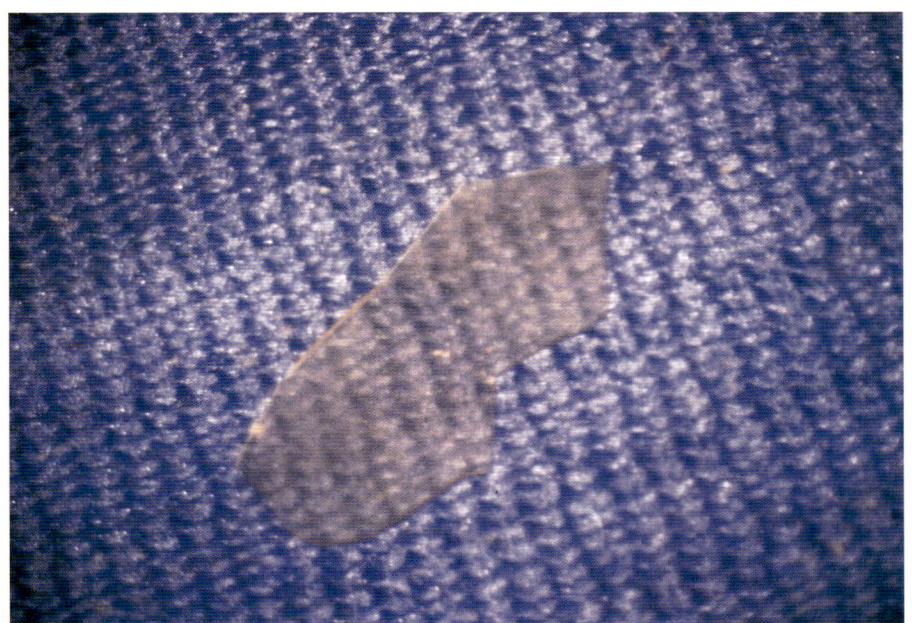

図 13.3-6　鼓膜の癒着を防止するためにシリコン板を準備する．シリコン板の一端は耳管鼓室口に挿入できるようにデザインしている.

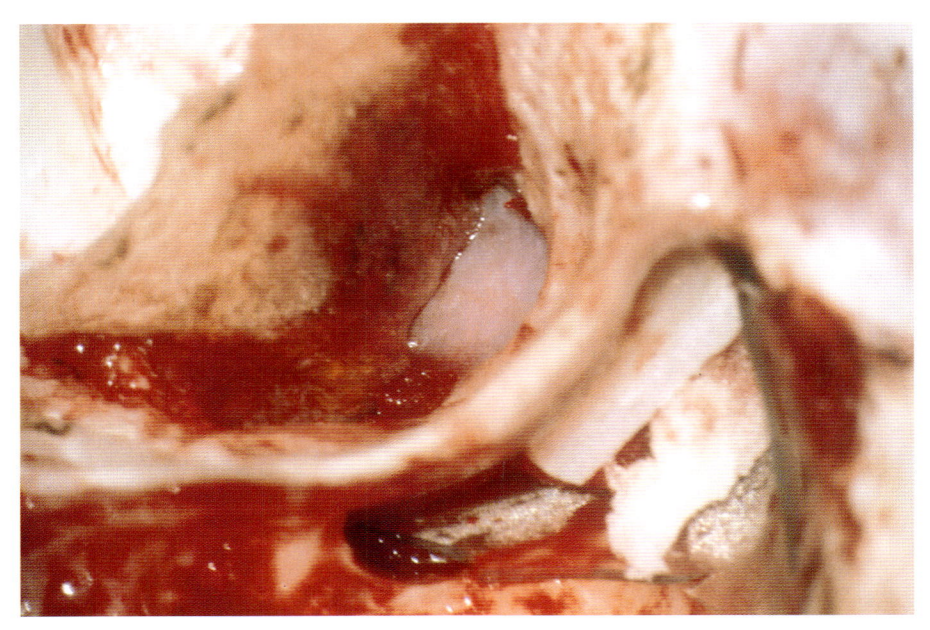

図 13.3-7　アンダーレイした筋膜と鼓膜-外耳道皮弁を前方に翻転し，骨破壊のある上鼓室外側壁を再建している．まず乳突側から軟骨片を挿入し，内側をゼルフォームで支える.

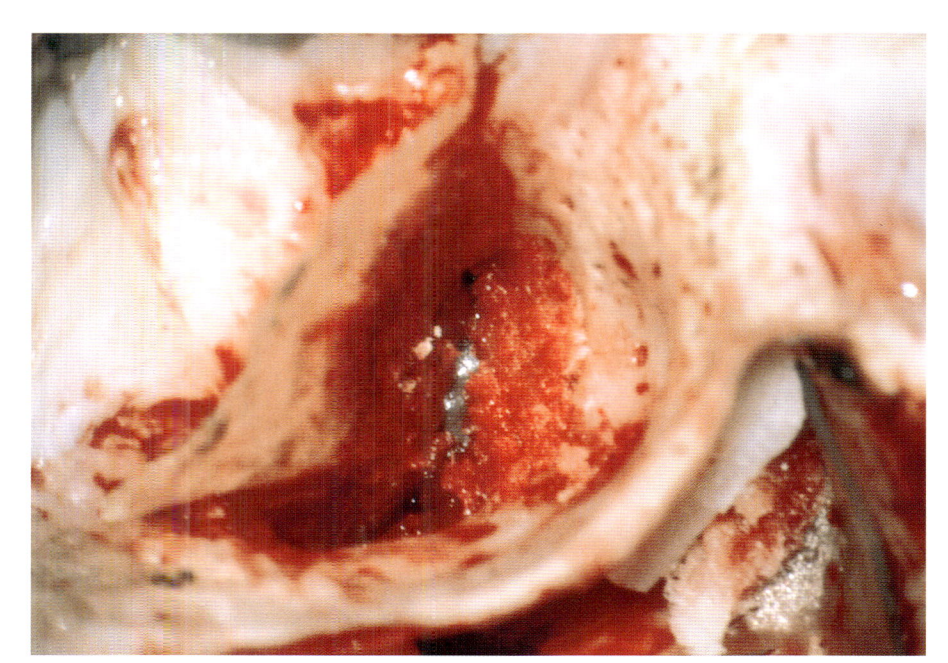

284　第13章　後壁保存型鼓室形成術（Canal Wall Up 法）

図 13.3-8　外耳道側から骨パテを軟骨の上に乗せる．

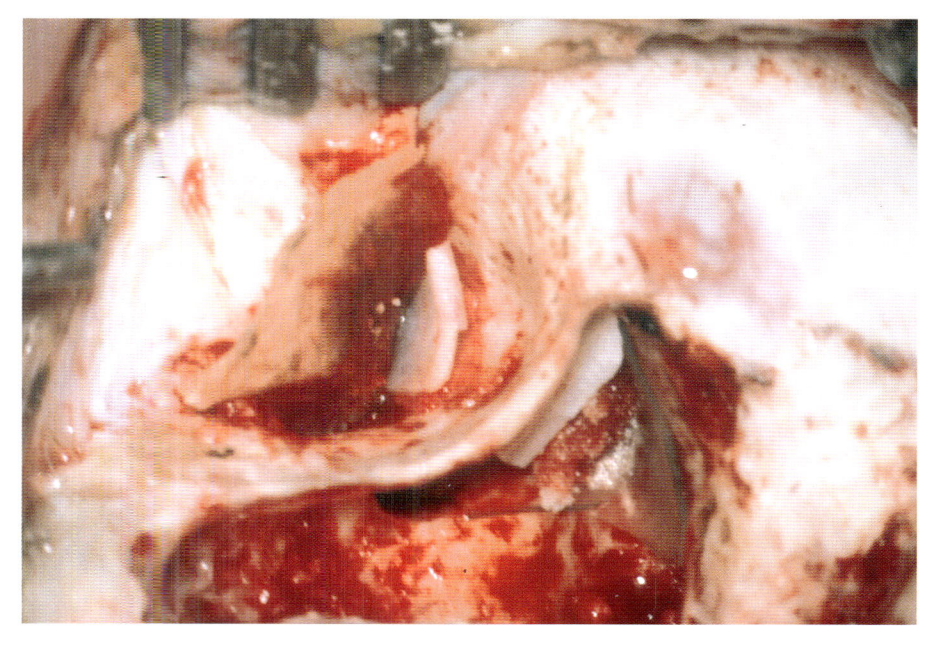

図 13.3-9　小さく薄い軟骨片を骨パテの上に敷いて，骨パテが 2 つの軟骨に挟まれるようにする（sandwich technique）．この再建が完了したら筋膜を戻し，外耳道をゼルフォームでパッキングする．

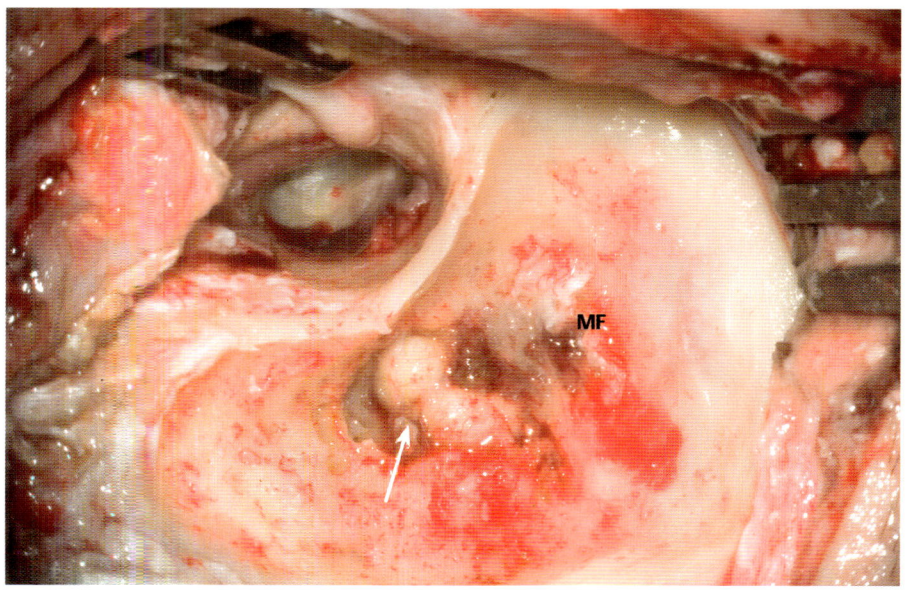

■ 症例 13．4　（左耳）

図 13.4-1　耳後切開で乳様突起を露出し，乳突削開を行う．中頭蓋窩骨板と S 状静脈洞の位置を同定し，乳突洞を占める真珠腫（矢印）が露出している．

MF　中頭蓋窩

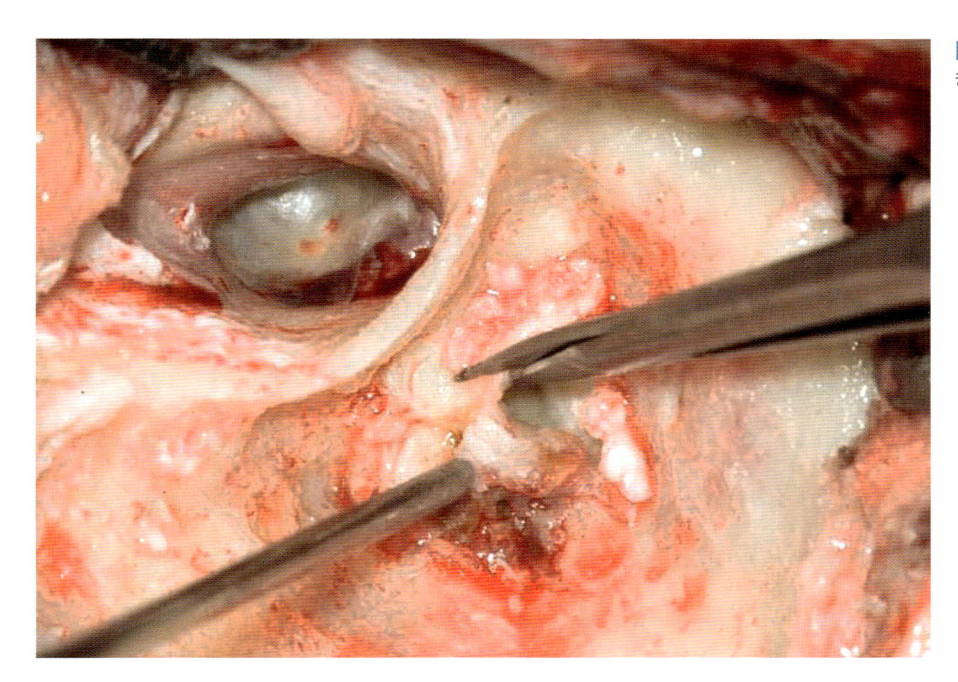

図 13.4-2　スプリング剪刀で真珠腫母膜を開き，真珠腫の減量を開始する．

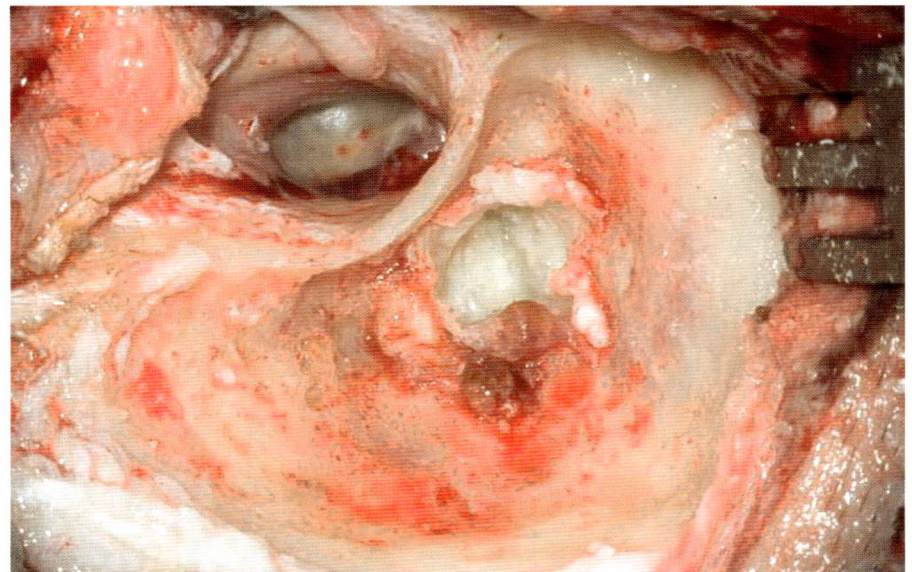

図 13.4-3　真珠腫内腔を満たす角化物を除去する．

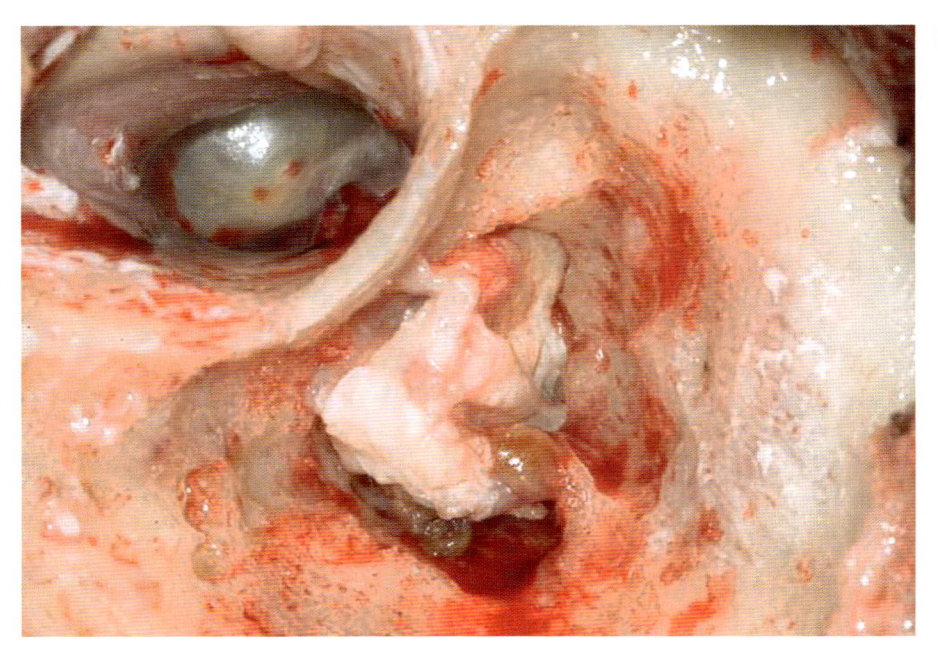

図 13.4-4　微細剝離子と綿片を用いて母膜を骨壁から剝離している．全摘が確実となるように，できる限り母膜の連続性を保つようにする．

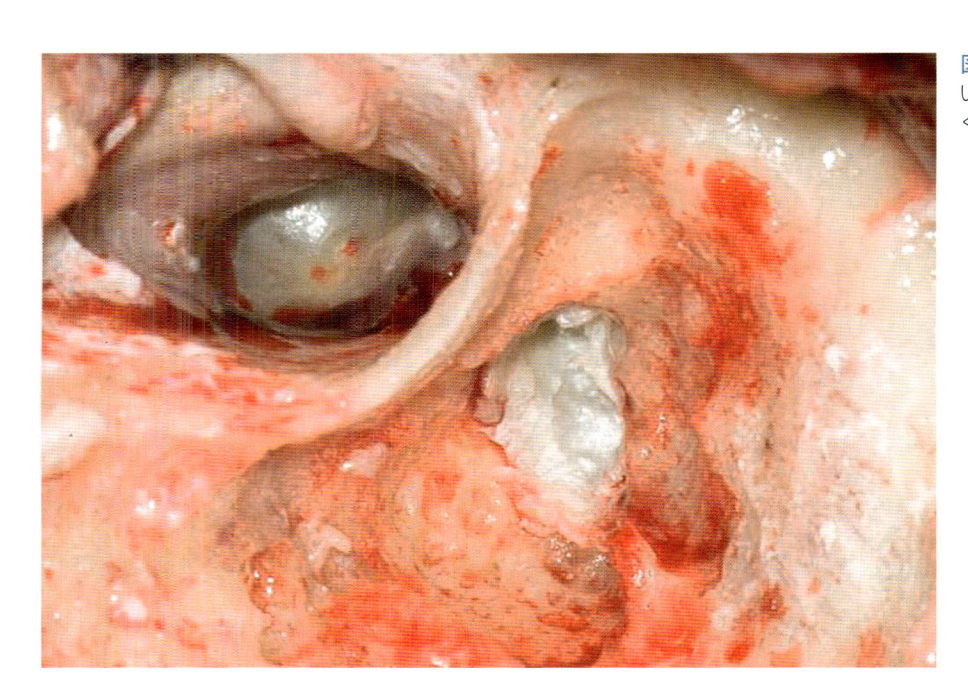

図 13.4-5 母膜の乳突洞からの剥離を進めている．上鼓室を満たす真珠腫前半部への視野がよくなるように，剥離した母膜は切除して減量する．

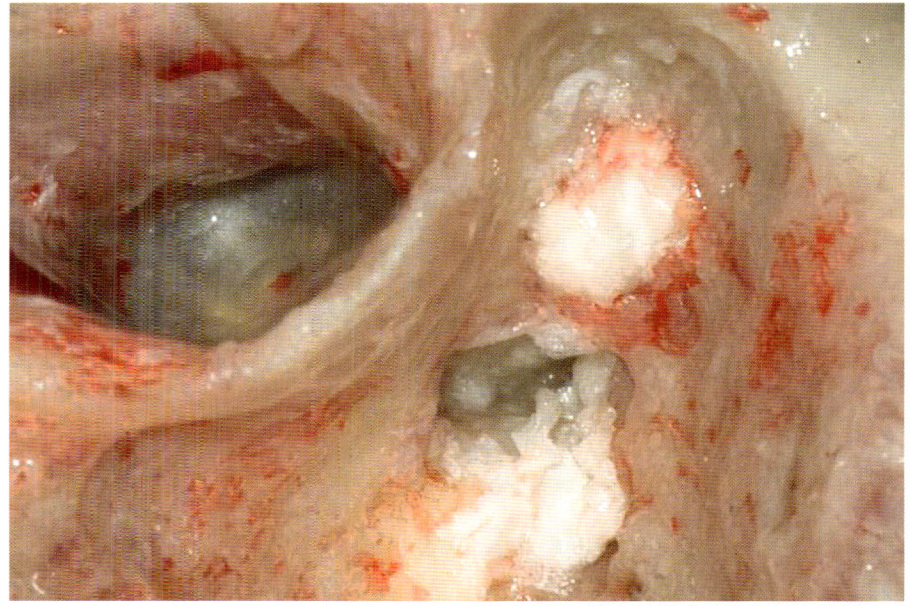

図 13.4-6 乳突側から上鼓室開放を進めている．上方では中頭蓋窩骨板，下方では外耳道上壁，内側では耳小骨を損傷しないように注意する必要がある．真珠腫は上鼓室を満たしているのがわかる．

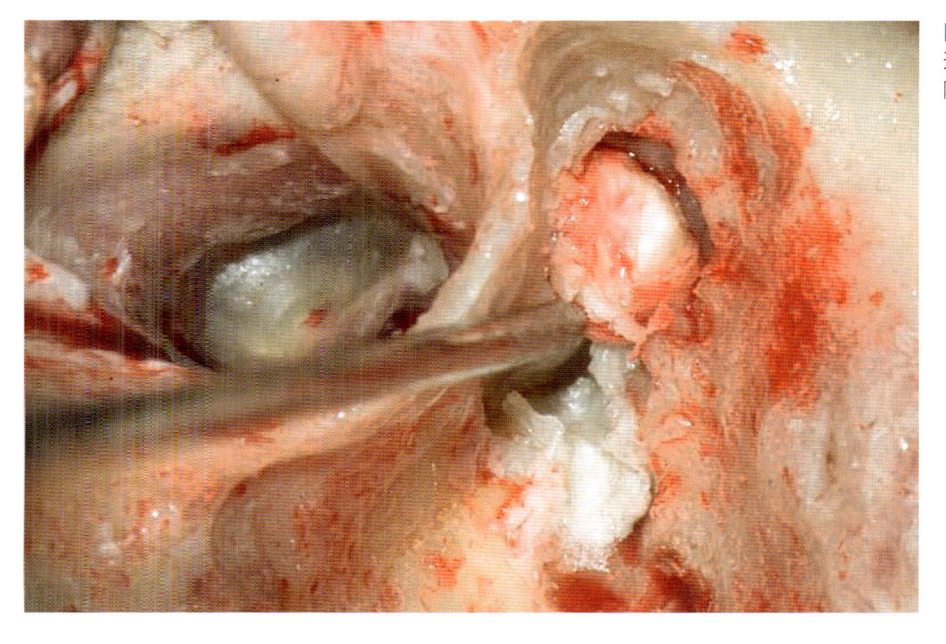

図 13.4-7 真珠腫母膜を上鼓室外側壁と外耳道上壁から剥離し，乳突側から上鼓室開放の骨削除をさらに進める．

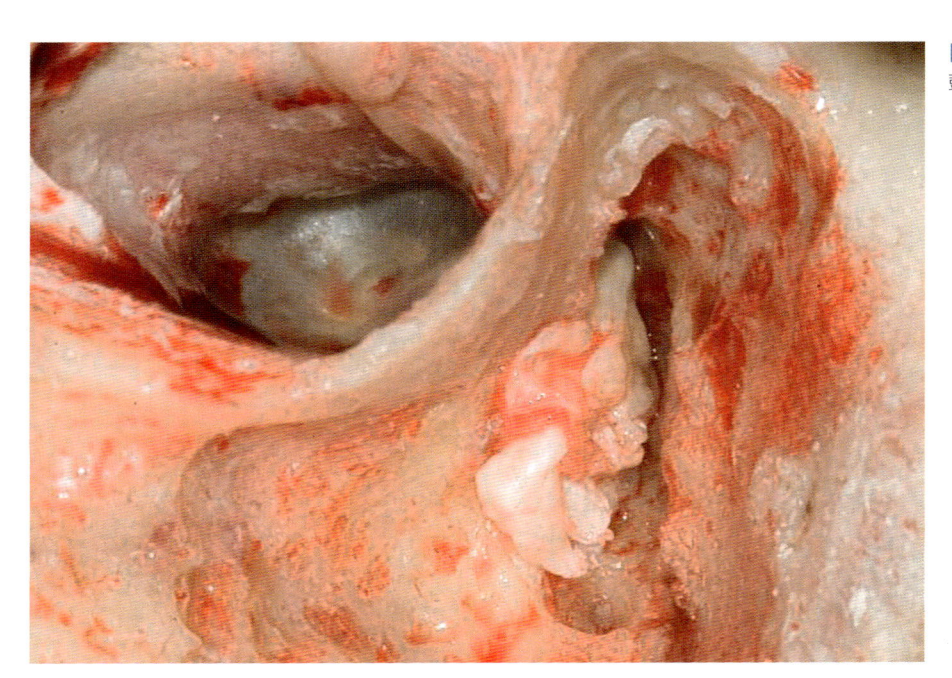

図 13.4-8　母膜を真珠腫陥入の開始点である鼓膜弛緩部に向けて押し出していく．

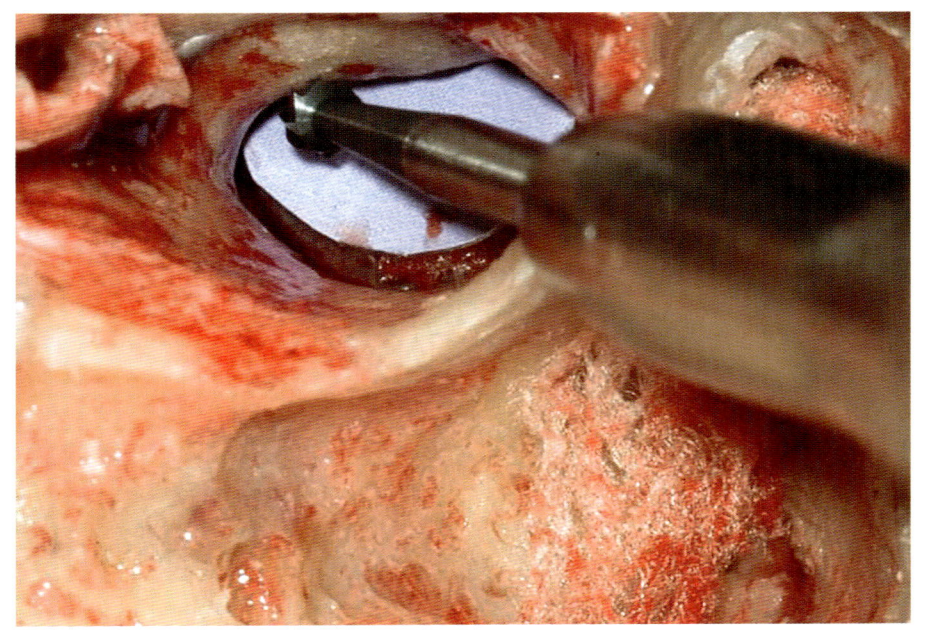

図 13.4-9　外耳道から鼓室内を操作しやすくするために外耳道を形成する．アルミニウムシートで鼓膜を保護するが，耳小骨連鎖が保たれているため，外側突起とアルミニウムシートが直接触れないように小さな綿片を鼓膜との間に挟む．外耳道内では，ドリルを動かす方向は内側から外側，または鼓膜と平行でなければならない．この操作の間，上鼓室は綿片でパッキングして止血を促し，再建に備えている．

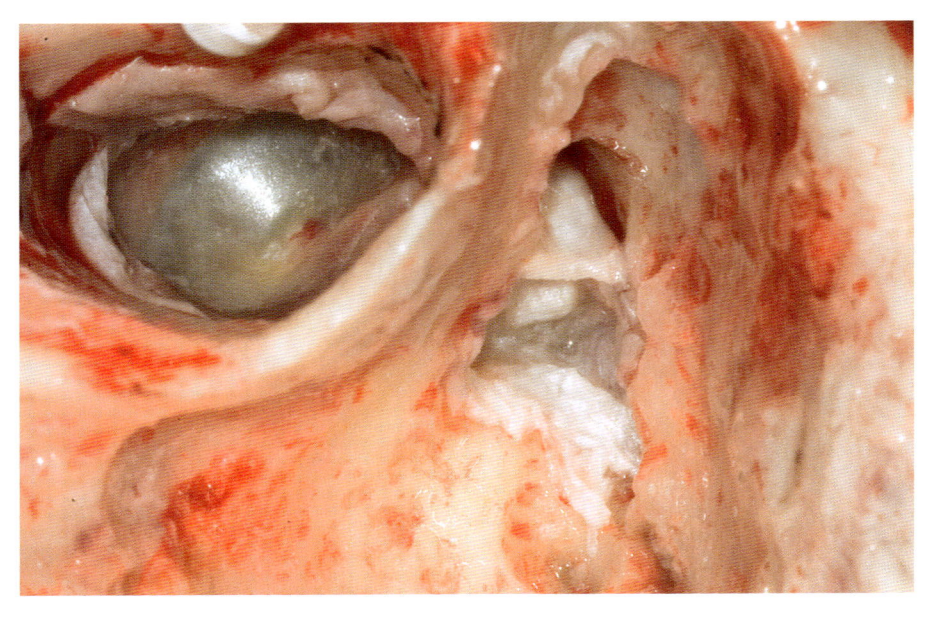

図 13.4-10　外耳道形成が完了したところを示す．鼓膜緊張部は正常の位置にある．耳小骨とキヌタ骨窩にはまだ真珠腫母膜が残っている．

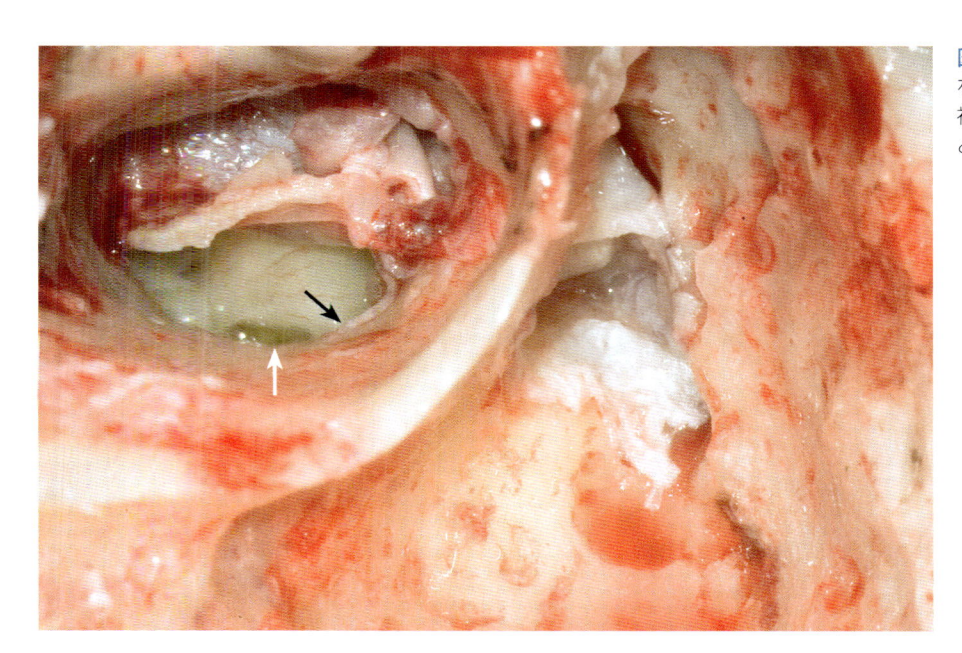

288　第 13 章　後壁保存型鼓室形成術（Canal Wall Up 法）

図 13.4-11　鼓膜-外耳道皮弁を挙上し，鼓室を開放する．中鼓室に真珠腫は見られない．鼓索神経（黒矢印）と正円窓小窩（白矢印）を見ることができる．

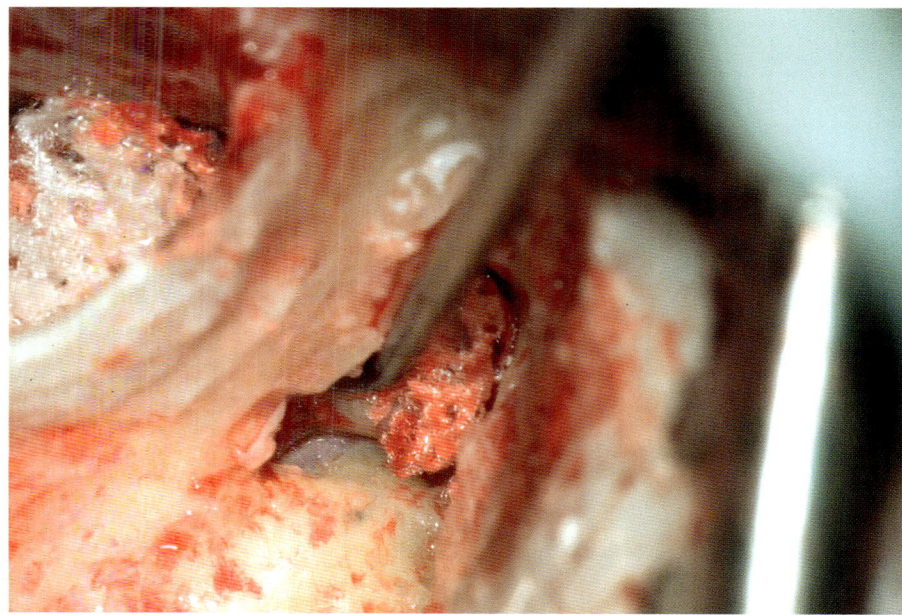

図 13.4-12　綿片を使い，細心の注意を払いながら耳小骨から母膜を剥離する．耳小骨上に少しでも皮膚を残せば，遺残性真珠腫が発生する可能性がある．

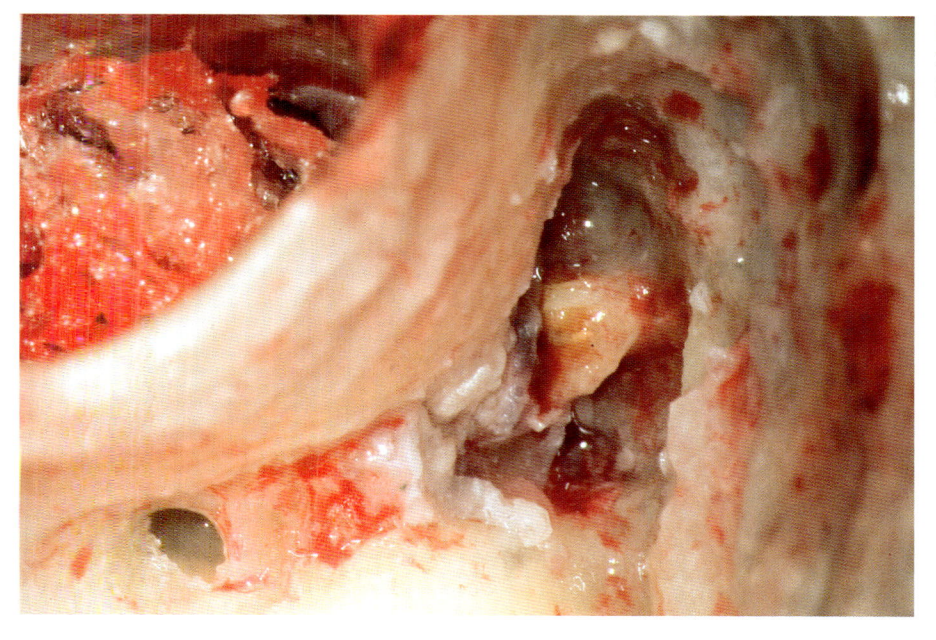

図 13.4-13　ツチ骨頭が露出している．内側を走行する顔面神経に注意して顔面神経窩の開放を開始する．顔面神経窩に陥入する真珠腫母膜が見られる．

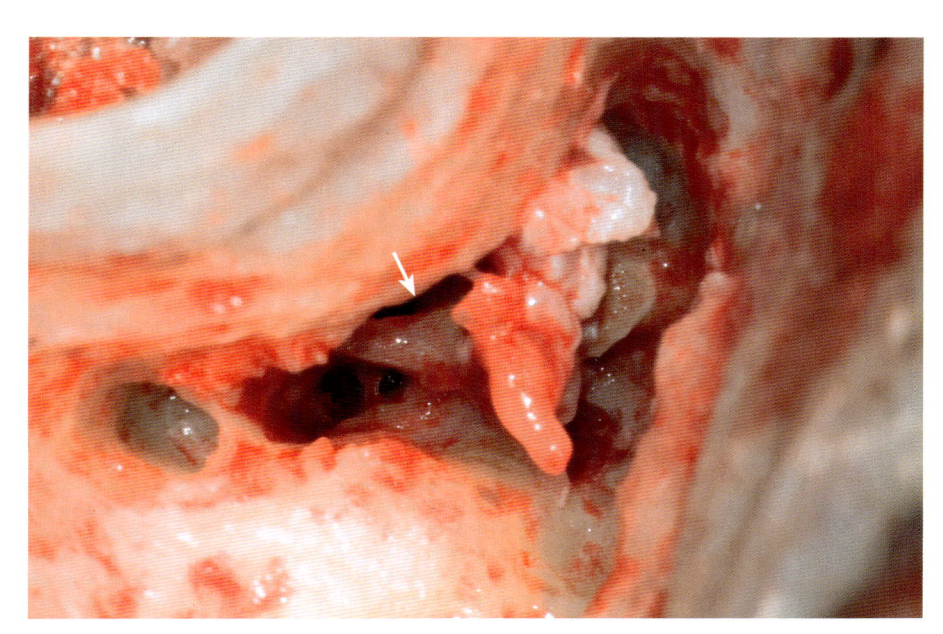

図 13.4-14　乳突腔側から真珠腫を摘出する．キヌタ骨長脚（矢印）を見ることができる．

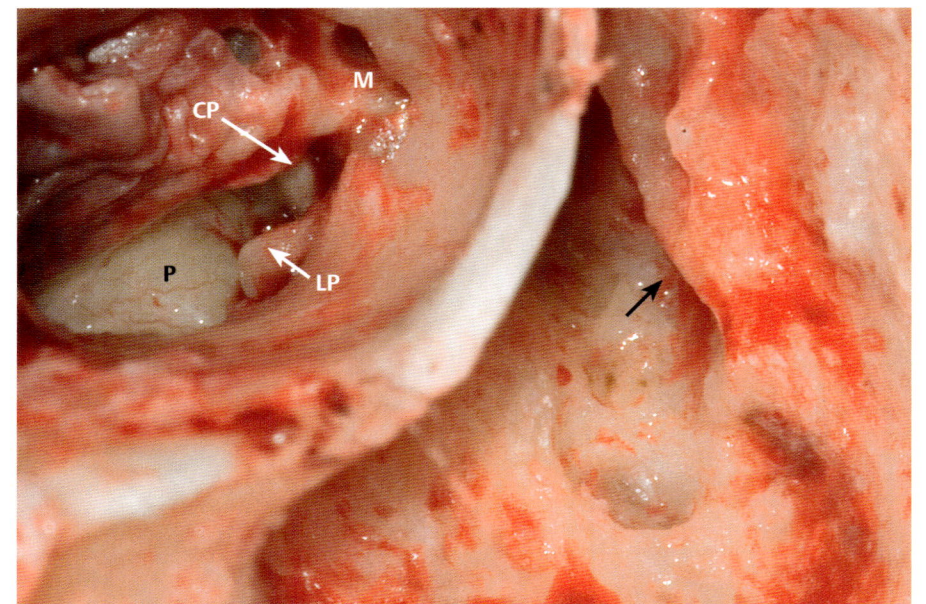

図 13.4-15　アブミ骨周辺部が見える視野とする．上鼓室天蓋には除去すべき骨稜（黒矢印）が残存している．

CP　サジ状突起と鼓膜張筋腱
M　ツチ骨頸
LP　キヌタ骨長脚
P　岬角

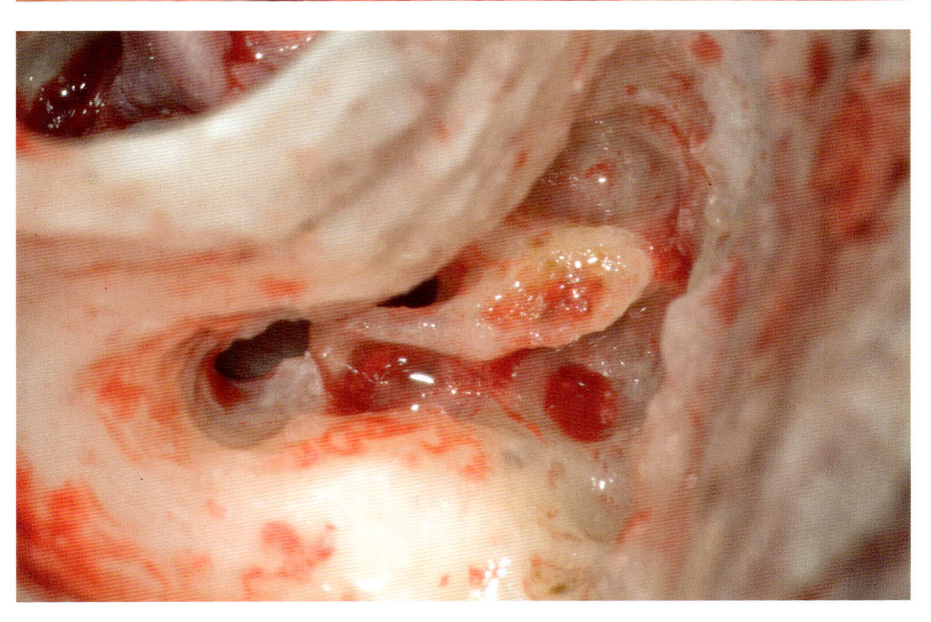

図 13.4-16　キヌタ骨体部は大きく破壊されているが，耳小骨連鎖の連続性は保たれている．真珠腫は全摘されたと考えられるため，連鎖はそのまま残している．

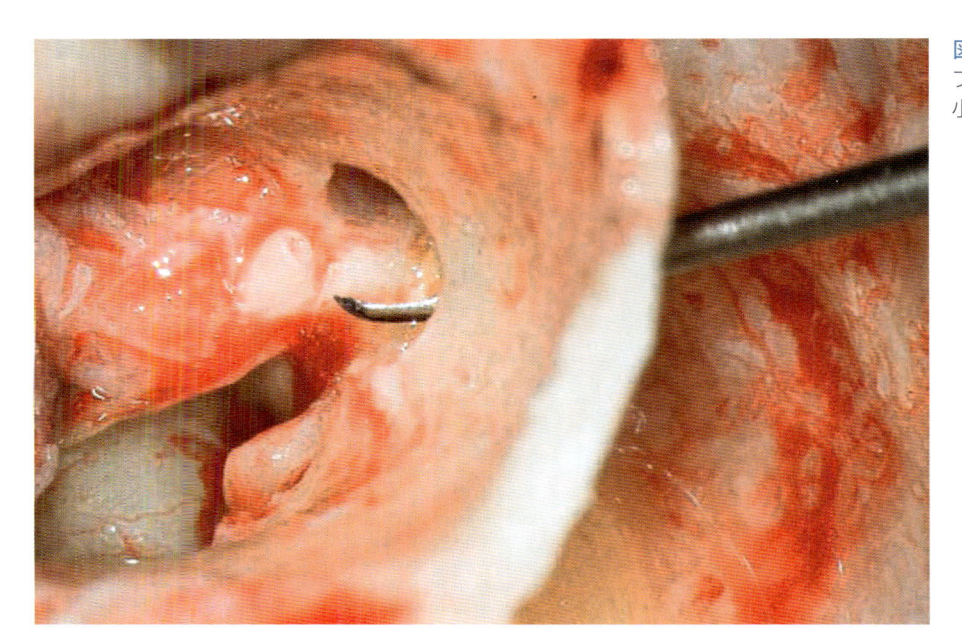

図 13.4-17　上鼓室の小さな骨破壊から鼓室洞フックを通している．内側はツチ骨頸である．耳小骨連鎖に真珠腫母膜は見られない．

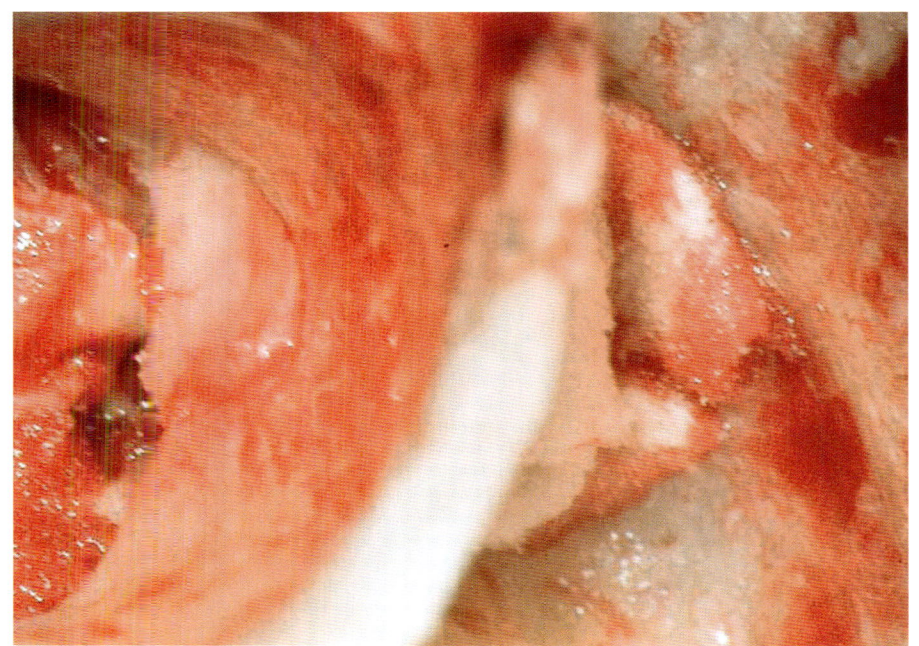

図 13.4-18　上鼓室をゼルフォームでパッキングして，乳突側から骨破壊部を小さな軟骨で閉鎖する．

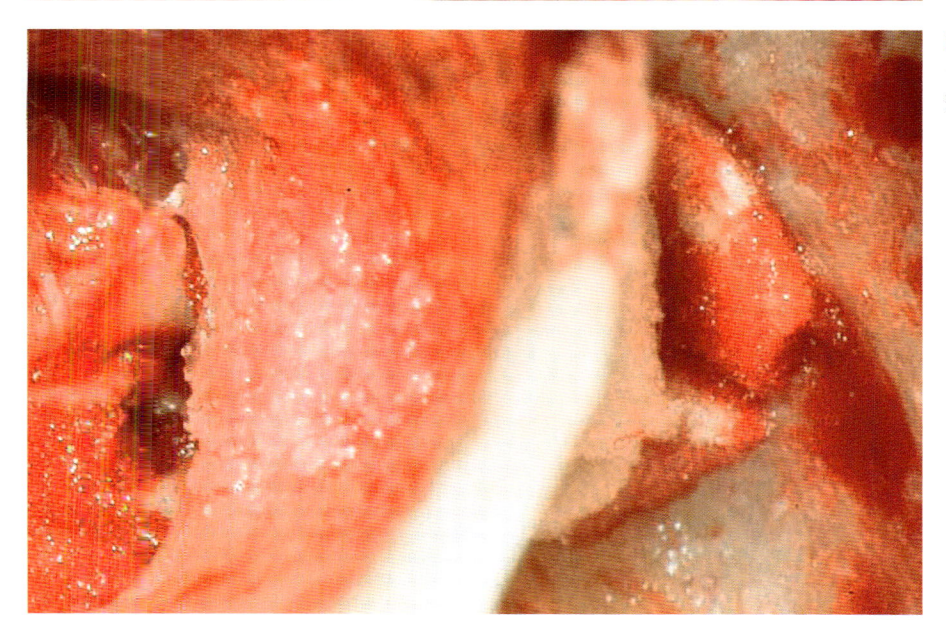

図 13.4-19　上鼓室を塞ぐ軟骨を骨パテで覆う．骨破壊が小さかったため，後壁の再建はこの操作で終了とする．

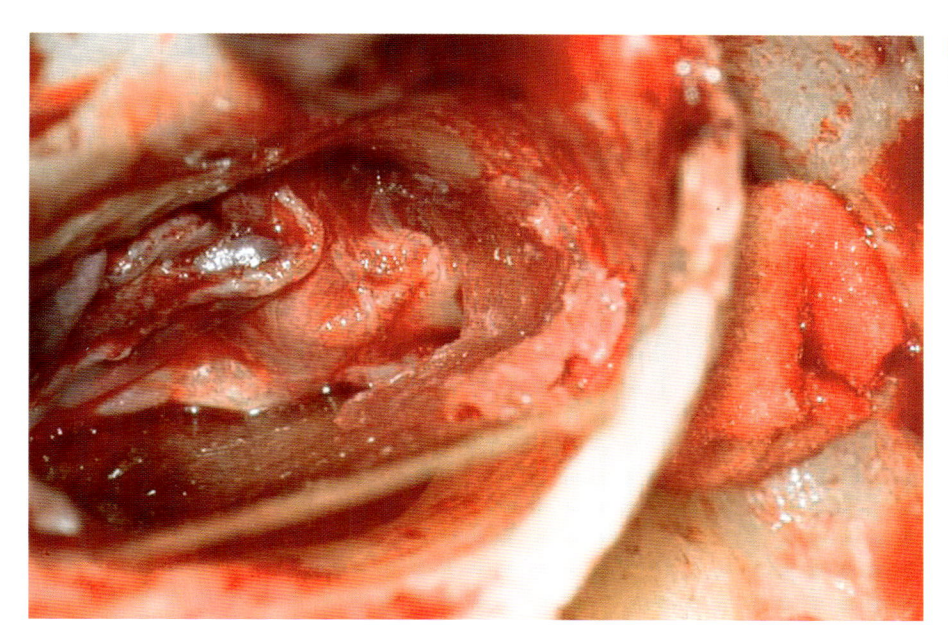

図 13.4-20　再建した後壁を完全に覆う大きさの筋膜をアンダーレイして鼓膜を再建する．

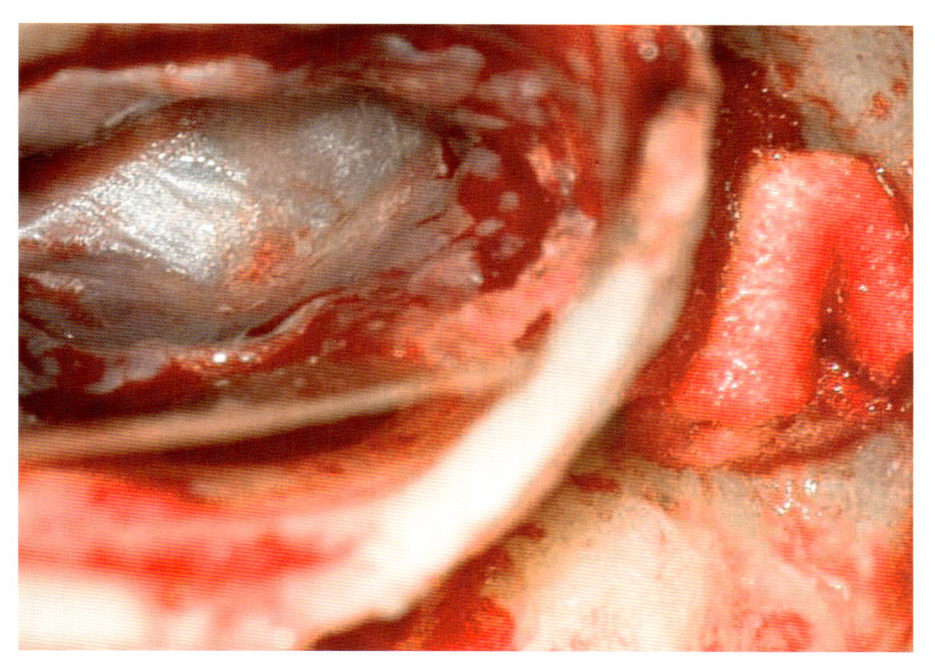

図 13.4-21　鼓膜-外耳道皮弁を筋膜上に戻し，再建の材料が動かないように外耳道と乳突腔をゼルフォームでパッキングする．

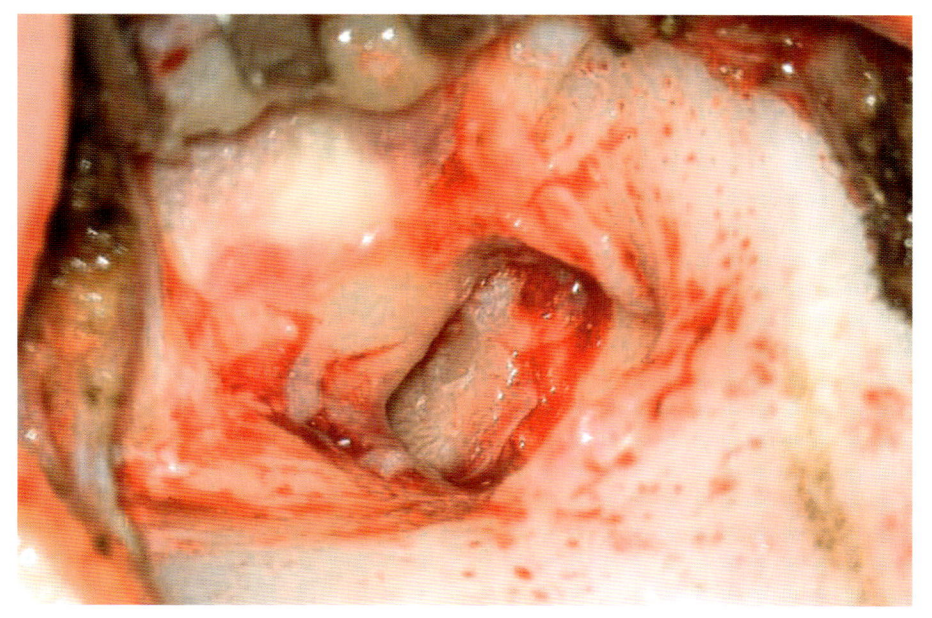

■ 症例 13.5 （左耳）

図 13.5-1　上鼓室型真珠腫症例である．外耳道前壁から下壁にかけての骨が突出し，鼓膜への視野は制限されている．

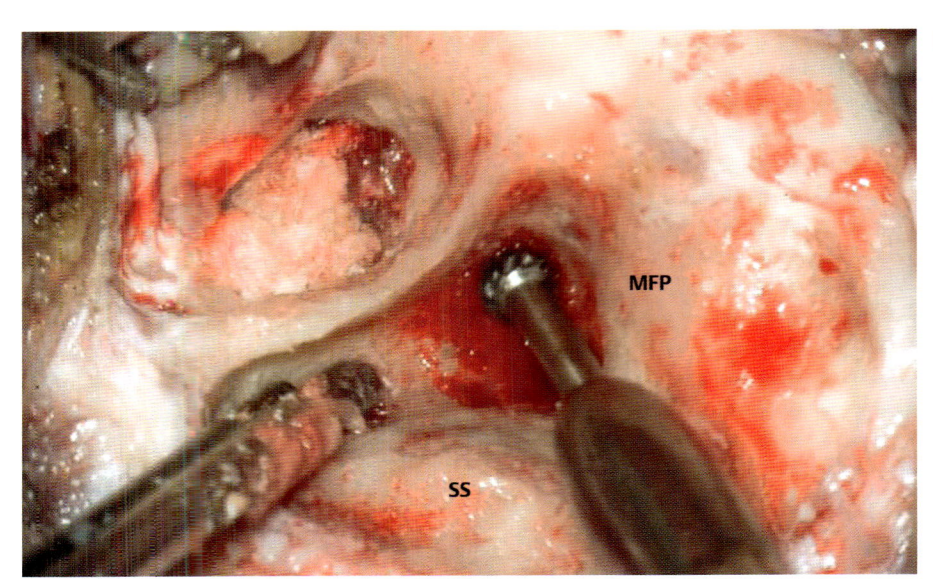

図 13.5-2 外耳道後壁を保存，中頭蓋窩とS状静脈洞の骨板を同定して乳突削開を内側へと進める．

MFP　中頭蓋窩骨板
SS　　S状静脈洞

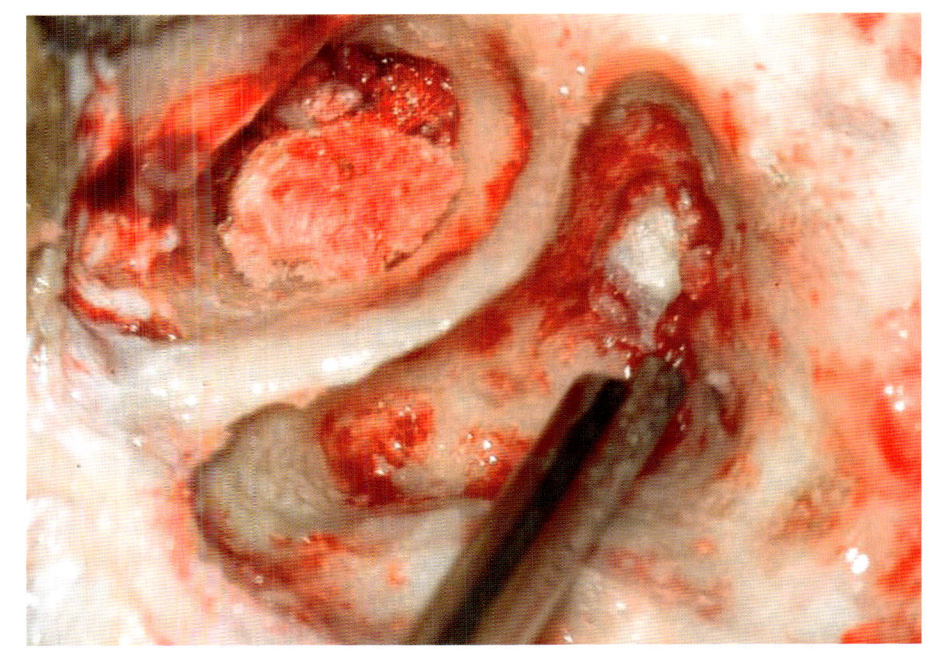

図 13.5-3 乳突洞を開放すると真珠腫が充満している．

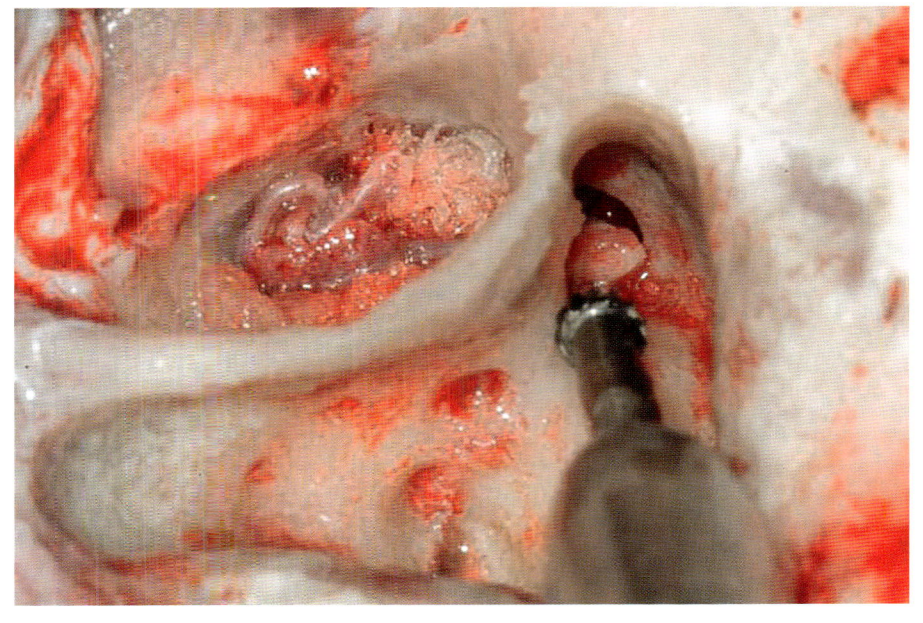

図 13.5-4 骨削除を前方に進めて上鼓室を開放している．外耳道に開窓しないよう，外耳道壁を薄くしすぎないように注意する．

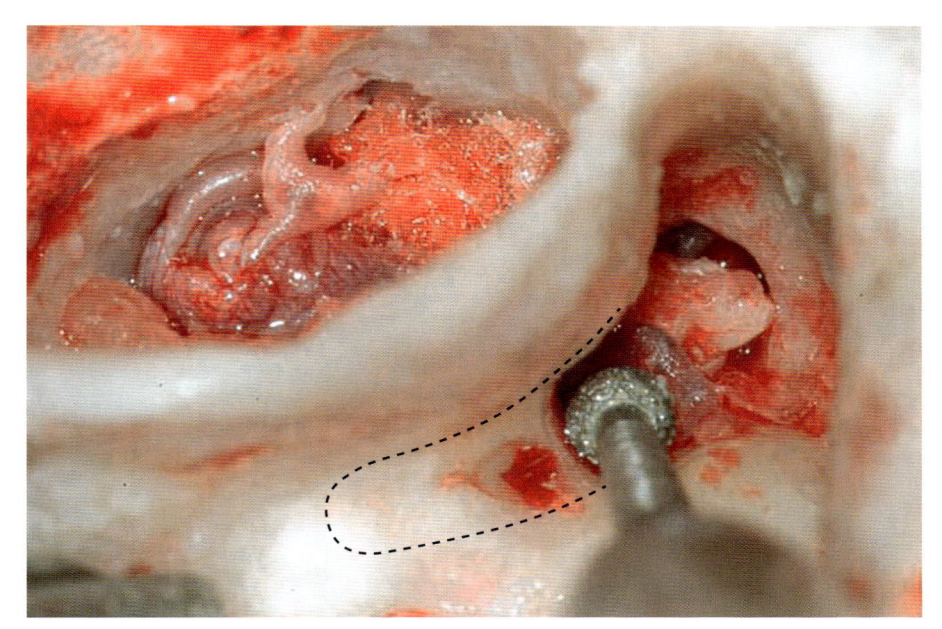

図 13.5-5　ダイヤモンドバーを使ってキヌタ骨窩を下方に延長するようにして後鼓室開放を進めた．本症例ではキヌタ骨が既に破壊されているため，この操作が耳小骨連鎖を損傷する可能性はない．削除すべき骨の範囲が点線で示してある．乳突側から下鼓室に操作を加える必要がある場合には，鼓索神経を切断して開窓部を下方に延ばすことも可能である．

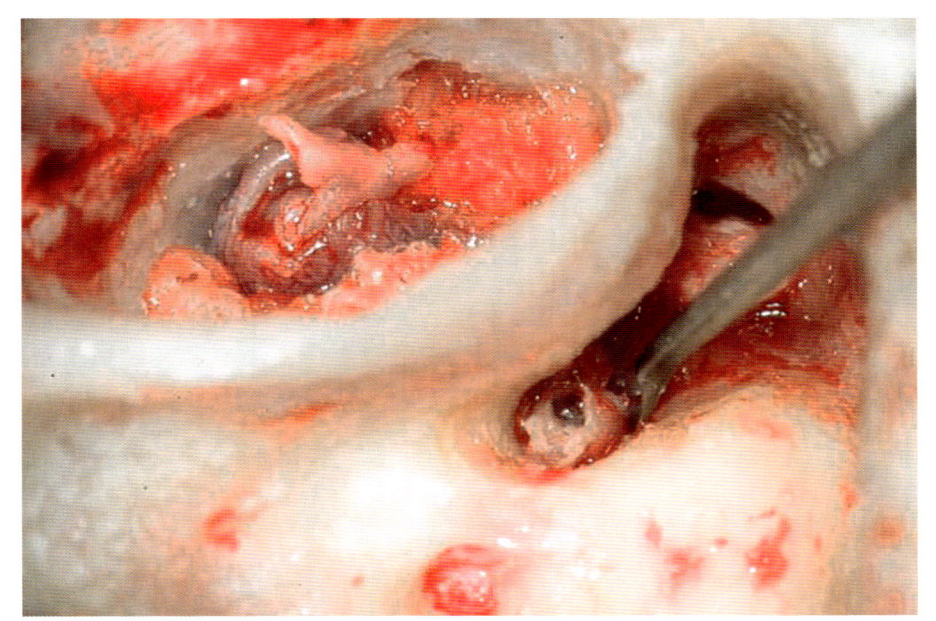

図 13.5-6　顔面神経窩に陥入する真珠腫母膜を示す．

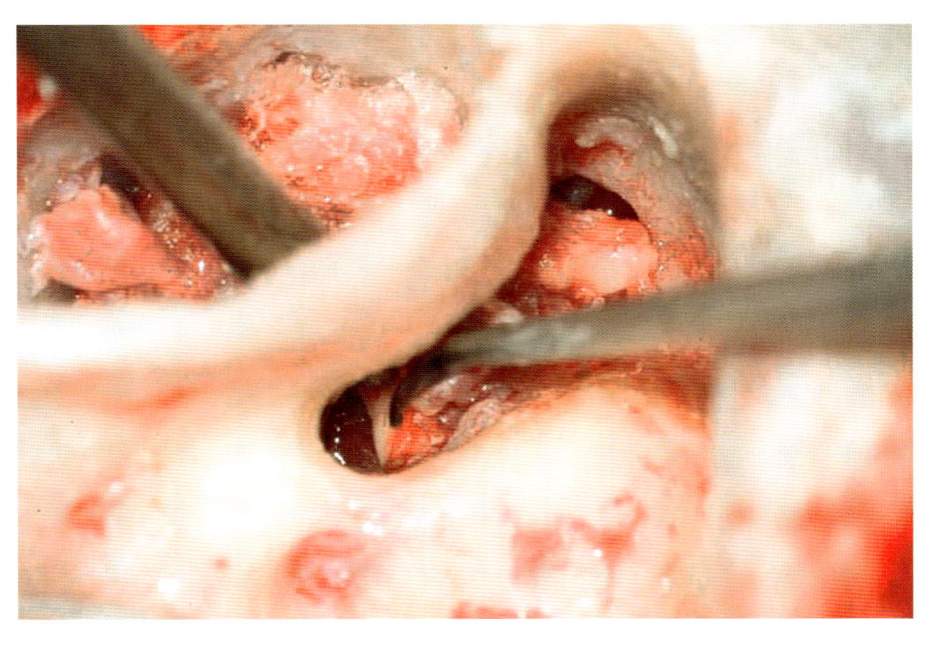

図 13.5-7　アブミ骨周囲での母膜剥離操作は，良好な視野を確保するために，吸引管を外耳道から，微細剥離子を後鼓室開放部から入れる combined approach で行う．アブミ骨周囲では繊細な操作と細心の注意が要求される．

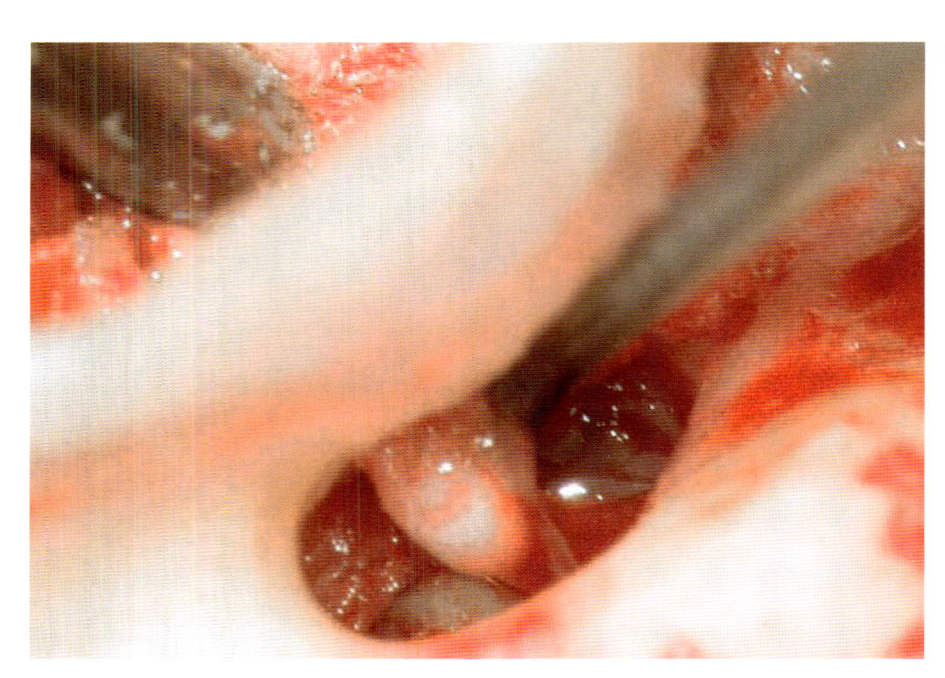

294　第13章　後壁保存型鼓室形成術（Canal Wall Up 法）

図 **13.5-8**　母膜をアブミ骨上部構造から剝離している．剝離操作は底板の長軸方向に行うようにする．

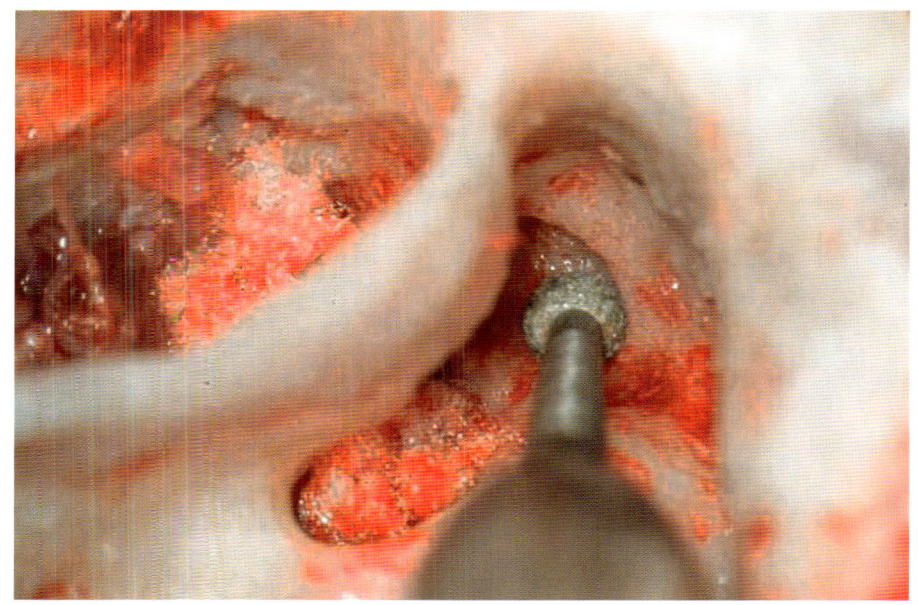

図 **13.5-9**　耳管上陥凹に陥入する真珠腫を摘出するためにツチ骨を除去する．耳管上陥凹と上鼓室後方とを隔てる cog をダイヤモンドバーで削除している．

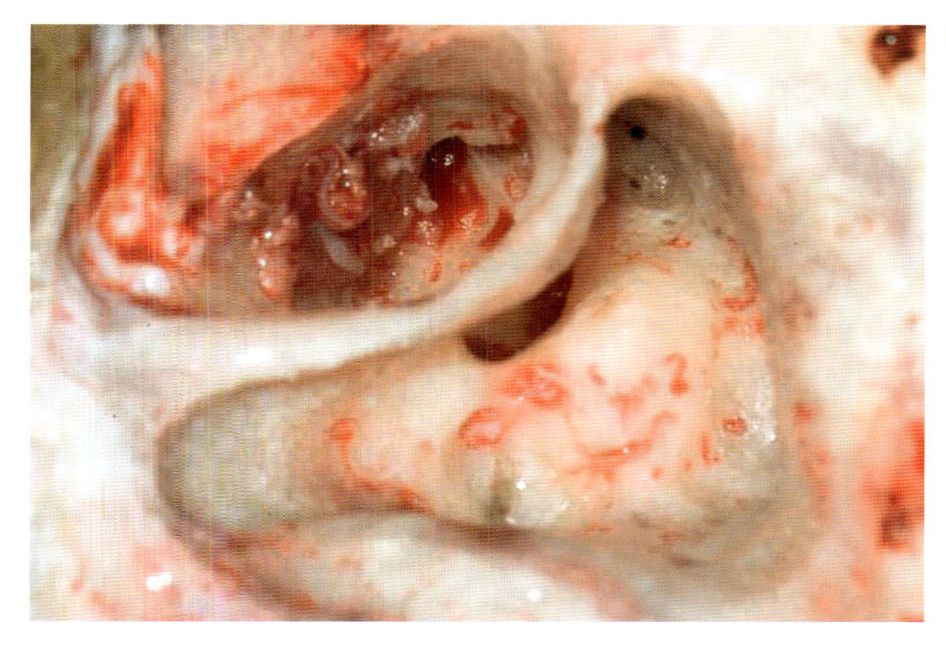

図 **13.5-10**　中耳から真珠腫を全摘する．中頭蓋窩とS状静脈洞の骨板はきれいに薄くされており，sinodural angle は大きく開かれていることに注目してほしい．

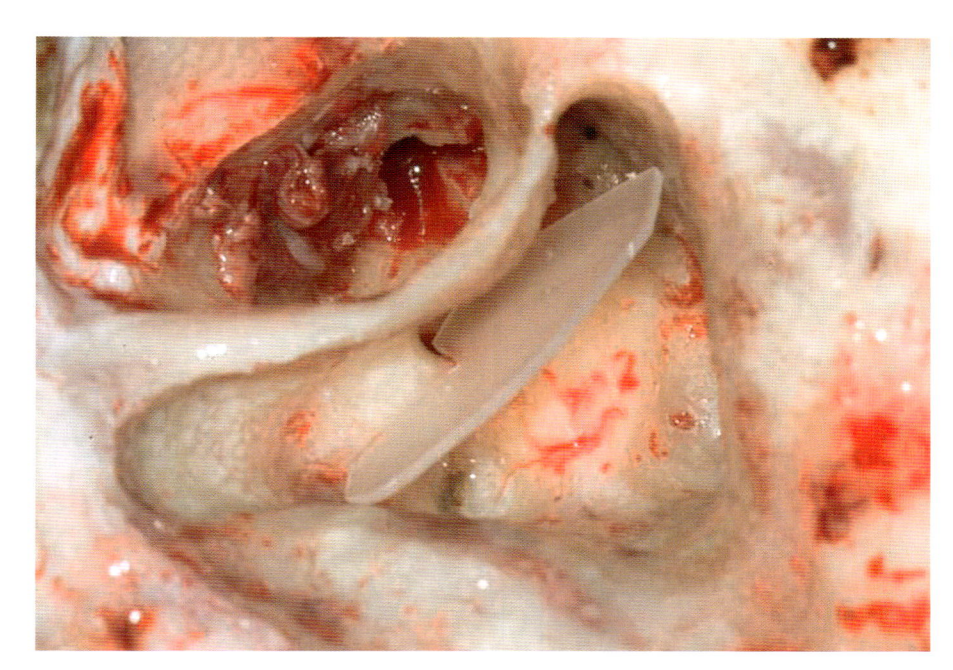

図 13.5-11　術後に鼓膜が癒着するのを防止するためにシリコン板を留置する．

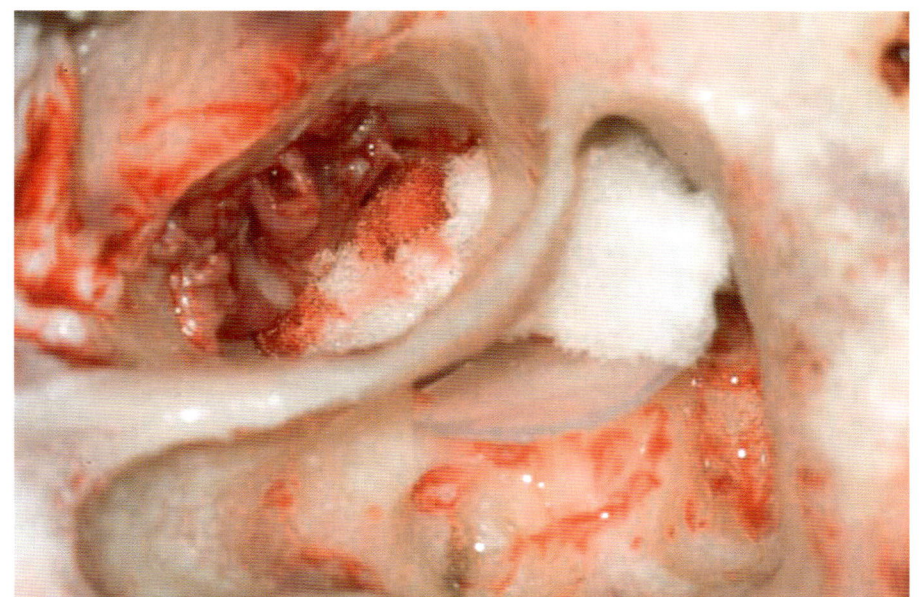

図 13.5-12　鼓室をゼルフォーム小片でパッキングする．

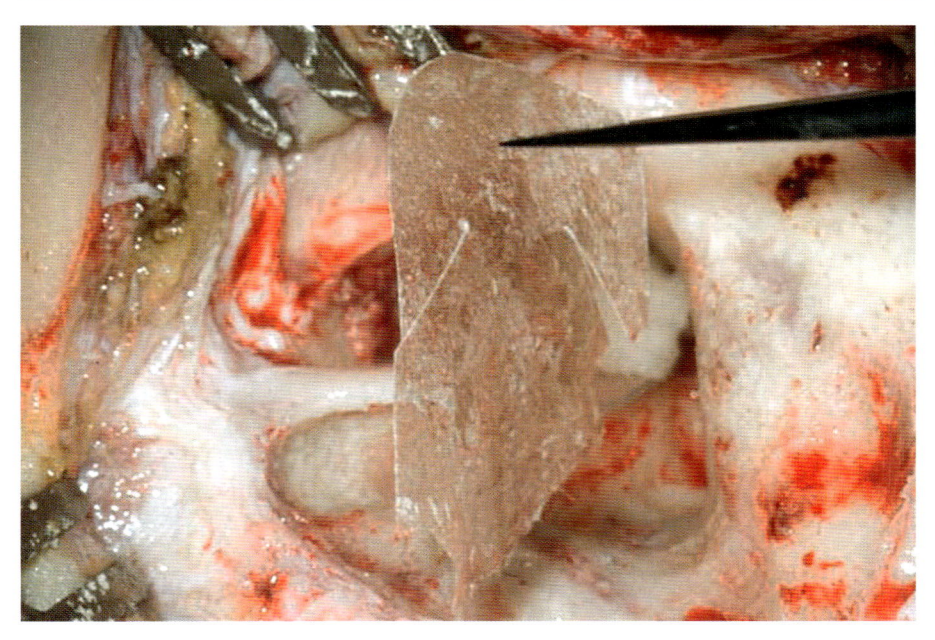

図 13.5-13　鼓膜を再建する筋膜を準備する．筋膜には2つの切れ込みを入れてある．切れ込み部分の1つは下方で骨性鼓膜輪の下に入り，もう1つは上鼓室外側壁の内側に入って骨面と筋膜との接触面を増やす．

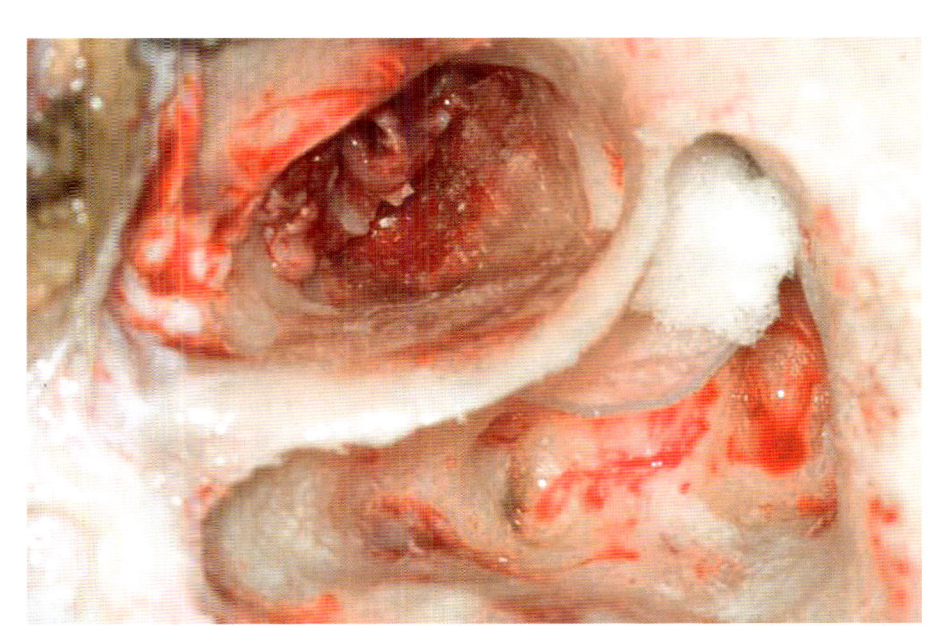

296　第13章　後壁保存型鼓室形成術（Canal Wall Up 法）

図 13.5-14　側頭筋膜がアンダーレイで敷かれている.

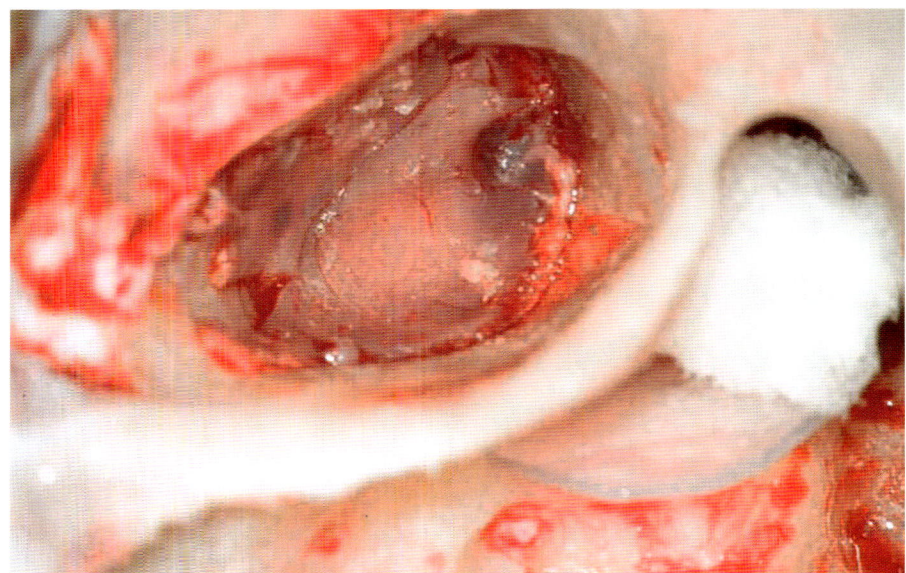

図 13.5-15　鼓膜-外耳道皮弁を側頭筋膜の上に戻す.

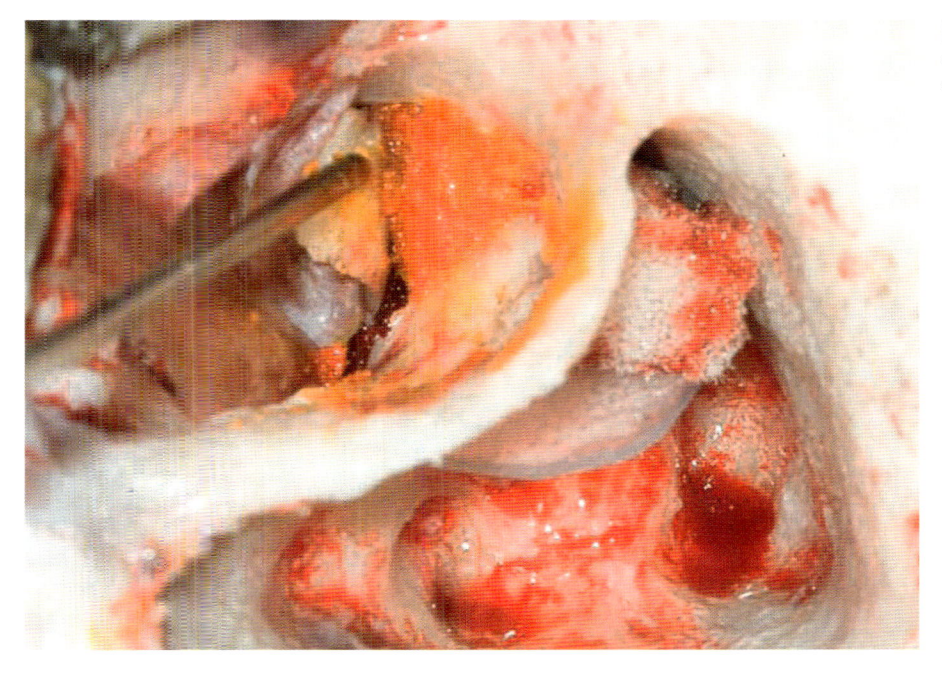

図 13.5-16　上鼓室の骨破壊は 2 つの軟骨小片の間に骨パテを挟む sandwich technique で修復する.

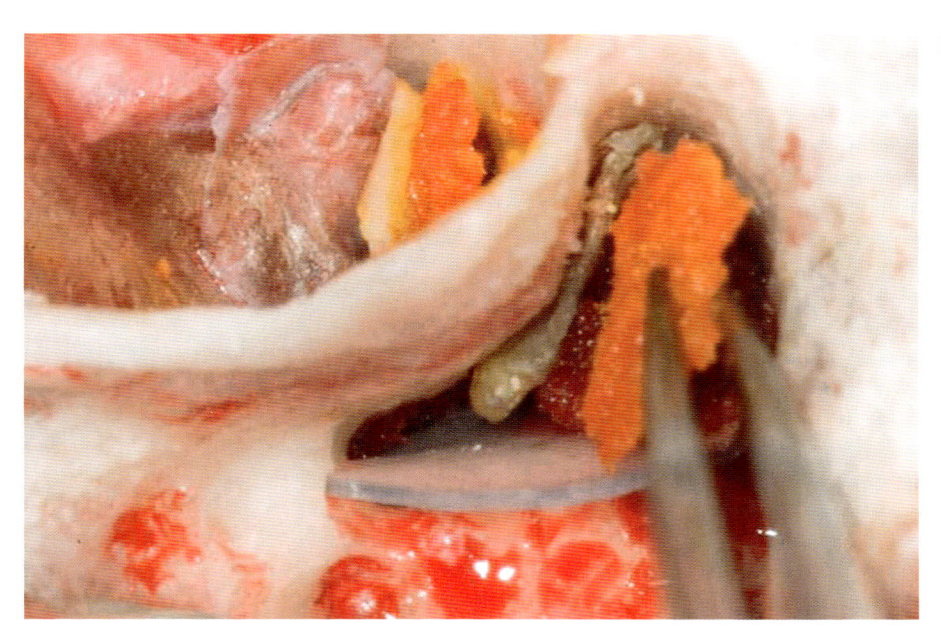

図 13.5-17　骨パテを上鼓室側から追加して再建を補強する．

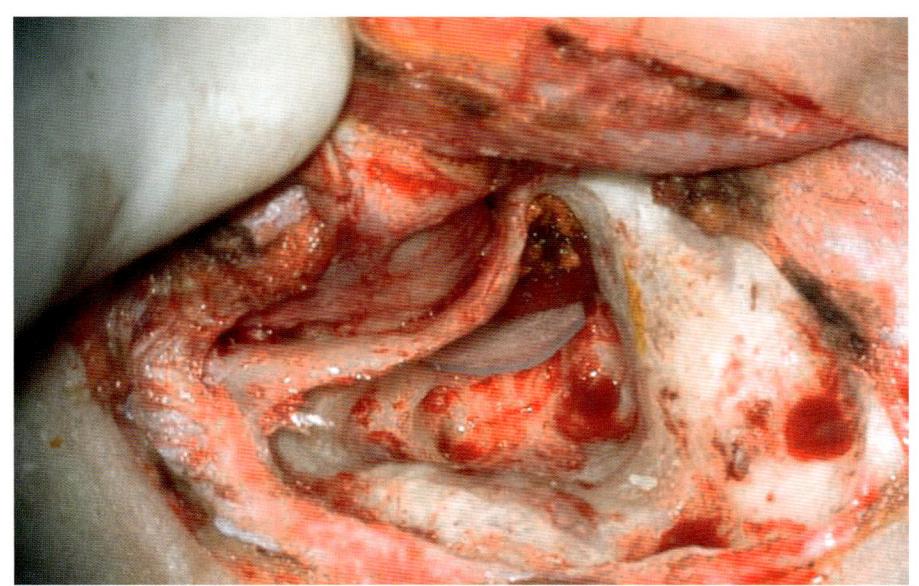

図 13.5-18　閉鎖直前の乳突腔の状態を示す．

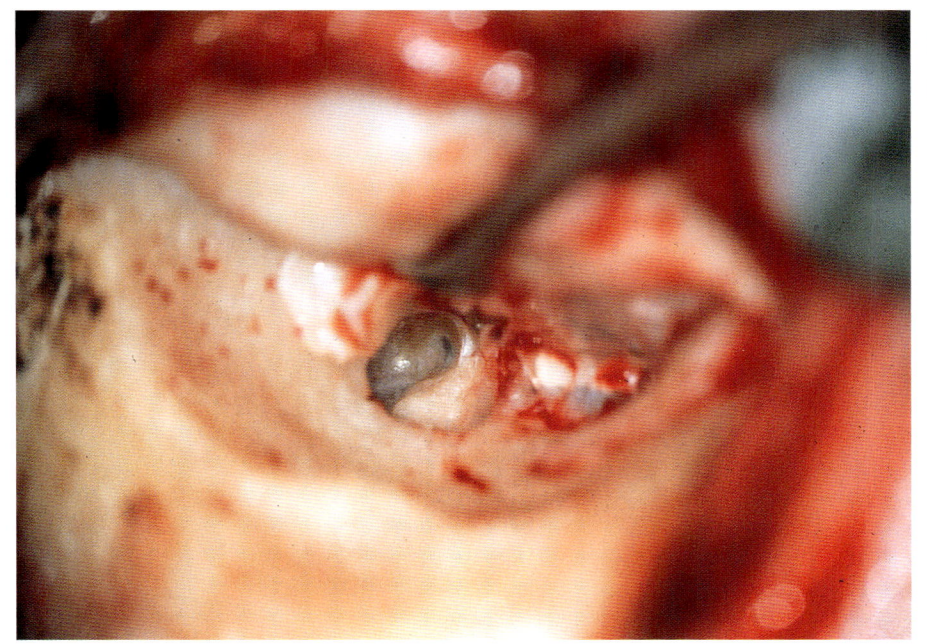

■ 症例 13.6　（右耳）

図 13.6-1　小さな上鼓室型真珠腫の症例である．耳後切開を加えて外耳道後上部の皮膚を鼓膜に向けて剥離している．後壁の破壊はわずかで鼓膜緊張部は正常だったため，外耳道前下半の皮膚を剥がさずに真珠腫に対するアプローチを作る．この視野で，深い陥凹と限局した骨破壊が見られる．

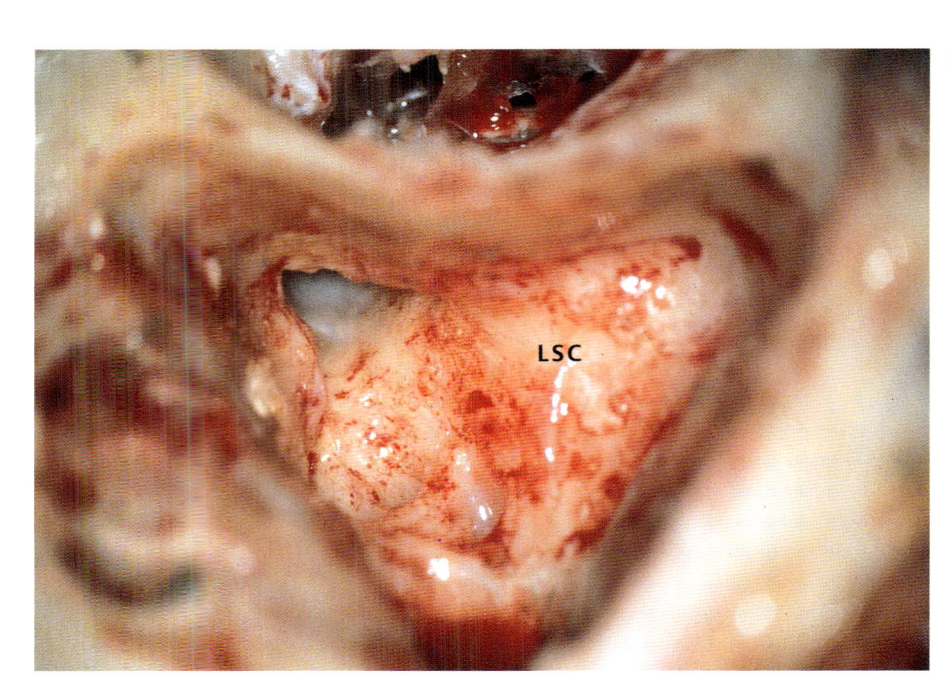

図 13.6-2　乳突削開を行い，乳突腔を調べる．真珠腫は乳突洞には達していない．

LSC　外側半規管

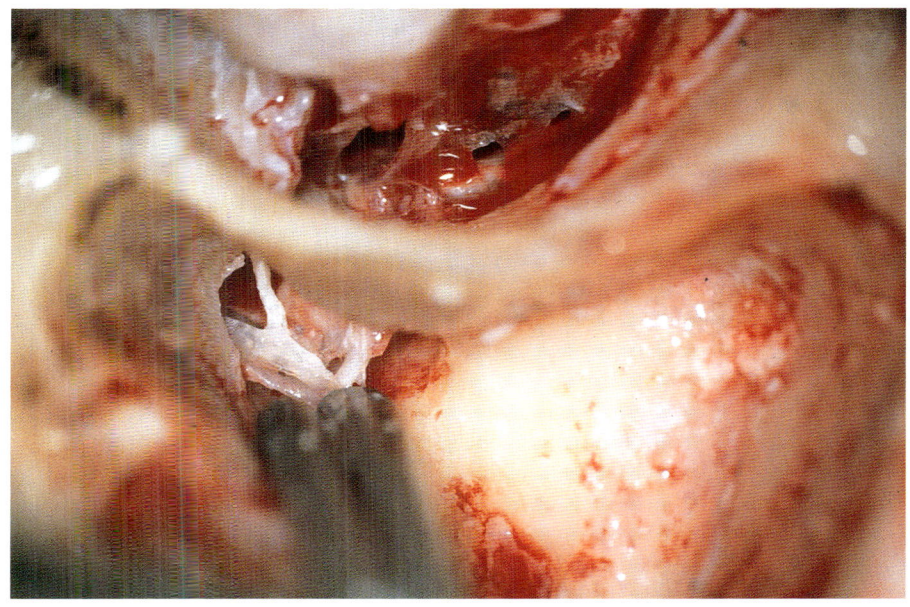

図 13.6-3　上鼓室を後部の乳突側から少しずつ開いている．薄い真珠腫母膜が上鼓室外側壁を覆っている．

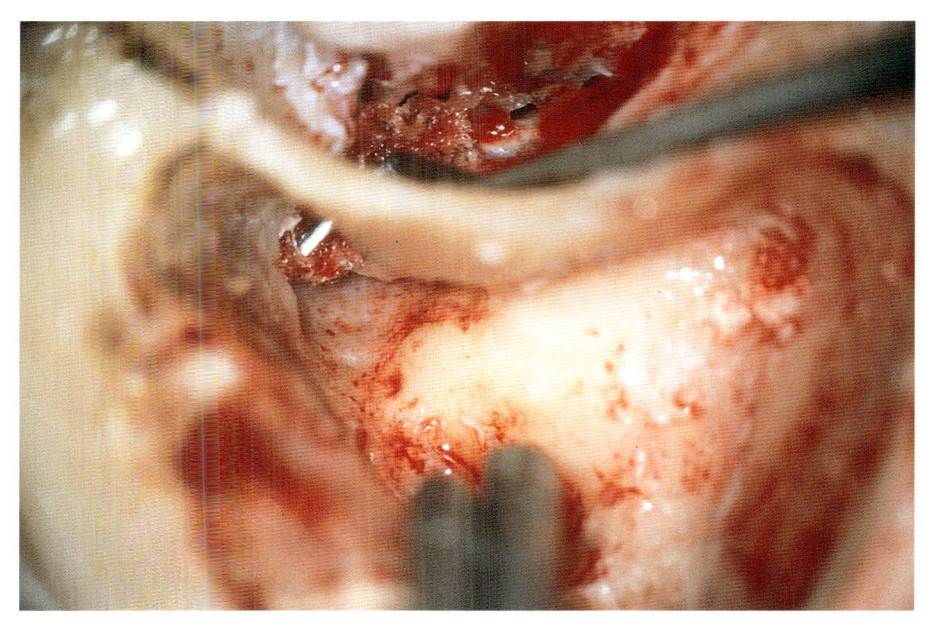

図 13.6-4　combined approach で綿片を使い，真珠腫母膜を鈍的に剥離している．

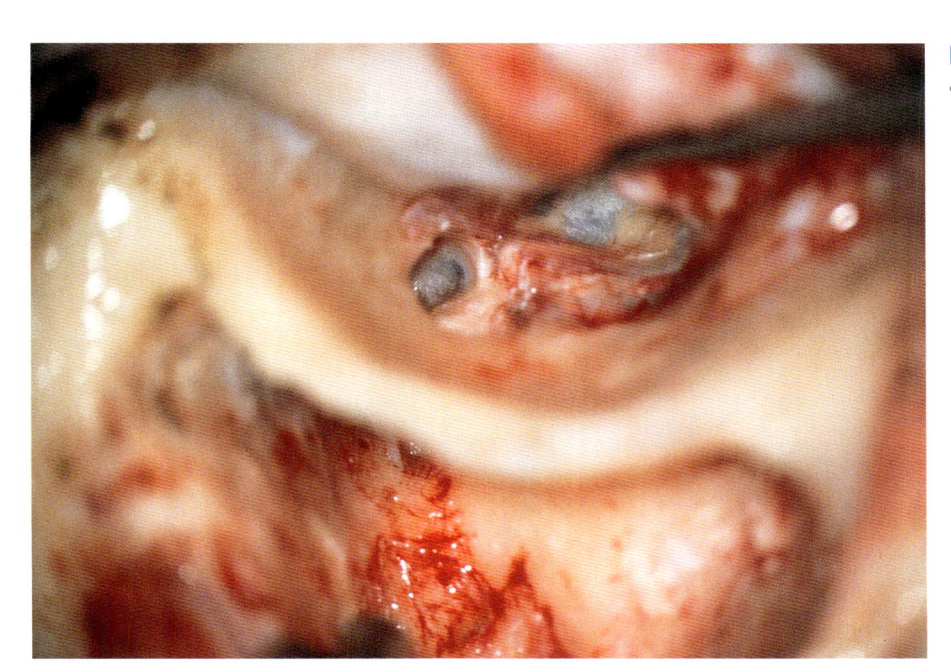

図 13.6-5　後壁によって見えない範囲が減るように，母膜の剥離は外耳道側からも行う．

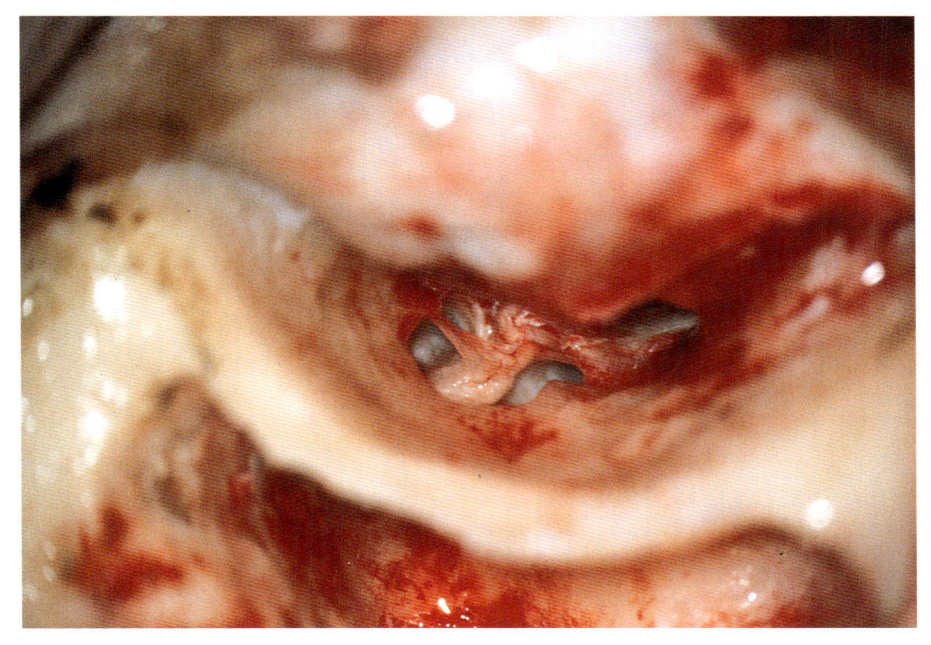

図 13.6-6　真珠腫母膜の上鼓室からの剥離はほぼ完了している．ツチ骨頭の外側部にのみ母膜がわずかに残っている．

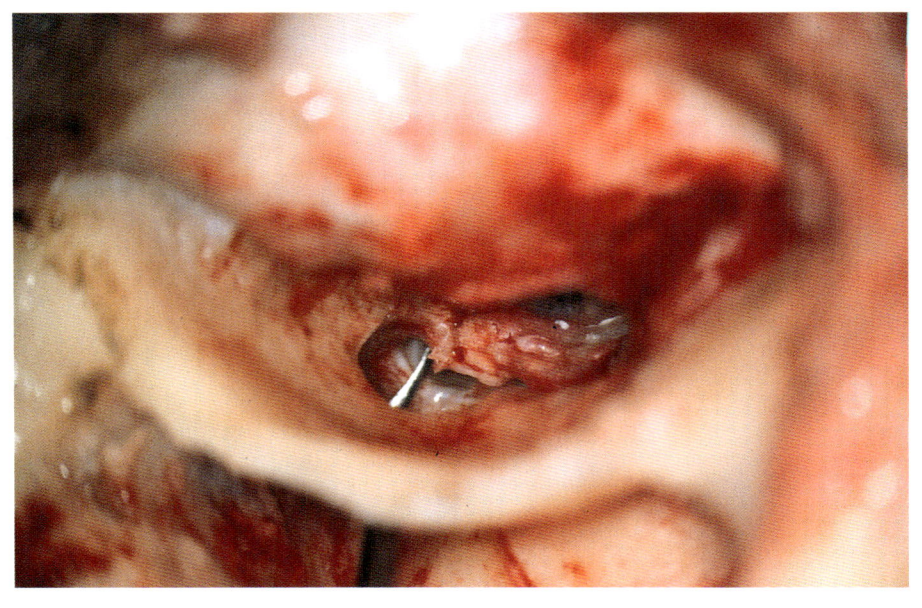

図 13.6-7　ツチ骨頸を切断し，ツチ骨頭を上皮とともに除去する．

300　第13章　後壁保存型鼓室形成術（Canal Wall Up 法）

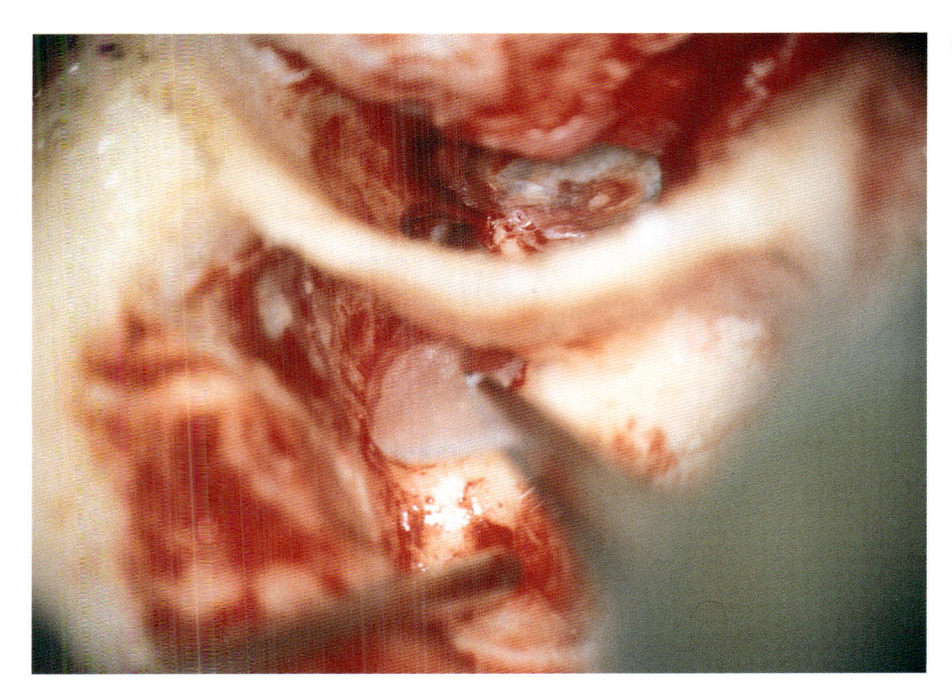

図 13.6-8　シリコン板を乳突側から挿入する．

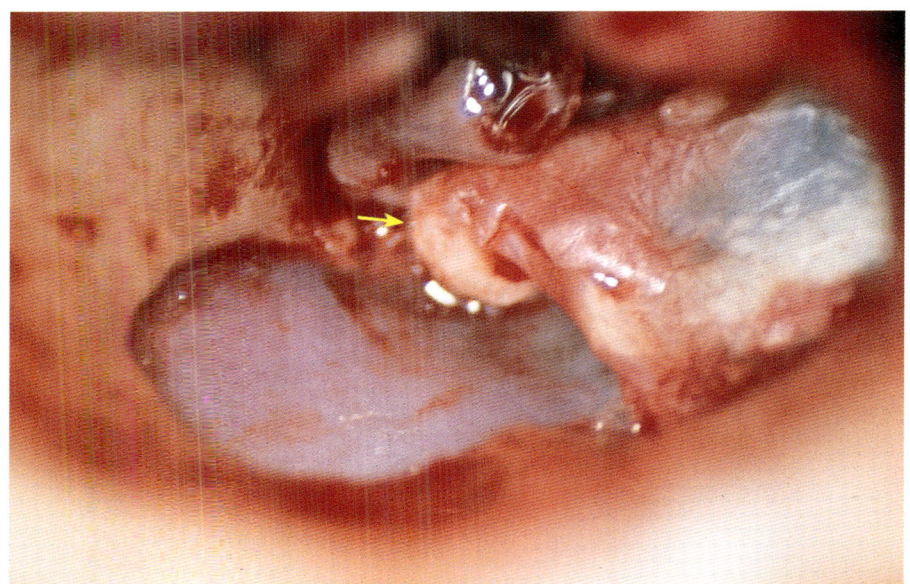

図 13.6-9　軟骨小片を外耳道の骨欠損部下に置き，外耳道を再建する．鼓膜-外耳道皮弁は下方に翻転してある．ツチ骨頸断端を見ることができる（矢印）．

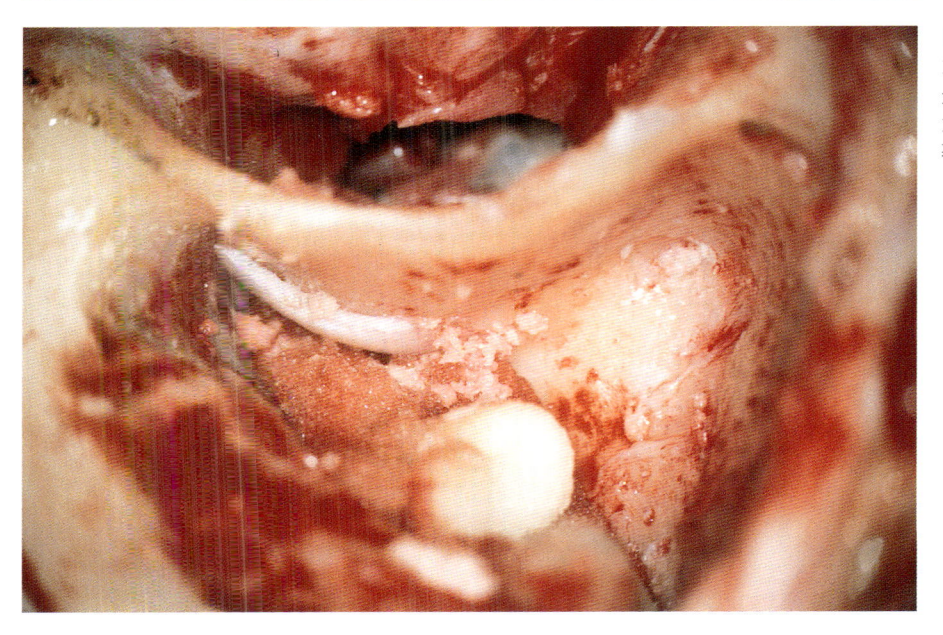

図 13.6-10　外耳道を閉鎖する軟骨は，乳突側からゼルフォームで支えて固定する．外耳道の骨欠損を完全に閉鎖するために，軟骨上に外耳道側から骨パテを乗せ，さらにその上を薄い軟骨板で覆う．

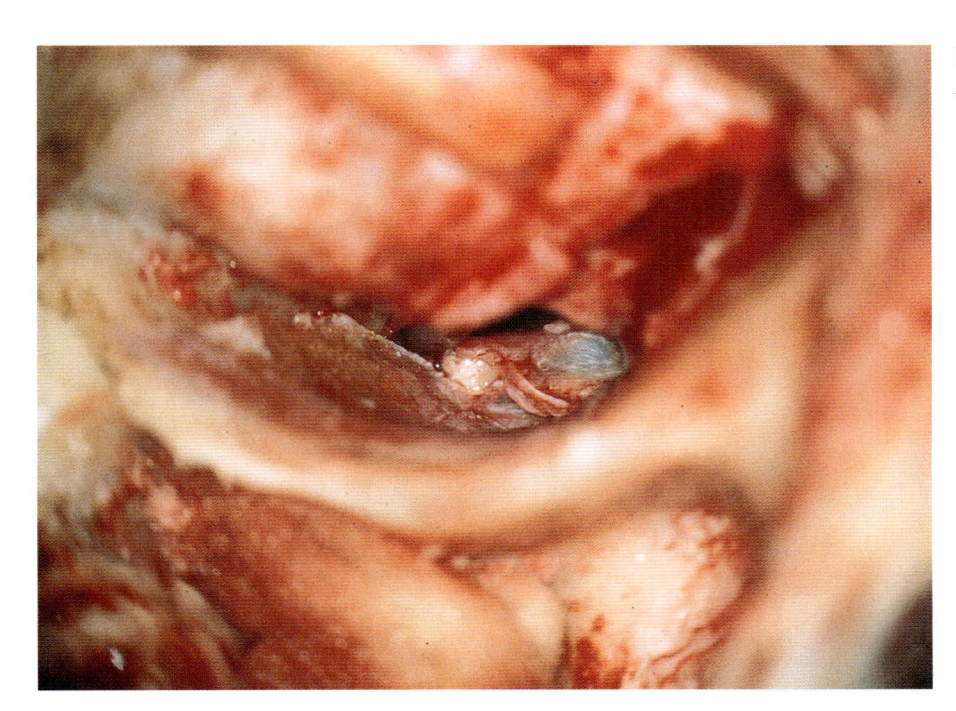

図13.6-11 軟骨の上を覆い，残存鼓膜の下に入るように側頭筋膜を敷く．

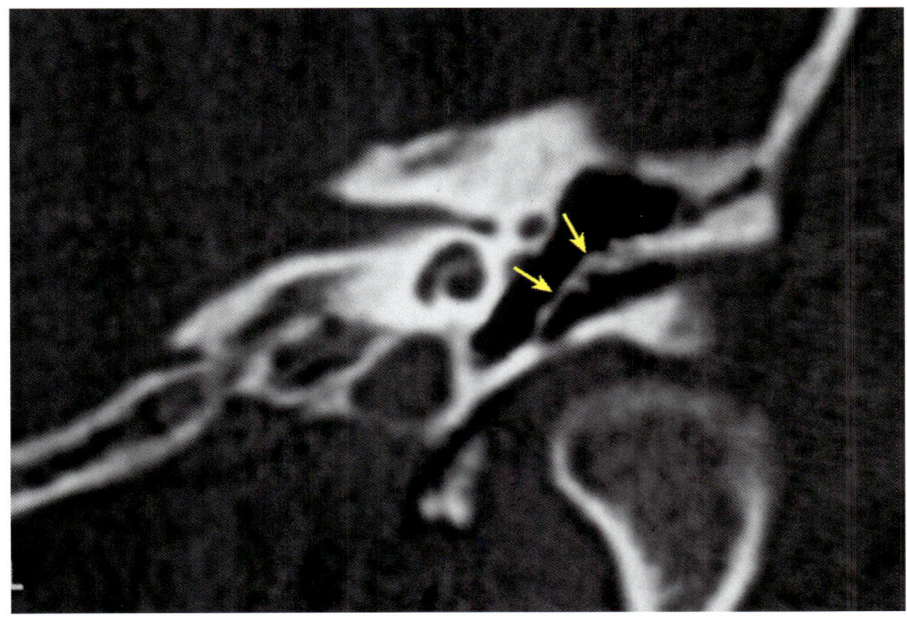

図13.6-12 術後のCTを見ると中耳腔は含気化されており，再建された後壁はきれいに骨化しているのがわかる（矢印）．

後壁保存型鼓室形成術（Canal Wall Up 法）の第2期手術と再手術

後壁保存型鼓室形成術を行った場合には，ほぼ全例で第2期手術を1年以内に計画するべきである．第2期手術の目的は，遺残した真珠腫が疾患として扱うべき状態となる前に摘出し，耳小骨連鎖を再建することにある．初回手術で危険を伴う母膜を剝離せずに意図的に残した症例では，通常は第2期手術を6か月以内に計画する．

初回手術で見られた真珠腫の局在に従って第2期手術でのアプローチ法を決定する．そのため，初回手術での真珠腫の局在を正確に記載しておくことが極めて重要となる．われわれが病変の局在を示すために常用している図を図13.32に示す．

- 初回手術で真珠腫が上鼓室か乳突洞，あるいはその両者にある場合，または外側半規管上に意図的に母膜を残した場合には，第2期手術では耳後切開の経乳突腔的アプローチを計画し，中耳腔全体を検索する必要がある（図13.33）．
- 初回手術で真珠腫が鼓室後壁を含む中鼓室付近に限局していた場合，あるいは疾患が真珠腫ではない場合には，経外耳道的なアプローチを選択する．この場合には耳小骨形成と同様のアプローチで第2期手術を行うことになる（図13.34，第11章 耳小骨形成術を参照➡ 187頁）．

外耳道の再建に骨パテと2層の軟骨を使った場合であっても，真珠腫が再発する症例は存在する．真珠腫の再形成ないしは後壁骨や再建で使った軟骨の萎縮が見られる場合，あるいは上鼓室にポケット状の陥凹が形成され始めている場合

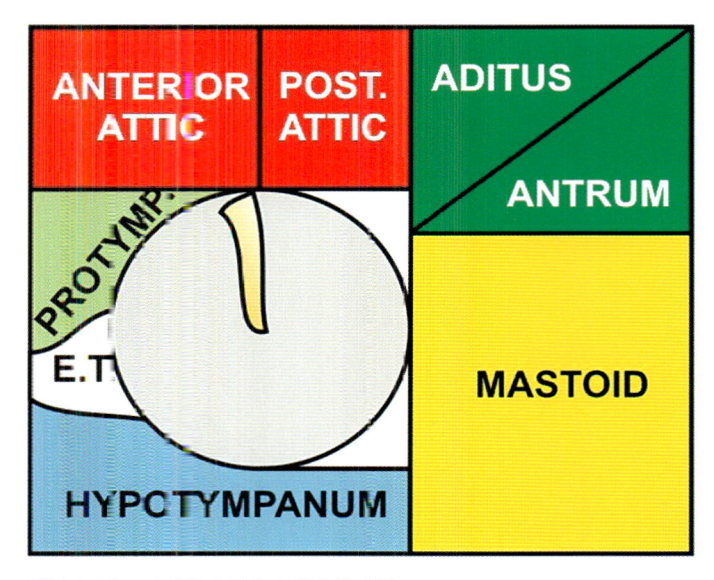

図 13.32　真珠腫の局在を示す模式図

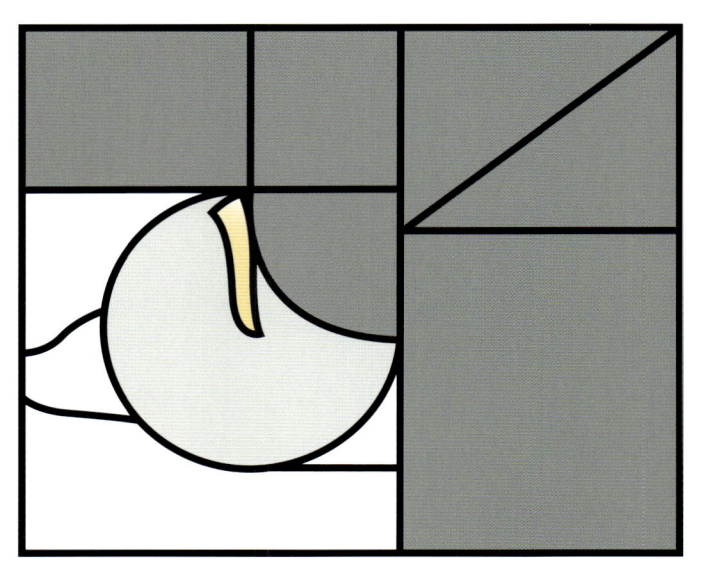

図 13.33　耳後切開での経乳突アプローチ

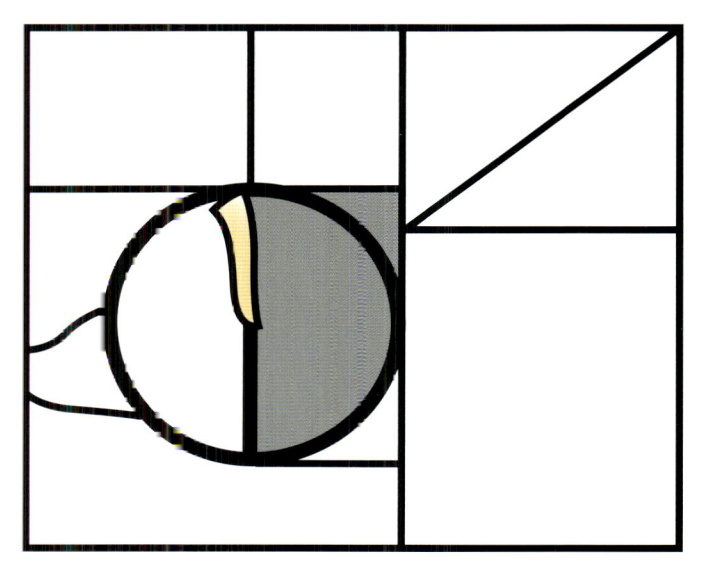

図 13.34　経外耳道アプローチ

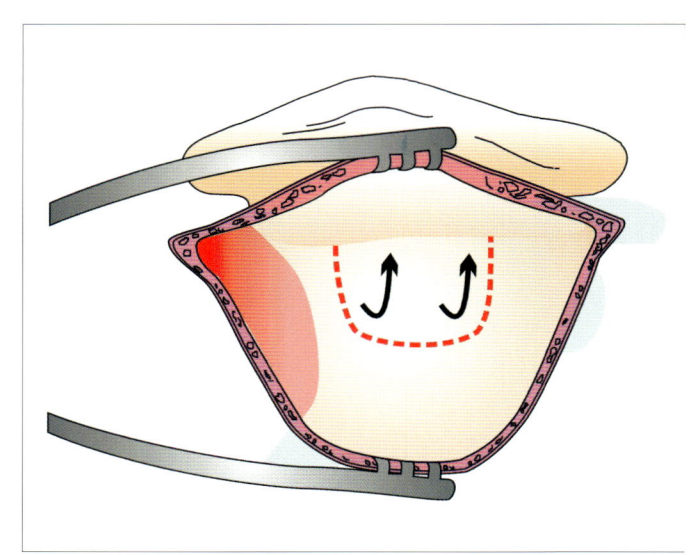

図 13.35　前方を基部とする四角形の皮下組織弁を作製する．

には，第2期手術や再手術では成人，小児ともに基本的には後壁削除型鼓室形成とする．

■ 手術ステップ

1. 耳後切開ののちに，側頭筋膜か前回の手術後に形成された耳後反下の瘢痕組織を採取する．皮下組織に切り込む前に深部の骨を触診し，切り込む部分にS状静脈洞や中頭蓋窩硬膜の露出がないことを確認する．切開はこれらの構造を壊さないように骨面上で行わなければならない．道育に上方，下方，後方を切って前方を茎とする四角形のフラップを作製する（図 13.35）．
2. 皮下組織弁を骨面から剥がし，皮下組織と粘膜層に切り込んで乳突腔に入る．開創器をかけて耳後に形成された軟組織弁とともに耳介を前方に圧排するが，この段階で外耳道後壁皮膚を破らないように注意する（図 13.36，13.37）．

3. 症例によっては乳突腔は術後に形成された新生骨で覆われ，場合によってはほとんど閉じてしまっている．特に小児例に多い．
4. 耳小骨形成や病変の摘出に乳突腔からの術野だけでは不十分な場合には，combined approach の適応となる．外耳道後壁の皮膚を剥離するが，このとき第2期手術では皮膚が非常に薄い場合があるため，注意が必要である．初回手術で十分な外耳道形成が行われている場合には，外耳道皮膚に切り込む必要がないことが少なくない．開創器で外耳道皮膚と耳介を前方に圧排した後に，乳突洞を観察し，真珠腫の有無を確認する．シリコン板は乳突腔側から除去する（図 13.38，13.39）．
5. 外耳道後壁の皮膚を線維性鼓膜輪のレベルまで剥離し，鼓室粘膜に切開を加えて鼓室を開放する．アブミ骨が見えなかったり，上鼓室方向の観察が必要な場合には小さく上鼓室を開放する．そのために，初回手術で後壁再建

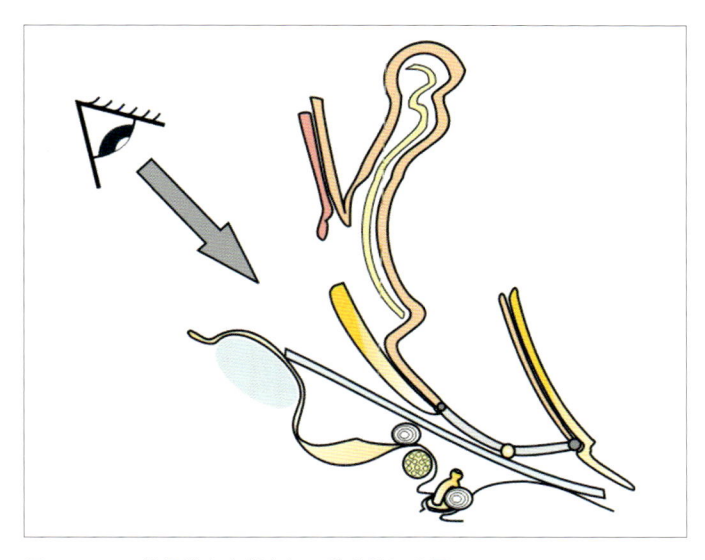

図 13.36　軟組織弁を挙上して乳突腔に入る．

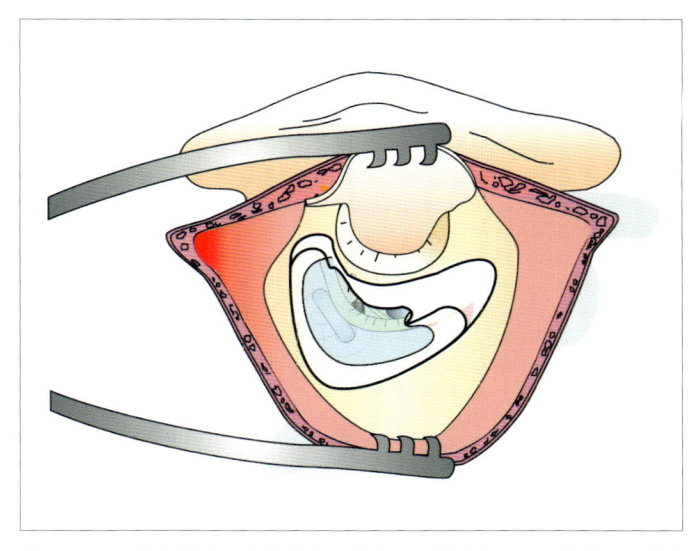

図 13.37　耳介後方の軟組織を開創器で圧排する．この段階では外耳道皮膚は切らない．

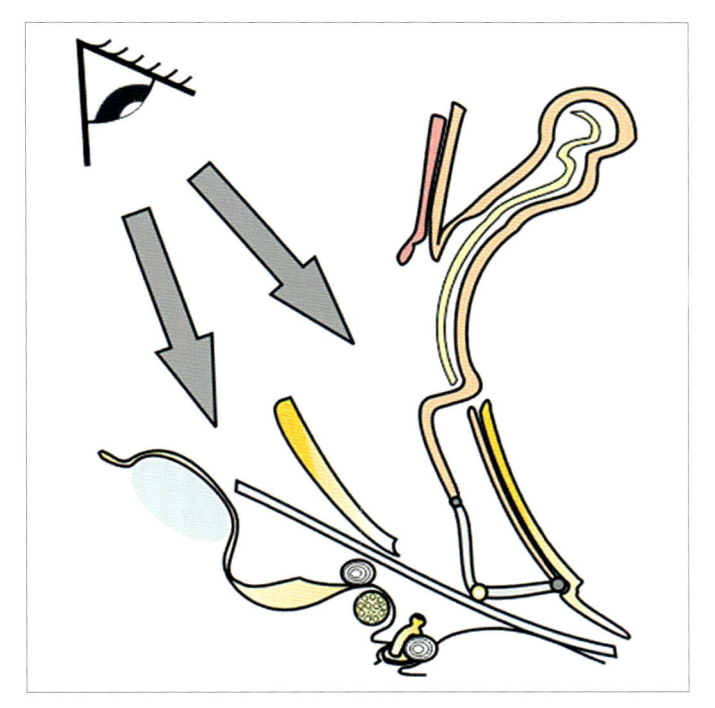

図 13.38　後方からの視野が十分でない場合は外耳道から鼓室に入り combined approach とする．

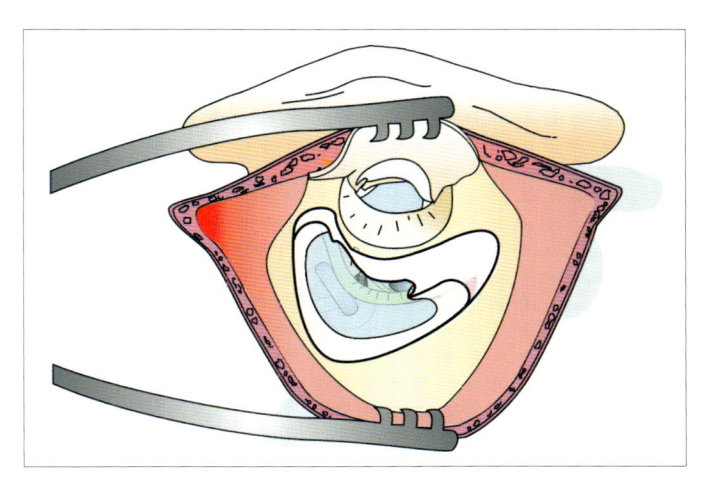

図 13.39　外耳道皮膚と耳介を開創器で圧排して初回手術後の新生骨組織を削除する．

に用いた軟骨をこの段階で少し切除する場合もある．切除した軟骨は手術の最後に戻してもよい．
6. 中耳を観察して病変の残存がないかをチェックする．もし残存があれば，細心の注意をもって除去しなければならない．
7. 症例によってはシリコン板が厚い粘膜に覆われており，これが小さな遺残真珠腫を覆い隠している場合がある．中耳腔を検索する場合には，このような粘膜は完全に除去しなければならない．
8. 真珠腫が乳突腔や乳突洞口，迷路周囲蜂巣などに遺残していた場合には，真珠腫摘出後に接していた粘膜と骨をドリルで削り，母膜が蜂巣などに残る可能性を減らす．

9. 真珠腫が中鼓室後方に遺残していた場合には，母膜を破らないように摘出し，綿片と鼓室洞フックを使って粘膜を擦過し，清掃する．
10. これと同時に，鼓室と残存する耳小骨に癒着した粘膜や結合織を清掃し，鼓室峡部（tympanic isthmus）が閉鎖しないようにする．
11. 多くの症例では，自家ないし同種キヌタ骨を使って耳小骨連鎖を再建する（第 11 章 耳小骨形成術を参照 ➡ 187 頁）．上鼓室を開放した場合には，外耳道後壁を自家軟骨で補強しておく．鼓室をゼルフォームでパッキング後に鼓膜-外耳道皮弁を戻す．外耳道もゼルフォームでパッキングする．

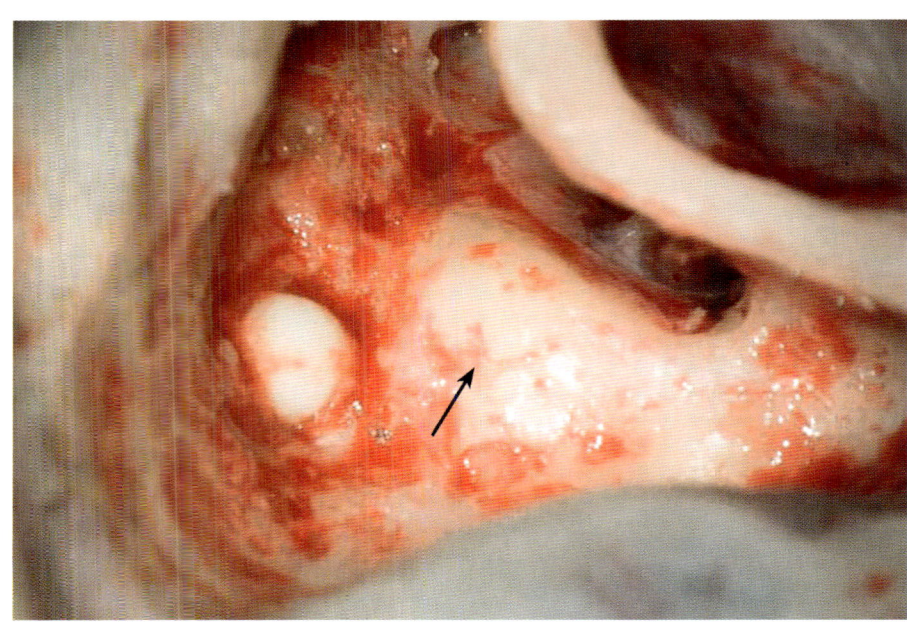

■ 症例 13.7 （右耳）

図 13.7-1　真珠腫に対する後壁保存型鼓室形成術の第2期手術症例．初回手術で敷いたシリコン板は既に除去している．初回手術であけた後鼓室開放部を通して健常な粘膜に覆われた鼓室を見ることができる．外側半規管隆起（矢印）の上方に遺残性真珠腫が見られる．

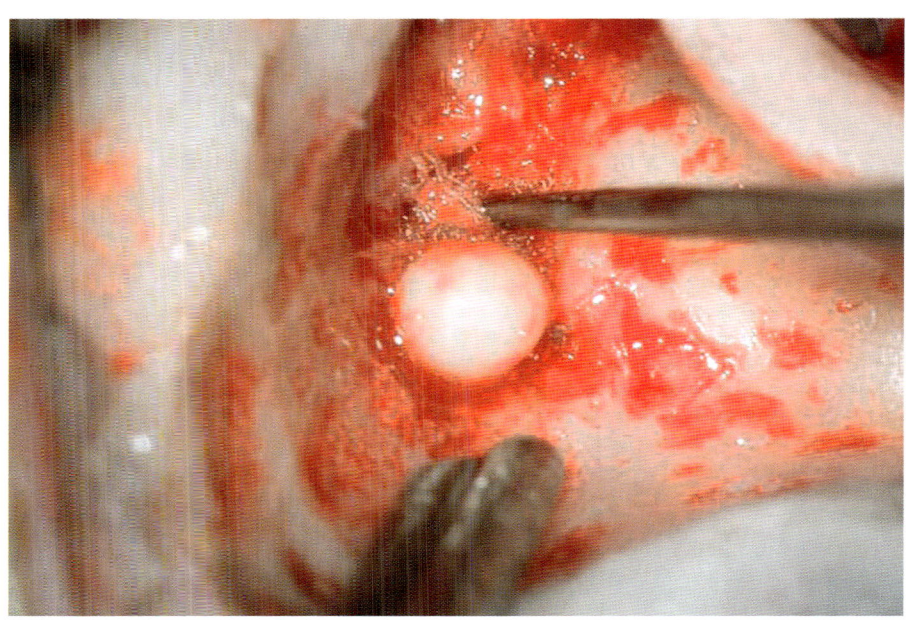

図 13.7-2　微細剥離子と小綿片を使って遺残する真珠腫を鈍的に剥離している．

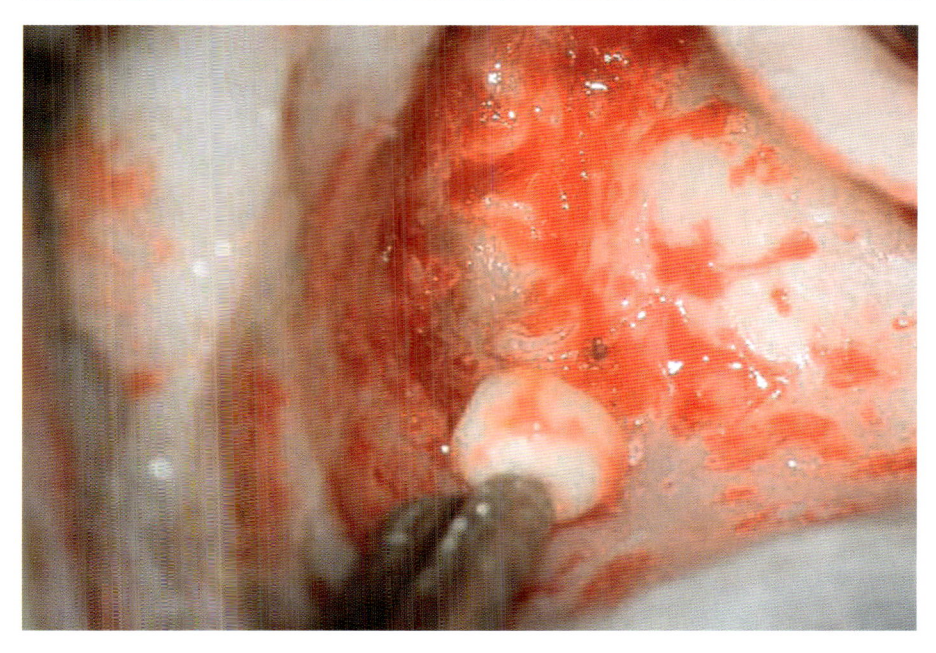

図 13.7-3　乳突腔から真珠腫を摘出する．真珠腫はパールを形成しており，一塊として摘出することができる．

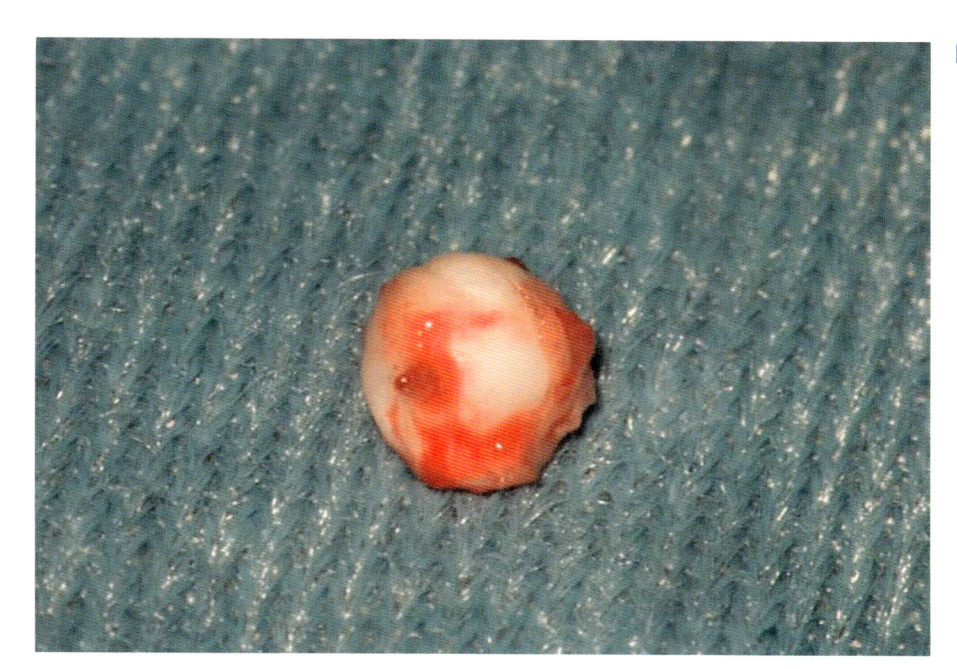

図 13.7-4　摘出した真珠腫を示す．

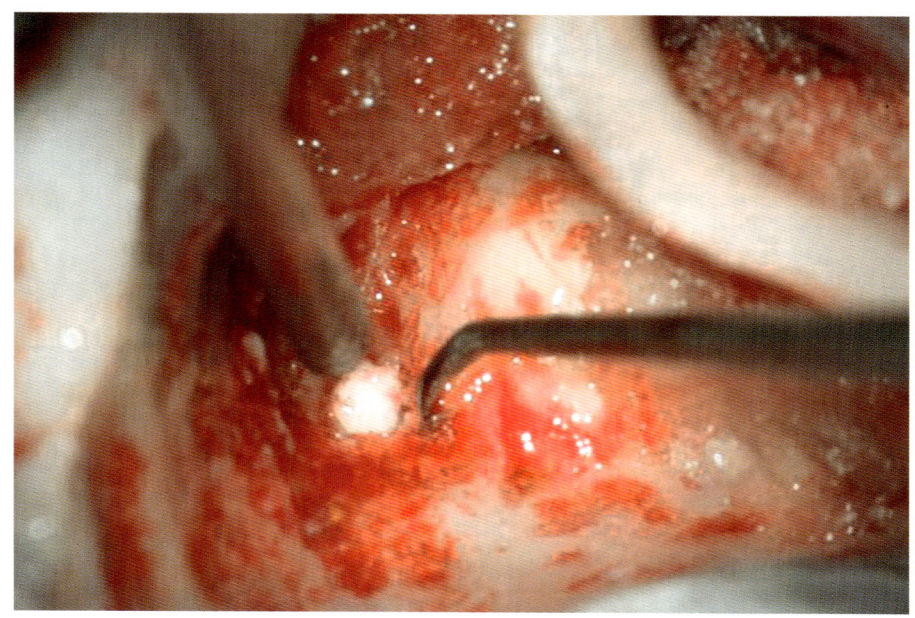

図 13.7-5　上述の真珠腫の深部に見つかった迷路周囲蜂巣に陥入する別の真珠腫を示す．

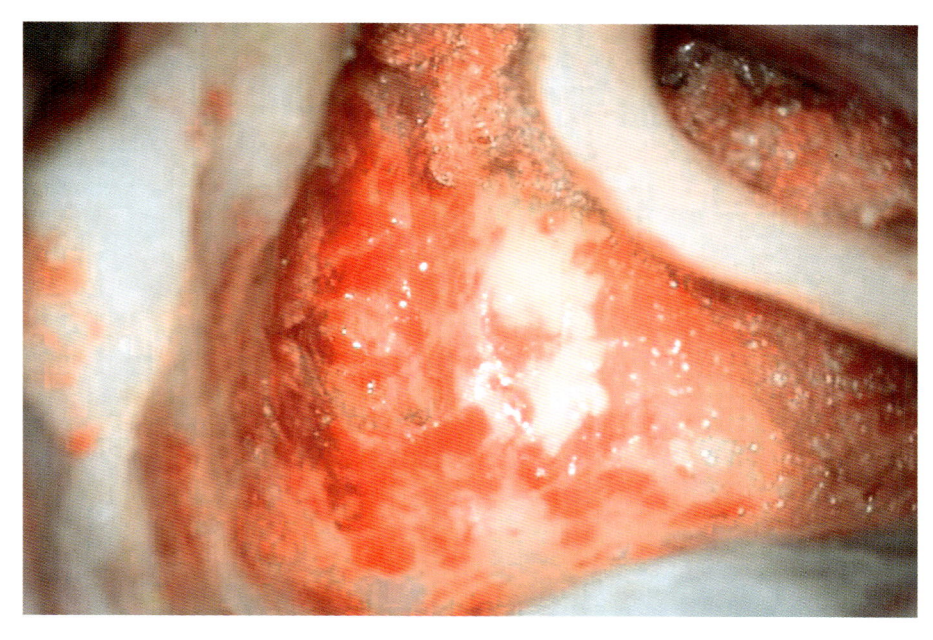

図 13.7-6　この真珠腫の内側端は小さな蜂巣に陥入しており，一塊としての摘出を考えるのは現実的ではない．

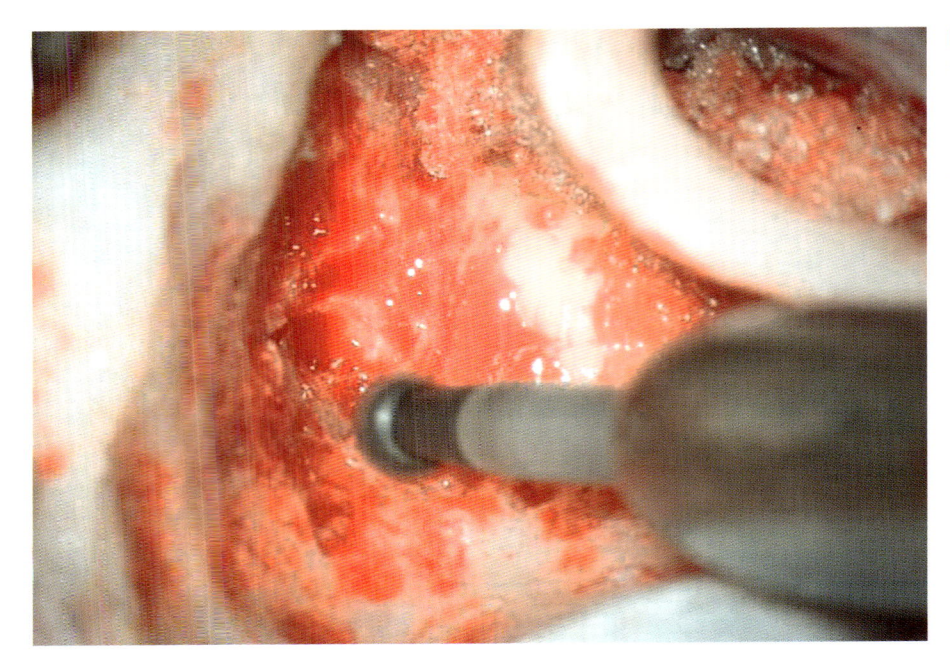

図 13.7-7　カッティングバーを使って真珠腫母膜が入り込んだ蜂巣を削除する．この部分は弓下動脈が貫通する上半規管中央部の蜂巣に相当する．乳突洞内側壁から上半規管後端部までの距離は十分に遠く，この部分はある程度深く掘り込んでも安全である．

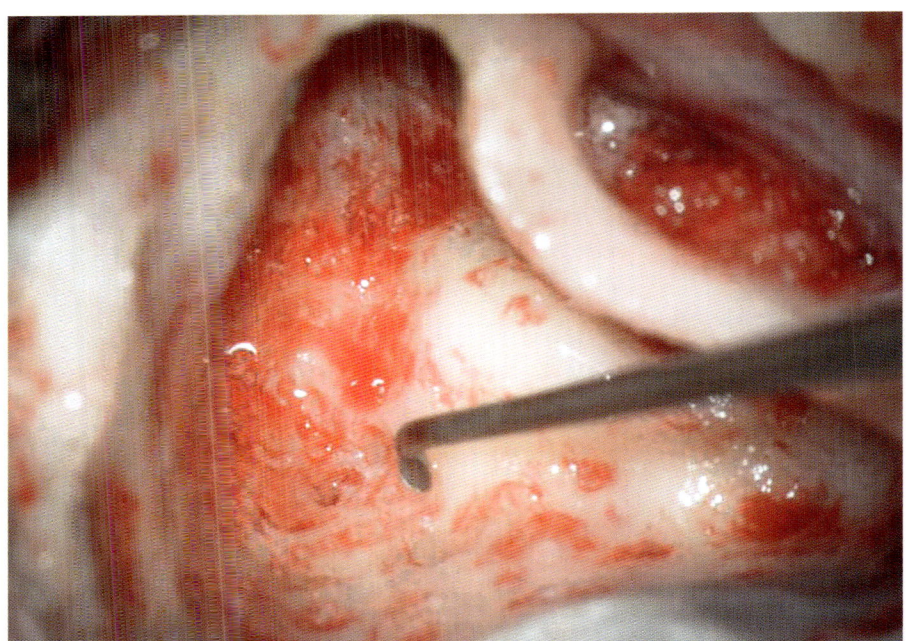

図 13.7-8　内側壁にはまだ小さな蜂巣の開口が見られ，真珠腫が陥入している．このような症例で初めからダイヤモンドバーを使うと母膜は埋められて見逃される可能性が高い．

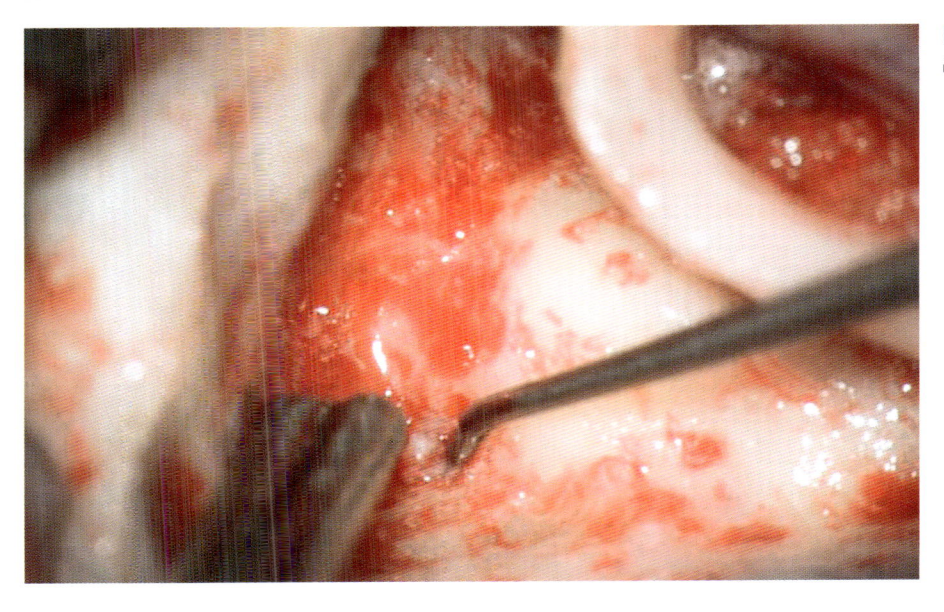

図 13.7-9　小さな蜂巣群に浸潤する母膜を露出する．

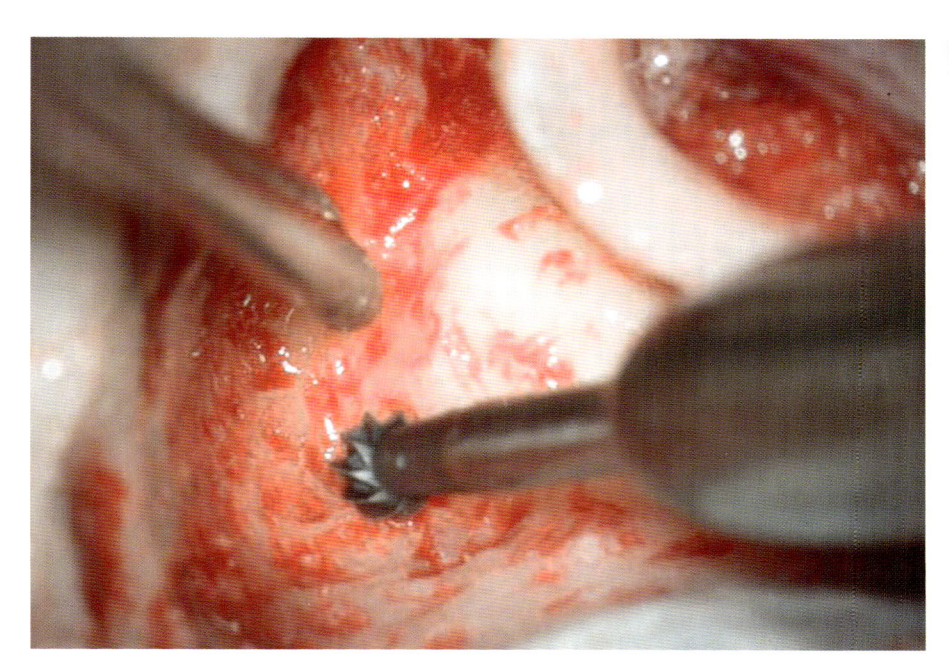

図 13.7-10　迷路周囲蜂巣をカッティングバーでさらに削除する．

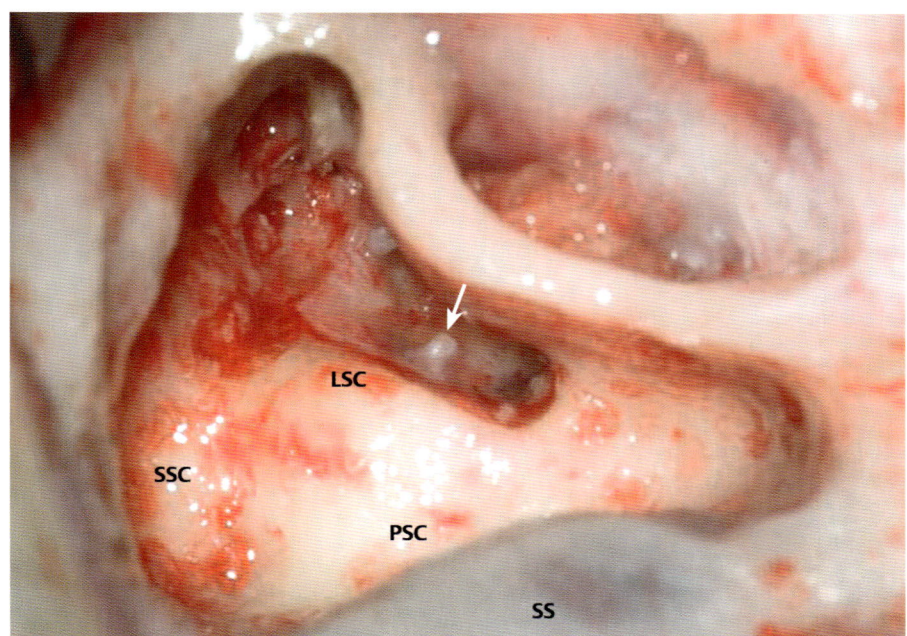

図 13.7-11　母膜の浸潤する蜂巣が完全に削除されている．各半規管を入れる迷路骨包の形状が明らかになっている．後鼓室開放部からはアブミ骨頭を見ることができる（矢印）．

LSC　外側半規管
PSC　後半規管
SS　　S状静脈洞
SSC　上半規管

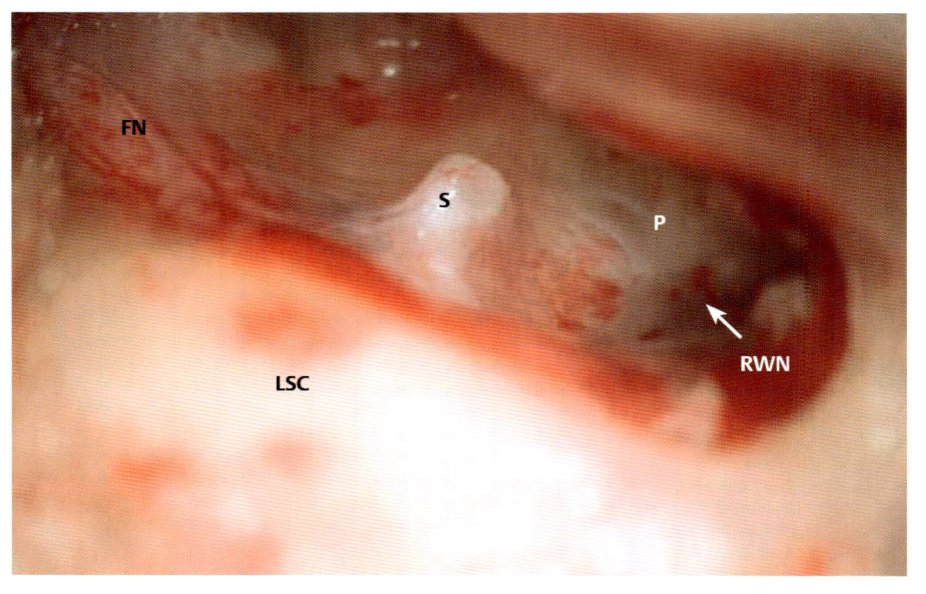

図 13.7-12　アブミ骨周囲を示す．アブミ骨頭はシート状の粘膜に覆われており，その下方では正円窓小窩が岬角後方に位置している．

FN　　顔面神経
LSC　外側半規管
P　　　岬角
RWN　正円窓小窩
S　　　アブミ骨

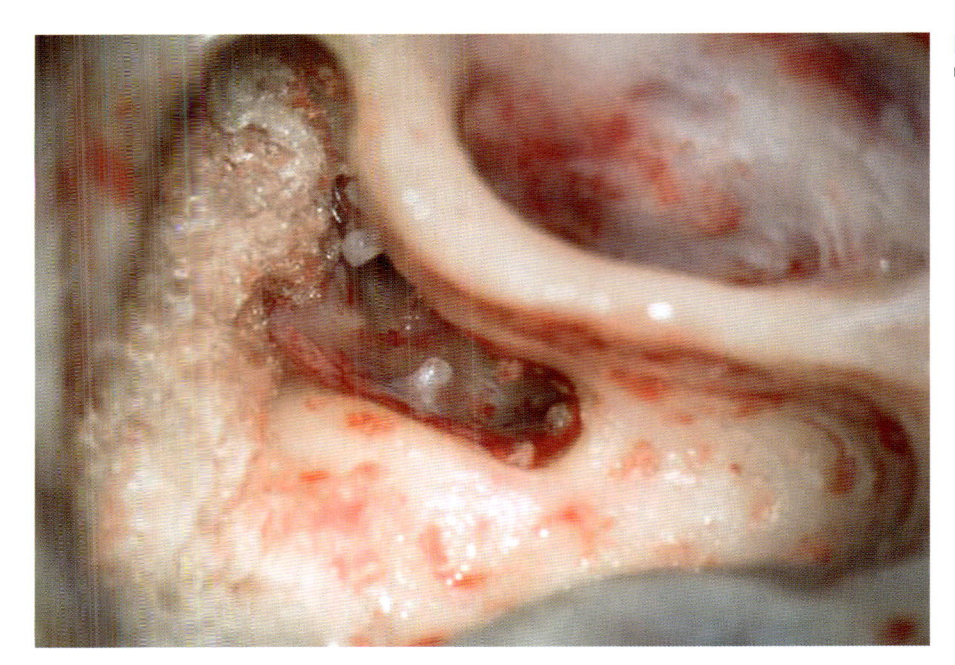

308　第 13 章　後壁保存型鼓室形成術（Canal Wall Up 法）

図 13.7-13　綿片を置いてしばらく待つことで中耳からの出血は十分にコントロールできる．

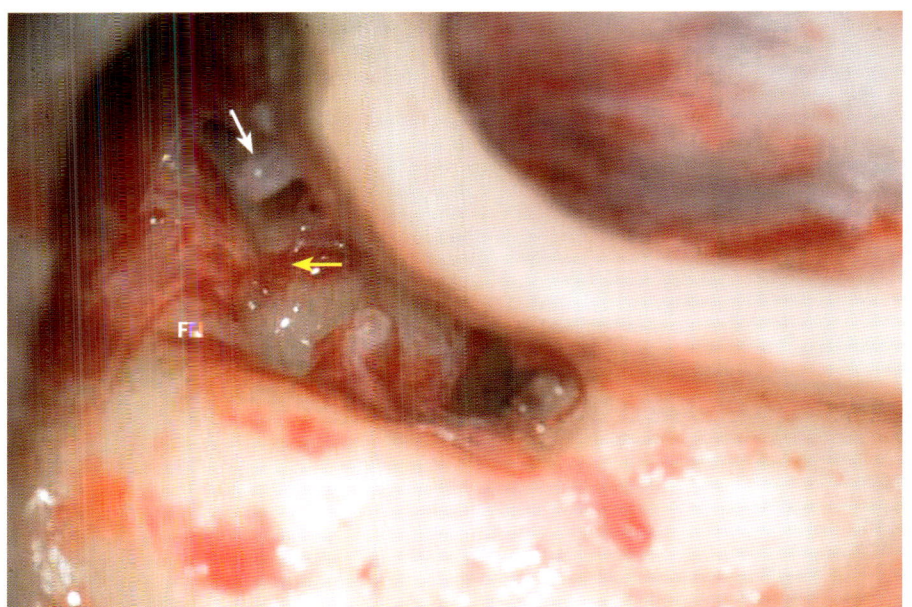

図 13.7-14　アブミ骨を覆う粘膜を除去する．アブミ骨前脚は破壊されて消失している．キヌタ骨とツチ骨頭は初回手術で除去し，鼓膜張筋は切断したが，ツチ骨柄は残存している．ツチ骨に付着する鼓膜張筋腱の外側半（白矢印）とサジ状突起（黄矢印）を見ることができる．顔面神経はサジ状突起の直近上方を通る．

FN　顔面神経

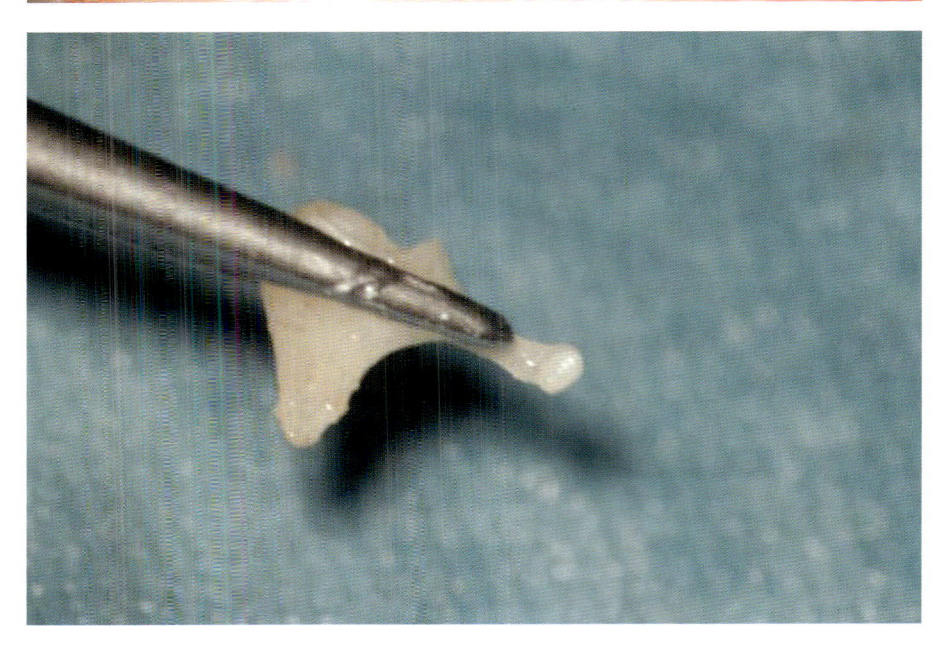

図 13.7-15　アブミ骨前脚が消失し，後脚もある程度破壊されているため，アブミ骨底板とツチ骨柄の間での耳小骨再建の適応となる．同種キヌタ骨を使うこととし，直の鉗子にしっかりと固定する．

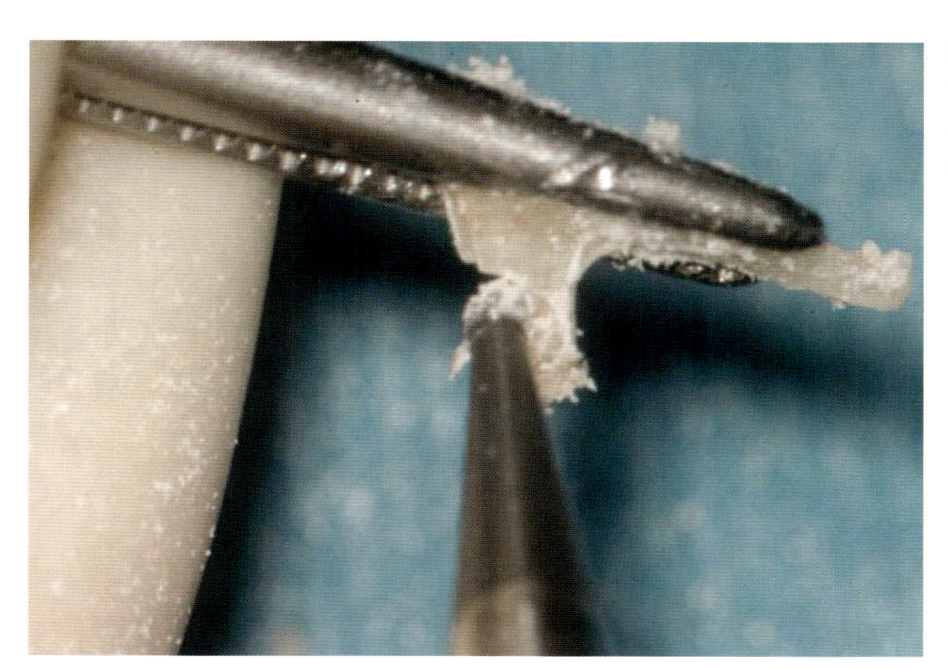

図 13.7-16　外耳道後壁との接触を避けるためキヌタ骨関節面を削除し，長脚先端部はアブミ骨底板の上で安定するように先端を平たく削っている．岬角と接触しないよう体部下面も削り，ツチ骨柄を収める切れ込みを上面に作っている．

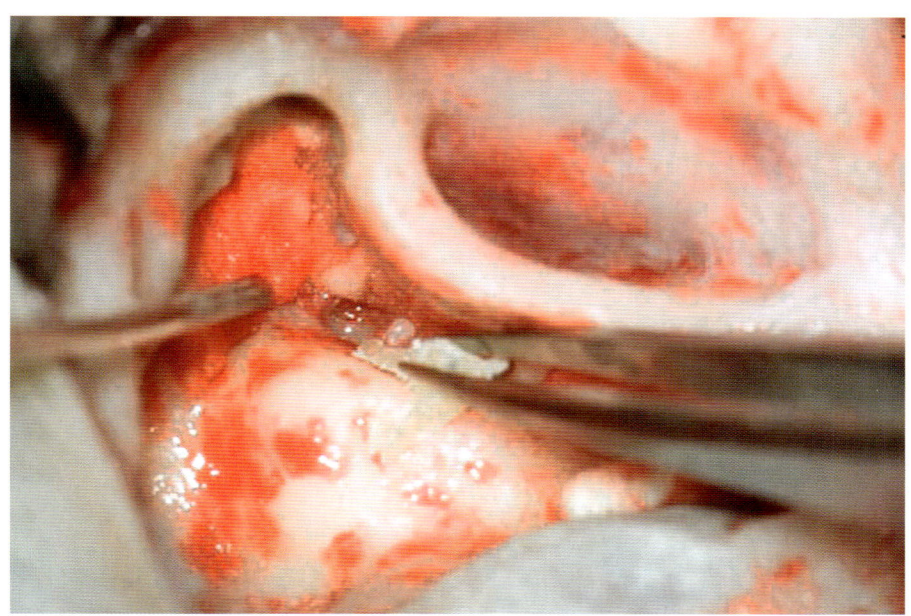

図 13.7-17　再建をする前に鼓室をゼルフォーム小片で軽くパッキングする．ゼルフォームは術後にコルメラの位置が変わらないようにするとともに，操作中にコルメラが見えない場所に滑り込むのを防ぐ役割を果たす．

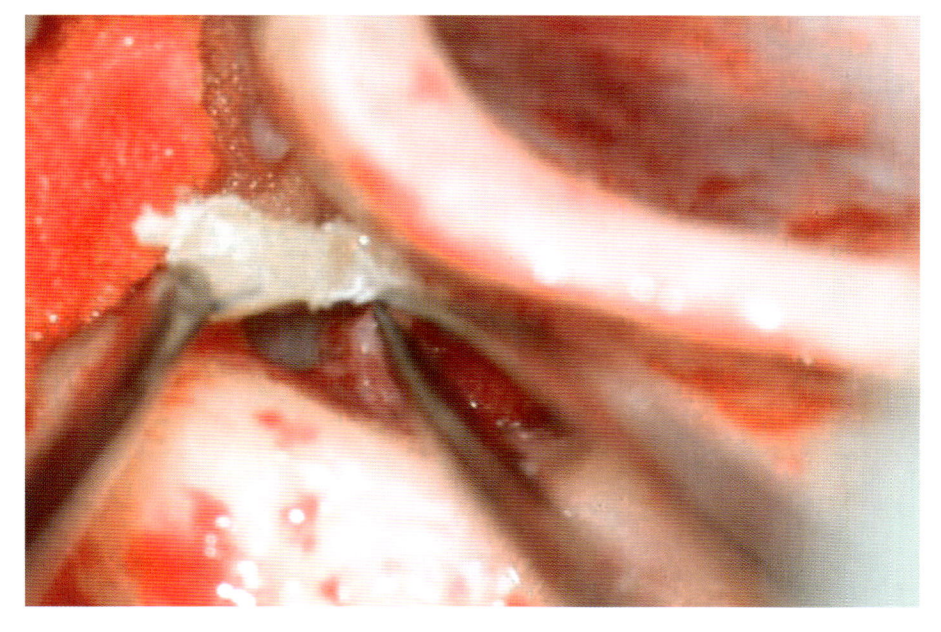

図 13.7-18　吸引管でコルメラを鼓室に導入している．

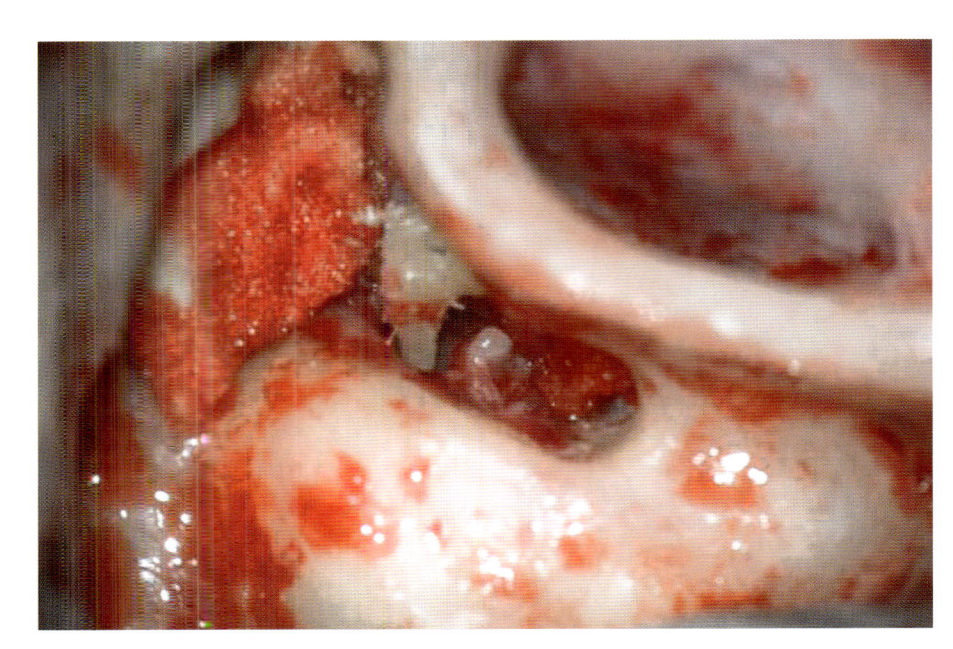

図 13.7-19 長脚をアブミ骨底板の上に置く.

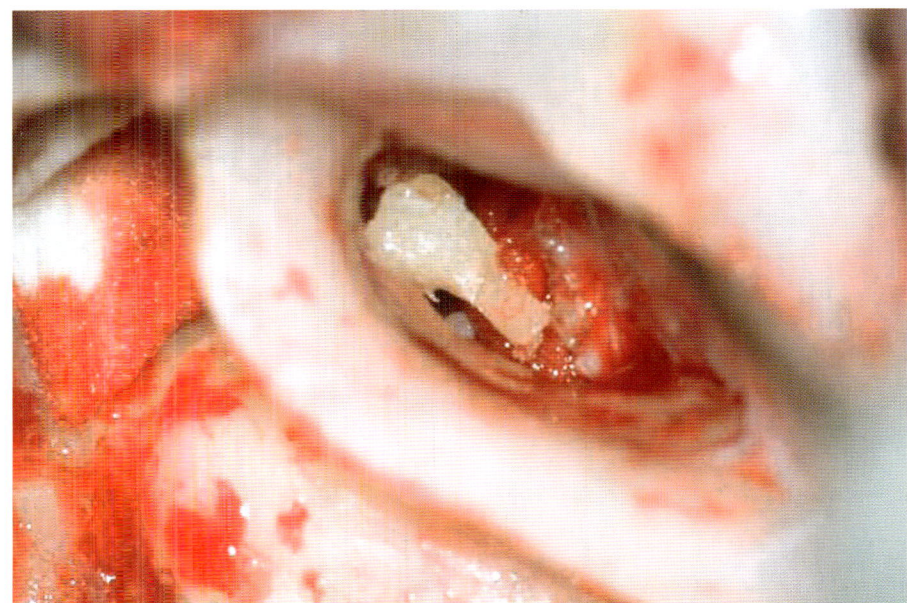

図 13.7-20 外耳道側から見たコルメラを示す.

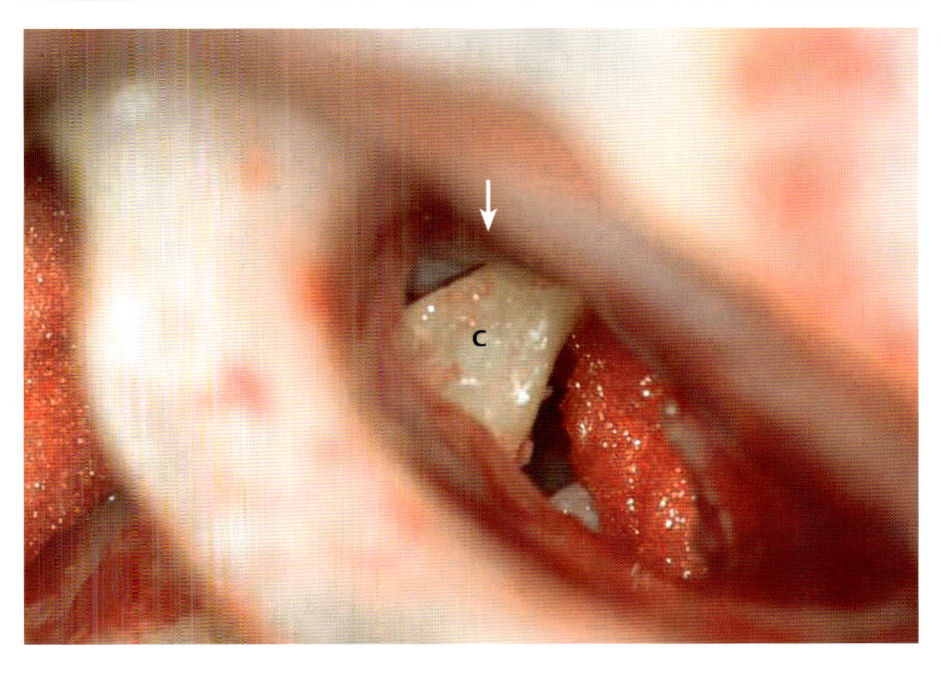

図 13.7-21 コルメラを反時計方向に回転させる. キヌタ骨体部上面に作った窪みにツチ骨柄（矢印）が収まっているのに注目してほしい.

C　コルメラ

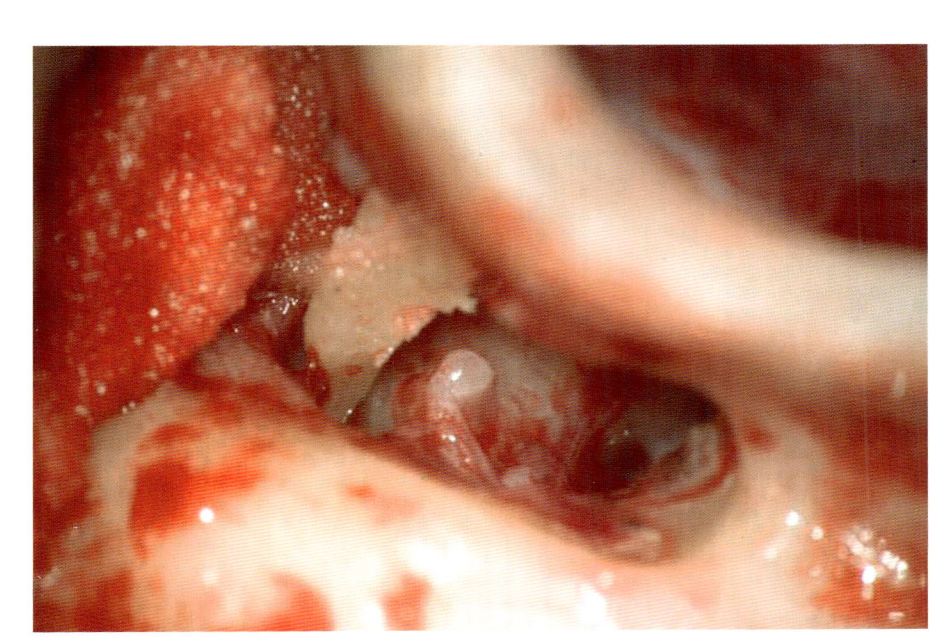

図 13.7-22　コルメラの位置が適切かどうかを乳突側からも確認する．

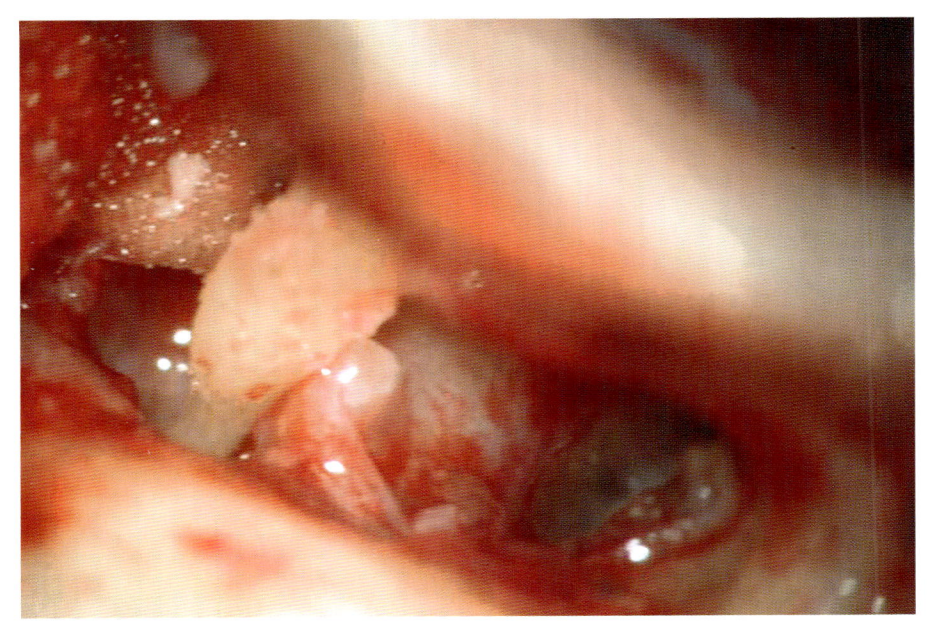

図 13.7-23　コルメラをさらに安定させるために残存する上部構造に接触させる．

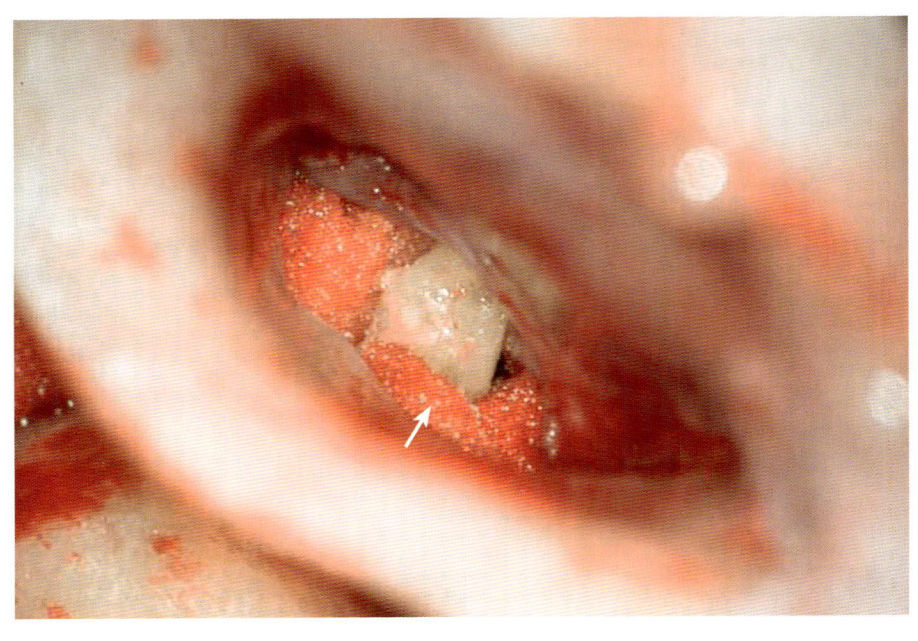

図 13.7-24　ゼルフォーム小片をコルメラ周囲に置いてコルメラの固定を確実にする．コルメラと外耳道後壁の癒着を防止するため，間に小さなゼルフォームを挟むようにする（矢印）．

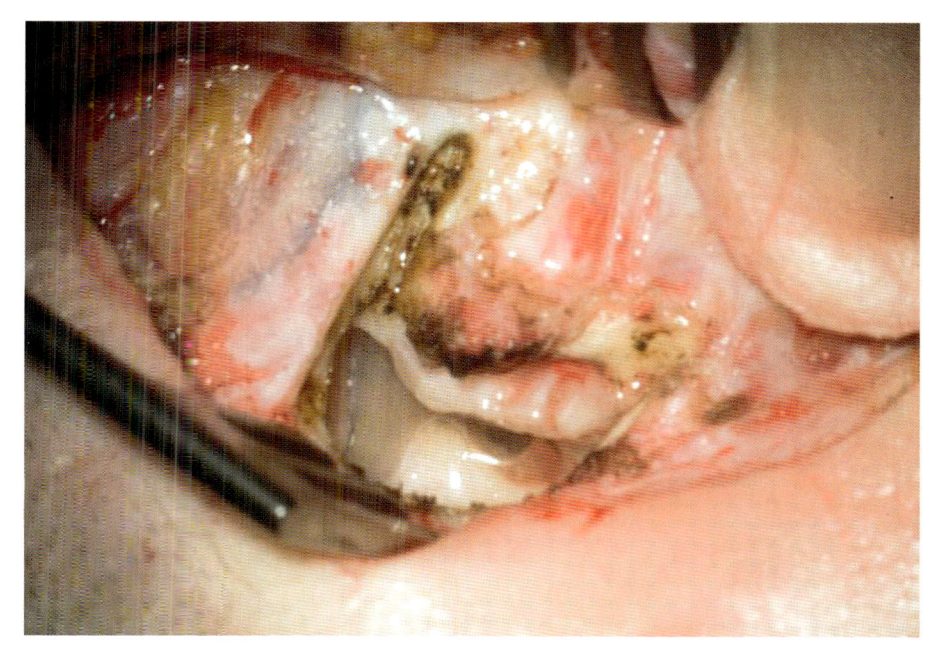

312　第13章　尖壁保存型鼓室形成術（Canal Wall Up 法）

■ 症例 13.8 （右耳）

図 13.8-1　本症例は他施設で 3 度の手術を受けている．鼓膜が浅在化して伝音難聴が残っているため，耳後切開で再手術を行うこととなる．まず前方を茎とする軟組織弁を作製している．

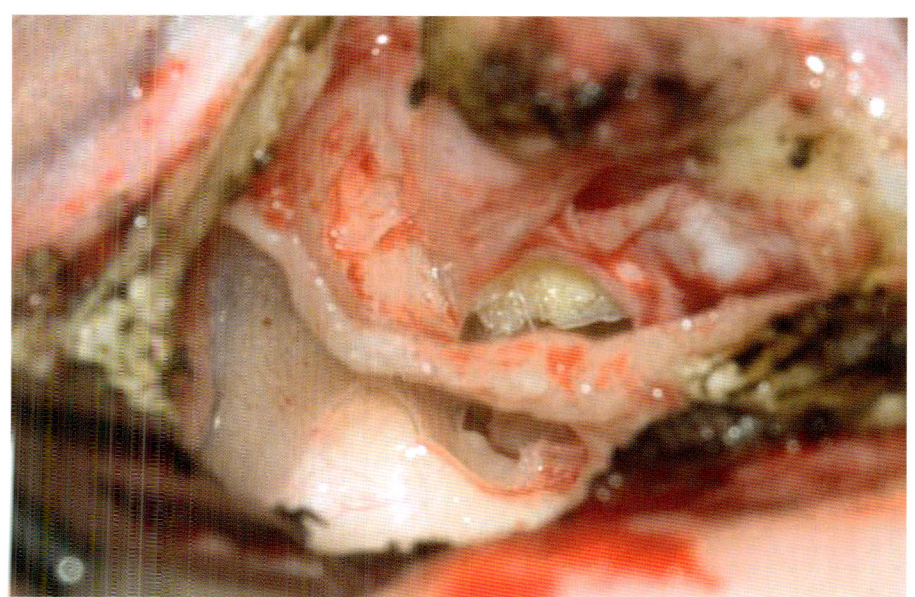

図 13.8-2　浅在化した鼓膜内側のスペースを開く．鼓室内に角化上皮の残存を示唆する角化物が見られる．

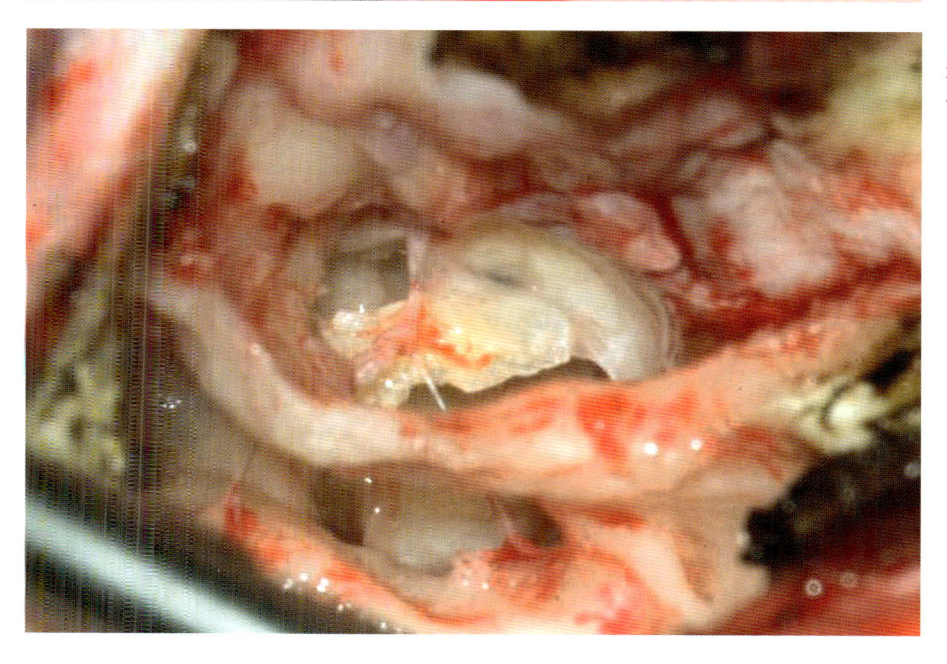

図 13.8-3　外耳道皮膚を前方に圧排すると，本来の位置に残る鼓膜が見られる．この鼓膜の内側面に角化物を産生した角化上皮が遺残している．

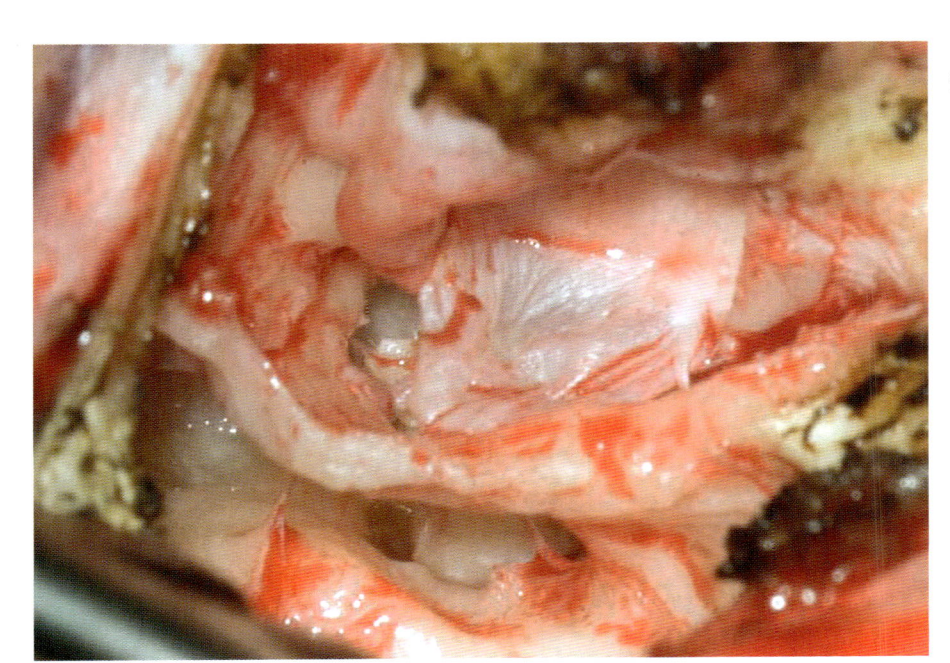

図 13.8-4 浅在化した鼓膜を一旦戻して外耳道との関係を見ている．

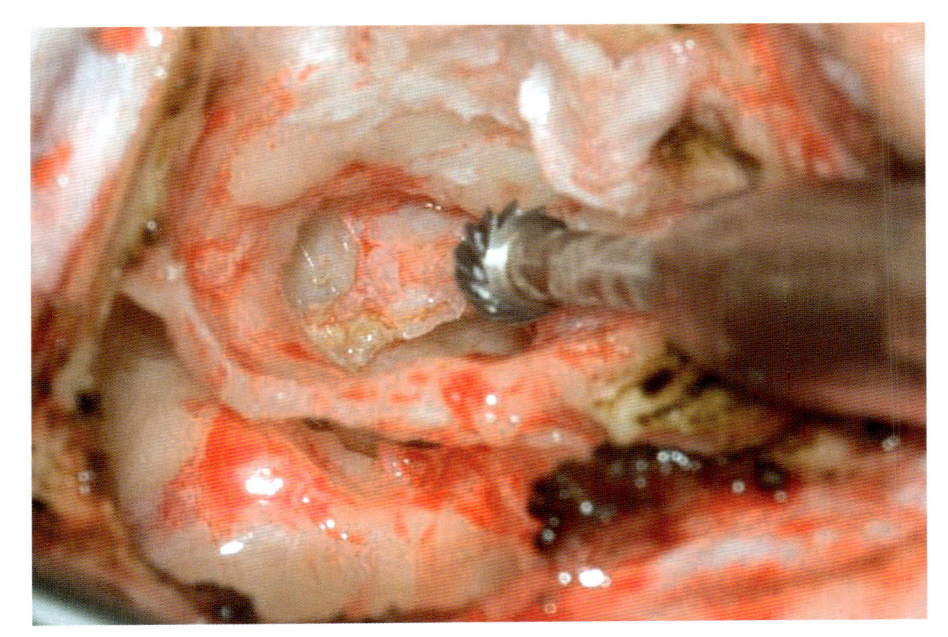

図 13.8-5 外耳道前壁の皮膚は鼓膜とともに外側に向けて剝離する．視野を改善し，浅在化した鼓膜の内側で外耳道壁を覆う粘膜を除去するために外耳道を形成することとする．

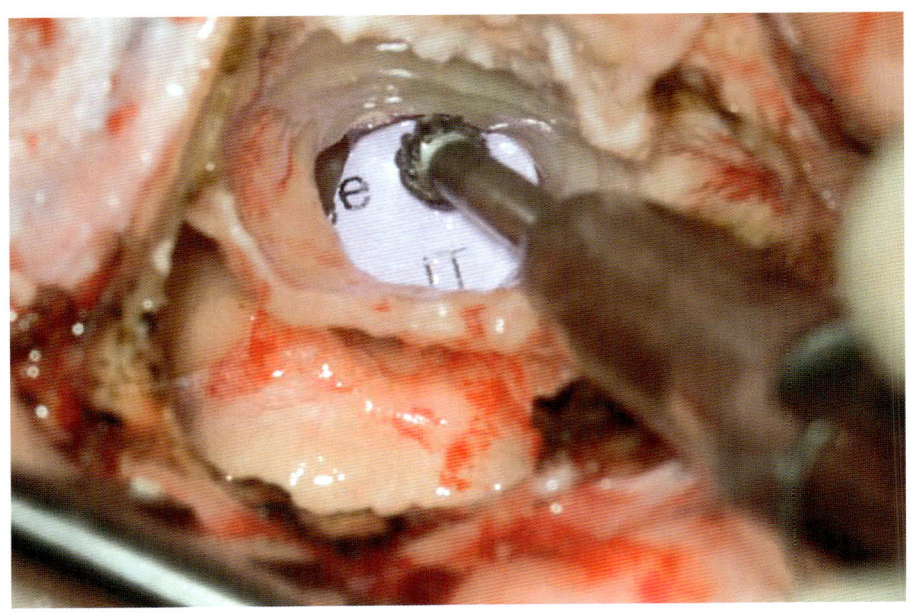

図 13.8-6 残存鼓膜をアルミニウムシートで保護して骨を削除する．

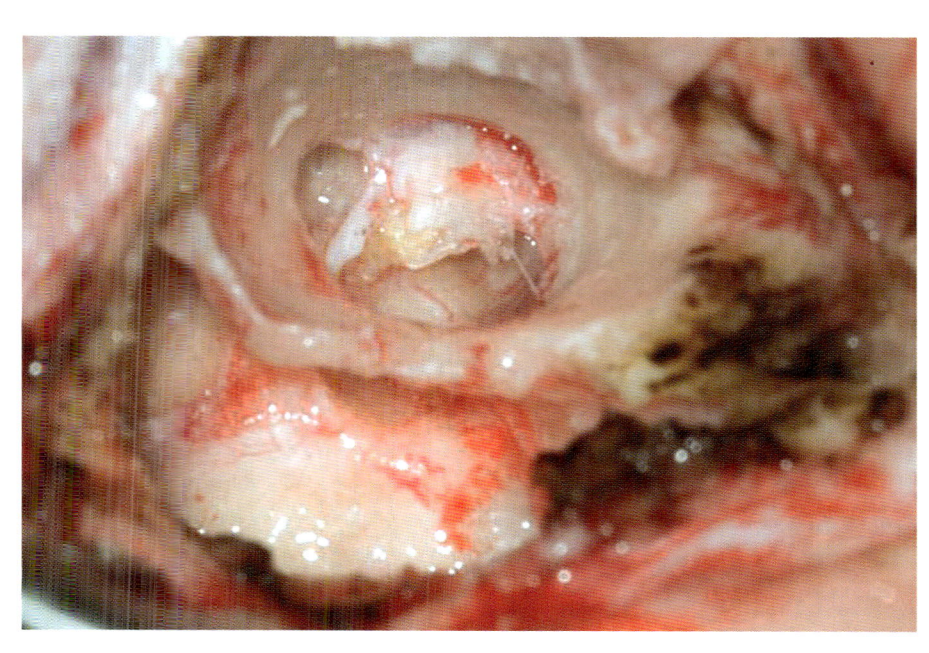

図 13.8-7　前回の手術で使われた TORP は角化物で覆われている.

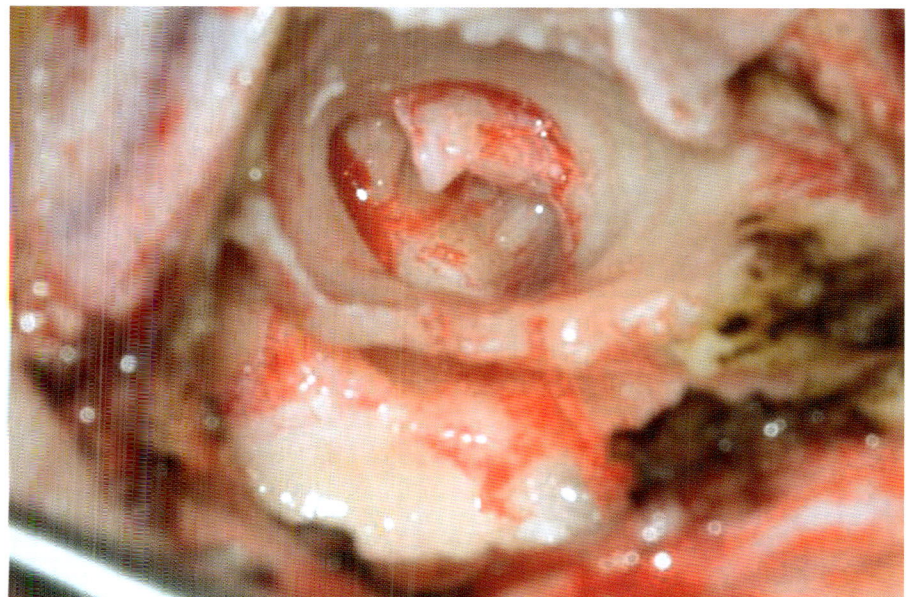

図 13.8-8　TORP を除去し,残存鼓膜の角化上皮が遺残する部分を切除する.

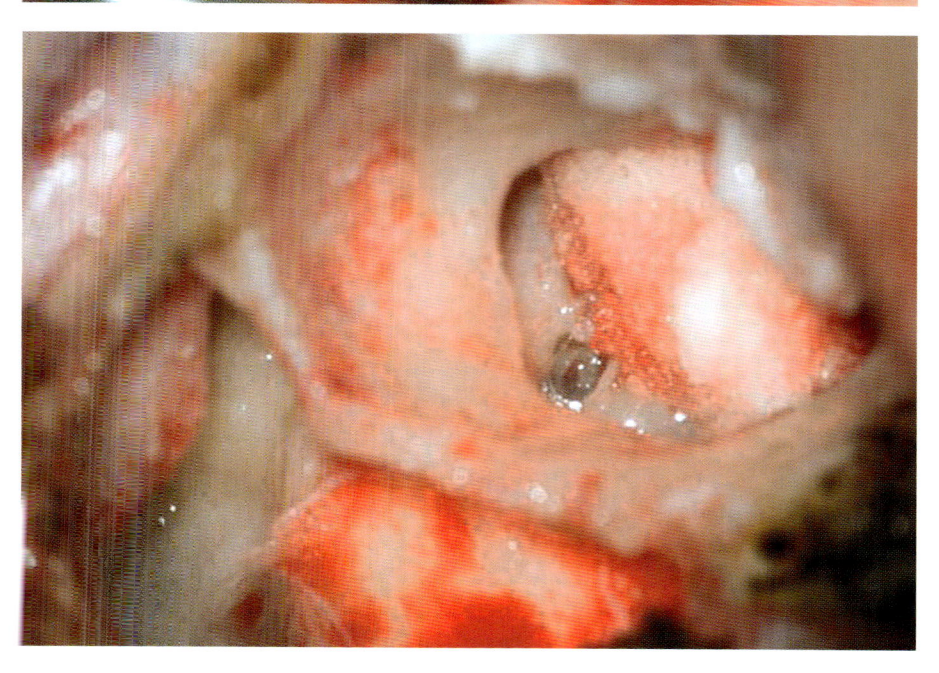

図 13.8-9　鼓室をゼルフォームで一部パッキングする.後下方からの視野でアブミ骨底板が明らかである.

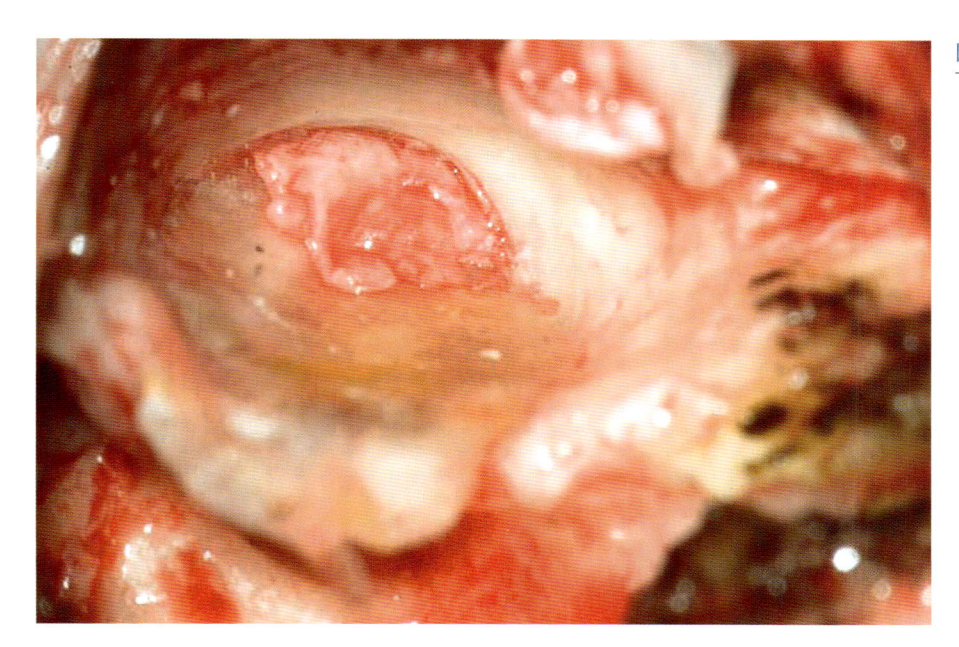

後壁保存型鼓室形成術（Canal Wall Up 法）の第2期手術と再手術 315

図 13.8-10 側頭筋膜を残存する本来の鼓膜の下にアンダーレイする．

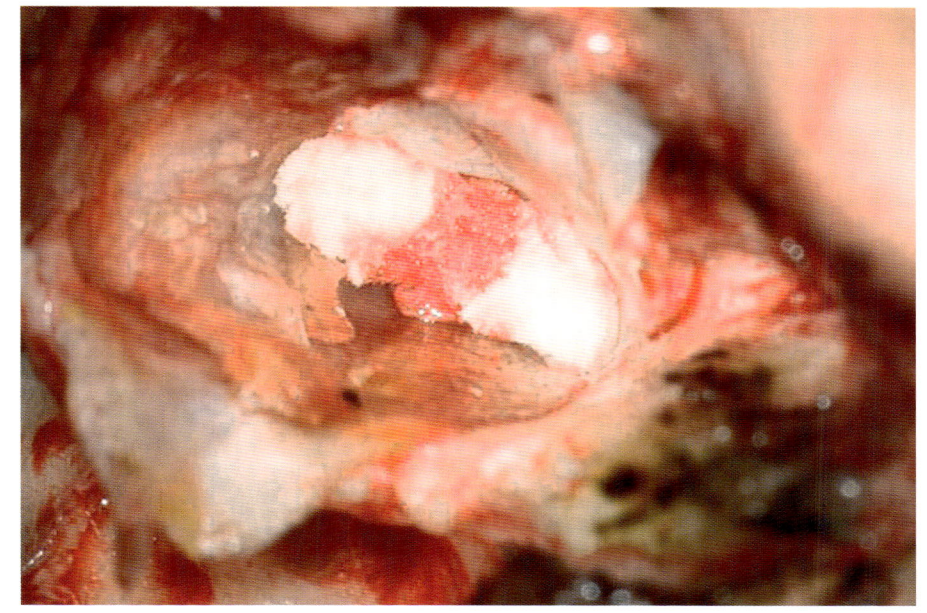

図 13.8-11 外耳道皮膚と鼓膜を筋膜の上に戻し，外耳道をゼルフォームでパッキングする．

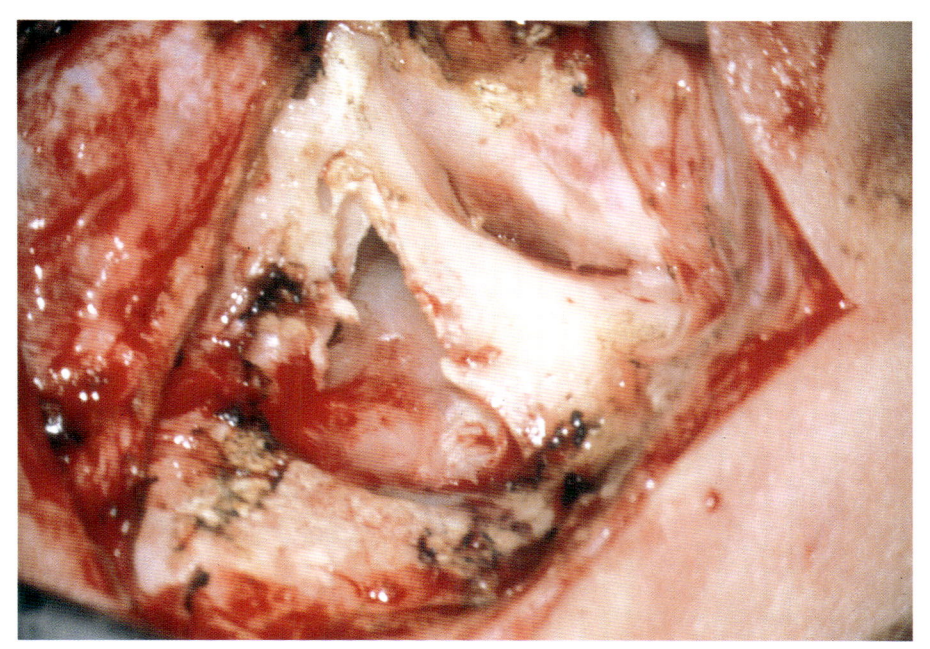

■ 症例 13．9 （右耳）

図 13.9-1 後壁保存型鼓室形成術の第2期手術である．初回手術の後に上鼓室の骨破壊から真珠腫が再発している．耳後切開で乳突洞をあけたが，視野は初回手術後に形成された骨によって制限されている．

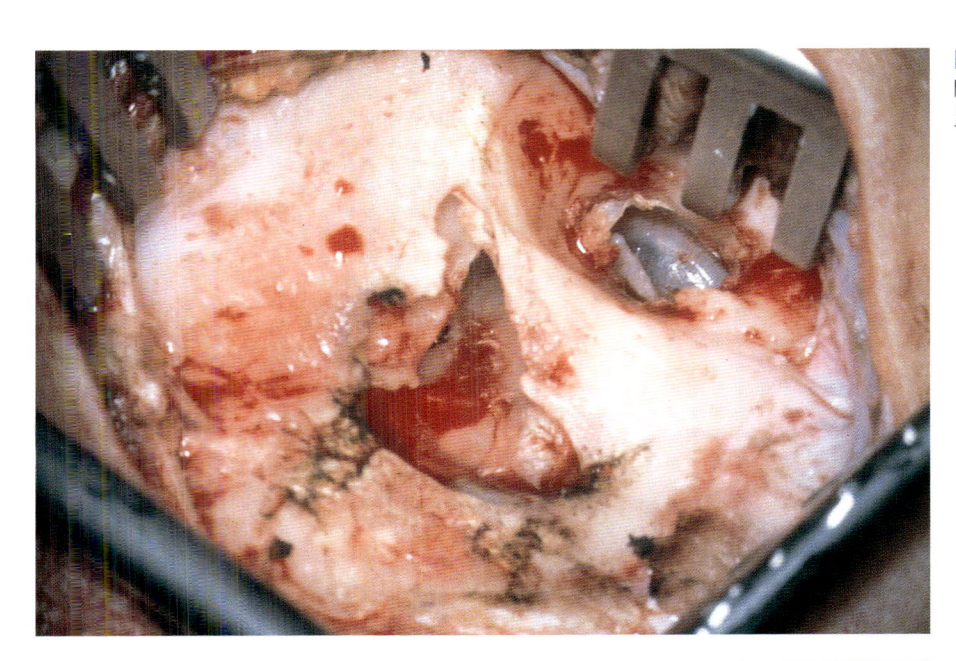

第13章　後壁保存型鼓室形成術（Canal Wall Up法）

図 13.9-2　外耳道皮膚を切開して外耳道を展開し，外耳道後壁皮膚を開創器で圧排して鼓膜が見えるようにする．

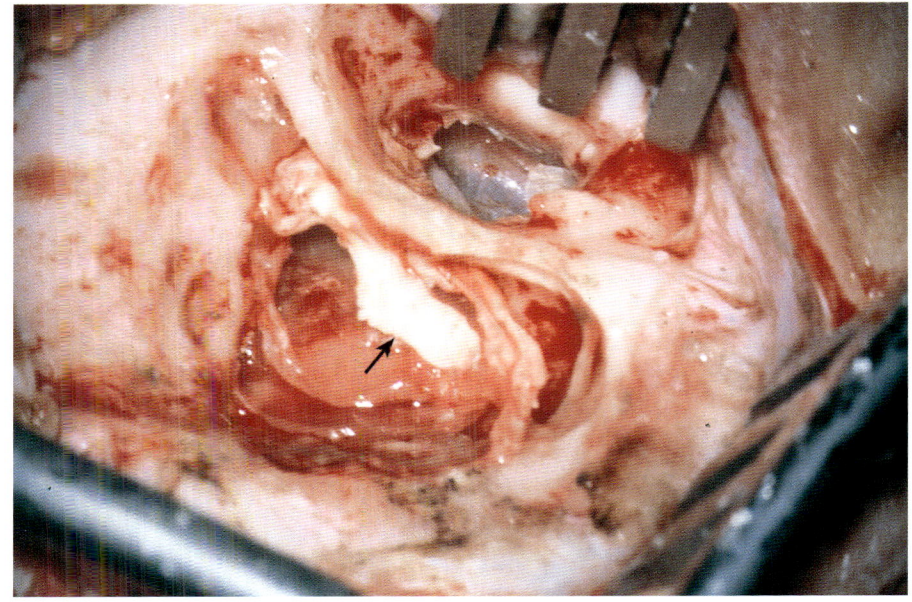

図 13.9-3　乳突腔辺縁の骨稜を削除する．真珠腫は乳突腔にまで達している（矢印）．

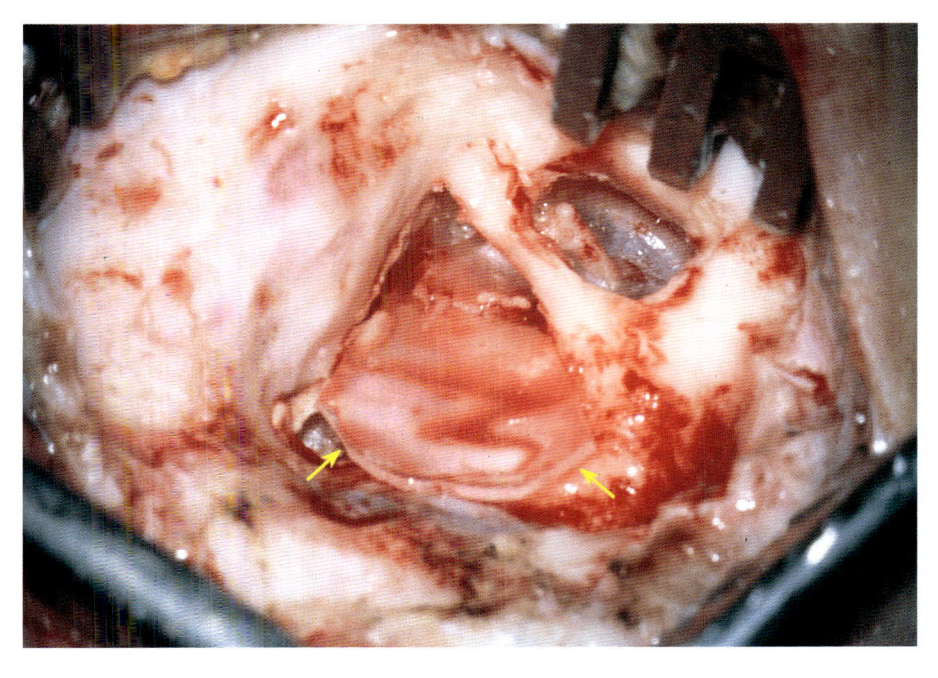

図 13.9-4　われわれの治療戦略では，初回手術で後壁を保存した症例に真珠腫の再形成が見られた場合には，後壁を削除することになる．後壁を下げて真珠腫を乳突洞から剝離する．初回手術で留置したシリコン板が見られる（矢印）．シリコン板は中耳粘膜に完全に覆われている．

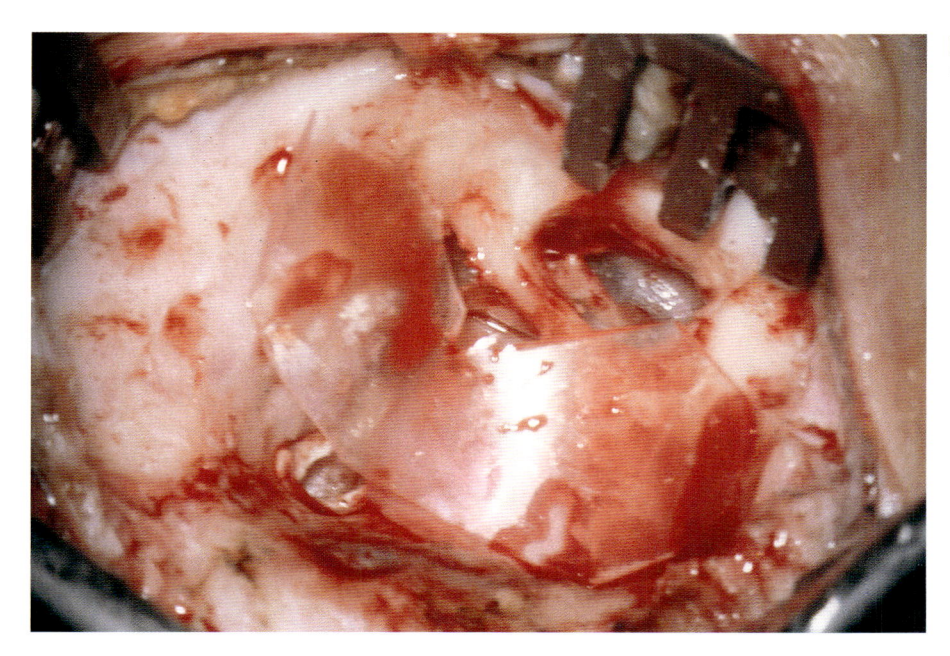

図 13.9-5 鼓室から乳突洞までを覆うようにデザインしたシリコン板を引き抜く.

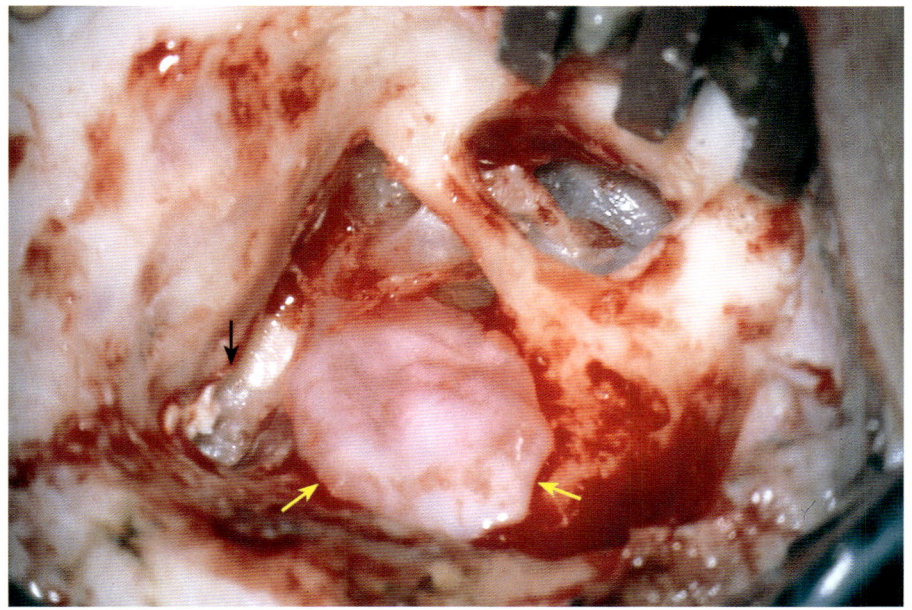

図 13.9-6 シリコン板の上で増殖した粘膜が乳突洞を覆っている（黄矢印）．真珠腫が内側に増殖していないことを確かめるため，この粘膜は完全に除去しなければならない．真珠腫はシリコン板の下をくぐって sinodural angle を覆っている（黒矢印）.

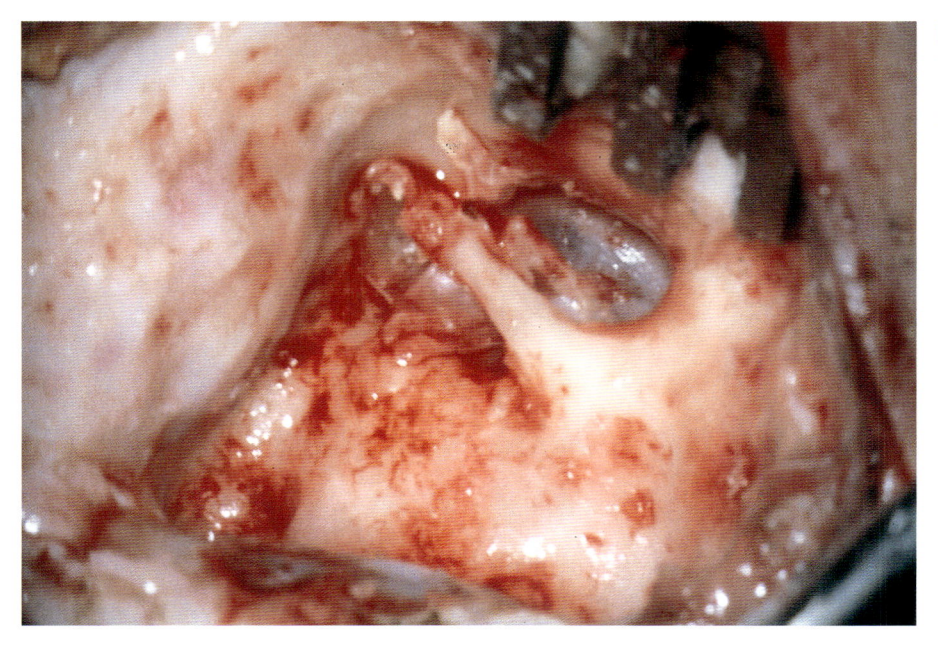

図 13.9-7 シリコン板を覆っていた粘膜を除去して sinodural angle の真珠腫母膜を剥離する．外耳道後壁をさらに削除して下げると，上鼓室を覆う母膜を見ることができる.

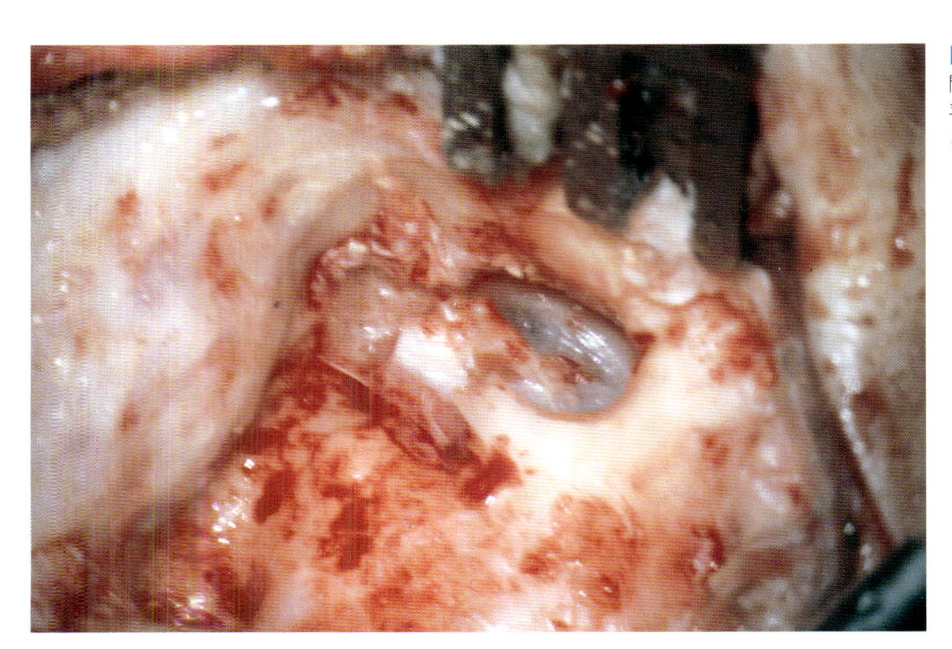

図 13.9-8　上鼓室外側壁を除去して上鼓室を開く．可及的に大きなダイヤモンドバーを神経と平行な方向に動かし，顔面神経乳突部上の骨（facial ridge）を削除していく．

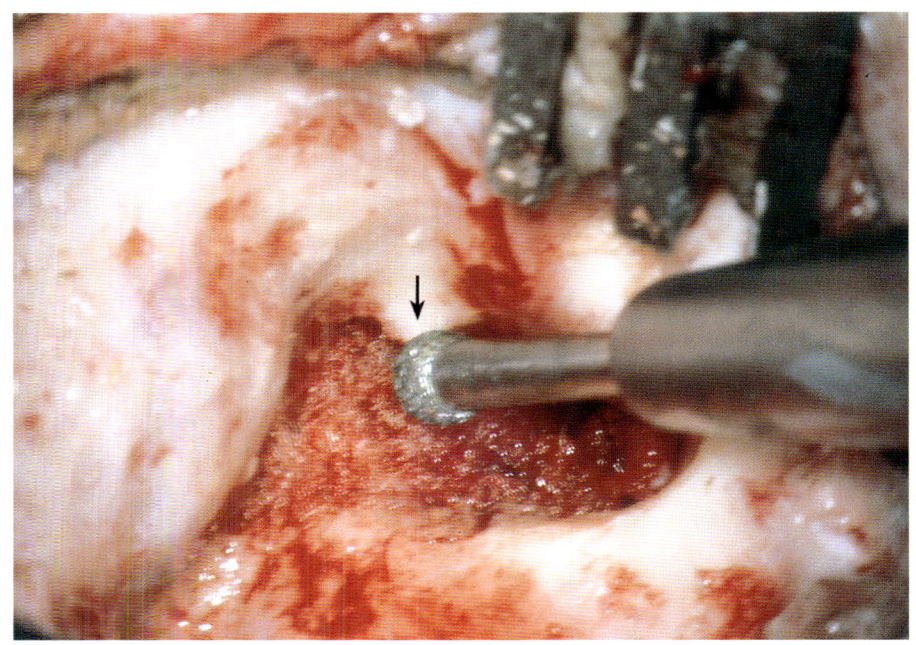

図 13.9-9　anterior buttress（矢印）をダイヤモンドバーで削除している．このような骨削除の間に，時々小さな綿片を鼓膜上に置き，皮弁からの出血は完全に止めておくことが重要である．

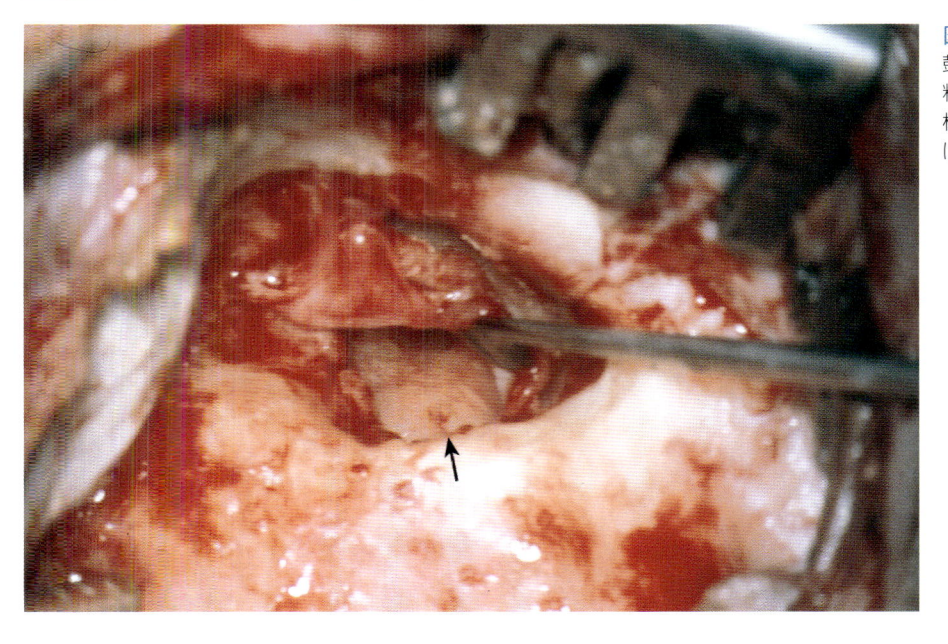

図 13.9-10　鼓膜-外耳道皮弁を前方に翻転し，鼓室に入る．シリコン板の上に形成された袋状の粘膜を見ることができる（矢印）．この粘膜も同様に完全に除去して鼓室内の状態をチェックしなければならない．

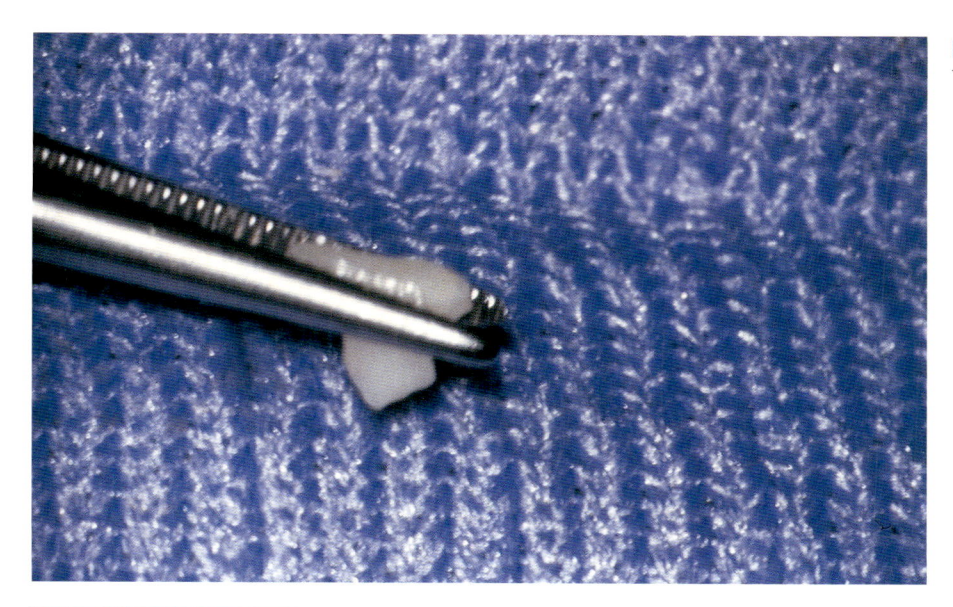

後壁保存型鼓室形成術（Canal Wall Up 法）の第 2 期手術と再手術　　**319**

図 13.9-11　保存していた自家キヌタ骨を鉗子でしっかりと固定する．

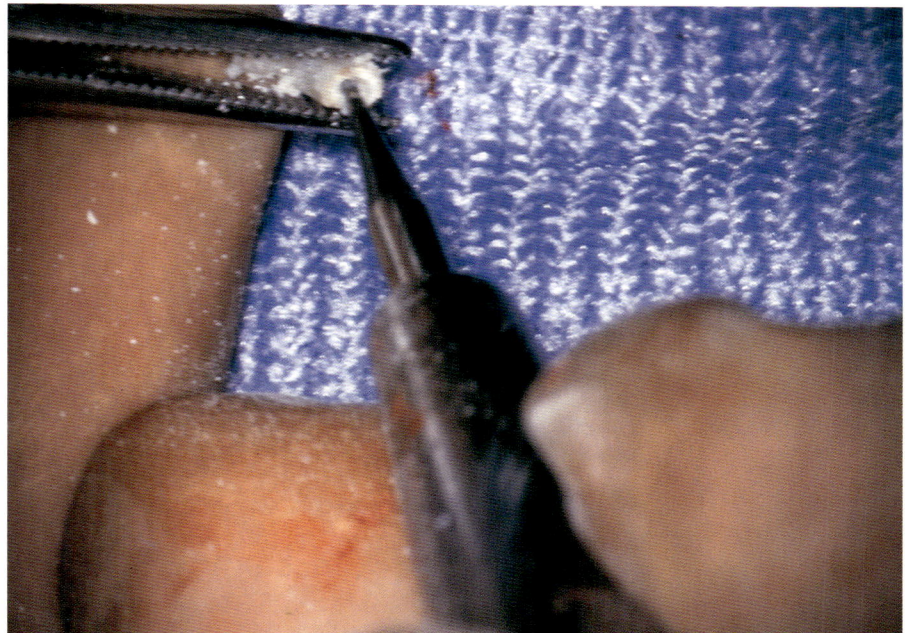

図 13.9-12　ドリルを用いてキヌタ骨長脚の基部にアブミ骨頭を入れる小孔をあけている．正確に骨を削るための手の位置と指の配置に注目してほしい（第 11 章 耳小骨形成術を参照 ➡ 187 頁）．この作業に使うバーの大きさは非常に小さい（径 0.6 mm）．コルメラとアブミ骨との結合を安定化させるために骨粉は中に残しておく．

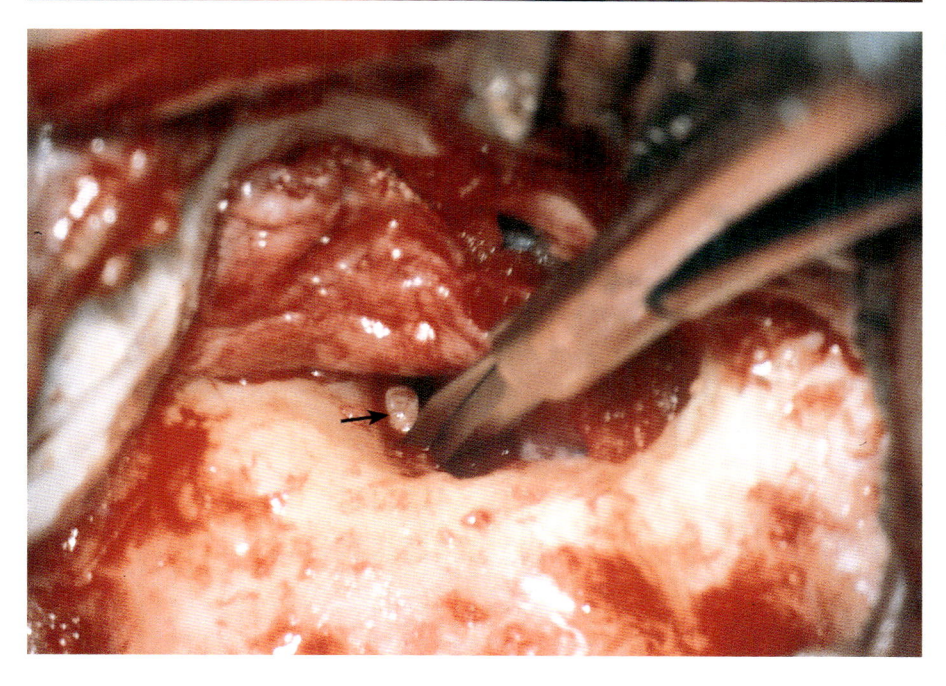

図 13.9-13　アブミ骨上部構造を露出する．アブミ骨頭が明らかである（矢印）．アブミ骨筋腱の石灰化によってアブミ骨の動きが制限されているため，腱をスプリング剪刀で切断している．

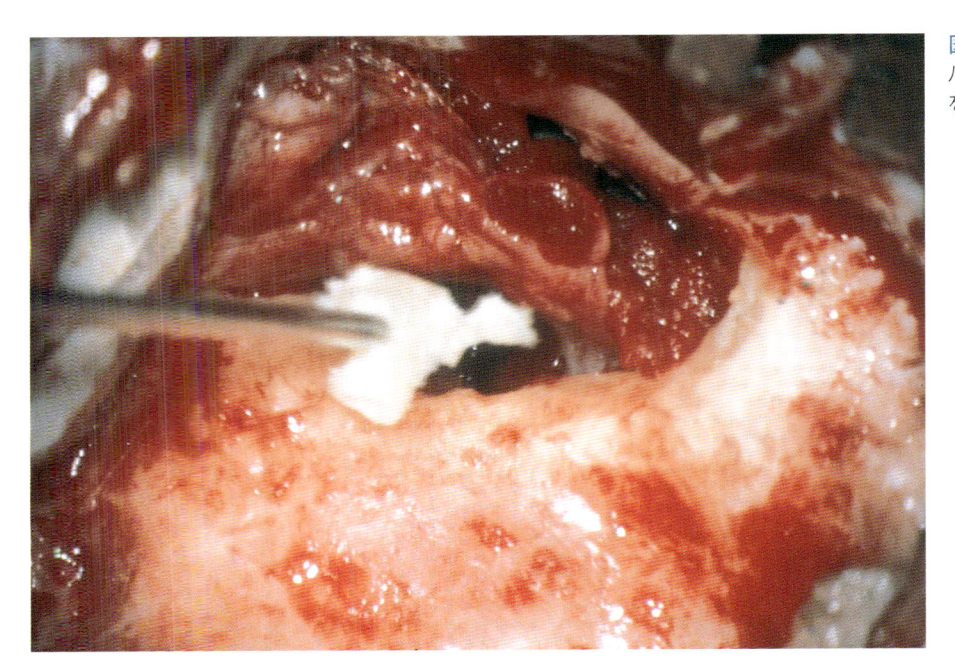

図 13.9-14　ゼルフォームで鼓室を部分的にパッキングした後に，吸引管で形成したキヌタ骨を鼓室に導入する．

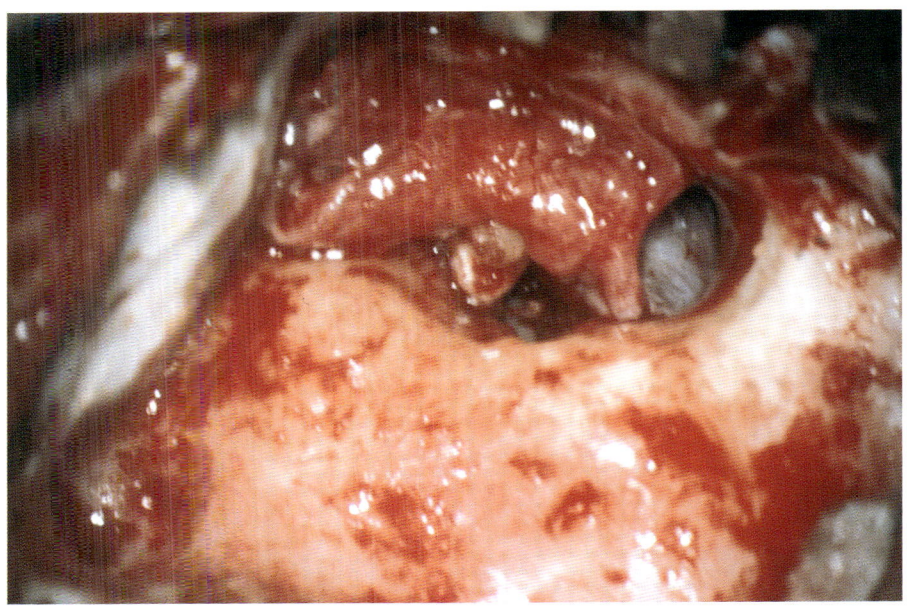

図 13.9-15　形成キヌタ骨をアブミ骨上部構造とツチ骨柄の間に挟んで耳小骨連鎖を再建する．ゼルフォームを追加して鼓膜–外耳道皮弁を戻すと鼓室内の操作は完了する．

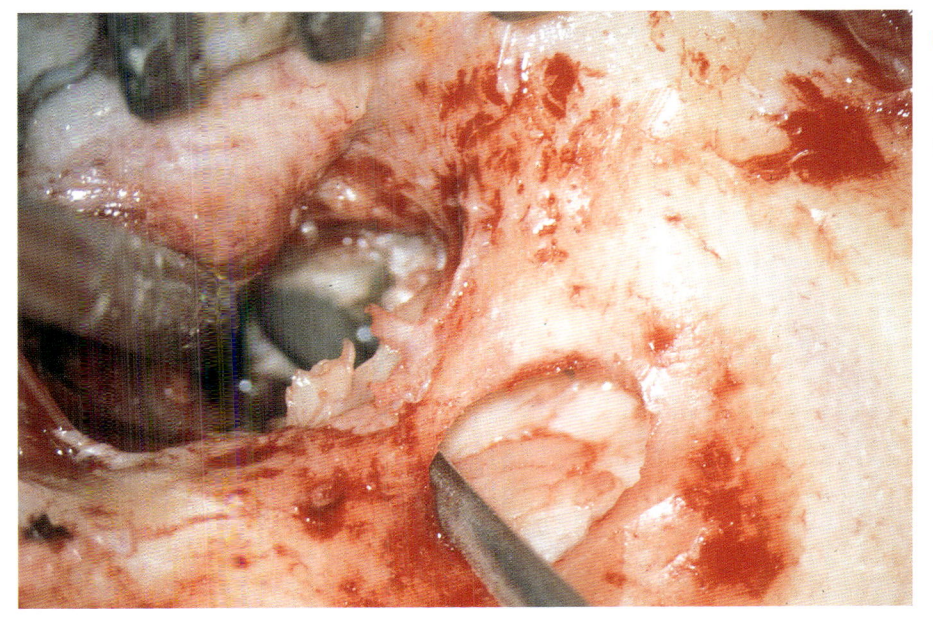

■ 症例 13．10　（左耳）

図 13.10-1　真珠腫の再形成性再発症例である．真珠腫は進行しており，外耳道後壁を完全に破壊している．

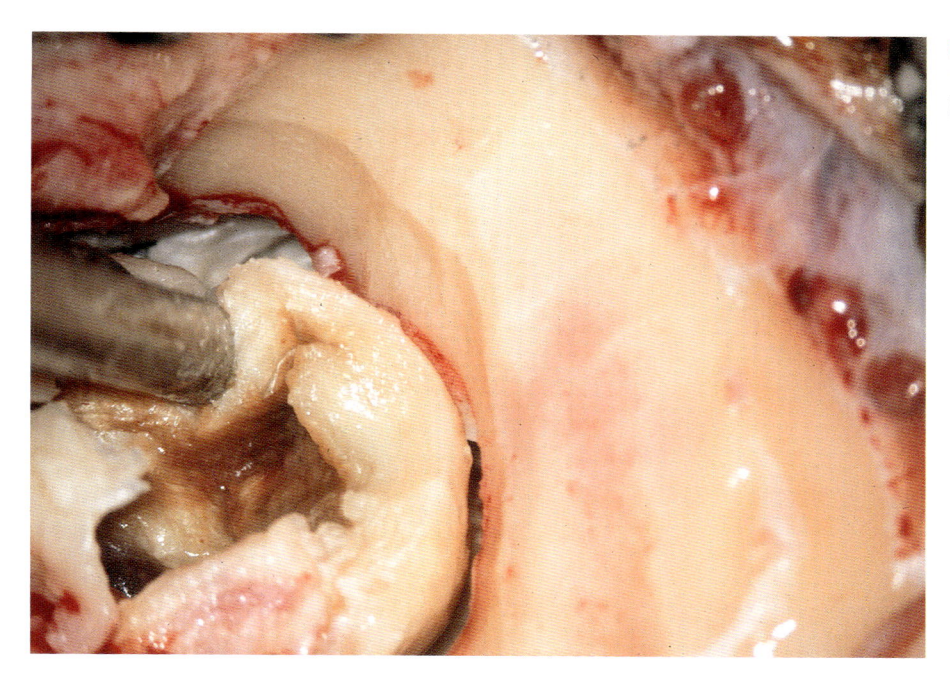

後壁保存型鼓室形成術(Canal Wall Up 法)の第 2 期手術と再手術　**321**

図 13.10-2　乳突削開を行い，角は丸くなるように削除する．真珠腫の角化物を大きな吸引管で除去している．

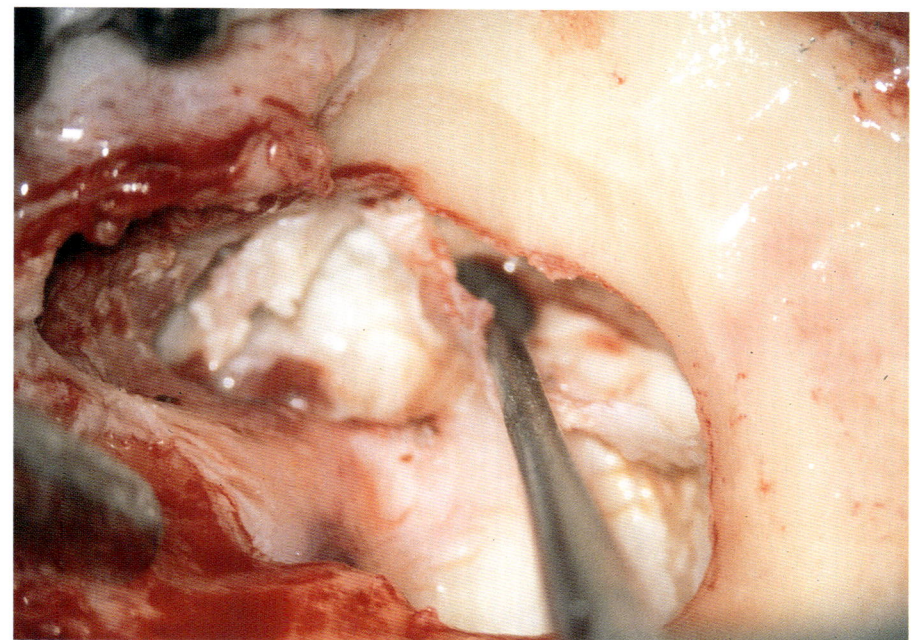

図 13.10-3　真珠腫母膜を中頭蓋窩骨板から剥がしている．辺縁にひさし状に突出する骨は削除しなければならない．

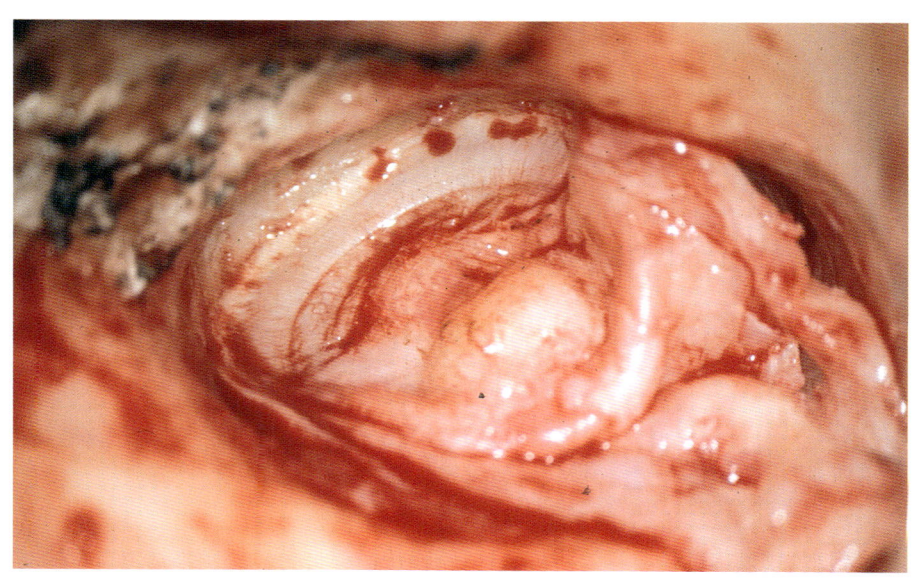

図 13.10-4　鼓室内の真珠腫母膜を露出する．鼓膜輪前方は残存しているのがわかる．

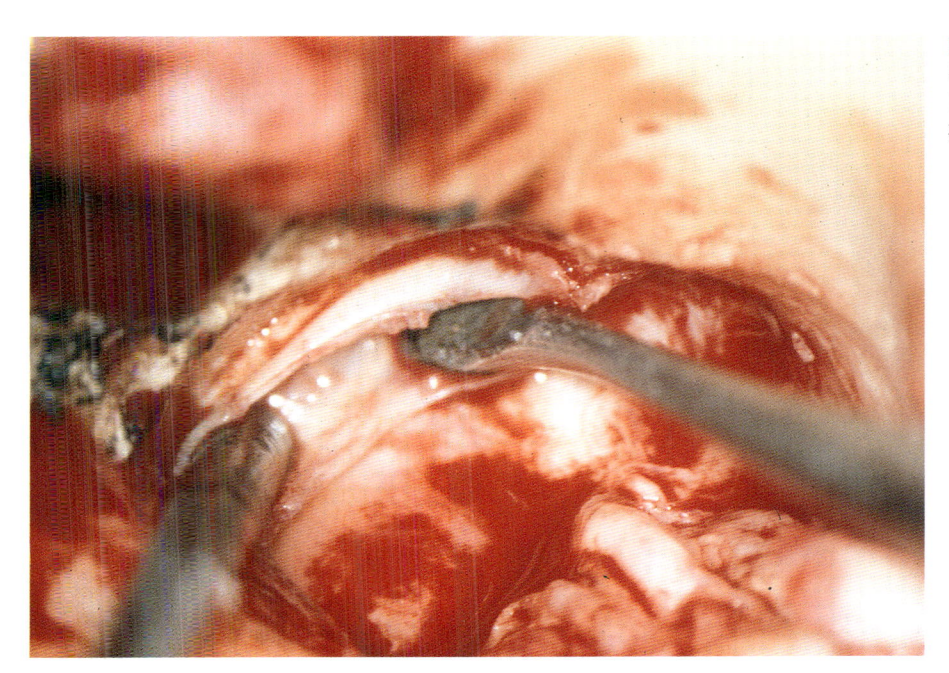

322　第13章　後壁保存型鼓室形成術（Canal Wall Up 法）

図 13.10-5　真珠腫は耳管の方向に進展している．線維性鼓膜輪内側の真珠腫母膜を慎重に剥離している．完全摘出を確実にするためには母膜を破らないようにすることが重要である．

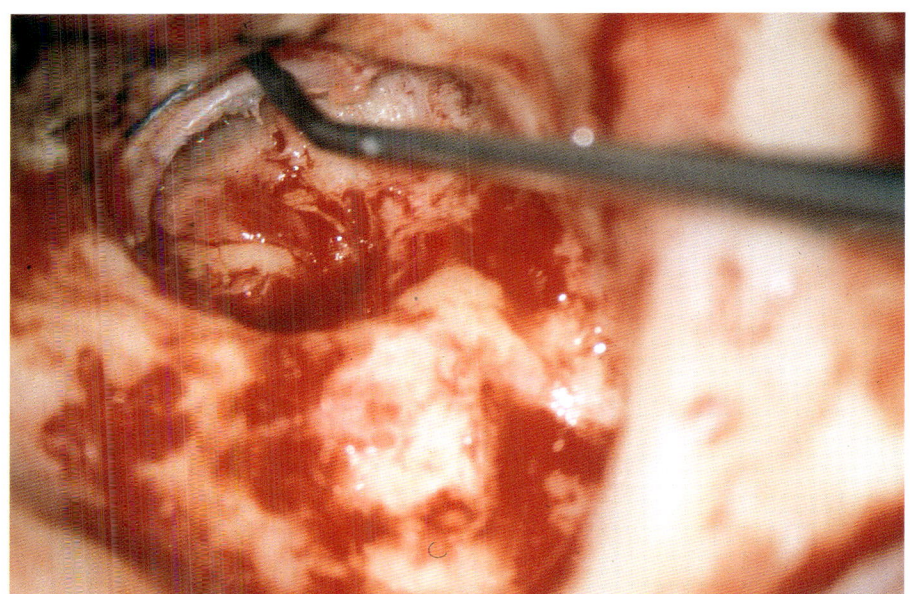

図 13.10-6　中耳から真珠腫を全摘する．鼓室洞フックで残存する鼓膜輪前部を示している．鼓膜輪外側面は皮膚に覆われていない．

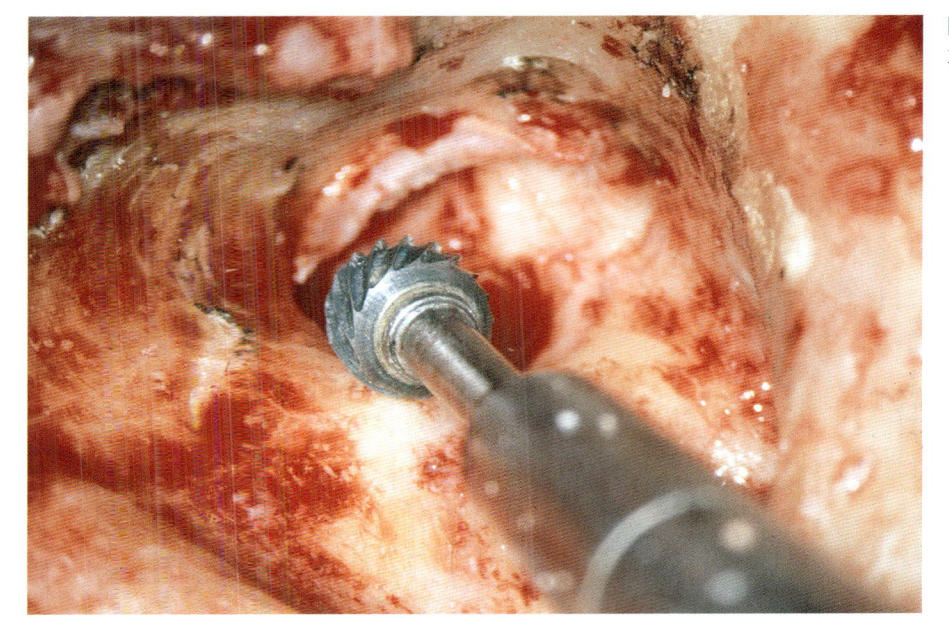

図 13.10-7　顔面神経管隆起を可及的に大きなカッティングバーで低くする．

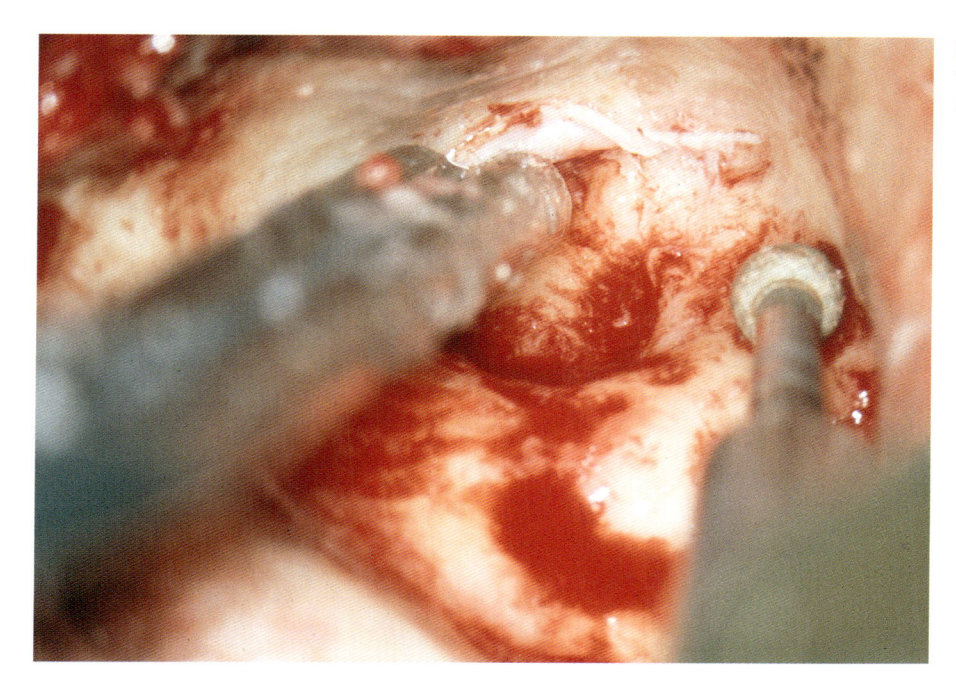

後壁保存型鼓室形成術(Canal Wall Up法)の第2期手術と再手術　323

図 13.10-8　乳突腔を大きなダイヤモンドバーで平滑にする．この処置は同時に骨面からの出血を止めることにもなる．

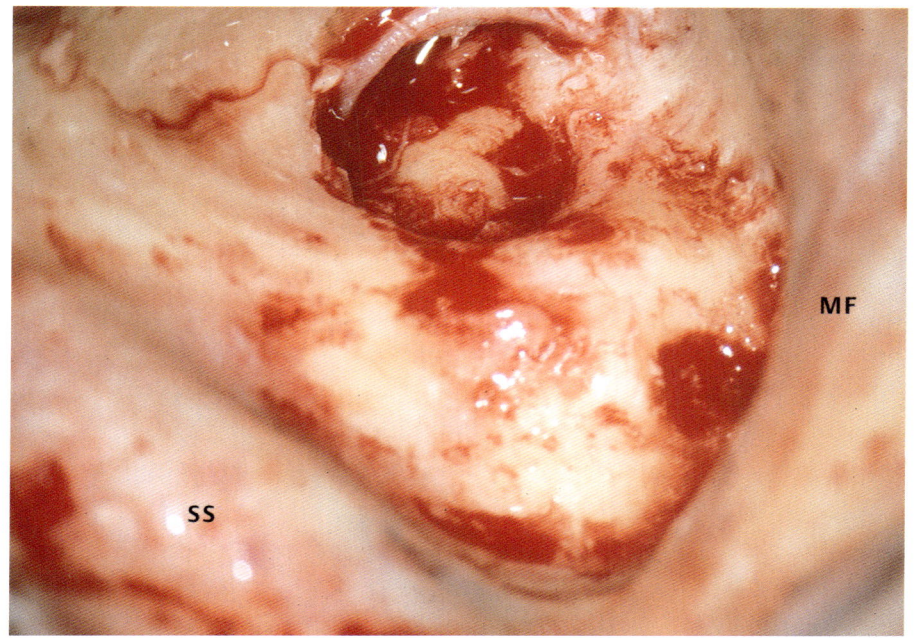

図 13.10-9　皿状に削開された乳突腔を示す．中頭蓋窩とＳ状静脈洞を覆う骨は薄くしてあり，創腔辺縁は丸く削られている．

MF　中頭蓋窩
SS　Ｓ状静脈洞

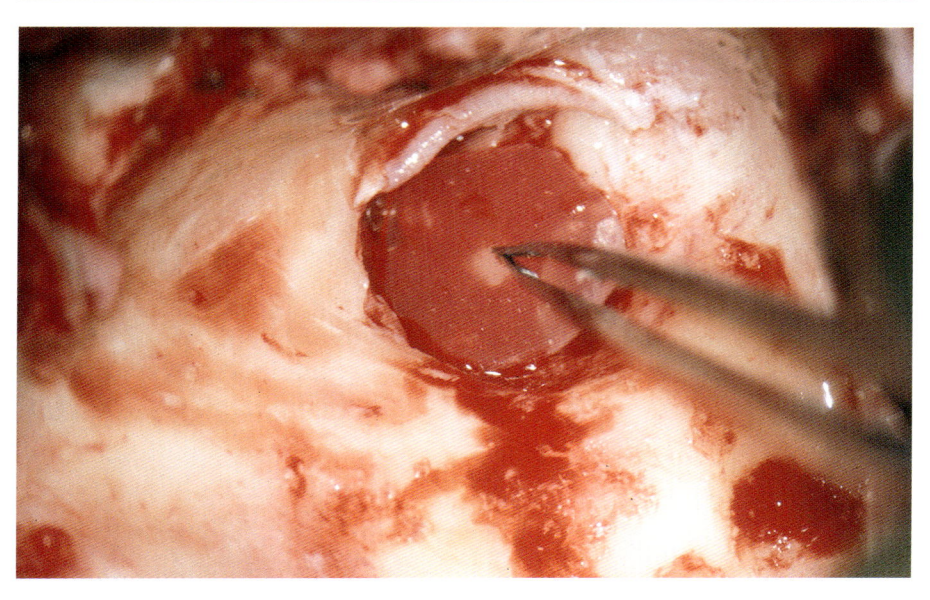

図 13.10-10　耳管鼓室口から鼓室内側壁を覆うシリコン板を留置する．

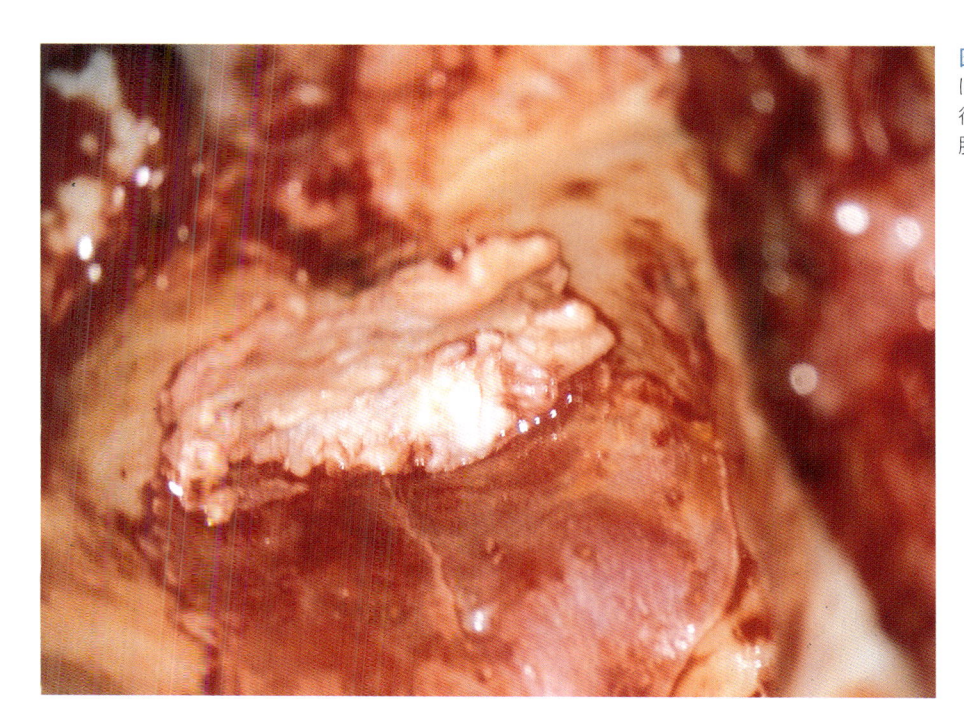

図13.10-11 本症例では，外耳道前壁の皮膚は炎症がひどく除去したため，前壁に分層植皮を行っている．この皮膚は線維性鼓膜輪前方から筋膜にかけてもわずかに覆うように敷いてある．

■ 後壁保存型鼓室形成術のヒントと落とし穴

- 真珠腫の治療は個々の患者によって，あるいは病態によって個別に考える必要がある．
- 後壁保存型鼓室形成術には多くの手技があり，それぞれに適応と，長所および欠点がある．
- 術者は要求される可能性があるあらゆる手技ができるように準備しなければならない．
- 乳突腔の含気，外耳道壁破壊の程度，病耳と対側耳の残存聴力などを考慮し，後壁を削除するかどうかを決定する．
- 外耳道形成は乳突削開をする前に完了しておく．そうすることで，鼓膜への視野がよく，かつ外耳道が開窓されない骨の厚みを残した乳突削開をすることができる．
- 母膜の下にある構造を同定するには，真珠腫内容である角化物の吸引・除去が非常に有用である．
- 中鼓室後方の真珠腫母膜除去には combined approach を使うべきである．
- 常に半規管瘻孔があるかもしれないと思いながら手術をする．外側半規管上ではまず角化物を除去し，母膜は剥がさずに残しておく．母膜は瘻孔がないことを確認してから剥がせばよい．
- 母膜の下に瘻孔が見られる場合には，その処置は手術の最後まで残しておく（第16章 中耳手術で遭遇する問題点と解決法の「迷路瘻孔」を参照 ➡ 449頁）．
- 通常の症例で術前画像診断は不可欠というわけではない．しかし，めまいがある患者，顔面神経の既往がある患者，長期にわたって骨導低下のある患者ではCTが不可欠である．
- 後壁保存術式での術野は比較的狭い．そのような術野では，ダイヤモンドバーを時々使って骨面からの出血をしっかりと止めることが重要である．
- 乳突腔を皿状に削ることが最も重要である．これを行わないと小さく深い穴を掘ることになり，そこでドリルを回すと顔面神経や外側半規管などの重要な構造を危険にさらし，真珠腫の摘出は不十分になりやすい．
- 耳小骨連鎖が保たれている場合には，バーで連鎖に触らないよう十分に注意しなくてはならない．特に上鼓室開放や外耳道形成において，ツチ骨外側突起に注意を払う必要がある．連鎖に少しでも触れると内耳障害を起こす可能性がある．
- 乳突側から上鼓室を開放する場合には，鼓室天蓋で硬膜を露出しないようにする．硬膜の露出は，髄液漏や晩発性に脳髄膜瘤を引き起こす場合がある．
- 中頭蓋窩硬膜を広く露出してしまった場合は，軟骨を用いて中頭蓋窩骨板を再建し，晩発性の脳髄膜瘤を防止する．一方，真珠腫によって中頭蓋窩硬膜が露出されている場合には，硬膜からの母膜の完全除去はときに困難であり，患者が高齢の場合には危険ですらある．そのような場合には後壁を削除して，その部分は創腔内に露出しておく（第16章 中耳手術で遭遇する問題と解決法を参照 ➡ 449頁）．
- 外耳道上壁はできるだけ厚く残しておく．薄くなった場所から真珠腫ができることもあり，薄く削りすぎてはならない．開窓してしまった場合には，手術の最後に軟骨や骨パテ，あるいは両方を使った修復が必要である．
- 後壁を開窓，あるいは薄くしすぎた場合にも同様に真珠腫ができる場合がある．開窓部は同様の方法で閉じる必要がある．
- できるだけ大きなダイヤモンドバーかカッティングバーを用い，顔面神経乳突部の走行と平行にバーを動かして骨を削除することで，顔面神経損傷のリスクを小さくできる．

- 顔面神経窩を開く後鼓室開放の手技では，骨削除を前方に進めて鼓膜輪後部に近づきすぎてはならない．骨性鼓膜輪や鼓膜そのものの損傷に到る場合がある．
- 骨性鼓膜輪上部や後部が破壊された場合には，これを軟骨や骨パテで再建しなければならない．
- 大きなシリコン板を留置する．シリコン板は乳突側から耳管まで挿入し，上鼓室から乳突洞までの中耳内側壁全体をカバーするように置く．
- 後壁の外側部を削除してはならない．これを間違うと，外側の有茎外耳道皮弁が乳突腔に落ちる場合がある．もし削ってしまった場合には，再建手技の後に修正が必要となる（「閉創」の項を参照➡ 255 頁）．
- 後壁皮膚が骨部外耳道内に留まる十分な長さを持つように留意する．短すぎて乳突腔側に落ちてしまうと医原性真珠腫になる．
- 遺残する真珠腫を除去するため，初回手術の 10～12 か月後の第 2 期手術をあらかじめ計画しておく．
- 初回手術で乳突洞に真珠腫が見られた場合には，第 2 期手術では乳突腔を再度検索する．
- 初回手術で正円窓，卵円窓，大きな迷路瘻孔上など中耳内に真珠腫母膜を残した場合には，鼓室や乳突洞を検索するための第 2 期手術を 6 か月以内に行う．
- 第 2 期手術の際に再形成性の再発が見られた場合には，後壁保存術式を維持しようとしてはならない．
- その場合に，保存した後壁の削除をためらう必要はない．十分に大きな入口形成をするべきである〔第 14 章 後壁削除型鼓室形成術（Canal Wall Down 法）を参照➡ 326 頁〕．
- 第 2 期手術で真珠腫再発は認められないものの，初回手術で外耳道再建に使った軟骨に萎縮が見られる場合，処理法の決定は個々の症例によって考慮する．しかし，後壁を保存する場合には，術後のフォローアップを慎重に行う必要がある．
- 第 2 期手術で真珠腫の遺残が見られた場合には，母膜の連続するパールの状態での除去を目指す．遺残が上鼓室，乳突洞，骨に覆われた顔面神経上にある場合には，母膜を残さないために真珠腫と接した部分の骨組織をドリルで削除するか，粘膜を徹底的に除去する必要がある．
- 遺残性真珠腫が大きく母膜を残した可能性がある場合には，後壁を削除して後壁削除型鼓室形成に術式を転換するほうがよい．
- 後壁保存型鼓室形成を行った場合には，術後最低 10 年間は経過を観察するべきである．

14　後壁削除型鼓室形成術（Canal Wall Down 法）

■ 適応

- 真珠腫症例
  - 発育不良な乳突腔
  - 大きな後壁の破壊
  - 後壁保存後の再形成
  - 両側例
  - 口蓋裂とダウン症
  - 唯一聴耳
  - 大きな迷路瘻孔
  - 高度の蝸牛機能低下
- 中耳に進展する良性腫瘍の一部
- 外耳道悪性腫瘍の一部

真珠腫で後壁が大きく破壊されている場合，特に成人の場合には，われわれは後壁削除型鼓室形成術（CWD；canal wall down 法：カナルダウン法またはオープン法とも呼ぶ）を行い，後壁再建材料の萎縮による真珠腫再発を防止する．われわれのセンターで行う後壁削除型鼓室形成術の割合は徐々に増加しており，前述したように後壁保存型鼓室形成術（CWU；canal wall up 法：カナルアップ法またはクローズド法とも呼ぶ）はその再発と遺残の多さから適応を制限（10%以下）して施行している．今日，後壁削除は主に真珠腫症例に対して行っているが，われわれの経験では適切に行われた後壁削除型鼓室形成術は再手術を要する可能性が低く，そのために聴力を含む QOL が徐々に低下することが少ない．

後壁削除型鼓室形成では適切な手法を実践することが成功の鍵となる．この手術では，外耳道後壁を削除することで術後に外耳道と乳突腔が外界に開いた単一腔となる．術後の合併症を防ぐには，初回手術で皿状の削開をして入口形成を行うなどの適切な処置を行って，理想的な創腔の形態を作ることが大切となる．ひさし状に突出する骨を削除して創腔全体を皿状にすることで，術野が拡大して手術がしやすくなるばかりでなく，支質骨の欠損部から軟組織が侵入して創腔を埋め，充填材料を使わなくても創腔のサイズは小さくなる．われわれは，後壁を削除する場合には常に入口形成を行い，上皮で覆われていない創面を小さくするとともに，入口が拡大することで相対的に創腔が小さく浅くなるようにしている．適切な入口形成は，後壁削除型鼓室形成の結果を安定させるためには絶対に必要な手技である．すべての操作が適切に施行されれば，創腔は小さく浅く丸くなり，乾燥したきれいな上皮化に被覆される．

一方，処置が不適切な乳突腔は湿って凹凸があり，辺縁部分を清掃することが難しい．角化物に覆われた肉芽組織が被覆していることもある．われわれは，このような創腔には，非常に狭い入口に加え，顔面神経管隆起が高い，創腔辺縁がひさし状に突出する，乳様突起先端部が深いなど，骨削除が十分ではないという共通した技術的誤りがあることを指摘してきた．このどれもが耳垢が自然に排出されるのを阻み，炎症を惹起する．さらに，このような創腔は真珠腫が遺残する可能性も高くなる．

本章ではわれわれが行っている以下の3つの手法について記載する．

- 耳小骨連鎖の破壊が強いか真珠腫が中耳に広範に進展している場合には，外耳道後壁を削除して病変を全摘し，耳小骨連鎖を再建する．
- 耳小骨連鎖に連続性が保たれている上鼓室型真珠腫の初期であれば，1回の手術で済むうえに術後に聴力が保たれ，遺残や再発が極めて少ない modified Bondy technique を行う．
- 有効な聴力が残っていない初期の真珠腫や，深い鼓室洞底部にまで及ぶ到達困難な真珠腫症例などでは，安全で乾燥し，自浄能力を有する耳が最終的な治療の目標点であろう．そのような症例では耳管を充填し，鼓膜内側の含気をなくす中耳根本手術を行う．

真珠腫が再発した患者は，耳管機能が生理的に低下しているか，手術的に完治させることが極めて困難な病態にあることが多い．再手術で後壁を保存すると，患者や家族に将来新たな手術を強いることになる可能性が高い．そのため，後壁保存術式の後に真珠腫の再形成性再発が起こった場合，われわれは後壁削除型鼓室形成とすることにためらいはない．

■ 手術ステップ

後壁の削除

1. 術前から後壁削除型鼓室形成を行うことが決まっていれば，乳突削開は2つの方法で行うことができる．どちらの方法で乳突削開を行った場合でも，完了した段階で得られる乳突腔の形態は全く同じでなければならない．
   - 経皮質骨：乳突削開と上鼓室開放は後壁保存型鼓室形成と同様に後壁を保存したまま行い，薄くなった外耳道後壁をドリルか骨鉗子で除去する．
   - 経外耳道：まず中頭蓋窩骨板を同定したら，外耳道を拡大しながらこの骨板を後方に sinodural angle に向けて追跡し，ここで S 状静脈洞を同定する．その後は乳突腔を前方から後方に向け少しずつ拡大していく．
2. 乳突腔は常に広い開口をもつ皿状に削開し，徐々に深部

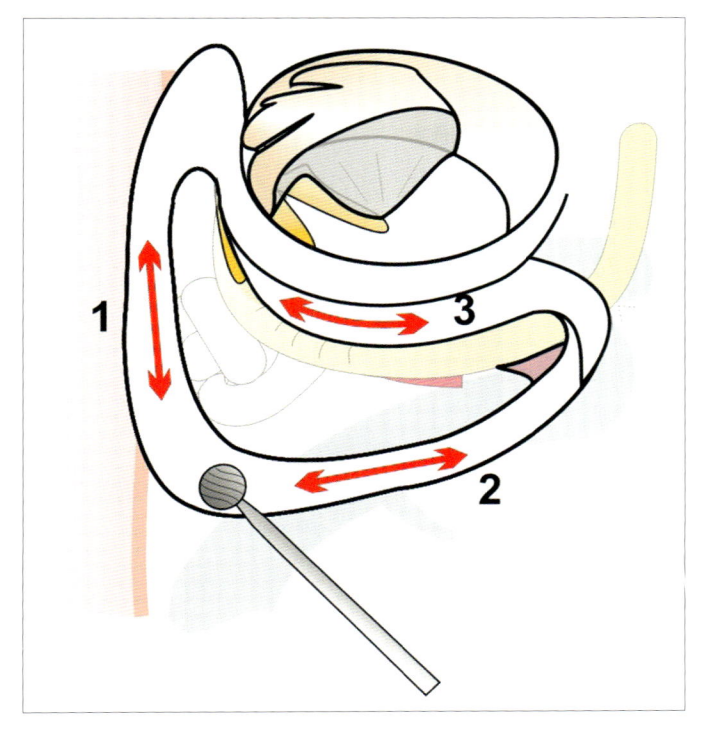

図 14.1 中頭蓋窩硬膜とS状静脈洞を覆う骨を大きなバーを使って薄くする．このときバーは，これらの構造と平行に動かさなくてはならない．

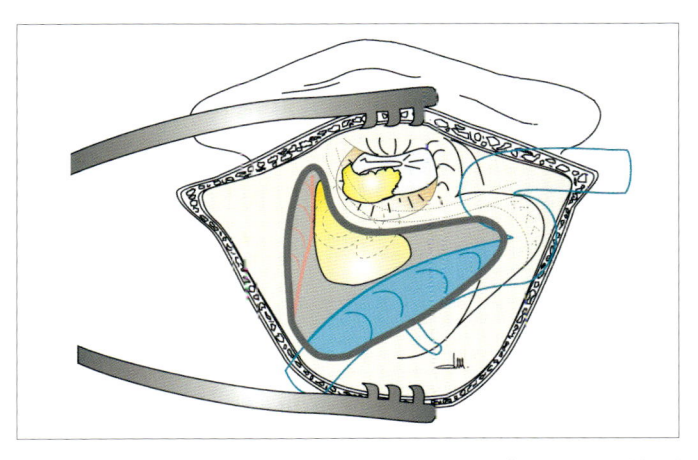

図 14.2 十分に骨削除がされると中頭蓋窩硬膜はピンク色，S状静脈洞は青色に骨を透かして見ることができる．

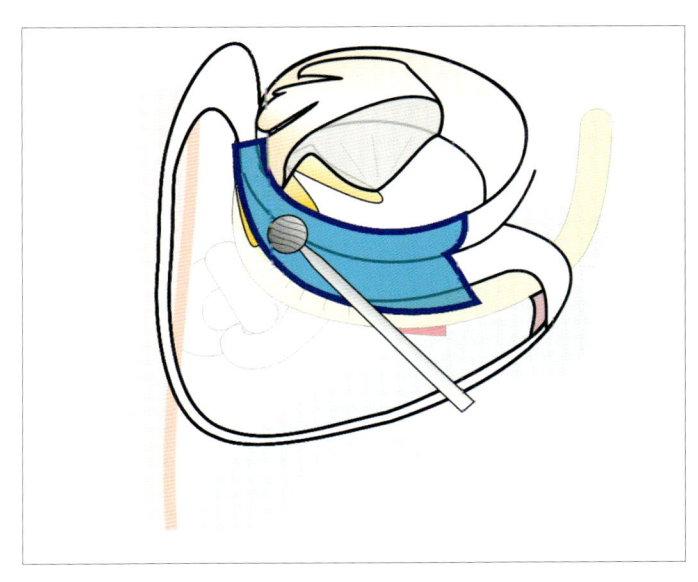

図 14.3 顔面神経管隆起を大きなカッティングバーで低くする．ドリルの動きは常に神経の走行と平行である．

　　へと進む．創縁からは骨の突出をなくして角を取り，削開の終了時点では丸い創腔とならなければならない．
3. 中頭蓋窩とS状静脈洞を覆う骨組織は，大きなバーをこれらの構造と平行に動かしながら薄くする（図 14.1）．骨削除がしっかりとなされていれば，中頭蓋窩硬膜はピンク色に，S状静脈洞は青色に骨を透かして同定できる（図 14.2）．
4. 顔面神経乳突部後方と，発育が著しい場合にはS状静脈洞の後方の蜂巣も削除する．
5. sinodural angle の骨を削除して十分に開くことも，後壁削除型鼓室形成で必要な手技の一部である．
6. 大きなカッティングバーを用い，持続的に洗浄をしながら顔面神経管隆起を均等に低くしていく．バーは常に顔面神経の走行と平行に動かさなければならない．ダイヤモンドバーは神経上の骨を薄くする最後の仕上げで使う．この手技では，神経が薄い骨から透見できる程度にまで神経外側の骨を薄くするが，神経を露出してはならない（図 14.3）．
7. 耳小骨外側に橋状に残る骨（facial bridge）の削除では，中頭蓋窩と平行にバーを動かし，中頭蓋窩や耳小骨に不用意にバーが当たらないようにする．
8. 慢性中耳炎では乳突腔の発育がしばしば悪く，理想的に下げられた顔面神経管隆起は乳突腔の底部とほとんど同じ面に存在することも少なくない（訳者注：Gruppo Otologico では真珠腫手術で鼓索神経を保存することは滅多にない．そのためこのような記載となるが，神経を保存する場合の削開の限界は顔面神経本幹よりも数 mm 外側となり，隆起は若干高くなる）．
9. 外耳道前壁や下壁の突出が著明な場合には外耳道を形成する必要がある．facial bridge の前方付着部は十分に低くする（図 14.4）．前壁皮膚外側部に輪状の切開を加え，鼓膜輪に向けて剝離する．内側に落とした皮膚はアルミニウムシートで保護し（図 14.5），前壁前方にある顎関節を露出しないように注意しながら創腔全体が丸くなるように突出を削除する．
10. 創腔の最終的な形態は角が丸められた逆ピラミッド型で，辺縁にはひさし状の突出がない状態となる．手術の最後にはそのような形態となるまで骨削除を行い，創腔を整える必要がある．

鼓室の操作

1. 鼓室内の操作は，十分に視野が確保された時点でできるだけ早く開始する．そうすることで，手建を始める前に鼓室内の止血が完了する．再建材料を適切に配置するう

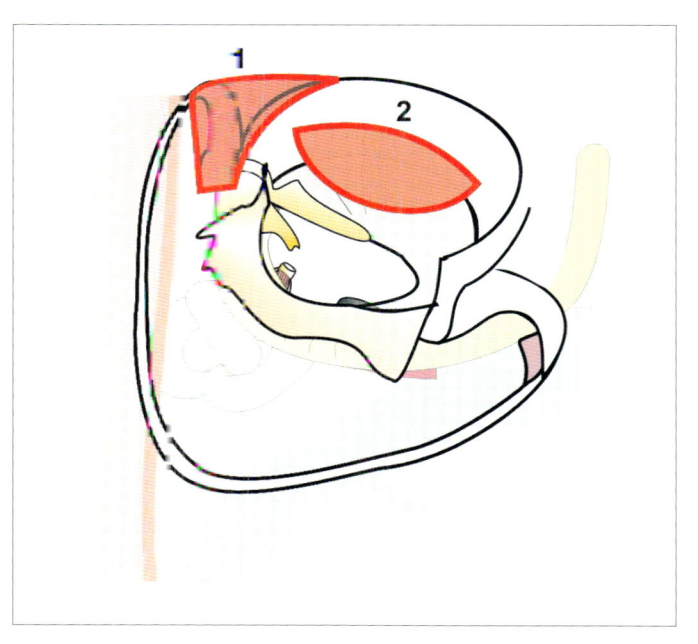

図14.4 facial bridgeの前方付着部（1）や突出する外耳道前壁（2）は削除する．

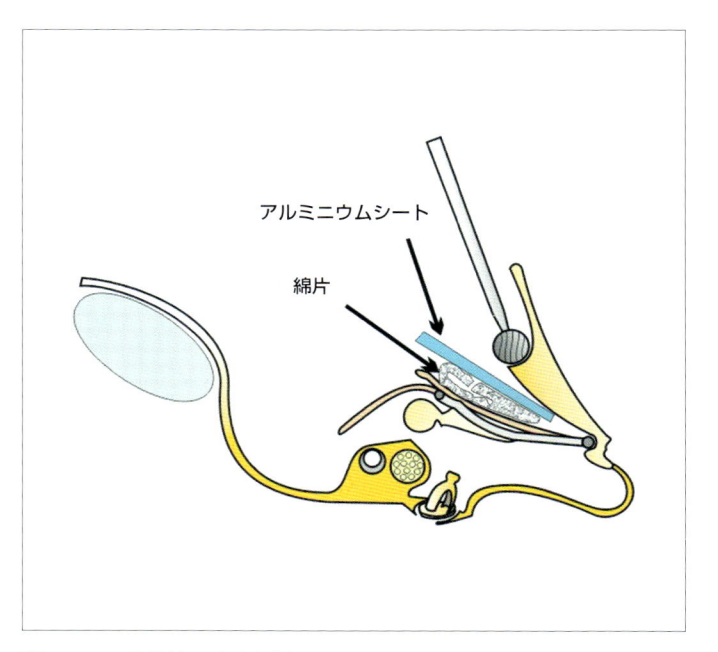

図14.5 骨部外耳道壁を削開する際には，外耳道皮膚と鼓膜をアルミニウムシートで保護しなければならない．

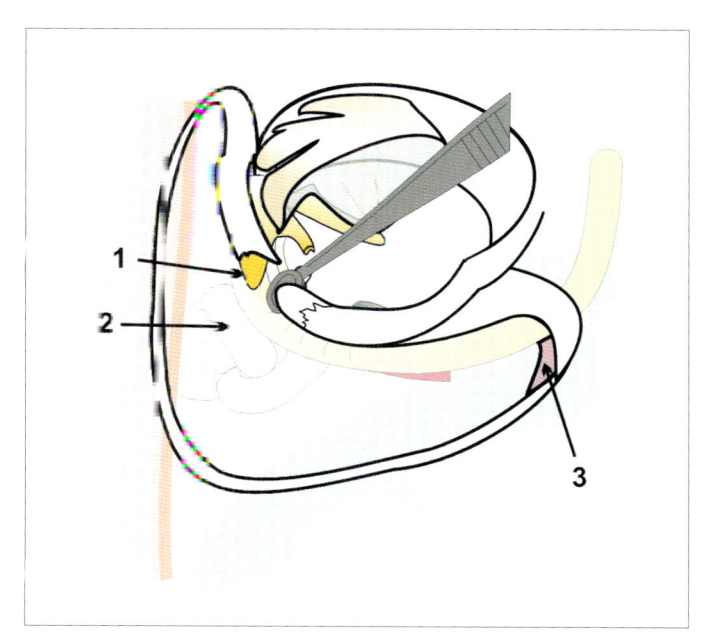

図14.6 顔面神経の目印．facial bridgeは鋭匙で落とすとよい．
1 キヌタ骨短突起，2 外側半規管，3 顎二腹筋稜

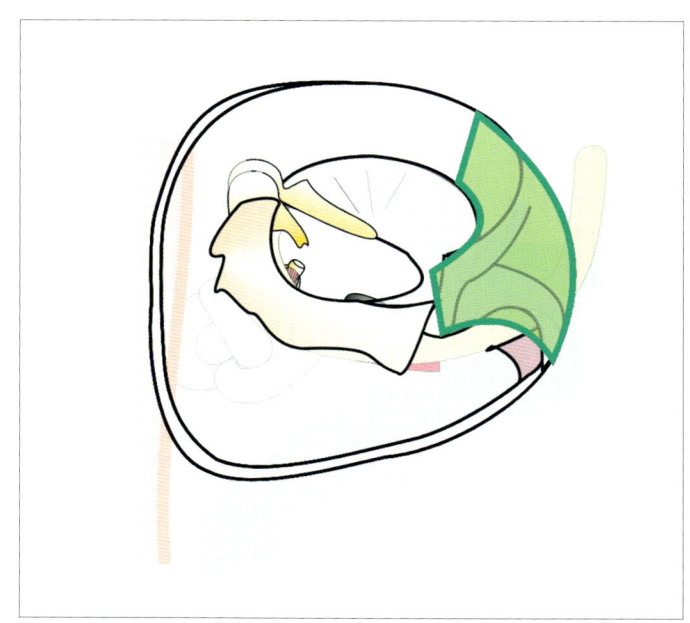

図14.7 視野の邪魔になる場合には顔面神経管隆起（緑色部分）を下げる．

えで，出血のない術野は非常に重要である．鼓室内の操作を完了して止血を待つ間は，鼓室から離れた部位の骨削除などを行うとよい．
2. 線維性鼓膜輪を鼓膜溝後部から剥離して鼓膜-外耳道皮弁を挙上，鼓室内を観察する．
3. facial bridgeとその前後の付着部を削除する．この操作では鋭匙が使いやすい（図14.6）．前方の付着部を除去することで，中頭蓋窩と外耳道前壁を連絡する平面が作られることになる．（図14.4）．
4. 耳管上陥凹上にひさし状に突出する骨稜（cog）は除去し，陥凹奥まで十分に明視下に置くようにする．耳管上陥

凹周囲の蜂巣は可及的に削除する．
5. 中耳内の病変を，内側壁に存在する顔面神経，卵円窓，正円窓，アブミ骨上部構造や迷路瘻孔などの繊細な構造を損傷しないように注意して除去する．内側壁にある構造への視野が顔面神経管隆起によって妨げられる場合には，さらに隆起を下げてもよい（図14.7, 14.8）．外耳道皮膚，鼓膜，ツチ骨やキヌタ骨などは病変の状態に応じて除去する場合もある（図14.9）．
6. 耳小骨形成の予定がある場合には，ツチ骨柄と鼓膜張筋腱はできるだけ保存する．これらの構造はコルメラを支持する役割を果たし，残っているほうが術後の聴力成績

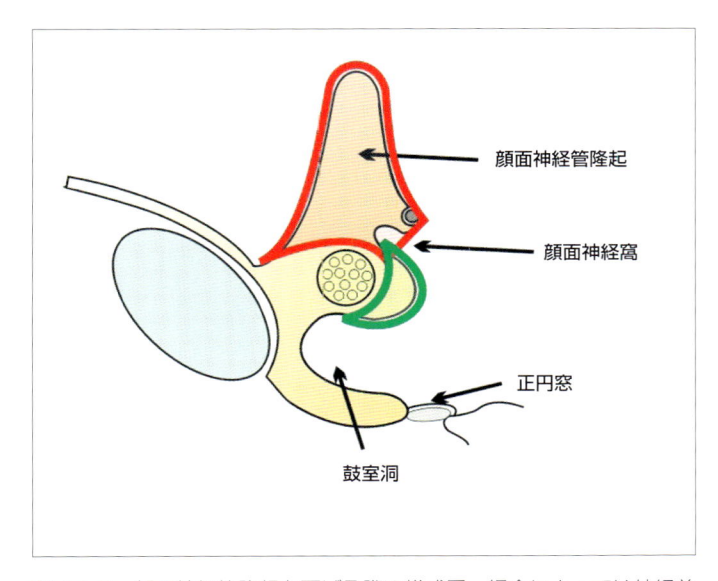

図14.8 顔面神経管隆起を下げる際の模式図．場合によっては神経前方の骨も削除する．

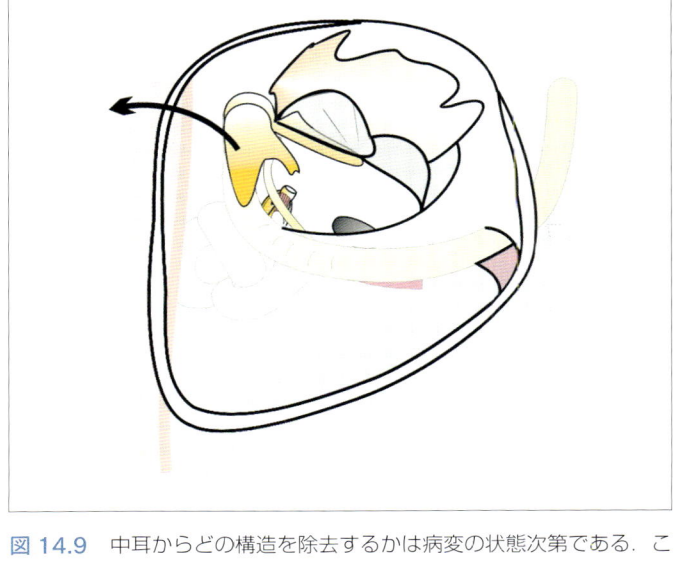

図14.9 中耳からどの構造を除去するかは病変の状態次第である．この状況では，キヌタ骨長脚先端部が破壊されているため摘出する．

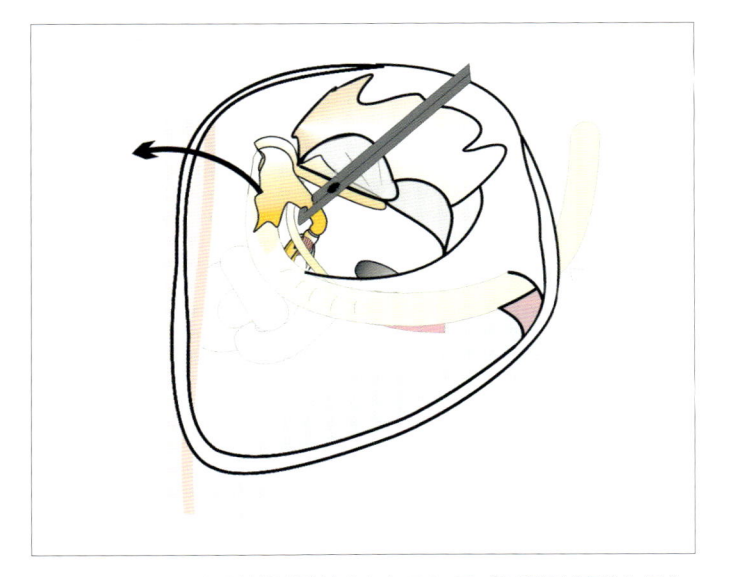

図14.10 キヌタ骨体部が破壊されキヌタ-アブミ関節が正常な場合，われわれはキヌタ骨長脚を切断することが多い．

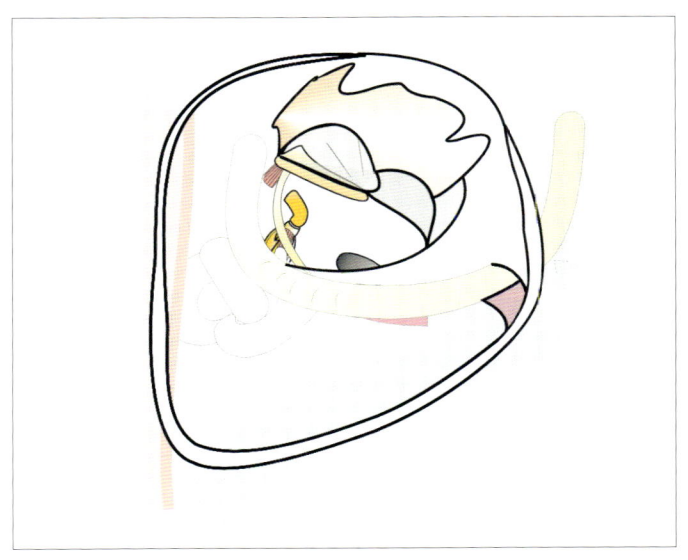

図14.11 キヌタ骨長脚の残存部がコルメラとなって伝音に寄与する可能性がある．

はよい．
7. 真珠腫によるキヌタ骨体部の破壊がみられ，キヌタ-アブミ関節が正常な場合には，キヌタ骨長脚を切断することが多い（図14.10）．顔面神経管隆起が十分に下げられている場合には，キヌタ骨残存部がコルメラとして働くことが多い（図14.11）．
8. 再建に備え，鼓室の止血を完了しておくことが重要である．鼓室の操作が終了したらすぐに鼓室を小綿片でパッキングしておく．

含気蜂巣の発育が顕著な側頭骨の処置

1. 乳突蜂巣の含気が著しい場合には，真珠腫母膜が陥入した蜂巣のある範囲，特に迷路周囲蜂巣や顔面神経内側の蜂巣（図14.12），上鼓室の蜂巣などはドリルで削除し，母膜を完全に摘出し，術後に角化物が堆積しないように

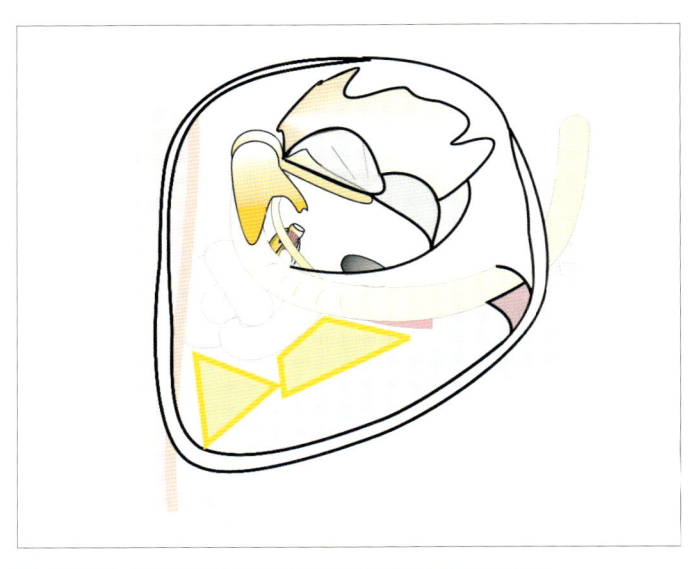

図14.12 迷路周囲と顔面神経内側の蜂巣を黄色で示す．

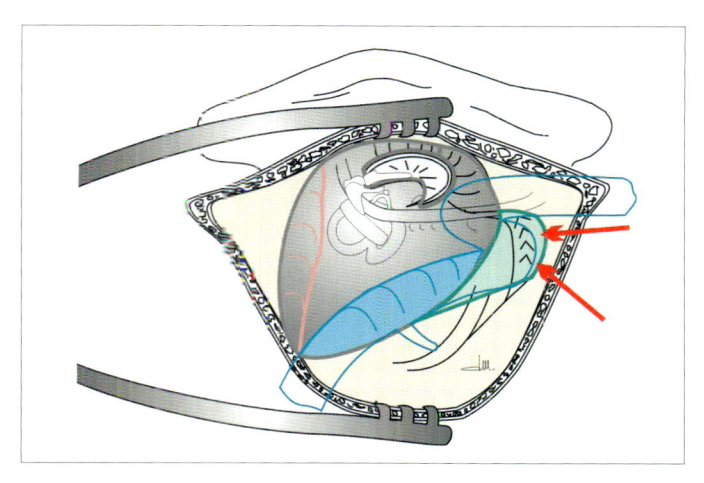

図 14.13 含気が著明に発達している乳様突起先端部は除去する.

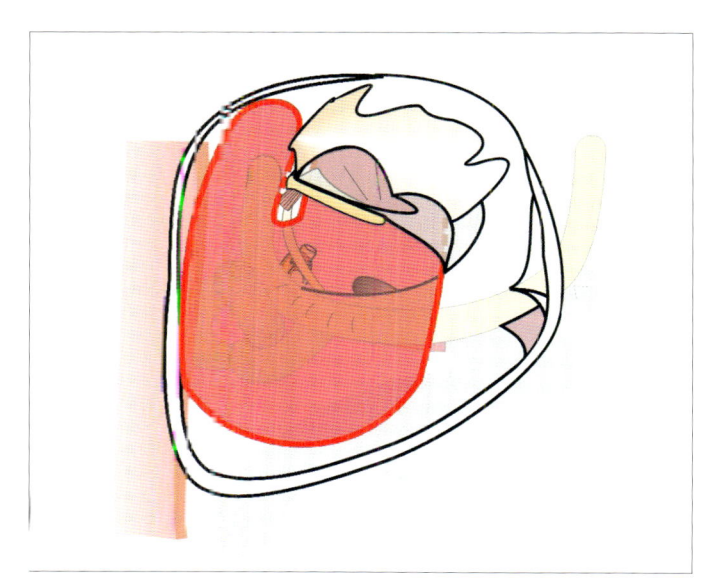

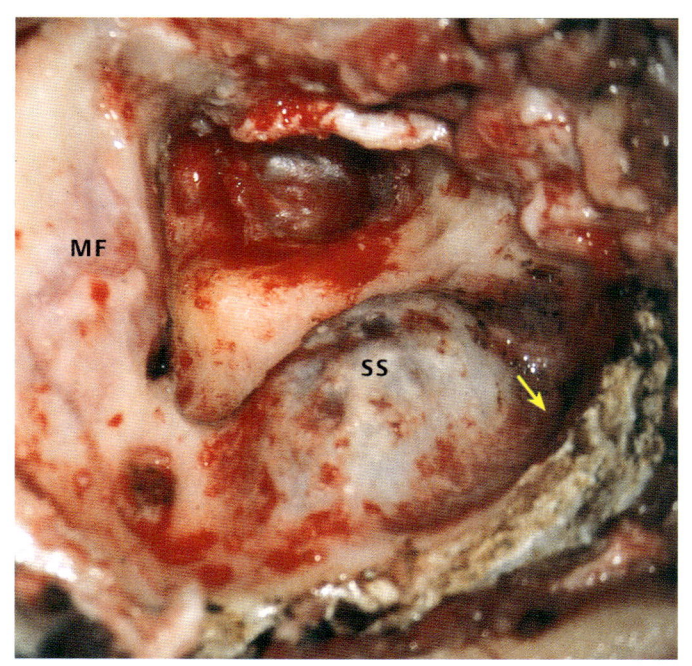

図 14.14 乳突蜂巣の発育が著明でS状静脈洞が前方に張り出す症例. 良好な乳突腔を作るため, S状静脈洞後方の蜂巣（矢印）を削除する必要があった. 経験を積んだ術者であれば, このような症例でも後壁を保存したまま真珠腫の摘出が可能である. しかし, 後壁を削除することで術野を広く安全なものにすることが可能である（図 14.17）.
SS：S状静脈洞, MF：中頭蓋窩

図 14.15 筋膜前縁部に切れ込みを入れて一端を上鼓室内側壁に敷き, 他端を鼓膜張筋腱下方から中鼓室内へと挿入する.

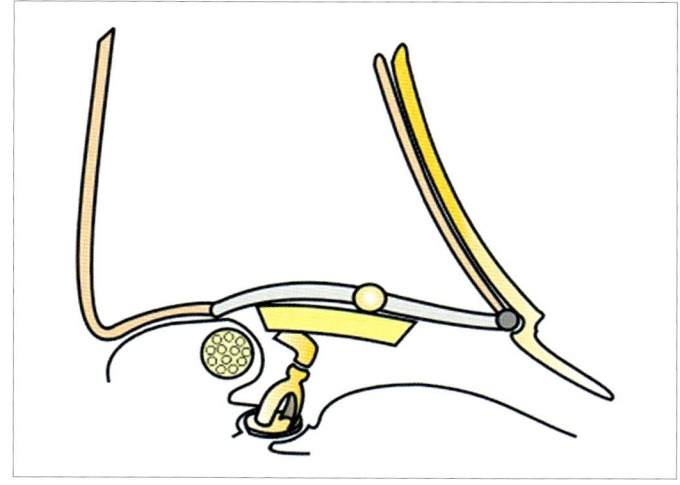

図 14.16 残したキヌタ骨長脚先端部の高さが不足する場合は軟骨板で増高することができる.

する.
2. 顔面神経乳突部後方の蜂巣を削除する. この手技では神経を損傷しないように注意しなければならない. この蜂巣は顔面神経内側の頸静脈球周囲にまで達する症例もある.
3. 顔面神経内側の蜂巣が神経内側深くまで及び, 完全な削除が不可能な症例も存在する. このような蜂巣部分は耳甲介腔軟骨で充填・被覆する.
4. 発達して含気がよい乳様突起先端部は乳突腔の容積を減らすために除去する（図 14.13）. 骨削開は茎乳突孔の付近から開始して顎二腹筋稜と平行に後方へと向かい, 乳突先端部内側で頭蓋底骨膜が出るように骨を削除する. 以下の操作で顔面神経に負荷をかけないためには, 骨折線が茎乳突孔よりも外側に入るようにしなければならない. 残存する乳突先端部を可動化し, 骨鋭匙で掴んで顔面神経にストレスをかけないように回転させながら牽引し, 顎二腹筋との結合部は電気メスで切断する. 乳様突起先端部を取り去ることは, 乳突腔の容積減少に寄与するだけでなく, 術後に角化物が堆積しやすい外耳道より低い部分をなくす効果もある.
5. 症例によってはS状静脈洞後方まで蜂巣が発達し, 骨削除を後方まで拡大しなければならないこともある（図 14.14）
6. 入口形成で採取される耳甲介腔軟骨, 血液を混ぜた骨パテ, 皮下結合組織が, 部分充填の材料となる. ツチ骨頭とキヌタ骨体部が破壊ないし摘出されて存在しない場合には, 上鼓室は軟骨片と骨パテで埋めることもある.

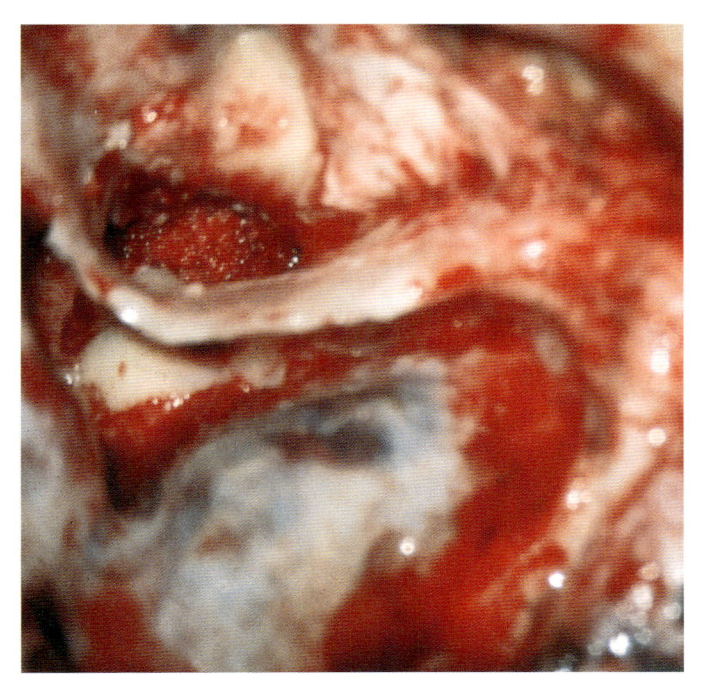

図 14.17 a　乳突蜂巣発育不良例の後壁保存型乳突削開（右耳）

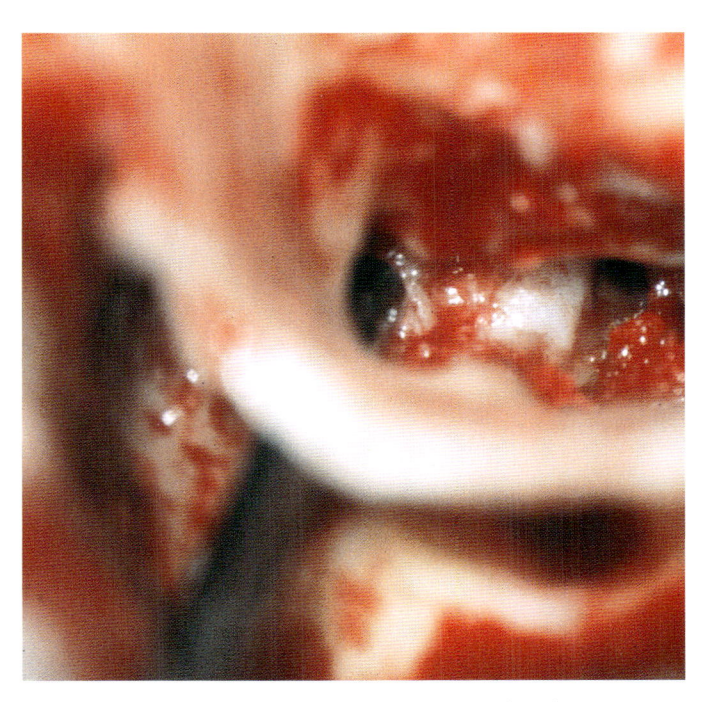

図 14.17 b　狭い乳突腔側からの真珠腫母膜剥離（右耳）

7. 症例によっては，乳様突起先端部を前下方を茎とする軟組織弁で充填することがある．

再建

1. 鼓膜を再建する前に止血を完了させておく必要がある．耳管機能障害が疑われる症例では，鼓室内側壁から耳管鼓室口までを覆うシリコン板を留置する．耳管から鼓室までをゼルフォームでパッキングする．
2. 側頭筋膜による鼓膜再建は，可能な場合には常にアンダーレイとし，線維性鼓膜輪前部が欠損する場合にのみオーバーレイとすることがある．筋膜は，上鼓室から充填された蜂巣までを覆う十分な長さがあるものを使用する．これは特に，一期的に耳小骨を形成する場合に重要である．術後の上皮化は露出した骨組織を筋膜で覆うほうが早く完了する．
3. 鼓膜張筋とツチ骨柄が保存されている症例では，筋膜前縁部に縦に切れ込みを入れる．切れ込みの上方は上鼓室に敷き，鼓膜張筋腱の上方を通って前鼓室方向に挿入し，下方は腱の下方で中鼓室に挿入する（図 14.15）．
4. アブミ骨上部構造が残り顔面神経管隆起が十分に低くされている症例では，筋膜がアブミ骨頭に接触して第 2 期手術の耳小骨形成は不要となることも少なくない．アブミ骨上に置いた薄い軟骨が伝音に役立つ場合も多い．キヌタ-アブミ関節部分を残した場合には，キヌタ骨長脚分の高さが加わることで鼓膜と十分に接触することが多い（訳者注：鼓索神経を保存した場合には，通常高さが不足することになる）．高さが足りない場合には軟骨片を鼓膜との間に介在させる（図 14.16）．
5. すべての症例で次項に述べる入口形成を併施する．

入口形成

後壁を削除した場合には，外耳道と乳突腔が本来の外耳道よりもはるかに大きな単一腔となる．そのため乳突腔内には深く到達が難しい領域ができ，症例によっては自浄能はおろか，外来での清掃さえも困難となる．角化物の堆積は不快な炎症の反復を招き，真珠腫の原因となる場合もある．他施設で施行された後壁削除型鼓室形成に対してわれわれが再手術を行った症例を検討したところ，外耳道の狭窄が 60％の症例に認められた．術後乳突腔障害を予防するため，われわれは後壁を削除した全症例に入口形成を行っている．この手技では外耳道皮膚を内側に折り込み，外耳道入口部を拡大して相対的に小さく浅い，視野のよい創腔とする．また，この処置は創腔を皮膚で覆うため，術後の上皮化を促すことにもなる．完全に上皮化されたのちには，ウォータースポーツや旅行などにも制限がなくなる．われわれは創腔のサイズに応じた適切な入口形成を行うことが，後壁削除型鼓室形成術で安定して良好な結果を得るための必須事項であると考えている．

■ 手術ステップ

1. 入口形成は後壁削除型鼓室形成術のすべての症例で乳突削開が完了した後に行い，入口形成のサイズが削開腔の大きさと対応するようにする．
2. 耳甲介腔軟骨が再建に必要な場合には，まず創腔を綿片でパッキングして完全に止血するとともに，血液が創腔内に流れ込まないようにしておく．再建が終了している場合には，創腔内の特に鼓膜周辺をゼルフォームでパッキングして再建した構造を固定し，その上に小綿片を乗せて凝血塊がゼルフォームの上に形成されないようにす

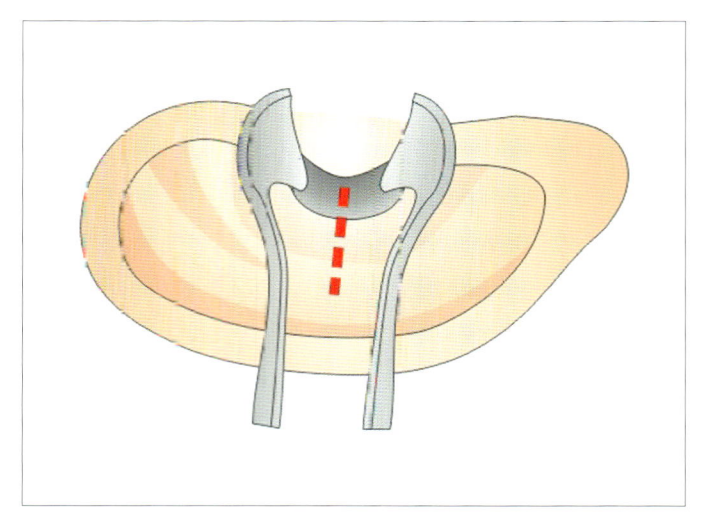

図 14.18 破線のように皮切を加える．

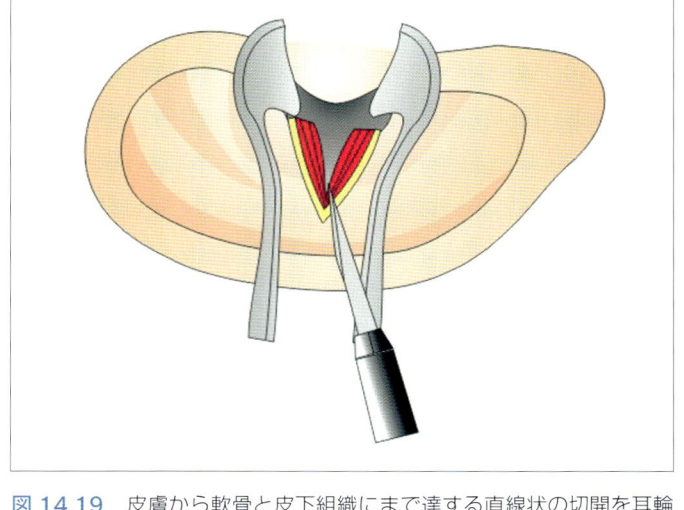

図 14.19 皮膚から軟骨と皮下組織にまで達する直線状の切開を耳輪脚と平行に加える．

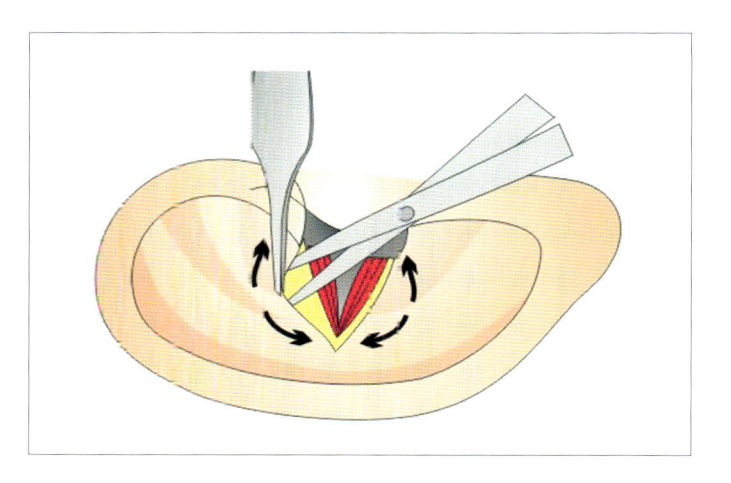

図 14.20 皮膚を鑷子で掴み，先端が鋭い鼓室形成剪刀で軟骨から剥離する．

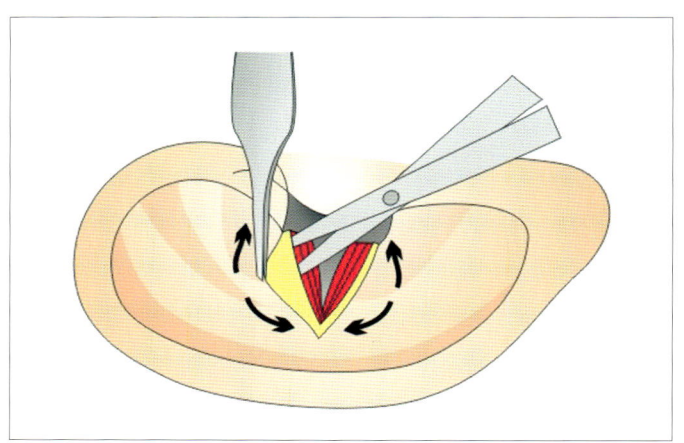

図 14.21 軟骨内側面を皮下組織から剥離する．

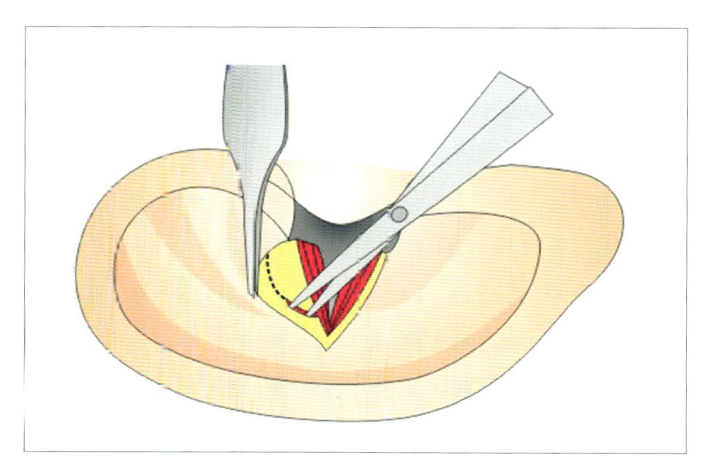

図 14.22 切開上下端から軟骨を三角形に切除する．

る．開創器をはずした後，創腔内に血液が落ちないように耳後創にたたんだガーゼを挟んで耳介を本来の位置に戻す．

3. 鼻鏡を用いて耳甲介腔を固定し，皮膚側から耳甲介腔に切開を加える（図14.18）．外耳道後壁の中央から対耳輪に向け，耳輪脚と平行に皮膚と軟骨，周囲の結合組織をメスを用いて一緒に切る（図14.19）．切開の長さは創腔のサイズに合わせ，乳突腔が大きければ長い切開が必要となる．少なくとも耳甲介腔軟骨の除去後には示指が容易に通る必要があるが，切開が対耳輪に及んではならない．

4. 切開縁の皮膚を鑷子で掴み，鋭な鼓室形成剪刀を用いて耳甲介腔軟骨から皮膚を剥離し（図14.20），次いで軟骨内側の軟部組織も剥離する（図14.21）．十分な範囲で軟骨が露出されたら，上下縁それぞれから三角形に軟骨を切除する（図14.22）．切除する軟骨の大きさは創腔の大きさと形態に従うが，術後の耳介変形を避けるには耳輪脚の軟骨を保存することが重要である．

5. この段階で軟骨切除が不十分な場合には，耳後創側から切除を追加することができる．耳介を前方に倒して直接介助者に持たせ，軟骨辺縁部を三日月形に切除する．大きく軟骨を除去することで内側に十分な大きさの皮膚を倒せるようになり，創腔を覆う面積が広がるとともに，軟骨切断面の露出により起こる術後軟骨膜炎を防止することにもなる．皮弁をさらに内側に落とし込みやすくするには，皮下組織を切除して薄くしてもよい．
6. 耳後創側から作製した皮弁を後方に折り込み（図14.23），創腔に適した皮弁の位置を確認する．上下の皮弁は，それぞれ耳介後面に付着する筋骨膜層に3/0バイクリルで縫合するが（図14.24），このとき軟骨の断端が皮膚または皮下組織で完全に覆われていることを確認する．
7. 皮弁を縫合することで耳介軟骨中央部が後上方と後下方に牽引されるが，これが強すぎると術後に耳介全体が立ち上がり，耳介の左右差が目立つことがある．この整容的問題を避けるには，外耳道入口部よりも外側の皮下組織に深く2〜3針かけ，耳介を後方に引くようにするとよい．

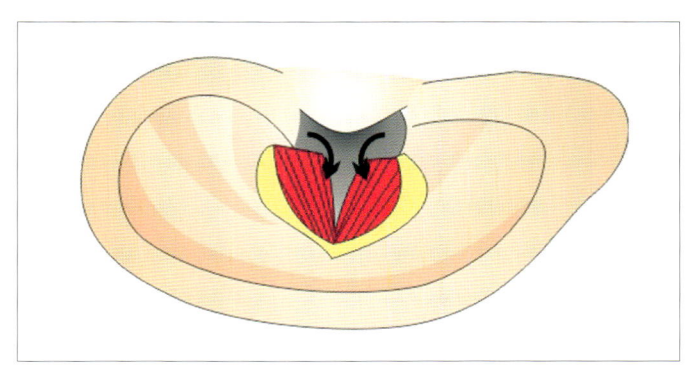

図14.23 皮膚を内側に折り込み，創腔に適切な位置を評価する．

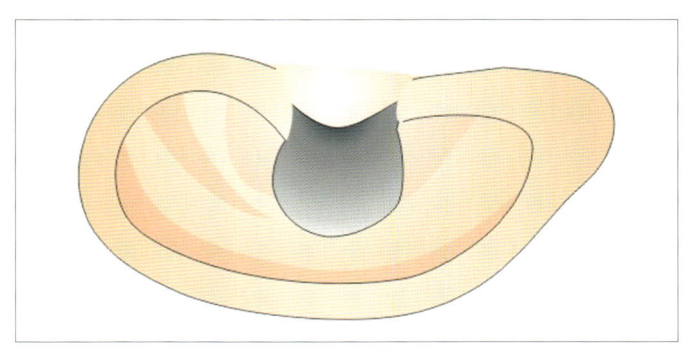

図14.24 皮弁を内側に折り込んだ後の入口部の形態

パッキングと閉創

創腔全体を生理食塩水に浸したゼルフォームでパッキングする．通常は抗菌薬軟膏などは使用しない．耳後は皮膚を2層に縫合，あるいは皮下を縫合して皮膚はステリストリップで合わせる．中耳根本手術と modified Bondy technique の場合には第2期手術は必要ない．ほとんどの症例で乳突腔の上皮化は8週間以内に完了する．

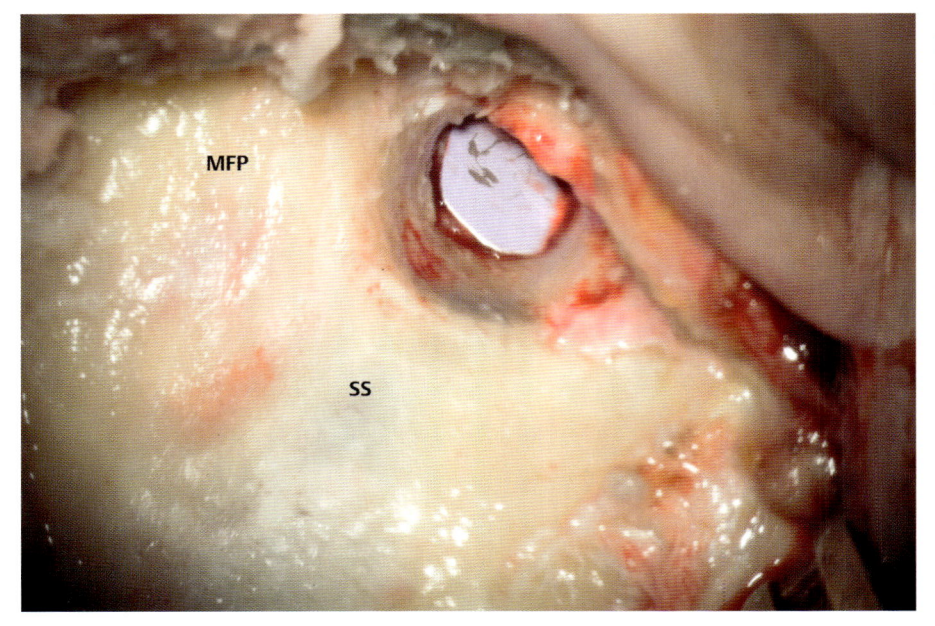

■ 症例 14.1 （右耳）

図14.1-1 耳後切開から乳様突起表面を露出する．外耳道の直後に見られる青色の領域はS状静脈洞，後上方に透見される淡黄色の部分は中頭蓋窩硬膜である．2つの構造の間には極めて狭い安全域しか残されていない．アルミニウムシートで鼓膜−外耳道皮弁を保護している．

MFP　中頭蓋窩骨板
SS　　S状静脈洞

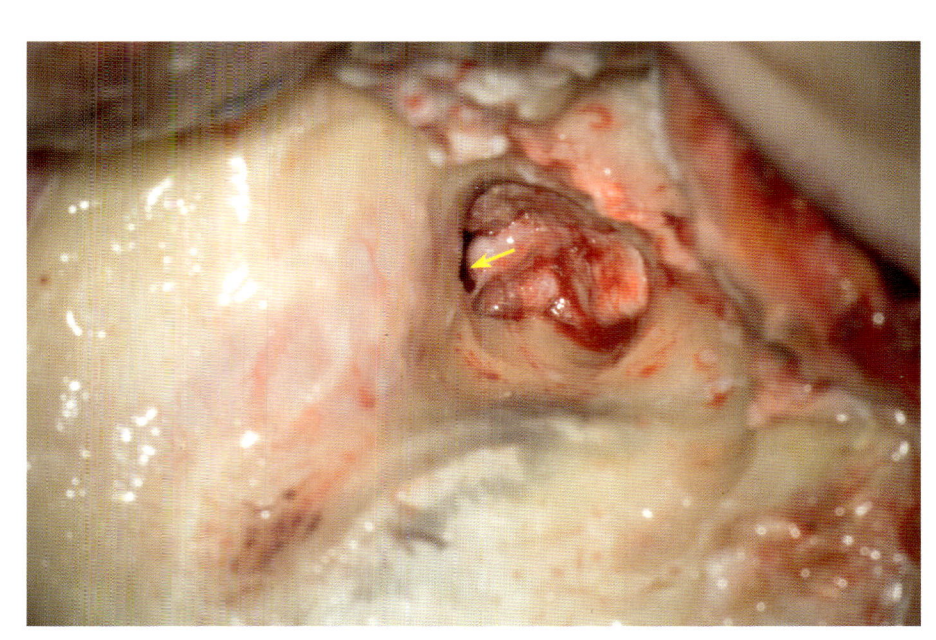

334　第 14 章　後壁削除型鼓室形成術（Canal Wall Down 法）

図 14.1-2　外耳道後壁皮膚を内側に向かって鼓膜まで剥離する．S 状静脈洞と中頭蓋窩硬膜が外耳道後壁に接しているのに注目してほしい．上鼓室外側壁を破壊している真珠腫入口部が見える（矢印）．

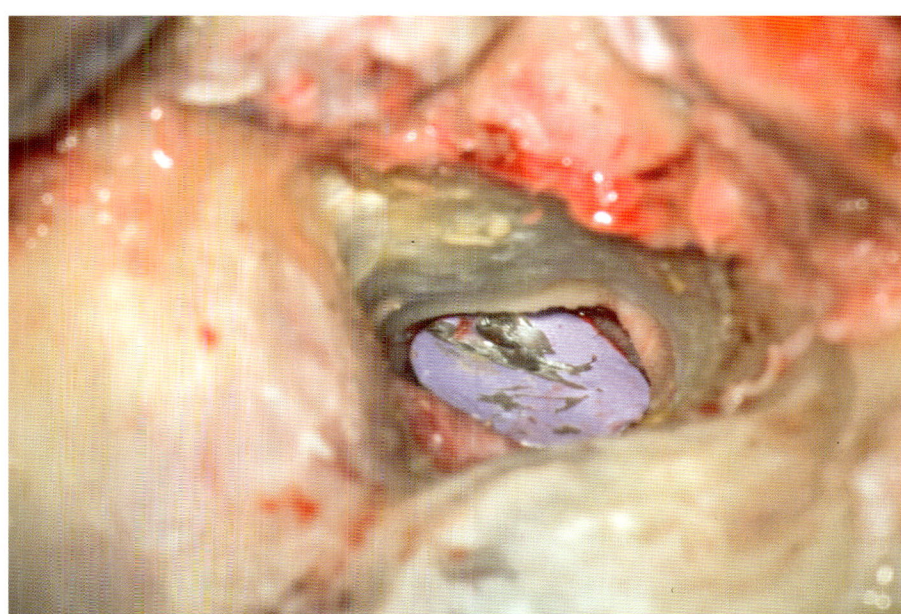

図 14.1-3　外耳道前壁の皮膚を剥離して外耳道を形成する．アルミニウムシートで外耳道皮膚と鼓膜，耳小骨を保護している．外耳道前壁内側部にはまだ削除すべき骨が残っている．

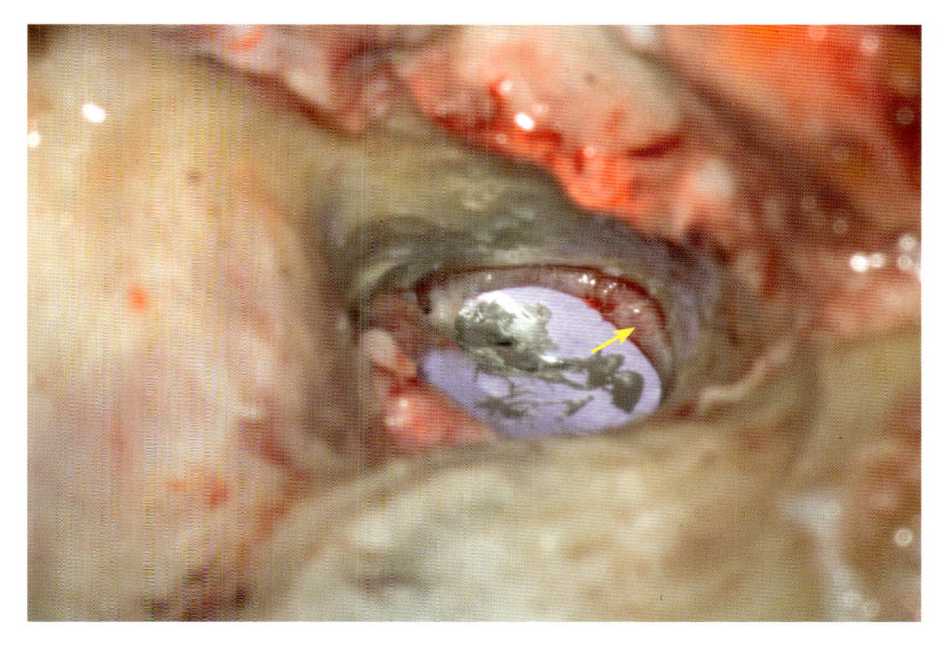

図 14.1-4　前壁の削開を内側まで進め，線維性鼓膜輪が見えるようになっている（矢印）．

パッキングと閉創 335

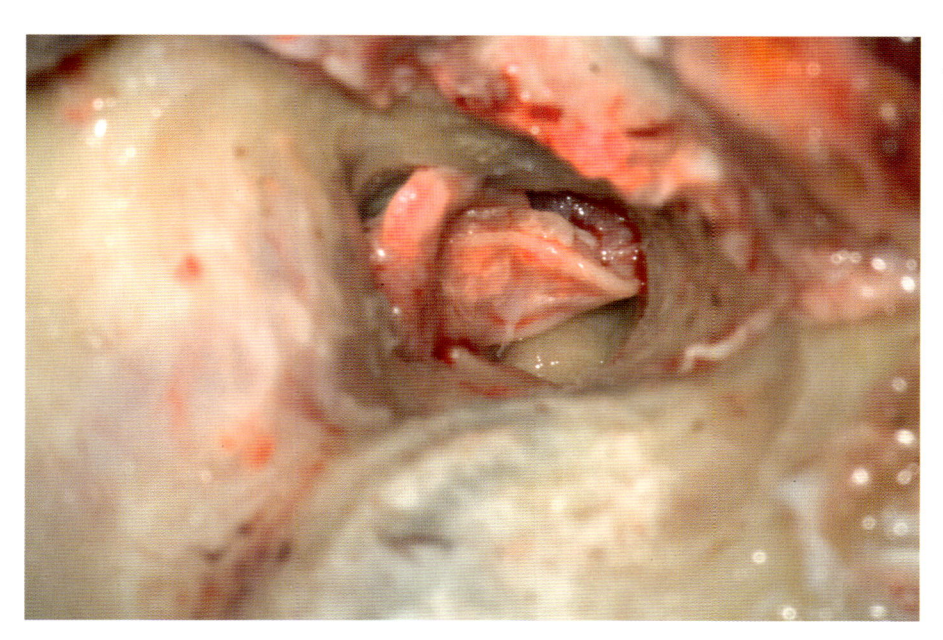

図 14.1-5 線維性鼓膜輪を鼓膜溝から剥離して鼓室を開放し，真珠腫が中鼓室に下降していないことを確認する．

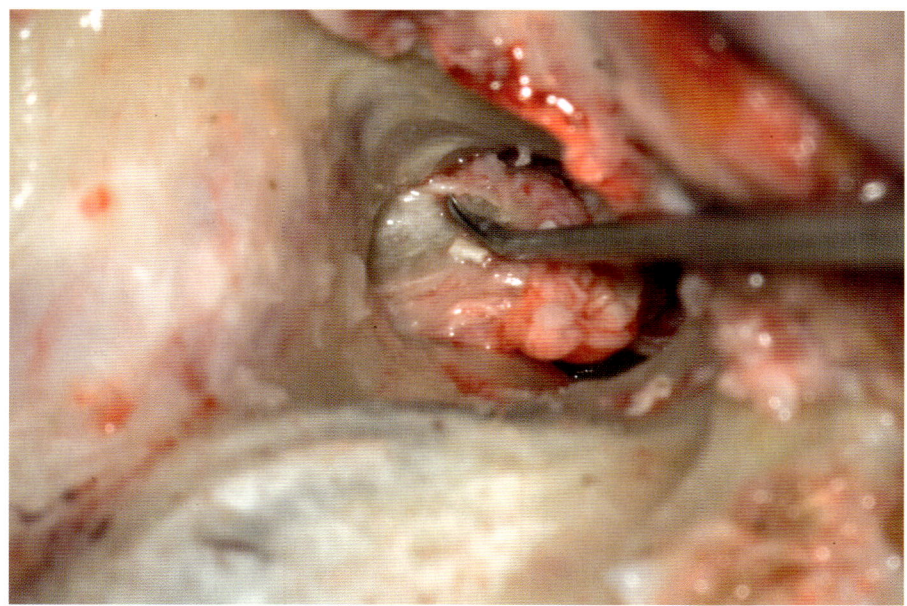

図 14.1-6 母膜を下方に圧排して真珠腫の入口部を観察している．後壁を削除しなければ上鼓室に到達できないことに注目してほしい．

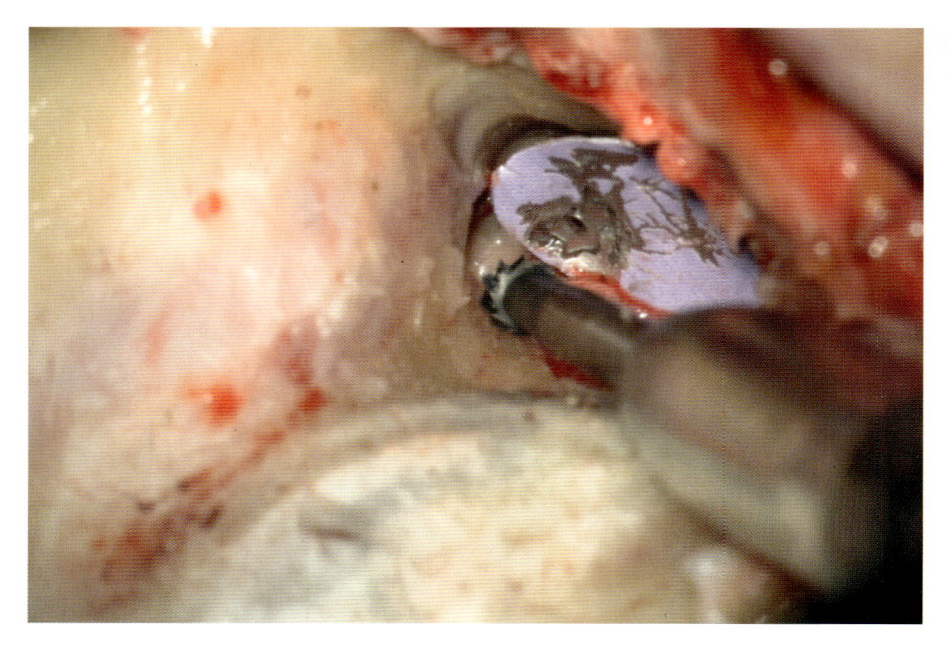

図 14.1-7 カッティングバーを使って真珠腫入口近くから乳突削開を開始する．

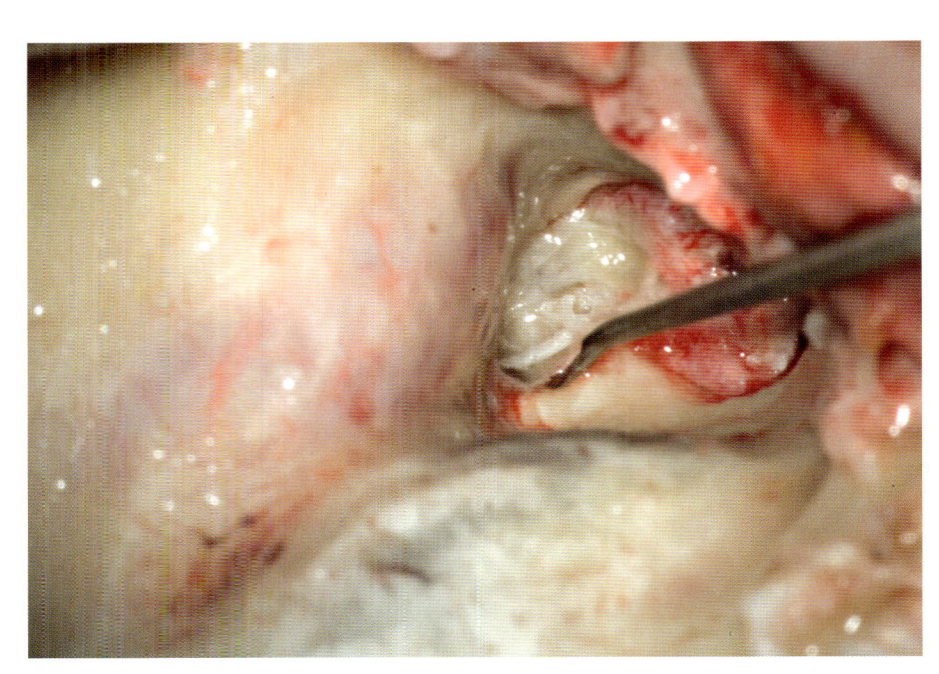

336　第14章　後壁削除型鼓室形成術(Canal Wall Down 法)

図 14.1-8　進展の程度を知るために母膜を開いている．削除すべき骨の量や耳小骨の位置などを剝離子で触れて確かめる．

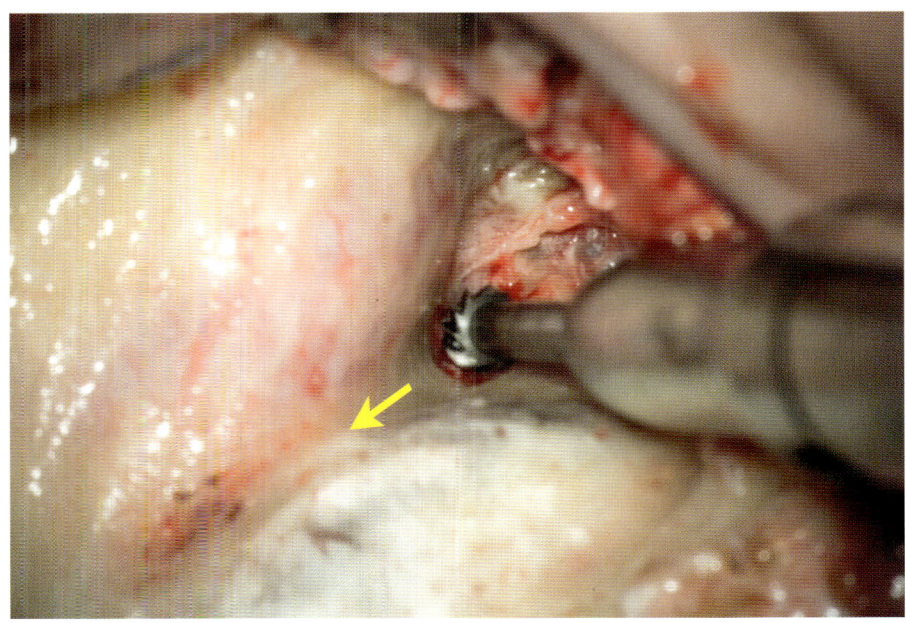

図 14.1-9　上鼓室開放部を sinodural angle に沿って拡大する．バーで耳小骨連鎖を損傷しないよう，ドリルは内側から外側へ動かす（矢印）．

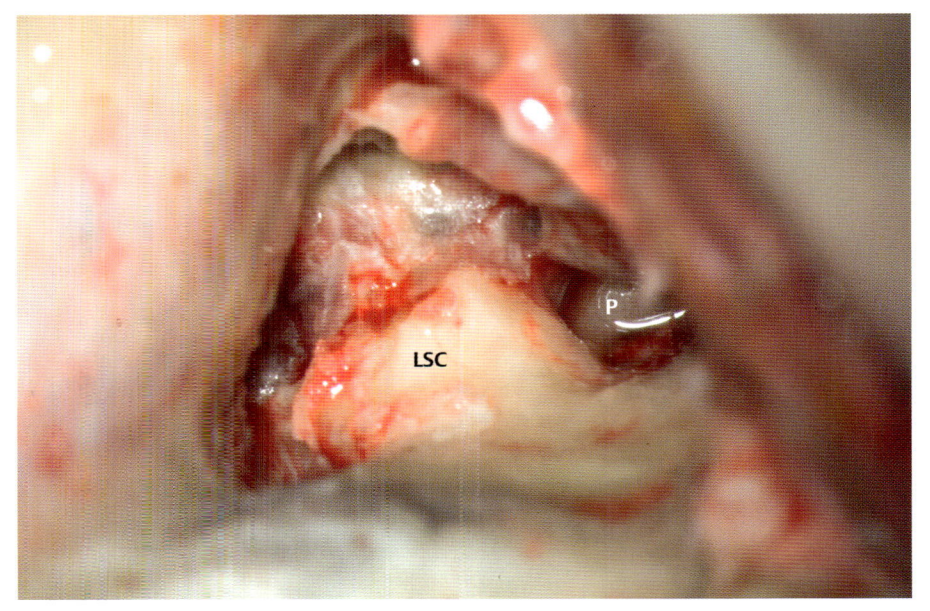

図 14.1-10　乳突洞が開放されている．内側壁を覆う母膜を見ることができる．

LSC　外側半規管
P　　岬角

パッキングと閉創　337

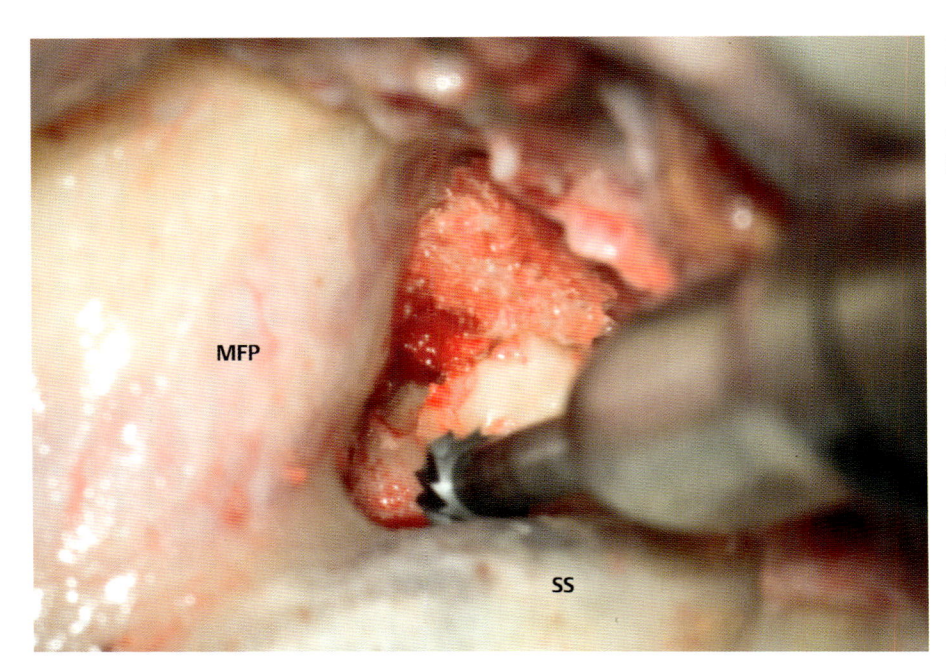

図 14.1-11　含気蜂巣はできるだけ削除して母膜の除去を確実にする．中頭蓋窩とS状静脈洞という2つの主要な構造に制限され，乳突腔への視野が極めて狭いことに注目してほしい．中頭蓋窩とS状静脈洞の突出よりも内側部でこれらを損傷しないように，細心の注意を払う必要がある．上鼓室は止血のために綿片でパッキングしてある．

MFP　中頭蓋窩骨板
SS　S状静脈洞

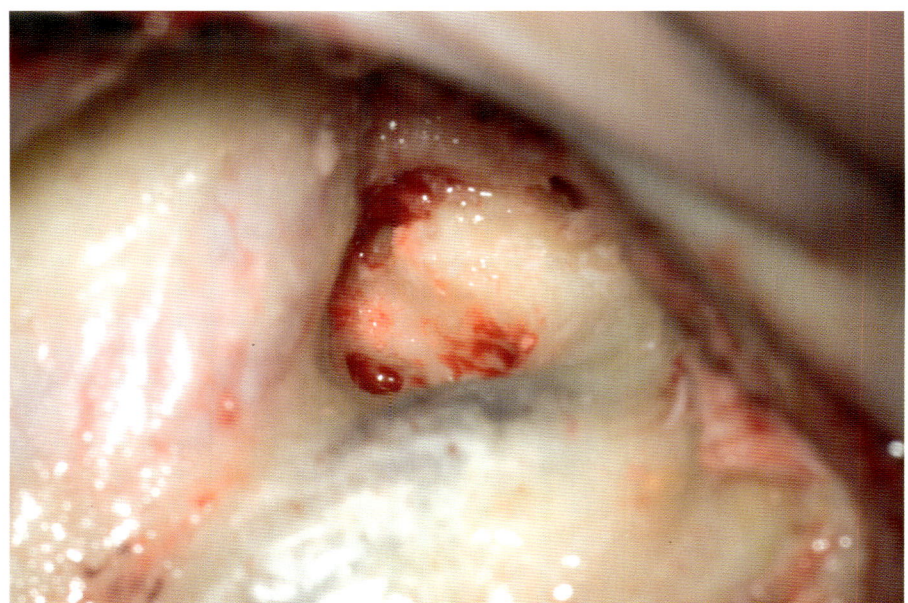

図 14.1-12　乳突洞からの母膜剥離が完了したところを示す．

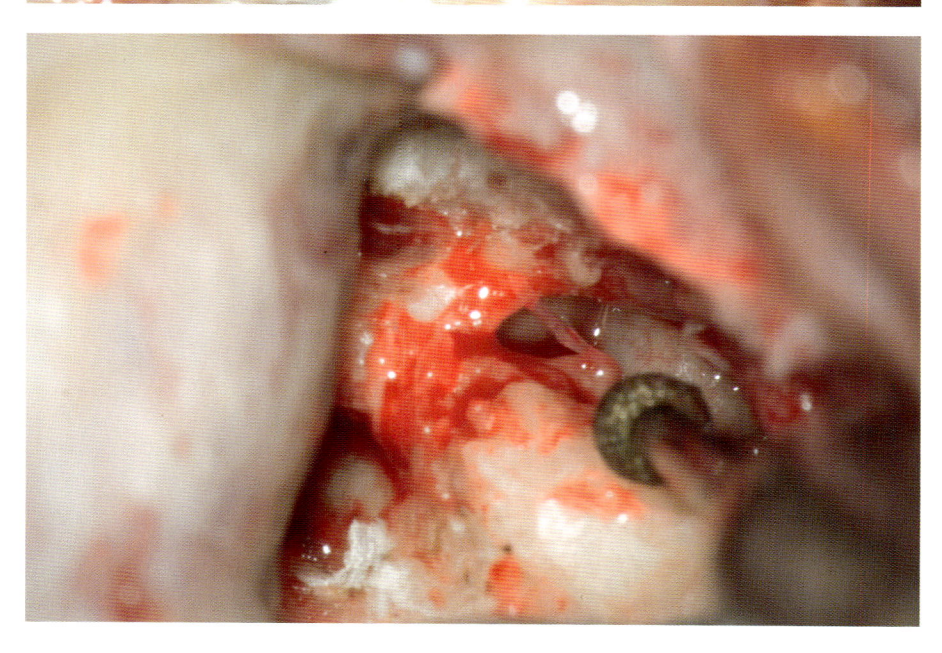

図 14.1-13　顔面神経管隆起をダイヤモンドバーで低くしている．

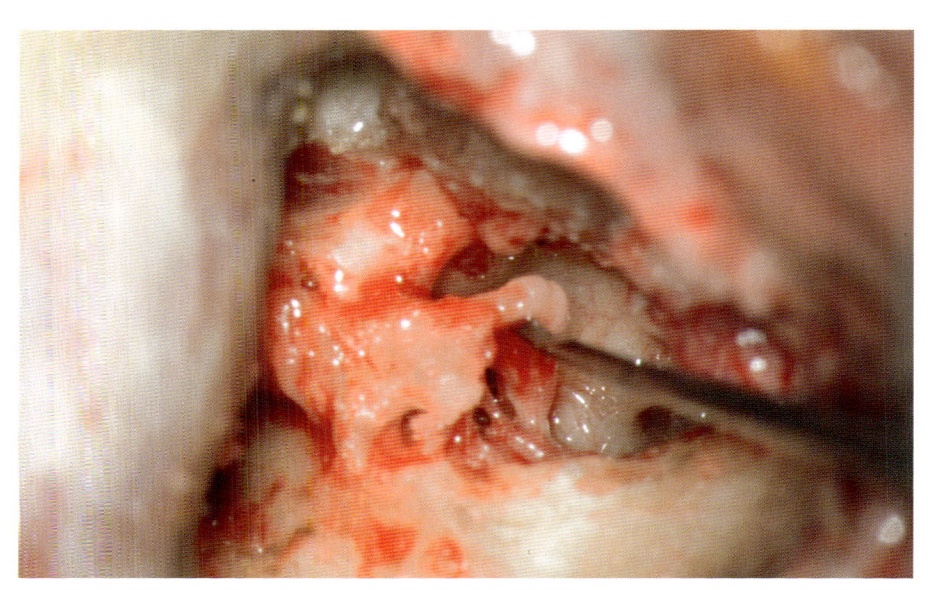

図 14.1-14　posterior buttress を除去してキヌタ骨を明視下に置く．真珠腫はツチ骨頭の前方に進展していたため，キヌタ-アブミ関節を離断してキヌタ骨を摘出する．

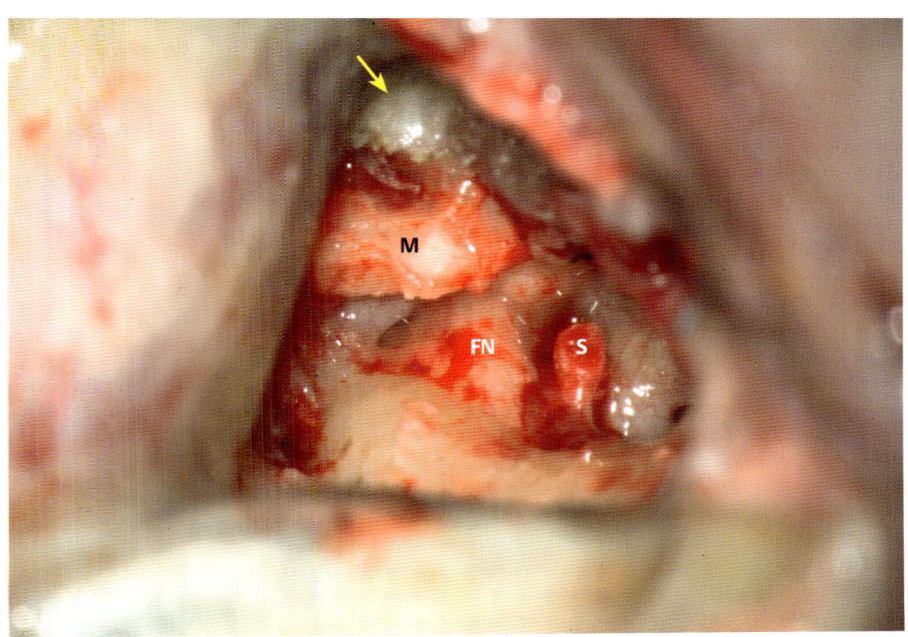

図 14.1-15　キヌタ骨は除去されている．キヌタ骨内側に真珠腫は見られない．耳管上陥凹に陥入する真珠腫を見ることができる（矢印）．

M　ツチ骨頭
S　アブミ骨
FN　顔面神経

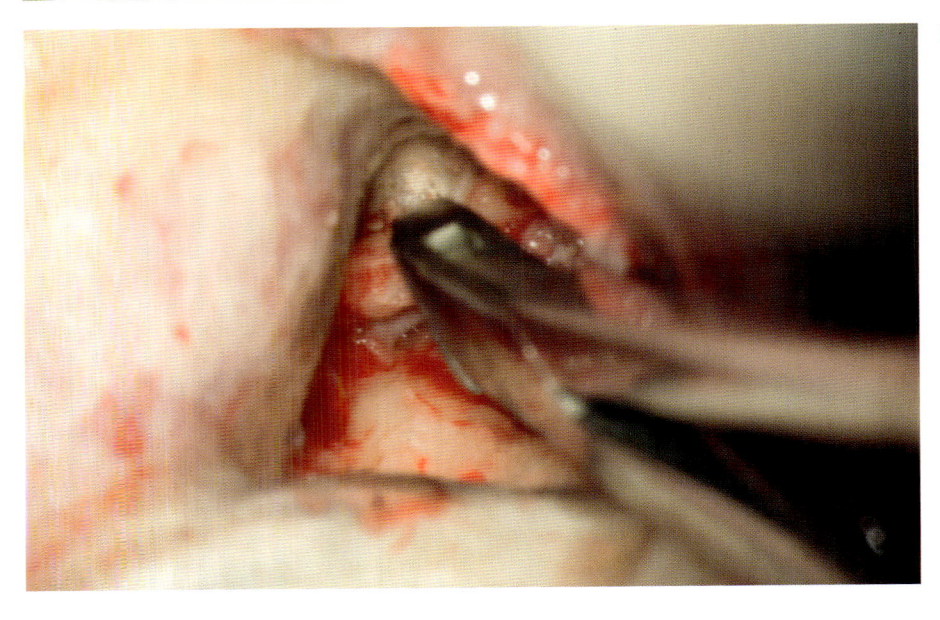

図 14.1-16　マリウスニッパでツチ骨頭を切断して耳管上陥凹を開放する．

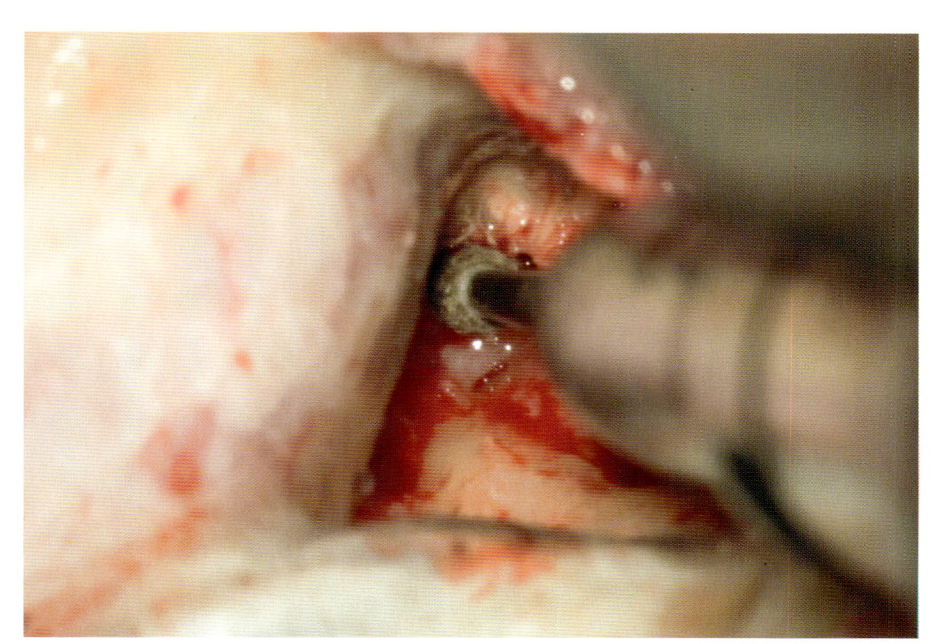

図 14.1-17 真珠腫陥入部を覆う骨組織を削除する．

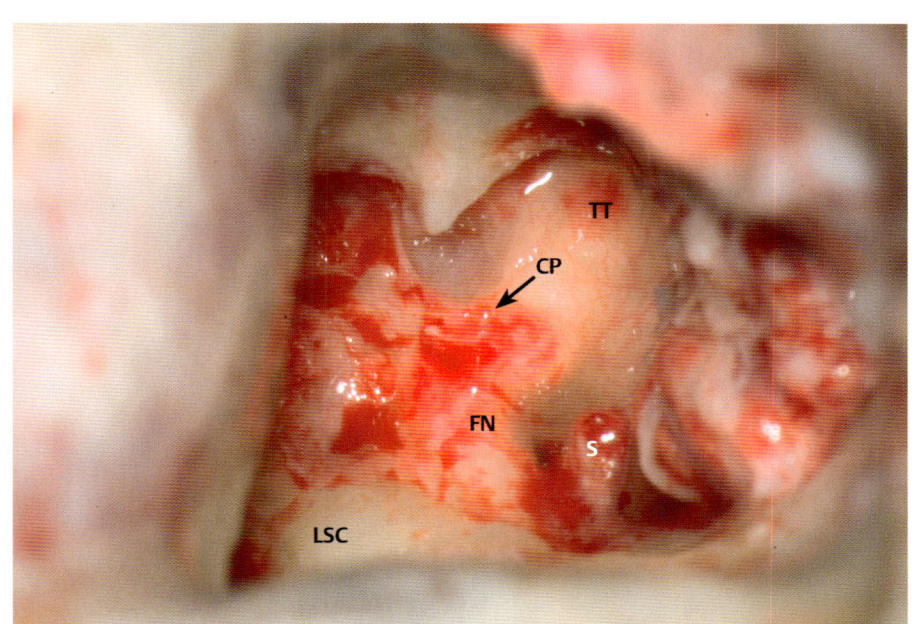

図 14.1-18 鼓膜張筋腱を切断し，線維性鼓膜輪前上部を剝がして鼓膜を下方に翻転，耳管上陥凹への視野を拡大する．サジ状突起周囲の構造が示してある．このように解剖学的な制約の大きな患者では，構造をしっかりと露出してオリエンテーションをつけながら手術することが非常に重要である．

CP　サジ状突起
FN　顔面神経鼓室部
LSC　外側半規管
S　アブミ骨
TT　鼓膜張筋

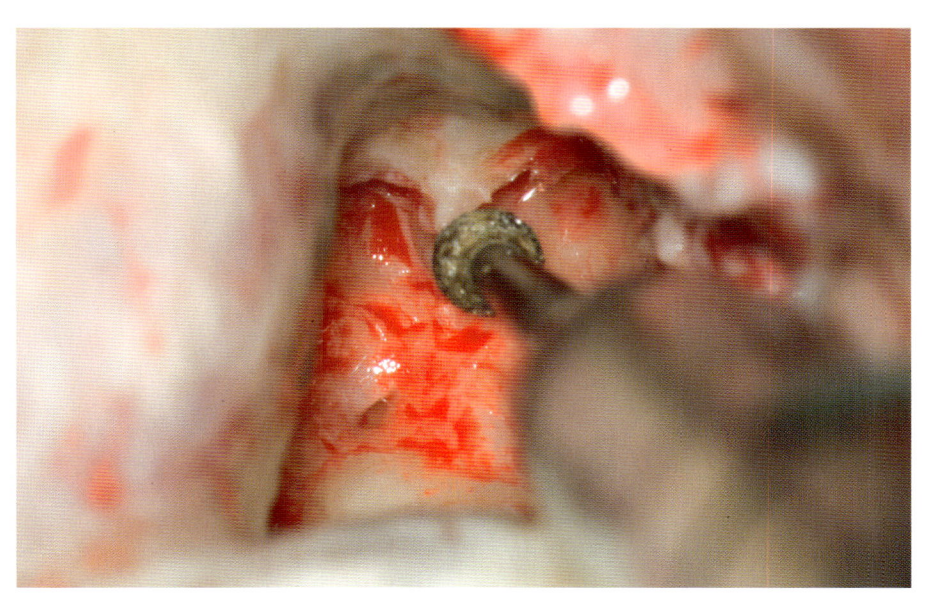

図 14.1-19 削開腔を丸く作り，真珠腫の遺残をなくすために anterior buttress は除去しなければならない．

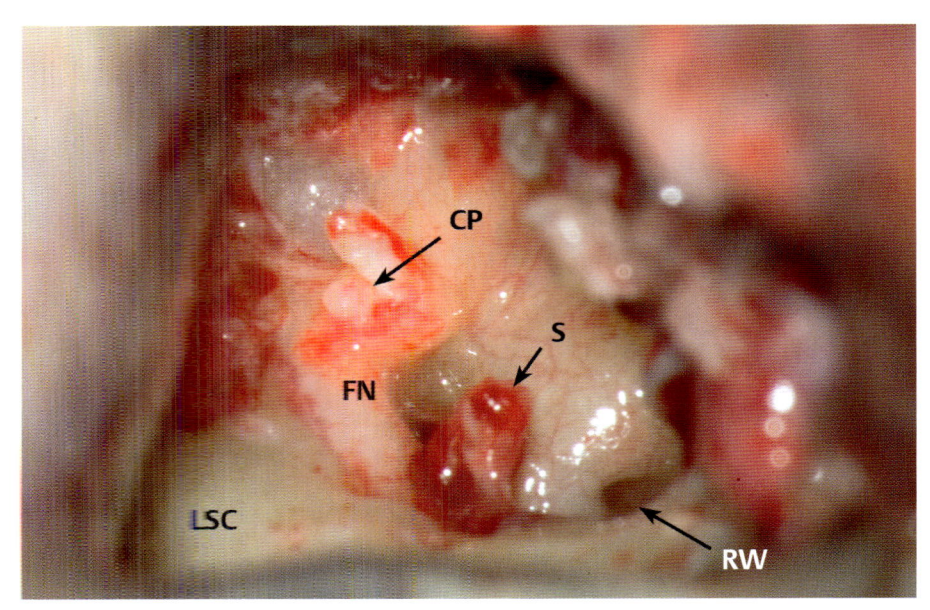

図 14.1-20　真珠腫を中耳から全摘したところを示す.

CP　　サジ状突起
FN　　顔面神経
LSC　外側半規管
RW　　正円窓小窩
S　　　アブミ骨

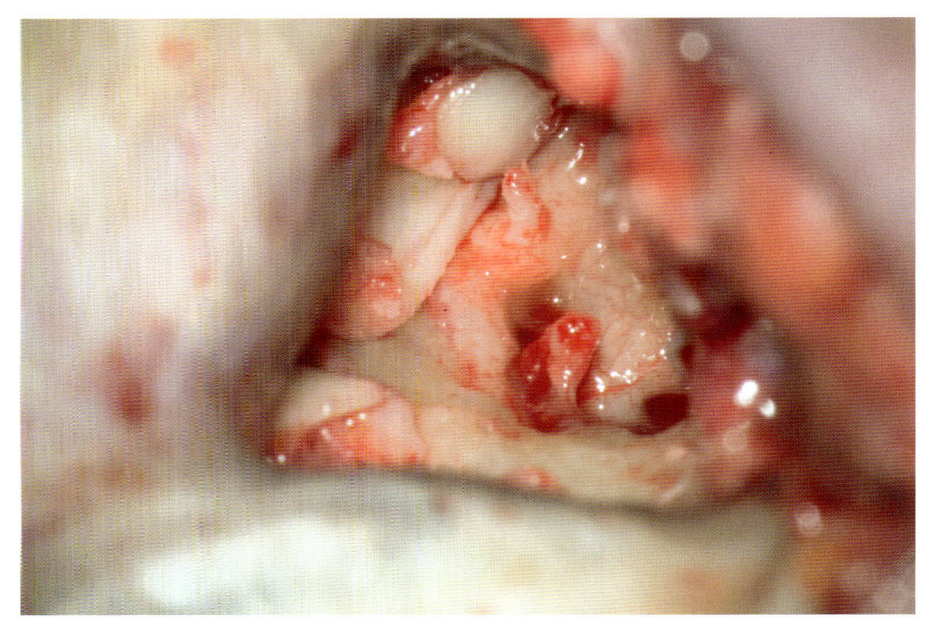

図 14.1-21　入口形成によって採取した耳甲介腔軟骨でS状静脈洞と中頭蓋窩の内側にある陥凹を充填する.

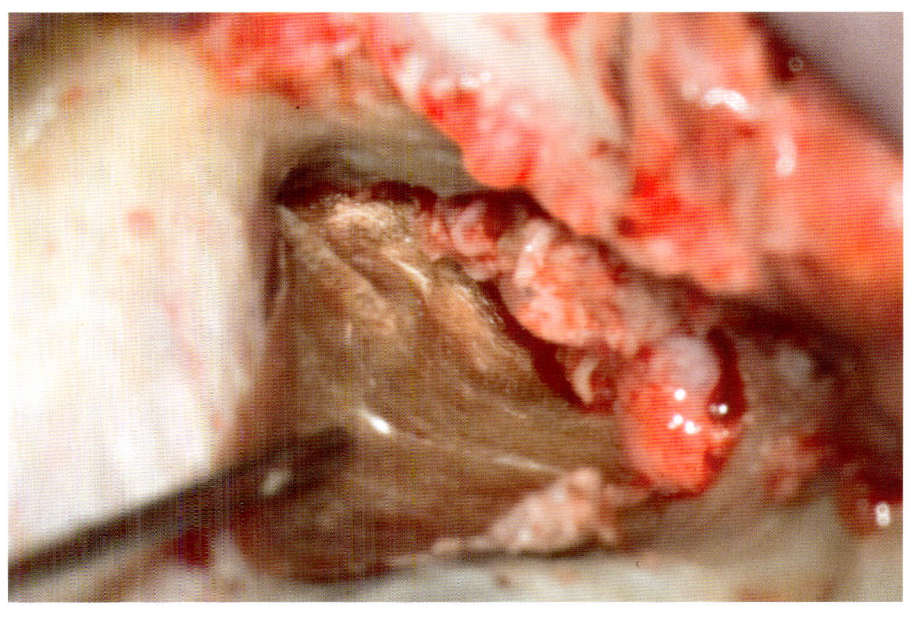

図 14.1-22　大きな側頭筋膜で乳突腔内側壁を被覆する.

パッキングと閉創 **341**

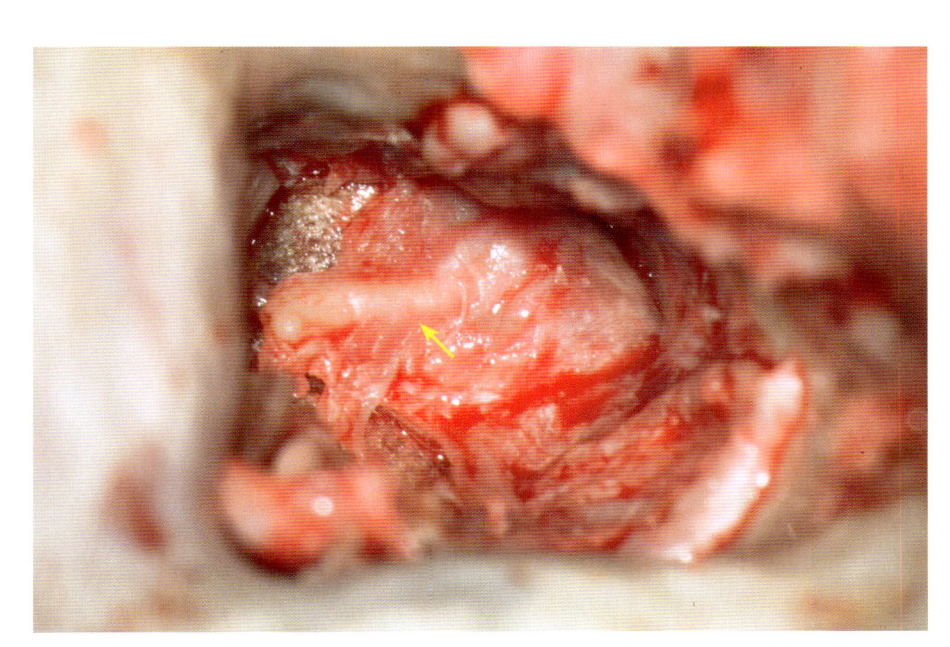

図 14.1-23 鼓膜−外耳道皮弁を筋膜の上に戻す．鼓膜に付着するツチ骨柄を確認できる（矢印）．

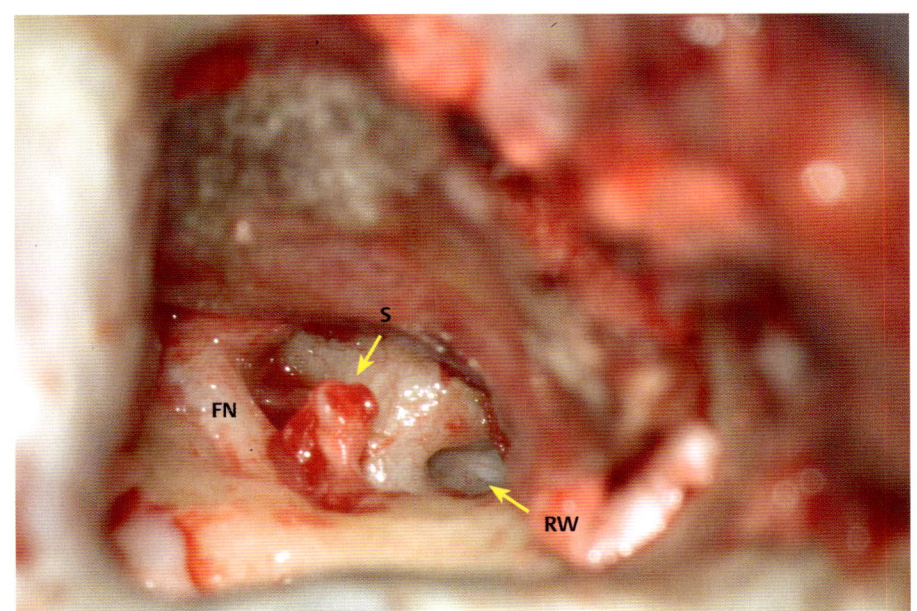

図 14.1-24 筋膜を前方に翻転し，アブミ骨を明視下に置く．

FN　顔面神経
RW　正円窓小窩
S　　アブミ骨

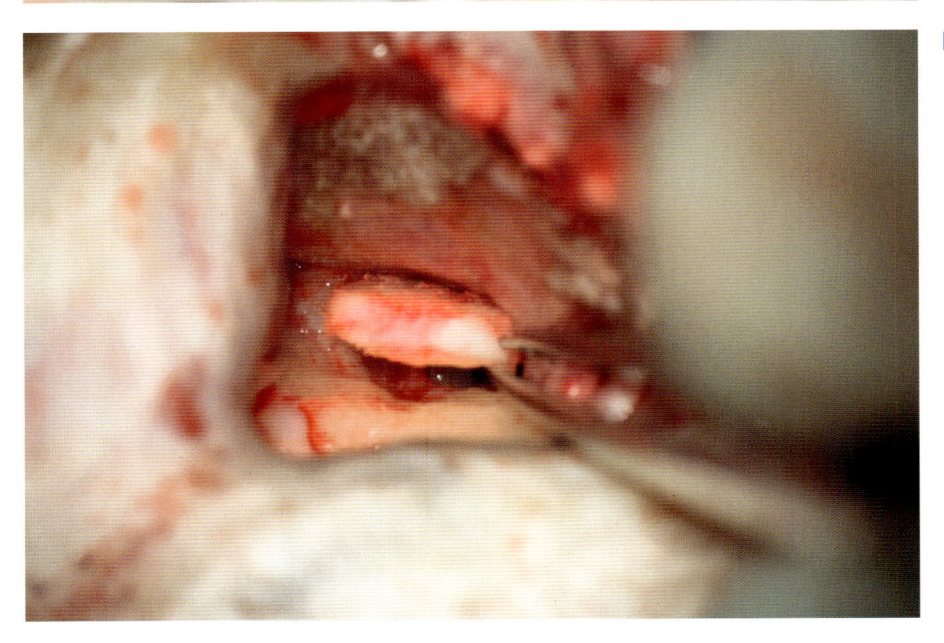

図 14.1-25 厚い軟骨片を鼓室に導入している．

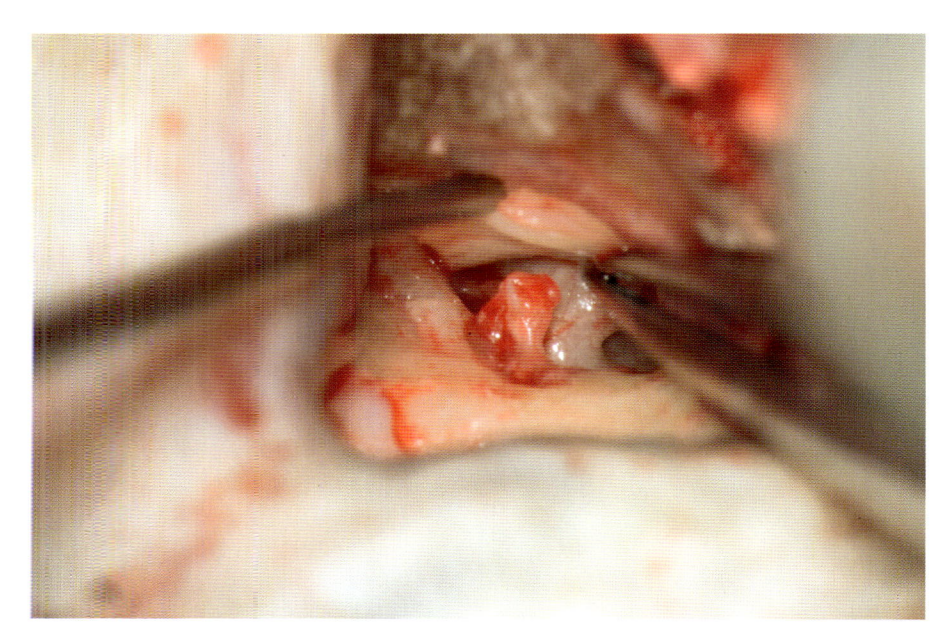

342　14章　後壁削除型鼓室形成術（Canal Wall Down 法）

図 14.1-26　軟骨片をアブミ骨上に敷く．

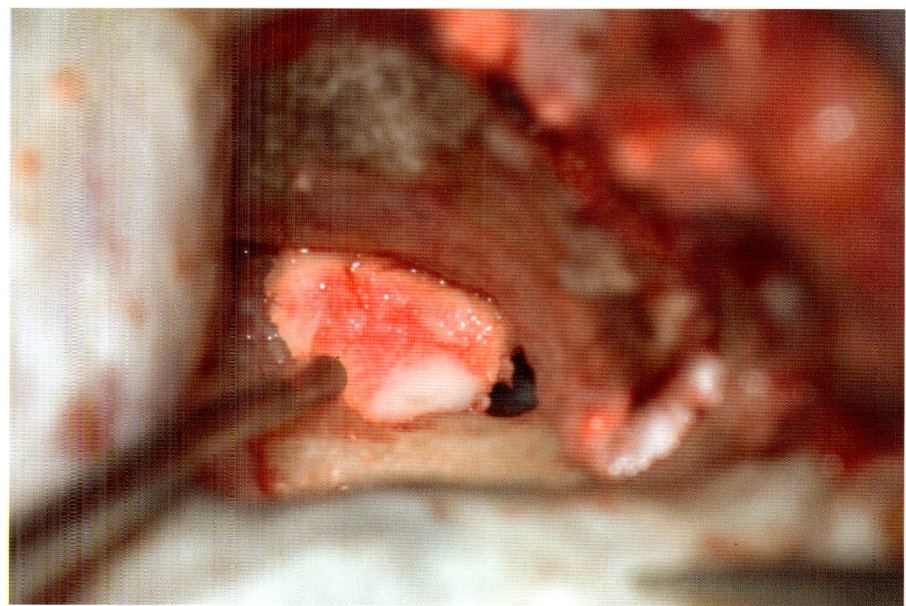

図 14.1-27　軟骨は所定の位置にある．軟骨と再建した鼓膜を支えるように，鼓室はゼルフォームでパッキングする．

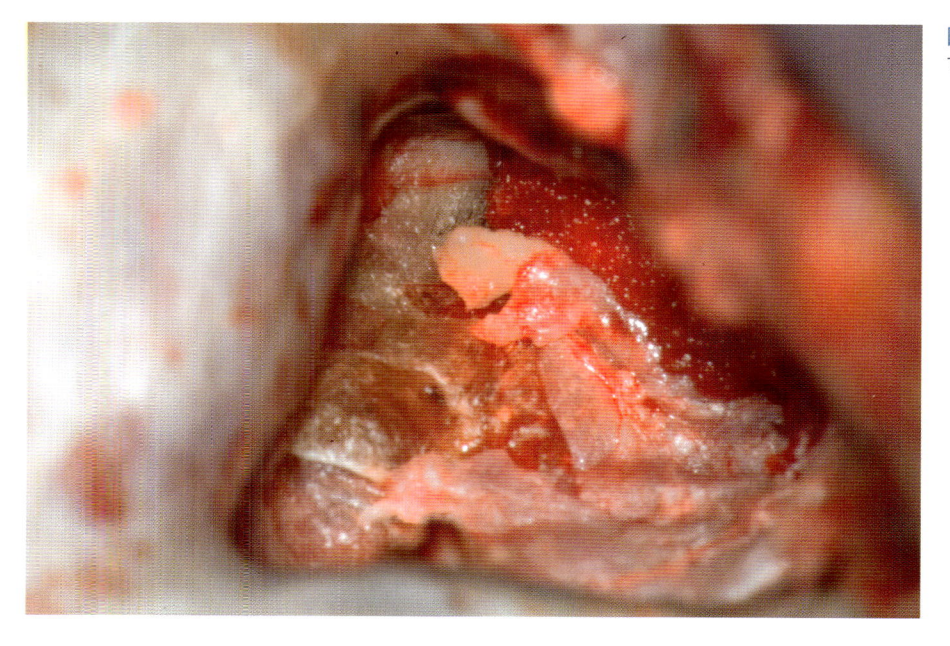

図 14.1-28　筋膜を戻し，創腔をゼルフォームでパッキングする．

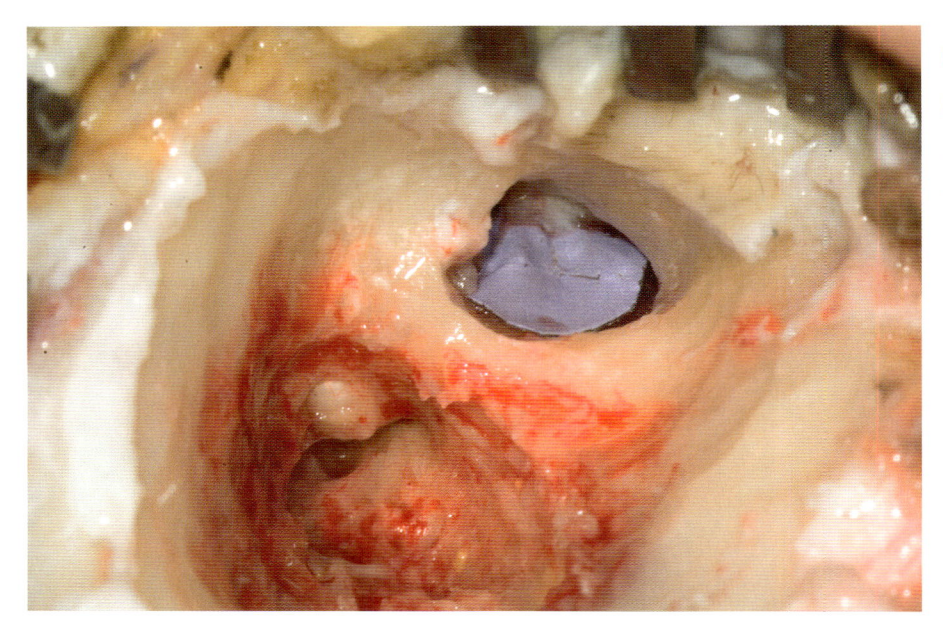

■ 症例 14.2 （右耳）

図 14.2-1　後壁削除型乳突削開の施行途中である．乳突洞に達する真珠腫の後端部を見ることができる．鼓膜-外耳道皮弁は骨部外耳道から剥離して，アルミニウムシートで保護してある．

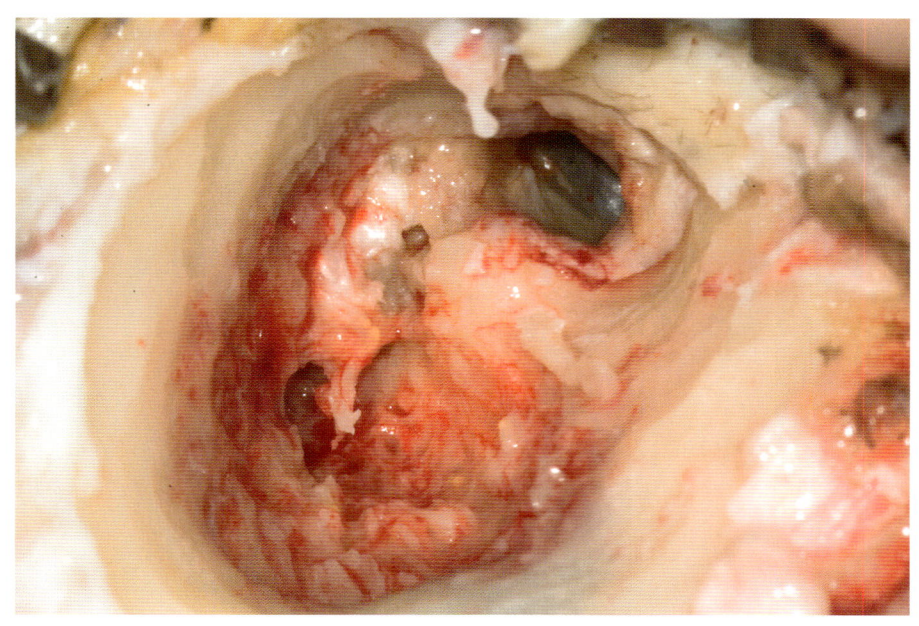

図 14.2-2　外耳道形成を終え，耳小骨外側の facial bridge をバーで薄くした後に鋭匙で除去する．上鼓室を占める真珠腫が露出されている．

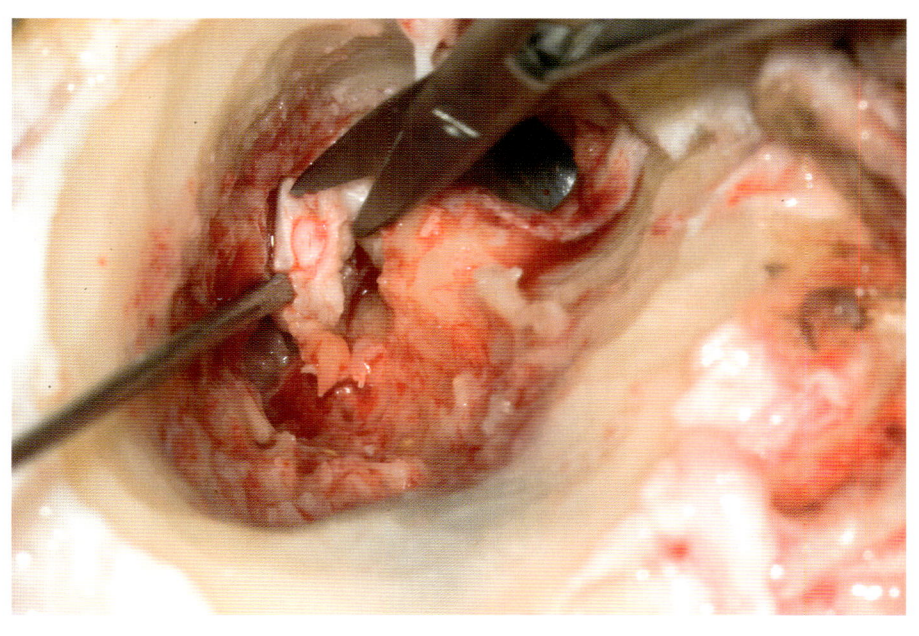

図 14.2-3　真珠腫と接する構造を視認しながら母膜を剥離できるスペースを作るためには，内腔から角化物を除去し，ときどき母膜を切り取って真珠腫を減量することが重要である．

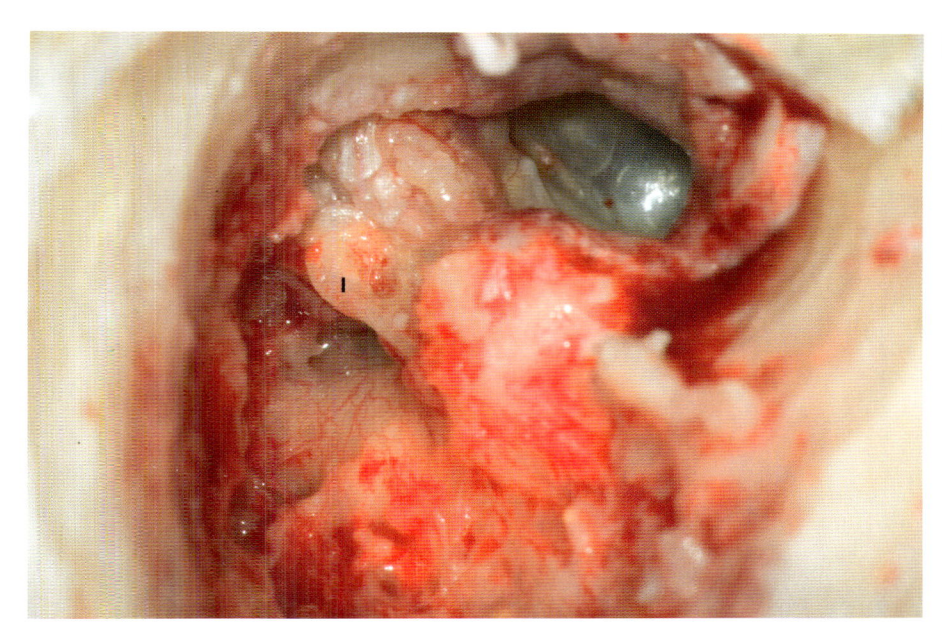

第 14 章　後壁削除型鼓室形成術（Canal Wall Down 法）

図 14.2-4　耳小骨の連続性は保たれている．鼓膜緊張部は正常である．この状況では連鎖をそのまま生かす modified Bondy technique の適応となる可能性がある．

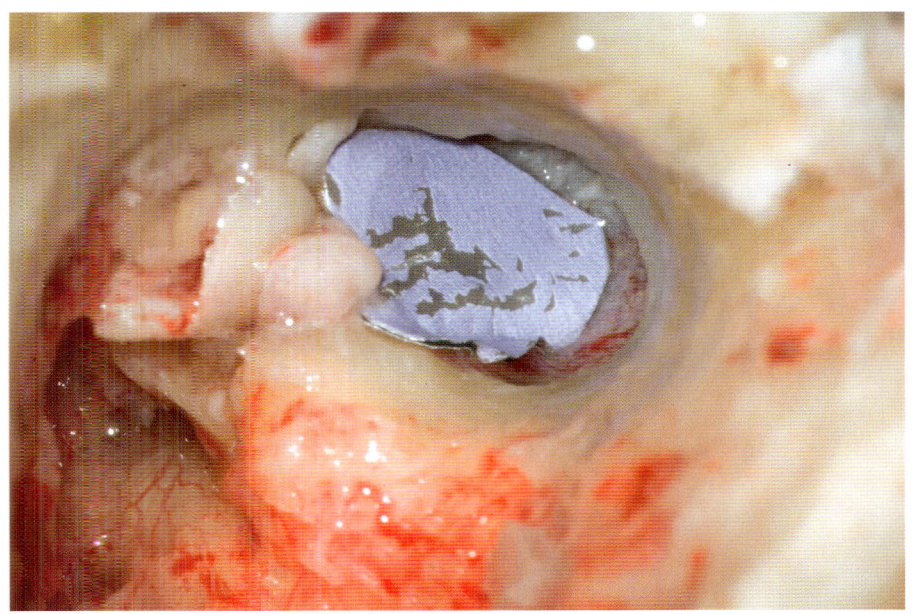

I　キヌタ骨

図 14.2-5　顔面神経管隆起を鼓膜の高さまで下げて創腔をきれいに丸くしている．この骨削除の際には鼓膜-外耳道皮弁をアルミニウムシートで保護しなければならない．

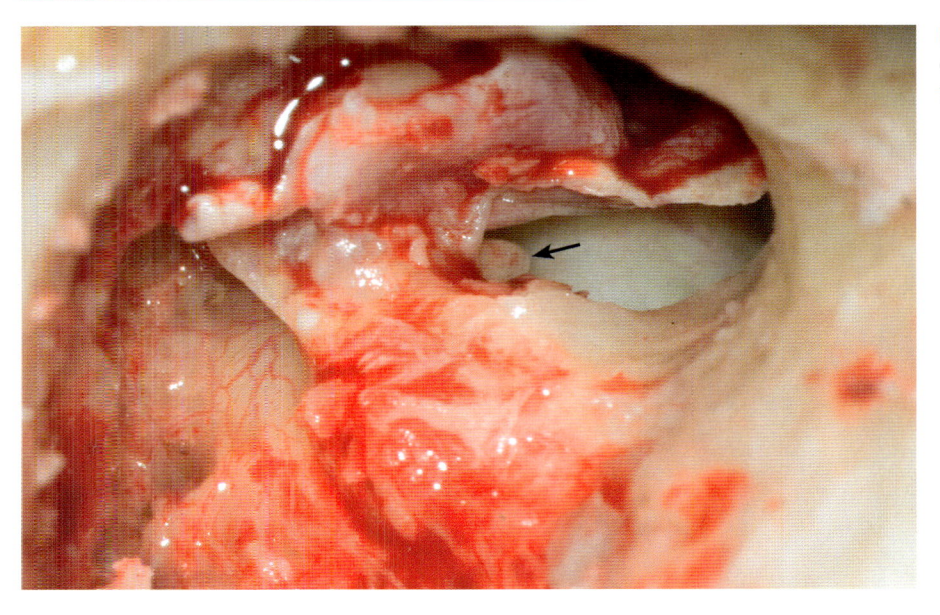

図 14.2-6　鼓膜輪を剥がして中鼓室に真珠腫の進展がないことを確かめる．キヌタ骨長脚が確認できる（矢印）．

パッキングと閉創　345

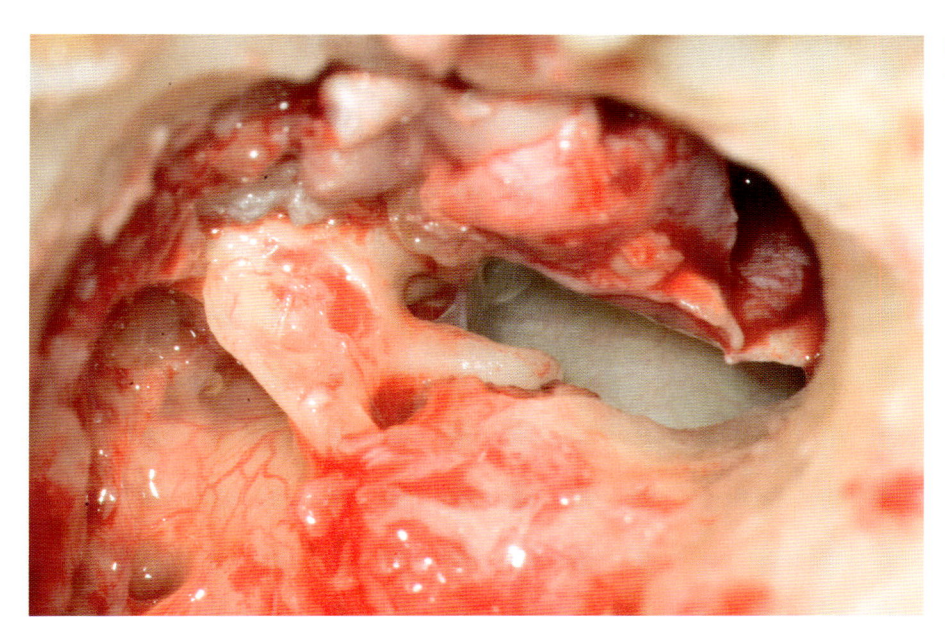

図 14.2-7　真珠腫をキヌタ骨から剥離する．キヌタ骨外側面の破壊は強いが，耳小骨連鎖は保たれている．

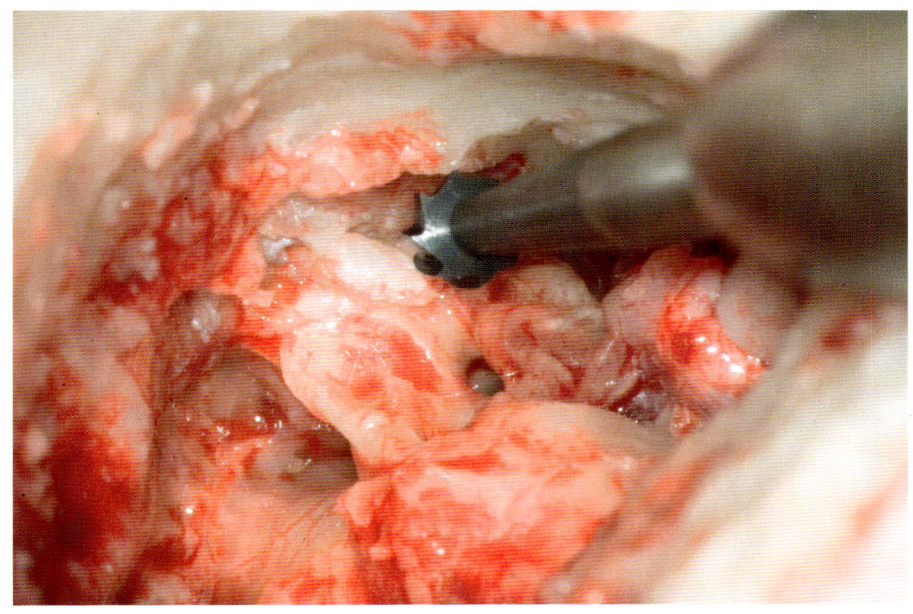

図 14.2-8　耳小骨前方に進展した真珠腫を露出するために，カッティングバーを使って骨稜を削除している．耳小骨に触れないように骨を削るには，バーを耳小骨の近くから遠い方向へ，あるいは耳小骨と平行に動かすようにする．

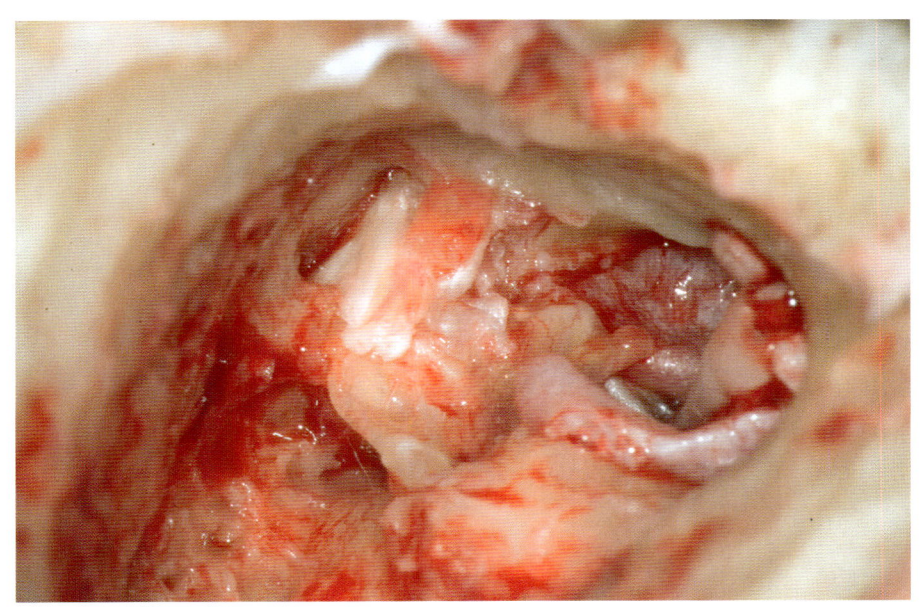

図 14.2-9　耳管上陥凹を覆う骨を削除すると，陥凹を占拠する真珠腫が露出される．

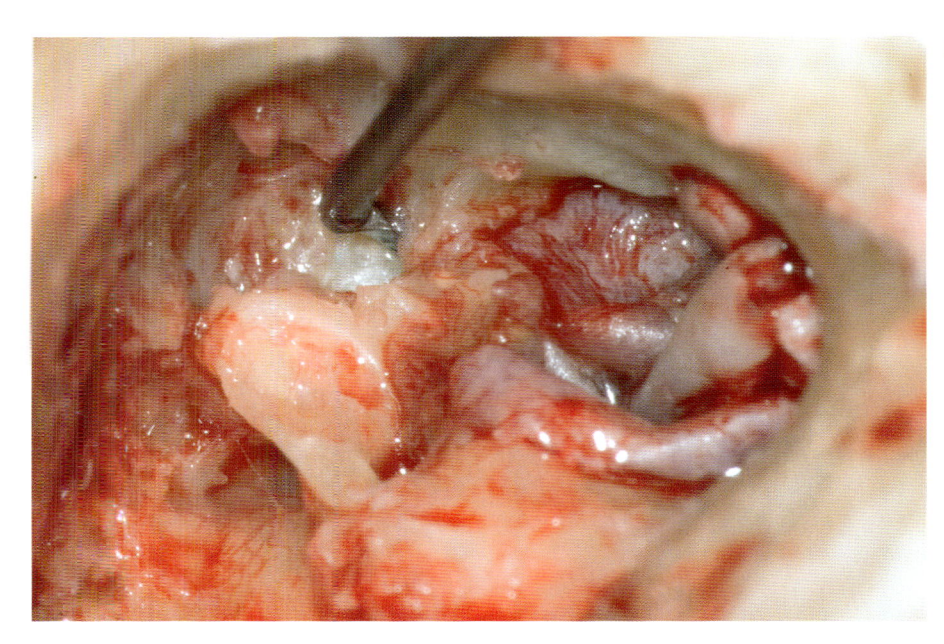

図 14.2-10　角化物を吸引して真珠腫を減量すると，母膜がツチ骨前方に深く落ち込んでいることがわかる．この部分への視野は耳小骨によって遮られており，摘出にはツチ骨とキヌタ骨を除去する必要がある．

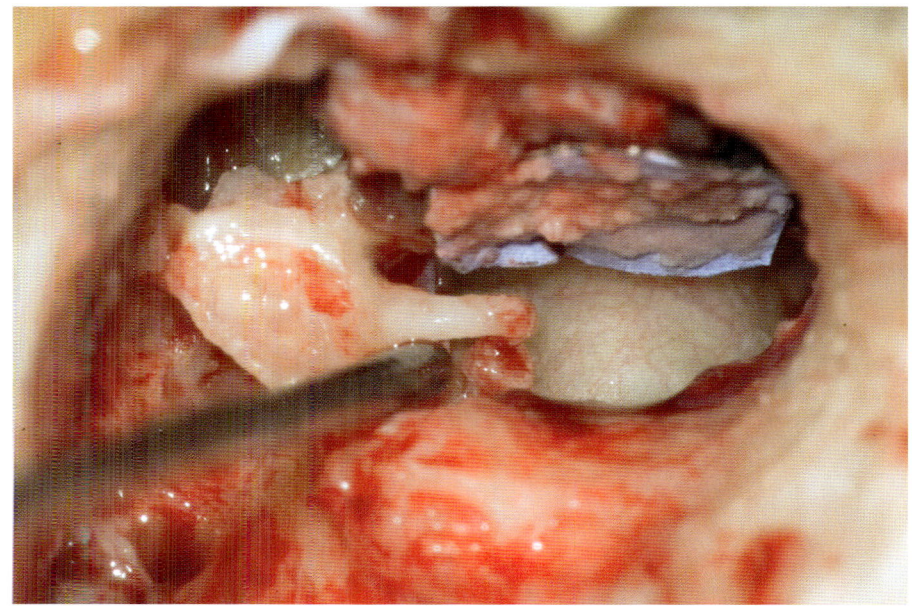

図 14.2-11　キヌタ-アブミ関節を慎重に離断する．

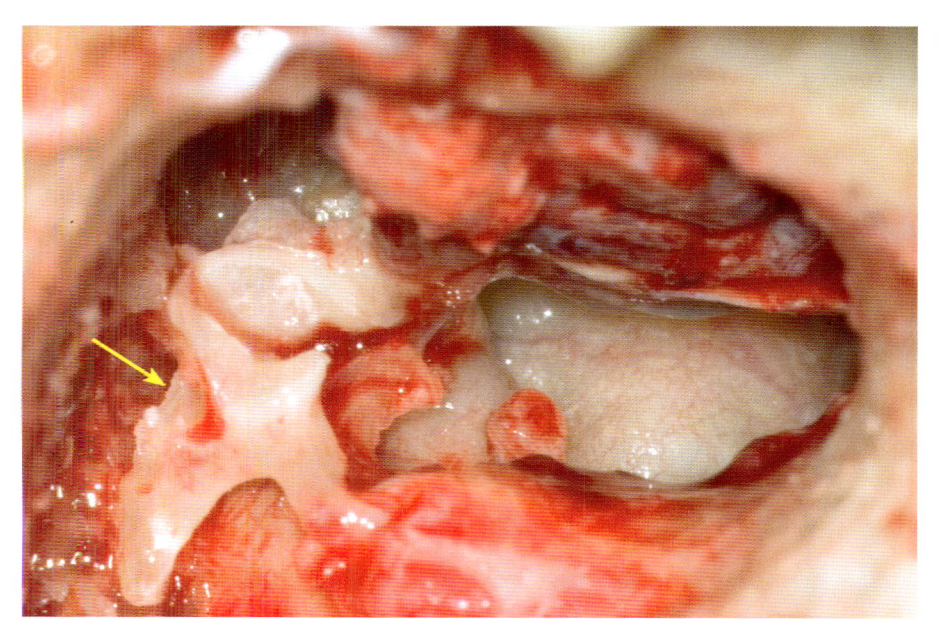

図 14.2-12　ツチ-キヌタ関節をはずしてキヌタ骨を摘出する．キヌタ骨外側面に骨破壊が見られる（矢印）．

パッキングと閉創　347

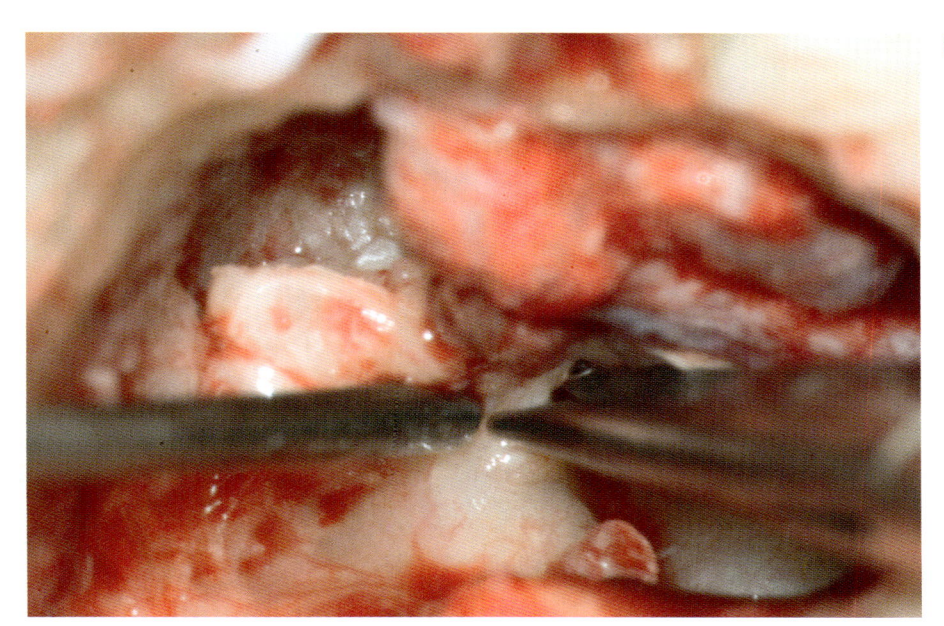

図 14.2-13　鼓膜張筋腱を切断する．

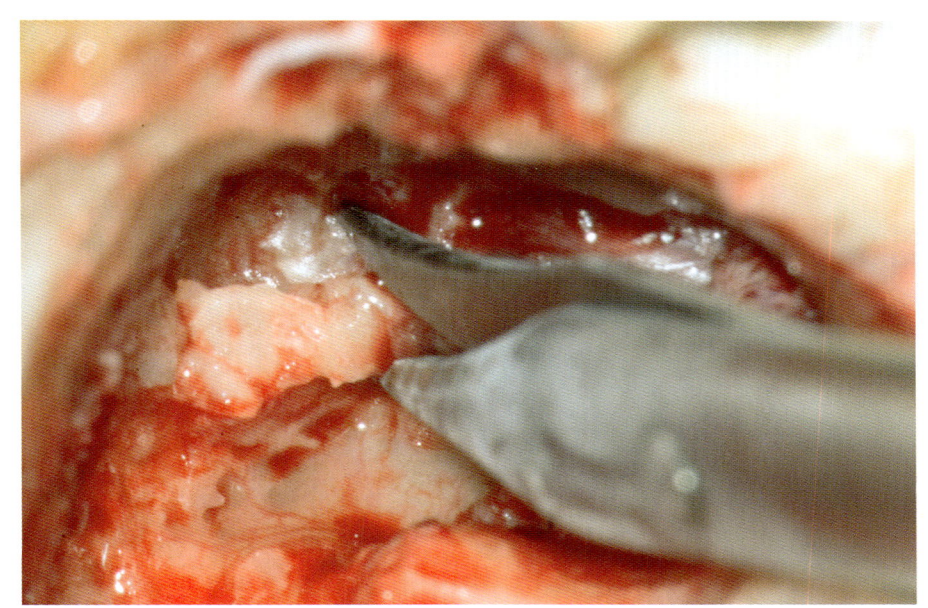

図 14.2-14　耳管上陥凹への視野を遮っているツチ骨頭を切断，除去する．

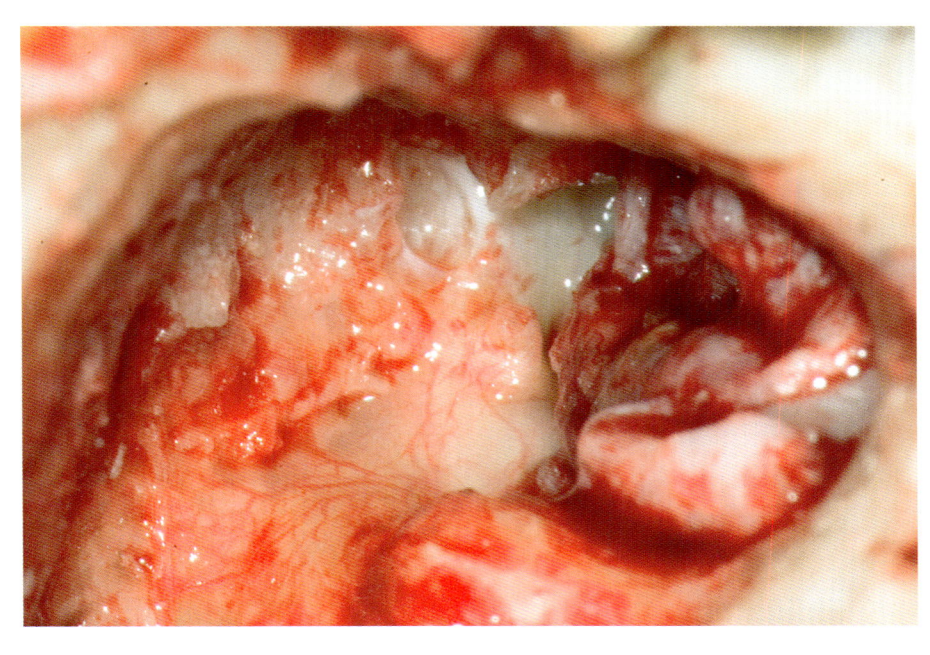

図 14.2-15　中耳から真珠腫が全摘されている．鼓膜張筋腱を切って鼓膜を下方に翻転することで，耳管上陥凹への視野を十分に広げることができる．

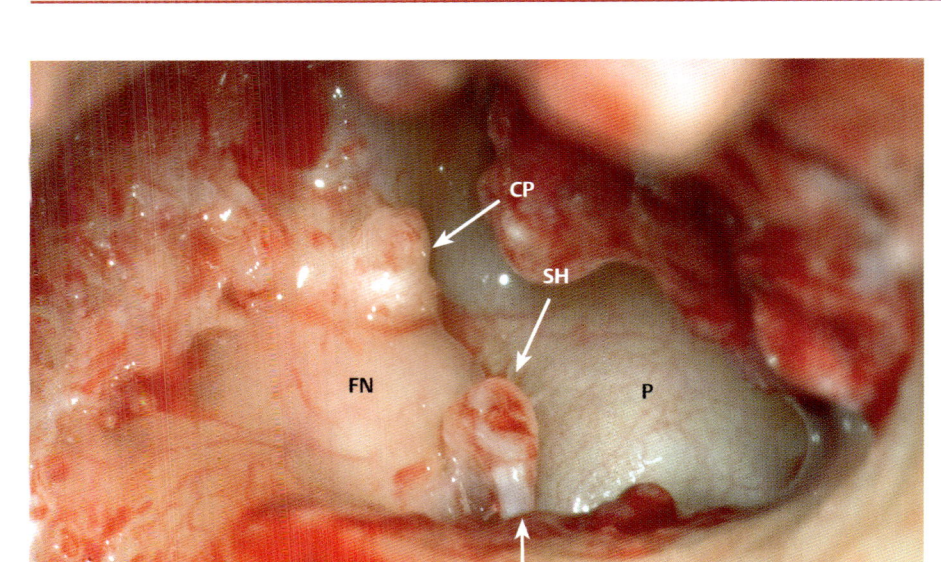

図 14.2-16 アブミ骨周囲の解剖を示す．顔面神経はアブミ骨に触れるほどに顕著に突出している．

CP　サジ状突起
FN　顔面神経
P　岬角
SH　アブミ骨頭
ST　アブミ骨筋腱

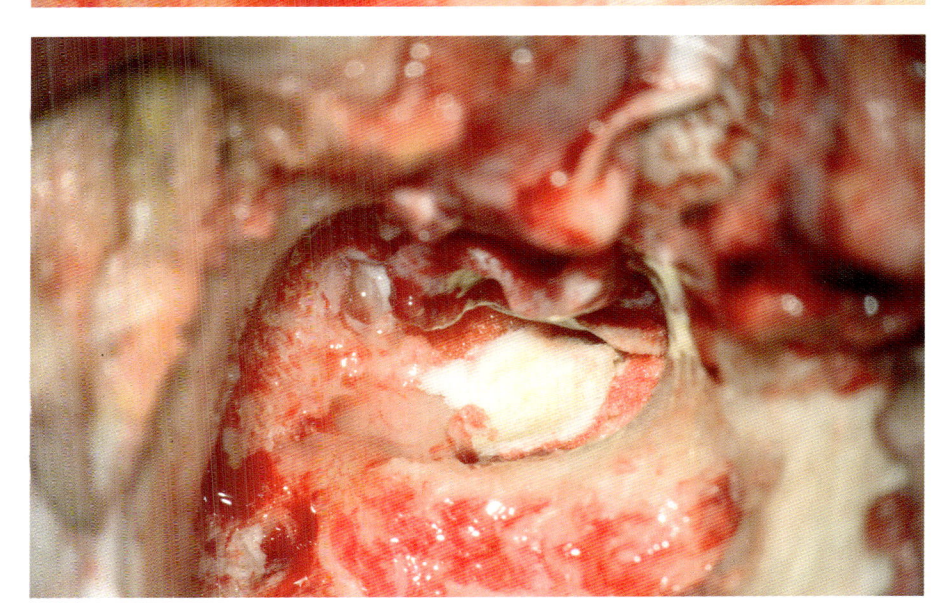

図 14.2-17 鼓室をゼルフォームでパッキングする．

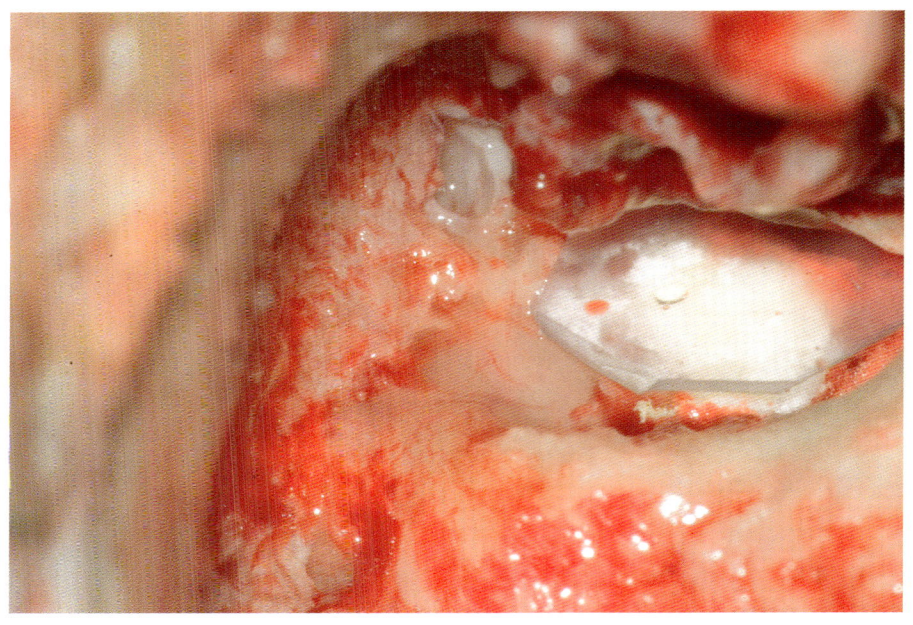

図 14.2-18 術後に再建した鼓膜が内側壁の構造と癒着するのを防ぐためにシリコン板を留置する．

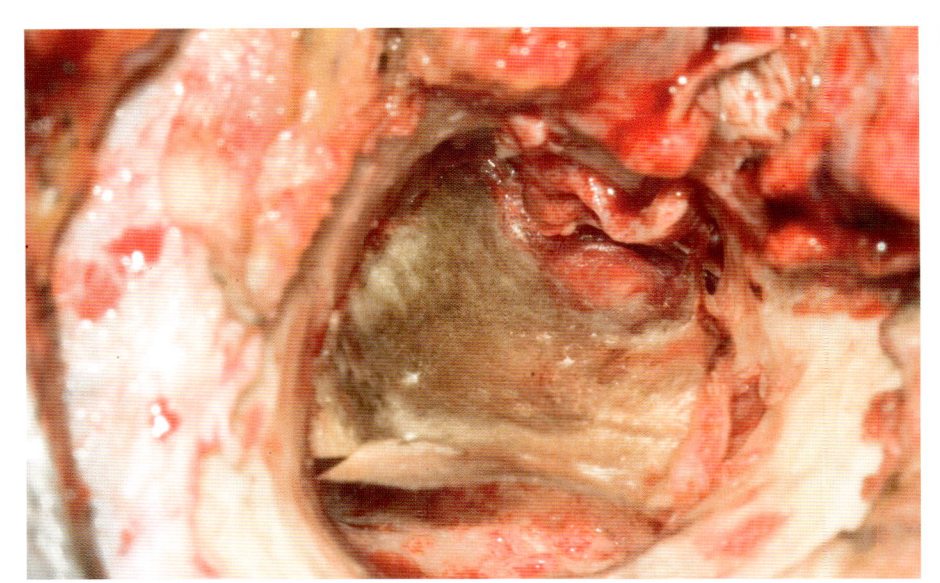

図 14.2-19　大きな側頭筋膜をアンダーレイする.

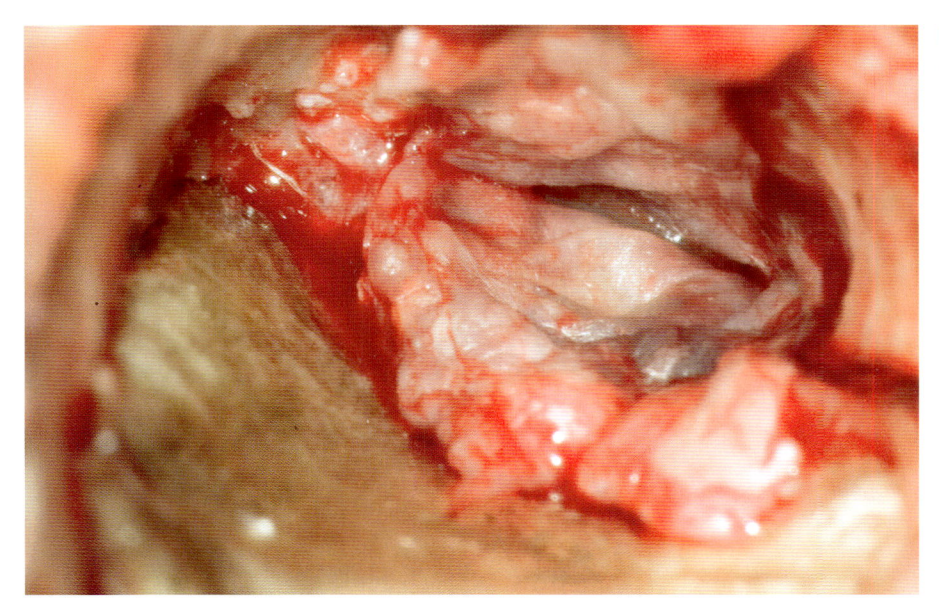

図 14.2-20　外耳道皮膚を筋膜の上に戻し，創腔はゼルフォームでパッキングする.

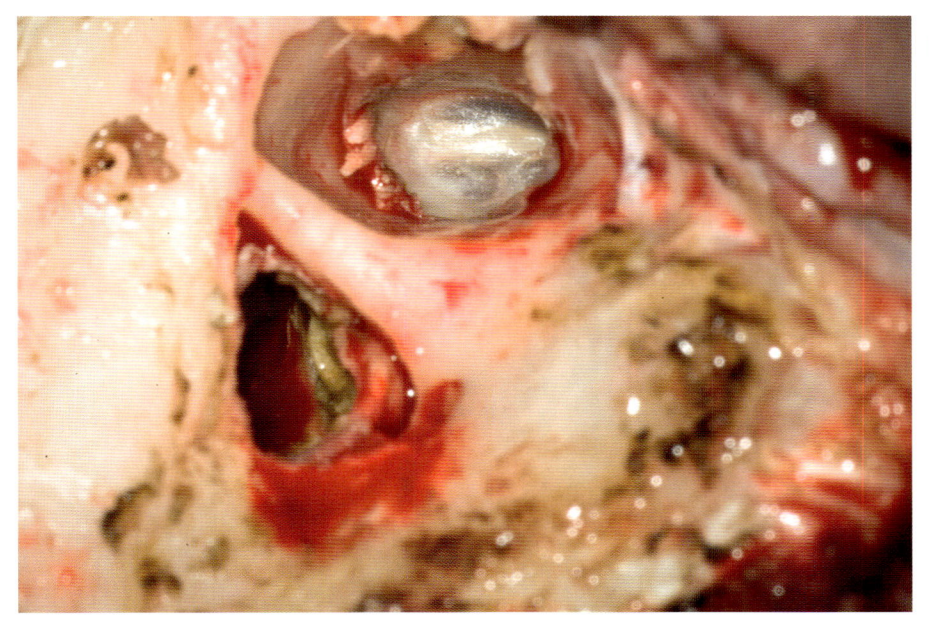

■ 症例 14.3 （右耳）

図 14.3-1　後壁保存型鼓室形成の後に再発した真珠腫症例である．耳後切開で乳突腔と外耳道を展開する．真珠腫は上鼓室を破壊し，前回の手術であけられた乳突腔に達している.

パッキングと閉創　349

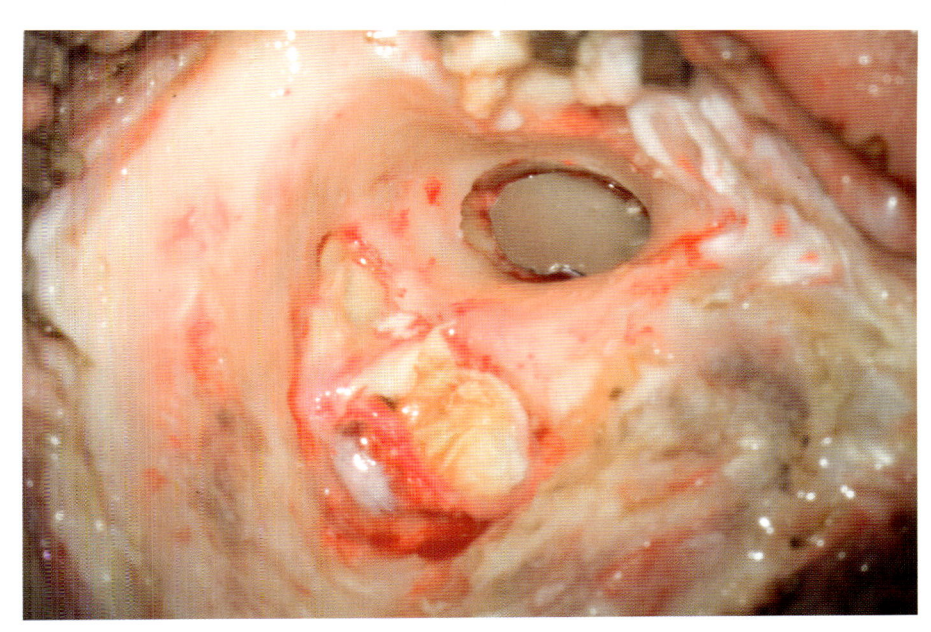

350　第14章　後壁削除型鼓室形成術（Canal Wall Down 法）

図 14.3-2　後壁保存後の再発のため，さらなる再発防止のため後壁削除の適応となる．乳突腔全体に広がる真珠腫が露出されている．

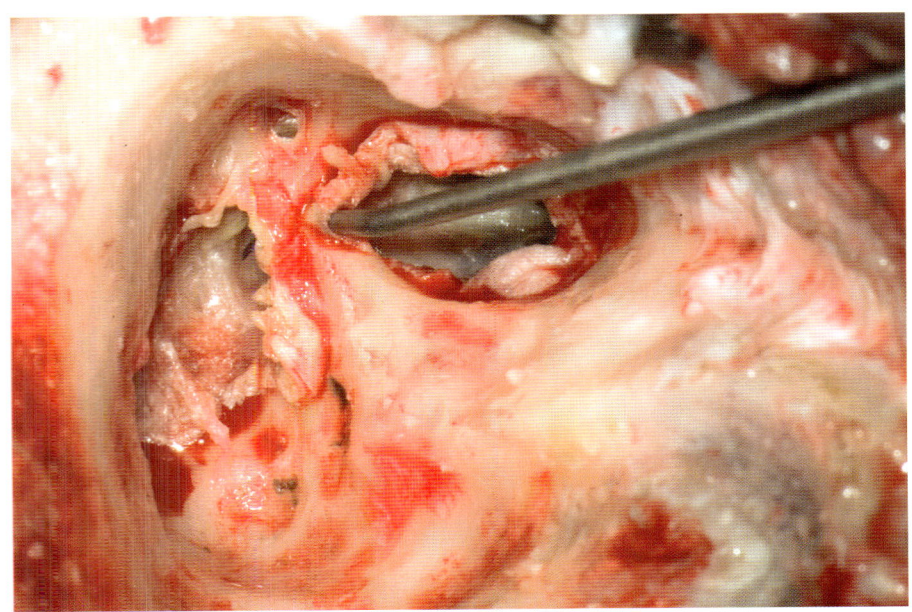

図 14.3-3　乳突側から真珠腫を減量する．上鼓室の破壊を示すために，外耳道側から鼓室洞フックを真珠腫内腔に挿入している．

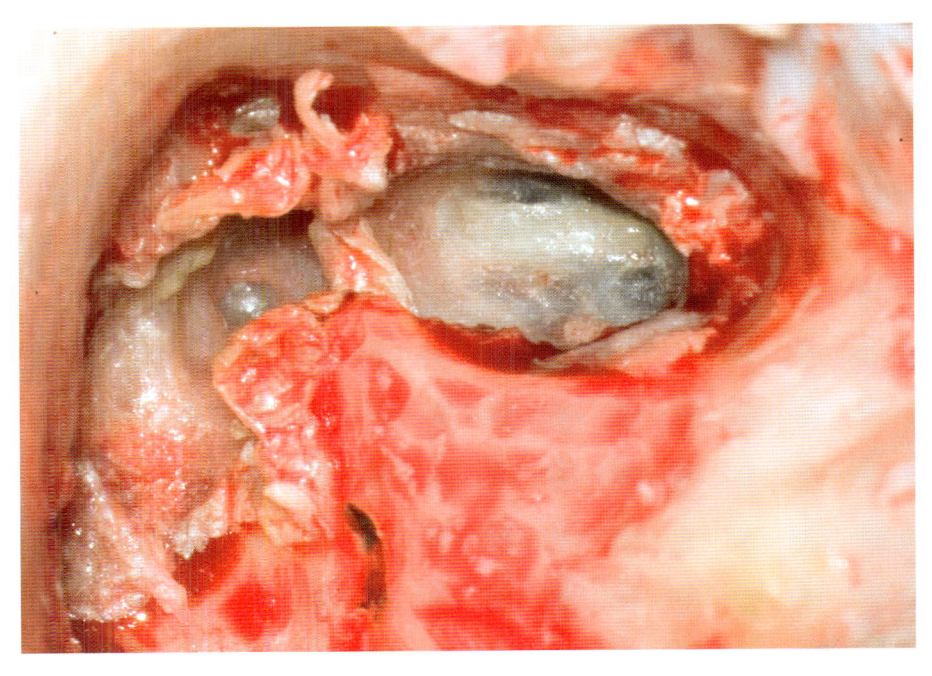

図 14.3-4　facial bridge を除去して真珠腫の開口部を開く．中鼓室はきれいだが，上鼓室は完全に角化上皮に覆われている．

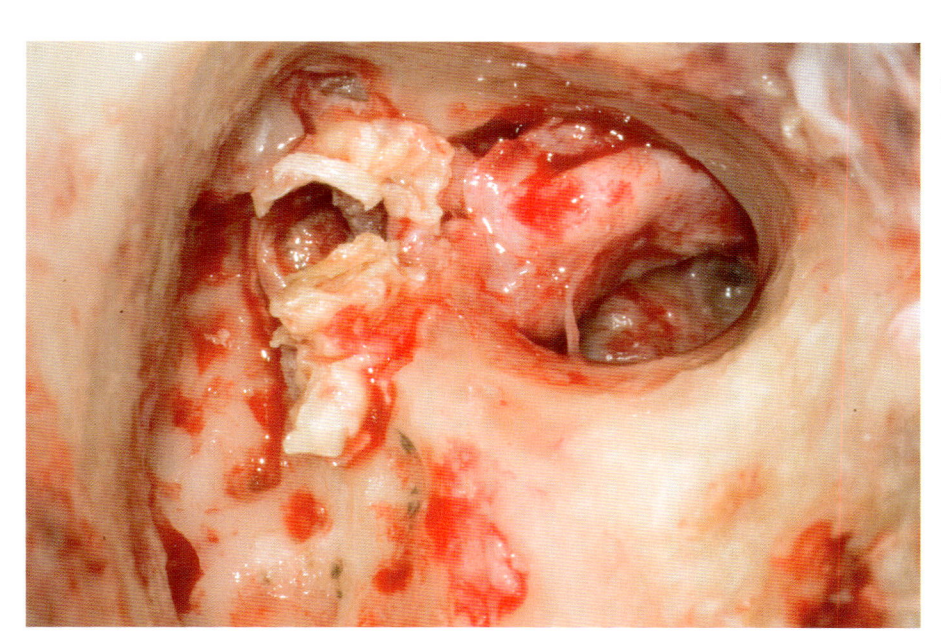

図 14.3-5　上鼓室からの真珠腫剝離を前方に進める．中鼓室に病変がないことを確認するため，線維性鼓膜輪後半部を剝離して鼓室を開放している．

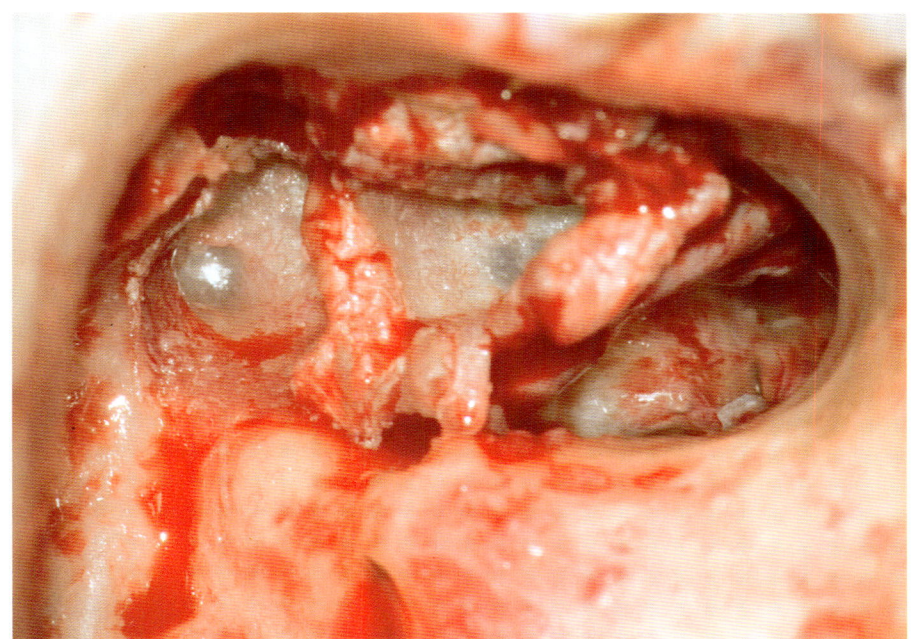

図 14.3-6　強拡大像．中鼓室に真珠腫はなく，健常な粘膜に被覆されている．

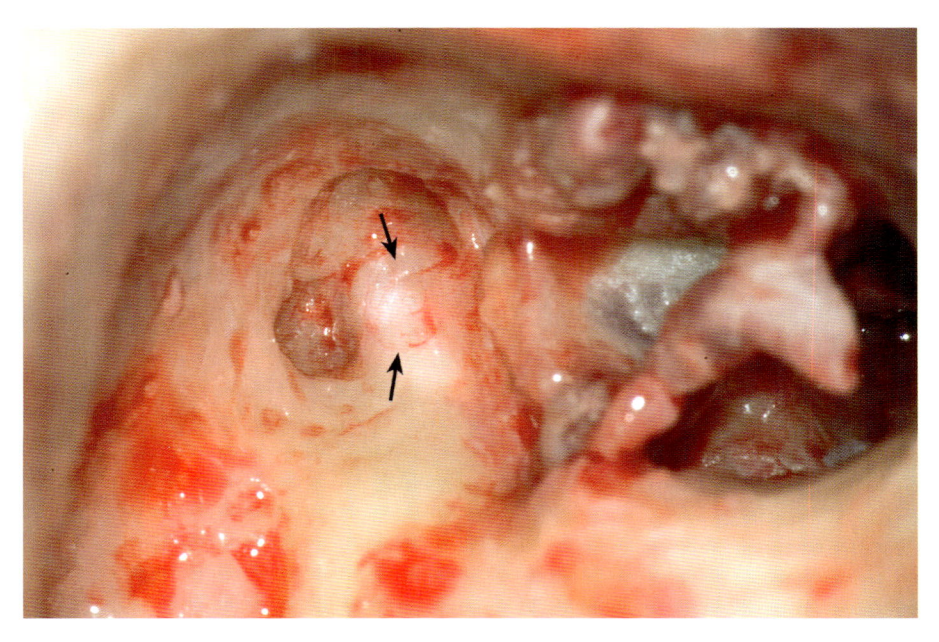

図 14.3-7　上鼓室からの真珠腫除去が完了したところを示す．上鼓室には顔面神経が露出している（矢印）．神経は内側壁にある蜂巣の下壁でも露出している．

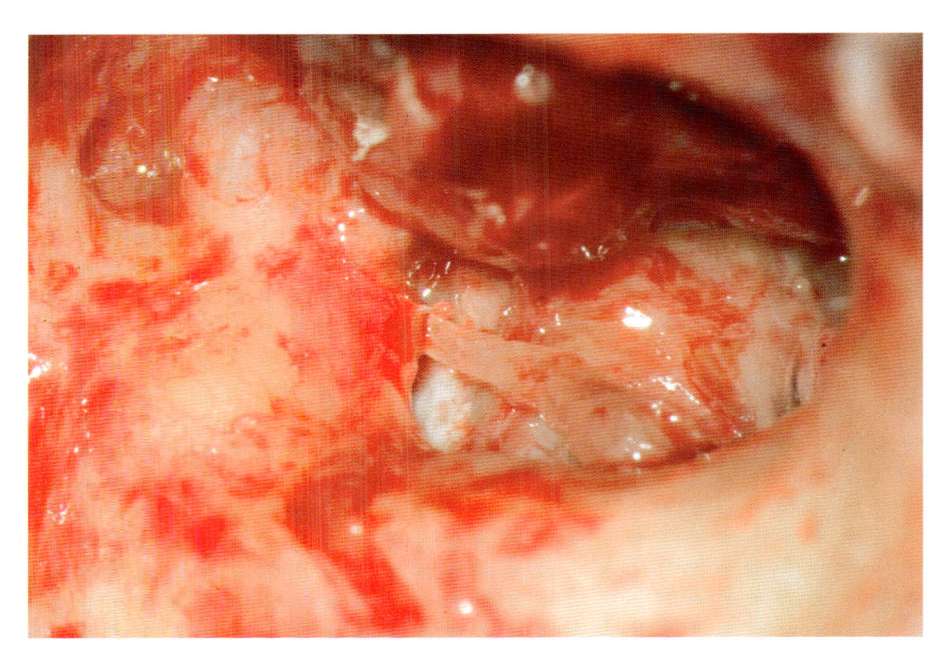

352 第 14 章　後壁削除型鼓室形成術（Canal Wall Down 法）

図 14.3-8　顔面神経から癒着した鼓膜を丁寧に剥がして鼓室を広く開放する．前回の手術で置かれたコルメラが岬角側に倒れている．

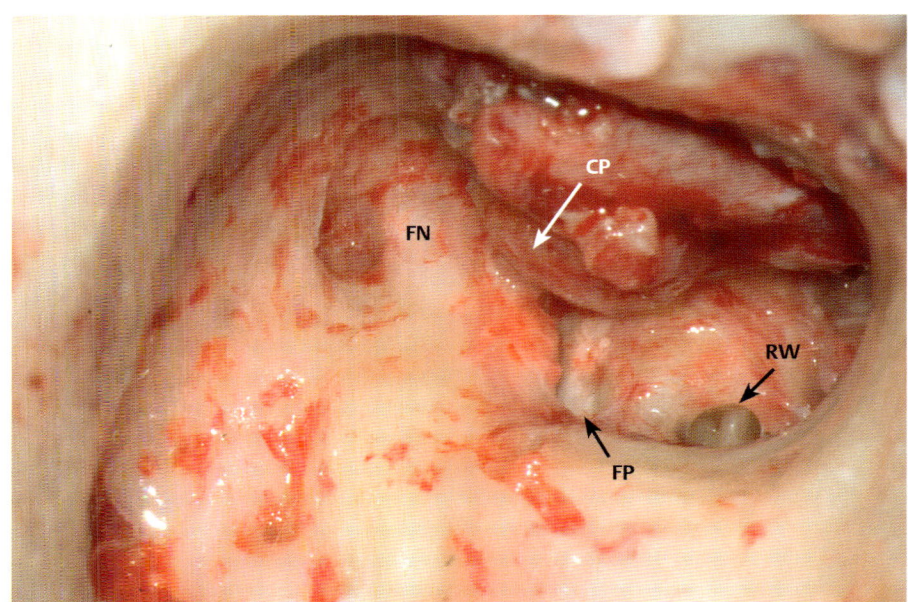

図 14.3-9　コルメラを除去する．乳突腔は丸く形成されている．顔面神経鼓室部がサジ状突起直上を通過しているのに注目してほしい．

CP　サジ状突起
FN　顔面神経
FP　アブミ骨底板
RW　正円窓小窩

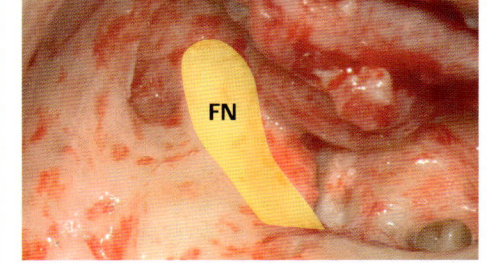

図 14.3-10　同種キヌタ骨をアブミ骨底板と鼓膜を連絡する形に形成する．顔面神経や岬角と接触しないように長脚は細く削る．

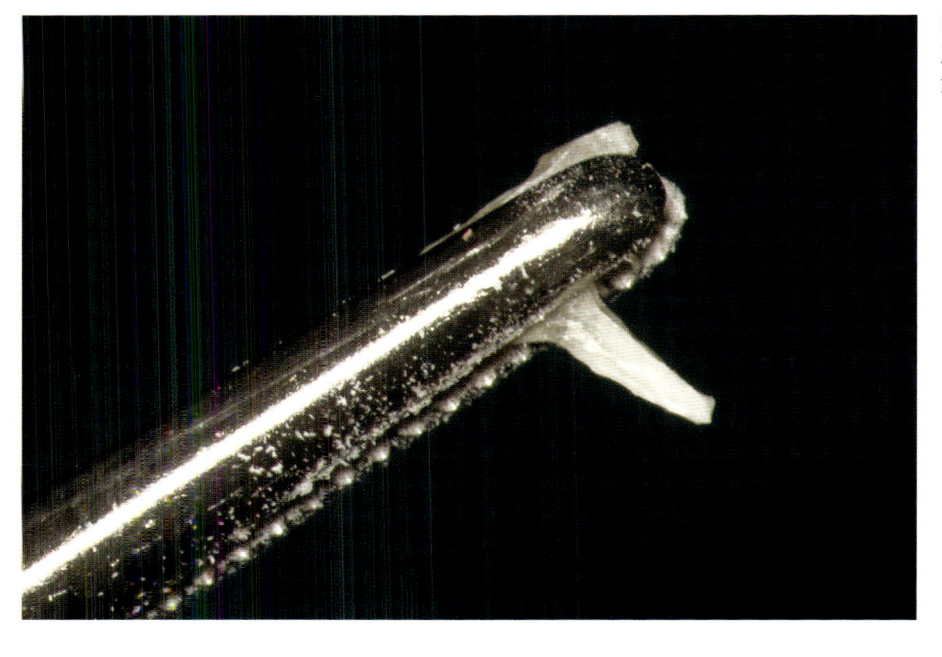

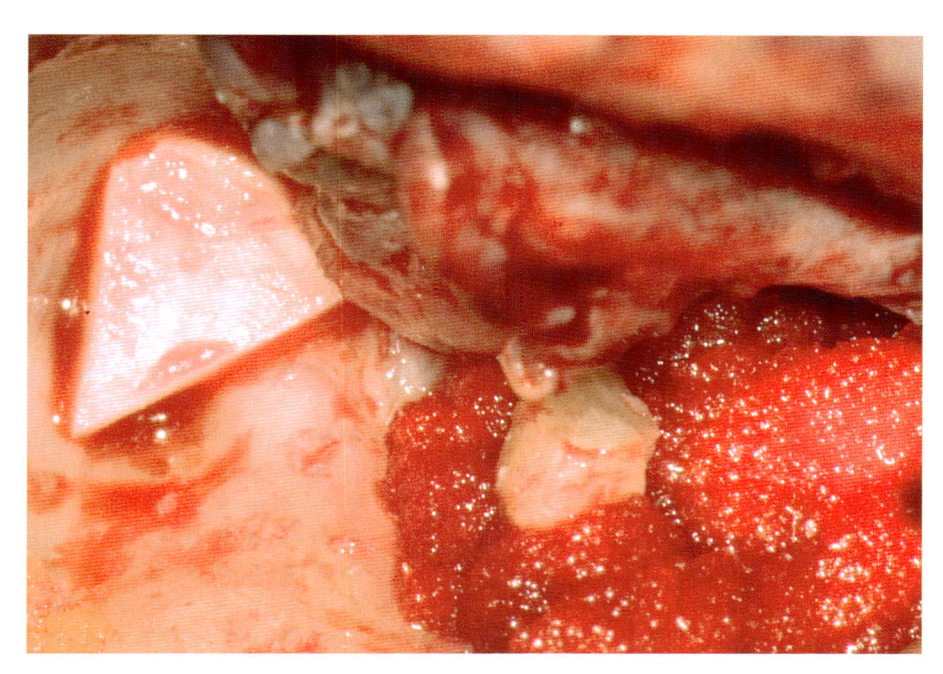

図14.3-11　入口形成を施行して耳甲介腔軟骨を採取し，上鼓室を充填する．コルメラを底板上に乗せ，コルメラが周囲の構造と距離を保つように注意しながら鼓室をゼルフォームでパッキングする．

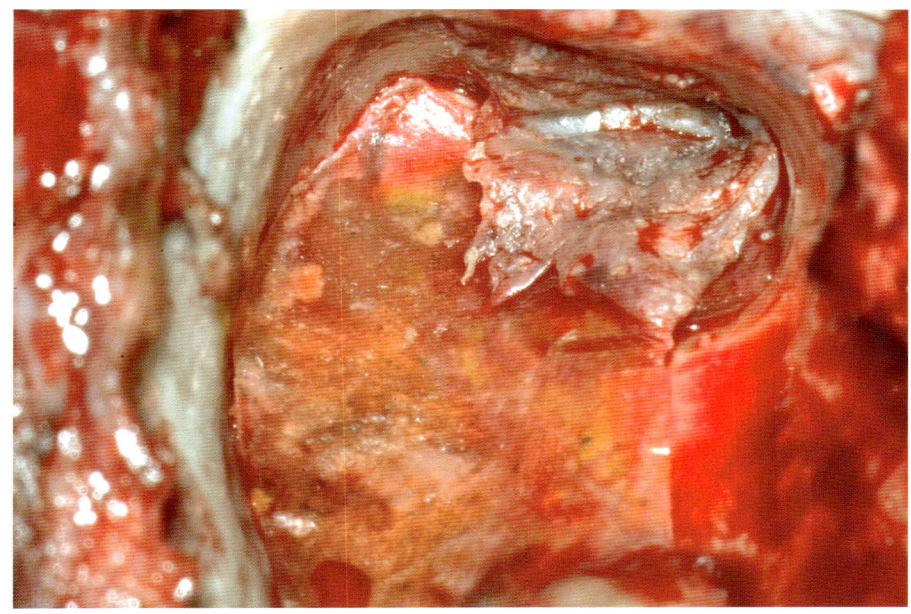

図14.3-12　側頭筋膜をアンダーレイし，鼓膜-外耳道皮弁を筋膜上に戻す．この後に乳突腔をゼルフォームでパッキングして閉創する．

■ 後壁削除型鼓室形成術のヒントと落とし穴

- すべての真珠腫に適用可能な1つの方法は存在しない．一般的な原則に従いながらそれぞれの症例に適した治療法を考えることになる．
- 熟練した術者はあらゆる手法を治療手段として備えておくべきである．
- 治療法の決定は主として疾患の種類に依存し，真珠腫の場合には後壁を削除するつもりで手術を計画する．
- 湿って耳漏があり，外来に頻回に通わなければならない乳突腔は，後壁削除そのものに原因があるわけではなく，術者に原因がある．
- 正しい後壁削除の手順と必要十分なサイズの入口形成が，自浄能をもつ乾いた乳突腔の必要条件である．
- 創腔辺縁に骨稜を残してはならない．皿状に削開するには骨稜は可能な限り削除して，辺縁を丸く形成する．
- 中頭蓋窩とS状静脈洞を覆う骨板を十分に薄くするが，露出してはならない．sinodural angle は大きく開放する．
- 深く含気化された乳様突起先端部は，低く削り取るか除去する．
- これらの処置を行っても深い陥凹が残る場合には，後下方を茎とする軟組織弁を使って充填する場合がある．
- 顔面神経管隆起は十分に下げなければならない．
- 術後に深い陥凹となる可能性がある部分，特に顔面神経後方の蜂巣などは，自家軟骨か骨パテで充填する．
- 常に迷路瘻孔の存在を疑うことが大切である．われわれの経験では，真珠腫の1割以上がこの合併症を有している．
- 常に顔面神経とそのランドマークに注意を払うことが大切である．顔面神経管隆起を下げるときに乳突洞近くで重要なランドマークは外側半規管隆起である．顔面神経第2膝

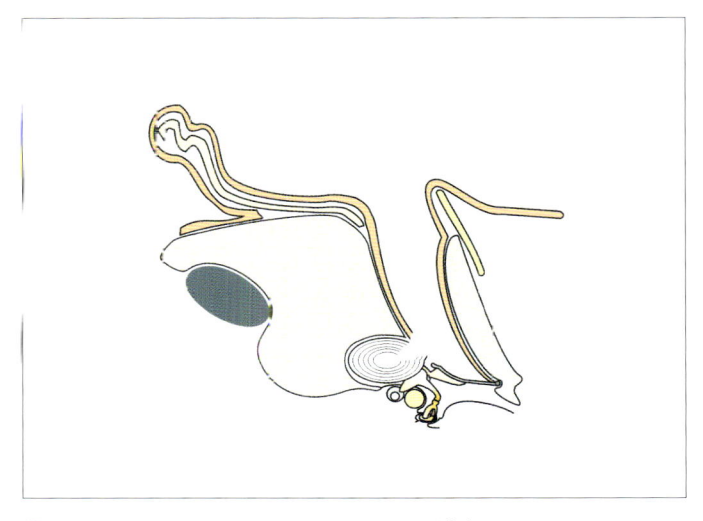

図 14.25　modified Bondy technique の適応

部は隆起の内側下方を通過する．
- 局所麻酔下の手術で顔面神経管隆起を下げる際に鼓索神経を損傷すると，患者は舌に不快感を訴える．
- 顔面神経乳突部近くではできるだけ大きなバーを使い，持続的に洗浄しながら骨を削除する．バーは神経の走行と平行に動かさなければならない．
- facial bridge 前方の付着部（anterior buttress）は削除する．これを残した場合，術後に皮膚が内側に陥入することがある．
- 鼓膜が浸潤する場合には上鼓室内側壁の蜂巣も削除しなければならない．このとき上半規管と膝神経節内側にある顔面神経迷路部を損傷しないように注意する．
- サジ状突起と cog は顔面神経鼓室部の非常に有用なランドマークである．
- 必要な場合には耳小骨形成を一期的に行うことも可能だが，段階手術のほうが好ましい．
- 入口形成は非常に重要である．これを行わないと乳突腔の換気が悪く，あらゆる種類の乳突腔障害の原因となる．
- 耳甲介腔軟骨の断端は必ず皮膚か軟組織で覆うようにする．露出を放置すると術後に大きな苦痛を伴う耳介軟骨膜炎の原因となる．

Modified Bondy Technique

患側が良聴耳の真珠腫症例では，聴力保存が最重要課題となる場合が多い．後壁保存型鼓室形成術でも聴力が保存されることはあるが，耳小骨連鎖を再建すると術前の正常な，あるいは良好な聴力を保存できるとは限らない．また，第 2 期手術や再発した場合の再手術のたびに内耳はリスクに曝されることになる．

modified Bondy technique では後壁は削除するが，耳小骨を連絡する関節は操作せず，連鎖は保たれる．この術式を行うためには，耳小骨連鎖と鼓膜が保たれ，真珠腫が耳小骨連鎖の外側にある必要があり，主として上鼓室型の真珠腫が適応になる（図 14.25）．乳突蜂巣の発育は悪いほうがよい．この手術の非常に大きな長所は，耳小骨連鎖を保存するために常に術前の聴力が保たれ，後壁を保存する場合と比較して真珠腫の遺残や再形成による再発が少なく，第 2 期手術を計画することなく一期的に手術を終えられることにある．

一方，この術式は連鎖が術中に常時保たれているため，連鎖に物理的に過大なエネルギーが入力されてしまうと，高音域の内耳性難聴が起こるリスクがある．そのため，耳小骨周囲での骨削除は正しい手技で，かつ細心の注意を払って行う必要がある．適切な症例を選択すれば，ほかの後壁削除術式と比較して劣る点は存在しない．

■ 適応

- 正常ないし良好な聴力を呈する上鼓室型真珠腫で，鼓膜と耳小骨連鎖，中鼓室が正常な症例
- 良聴耳ないしは唯一聴耳で，耳小骨に若干の破壊が見られるものの連続性は保たれている症例
- 両側性の炎症性外耳道狭窄症例の一部

■ 手術ステップ

1. 乳突削開を前述した 2 つの方法のどちらかで完了させる（「後壁の削除」を参照➡ 326 頁）．顔面神経管隆起を線維性鼓膜輪のレベルまで下げることが非常に重要である．このときドリルは神経の走行と平行に動かす．
2. 乳様突起先端部の蜂巣の発育が著明な例では前述の方法で先端を除去する．残存する大きな陥凹は軟骨や骨パテで充填する（「含気蜂巣の発育が顕著な側頭骨の処置」を参照➡ 329 頁）．
3. 経皮質骨的乳突削開では耳小骨に触れないように注意して，乳突側から上鼓室開放を行う．耳小骨をできるだけ早く視認できるように，耳小骨に近づいたらベッドは術者と反対側に倒す．バーは耳小骨近傍からほかの場所へと動かし，耳小骨に向かう方向に削ってはならない．
4. 外耳道形成が必要となる場合には，外耳道前壁の皮膚に輪状の切開を加えて内側に向けて剥がし，骨壁を露出する．創腔全体が丸くなるように外耳道下壁も拡大する．削開中は鼓膜をアルミニウムシートで保護する必要がある．
5. 連鎖を障害しないように注意しながら，耳小骨外側の骨稜（facial bridge）を鋭匙で除去する．ドリルを使うこともできるが，耳小骨連鎖が保たれているため，リスクは鋭匙よりも大きい．前後の骨性付着部も同様にして削除する．耳管上陥凹も十分に開放しなくてはならない．耳小骨の位置を確認したら顔面神経管隆起をさらに低くする．
6. 真珠腫を上鼓室と乳突腔から摘出する．線維性鼓膜輪後上部を一部鼓膜溝から剥離して鼓室内を観察し，真珠腫がないことを確認する．耳小骨周囲に瘢痕や肉芽組織などがあれば慎重に剥離・除去する．キヌタ骨体部やツチ骨頭の内側に真珠腫が小さく陥入している場合には，母

膜を破らないように注意して剝離する．
7. 術後に乳突腔が容易に扱えるように入口形成を行う．採取された耳甲介腔軟骨は以後の再建で使用する．
8. 術後に再建鼓膜が耳小骨の裏側に落ち込むのを防ぐ目的で，軟骨片を上鼓室内側壁上でキヌタ骨体部とツチ骨頭の内側に敷く（図 14.26）．耳小骨連鎖が固着する危険があるため，ここに骨パテを使ってはならない．鼓室と耳管はゼルフォームでパッキングしておく．
9. 側頭筋膜に縦に切れ込みを入れる．切れ込み上方は，キヌタ骨体部とツチ骨頭の内側に挿入して鼓膜前上象限内側に接し，上鼓室内側壁を覆うようにする．切れ込みの下方は，筋膜がアンダーレイとなるようにキヌタ骨長脚の外側からツチ骨柄の内側に挿入する（図 14.26，14.27）．後上部の陥凹を伴うような症例では薄い軟骨片をキヌタ骨外側に敷き，後上象限が再陥凹するのを防止する（図 14.28）．
10. 露出した骨面はできるだけ筋膜で被覆する．鼓膜を再建した筋膜とは別の筋膜を使って骨面や充塡材料を被覆してもよい．筋膜を敷き終わったら筋膜上に鼓膜-外耳道皮弁を戻す（図 14.28）．鼓膜を再建する操作手順を図 14.29〜14.32 に示す．
11. 真珠腫が耳小骨を巻き込んで剝離が難しいと判断されれば，キヌタ骨を除去し，症例によってはツチ骨頭も摘出する．この場合，アブミ骨周囲の粘膜が健常であれば耳小骨連鎖の再建は一期的に行ってもよい．

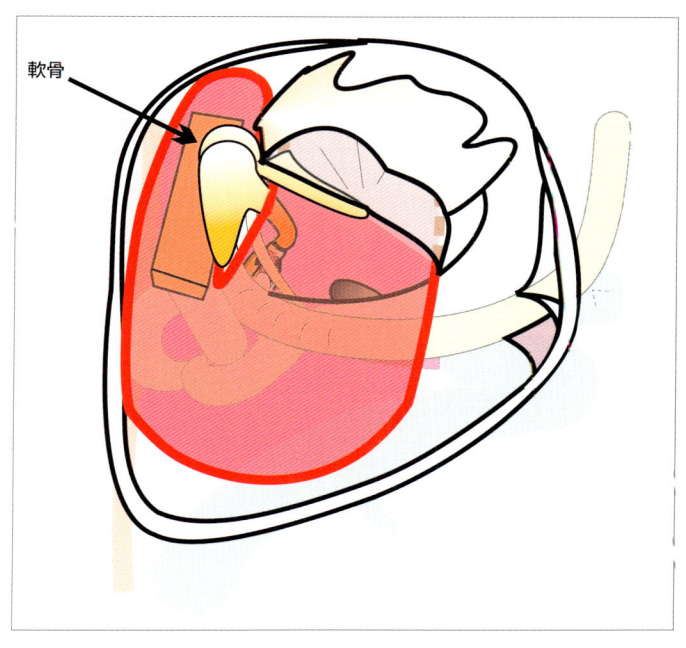

図 14.26　ツチ骨頭とキヌタ骨体部の内側に軟骨小片を置いて，切れ込みを入れた筋膜の切れ込み上方部分で被覆する．切れ込み下方はツチ骨柄とキヌタ骨長脚の間に挿入する．

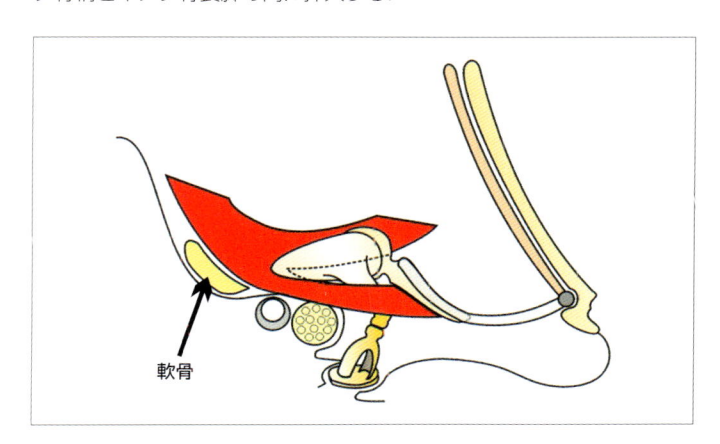

図 14.27　modified Bondy technique における筋膜の位置

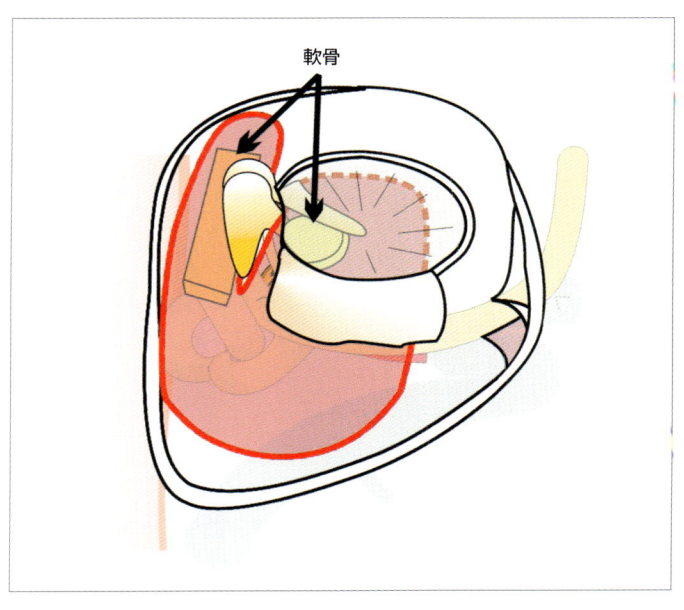

図 14.28　ツチ骨柄とキヌタ骨長脚の間に別の軟骨片を置き，外耳道後壁皮膚を後方に倒して筋膜を被覆する．

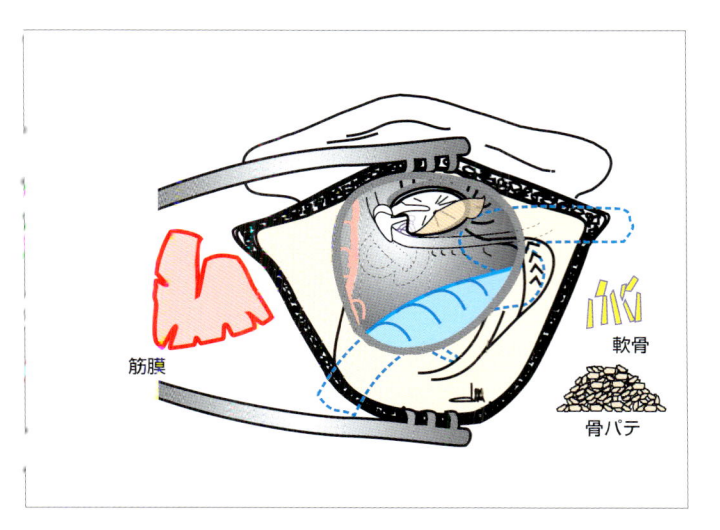

356　第14章　後壁削除型鼓室形成術（Canal Wall Down法）

図 14.29　鼓膜再建前

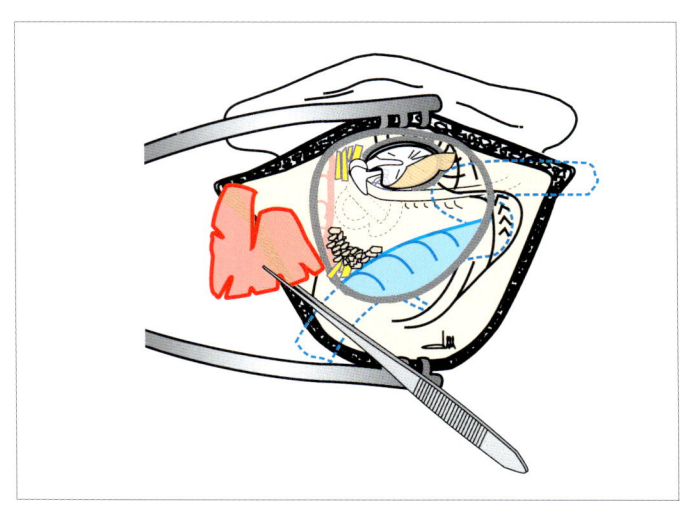

図 14.30　軟骨と骨パテで部分充塡

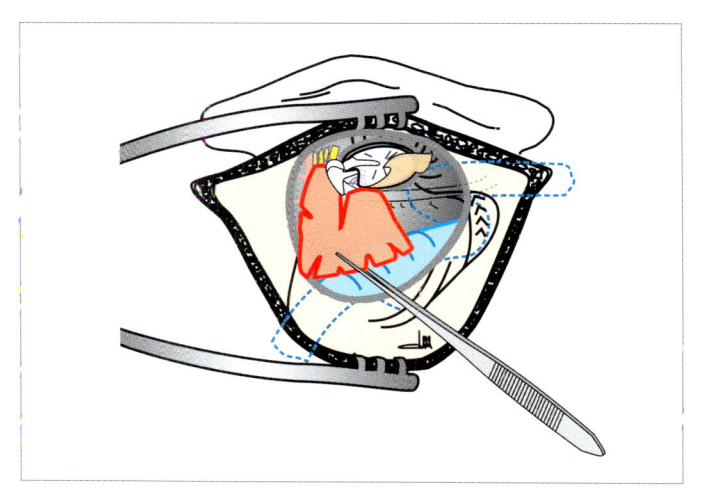

図 14.31　筋膜を敷く.

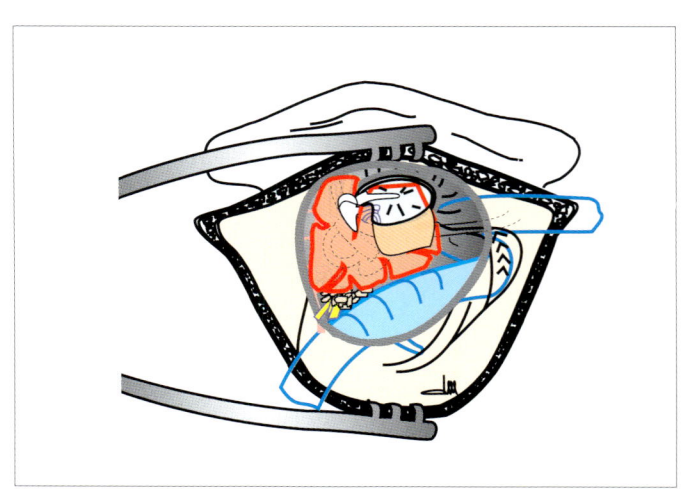

図 14.32　再建手技の完了

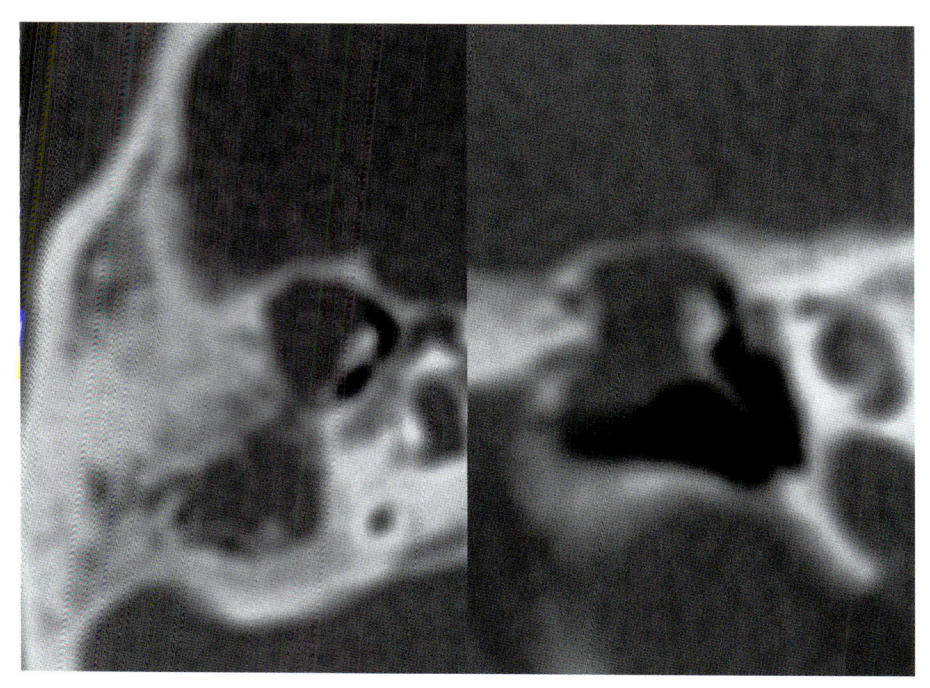

■ 症例 14.4 （右耳）

図 14.4-1　聴力正常な弛緩部型真珠腫に対するmodified Bondy technique．本症例は真珠腫が耳小骨外側に限局し，乳突蜂巣の発育が悪い．modified Bondy techniqueで処理する条件が完璧に整った症例である．

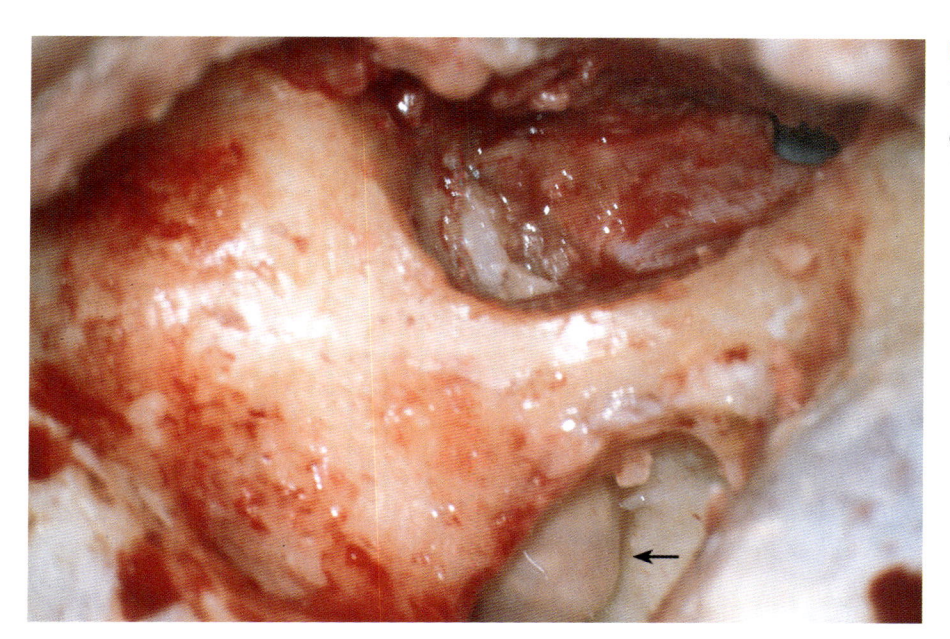

図 14.4-2　乳突削開を行って乳突洞を開放する．術前から modified Bondy technique を行うことが決まっていたため，この段階で既に後壁の削除が始まっている．真珠腫は乳突洞に達し（矢印），上鼓室には骨破壊があるのがわかる．

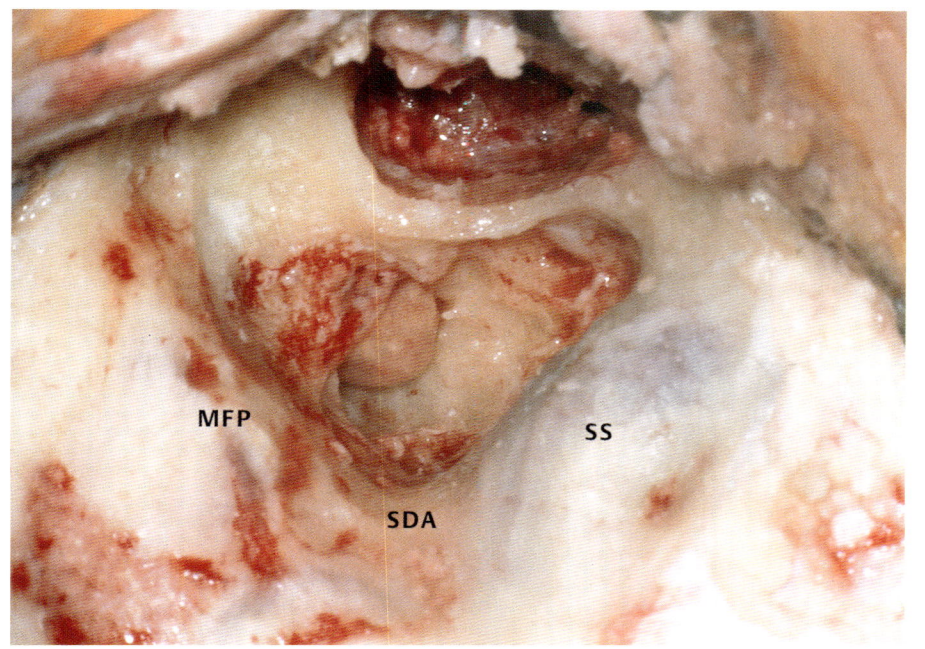

図 14.4-3　乳突洞の開放を進める．中頭蓋窩とS状静脈洞上の骨板は十分に薄くされ，辺縁の角が取れた丸い乳突腔となっていることに注目してほしい．

MFP　中頭蓋窩骨板
SDA　sinodural angle
SS　　S状静脈洞

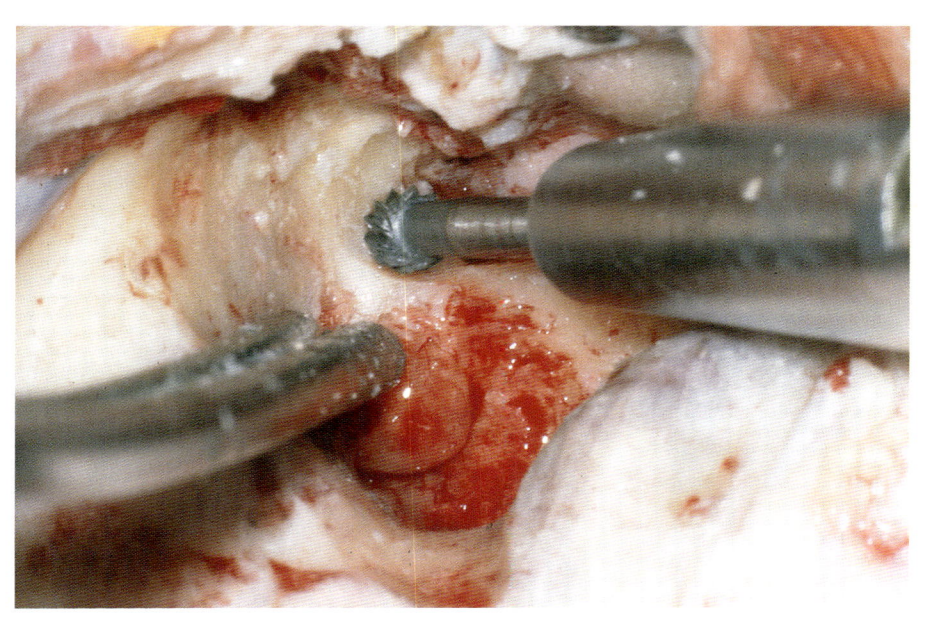

図 14.4-4　ツチ骨外側突起に触れないように注意しながら，カッティングバーで真珠腫入口部外側の骨を薄くする．

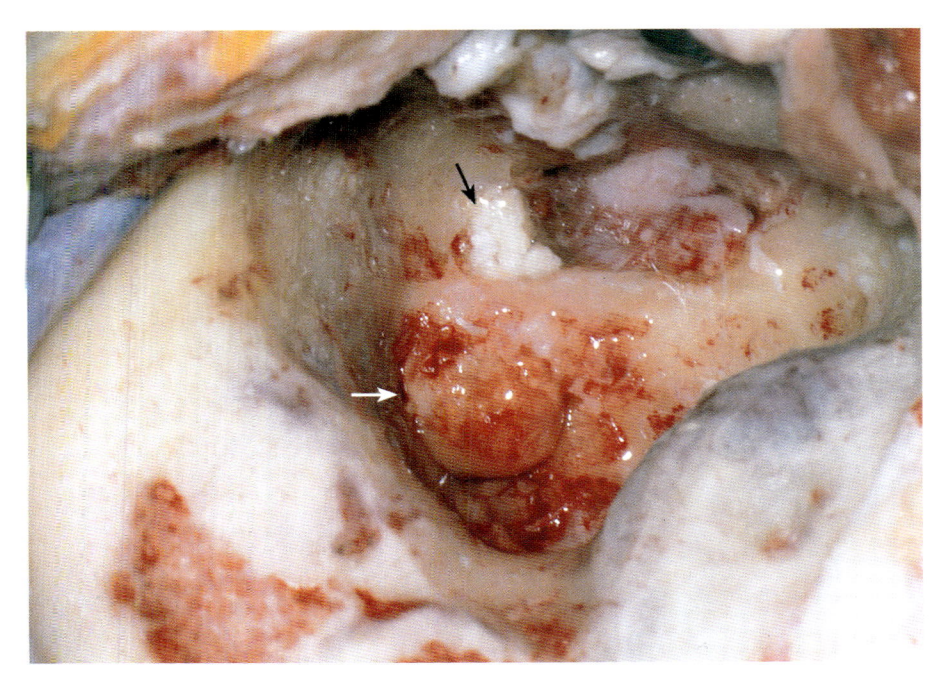

358　第 14 章　後壁削除型鼓室形成術（Canal Wall Down 法）

図 14.4-5　入口部を拡大すると，耳小骨外側部を占める真珠腫の外側面が露出される（矢印）．

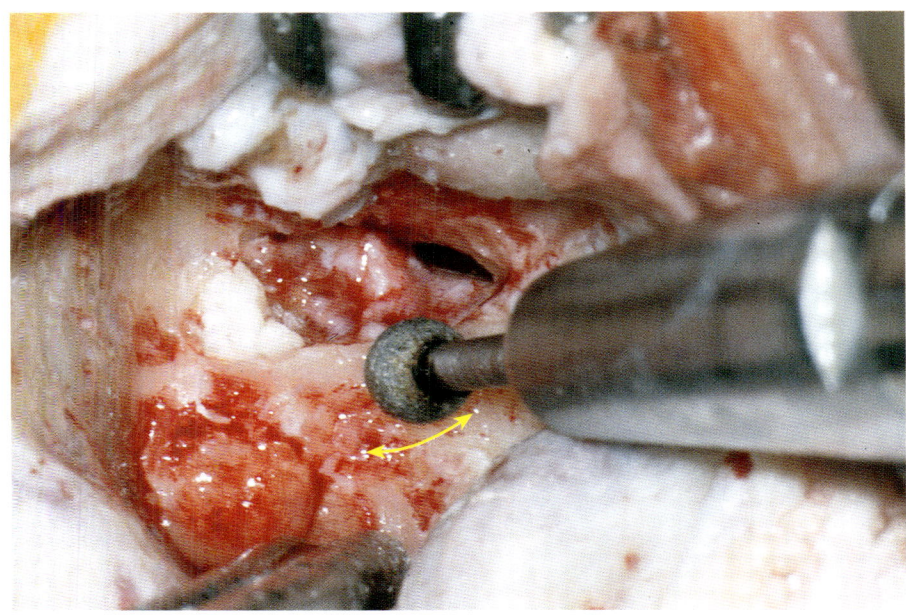

図 14.4-6　可及的に大きなダイヤモンドバーを顔面神経の走行と平行に動かして（矢印）顔面神経管隆起を低くした．

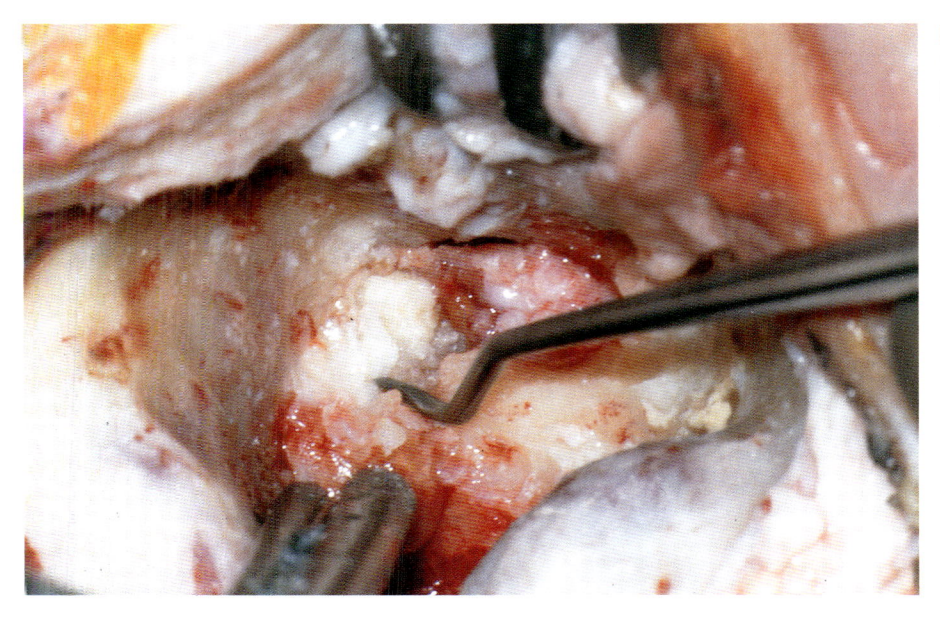

図 14.4-7　内側にある耳小骨に力がかからないように注意しながら，鼓室洞フックを使って真珠腫内腔から角化物を取り出し，真珠腫を減量する．

Modified Bondy Technique 359

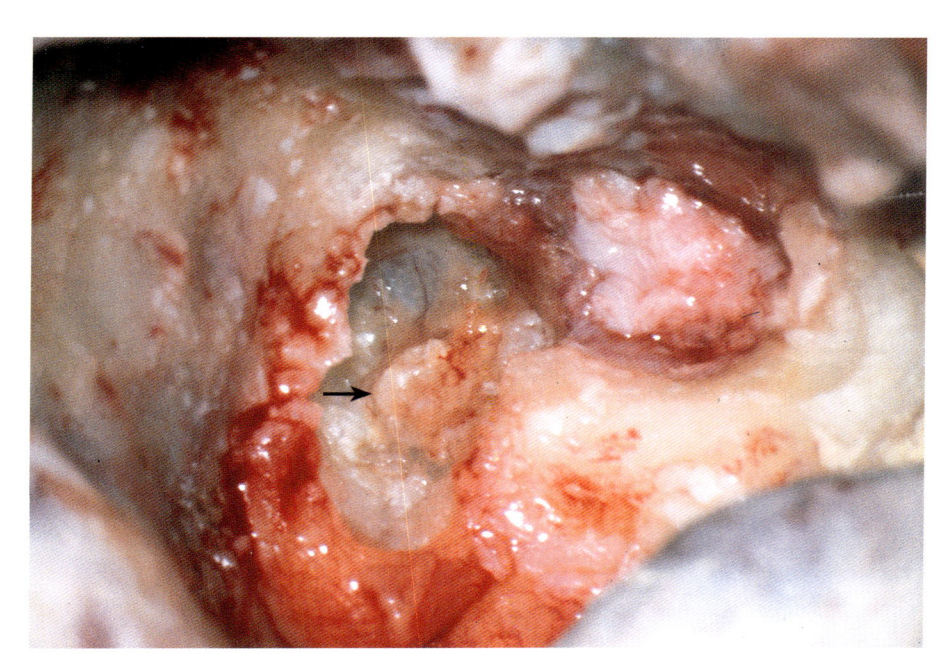

図 14.4-8 真珠腫内から大部分の角化物を除去すると，キヌタ骨残存部が確認できる（矢印）．

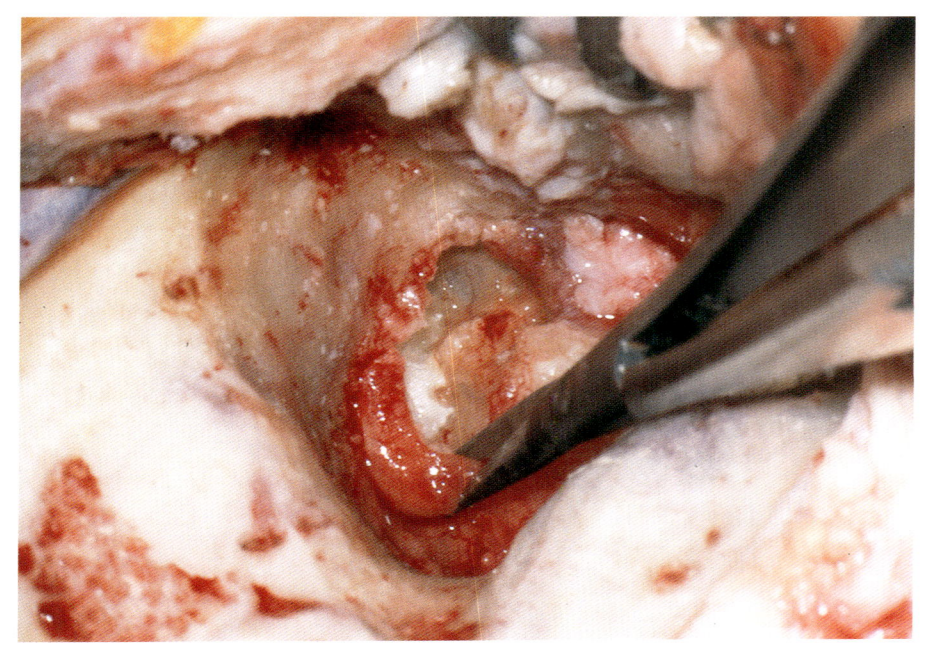

図 14.4-9 母膜剥離と減量が安全に施行できるように乳突洞の母膜を剪刀で開く．

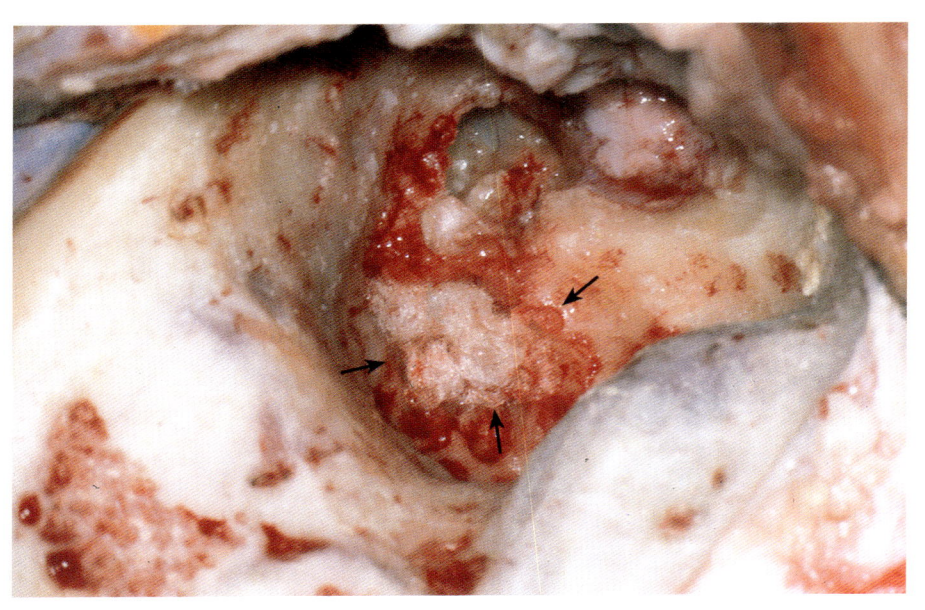

図 14.4-10 乳突洞の母膜が展開される（矢印）．

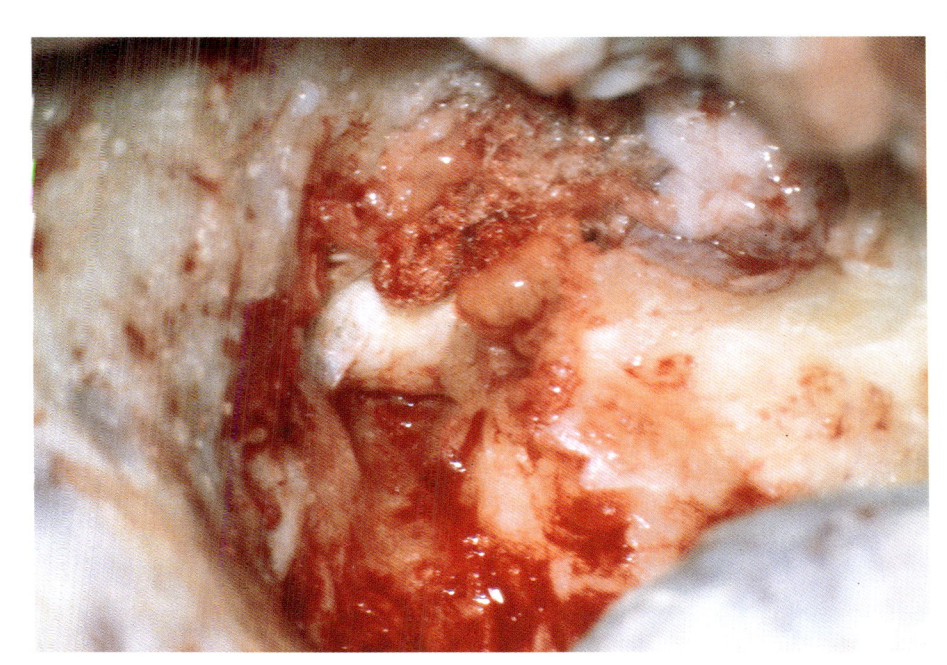

図 14.4-11　真珠腫母膜を内側壁から綿片で鈍的に剥離する.

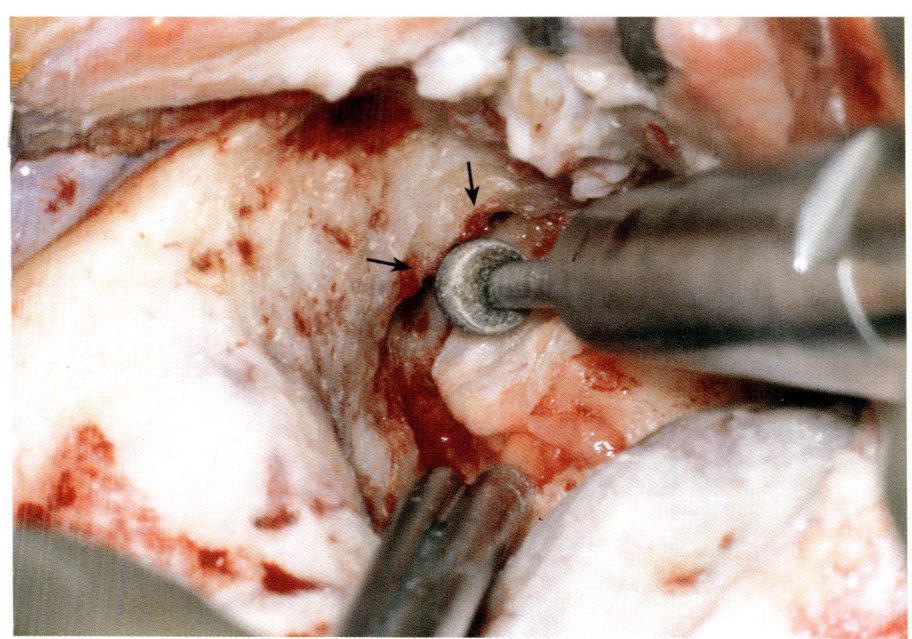

図 14.4-12　上鼓室を覆う中頭蓋窩硬膜上の骨稜(矢印)を可及的に大きなダイヤモンドバーで削除している. modified Bondy technique では耳小骨連鎖が保たれており, バーで耳小骨に触れないように細心の注意を払う必要がある.

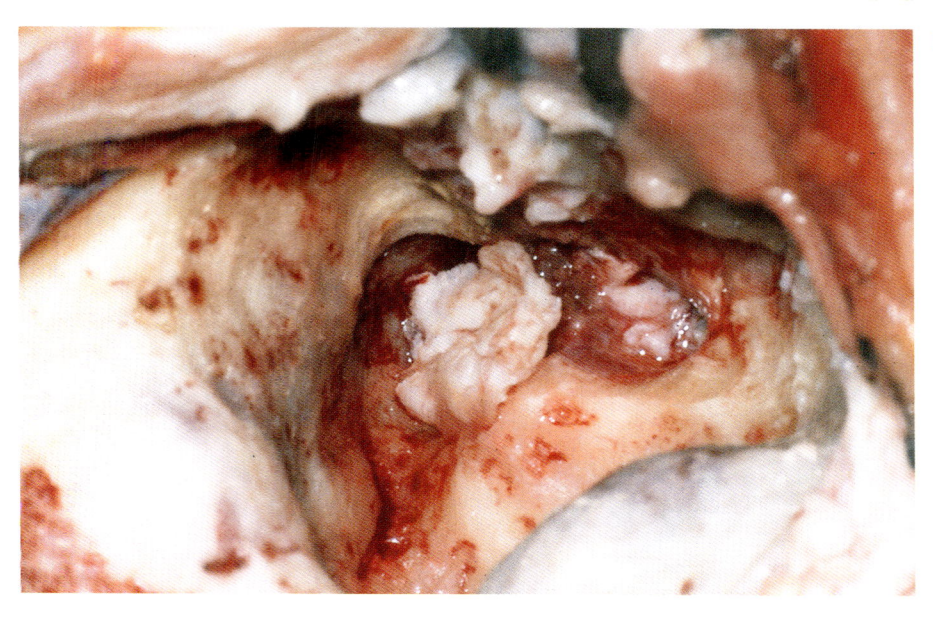

図 14.4-13　上鼓室前上部を大きく開放する. この操作によって真珠腫の全貌を明視下に置くことができる.

Modified Bondy Technique 361

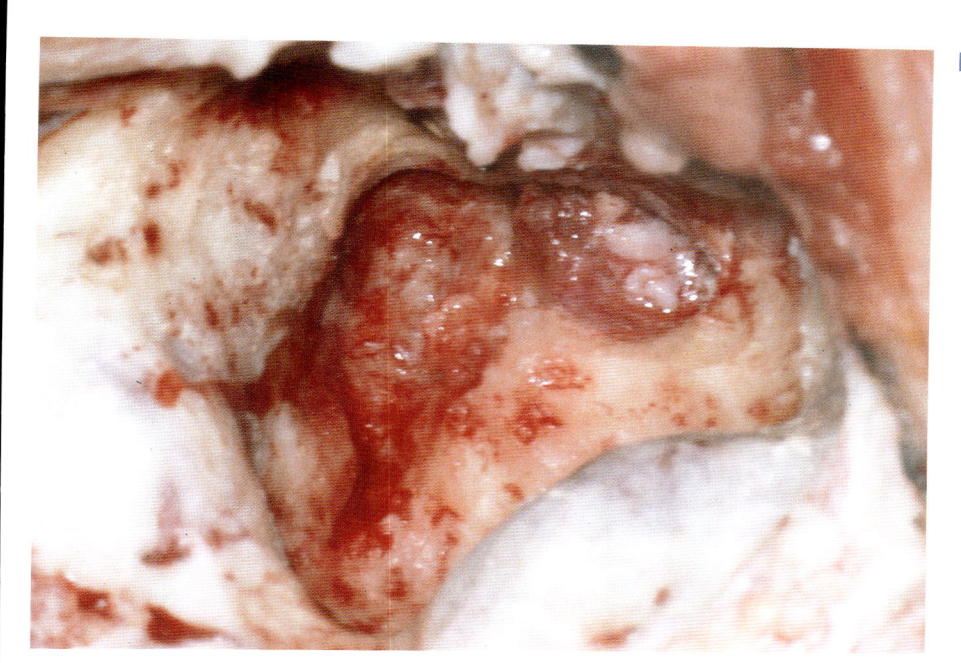

図 14.4-14　真珠腫を上鼓室から全摘する.

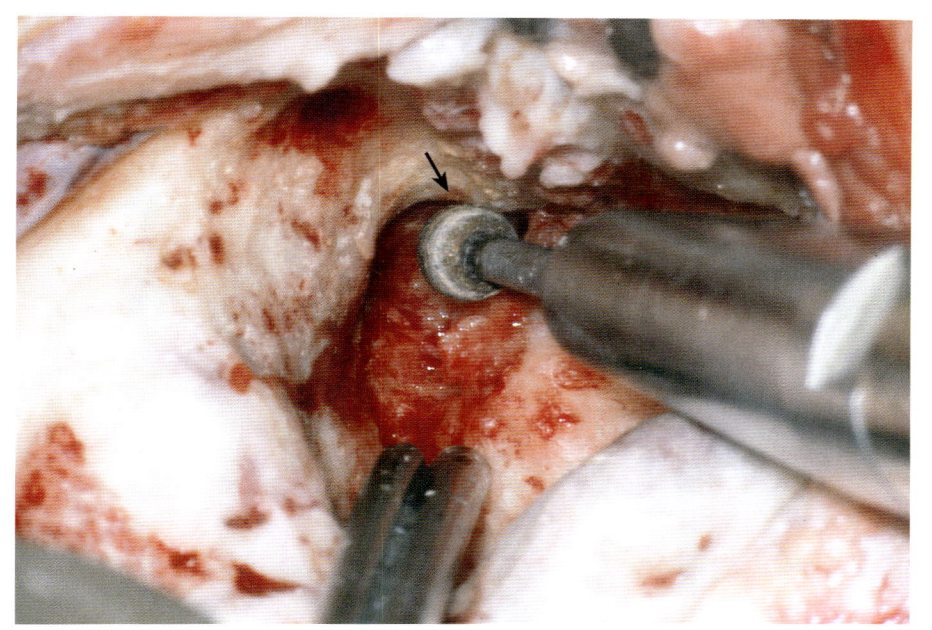

図 14.4-15　術後に観察と清掃ができるように，上鼓室前方の骨稜（矢印）をダイヤモンドバーで削除する.

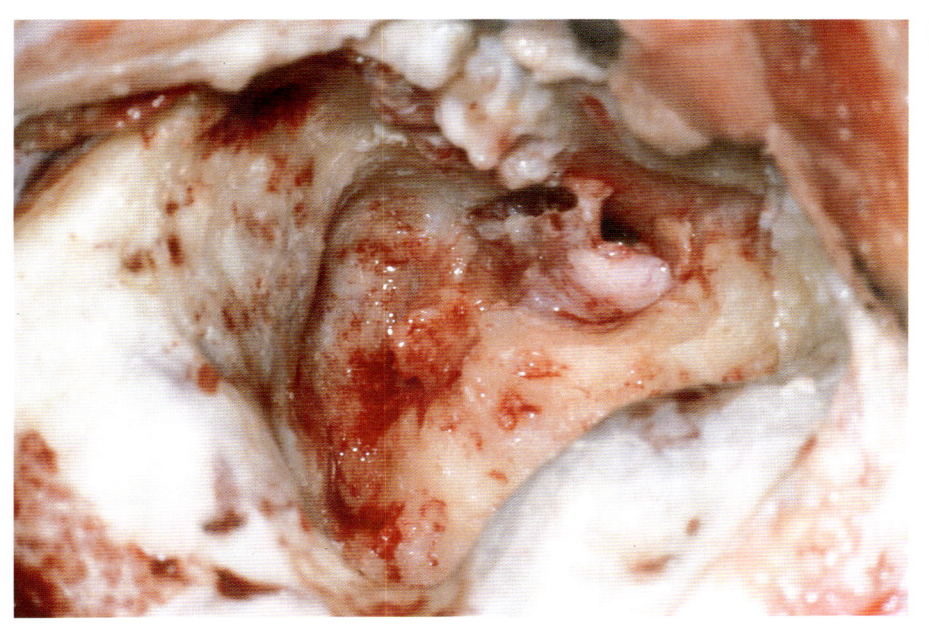

図 14.4-16　上鼓室は完全に開放されて明視可能である.

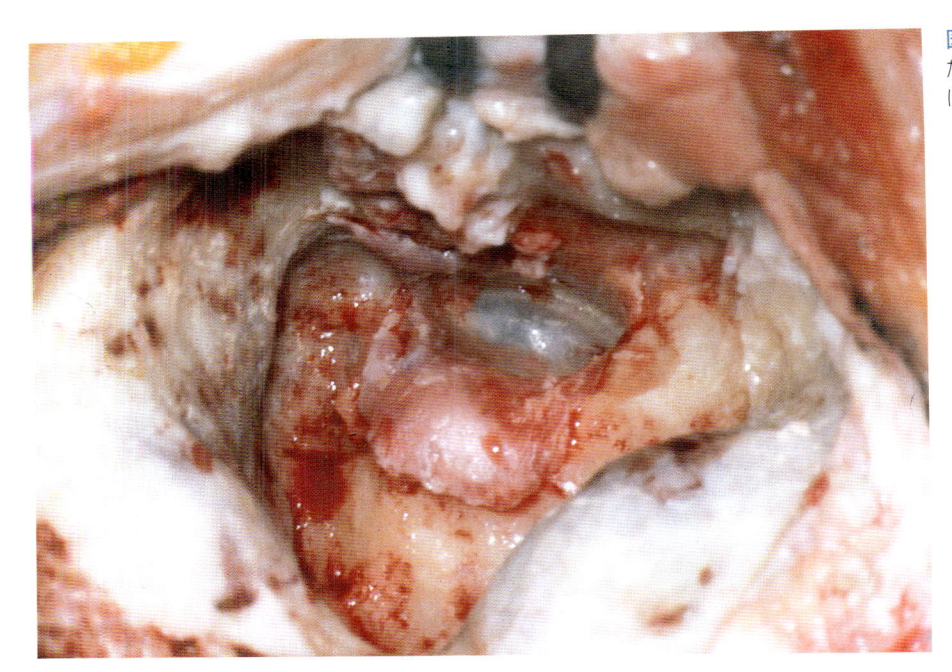

図 14.4-17 顔面神経管隆起の高さを評価するために鼓膜−外耳道皮弁を戻す．本症例では隆起はまだ高すぎる．

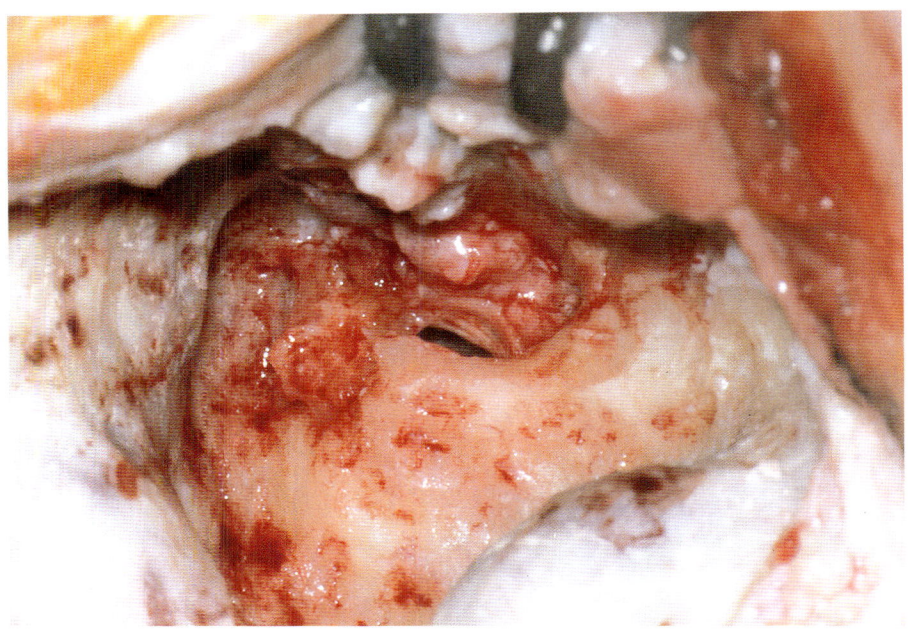

図 14.4-18 線維性鼓膜輪後半部を鼓膜溝から剥離し，顔面神経管隆起と posterior buttress を露出し，同時に中鼓室を観察して真珠腫がないことを確認する．

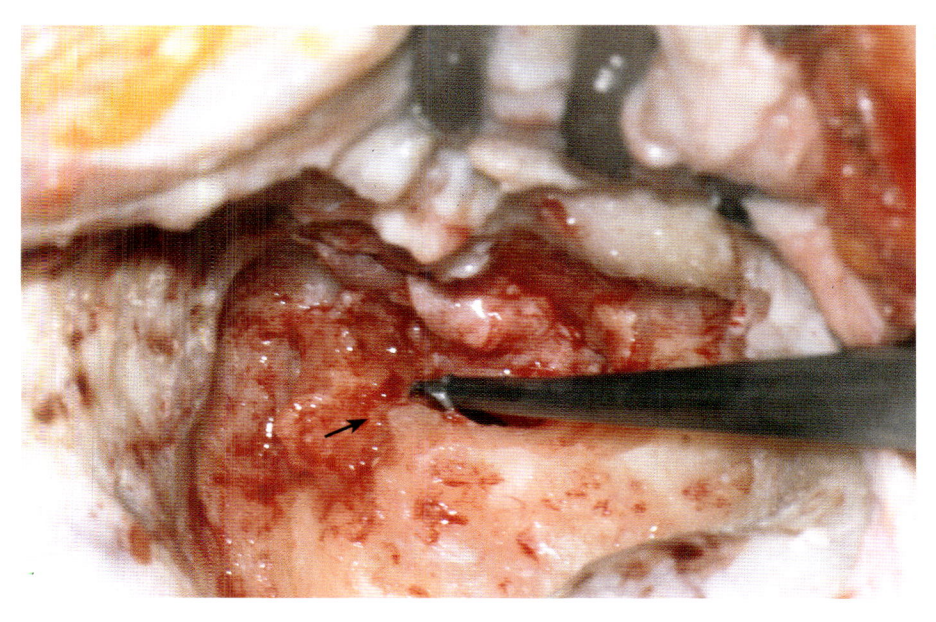

図 14.4-19 posterior buttress（矢印）を小さな鋭匙で削除している．

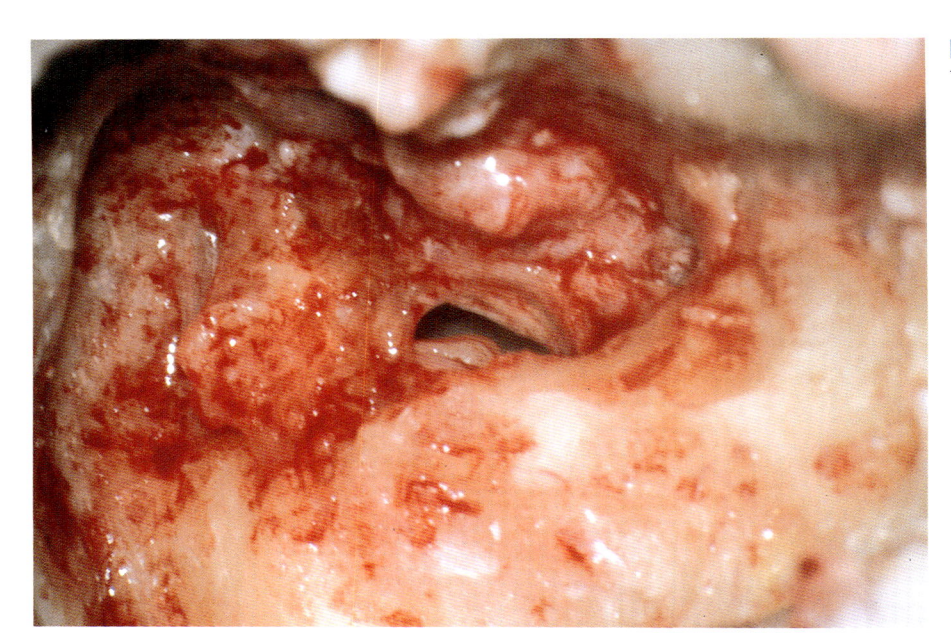

図 14.4-20 posterior buttress の除去によってキヌタ-アブミ関節への視野が改善されている.

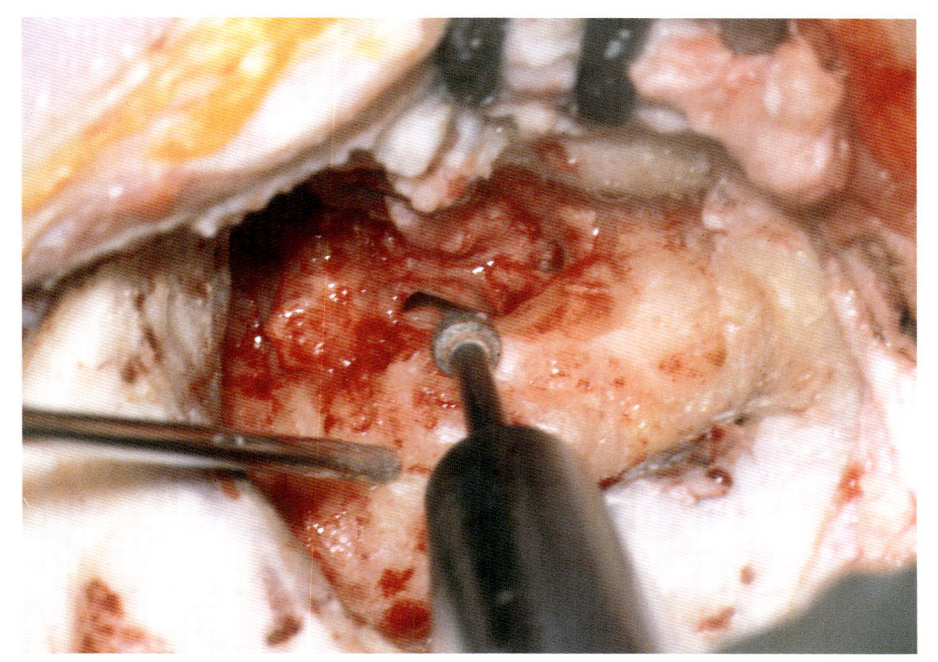

図 14.4-21 可及的に大きなダイヤモンドバーを神経の走行と平行に使い, facial ridge を低くしている.

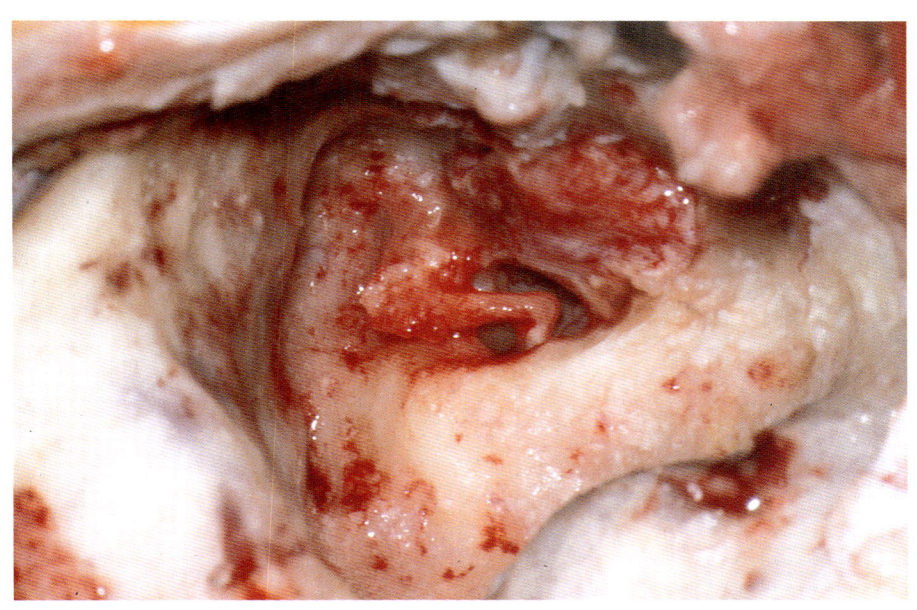

図 14.4-22 facial ridge を十分に下げ, キヌタ骨残存部周囲の肉芽組織は丁寧に除去する. 残存する耳小骨連鎖を見ることができる. キヌタ骨短脚は破壊され, 失われている.

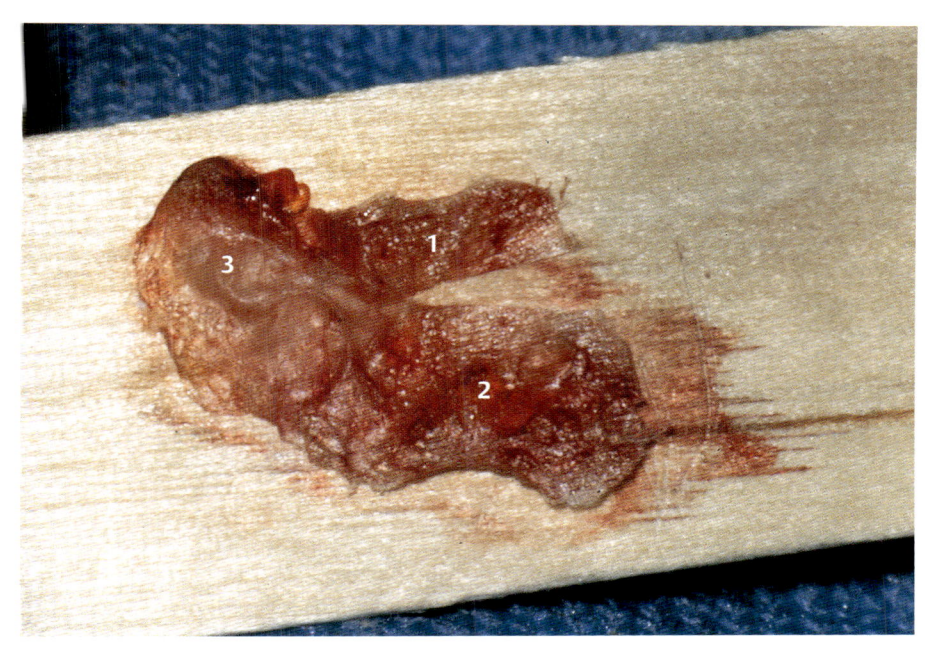

364　第14章　後壁削除型鼓室形成術（Canal Wall Down法）

図 14.4-23　筋膜に破壊された耳小骨の残存部を通す小さな切れ込みを入れる．それぞれの部分は以下のように敷く．

1　上鼓室内側壁と耳小骨の間
2　鼓膜とキヌタ骨長脚の間
3　乳突洞内側壁上

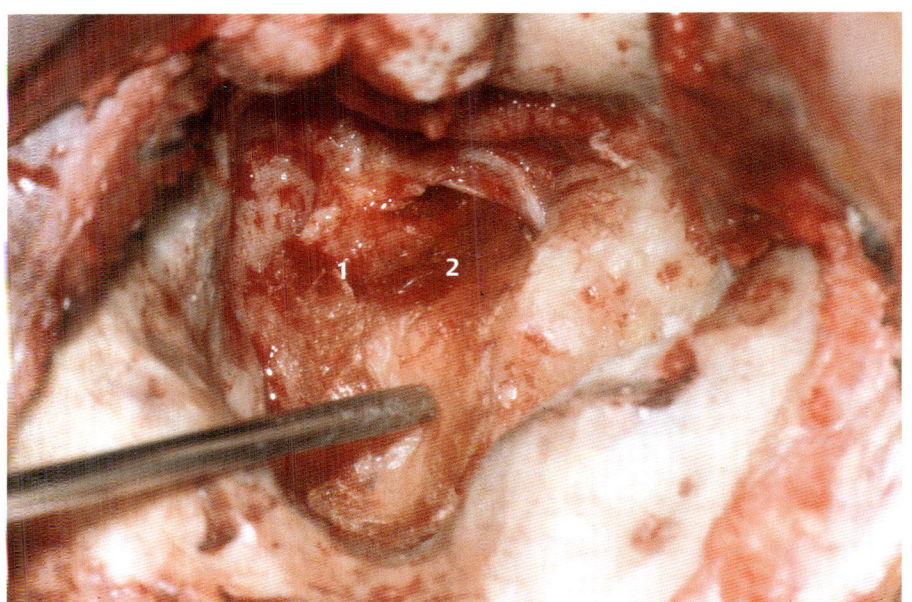

図 14.4-24　筋膜を乳突腔に導入する．切れ込み下方の大きな部分（2）をツチ骨の後方から中鼓室に挿入し，上方の小さな部分（1）はキヌタ骨体部内側から鼓膜張筋腱上方を通ってツチ骨前方に入る．

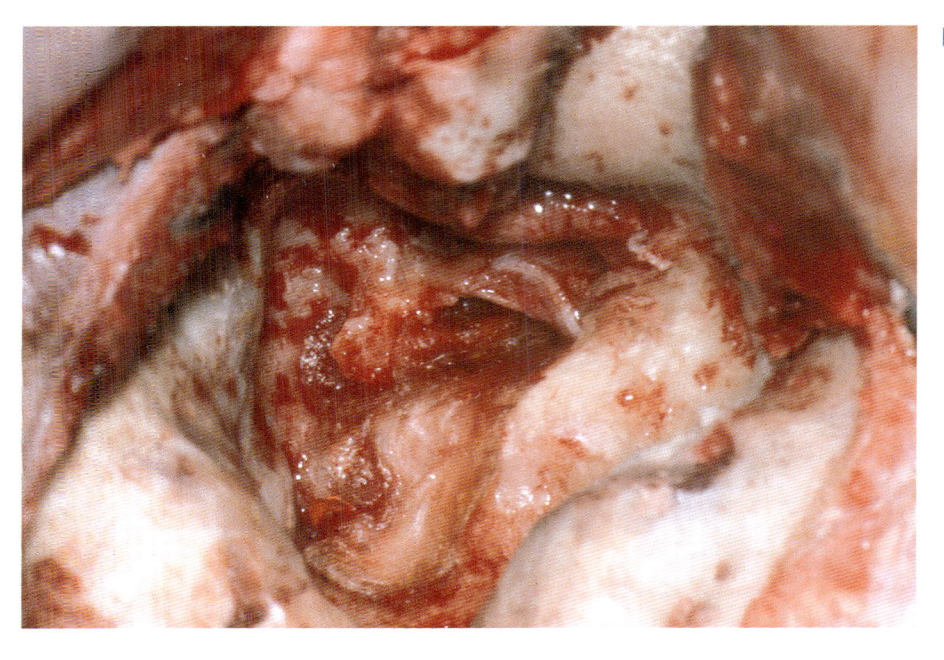

図 14.4-25　筋膜を敷き終わったところを示す．

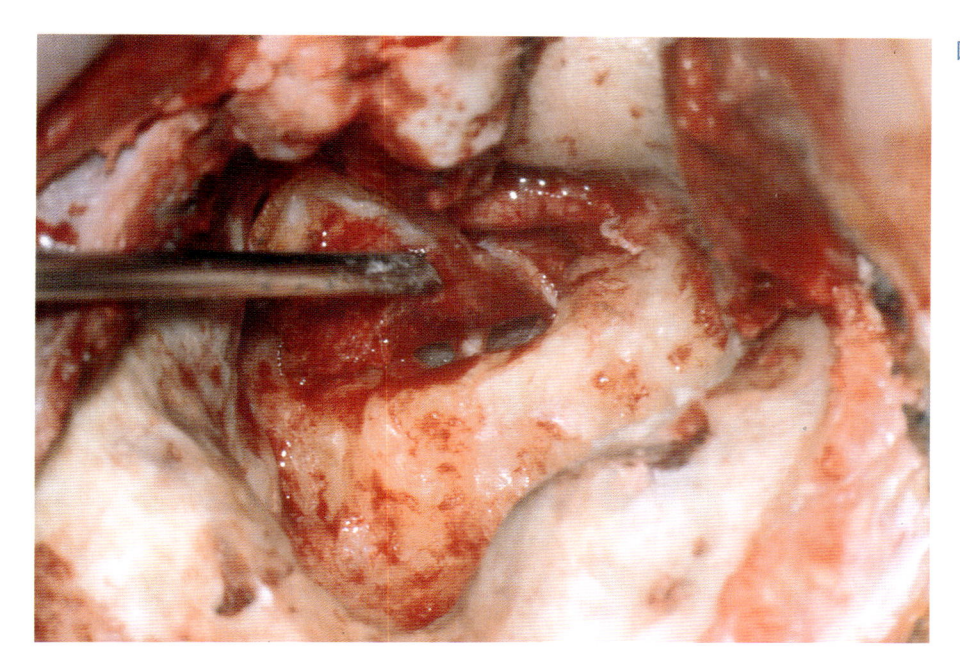

図 14.4-26　筋膜を前方に翻転して鼓室を開く．

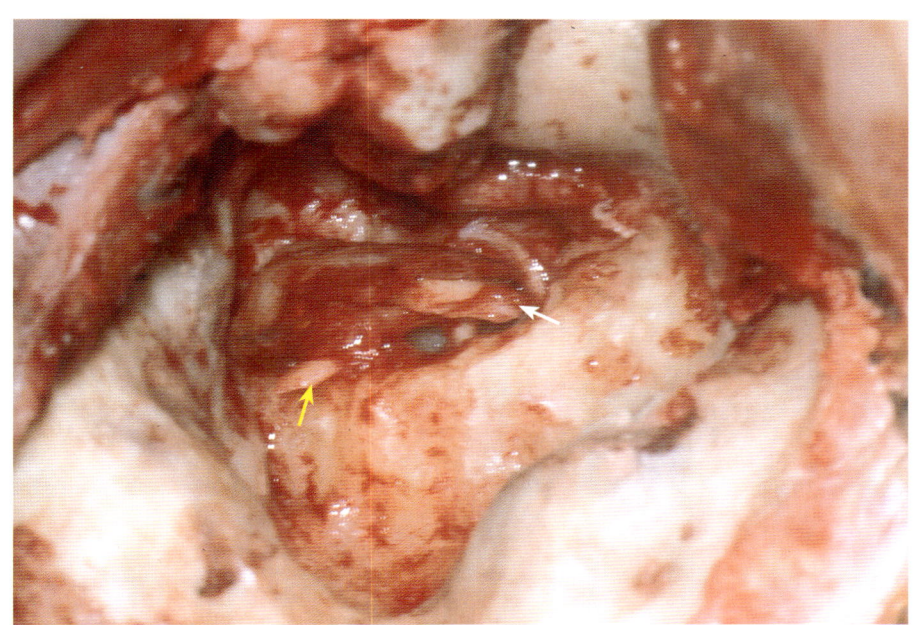

図 14.4-27　真珠腫の再発や耳小骨の破壊を招く鼓膜再陥凹を防止するために，耳甲介腔軟骨を2片使用する．キヌタ骨長脚の外側には大きな軟骨（白矢印）を置き，上鼓室内側壁とツチ骨頭・キヌタ骨体部の間に小さな軟骨（黄矢印）を敷いている．

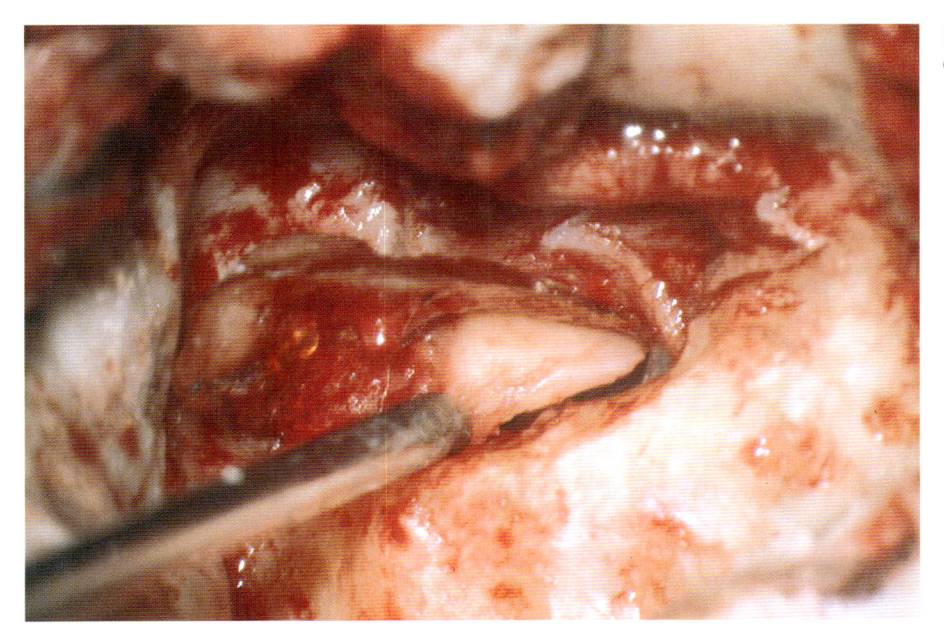

図 14.4-28　キヌタ骨長脚外側の大きな軟骨片の状態を示す．

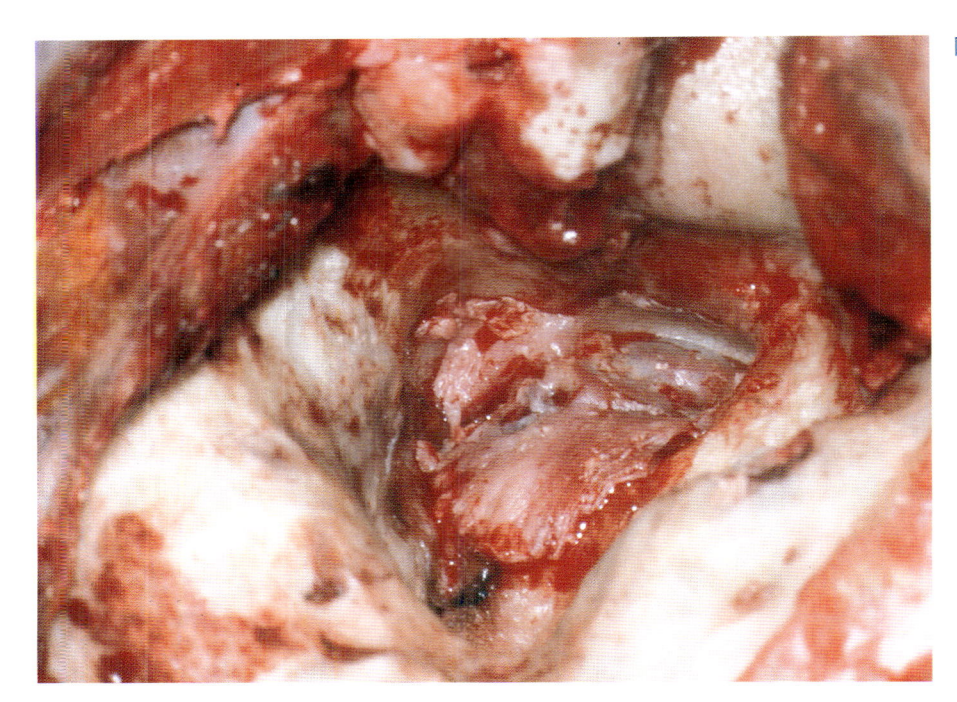

第 14 章　後壁削除型鼓室形成術(Canal Wall Down 法)

図 14.4-29　筋膜上に鼓膜-外耳道皮弁を戻す．

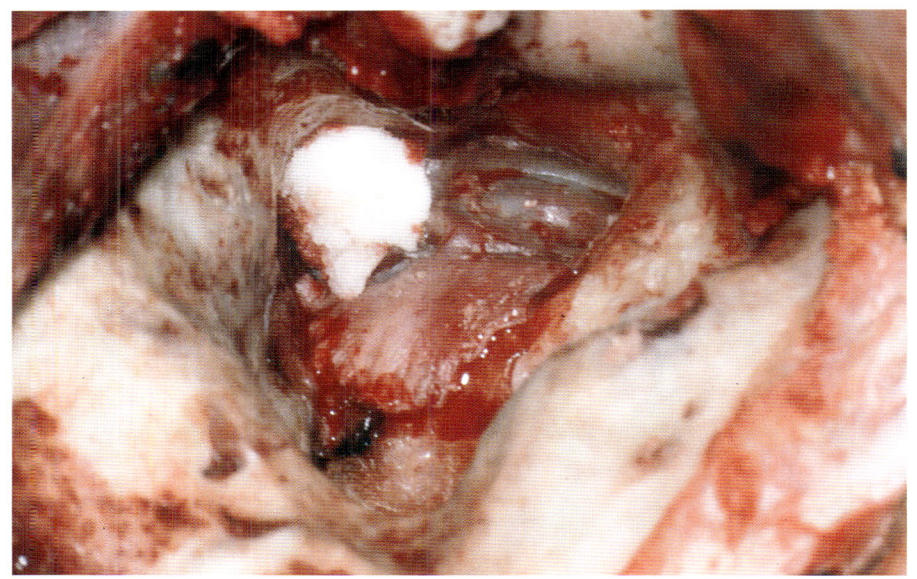

図 14.4-30　ゼルフォームを使ってまず最初に上鼓室前部の筋膜と皮膚を固定する．創腔はさらにゼルフォームを使ってパッキングし，再建手技を終える．

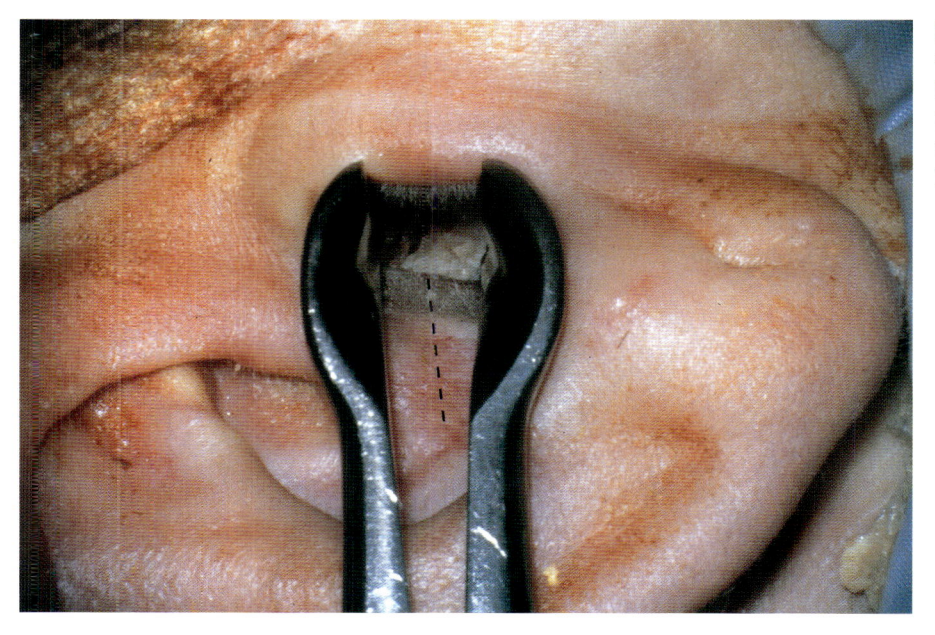

図 14.4-31　本症例では，以下の手順は再建材料の採取を兼ねて図 14.4-21 と図 14.4-22 の間（→363 頁）に行っている．まず血液が創部から落ち込むのを防ぐため，畳みガーゼを乳突腔の上に置いてから耳介を戻し，耳甲介腔を鼻鏡で固定する．点線は耳甲介腔に加える切開線を示す．

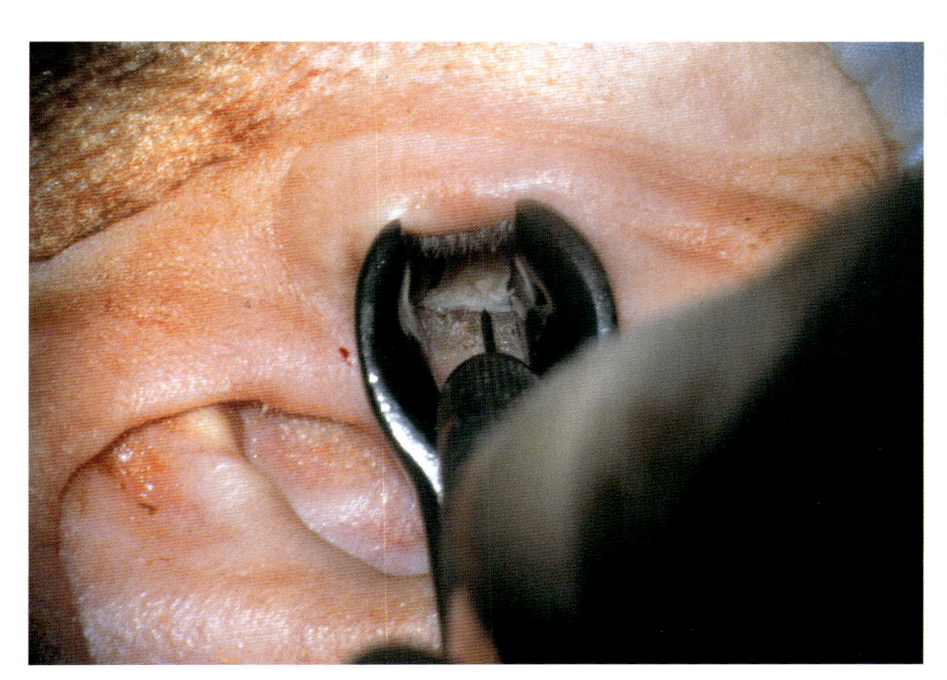

図 14.4-32　Beaver ブレードで耳甲介腔軟骨に達する切開を加える．切開線は耳輪脚にほぼ平行に走り，対耳輪へと向かう．

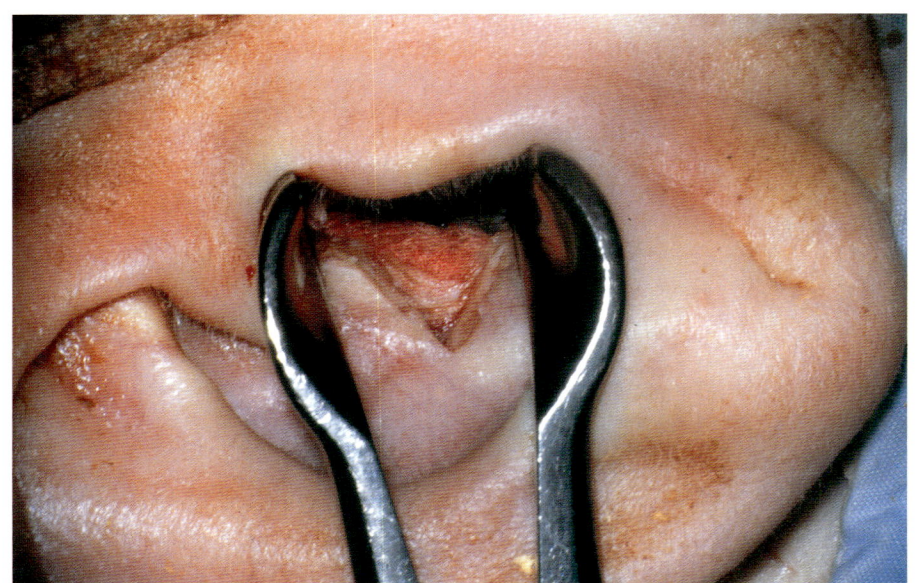

図 14.4-33　切開創内側に乳突腔に血液が落ちるのを防ぐ畳みガーゼが見える．

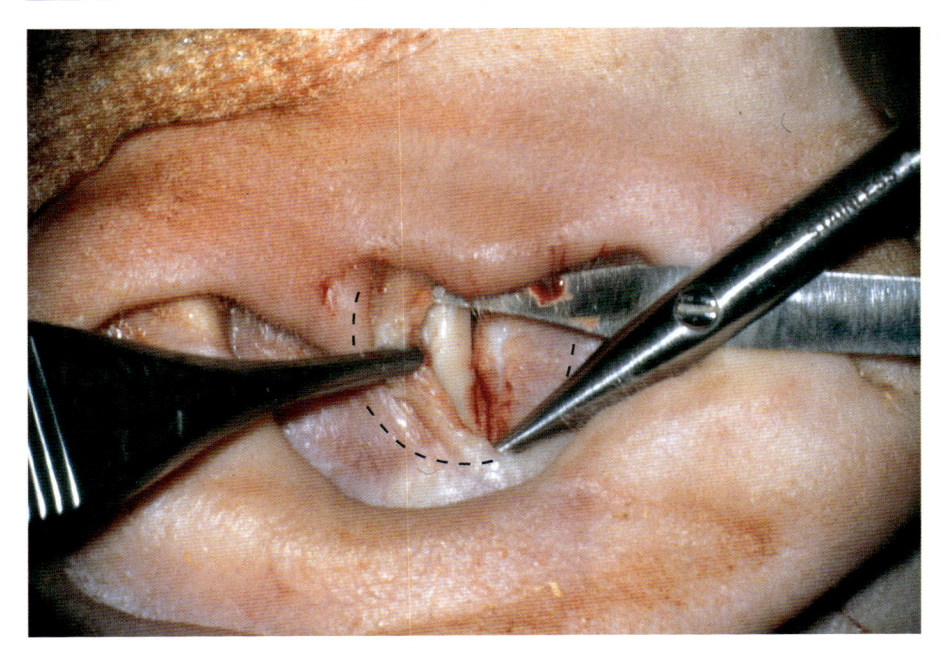

図 14.4-34　剪刀を使って皮下組織から耳甲介腔軟骨を剥離し，軟骨を広く露出する．軟骨は割れやすいため，この操作中は皮膚を把持するほうがよい．除去すべき軟骨の範囲を点線で示す．

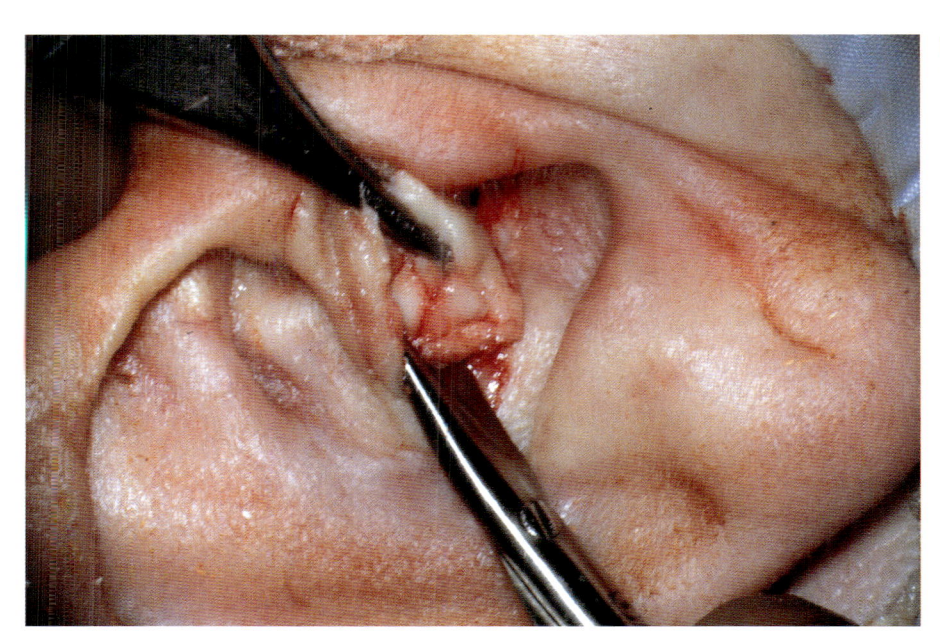

368　第 14 章　後壁削除型鼓室形成術（Canal Wall Down 法）

図 14.4-35　切開上縁から十分な大きさの軟骨を切除する．

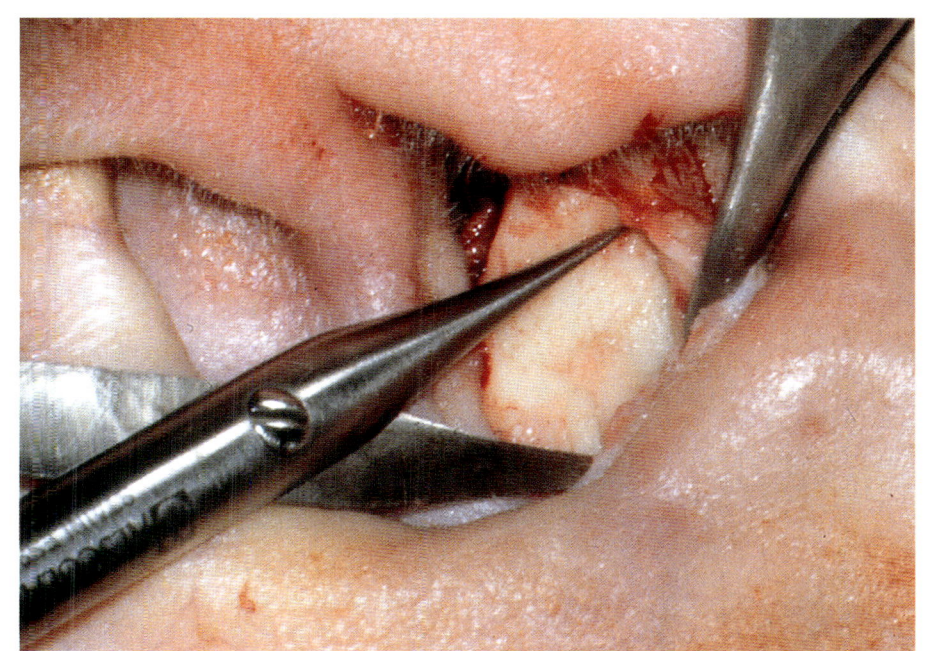

図 14.4-36　次に切開下縁にも同様の操作を加え，十分な大きさの軟骨を切除する．この操作で得られた軟骨膜付き耳甲介腔軟骨は再建に使うことができる．

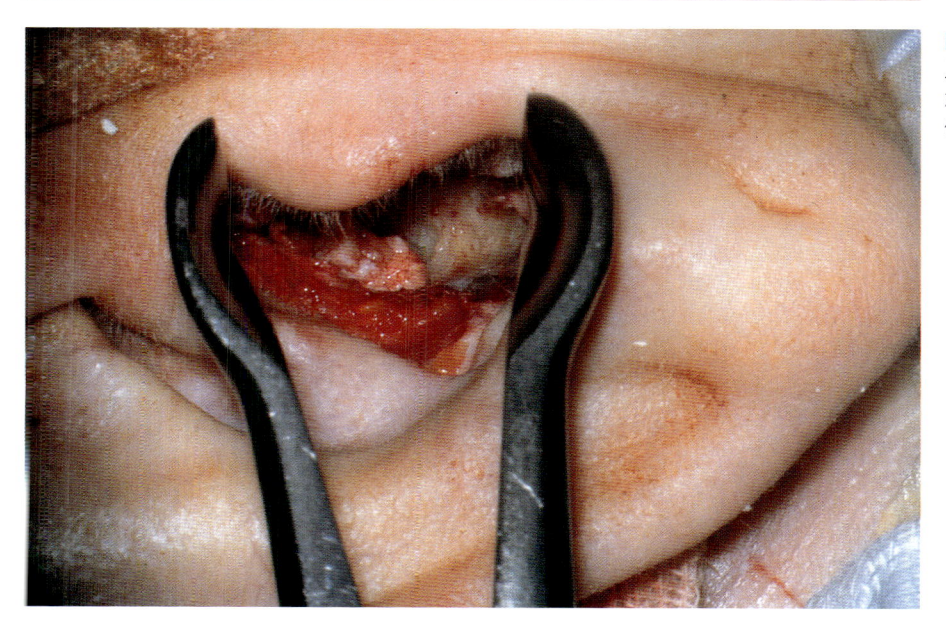

図 14.4-37　本症例では，以上の操作で外耳道入口部は乳突腔に対して十分な大きさとなったが，軟骨切除が不十分な場合には，耳介を前方に倒して耳後創側からさらに軟骨を切除する．

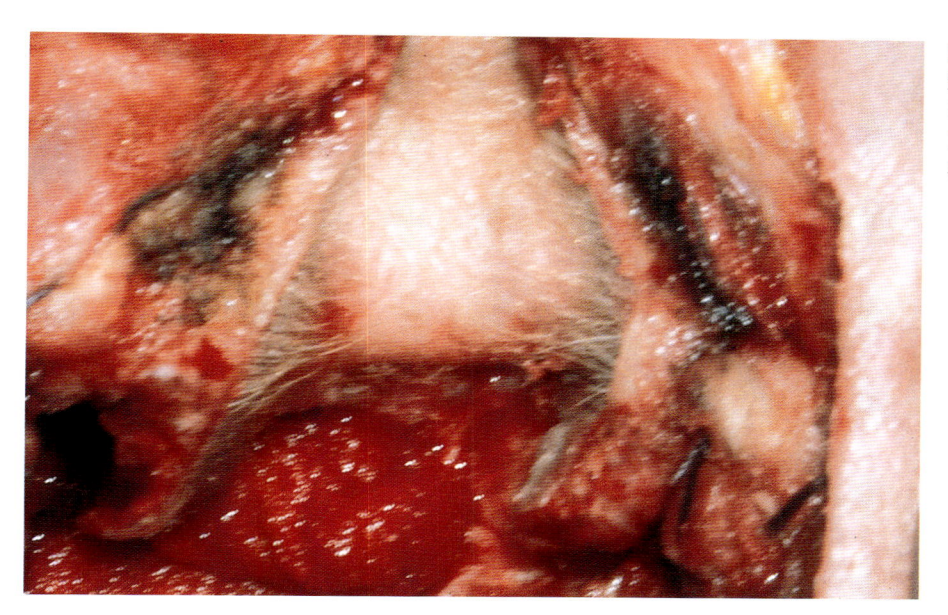

Modified Bondy Technique 369

図 14.4-38 すべての再建手技を終えた手術の最後に，耳甲介腔切開線上下の皮弁を内側に翻転して耳介後面の皮下組織に縫い付けて固定し，入口部を大きく開くとともに耳甲介腔軟骨を被覆する．創腔はゼルフォームでパッキングする．

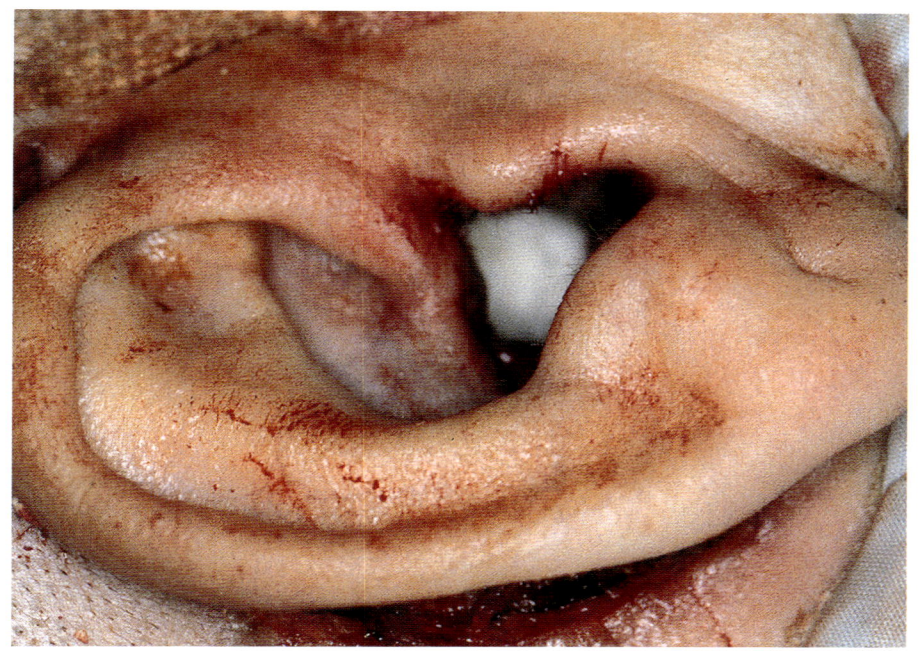

図 14.4-39 適切な位置に皮弁を縫合すると，外耳道入口部の大きさは固定される．耳後切開創を2層に縫合し，皮弁が骨壁と接して拡大された入口部が安定するように，外耳道からゼルフォームのパッキングを追加する

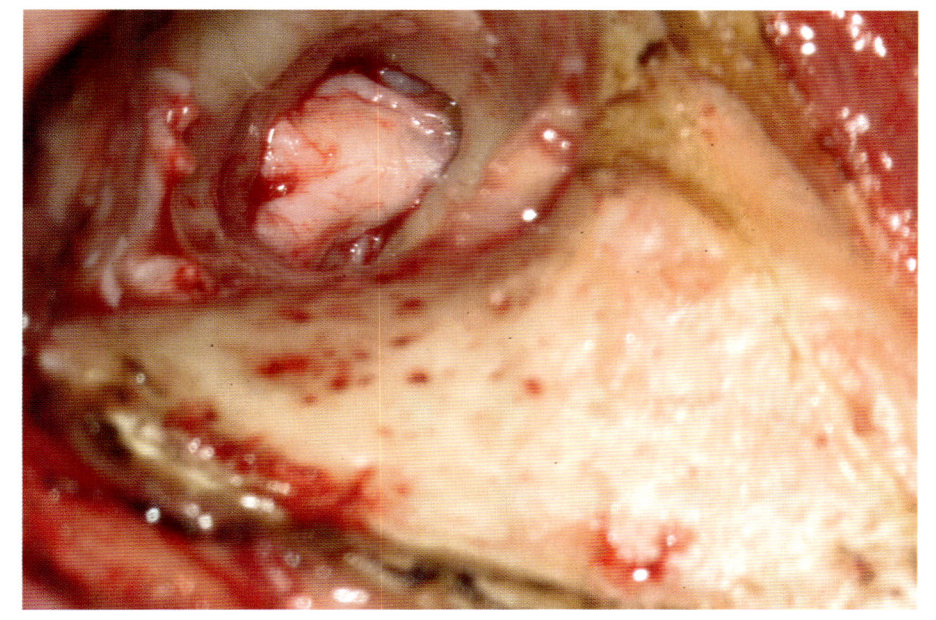

■ 症例 14.5 （左耳）

図 14.5-1 耳後切開で外耳道を展開し，皮膚を内側に向かって剥離する．

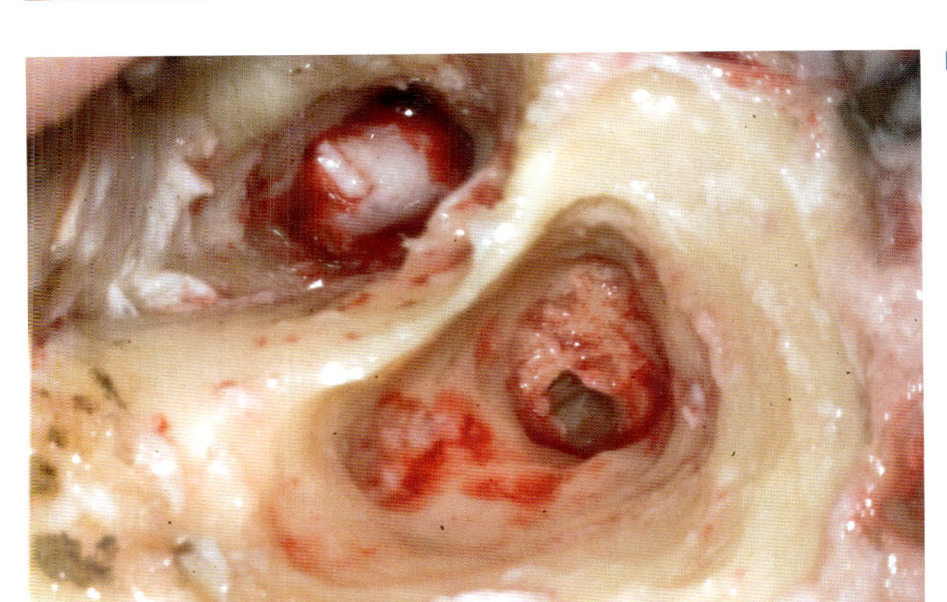

図 14.5-2　乳突削開を行い，乳突洞に到達する．

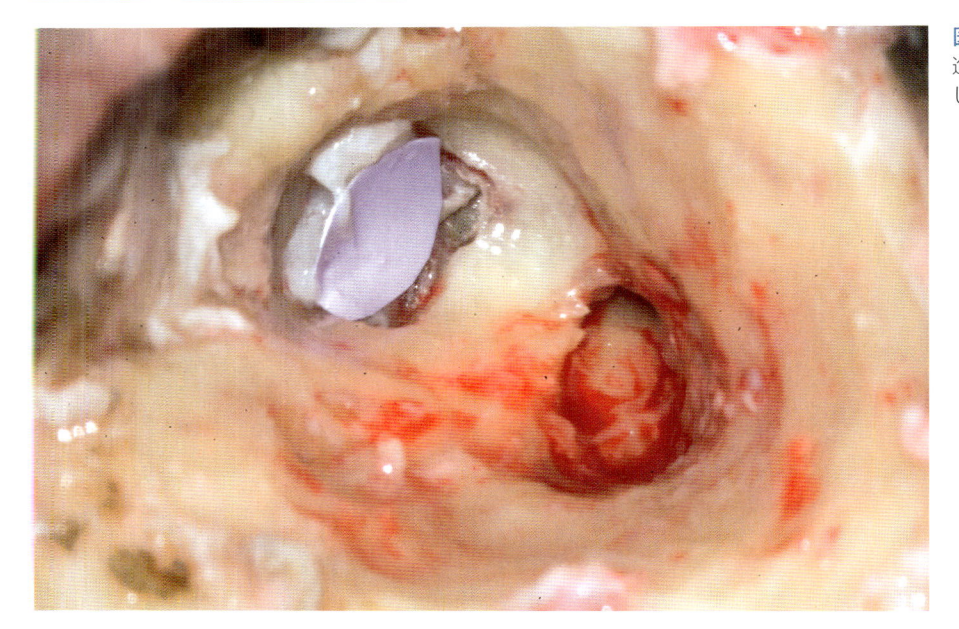

図 14.5-3　外耳道後壁の削除を鼓膜近傍まで進める．外耳道皮膚はアルミニウムシートで保護している．

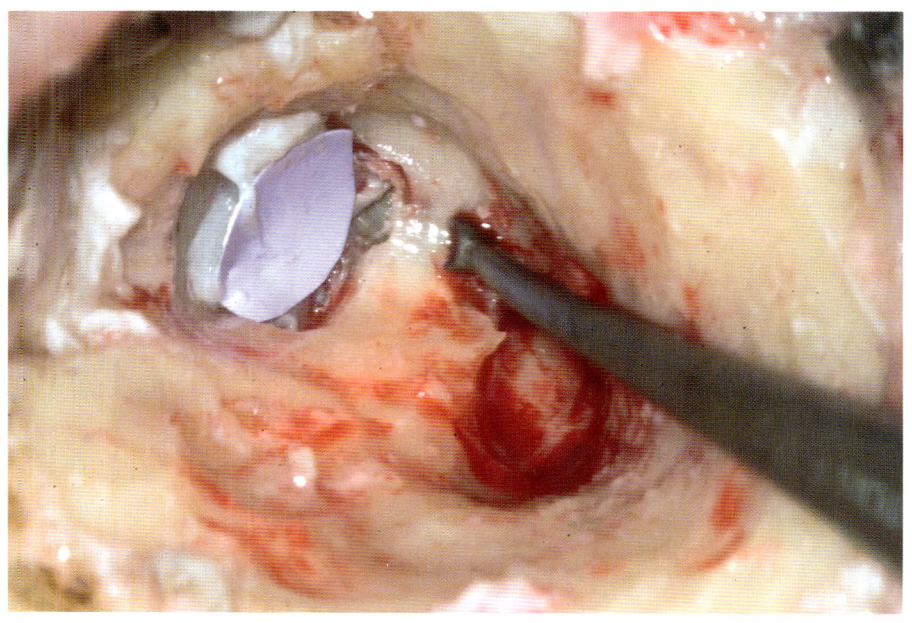

図 14.5-4　上鼓室外側壁をバーで薄くしてから最後に残る骨を鋭匙で削除すると，内側にある耳小骨を損傷しにくい．

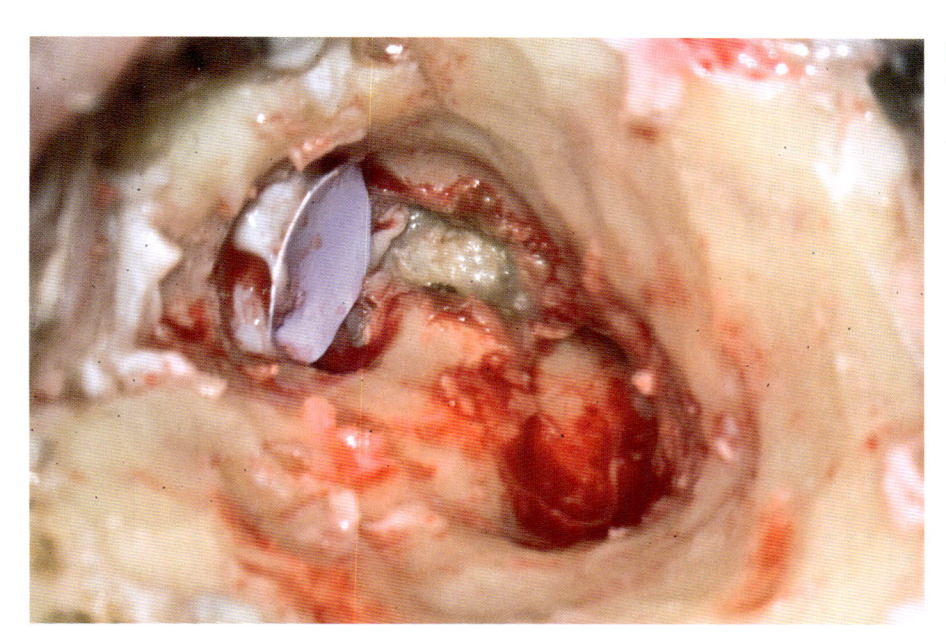

図 14.5-5 上鼓室外側部を占める真珠腫母膜を開く．乳突洞口に達する真珠腫後端部を見ることができる．キヌタ骨後端部は母膜に覆われている．

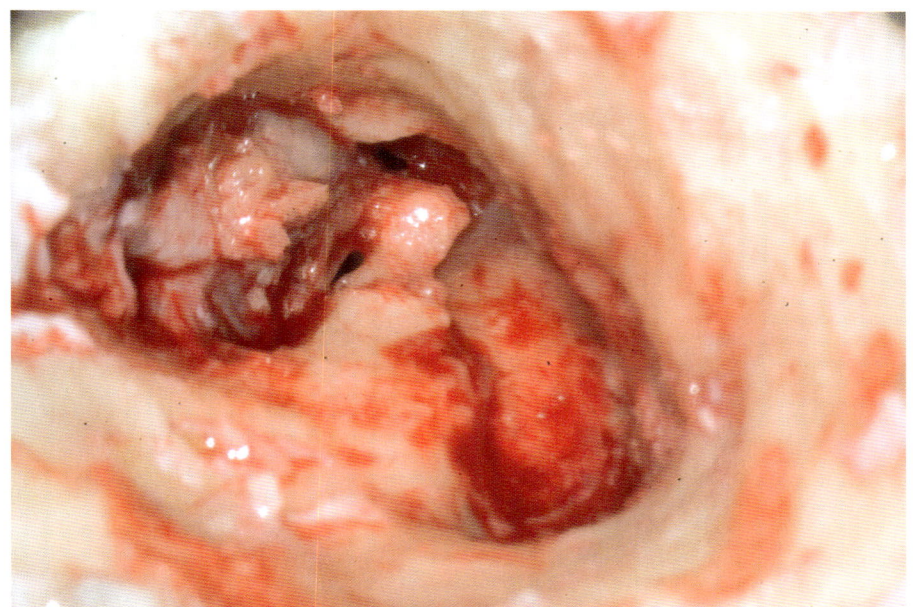

図 14.5-6 母膜を耳小骨連鎖から剥離する．キヌタ骨が確認できる．

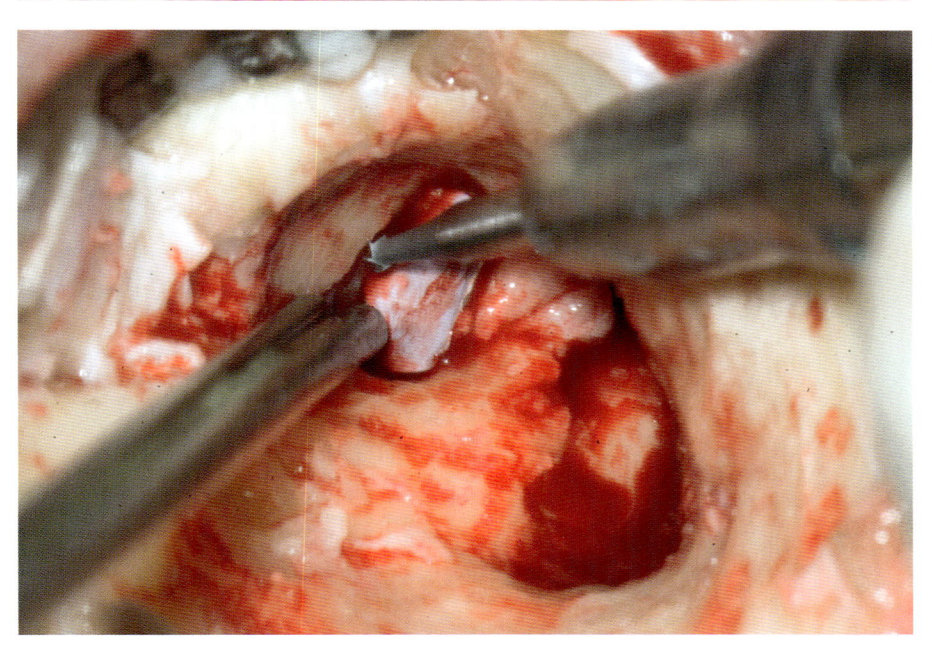

図 14.5-7 鼓膜と上鼓室への視野を改善するため，外耳道前壁皮膚を内側に剥離し，アルミニウムシートで保護して外耳道を形成する．

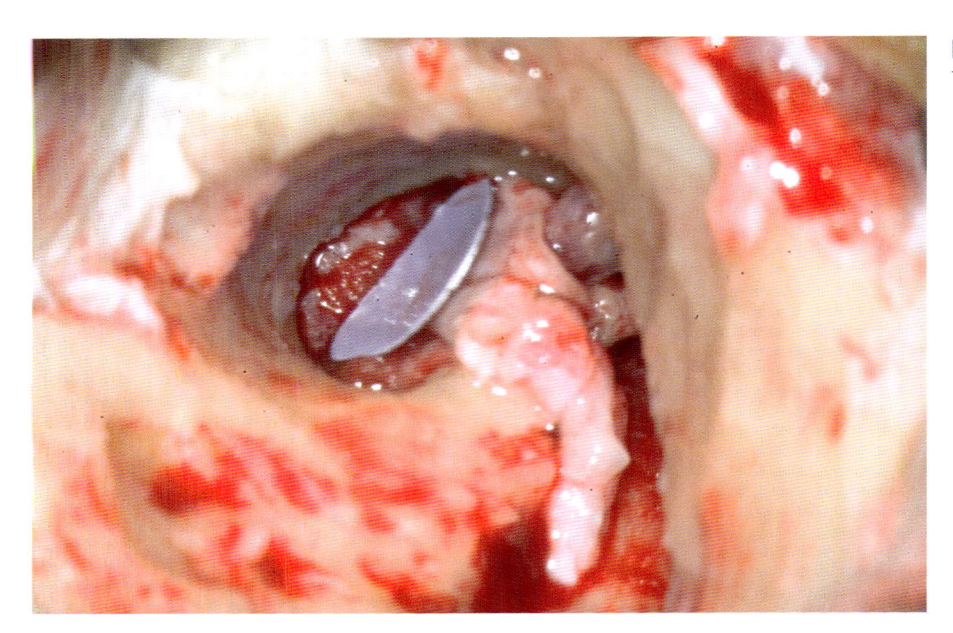

372　第14章　後壁削除型鼓室形成術（Canal Wall Down法）

図 14.5-8　前壁の削除が完了したところを示す．

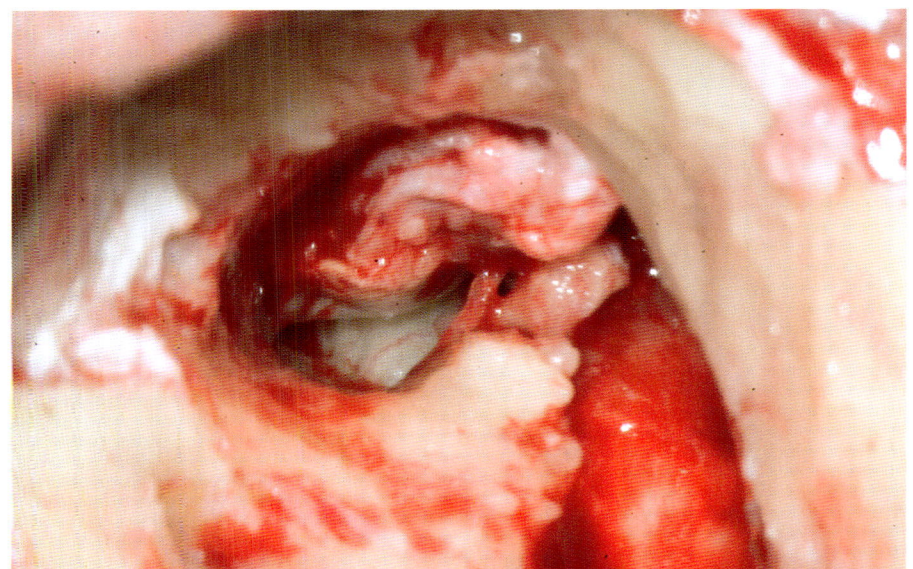

図 14.5-9　線維性鼓膜輪後半部を剥離して鼓室を展開し，真珠腫が下降していないことを確認する．

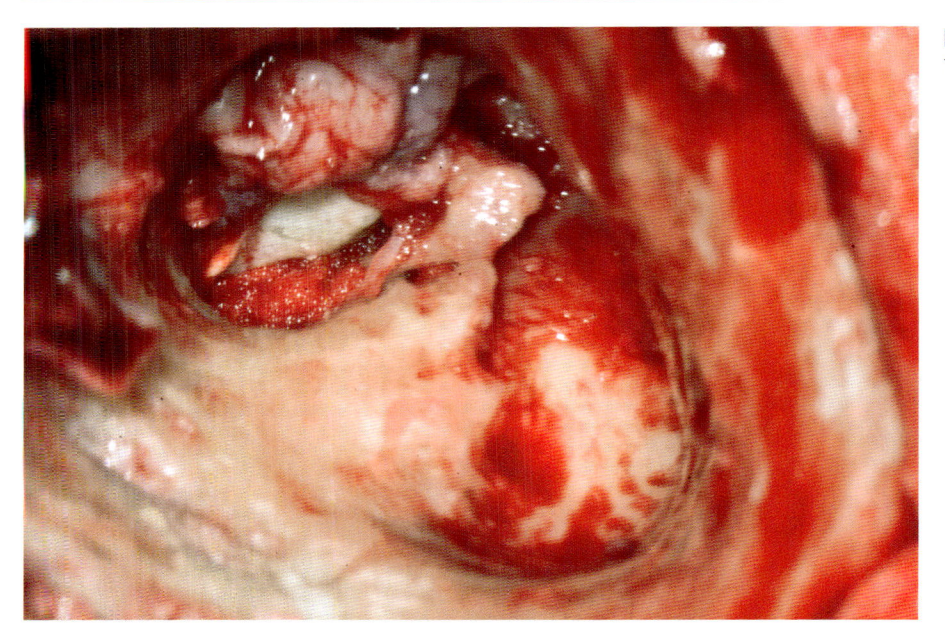

図 14.5-10　再建に備えて鼓室をゼルフォームでパッキングする．

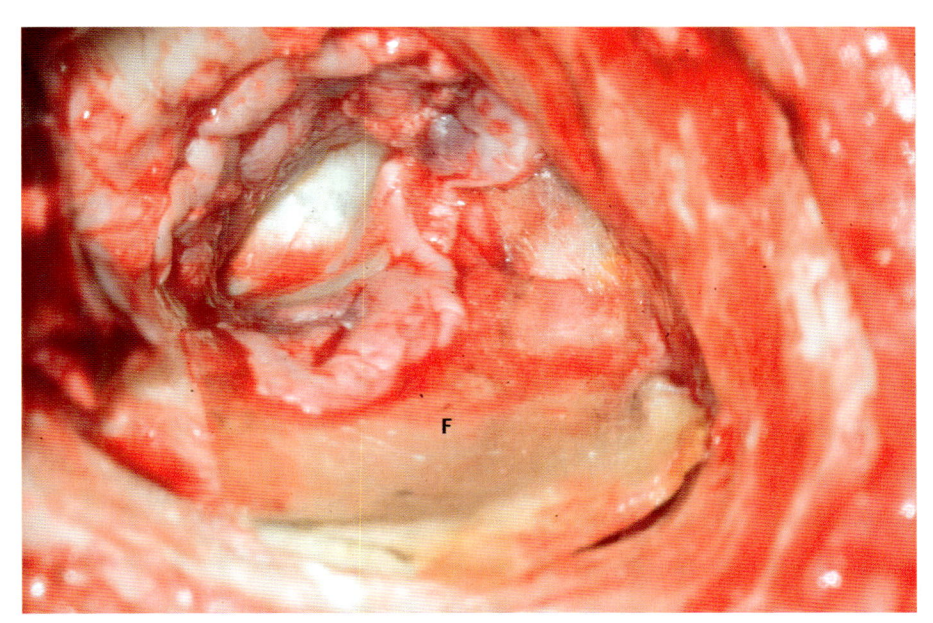

図 14.5-11　角化上皮が鼓室に下降するのを防止するために，耳甲介腔軟骨を耳小骨内側に置いてから側頭筋膜をアンダーレイし，鼓膜-外耳道皮弁を筋膜上に戻す．

F　側頭筋膜

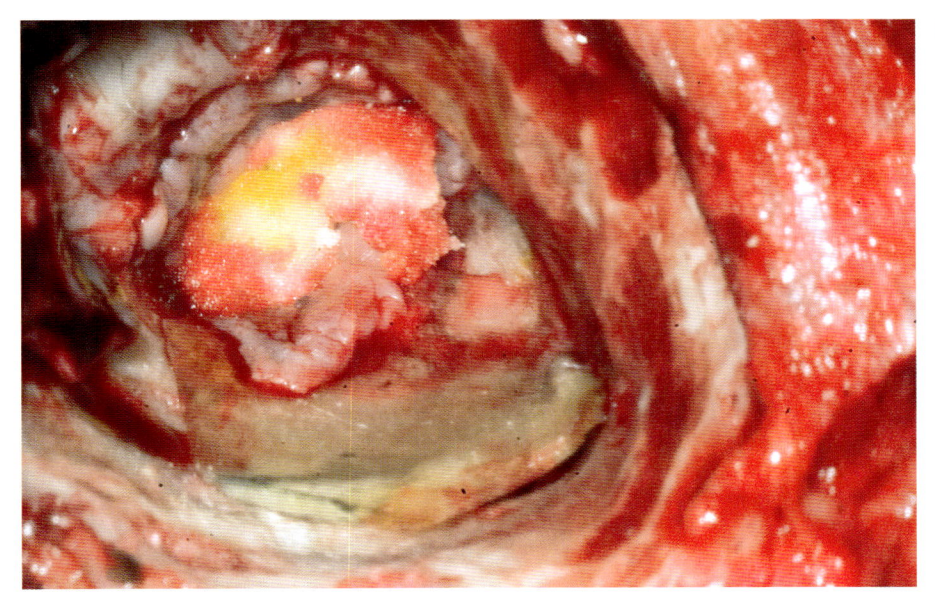

図 14.5-12　ゼルフォームで創腔をパッキングする．

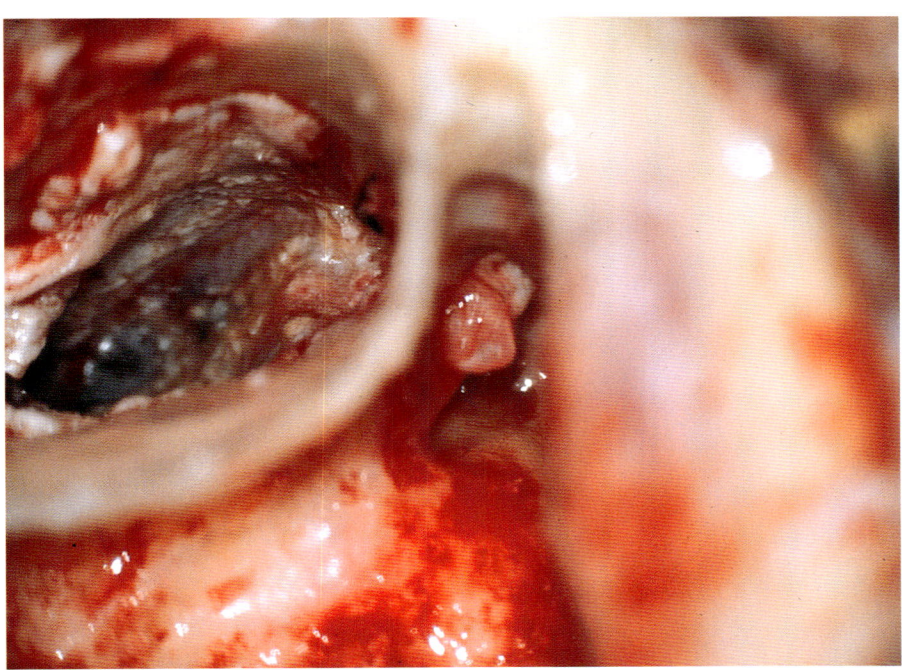

■ 症例 14.6 （左耳）

図 14.6-1　乳突側から上鼓室を開放する．小さな真珠腫の母膜を見ることができる．真珠腫摘出のために後壁は薄くしてある．

Modified Bondy Technique　373

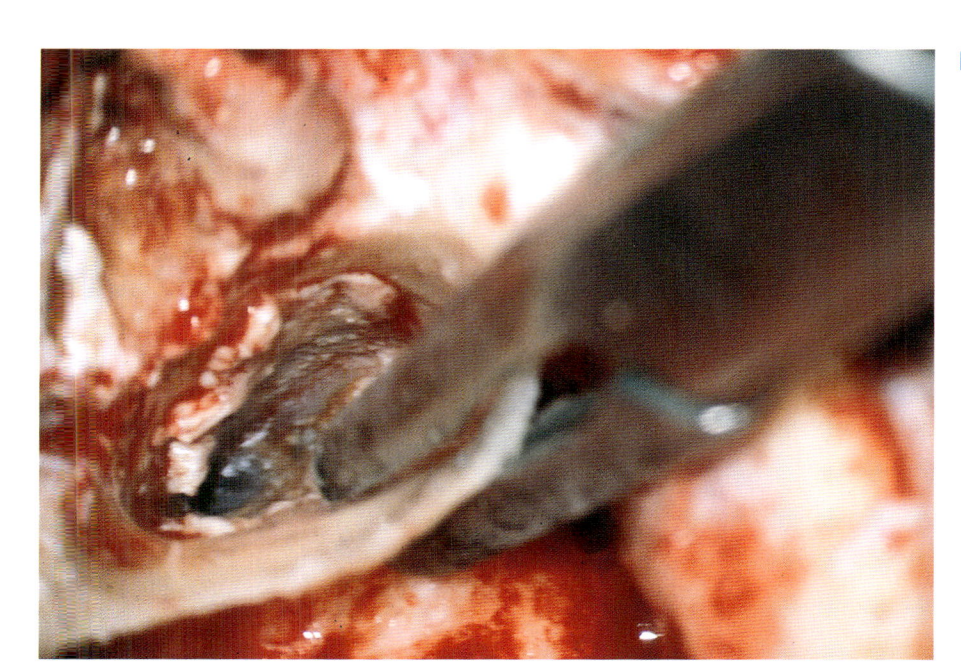

374　第 14 章　後壁削除型鼓室形成術（Canal Wall Down 法）

図 14.6-2　骨鉗子を使って後壁を除去する．

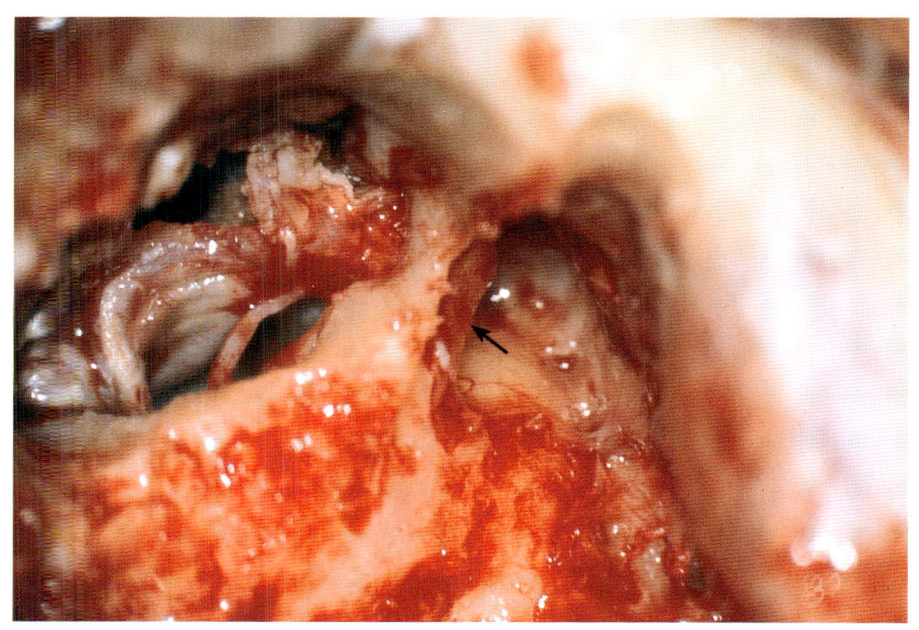

図 14.6-3　後壁を除去した後に真珠腫を上鼓室から摘出する．facial bridge 内側にはキヌタ骨（矢印）が見える．

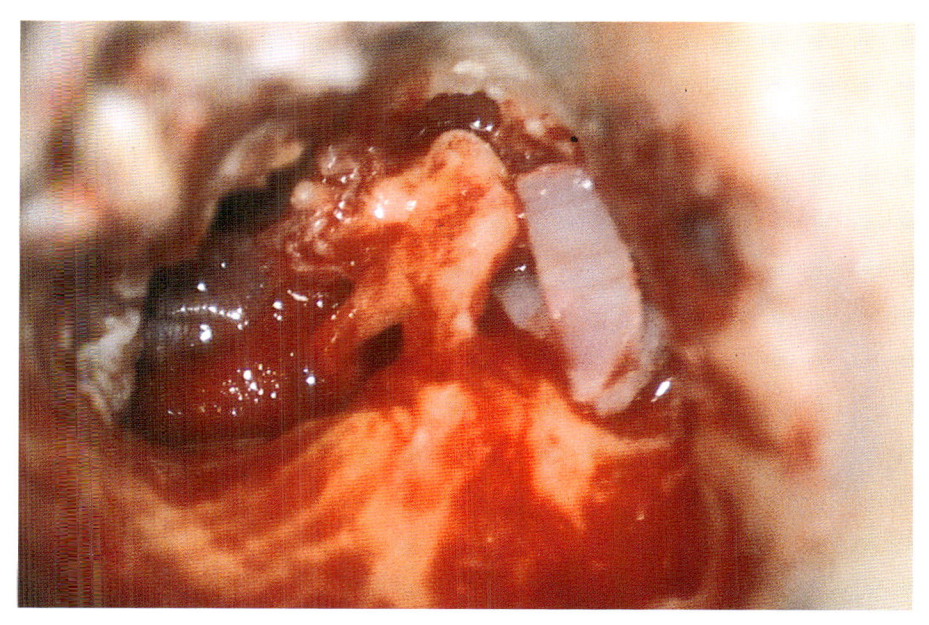

図 14.6-4　耳小骨連鎖は正常である．軟骨小片を上鼓室内側壁上で耳小骨の内側に敷き，この部分に皮膚が落ち込むのを防止する．鼓室は部分的にゼルフォームでパッキングされている．

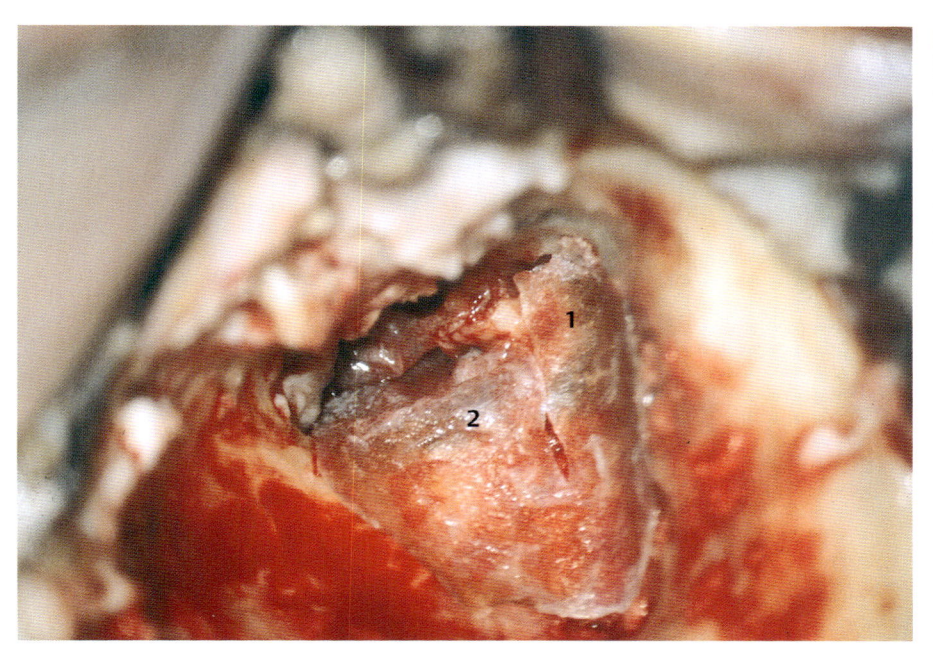

図 14.6-5　側頭筋膜を乳突腔に導入する．筋膜前部には切れ込みが入れてあり，それぞれの部分を以下のように配置する．筋膜を敷き終わったら，筋膜とキヌタ骨長脚の間に別の軟骨片を置いて再建は完了である．

1　軟骨上で耳小骨連鎖内側
2　キヌタ骨長脚と鼓膜の間

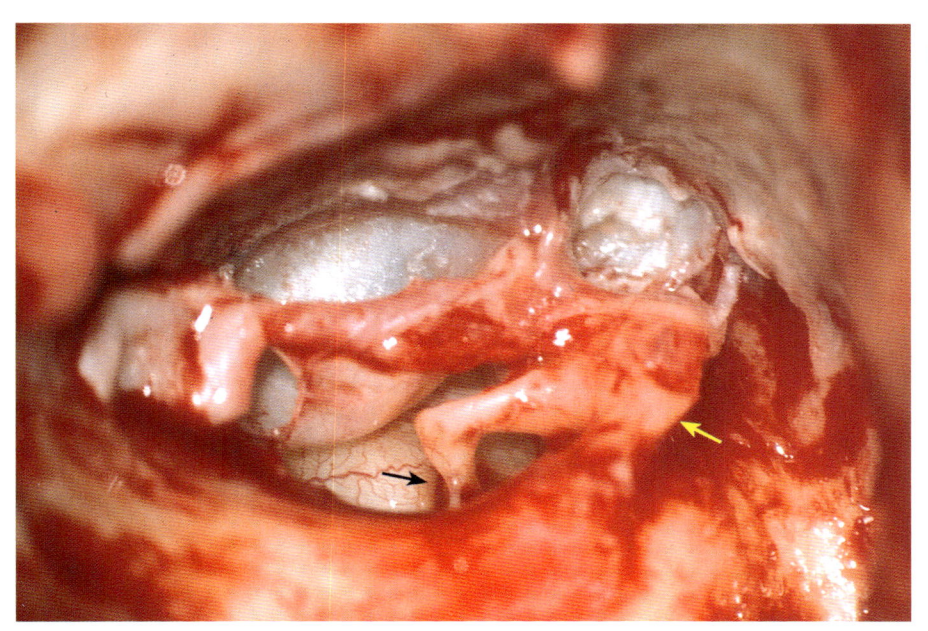

■ 症例 14.7 （左耳）

図 14.7-1　真珠腫摘出後の中耳の状態を示す．鼓膜は前方に翻転してあり，キヌタ骨（黄矢印）とアブミ骨上部構造（黒矢印）を見ることができる．

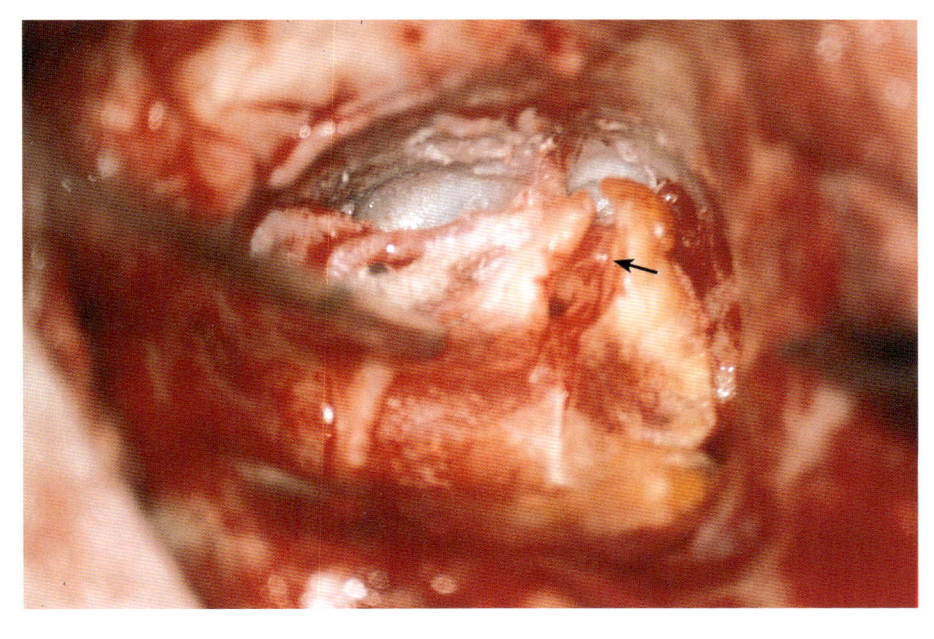

図 14.7-2　筋膜を中耳に導入する．筋膜前部には切れ込みが入れてある（矢印）．

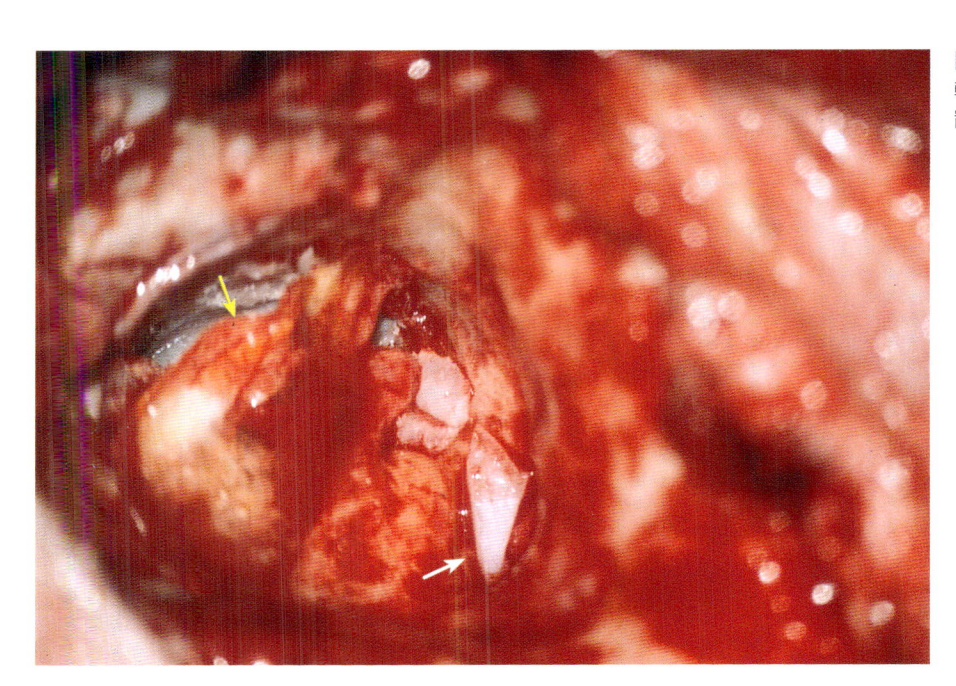

376　第14章　後壁削除型鼓室形成術（Canal Wall Down 法）

図 14.7-3　アンダーレイした筋膜を前方に翻転する（黄矢印）．上鼓室内側壁に2片の軟骨を置き，半規管上方にも軟骨を1片置く（白矢印）．

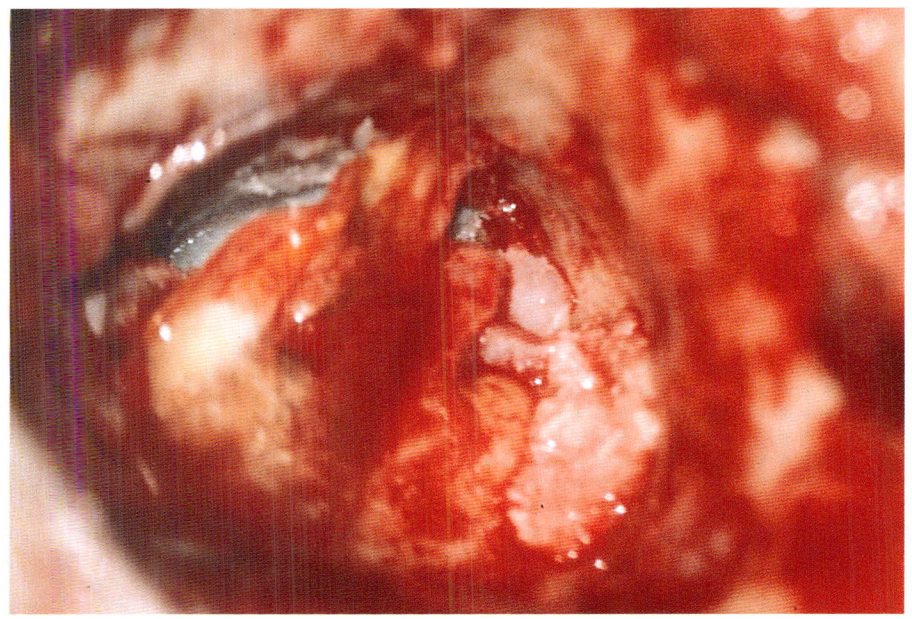

図 14.7-4　迷路周囲は骨パテでさらに充填する．

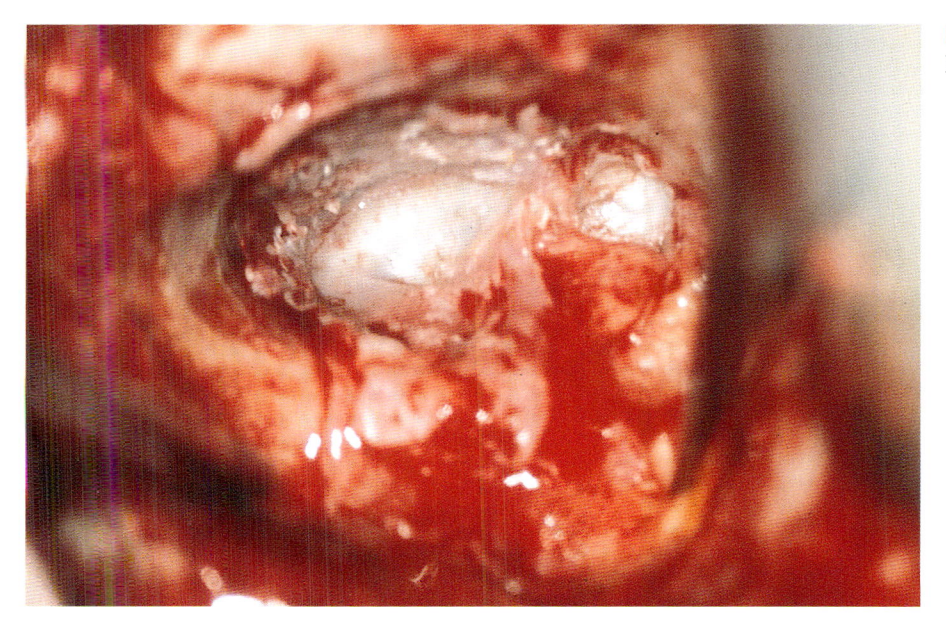

図 14.7-5　筋膜と鼓膜-外耳道皮弁を骨壁上に戻す．

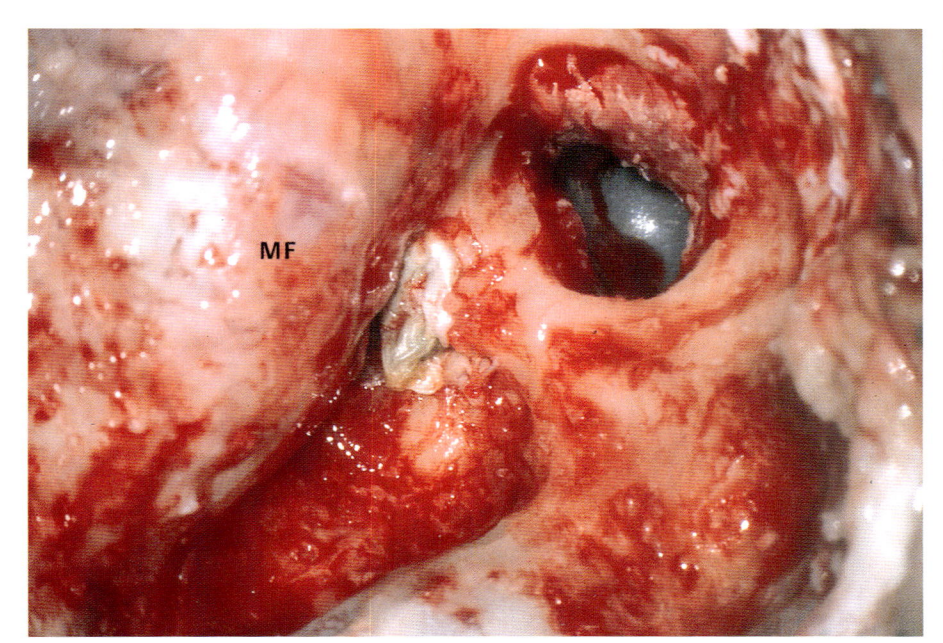

■ 症例 14.8 （右耳）

図 14.8-1　本症例では 中頭蓋窩が低く，乳突側からの上鼓室への術野は極めて狭い．このような解剖は後壁削除の適応である．

MF　中頭蓋窩

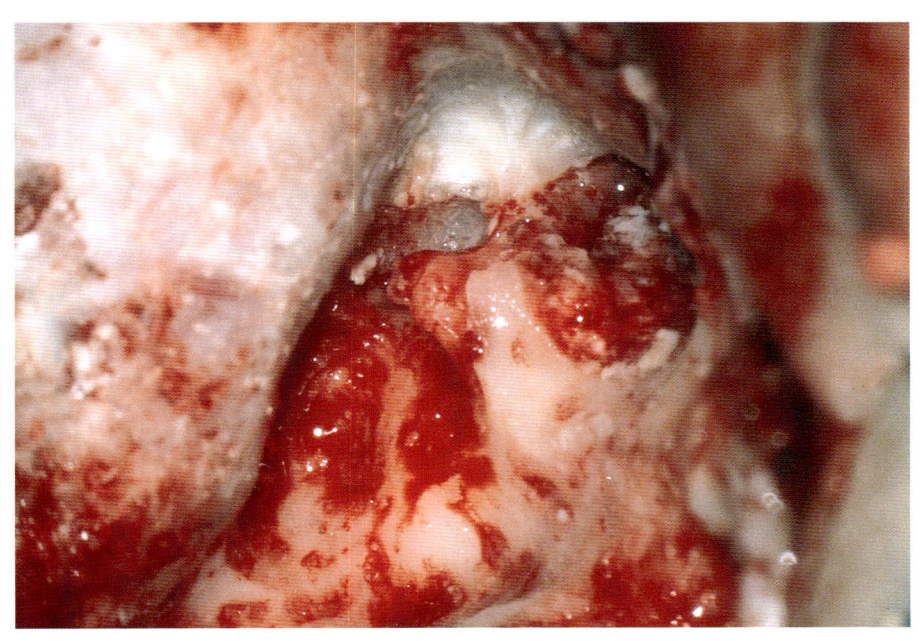

図 14.8-2　顔面神経管隆起を下げて真珠腫を上鼓室から摘出する．真珠腫は耳小骨外側に限局しており，耳小骨連鎖は保たれている．

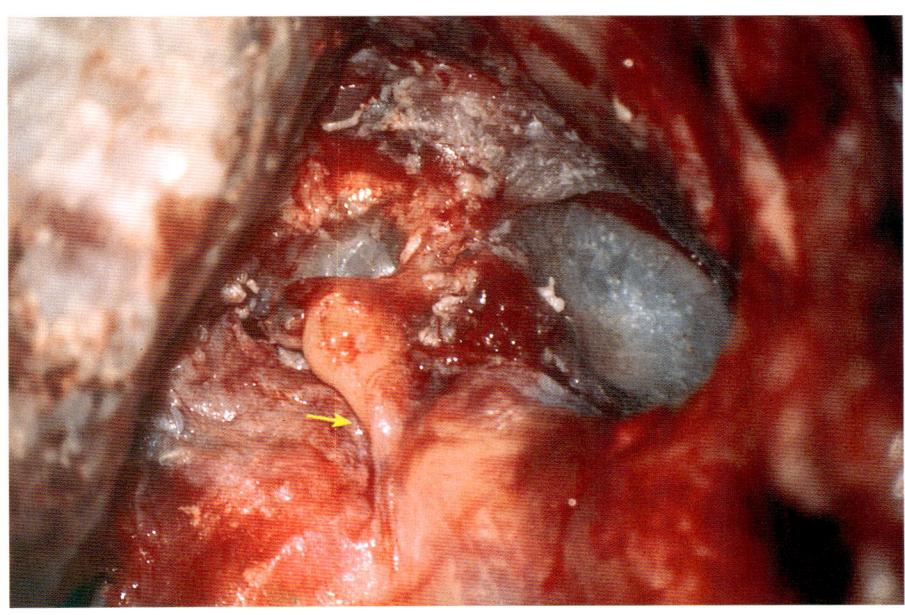

図 14.8-3　前後の buttress を除去し，耳管上陥凹を開放する．聴力保存のために modified Bondy technique を選択する．筋膜に入れた切れ込みにキヌタ骨を通している（矢印）．この後に，内側壁と筋膜の間に軟骨片を挿入する．

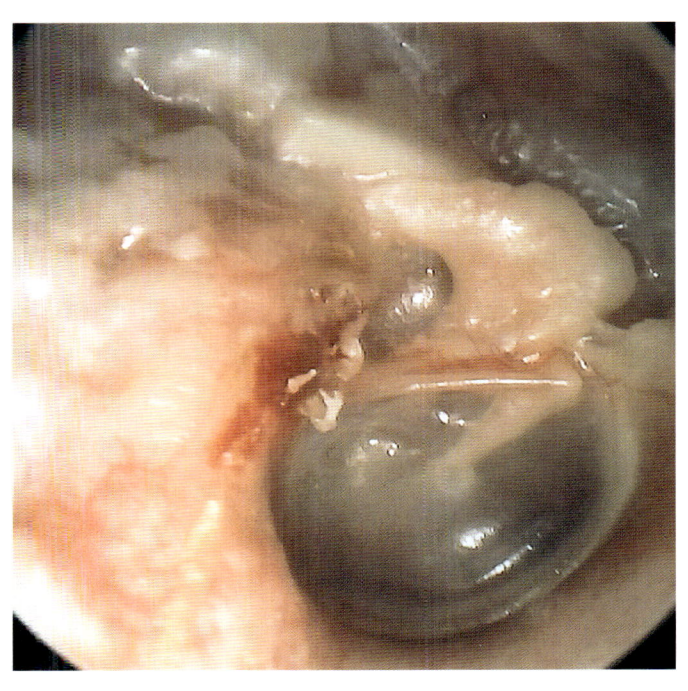

図 14.8-4 症例 14.8 の術後 3 か月の鼓膜所見

■ Modified Bondy Technique のヒントと落とし穴

- modified Bondy technique は，技術と経験のある術者が知っておくべき主要な術式の1つである．
- 耳小骨外側に限局している上鼓室型真珠腫で聴力がよく，耳小骨連鎖と鼓膜緊張部が保たれている症例が，この手術の最もよい適応となる．
- ほかの術式と比較した場合のこの手術の最大の長所は，一期的に終わることにある．聴力保存が最重要課題となる症例にとっては，2回目の手術はないほうが安全である．
- Bondy の原法にわれわれが導入した改善策を加えたことで，術後乳突腔障害は激減した．
- 適切な症例に適切な方法で手術を行えば，95％以上の症例で乾燥して自浄能のある乳突腔を作ることができる．
- 骨面からの出血は洗浄をせずにダイヤモンドバーを当てると止血できる．
- 耳小骨連鎖全体が内耳と連絡していることを常に意識することが大切である．バーで連鎖に触れてはならない．
- 上鼓室の骨削除には細心の注意を払う．連鎖の近くではバーを内側から外側，ないしはバーの近くから遠くへと動かし，ツチ骨やキヌタ骨に触れることがないように注意する．
- 上壁の最内側部（facial bridge）はバーではなく鋭匙で落とす．
- facial bridge 前端基部を残してはいけない．ツチ骨前方への角化上皮陥入が起こりやすくなり，保存的に処理するのが困難となる．
- 全例で鼓室をあけて角化上皮がないことを確認しなければならない．

- 鼓膜と耳小骨の状態を保存して，できるだけ触れないようにする．
- ツチ骨とキヌタ骨の内側に自家軟骨を敷いて，耳小骨の内側に深い陥凹ができるのを防止する．
- 鼓膜後上部に陥凹を認めれば，たとえそれが軽い場合でも，キヌタ骨長脚の外側でツチ骨柄の内側に軟骨を敷くようにする．この部位の陥凹は長期的にはキヌタ骨長脚の破壊を招く．
- 経過観察中に何らかの陥凹が生じたら換気チューブを留置することが大切である．
- 外耳道前壁の突出が著明でなければ，外耳道形成は不要である．そうすることで，顎関節ばかりでなく耳小骨への不要なリスクを避けることになる．
- 入口形成が非常に重要であることを再度強調しておく．

中耳根本手術

■ 適応

本術式はほかの外耳道削除術式と異なり，アブミ骨以外の耳小骨を含む伝音系を除去し，耳管機能を廃絶させる．主として術前から機能が廃絶した耳か，あるいは聴覚的に役割を果たさない耳で，乾燥して安全であることが唯一のゴールとなるような症例が適応となる．

ほかの手術適応を以下に記す．
- 蝸牛瘻孔の存在
- 深い鼓室洞の底部など完全に除去できない中耳真珠腫
- 頭蓋内合併症のある真珠腫
- 高度感音難聴を伴う中耳ないし乳突洞の良性腫瘍

■ 手術ステップ

1. 乳突削開と後壁削除は前述の後壁削除術式と同様に行う．
2. 稀に乳突腔の大きな陥凹を軟骨や骨パテで埋めることがある．その部分は手術の最後に筋膜で覆わなければならない．
3. 真珠腫症例で蝸牛瘻孔がある場合には，骨導の低下を防ぐため母膜を剝離してはならない．真珠腫が深い鼓室洞の底部など，到達することができない部分にある場合には，その部分は開放するだけにとどめる．角化上皮が覆っている部分は筋膜で覆ってはならない．
4. アブミ骨以外の耳小骨を除去し，分泌をなくすために中耳粘膜を除去する．耳管を入口形成で得られた軟骨片で充塡し，さらに骨膜などを詰めて閉鎖を完全にする．
5. 含気を残さないように注意して内側壁に筋膜を敷く．乳突腔も含めてできるだけ広く筋膜で被覆するが，角化上皮を残した部分がある場合には，これを覆って遺残性真珠腫を作らないよう注意しなければならない．
6. 残存鼓膜と外耳道皮膚を筋膜と削開腔上に戻す．
7. 必ず入口形成を併施する（「入口形成」の項を参照 ➡ 331頁）．

外耳道削除術式の第 2 期手術

　初回手術で modified Bondy technique や中耳根本手術を施行して術後の経過に特に問題がない場合には，第 2 期手術の必要はなく定期的な経過観察をする．それ以外の場合には第 2 期手術を行い，鼓室をチェックして耳小骨を再建する．手術は明らかに真珠腫が存在する場合であっても，乳突腔と入口部の形態が良好であれば，可及的に大きな耳鏡下に局所麻酔で行うことができる（第 11 章 耳小骨形成術の「後壁削除後の第 2 期手術：経乳突または経外耳道」を参照➡ 191 頁）．

外耳道削除術式の再手術

　再手術の症例は解剖が変化しており，瘢痕組織が重要な部分を覆っていることもあり，常に難しく危険性も高い．初回手術で行われた骨削除のためにランドマークが失われ，同時に重要な構造はむき出しになっている可能性がある．そのため後壁削除型鼓室形成術の再手術は中耳手術の中でも最も難易度が高い手術の 1 つであり，経験のある術者が行うべきである．

　術中に見つかる問題点は多様である．鼓膜の位置や角化上皮による被覆に問題がある症例は多く，鼓膜の浅在化や感染，粘膜による被覆などがしばしば見られる．外耳道入口部が瘢痕や反応性の骨形成などで狭窄している場合もある．顔面神経乳突部が露出して外耳道の瘢痕組織と癒着している症例や，中頭蓋窩や後頭蓋窩の硬膜や S 状静脈洞が露出している症例も見られる．皮膚が硬膜と癒着し，境界の見極めが経験のある術者にとっても難しい症例も存在する．前回の手術で歪められた解剖についての情報が得られる術前 CT は，後壁削除術式の再手術では必須である．

　後壁削除症例における失敗の最大の要因を挙げるなら，手術手法の誤りに尽きる．前述した手法を適切な部位に正しく適用することで外科的に修正し，鼓膜がよい位置にある丸く平滑な乳突腔とする．

■ 手術ステップ

1. 再手術で乳突削開をする場合には耳後切開で術野を作り，創部から側頭筋膜か瘢痕組織を採取して再建材料とする（第 7 章 一般的な手術手技の「移植材料の採取」を参照➡ 63 頁）．
2. 筋骨膜層（あるいは乳突腔を被覆する瘢痕組織）に切り込む前に，露出する S 状静脈洞や中ないし後頭蓋窩硬膜を損傷しないように，触診で深部に骨があることを確かめる．筋骨膜層の切開を骨壁上で行うと，前方に茎を持った四角形の筋骨膜弁ができる．筋骨膜弁を骨面から剥離して開創器で前方に圧排すると，乳突腔後壁を覆う皮膚もある程度剥離される．
3. 剥がされた乳突腔後壁皮膚に切開を加えて乳突腔に入る．筋骨膜弁と耳介を前方に圧排し，乳突腔を大きく露出するために前後方向と上下方向に 2 つの開創器をかける．
4. 乳突腔に真珠腫の再発が見られた場合にはスプリング剪刀で母膜を開き，角化物を吸引・除去する．この操作により，真珠腫内側にある構造を視認しやすくなる．
5. 乳突腔を注意深く観察し，耳小骨や顔面神経，半規管，S 状静脈洞，中頭蓋窩など重要な構造の位置をできるだけ早く同定すると同時に，失敗の原因を見つける．
6. 鼓膜全体が完全に観察できるようになったら鼓室内を検索する．
7. 乳突腔に持続的な炎症が存在する場合には，乳突腔の形態を修正する必要がある．大きな乳様突起先端部や高いままの顔面神経管隆起，小さな外耳道入口部，乳突腔辺縁部の突出などが，問題のある乳突腔によく見られる所見である（図 14.33）．天蓋や sinodural angle，乳様突起先端部，S 状静脈洞後方などに感染した蜂巣が残されている症例も多い．
8. 乳突腔の形態が不適切な場合には，乳突腔を覆う皮膚を形態の修正に必要な範囲で慎重に剥離しなければならない．この皮膚剥離は直視下に行う必要があり，そのためにまず創腔辺縁部の突出を削除して壁面を明視できるようにする．皮膚剥離は鼓膜に向けて進めるが，皮膚直下に露出しているかもしれない重要な構造を損傷しないように注意が必要である．
9. 炎症のある皮膚や肉芽など乳突腔の病的な組織は切除する．創腔から剥がした皮膚が骨削除の邪魔になる場合には減量してもよい．切除した皮膚の健常部分は形状を整えて手術の最後に植皮の材料にすることもある．
10. 再手術では初回手術よりも骨面からの出血が多い傾向にある．ダイヤモンドバーで止血し，出血のない術野とすることが重要である．出血の中でドリルを回してはならない．皮膚と鼓膜はバーで巻き込まないようにアルミニウムシートで保護しておく．前回の手術で解剖が大きく歪められている症例であっても，中頭蓋窩と S 状静脈洞の位置は不変である．創腔辺縁の角を落として皿状の形態とする際に，解剖の最初の手がかりとしてこれらの構造を見つける（図 14.34）．
11. 中頭蓋窩硬膜が確認できる程度にまで中頭蓋窩の骨を薄くするが，露出してはならない．前回の手術で天蓋が損傷されていると，稀に硬膜のヘルニアや髄膜瘤が形成されていることがある．これらが存在する可能性に留意し，損傷しないように注意しなければならない．
12. 後頭蓋窩や中頭蓋窩の硬膜が露出しているが突出していない場合には，入口形成の際に耳甲介腔軟骨裏面から有茎の皮下組織弁を作製し，硬膜表面を覆ってもよい．大きな欠損は軟骨か骨パテで修復する（第 16 章 中耳手術で遭遇する問題と解決法の「天蓋の骨破壊」を参照➡ 452 頁）．
13. S 状静脈洞上の骨を薄くする．皿状の削開腔とするには sinodural angle の骨を削除することが重要である．S 状静脈洞後方の蜂巣も削除する．

図14.33 よくある失敗の原因. 1 顔面神経管隆起が高い, 2 外耳道入口部が狭い, 3 辺縁にひさし状に残る骨.

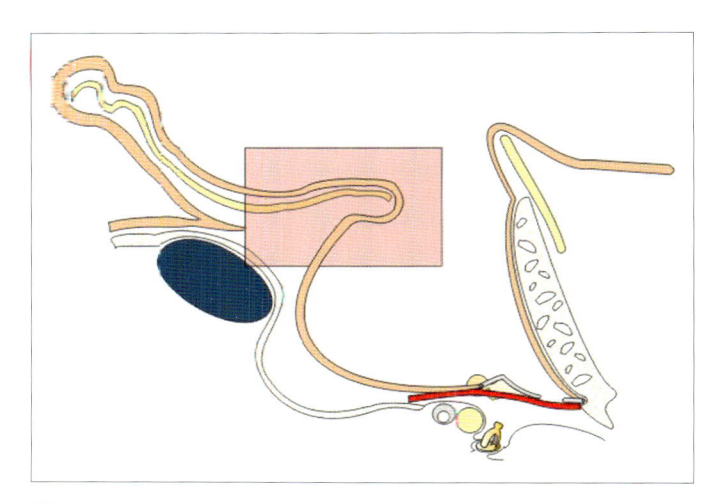

図14.34 ひさし状に突出する骨はすべて削除する.

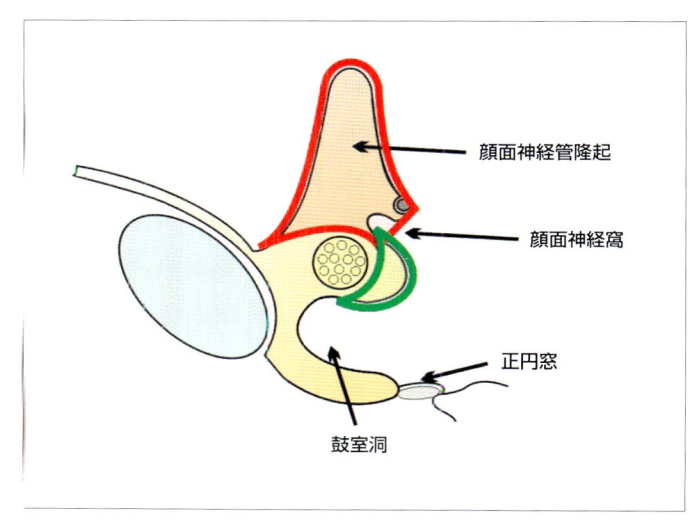

図14.35 高い顔面神経管隆起は低くする.

14. 乳突洞周囲に残存する蜂巣を削除し，乳突洞を大きく開く．問題のある乳突洞にはしばしば半規管瘻孔が存在するため，乳突洞内側壁の処理には特に注意が必要である．半規管瘻孔の大部分は外側半規管に存在する．そのため，特に外側半規管隆起上では，瘻孔はあるものと仮定して病変の除去や上皮の剝離を行うべきである．瘻孔がある場合には，瘻孔上の皮膚には触らずに残しておく．真珠腫の再発例では，真珠腫をそのまま持ち上げると瘻孔部分でいきなり内耳が開窓されてしまう可能性がある．瘻孔が視認しやすいように，角化物を除去して母膜を鋭的に減量してから剝離を始める（第16章 中耳手術で遭遇する問題と解決法を参照➡449頁).

15. 顔面神経を露出することなく確認する．術後耳で顔面神経を確認する際に信頼できる2つのランドマークが，中鼓室のサジ状突起と乳様突起先端部の顎二腹筋稜である．顔面神経鼓室部はサジ状突起の直上を通り，乳突部は顎二腹筋稜先端部でこれと直交するようにして頭蓋底から出る．外側半規管，卵円窓小窩，キヌタ骨などその他のランドマークは，確認できればやはり有用性が高い．ひとたび顔面神経を同定してしまえば，神経を露出せずに追跡し，顔面神経管隆起を乳様突起先端部まで下げて丸い乳突腔を作る（図14.35).

16. facial bridge の前後付着部を除去する．上鼓室にある骨棘や蜂巣はできるだけ削除し，鼓室に病変があれば摘出する．

17. 外耳道壁に突出がある場合には前壁と下壁を削開し，創腔全体を丸くする．これは外耳道から全体を十分に観察できるようにするために重要である．

18. 患者が高齢で残存聴力が有用ではない場合は中耳根本手術を施行する．聴力が残存して耳小骨に問題がある場合には，必要に応じてまず鼓膜を作る．耳小骨の再建は，失敗の原因と鼓室の状態に応じて，一期的に行う場合も第2期手術で行う場合もある．耳小骨連鎖に問題がなく鼓室に病変が見られない場合には，modified Bondy technique の適応となる．

19. ときに乳突腔内の広範な含気腔や大きな陥凹を軟骨や骨パテで埋める場合がある．乳突腔のできるだけ広い範囲を筋膜で被覆する．

20. 含気腔の発育が著明な症例では，後下部に茎を持つ皮下組織弁を作って乳様突起先端部を充填する場合もある．

21. 満足な結果を残すためには，創腔のサイズに応じた入口形成をしっかりと行うことが極めて重要である（「入口形成」を参照➡331頁).

外耳道削除術式の再手術　381

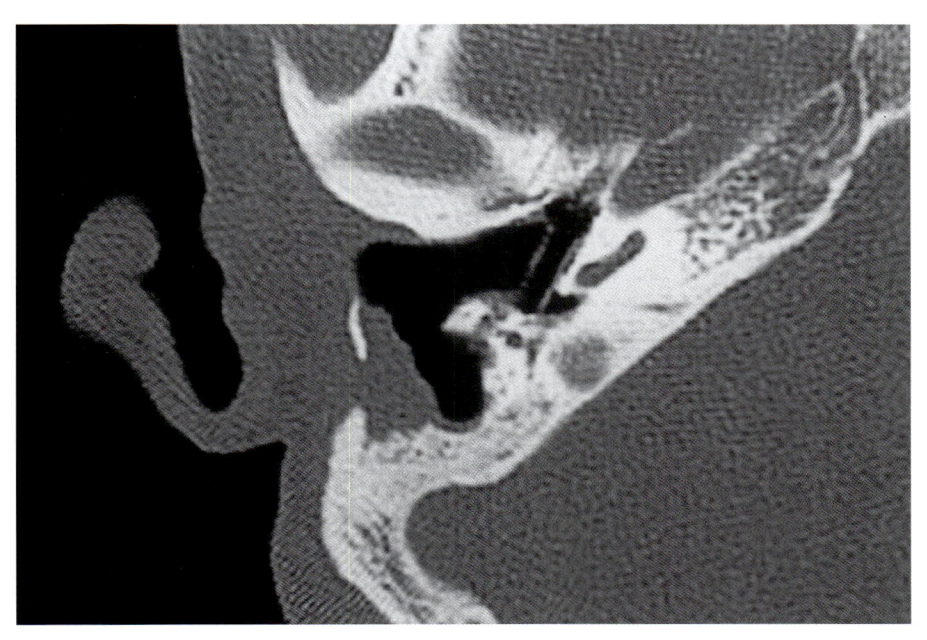

■ 症例 14.9 （右耳）

図 14.9-1　本症例はほかの施設で手術を受け，術後に乳突腔の炎症が遷延していた．CT軸位断では，非常に高い顔面神経管隆起や鋭く角のある乳突腔辺縁部など，技術的な問題が明らかである．鼓室にはシリコン板が見られる．

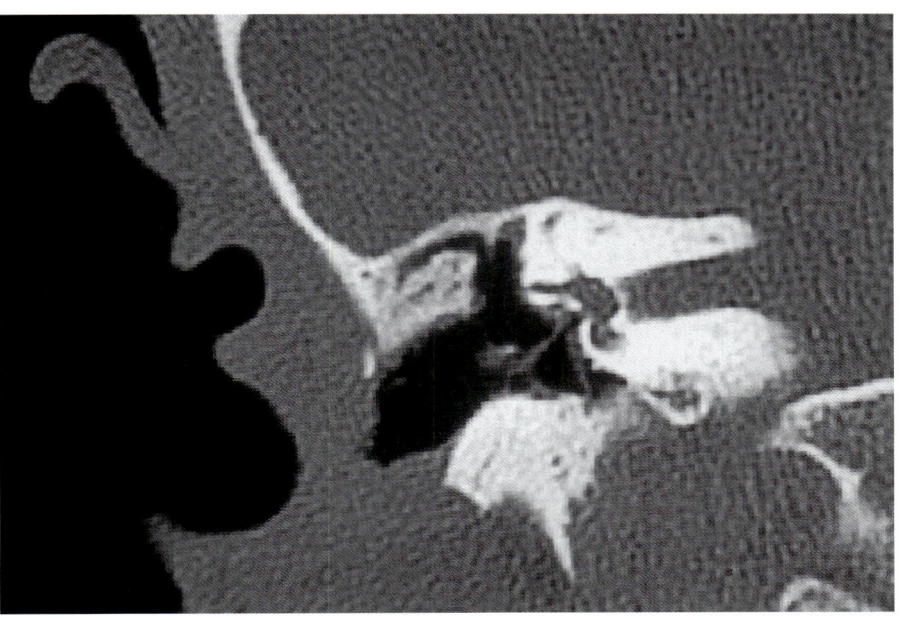

図 14.9-2　冠状断では天蓋に厚く骨が残されている．この骨組織が乳突腔上方への視野を遮って深い陥凹が形成されており，大きな含気スペースがその底部にあいている．

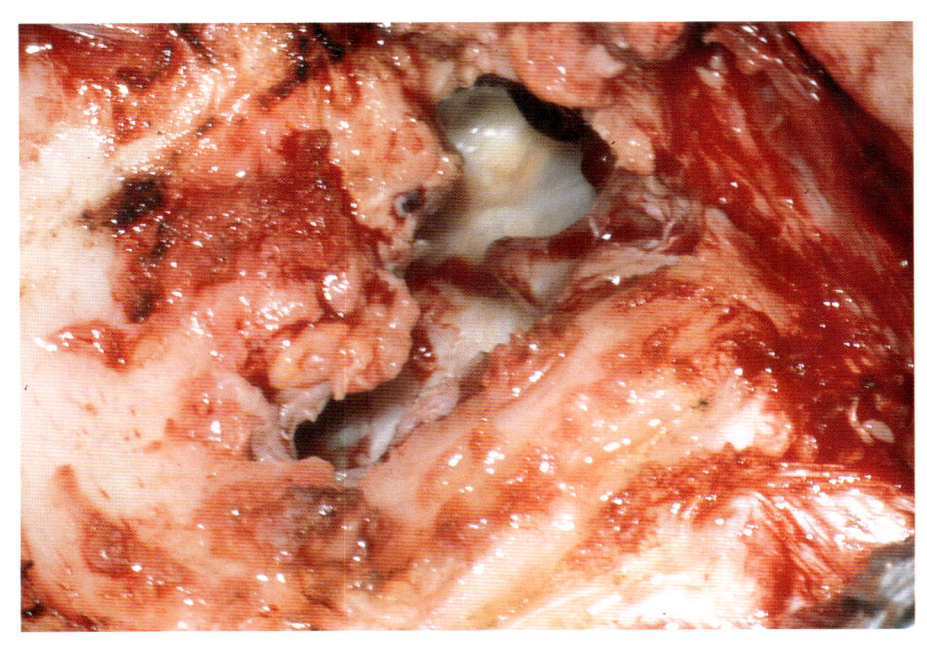

図 14.9-3　耳後切開で乳突腔を開く．辺縁がひさし状に突出して乳突腔への視野は遮られている．

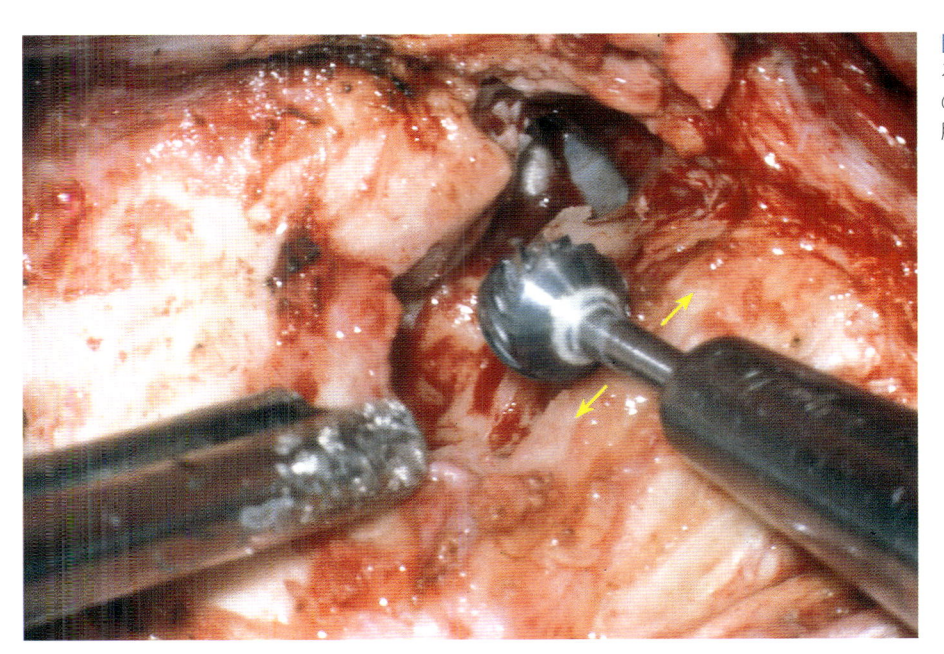

図14.9-4 大きなカッティングバーで突出する骨を辺縁から削除することから始め，乳突腔への視野を確保する．この部分ではバーをS状静脈洞と平行に動かす（矢印）．

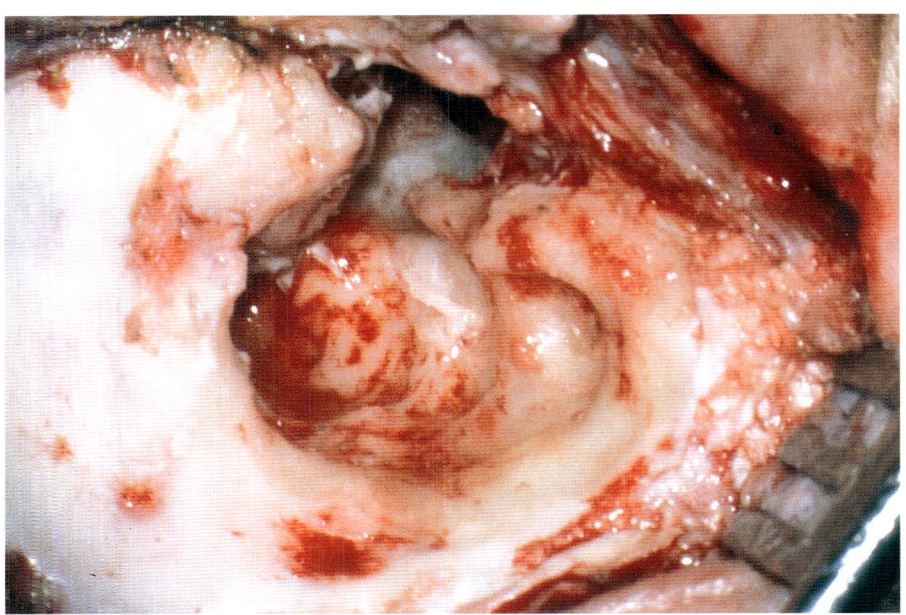

図14.9-5 辺縁部の削除がある程度進行した段階で，乳突腔を覆う炎症のある皮膚を除去する．骨削除は徐々に内側の鼓室方向へと進め，削除すべき骨組織を常に明視下に置くことが非常に重要である．

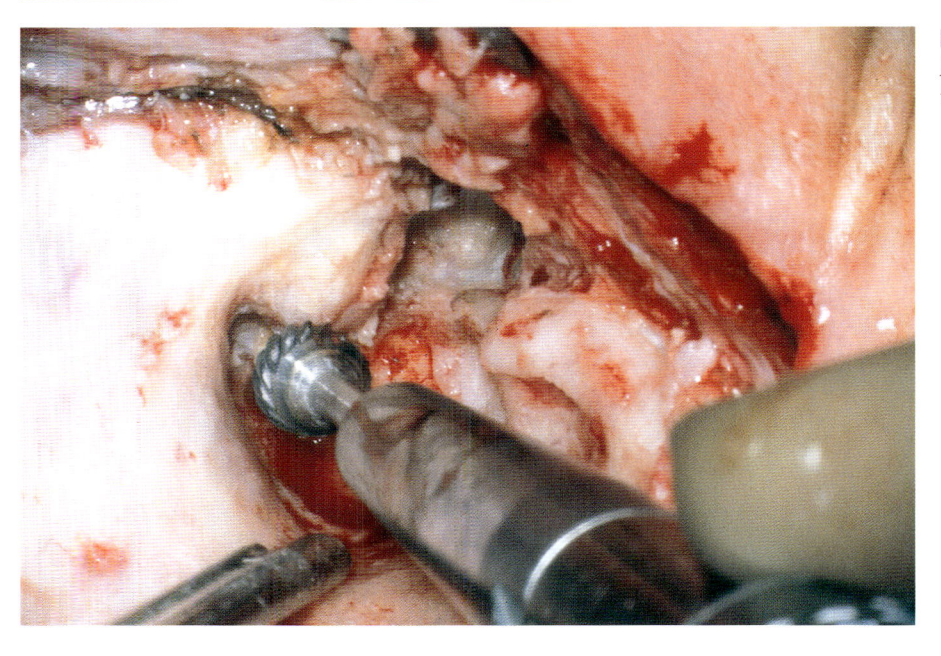

図14.9-6 CT冠状断（図14.9-2 ➡前頁）で見られた中頭蓋窩骨板上の厚い骨を大きなカッティングバーで削除する．

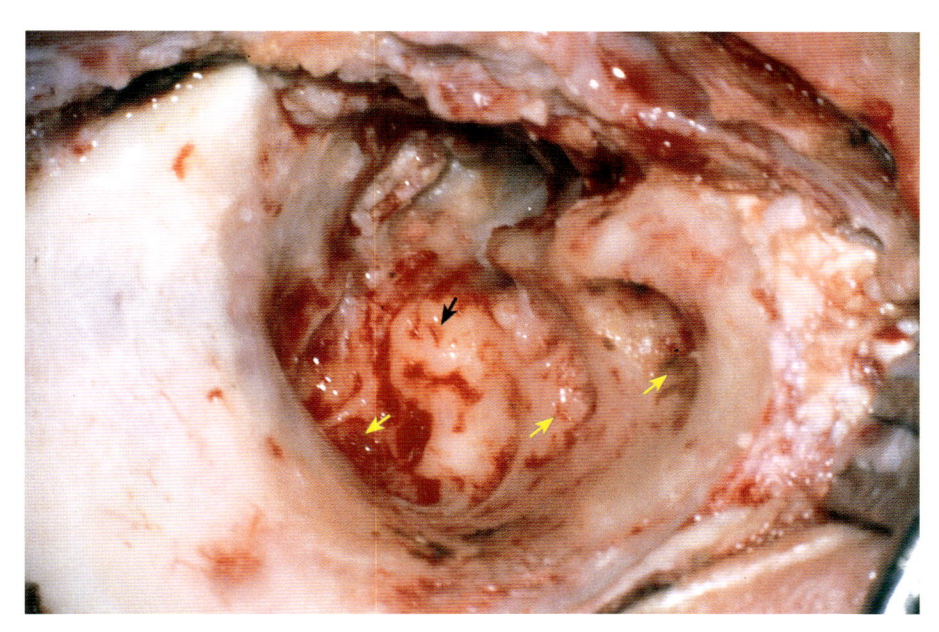

図 14.9-7 厚い骨組織を削除し，中頭蓋窩骨板を薄くしたところを示す．乳様突起先端部やsinodural angle に大きなドリルの当てられていない陥凹が残っている（黄矢印）．乳突洞には外側半規管隆起が確認できる（黒矢印）．

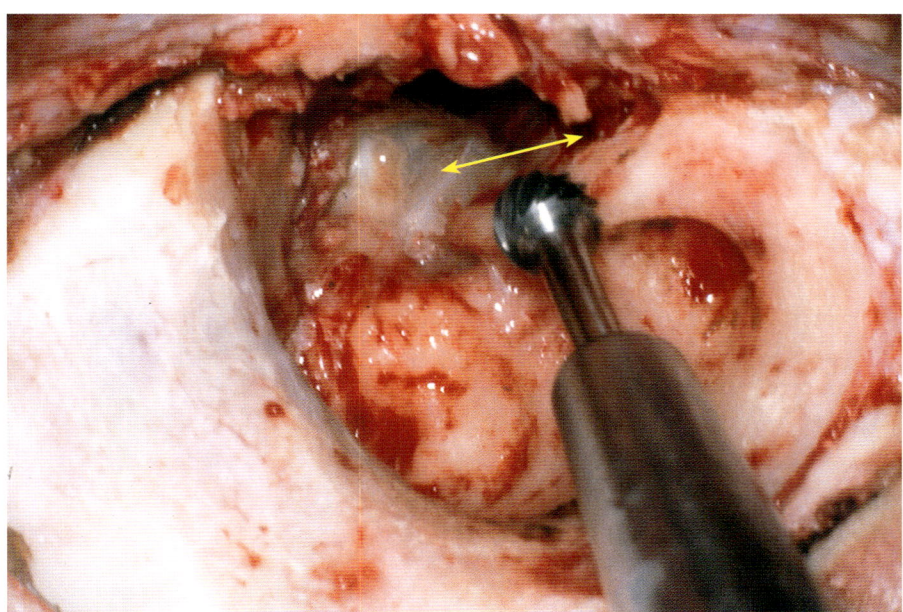

図 14.9-8 顔面神経管隆起をカッティングバーで低くしている．このときバーは顔面神経の走行と平行に動かさなければならない（矢印）．

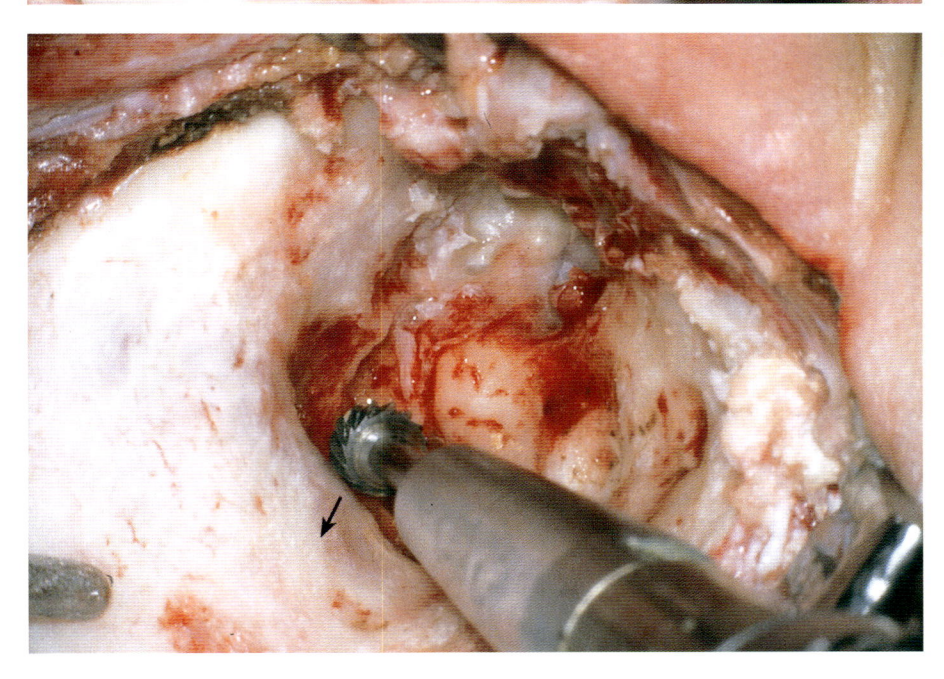

図 14.9-9 顔面神経管隆起が下げられている．sinodural angle の骨組織はカッティングバーを内側から外側へ動かして削除する（矢印）．

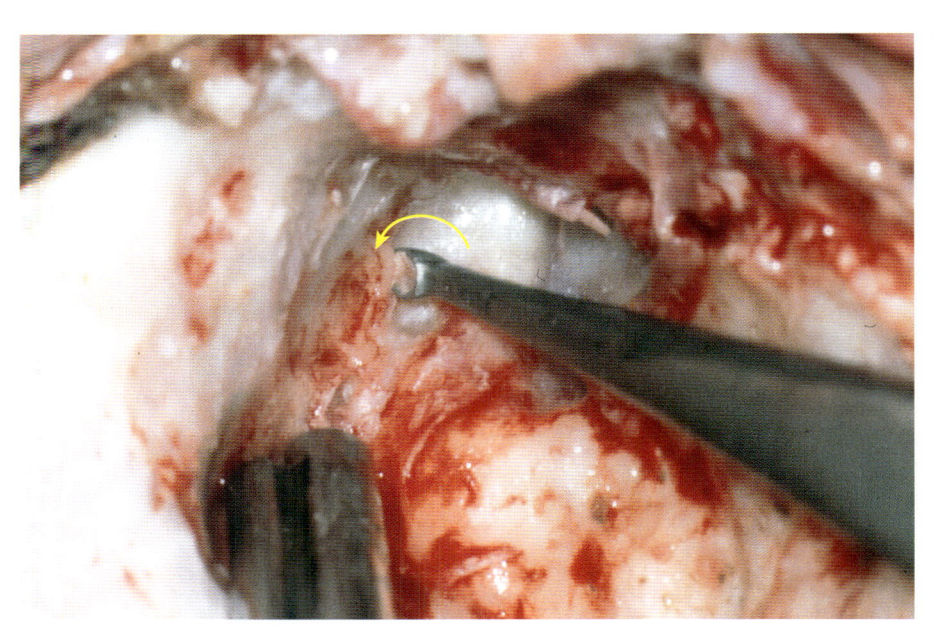

334　第14章　後壁削除型鼓室形成術（Canal Wall Down法）

図 14.9-10　天蓋から突出する骨を鋭匙で削除して乳突腔の形態をさらに丸くする．このとき鋭匙は軸を中心に回転させるように使い（矢印），中頭蓋窩硬膜を損傷しないように注意する．

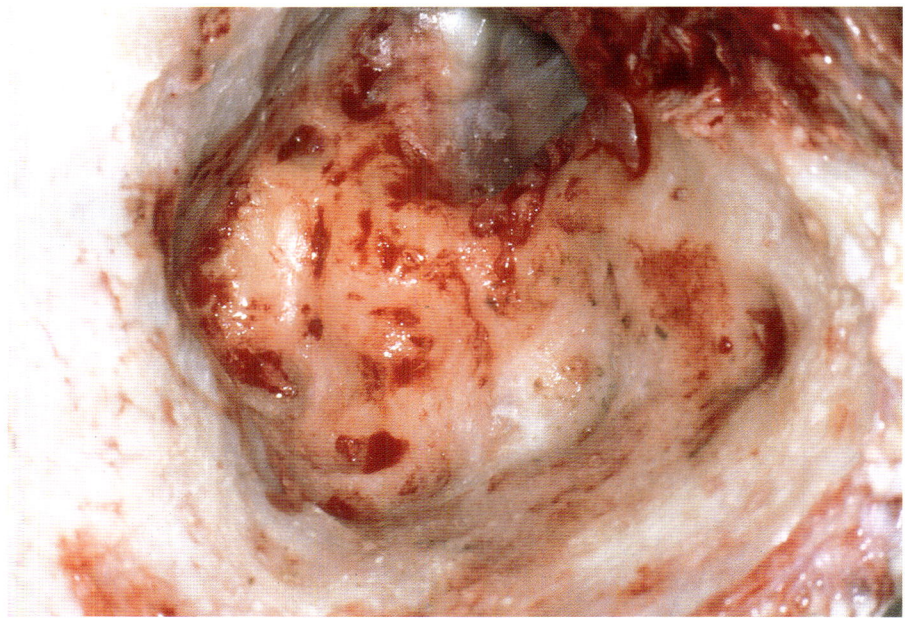

図 14.9-11　修正後の乳突腔の形態を示す．顔面神経管隆起が下がり，中頭蓋窩骨板は薄く，乳突腔の大きな陥凹は削除されて平滑になっている．sinodural angle も大きく開放されている．

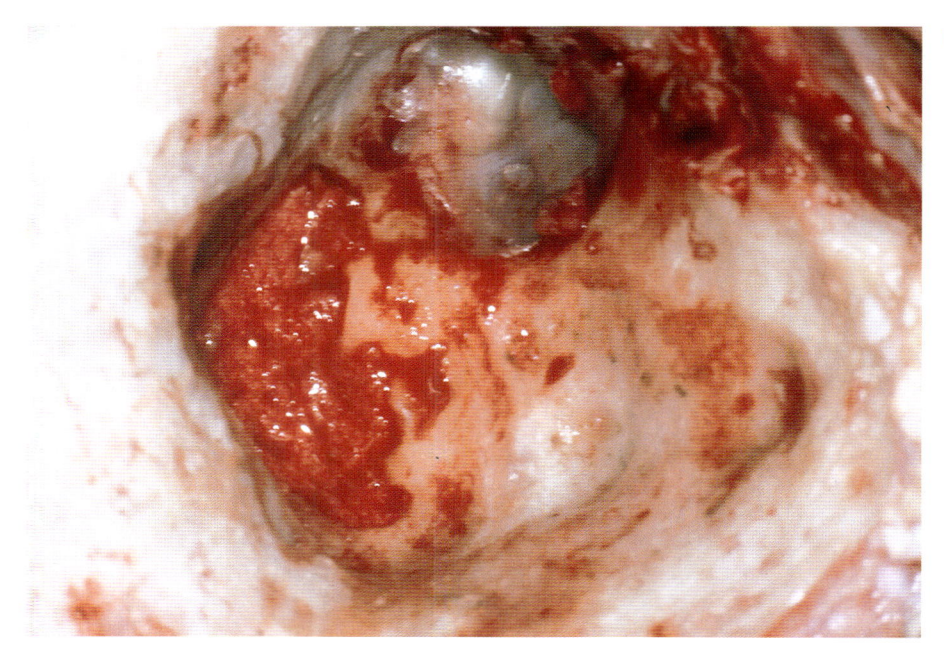

図 14.9-12　迷路周囲の蜂巣は骨パテで埋める．

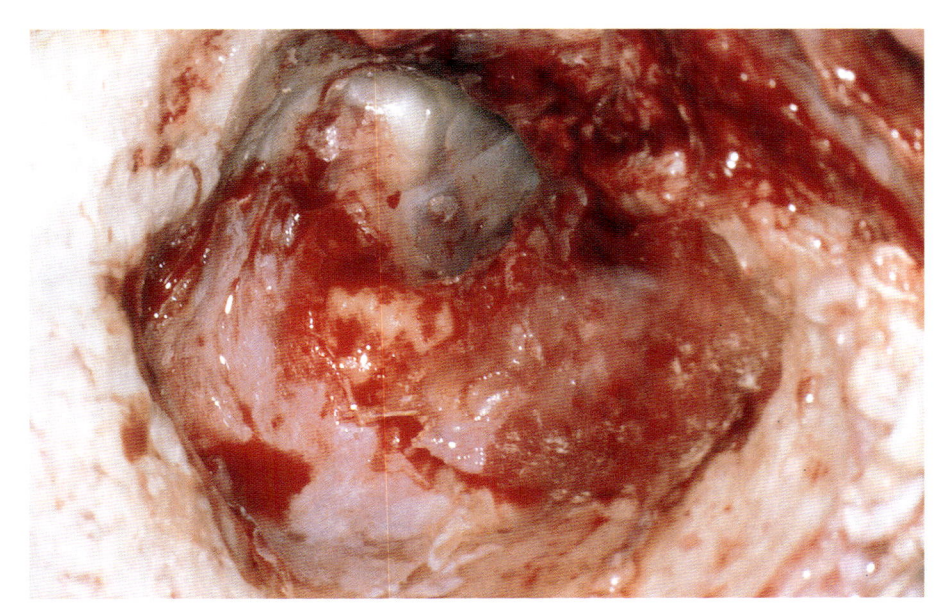

図 14.9-13　骨パテを使った部分は筋膜で覆わなければならない．骨盲をできるだけ広く覆うため，別の筋膜を乳様突起先端部に敷いている．

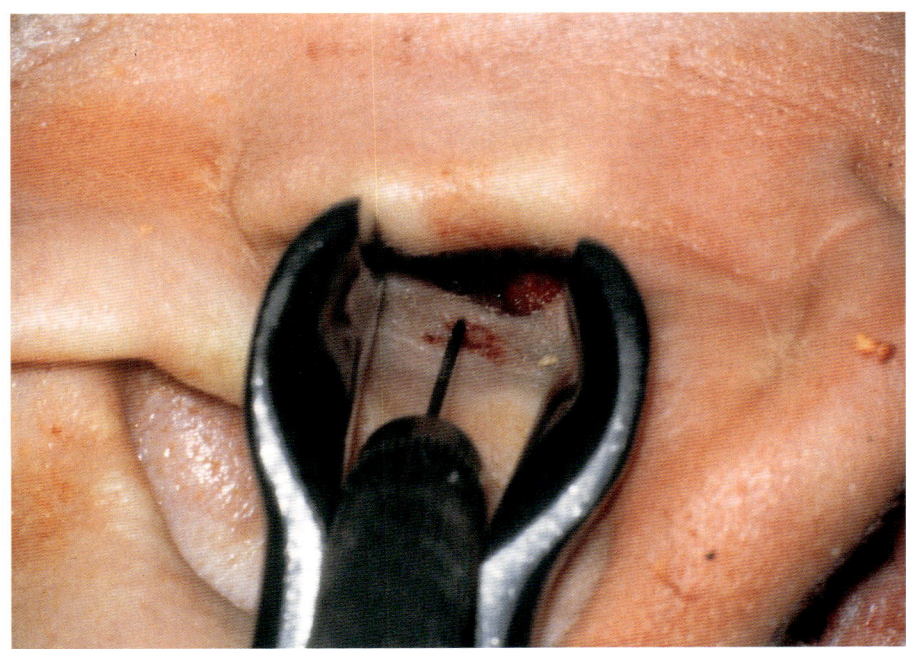

図 14.9-14　自浄作用があり管理のしやすい乳突腔とするために入口形成を追加する．

■ 外耳道削除術式の再手術　ヒントと落とし穴

- われわれの行う再手術症例の 30％近くが術後乳突腔障害である．
- 術後乳突腔障害の原因は後壁削除そのものではなく，術者の経験不足にある．
- 耳漏を繰り返す再手術症例にしばしば見られる失敗の原因は，しっかりと後壁削除を行っていないことと，不十分な入口形成である．
- 初学者は既に再手術が行われた耳を手術してはならない．そのような耳は解剖が大きく変化していることがあり，極めて危険である．
- 非常に重要で壊れやすい構造が前回の手術で露出されていることがある．術前に骨条件で高分解能 CT を撮影しておくことが必要である．CT は術中に遭遇しうる危険を教えてくれる．
- 再手術ではまず顔面神経を見つけることが大切である．
- ひさし状に突き出す骨や創腔上縁，後縁の角をすべて除去する．
- sinodural angle を十分に開く．
- 顔面神経管隆起は十分に下げる．
- facial bridge の前後基部を十分に削除する．
- 迷路周囲蜂巣や乳様突起先端部の蜂巣除去が不十分だと創腔は皿状ではなくなり，乳突腔障害の原因となる．
- 前回の手術で入口部が拡大されていなければ入口形成をする．忘れてはいけない！

15 特論：クラス A および B の傍神経節腫（グロムス腫瘍）

傍神経節腫（グロムス腫瘍）は，側頭骨内の化学受容器であるグロムス小体から発生する良性腫瘍である．グロムス小体は主に頸静脈球の上端部にあり，鼓室内や頸動脈分岐部などにも見られる．グロムス小体は傍神経節系の一部に分類され，神経堤から分岐する．病理学的には良性だが，側頭骨内に浸潤して種々の下位脳神経症状を引き起こし，進行すると頭蓋内に出て脳組織に浸潤する．多くの場合，難聴（伝音，感音，混合のいずれの場合もある）と，心拍と同期する拍動性耳鳴で発症する．鼓膜所見でしばしば鼓膜内側の赤く拍動する腫瘤を認める．

Ugo Fisch は，この腫瘍を高分解能 CT 所見上の局在と進展範囲からクラス A～D の 4 つに分類した．glomus tympanicum と呼ばれるクラス A の腫瘍は岬角上の鼓室神経叢周囲から発生し，鼓室内に限局するものとして定義される．クラス B の腫瘍は舌咽神経の枝である Jacobson 神経が通る鼓室小管付近から発生し，鼓室と乳突腔に限局する．クラス A とクラス B の腫瘍摘出は中耳手術の範囲にある．われわれはこの血管に富む腫瘍の治療戦略を確立するために Fisch 分類に変更を加え，臨床的な所見に基づいてクラス A を 2 つに，クラス B を 3 つに分けた（表 15.1）．

- クラス A1 は中鼓室の一部に限局して辺縁が明らかなもので（図 15.1），鼓膜所見で辺縁がすべて見えるものとする（図 15.2）．CT では小さな軟部陰影が鼓膜のすぐ内側に描出される（図 15.3）．
- クラス A2 は鼓室に限局する腫瘍で，中鼓室は完全に腫瘍に占められ，耳小骨が巻き込まれている（図 15.4）．CTでは，腫瘍は鼓膜の範囲をある程度越え（図 15.5），鼓膜所見上は辺縁のすべては見えず，進展範囲を評価することができない（図 15.6）．

表 15.1　Fisch 分類に変更を加えたわれわれの中耳傍神経節腫分類

クラス		腫瘍の状態
A		鼓室に限局し，下鼓室への浸潤がない腫瘍
	A1	鼓膜所見で全体が見える
	A2	鼓膜所見で全体が見えない．腫瘍は耳管方向に進展している場合も，鼓室後部に進展している場合もある
B		側頭骨内で鼓室と乳突腔部分に限局して，頸静脈球の破壊がない腫瘍
	B1	鼓室に限局し，下鼓室に浸潤する
	B2	鼓室から起こり，下鼓室と乳突腔に浸潤する
	B3	鼓室と乳突腔に限局し，頸動脈管の破壊を伴う

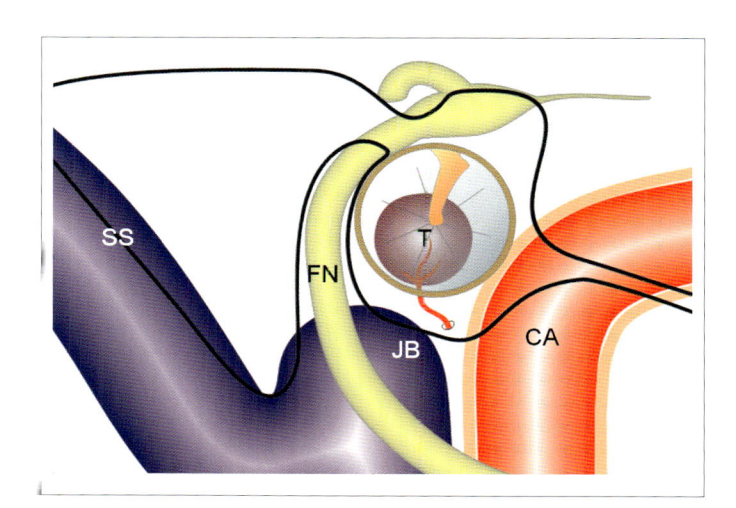

図 15.1　クラス A1 傍神経節腫
CA　内頸動脈，FN　顔面神経，JB　頸静脈球，SS　S 状静脈洞，T　腫瘍

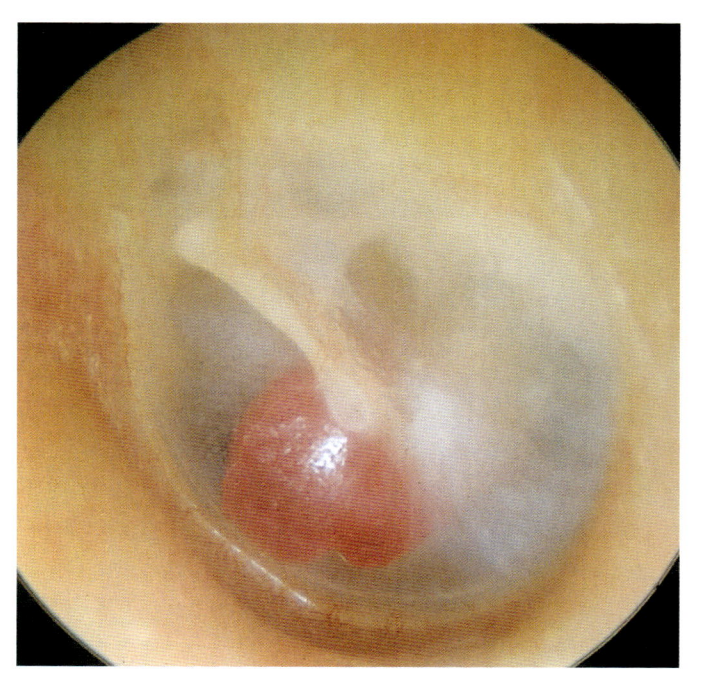

図 15.2　クラス A1 傍神経節腫の鼓膜所見

- クラスB1の腫瘍は，中鼓室に充満して下鼓室への浸潤を伴う（図15.7, 15.8）．腫瘍が鼓室洞に入る場合もある．
- クラスB2の腫瘍は中鼓室に充満し，下鼓室と乳突腔に浸潤する．腫瘍は高頻度に顔面神経内側の蜂巣に浸潤する（図15.9, 15.10）．
- クラスB3の腫瘍は鼓室と乳突腔に限局するが，頸動脈管の破壊を伴うものである（図15.11, 15.12）．

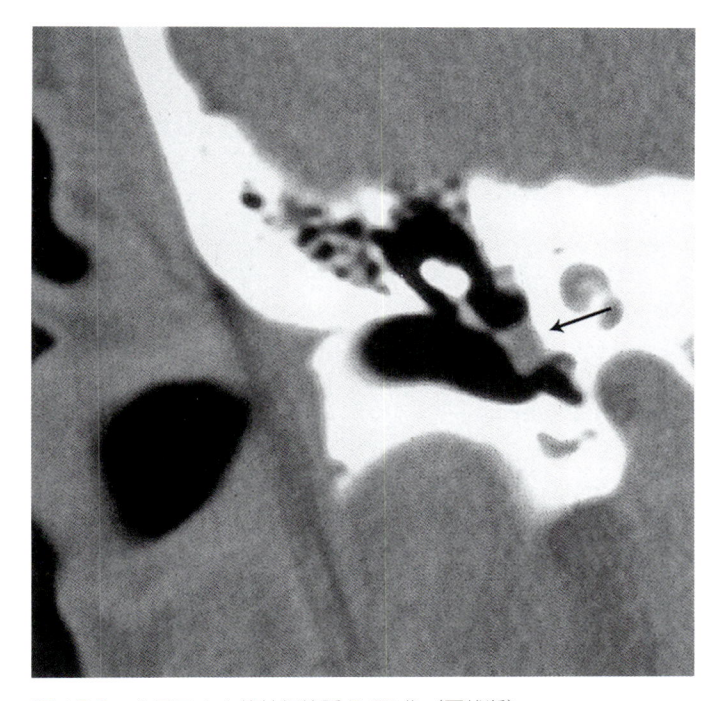

図15.3　クラスA1傍神経節腫のCT像（冠状断）

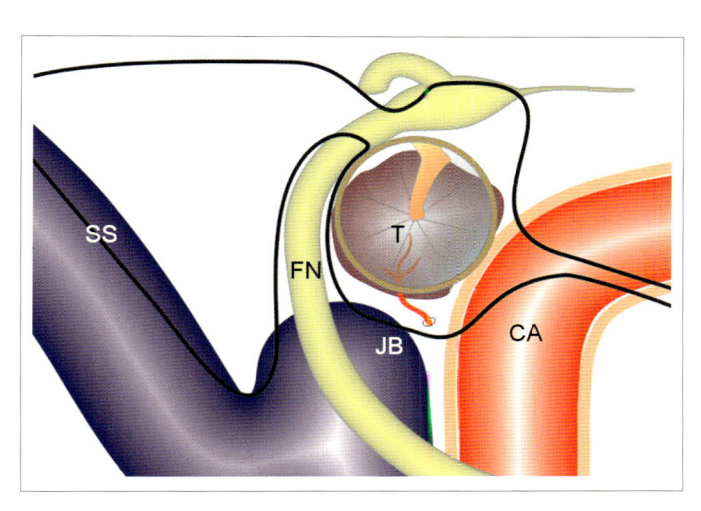

図15.4　クラスA2傍神経節腫

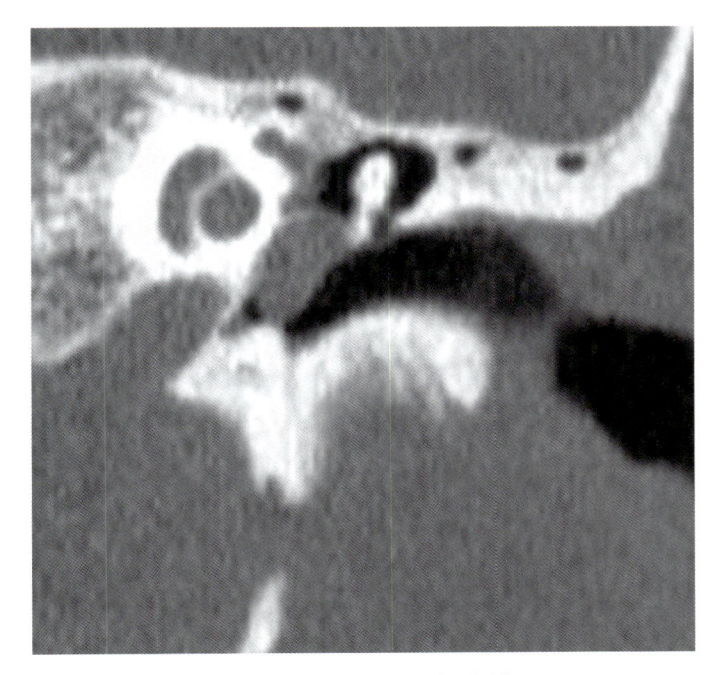

図15.5　クラスA2傍神経節腫のCT像（冠状断）

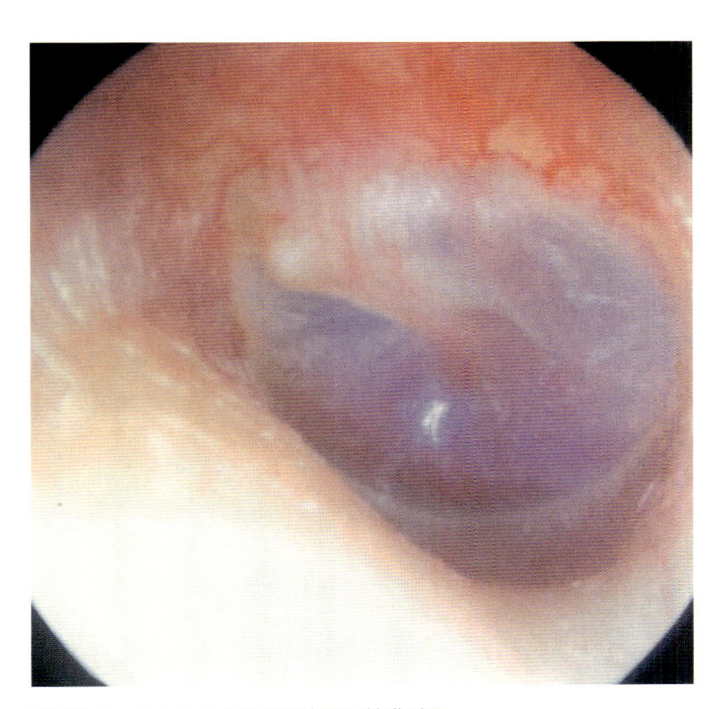

図15.6　クラスA2傍神経節腫の鼓膜所見

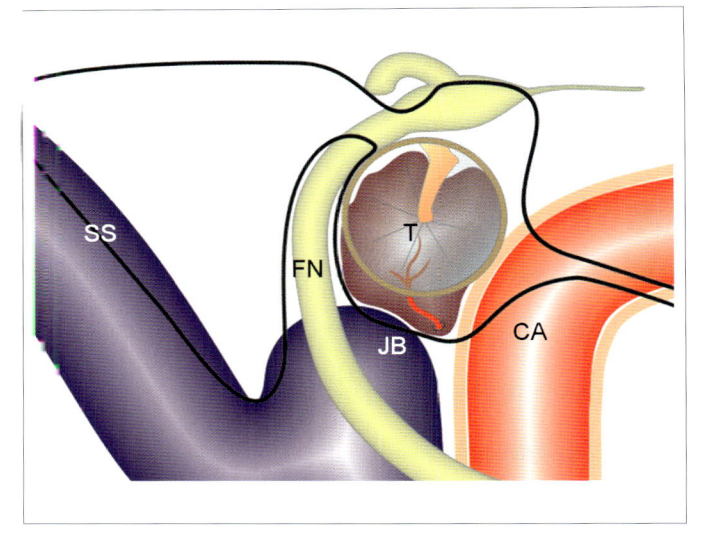

388　第15章　特論：クラスAおよびBの傍神経節腫（グロムス腫瘍）

図15.7　クラスB1傍神経節腫
CA　内頸動脈，FN　顔面神経，JB　頸静脈球，SS　S状静脈洞，T　腫瘍

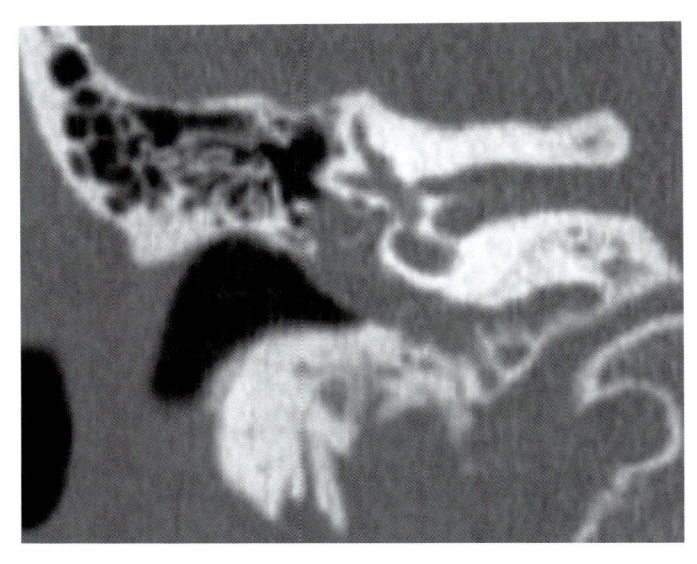

図15.8　クラスB1傍神経節腫のCT像（冠状断）

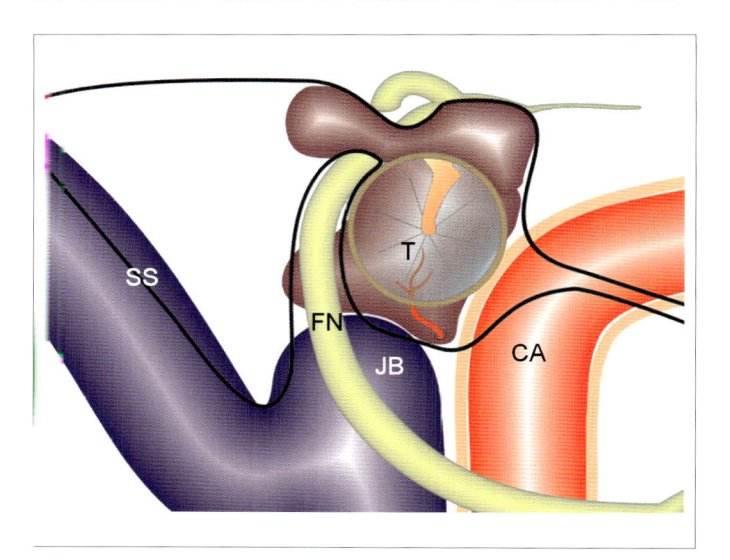

図15.9　クラスB2傍神経節腫

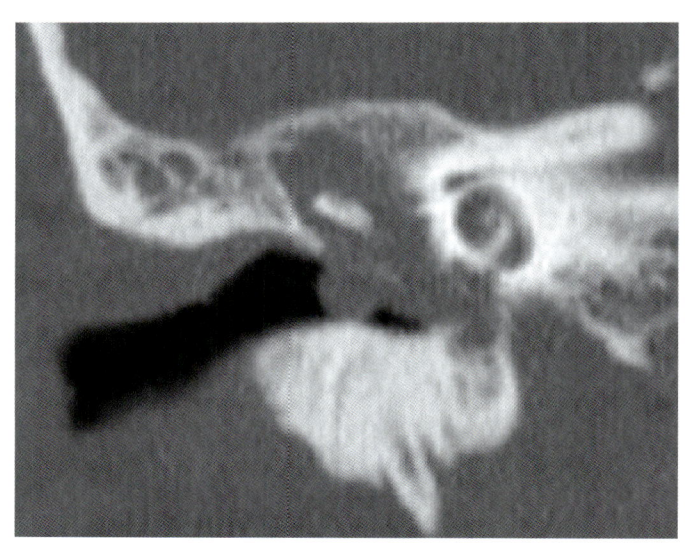

図15.10　クラスB2傍神経節腫のCT像（冠状断）

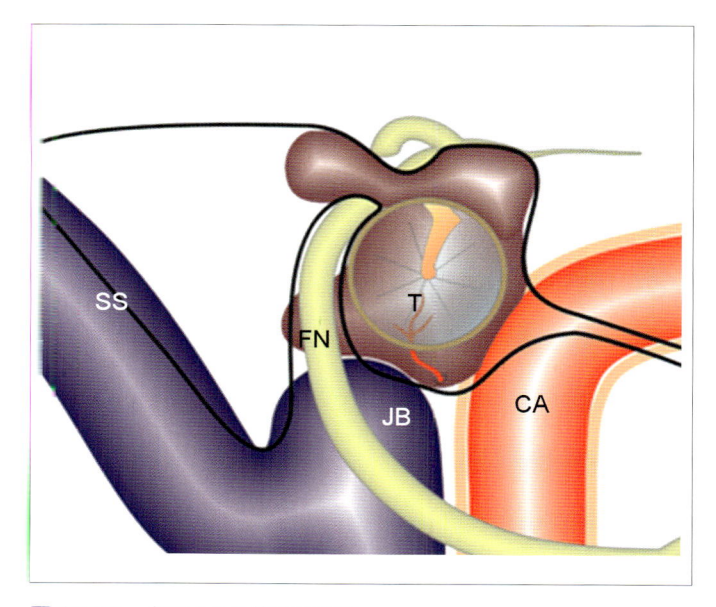

図15.11　クラスB3傍神経節腫

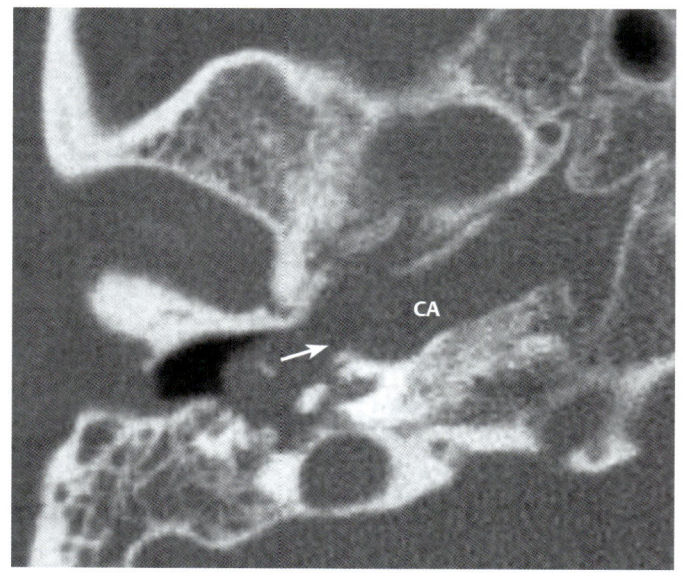

図15.12　クラスB3傍神経節腫のCT像（冠状断）．矢印は頸動脈管の破壊を示す．CA　内頸動脈

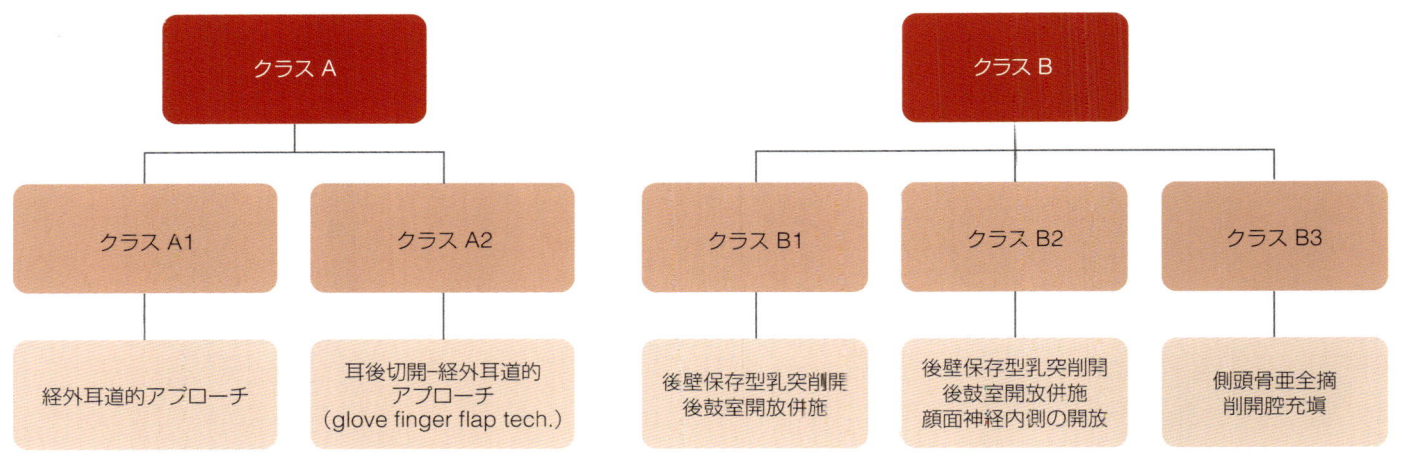

```
                                クラスA                                                           クラスB
              ┌──────────────┴──────────────┐                        ┌──────────────────┼──────────────────┐
          クラスA1                      クラスA2                   クラスB1            クラスB2            クラスB3
              │                            │                          │                  │                  │
     経外耳道的アプローチ    耳後切開-経外耳道的          後壁保存型乳突削開     後壁保存型乳突削開     側頭骨亜全摘
                                アプローチ                    後鼓室開放併施         後鼓室開放併施         削開腔充塡
                          (glove finger flap tech.)                                 顔面神経内側の開放
```

図 15.13 クラスA 傍神経節腫の治療戦略　　　　　　図 15.14 クラスB 傍神経節腫の治療戦略

■ 治癒戦略

われわれはこれまでの経験をもとにして、この分類に従った手術戦略を治療に導入している（図 15.13, 15.14）.

- クラスA1の腫瘍で鼓膜全体がよく見える症例では、アブミ骨手術に準じた経外耳道的なアプローチで安全に摘出することができる.
- クラスA2の腫瘍とクラスA1で腫瘍への視野が限られている場合には、耳後切開で経外耳道的に摘出する.

われわれは従来の古典的な手法を改良し、鼓膜-外耳道皮弁全体を一旦摘出し、筋膜で鼓膜を作った後にその上に戻すアプローチを採用している（glove finger flap technique）. この方法を使うと、術者は腫瘍摘出に十分な大きさにまで外耳道を削開して術野の拡大することができ、合併症はほとんど発生しない.

- クラスB1の腫瘍では、外耳道保存型の乳突削開を行い、後鼓室開放を加えて鼓室洞と顔面神経窩に入る腫瘍後端部をコントロールする. 下鼓室に進展した腫瘍を摘出するには、鼓索神経を切断して後鼓室開放を下方に延長する必要がある.
- クラスB2の腫瘍ではさらに顔面神経乳突部内側の蜂巣を乳突側から削開し（retrofacial tympanotomy）, ここに浸潤した腫瘍を摘出する.
- クラスB3の腫瘍で内頸動脈周囲の腫瘍を安全に摘出するには、外耳道後壁削除に加えて外耳道前壁も削除し、側頭骨亜全摘とする必要がある. そのような症例では外耳道を盲端とするように閉鎖し、腹部脂肪組織で創腔を充塡することになる.

クラスAとBの腫瘍とは異なり、クラスCとDの腫瘍は頸静脈球や内頸動脈のほかに頭蓋内の構造への浸潤を伴う場合がある. これらの構造を適切に扱うにはかなりの経験が必要であり、クラスCとDの腫瘍は経験の豊富な頭蓋底外科医が扱うべきである.

傍神経節腫は血流に富み、手術には特別な配慮を要し、手術を計画する前に、画像診断で十分に評価しておく必要がある. 少なくとも周囲の構造、特に頸静脈球と内頸動脈との関係を含めた局在と進展範囲の正確な評価は術前に行っておく必要がある. たとえクラスAの腫瘍であっても、外耳道皮膚や鼓膜輪からの出血は通常の中耳手術で見られるよりもはるかに多くなるが、クラスAとBの腫瘍は術前に塞栓術を行う必要はない. 摘出を始める前に腫瘍を十分に露出し、適切な機器（後鼓室開放部など細い隙間に入る先細のバイポーラー鑷子など）を使えば、これらの腫瘍は最小限の合併症で全摘可能である. しかし、ひとたび腫瘍が頸静脈球を巻き込めば（クラスC）、術前に塞栓術を施行しないと大量の出血をみる. そのため、クラスBとCの境界域の腫瘍はCとみなすほうが安全である.

■ 手術ステップ

クラスAの腫瘍

1. 鼓膜所見で辺縁が明らかな鼓室の一部に限局するクラスA1の小腫瘍（図 15.15）は、局部麻酔下に経外耳道的に摘出することができる. 最も大きな視野が作れる耳鏡を外耳道に挿入し、外耳道皮膚にアブミ骨手術と同様のU字型の切開を加える（図 15.16）.
2. 十分に先端が細いバイポーラー鑷子を使って腫瘍の表面を凝固し、縮小させる. この処置によって、術者が腫瘍を剥離したり動かしたりする作業スペースが拡大する. 耳小骨に過剰な力を加えたり、顔面神経のすぐ近くでバイポーラーを使って熱による障害を起こしたりしないよう、注意が必要である. 大きな出血がある場合には、サージセルで出血点をパッキングし、数分間待つと止血する. 止血がなされ、腫瘍が制御下におけるサイズになれば、栄養血管を凝固して腫瘍を摘出する（図 15.17）.
3. クラスA2の腫瘍は耳小骨を巻き込んでいる（図 15.18）. 耳後切開から外耳道に入り、外耳道皮膚に前壁皮膚を含む輪状切開を加える（図 15.19）.

図 15.15　クラス A1 傍神経節腫
CA　内頚動脈，FN　顔面神経，JB　頸静脈球，SS　S 状静脈洞，T　腫瘍

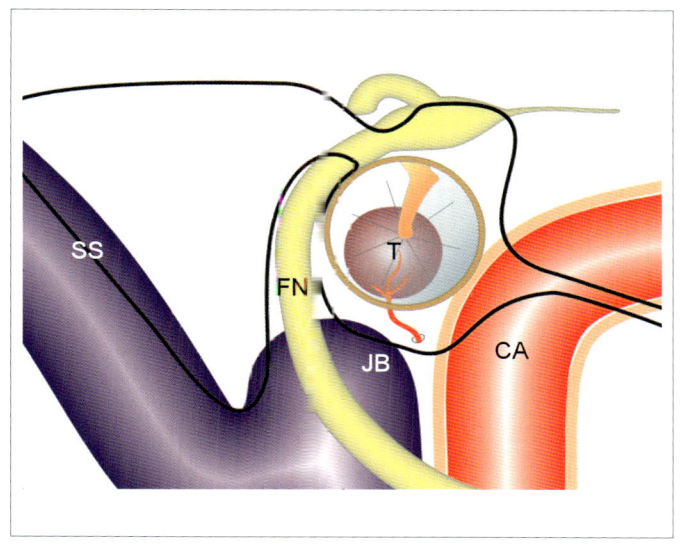

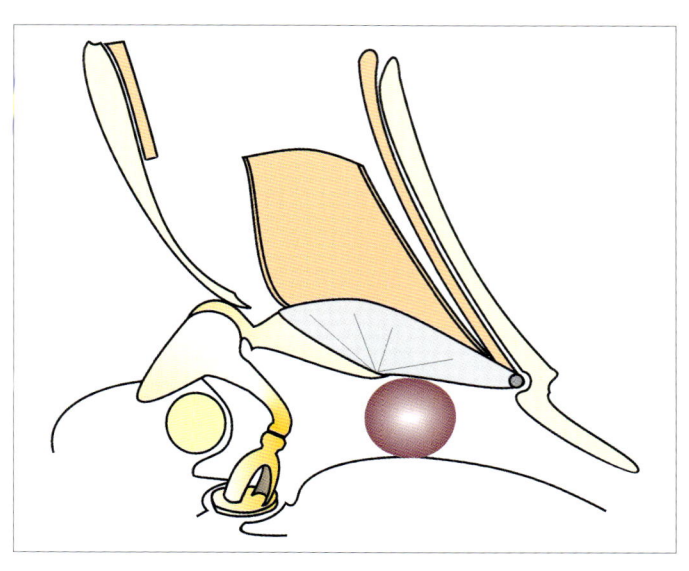

図 15.16　岬角上の小さなクラス A1 傍神経節腫摘出には外耳道皮膚を U 字型に切開して鼓室を開放する．

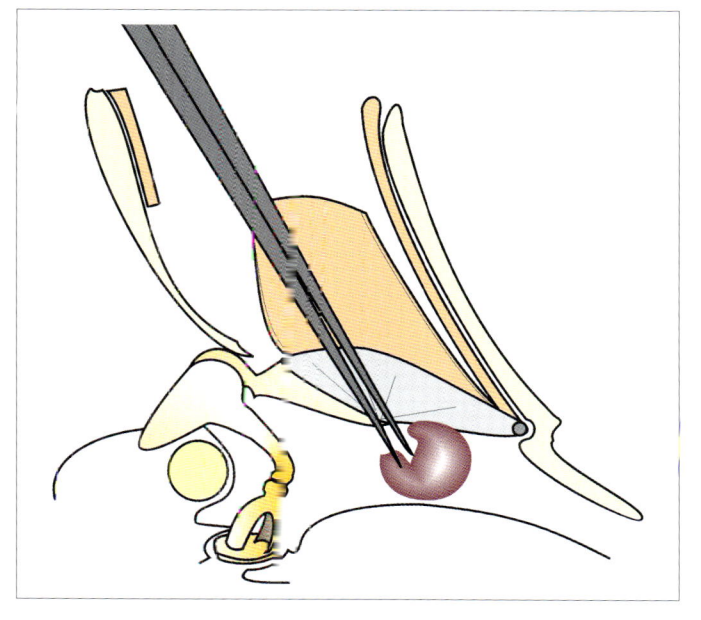

図 15.17　バイポーラーで焼灼してクラス A1 腫瘍を摘出する．

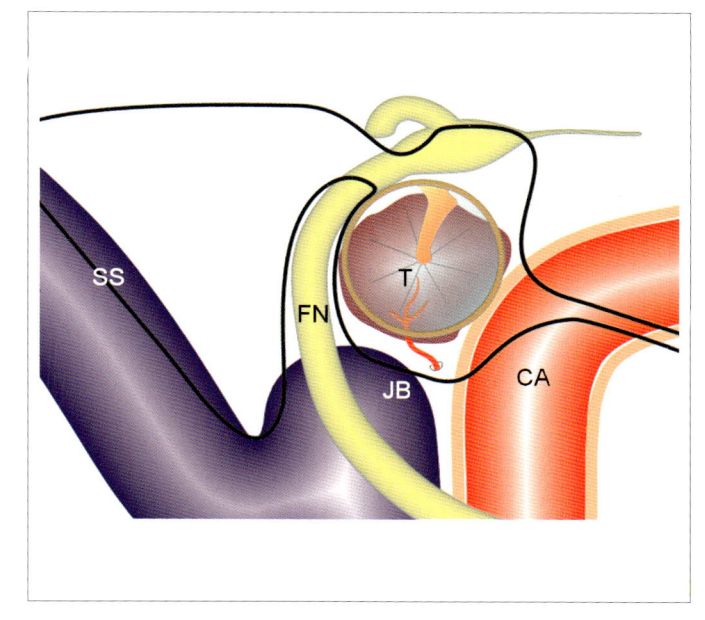

図 15.18　クラス A2 傍神経節腫

4. 鼓膜-外耳道皮弁を破らないように慎重に鼓膜溝，腫瘍，ツチ骨から剥離する．ツチ骨柄からの鼓膜剥離は，鋭的に行う必要がある場合が多い（図 15.20）．鼓膜-外耳道皮弁は摘出後に生理食塩水中に保存しておく（図 15.21）．腫瘍への視野を確保するために外耳道を形成する．
5. 腫瘍摘出のテクニックは，バイポーラーによる焼灼と鈍的な剥離からなる．腫瘍の剥離は必ず重要な構造が存在しない下方から行う（図 15.22）．
6. バイポーラーで焼灼すると，腫瘍が収縮すると同時に止血される．この処置でできたスペースを利用して，綿片で鈍的な剥離を進める．不可視部分や凝固すると危険を伴う部分からの出血は，サージセルと綿片でパッキングすると止血する．十分に焼灼された部位を剪刀で切り取り，小片に分けて摘出する．これを繰り返すことで，腫瘍の摘出は徐々に上鼓室とアブミ骨のエリアへと進んでいく（図 15.23）．
7. クラス A の症例のほとんどは耳小骨連鎖に問題がなく，耳小骨形成は不要である．ただし，連鎖周辺から腫瘍を剥離する際に（図 15.24），過剰な力を加えて脱臼や内耳障害などを起こさないよう注意が必要である．
8. 正円窓や顔面神経からの腫瘍の剥離は，通常腫瘍が十分に小さくなって繊細な剥離操作のためのスペースができる最終段階で行う（図 15.25）．
9. 腫瘍の摘出が完了したら，耳小骨連鎖が保たれていることを確認して鼓室をゼルフォームでパッキングし，筋膜

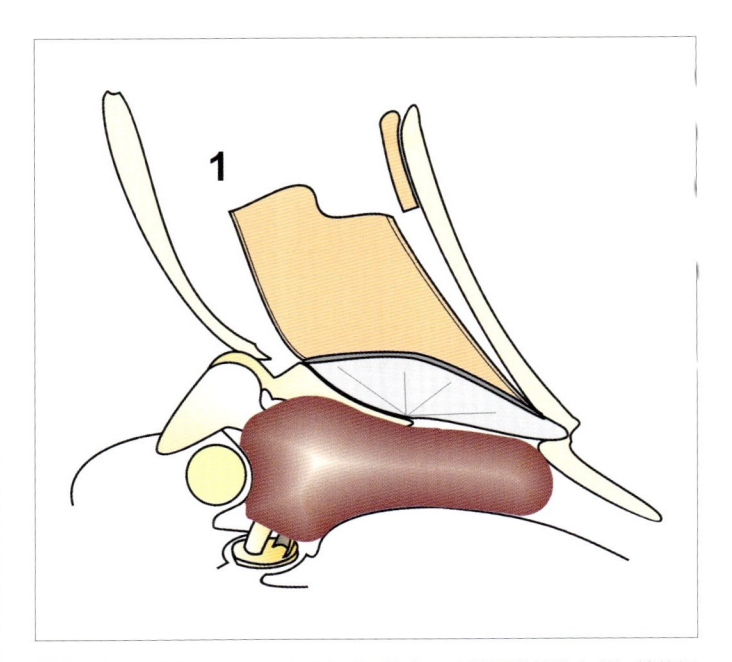

図 15.19 クラスＡ２傍神経節腫の摘出では外耳道前壁皮膚に輪状切開を追加する．

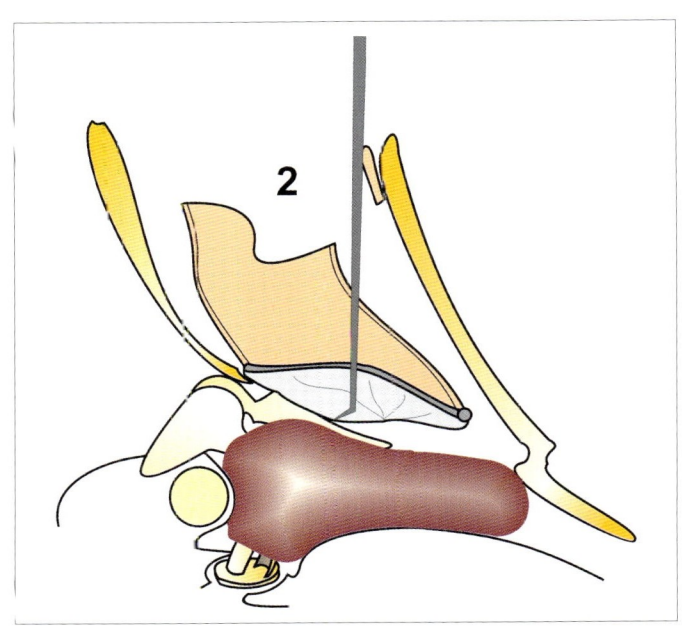

図 15.20 鼓室に入ったら鼓膜をツチ骨柄から鋭的に剥離する．

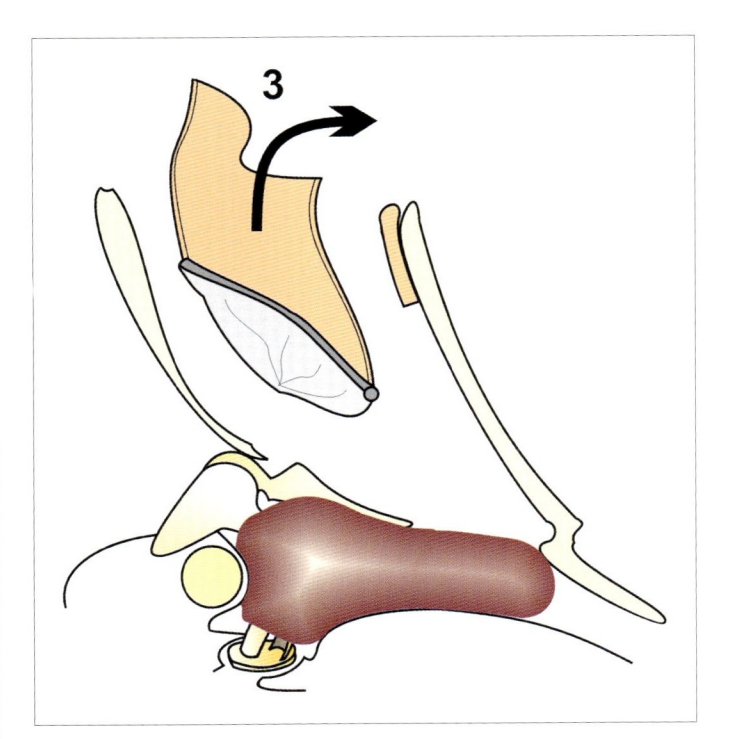

図 15.21 鼓膜−外耳道皮弁を摘出して生理食塩水中に保存する．

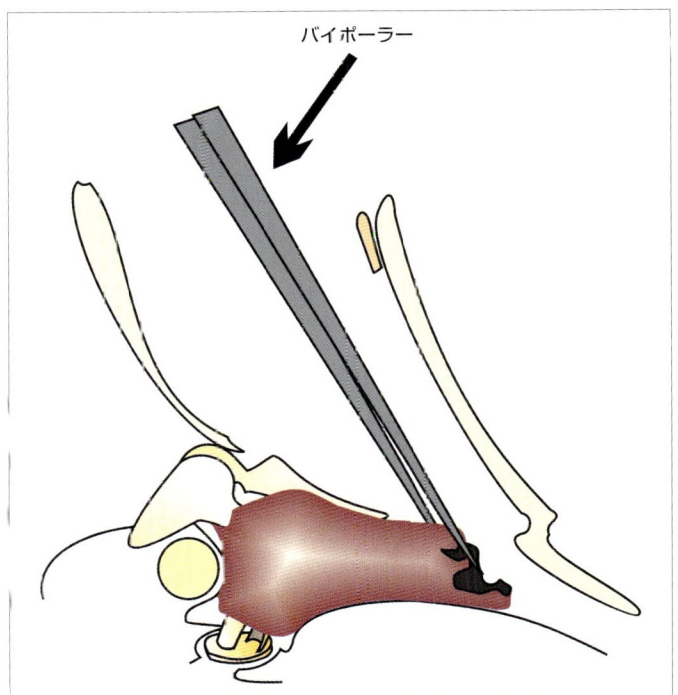

図 15.22 腫瘍はバイポーラーで焼灼後に小片に分けて摘出する．繊細な構造を壊さないように摘出操作は下鼓室から始める．

をアンダーレイする．鼓膜の浅在化防止のために可能であれば常にツチ骨の内側に筋膜を敷くようにする（図 15.26）．
10. 鼓膜−外耳道皮弁を筋膜と外耳道骨壁上に戻し（図 15.27），筋膜や皮弁が耳小骨や骨壁と密着するように外耳道をゼルフォームでパッキングする（図 15.28）

クラスＢ１とＢ２の腫瘍

1. クラスＢ１とＢ２の傍神経節腫は下鼓室と鼓室洞に浸潤しており（図 15.7，15.9 を参照 ➡ 388 頁），耳後切開での経乳突腔アプローチが必要である（図 15.29）．

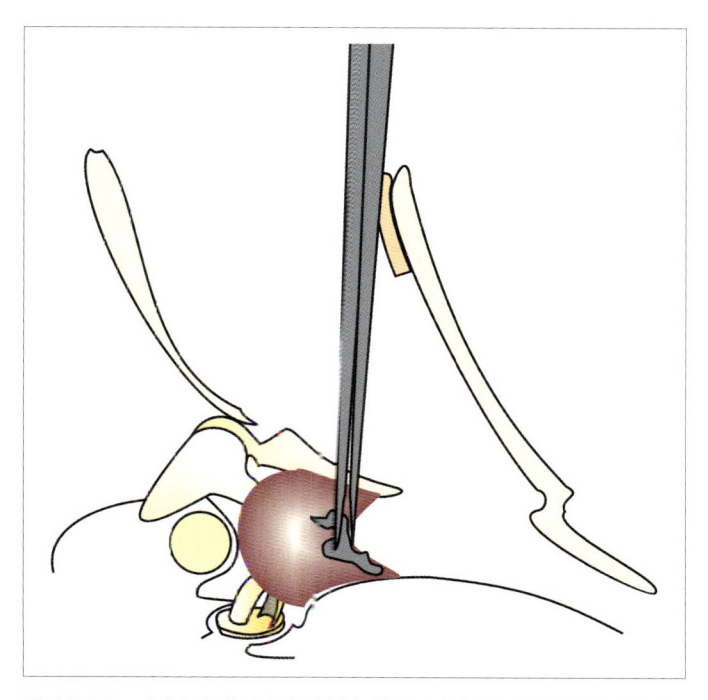

392 第15章 特論：クラスAおよびBの傍神経節腫（グロムス腫瘍）

図 15.23 十分に焼灼された組織を剪刀で小片に分けて切離しながら上鼓室に向かう．

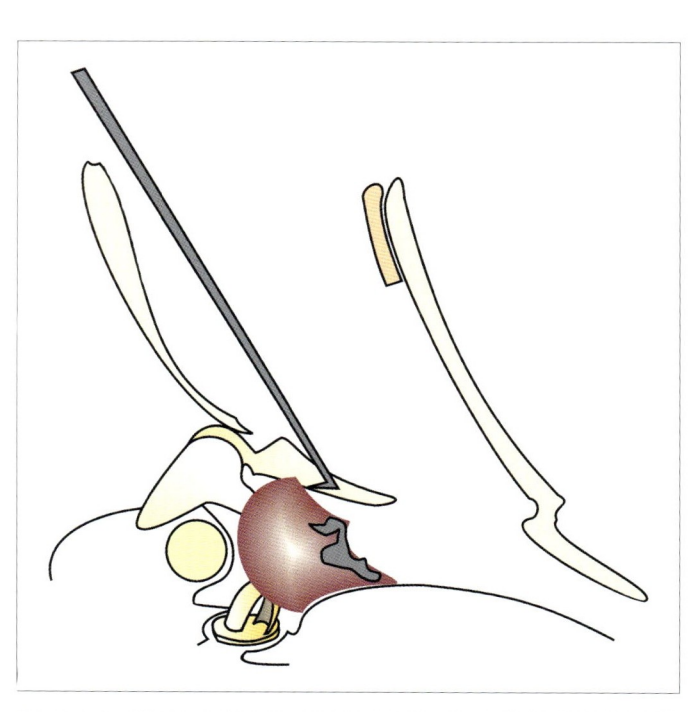

図 15.24 過剰な力を加えないように注意しながら耳小骨周囲から腫瘍を剥離する．

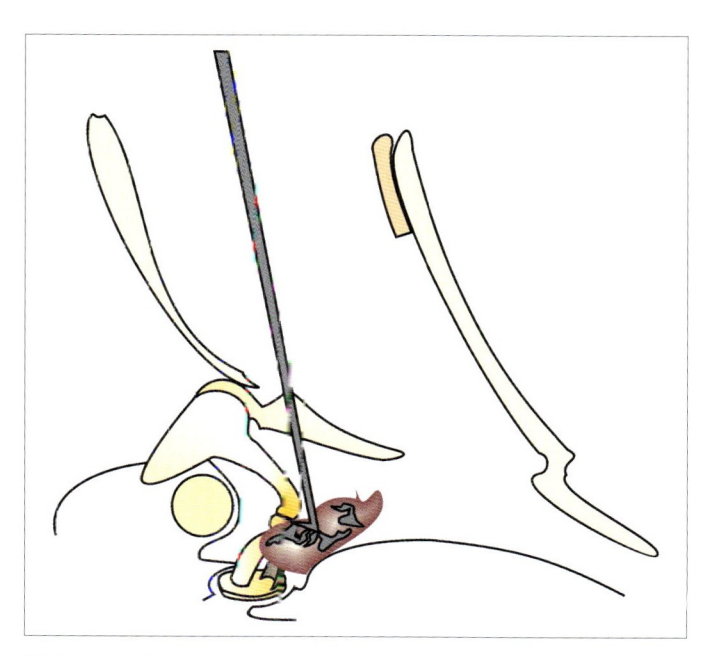

図 15.25 卵円窓，正円窓，顔面神経からの腫瘍剥離操作は手術の最後に行う．

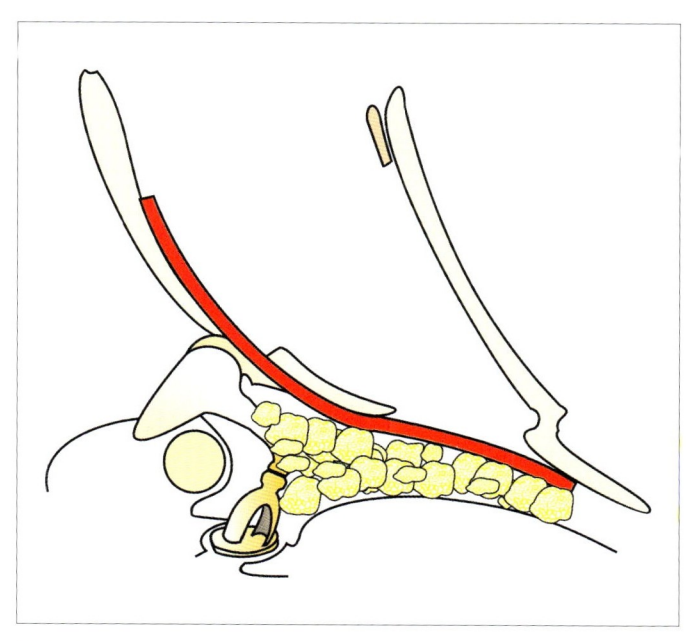

図 15.26 鼓室をゼルフォームでパッキングし，側頭筋膜をアンダーレイにして鼓膜を形成する．

ントロールするため後鼓室開放を行うが，視野がよくなるように後鼓室開放を下方へと延長する（図 15.31）．combined approach を行うと，経外耳道的（図 15.32），あるいは経乳突腔的に（図 15.33）視野を確保しつつ腫瘍への操作を加えることができる．

5. クラス B 2 の腫瘍で顔面神経内側の蜂巣に進展がある場合には，後鼓室開放を下方に延長したあとに，顔面神経と頸静脈球との間の骨組織を削除する（subfacial tympanotomy，図 15.34）．この操作によって，ほとんどの症例では下鼓室への十分な視野が得られる．顔面神経内側の骨組織を除去する際には削除面を直視できない

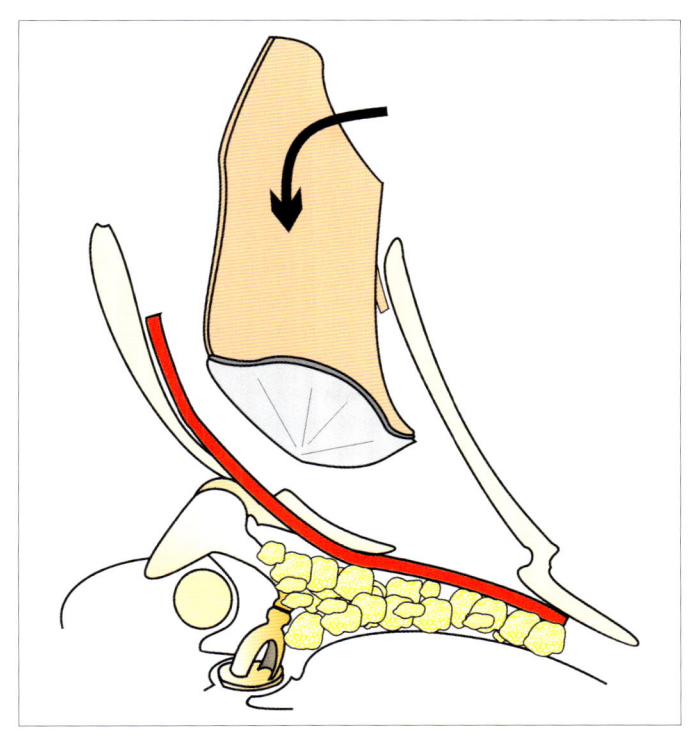

図 15.27　形成した鼓膜の上に鼓膜-外耳道皮弁を戻す.

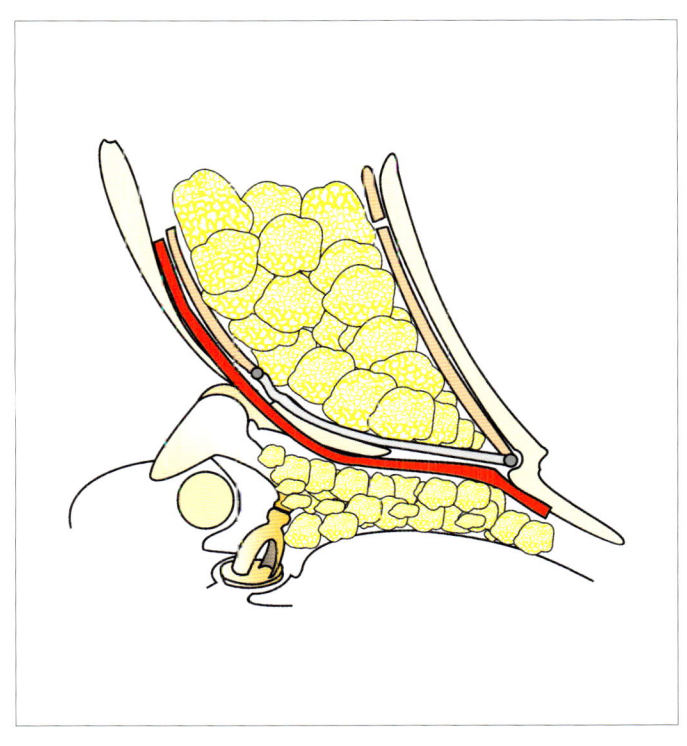

図 15.28　外耳道をゼルフォームでパッキングする.

図 15.29　下鼓室と鼓室洞に浸潤するクラスB1とB2の傍神経節腫摘出では乳突削開を行い，外耳道前壁に輪状切開を加える．
SS　S状静脈洞

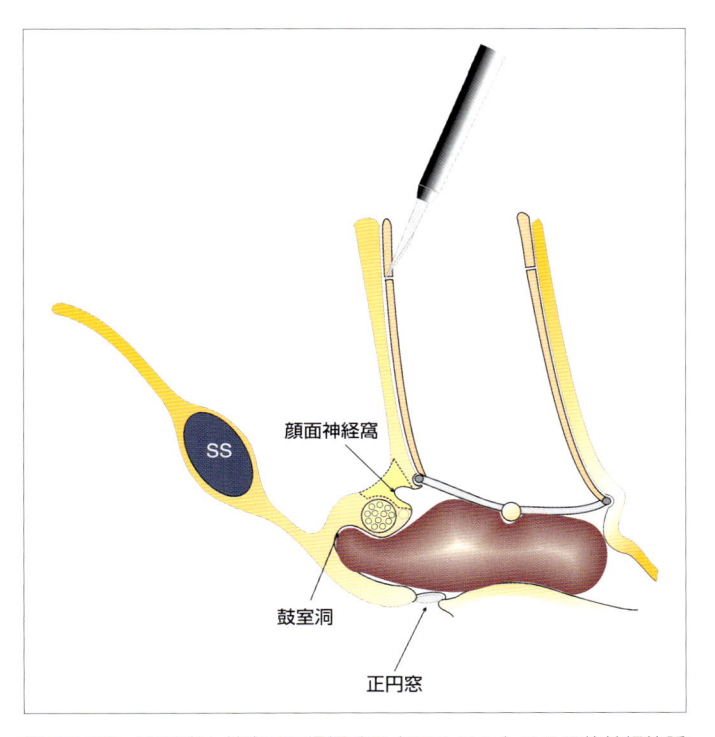

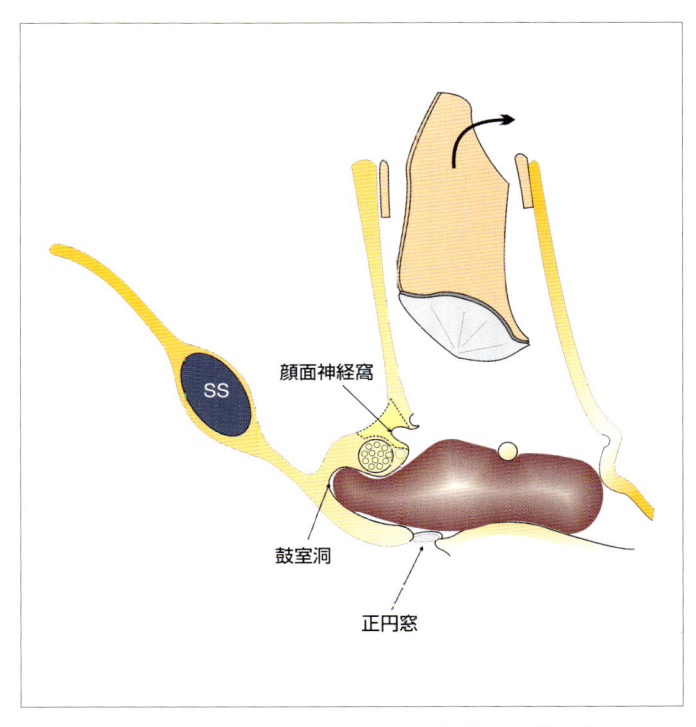

図 15.30　鼓室全体を直視下に置くため，鼓膜-外耳道皮弁を摘出して生理食塩水中に保存する.

骨を残すようにする（図15.36）．
6. 腫瘍の剝離操作は，外耳道側，後鼓室開放部，subfacial tympanotomy のいずれからも行うことができる（図15.37, 15.38）．重要な構造を損傷しないために，摘出は下鼓室側から上鼓室へと進める．術前の予想に反して

頸静脈球が巻き込まれている可能性があり，側頭下窩法を行うための準備がなされていない場合には，手術を中止するべきである．血管造影と塞栓術を含む適切な術前評価と準備の後に次回手術を施行する．
7. 止血を兼ねて腫瘍が残存する可能性のある乳突腔と鼓室

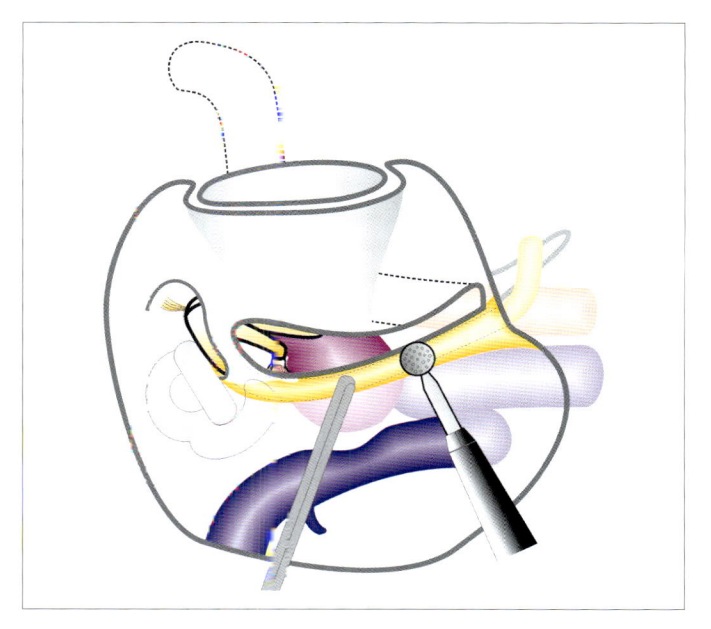

図 15.31　クラス B 1 の腫瘍では，鼓索神経を切断して後鼓室開放部を下方に延長し，下鼓室と顔面神経窩を十分明視下に置く．

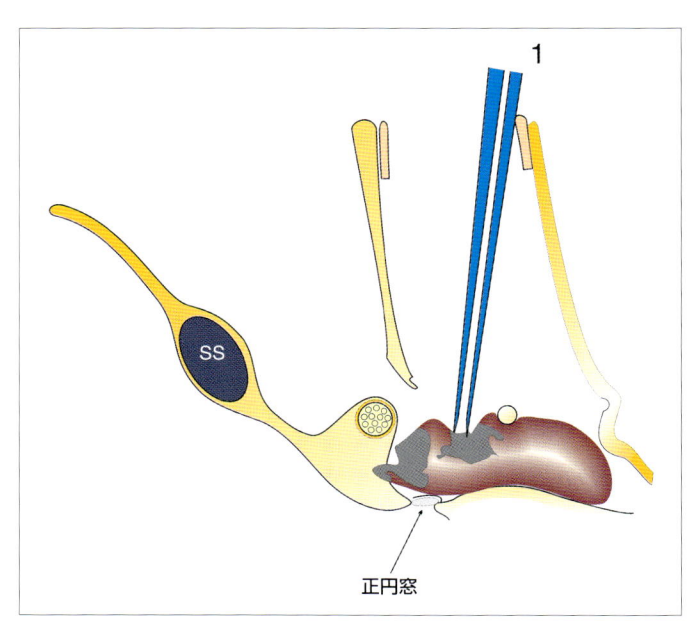

図 15.32　外耳道からバイポーラーを挿入している．
SS　S 状静脈洞

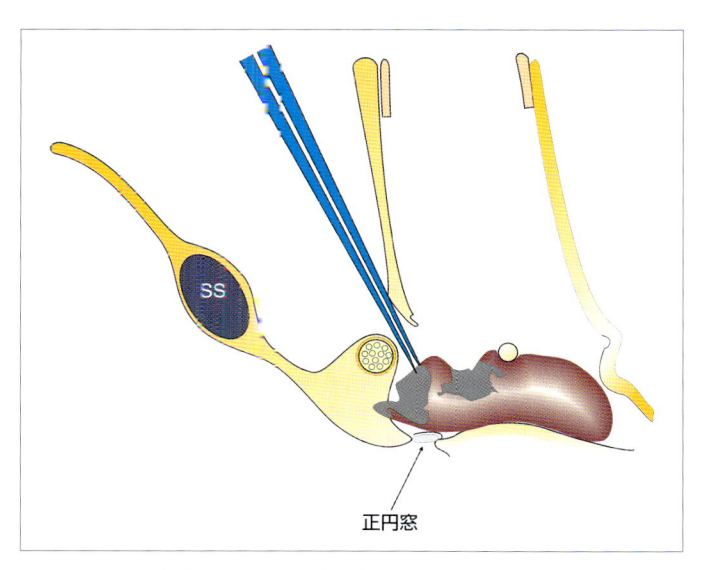

図 15.33　後鼓室開放部からバイポーラーを挿入している．

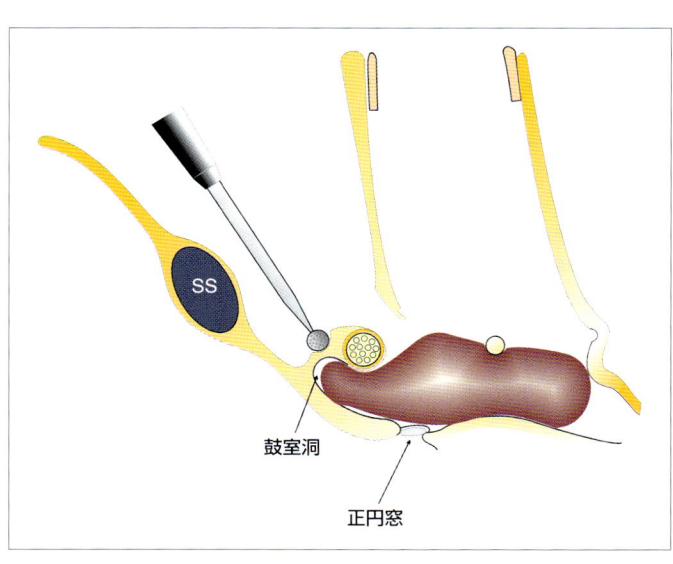

図 15.34　乳突洞に浸潤するクラス B 2 の腫瘍では，顔面神経を損傷しないように注意しながら神経内側の骨を除去しなければならないことがある．

内側壁の蜂巣を削除する．このとき耳小骨に触れないように注意しなければならない．蜂巣を削除したら内側壁上にシリコン板を留置する．

8. 高齢者や内耳機能低下例，蜂巣の発育が悪い例などでは，後壁を削除して安全な視野を確保する場合もある（図 15.39）．

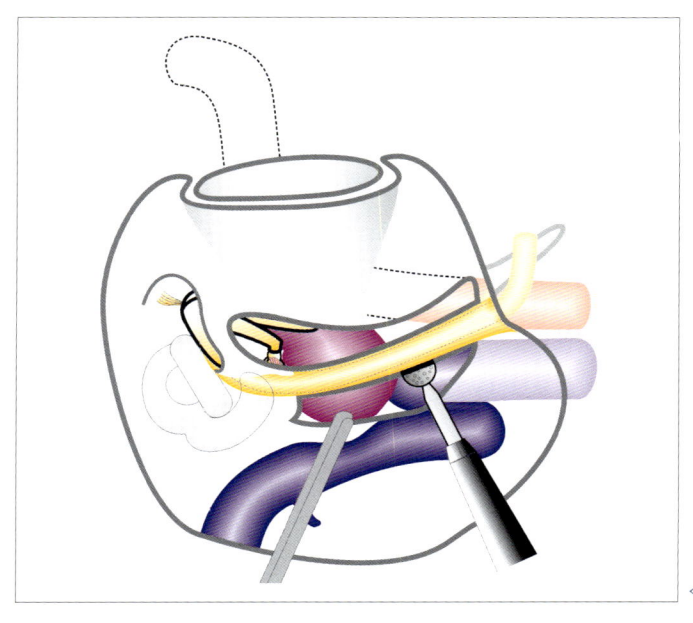

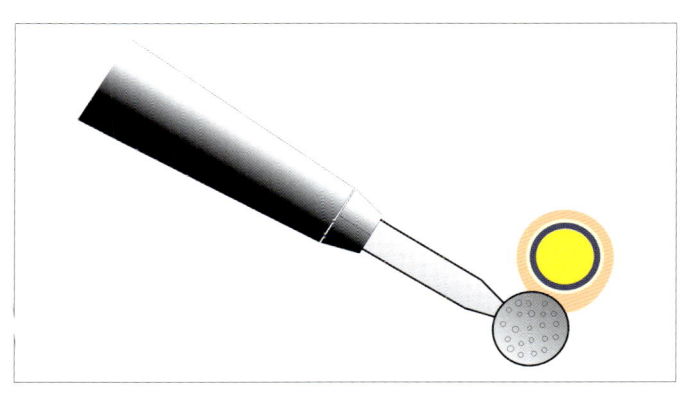

図 15.36　S 状静脈洞上から骨を除去して圧排し，下鼓室への視野をよくすることも可能である．

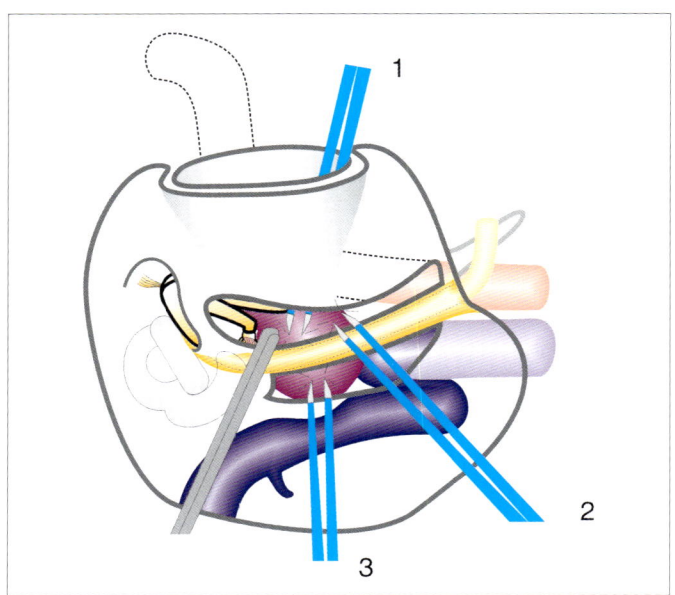

◁ 図 15.35　顔面神経の損傷を避けるには神経上に薄く骨壁を残す．

図 15.37　腫瘍の摘出を 3 つの開口から行う（乳突側からの視野）．

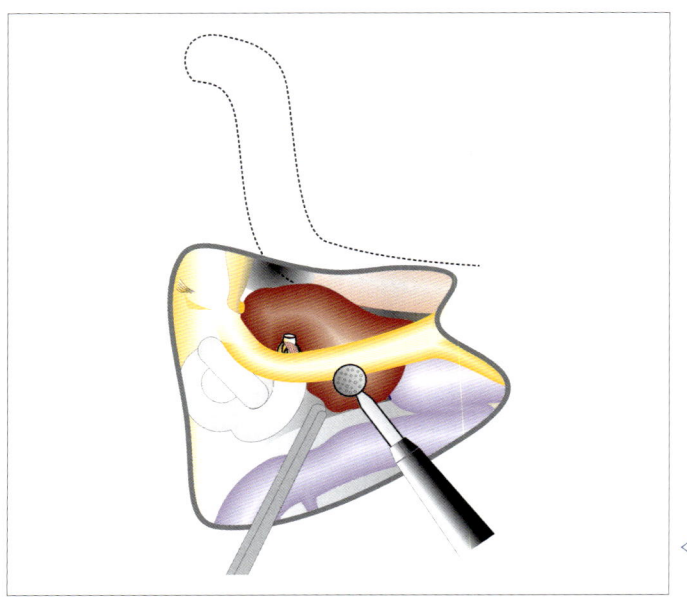

図 15.38　腫瘍の摘出を 3 つの開口から行う（水平断）．
1　経外耳道，2　経後鼓室開放，3　顔面神経内側（subfacial tympanotomy）

正円窓

◁ 図 15.39　必要な症例では後壁を削除して最低限の合併症で良好な視野を作る．

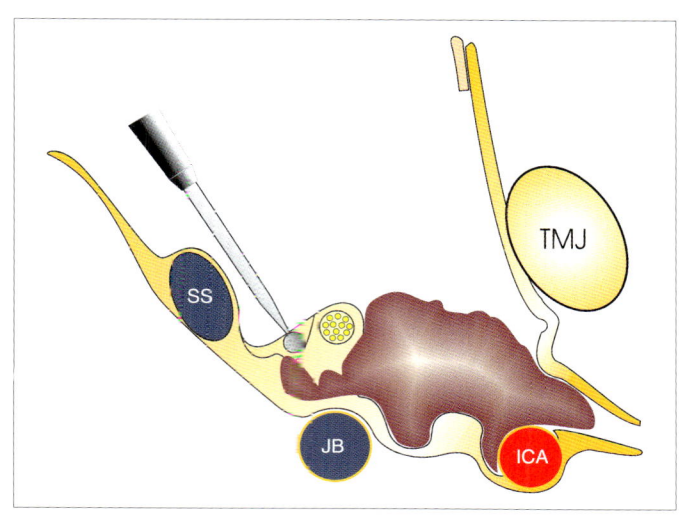

図 15.40　内頸動脈に浸潤するクラス B 3 の腫瘍では，外耳道後壁を削除して内頸動脈付近の視野を確保する．顔面神経内側への浸潤がある場合には，この骨の削除も必要である．
SS　S 状静脈洞，JB　頸静脈球，ICA　内頸動脈，TMJ　顎関節

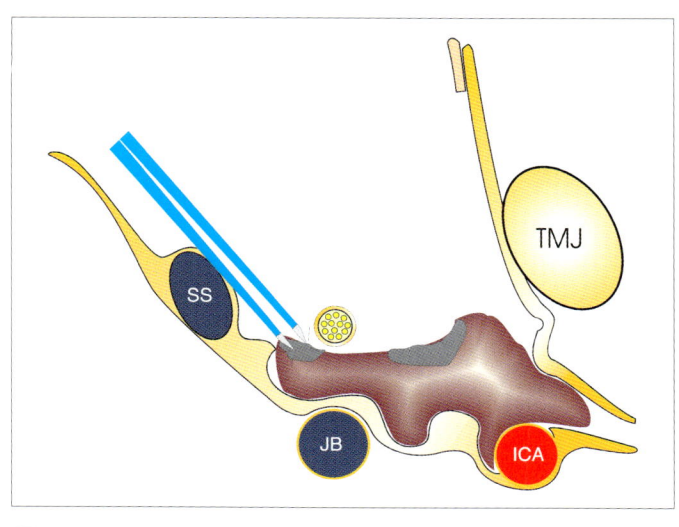

図 15.41　subfacial tympanotomy から腫瘍をバイポーラー焼灼して摘出することもできる．

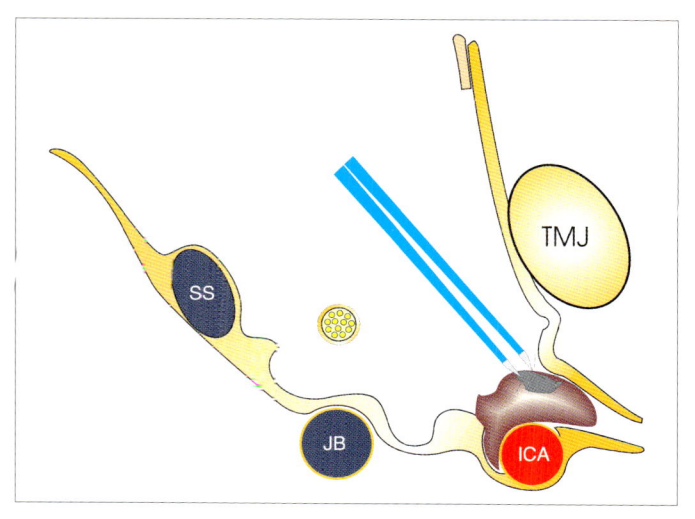

図 15.42　内頸動脈に浸潤する腫瘍の摘出は手術の最後に行う．

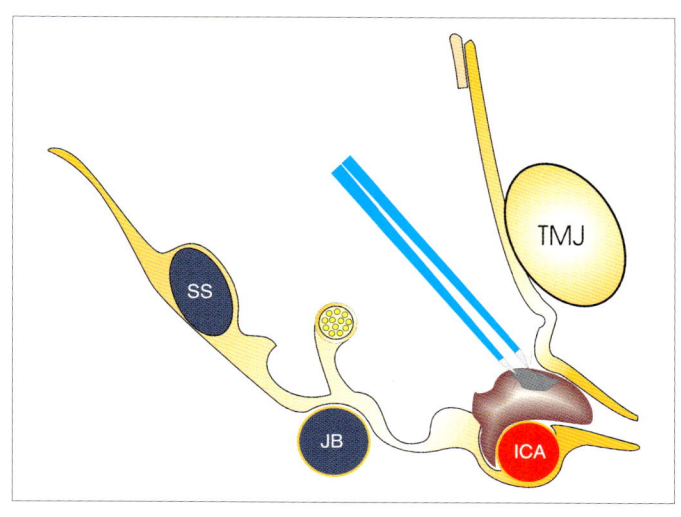

図 15.43　鼓室後方への浸潤（進展）が少ない症例では subfacial tympanotomy は必要ない．

クラス B 3 の腫瘍

1. 鼓室に充満して頸動脈管の破壊が見られるクラス B 3 の腫瘍は，乳突腔や顔面神経内側の蜂巣にも浸潤している場合がある（図 15.11 を参照➡ 388 頁）．そのような進行例では，内頸動脈や頸静脈球からの大量出血にも備えておくことが欠かせない．そのため，後壁の削除と外耳道前壁の削開を含む側頭骨亜全摘を行い，内頸動脈の領域を完全に明視下に置く必要がある．

2. 外耳道皮膚をすべて除去した後に，外耳道を盲端となるように閉鎖して（第 18 章 中耳の充填手技を参照➡ 534 頁），後壁を顔面神経の高さまで削除する（図 15.40）．鼓室と乳突腔から腫瘍を摘出する基本的なテクニックは，クラス A や B 1，B 2 の腫瘍と同様である（図 15.41）．まず良好な視野を作り，バイポーラーや綿片，サージセルで注意深く止血しながら腫瘍を剥離して小片に分けて摘出していくことが肝要である．

3. 症例によっては，内頸動脈のエリアを十分に明視下に置くためには，顎関節の後壁に相当する外耳道前壁骨を完全に削除する必要がある．内頸動脈周囲の腫瘍を扱うには格段の注意が必要であり，手術の最終段階まで残しておく（図 15.42）．内頸動脈は，大きなダイヤモンドバーであれば触れても安全である．カッティングバーを使うと深刻なダメージを与える可能性があり，特に小さなバーの危険性は高い．後方への進展が限られる症例では subfacial tympanotomy の必要がないこともある（図 15.43）．

4. 内頸動脈周囲から注意深く腫瘍を剥離したら，軟骨膜などで耳管を閉鎖して創腔を腹部脂肪で充填し（図 15.44），耳後を 3 層に縫合する．

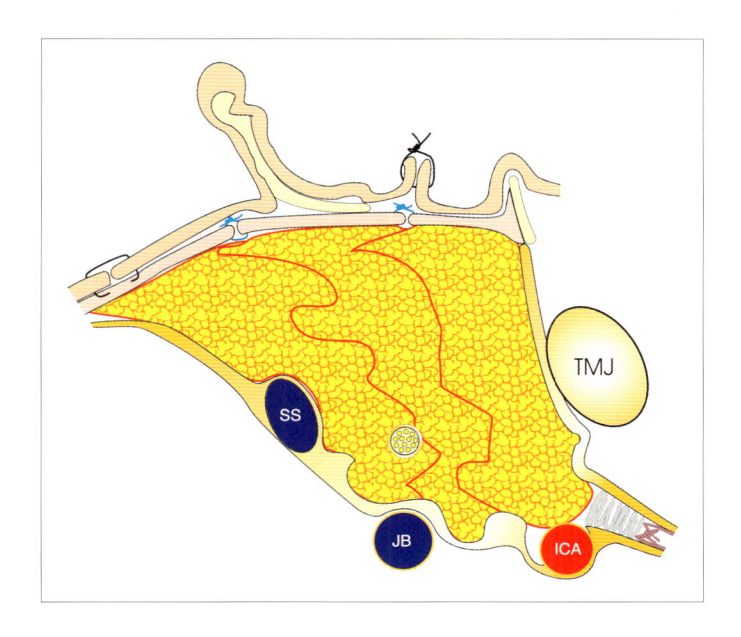

図 15.44　外耳道を盲端に閉鎖する．耳管は軟骨膜で閉鎖し，創腔を腹部脂肪で充填する．

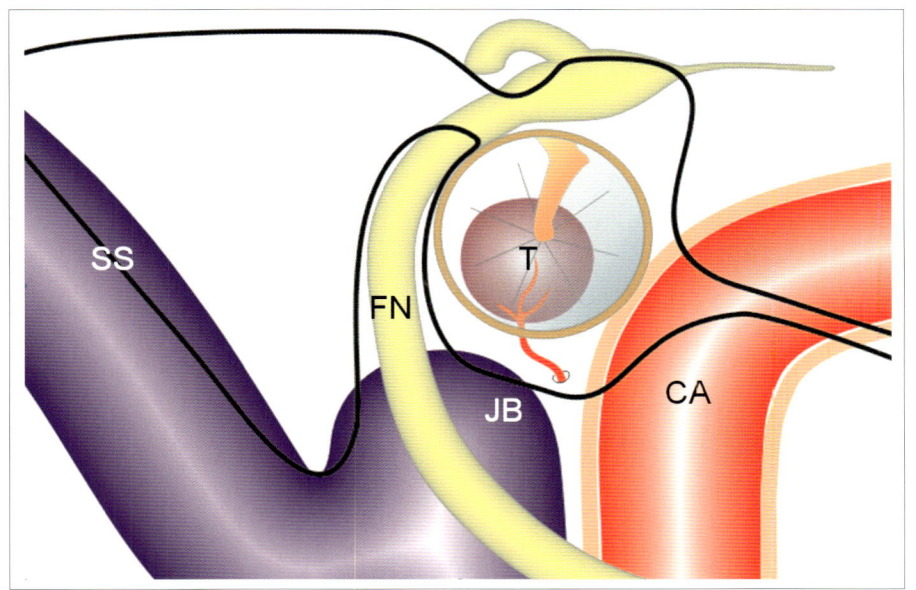

■ 症例 15.1　クラス A1（右耳）

図 15.1-1　傍神経節腫クラス A1 の定義は鼓膜所見で全体が見えることである．

CA　内頸動脈
FN　顔面神経
JB　頸静脈球
SS　S状静脈洞
T　腫瘍

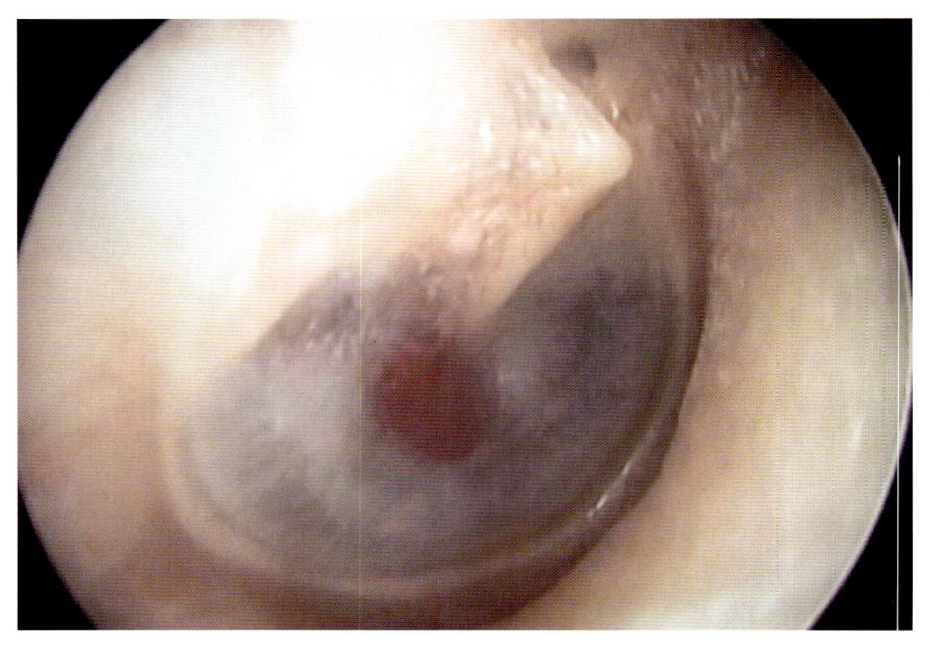

図 15.1-2　鼓膜所見で小さな赤色の腫瘤を鼓膜下半部に認める．腫瘤の外側面は鼓膜臍直下で鼓膜に接しており，腫瘤の輪郭全体を鼓膜を通して見ることができる．聴力は正常で外耳道は広いため，耳鏡下の経外耳道アプローチを採用する．

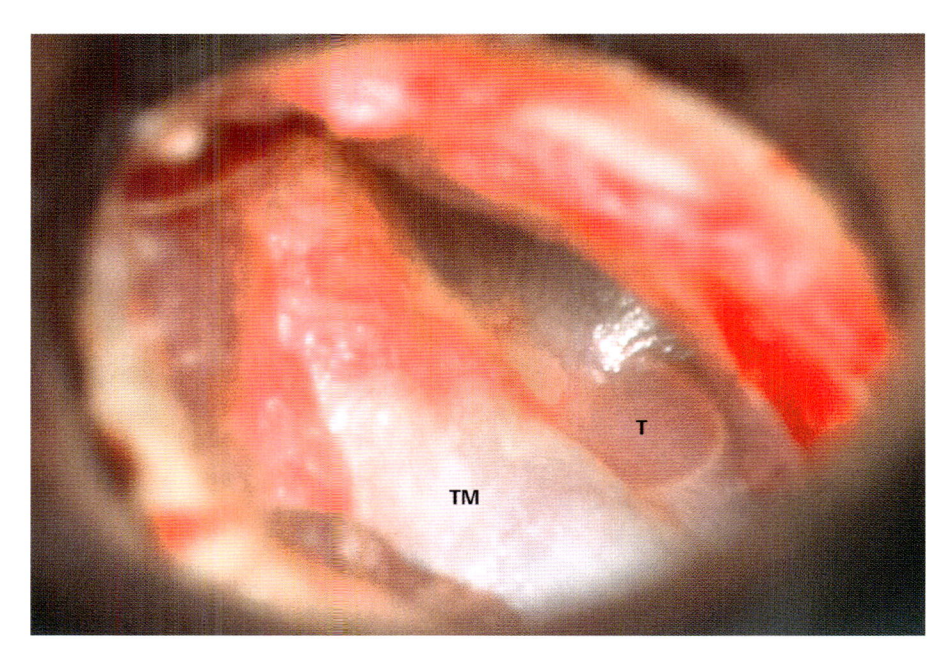

図15.1-3　視野の最も大きく取れる耳鏡を使って鼓膜を明視下に置く．鼓膜臍直下に腫瘍が鼓膜と接しているのが確認できる．

T　　腫瘍
TM　鼓膜

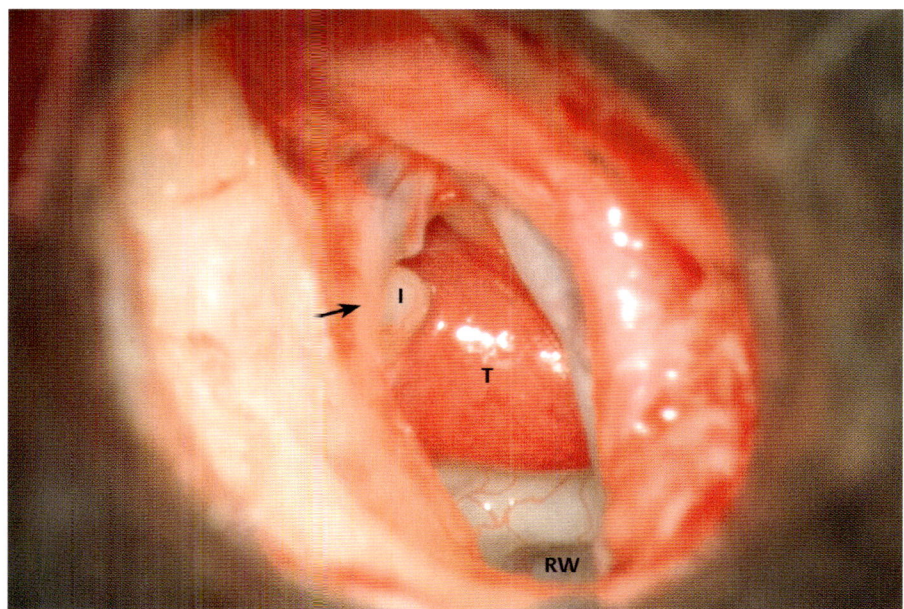

図15.1-4　外耳道後壁皮膚にU字型の切開を加えて作製した鼓膜-外耳道皮弁を挙上して鼓室を開いた．岬角を覆う腫瘍後半部が確認できる．鼓索神経が後ツチ骨靱帯（矢印）の裏面近くを走行している．

I　　キヌタ骨
RW　正円窓
T　　腫瘍

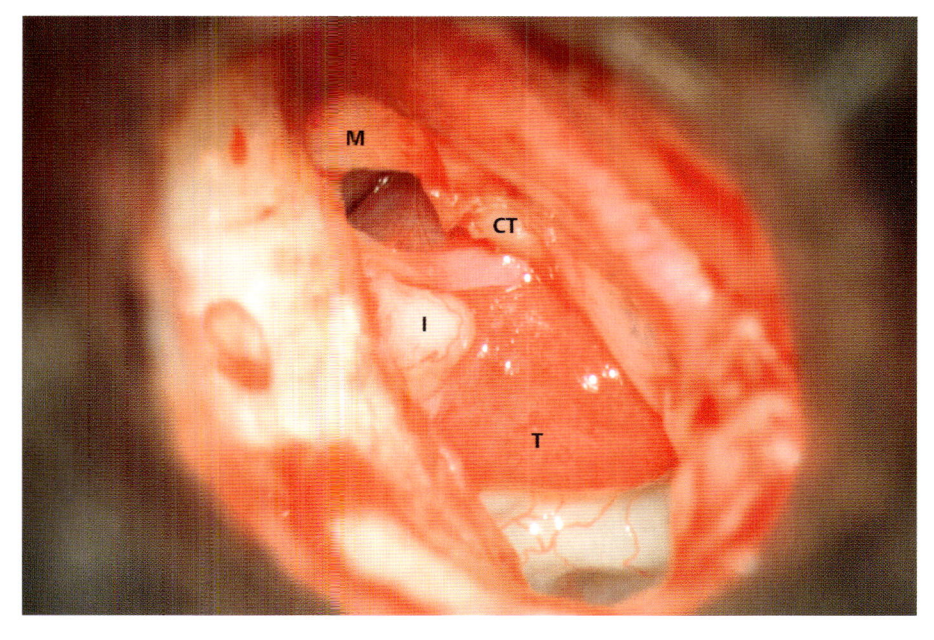

図15.1-5　腫瘍の拡大像．腫瘍は岬角から発生しているように見え，後上部に拡大して卵円窓に達し，前方ではツチ骨柄内側を越えている．腫瘍上極を明視下に置くために鼓索神経を切断し，外耳道後上壁の骨を鋭匙で小さく削除している．

CT　鼓索神経
I　　キヌタ骨
M　　ツチ骨
T　　腫瘍

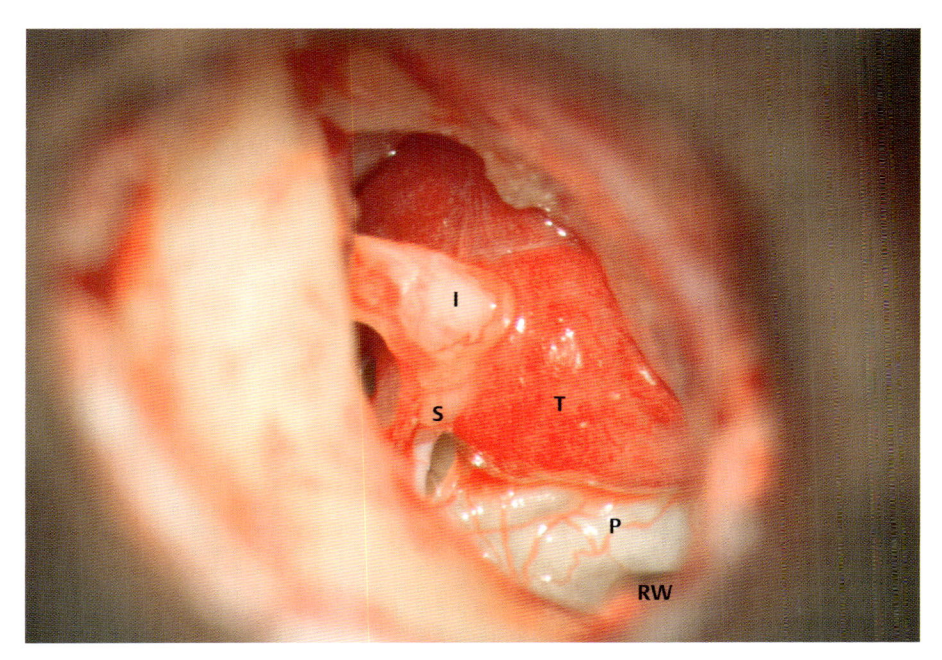

図 15.1-6　後上壁を小さく削ることでキヌタ骨長脚とアブミ骨上面に接する腫瘍上極を露出する.

I　キヌタ骨
P　岬角
RW　正円窓
S　アブミ骨
T　腫瘍

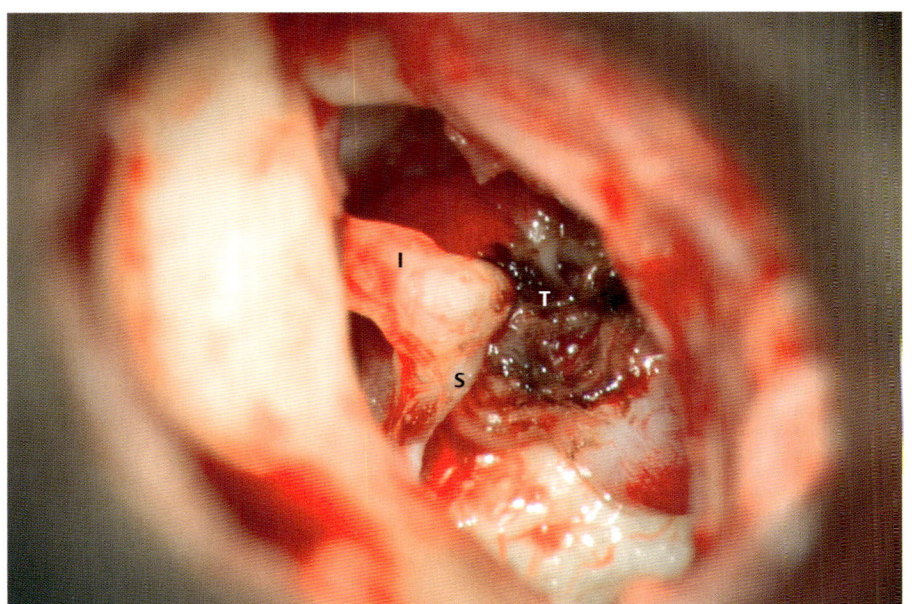

図 15.1-7　先細のバイポーラーで腫瘍を焼灼する. 器械的ないし熱による損傷を避けるため, 焼灼は重要な構造から十分に離れた部分から開始する. 焼灼により腫瘍は縮小し, これを小片に分けて摘出して視野を改善する.

I　キヌタ骨
S　アブミ骨
T　腫瘍

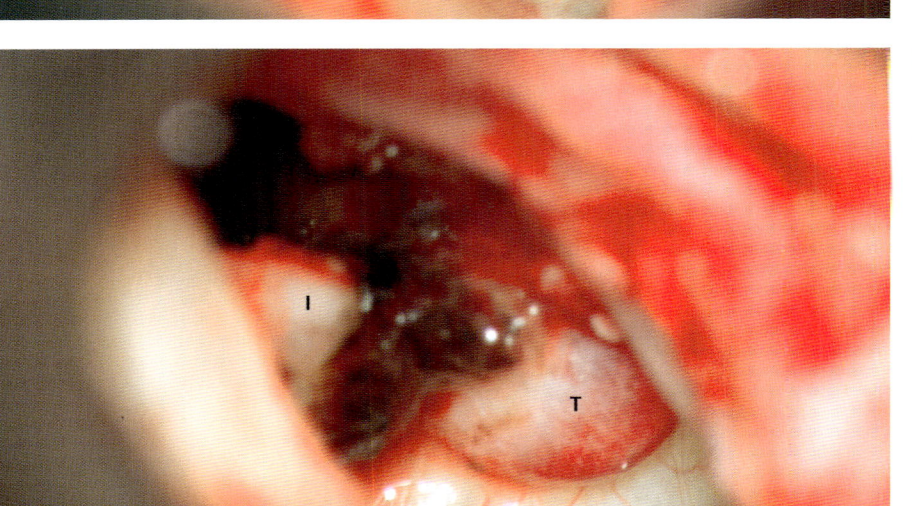

図 15.1-8　腫瘍後下極を明視下に置く.

I　キヌタ骨
RW　正円窓
T　腫瘍

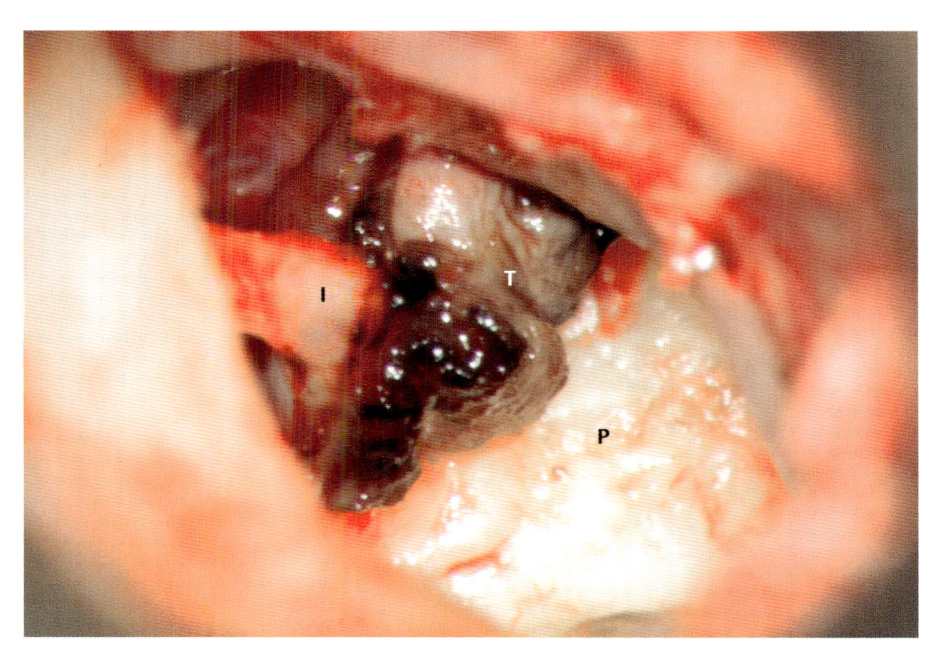

400　第15章　特論：クラスAおよびBの傍神経節腫（グロムス腫瘍）

図 15.1-9　バイポーラーで焼灼しながら小片に分けて腫瘍減量を進める．耳小骨に接する腫瘍残存部を見ることができる．

I　キヌタ骨
P　岬角
T　腫瘍

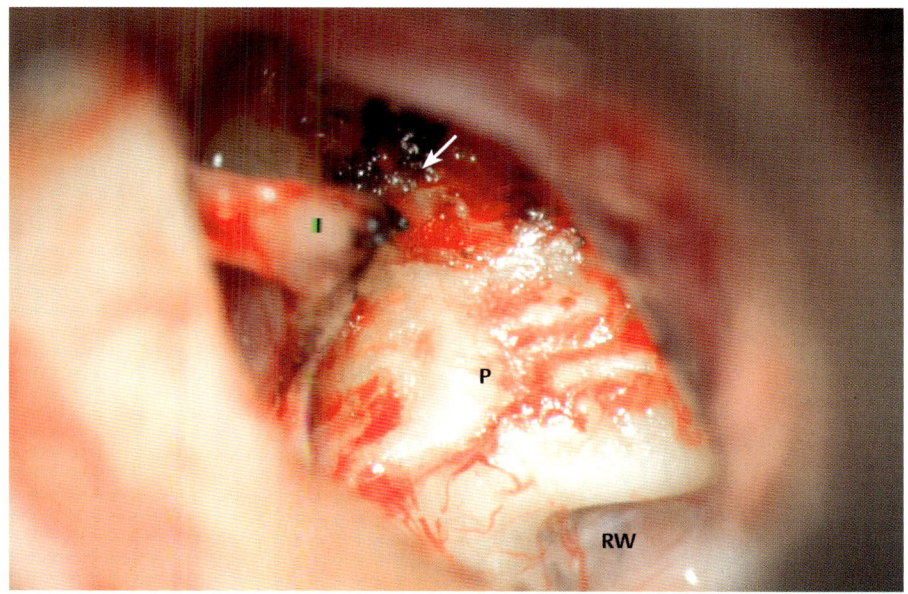

図 15.1-10　鼓室から腫瘍を全摘したところを示す．腫瘍基部（矢印）は正円窓直近の前下方に存在している．

I　キヌタ骨
P　岬角
RW　正円窓

症例 15.2　クラス A2（左耳）

図 15.2-1　鼓室に限局する傍神経節腫で鼓膜所見で辺縁が確認できず，下鼓室に浸潤のない症例をクラス A2 と定義する．

CA　内頸動脈
FN　顔面神経
JB　頸静脈球
SS　S状静脈洞
T　腫瘍

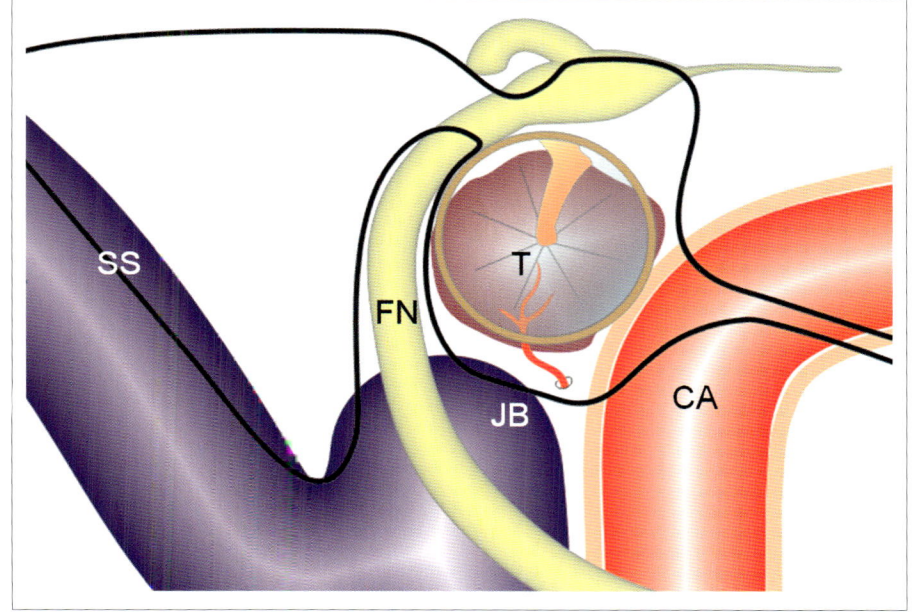

401

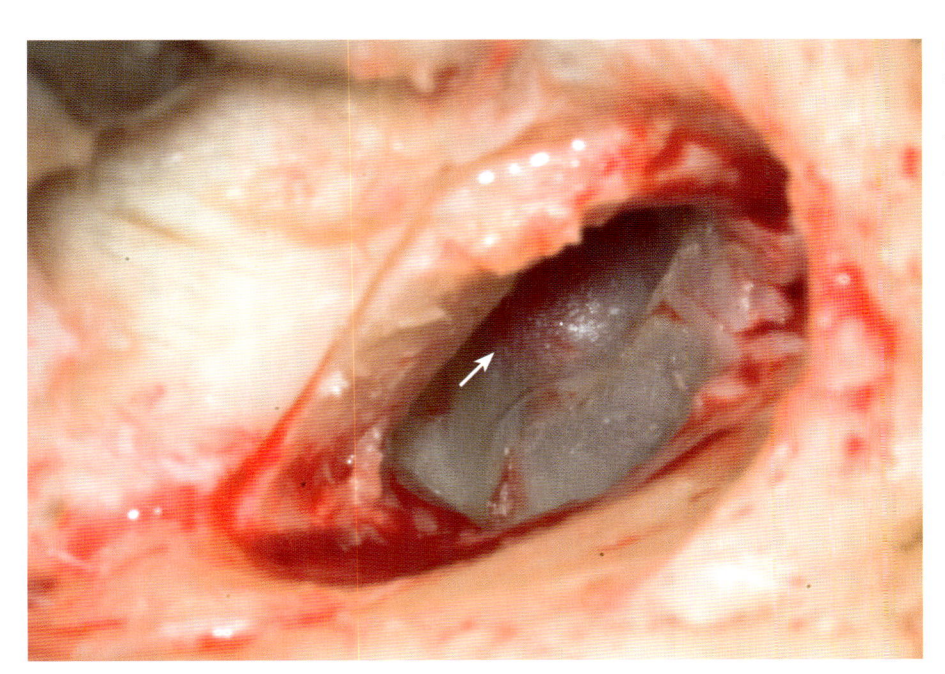

図 15.2-2　鼓膜前上部に赤色の腫瘤が透見される（矢印）．鼓膜所見上，腫瘍の前縁は見ることができず，耳後切開での経外耳道的なアプローチの適応となる．外耳道前壁皮膚外側部切開を加え，外耳道形成の準備をしている．

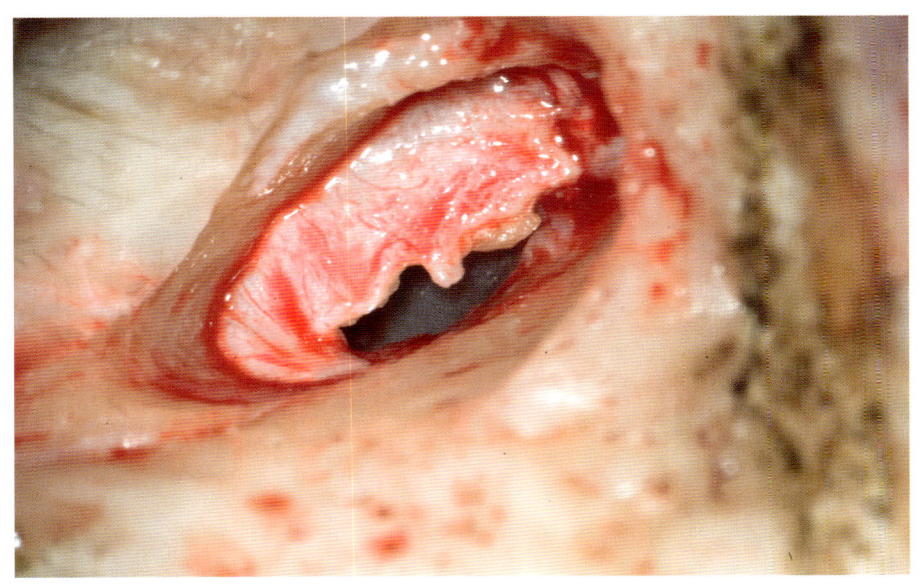

図 15.2-3　腫瘍を安全に扱うには，鼓膜全体を明視できるように外耳道を形成することが極めて重要である．前壁の突出を削除するために皮膚を内側に向けて剥離している．

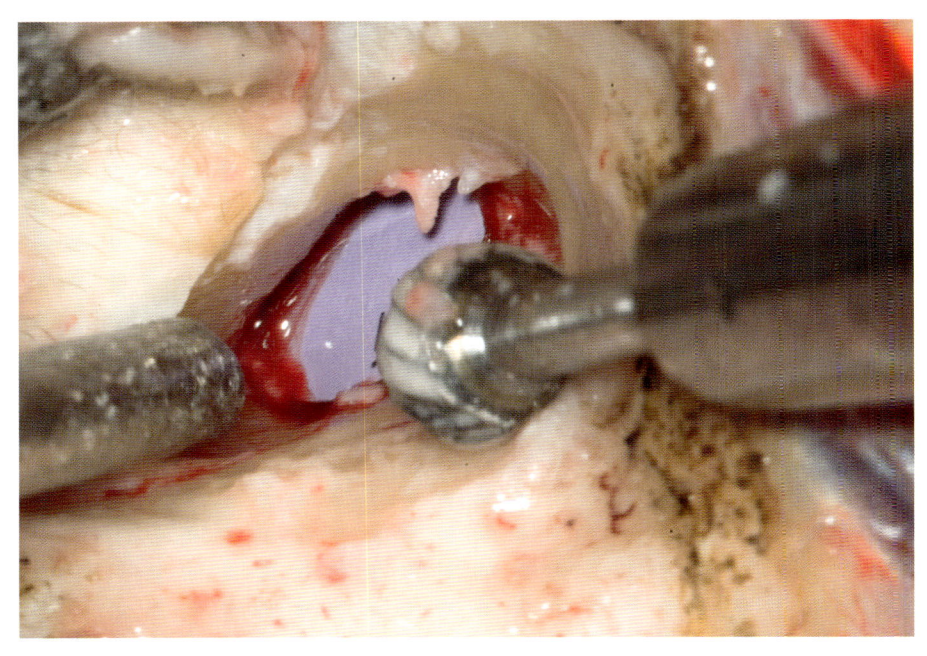

図 15.2-4　骨壁を前述の方法で削除して外耳道を形成している（第 7 章 一般的な手術手技の「外耳道形成」を参照➡ 78 頁）．鼓膜-外耳道皮弁はアルミニウムシートで保護する．

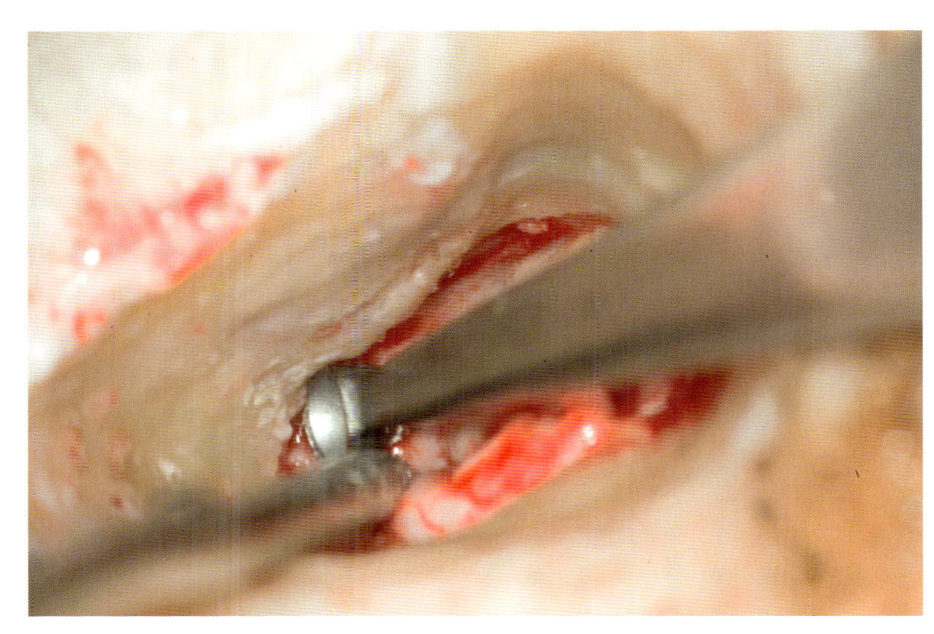

図 15.2-5　下壁に突出する鼓膜直近の骨を除去するには鋭匙を使うと安全である.

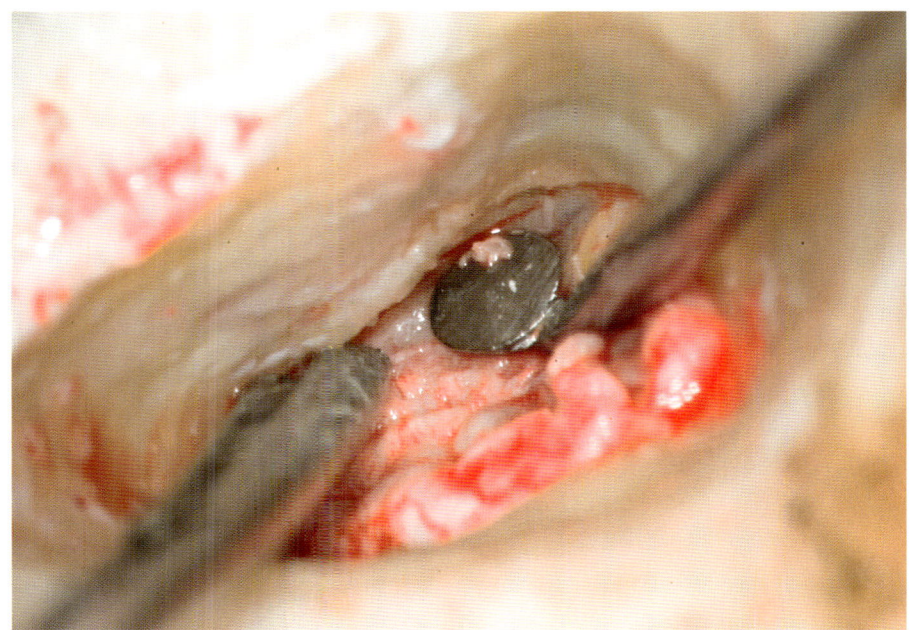

図 15.2-6　外耳道形成を十分に行い, 鼓膜溝前部に付着する線維性鼓膜輪を見えるようにする.

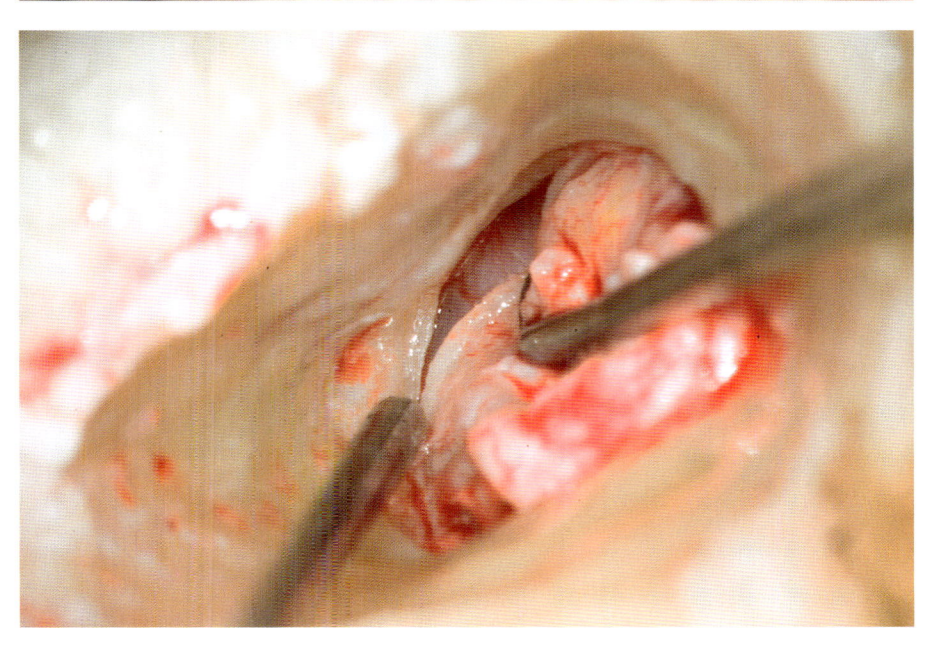

図 15.2-7　鼓膜-外耳道皮弁を注意深く摘出する. 鼓膜溝から線維性鼓膜輪を剝離している.

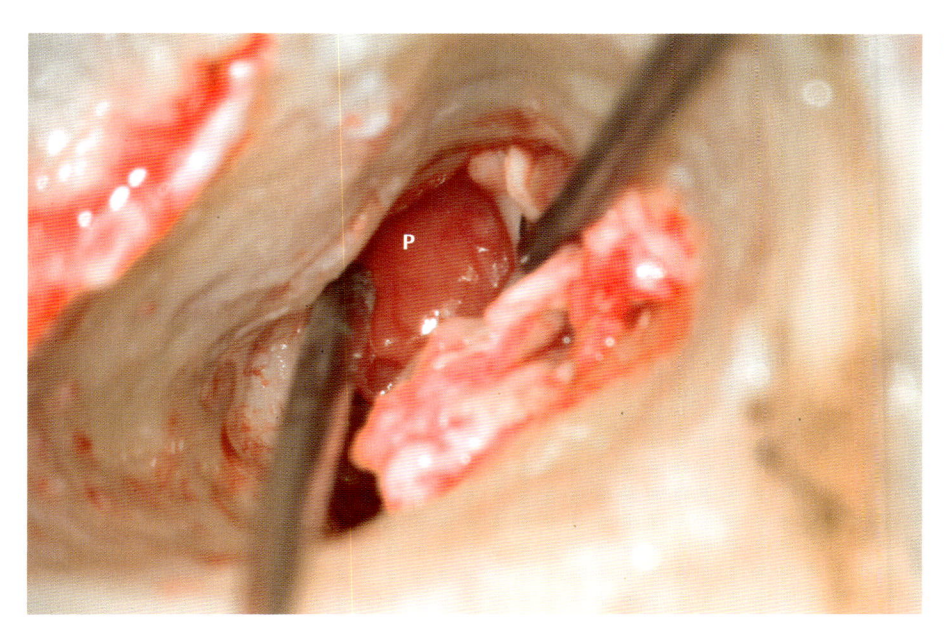

図 15.2-8　鼓室前上部を占める赤色の腫瘤が傍神経節腫である．

P　傍神経節腫

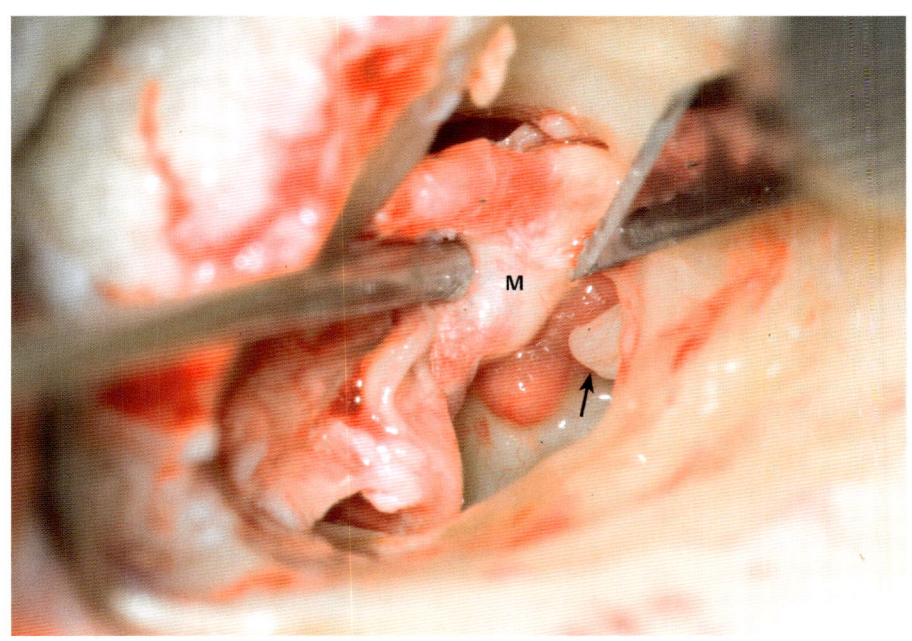

図 15.2-9　ツチ骨柄からの鼓膜剥離には鋭的な操作が必要である．上皮を外耳道と鼓室に残さないように注意しなければならない．腫瘍の後端部はツチ骨柄内側にあり，後上部にあるキヌター アブミ関節（矢印）は正常で，腫瘍から離れている．

M　ツチ骨柄

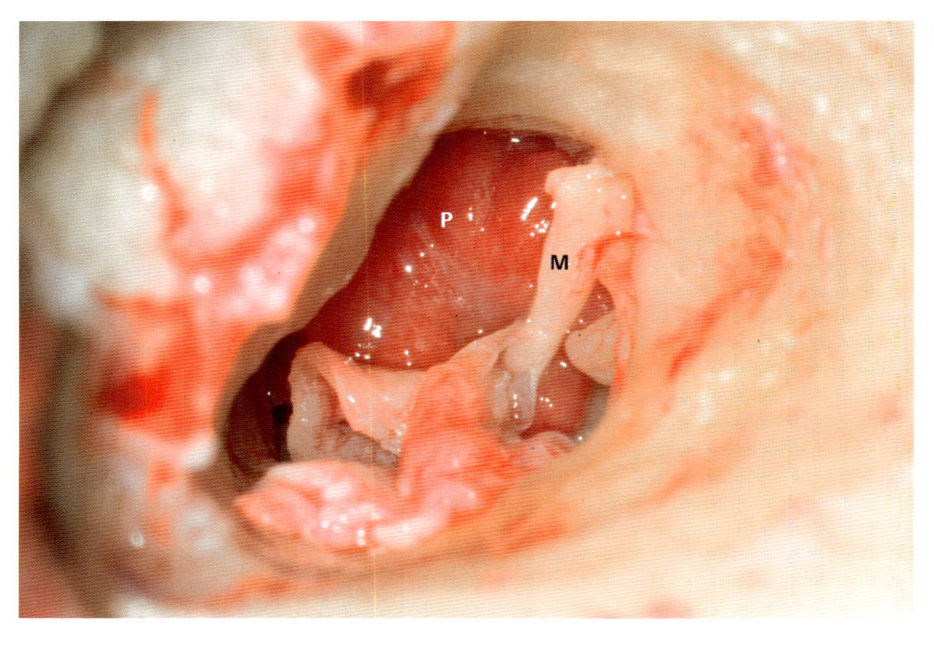

図 15.2-10　ツチ骨柄から鼓膜-外耳道皮弁をほぼ剥がし終えている．傍神経節腫が鼓室前上部から耳管の方向に進展しているのがわかる．

M　ツチ骨柄
P　腫瘍

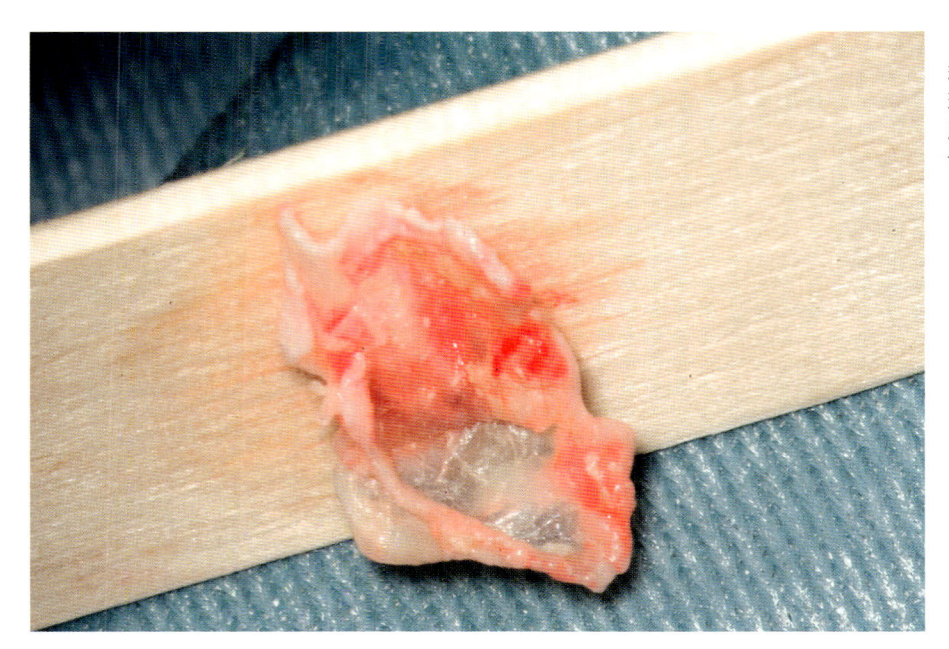

図 15.2-11 摘出した鼓膜-外耳道皮弁を示す．線維性鼓膜輪は完全に保たれている．これを生理食塩水中に保存しておき，手術の最後に側頭筋膜で作った鼓膜の上に戻す（glove finger flap technique）．

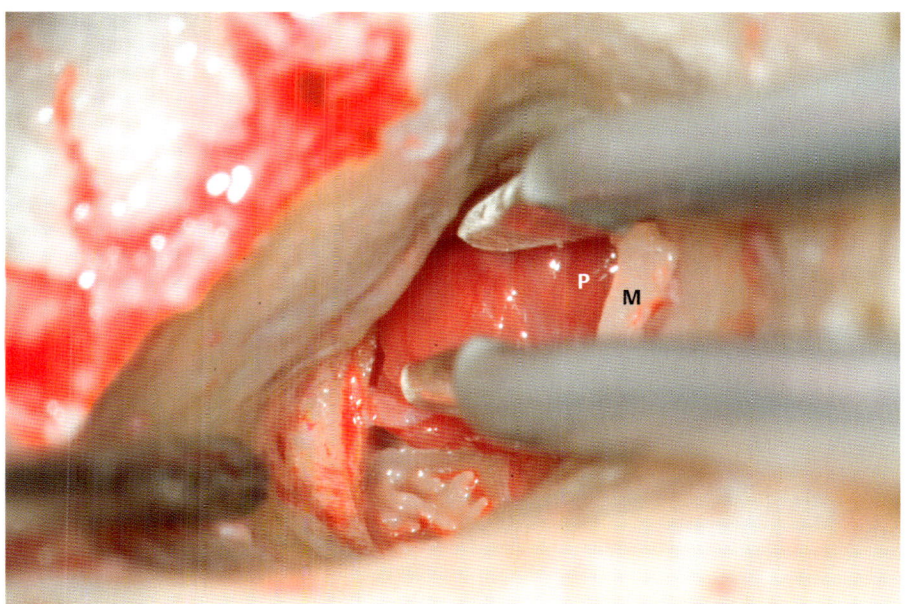

図 15.2-12 腫瘍をバイポーラーで徐々に焼灼していく．このとき見えない部位にある栄養血管を損傷しないよう，腫瘍は丁寧に扱う必要がある．

M ツチ骨柄
P 傍神経節腫

バイポーラー

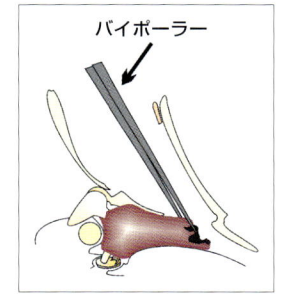

図 15.2-13 焼灼中は周囲の構造を熱で損傷しないように注意する．バイポーラーで焼灼すると腫瘍は収縮し，さらなる焼灼，あるいは剝離する作業スペースができる．腫瘍は十分に焼灼された部分から小片に分けて摘出していく．

405

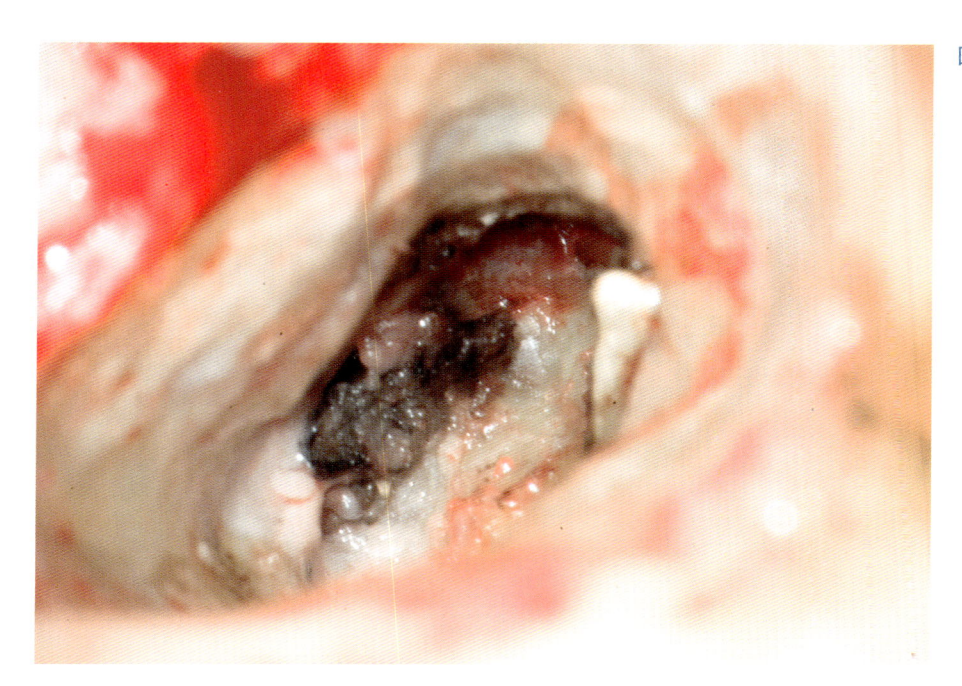

図 15.2-14 最後に残った腫瘍前端部が見える.

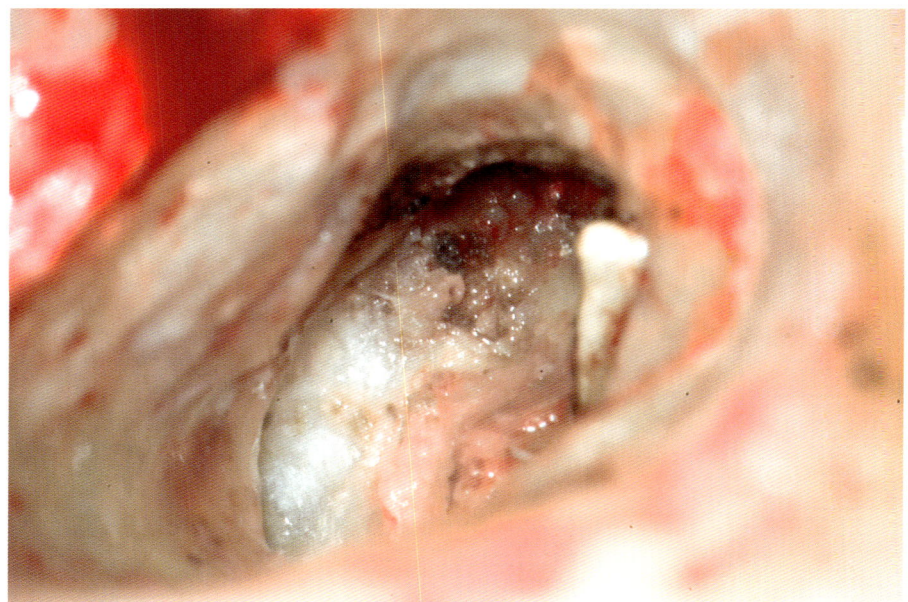

図 15.2-15 腫瘍前内側部は前鼓室内側壁の蜂巣に浸潤している.

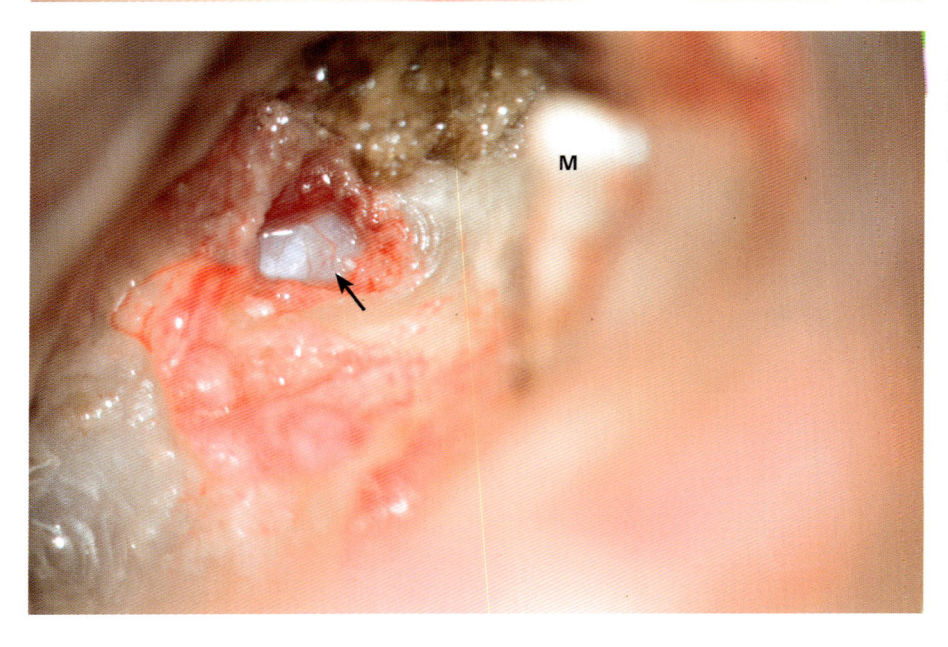

図 15.2-16 前鼓室内側壁からの腫瘍剥離と蜂集削開を進めると,蜂巣底部に内頸動脈が小さく露出される(矢印).

M ツチ骨

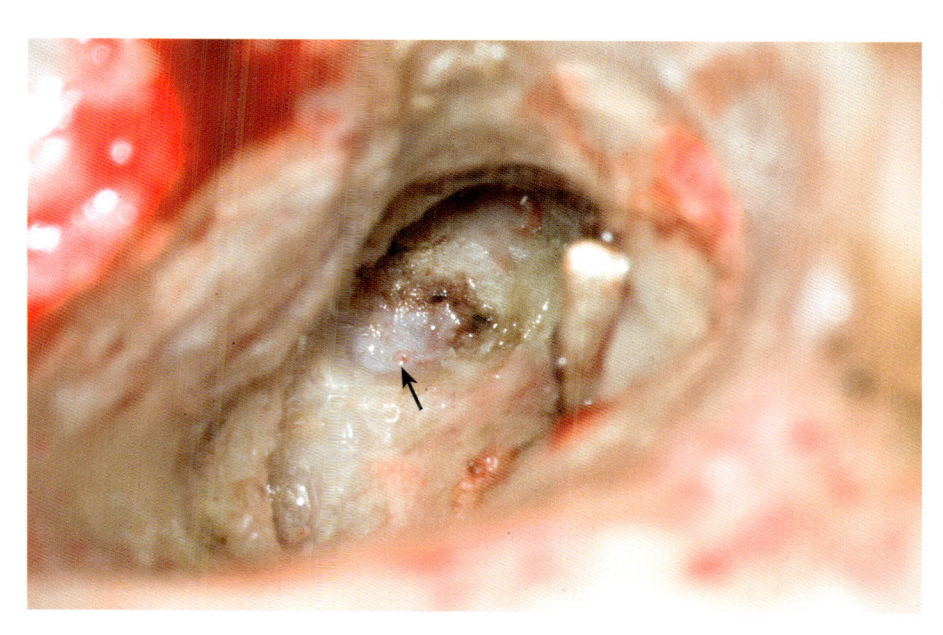

406　第15章　特論：クラスAおよびBの傍神経節腫（グロムス腫瘍）

図 15.2-17　内頸動脈上の蜂巣をダイヤモンドバーで注意深く削除し（矢印），腫瘍の摘出を終了する．

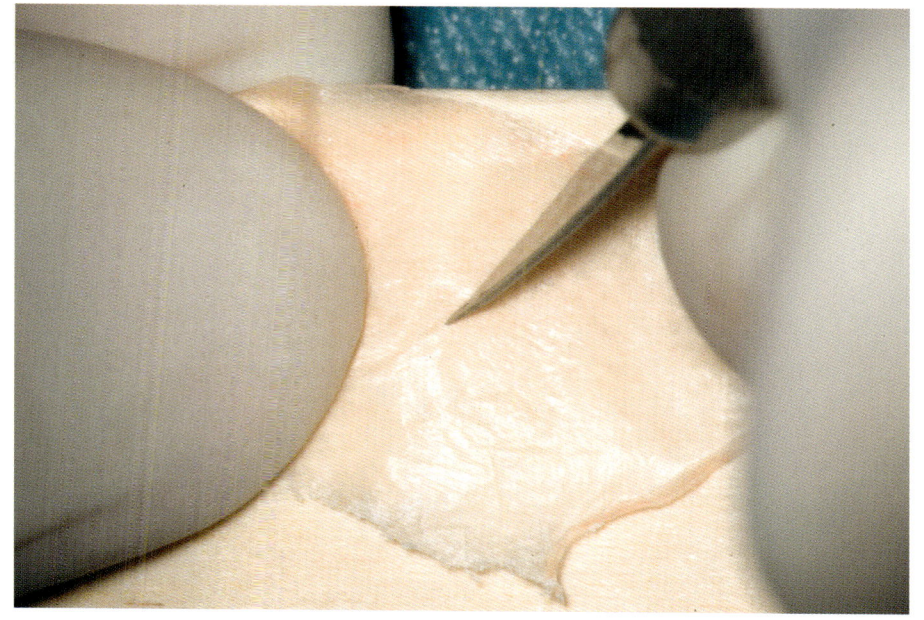

図 15.2-18　耳小骨連鎖は正常なままであり，鼓膜を再建して一期的に手術を終わらせることができる．側頭筋膜にツチ骨柄を通す小さな孔をあける．

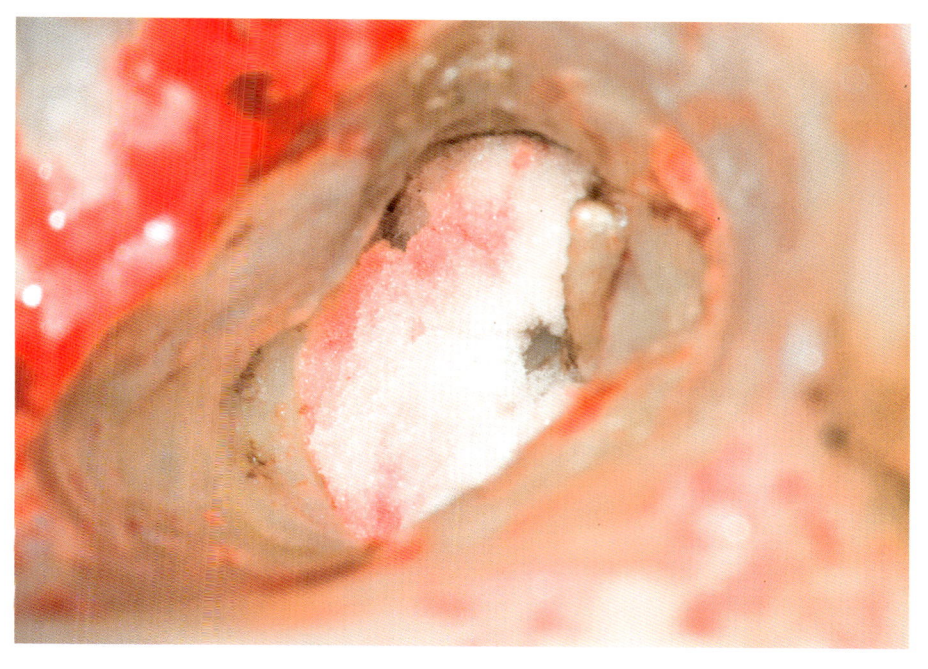

図 15.2-19　鼓室をゼルフォーム小片でパッキングする．

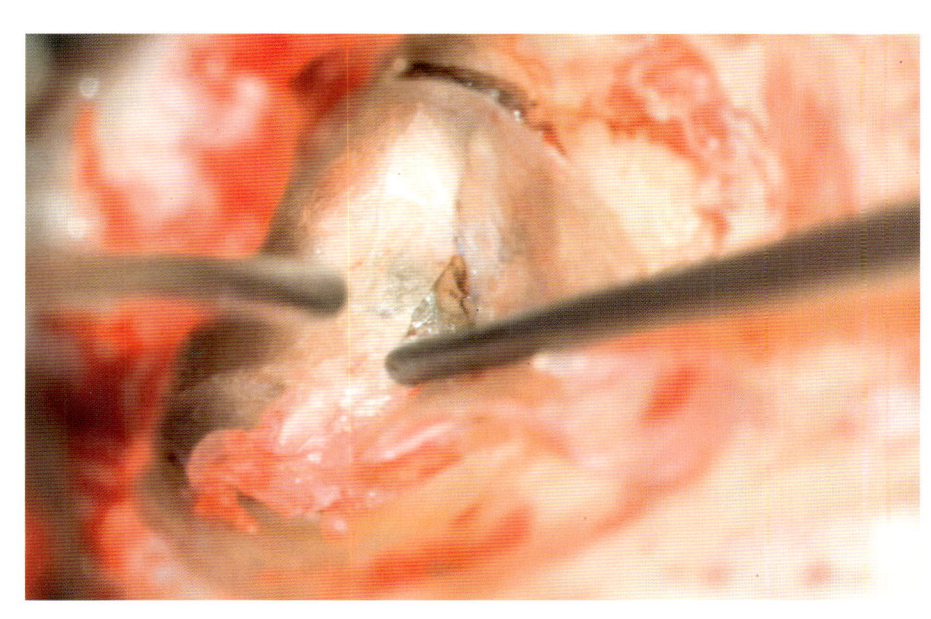

図 15.2-20　吸引管と微小フックを使い，ツチ骨柄を筋膜にあけたボタンホールに通している．

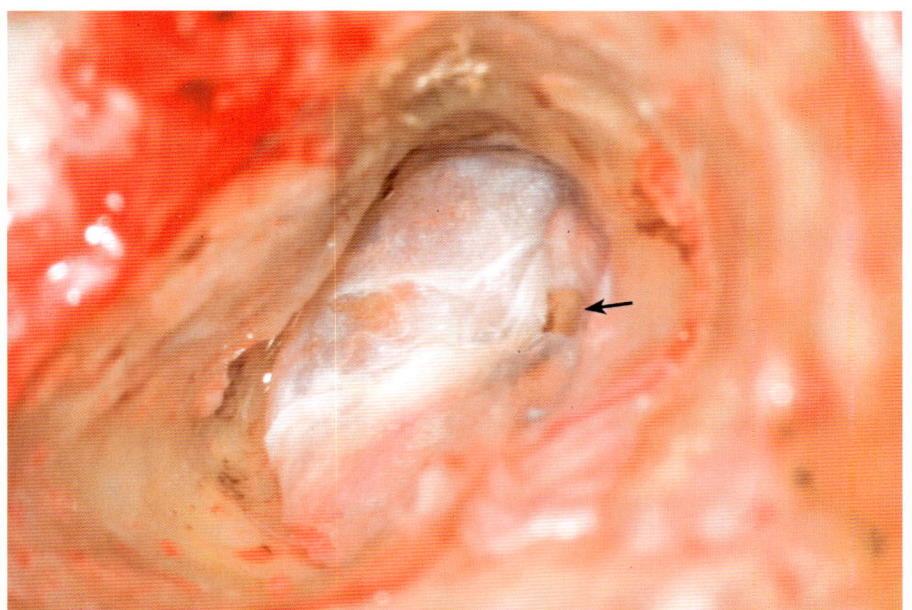

図 15.2-21　筋膜がアンダーレイされ，ツチ骨柄は術後の鼓膜浅在化防止のために筋膜の中央で表面に出ている（矢印）．

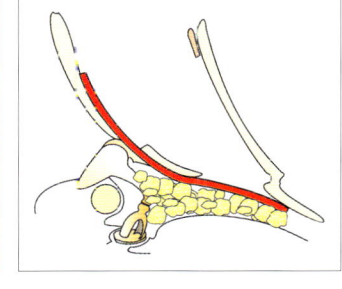

図 15.2-22　摘出して保存していた鼓膜-外耳道皮弁を筋膜と外耳道壁上に戻す．

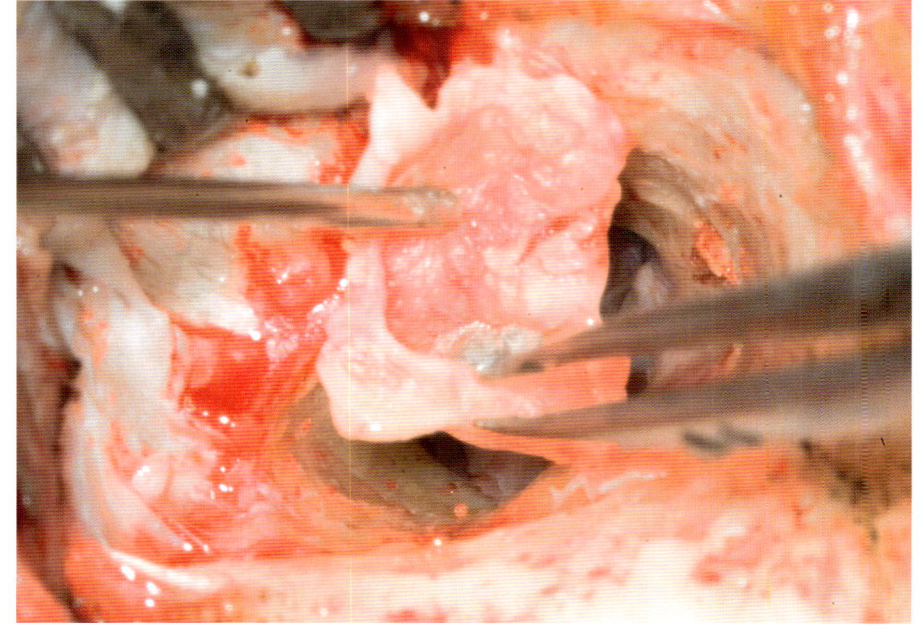

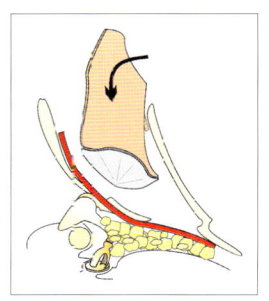

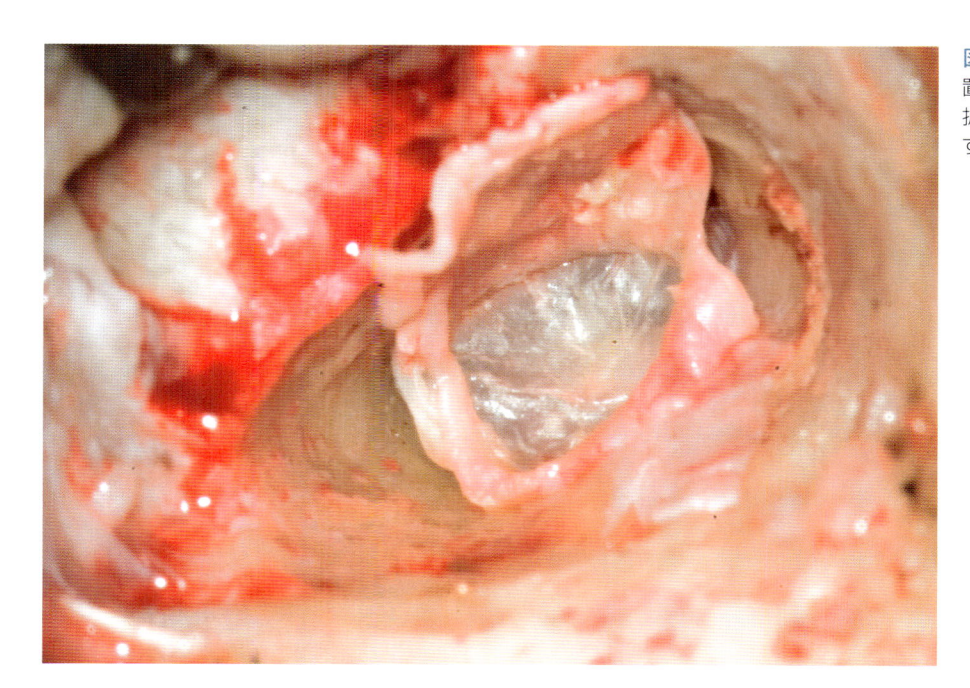

408　第15章　特論：クラスAおよびBの傍神経節腫（グロムス腫瘍）

図 15.2-23　鼓膜-外耳道皮弁を本来の位置に置いたが、外耳道は安全に腫瘍を摘出するために拡大されており、皮弁は骨壁と密着するには小さすぎる．

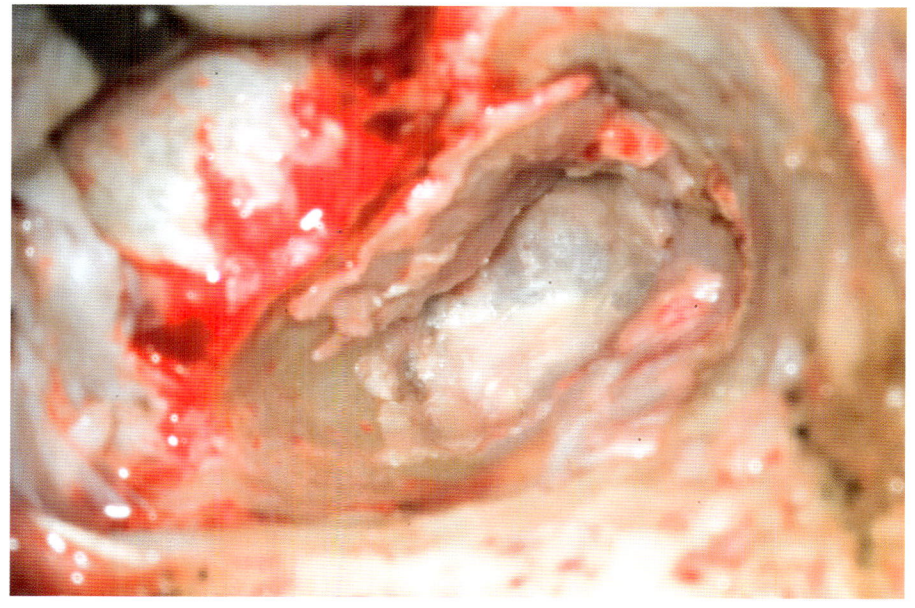

図 15.2-24　外耳道皮膚上下に縦切開を加えて、皮膚が骨壁と密着するように形成する．このとき医原性真珠腫ができないように、皮膚辺縁部が折れ込んでいないことを確認する必要がある．

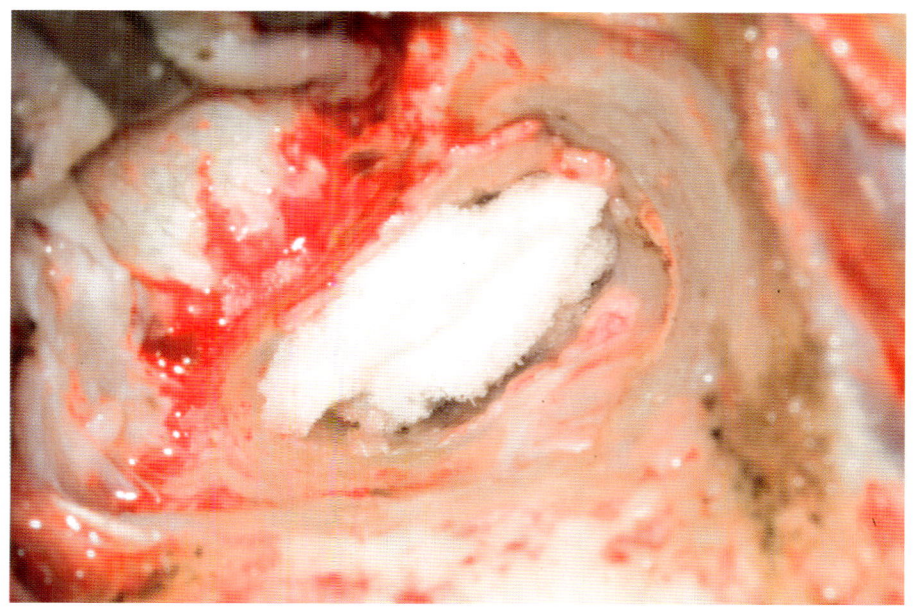

図 15.2-25　鼓膜-外耳道皮弁の位置を固定するために後壁を残して外耳道をゼルフォームでパッキングする．

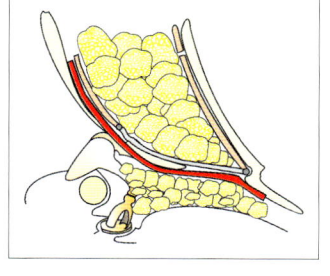

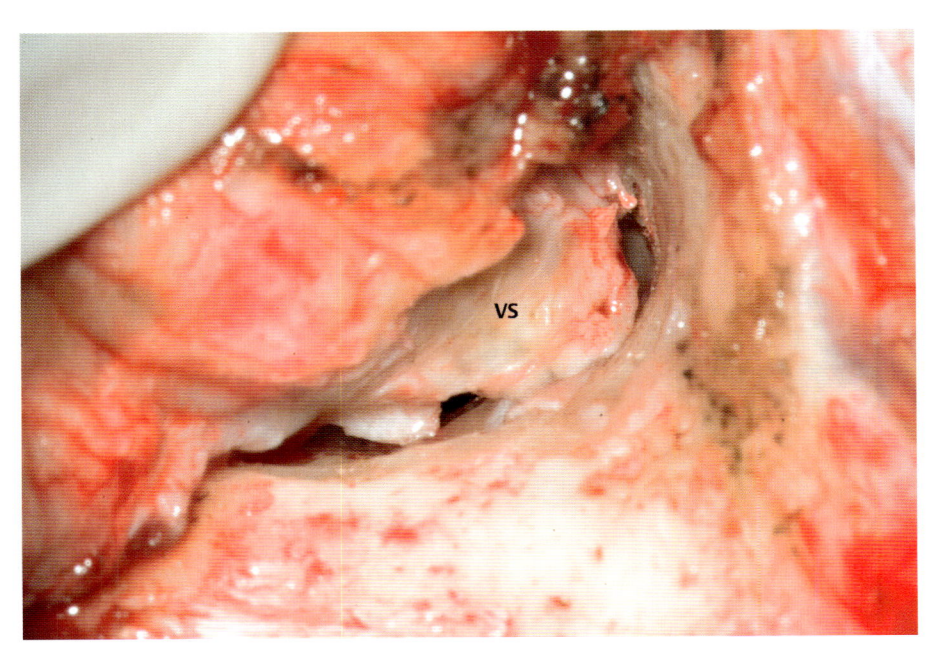

図 15.2-26　開創器をはずして後壁の皮膚（vascular strip；VS）を戻す．この後に外耳道入口部側からゼルフォームでパッキングを追加し，後壁皮膚を骨壁と密着させる．

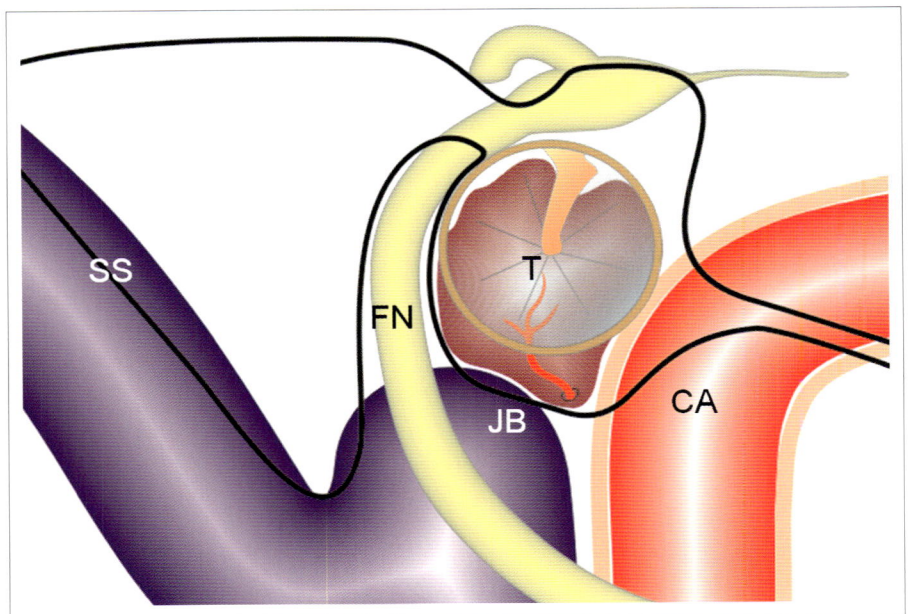

症例 15.3　クラス B 1（右耳）

図 15.3-1　クラス B 1 の傍神経節腫は下鼓室に浸潤するが，乳突腔への浸潤は見られない．また，頸静脈球と内頸動脈は正常である．

CA　内頸動脈
FN　顔面神経
JB　頸静脈球
SS　S 状静脈洞
T　腫瘍

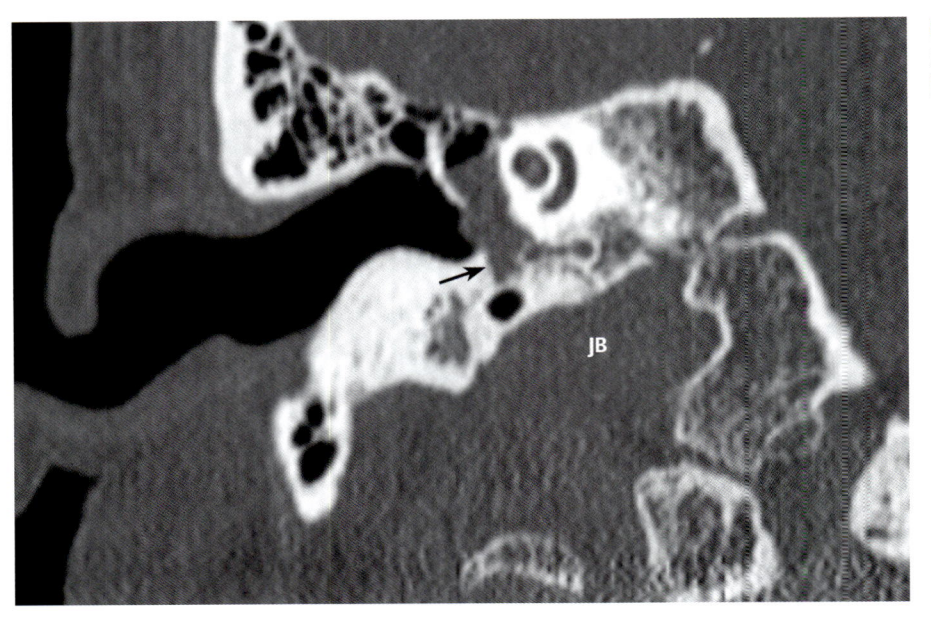

図 15.3-2　CT 冠状断では腫瘍が下鼓室の蜂巣に浸潤しているが（矢印），頸静脈球（JB）との関係は見うれない．

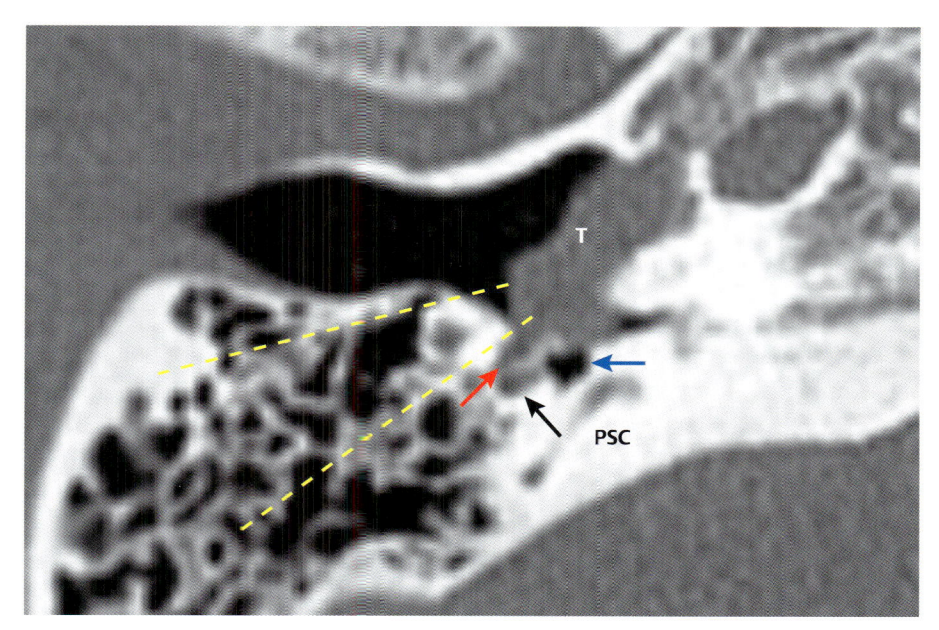

図 15.3-3　蝸牛下端レベルの CT 軸位断で見ると，腫瘍は乳突洞に達しておらず，鼓室洞（青矢印）への浸潤もない．下鼓室の腫瘍を制御するには，後鼓室開放を下方に延長して顔面神経（赤矢印）と鼓膜の間にスペースを作る（点線）．顔面神経内側の軟部陰影（黒矢印）はアブミ骨筋である．

PSC　後半規管
T　　腫瘍

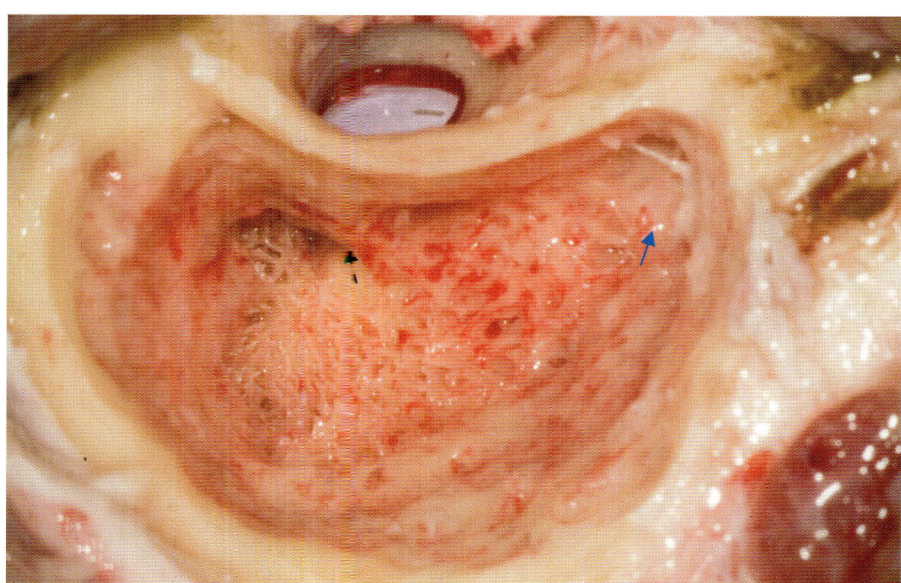

図 15.3-4　乳突削開が完了したところを示す．術前の CT で示されたように，乳突洞には病変は見られない．顔面神経乳突部はキヌタ骨短突起（黒矢印）と顎二腹筋稜（青矢印）前端部の間を走行している．

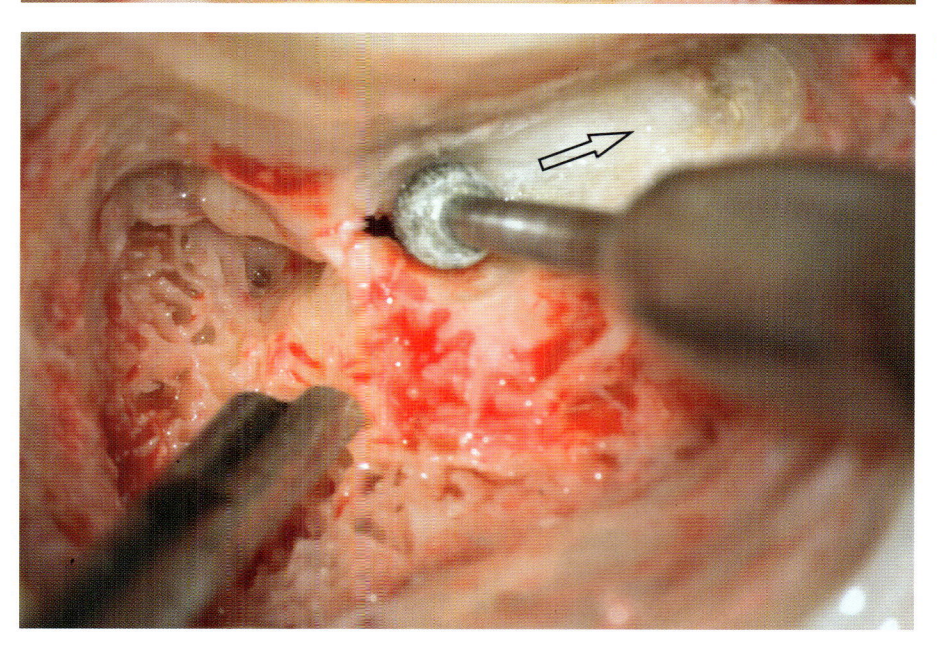

図 15.3-5　すぐ内側を走行する顔面神経に注意しながら，キヌタ骨短突起直下の骨を大きなダイヤモンドバーで削除している．このときバーがキヌタ骨に触れないように短突起後方に小さな骨稜を残し，バーは上方から下方へと一方向性に動かすようにする（矢印）．

411

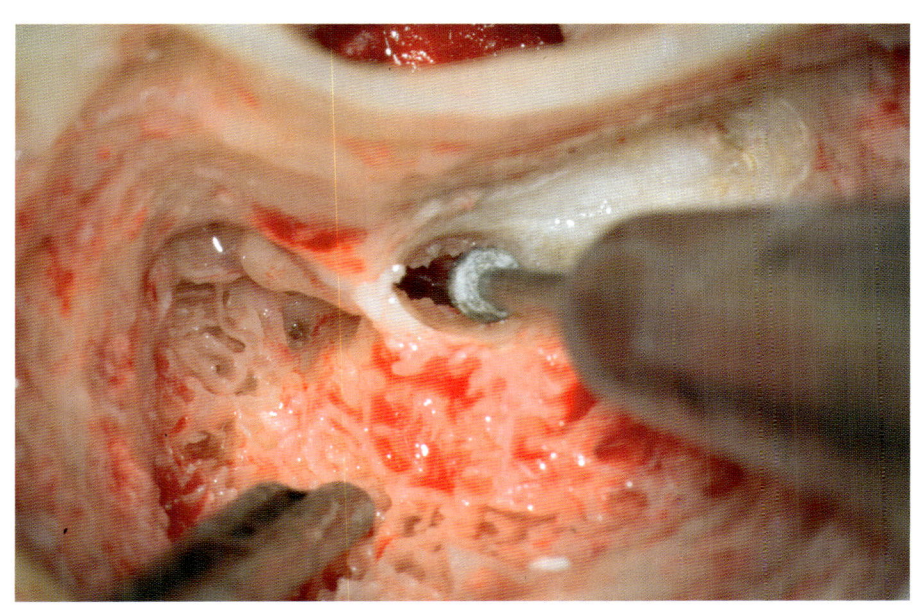

図 15.3-6　後鼓室開放部を小さなダイヤモンドバーで拡大している．出血を避けるため，腫瘍近傍の骨組織削除にはダイヤモンドバーを使用する．

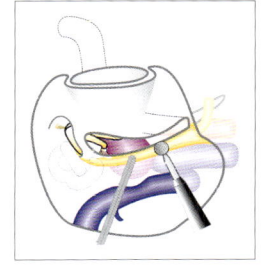

図 15.3-7　後鼓室開放部から腫瘍後面（黄矢印）を見る．顔面神経が開口部の内側縁を走行している（黒矢印）が，損傷しないよう骨を薄く残してある

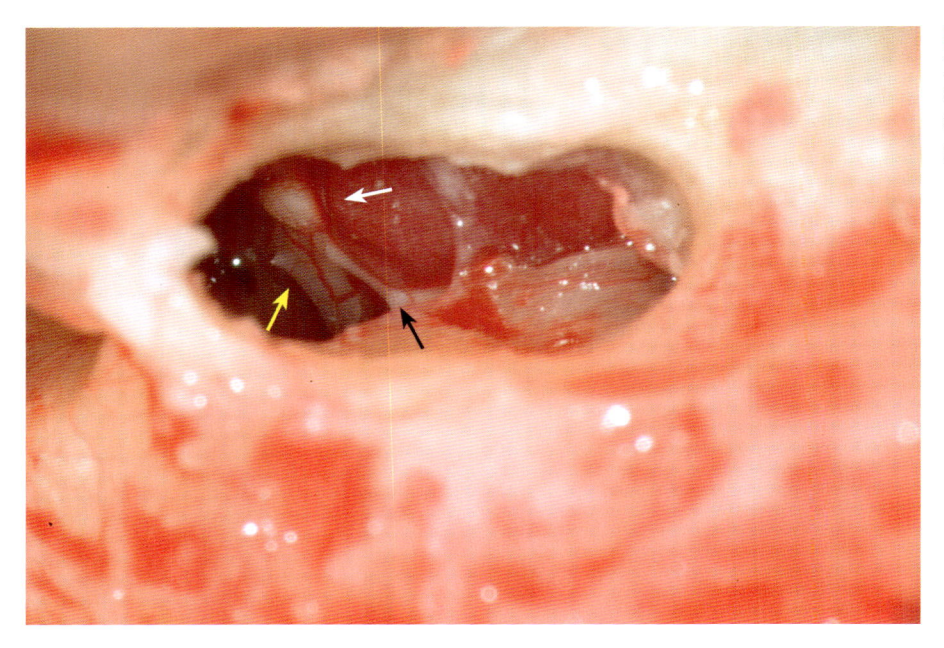

図 15.3-8　アブミ骨周辺を観察する．腫瘍はアブミ骨下面と接しているが，上面には達していない．キヌタ-アブミ関節（白矢印）とアブミ骨後脚（黄矢印），アブミ骨筋腱（黒矢印）が明らかである．

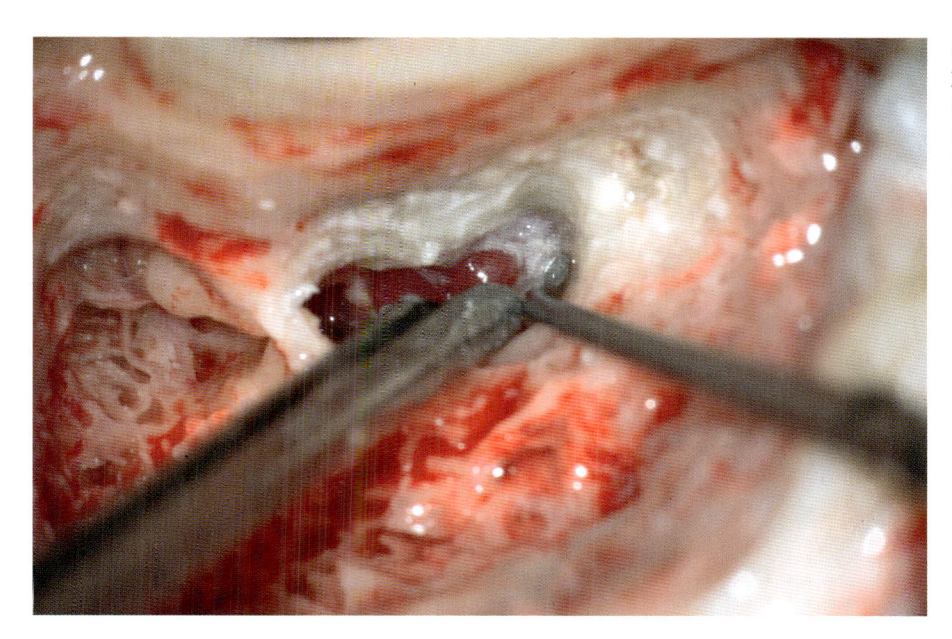

図15.3-9　下鼓室を観察するために後鼓室開放を小さなダイヤモンドバーで下方に延長する．この操作では鼓索神経の切断が必要である．腫瘍を損傷しないように，微細剥離子を使って薄く残した骨組織を粘膜とともに前方へ押し，割りながら開窓を拡大している．

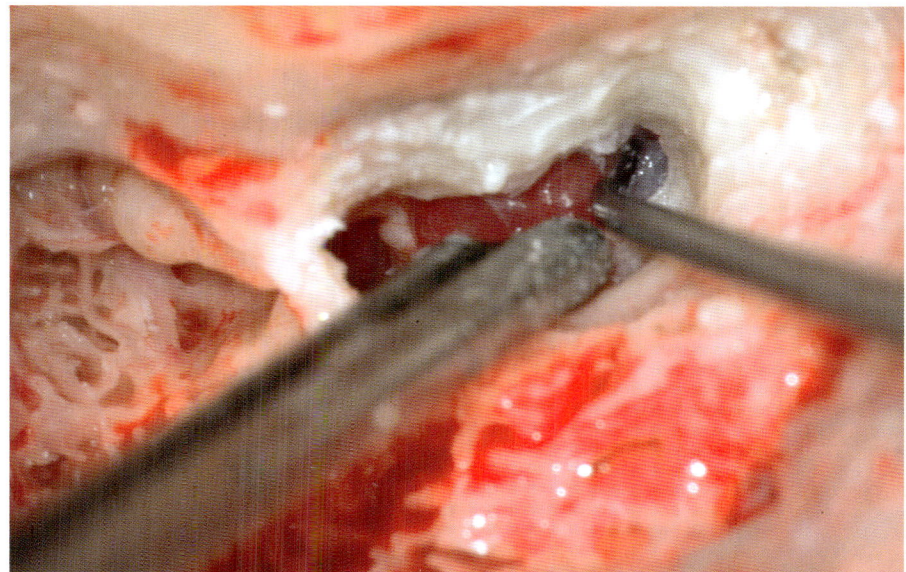

図15.3-10　後壁を覆う粘膜を前方に向けて剥がし，骨削除のスペースを作る．

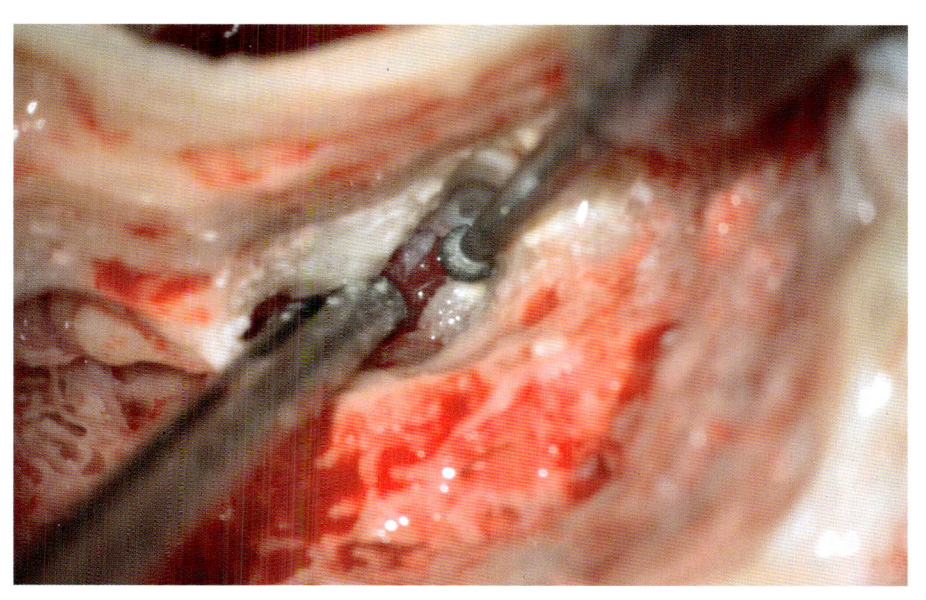

図15.3-11　小さなダイヤモンドバーで後鼓室開放を下方へ拡大する．

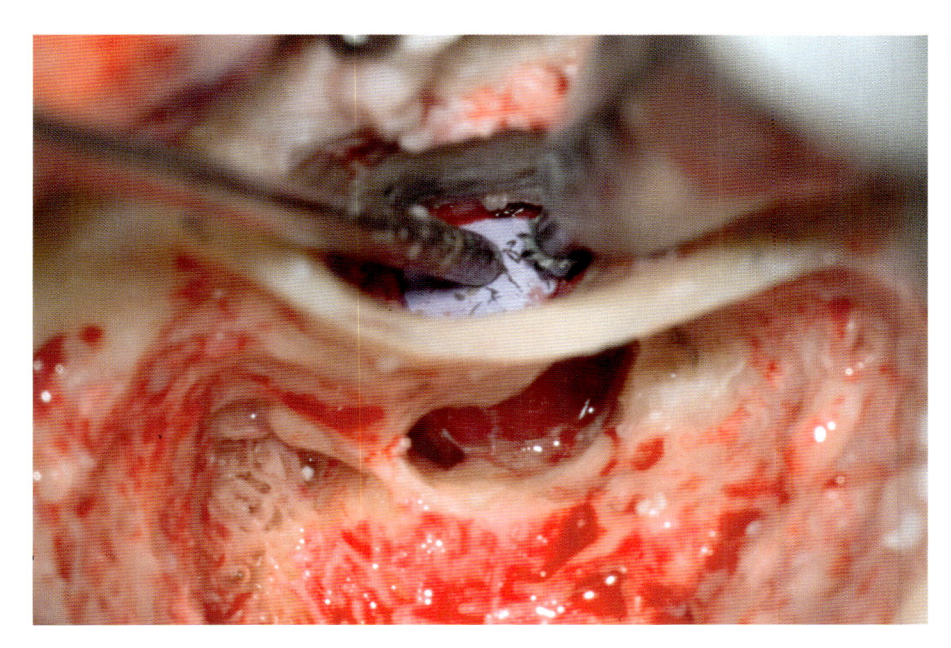

図 15.3-12　鼓室内の腫瘍を制御するには，鼓膜-外耳道皮弁を摘出する前に外耳道が十分に形成されている必要がある．小さなアルミニウムシートで皮弁を保護しながら骨を削除する．

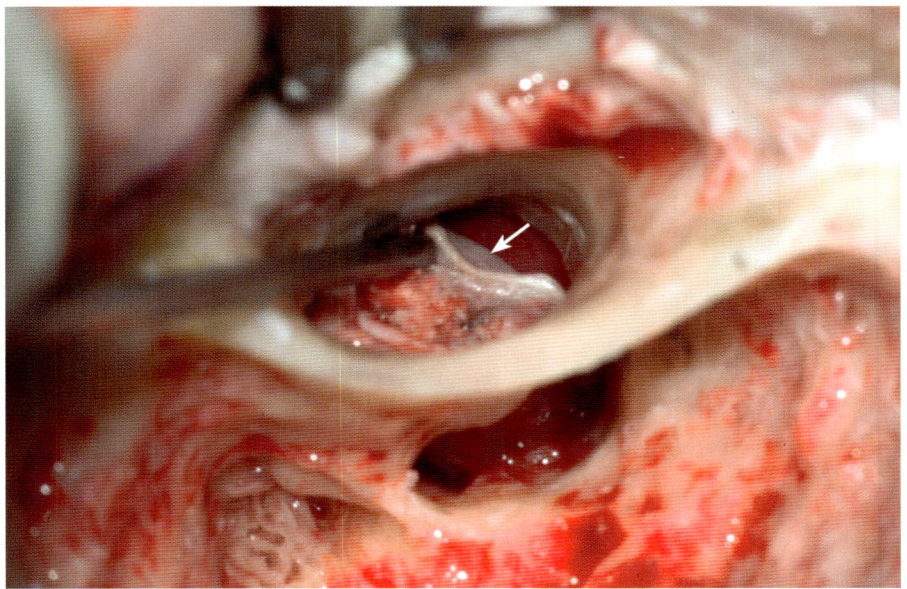

図 15.3-13　鼓膜を保存するために線維性鼓膜輪（矢印）を鼓膜溝から丁寧に剝離して鼓室を開放する．外耳道と後鼓室開放部の双方から鼓室に充満する腫瘍を見ることができる．

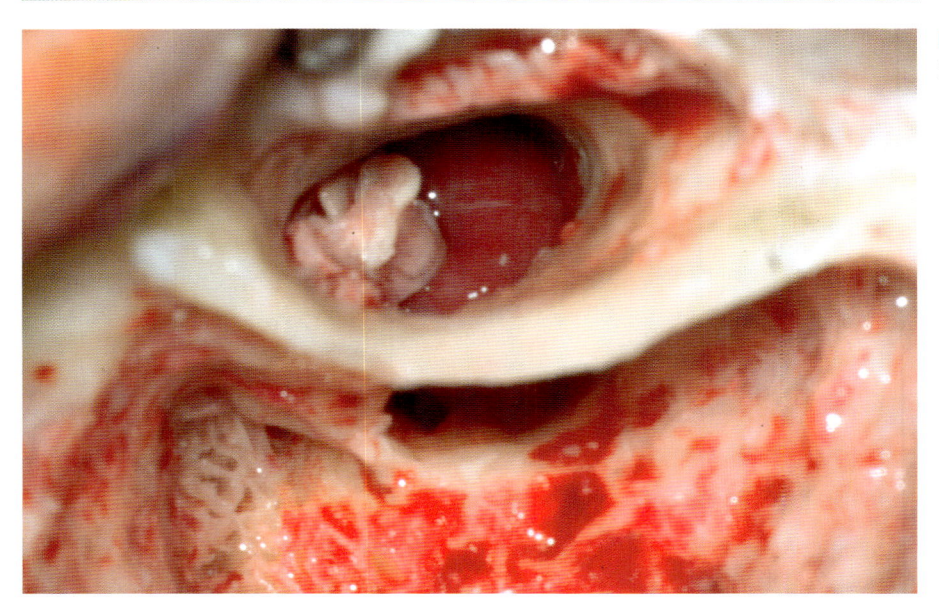

図 15.3-14　鼓膜-外耳道皮弁の剝離を上方に進めたが，ツチ骨柄からは剝がされていない．

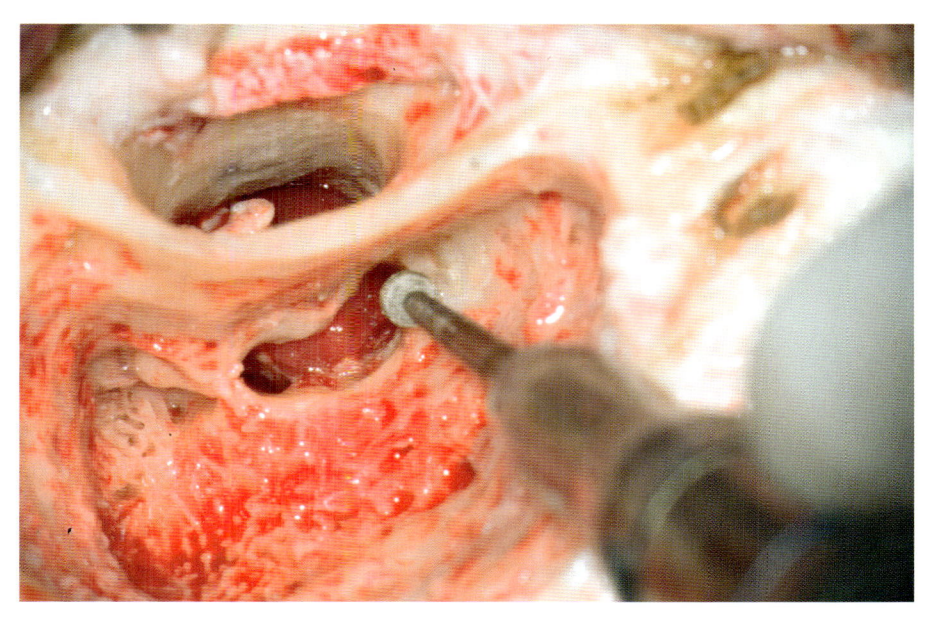

図15.3-15 下鼓室を十分に制御するためには，後鼓室開放を下方へ大きく拡大しなければならない（posterior hypotympanotomy）．症例によっては外耳道下壁近くで顔面神経乳突部が鼓膜よりも外側に出てくることがあるため，この操作で神経を損傷しないように注意が必要である．

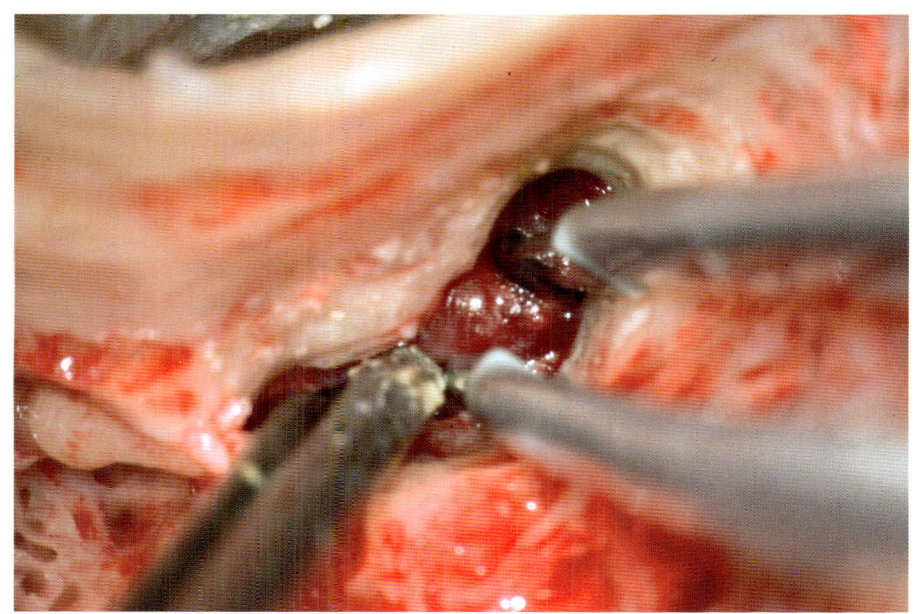

図15.3-16 バイポーラーを使って後鼓室開放部から腫瘍後面を焼灼している．

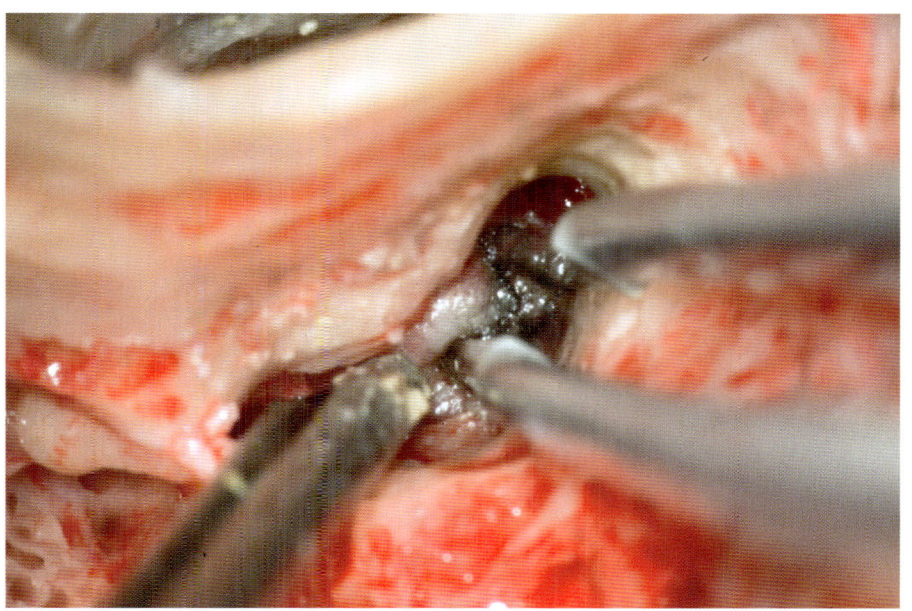

図15.3-17 バイポーラーでの焼灼は腫瘍表面で行う．出血を避けるには，血流のある腫瘍に先端を刺して内部からの焼灼を試みてはならない．焼灼が十分に進んだ段階で，腫瘍を小片に分けて切り取りながら摘出を進める．

RW　正円窓
SS　S状静脈洞

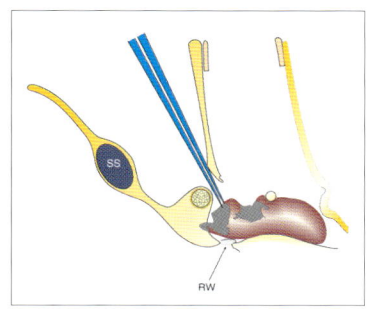

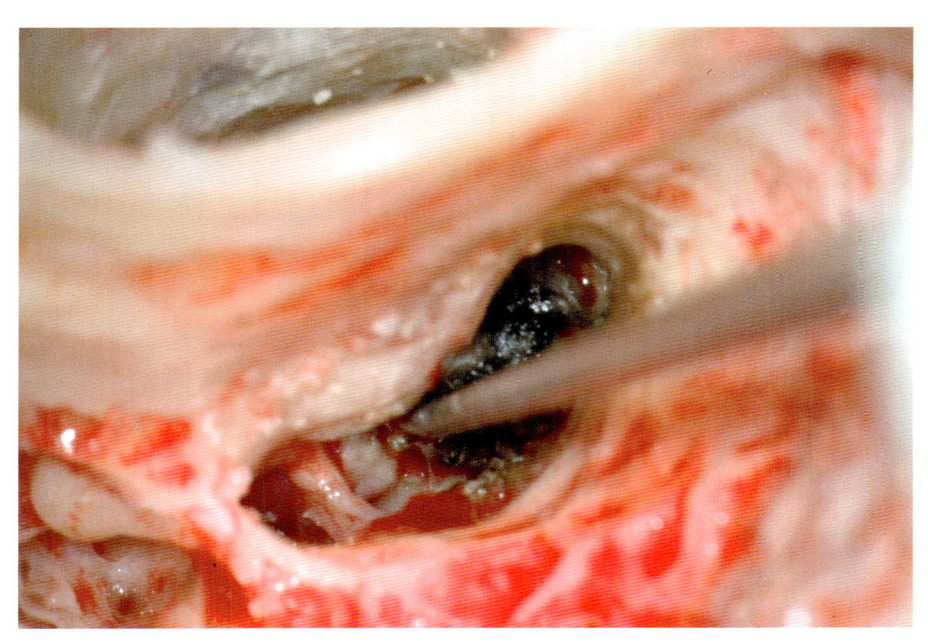

図 15.3-18 バイポーラーで焼灼しながら少しずつ腫瘍を減量していくと，腫瘍を下方へと動かすスペースができる．ここでは微細剥離子を使い，アブミ骨仮下面から腫瘍を剥離している．術前のCT（図 15.3-2，15.3-3 ➡ 409，410頁）では腫瘍と頸静脈球，内頸動脈に直接の関係はなく，この操作が大きな血管を損傷することはない．

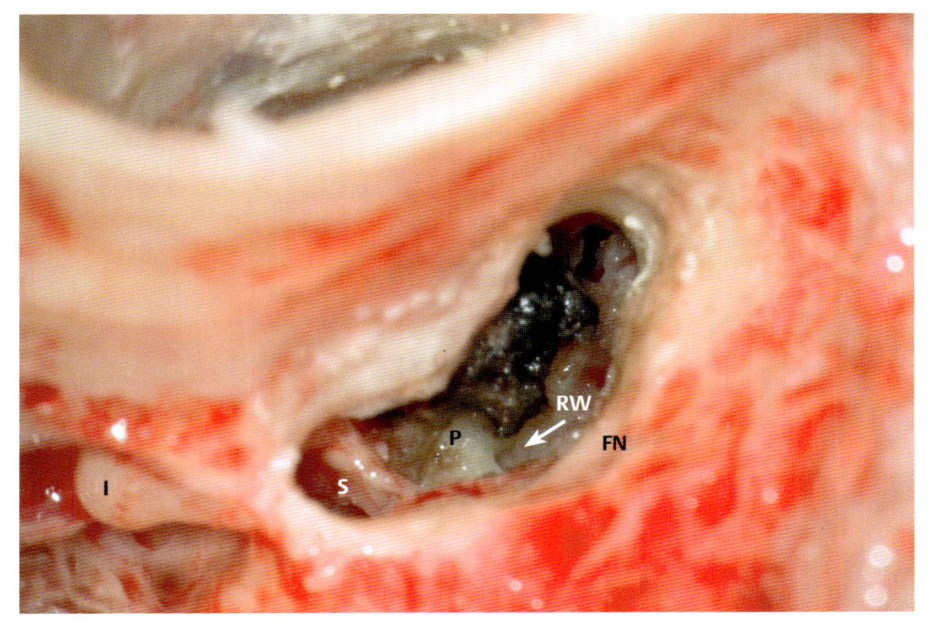

図 15.3-19 アブミ骨の下方から腫瘍を除去すると，中鼓室後方の構造が明らかになる．

FN 顔面神経
I キヌタ骨体部
P 岬角
RW 正円窓小窩
S アブミ骨

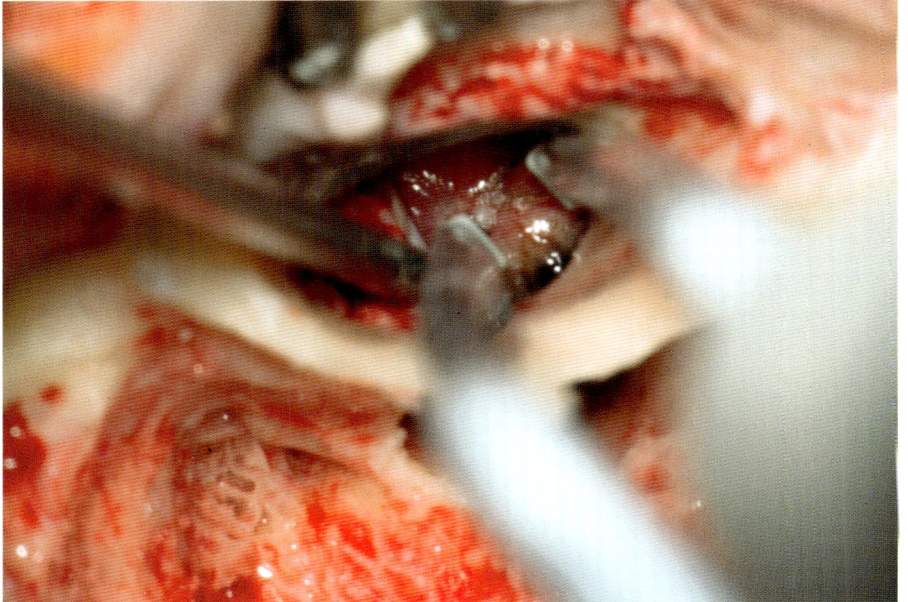

図 15.3-20 バイポーラーを使って鼓室内の腫瘍を外耳道から焼灼している．

RW 正円窓
SS S状静脈洞

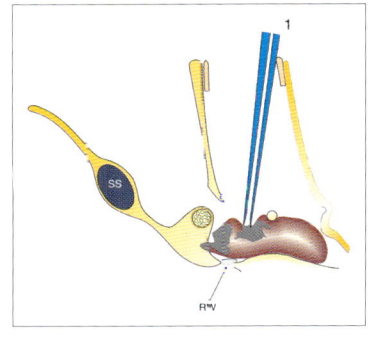

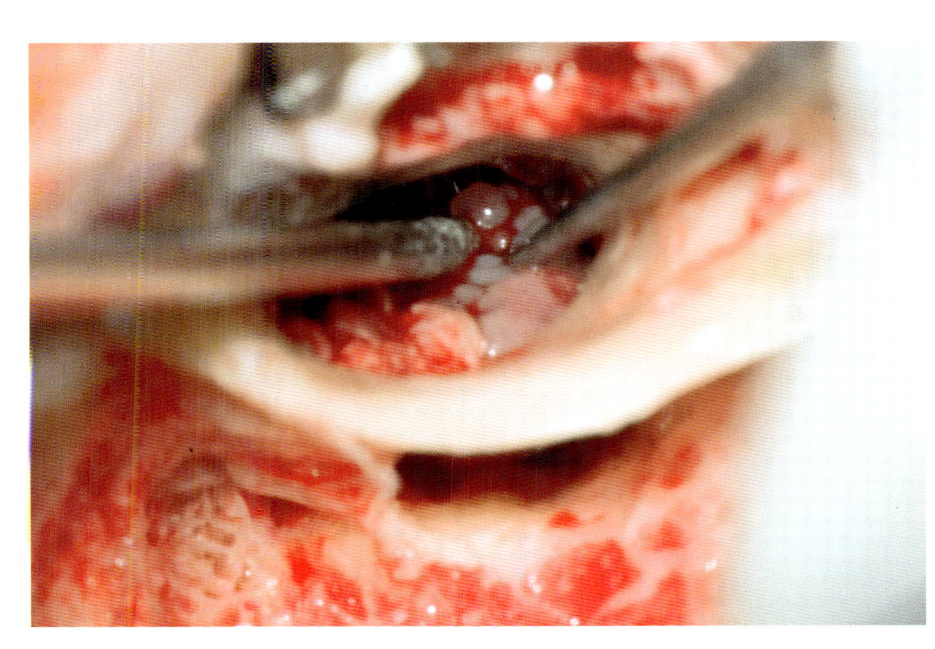

416　第15章　特論：クラスAおよびBの傍神経節腫（グロムス腫瘍）

図 15.3-21　耳管に入る腫瘍を後方に牽引して前端部を見ている．鼓室からの腫瘍摘出も同様に，バイポーラーを使って焼灼してから小片に分けて減量する方法で進める．本症例では，ツチ骨柄に付着する鼓膜-外耳道皮弁を損傷しないように注意が必要である．

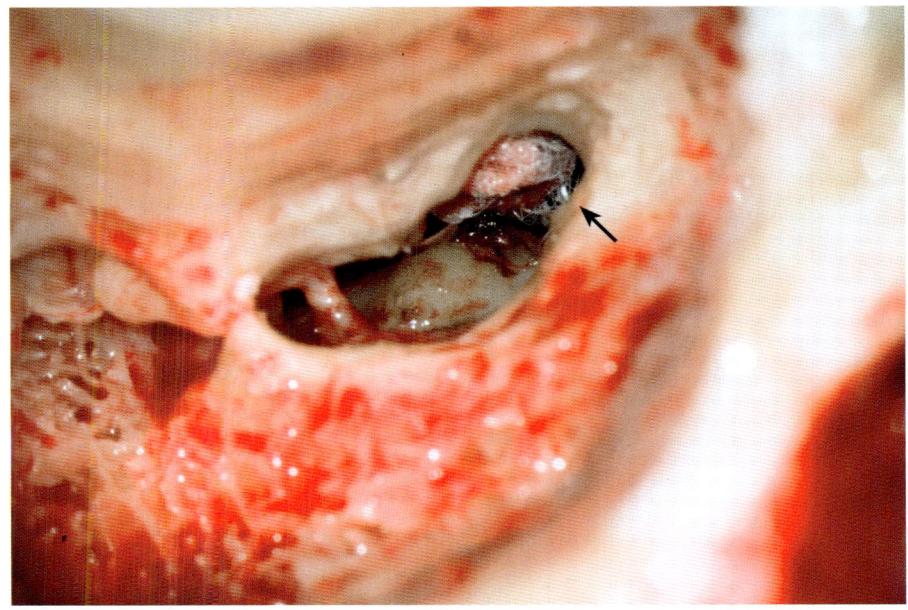

図 15.3-22　外耳道側からの摘出操作が行いやすくなるよう，後鼓室開放部から綿片（矢印）を使って腫瘍を前方に圧排する．

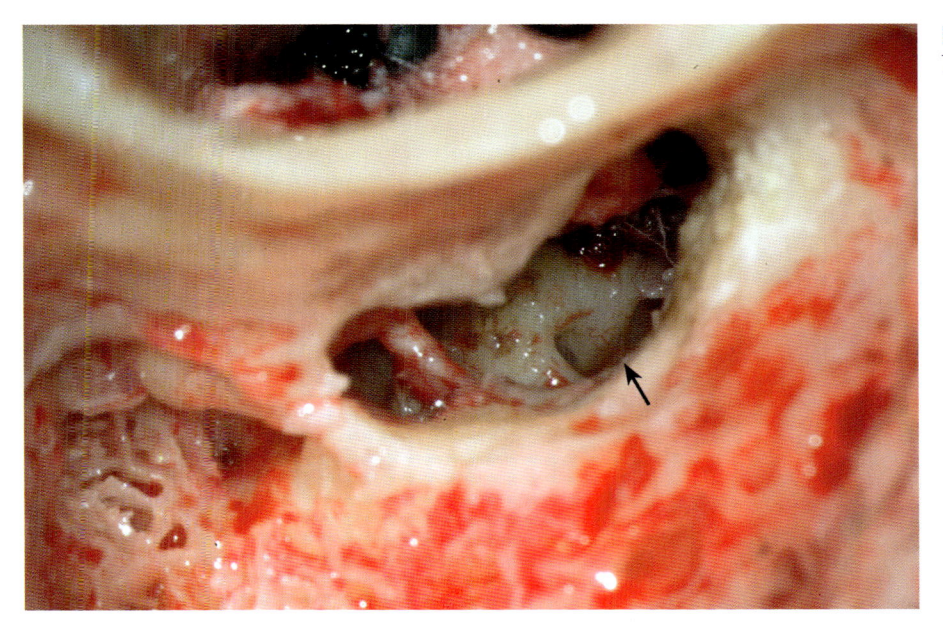

図 15.3-23　アブミ骨下方からの腫瘍摘出が完了したところを示す．矢印は正円窓小窩である．

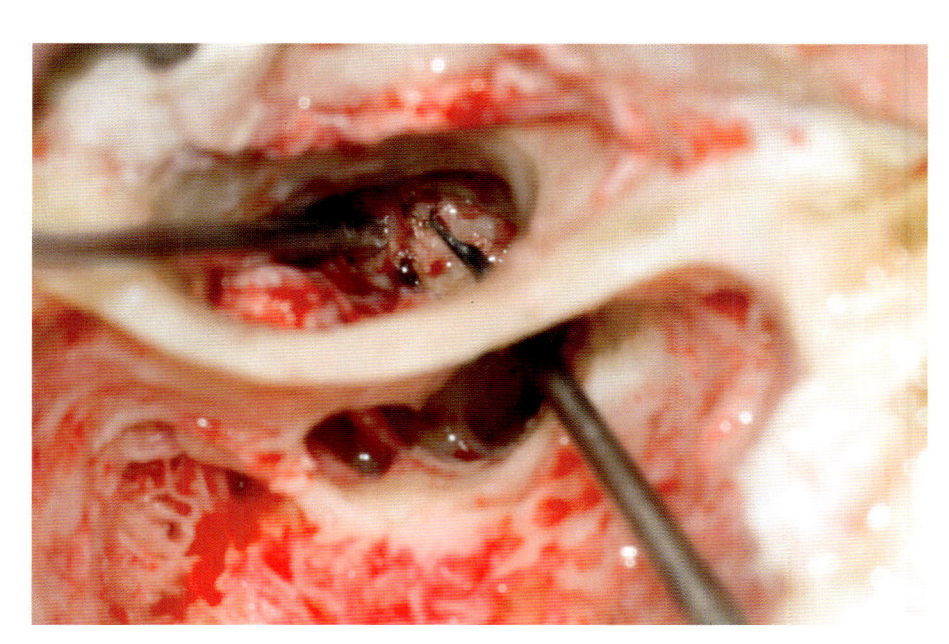

図 15.3-24　剥離子を後鼓室開放部から，吸引管を外耳道から挿入する combined approach で下鼓室に浸潤する腫瘍を剥離している．これで摘出操作は完了である．

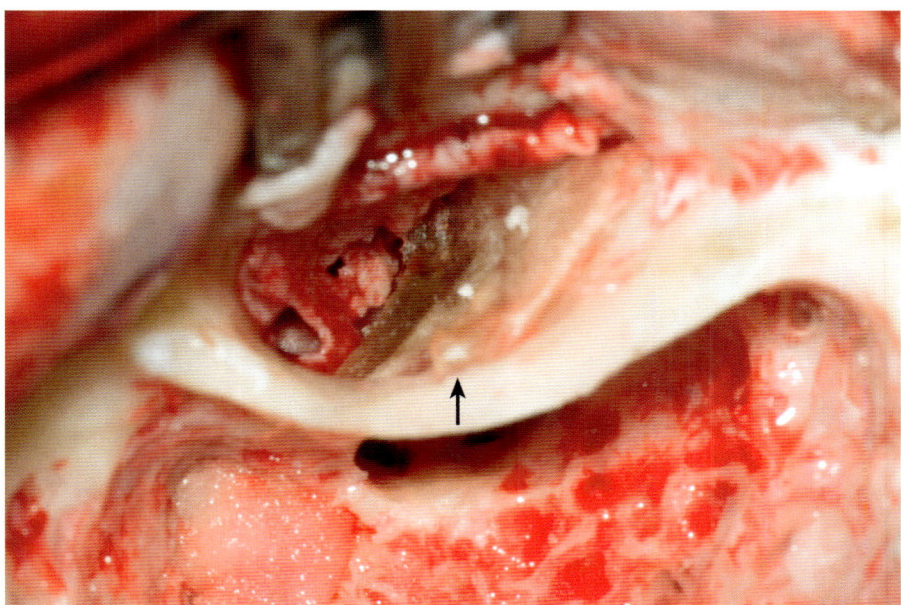

図 15.3-25　鼓室をゼルフォームでパッキングしてから側頭筋膜（矢印）をアンダーレイする．

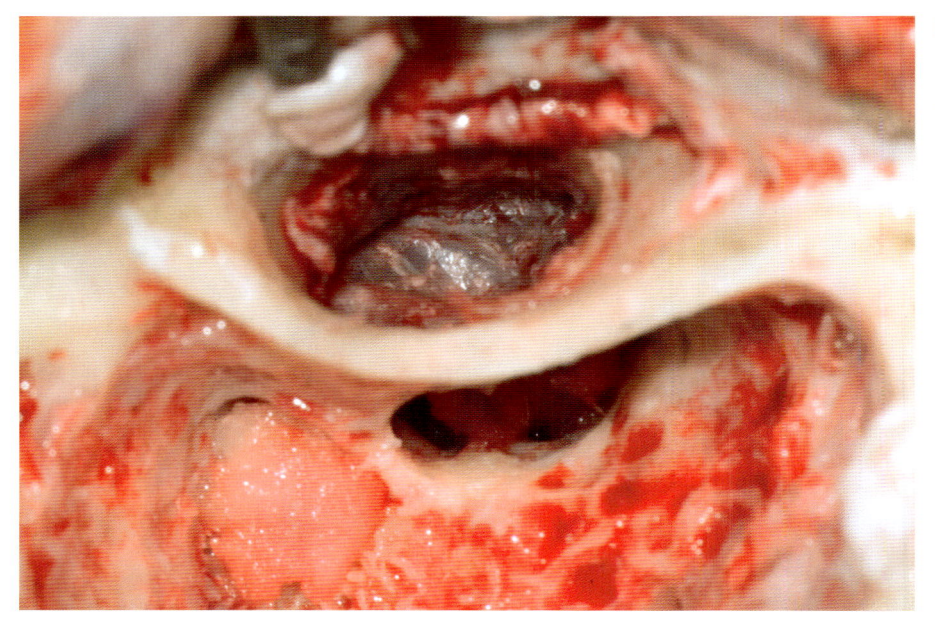

図 15.3-26　鼓膜-外耳道皮弁を筋膜の上に戻す．耳小骨連鎖は保存されているため，乳突腔と外耳道をゼルフォームでパッキングした後に閉創する．

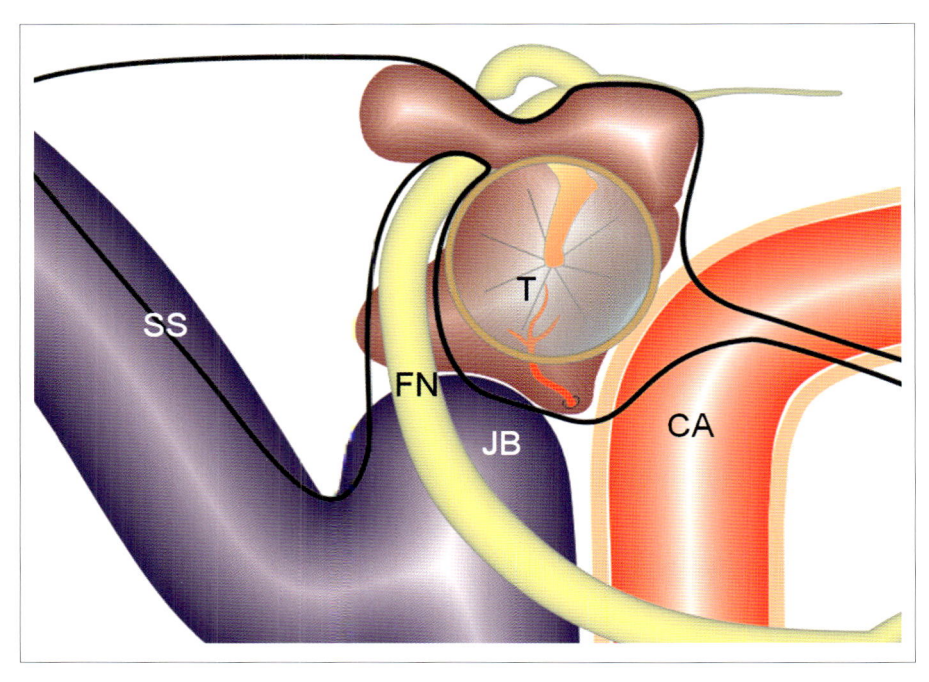

418　第15章　特論：クラスAおよびBの傍神経節腫（グロムス腫瘍）

■ 症例 15.4　クラス B2（左耳）

図 15.4-1　下鼓室に浸潤し，乳突腔に進展する腫瘍をクラス B2 と定義する．進展経路は鼓室後壁を破壊しても乳突洞口を経由してもよい．

CA　内頸動脈
FN　顔面神経
JB　頸静脈球
SS　S 状静脈洞
T　腫瘍

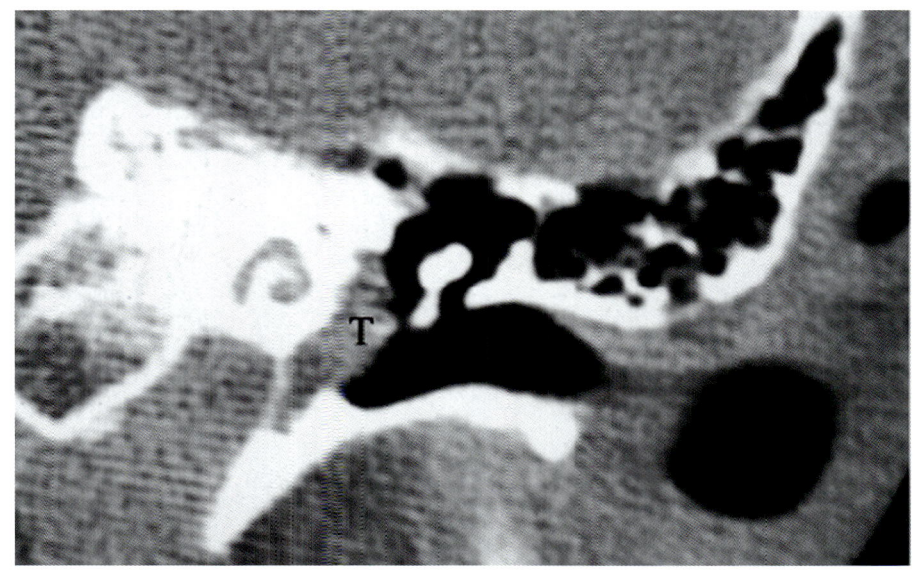

図 15.4-2　軟部陰影が下鼓室を占めており，鼓室後壁を経て乳突腔に達している．術前の画像診断で頸静脈球への浸潤はなく，この腫瘍はクラス B2 とした．側頭骨の含気は良好である．

T　腫瘍

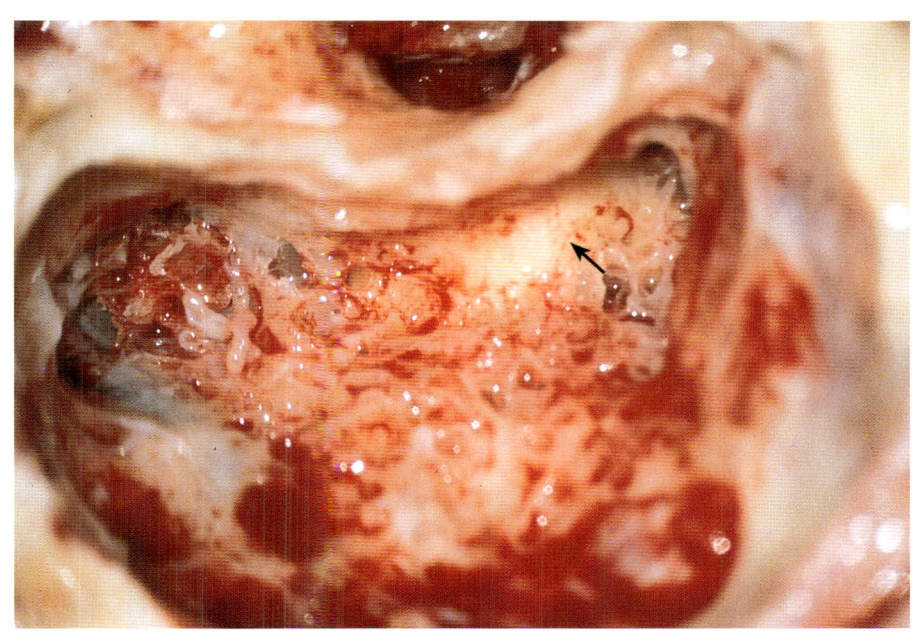

図 15.4-3　クラス B2 の腫瘍は頸動脈管の領域を明視下に置く必要は必ずしもないため，後壁保存型乳突削開に後鼓室開放と subfacial tympanotomy の適応となる．乳突削開を行って，中頭蓋窩の骨板と S 状静脈洞をそれぞれ上方と後方に同定した．外側半規管隆起が明らかである（矢印）．顔面神経内側に含気化された蜂巣が見られる．

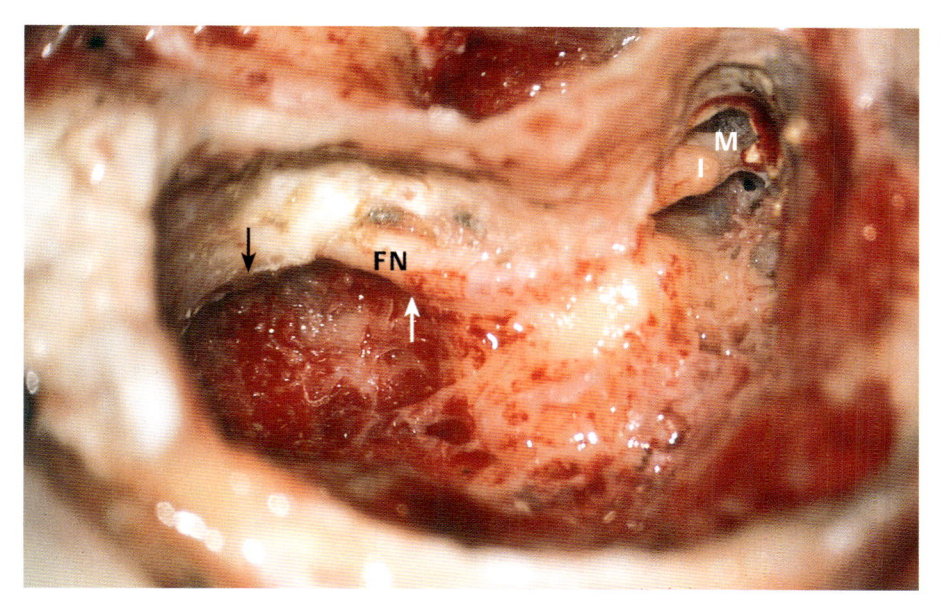

図 15.4-4　上鼓室を乳突側から開放し，耳小骨連鎖を確認する．顔面神経周囲の蜂巣を内側に向けて削除し（白矢印），顎二腹筋稜を同定する（黒矢印）．キヌタ骨短脚と顎二腹筋稜を結ぶ線に沿って走行する顔面神経が薄い骨壁を介して確認できる．

FN　顔面神経
I　キヌタ骨
M　ツチ骨

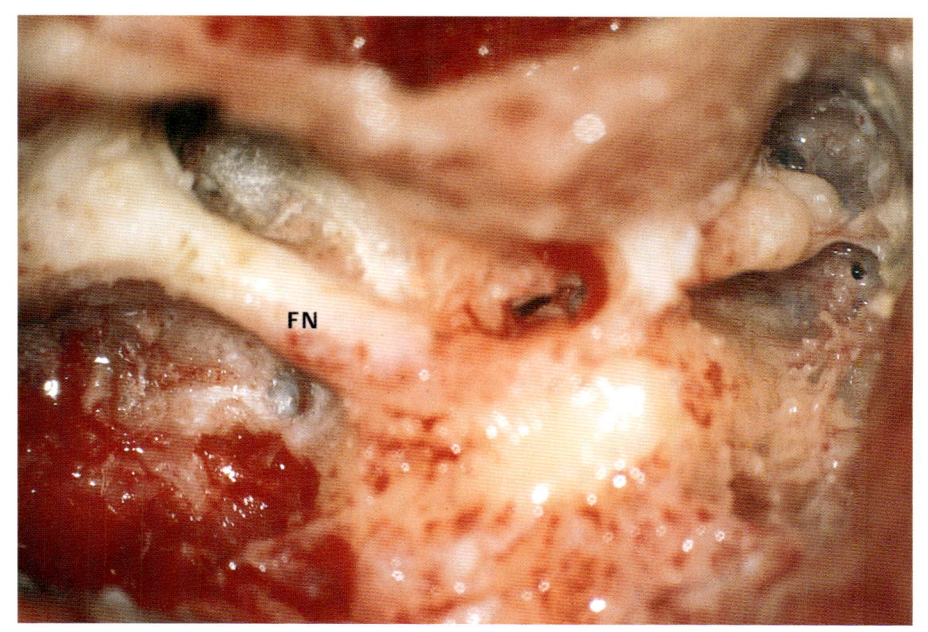

図 15.4-5　鼓索神経を切断して後鼓室開放を下方に延長する．頸静脈球に向けて顔面神経内側の蜂巣を前方内側に削除していく．

FN　顔面神経
PTT　後鼓室開放

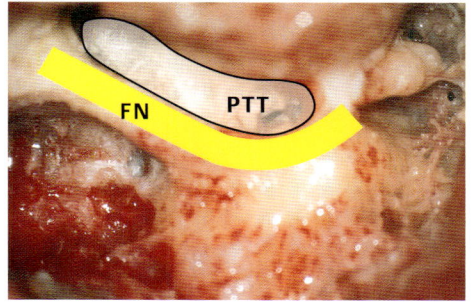

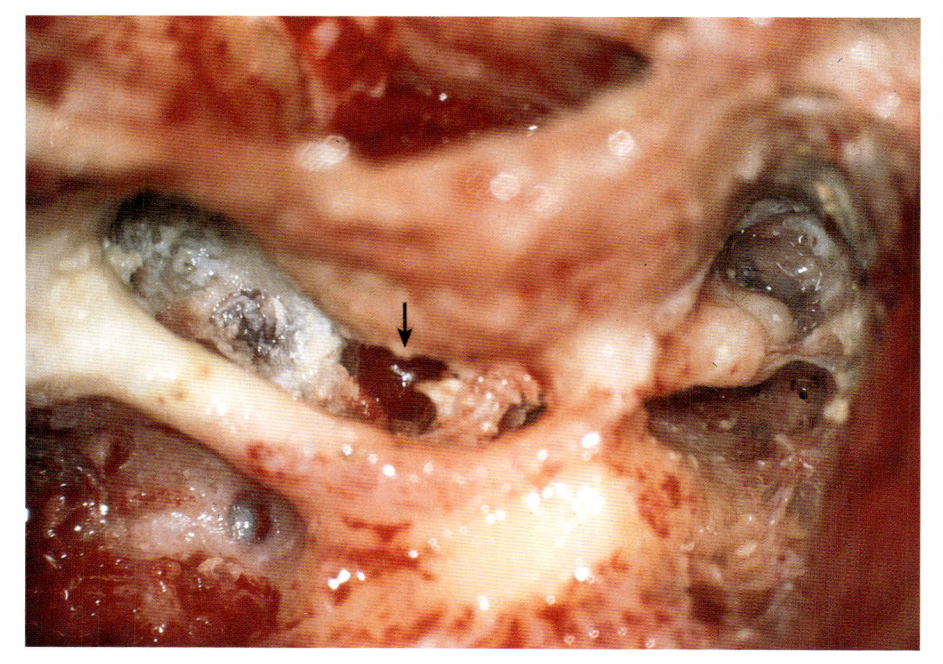

図 15.4-6　後鼓室開放部から鼓室内の傍神経節腫が見え始めている（矢印）．以降の手技で顔面神経を損傷する危険が極めて高くなるため，神経は露出しないように注意する．

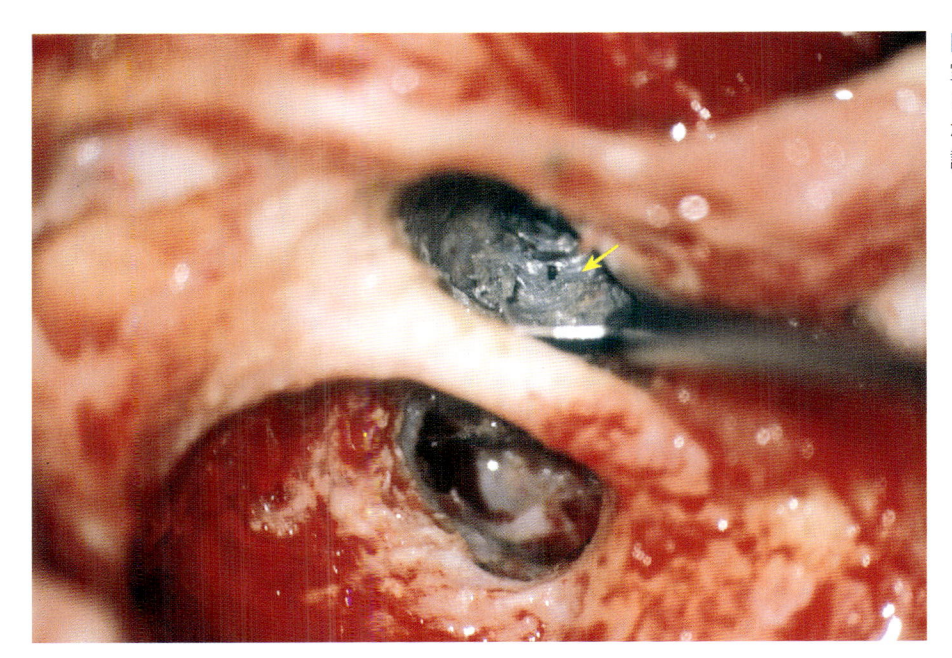

420　第15章　特論：クラスAおよびBの傍神経節腫（グロムス腫瘍）

図 15.4-7　後鼓室開放を下方に延長し，下鼓室を開放する．同時に顔面神経内側の骨も削除し，腫瘍内側部を露出する．腫瘍はバーで損傷しないようにサージセルとアルミニウムシートで保護してある（矢印）．

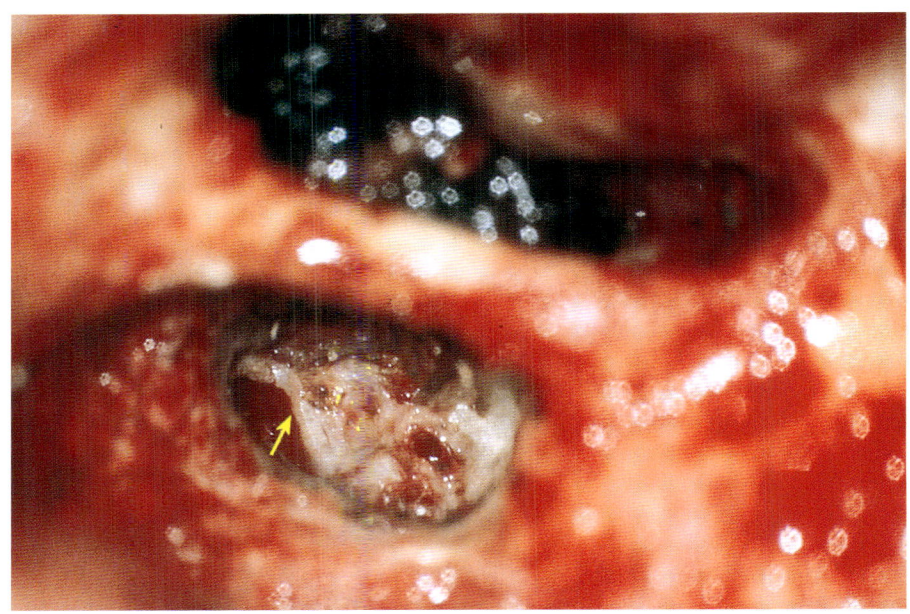

図 15.4-8　顔面神経前方の骨を削除して，顔面神経を腫瘍上で橋状に削り出す．深部に腫瘍内側部を見ることができる（矢印）．

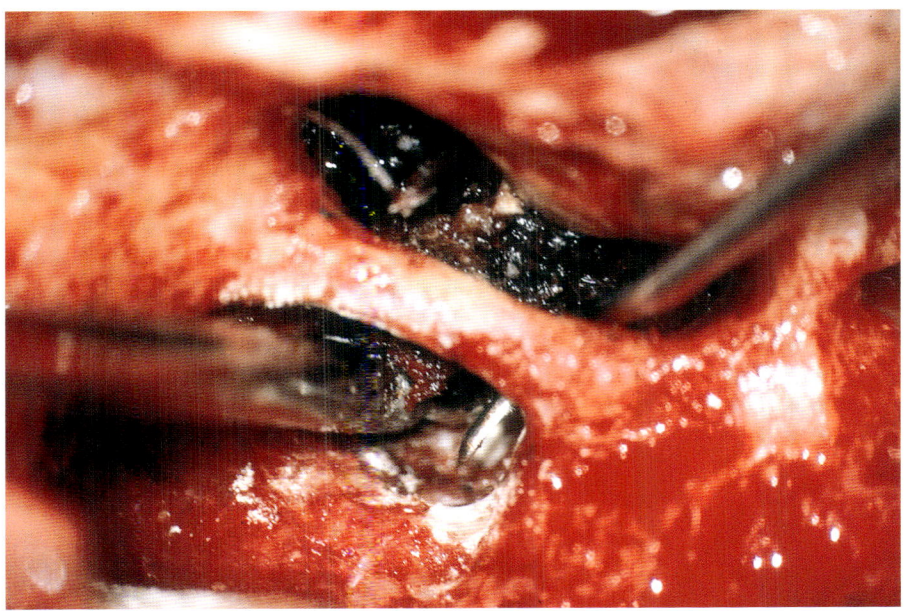

図 15.4-9　バイポーラー焼灼とサージセルで止血しながら，腫瘍を頸静脈球と下鼓室のエリアから剥離していく．器械の一方を後鼓室開放部から，他方を顔面神経内側から鼓室に挿入し，良好な視野を確保している．

RW　正円窓
SS　S状静脈洞

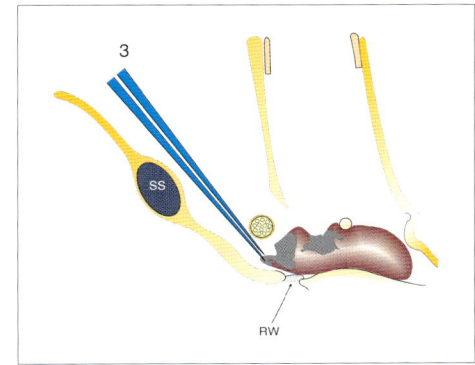

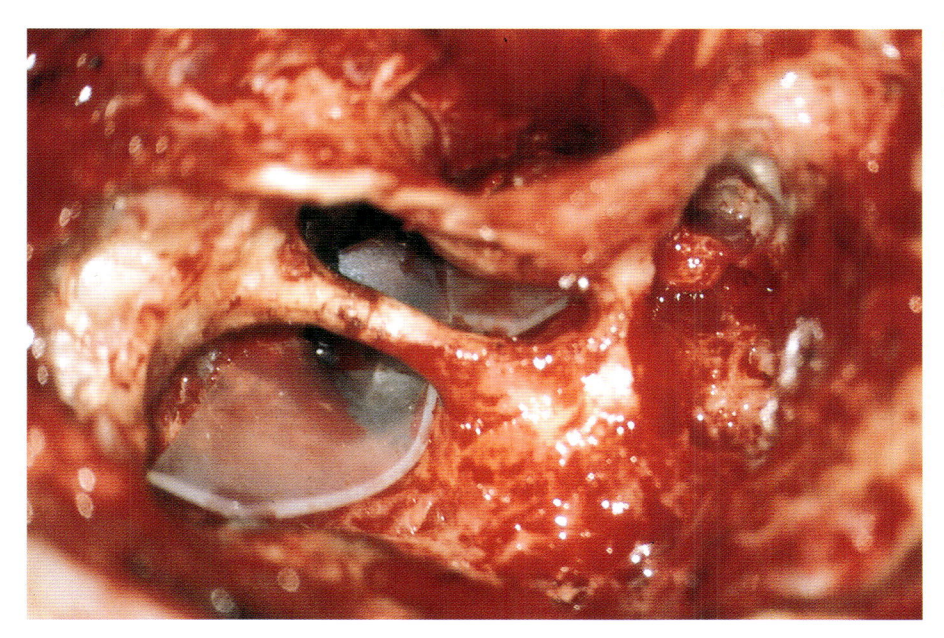

図 15.4-10　腫瘍が中耳から全摘されたところを示す．鼓室内の粘膜はほとんど欠損したため，鼓膜と鼓室内側壁が癒着しないように乳突側からシリコン板を挿入している．

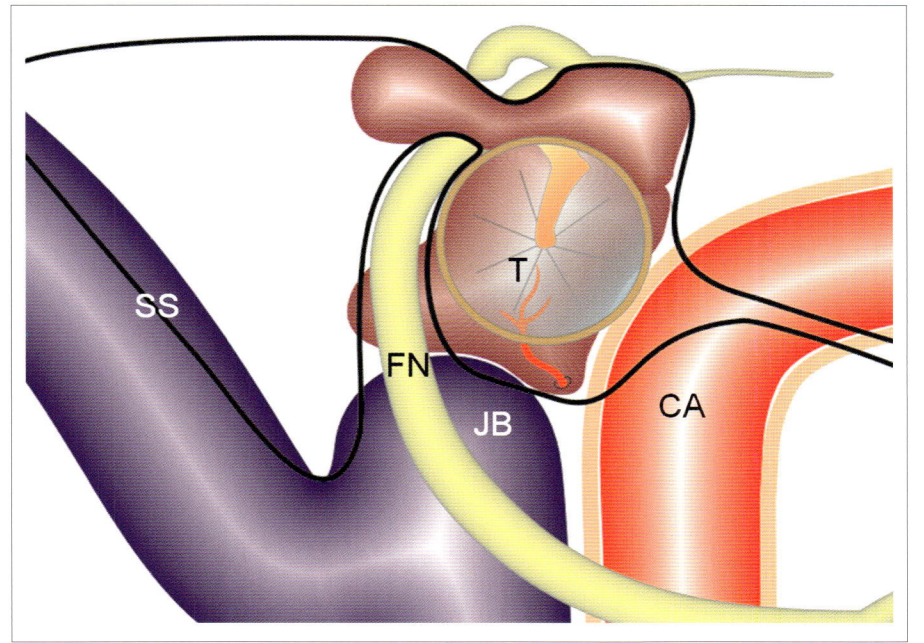

■ 症例 15.5
聴力の悪いクラス B2（左耳）

図 15.5-1　クラス B2 傍神経節腫の症例である．

CA　内頸動脈
FN　顔面神経
JB　頸静脈球
SS　S 状静脈洞
T　腫瘍

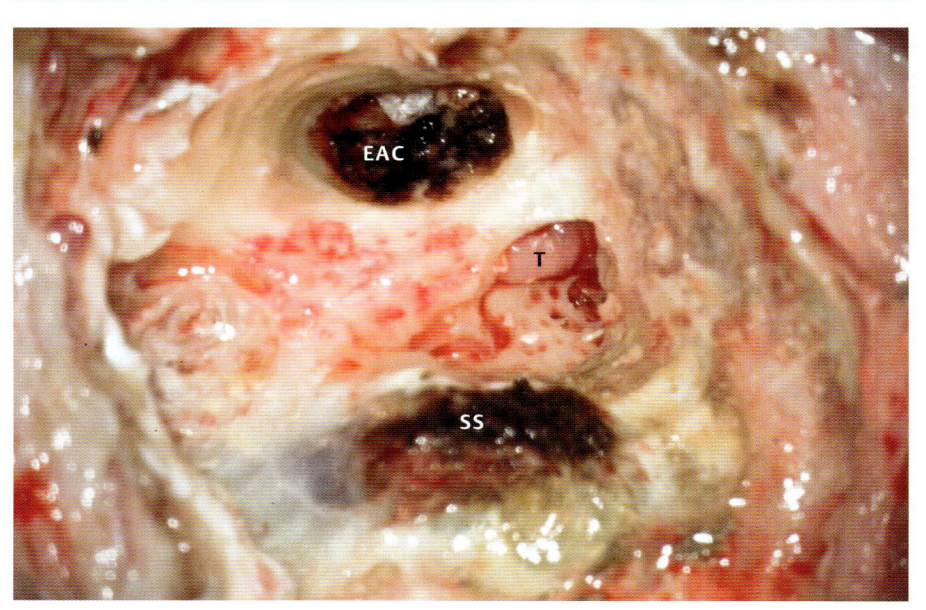

図 15.5-2　術前の画像診断で腫瘍は上鼓室を経由して乳突洞に達しており，頸動脈管に破壊は見られなかったため，クラス B2 とした．既に高度の難聴があるため，側頭骨亜全摘の適応となった．後壁を削除して乳突削開を行うと，乳突洞に達する腫瘍が確認された．

EAC　外耳道
SS　S 状静脈洞
T　腫瘍

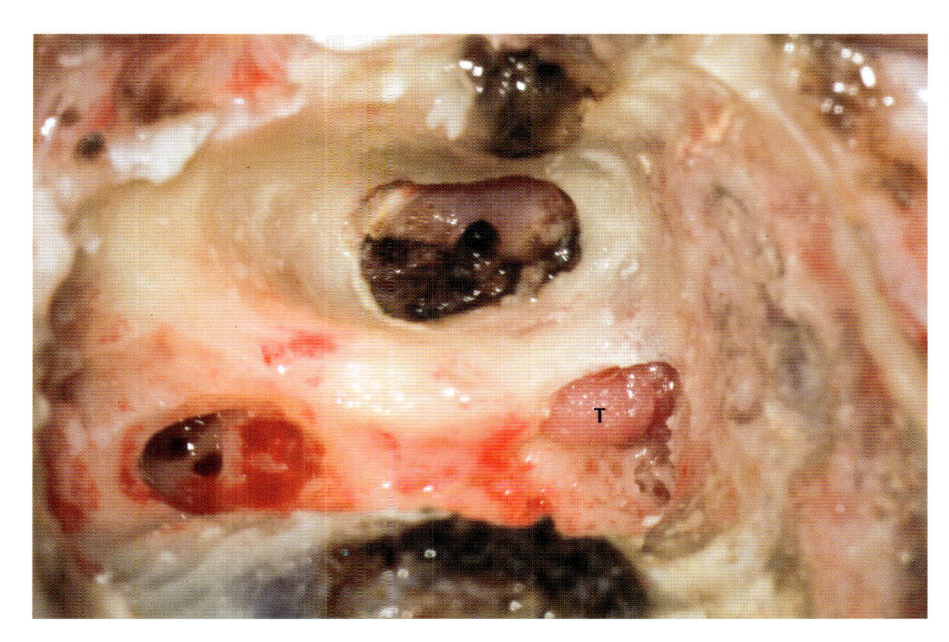

図 15.5-3　乳突洞口に達する腫瘍後上端部を見ることができる．鼓膜は前方に翻転し，腫瘍外側面は一部焼灼されている．

T　腫瘍

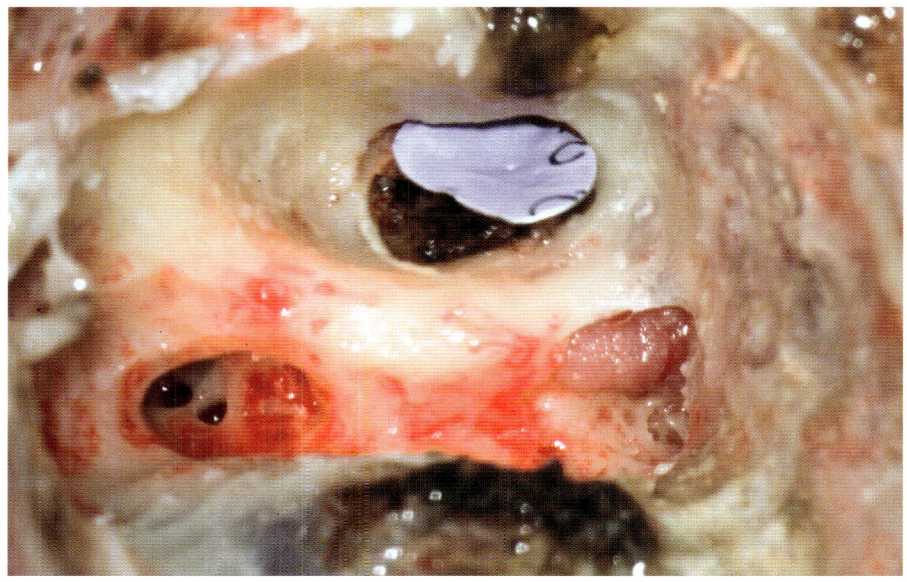

図 15.5-4　鼓室内からの出血を安全に処理するためには，腫瘍を扱う前に外耳道前壁の突出を削除する必要がある．骨削除に際してはアルミニウムシートで鼓膜–外耳道皮弁を保護しなければならない．

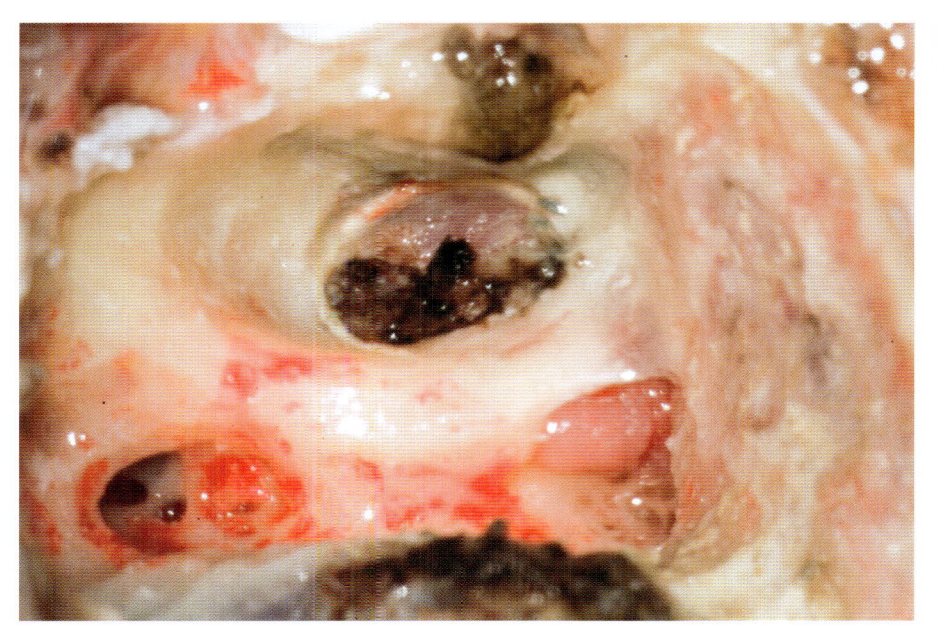

図 15.5-5　前壁の削開を終えると線維性鼓膜輪が明視下に置かれる．

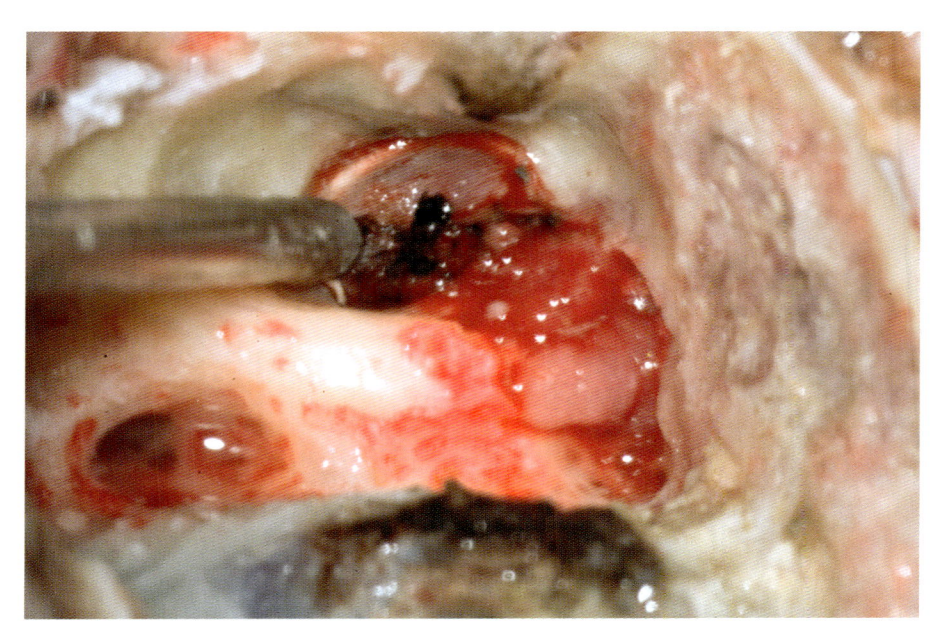

図 15.5-6　耳小骨外側の骨橋（facial bridge）を削除して上鼓室を開放する．腫瘍は上鼓室で完全に耳小骨を囲んでいる．

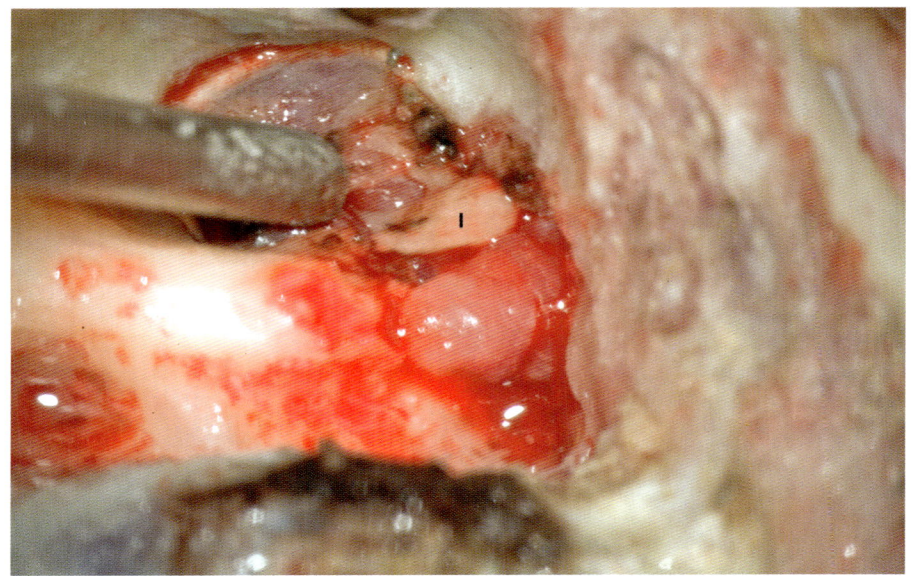

図 15.5-7　耳小骨を覆う腫瘍を除去する．耳小骨内側の腫瘍を除去するには，キヌタ-アブミ関節をはずしてキヌタ骨を摘出する必要がある．

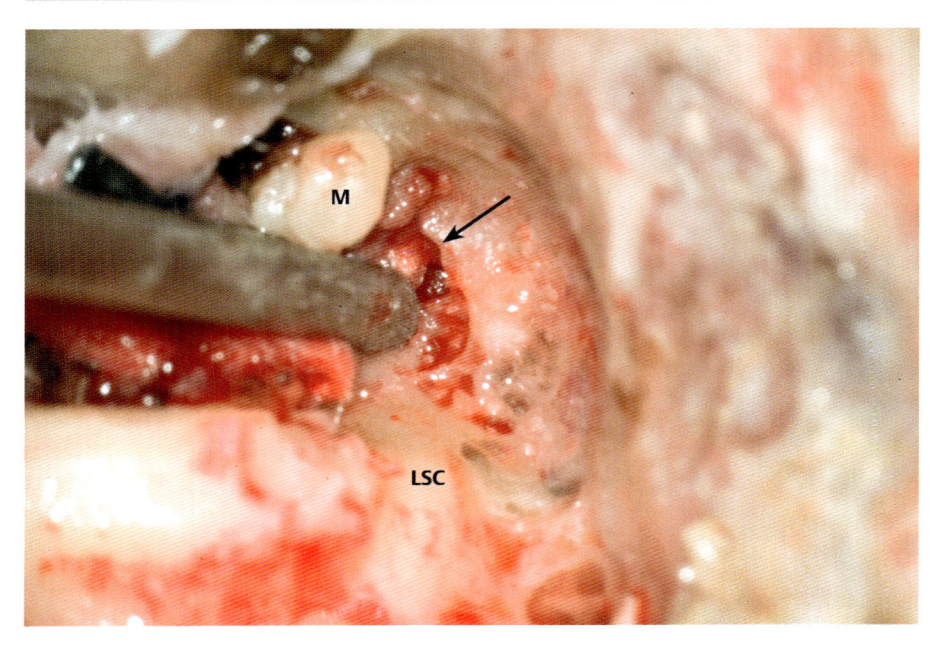

I　キヌタ骨

図 15.5-8　キヌタ骨を摘出後，腫瘍を上鼓室内側壁から剥離する．腫瘍がツチ骨前方で耳管上陥凹に進展している様子がわかる．耳管上陥凹を上鼓室後部と分ける cog を矢印で示す．腫瘍上に乗せた綿片を吸引管でそっと圧迫することで効果的な止血がなされている．

LSC　外側半規管隆起
M　ツチ骨頭

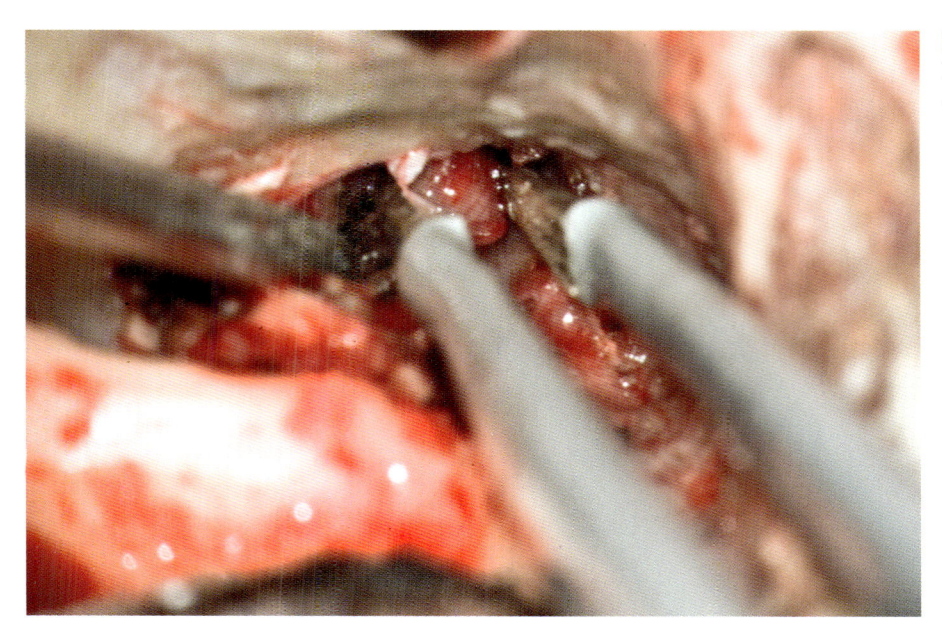

第15章 特論：クラスAおよびBの傍神経節腫（グロムス腫瘍）

図 15.5-9 cog を削除して耳管上陥凹を開く．耳管上陥凹内の腫瘍をバイポーラーで焼灼している．

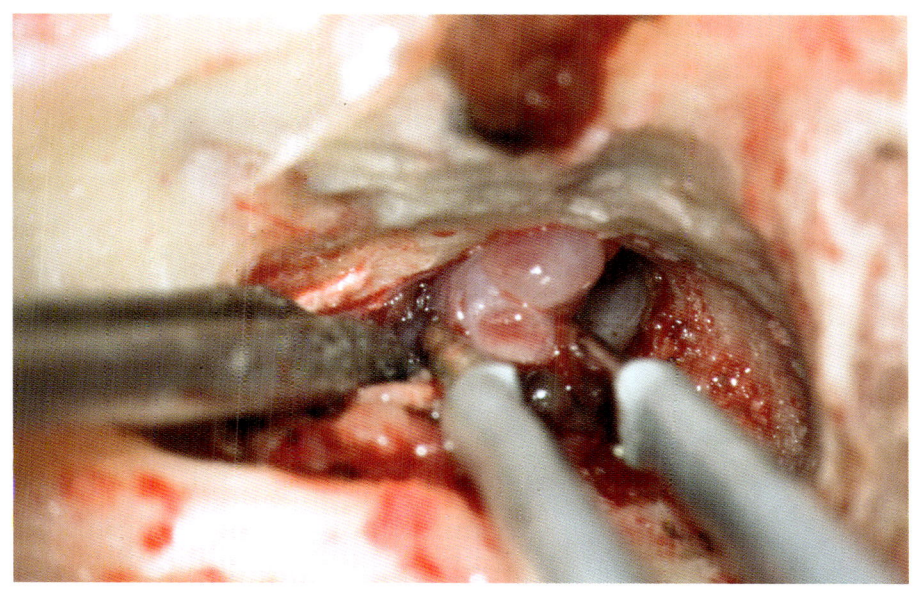

図 15.5-10 バイポーラーで焼灼しつつ，腫瘍を耳管から引き出す．

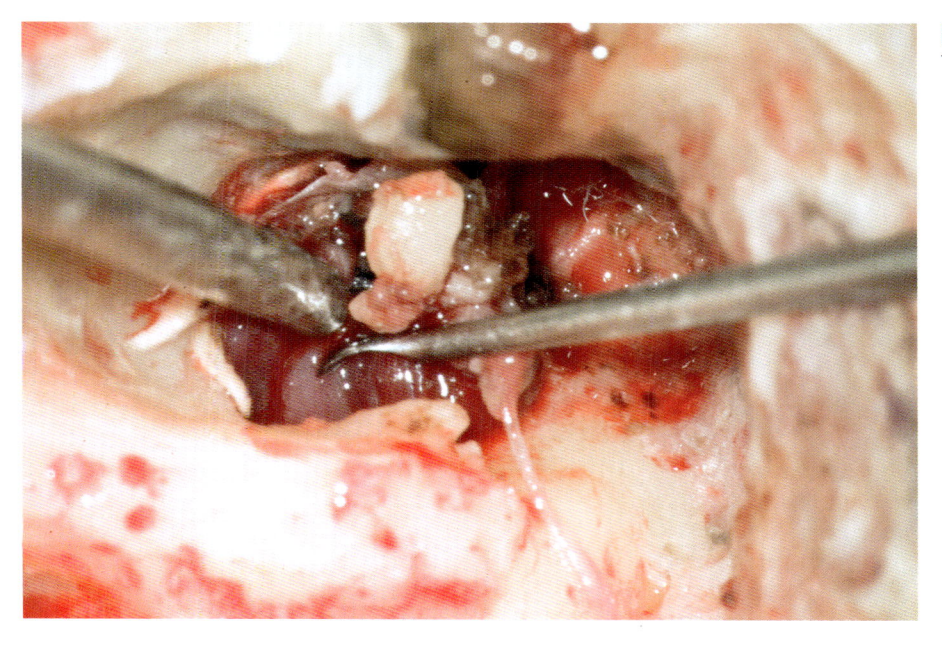

図 15.5-11 吸引管と微細剥離子を使って腫瘍下端部を下鼓室から剥離している．

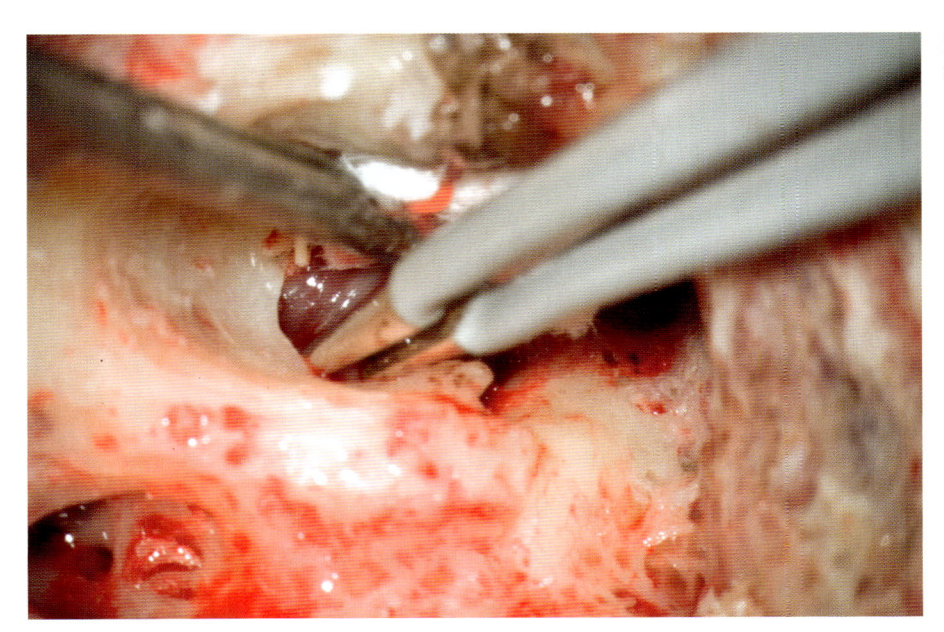

図 15.5-12　腫瘍の後下面を焼灼して鼓室後壁から剥離している.

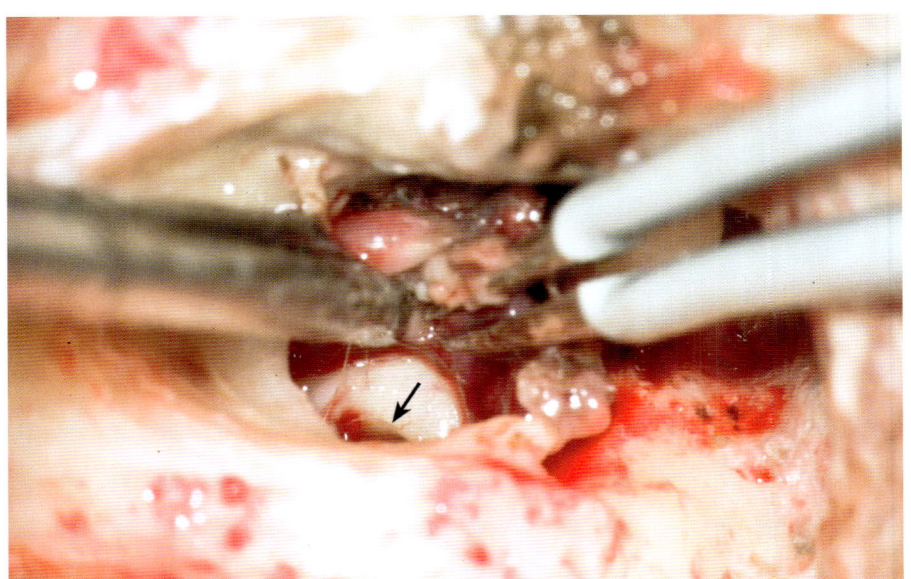

図 15.5-13　正円窓小窩（矢印）と岬角が見えるようになる. 腫瘍を焼灼後に小片に分けて摘出しながら剥離を前方に進めていく.

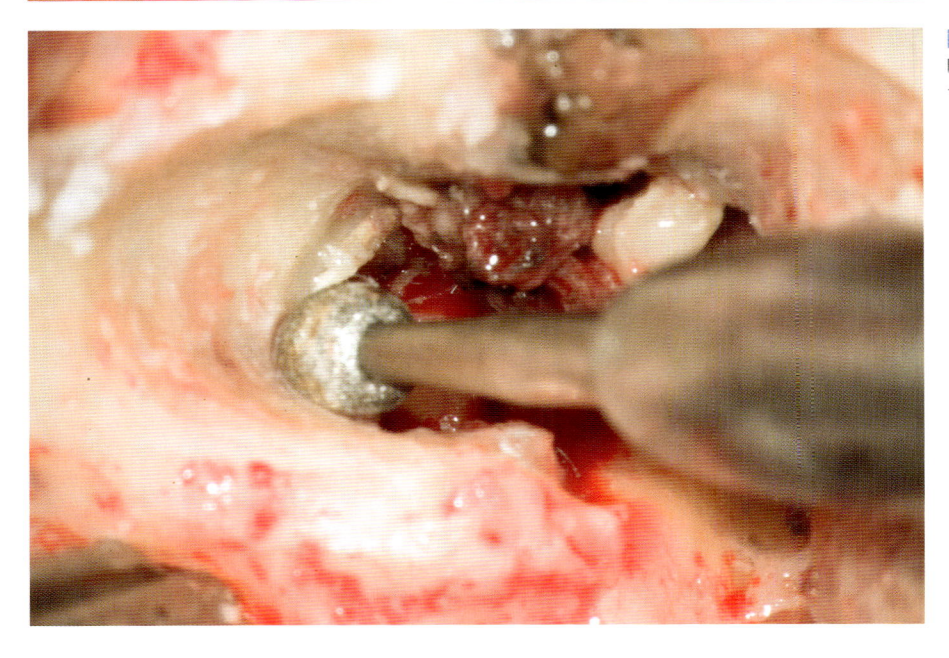

図 15.5-14　大きなダイヤモンドバーで骨性鼓膜輪下縁部を削除して，下鼓室を外側から開放している.

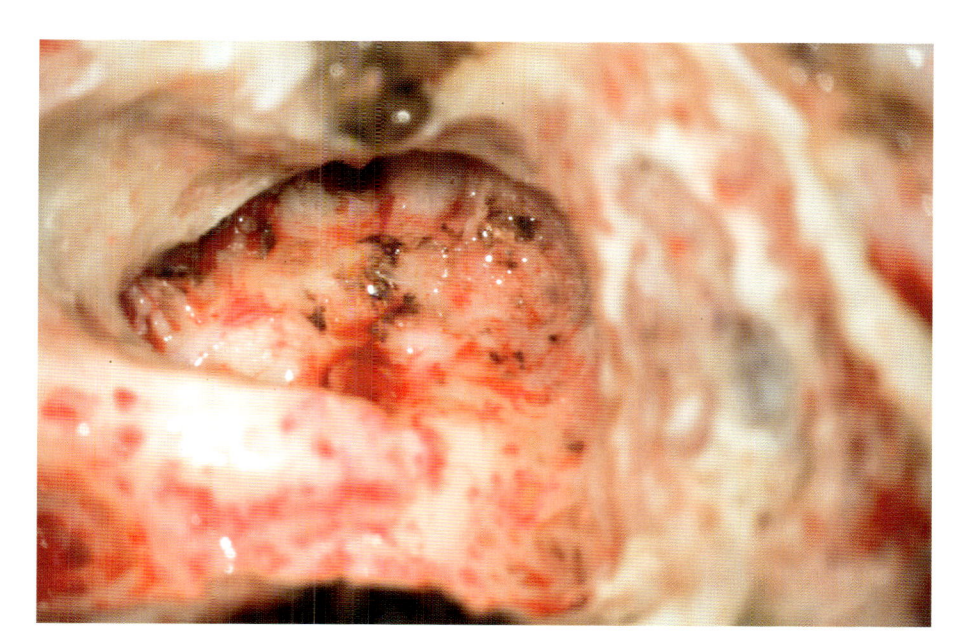

図 15.5-15 鼓室内の腫瘍の大部分が摘出されている.

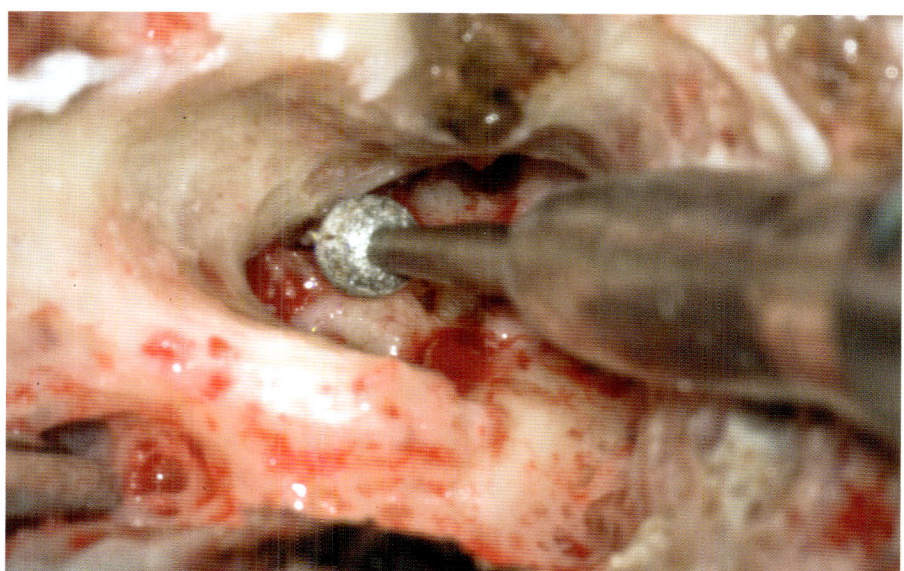

図 15.5-16 下鼓室の蜂巣に浸潤する腫瘍を摘出するために骨削除を下方および前方に進める.

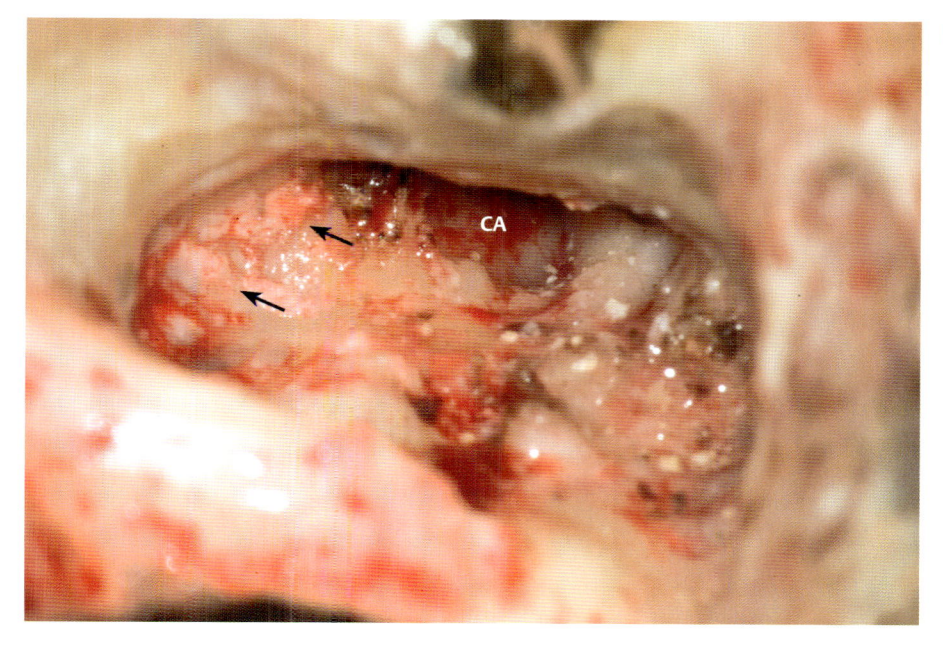

図 15.5-17 下鼓室蜂巣に浸潤する腫瘍が明らかである（矢印）.

CA　内頸動脈

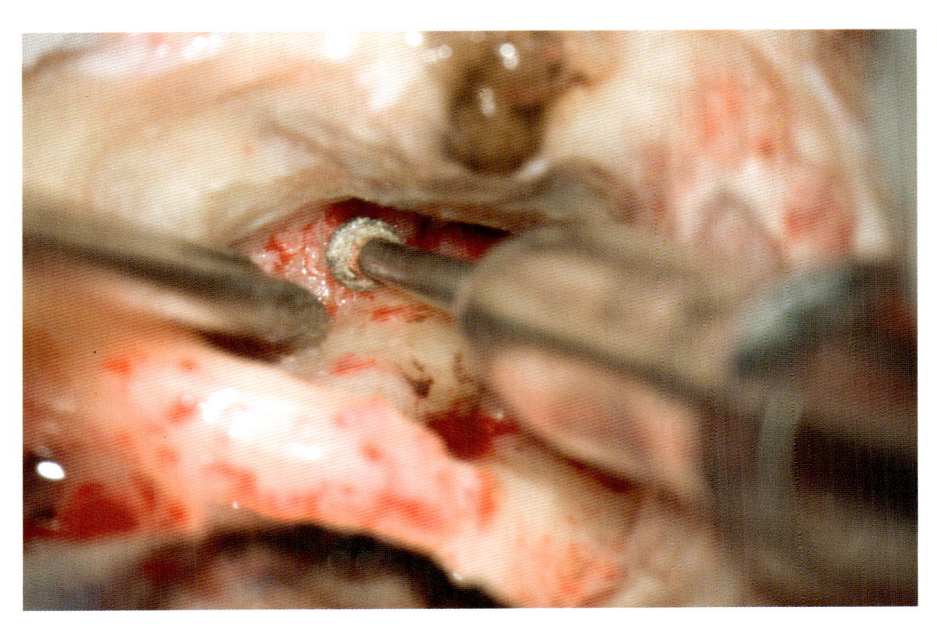

図 15.5-18　腫瘍の浸潤する下鼓室の蜂巣をダイヤモンドバーで削除する.

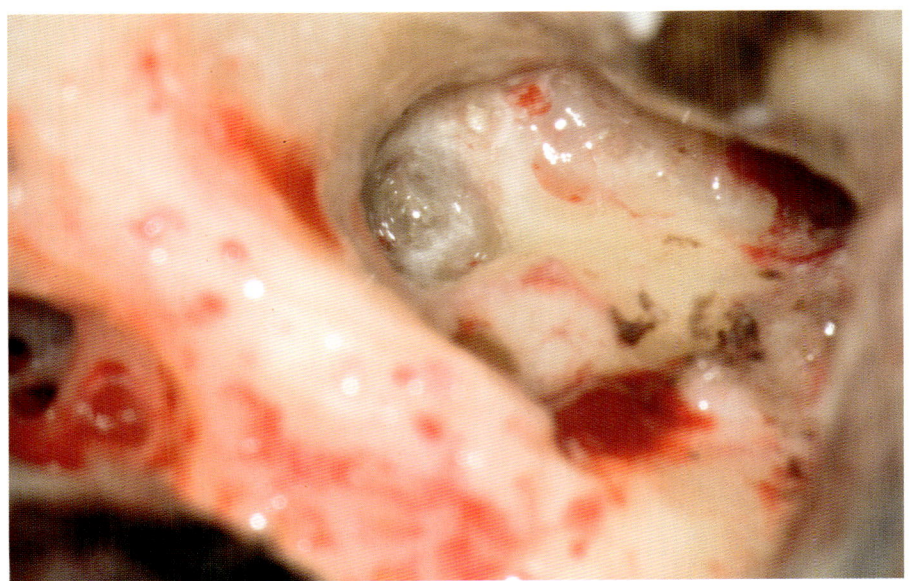

図 15.5-19　浸潤のある蜂巣は削除され，下鼓室からの腫瘍摘出が完了したところを示す.

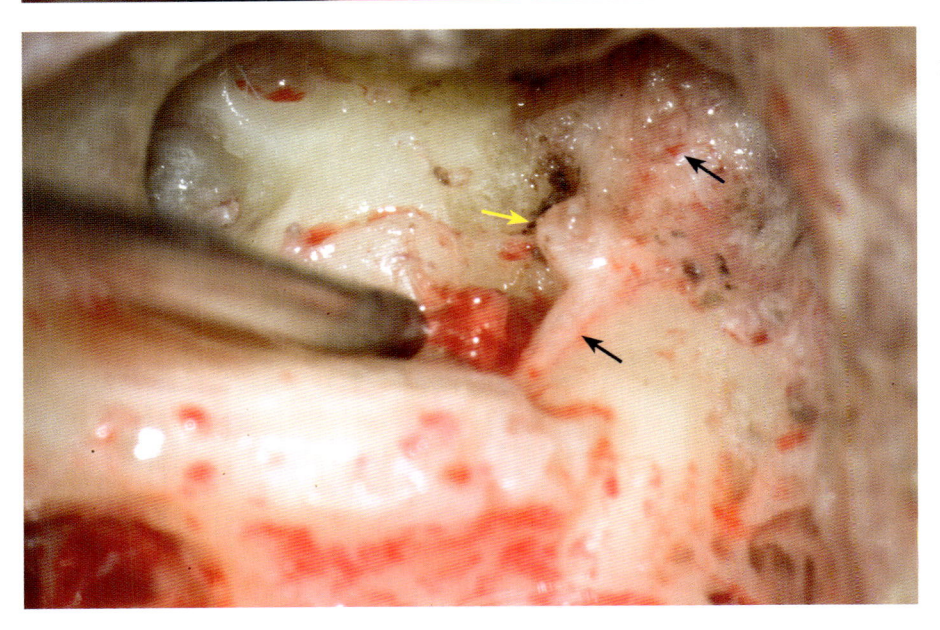

図 15.5-20　卵円窓周囲は手術の最終段階まで触らずに残しておく．吸引管先端部にあるアブミ骨上部構造を薄い腫瘍組織が覆っていることに注目してほしい．顔面神経（黒矢印）がサジ状突起（黄矢印）の直上を走行している様子が見られる.

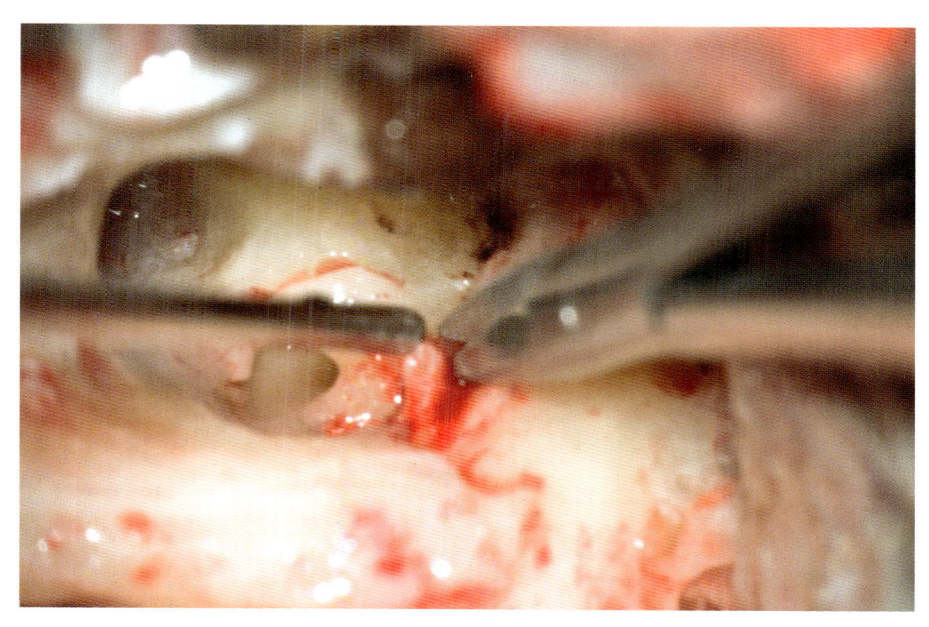

図 15.5-21　腫瘍はアブミ骨上部構造と強く癒着しており，上部構造の摘出が必要である．アブミ骨前脚を鋭利なスプリング剪刀で切断している．この操作は可動性の良好なアブミ骨に対して行っており，強い力が加わって底板の脱臼や骨折を起こさないように細心の注意が必要である．この後に後脚を切断し，上部構造を摘出する．

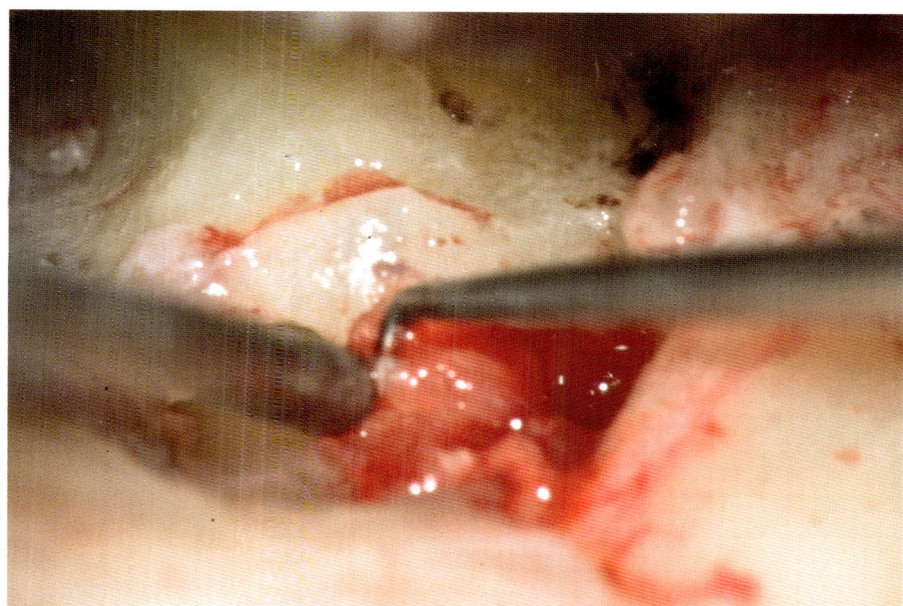

図 15.5-22　上部構造の下にあった腫瘍を微小フックで摘出している．

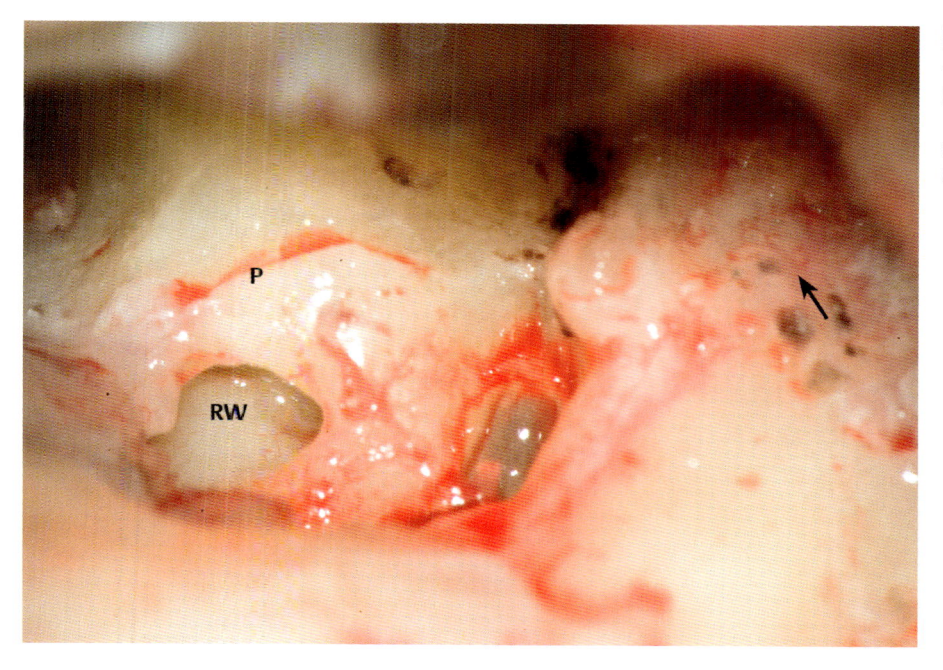

図 15.5-23　卵円窓上から腫瘍組織を除去する．顔面神経を覆う蜂巣（矢印）は削除しなければならない．

P　　岬角
RW　正円窓小窩

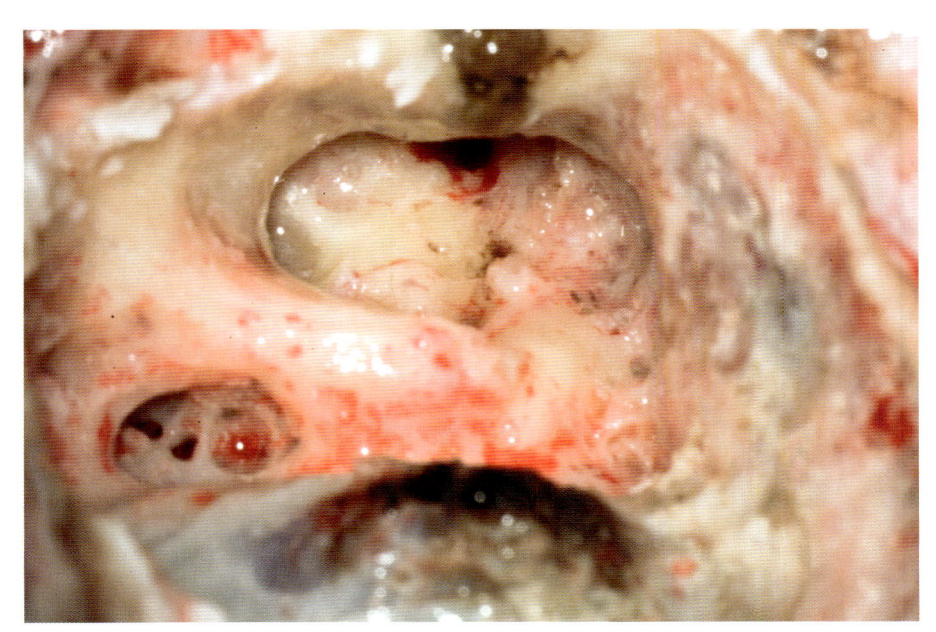

図 15.5-24 患者の内耳機能は保存され，傍神経節腫の完全摘出が達成されている．

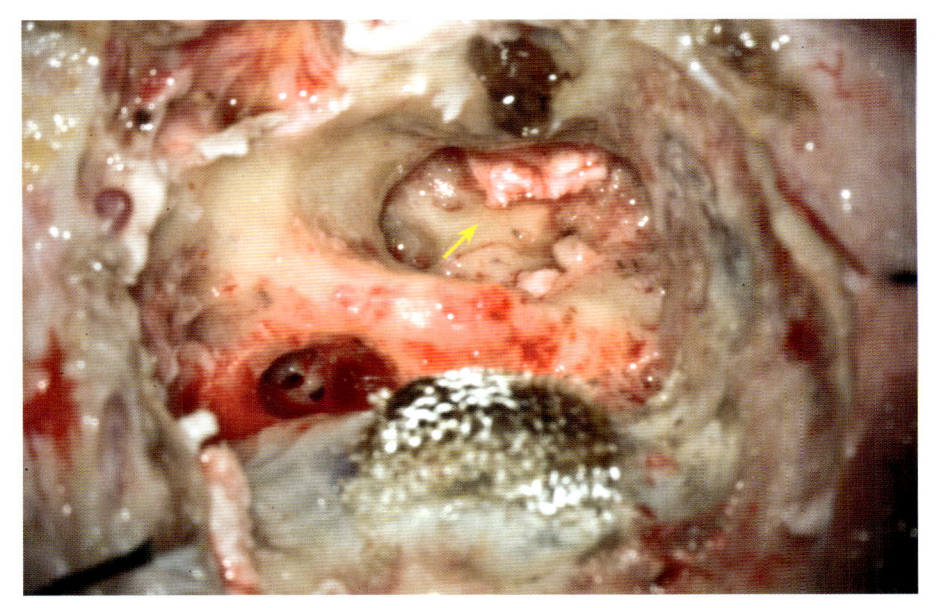

図 15.5-25 耳管を骨膜で閉鎖し（矢印），外耳道を盲端に閉じて創腔を腹部脂肪で充填する．S状静脈洞上には止血のためのサージセルが置かれている．

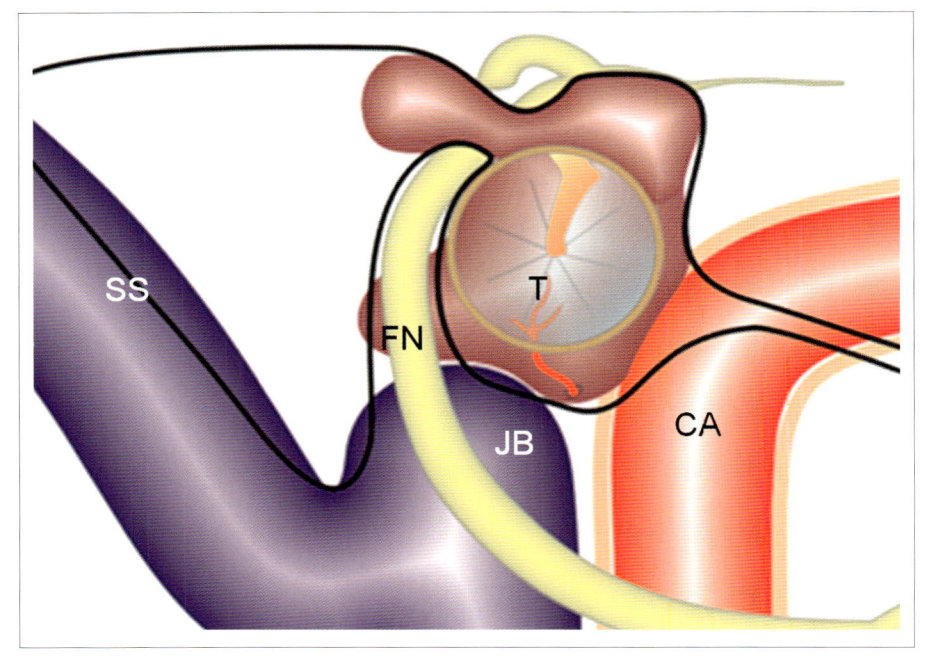

■ 症例 15.6　クラス B 3（右耳）

図 15.6-1 鼓室と乳突部に限局する腫瘍で頸静脈球への浸潤はなく，頸動脈管の破壊が見られるものがクラス B 3 である．

CA　内頸動脈
FN　顔面神経
JB　頸静脈球
SS　S状静脈洞
T　腫瘍

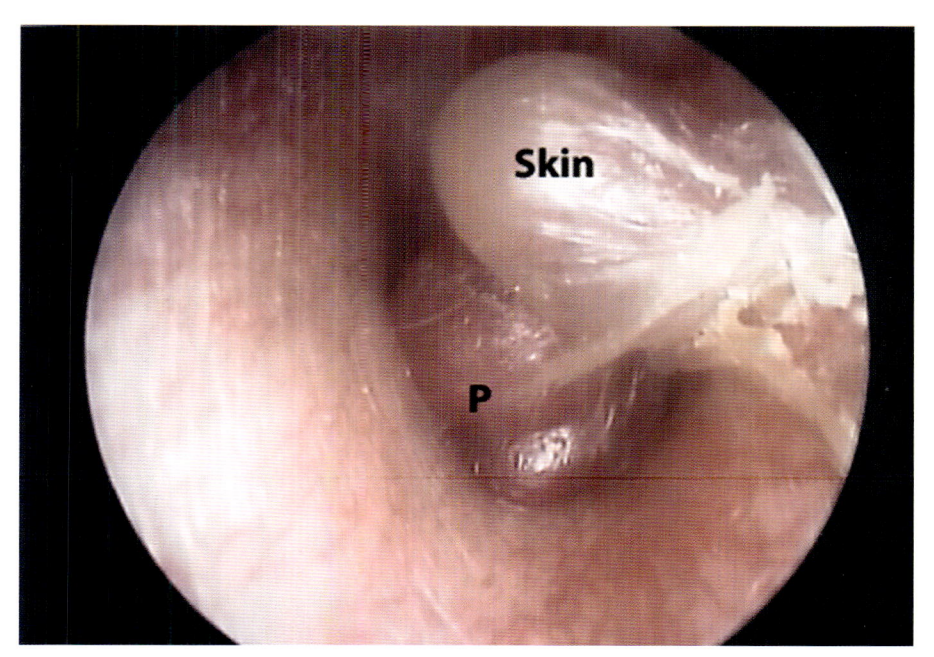

430　第15章　特論：クラスAおよびBの傍神経節腫（グロムス腫瘍）

図 15.6-2　術前の鼓膜所見で皮膚に覆われた赤色のポリープ様腫瘤が鼓室から突出している．

P　　外耳道のポリープ様腫瘤
Skin　皮膚

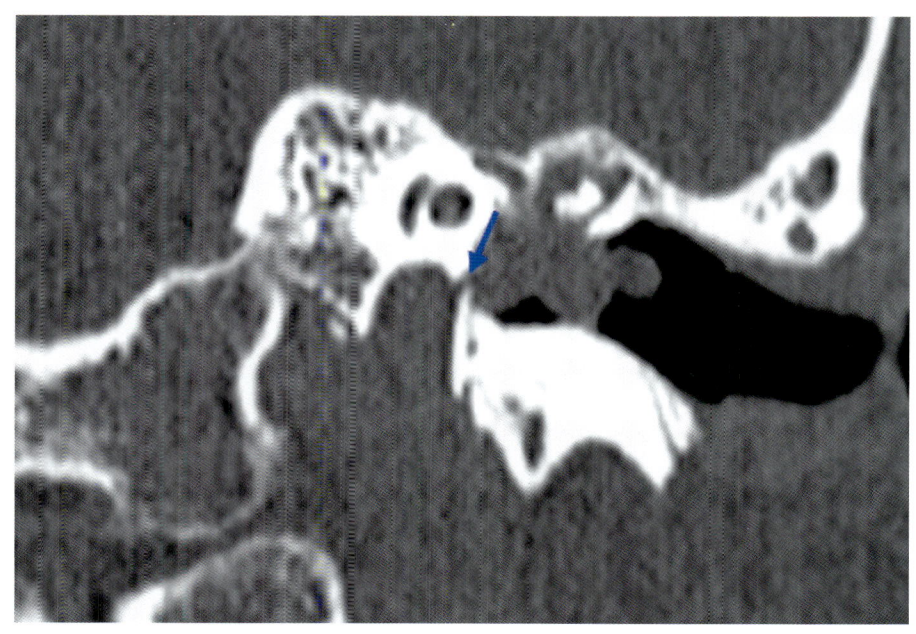

図 15.6-3　術前のCTで中耳に充満する軟部陰影を認める．頸静脈球には骨破壊はない．頸動脈管には矢印で示すように小さく骨破壊が見られるため，クラスB3となった．

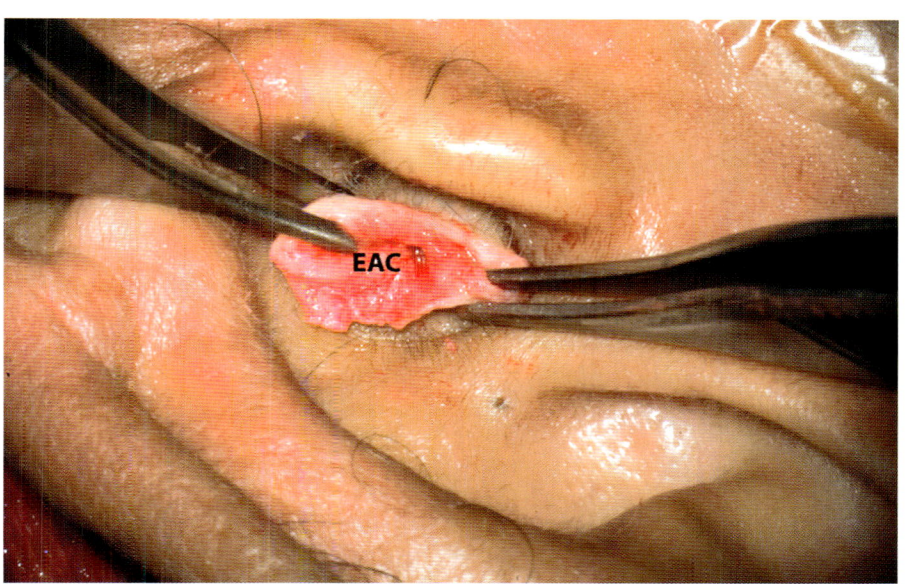

図 15.6-4　外耳道を閉鎖するために，外耳道軟骨を切除後に外耳道皮膚を外側に引き出す．この皮膚をまず1層縫合してから再び内側に押し込んで皮下組織弁で覆い，全体で2層の縫合にする．

EAC　外耳道皮膚

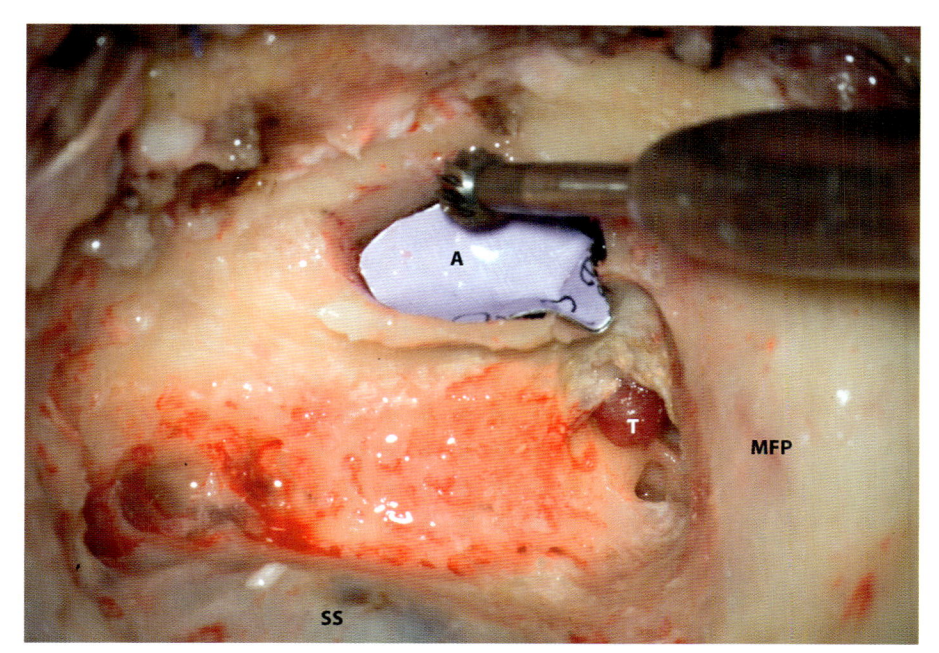

図 15.6-5　骨部外耳道を形成して腫瘍を制御するための十分に広い術野を作る．時間を無駄にしないようにカッティングバーを使うのが望ましい．腫瘍と耳小骨連鎖はアルミニウムシートで保護し，腫瘍の損傷や内耳障害を予防する．乳突洞に達する腫瘍が見られる．乳突腔の枠を作る中頭蓋窩とS状静脈洞上の骨が，薄い骨板を残してきれいに削開されていることに注目してほしい．

A　　アルミニウムシート
MFP　中頭蓋窩骨板
SS　　S状静脈洞
T　　腫瘍

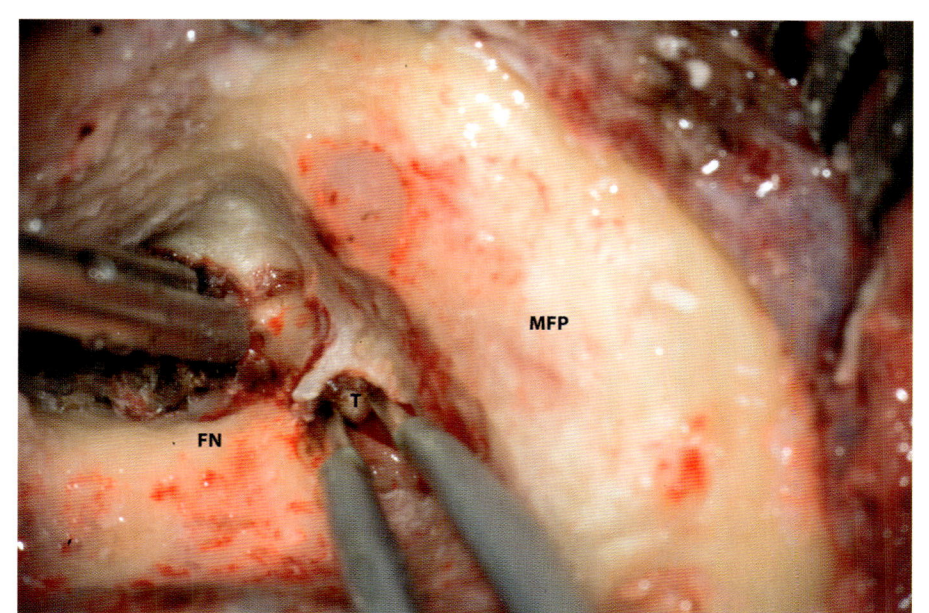

図 15.6-6　上鼓室の腫瘍（T）を高周波型バイポーラー（Vesalius）を使って乳突側から焼灼している．顔面神経管隆起は顔面神経の高さまで下げてある．

FN　　顔面神経
MFP　中頭蓋窩骨板
T　　腫瘍

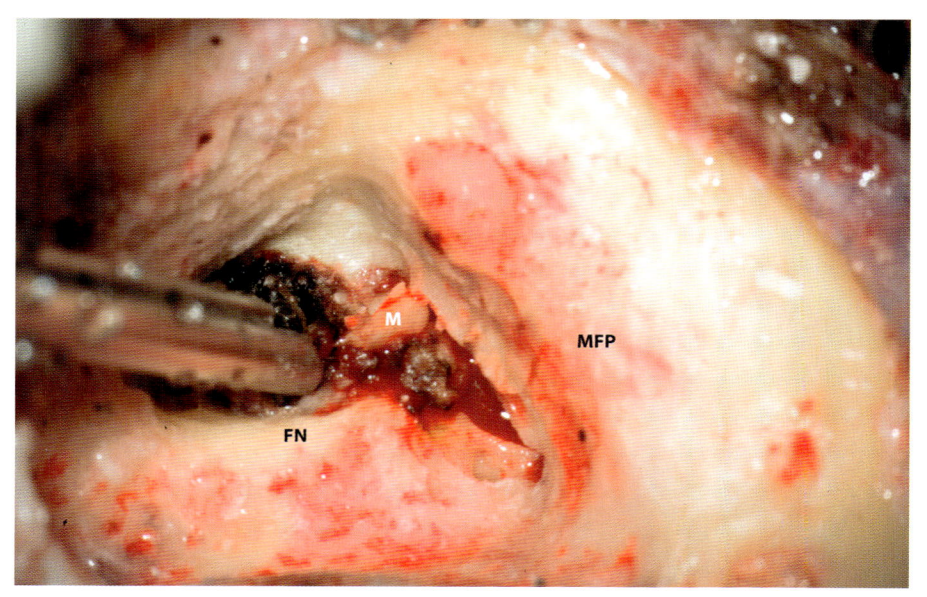

図 15.6-7　上鼓室外側壁を削除して上鼓室を開放する．キヌタ骨は既に除去してある．ツチ骨頭を見ることができる．

FN　　顔面神経
M　　ツチ骨頭
MFP　中頭蓋窩骨板

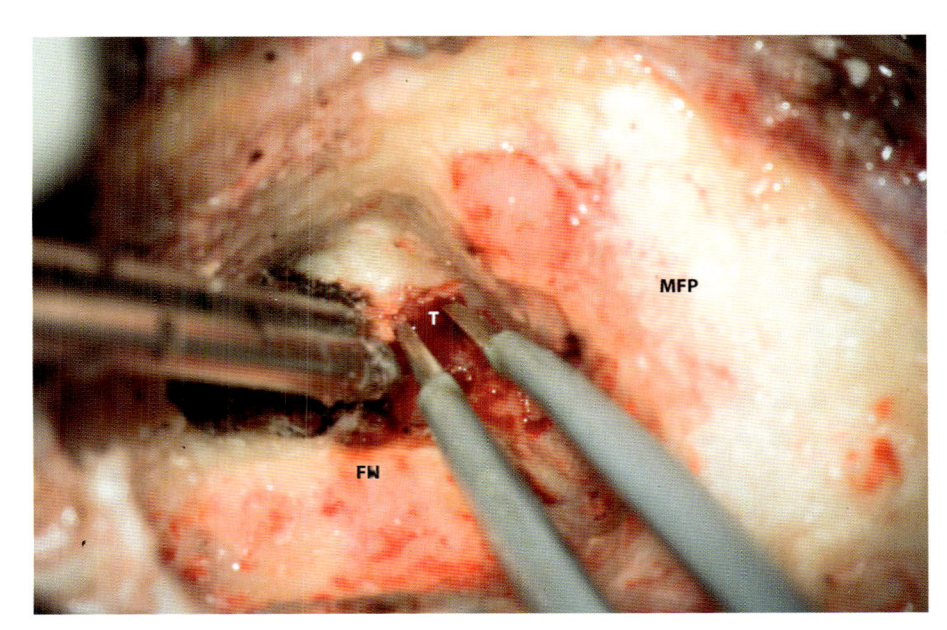

432　第15章　特論：クラスAおよびBの傍神経節腫（グロムス腫瘍）

図15.6-8　ツチ骨を除去して上鼓室の腫瘍を高周波型バイポーラー（Vesalius）で焼灼している．Vesalius は深部を走行する顔面神経に加わる熱を最小限に抑えることができる．

FN　　顔面神経
MFP　中頭蓋窩骨板
T　　　腫瘍

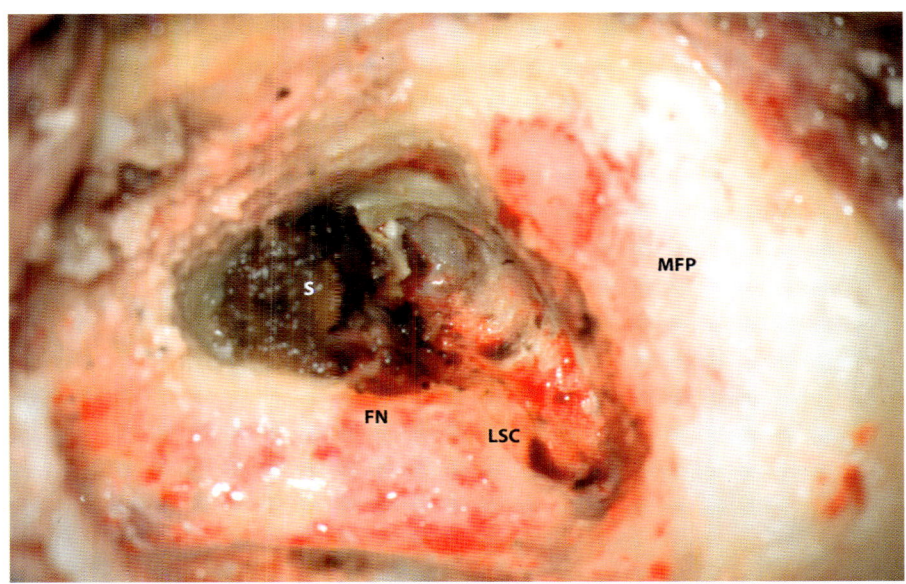

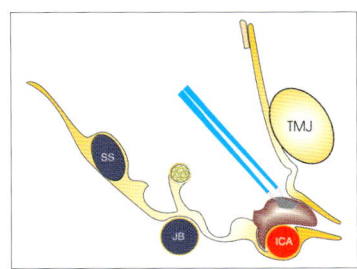

図15.6-9　上鼓室からの腫瘍摘出が完了したところを示す．腫瘍からの出血は，腫瘍の上からサージセルでパッキングすると止めることができる．

FN　　顔面神経
LSC　外側半規管隆起
MFP　中頭蓋窩骨板
S　　　サージセル

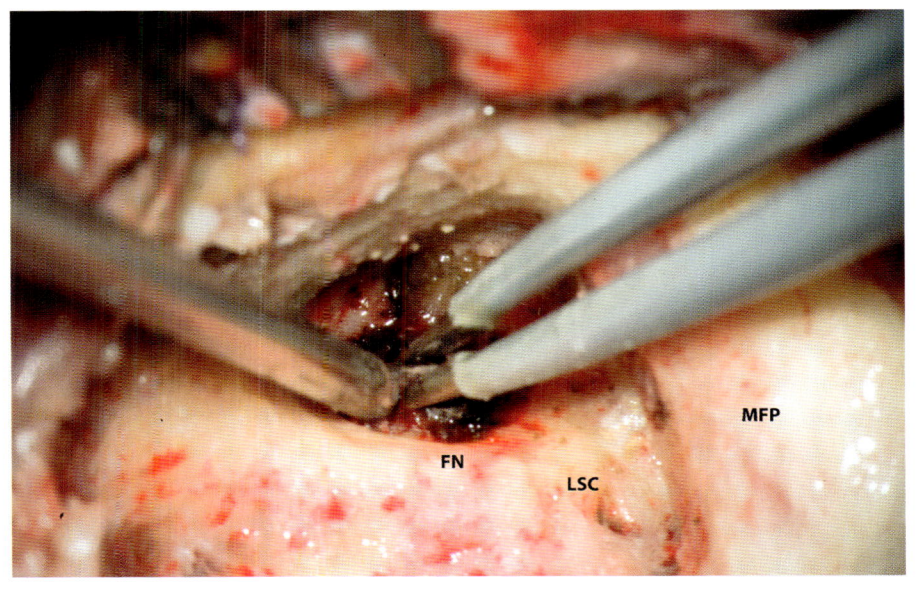

図15.6-10　腫瘍の焼灼を進めている．周囲の繊細な構造を壊さないように注意して腫瘍を焼灼し，出血した場合はサージセルで止血，十分に焼灼された部位から小片に分けて摘出することで腫瘍を減量していく．

FN　顔面神経，MFP　中頭蓋窩骨板，LSC　外側半規管隆起

SS　S状静脈洞，JB　頸静脈球，ICA　内頸動脈，TMJ　顎関節

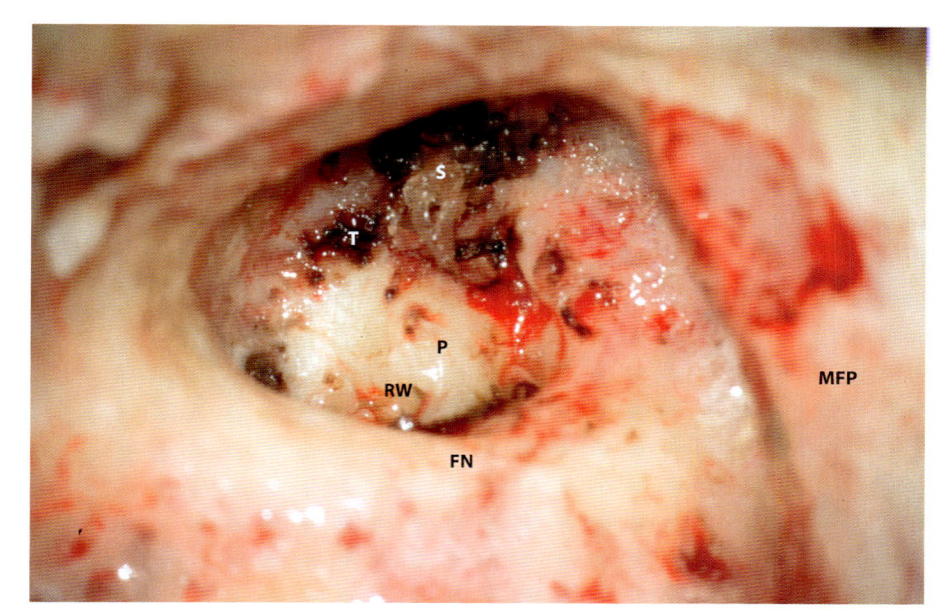

図 15.6-11　鼓室後半部からの腫瘍摘出が終了したところを示す．腫瘍はまだ内頸動脈周囲の蜂巣に残存している．

FN　　顔面神経
MFP　中頭蓋窩骨板
P　　　岬角
RW　　正円窓
S　　　サージセル
T　　　腫瘍

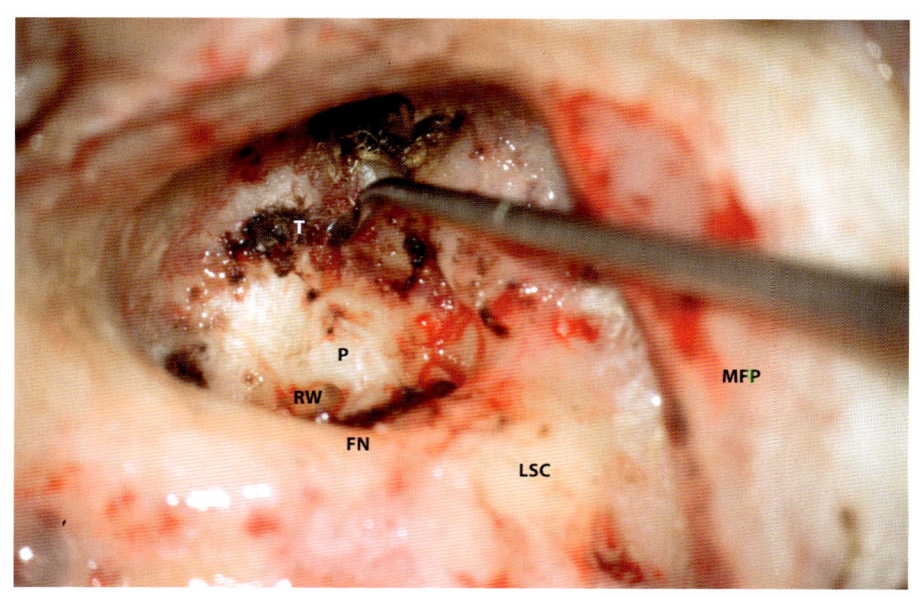

図 15.6-12　内頸動脈後方の蜂巣に残存する腫瘍小片を剥離子で摘出している．

FN　　顔面神経
LSC　外側半規管
MFP　中頭蓋窩骨板
P　　　岬角
RW　　正円窓
T　　　腫瘍

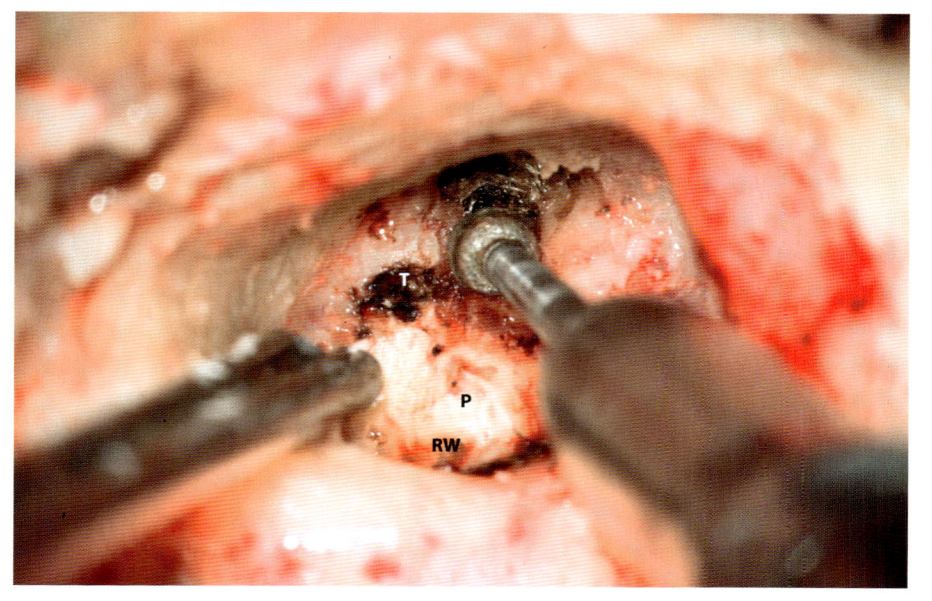

図 15.6-13　内頸動脈を覆う耳管周囲蜂巣を大きなダイヤモンドバーで削除している．

P　　　岬角
RW　　正円窓
T　　　腫瘍

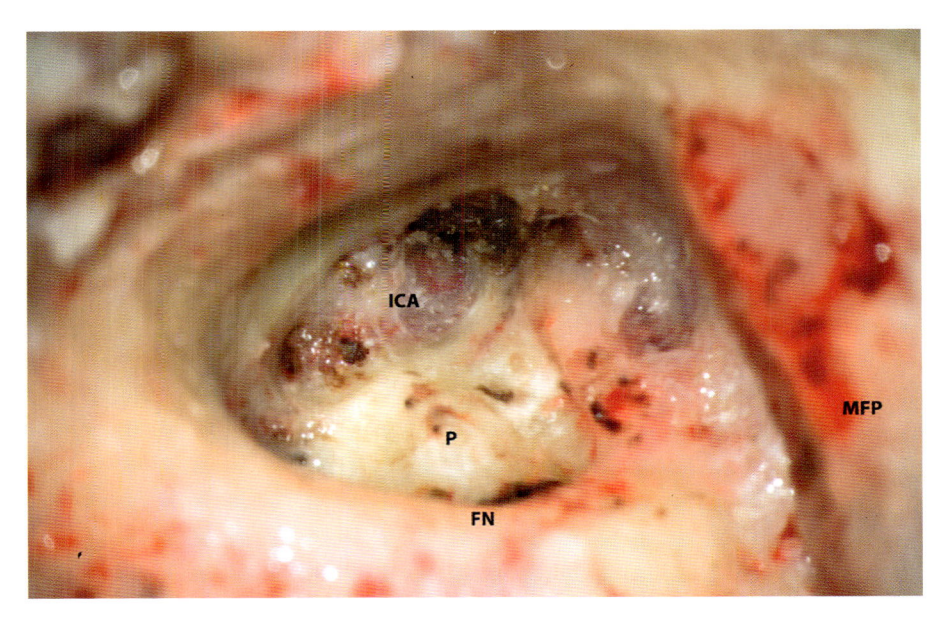

434 第15章 特論：クラスAおよびBの傍神経節腫（グロムス腫瘍）

図 15.6-14　腫瘍が完全に摘出されている．創腔を腹部脂肪で充填する前に耳管を骨膜で閉鎖するのを忘れてはならない．

FN	顔面神経
ICA	内頸動脈
MFP	中頭蓋窩骨板
P	岬角

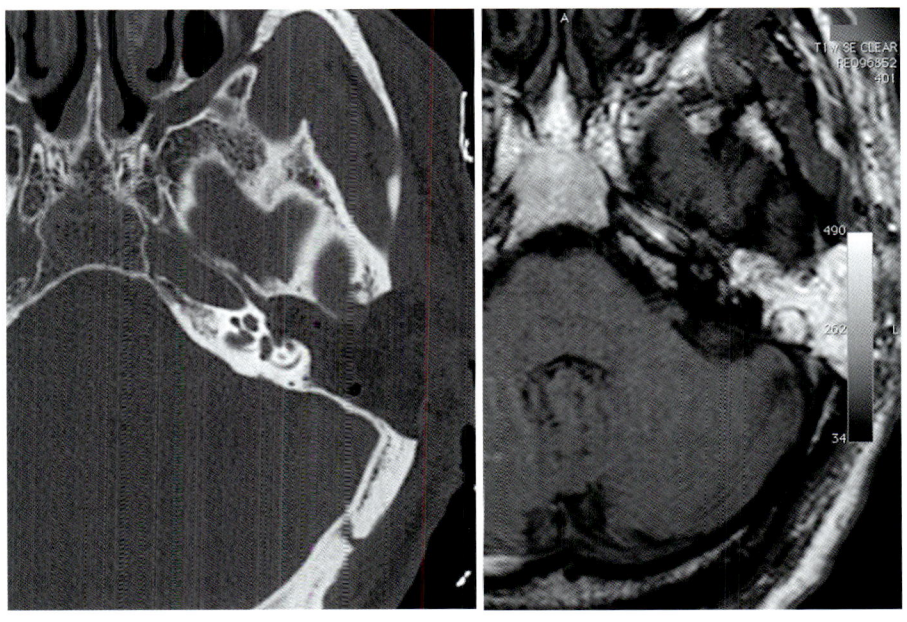

図 15.6-15　術後のCTで，内耳よりも外側の骨組織がきれいに除去されているのがわかる（**a**）．MRIでは創腔を充填した脂肪のシグナルが描出されている（**b**）．

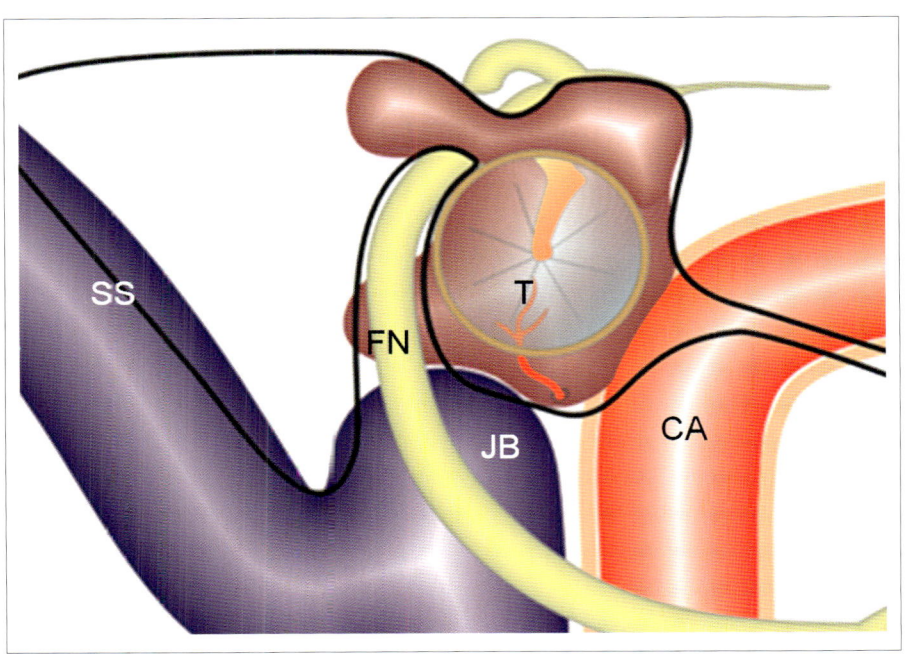

■ 症例 15.7　クラス B3（右耳）

図 15.7-1　本症例は他施設で2度の手術を受け，患側耳は聾となった．

CA	内頸動脈
FN	顔面神経
JB	頸静脈球
SS	S状静脈洞
T	腫瘍

435

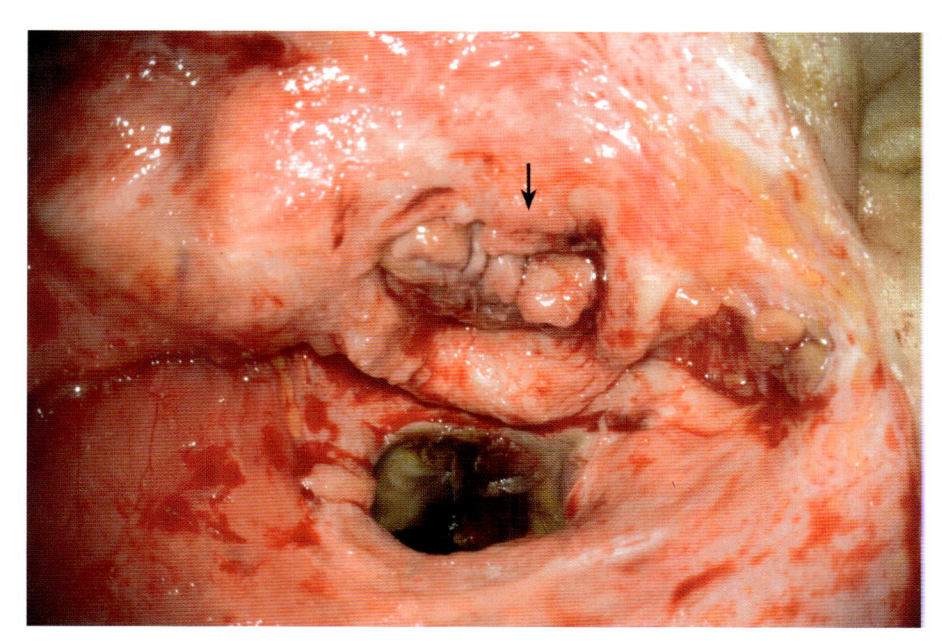

図 15.7-2　耳後切開を行い，筋骨膜弁の層で外耳道に輪状切開を加えて外耳道を閉鎖する．閉鎖した外耳道（矢印）を内側から見ている．

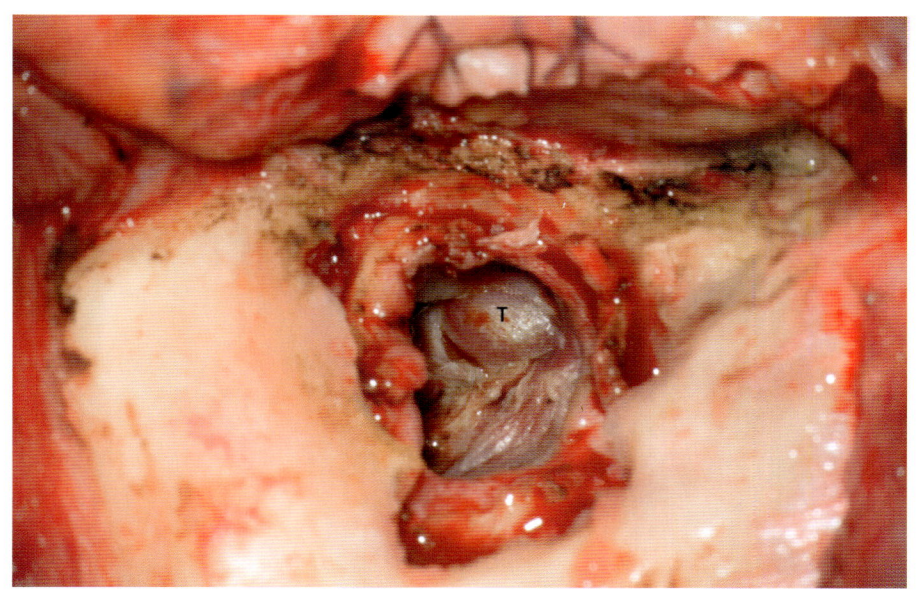

図 15.7-3　前回の手術で後壁削開が施行されているが，乳突腔には凹凸が著明である．取り残されて再発した腫瘍が鼓室から膨隆している．

T　腫瘍

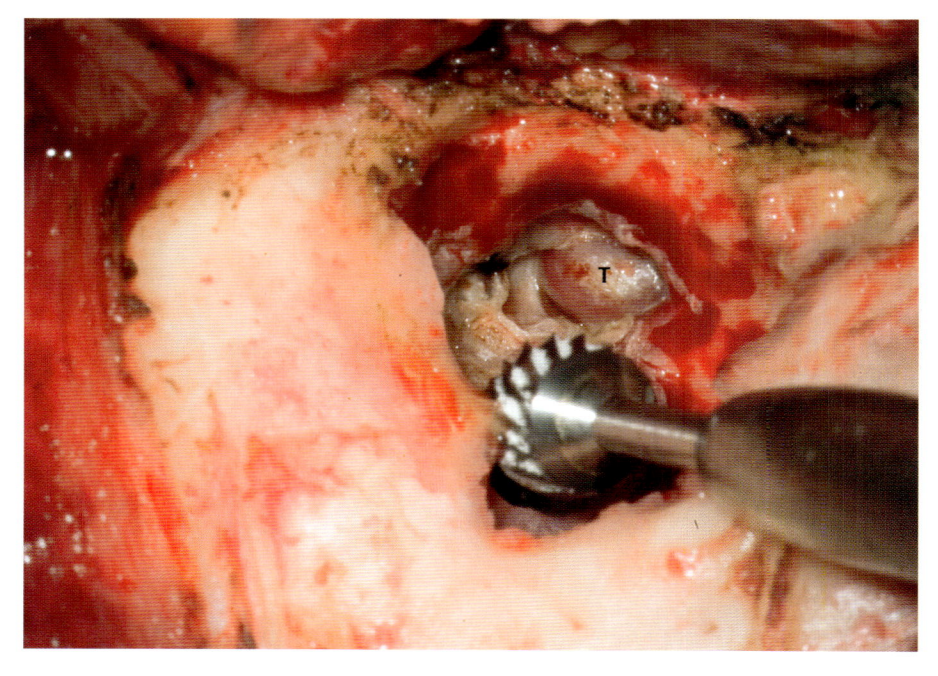

図 15.7-4　大きなカッティングバーを使って乳突腔の辺縁を削除し，全体を皿状に削開する．

T　腫瘍

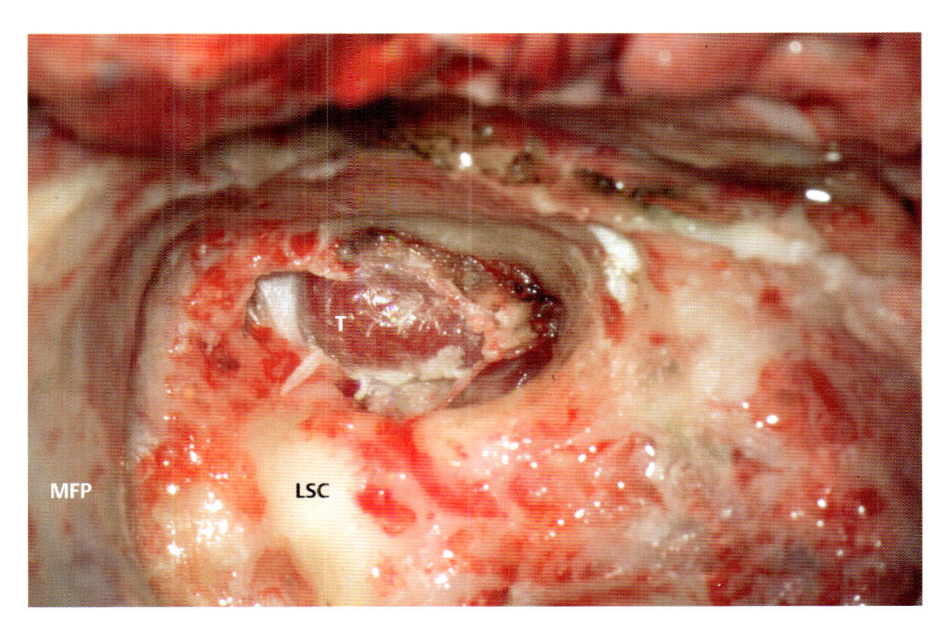

436　第 15 章　特論：クラス A および B の傍神経節腫（グロムス腫瘍）

図 15.7-5　鼓室への視野を改善するために乳突腔を皿状に削開して外耳道を形成する．外耳道に突出する腫瘍は切除したが，鼓室はまだ赤色の腫瘍で充満している．

LSC　外側半規管隆起
MFP　中頭蓋窩骨板
T　　腫瘍

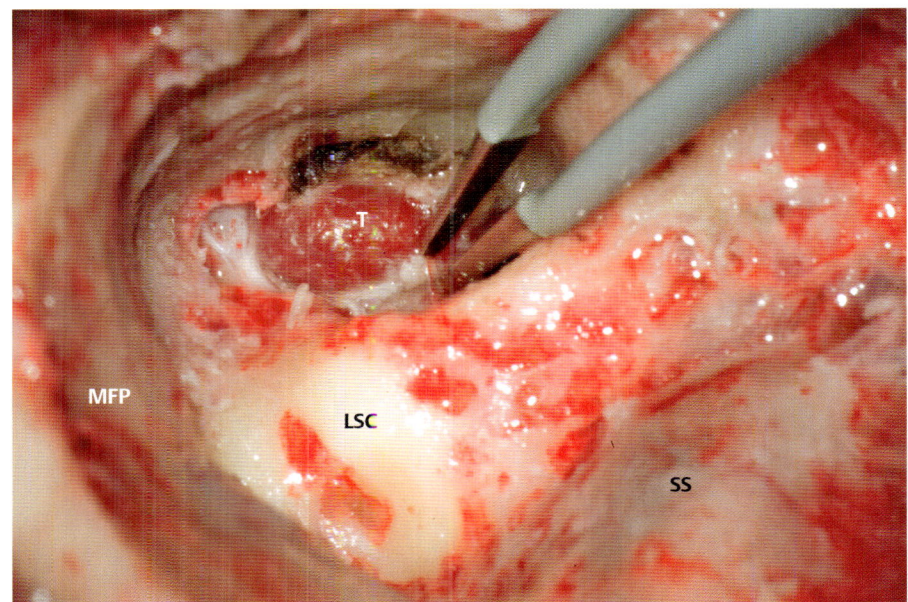

図 15.7-6　乳突腔を皿状に削開し，骨部外耳道を形成したことにより腫瘍への視野が改善され，制御が容易になっている．バイポーラーを使って腫瘍を焼灼し，小片に分けて摘出する．

LSC　外側半規管隆起
MFP　中頭蓋窩骨板
SS　　S 状静脈洞
T　　腫瘍

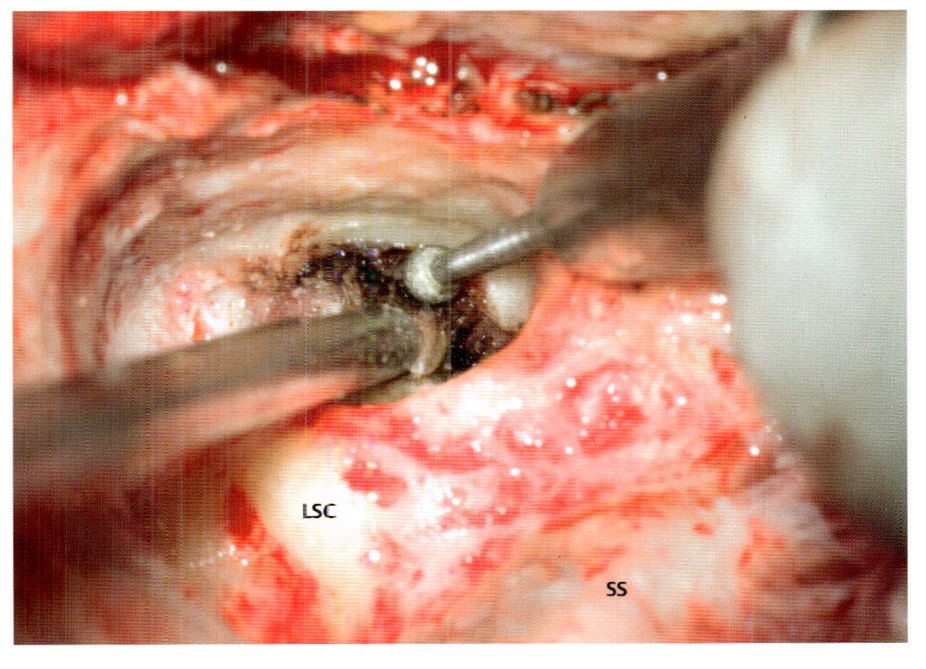

図 15.7-7　内頸動脈周囲に腫瘍が存在するため，外耳道の削開を通常の中耳手術よりもさらに前方へと進める．

LSC　外側半規管隆起
SS　　S 状静脈洞

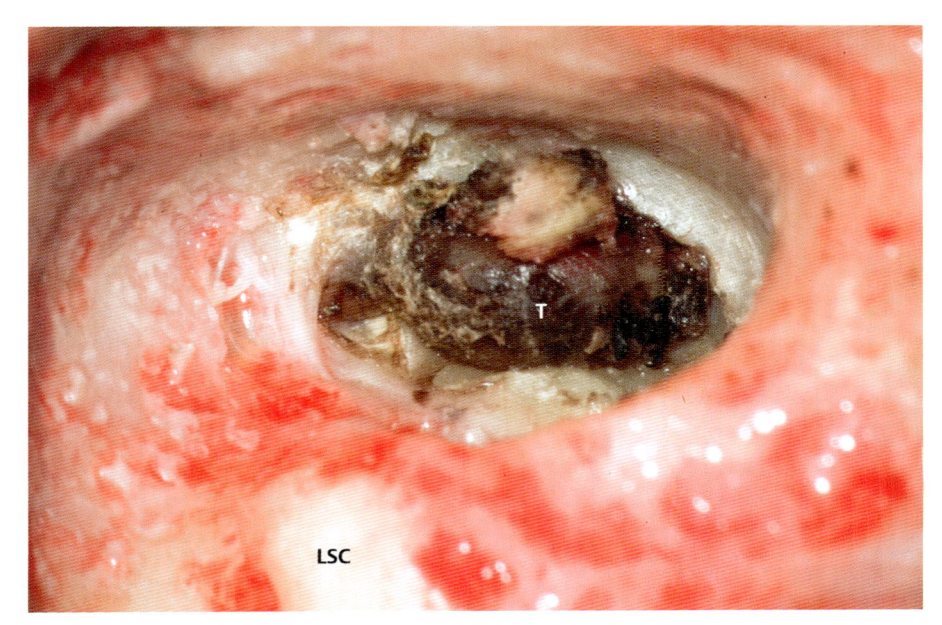

図 15.7-8　耳管に入り込み，頸動脈周囲の蜂巣に浸潤する腫瘍への視野が改善している．腫瘍全貌を見るには，さらに骨削除と腫瘍の減量を進める必要がある．

LSC　外側半規管隆起
T　　腫瘍

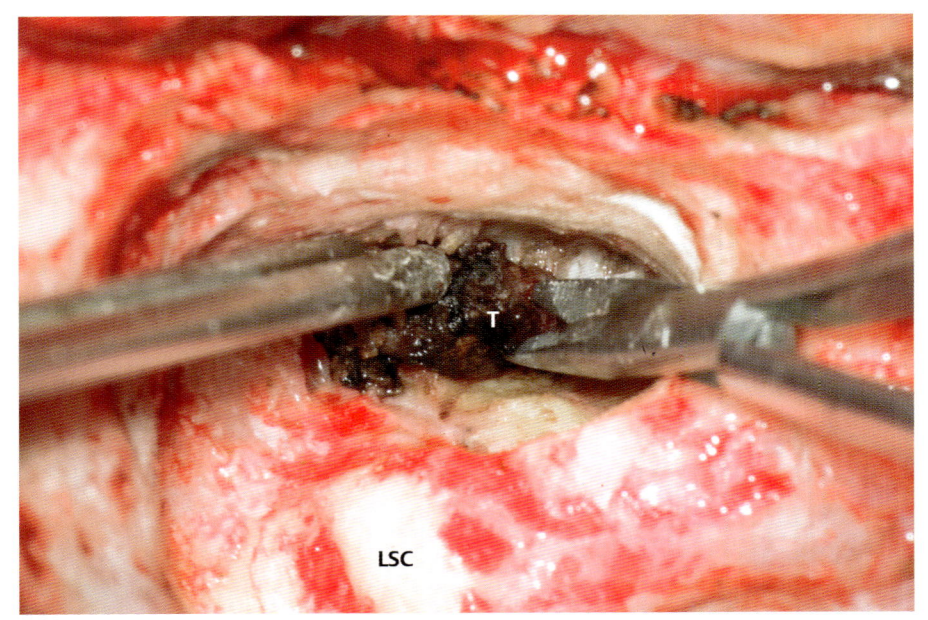

図 15.7-9　小片に分けながら腫瘍を摘出している．

LSC　外側半規管隆起
T　　腫瘍

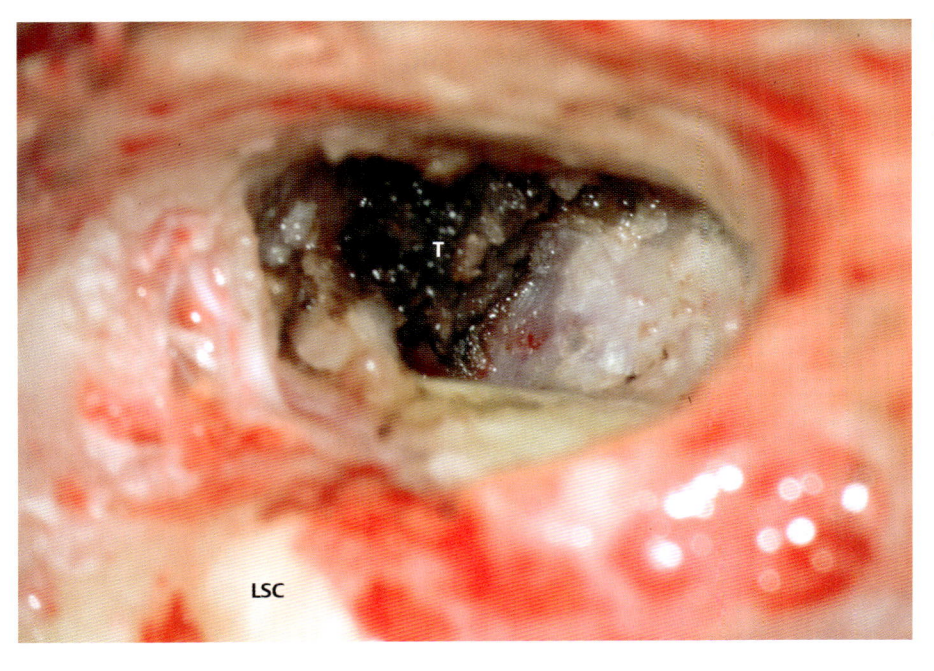

図 15.7-10　耳管と内頸動脈上に腫瘍が残存している．

LSC　外側半規管隆起
T　　腫瘍

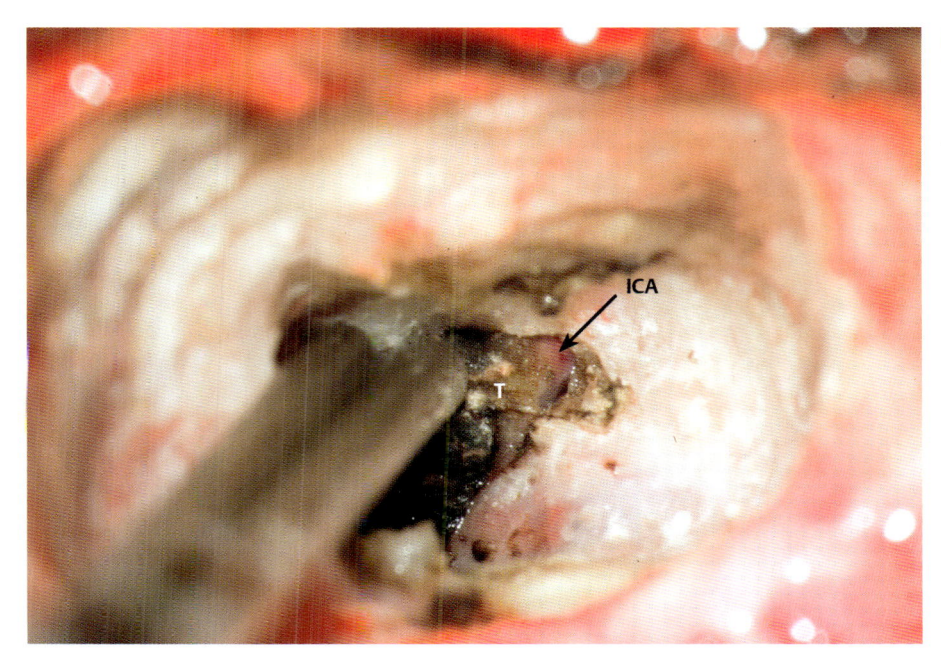

438 第 15 章 特論：クラス A および B の傍神経節腫（グロムス腫瘍）

図 15.7-11　内頸動脈を覆う腫瘍を剥離している様子を示す．

ICA　内頸動脈
T　　腫瘍

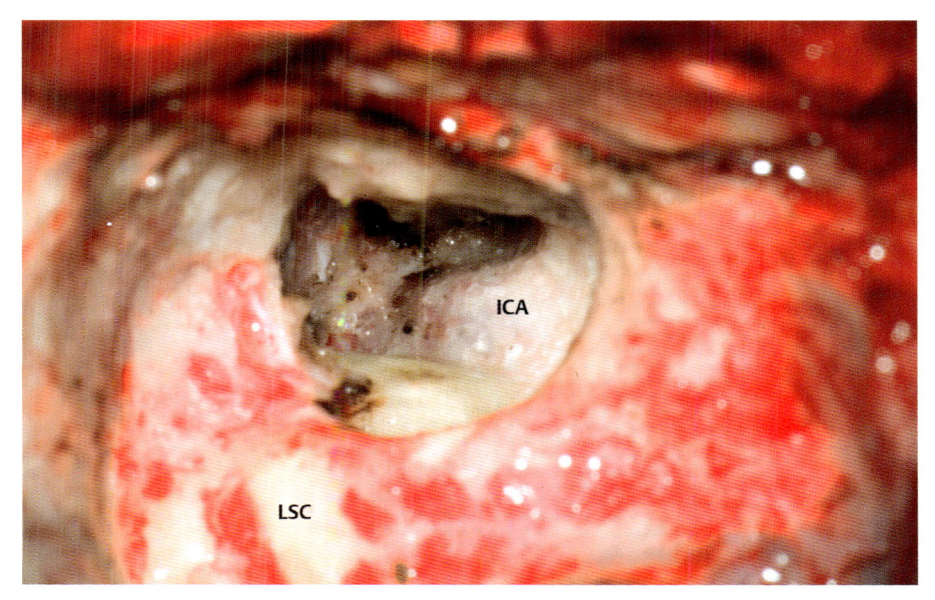

図 15.7-12　腫瘍が全摘されたところを示す．内頸動脈は前後にある蜂巣まで削除したために，薄い骨を残してほぼ露出している．

ICA　内頸動脈
LSC　外側半規管隆起

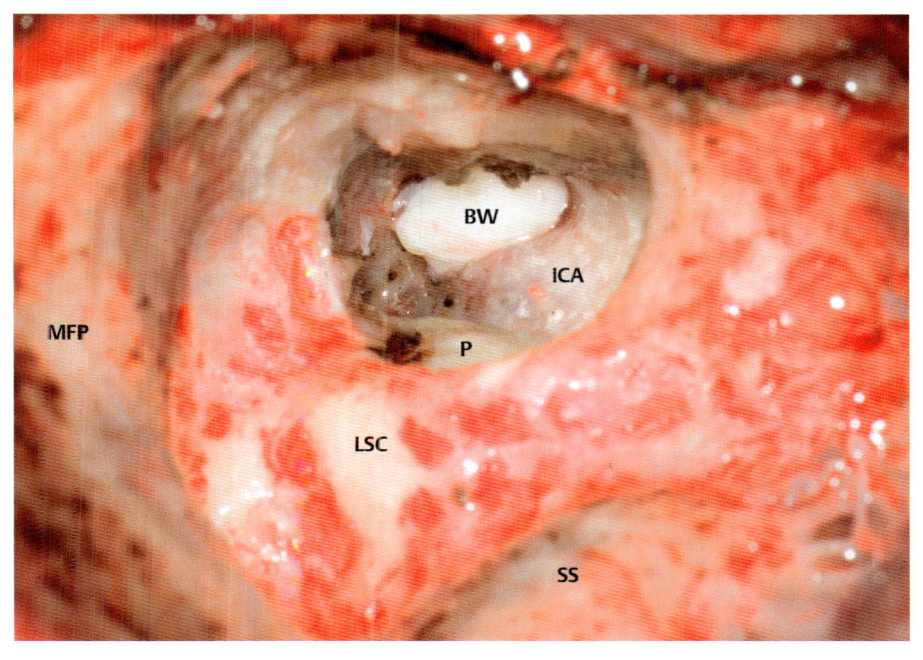

図 15.7-13　本症例では耳管はボーンワックスで閉鎖している．

BW　ボーンワックス
ICA　内頸動脈
LSC　外側半規管隆起
MFP　中頭蓋窩骨板
P　　岬角
SS　　S 状静脈洞

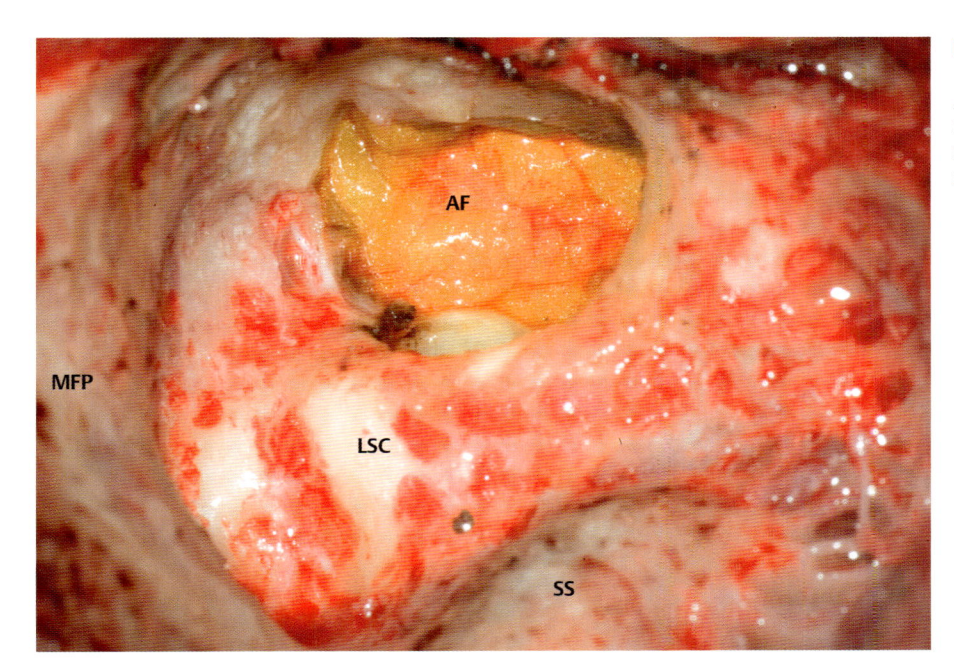

図 15.7-14　創腔を腹部脂肪で充塡する.

AF　腹部脂肪
MFP　中頭蓋窩骨板
SS　S状静脈洞
LSC　外側半規管隆起

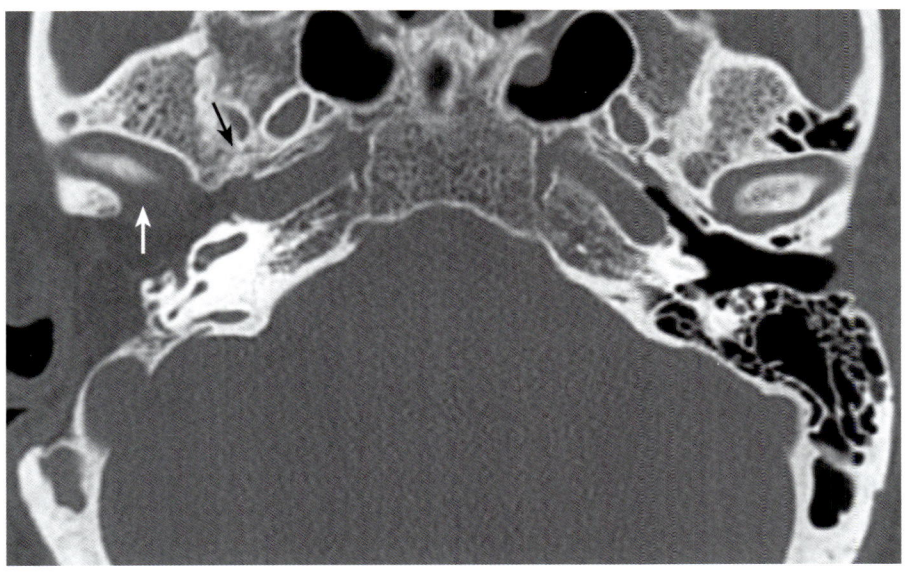

図 15.7-15　術後のCT軸位断を示す．創腔は脂肪で完全に埋まっている．外耳道前壁内側の骨は内頸動脈（黒矢印）を明視するためにほぼ削除されている（白矢印）．

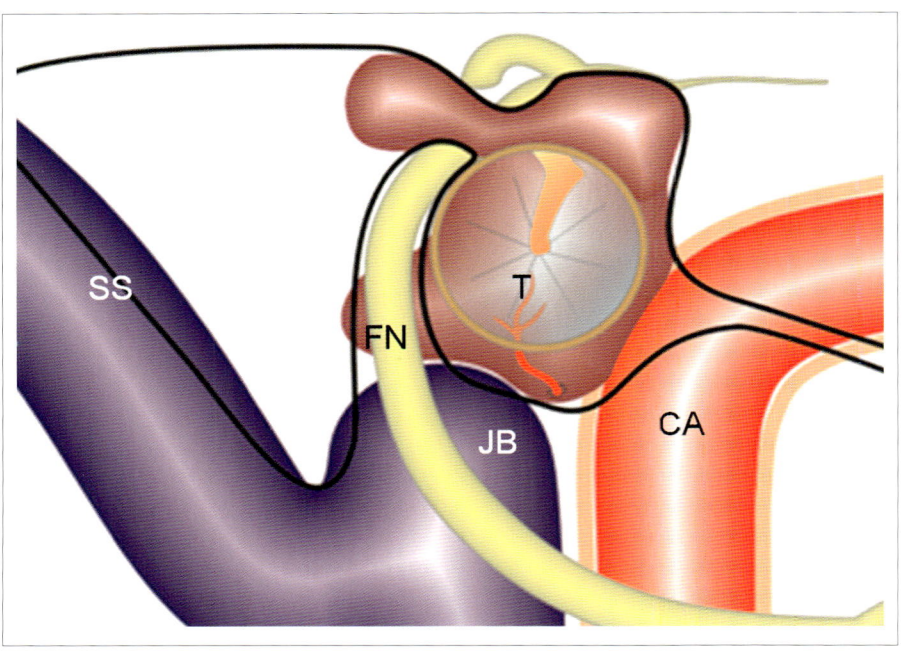

症例 15.8　クラス B3（右耳）

図 15.8-1　内頸動脈に浸潤するクラスB3傍神経節腫の症例である.

CA　内頸動脈
FN　顔面神経
JB　頸静脈球
SS　S状静脈洞
T　腫瘍

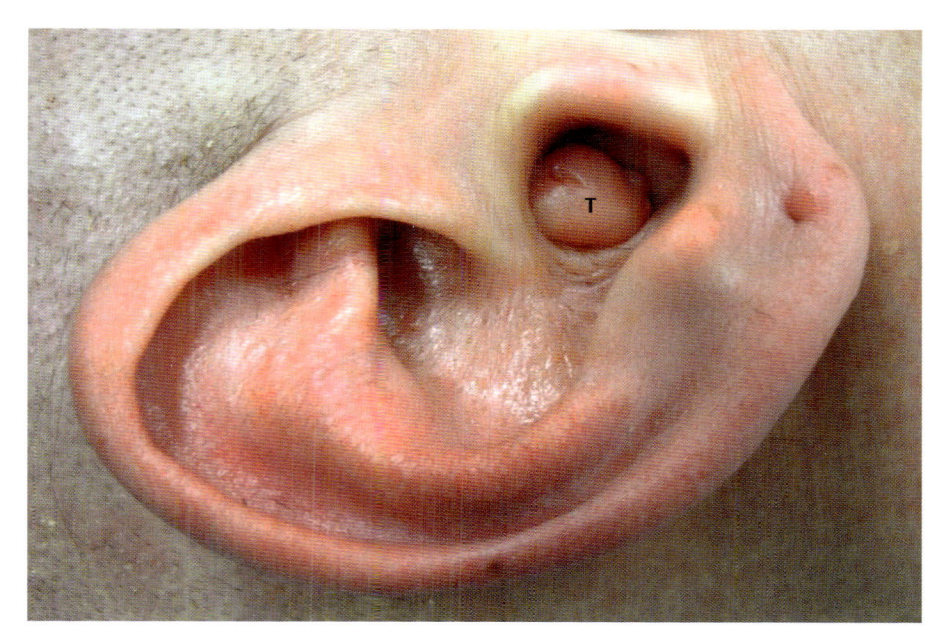

440　第 15 章　特論：クラス A および B の傍神経節腫（グロムス腫瘍）

図 15.8-2　腫瘍はポリープ状の腫瘤として外耳道入口部から観察される．

T　腫瘍

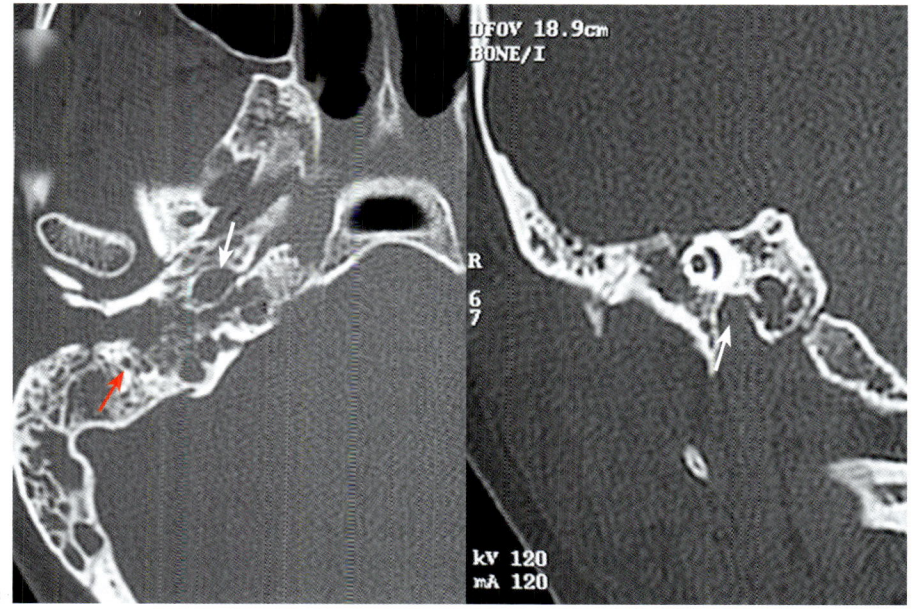

図 15.8-3　側頭骨軸位断 CT（**a**）で，腫瘍が内頸動脈周囲の蜂巣に浸潤して頸動脈管を破壊（白矢印）しているのが示され，顔面神経（赤矢印）内側の蜂巣も破壊されている．冠状断（**b**）では内頸動脈垂直部内側の骨壁にも破壊が見られる（矢印）．

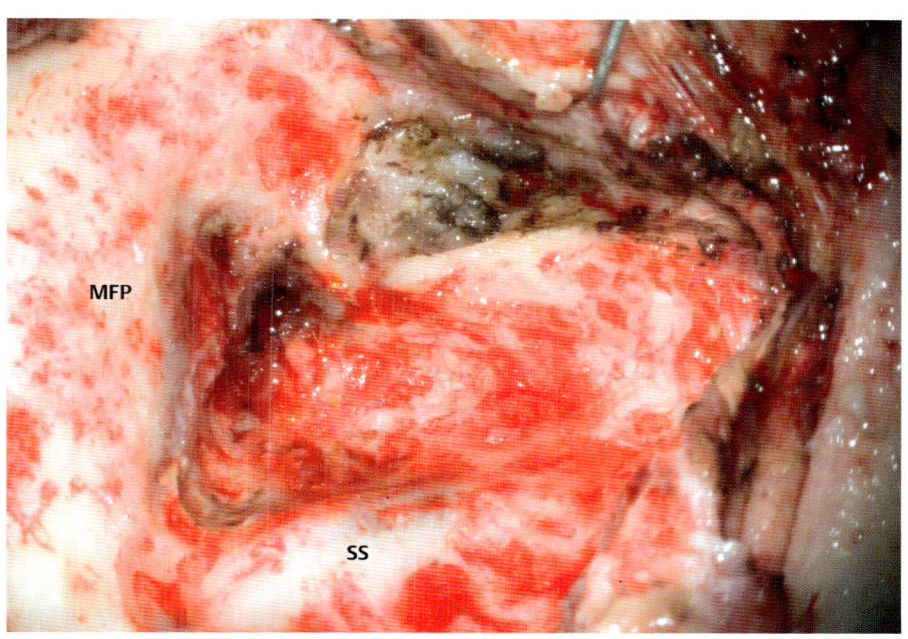

図 15.8-4　内頸動脈周囲を明視下に置くために後壁削除型の乳突削開が必要となる．S 状静脈洞と中頭蓋窩硬膜上には薄い骨板のみが残っている．

MFP　中頭蓋窩骨板
SS　　S 状静脈洞

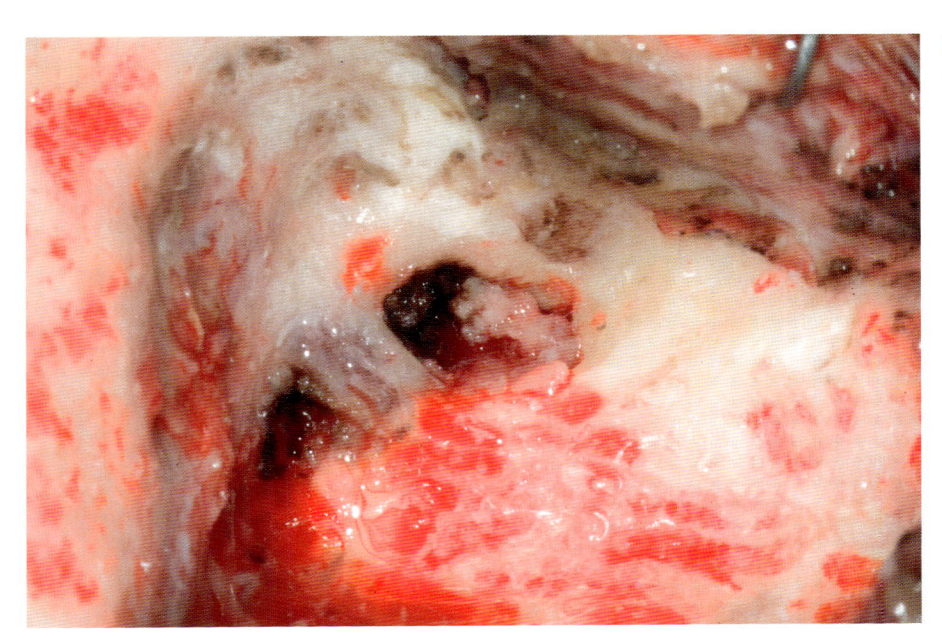

図 15.8-5　傍神経節腫は上鼓室に充満している.

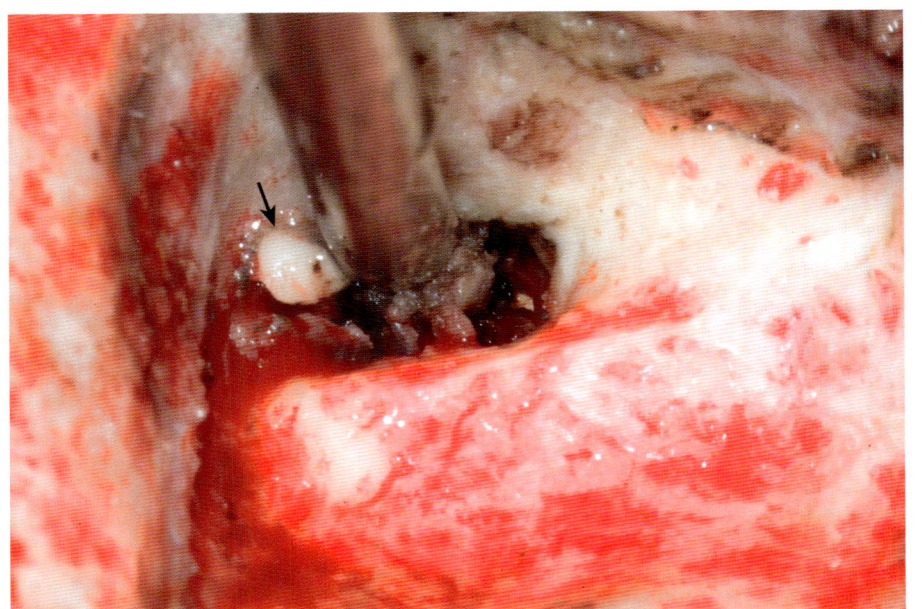

図 15.8-6　腫瘍を操作する際に内耳を障害するリスクを減じるため，キヌタ骨をはずす．この操作によりキヌタ骨内側を埋める腫瘍が露出される．術野にはツチ骨頭を見ることができる（矢印）．鼓室に充満する腫瘍をバイポーラーで十分に焼灼した後に，小片に分けて摘出する．アブミ骨を損傷しないために，内側壁と癒着する腫瘍の減量は鼓室下方から始めるようにする.

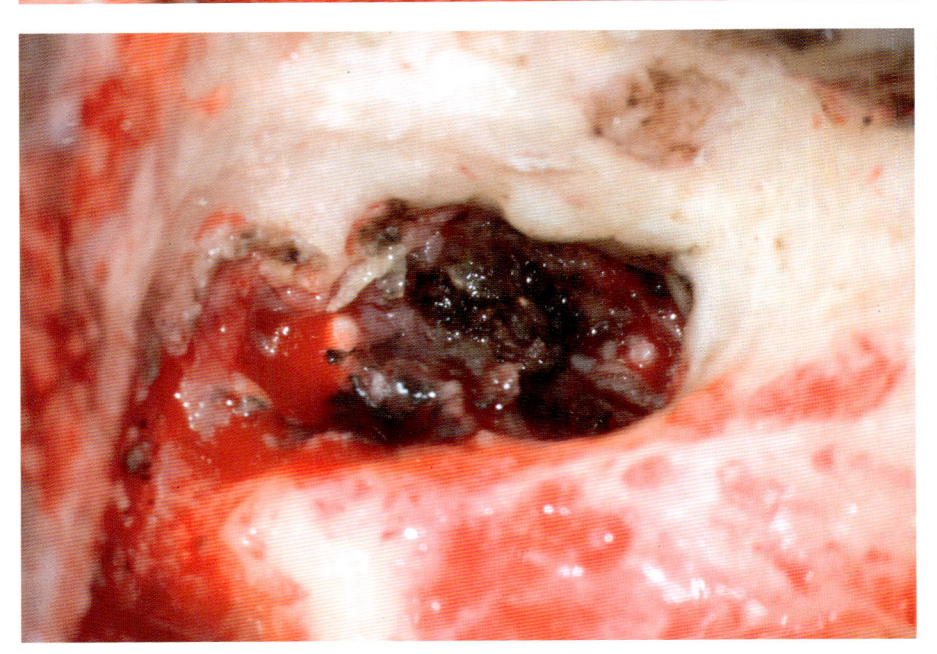

図 15.8-7　腫瘍摘出を進めるためにツチ骨を除去する．この段階では鼓室上半の腫瘍は触らないようにする.

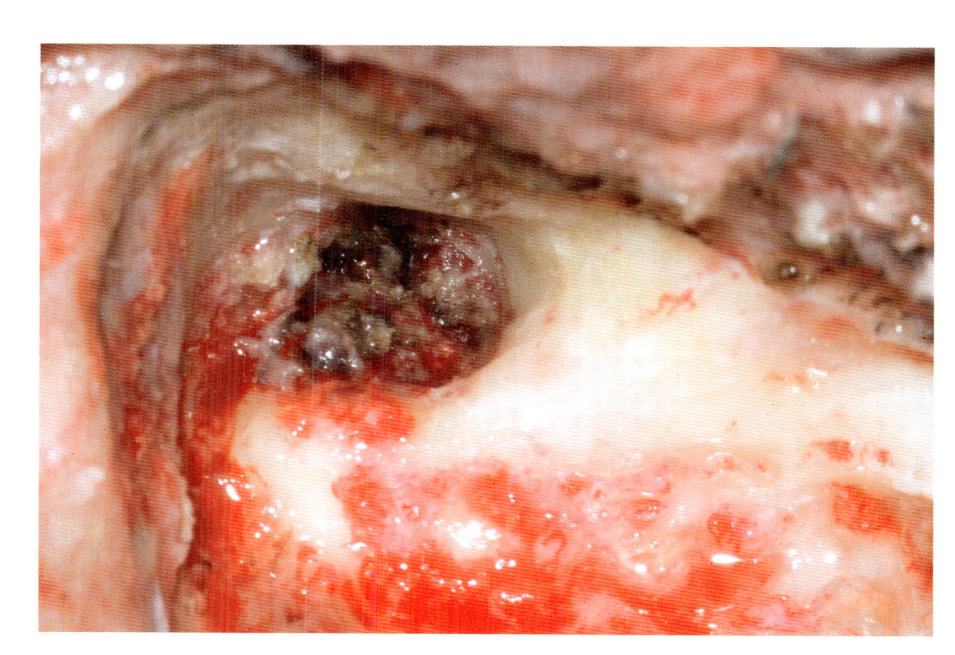

442 第15章 序論：クラスAおよびBの傍神経節腫（グロムス腫瘍）

図 15.8-8　下鼓室から腫瘍が突出している．

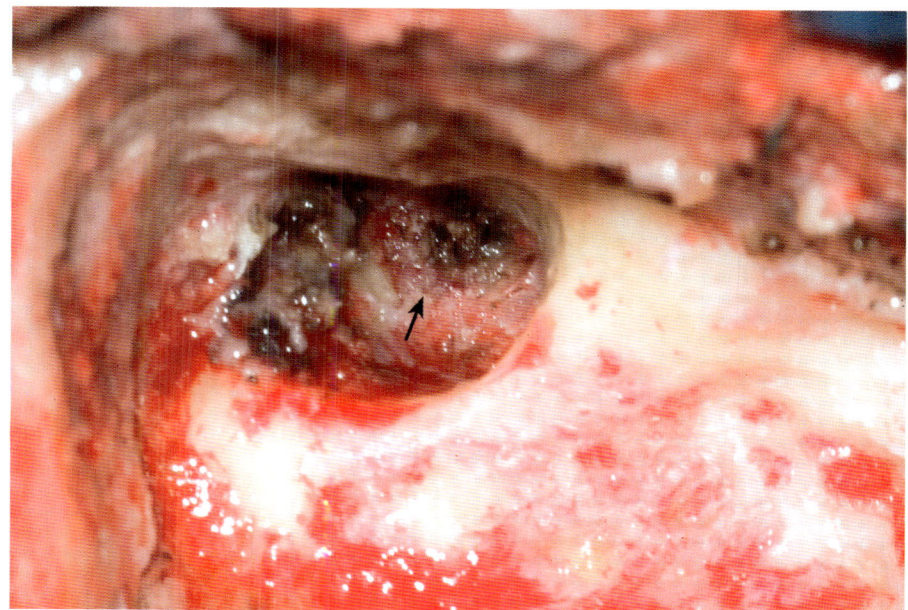

図 15.8-9　腫瘍減量を進めて内側壁に到達したところを示す．下鼓室蜂巣は腫瘍が広範に浸潤している（矢印）．

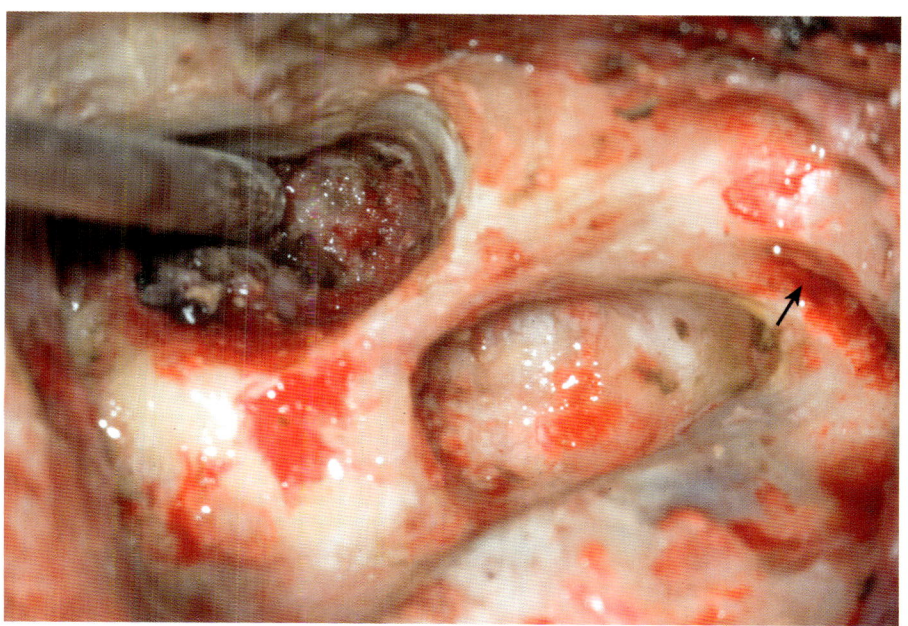

図 15.8-10　下鼓室蜂巣に浸潤する腫瘍を見ている．腫瘍は後方にも進展し，顔面神経内側の蜂巣に浸潤している．乳突側から顔面神経内側の蜂巣を削除してこの部分への経路を作る．顎二腹筋稜（矢印）が顔面神経乳突部と直交することに注目してほしい．

MF　中頭蓋窩
SS　S状静脈洞

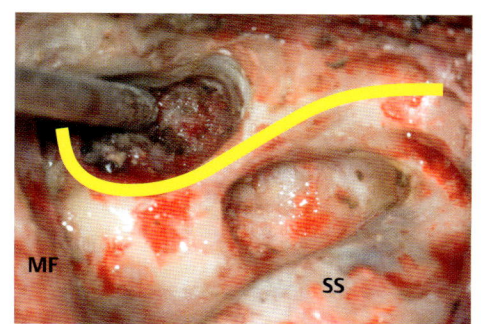

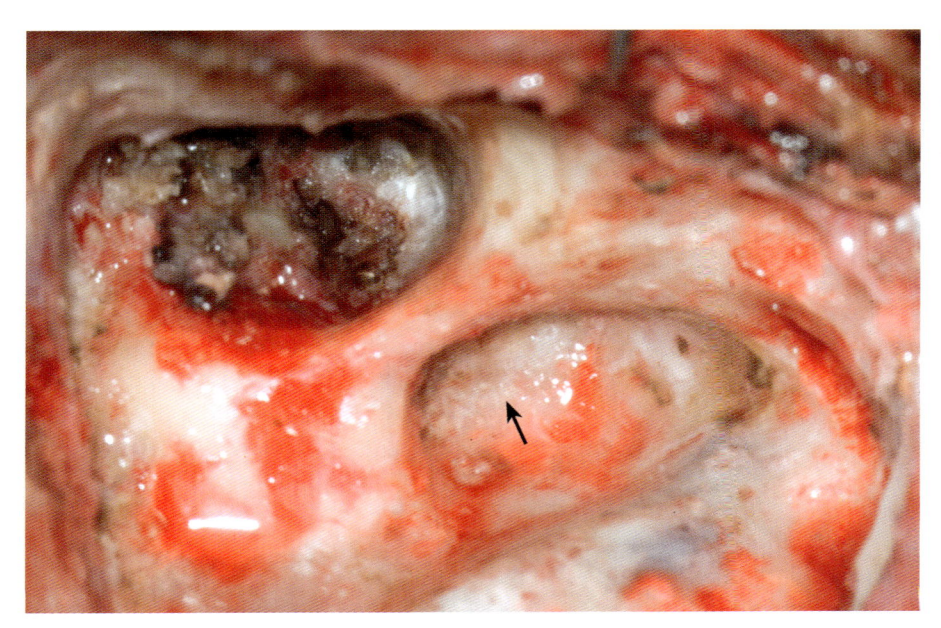

図 15.8-11　腫瘍の浸潤がある下鼓室蜂巣の削除を進める．腫瘍からの出血は，バイポーラーによる焼灼と，必要に応じてサージセルパッキングをすると止めることができる．頸静脈球の隆起を矢印で示す．

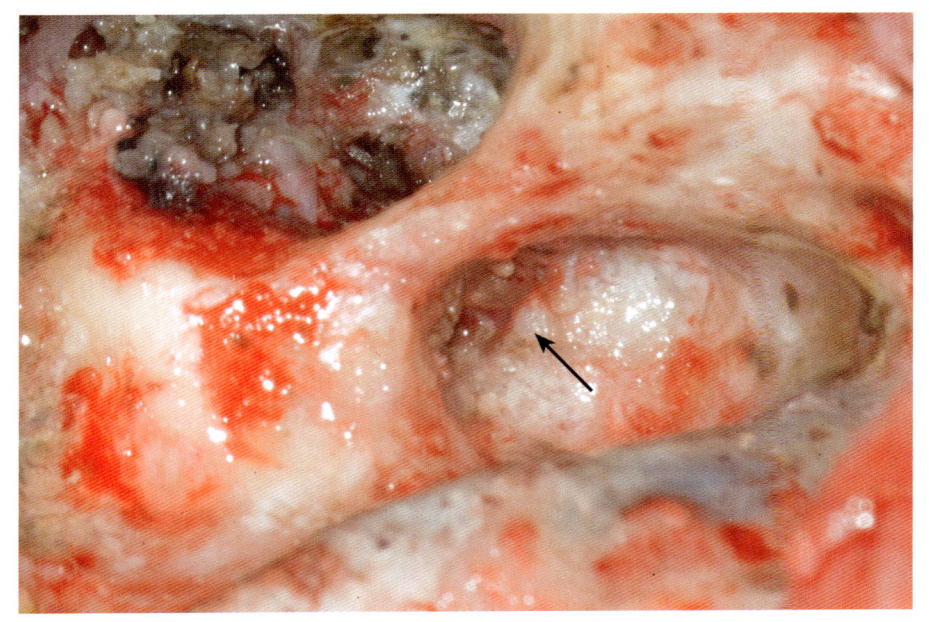

図 15.8-12　顔面神経内側に浸潤する腫瘍（矢印）を subfacial tympanotomy により露出する．

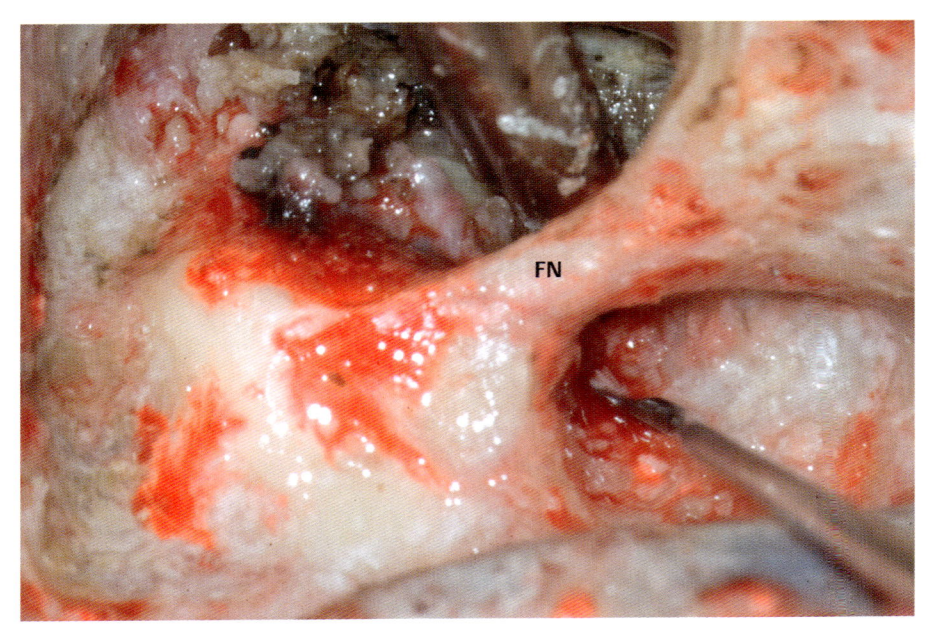

図 15.8-13　吸引管を鼓室側から，鼓室洞フックを乳突側から subfacial tympanotomy 経由で挿入し，頸静脈球上方で顔面神経内側のエリアから腫瘍を剝離している．

FN　顔面神経

SS　S状静脈洞，JB　頸静脈球，ICA　内頸動脈，TMJ　顎関節

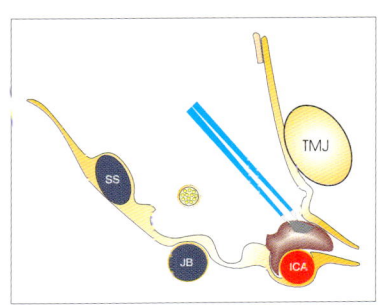

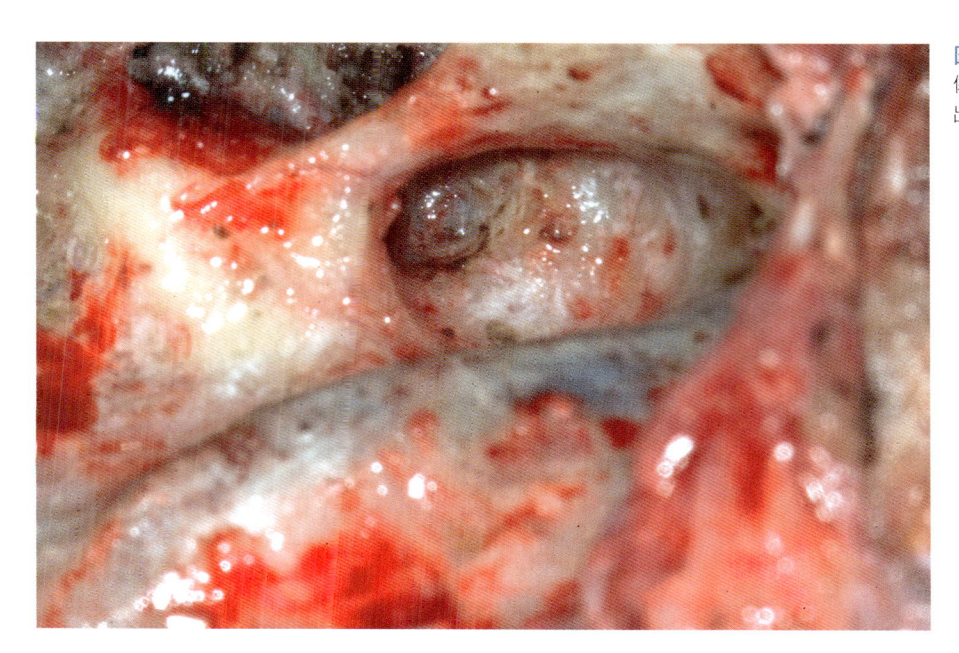

図 15.8-14　骨削除と腫瘍剥離で顔面神経を損傷しないよう注意しながら，神経内側の腫瘍を摘出する．

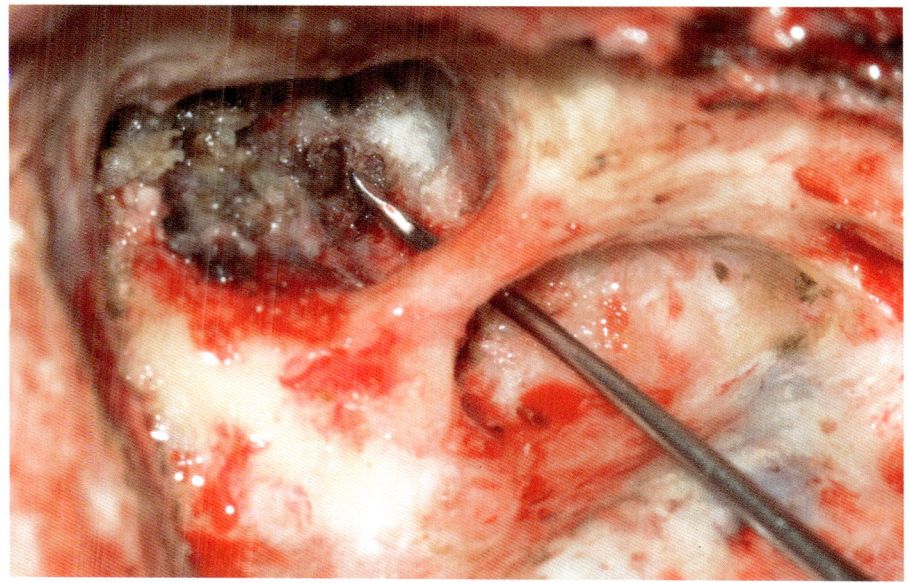

図 15.8-15　顔面神経内側に作られたアプローチを示している．岬角から内耳窓にかけての鼓室後部はまだ腫瘍に覆われている．

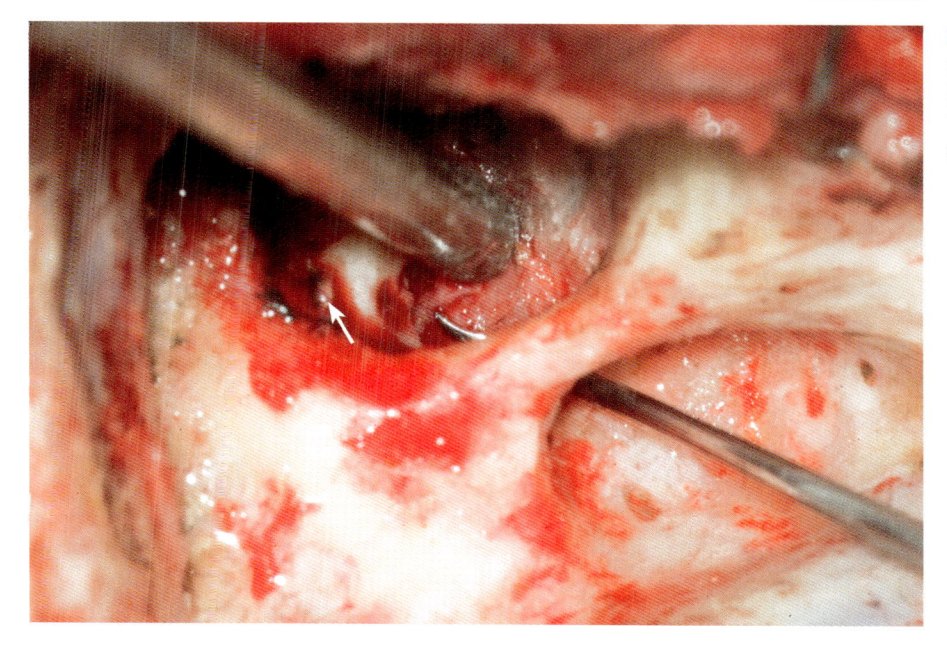

図 15.8-16　腫瘍の剥離を前方に向けて進めている．アブミ骨頭が露出されている（矢印）．正円窓小窩は完全に腫瘍が占拠している．この処置で正円窓膜を損傷しないよう細心の注意が必要である．

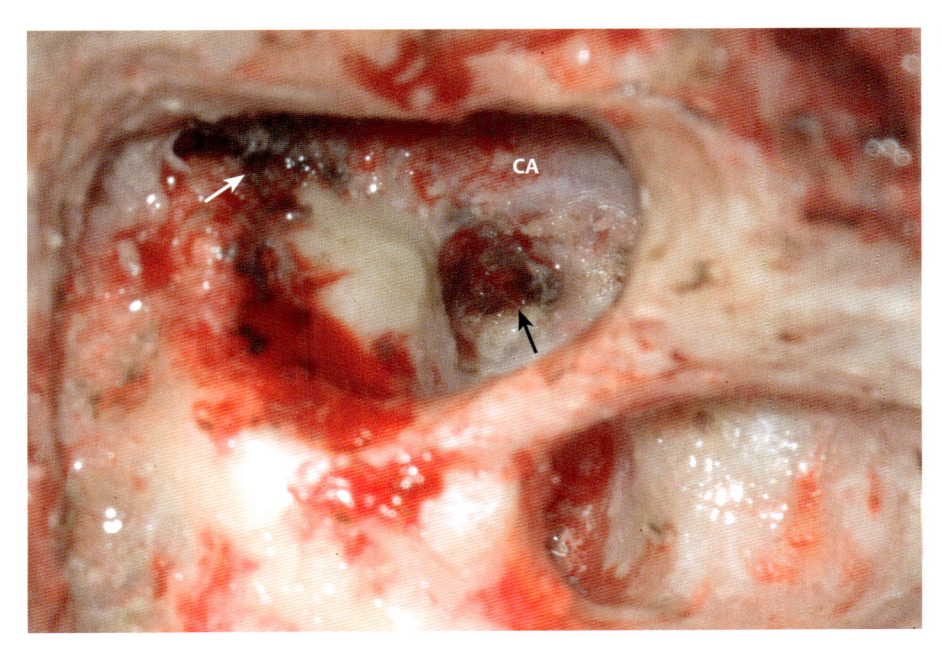

図 15.8-17　内頸静脈を囲む骨を薄くする．腫瘍は内頸動脈内側（黒矢印）と外側（白矢印）のいずれの蜂巣にも浸潤している．

CA　内頸動脈

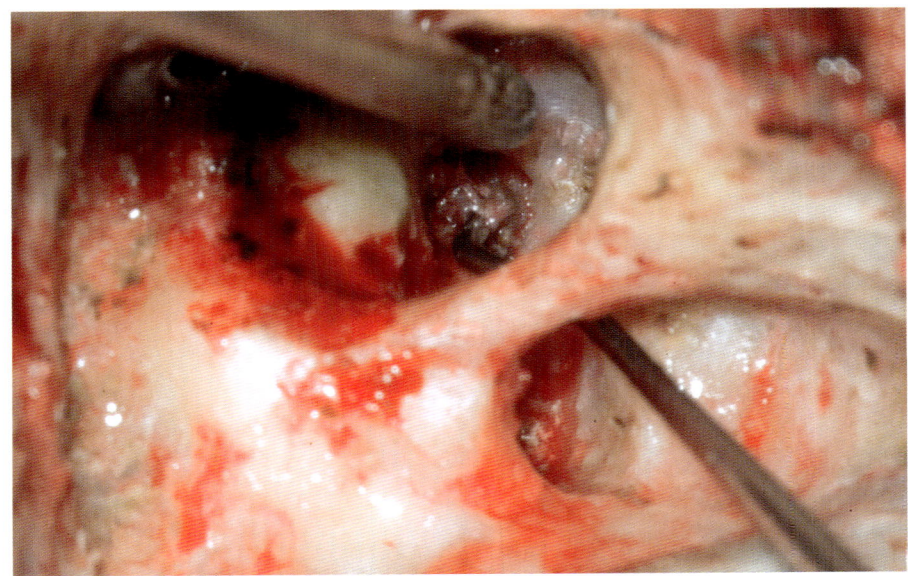

図 15.8-18　subfacial tympanotomy からバーを挿入して内頸動脈内側の蜂巣を開放した後に，吸引管と微細剥離子を使って腫瘍を剥離する．

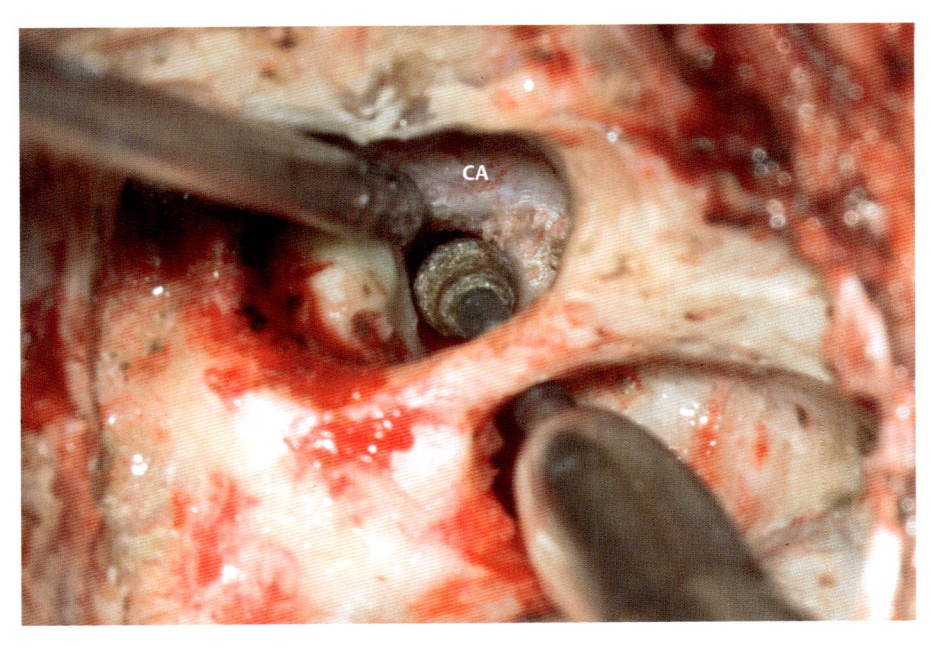

図 15.8-19　腫瘍の全摘を確実にするため，可及的に大きなダイヤモンドバーで内頸動脈内側の蜂巣を削除する．

CA　内頸動脈

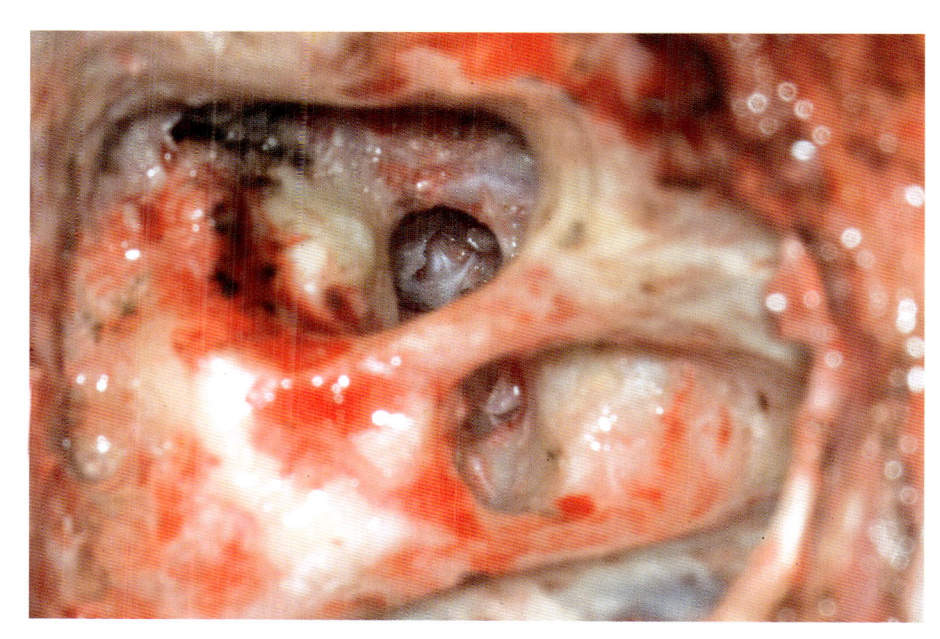

446　第15章　持論：クラスAおよびBの傍神経節腫（グロムス腫瘍）

図 15.8-20　内頸動脈内側の腫瘍は完全に摘出されている．

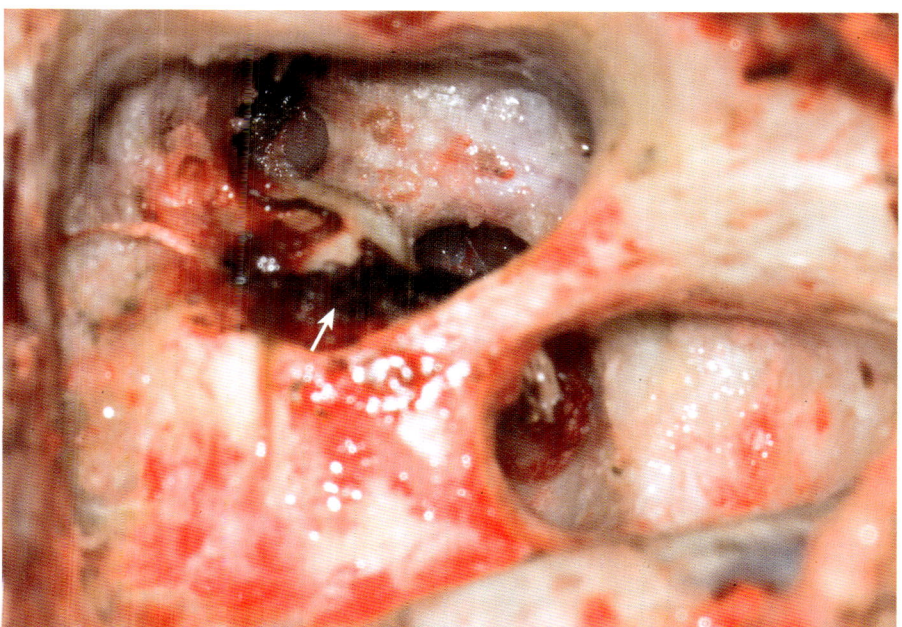

図 15.8-21　内頸動脈を覆う蜂巣は開放し，そこに浸潤する腫瘍を除去する．内頸動脈がほぼ直角に曲がっていることに注目してほしい．バイポーラーでは止めにくい卵円窓周辺からの出血をサージセル小片を置いて止血している（矢印）．

Carotid　　　内頸動脈
Facial nerve　顔面神経

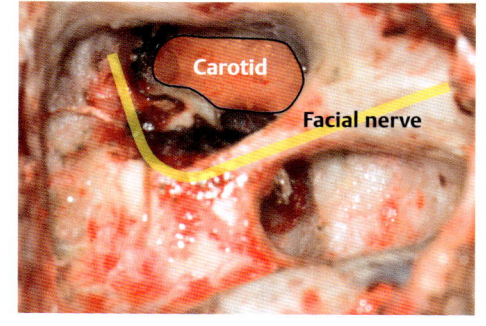

図 15.8-22　顔面神経上の蜂巣に浸潤する腫瘍は完全に除去されている．

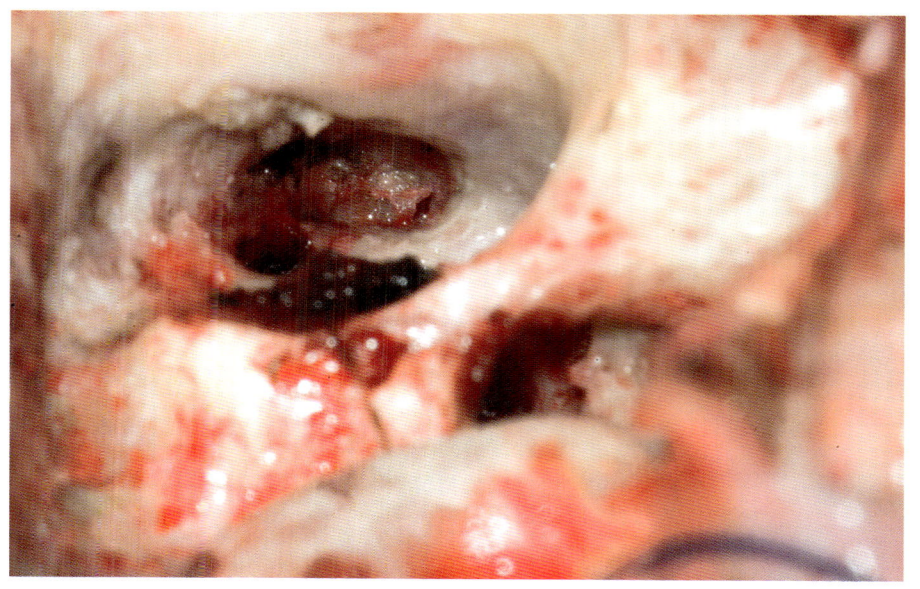

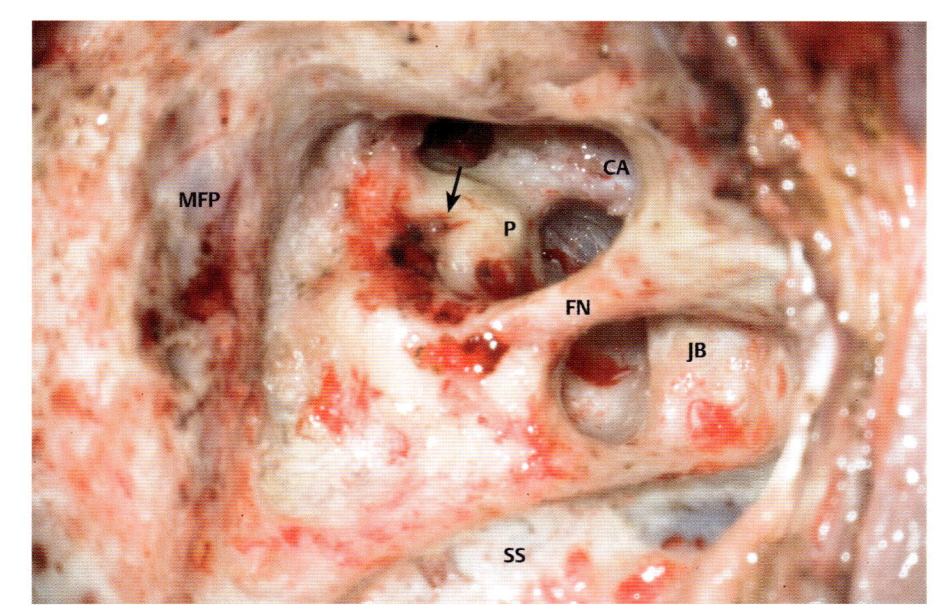

図 15.8-23 腫瘍が全摘されたところを示す．岬角の後上方にアブミ骨上部構造を見ることができる（矢印）．

CA　内頸動脈
FN　顔面神経
JB　頸静脈球
MFP　中頭蓋窩骨板
P　岬角
SS　S状静脈洞

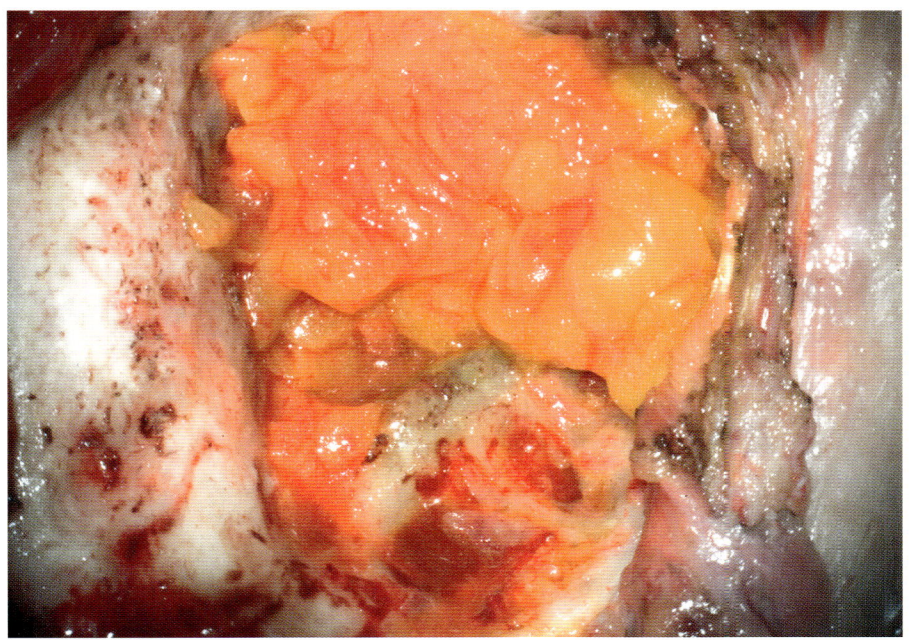

図 15.8-24 骨膜を数片詰めて耳管を閉鎖し，創腔を腹部脂肪組織で充填する．この後に耳後を3層に縫合する．

SS　S状静脈洞
JB　頸静脈球
ICA　内頸動脈
TMJ　顎関節

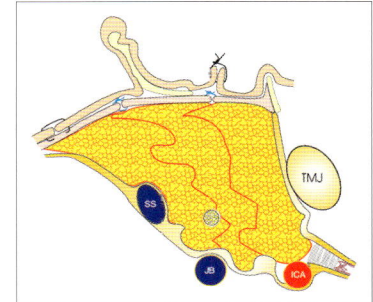

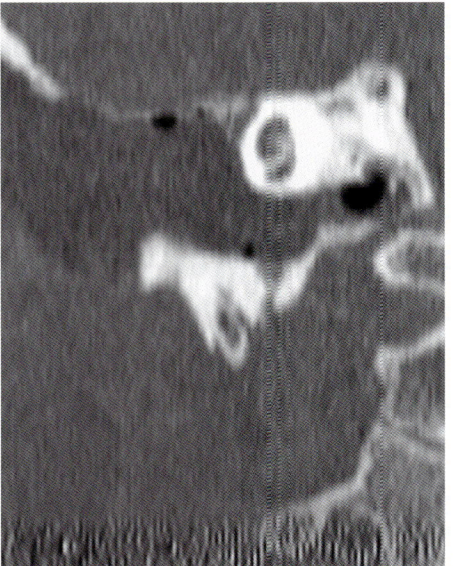

図 15.8-25 術後CT（a：軸位断，b：冠状断）では顔面神経内側と内頸動脈内側（＊）の蜂巣が削除されている様子が描出されている．創腔は腹部脂肪で充填してある．

FN　顔面神経
ICA　内頸動脈

■傍神経節腫手術のヒントと落とし穴

- 腫瘍の摘出操作を始める前に，腫瘍をコントロールできるような広く視野のよい術野を作ることが非常に重要である．クラスA1の腫瘍では，最も視野がよくなるできるだけ大きな耳鏡を使い，それよりも大きな腫瘍では外耳道を十分に形成する必要がある．
- 剝離操作が進めやすくなるように，バイポーラーで腫瘍を収縮させることが極めて重要となる．バイポーラーは良好な視野で正確な操作ができるように，細いものを用意する．出血の制御には新しく開発された高周波型バイポーラー（Vesalius）が極めて有用である（図15.45，図2.17を参照➡38頁）．
- 耳小骨や卵円窓，正円窓，顔面神経の周囲で焼灼や剝離を行うときには常に注意を払う．器械的にも熱によっても損傷は起こり得る．
- クラスAの腫瘍でキヌターアブミ関節をはずして一期的に連鎖を再建することは滅多にないが，クラスBの腫瘍ではときに必要となる．
- 内耳に器械的な損傷が加わるのを防ぐには，キヌタ骨を摘出せずキヌタ-アブミ関節をはずすだけで十分な症例もときに存在する．
- 血液でよく見えない中での操作は不要な合併症を招く．術者は出血を制御する技術と機器の双方を備えている必要がある．もし大きな出血があれば，サージセルでパッキングして数分間待てば止血できる．
- クラスA2の腫瘍でに，外耳道皮膚はglobe finger flap techniqueで摘出する．
- クラスB1とB2の腫瘍はcombined approach（経外耳道と拡大した後鼓室開放の組み合わせ）で処理する．

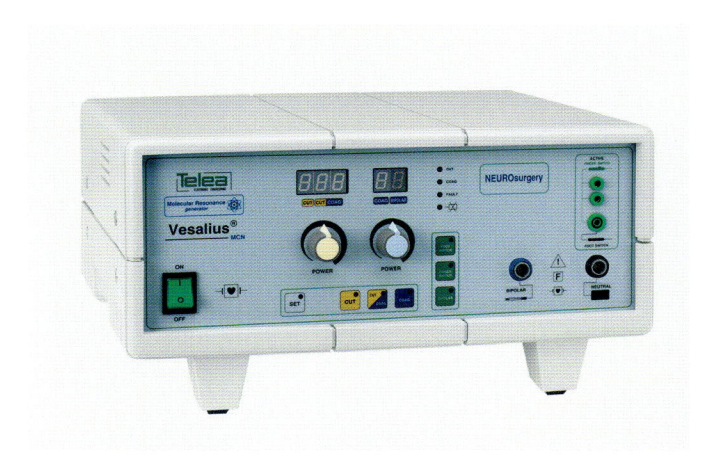

図15.45　高周波型バイポーラー（Vesalius）

- 後鼓室開放を下方に拡大する場合には（posterior hypotympanotomy），骨性鼓膜輪を削除しないように注意する．
- クラスB1とB2の腫瘍摘出には後壁の削除が必要となることがある．
- 腫瘍が鼓室洞に浸潤している場合には，顔面神経内側部の骨削除（subfacial tympanotomy）を加える．この操作では顔面神経と頸静脈球，後半規管，後頭蓋窩硬膜を損傷しないように注意する．
- クラスB3の腫瘍では，外耳道を盲端として閉じて創腔を腹部脂肪組織で充塡する必要がある．
- クラスB3の腫瘍では，内頸動脈の領域を十分に明視下に置くために，顎関節包の露出などさらに広範な骨削除が必要となる．耳管周囲や内頸動脈周囲の蜂巣を十分に削除して，腫瘍を完全に摘出する．出血を制御して内頸動脈の損傷を避けるにはダイヤモンドバーが有効である．

16 中耳手術で遭遇する問題と解決法

迷路瘻孔

　われわれの経験では，真珠腫の手術症例の10％に迷路瘻孔が合併している．真珠腫手術では，すべての症例においてその有無が確認されるまでは迷路瘻孔の存在を疑って操作を行うべきである．内耳症状や瘻孔症状がないからといって迷路瘻孔の存在が否定できるわけではない．瘻孔は上鼓室近くで浅い位置にある外側半規管にあることが最も多い（図16.1）．

　後壁を削除するかどうかは，主として病変の進展範囲と乳突蜂巣の発育の程度によって決める（第13章 後壁保存型鼓室形成術と第14章 後壁削除型鼓室形成術の「適応」を参照 ➡ 248頁, 326頁）．後壁を削除する場合には，母膜を瘻孔上に残して術後の内耳炎を予防するほうがよい．そのためわれわれの治療戦略に従えば，後壁を保存する症例は少なく，ほとんどの症例で母膜は瘻孔上に残されることになる．

　病変の進展範囲と乳突腔の状態から後壁保存の適応と判断される症例では，瘻孔のサイズによって処理法を決める．多くの症例で瘻孔は手術時には既に大きいが（2 mm以上），そのような症例と良聴耳の場合には後壁を削除して母膜を瘻孔状に残し，聾となるリスクを避ける（図16.2〜16.4）．後壁を削除してしまえば，瘻孔上の母膜は乳突腔に露出するため，瘻孔処理のための第2期手術は不要である．

　2 mm以下の瘻孔を合併する真珠腫は後壁を保存して治療する場合もあり，瘻孔のサイズによって処理法を変える．まず，十分な安全域をとって瘻孔周囲の皮膚を楕円形に切り，瘻孔上の皮膚を周囲から切り離す．その後に瘻孔部分を残して中耳真珠腫を摘出する（図16.5）．長時間にわたって内耳が開窓されているのを避けるため，それ以上の瘻孔の処理はすべての再建が終了し，瘻孔を覆う材料がそろう手術の最後に行う．

　瘻孔のサイズが1 mm以下の場合には瘻孔を覆う皮膚は剥がしてもよい．持続的な洗浄と吸引をしながら微細剥離子（2番）と小綿片を使って母膜を鈍的に剥離する（図16.6）．迷路があいた場合（図16.7）には直ちに骨パテで閉鎖し，その上を筋膜か軟骨膜で被覆する（図16.8, 16.9）．母膜が膜迷路と癒着しているか瘻孔が1 mmよりも大きな場合には，たとえ後壁保存術式であっても母膜を瘻孔上に残しておく．上皮の量を減らして栄養路を断つため，鋭利なメスを使って瘻孔辺縁から1 mm以下の幅となるサイズに母膜を切り取る．このとき迷路をあけないように細心の注意を払う必要がある．迷路があいてしまった場合には，母膜を摘出して瘻孔は前述のように処理する．後壁を保存した場合には，第2期手術は6か月以内に施行する．われわれの経験では，後壁保存術式

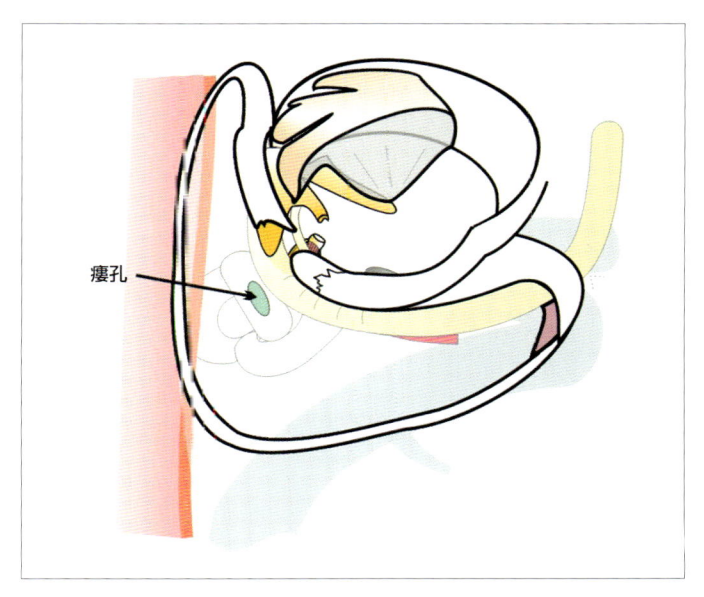

図 16.1　迷路瘻孔が最も多く発生する部位
LSC　外側半規管

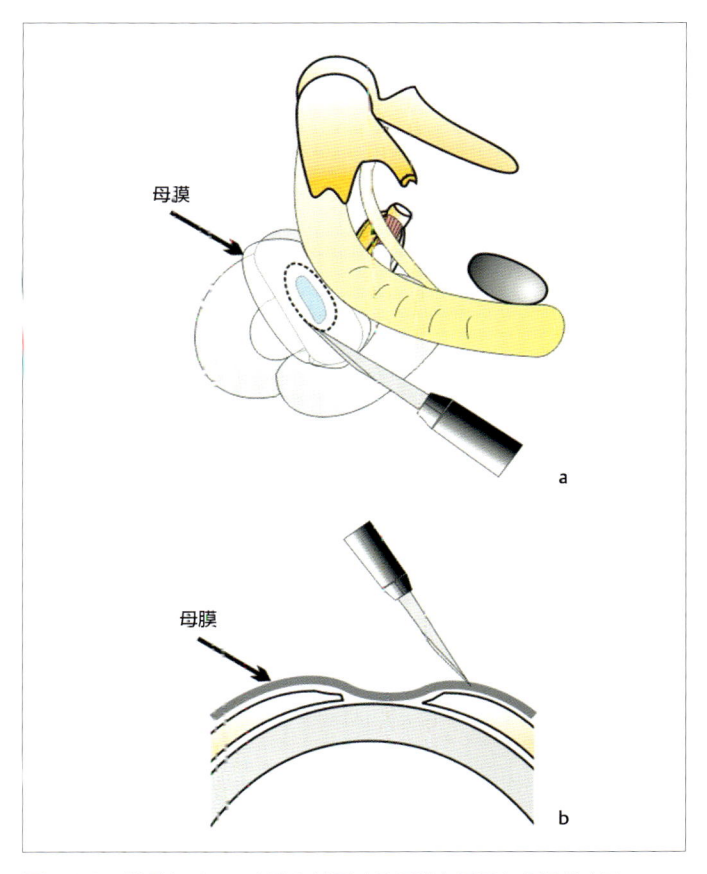

図 16.2　鋭利なメスで瘻孔を被覆する母膜を周囲から切離する．

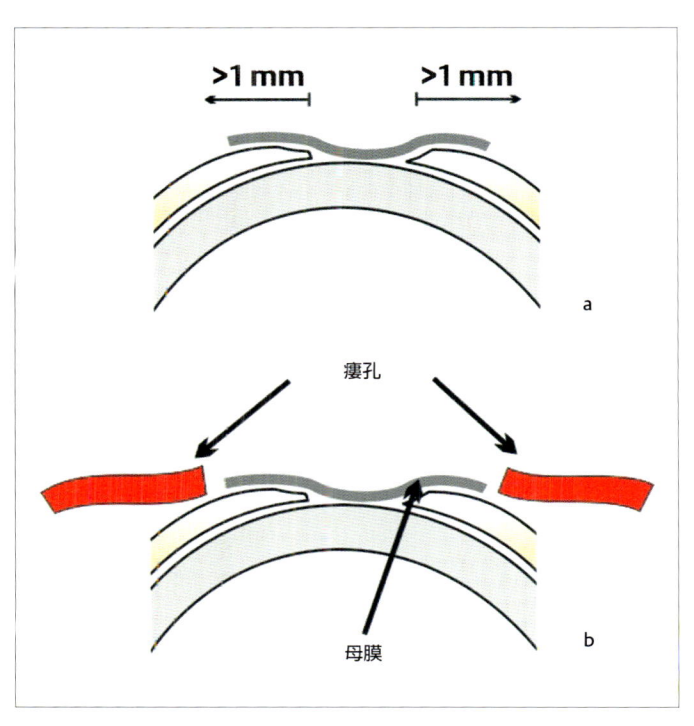

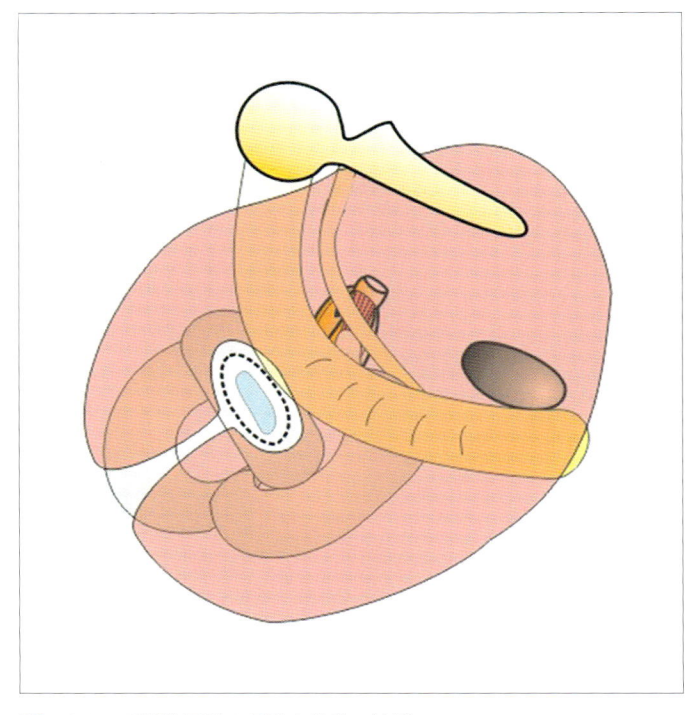

450　第16章　中耳手術で遭遇する問題と解決法

図16.3　a　瘻孔状に残された母膜
　　　　b　筋膜の孔から母膜を露出する．

図16.4　手術終了時の母膜と筋膜の状態

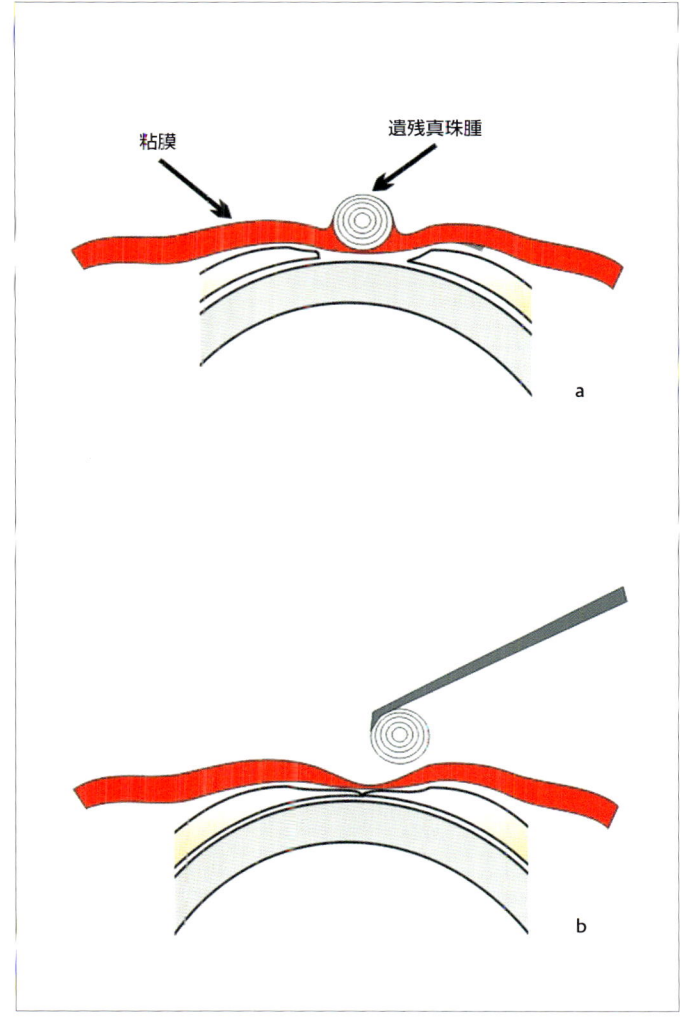

図16.5　第2期手術での遺残真珠腫の除去

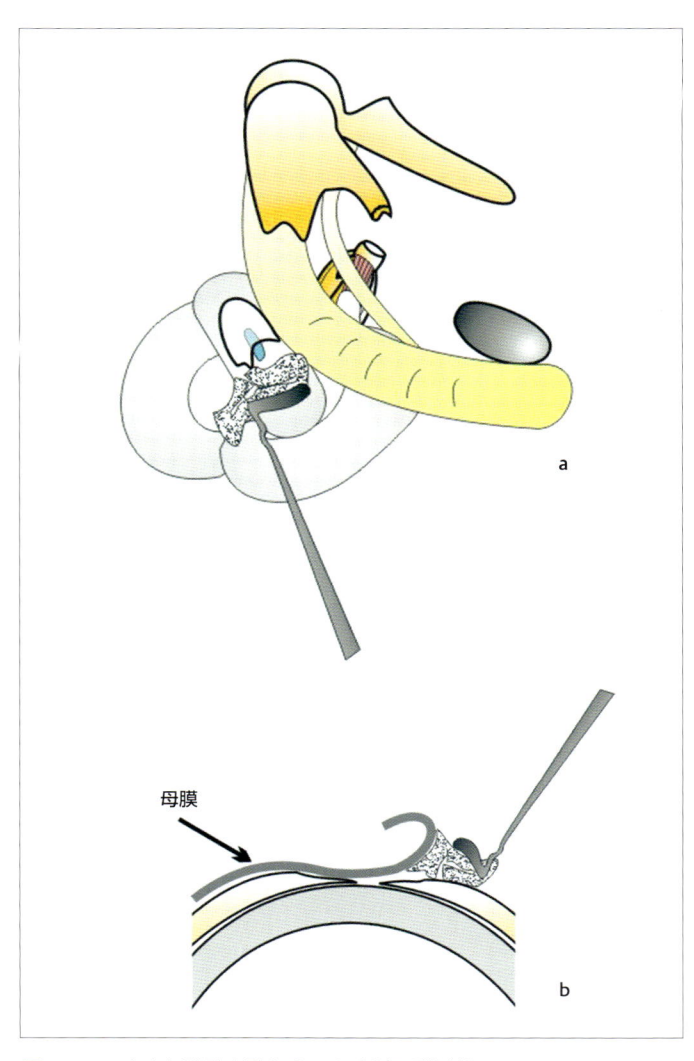

図16.6　小さな迷路瘻孔からの真珠腫母膜剝離

迷路瘻孔 **451**

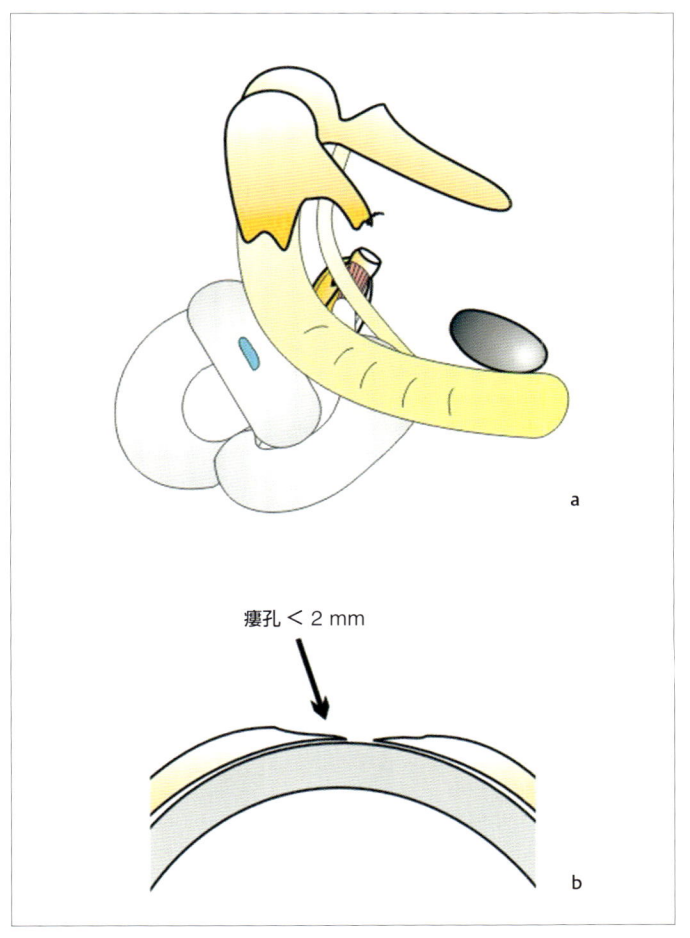

図 16.7　母膜剝離後の瘻孔の状態

図 16.8　瘻孔を直ちに骨パテで閉鎖する．

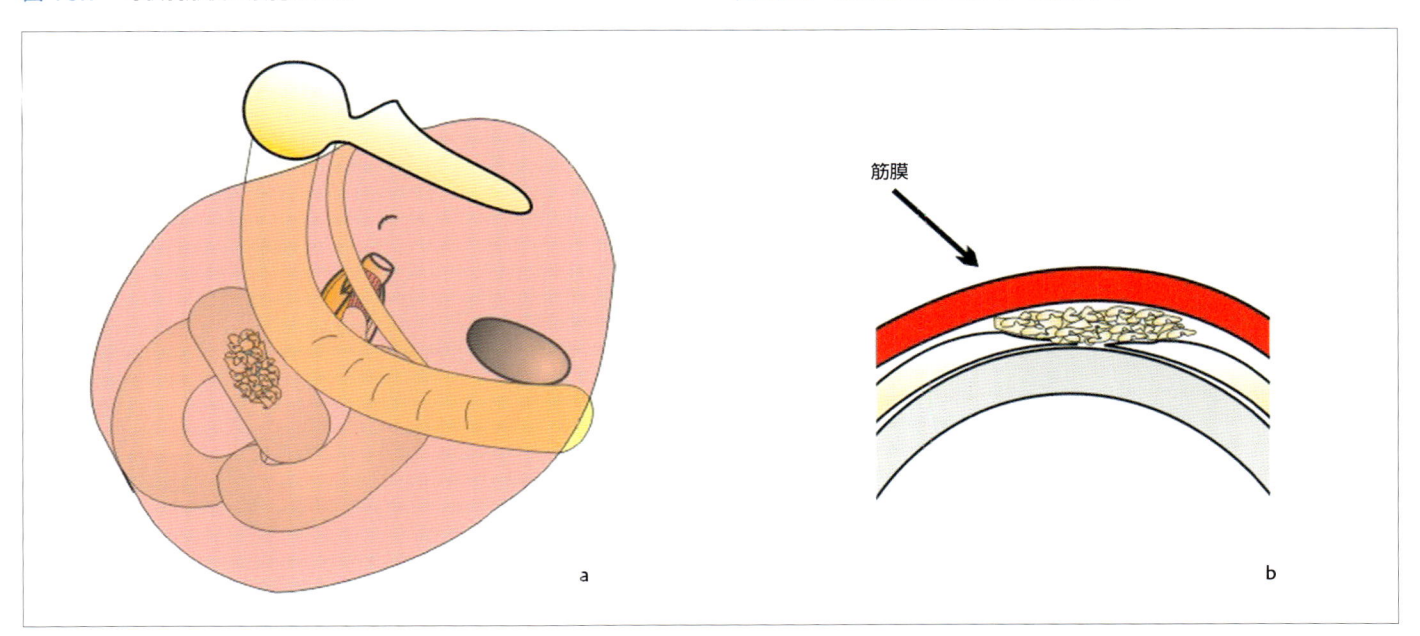

図 16.9　骨パテで閉鎖した瘻孔を筋膜で被覆する．

452　第16章　中耳手術で遭遇する問題と解決法

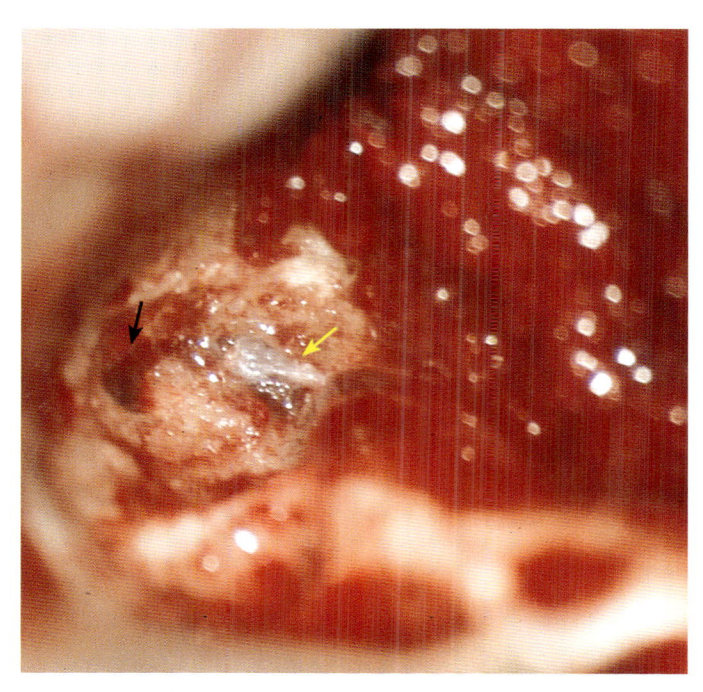

図16.10　瘻孔を伴う真珠腫症例（右耳）．母膜を剥離すると上半規管（黒矢印）と外側半規管（黄矢印）の両方に形成された瘻孔が明らかになる．

で瘻孔上に残した角化上皮は70％以上の症例で消失する．残りの症例も第2期手術時には除去の容易なパールを形成している（図16.5）．

天蓋の骨破壊

　天蓋の骨破壊は特に真珠腫症例に多く見られる．後述するように，天蓋の欠損は最終的に髄膜脳瘤を引き起こす場合があり，そこから髄液漏や髄膜炎，あるいは落ち込んだ脳組織がてんかんの焦点となる場合もある．
　中頭蓋窩硬膜が小さく露出しているが，突出が見られない場合は，そのまま放置してもよい．しかし露出範囲が大きければ，合併症を予防するために欠損部を軟骨と骨パテで修復し，その上を筋膜で覆うようにする．後壁削除症例の天蓋に骨欠損があれば，入口形成の際に耳甲介腔軟骨内側の組織から有茎の皮下組織弁を作製し，欠損部分を被覆する．

顔面神経麻痺

　顔面神経麻痺は，神経露出部からの感染や圧迫の結果として真珠腫に合併することがある．ほとんどの場合，真珠腫の摘出と感染組織の清掃で麻痺は回復する．ごく稀に非可逆的な神経の線維化や萎縮を見ることがあり，そのような場合には顔面神経の処理は顔面神経の移動と端々吻合から神経移植まで，神経損傷の程度と長さによって再建法を検討する．
　われわれの最近の臨床研究では，顔面神経の症状が出てから12か月以内の早期に行った神経再建の成績は，術前の麻痺の程度によらず12か月以上待機した場合よりもよいことが示された．したがって，真珠腫摘出にもかかわらず麻痺が長く持続する場合には，顔面神経を再建したほうが結果はよいと考えられる．一方，神経を再建すると最高でもHouse-Blackmannの麻痺評価法でグレードIIIまでしか回復しないことから，早期手術は真珠腫摘出後の麻痺がグレードIIIより悪い場合にのみ検討するべきである．

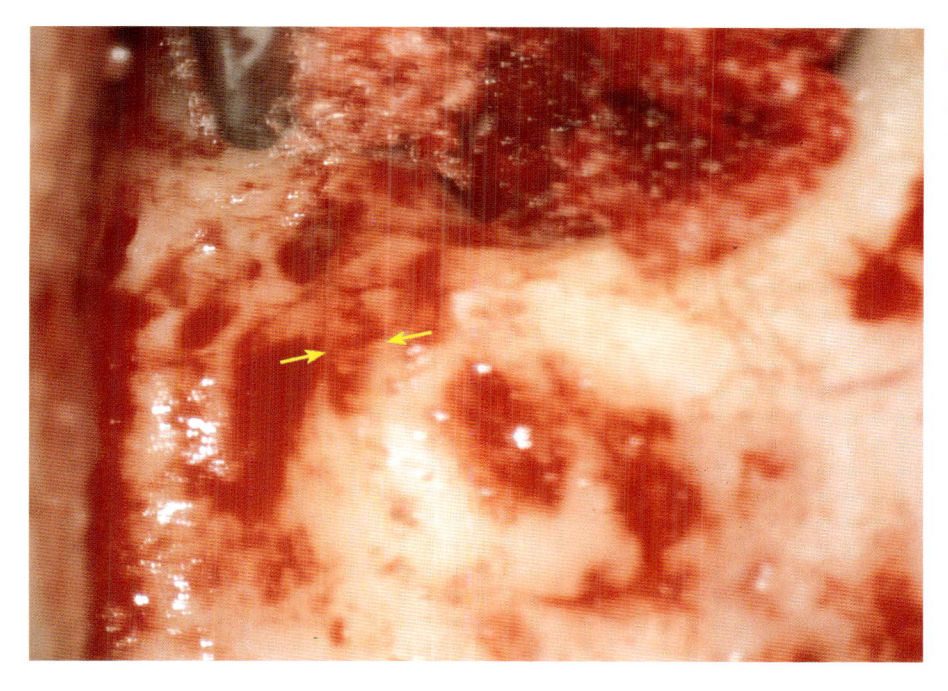

■ 症例 16.1 （右耳）

図16.1-1　迷路瘻孔を伴う右真珠腫症例を提示する．瘻孔は外側半規管前部に存在している（矢印）．

顔面神経麻痺　453

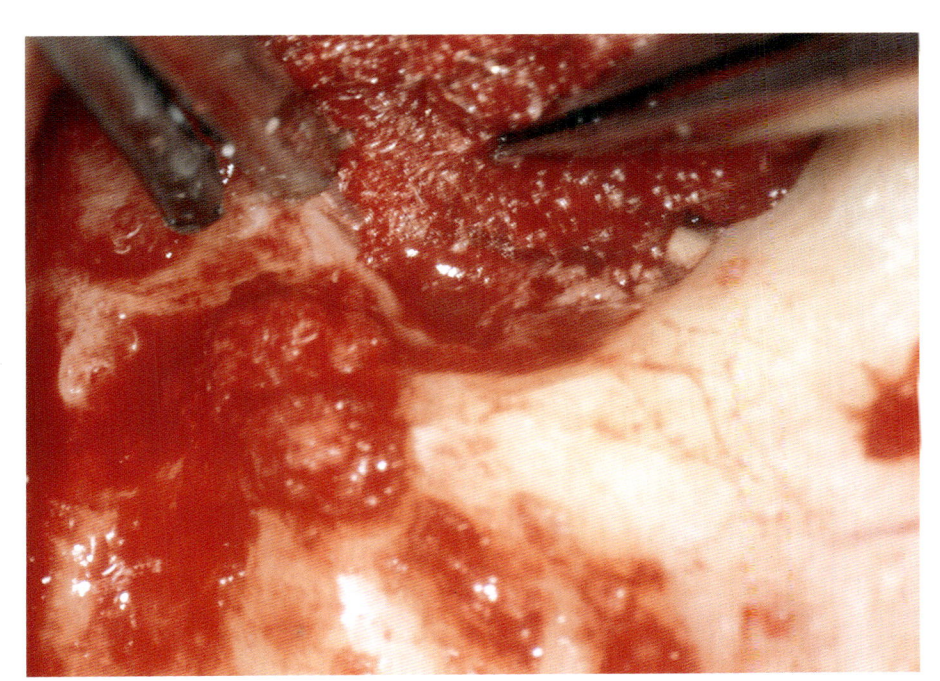

図16.1-2　母膜剝離後，瘻孔部は直ちに骨パテで覆う．

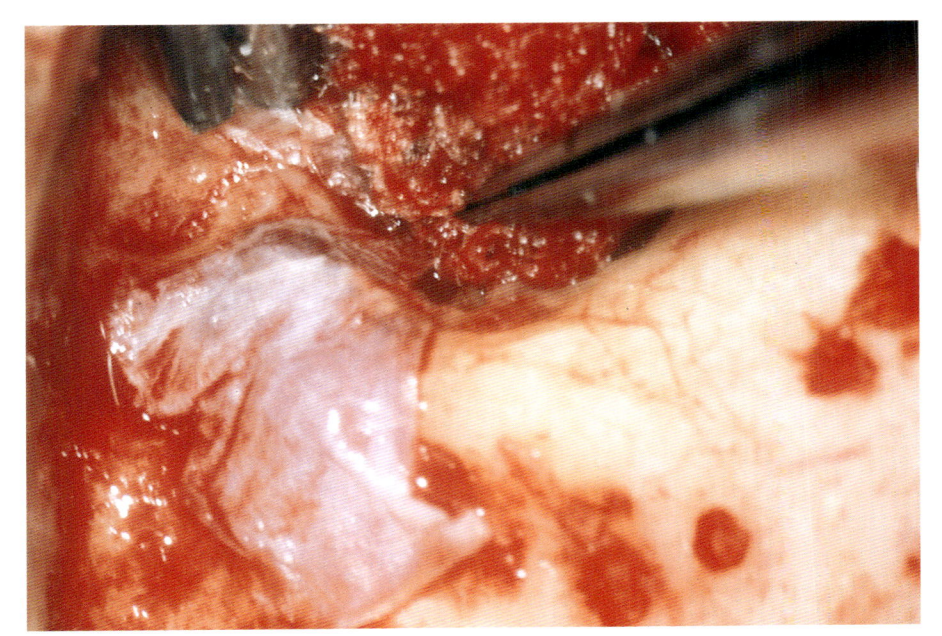

図16.1-3　十分な大きさを持った筋膜で骨パテを乗せた部分を被覆する．

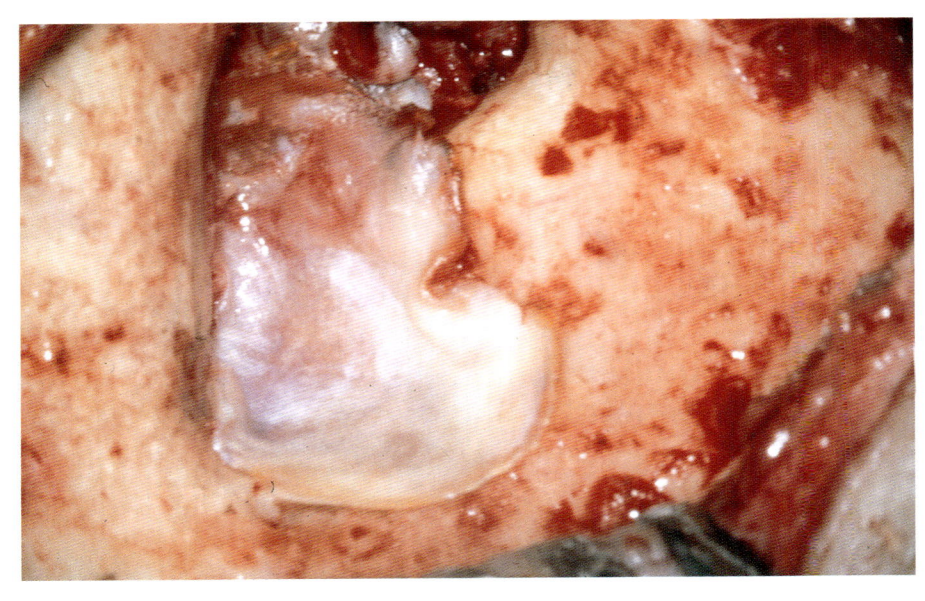

図16.1-4　この筋膜の上に乳突腔の広い範囲を覆う筋膜を敷く．

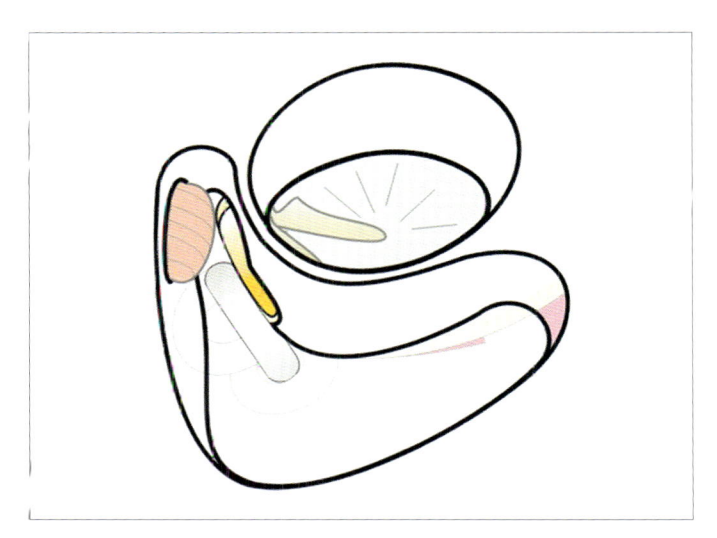

図 16.11　乳突洞天蓋からの髄膜脳瘤

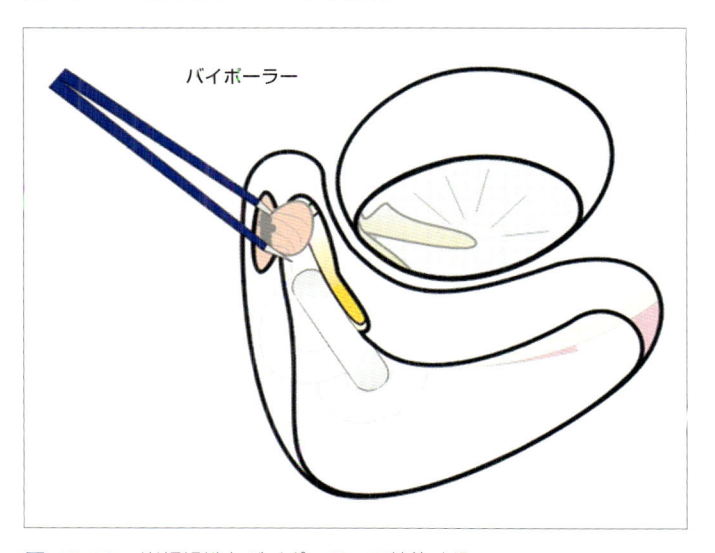

図 16.12　嵌頓組織をバイポーラーで焼灼する.

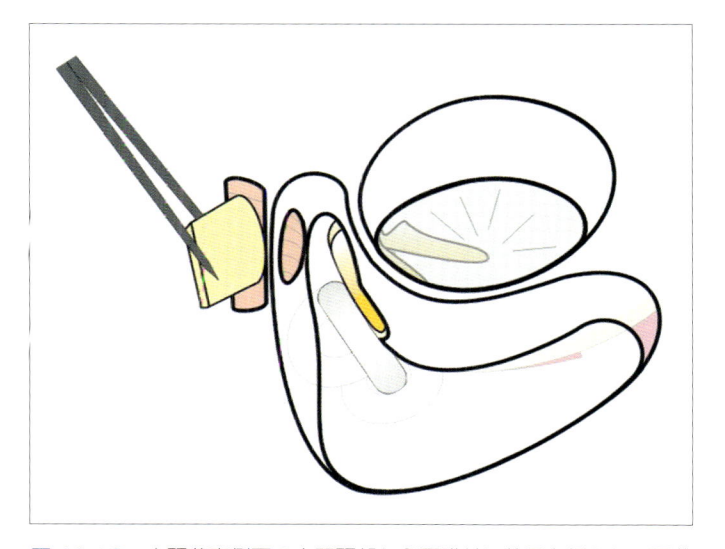

図 16.13　中頭蓋窩側面の小開頭部から硬膜外に軟骨を挿入して天蓋を再建する.

骨新生

真珠腫症例の一部では，真珠腫母膜に接して骨性の構造が形成される．この骨新生はときに母膜よりも外側に起こり，母膜が覆われて術者側からは骨構造しか見えなくなるため，術者には中耳を注意深く観察し，この状況を疑う力が要求される．新生骨の内側に母膜を残せば，再発時には一層処理が難しくなる．術前の高分解能 CT は骨新生の診断に有用である．手術では新生骨を除去し，深部の母膜を摘出する．

髄膜瘤と髄膜脳瘤

髄膜脳瘤は，乳突腔の骨欠損から髄膜と脳組織が中耳腔内に脱出した状態である（図 16.11）．骨欠損は常にある程度の硬膜欠損を伴い，これが中耳への脳組織嵌頓を許す原因となる．骨欠損の原因には，感染，手術，頭部外傷，先天性などがあるが，硬膜の欠損の原因については満足のいく説明はなされていない．

このヘルニアの臨床的意義はその重大な続発症にあり，髄液漏やてんかん，頭蓋内感染などが起こり得る．そのため，髄膜脳瘤が疑われた場合には手術治療が必要となる．髄膜脳瘤の臨床症状には，上記の続発症に加えて中耳の拍動性腫瘤があり，そのような症例では髄膜脳瘤の診断は難しくない．しかし，最も多い症状は，耳漏ないしは中耳貯留液を伴う伝音ないし混合難聴という非特異的なものであり，特に以前に手術を受けている耳で正確に診断するのは難しい．

われわれの経験では，髄膜脳瘤ないし髄膜瘤は後壁削除型鼓室形成再手術症例の 5％に合併していた．小さなヘルニア（<1 cm^2）であれば頭蓋内に押し戻し，天蓋骨の下に軟骨を差し込んで欠損部を補強することも可能である．軟骨で補強した部分は骨パテと筋膜で被覆する．

中程度の大きさのヘルニア（1〜2 cm^2）は中頭蓋窩側のアプローチを併用して修復できる．嵌頓した脳組織はバイポーラーで焼灼する（図 16.12）．残存するヘルニアを頭蓋内に押し込んだら，小さな側頭開頭部から十分に大きな自家ないし同種軟骨板を硬膜外に挿入して硬膜の再脱出を防止する（図 16.13〜16.15 a, b）．骨欠損部は乳突側から骨パテと筋膜で被覆する．

ヘルニアのサイズが大きく（>2 cm^2）真珠腫が合併している場合には，初回手術では乳突腔内のヘルニアに触れず，真珠腫を処理して感染を制御する．真珠腫合併がない場合の初回手術や真珠腫合併例の第 2 期手術で中頭蓋窩からヘルニアを切断し，天蓋は軟骨と筋膜で再建する．嵌頓したヘルニア組織はそのまま置いておき，摘出が必要な場合には再度手術を計画する（図 16.15 c, d）．極めてサイズの大きな髄膜脳瘤の処理については後述する（第 18 章 中耳の充填手技を参照➡ 534 頁）．

髄膜瘤と髄膜脳瘤 455

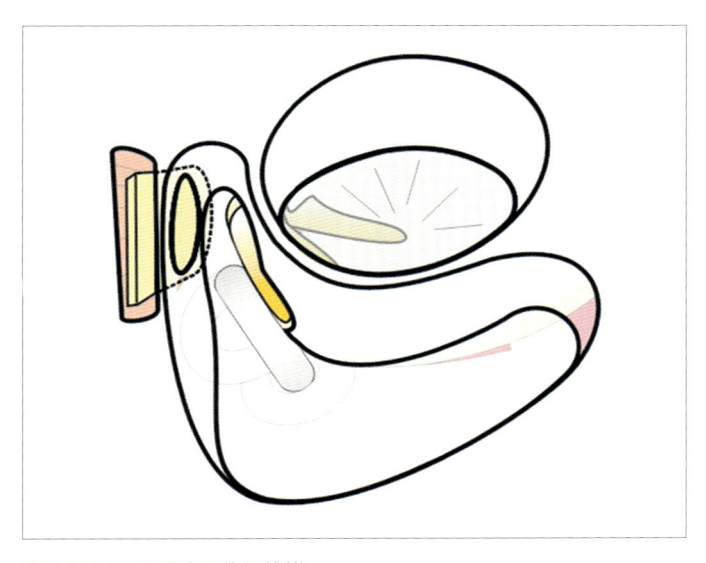

図 16.14 再建完了後の状態

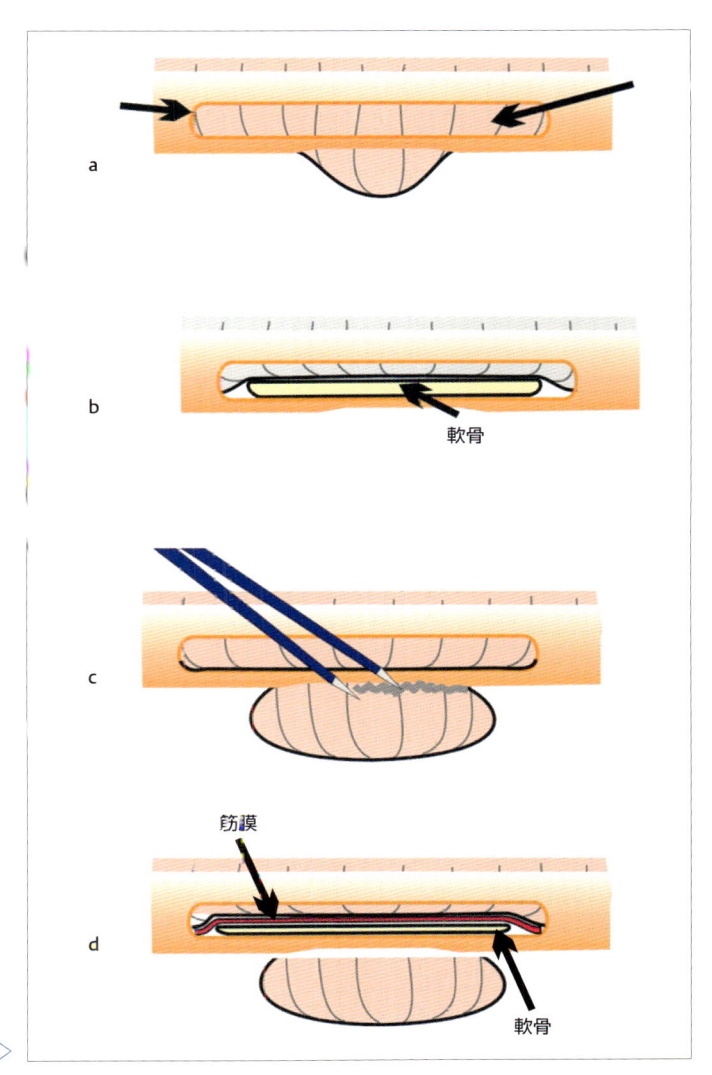

a
b 軟骨
c
d 筋膜 軟骨

図 16.15 中程度の髄膜脳瘤（a, b）と大きな髄膜脳瘤（c, d）の処理 ▷

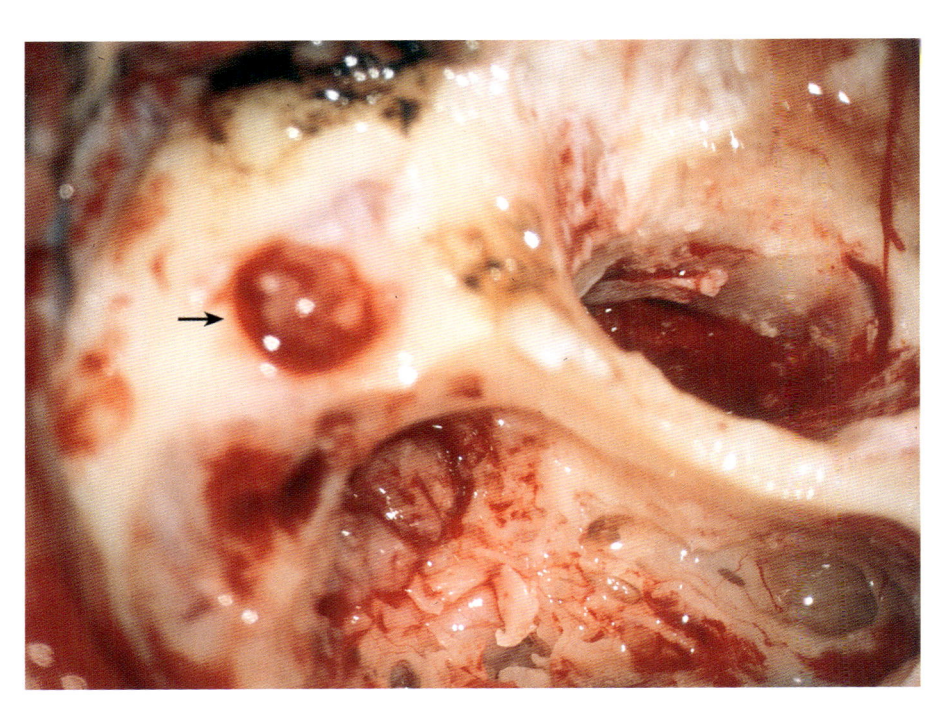

■ 症例 16.2 （右耳）

図 16.2-1 小さな髄膜脳瘤に対する手術である．乳突削開を行い，乳突洞を開放する．乳突洞に充満する肉芽・瘢痕組織が露出されている．皮質骨表面にも硬膜のヘルニアがある（矢印）．

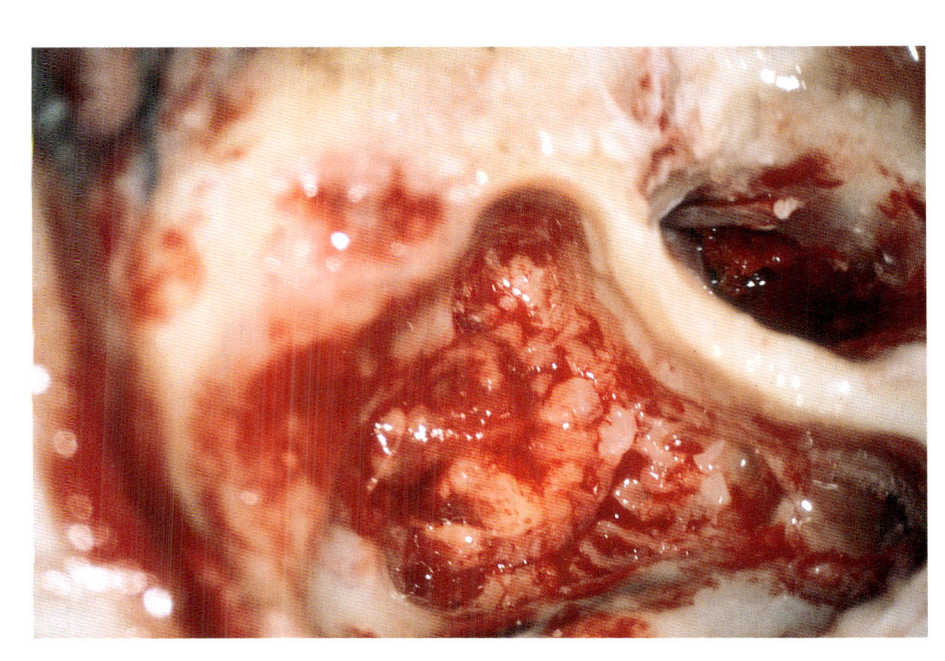

456　第16章　中耳手術で遭遇する問題と解決法

図 16.2-2　髄膜脳瘤をバーで傷つけないように注意しながら乳突洞の開放を進める．

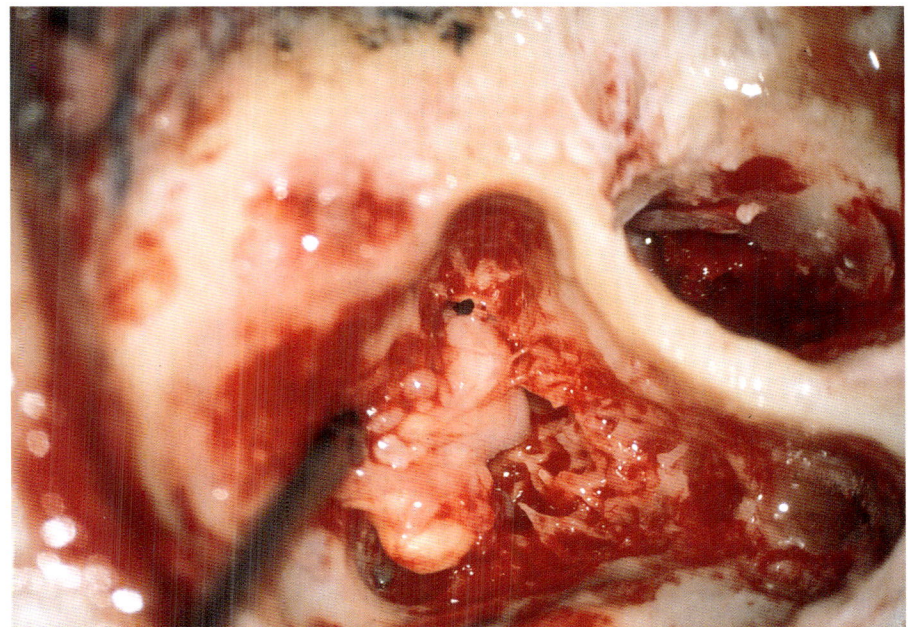

図 16.2-3　髄膜脳瘤周囲の肉芽・瘢痕組織を慎重に除去する．

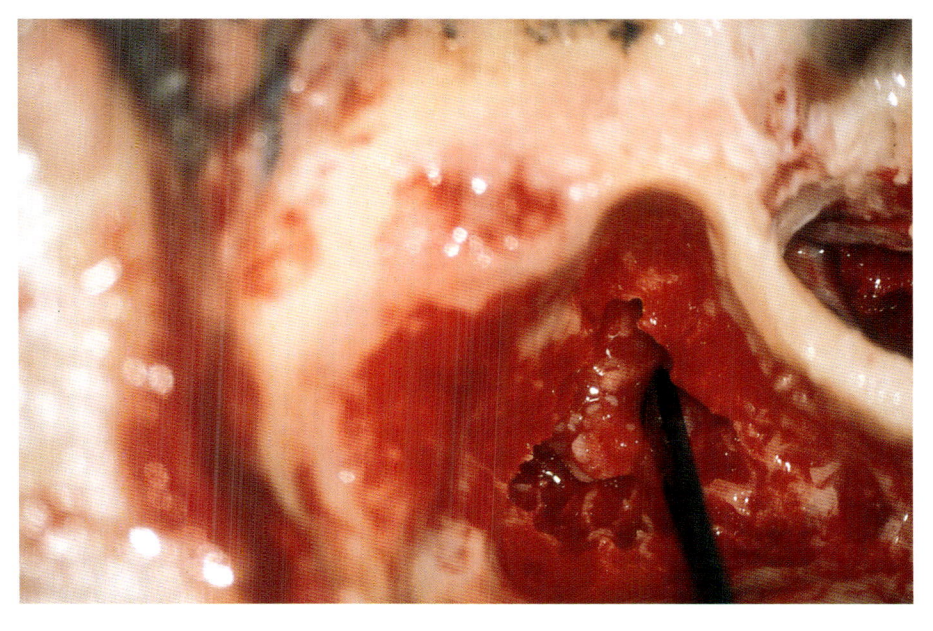

図 16.2-4　乳突洞天蓋に嵌頓した髄膜脳瘤を認める．

髄膜瘤と髄膜脳瘤　457

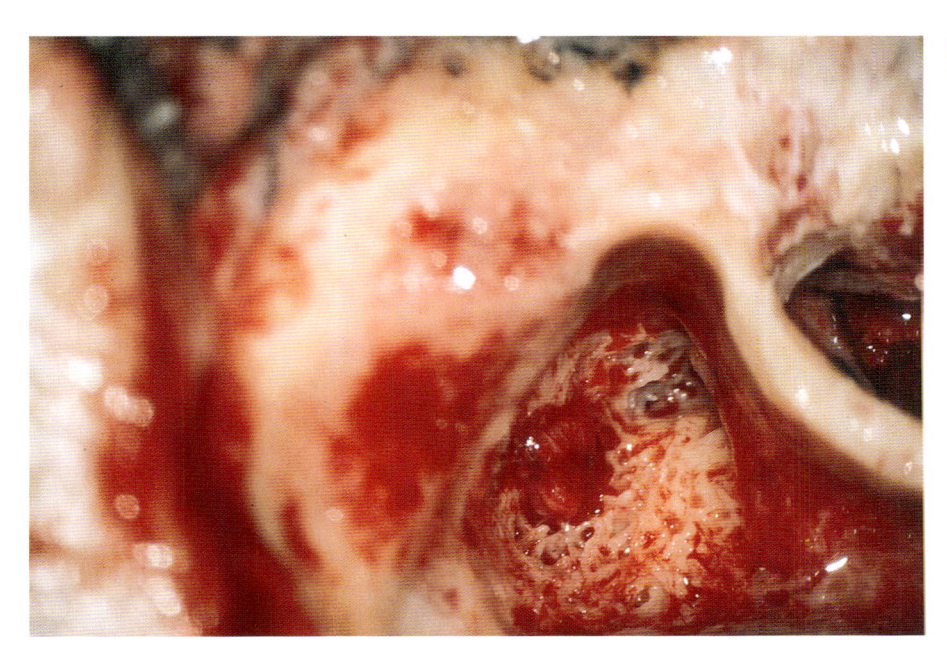

図 16.2-5　頭蓋内に戻すため，組織を少しずつバイポーラーで焼灼して収縮させていく．天蓋に骨欠損が見られる．

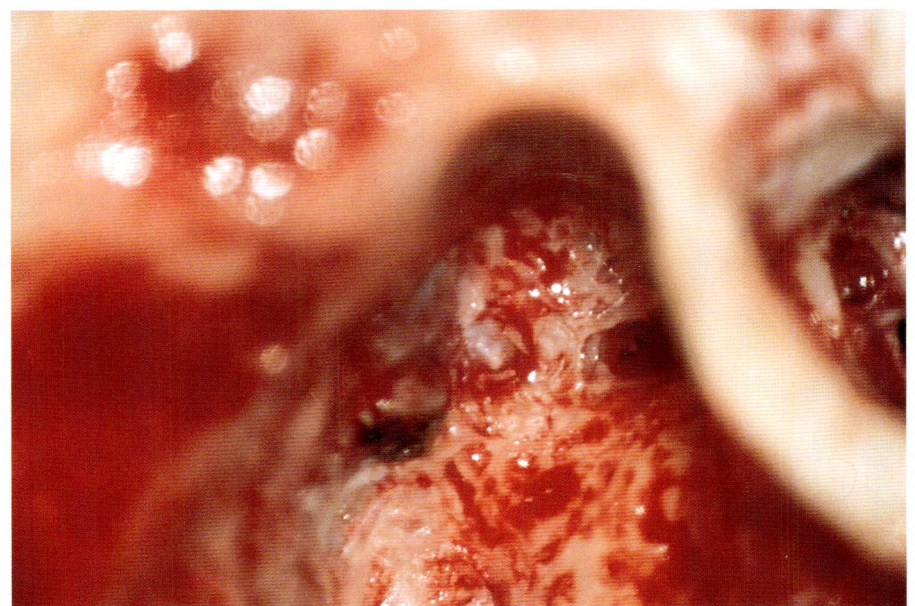

図 16.2-6　破壊されて薄くなった欠損辺縁部は再建のために除去する．

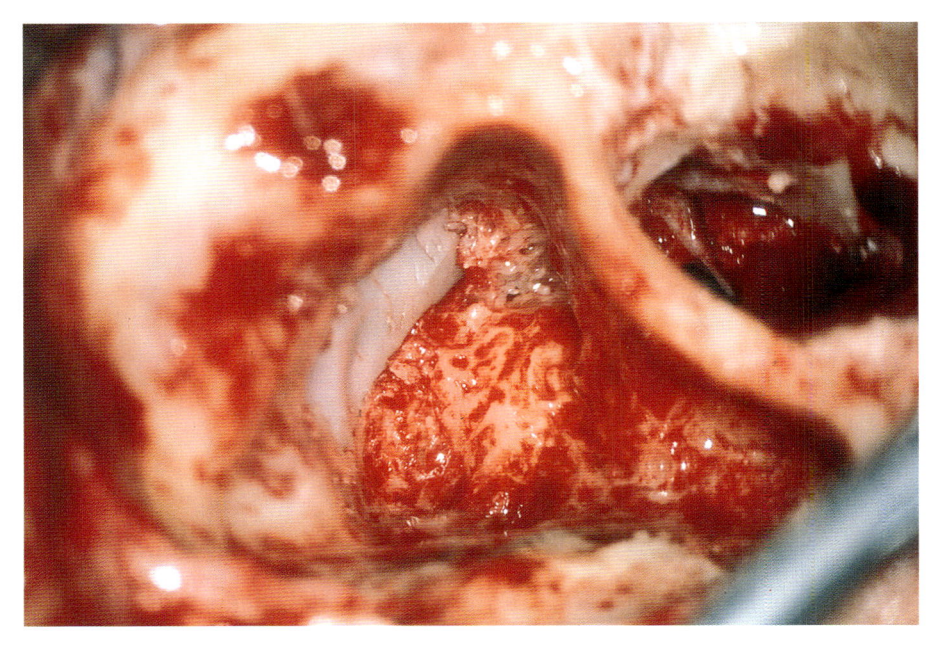

図 16.2-7　天蓋と中頭蓋窩硬膜の間に厚い軟骨を挿入して骨欠損部を再建する．この軟骨をさらに骨パテと筋膜で被覆する．

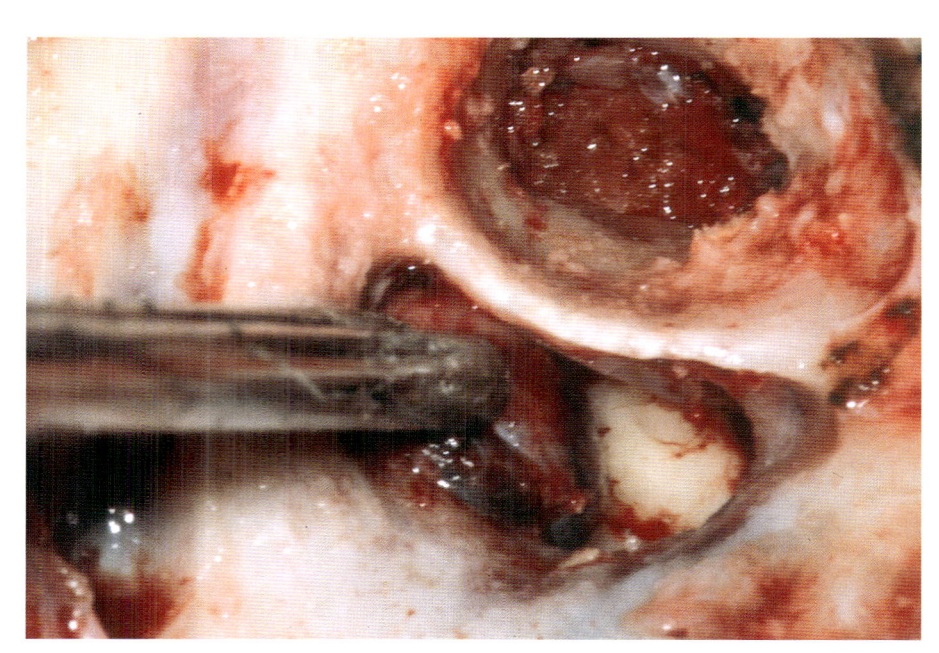

458　第 16 章　中耳手術で遭遇する問題と解決法

■ 症例 16.3 （右耳）

図 16.3-1　乳突洞天蓋に脱出する中程度の大きさの髄膜脳瘤の修復術症例である．乳突洞上方に溝状の骨削開を加え，中頭蓋窩硬膜を損傷しないように注意しながら骨を薄くしていく．

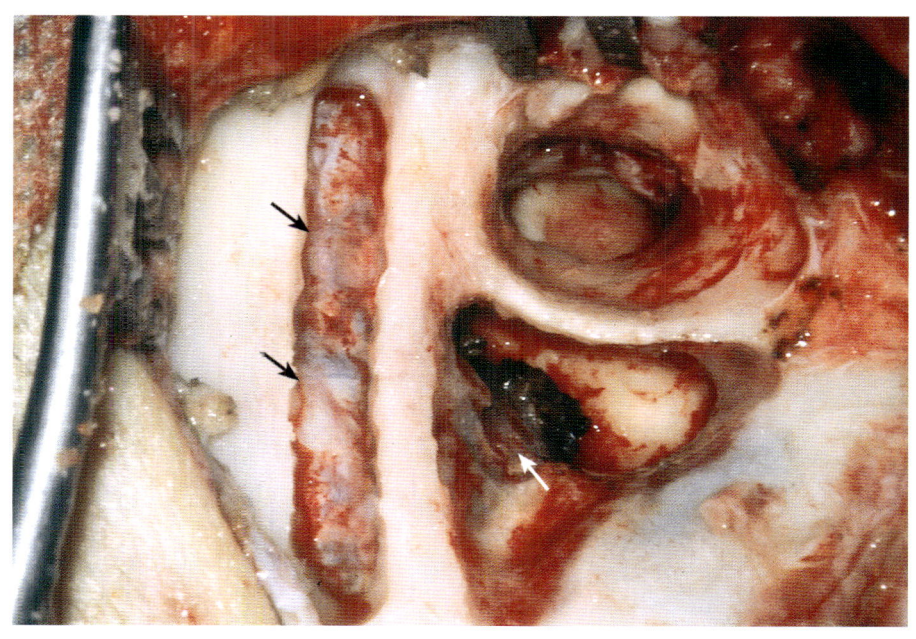

図 16.3-2　髄膜脳瘤をバイポーラーで凝固して縮小させる．中頭蓋窩側面の皮質骨をバーで削除して小さな側頭開頭を行う．露出された硬膜を見ることができる（矢印）．

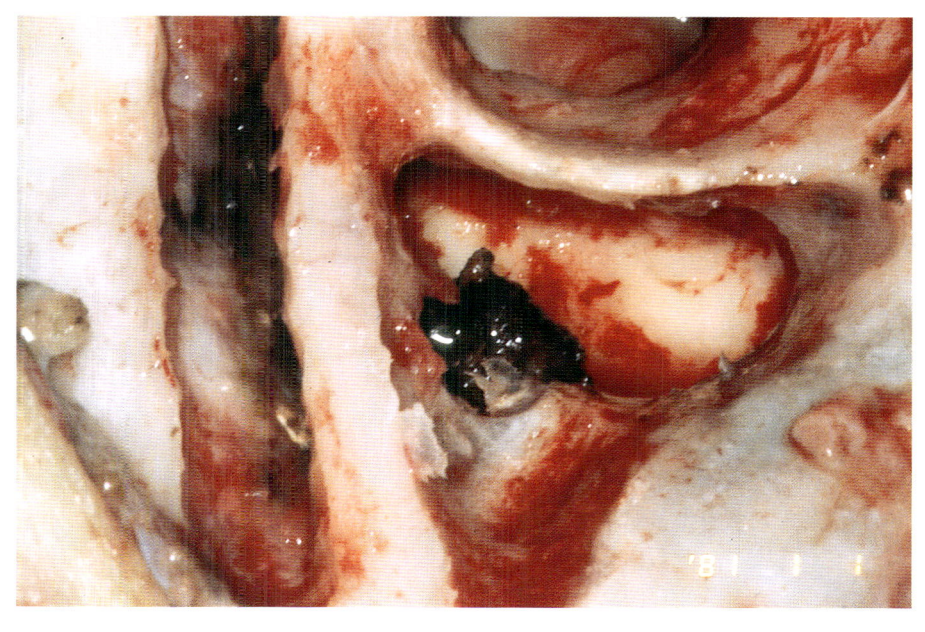

図 16.3-3　凝固した髄膜脳瘤が見られる．中頭蓋窩硬膜もバイポーラーで焼灼して縮め，骨板と硬膜の間にスペースを作る．このときモノポーラーは決して使ってはならない．

髄膜瘤と髄膜脳瘤　459

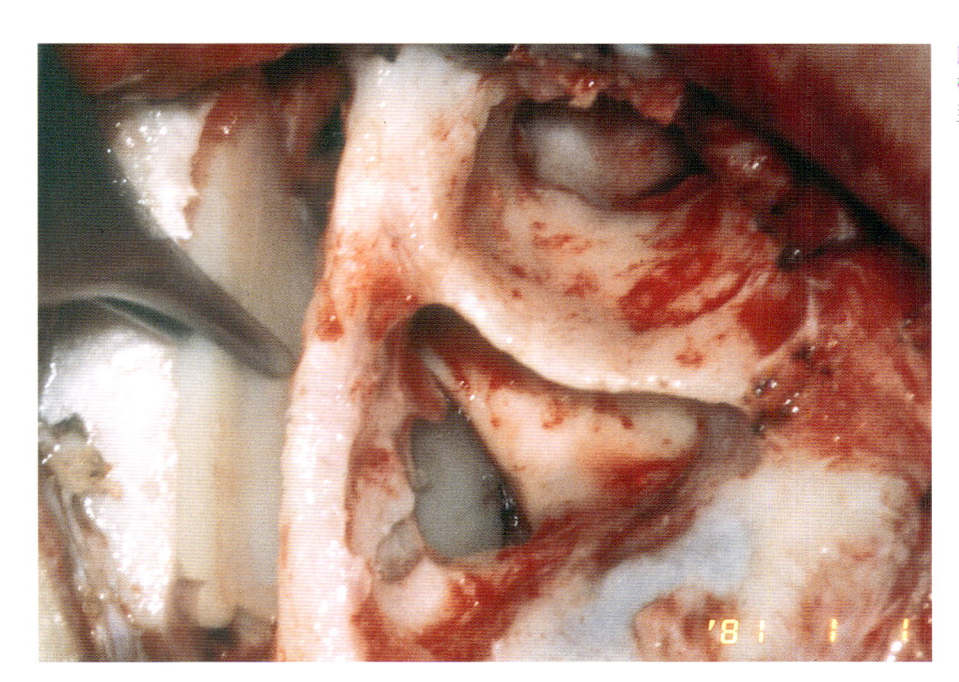

図 16.3-4　骨欠損部全体を閉鎖するのに十分な大きさを持った厚い軟骨を，側頭鱗頭部から硬膜と骨板の間に挿入する．

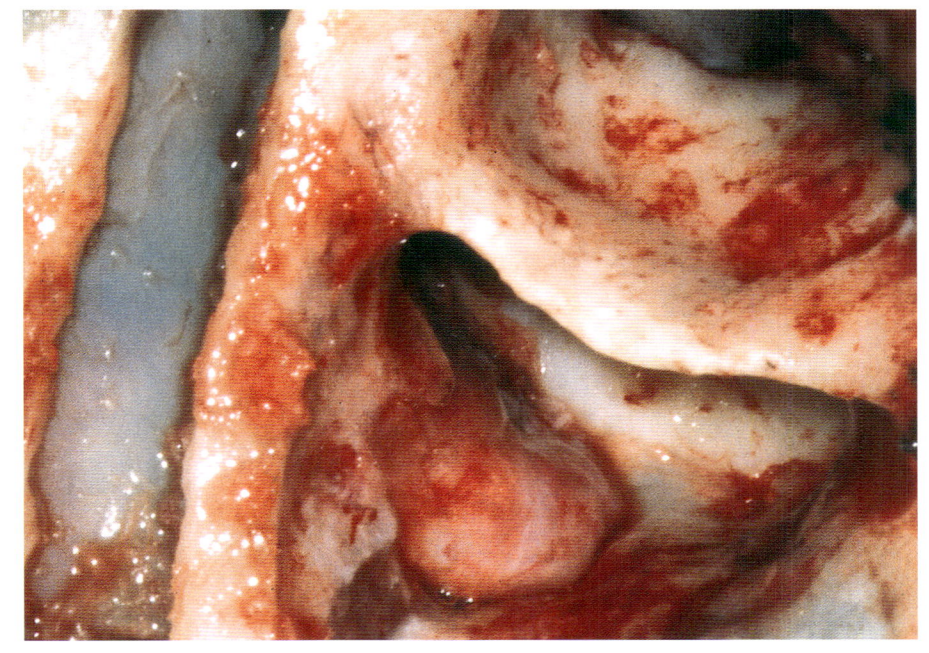

図 16.3-5　大きな側頭筋膜を中頭蓋窩骨板と軟骨の間に挿入する．

17 アブミ骨手術

アブミ骨手術はアブミ骨底板が卵円窓で固定された場合に行う手術である．この手術はおそらく最も精緻な耳科手術手技であり，重要な構造が密集する非常に狭い領域で極めて繊細な器械操作を行わなければならない．手技がうまくいかない場合には術耳の聴力を失うことがあり，しかも対側聴力は通常低下している．時々しか手術を行わないのであれば手術は避けるべきで，十分な経験があり，この手技を常に行っている術者が行う手術である．

われわれは，可能な場合は常に底板に正確に位置決めされた孔があき，ピストン両端の位置が安定している前庭窓開窓術（stapedotomy）を最初の手術として行う．アブミ骨摘出術（stapedectomy）と比較して卵円窓への障害が少なく，内耳が損傷される可能性が小さい．また，解剖が保存されているため，必要となれば再手術が行いやすい．

■ 適応

- 一側ないし両側性の耳硬化症で，4周波数の平均気骨導差が40 dB以上の症例
- 気骨導差が40 dB未満で，骨導が大きく低下しつつある症例
- 非常に進んだ耳硬化症
- 鼓膜が正常，または閉鎖済みの鼓室硬化症で，アブミ骨底板が固着している症例
- アブミ骨底板が固着している先天奇形

■ 禁忌

相対的禁忌

- 骨導正常で気骨導差が40 dB未満
- 小児

一時的絶対禁忌

- 外耳道の感染
- 鼓膜穿孔

絶対的禁忌

- 唯一聴耳
- 対側耳がgusher
- 蝸牛型耳硬化症

アブミ骨手術の主な適応疾患は耳硬化症である．この手術では非可逆的な骨導低下が起こる可能性があり，気骨導差が40 dBを超えるまでは通常は手術の適応とはならない．40 dBの気骨導差は，中耳伝音機構がほぼ完全に機能を失い，アブミ骨底板が完全に固着したことを意味する．手術が蝸牛機能の悪化を防止するように見える症例があるため，より小さな気骨導差であっても骨導の低下が激しいか，急速に低下する場合には，手術の適応となる．

極めて進行した耳硬化症の症例では，高度の伝音障害に高度の骨導低下が合併する．そのような症例では，気骨導差の評価が不可能な場合があるが，患者が耳硬化症の家族歴と進行性の難聴を訴えれば，手術の適応となる．試験的鼓室開放でアブミ骨の固着が確認されれば，アブミ骨手術を行って補聴器が装用できるようにする．

アブミ骨は鼓室硬化症でも固着する．そのような症例では，鼓膜穿孔があればまず初回手術でその閉鎖を行う．鼓室硬化症が鼓膜やツチ骨を固定している場合には，鼓室硬化症病変は除去し，ツチ骨頭を切断して鼓膜を可動化する．第2期手術でアブミ骨手術を行うが，患者とは骨導が低下する可能性について術前に十分に話し合っておかなければならない．鼓室硬化症に対するアブミ骨手術は，耳硬化症に対する手術と同様の聴力結果をもたらす可能性もあるが，アブミ骨手術を第2期手術で行った場合でもリスクは耳硬化症と比較して大きい．中耳奇形でのアブミ骨固着例に対する手術は他の機会に述べる．

アブミ骨手術は無菌的な環境で行わなければならない．したがって外耳道や中耳に感染や炎症がある場合には手術は避けるべきである．鼓膜に穿孔がある場合や術後穿孔のリスクがある場合には段階手術とするべきである．唯一聴耳では手術は絶対に禁忌である．

■ アプローチ

常に経外耳道的に手術を行う．耳内切開（Lempert approach）を加えることは滅多にない．耳後切開は進行した外骨腫を合併している場合以外は必要がない．外骨腫症例では段階手術が必要となる場合もある．

■ 麻酔

この手術では，局部麻酔に明らかな利点がある．局部麻酔は，アブミ骨底板への操作やピストンの留置で，内耳を障害しているかどうかを確認することが可能である．それに加えて，伝音機構が適切に再建されたことを示す聴力回復の有無を術中に知ることができる．局所麻酔をどのように行うかという技術的なことは第3章 麻酔に詳述している（➡ 48頁）．

■ 手術ステップ

術野の準備

1. この手術では内耳が開窓されるため，通常の中耳手術よりも徹底した術野の消毒が必要である．
2. 外耳道後上部とその内側にある重要な構造を術者が快適な姿勢をとって明視下に置くには，患者の体位が極めて重要となる．ベッドは患者の頭側を下げ，術者側に倒す（第2章 手術室の準備の「患者の体位」を参照 ➡ 35頁）．
3. 最も視野のとれる耳鏡を少しひねりながらきつく外耳道に挿入し，耳鏡ホルダーなどの支持がなくても動かないように骨部外耳道にしっかりと固定する．われわれは先端が斜めに切られた耳鏡を好んで使っており，これを短い面が後方に向くようにして挿入する．この耳鏡の形態は単独で固定されやすい（図17.1, 17.2）．
4. アブミ骨手術は両手で操作する必要がある．一方の手で吸引を操作し，他方で手術器械を扱う．
5. 術者の前腕と手首は常に患者の頭と体にあずけ，小指を患者の頭に乗せる（第2章 手術室の準備の図2.14, 2.15を参照 ➡ 37頁）．そうすることで術者の手と器械は患者の不意の動きにも対応でき，中耳の中で安全に器械を扱えるようになる．この体位は術者の手と器械を安定させるためにも有用である．ときに器械を持つ手の補助としてもう一方の手を使い，器械を安定化させる場合もある．鉗子は非常に細かな操作をよりコントロールしやすいように，耳鏡内側面の上を滑らせて使う．
6. 顕微鏡の対物レンズは，一般的に使われている焦点距離200 mmのレンズより250 mmレンズのほうが使いやすい．250 mmの焦点距離があれば，同時に両手で直の器械を持つことが可能である．

皮膚切開

1. Beaverブレードを使って外耳道皮膚を右耳は12時から6時，左耳では6時から12時までU字型に切開する（図17.3）．きれいな創縁とするには一刀で切り終えるのが望ましい．骨膜まで切るために刃先を強く骨面に押し付ける．最長部の鼓膜輪からの距離はおおむね8～10 mmとする（図17.4）．これよりも短いと，後壁を大きく削る必要がある症例では骨欠損部を覆うことができない恐れがある．逆に長すぎる場合には，術中に視野をつくる邪魔になる．
2. 外耳道皮膚からの出血は，血管収縮薬を含む麻酔をしっかりと浸潤させ，外耳道皮膚を圧迫する適切なサイズの耳鏡を選択することで抑えることができる．
3. 生理食塩水による洗浄は視野を改善し，出血を止める作用がある．
4. 小さな綿片を皮切部上方に置くと止血に有用である．

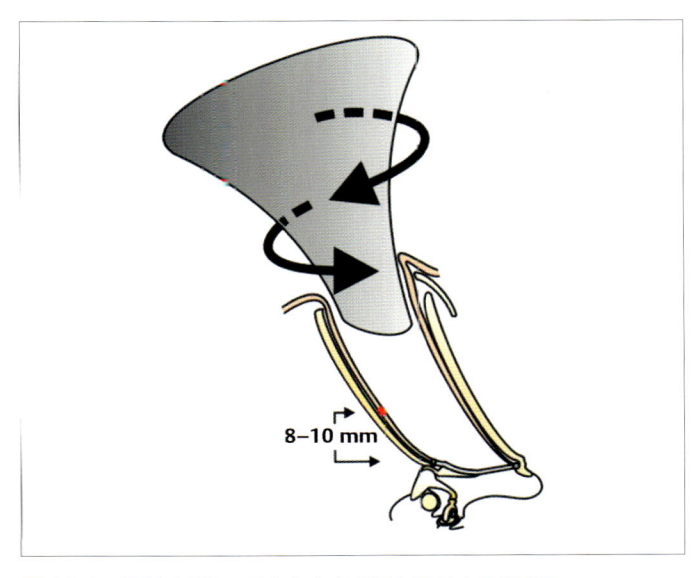

図17.1 耳鏡の挿入．ひねりながら押し込むようにする．

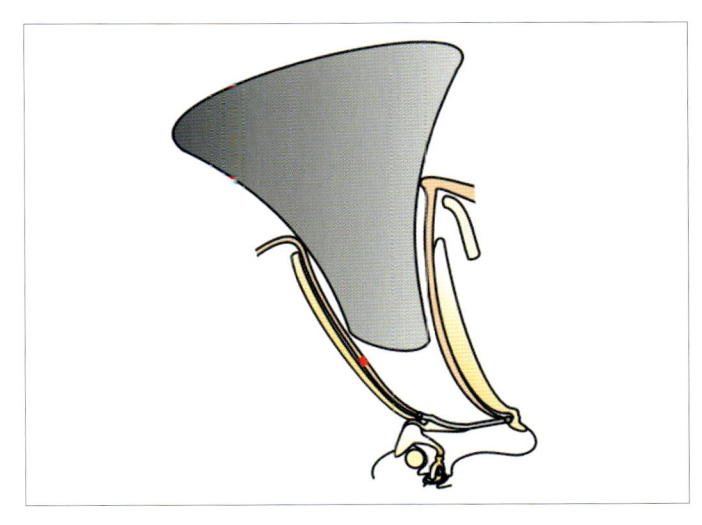

図17.2 挿入された耳鏡の状態．斜めに切られた先端の長い側が前壁骨に当たって耳鏡単独で外耳道に固定される．

アプローチ

1. 微細剝離子（2番）を使って外耳道後壁皮膚を内側に向けて線維性鼓膜輪まで剝離する．皮膚は約0.2 mmと極めて薄いため，破れないように綿片を乗せて剝離するとよい（図17.4）．綿片は出血を抑えて視野を保つのにも有効である．皮弁の損傷を避けるには，微細剝離子の先端を常に骨面に向け，鼓膜-外耳道皮弁上で剝離しないようにする．線維性鼓膜輪が見えたら微細剝離子を3番（第2章 手術室の準備の図2.31を参照 ➡ 46頁）に変えて鼓膜輪を挙上して鼓室粘膜を切開し，鼓室に入る．術野を広く確保するために十分な長さの鼓膜輪を剝離する（図17.5）．
2. 鼓索神経を同定する．ほとんどすべての症例で鼓索神経がアブミ骨と卵円窓への視野を妨げている．神経は線維性鼓膜輪の直下にあることもあるが，骨性鼓膜輪後上部に隠れていることもあり，その場合には神経を確認する

ために小さな鋭匙で骨を削除する必要がある．神経を愛護的に前方ないし後方に動かして視野を作るが，どちらに動かすかは鼓室後壁のどの位置に神経が出る小管（鼓索神経小管）が開口しているかによる．

鼓索神経小管を微小な鋭匙であけられる場合や開口が比較的下方にある場合には，神経を剝がしてツチ骨柄に向けて前方に押しやる．もしこの操作ができないときは，後述のように後壁を小さく開放し，神経を後方に動かす．この操作は同時に，神経を損傷することなく手術に必要な範囲の視野を作ることになる．

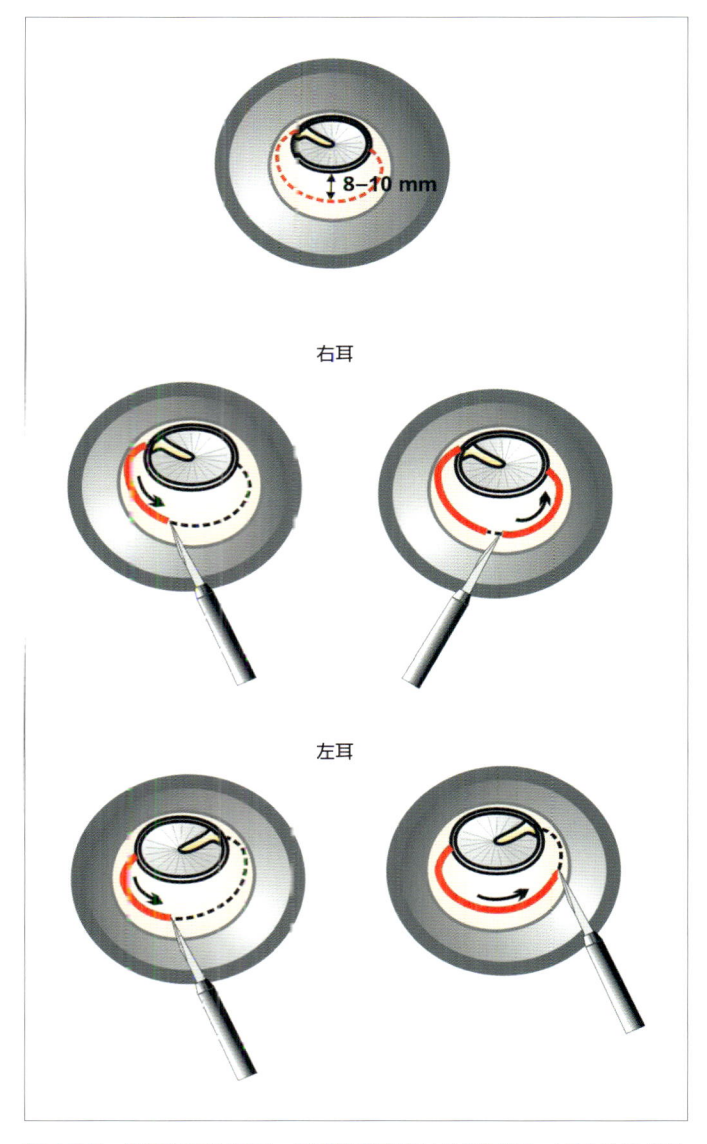

図 17.3　U字型皮膚切開．切開線の皮膚からの距離とメスを走らせる方向に注目してほしい（術者が右利きの場合）．

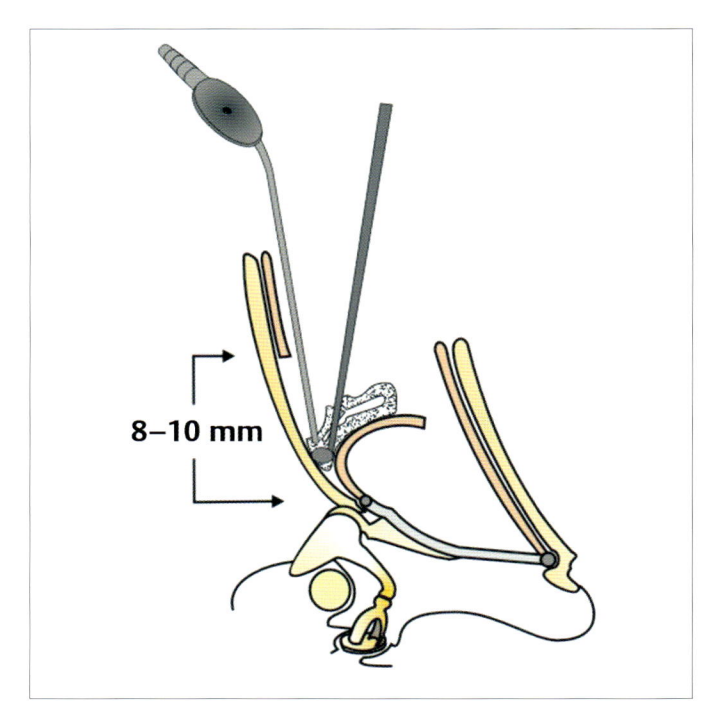

図 17.4　外耳道後壁皮膚の剝離

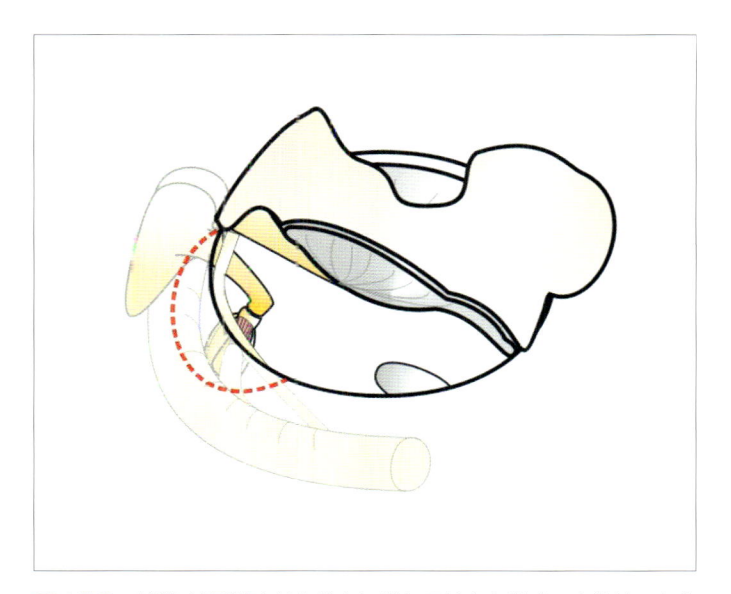

図 17.5　鼓膜-外耳道皮弁を前方に倒して鼓室を開く．点線は，十分な作業領域を確保するために削除すべき上鼓室外側壁の範囲を示す．

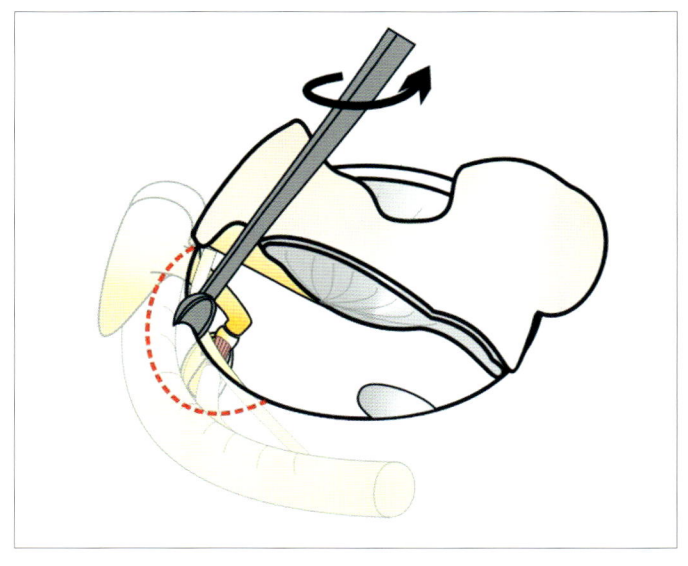

図 17.6　鋭匙の鋭縁を骨縁に対しまっすぐ押し当て，回転させながら骨を削除する．

3. 小鋭匙で上鼓室を小さく開放（骨性鼓膜輪後上部を削除）する（図17.6）．われわれは鼓膜-外耳道皮弁に大損傷を与える危険性があるドリルは使わないようにしている．また，鋭匙はマイクロドリルと比較して骨削除が速く，骨粉で術野を汚さない．術野が狭いため，鋭匙は十分に注意して使用する．とがった縁を骨面に当てたら，まず骨に対してまっすぐに押し付けてから軸に沿って回転させる（図17.7）．通常は直線的に使うものではない（図17.8）．動きの方向は決して内側を向いてはならない．この操作中は（術者が右利きの場合）右中指で耳鏡を押さえて操作を安定させる．
4. 上鼓室開放は下記の構造が見える大きさにする．
    - キヌタ骨長脚
    - 卵円窓上の顔面神経
    - 卵円窓
    - 正円窓
    - アブミ骨後脚
    - アブミ骨筋腱と錐体隆起

    これらの構造の露出が不十分なことが，アブミ骨手術が失敗する主な原因の1つである（図17.9）．
5. 不必要に大きく上鼓室を開放すると，鼓膜-外耳道皮弁で鼓室を十分に閉じることが難しくなり，鼓膜陥凹の形成や，ときに医原性真珠腫の原因となる．
6. 耳小骨の固着はアブミ骨底板ばかりでなく，ツチ骨頭やキヌタ骨体部に起こることがある．ツチ骨柄を小さなフックなどで軽く外側に持ち上げて連鎖の動きをチェックし，鼓膜からキヌタ骨長脚までが機能することを確認する．もし耳小骨連鎖の動きに制限がある場合には，まずキヌタ骨を摘出し，症例によってはツチ骨頭を切除してキヌタ骨をバイパスする手技とする（「耳小骨連鎖の固着」を参照 ➡ 498頁）．
7. 顔面神経は完全に明視下に置かれていなければならない．約10％の症例で顔面神経がアブミ骨直上で露出しており，稀に神経が突出していたり走行異常を呈する．術者は解剖学的バリエーションについて知識を持ち，手技を進める前に患者の解剖を理解できなければならない（図17.10）．

ピストンの準備

1. アブミ骨底板とキヌタ骨長脚外側面との距離をアブミ骨用メジャーで計測する．平均的な距離は4.5〜5 mmである〔図17.11（訳者注：計測すべき長さはピストンによって異なる．例えば本邦で頻用されるSchuknechtのピストン長の表記はループ外側部ではなくループ基部までの長さであり，計測する長さは底板とキヌタ骨長脚内側面の距離となる）〕．
2. ピストンを準備する間，中耳に血液が落ちないよう外耳道内に小さな綿片を入れておく．
3. われわれは0.5 mm径で6 mmの長さを持つSanna fluoroplastic/stainless steel pistonを使用している〔Xomed, FL, USA（訳者注：このピストンは本邦未認可であり販売されていない．国内で使える製品としてはGyrus製シュクネヒトワイヤーピストン0.6 mm径が形態的に近い）〕．ワイヤー部の切断面が平たいため最小の圧で耳小骨に安定して固定される（図17.12）．代用としてさまざまな樹脂製のピストンが

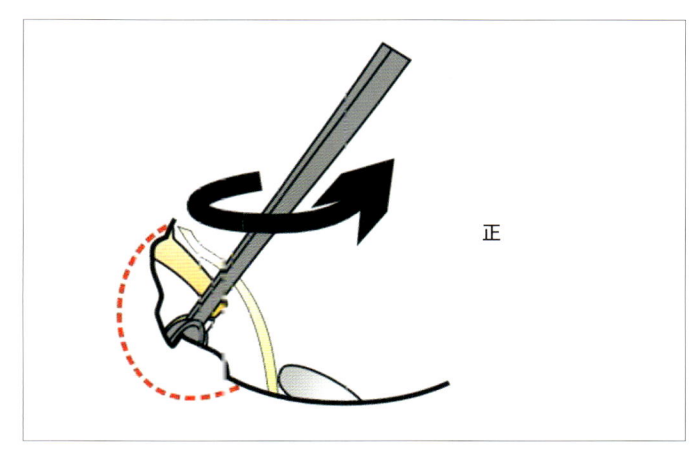

図17.7　鋭匙の正しい使い方

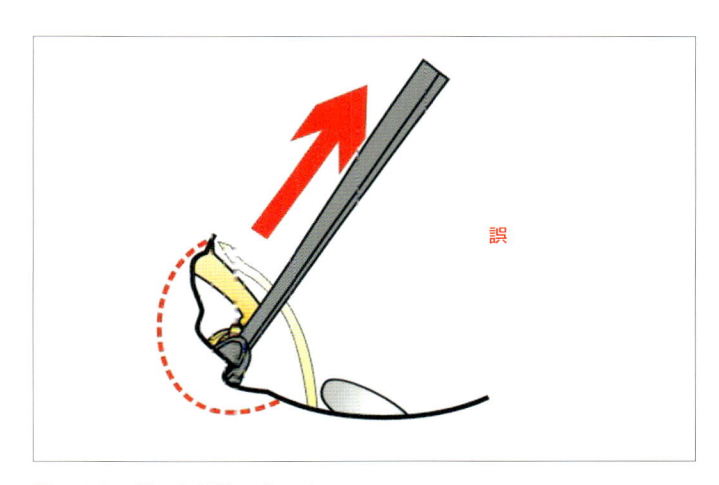

図17.8　誤った鋭匙の使い方

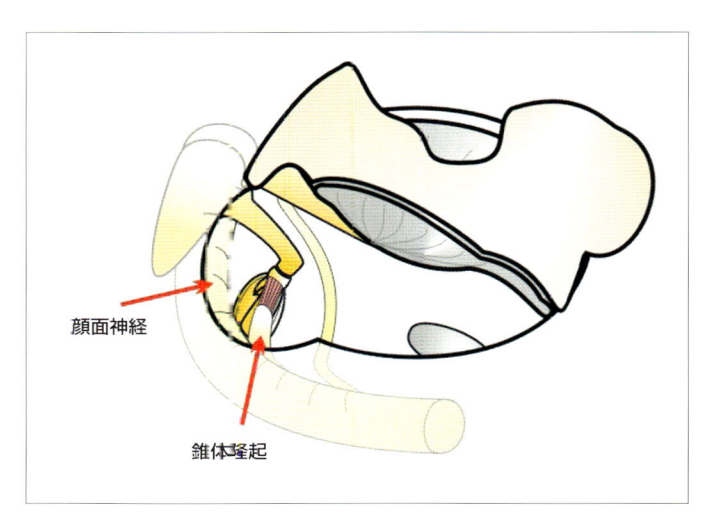

図17.9　十分な上鼓室開放が行われた術野．アブミ骨に加えて顔面神経，錐体隆起，アブミ骨筋，正円窓小窩が明視下に置くべき構造である．

464　第17章　アブミ骨手術

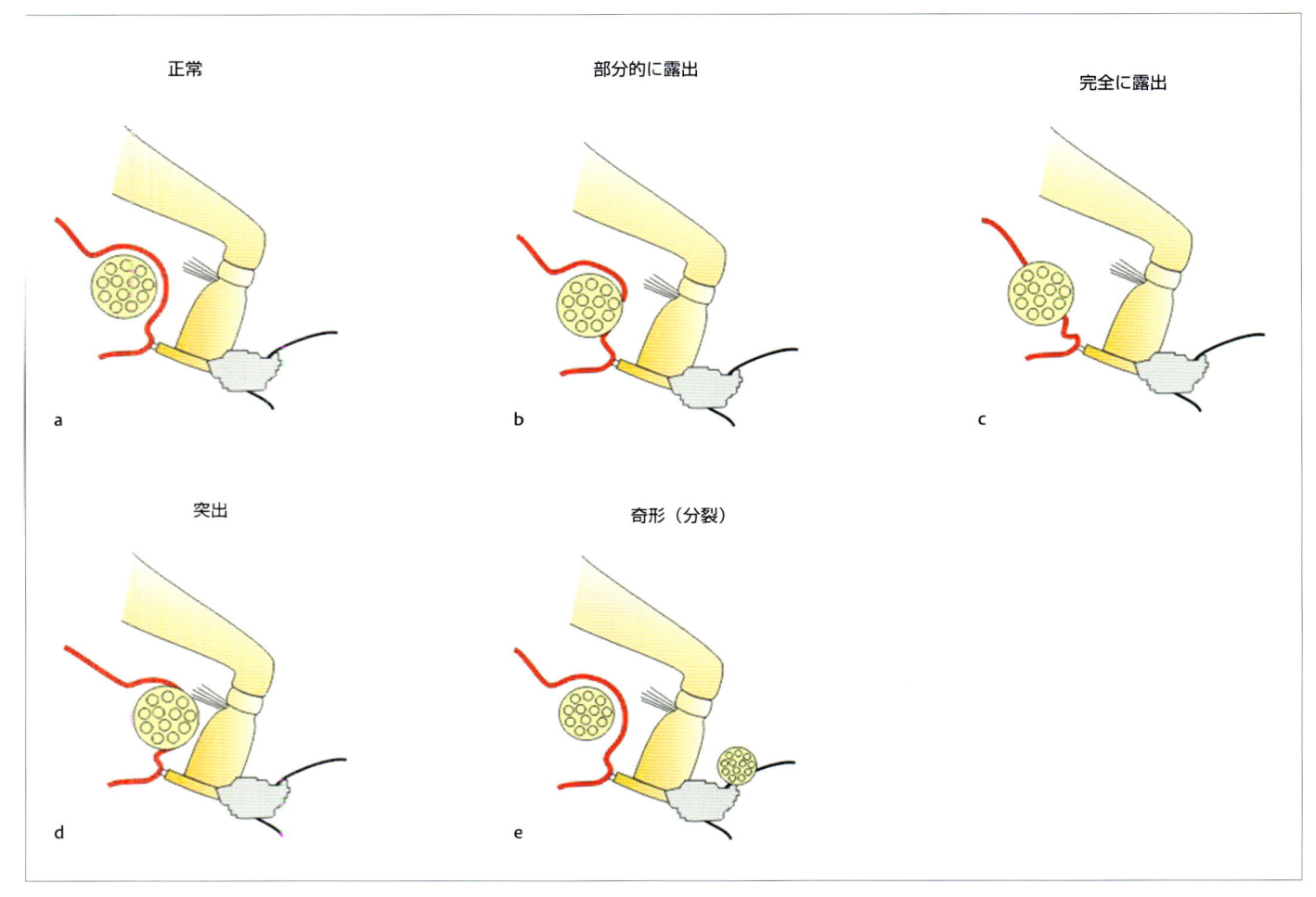

正常　　　　　　　　部分的に露出　　　　　　完全に露出

a　　　　　　　　　b　　　　　　　　　　　c

突出　　　　　　　　奇形（分裂）

d　　　　　　　　　e

図 17.10　顔面神経の解剖学的バリエーション

4.5–5 mm

4.5–5 mm

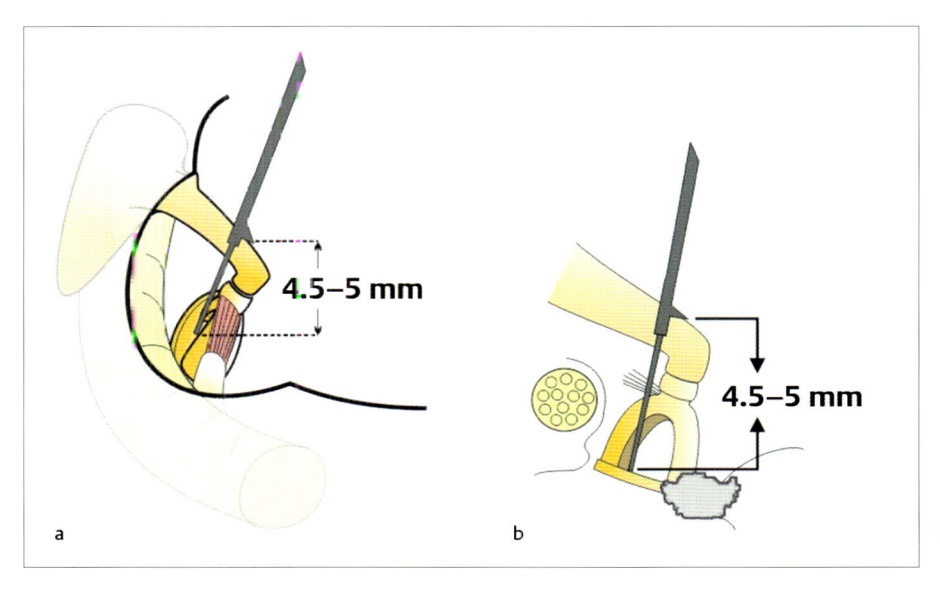

a　　　　　　　　　b

図 17.11　アブミ骨からキヌタ骨長脚外側面までの距離の計測．4.5〜5 mm であることが多い．

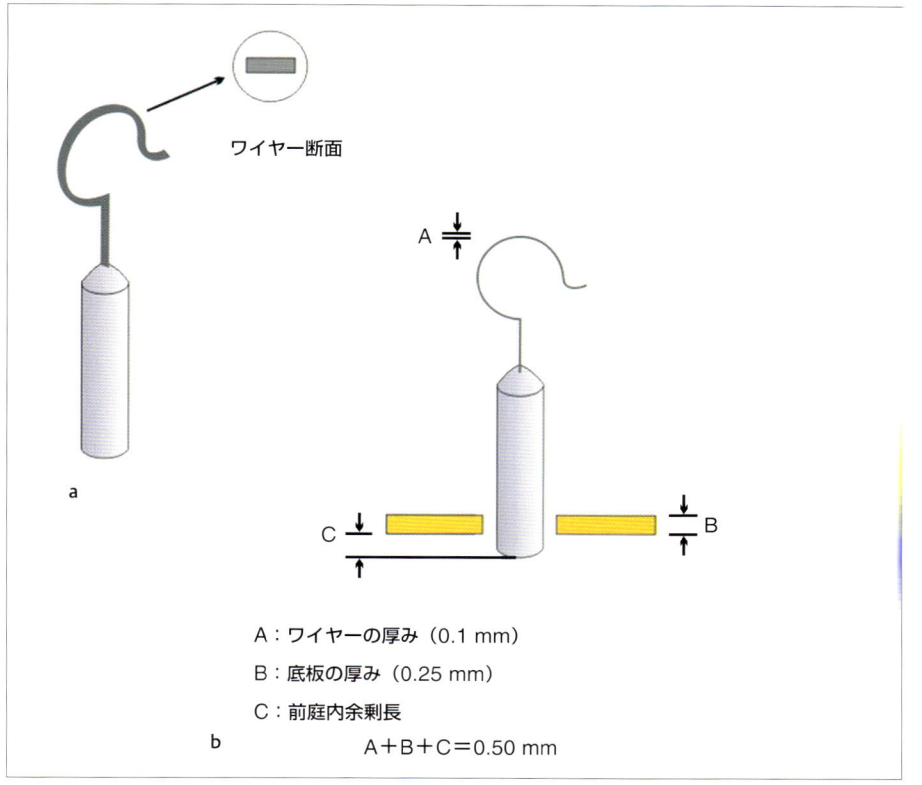

図 17.12
a Sanna ピストン
b 計測距離に加えるべき長さの詳細

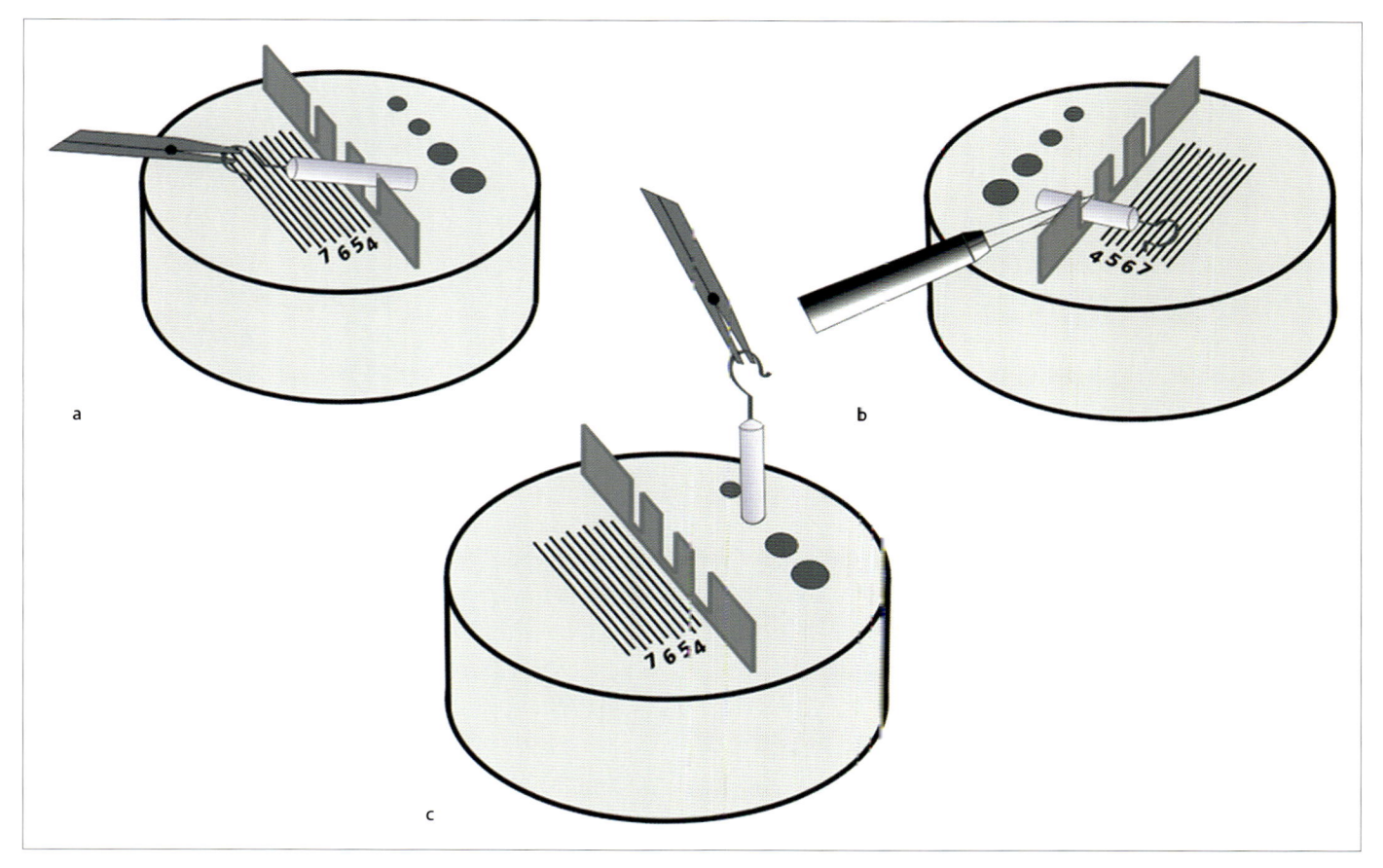

A：ワイヤーの厚み（0.1 mm）
B：底板の厚み（0.25 mm）
C：前庭内余剰長
A＋B＋C＝0.50 mm

ワイヤー断面

図 17.13
a 必要な長さの計測
b 余剰部分の切断
c ホルダーでの保持（使用まで待機）

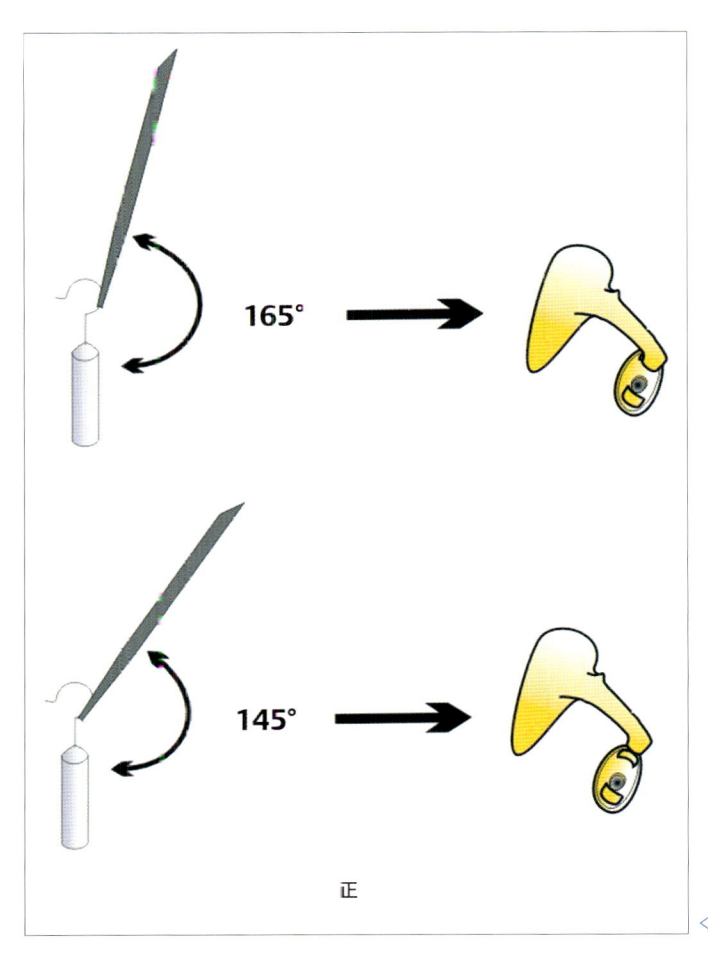

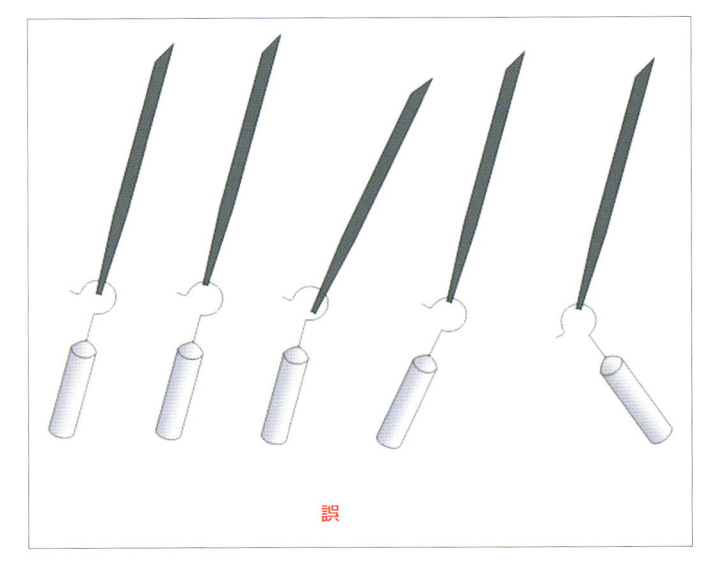

図 17.15 誤ったピストンの持ち方の例

図 17.14 局所の解剖に合わせた適切なピストン把持法

販売されている．ピストンを保持するために，自閉式ないしはロックのできる，ワニ口または平坦な開口面の鉗子を使用する．

4. ピストンをアブミ骨手術用にデザインされたピストン用作業台の上に乗せて適切な長さに切断する〔図 17.13 a, b（訳者注：多くの製品は計測長ごとに 0.5 mm 刻みでピストンが用意されている．Sanna Prostaesis は 1 種のみで，術者が計測した長さにピストンをカットするようにデザインされている）〕．通常はワイヤーの厚み（0.1 mm）と底板の厚み（0.25 mm）に前庭内での余剰分を勘案し，計測した長さよりも 0.5 mm 長くする（図 17.12 b）．
5. 切断したピストンは，ピストン作業台の表面にあるホルダーに挿す（図 17.13 c）．
6. ピストンを上手く挿入するには，後方におおむね 145〜165°の角度がつくように自閉式の鉗子でループ後端部を掴む．この角度はそれぞれの症例で術野の解剖によって調節する（図 17.14, 17.15）．
7. ピストンを挟んだ自閉式鉗子を挿入時まで直接介助者に渡しておく．

アブミ骨手術におけるドリルの使い方

1. 開窓を含むアブミ骨に対する骨削除には OSSEOSTAP ドリル（Bien-Air Medical Technologies）を使用する（訳者注：Gruppo Otologico では，近年 Medtronic 社製 Skeeter ドリルから Bien-Air 社製 OSSEOSTAP に切り替えたが，このドリルは本邦未認可である）．われわれは，近年コストパフォーマンスと耐用性，滅菌の簡便さの観点から，以前に使用していた Skeeter ドリルを OSSEOSTAP ドリルに切り替えている．
2. OSSEOSTAP ドリルはペンのように軽く，しかししっかりと持ち，小指を患者の頭に，薬指を耳鏡に乗せて手を固定する（図 17.16）．さらに安定させるため，耳鏡を持つもう一方の手の指に軽く触れてもよい．ドリルの術野に面した部分を指で覆わないように注意する（図 17.17）．
3. 0.6 mm 径のカッティングないしダイヤモンドバーを使って，骨削除とアブミ骨開窓を行う（訳者注：バーのサイズは使用するピストンの径により変える必要があり，ピストン径より 0.1 mm 大きなものを使用する）．
4. カッティングバーは時間を節約でき，ダイヤモンドバーはほとんどの症例で必須ではない．しかし，もし顔面神経の露出や突出がある場合には，神経を損傷するリスクが小さいダイヤモンドバーを使用する．
5. バーを挿入したら常に術野の外で顕微鏡下にドリル先端を回転させ，新しいバーにブレがないことを確かめる．
6. ドリルを起動する直前に患者に大きな音がすることを警告し，絶対に動かないように指示することが極めて重要である．

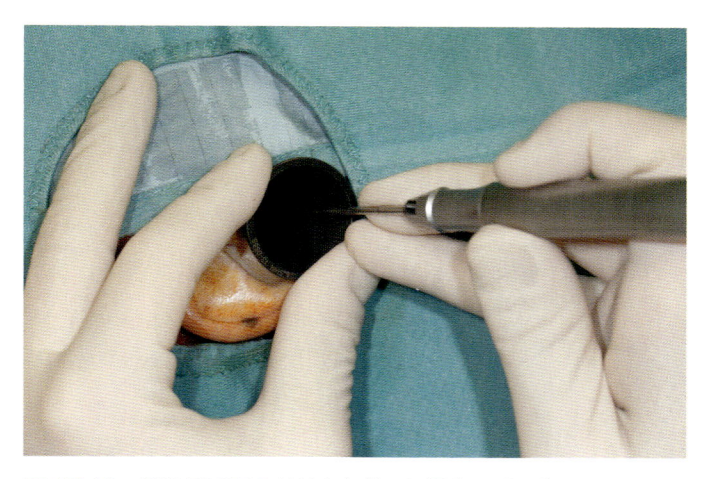

図17.16 OSSEOSTAPドリルを持った場合の手の位置．右手指の接触の様子に注目してほしい．

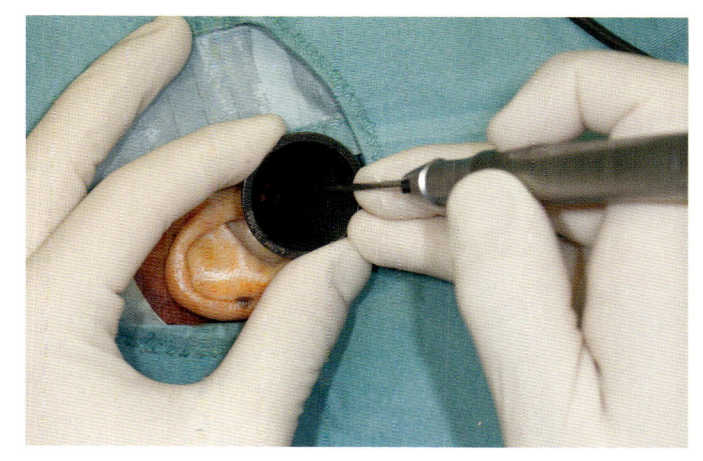

図17.17 OSSEOSTAPドリルを持った場合の手の位置．どの指も視野を邪魔していないことに注目してほしい．

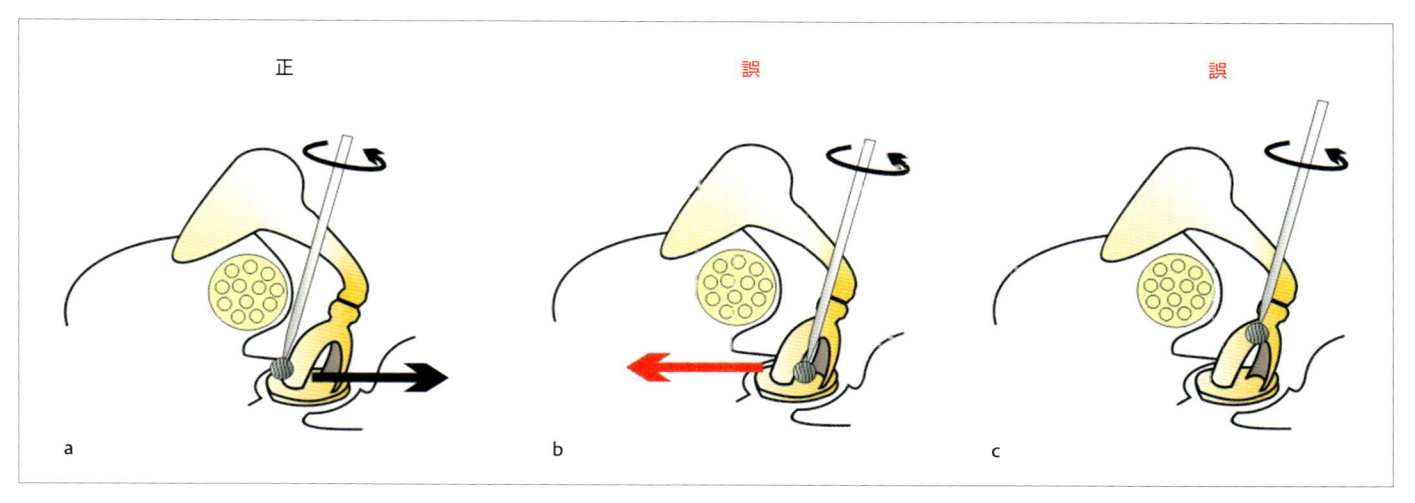

図17.18 a 安全なバーの動かし方．b 危険なバーの動かし方．c 危険な後脚切断位置

7. ドリルは常に削除する構造のすぐ脇で起動し，骨削除が終わったら直ちに停止する．
8. バーは常に顔面神経から離れる方向に動かす（図17.18 a, b）．
9. バーで後脚を切断する場合には底板近くの基部にバーを当てる．アブミ骨頭近くで切断を試みてはならない（図17.18 c）．

アブミ骨上部構造の取り扱い

1. アブミ骨底板後方1/3の部分への視野を遮るものがない場合には，他のすべての操作をする前にまずアブミ骨底板に開窓する．
2. 多くの症例で，少なくともアブミ骨上部構造，錐体隆起，顔面神経，岬角のうちの1つがアブミ骨底板への視野を妨げるため，適切に処理する必要がある（「アブミ骨手術で遭遇する問題と解決法」を参照 ➡ 497頁）．
3. 前庭窓開窓術（stapedotomy）で切断すべき構造は，①キヌタ-アブミ関節，②アブミ骨後脚，③アブミ骨筋腱④アブミ骨前脚である．
4. これら切断すべき構造が残っているとアブミ骨の位置が保持されて，底板の骨折や脱臼に抗う方向に作用する．そのため，アブミ骨底板への開窓は後方1/3が見えるようになり次第，できるだけ早い段階で行う．したがって，これらの構造の処理と前庭窓開窓の順序は各患者の解剖によって異なってくる．
5. まず小さなフックか角度のついたナイフを後方から前方に動かして，キヌタ-アブミ関節を部分的に離断する．キヌタ-アブミ関節の位置がわかりにくい場合には，キヌタ骨長脚をそっと外側に持ち上げると大抵は位置が確認できる．
6. アブミ骨筋腱が太くてアブミ骨後脚が見えない場合には，後脚を切る前に剪刀かOSSEOSTAPドリルを使って腱を切断する（図17.19）．
7. 多くの症例で底板への視野をアブミ骨後脚が遮っている．そのような場合には，底板に開窓する前に，カッティングバーを付けたOSSEOSTAPドリルを使ってできるだけ内側（底板の近く）で後脚を切断する（図17.20）．後脚をアブミ骨頭の近くで切断すると，過剰な力が加わって底板が骨折することがある．
8. 多くの症例で，後脚を切断した後に底板に開窓すること

468　第17章　アブミ骨手術

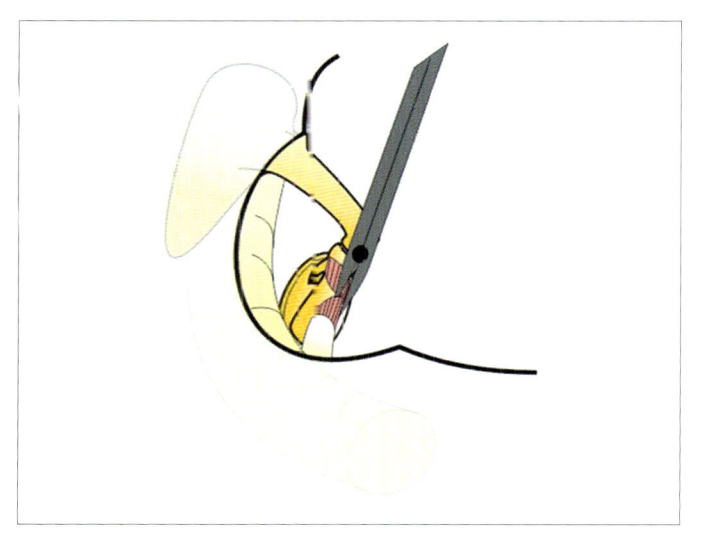

図 17.19　アブミ骨筋腱の切断

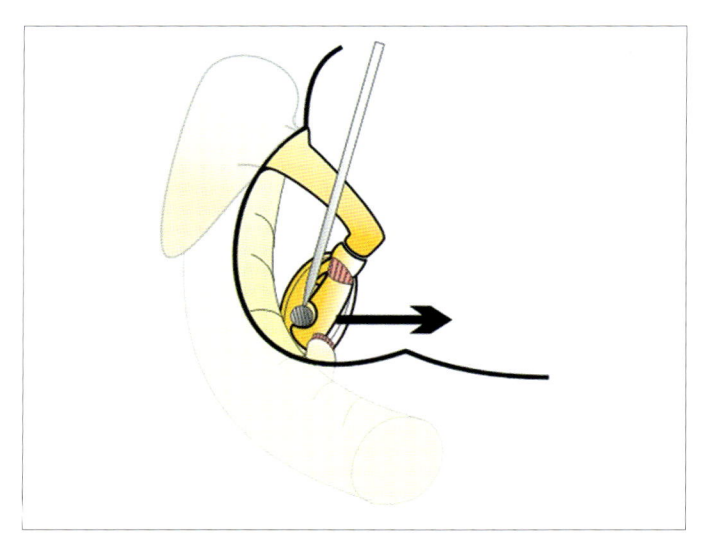

図 17.20　底板近くでの後脚の切断

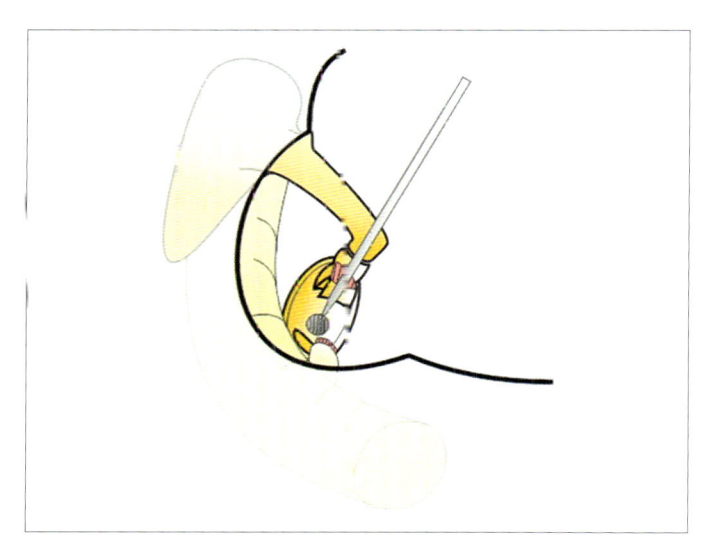

図 17.21　前庭開窓孔の作製

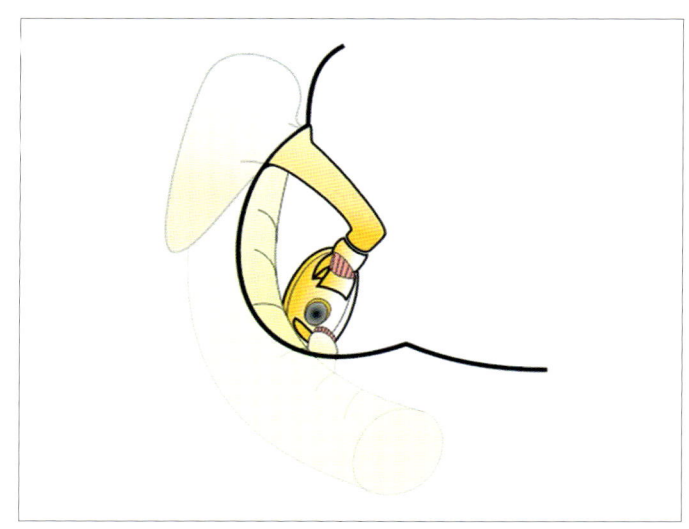

図 17.22　前庭開窓の完了

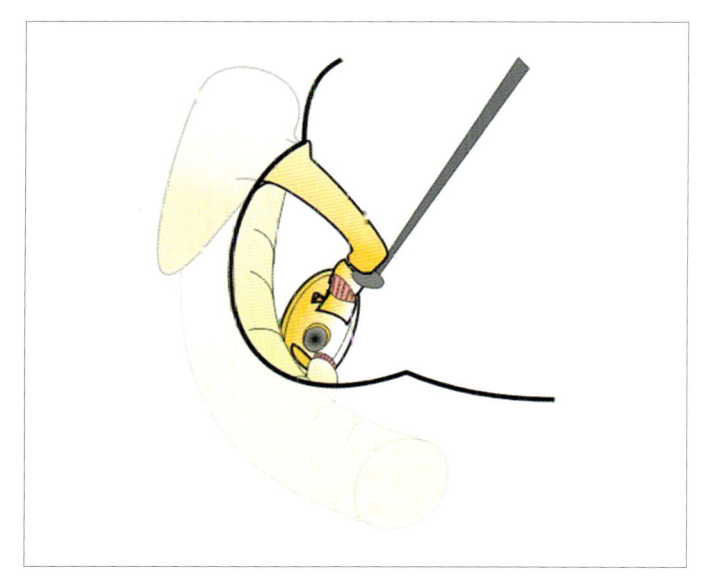

図 17.23　キヌタ−アブミ関節の離断

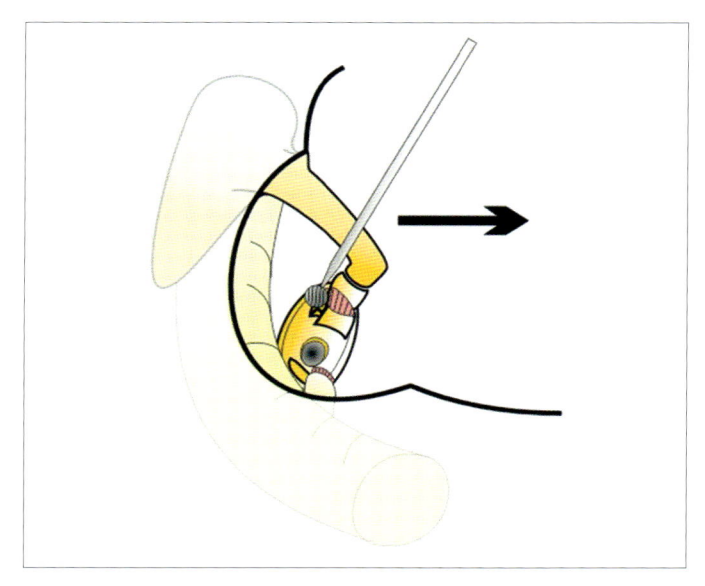

図 17.24　前脚の切断

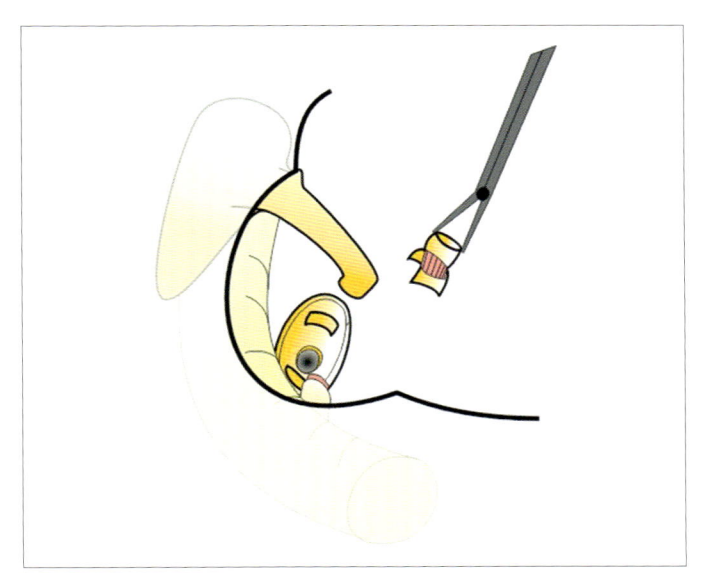

図 17.25　上部構造の摘出

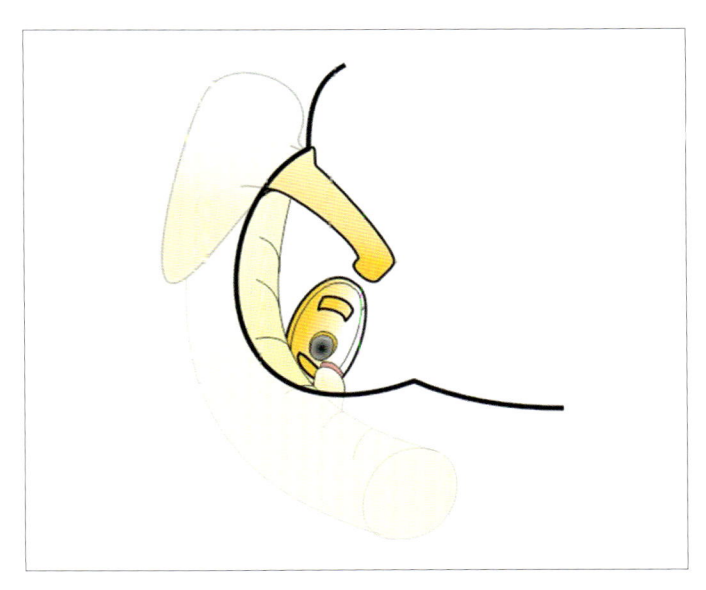

図 17.26　ピストン留置の準備完了

ができる（図17.21，17.22）．開窓手技については次項「前庭の開窓」で詳述する．
9. 錐体隆起が突出して後脚への視野を妨げている場合には鋭匙かダイヤモンドバーで削除する．このとき，錐体隆起直近（後方外側）を走行する顔面神経を損傷しないように注意が必要である．ダイヤモンドバーには隆起からの出血を止める効果もある．
10. アブミ骨前脚を切る前にキヌタ-アブミ関節を離断する（図17.23）．このとき完全に切り離すのではなく，一部粘膜の連続性は残しておくほうがよい．前後脚を切った後にはキヌタ骨長脚先端部にすべての力がかかってしまうため，キヌタ-アブミ関節をはずすのが難しくなる．
11. アブミ骨前脚の切断は通常アブミ骨に対する処置の最後に行うことになる．術野において前脚はキヌタ骨長脚の内側に位置するため，ほとんどの症例で前脚を直接見ることはできない．そのため，前脚の位置はOSSEOSTAPドリルのカッティングバー先端で触れて同定することになる．前脚を切断するバーは，顔面神経を傷つけないように上方から下方に動かす（図17.24）．このときキヌタ骨長脚を強く押してしまうとツチ-キヌタ関節が脱臼するので，注意しなくてはならない．
12. 上部構造と周囲をつなぐ構造がすべて切断されたら，上部構造を中耳から摘出する（図17.25）．以上でピストンを入れる準備は完了する（図17.26）．

前庭の開窓

1. 上述したように，上部構造を除去する前のできるだけ早い段階で前庭に開窓する．
2. 膜迷路への距離は後方で大きくなるため（図17.27），前庭の開窓はアブミ骨底板後方1/3に作製する．使うバーはカッティングでもダイヤモンドでもよい．内リンパ水腫が共存する場合には，膜迷路への距離が小さい可能性

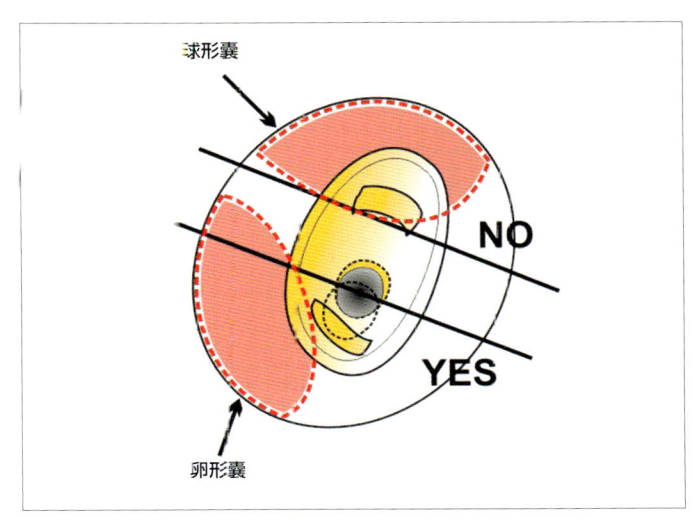

図 17.27　前庭開窓孔の作製部位．前方は球形嚢が近い．

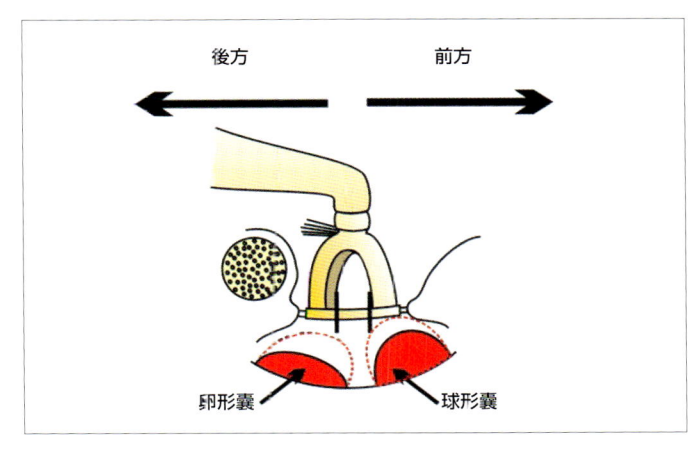

図 17.28　内リンパ水腫がある場合には膜迷路が底板に近づく．

470 第17章 アブミ骨手術

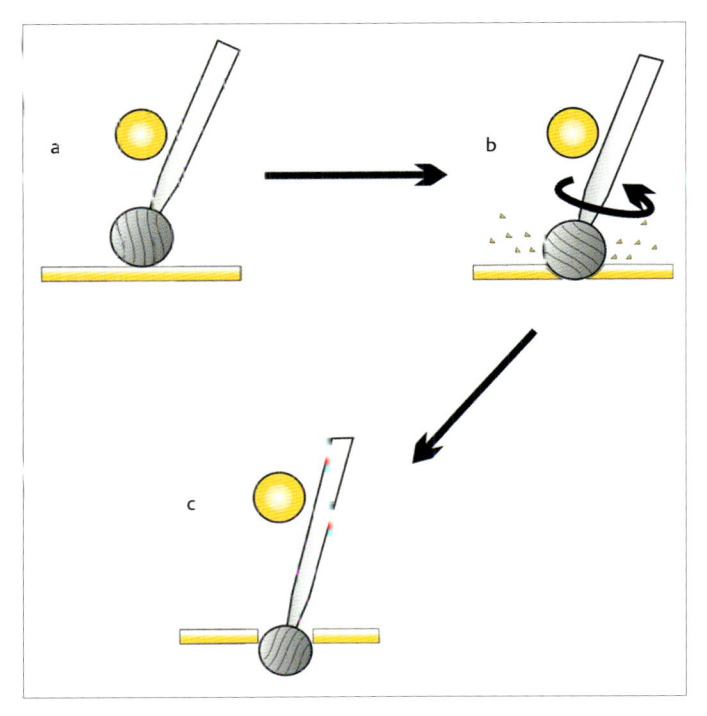

図17.29 a まずバー先端を底板に当てる. b ドリルを回転する. c バー先端が骨壁を貫通したらドリルを止める.

がある（図17.28）. バーの直径はピストンよりも 0.1 mm 大きなものを選択する.

3. 患者に大きな音がすることを警告してからバー先端を底板後方 1/3 の位置に当て（図17.29 a）, ドリルを起動する. ごく軽い力でバーを内側に進める（図17.29 b）. 底板の浮動化や骨折を避けるため, 決して押し付けてはならない.
4. 穴の底が青みがかることが, 前庭に近づいたサインである.
5. バー先が前庭に達すると, 抵抗が突然なくなるのを感じる.
6. バーが完全に貫通すると, 孔の直径はピストン留置に十分な大きさとなる.
7. この段階でドリルを停止してそっと引き抜く（図17.29 c）.
8. もしバーを引き抜く際に少しでも抵抗を感じたら, そこからバーを動かさず, ドリルを再度回転させて引っかかった骨稜を削除しながら慎重にバー先を引いてくる. 決して強い力を加えてはならない（図17.30）.
9. アブミ骨底板周囲からの煩わしい出血は, 生理食塩水に

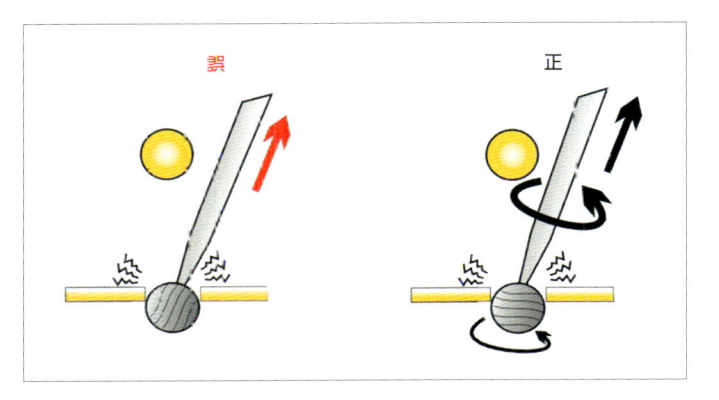

図17.30 バーを抜く途中で抵抗を感じたらドリルを回転させながらゆっくり引き抜く.

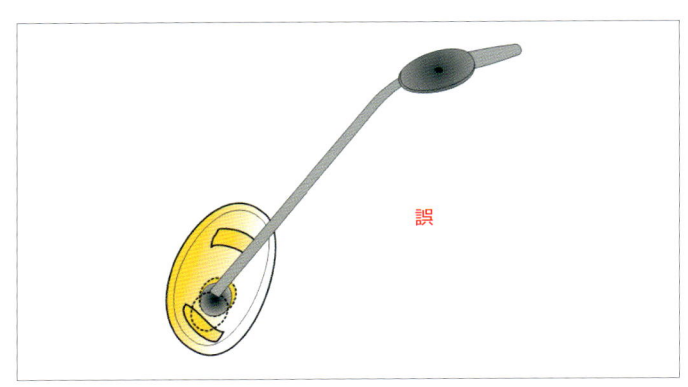

図17.31 前庭開窓孔を直接吸引してはならない.

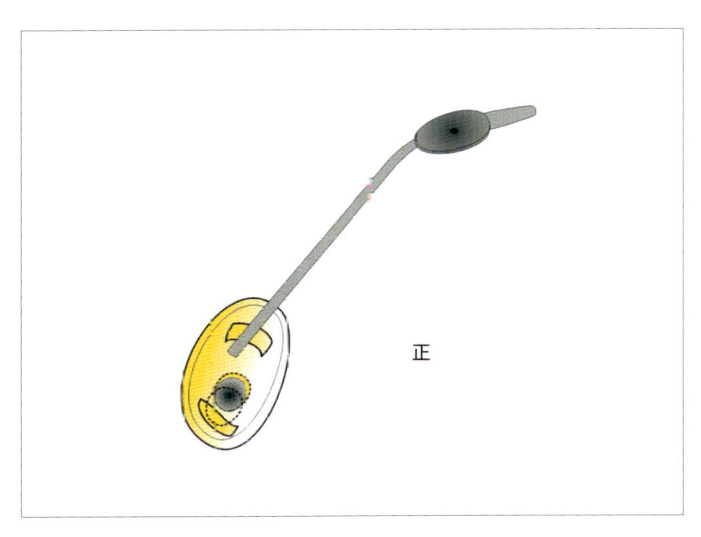

図17.32 吸引先端は開窓孔周囲に当てる.

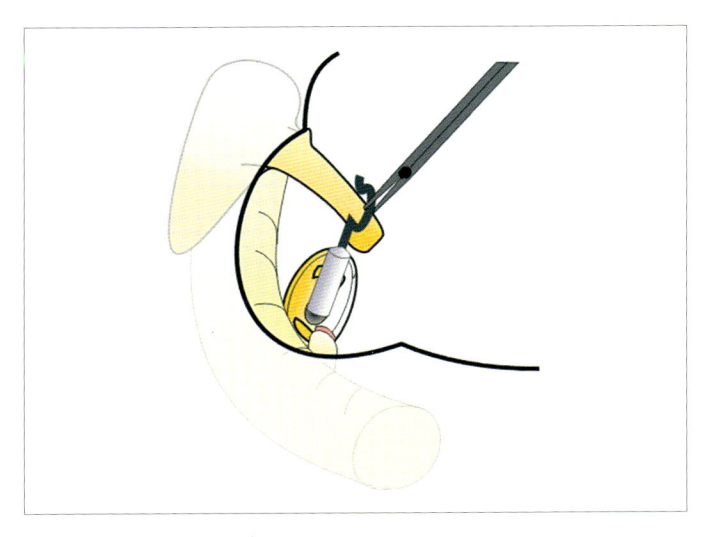

図17.33 ピストンの留置

浸したゼルフォーム小片や綿片で止血する．鼓室内にゼルフォームを置く場合には必ず湿らせておく．乾いたゼルフォームは前庭内の外リンパを吸い出す危険性がある．アブミ骨上の操作中に血管収縮薬は使わない．
10. 前庭開窓部の近くではできるだけ細い吸引管を使う．
11. 開窓部を直接吸引してはならない．感音難聴が起こる可能性がある（図17.31，17.32）．
12. もし意図せずに直接吸引してしまったら，直ちに開窓部に生理食塩水を落とし，内耳障害の進行を避ける．

ピストンの留置

1. ピストンを留置する前に上部構造を完全に除去する．
2. ピストンは内側端が前庭開窓孔に入ると同時に，外側のループがキヌタ骨長脚に掛かるような入れ方をする（図17.33）．
3. ピストンの位置ができるだけ長脚と垂直になるように，小さなフックでループの位置を調節する（図17.34）．
4. 豆状突起部分でピストンを固定するのは避ける．
5. ループはしっかりと固定できるように専用のワイヤー鉗子で締める（図17.35）．
6. Sannaピストンのループは，小さな圧でキヌタ骨長脚全体に巻きついて固定されるようにデザインされている．そのため長脚の壊死が起こる可能性が低い（図17.36）．
7. ループが緩いと術後早期から気骨導差が残る．このときの気骨導差は特に低音部で大きい．また，この刺激によって長脚が破壊され，遅発性に（数か月から数年を経て）結合が失われる場合もある（図17.37）．
8. 反対に，ループを強く締めすぎると長脚の壊死や骨折を招く．
9. ループを締めた後にキヌタ骨長脚とツチ骨柄に細い針などでそっと触れて，ピストンの位置が適切で動きがス

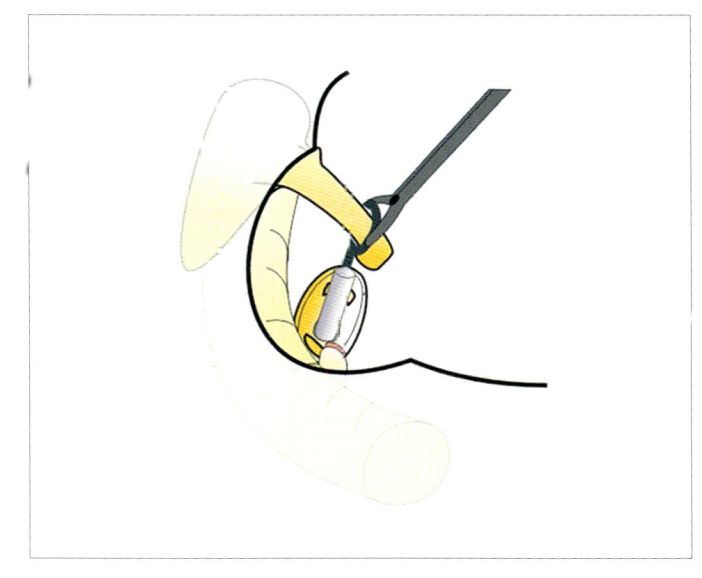

図17.35　ワイヤー鉗子（clinper）でループを締める．

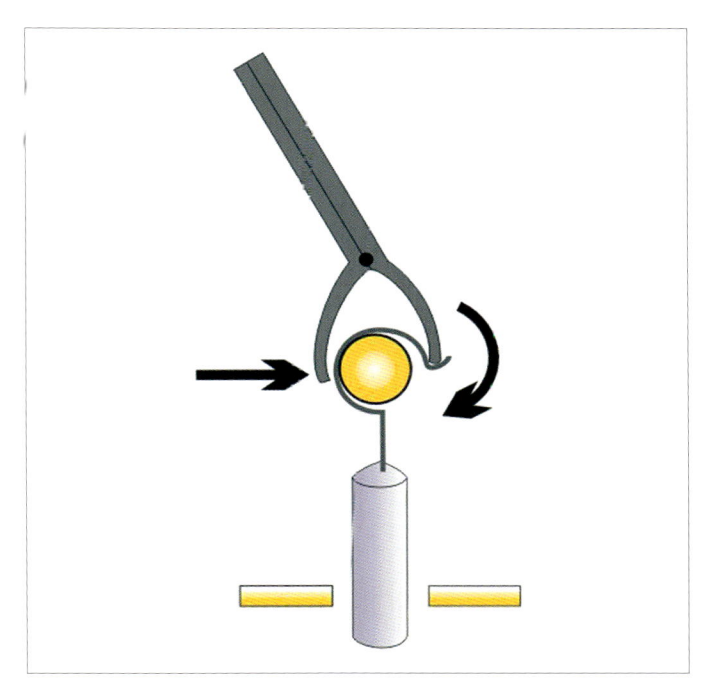

図17.36　ワイヤー鉗子でのループの締まり方

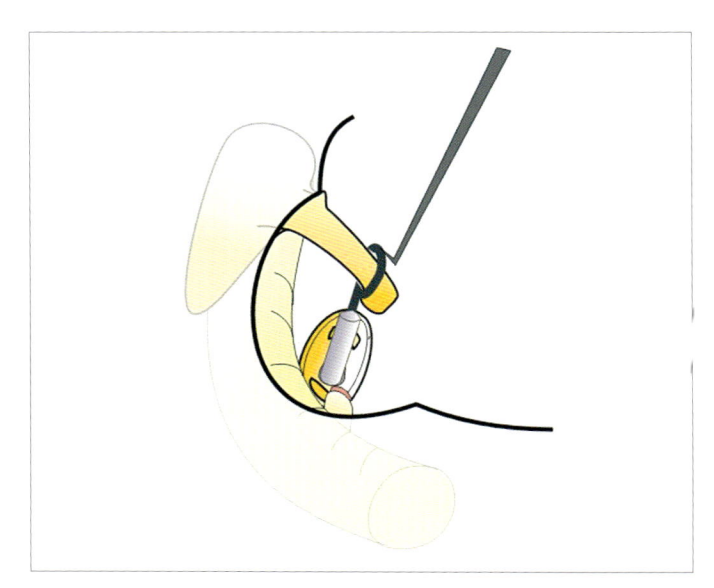

図17.34　フックでループの位置を調節する．

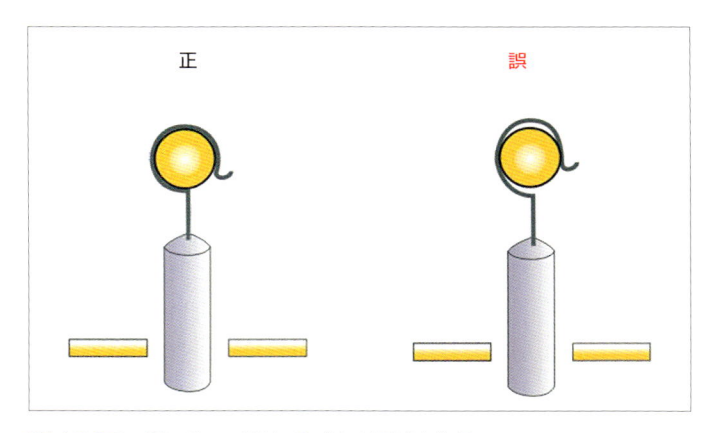

図17.37　緩いループはトラブルの元凶となる．

ムーズなことを確認する．動きに抵抗がある場合は，前庭開窓孔が小さすぎることを意味する．そのような場合にはピストンを取り出して開窓を拡大する．
10. ピストンが長すぎる場合には，ピストンが動くと患者はめまいを訴える．
11. 確認のために外耳道鼓膜弁を戻し，患者に聞こえがよくなったかを尋ねる．

閉創

1. 上記のテストがうまくいった場合は卵円窓を血液で満たす（図17.38）．これには鼓膜-外耳道皮弁からの出血を使えば十分なことが多い．針などの器械先端を卵円窓近くに置いてから軸を外耳道後壁に当てると，皮弁からの出血が軸を伝って卵円窓に落ちる（図17.39）．
2. 底板周囲を血液で満たすために中耳粘膜を針で引っ掻いてもよい（図17.40）．
3. 鼓膜-外耳道皮弁を戻し，折れ返りなどを残さないよう剥離子で皮膚を骨壁上に丁寧に伸ばす．
4. 外耳道をゼルフォームでパッキングする前にもう一度患者に声をかけて聴力を確認する．
5. 外耳道のパッキングはピストンを深く押し込まないように緩くしなければならない（図17.41）．
6. 患者が手術室を出る前に眼振を見て内耳に損傷がないことを確認する．

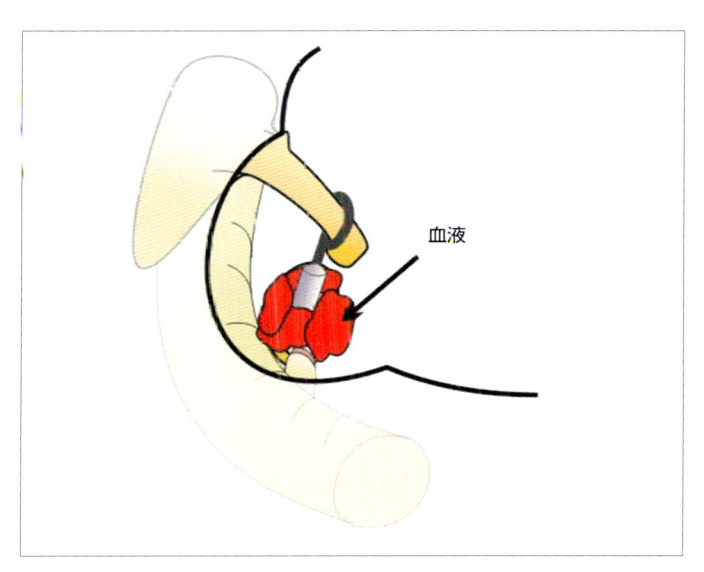

図17.38 卵円窓を血液で満たす．

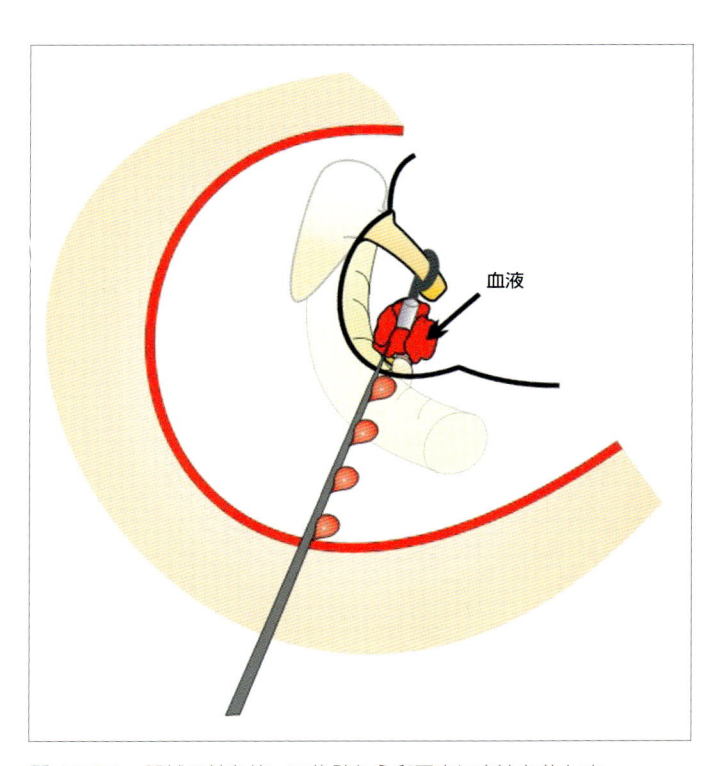

図17.39 器械の軸を使って後壁から卵円窓に血液を落とす．

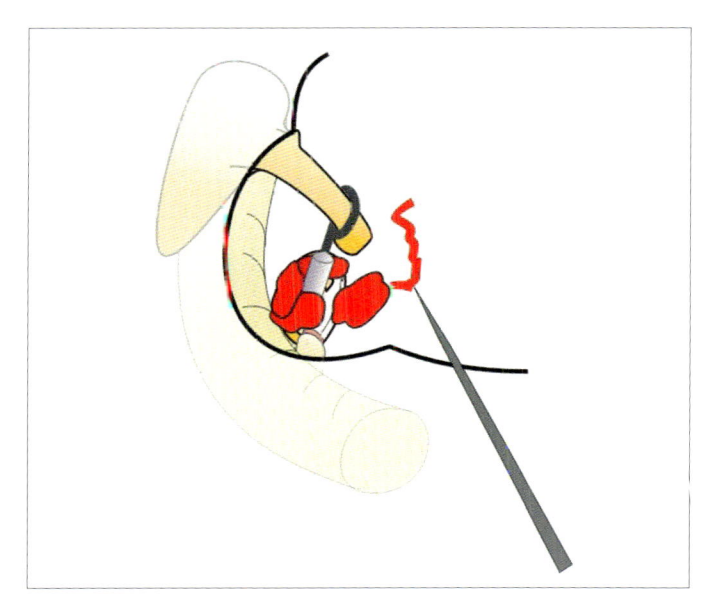

図17.40 中耳粘膜を引っ掻いて卵円窓に出血を落とす．

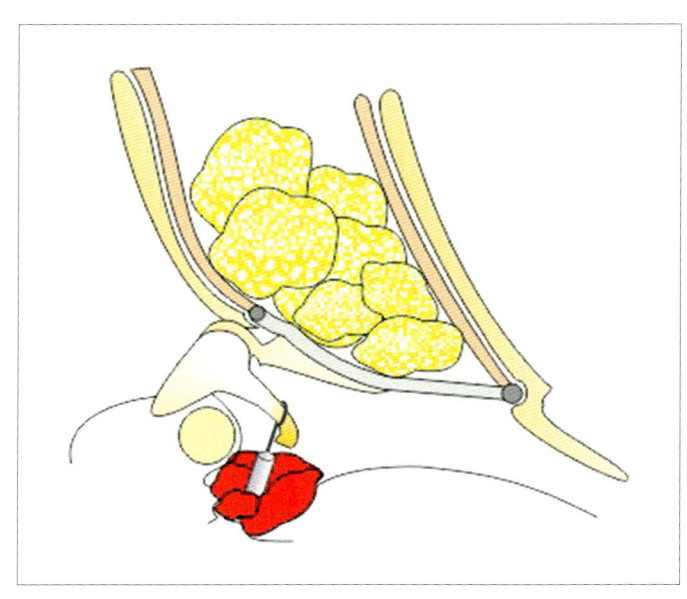

図17.41 外耳道をゼルフォームでパッキングする．

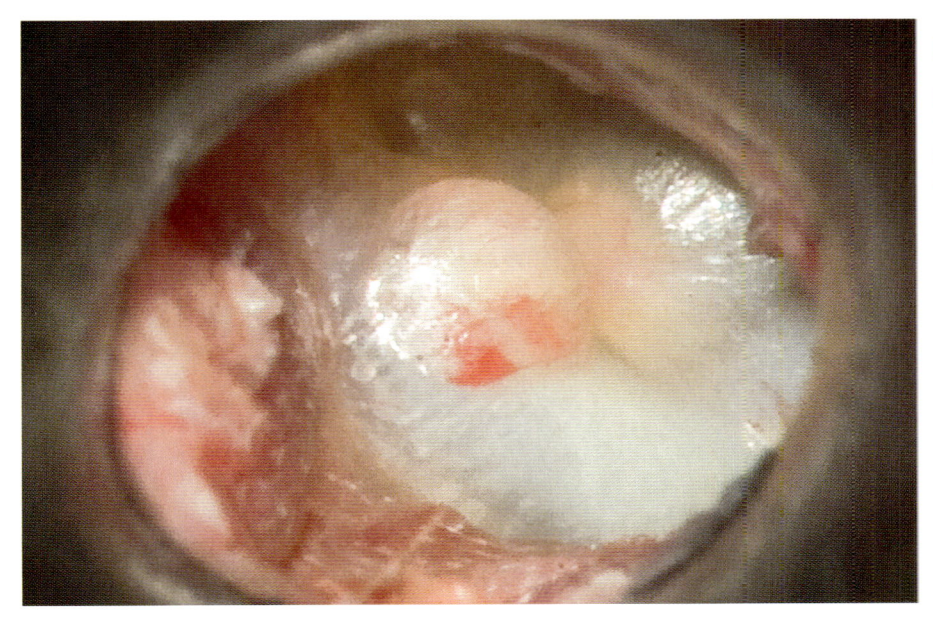

■ 症例 17.1 （右耳）

図 17.1-1 耳鏡下に鼓膜後上方 2/3 を明視下に置いている．鼓膜には局所麻酔液による水疱が見られる．耳鏡後縁に沿って外耳道の皮膚を切開する．

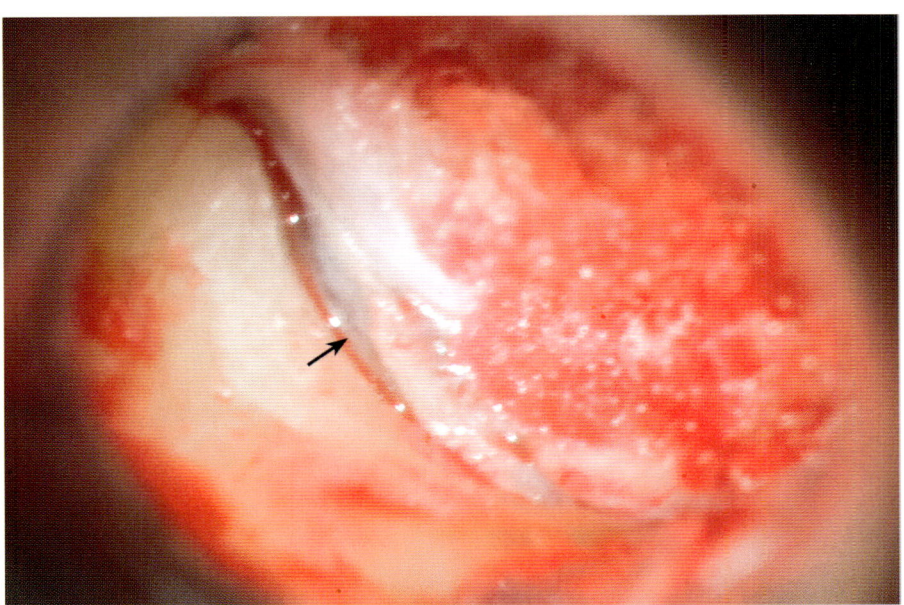

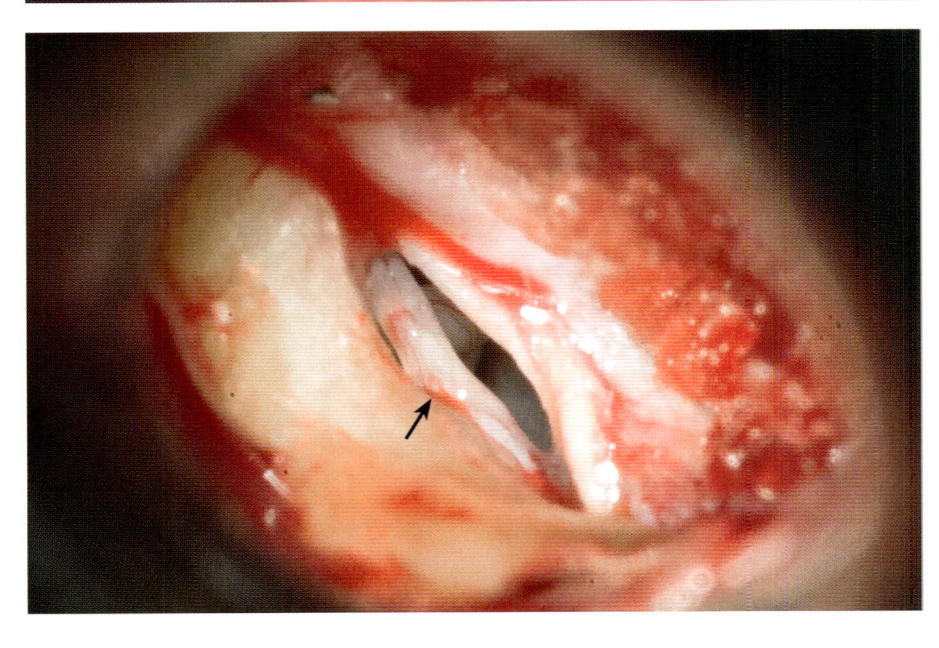

図 17.1-2 綿片を使いながら外耳道皮膚を線維性鼓膜輪（矢印）まで剥離する．

図 17.1-3 鼓膜輪内側の鼓室粘膜を切って鼓室内に入ると，鼓膜直下に鼓索神経（矢印）が確認できる．外耳道皮弁は綿片を使って圧排・固定している．

474 第17章　アブミ骨手術

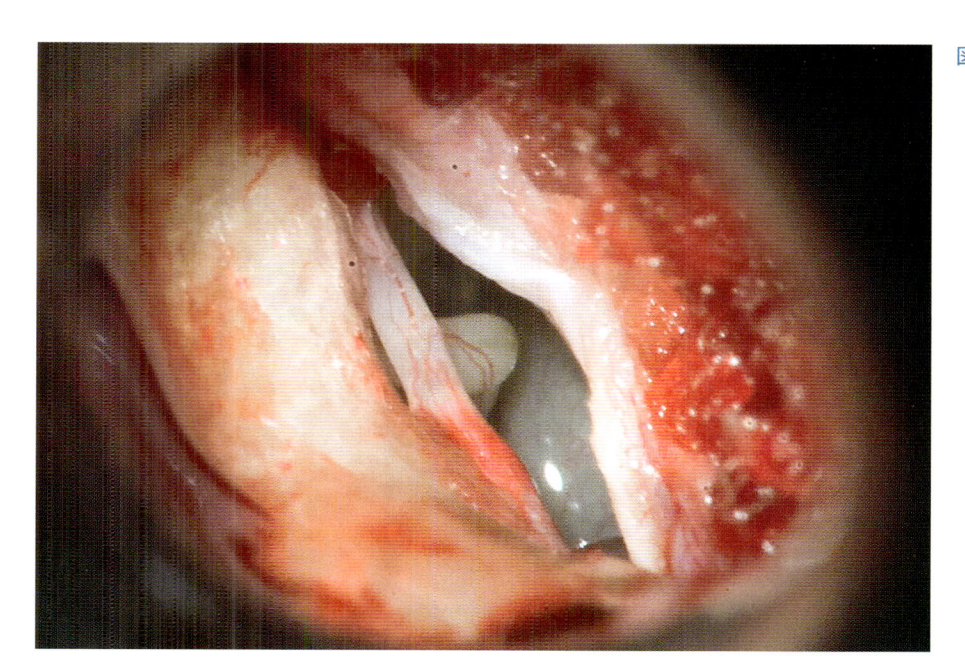

図 17.1-4　キヌタ-アブミ関節を明視下に置く.

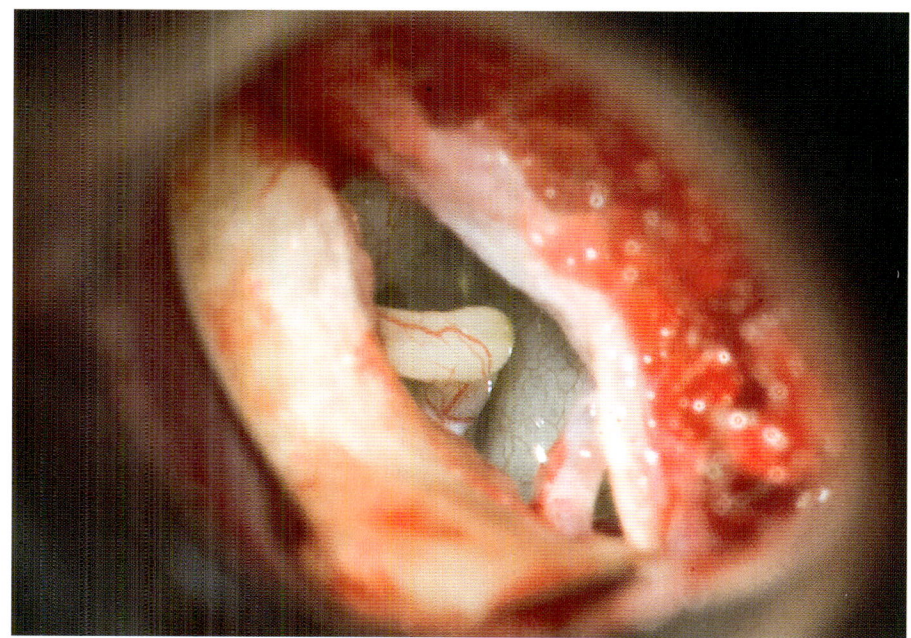

図 17.1-5　鼓索神経を下方に圧排してアブミ骨周囲への視野を作る.

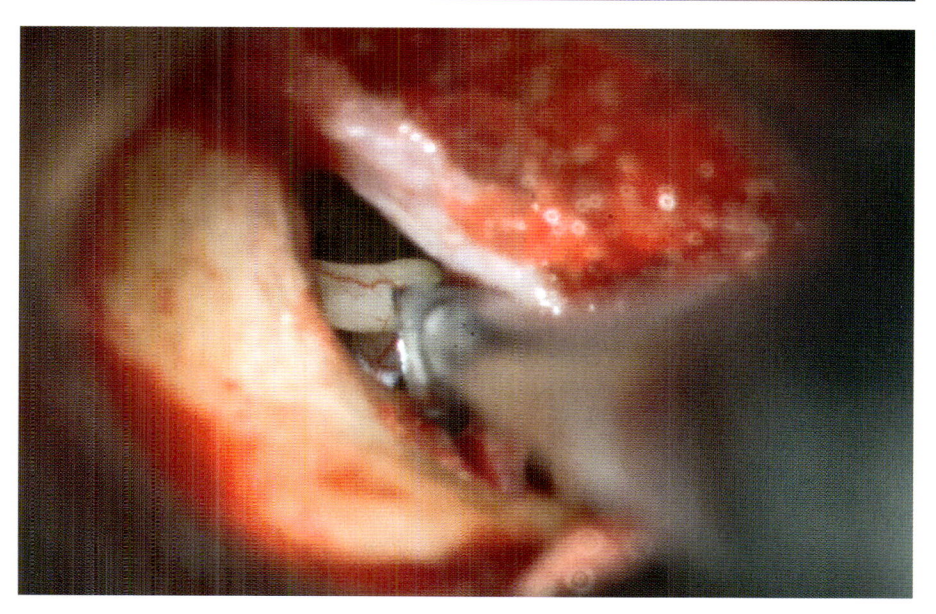

図 17.1-6　鋭匙で上鼓室を小さく開放する.

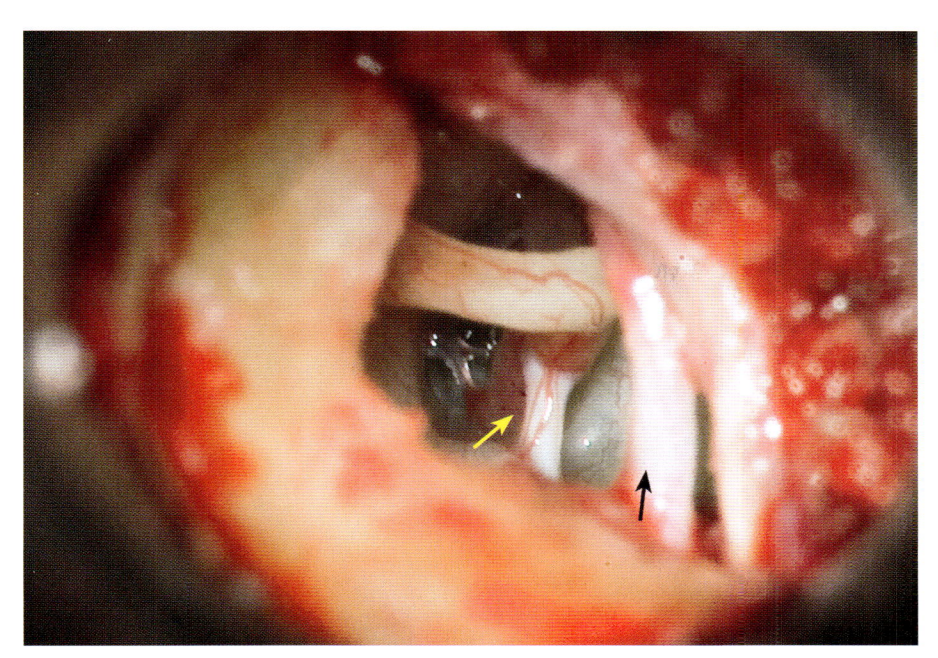

図 17.1-7 アブミ骨周囲の構造を露出する．アブミ骨筋腱（黄矢印）と下方に動かした鼓索神経（黒矢印）を見ることができる．

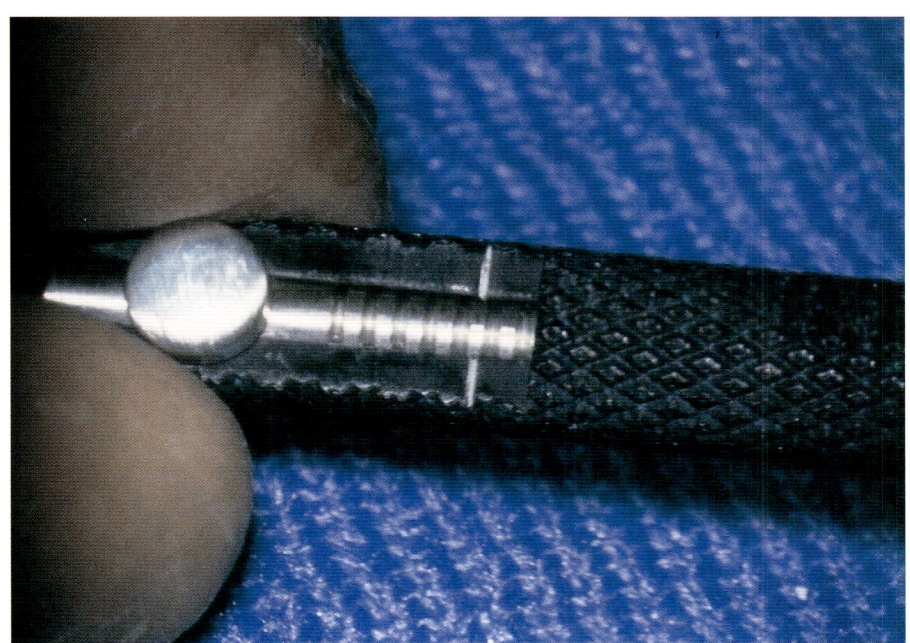

図 17.1-8 アブミ骨底板とキヌタ骨長脚外側面の距離を計測するアブミ骨用メジャーには，軸に目盛りがついている（図 2.38 を参照➡47 頁）．

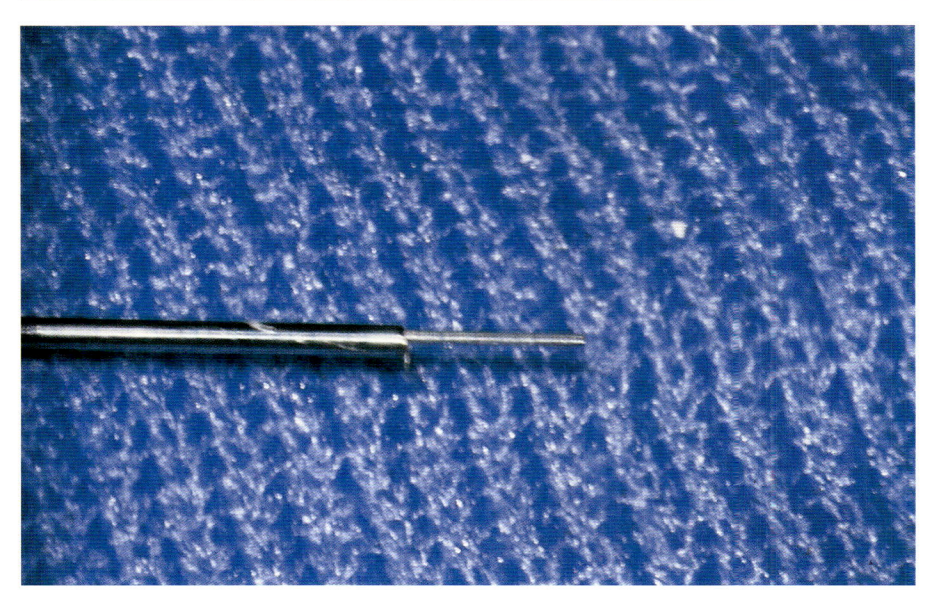

図 17.1-9 目盛りの長さに応じて棒状の先端部が飛び出すようになっている．

476　第 17 章　アブミ骨手術

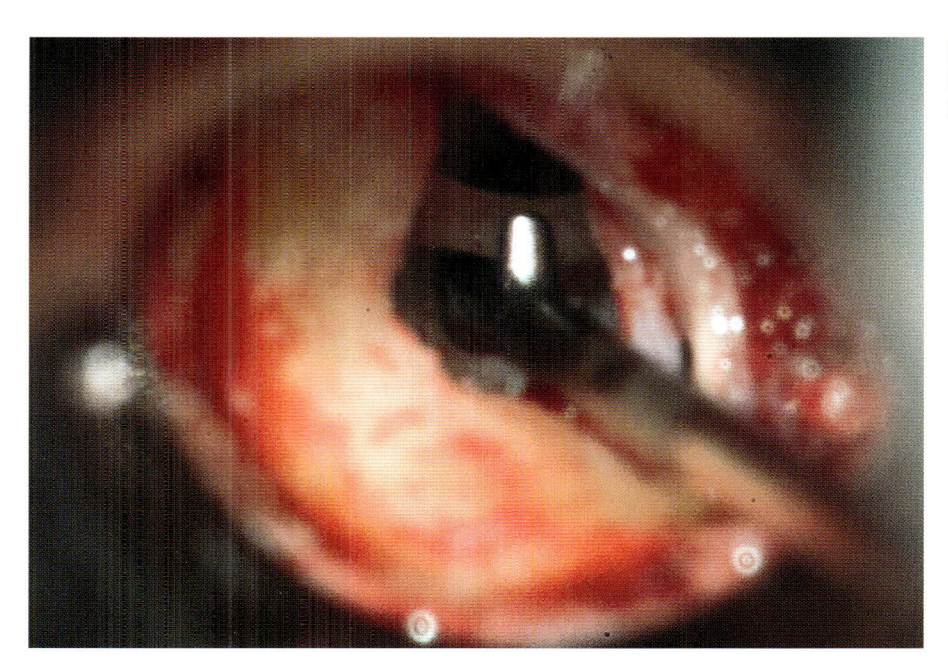

図 17.1-10　底板と長脚外側面の距離は 5 mm 前後であることが多い．この付近にメジャーの目盛りを合わせて先端を鼓室に導入する．

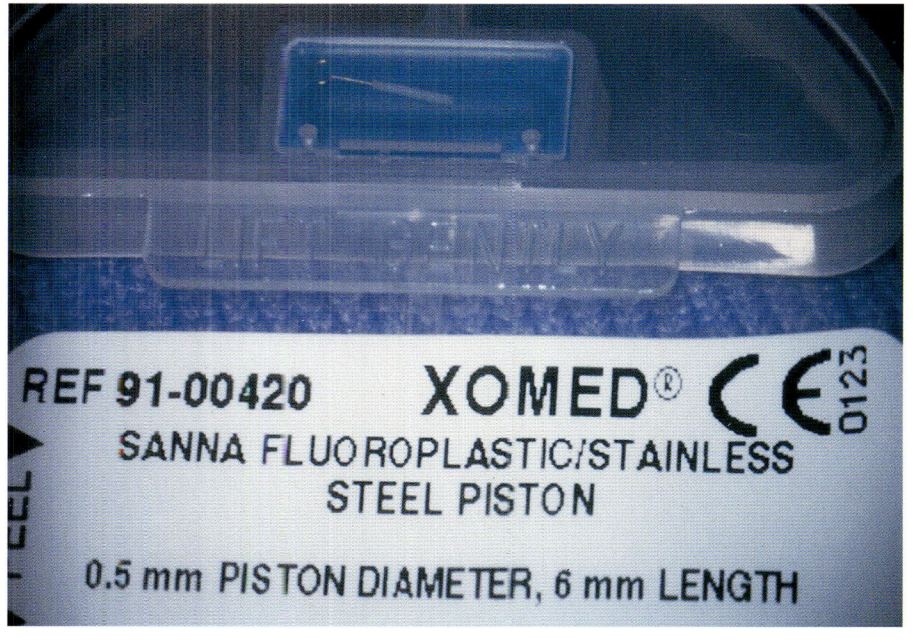

図 17.1-11　Sanna フッ素樹脂/ステンレス鋼ピストンを示す．

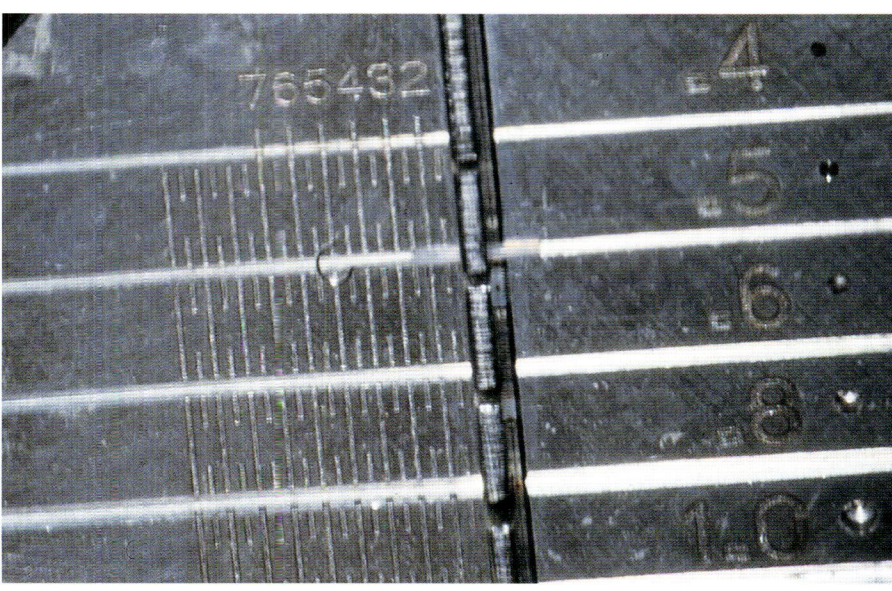

図 17.1-12　ピストンを目盛りのついたピストン用作業台（図 2.39 を参照➡47 頁）に置く．目盛りはピストンの長さを示す．本症例では長さを 5.5 mm に合わせている．

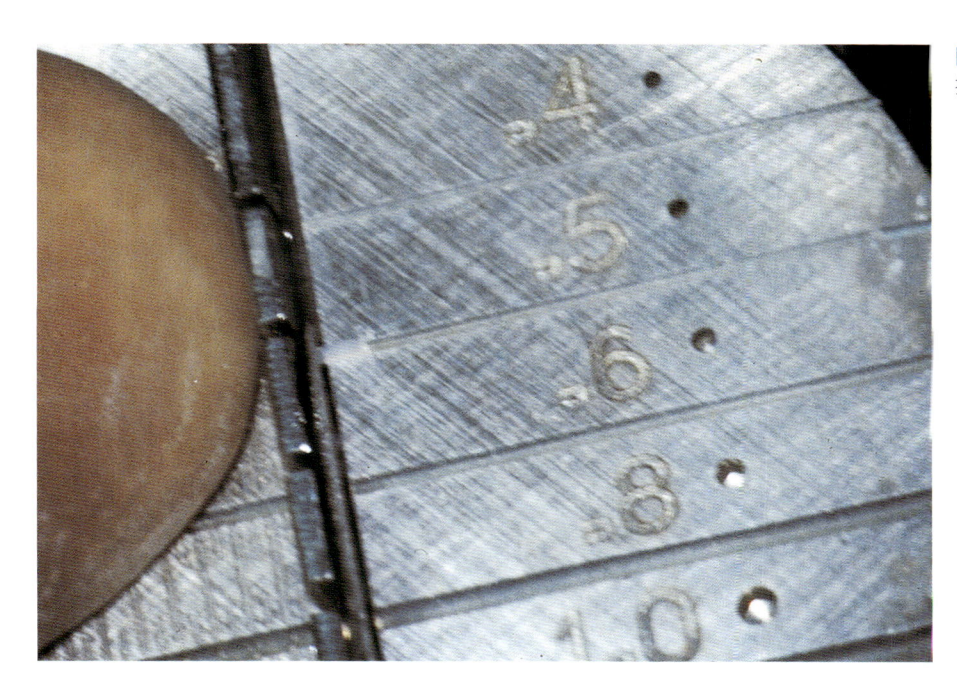

図 17.1-13 ピストンを作業台とともに左手母指で押さえ，右端で切断する．

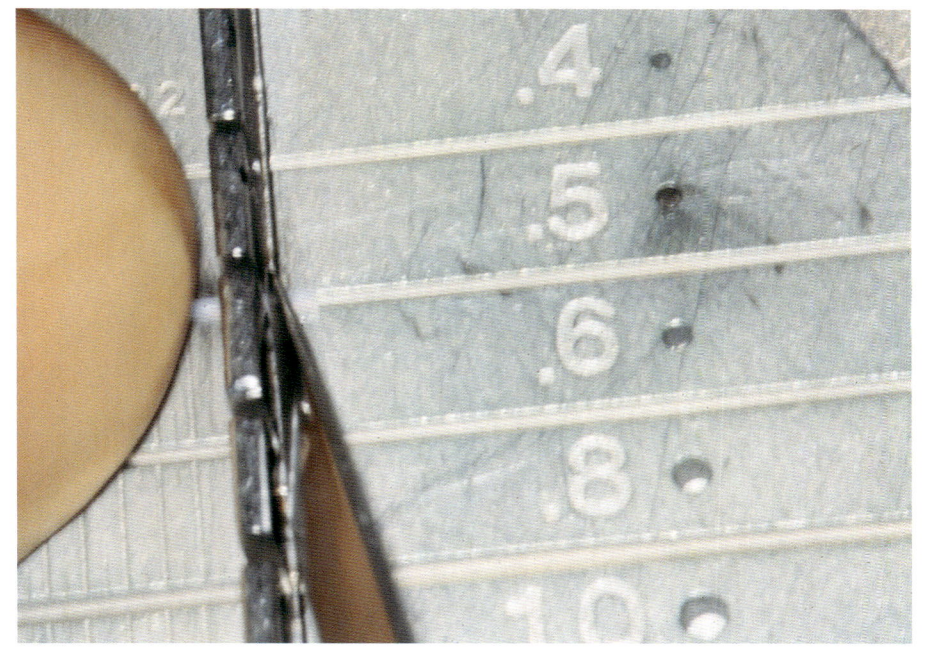

図 17.1-14 ピストンを Beaver ブレードで切断している．

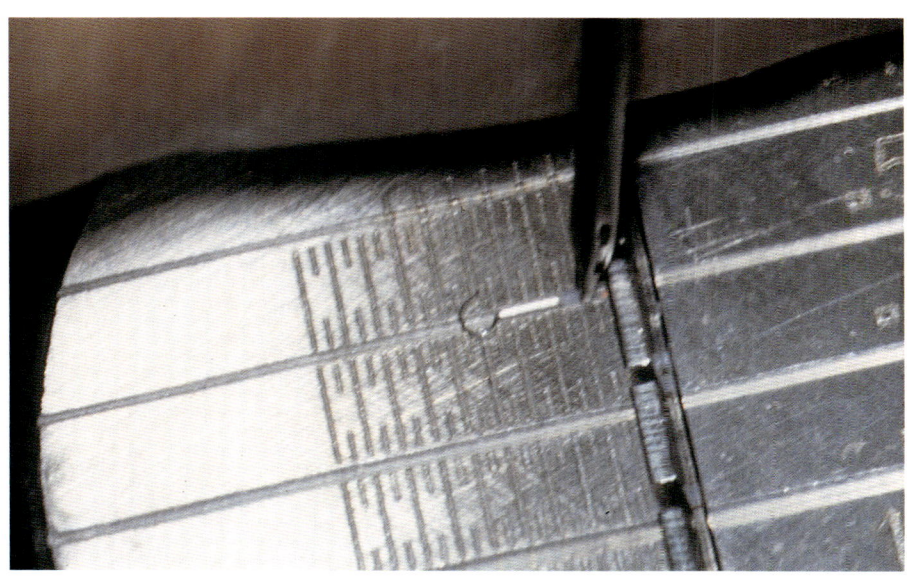

図 17.1-15 鉗子でピストンを把持する．

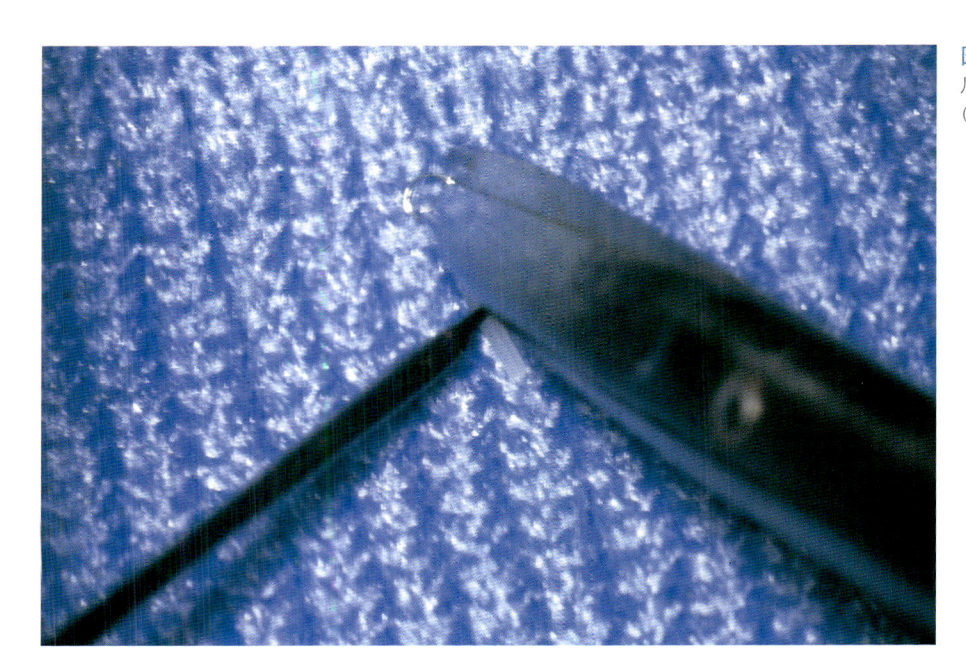

図 17.1-16　本症例では長脚が細かったため，ループ先端を直の剪刀で顕微鏡下に切断している（「キヌタ骨の奇形」を参照➡500頁）．

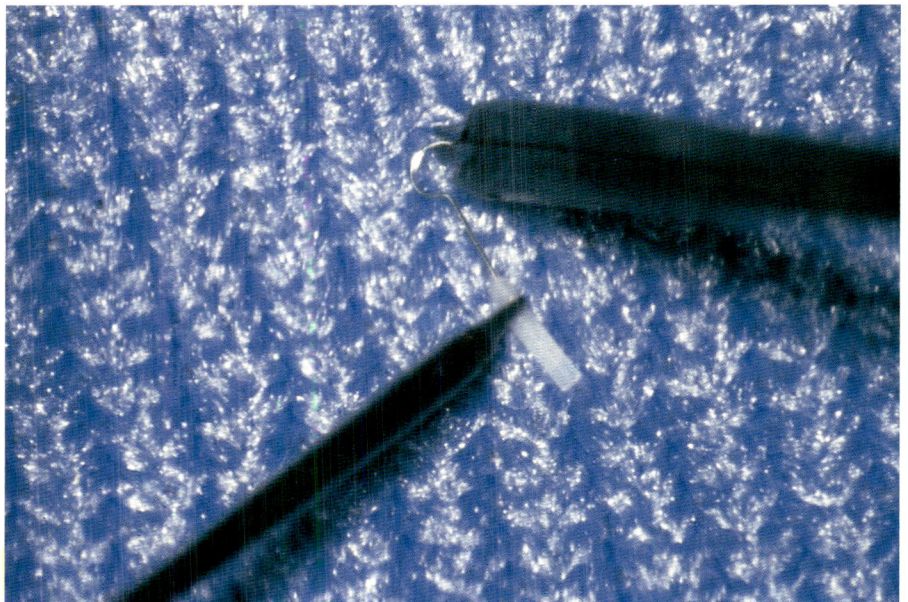

図 17.1-17　ループの径をキヌタ骨長脚に合うように小さくする．

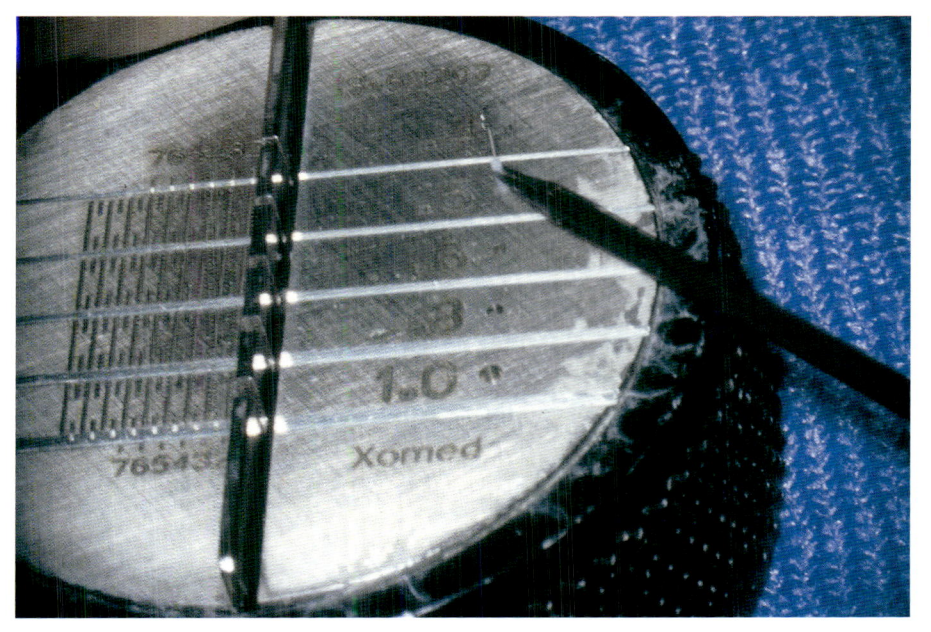

図 17.1-18　ピストンを作業台上のホルダーに挿し込む．

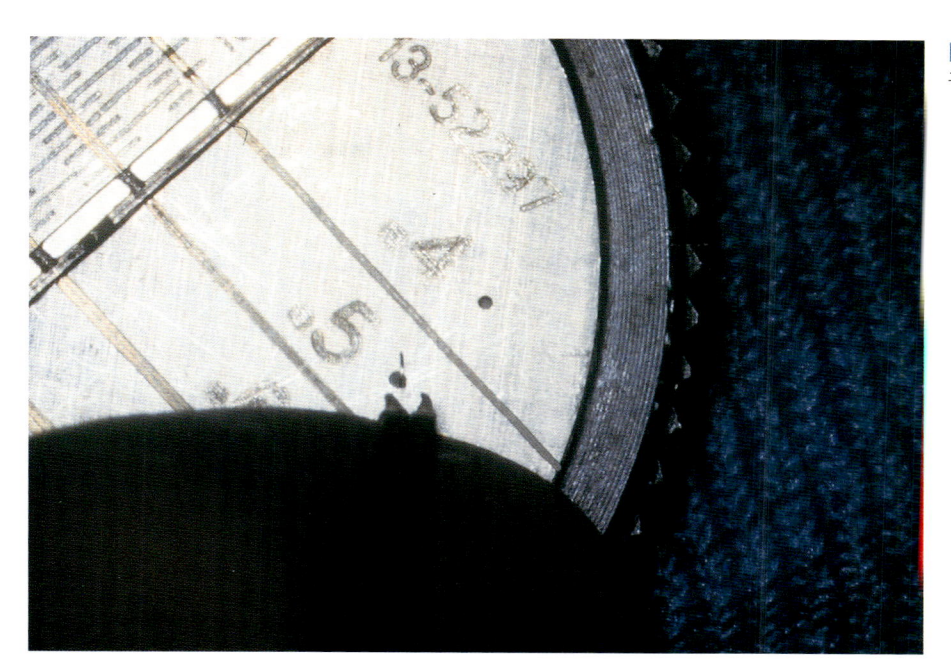

図 17.1-19　顕微鏡下にループ後縁を自閉式鉗子で掴む．ワイヤーを曲げないように注意する．

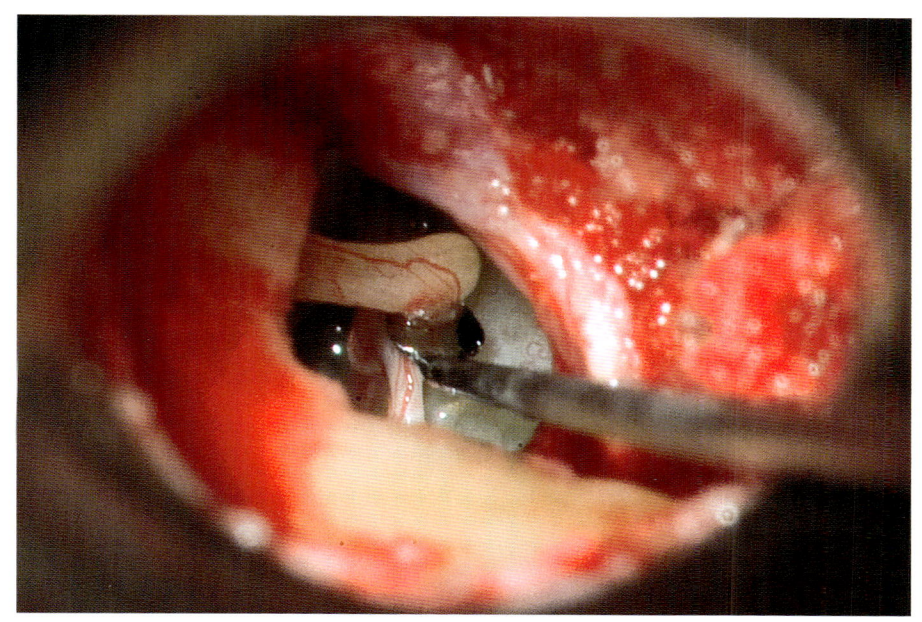

図 17.1-20　微細剝離子を使ってキヌタ-アブミ関節を部分的に離断する．このとき剝離子は後方から前方に向けて動かす．

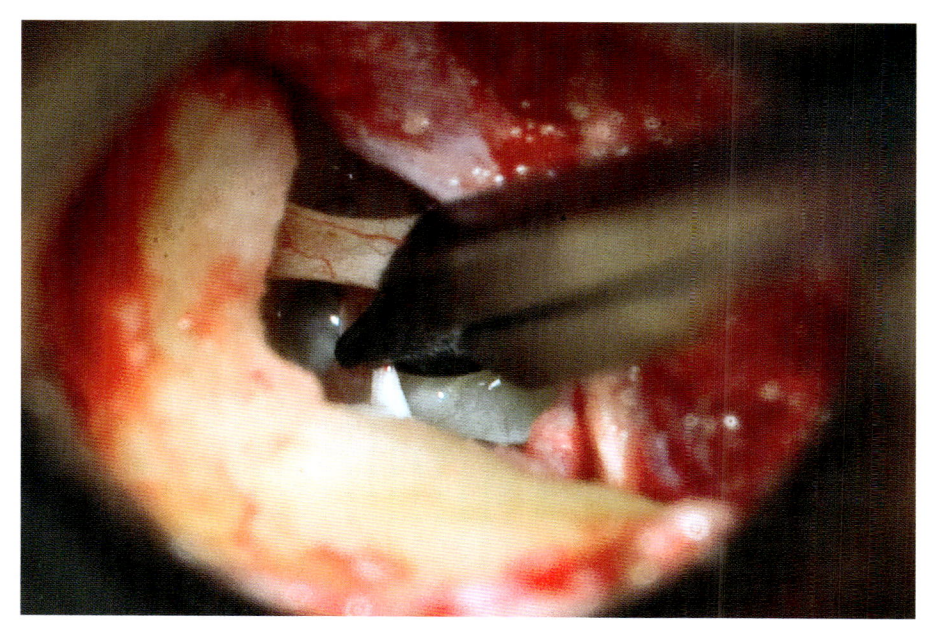

図 17.1-21　アブミ骨筋腱を微細剪刀で切断する．

480　第17章　アブミ骨手術

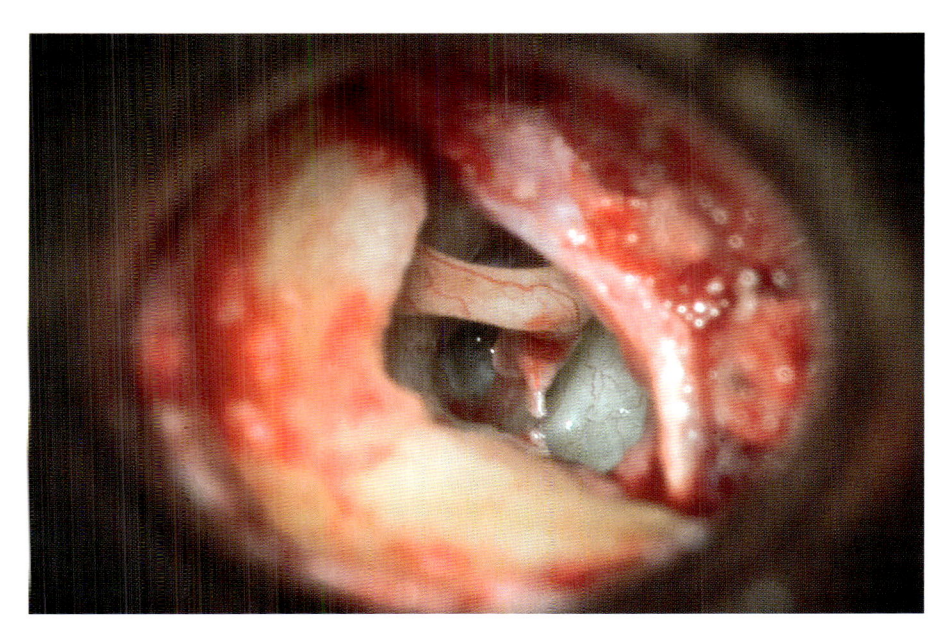

図 17.1-22　アブミ骨筋腱の切断が完了したところを示す．

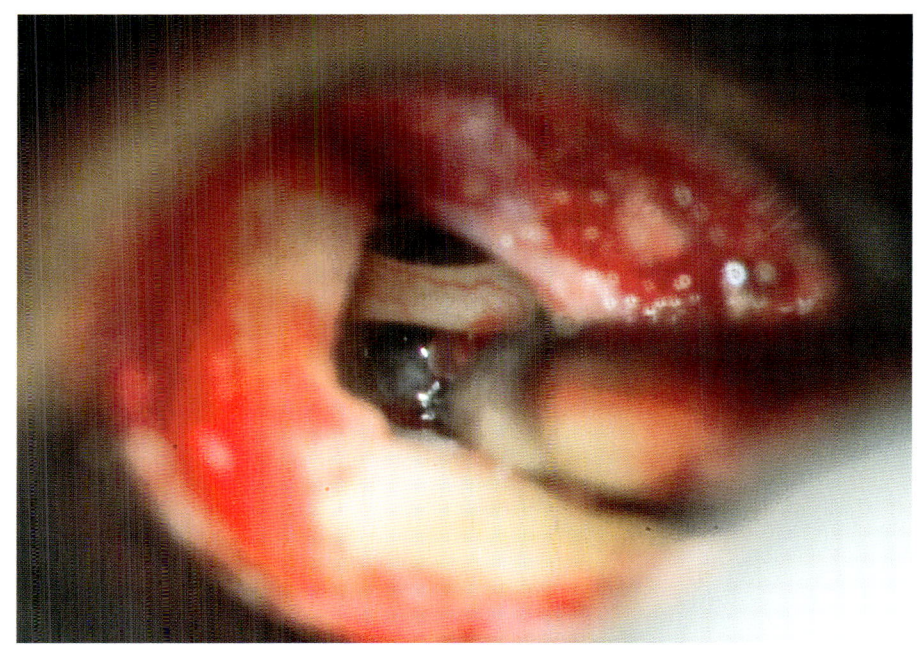

図 17.1-23　アブミ骨筋腱付着部内側にある後脚を OSSEOSTAP ドリルで切断する．

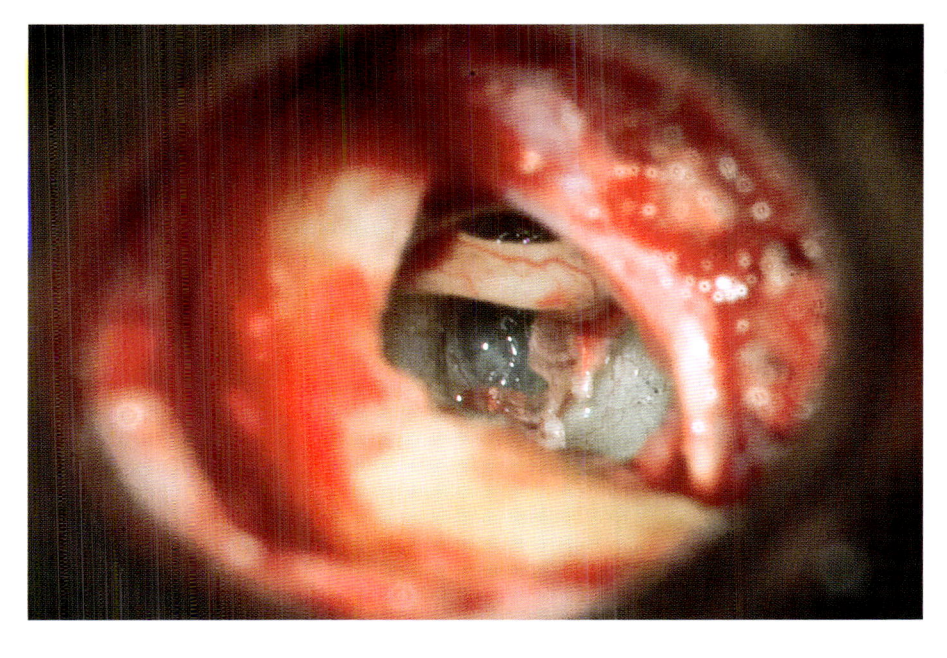

図 17.1-24　後脚が切断され，アブミ骨底板が見えるようになっている．

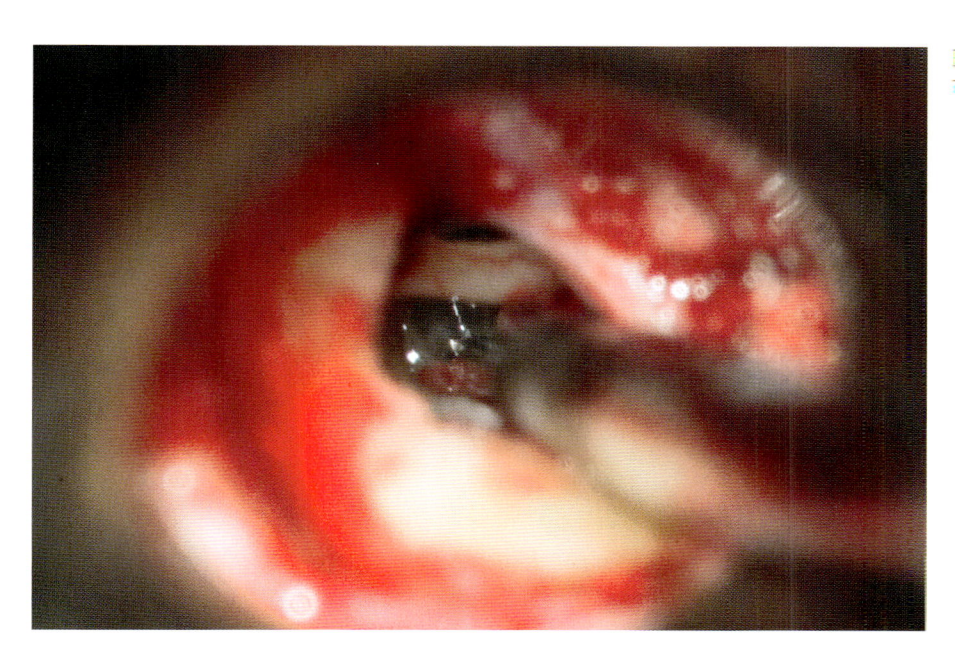

図 17.1-25 前庭開窓は OSSEOSTAP ドリルで行う.

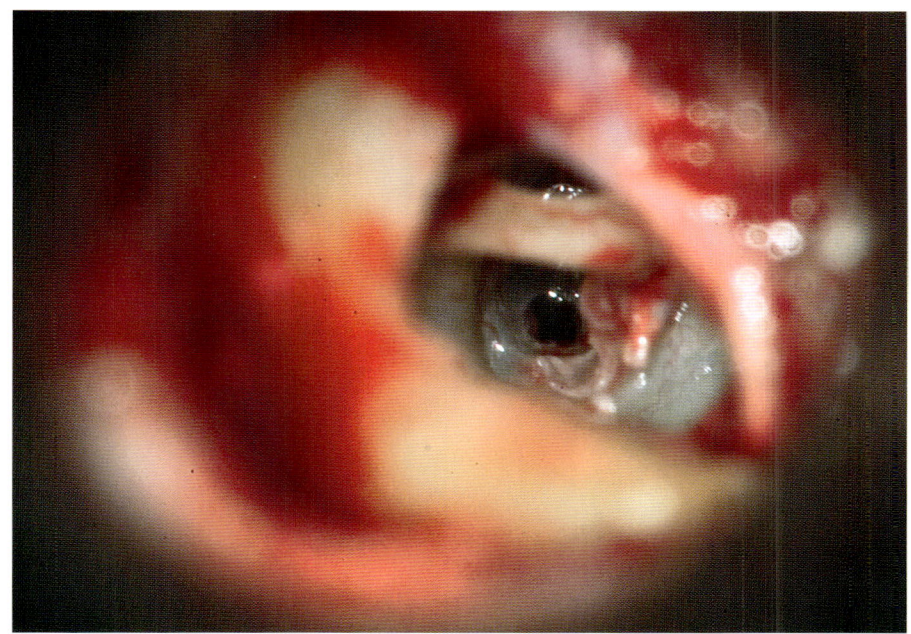

図 17.1-26 アブミ骨底板後方 1/3 に前庭開窓孔があけられている.

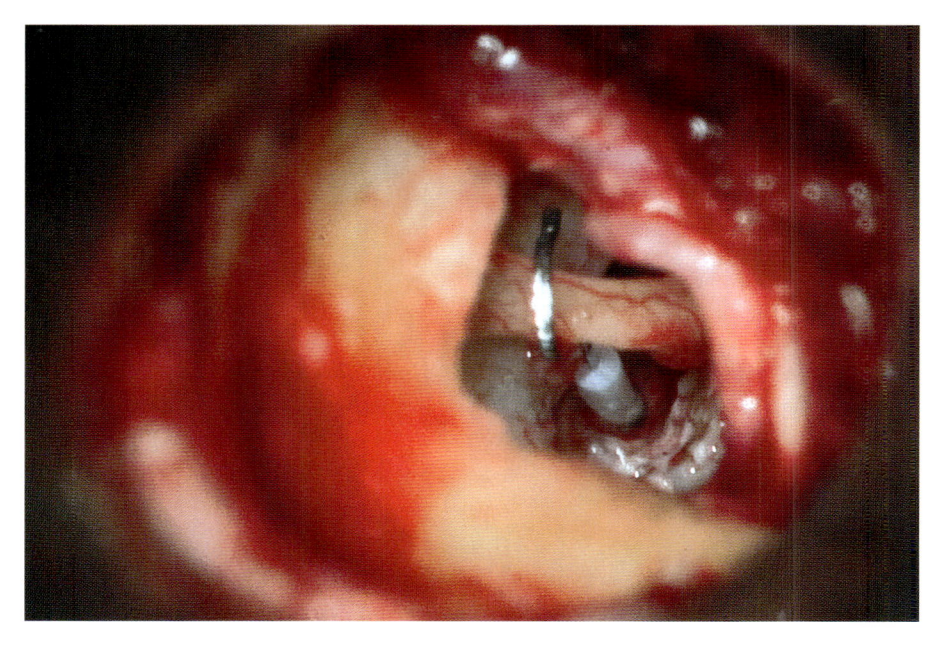

図 17.1-27 前脚を切断してアブミ骨上部構造を除去する. ピストンがキヌタ骨長脚に掛けられ, 同時に, ピストン内側端は前庭開窓孔に入っている.

482　第17章　アブミ骨手術

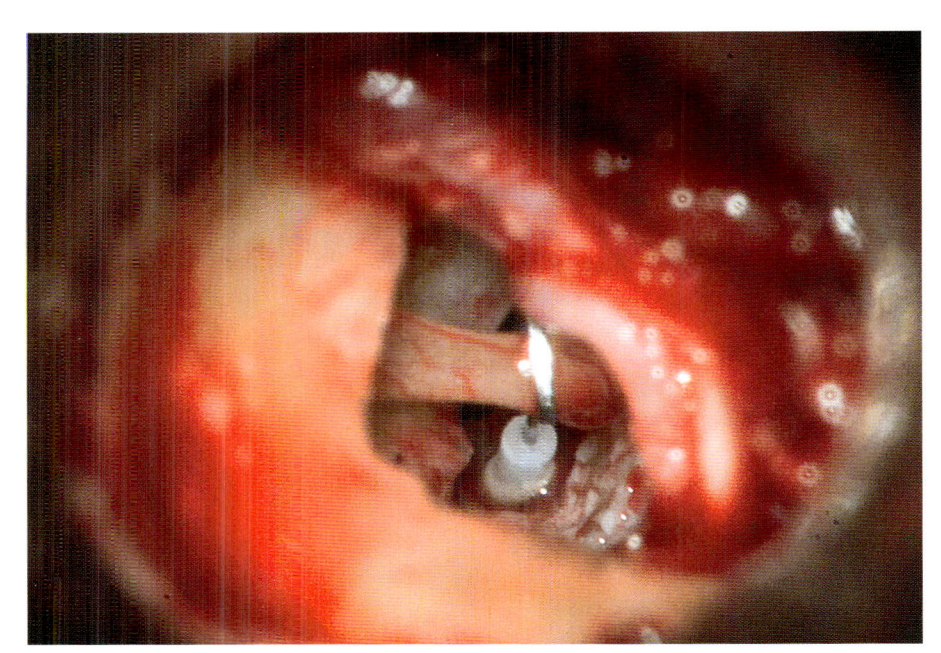

図 17.1-28　ピストンのループを専用にデザインされたワイヤー鉗子（図 2.35 を参照➡46 頁）で締める．この作業でキヌタ骨長脚に強い力が加わるとキヌタ骨が脱臼するため，注意が必要である．

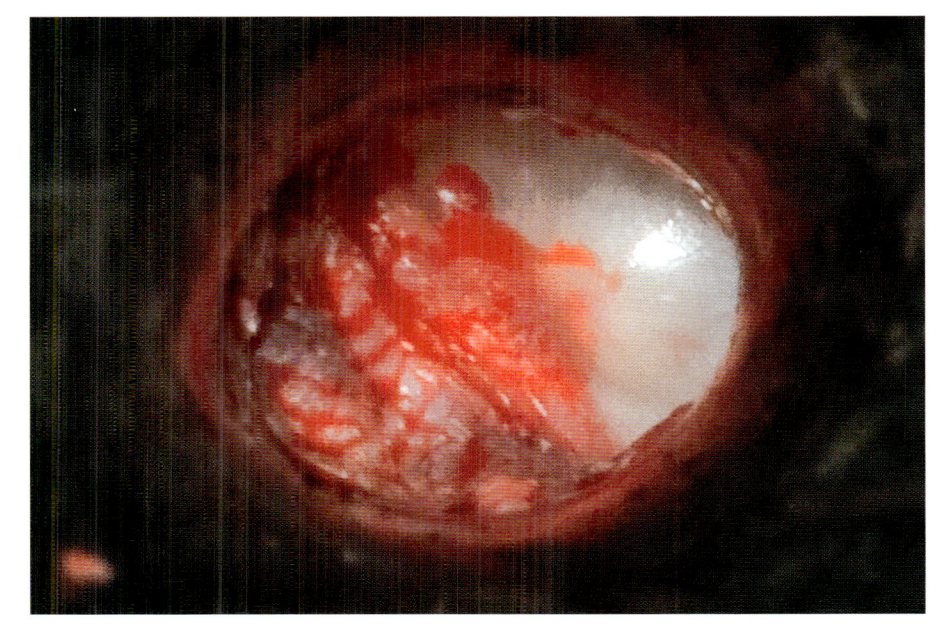

図 17.1-29　卵円窓に血液を満たし，鼓膜-外耳道皮弁を戻す．外耳道はゼルフォームでパッキングする．

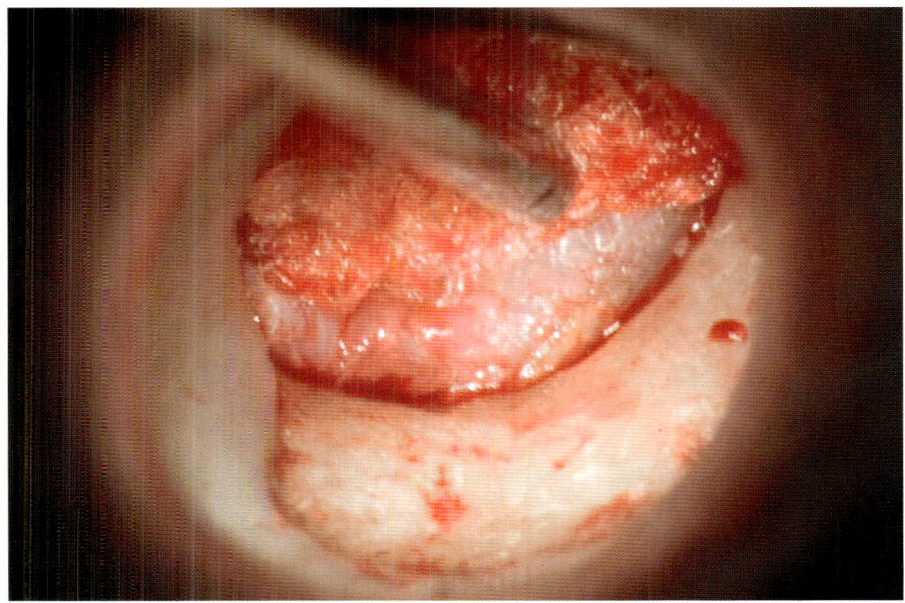

■ 症例 17.2 （左耳）

図 17.2-1　鼓膜-外耳道皮弁を綿片を使いながら骨壁から剝離する．

483

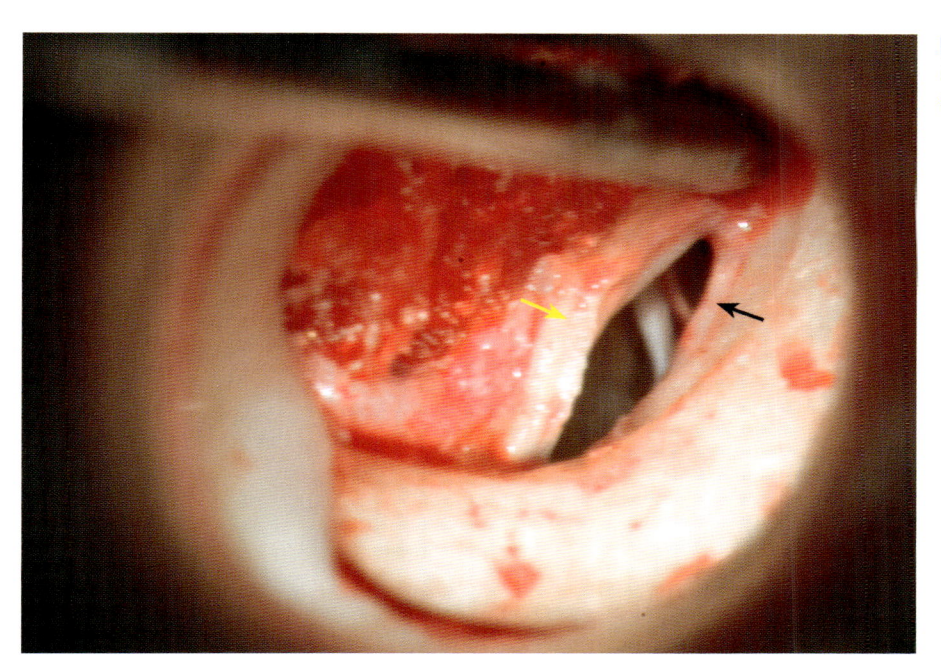

図 17.2-2　鼓膜-外耳道皮弁を線維性鼓膜輪（黄矢印）とともに前方に翻転すると，内側を走行する鼓索神経（黒矢印）が引き出される．

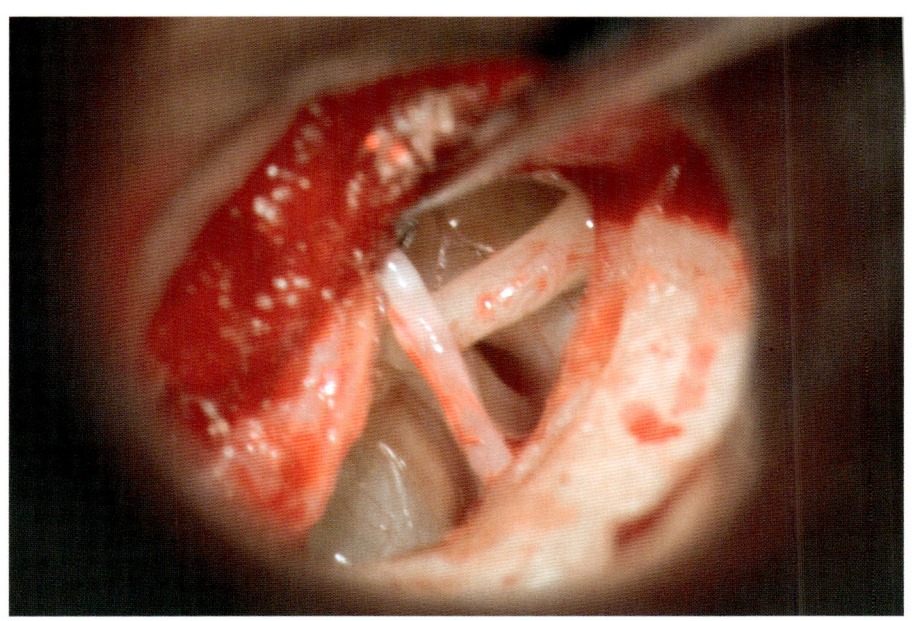

図 17.2-3　線維性鼓膜輪の剝離を進め，鼓室を広く開放する．この操作によりキヌタ骨長脚とアブミ骨が見えるようになっている．鼓索神経を後壁から剝離して微細剝離子で下方に牽引している

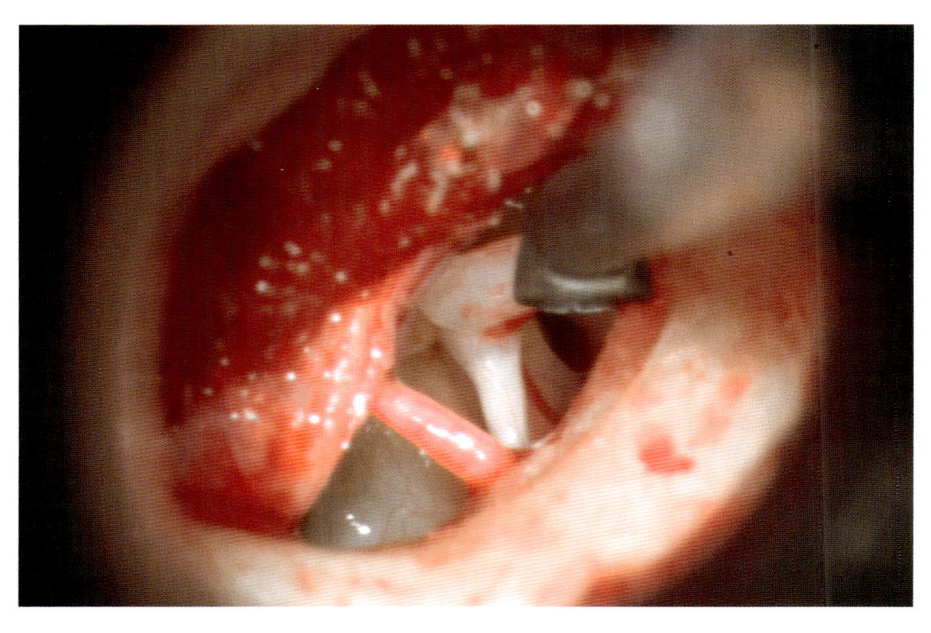

図 17.2-4　鋭匙で小さく上鼓室を開放する．

484　第17章　アブミ骨手術

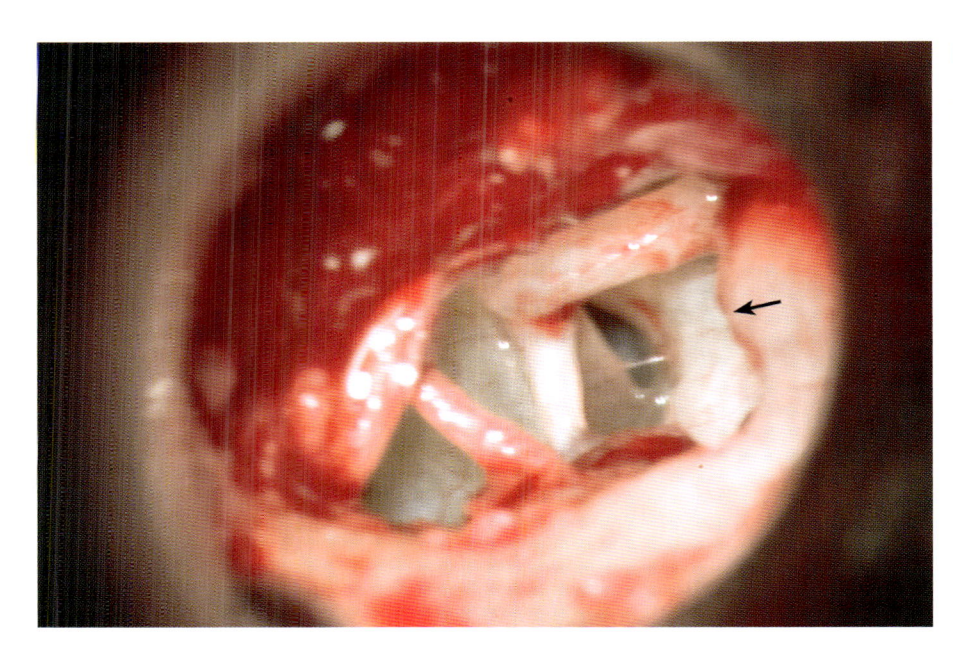

図 17.2-5　上鼓室開放によってアブミ骨周囲の構造が見えるようになる．アブミ骨の上方を顔面神経が走行している（矢印）．

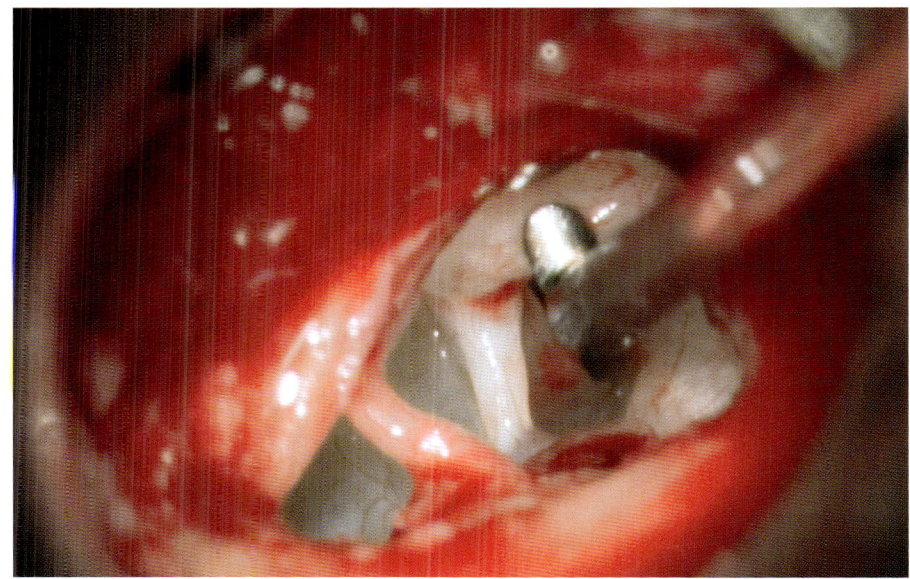

図 17.2-6　アブミ骨底板とキヌタ骨長脚外側面の距離をアブミ骨用メジャーで計測している．

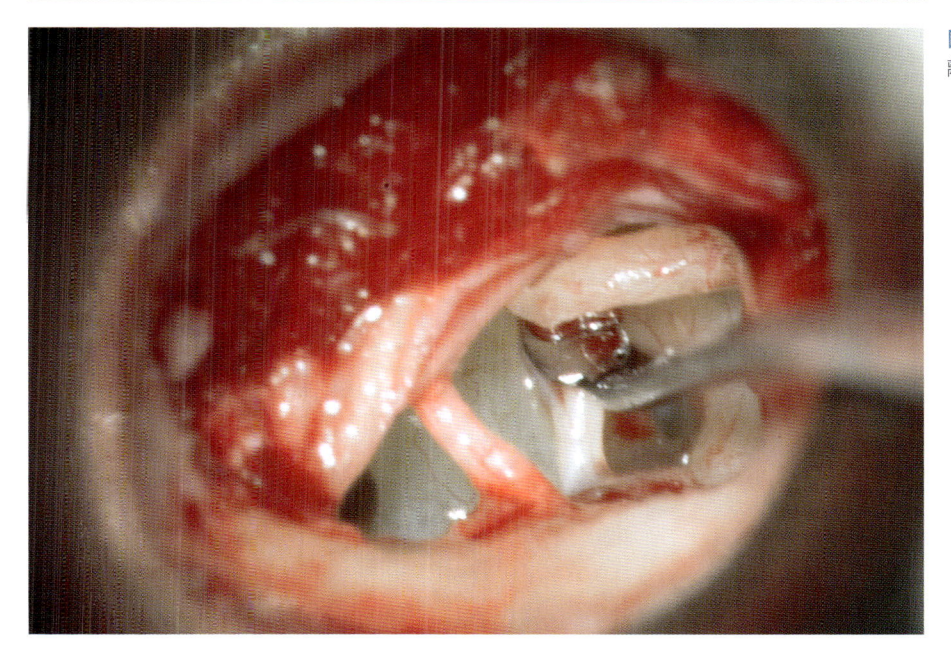

図 17.2-7　キヌタ-アブミ関節を微細剝離子で離断している．

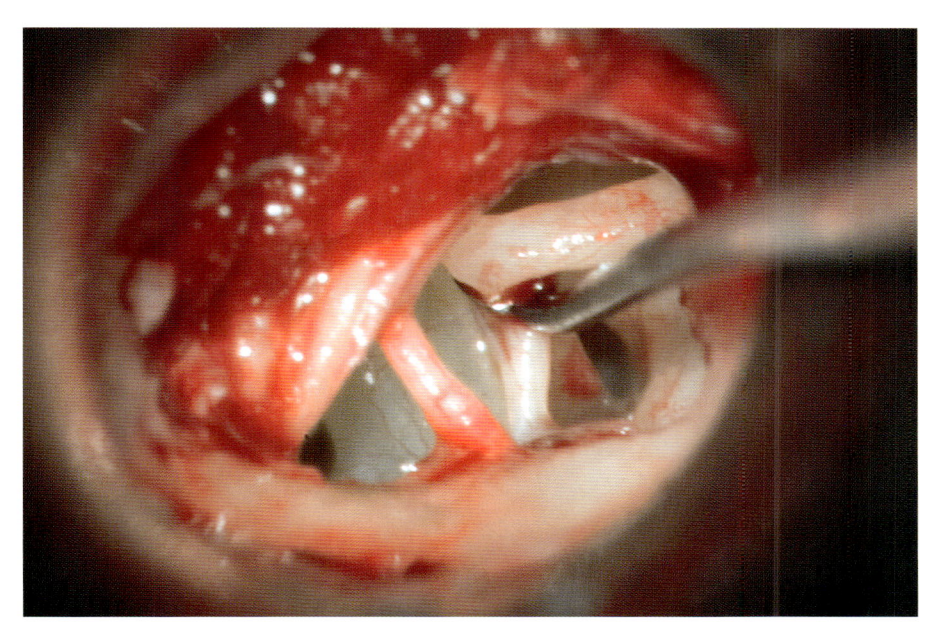

図 17.2-8　キヌタ-アブミ関節を部分離断するときには，器械を後方から前方に動かす．この方向であればアブミ骨筋腱によって上部構造の動きが制限されるため，安全性が高い．この関節を離断するときに守るべきルールである．

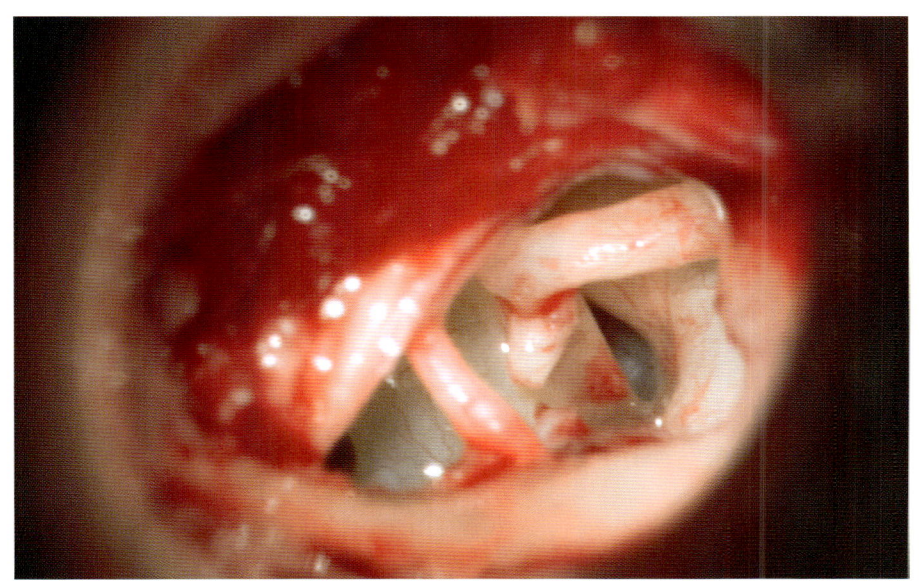

図 17.2-9　アブミ骨筋腱を切断する．これによって後脚が見えるようになる．

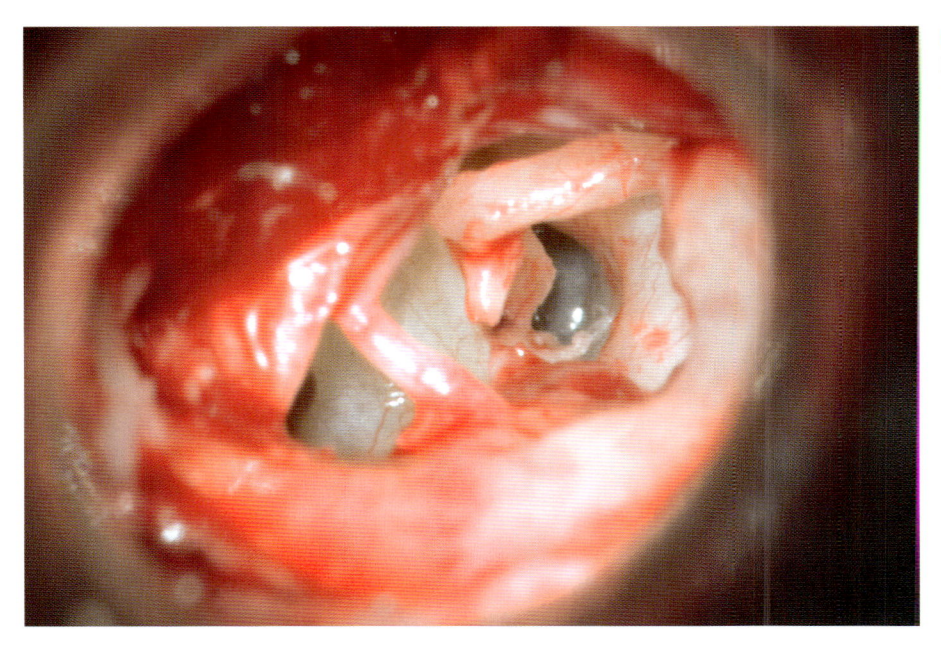

図 17.2-10　後脚を OSSEOSTAP ドリルで切断すると，アブミ骨底板後半部が見えるようになる．

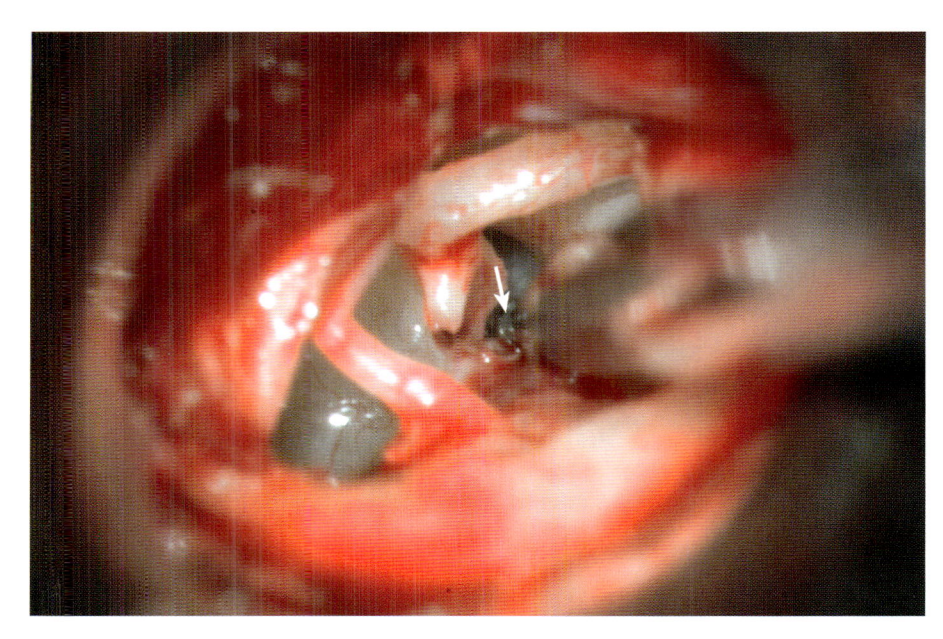

図 17.2-11 前庭開窓のために OSSEOSTAP ドリルのバーを底板の上に乗せる（矢印）．底板の浮動化や骨折を防ぐには，過剰な力を加えないように細心の注意を払わなければならない．前庭が開窓されている時間を短くするとともに底板の浮動化を避けるため，前庭開窓はピストンの準備を終え，かつ上部構造を除去する前に行う．

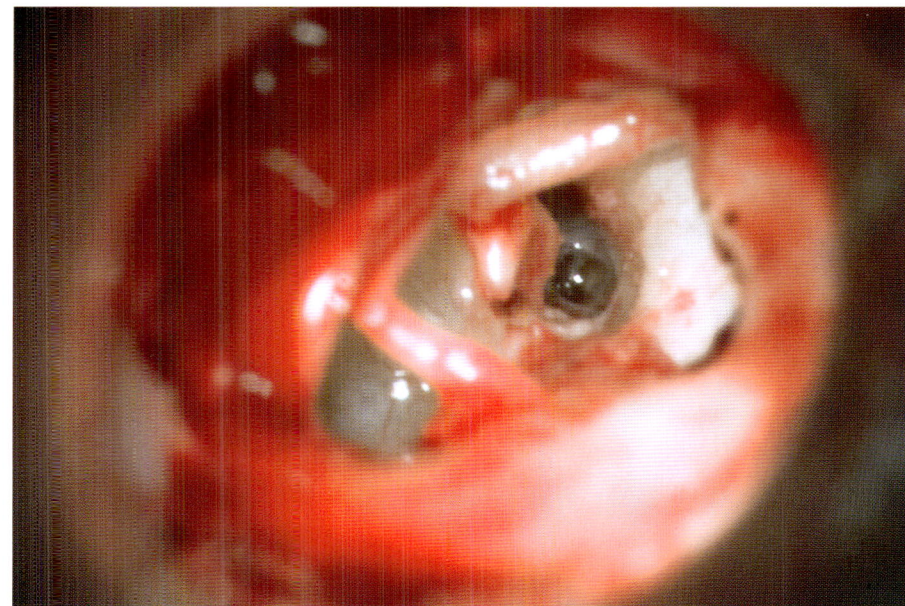

図 17.2-12 底板後方 1/3 にあけた前庭開窓部を示す．開窓は上部構造を除去する前に完了する．

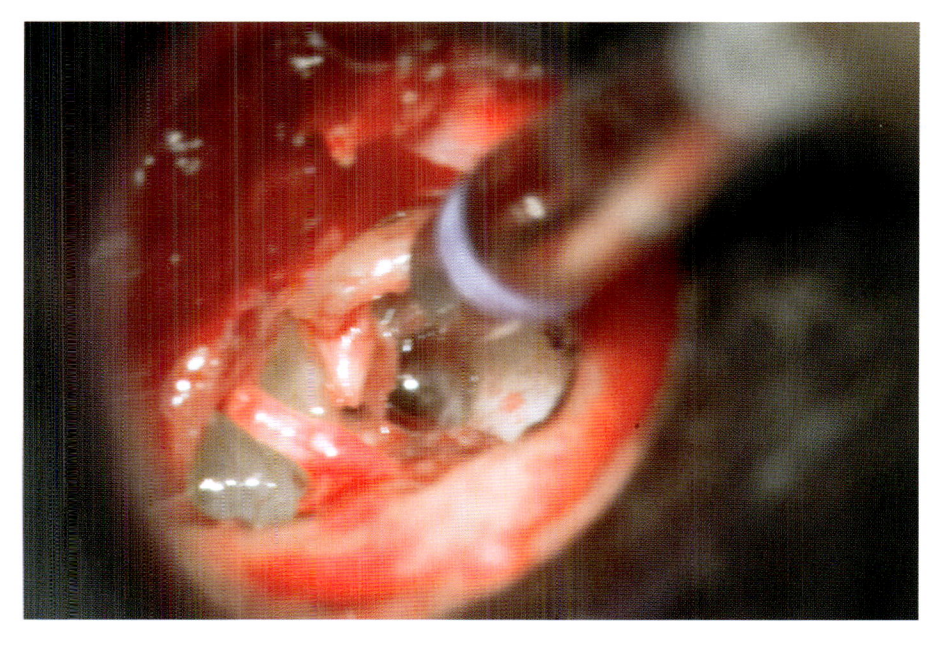

図 17.2-13 キヌタ骨長脚内側に位置するアブミ骨前脚を切断する．

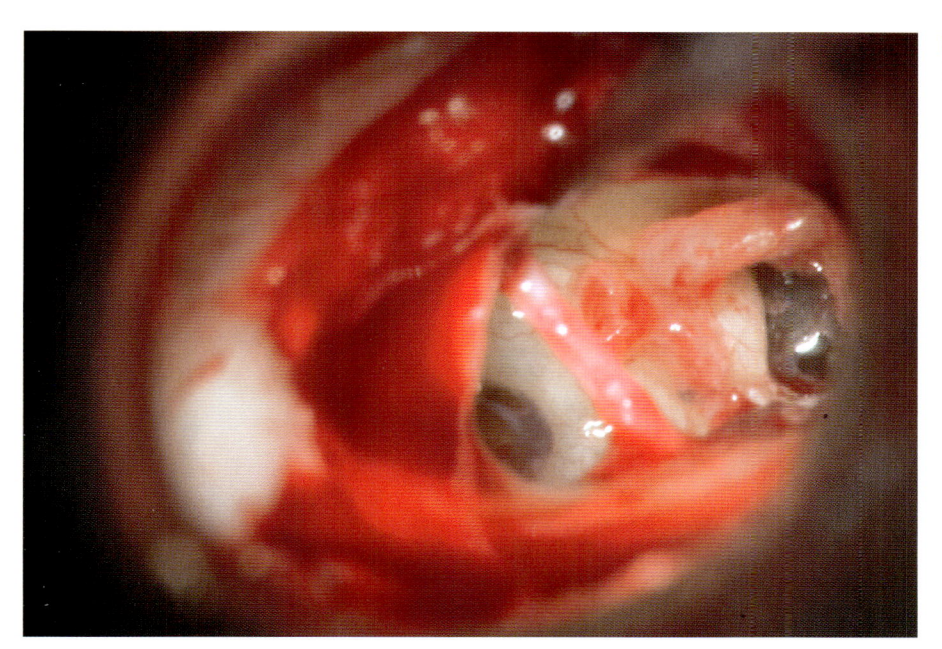

図 17.2-14 キヌタ-アブミ関節を完全に離断し，上部構造をキヌタ骨長脚と底板からはずす．

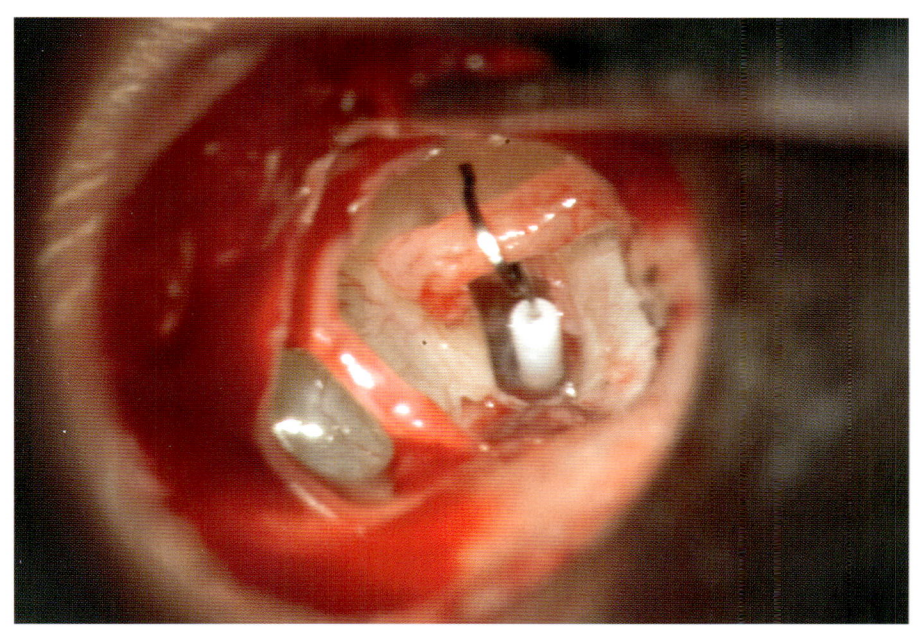

図 17.2-15 ピストンが留置されている．外側のループはキヌタ骨長脚に掛けられ，内側は前庭開窓孔に入っている．

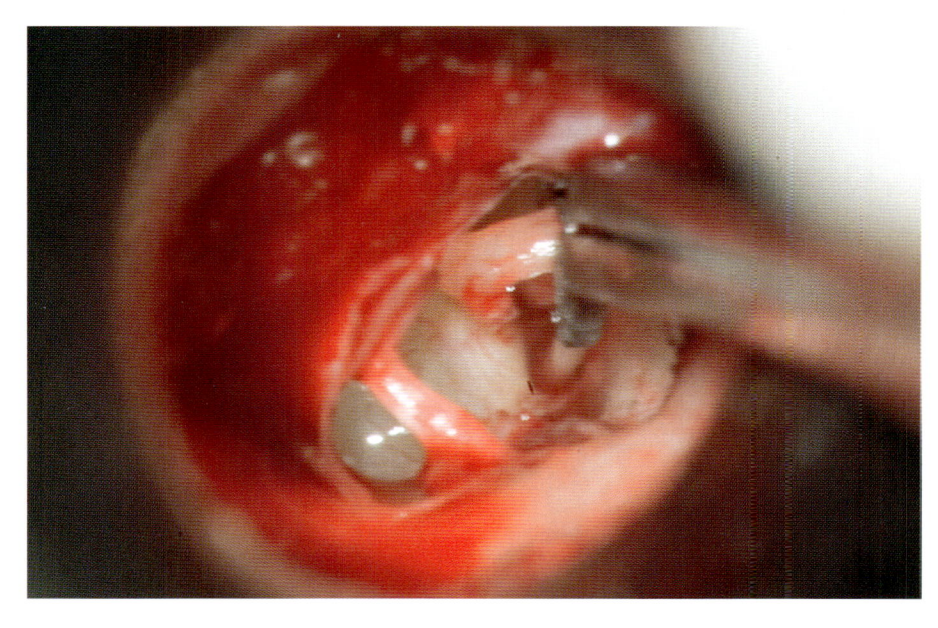

図 17.2-16 専用のワイヤー鉗子でワイヤーを締めている．

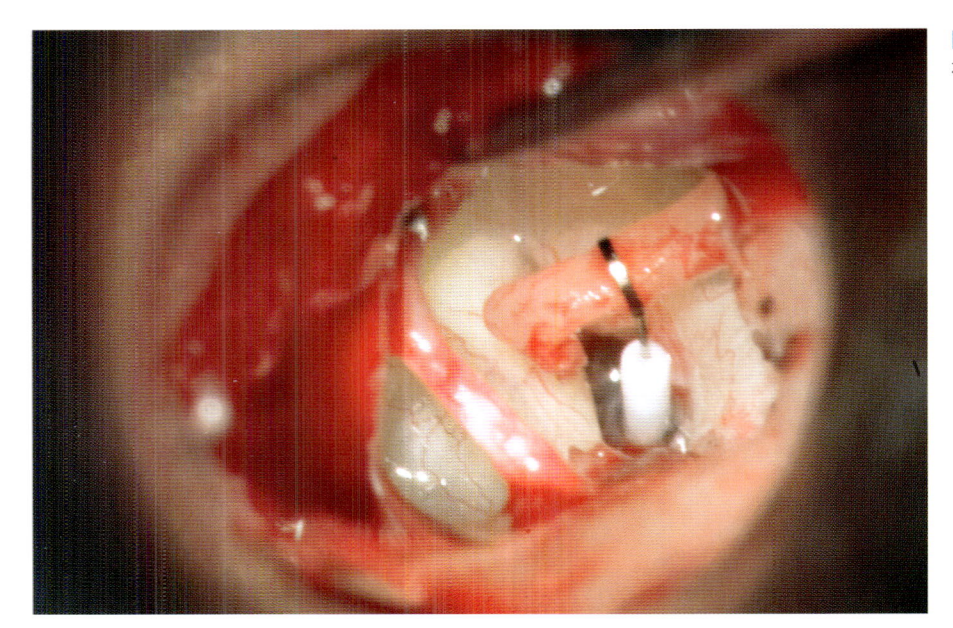

図 17.2-17 ピストンがキヌタ骨長脚に固定される．

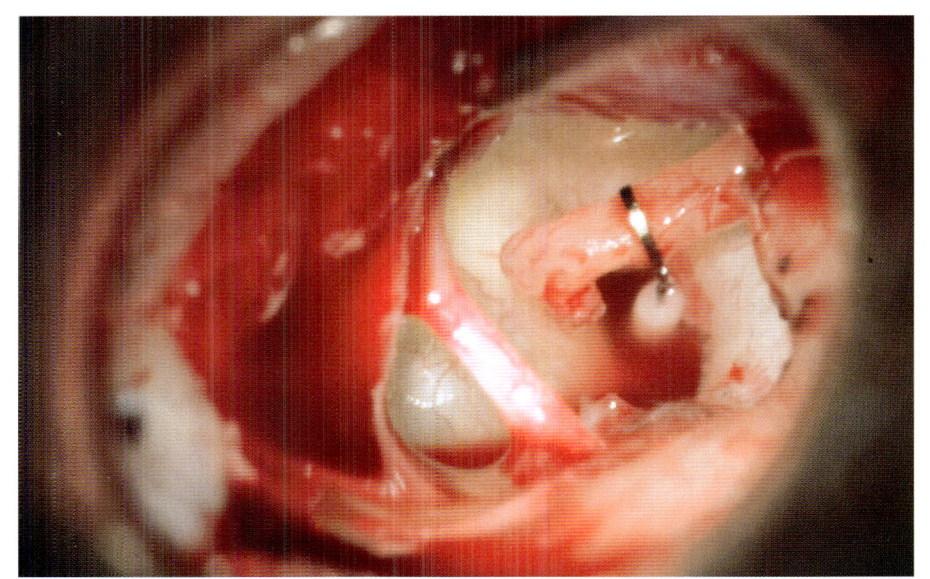

図 17.2-18 鼓膜−外耳道皮弁からの出血で卵円窓を満たす．皮弁を戻し，外耳道をゼルフォームでパッキングする．

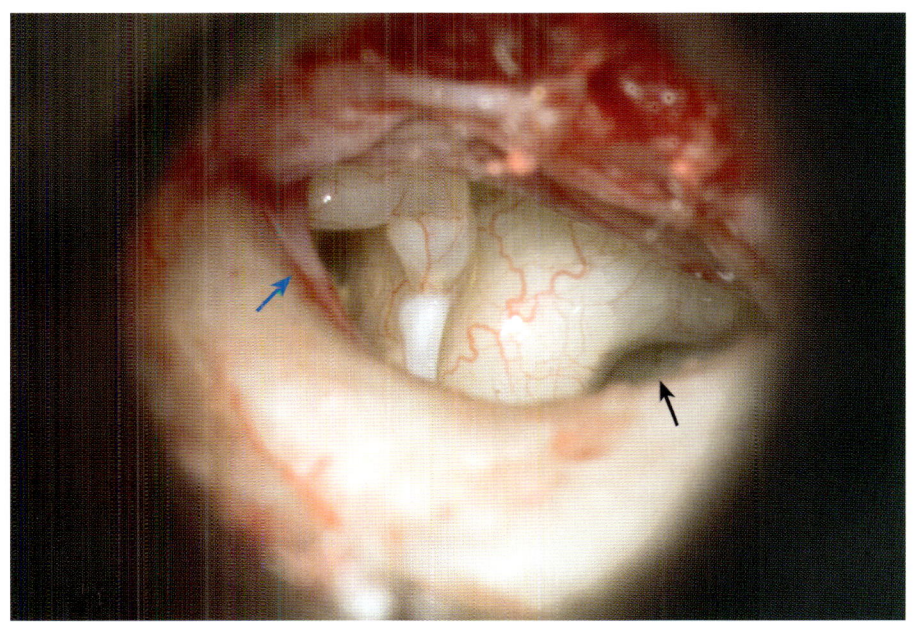

■ 症例 17.3 （右耳）

図 17.3-1 鼓膜−外耳道皮弁を前方に翻転すると，キヌタ骨長脚，アブミ骨，正円窓小窩（黒矢印）が露出される．鼓索神経（青矢印）は外耳道後上縁に沿って走行しており，アブミ骨底板への視野を妨げている．

489

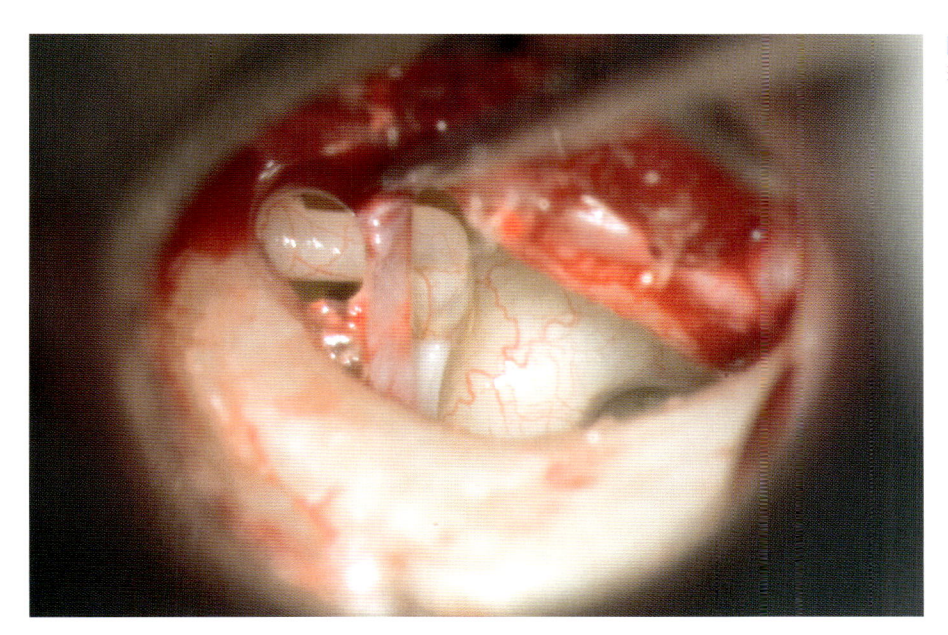

図 17.3-2 鼓索神経を後壁から剥離してアブミ骨への視野を作る．

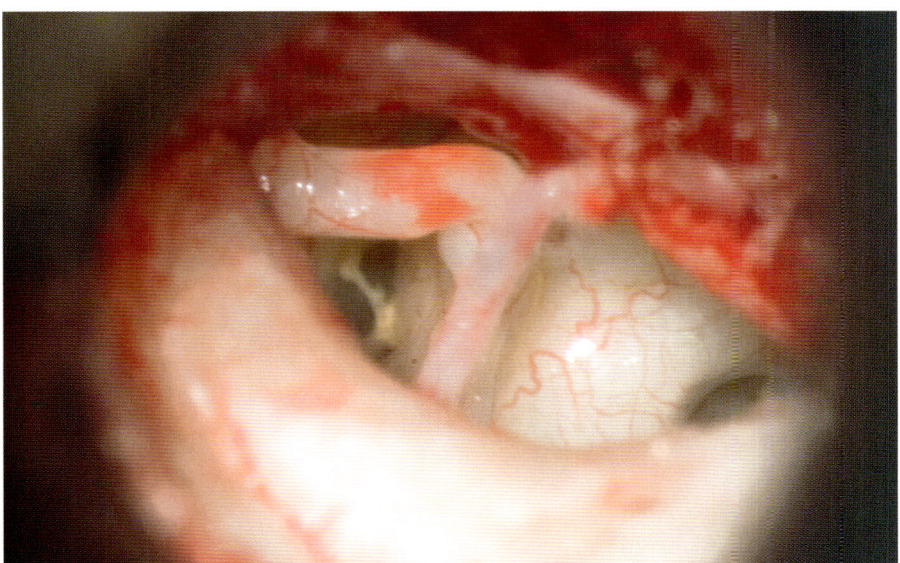

図 17.3-3 鼓索神経を下方に動かす．

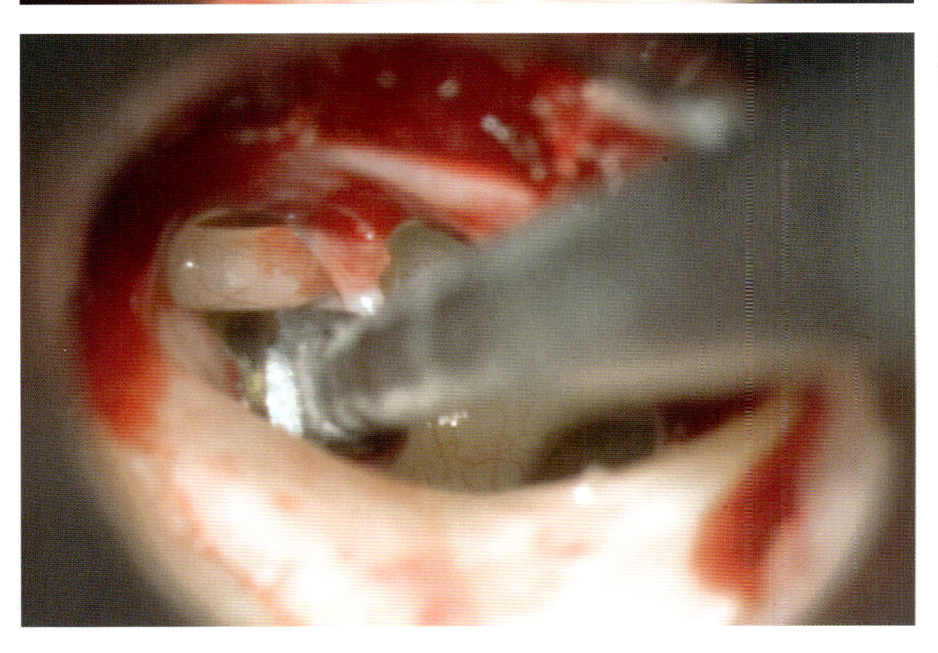

図 17.3-4 鼓索神経を損傷しないよう留意しながら，鋭匙で小さく上鼓室を開放する．

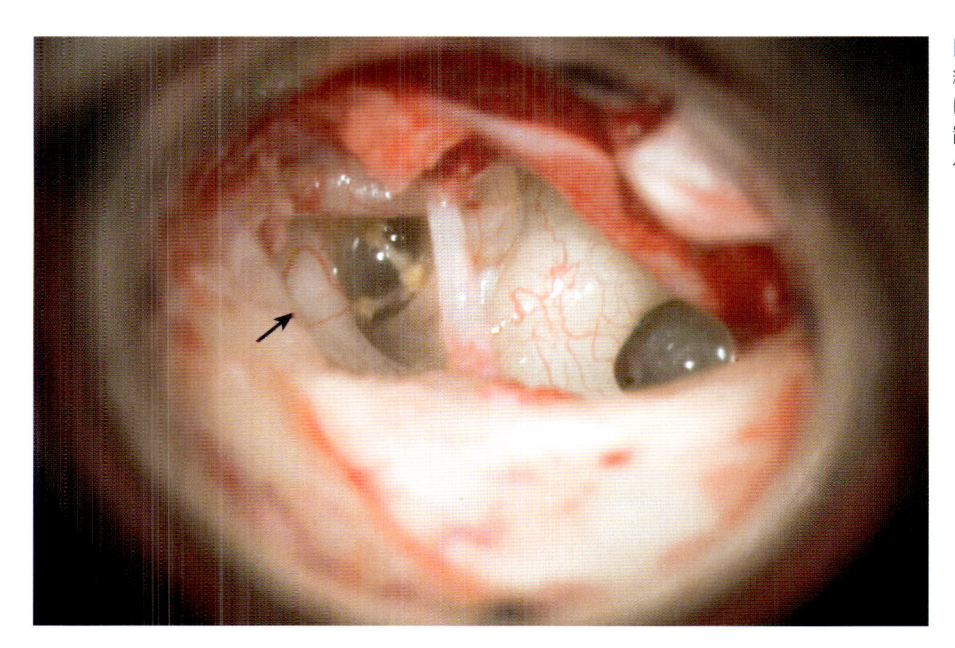

図 17.3-5　小さく上鼓室を開放すると顔面神経鼓室部（矢印）が見えるようになる．本症例では骨部外耳道と顔面神経，アブミ骨上部構造の配置のため，この処置だけで前庭開窓に十分な底板への視野が得られている．

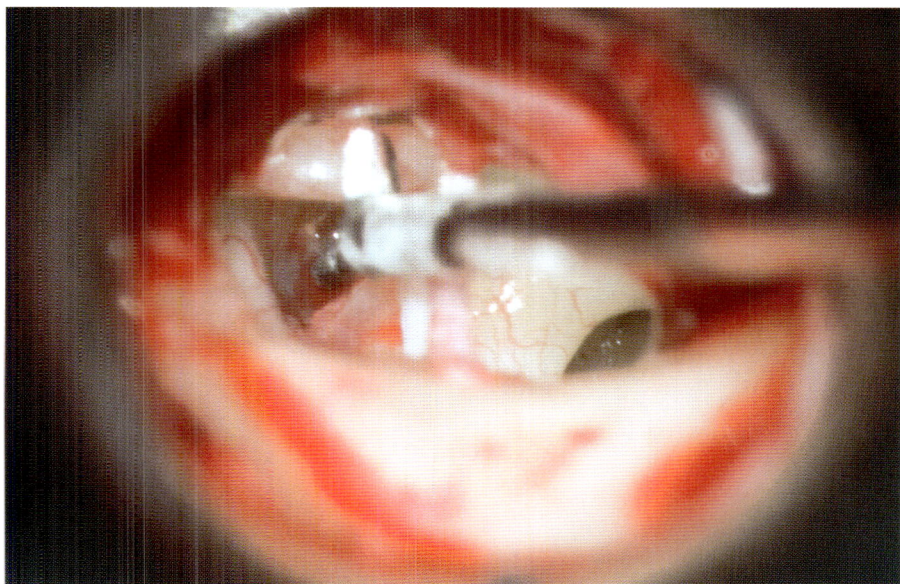

図 17.3-6　アブミ骨底板とキヌタ骨長脚外側面の距離をアブミ骨用メジャーで計測する．

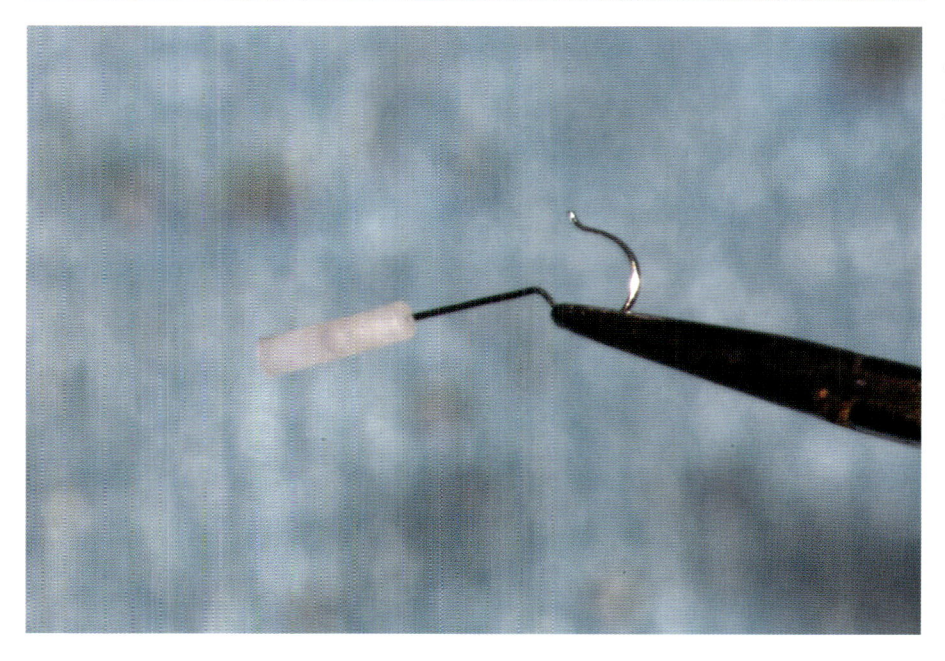

図 17.3-7　ピストンを自閉式鉗子で掴む．このときの角度はピストン内側端を前庭開窓孔に入れ，同時に外側端をキヌタ骨長脚に掛けることができるように調節してある．

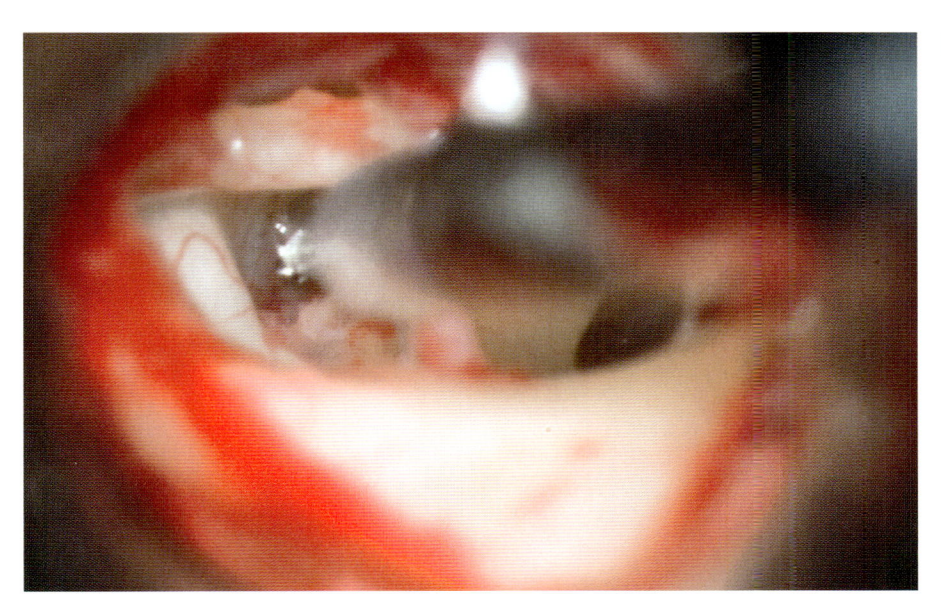

図 17.3-8　前庭開窓のために OSSEOSTAP ドリルを底板の上に乗せる．

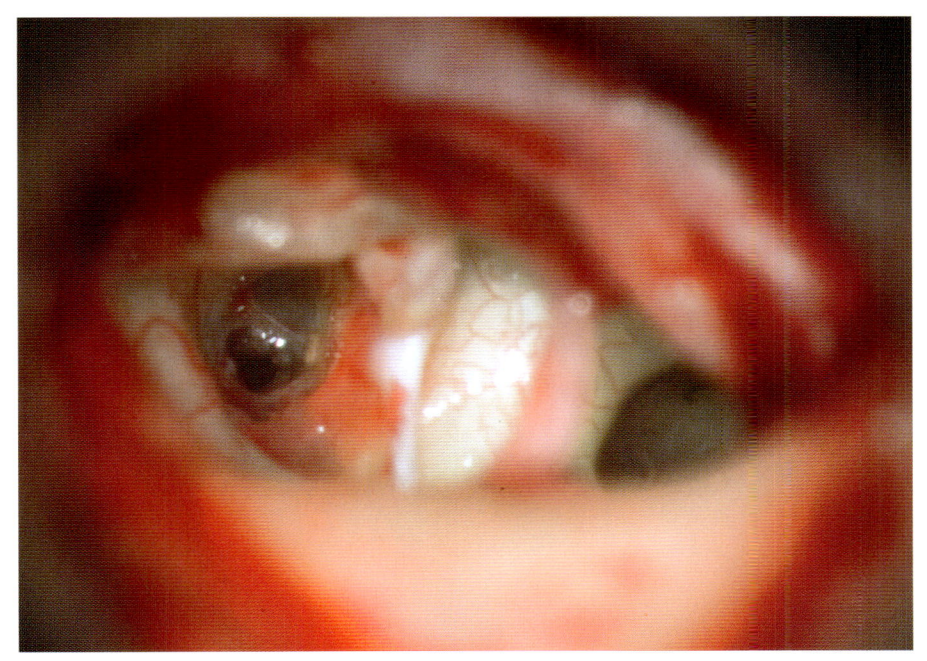

図 17.3-9　前庭開窓孔を底板後方 1/3 にあける．この段階でアブミ骨上部構造には何も処置を加えていないことに注目してほしい．

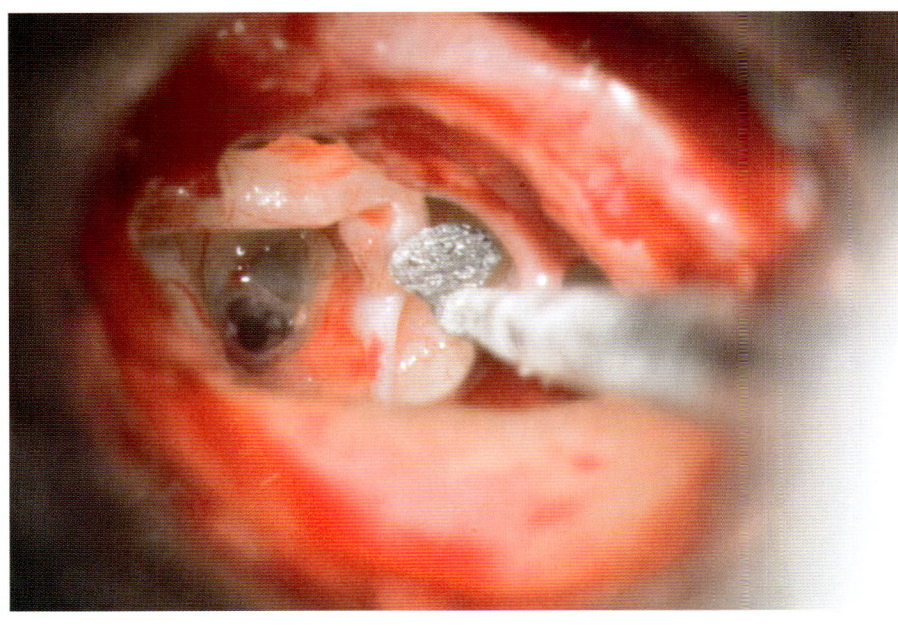

図 17.3-10　キヌタ-アブミ関節を離断しようとしている．このとき器械は後方から前方に動かす．

492　第17章　アブミ骨手術

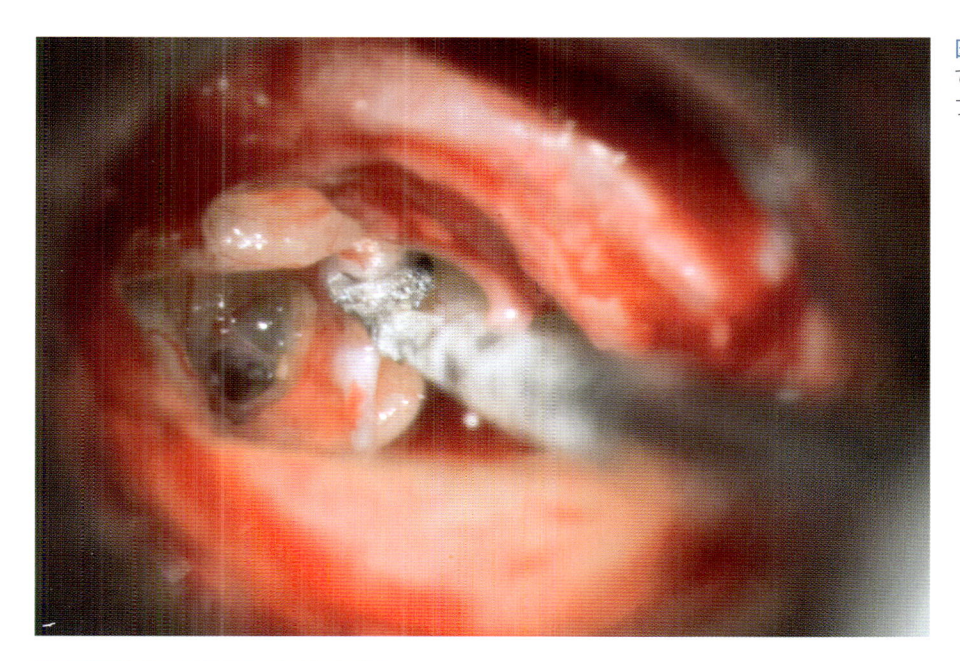

図 17.3-11　本症例では前庭開窓が既に終了して底板浮動化のリスクが小さいため，キヌタ-アブミ関節を完全に離断してよい．

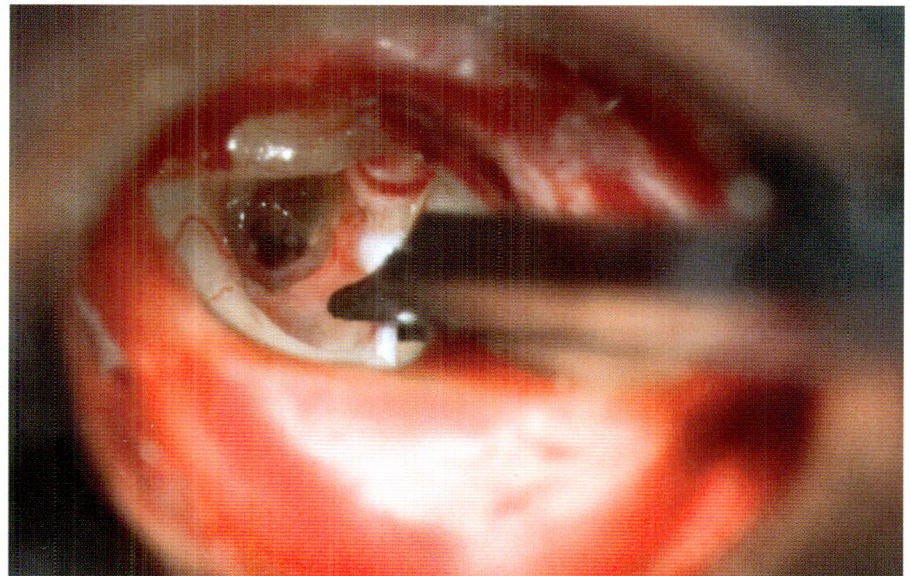

図 17.3-12　アブミ骨筋腱を微細剪刀で切断する．

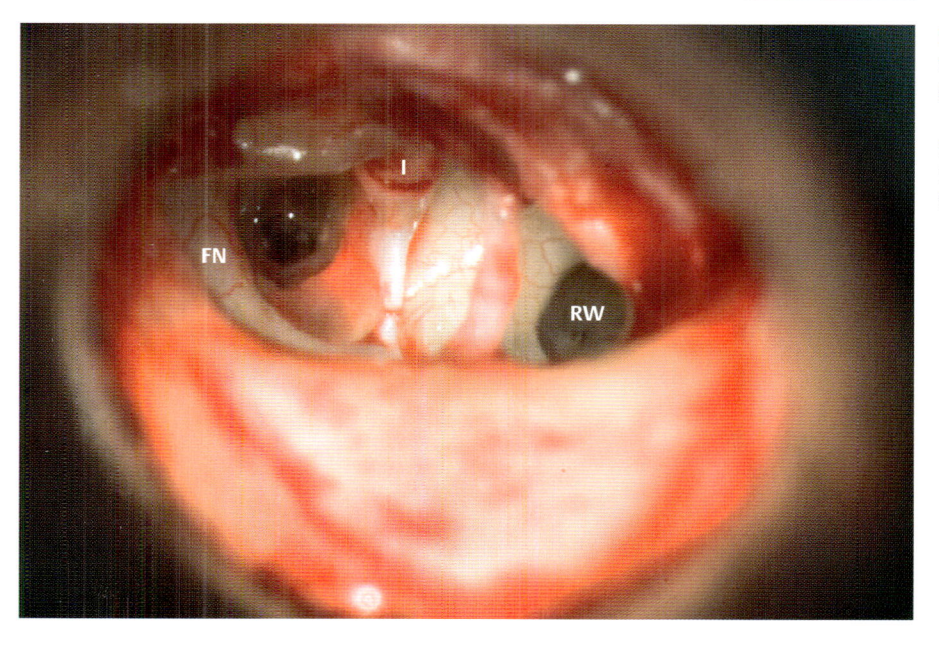

図 17.3-13　アブミ骨を処理する前に前庭開窓を行うことができている．本症例の各構造間の解剖学的関係を示す．

FN　顔面神経
I　キヌタ骨
RW　正円窓小窩

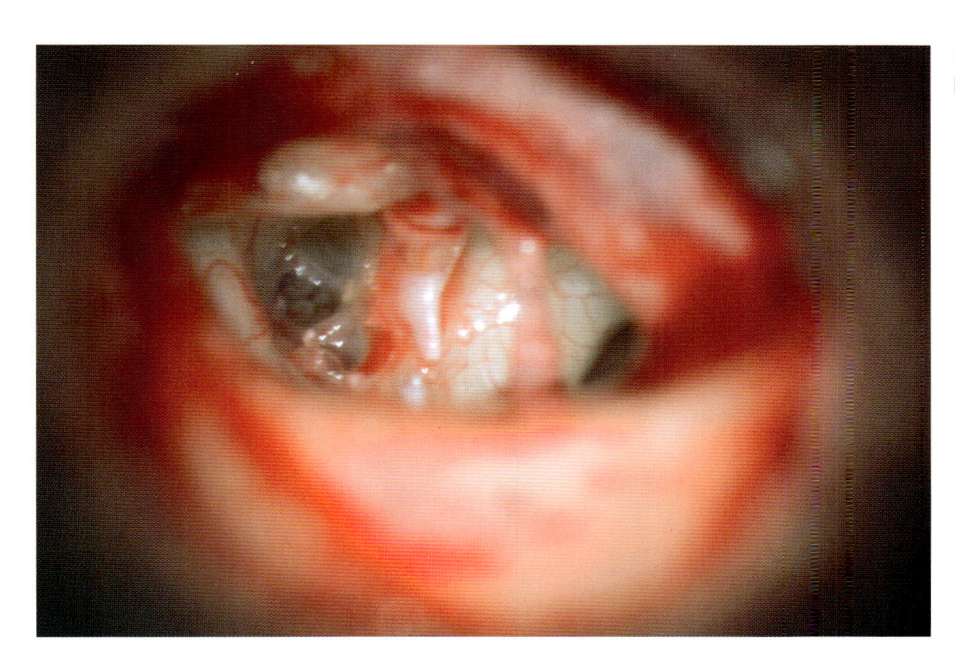

図 17.3-14　OSSEOSTAP ドリルで後脚を切断する.

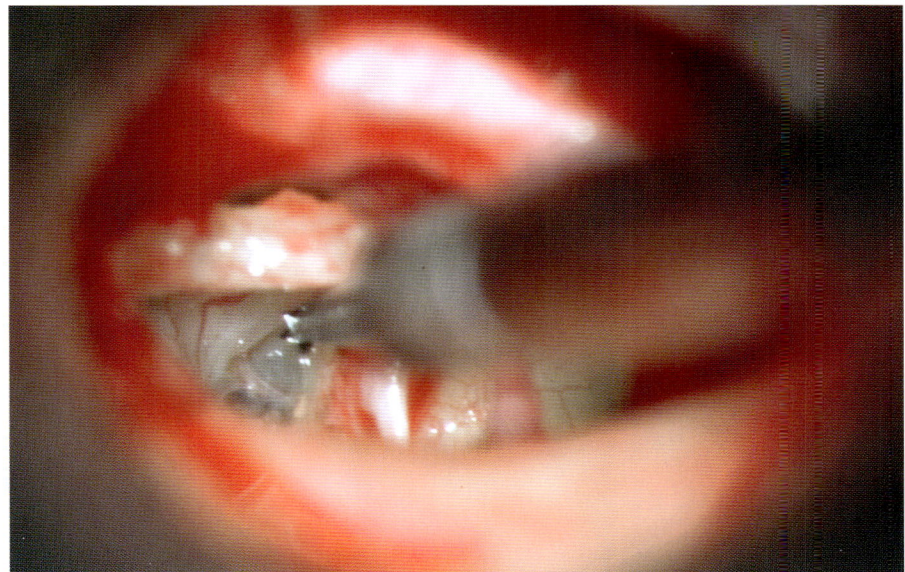

図 17.3-15　ドリルは前脚を切る位置にある.

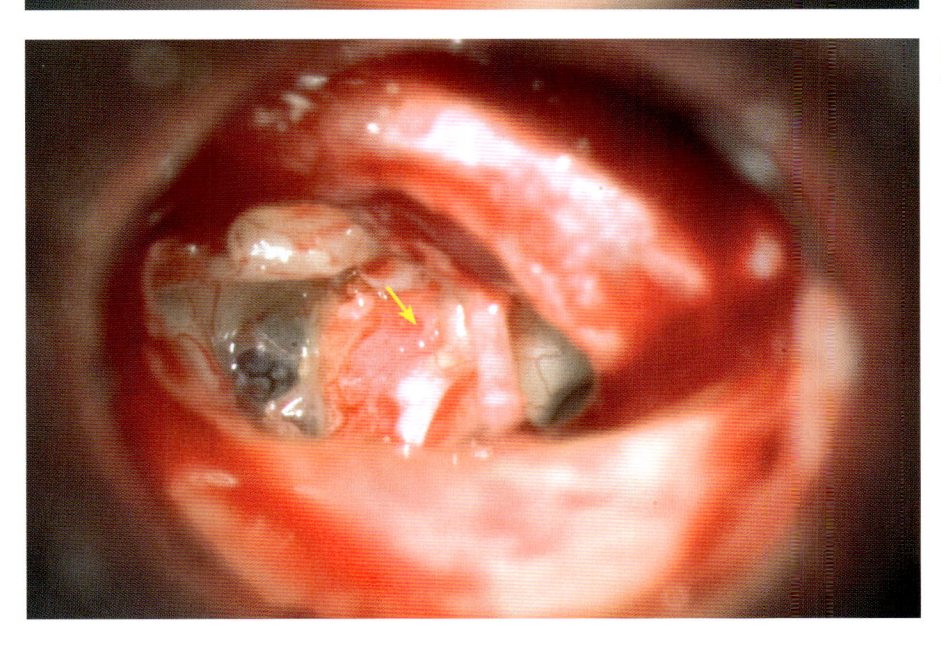

図 17.3-16　前脚を切断すると，アブミ骨上部構造（矢印）は完全に周囲の構造から離れる.

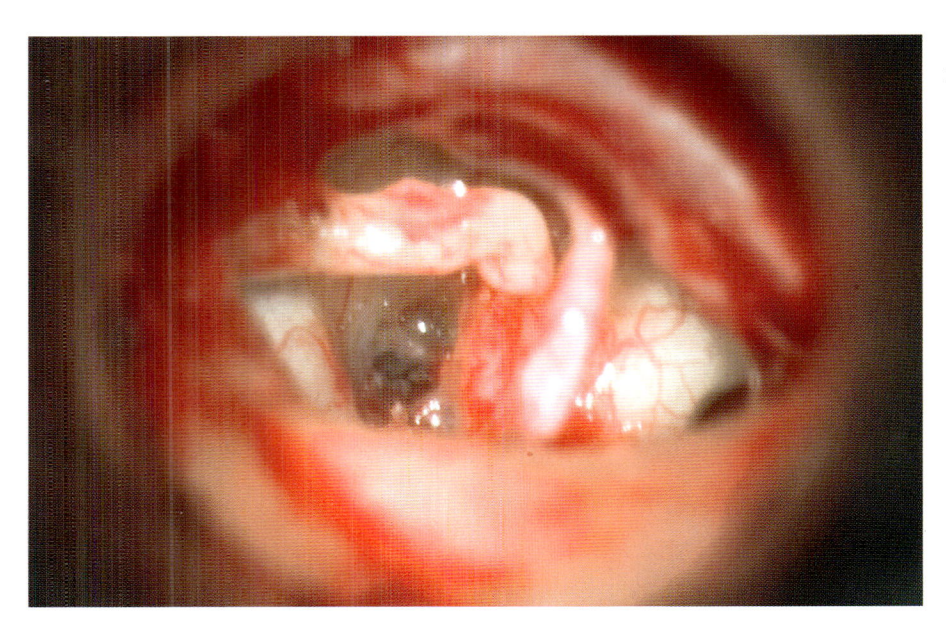

図 17.3-17　前庭開窓孔のあいたアブミ骨底板が明らかである．

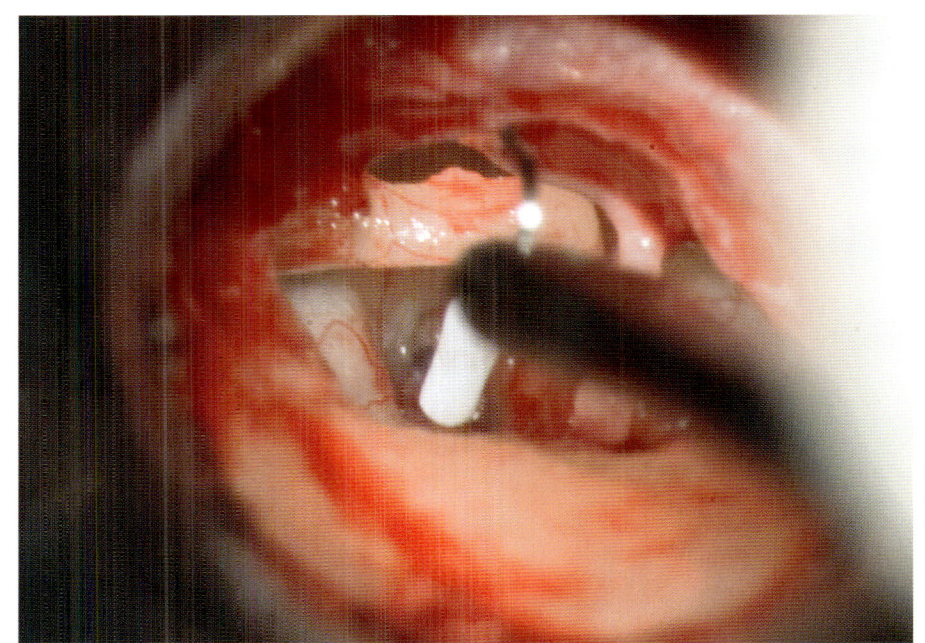

図 17.3-18　ピストンを鼓室に導入する．

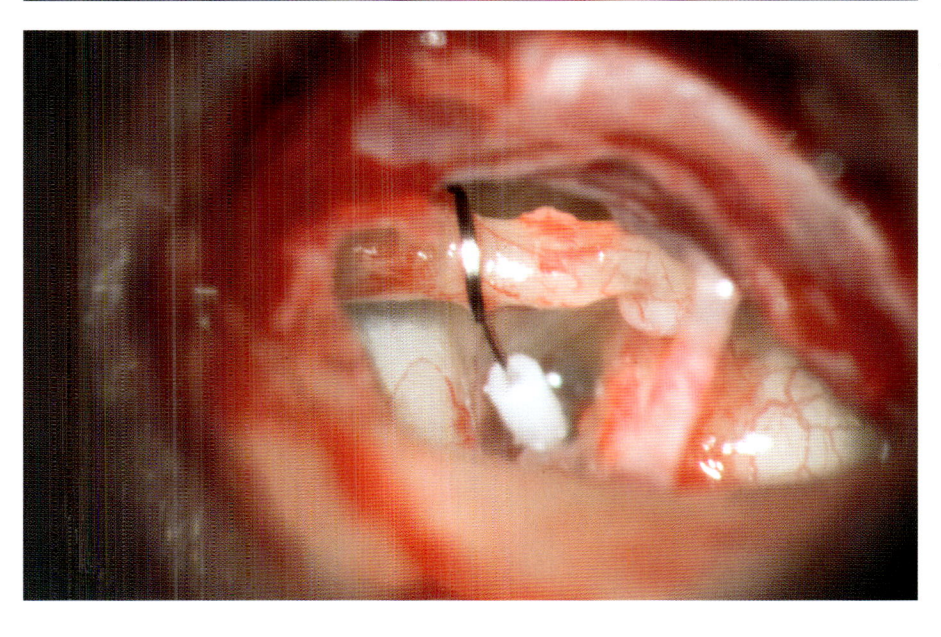

図 17.3-19　ピストンをキヌタ骨長脚に掛け，前庭開窓孔に挿入する．

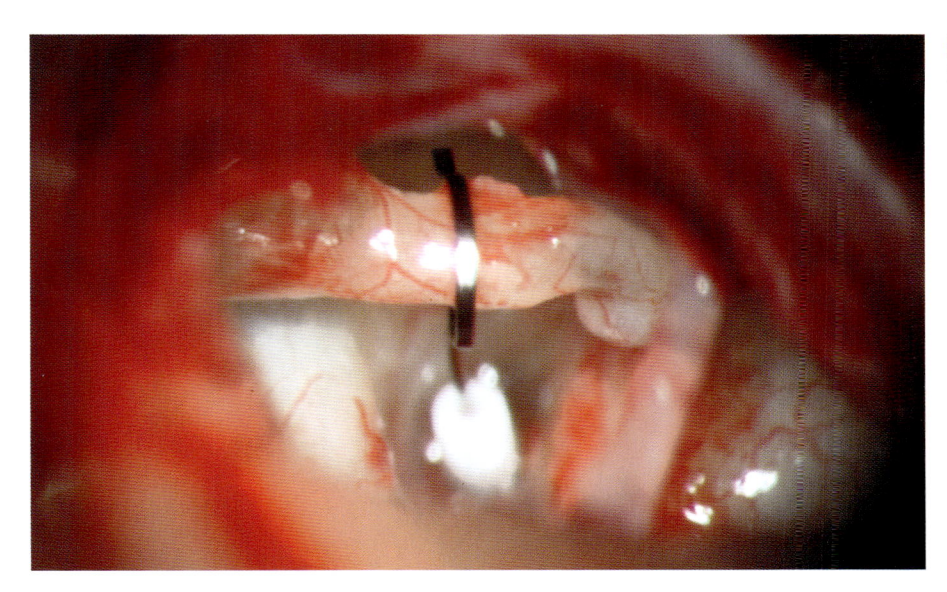

図 17.3-20　ワイヤーを下方にずらしてピストンをより適切な位置に動かす．

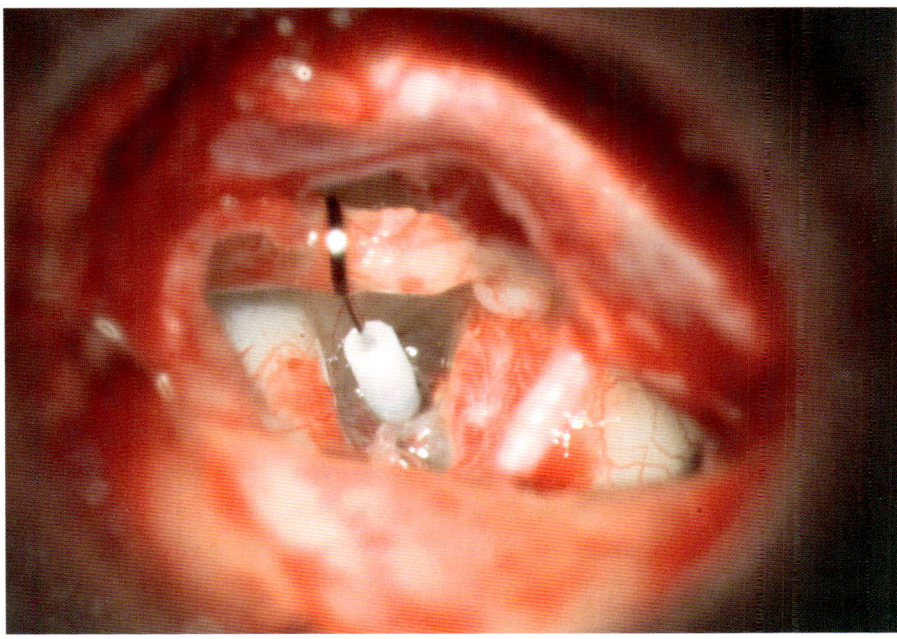

図 17.3-21　ピストンのステンレス鋼製ワイヤーをワイヤー鉗子で締める．ピストン内側端が前庭開窓孔にしっかりと入っていることに注目してほしい．

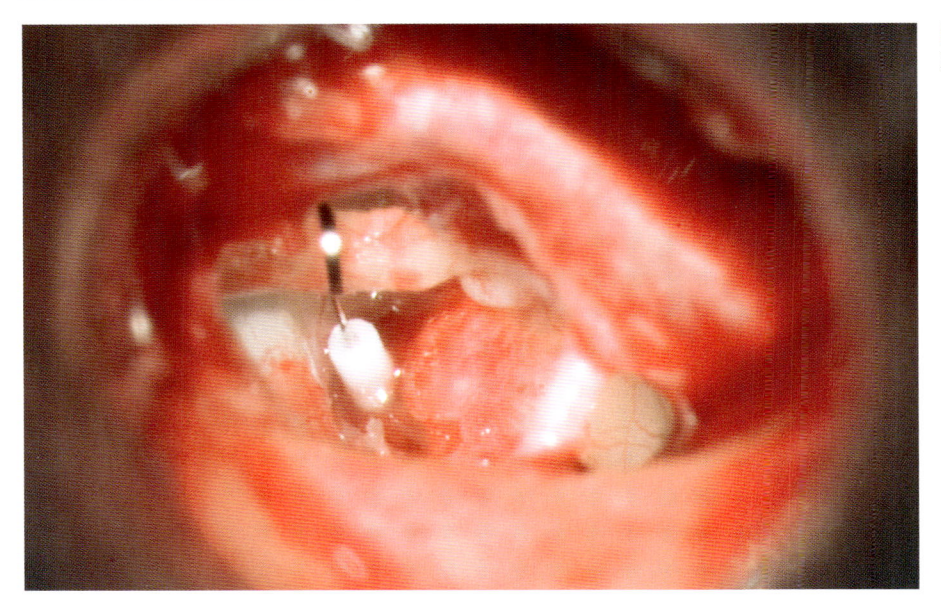

図 17.3-22　岬角粘膜を引っ掻いて出血させ，卵円窓を血液で満たす．

496　第17章　アブミ骨手術

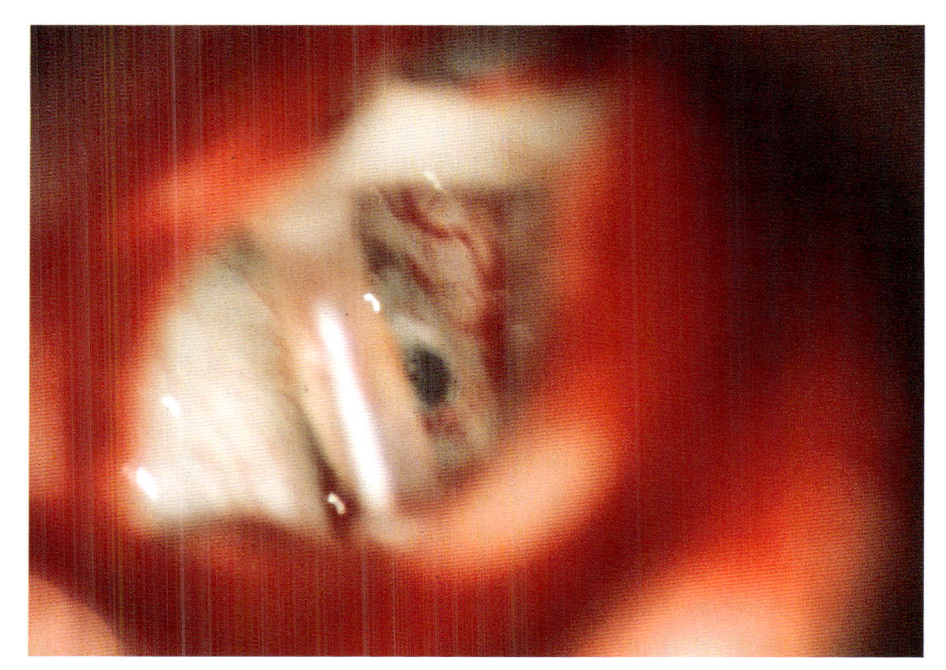

■ 症例 17.4 （左耳）

図 17.4-1　手術手技手順を逆転させたアブミ骨手術の症例を示す．アブミ骨上部構造に操作を加える前に前庭開窓を行う．

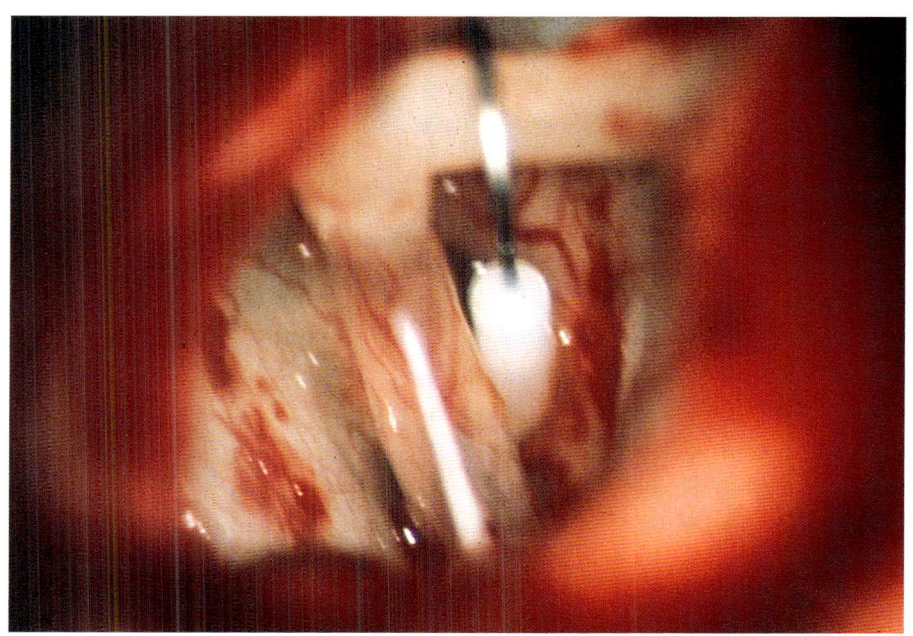

図 17.4-2　ピストンを前庭開窓孔に挿入し，同時にキヌタ骨長脚に掛ける．この後にワイヤーを締めて固定する．

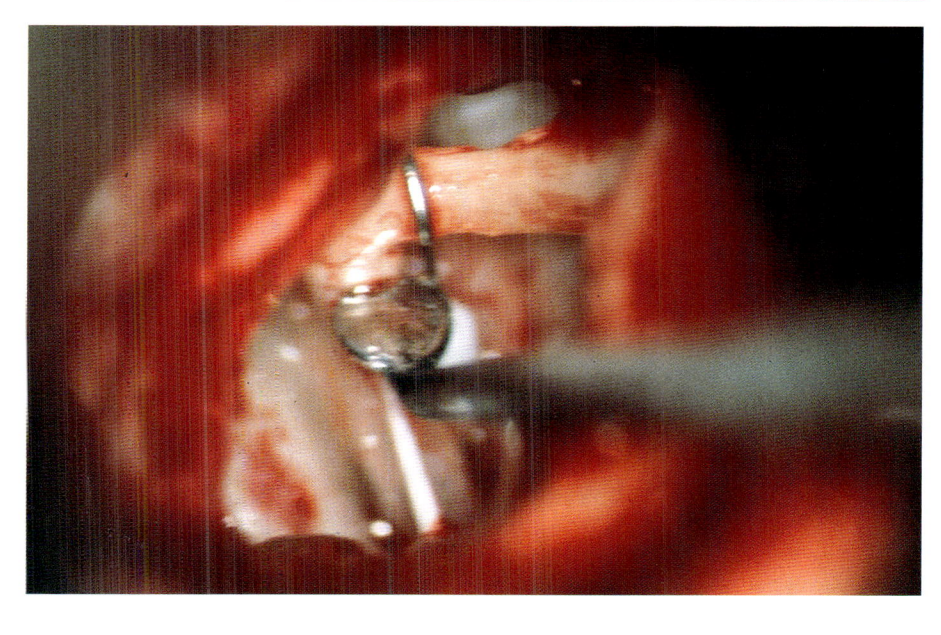

図 17.4-3　上部構造の処理をキヌタ-アブミ関節の離断から開始する．この後にアブミ骨筋腱と両脚を切断し，最終的に上部構造を摘出する．

アブミ骨手術で遭遇する問題と解決法

■ 病変の状態

閉塞性耳硬化症（obliterative otosclerosis）

この状態は特に若年の患者と長期に難聴のあった患者に多く見られ，聴力検査ですべての周波数において同程度の気骨導差を呈している場合に疑われる．耳硬化症病変の程度には，底板の肥厚程度のものから卵円窓が完全に埋まってしまうものまであり（図17.42），症例によっては底板の肥厚が前庭腔に向かうものもある．

上部構造を除去してから，OSSEOSTAPドリルで通常よりも大きな前庭開窓孔を作製する．鼓室硬化症病変は出血しやすい場合があり，そのような症例で煩わしい出血を抑えるにはダイヤモンドバーを使うとよい．前庭の深さを削開の初期に知ることができないため，生理食塩水で骨粉を頻回に洗い，残存する骨の厚みを常に確かめながら削開を進める必要がある．前庭に近づいてくると，徐々に卵円窓の青みが増してくる．最後に残る薄い骨壁は濃い青色となり，同定できる．これを貫通すると，突然ドリル先端の抵抗がなくなる．開窓作業中には頻回に洗浄して視野を確保するとともに，内耳が熱によって障害されるのを防ぐ．ピストンを留置後に卵円窓を十分な血液で満たす．

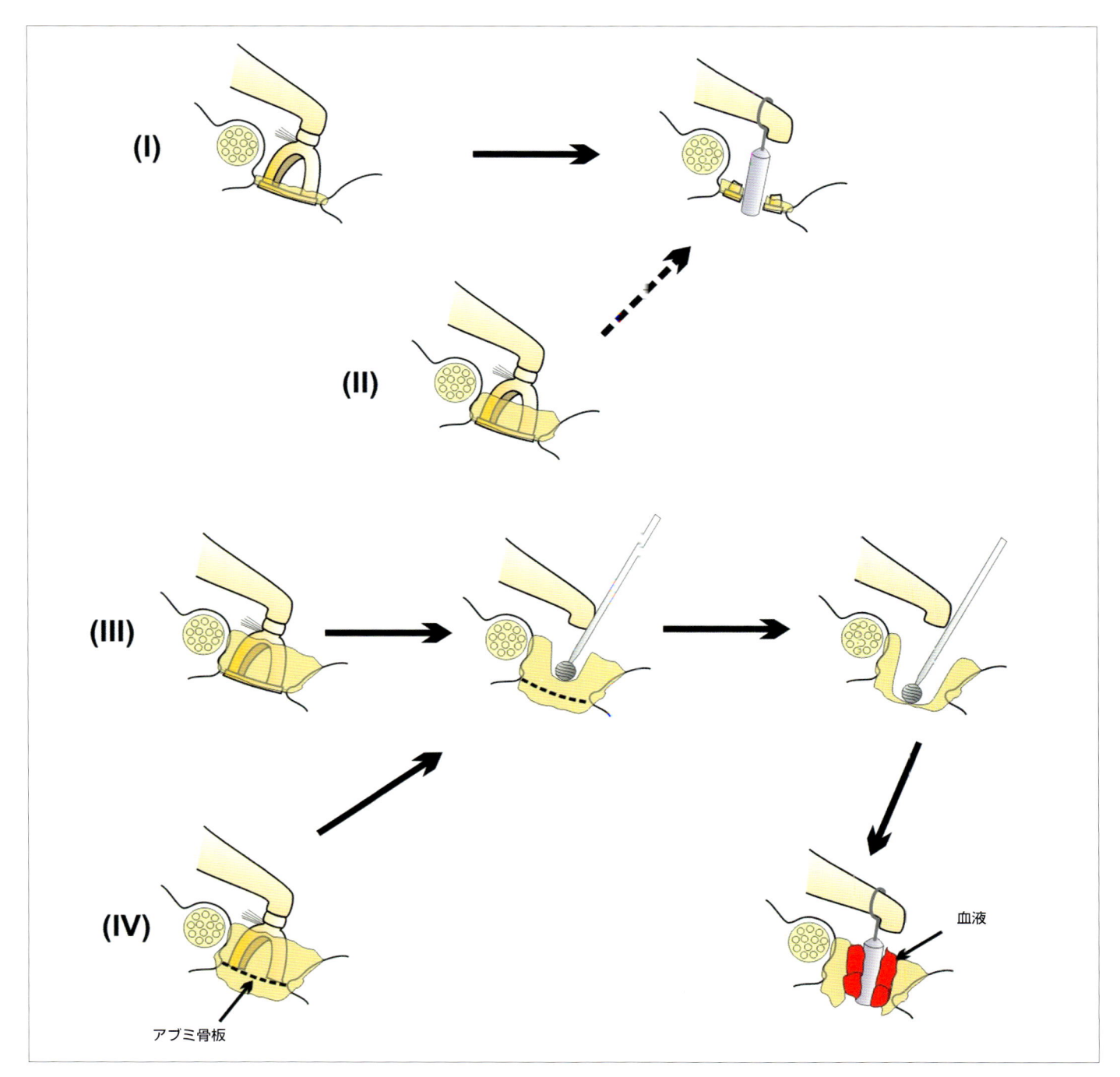

図17.42　閉塞性耳硬化症（obliterative otosclerosis）に対する進行度に合わせた対処法

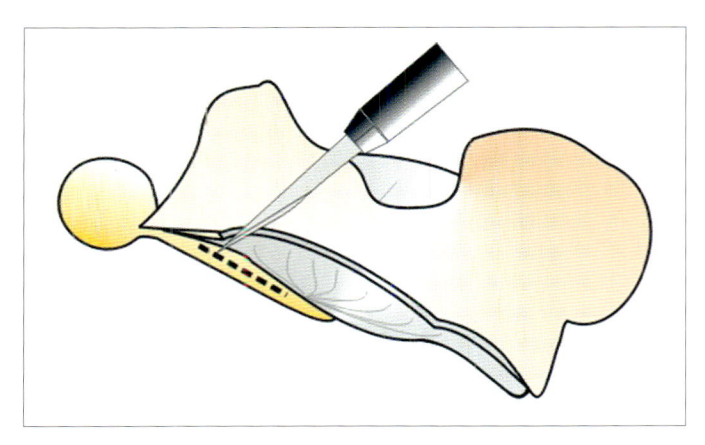

図 17.43　ツチ骨柄骨膜の切開

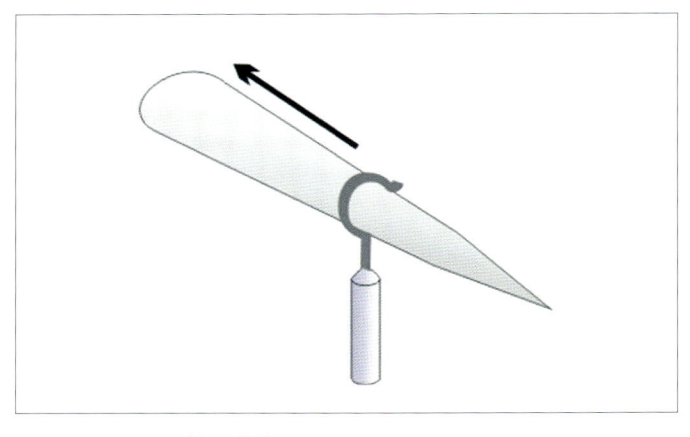

図 17.44　ループ径の拡大

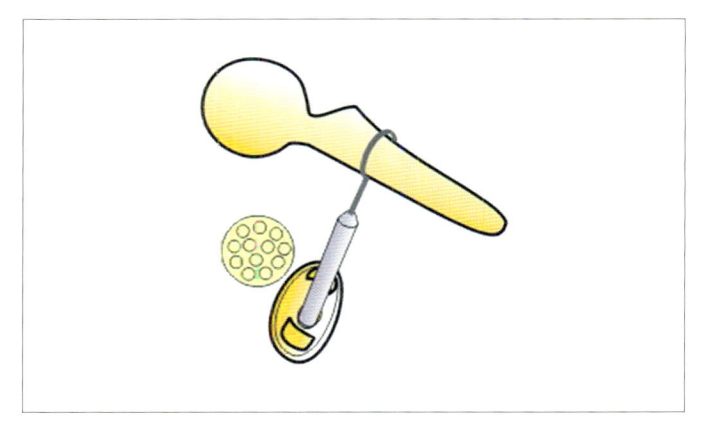

図 17.45　ピストン留置の完了

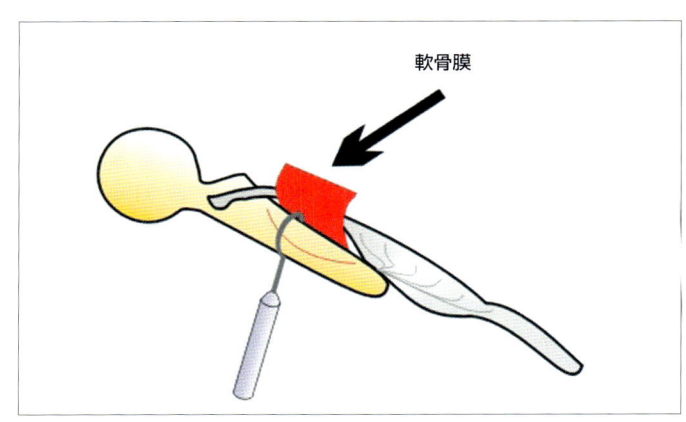

図 17.46　ループと鼓膜の間に軟骨膜を挟む．

耳小骨連鎖の固着

　ツチ骨頭やキヌタ骨体部などで耳小骨連鎖が固着していることがある．耳小骨連鎖が上鼓室で固着している場合には，キヌタ–アブミ関節を離断した後にキヌタ骨を摘出する（第11章 耳小骨形成術の「耳小骨の処理」を参照 ➡ 192 頁）．

❶ キヌタ骨の固着

1. キヌタ骨の摘出によりツチ骨の可動性が回復する場合には，ピストンをアブミ骨底板とツチ骨柄の間に留置する．ピストンのループを掛けるスペースを作るため，Beaverナイフを使ってツチ骨柄の骨膜を縦に切開し（図17.43），鼓膜臍と外側突起の間でツチ骨柄から鼓膜を骨膜とともに剝がす．このとき鼓膜臍を剝がすと術後に鼓膜が浅在化するため注意する．この方法を使えば，誤って鼓膜を破ることを避けられる．
2. ループをツチ骨柄の太さに合わせるため，曲針の軸にループを掛けて柄の方向にスライドさせ，径を拡大する（図17.44）．このときワイヤーは若干前方に傾け，留置した際に，ピストンが底板と垂直になるようにする．
3. アブミ骨底板とツチ骨柄を同時に見ることはできないため，この 2 つの構造間の距離を計測することは困難である．Sanna のピストンは 6 mm の長さがあり，まず切断せずに留置してみる（図 17.45）．ピストンが長すぎる場合には，患者は挿入後にめまいを訴える．その場合はピストンを摘出し，短くしてから再留置する．
4. ピストンのループをワイヤー鉗子で締める．鼓膜とループが直接触れると排出されることがあるため，両者の間に軟骨膜を挟む（図 17.46）．
5. この方法の代わりにキヌタ骨を利用する方法もある．ツチ骨柄を入れる溝をキヌタ骨体部に作り，長脚を前庭開窓部に合うように細くする．耳珠軟骨膜を用意し，すべての準備が整ったら輪状靱帯を損傷しないように注意しながら，底板後方 1/3 に大きな前庭開窓孔を作製する．開窓を完全に密閉できる十分余裕がある軟骨膜を開窓部の上に敷き，キヌタ骨をツチ骨と底板の間に挿入する（図 17.47）．

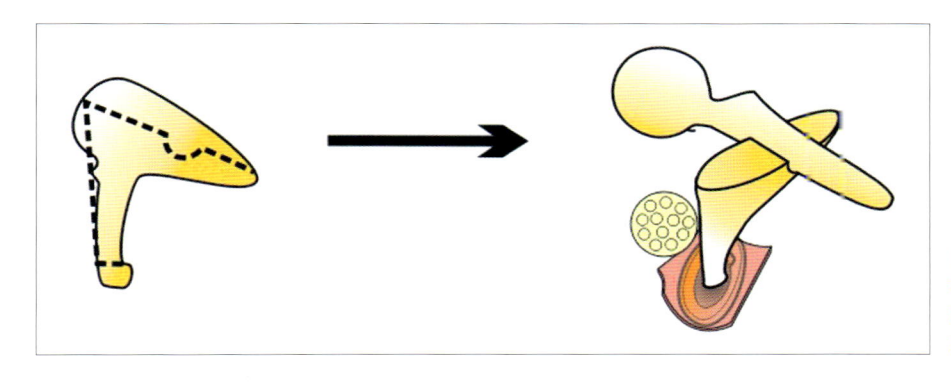

アブミ骨手術で遭遇する問題と解決法　499

図 17.47　キヌタ骨を使ったアブミ骨手術．底板後方1/3を大きく開窓して軟骨膜で覆う．長脚を細く削ったキヌタ骨でツチ骨柄と開窓部を連絡する．

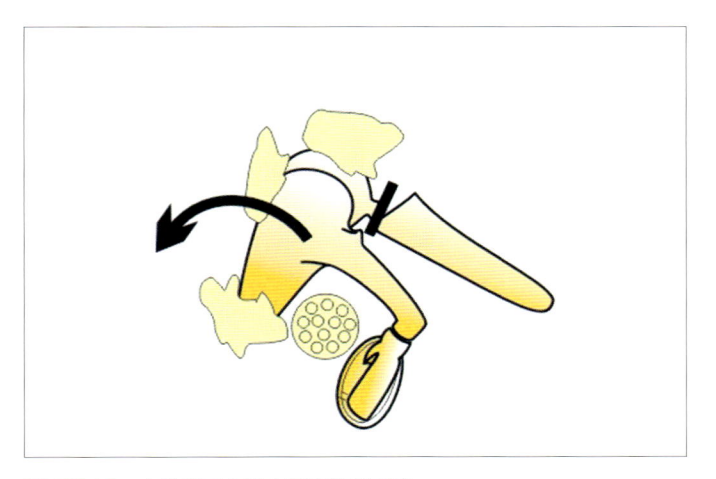

図 17.48　上鼓室での耳小骨連鎖の固着

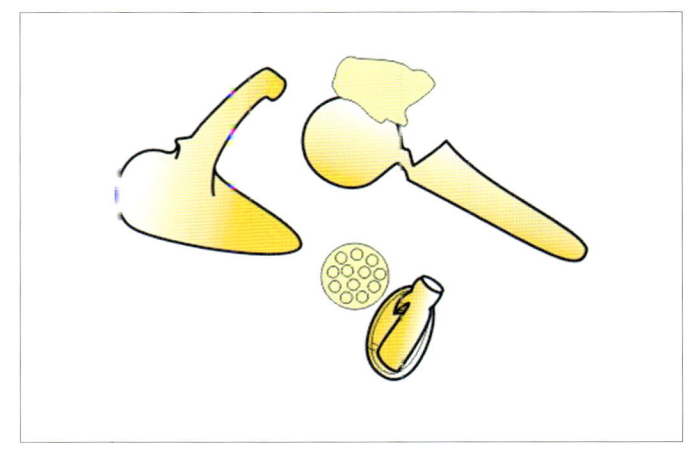

図 17.49　ツチ骨の上鼓室での固着（キヌタ骨摘出後）

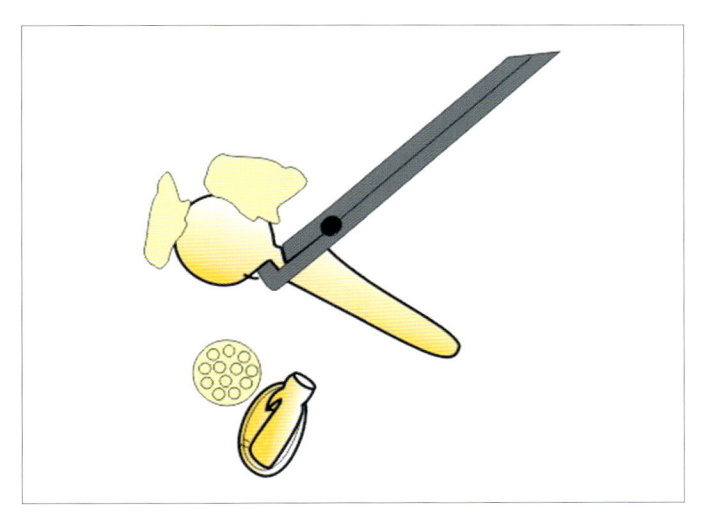

図 17.50　ツチ骨頸を切断してツチ骨頭を摘出する．

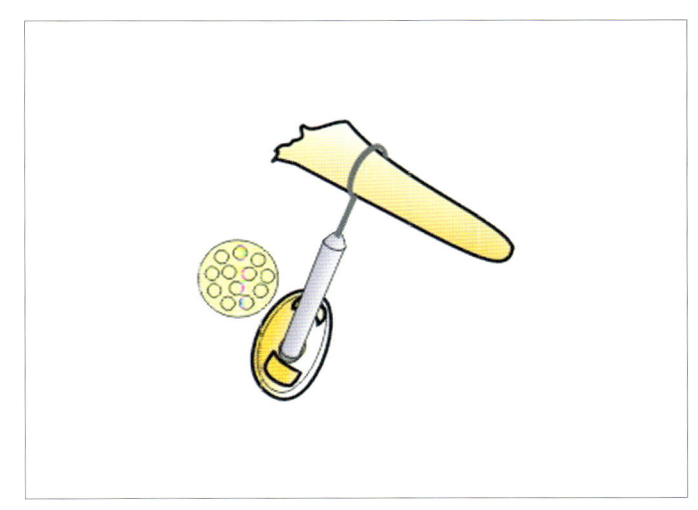

図 17.51　ピストンの留置

❷ツチ骨の固着

1. キヌタ骨摘出後もツチ骨が動かない場合には（図17.48，17.49），ツチ骨頸が見えるように上鼓室を小さく開放し，ツチ骨頭を摘出する（図17.50）．前ツチ骨靱帯や鼓膜張筋を切る必要がある症例も存在する．そのような症例はツチ骨柄が不安定で，通常のピストン留置は内耳に障害を与える可能性があり（図17.51），経験豊富な術者のみが行ってよい手技である．

2. 通常われわれは，この方法の代わりに内耳に損傷を与える危険性が小さい方法を好んで使っている．ツチ骨頭を除去したらキヌタ骨体部にツチ骨柄を入れる溝を作り，長脚を前庭開窓部に合うように細くする．その後の操作は「キヌタ骨の固着」のステップ5と同様に行い，キヌタ骨を底板とツチ骨の間に挿入する（図17.52，17.53 a）．

3. キヌタ骨の代わりにSannaピストンをアブミ骨底板とツチ骨柄の間に留置することもできる（図17.53 b）．

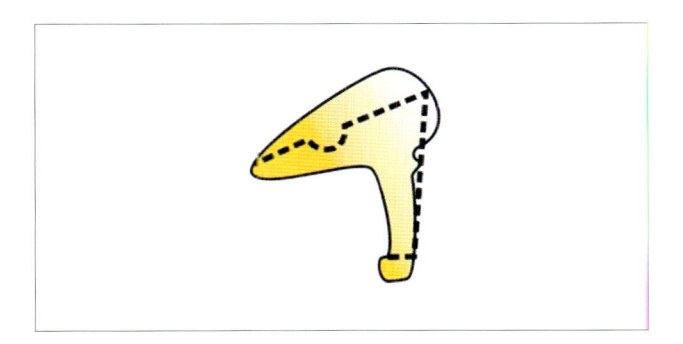

図 17.52　摘出キヌタ骨の形成

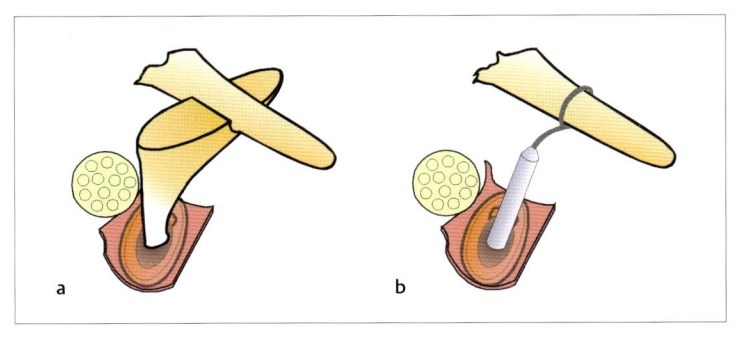

図 17.53
a　キヌタ骨を使ったアブミ骨手術
b　ツチ骨柄だけが残る場合のピストンと軟骨膜を使ったアブミ骨手術．大きな前庭開窓孔に軟骨膜を敷いてからピストンを留置する．

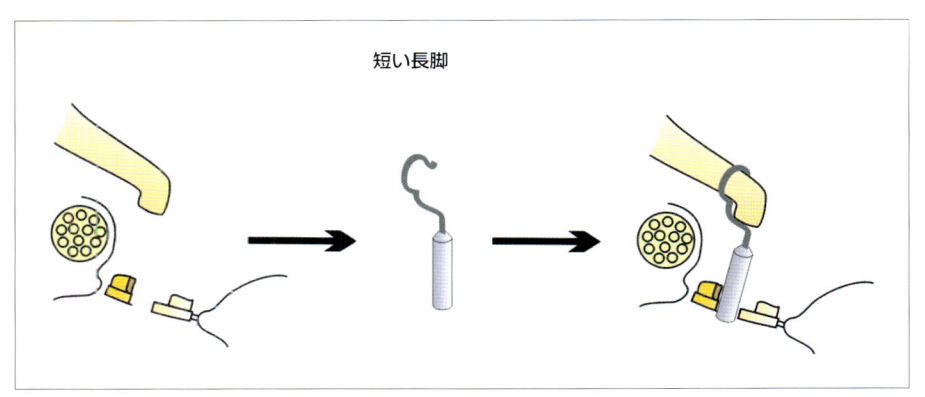

図 17.54　短い長脚．ワイヤーを上方に曲げる．

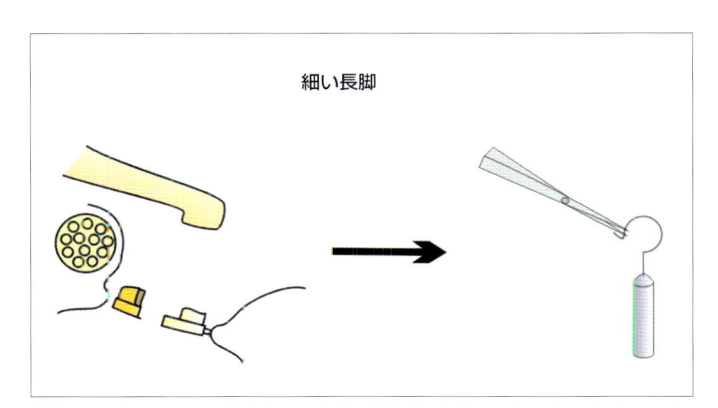

図 17.55　細い長脚．ループ前端を切る．

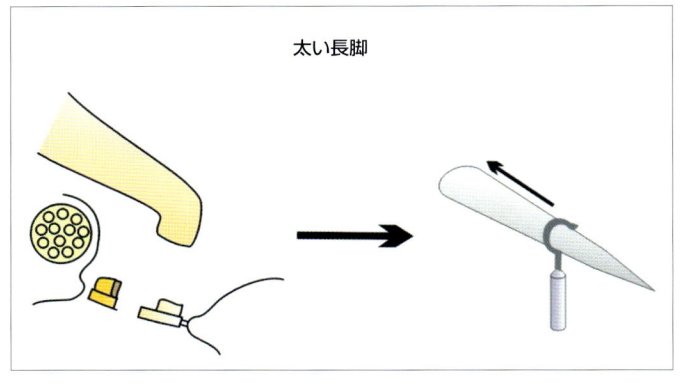

図 17.56　太い長脚．器械の軸でループを拡大する．

■解剖学的バリエーション

狭小な外耳道

　アブミ骨手術は外耳道に 4.5 mm 以上の径があれば外耳道内で行うことができる．外耳道が 4.5 mm よりも狭い場合や屈曲が強い場合には，Shambough の耳内切開を行う．外耳道形成の有無によらず耳後切開で手術を行うこともできる．外骨腫がある場合には耳後切開で外耳道を形成する．アブミ骨が見えるようになってからの鼓膜-外耳道皮弁の状態によって，段階手術にするかどうかを決定する．皮弁の状態がよく鼓室を閉鎖できれば一期的に前庭開窓をするが，術後に穿孔が残る可能性がある場合には，アブミ骨手術は第 2 期手術まで延期する．

キヌタ骨の奇形

　キヌタ骨長脚が短い場合には，ピストンのワイヤーを上方に曲げて長脚に届くようにする（図 17.54）．長脚が細い場合には，ワイヤーを締めた後に長脚の径に合うようにワイヤーのループを一部切る（図 17.55）．逆に長脚が太い場合には，ピストンのループをフックの軸にかけて柄の方向に滑らせ，ループを少し開いておく（図 17.56）．

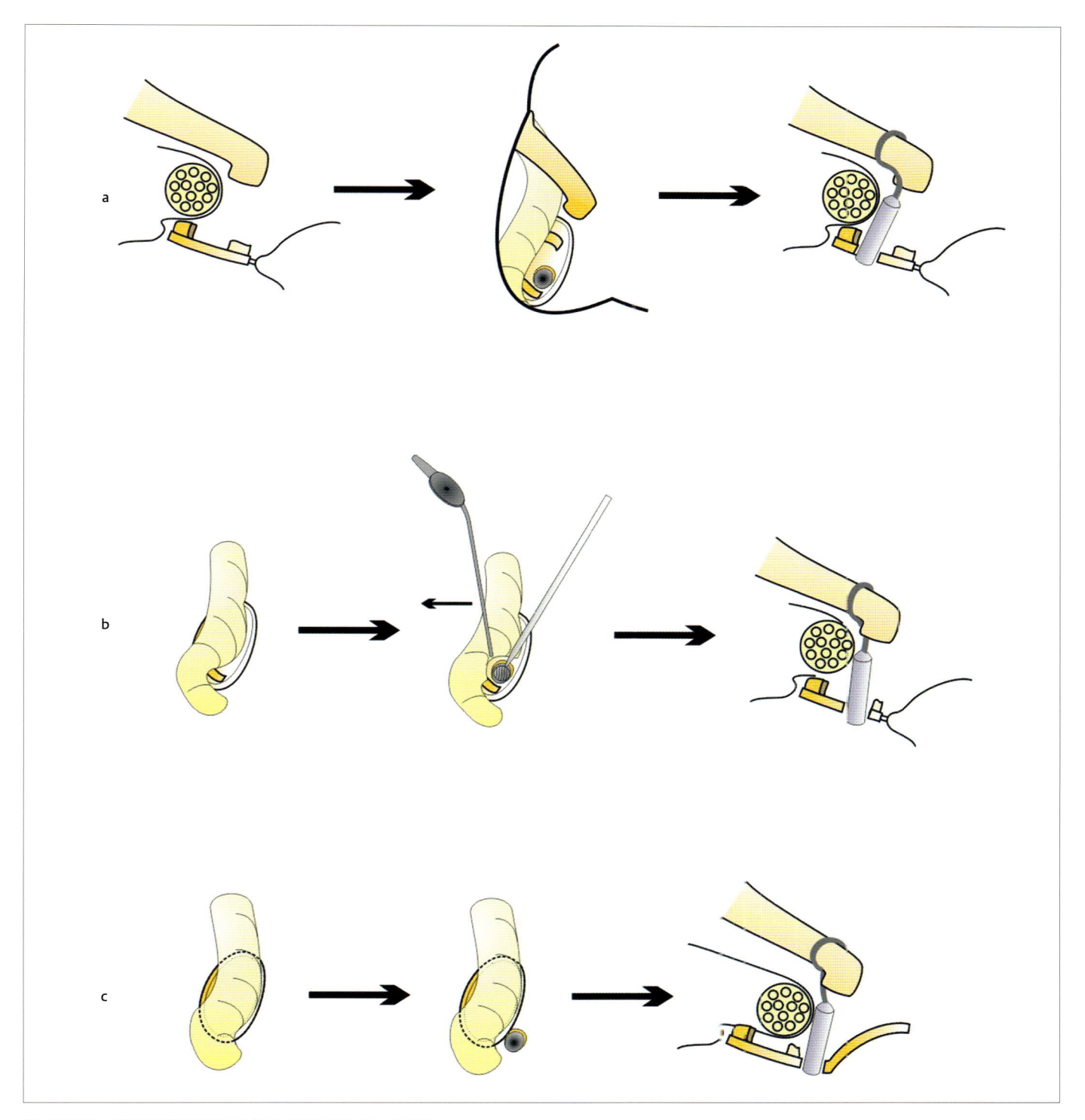

図 17.57　顔面神経が突出する場合の状況に応じた対処法

顔面神経の突出

　顔面神経が突出して底板への視野の邪魔になる場合がある．顔面神経が骨壁に覆われている場合には（図 17.57 a），卵円窓の下縁の岬角を OSSEOSTAP ドリルで削り，下方にスペースを作り，前庭開窓を岬角に近い下方に行う．このとき底板を囲む輪状靱帯を傷つけないように注意する．顔面神経と接触しないようにピストンのワイヤーを曲げることもある．

　顔面神経が露出している場合には（図 17.57 b），神経を吸引管で軽く圧排し，できたスペースからドリルを入れて底板に開窓する．正円窓の下縁部に開窓する場合もある．このテクニックはそれぞれの器械を 1 つの手で扱うことになり，かなりの技術が要求される．

　ごく稀に，顔面神経が卵円窓の上に重なって完全に視野を遮っている場合がある（図 17.57 c）．そのような症例では卵円窓直下の岬角に開窓する．ただしこの手技は，高度に経験を積んだ術者しか行ってはならない．

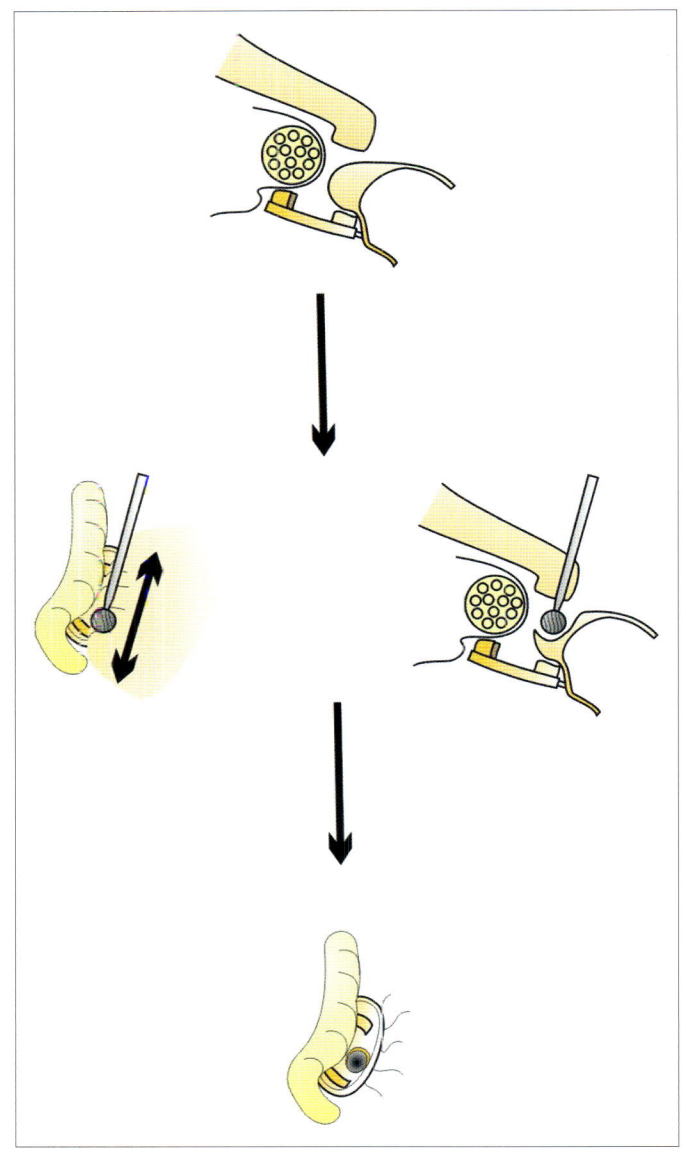

図 17.58　狭い卵円窓小窩への対処法

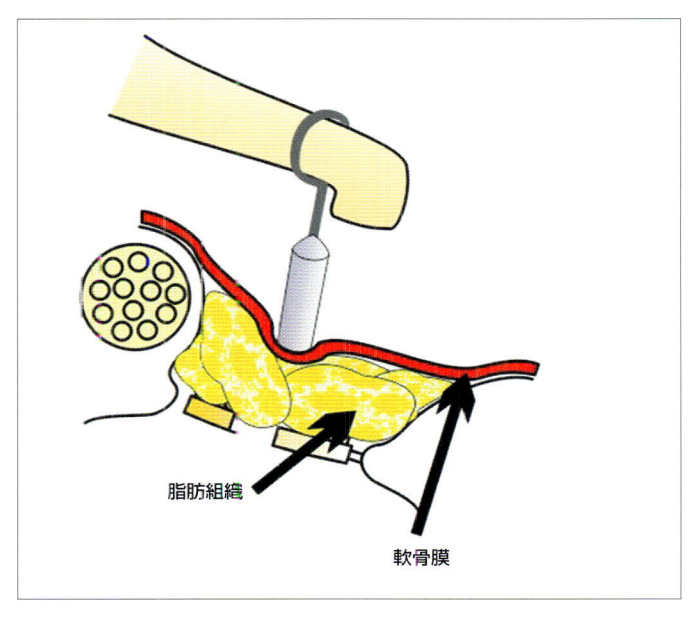

図 17.59　CSF gusher への対処法

狭小な卵円窓小窩（岬角の突出）

増殖性の耳硬化症症例や，稀に解剖学的なバリエーションとして，岬角の突出がアブミ骨底板への視野を妨げることがある（図 17.58）．そのような症例では，岬角から突出する骨を OSSEOSTAP ドリルで削除する．岬角の突出に顔面神経の突出が合併する場合があり，その場合にはスペースを作るために岬角側を先に処理し，必要な場合にのみ顔面神経側を処理する．

CSF gusher

底板を開窓した直後に脳脊髄液が噴出することがあり，CSF gusher と呼ばれる．脳脊髄液の噴出は，内耳の外リンパ腔が蝸牛軸の骨欠損によりくも膜下腔と連絡しているために起こると考えられ，内耳奇形の症例で起こることが多い．この状況は非常に稀だが，アブミ骨の先天性固着症例に前庭開窓を行った場合に遭遇することが考えられる．術前に CT で評価しておくと内耳奇形の存在が確認できる．

髄液を噴出させるのは頭蓋内圧であり，そのため十分な量の脳脊髄液が流れてしまうと停止する．CSF gusher が起こった場合には，停止するまで何分か待ち，噴出が止まったら術後骨導低下のリスクを下げるためにアブミ骨手術をあきらめる．耳垂に小切開を加えて脂肪組織を採取し，これで卵円窓をパッキングしてフィブリン接着剤で固定する．耳珠軟骨膜をその上から被せ，もう一度フィブリン接着剤で固定する．最後にアブミ骨手術のピストンをこれらの組織の上に立てて押さえるが（図 17.59），これらの手技を行ったとしても骨導は低下する場合がある．

CSF gusher とは異なり，症例によっては少量のリンパ液漏出が続くことがある．これはくも膜下腔と蝸牛をつなぐ蝸牛小管が広く開存している場合に起こり，通常と同じようにアブミ骨手術を終えることができるが，アブミ骨底板上には軟組織（大抵は軟骨膜）を敷いて漏出を止める．

アブミ骨動脈

胎生早期にアブミ骨動脈は内頸動脈から分枝し（図 17.60），通常は 7 週後には退縮するが，稀にアブミ骨底板前方にこの動脈が遺残している症例がある．この動脈が見られるのは 5,000〜10,000 人に 1 人であり，術中に底板上で前後脚の間で拍動する太い動脈として見つかる．

アブミ骨動脈は顔面神経表面を横切る場合と内側に潜り込む場合がある（図 17.61）．近傍の動脈網からの枝がしばしば底板を垂直に横切ってアブミ骨動脈と混同されやすいが，これはバイポーラーではるかに容易に処理できる．

アブミ骨動脈を傷つけると大量の出血を起こす．動脈が底板前方を横切り，底板後方に前庭に開窓するスペースがあれば，注意しながら開窓孔を作製する（図 17.62 a）．スペースがない場合には，動脈の上下端ともにバイポーラーで慎重に焼灼してから前庭に開窓する（図 17.62 b, c）．

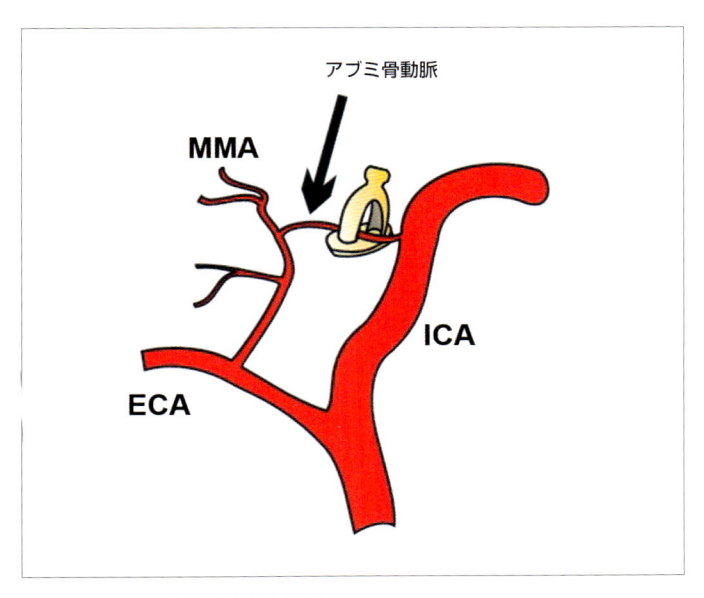

図 17.60　アブミ骨動脈の解剖

ECA　外頸動脈
ICA　内頸動脈
MMA　中硬膜動脈

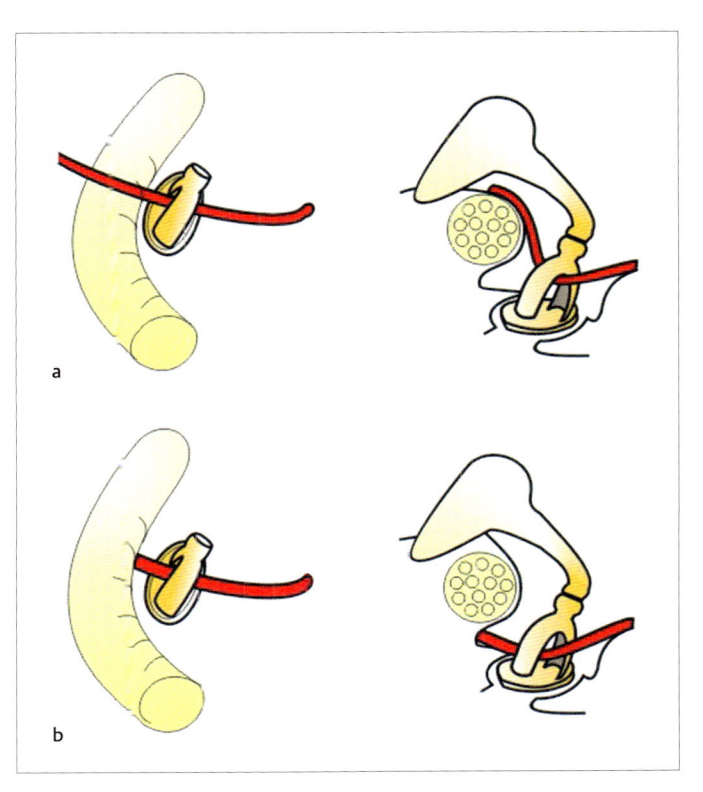

図 17.61　顔面神経とアブミ骨動脈の位置関係
a　動脈が神経の外側を走行する.
b　動脈が神経の内側に入り込む.

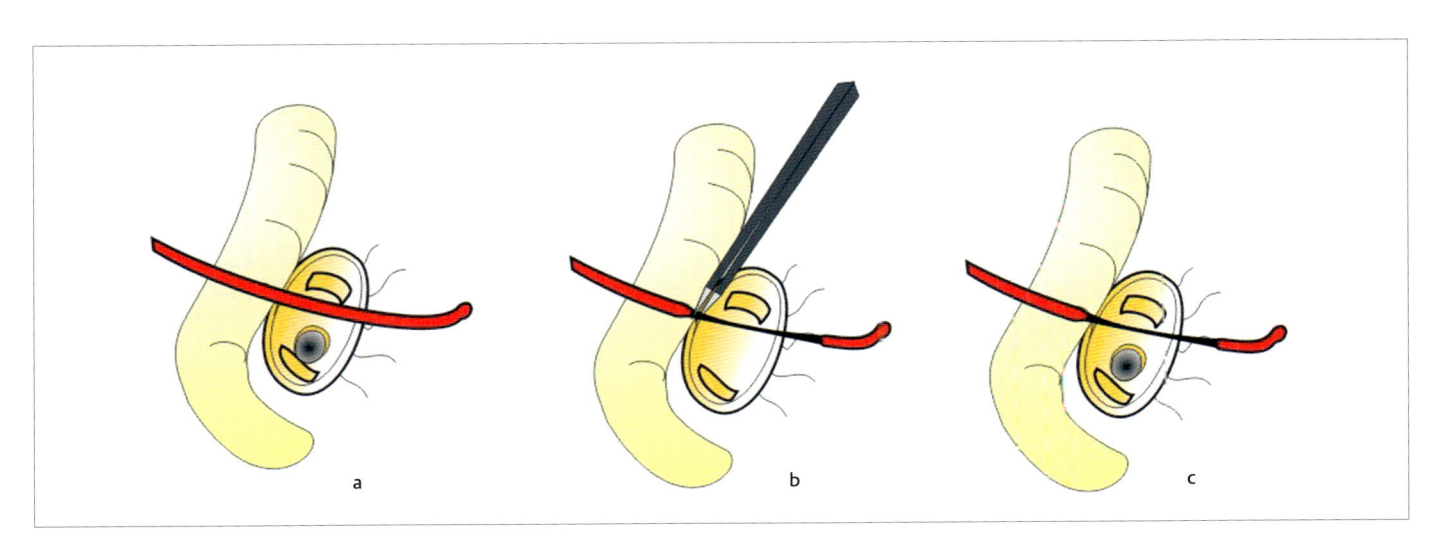

図 17.62　アブミ骨動脈への対処法
a　アブミ骨動脈を避けて前庭開窓する.
b　バイポーラーで焼灼する.
c　完全焼灼後に前庭開窓する.

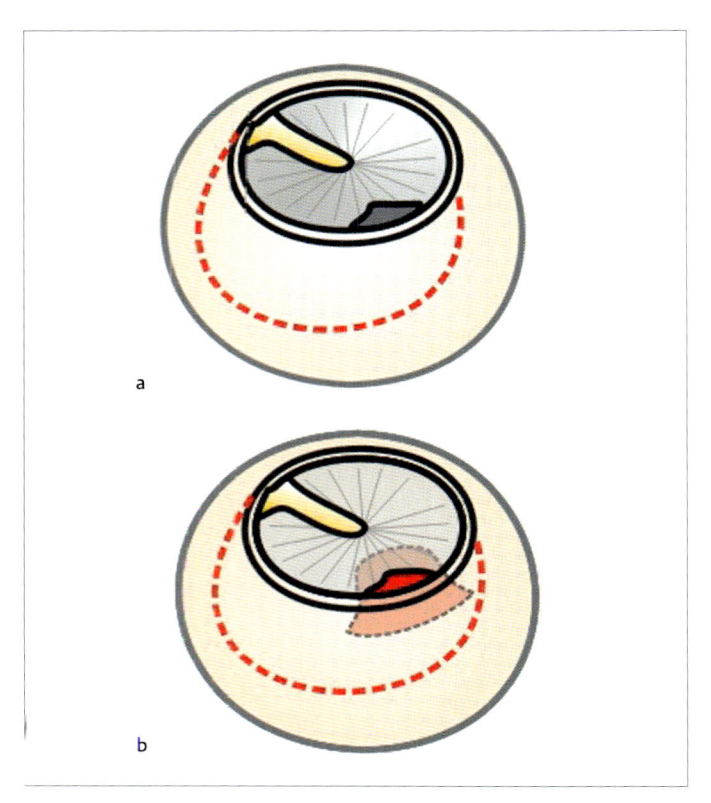

図 17.63　術中に生じた鼓膜小穿孔への対処法（破線は皮膚切開線を示す）
a　鼓膜の小穿孔
b　筋膜か軟骨膜をアンダーレイする．

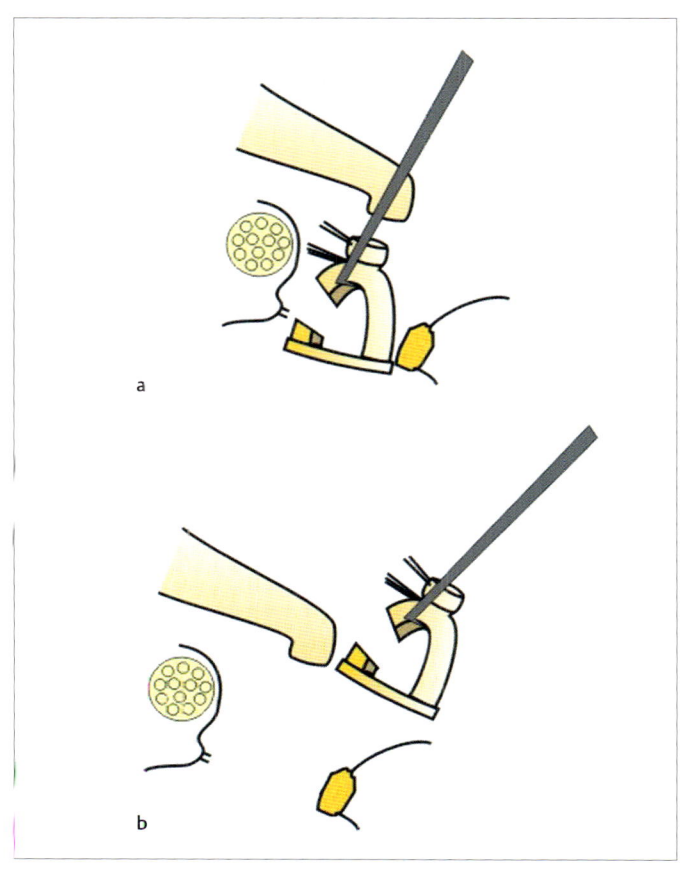

図 17.64　アブミ骨浮動化への対処法

■ 手術損傷

鼓膜の穿孔

　アブミ骨手術で意図せず鼓膜に孔をあけてしまうことがあり，特に鼓膜-外耳道皮弁を下壁近くで持ち上げるときに起こりやすい．鼓膜後下象限では後壁の突出により視野が悪く，皮膚はより薄いため，特別な注意が必要である．極めて小さな穿孔であれば，穿孔内側にゼルフォームを置くことで閉鎖できる．2～3 mm の小穿孔であれば，筋膜小片か耳珠軟骨膜をアンダーレイして内側をゼルフォームで支持すれば閉鎖できる（図 17.63）．穿孔が 3 mm を超える場合には，術者の経験が浅ければ当面の処置としては鼓膜形成のみを行い，前庭開窓は第 2 期手術まで延期する．

ツチ-キヌタ関節の脱臼

　この状況はキヌタ-アブミ関節を離断する場合やアブミ骨の脚切断，ピストンの留置時に起こる．それぞれの処置でキヌタ骨長脚に過剰な力が加わらないように細心の注意を払わなくてはならない．アブミ骨上部構造を除去した後のキヌタ骨には内側の支持がなく，ピストンを留置する場合には特に注意が必要である．ツチ-キヌタ関節が脱臼した場合には，キヌタ骨を除去し，既に述べたようにピストンをアブミ骨底板とツチ骨柄の間に入れる（「耳小骨連鎖の固着」を参照➡ 498 頁）．

アブミ骨の浮動化，底板骨折，底板の浮動化

　キヌタ-アブミ関節の離断，アブミ骨前後脚の切断，前庭開窓，ピストン留置などいくつかのステップで底板が障害される．アブミ骨底板が上部構造のある状態で可動化した場合（図 17.64，アブミ骨の浮動化），アブミ骨をフックで除去する．アブミ骨底板が折れた場合には（図 17.65 a），微細なフックを骨折線の後下部に挿入し，底板後半部を慎重に外側に引き出して除去する（図 17.65 b）．フックを無理に挿入しようとしてはならない．底板が内側に落ち込み，前庭深く落ちてしまう危険がある．底板後半部の除去で以下の操作に十分な大きさの開窓ができない場合には，底板前半部も除去する．上部構造のない底板が浮動化した場合には（図 17.66，floating footplate），岬角と輪状靱帯の間の卵円窓辺縁部に小さな孔をあけ，ここから小さなフックを底板内側まで挿入し，フックを外側に引き上げて底板を除去する．

　卵円窓にあいた開窓部は耳珠軟骨膜で閉鎖し，ピストンないしは形成キヌタ骨をその上に乗せることで伝音系を再建する（図 17.65 c）．

　損傷されたアブミ骨の処理は経験の浅い術者には難しいため，経験を積んだ術者に患者を送るのが最善の選択である．その場合には，卵円窓を血液か生理食塩水に浸したゼルフォームで閉鎖しなければならない．次の手術は経験を積んだ術者がより少ないリスクで行ってくれるはずである．

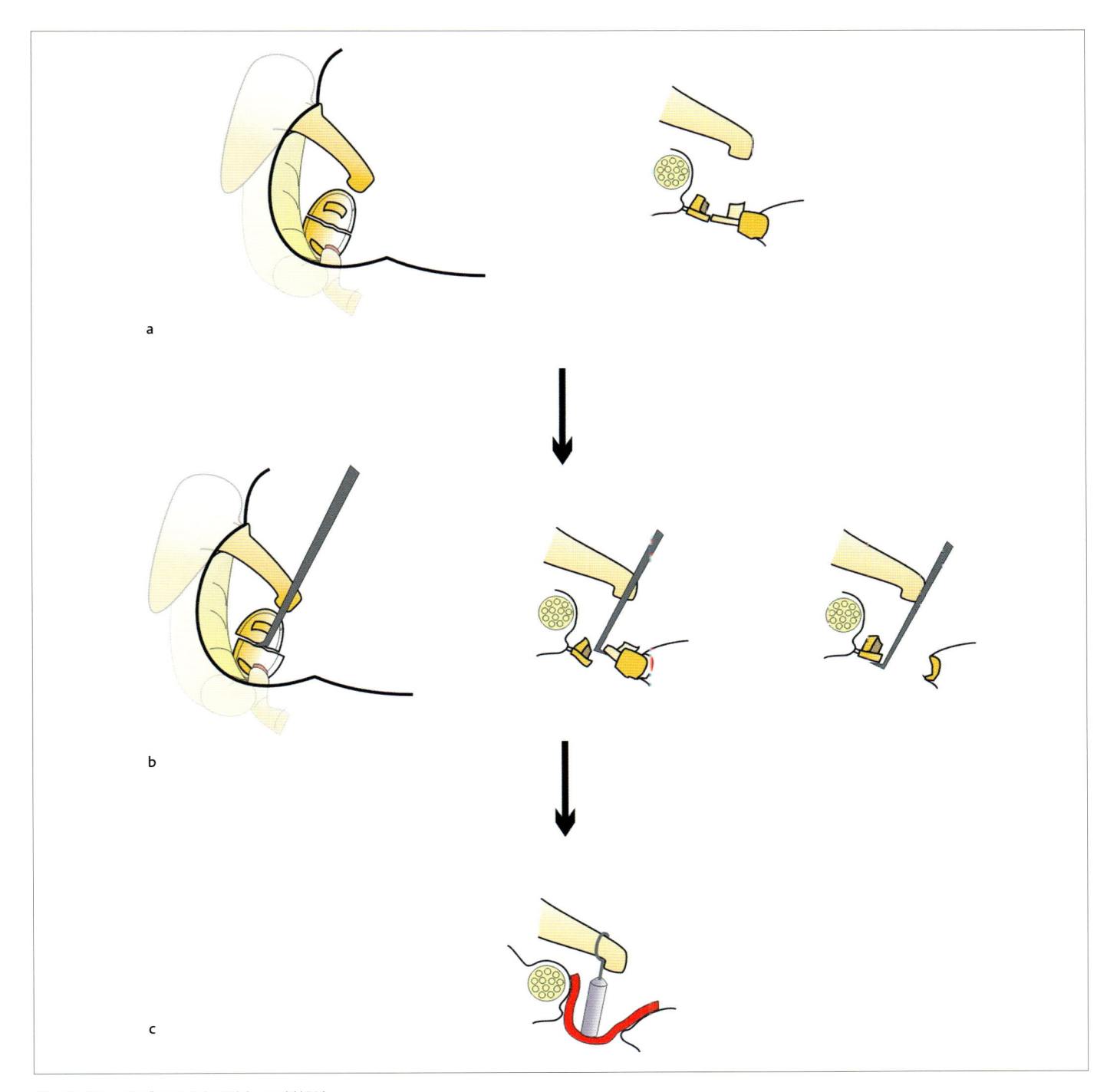

アブミ骨手術で遭遇する問題と解決法　505

図 17.65　アブミ骨底板骨折への対処法

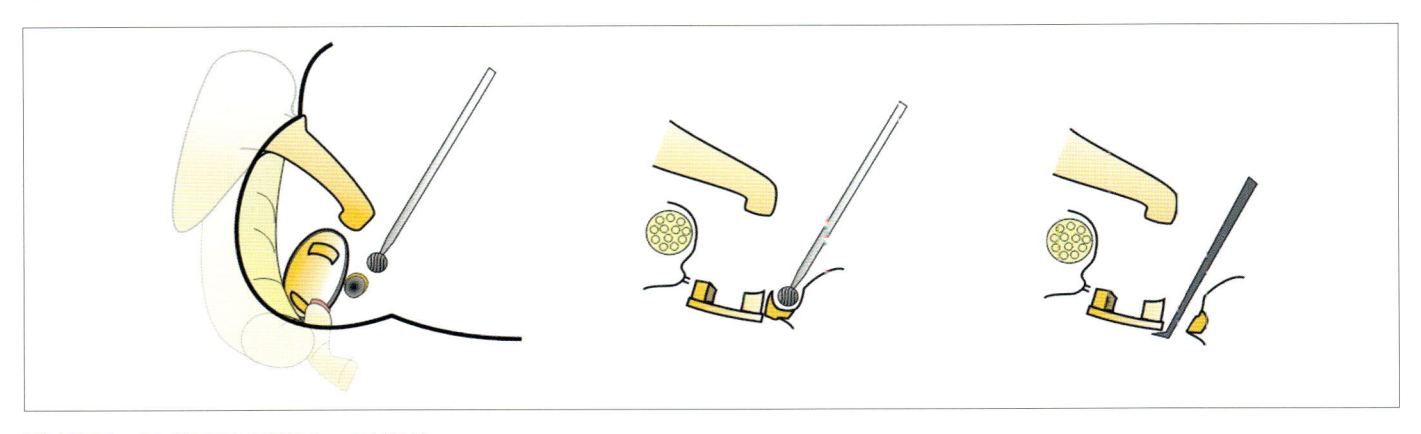

図 17.66　アブミ骨底板浮動化への対処法

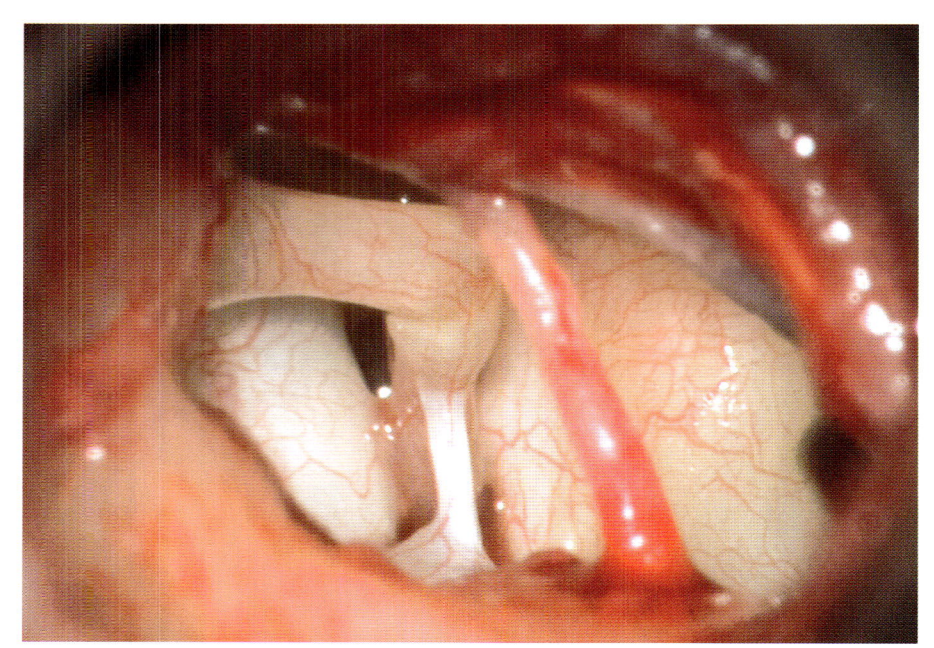

■ 症例 17.5　顔面神経の突出（右耳）

図 17.5-1　鼓膜-外耳道皮弁を挙上して上鼓室を小さく開放し，アブミ骨周辺を明視下に置く．鼓索神経は剥離して下方に移動してある．骨壁を欠いた顔面神経がアブミ骨後脚と接しており，この神経によって卵円窓への視野は妨げられている．

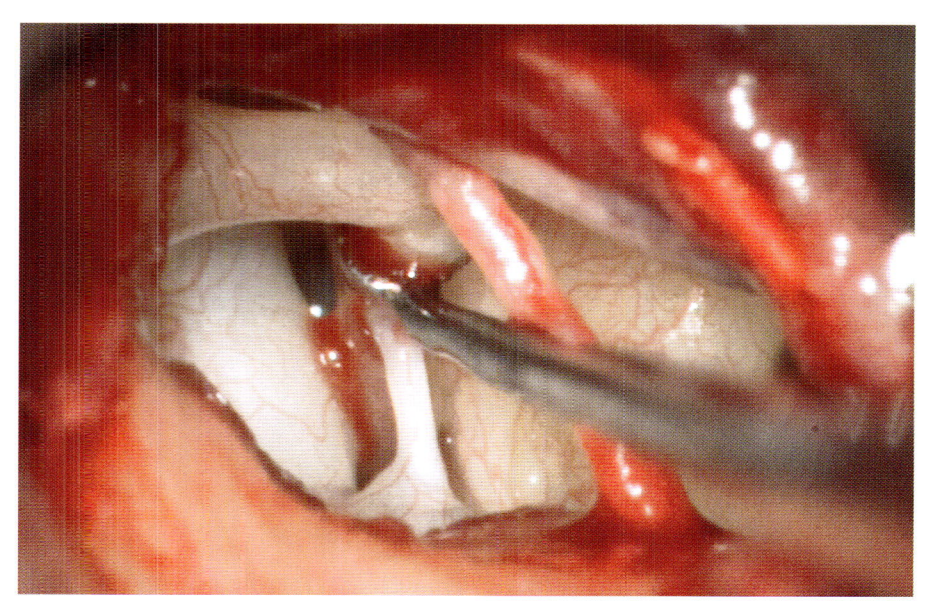

図 17.5-2　微細剥離子を使ってキヌタ-アブミ関節を不完全に離断する．

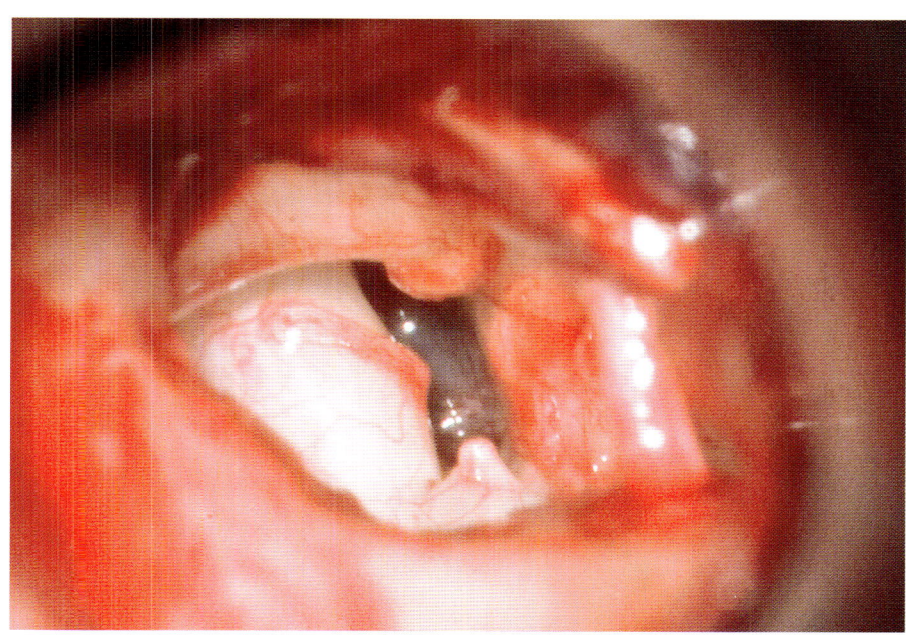

図 17.5-3　アブミ骨底板への視野が制限されており，視野を最大限よくするために上部構造を除去する作業を先に終えている．顔面神経が突出しているため，アブミ骨底板上縁は見えないことに注目してほしい．

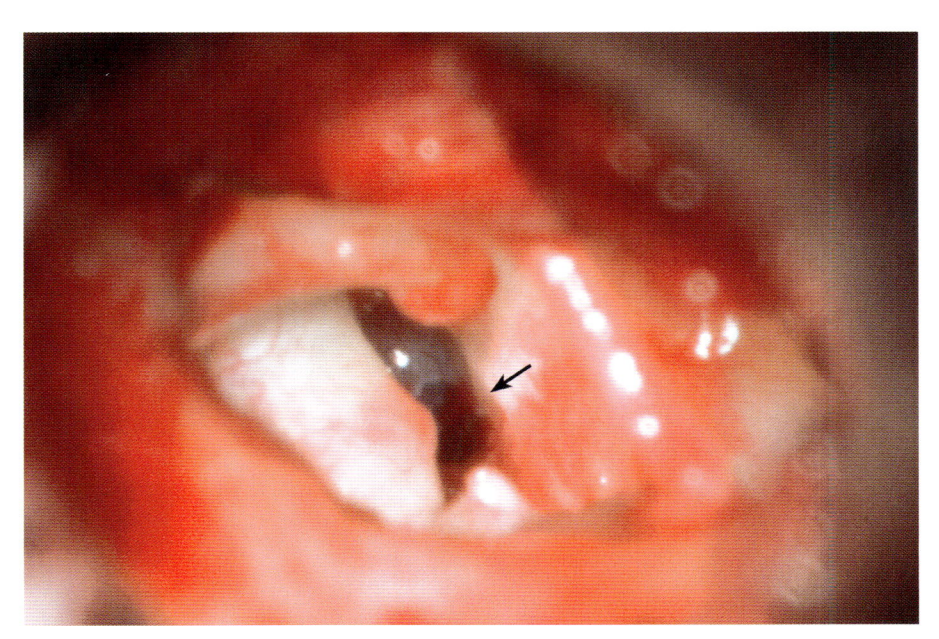

アブミ骨手術で遭遇する問題と解決法　507

図 17.5-4　ドリルを使って前庭開窓孔（矢印）を作製する．本症例においては底板を支持する上部構造がないため，開窓中に底板を割ったり浮動化したりしないよう，極めて慎重に作業を進める必要がある．

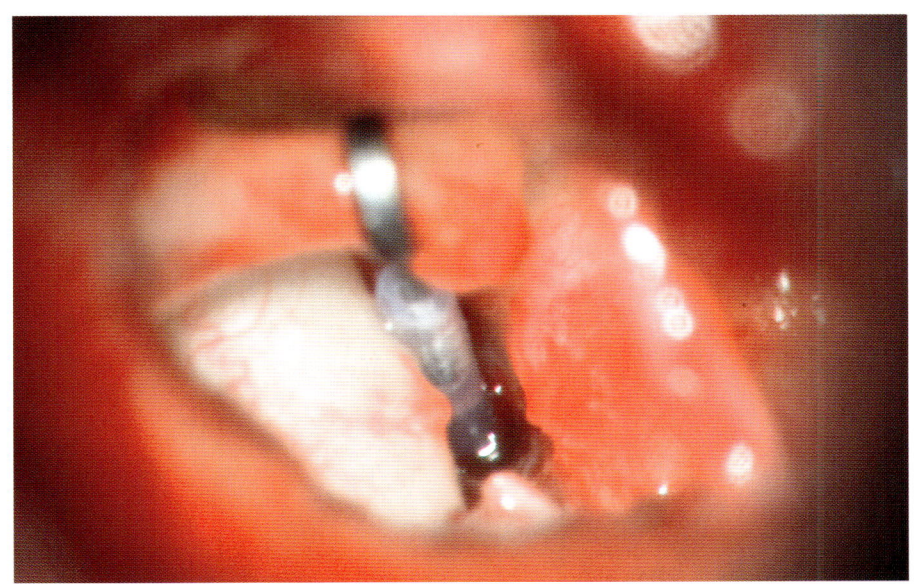

図 17.5-5　ピストンを留置してキヌタ骨長脚に固定する．ピストンは顔面神経と接している．

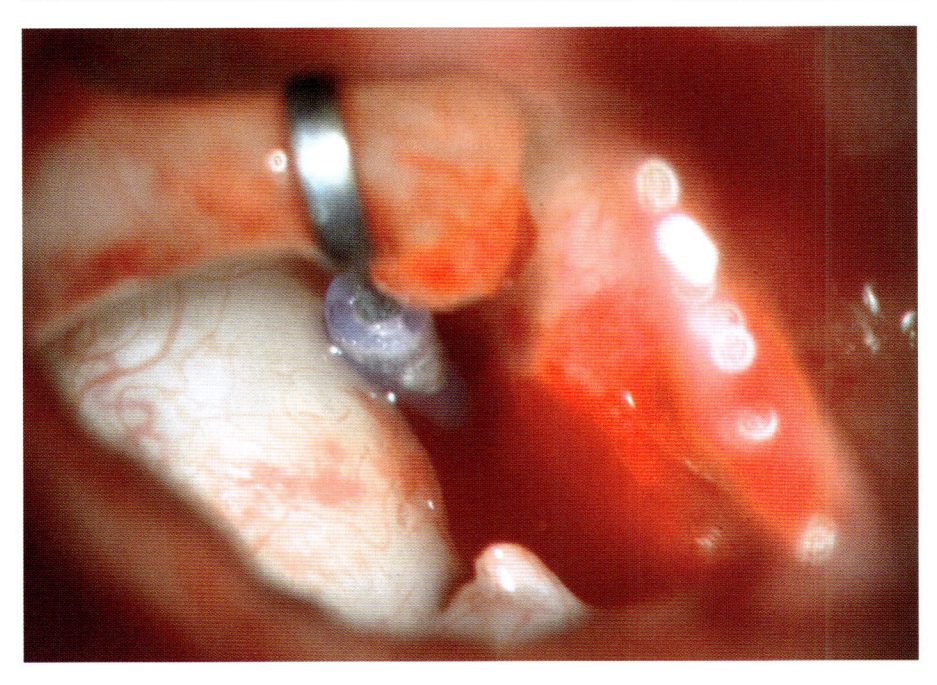

図 17.5-6　卵円窓を周囲の構造からの血液で満たす．

508　第 17 章　アブミ骨手術

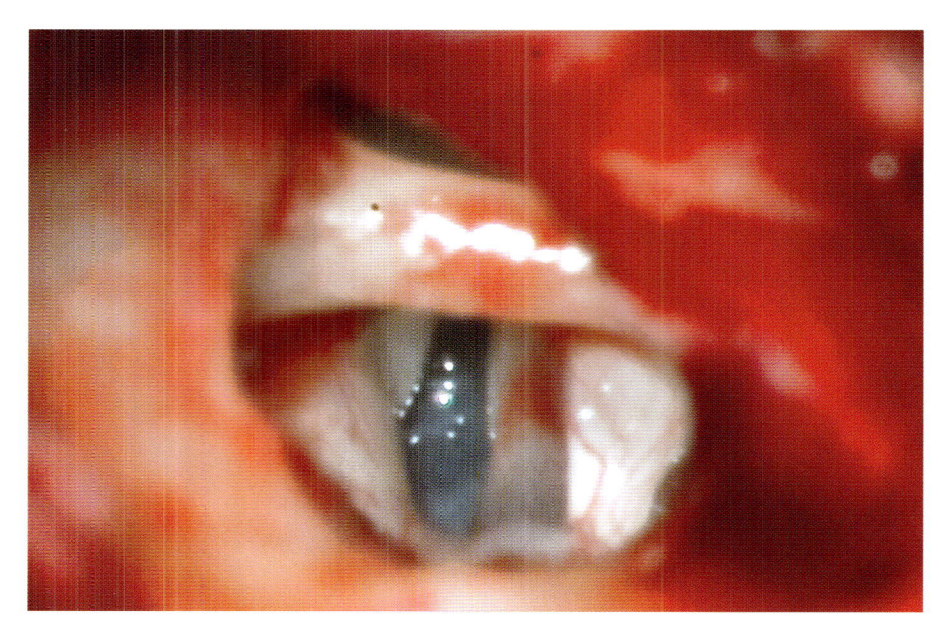

■ 症例 17.6　狭小な卵円窓小窩（右耳）

図 17.6-1　非常に狭い卵円窓小窩への前庭開窓術症例である．上方から露出した顔面神経が突出し，卵円窓小窩はさらに狭くなっている．

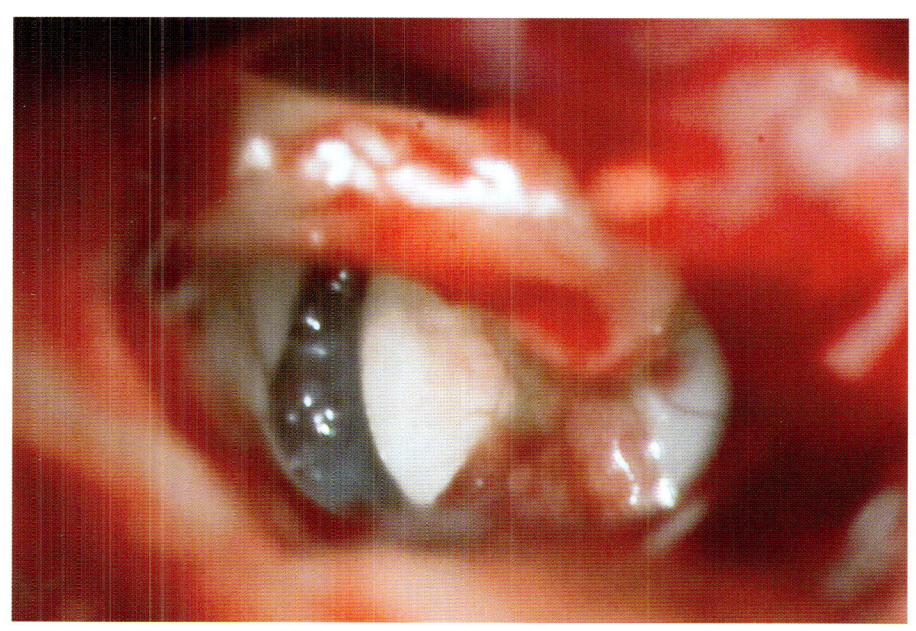

図 17.6-2　卵円窓小窩は岬角上の耳硬化症病変によって下方からも狭められている．顔面神経と耳硬化症病変の間の狭い隙間から，耳硬化症病変に覆われたアブミ骨底板を見ることができる．この段階で前庭に開窓することは現実的ではない．岬角側で骨を削開するため，上部構造は完全に摘出する．

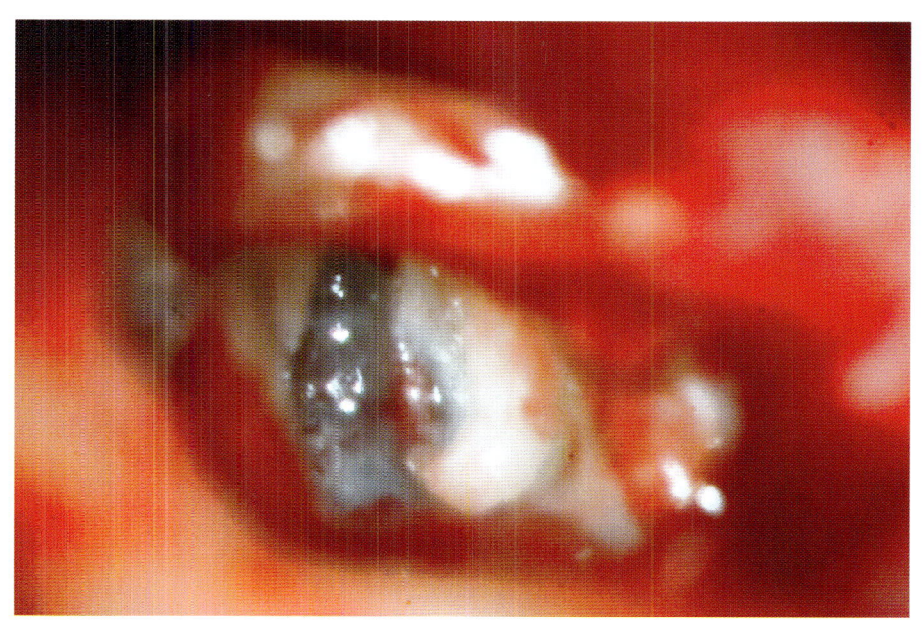

図 17.6-3　岬角上の耳硬化症病変を削除して前庭開窓のためのスペースを作る．

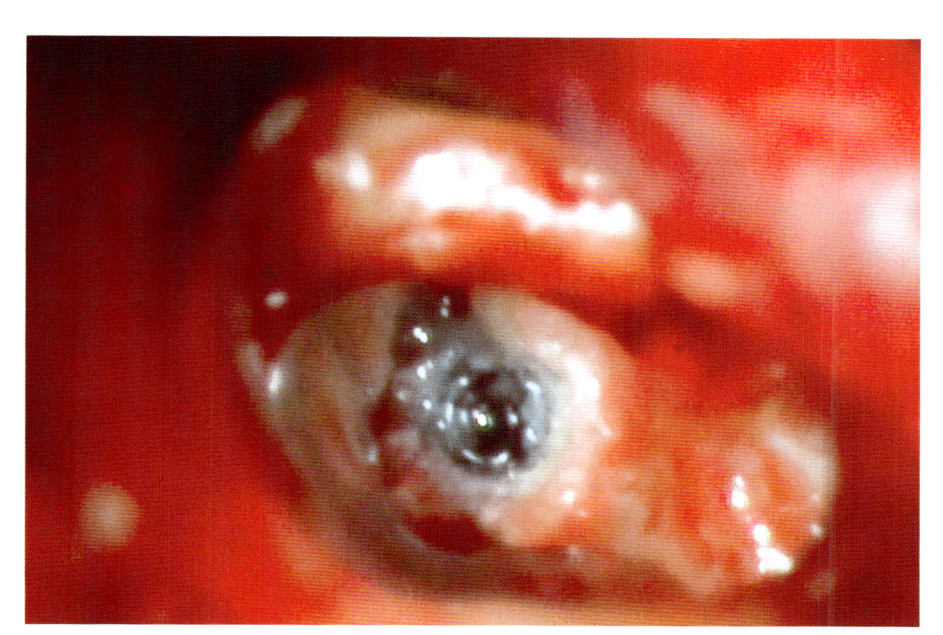

アブミ骨手術で遭遇する問題と解決法　509

図 17.6-4　十分に底板が見えるようになってから前庭に開窓する.

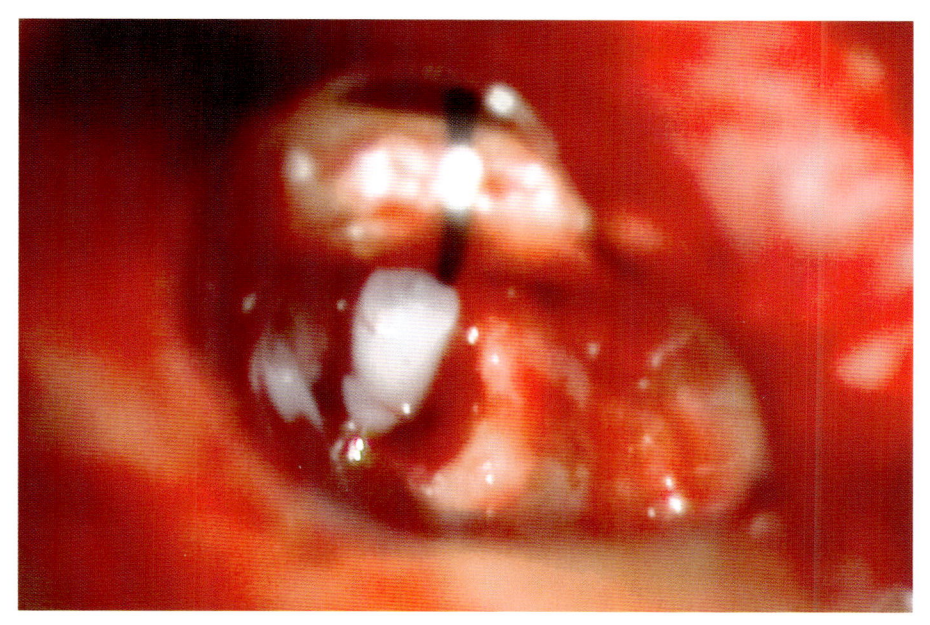

図 17.6-5　ピストンを挿入し，ワイヤーを締める．卵円窓小窩は血液で満たす．

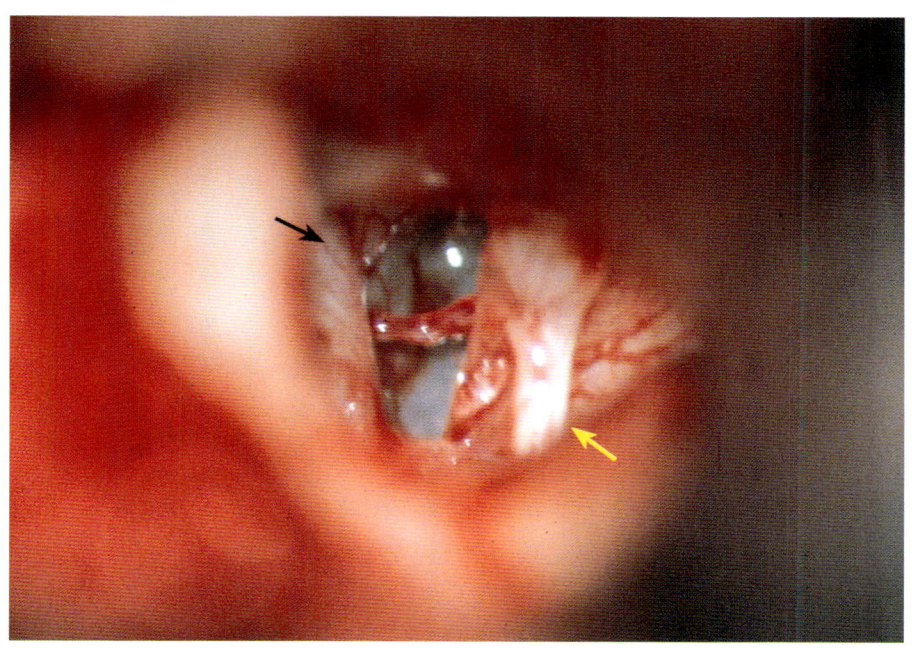

■ 症例 17．7　アブミ骨動脈（右耳）

図 17.7-1　アブミ骨動脈がアブミ骨前後脚の間で底板上を走行している．顔面神経（黒矢印）とアブミ骨筋腱（黄矢印）を見ることができる．

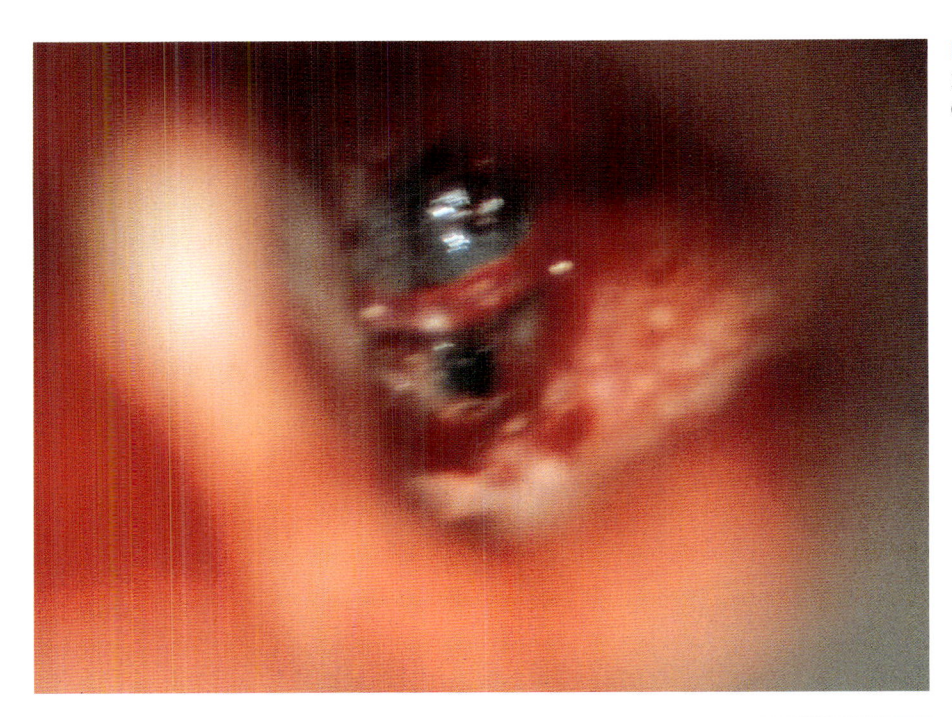

図17.7-2 動脈を損傷しないように注意しながらアブミ骨底板後方1/3で前庭に開窓し，その後に上部構造を除去する．

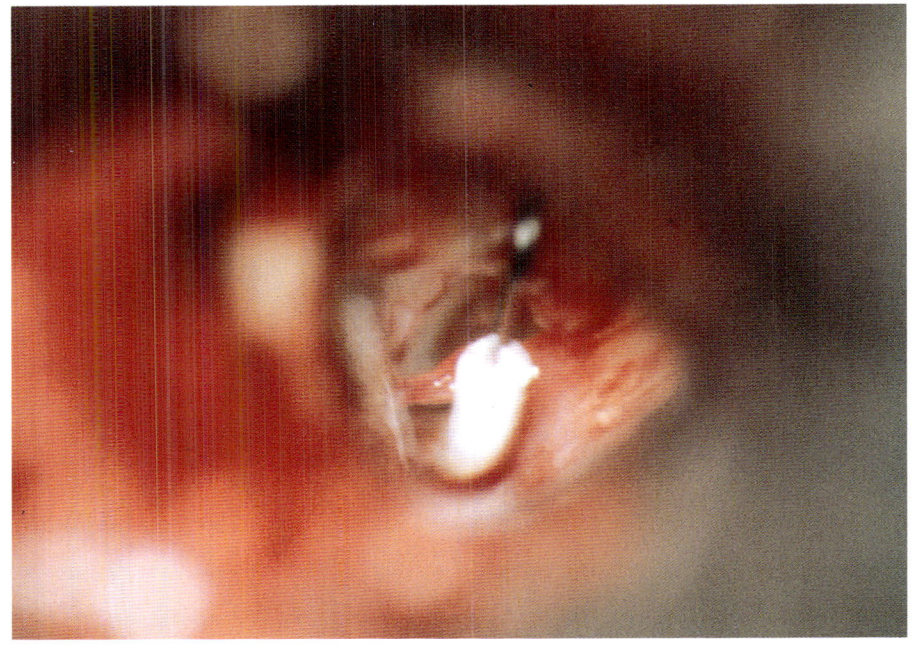

図17.7-3 ピストンを動脈の後方に留置する．

■ アブミ骨手術のヒントと落とし穴

- 患者の問題は伝音難聴であり，われわれはそれを解決するために手術をすることを常に思い出すことが大切である．患者の悩みの大部分は補聴器をつけるだけで解決する．一方，この手術が失敗すると本来避けるべき聾となる可能性がある．
- 聾となった耳の多くは，煩わしいめまいと悩ましい耳鳴を合併する．
- これらの重大な合併症は技術的な誤りと経験の浅さの結果である．
- 何らかの危険や予期しない困難な状況に遭遇した場合には，手技を中断し，創を閉じて経験豊富な術者に患者を送るべきである．
- キャリアの初期からアブミ骨手術を行ってはならない．
- 時々しか手術をしないのであれば，アブミ骨手術はするべきではない．
- 唯一聴耳にアブミ骨手術は決してしてはならない．
- 術中に急いではならない．経験に応じて十分な時間をとることが大切である．
- 聴力の悪い耳から手術することが肝要である．
- もし聴力検査で両側とも同じ聴力なら，患者の主観的な評価に従う．最初に患者が悪いと感じる耳から手術する．
- 対側耳は最初のアブミ骨手術がうまくいってから1年おいて手術する．
- もし避けられるのであれば，小児にアブミ骨手術は行わな

い．アブミ骨手術が必要な場合は，たとえ長い期間があいていても両側を手術してはならない．
- 外耳道に感染がある場合には手術をしてはならない．
- 耳管機能に問題があれば手術してはならない．
- 鼓膜に穿孔があれば前庭を開窓してはならない．
- 局所麻酔を使うことを勧める．局所麻酔は全身麻酔と比較して大きな長所がある．もし内耳を障害しそうなときは警告のサインが出る．そして術中にピストンの位置が適切であるかどうか評価が可能である．
- 局所麻酔で行えば日帰り手術も可能である．
- 外骨腫が鼓膜後方への視野を妨げる場合には，分割手術とするほうがよい．
- アブミ骨摘出（全摘ないし部分摘出）よりもはるかに内耳を損傷するリスクが少ない前庭開窓術のほうが好ましい．
- 卵形囊の損傷を避けるには，アブミ骨底板前方ないし上方を除去しないようにする．
- 前庭開窓部を直接吸引してはならない．
- ピストンが適切に働くには適切な長さであることが必要である．ピストンを前庭に届かせるには，アブミ骨底板とキヌタ骨長脚外側面の距離に 0.5 mm 加える．閉塞性耳硬化症に対しては別の配慮が必要となる．
- 閉塞性耳硬化症では，洗浄と吸引を繰り返しながら OSSEOSTAP ドリルのダイヤモンドバーで正円窓をゆっくりと皿状に削る．底板が青くなったら，最後の骨をドリルで穿通する．
- アブミ骨手術に欠かせない道具は，異なる種類（カッティングとダイヤモンド）とサイズのバーと OSSEOSTAP ドリルである．このドリルは，前庭開窓や前後脚の切断など正円窓周囲のさまざまな骨削除で使うことができる．
- 正しく使えば，手もみドリルよりモーターで回すドリルのほうが，術者は底板を貫通する状況に関して多くの情報を得ることができる．
- 可能であれば，ほかのどの処置を行うより前に前庭を開窓する．
- 上部構造の処置をする前に前庭を開窓するには，顔面神経とアブミ骨後脚の間にドリル先端部が見えるくらい十分に大きな距離がある必要がある．もしこの距離がそこまで大きくなければ，前庭に開窓する前に上部構造に処置を加える必要がある．
- 大部分の症例で，後脚を切断すると前庭を開窓する十分なスペースができる．
- 前庭開窓孔をあける最も安全な位置は，アブミ骨底板の後方 1/3 である．
- アブミ骨前後脚を切断する前にキヌタ-アブミ関節を部分的に離断しておく．
- ピストンは 1 つの動作で内側が前庭開窓孔に入り，外側がキヌタ骨長脚に掛かるようにして挿入する．ピストンを自閉式鉗子とおおむね 150°の角度で持つとこの操作ができる．
- われわれのピストンはワイヤーが平たく作られており，しっかりと固定しながら長脚に加わる圧を減らし，キヌタ骨長脚が破壊される可能性が小さくなる．
- ピストンのループはキヌタ骨長脚上で十分に締めなくてはならない．
- 卵円窓の開窓部は，前庭開窓術の場合には血液で，アブミ骨摘出の場合には結合織で閉じなければならない．
- ピストンのループを適切な位置できちんと締めることが，遅発性のキヌタ骨長脚破壊を避ける秘訣である．

アブミ骨手術の再手術

アブミ骨手術後に伝音障害が改善しないか悪化する場合や，めまい発作などの前庭症状を訴える場合には，再手術の適応となる．失敗は原因部位の局在から 2 つのグループに分けることができる．

● 外側の原因：卵円窓から離れた部位に原因がある
- 耳小骨連鎖の固着
- キヌタ骨の脱臼
- キヌタ骨の破壊
- ピストンの位置異常
- ピストンの長さが不適切
- 鼓膜穿孔
- 鼓膜陥凹とピストンの不完全排出

● 内側の原因：卵円窓周辺に原因がある
- 新たな耳硬化症病変による卵円窓閉鎖
- 外リンパ瘻
- 前方すぎる前庭開窓
- アブミ骨摘出後の卵円窓膜浅在化
- ピストンのはずれと前庭開窓部の膜の浅在化
- アブミ骨摘出術後の卵円窓膜移動によるワイヤー変位

それぞれの症例が失敗した原因は ほとんどの症例でこれらのうちの 1 つ，ないしはその組み合わせに帰することができる．一部の再手術症例では失敗の明らかな原因が見つからず，単純に前庭開窓孔を作り直してピストンを留置すると聴力が改善する場合がある．一般的に失敗の原因が外側にある場合は，内側にある場合よりも再手術の成績は良好である．

アブミ骨手術の再手術では解剖が乱されており，初回手術とは別の次元の技術と経験を必要とする．鼓膜-外耳道皮弁は薄くなり，キヌタ骨長脚やピストンと癒着していることもある．癒着のない症例でも鼓膜-外耳道皮弁は薄く変化しており，特に上鼓室開放部に陥凹があると極めて破れやすくなっているため，剝離は慎重に行う必要がある．このような症例で鼓室に入るには，内側の構造から鋭的に剝離しなければならない．再手術ではツチ骨やキヌタ骨も正常ではないことがある．ツチ-キヌタ関節の脱臼，ツチ骨やキヌタ骨の固着，キヌタ骨長脚の破壊は手術失敗の原因となる．そのよう

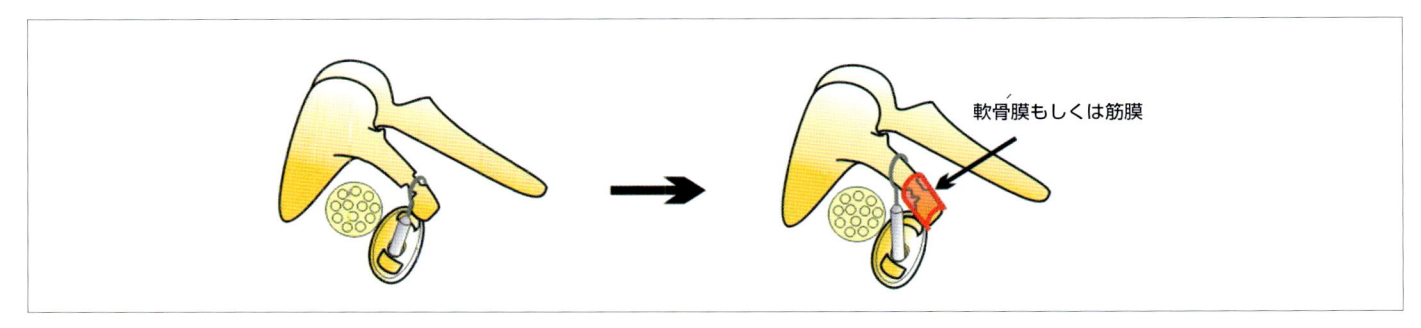

図 17.67　キヌタ骨長脚の軽度の骨破壊

な症例の多くはキヌタ長脚にピストンを掛けることができないため，キヌタ骨をバイパスする手技が必要となる．

　前回の手術がアブミ骨摘出であれば，卵円窓の上に乗った軟部組織や症例によっては新たに形成された耳硬化症病変が卵円窓への視野を妨げていることがある．そのような症例では，卵円窓底部の位置や必要となるピストンの長さは明確ではない．卵円窓の軟部組織が内耳に癒着し，除去することで不可逆性の内耳障害を起こすこともあり得る．

　術後に失敗の原因となった単一の部位を確定するのは困難である．再手術で内耳障害のリスクを小さくするには，手術を局所麻酔下に行うことが極めて重要である．局所麻酔下であれば，内耳障害を起こすような操作を行うと術者は警告となる徴候を知ることができる．失敗を修正する手技を選ぶには，前回手術の種類と失敗の原因を知ることが欠かせない．鼓膜-外耳道皮弁を丁寧に挙上して視野を妨げる瘢痕組織を除去したら，前回留置されたピストンと耳小骨の状態を注意深く評価することが肝要である．

　以下にアブミ骨手術が失敗する原因を記述する．失敗の原因が一つとは限らないことを強調しておく．再手術では複数の問題点を修正することもある．最も熟練した術者であっても，再手術の結果は初回手術に劣る．われわれの前庭開窓術の成功率は初回手術で95%である．再手術では55%の患者で気骨導差が減少したが，42%では改善が見られず，3%の患者は悪化した．大多数の失敗は予防可能であり，初回手術の重要性が強調されるべきであろう．

■ 耳小骨連鎖のトラブル

連鎖の固着

　この状況は複数回の再手術を受けている症例にも見られる．固着がアブミ骨手術後に起こることは稀であり，ほとんどが初回手術前に存在した固着を見逃した症例である．アブミ骨手術で小さく上鼓室を開放したら，すべての症例で耳小骨の状態を評価する必要があることを銘記してほしい．ピストンを除去した後は初回手術と同様の手技で処理する（「耳小骨連鎖の固着」を参照 ➡ 498 頁）．

キヌタ骨の脱臼

　キヌタ骨の脱臼はアブミ骨手術のさまざまな段階で起こり得る．ツチ-キヌタ関節に危険が及ぶ操作は，上鼓室開放，キヌタ-アブミ関節の離断，ピストンの導入，ループの締め付けなどであり，この関節が脱臼すると鼓膜とピストンが連動しない．再手術でツチ骨柄にそっと触れてキヌタ骨の動きをチェックし，全く動かなければツチ-キヌタ関節の完全脱臼は明白である．動きが少ないと感じたときは，キヌタ骨長脚に軽く触れる．ツチ骨柄と比較して動きすぎる場合には，不完全脱臼である．その場合にはキヌタ骨を摘出し，アブミ骨底板とツチ骨柄の間にピストンを留置する（「ツチ-キヌタ関節の脱臼」を参照 ➡ 504 頁）．

キヌタ骨の破壊

　ループを不適切に締めるとキヌタ骨長脚の骨破壊の原因となり，遅発性に聴力が低下する．ごくわずかな壊死の場合にはピストンを摘出し，前庭開窓の後に新たなピストンを留置し直すとよい．

❶ 軽度の破壊

　キヌタ骨長脚の軽度の骨破壊であれば，ピストンを長脚上方に掛け直す（図 17.67）．ワイヤーのループを拡大し，長脚上方の太さに合わせる場合もある．ピストンを上方に若干倒す場合もあるが，卵円窓上縁の突出や顔面神経のため，適切な位置にできないことも多い．そのような場合には，顔面神経に触れないようにピストンのワイヤーを曲げ（「解剖学的バリエーション」を参照 ➡ 500 頁），ピストンを底板と垂直に立てる．キヌタ骨長脚はループの固定を確実にするために軟骨膜で覆う．

❷ 中〜高度の破壊

　中等度以上の長脚の破壊では，しばしばキヌタ骨をバイパスする手技が必要となる（図 17.68）．以下の操作の視野を妨げる場合には，キヌタ骨長脚を切断する．キヌタ骨体部は耳小骨連鎖固着の場合と異なり，ツチ骨の安定のためにその場に残す．われわれの経験では，キヌタ骨を除去するよりもその場に残したほうが術後聴力ははるかによい．また，キヌタ

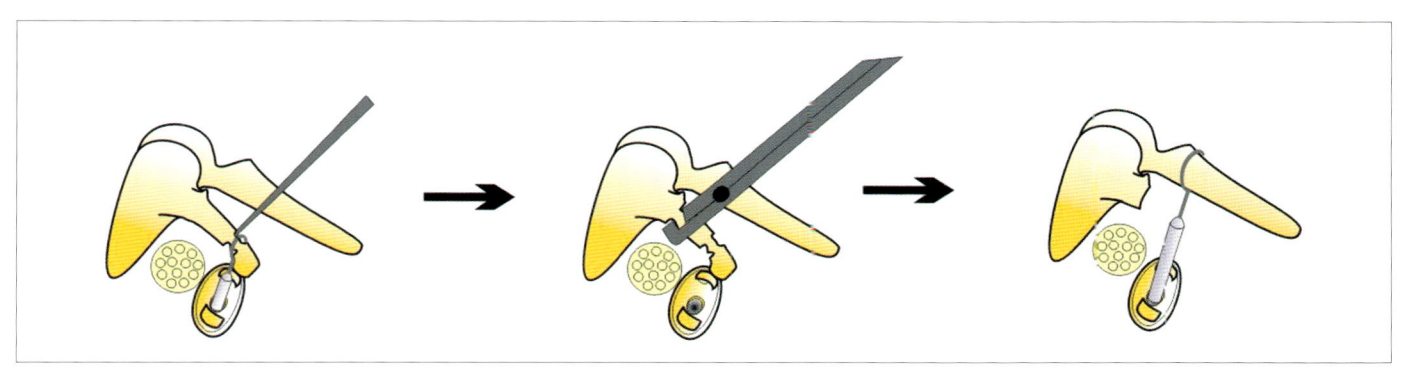

図 17.68　キヌタ骨長脚の中～高度の骨破壊

骨を除去してしまうと骨導聴力が悪化することがあり，これは不安定なピストンが前庭を障害するためと考えられる．ツチ骨柄の骨膜切開，ツチ骨柄からの鼓膜剥離，ピストン留置などの手技は，連鎖の固着の場合と同様である（「耳小骨連鎖の固着」を参照➡498頁）．手術の結果はキヌタ骨が正常な場合より劣る．

■ ピストンに関するトラブル

ピストンの前方移動

これはアブミ骨摘出後に起こる最も多い失敗の原因である．アブミ骨摘出後に形成される新たな卵円窓膜はしばしば前方へと移動する．ピストンの移動はさまざまな程度の長脚の破壊を伴い，これが伝音障害の原因となる（図 17.69）．

この状況ではピストンが前庭と癒着している可能性があり，ピストンの除去は危険を伴う．新生卵円窓膜を破ると骨導の低下をきたすことがある．ワイヤーに軽く触れてみて，新生膜への固定の状態を評価する．ワイヤーが非常に緩くしか結合しておらず，患者が前庭症状を全く訴えない場合にのみ，ワイヤーを除去してよい．それ以外の場合には，剪刀でピストンを切断し，近位端はそのまま残す．新生卵円窓膜の後方1/3に細い針かOSSEOSTAPドリルを使って新たな前庭開窓孔を作製する．卵円窓が骨性に閉鎖している場合には，OSSEOSTAPドリルを使う必要がある．長脚の破壊が非常に軽い場合には，ピストンを通常通りに留置する．破壊が強ければ，伝音系の再建には上述の方法をとる（「キヌタ骨の破壊」を参照➡前頁）．

アブミ骨摘出術と違い，前庭開窓術のピストンは骨にあけられた孔に挿入される．近位端の位置は正しく挿入すれば安定しており，術後に聴力が改善する可能性は高い．

ピストンの排出

症例によってはピストンが鼓膜から排出される．この状況は通常，鼓膜後上部の陥凹と小穿孔を合併している（図 17.70）．

アブミ骨摘出術では，この状況は卵円窓の浅在化を伴っていることがある．ループが長脚上に残っている場合には微小

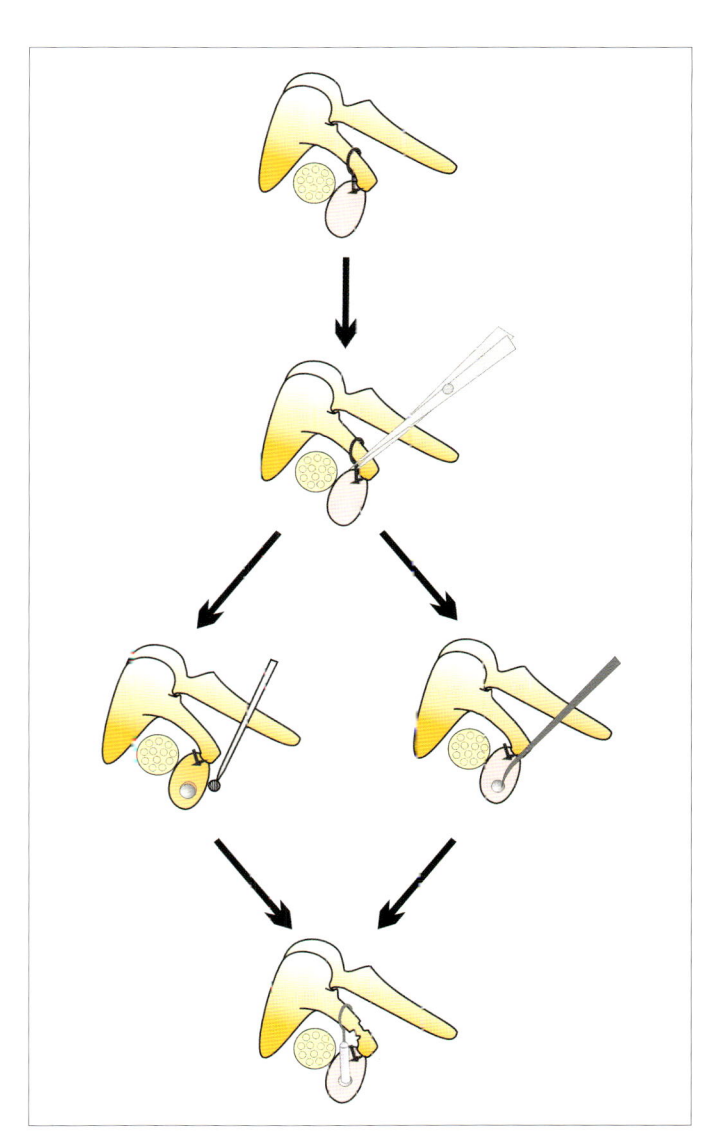

図 17.69　ピストンの前方移動

フックで長脚からはずす．前庭開窓術の場合にはピストンは開窓孔からはずれ，開窓孔は瘢痕や耳硬化症病変によって閉鎖されている．

鼓膜は耳珠軟骨膜で修復する．大穿孔の場合には段階手術とする．アブミ骨摘出術での処置はピストンの前方移動と同様である．前庭開窓孔が骨性に閉鎖されていない場合には，

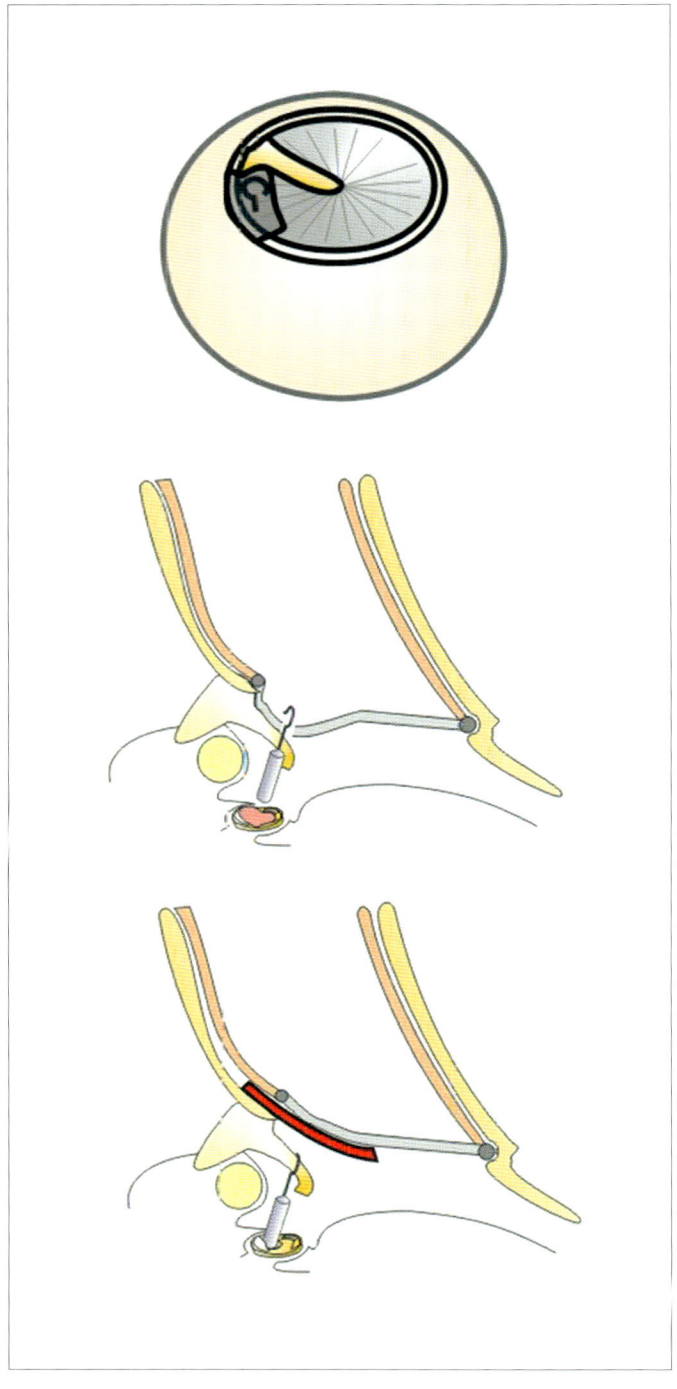

図 17.70 鼓膜後上部陥凹によるピストンの排出とその処置法

細い針などを用いて再開窓することもある．骨性に閉鎖されていればOSSEOSTAPドリルを用いる．キヌタ骨長脚の破壊は前述の方法で処置する（「キヌタ骨の破壊」を参照➡512頁）

長すぎるピストン

前庭開窓術でピストンが長すぎると，患者はふらつきや回転性めまいなどの前庭症状を訴える．そのような症例ではピストンを摘出し，適切な長さの新規のピストン，ないしは摘出して短く切ったピストンを留置する．

短すぎるピストン

前庭開窓術でピストンが短すぎる場合には，単純にバルサルバ手技をしただけでもピストンが底板からはずれ，前庭開窓部は閉鎖してしまう．この場合には微小フックでピストンをはずし，正しい位置に前庭開窓孔をあけ直す．前回の開窓部が骨性に閉鎖していない場合には細い針で再開窓してもよいが，骨性に閉鎖していればOSSEOSTAPドリルで開窓して適正な長さのピストンを留置する．ほかの原因と比較して再手術後によい結果が得られやすい．

前方に行われた前庭開窓

前庭開窓孔がアブミ骨底板の前方にありすぎると，ピストンが適正な伝音を行わず難聴が残る．ピストンを除去し，底板後方1/3の位置に開窓し直す．前方の開窓部は卵円窓を血液で満たして閉鎖する（図17.71）．

■卵円窓でのトラブル

アブミ骨摘出術後に内側で起こるトラブル

通常，成功したアブミ骨手術の新生卵円窓膜はアブミ骨底板の位置にある．しかし再手術症例では，卵円窓がなんらかの軟部組織と瘢痕で埋められて，卵円窓にある問題を正確に知ることが不可能な場合がある．新生した卵円窓膜が浅く，ピストンの位置が正しいと考えられる場合には，失敗の原因が卵円窓周辺にある可能性が高い．

卵円窓にできた新生膜が浅在化している場合がある．この状況では伝音効率が悪く，押し出されたピストンがキヌタ骨

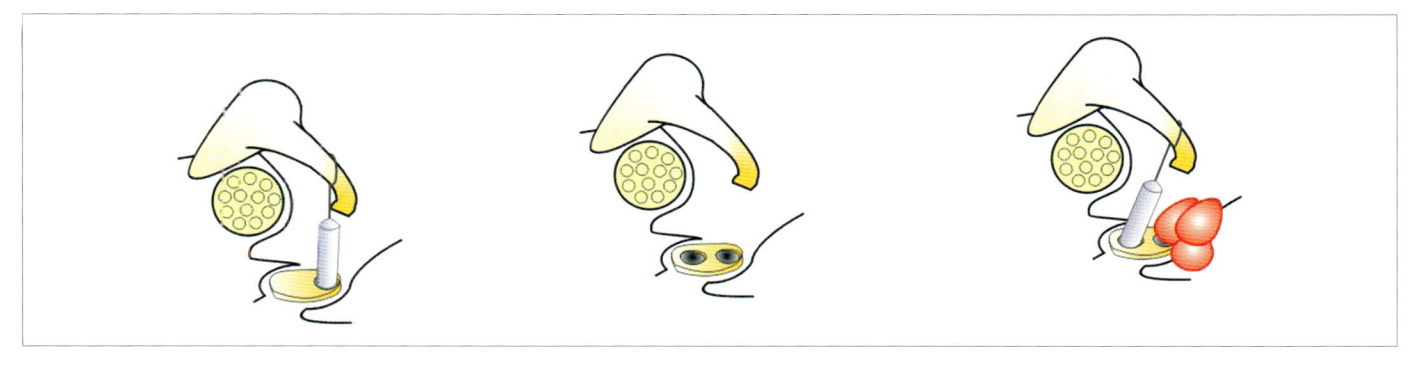

図 17.71 前方に行われた前庭開窓への対処

長脚を破壊していることもある．どちらの要素も伝音障害の原因となるが，症例によっては浅在化した新生膜の内側で骨が増殖したり，固定した底板が存在することもある．

アブミ骨摘出の後には，卵円窓は軟部組織に埋められているため，これらの状況を正確に診断することはできない．新生膜は前庭膜迷路と癒着している可能性があるため，決して除去しようと試みてはならない．膜迷路を障害すると聴力を喪失する場合がある．前回のアブミ骨手術で留置されたピストンは最内側部で切断してその場に残す（図 17.72 a）．細心の注意を払って新生膜後方 1/3 の部分に細い針で穴をあけ（図 17.72 b），これを慎重に拡大しながら前庭が開窓されるか骨性の構造に当たるまで深くしていく．増殖した骨組織が卵円窓を塞ぐかアブミ骨底板が存在している場合には，ドリルを使い骨を削開する必要がある．ピストンは前述した方法で留置する（図 17.72 c）．

多くの場合，術前の前庭症状は前回の手術中ないし術後に膜迷路に何らかの障害が起こったことを示している．再度外科的に処理することで膜迷路にさらなる損傷が加わり，聴力を失う可能性が相当にあることを術前に患者に十分に話しておくべきである．

前庭開窓術後の膜の浅在化

一部の症例では，適切な長さのピストンが前庭開窓孔からはずれ，開窓孔内で形成された膜が浅在化したり，開窓孔が瘢痕で埋もれる場合がある．そのような症例では瘢痕などを丁寧に除去し，前庭に再開窓する（図 17.73）．

卵円窓の閉鎖

卵円窓は線維化や新生骨の形成によって閉鎖する場合がある．新生骨形成は特に若年の急速進行性の耳硬化症で起こりやすい．これらの反応は，初回手術で過剰に侵襲的操作を行ったことに起因する場合もある．再手術では上部構造がないため，ときに卵円窓を見つけることが非常に難しいことがある．この場合に最も重要な目印は正円窓であり，次いで錐体隆起，3 番目が顔面神経である（図 17.74 a）．これらの目印を使いながら卵円窓を覆う骨組織を OSSEOSTAP ドリルで慎重に削除していく（図 17.74 b）．卵円窓の位置が同定されたら，増生した骨組織を完全に除去しようとしてはならな

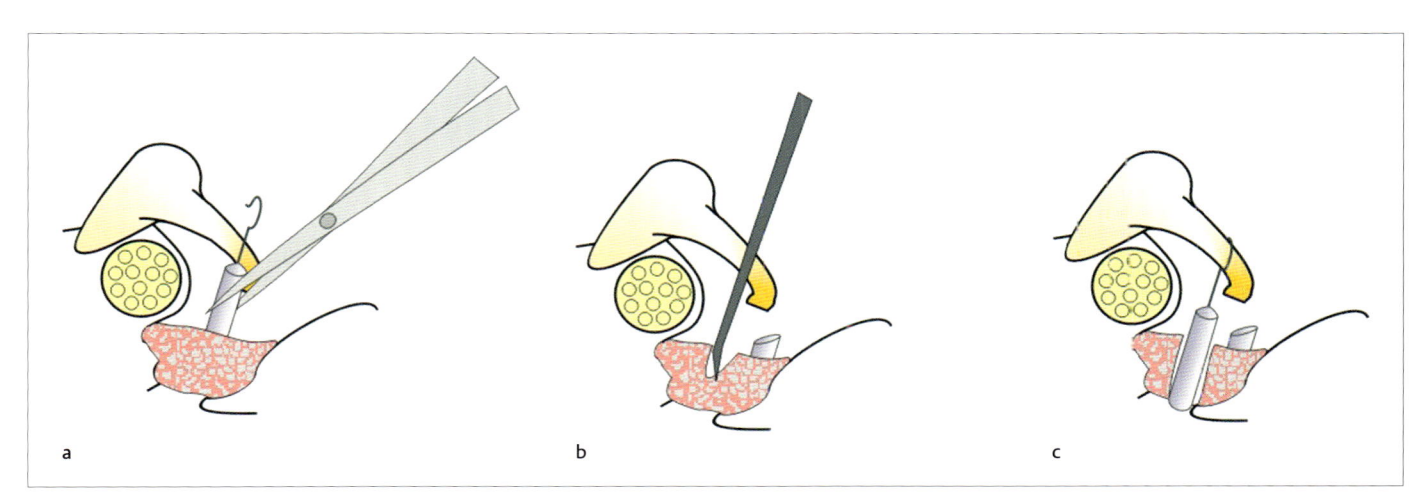

図 17.72　アブミ骨摘出術後の卵円窓膜浅在化への対処
a　瘢痕に埋まるピストンの切断
b　瘢痕に注意深く穴をあけていく．
c　前庭が開窓されたらピストンを留置する．

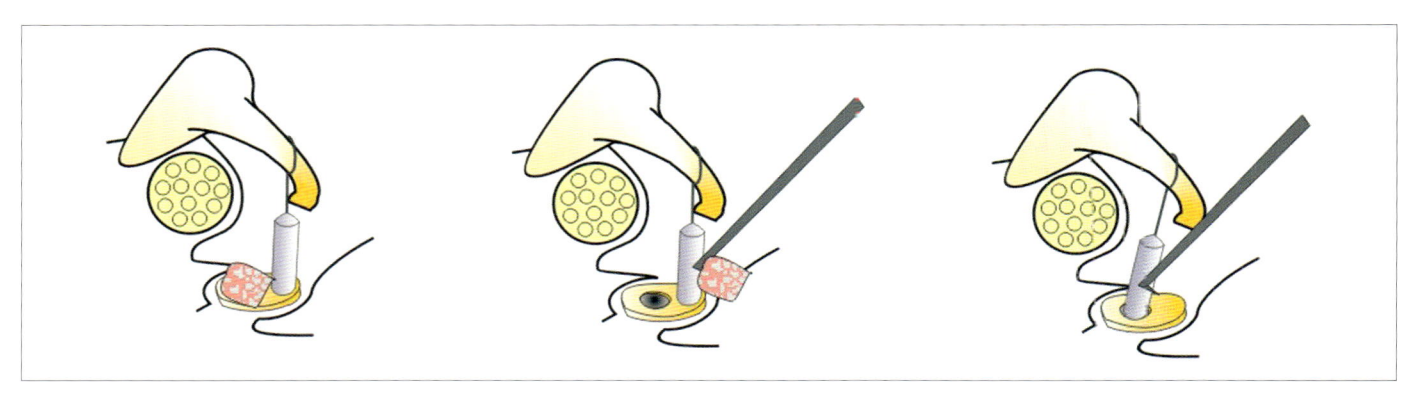

図 17.73　前庭開窓術後の膜の浅在化への対処

い．OSSEOSTAPドリルを使って新生骨の上から新たな前庭開窓孔を作製する．線維化はOSSEOSTAPドリルで丁寧に減量する．卵円窓の線維組織は膜迷路と硬く癒着している場合がある．フックで除去を試みて引っ張ると膜迷路を引き伸ばす可能性があり，危険である．内側に向けて押し付けないように注意しながら，OSSEOSTAPを使って卵円窓後方1/3に新たに前庭開窓を行う．ピストンが効率的に音を伝えるには，内側の骨組織や瘢痕を越える長さである必要があるが，このような症例で必要なピストンの長さを決めるのはしばしば困難である．おおよその見当で用意したピストンを開窓部に挿入し（図17.74 c），患者がめまいを訴えれば長さを短くする．めまいがなく，聴力の改善が確認されればピストンの留置は完了である（図17.74 d）．

外リンパ瘻

患者の聴力が変動してめまいを訴える場合，外リンパ瘻の存在を疑わなければならない．術前に加圧耳鏡を使うと瘻孔症状が明らかになる場合もある．瘻孔を疑った場合には再手術を行うべきである．不用意に保存的治療を行うと不可逆性の骨導低下をきたすことがある．再手術時にバルサルバ手技を行うと瘻孔が見つかることもある．卵円窓に瘻孔が確認されたら（図17.75 a），卵円窓を脂肪か軟骨膜片で被覆し，確実に閉鎖するために血液を満たす（図17.75 b）．瘻孔が大きい場合には，前庭開窓術の場合はまずピストンを注意深く摘出し，アブミ骨摘出術の場合にはワイヤーを切断する．卵円窓の縁をフックで引っ掻いて骨面を出し，卵円窓を耳珠軟骨膜で被覆してピストンを留置する（図17.75 c）．

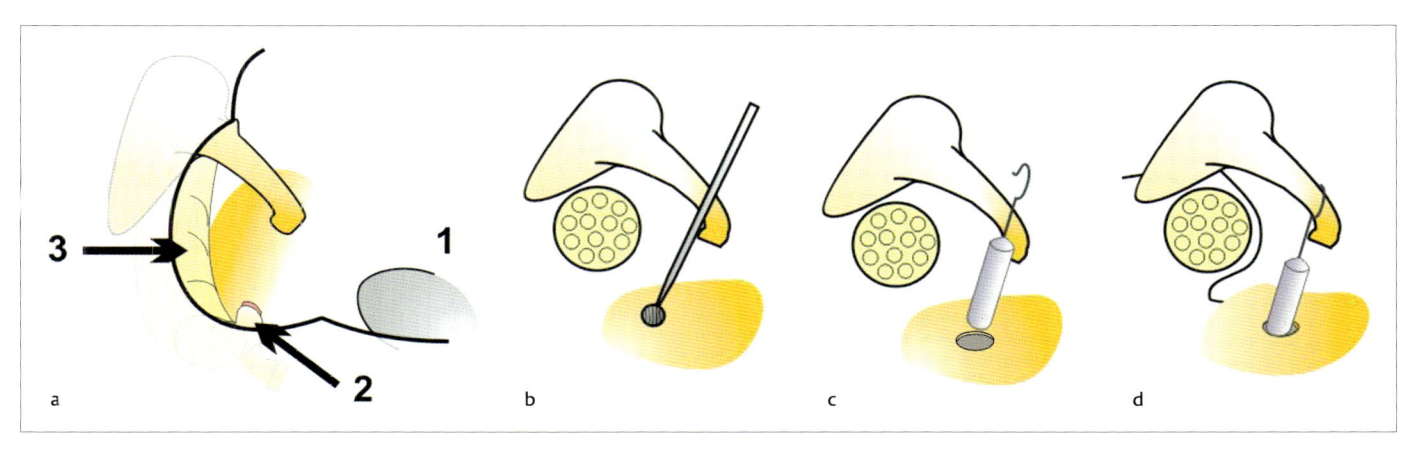

図17.74 卵円窓閉鎖への対処法
a 卵円窓ランドマークの同定
1 正円窓，2 錐体隆起，3 顔面神経
b 卵円窓部分の骨削除
c 適当と思われる長さのピストンを試す．
d ピストン留置の完了

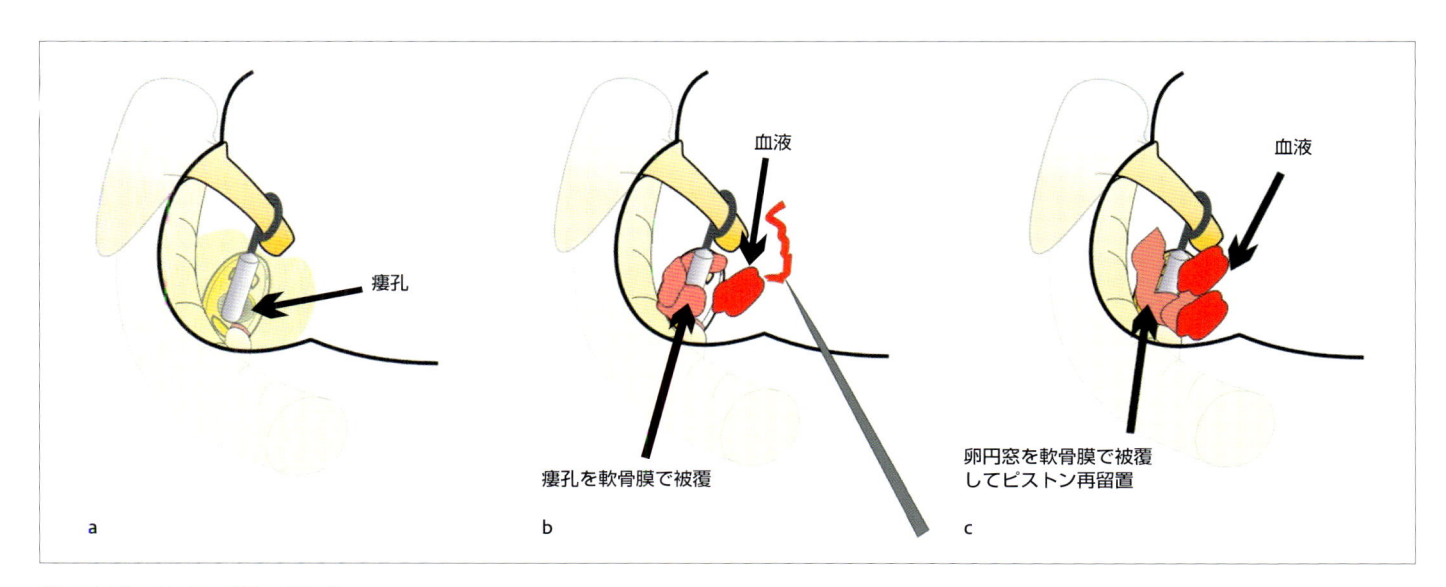

図17.75 外リンパ瘻への対処
a 外リンパ瘻のある前庭開窓孔
b 小瘻孔は軟骨膜で周囲を被覆して血液を満たす．
c 大きな瘻孔は軟骨膜で被覆してピストンを留置する．

アブミ骨手術の再手術　517

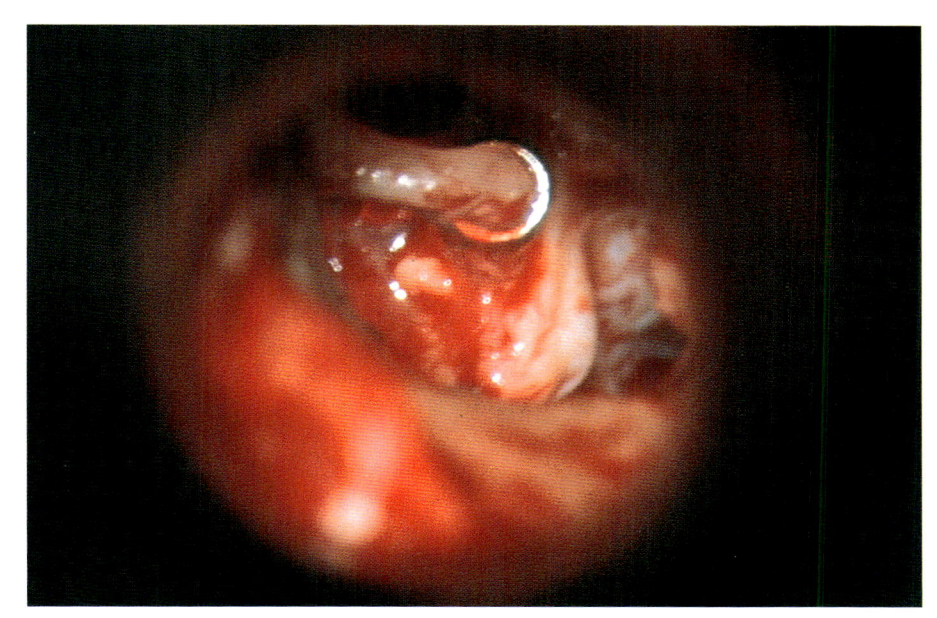

■ 症例 17.8 （右耳）

図 17.8-1　本症例はアブミ骨手術の後に伝音難聴が残り，めまい発作を起こすようになった．前回の手術で留置されたピストンは瘢痕・肉芽組織に埋まっている．

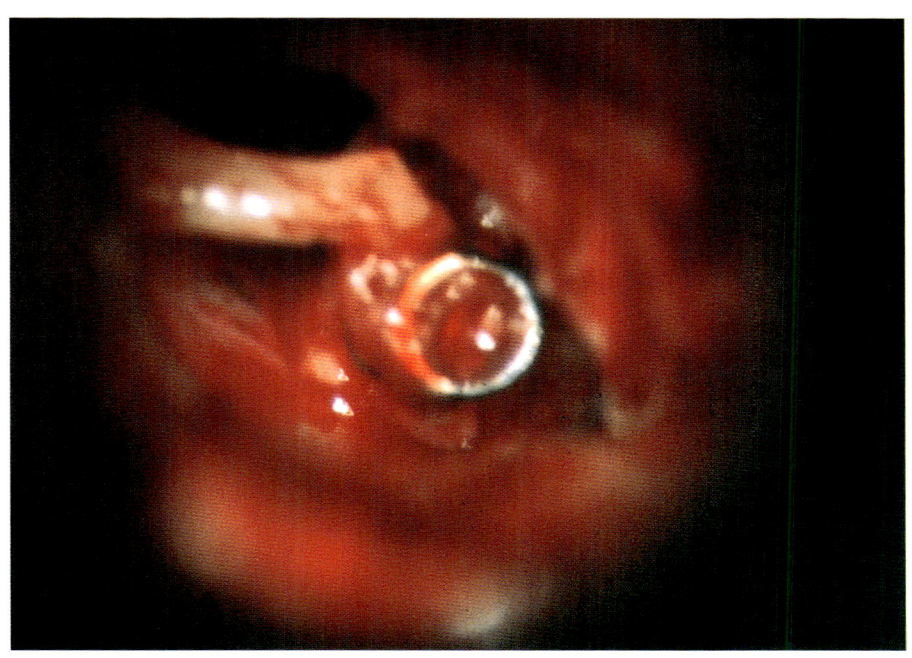

図 17.8-2　肉芽組織とともにピストンを摘出する．

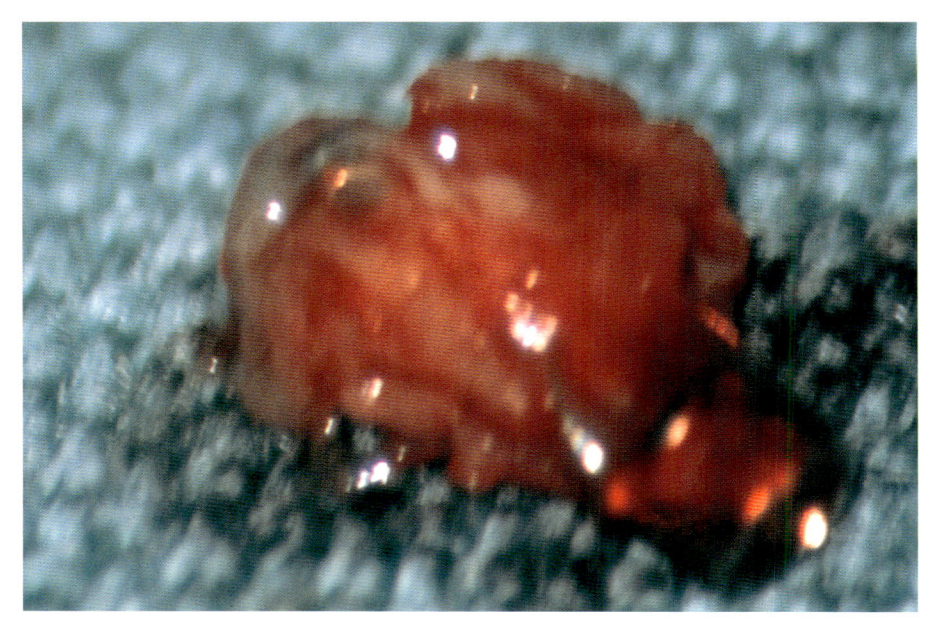

図 17.8-3　ピストンは完全に肉芽組織に囲まれている．

518 第17章 アブミ骨手術

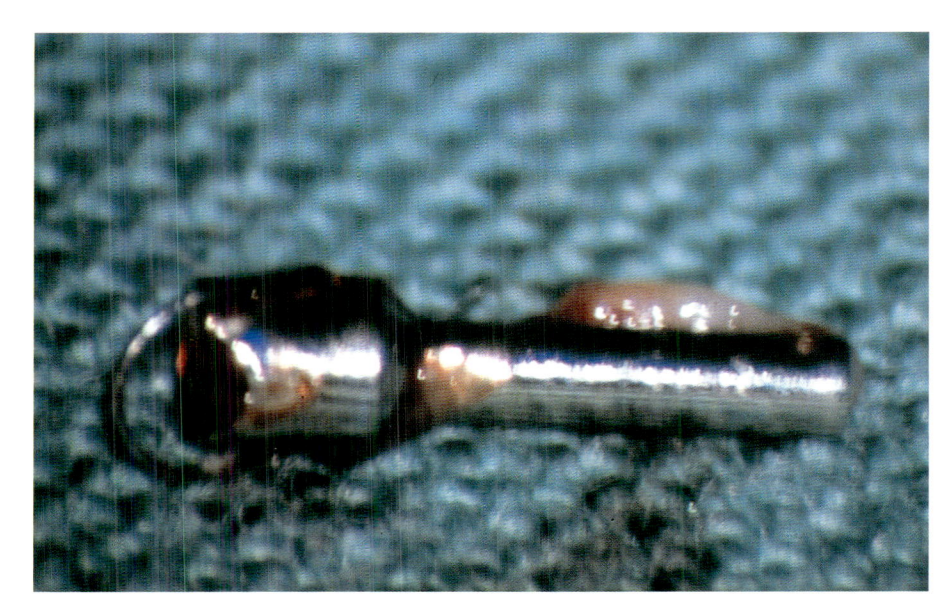

図 17.8-4 前回手術で留置されたピストンを示す.

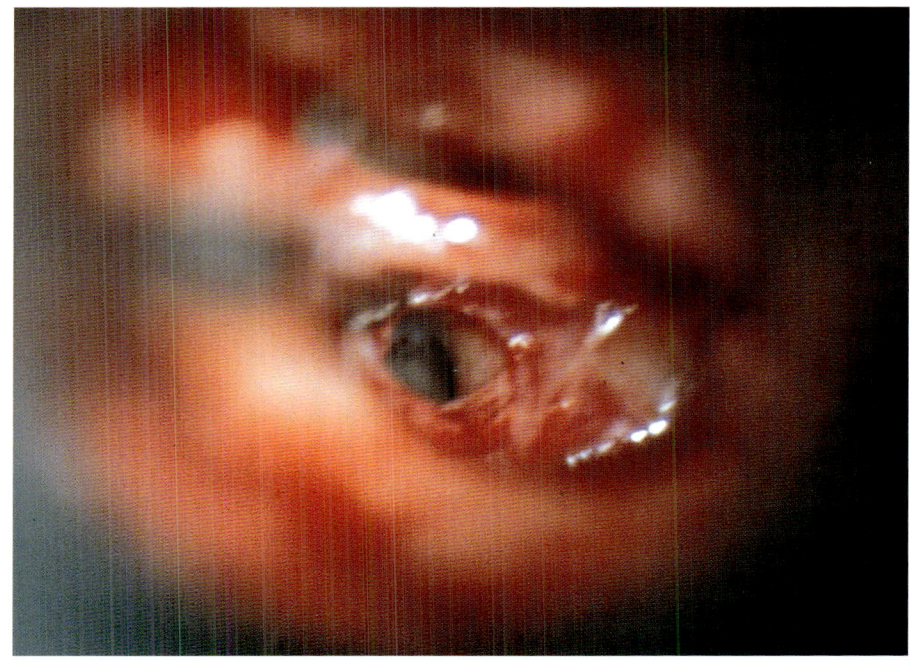

図 17.8-5 ピストンを摘出すると前庭が開窓される．この孔は肉芽組織でのみ覆われており，この炎症性組織が前庭症状の原因と考えられる．

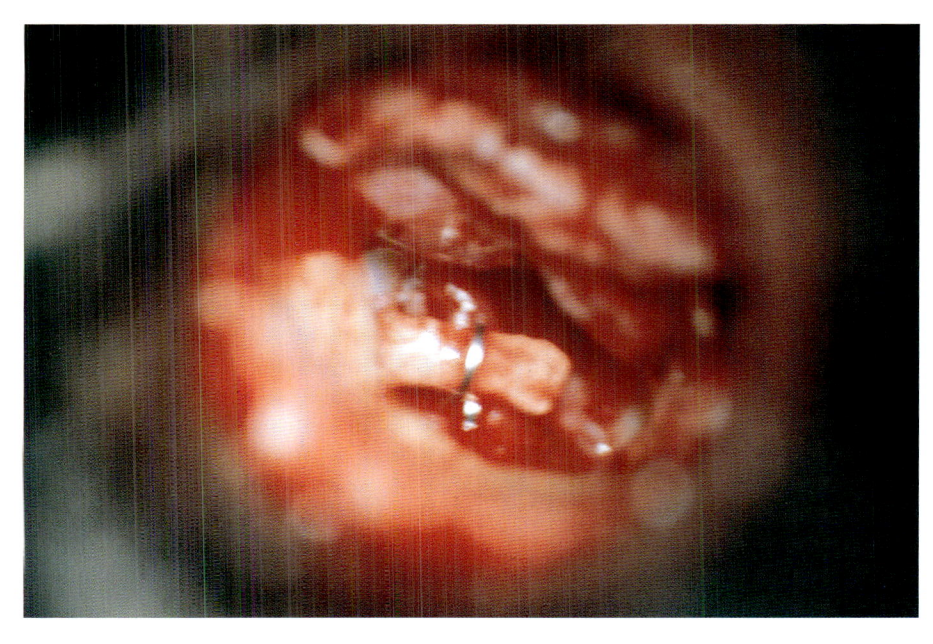

図 17.8-6 卵円窓を軟骨膜で覆い，ピストンを留置する．

アブミ骨手術の再手術 519

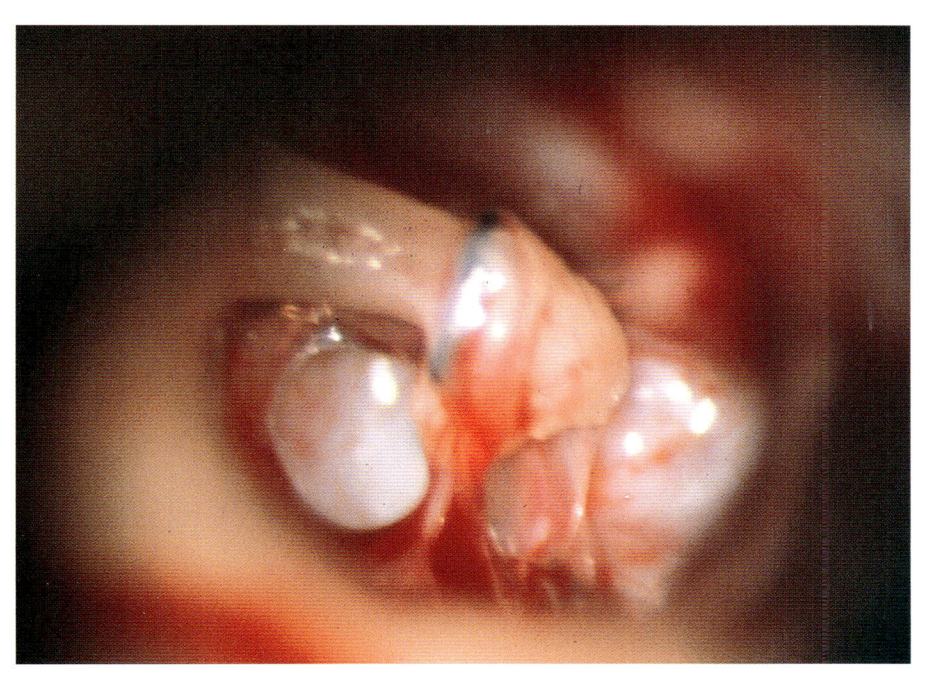

■ 症例 17.9 （右耳）

図 17.9-1　このピストンは瘢痕組織で覆われ，そのためにキヌタ骨長脚とピストンの動きが制限されている．

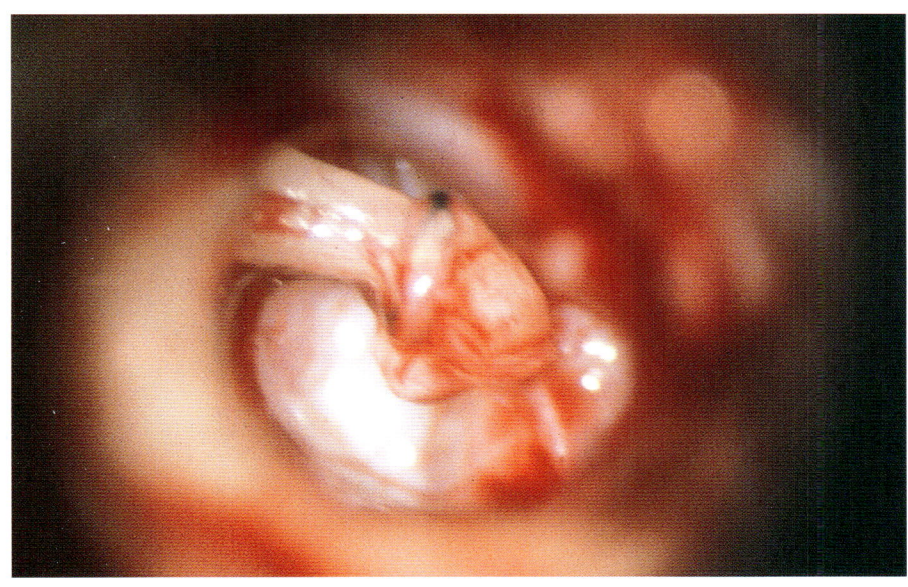

図 17.9-2　ピストンに触ることなく瘢痕組織を除去する．この処置で患者は聴力改善を自覚したため，それ以上の操作は必要ないと判断して手術を終了している．

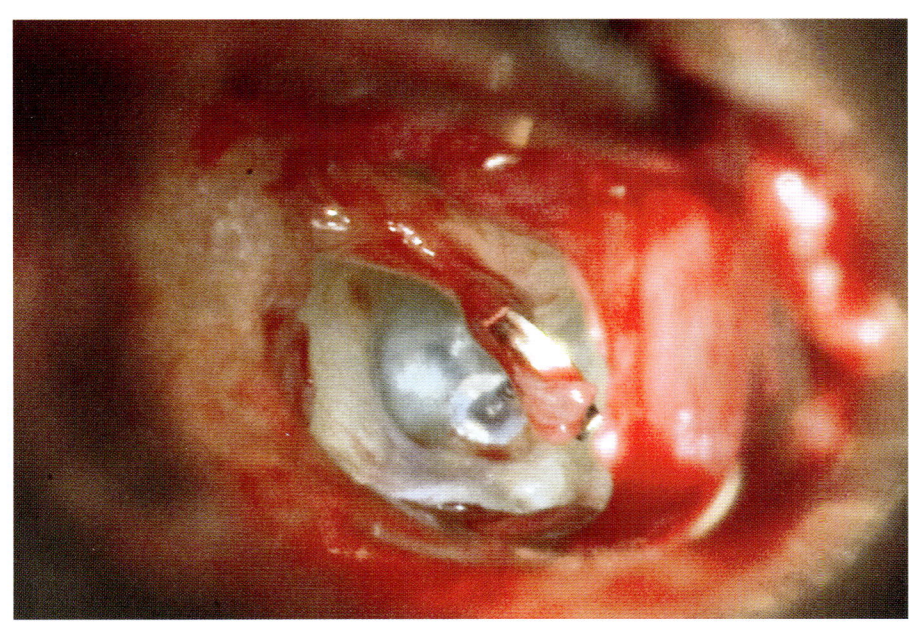

■ 症例 17.10 （右耳）

図 17.10-1　ピストンのワイヤーがはずれて鼓索神経に癒着している．ピストン内側端は後方にはずれている．

520　第17章　アブミ骨手術

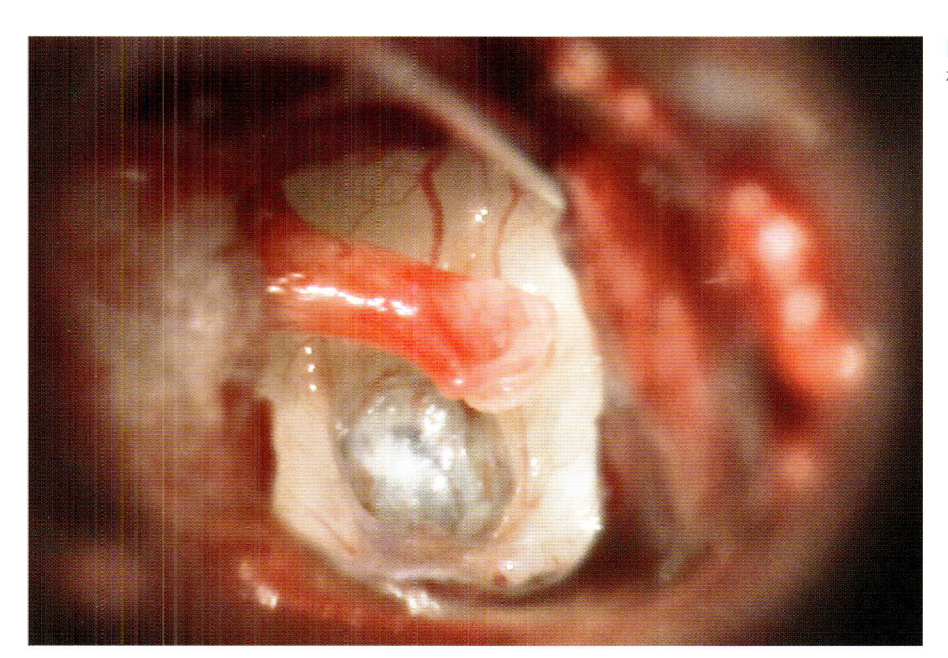

図 17.10-2　ピストンを除去するとアブミ骨底板に開窓孔は見られない．

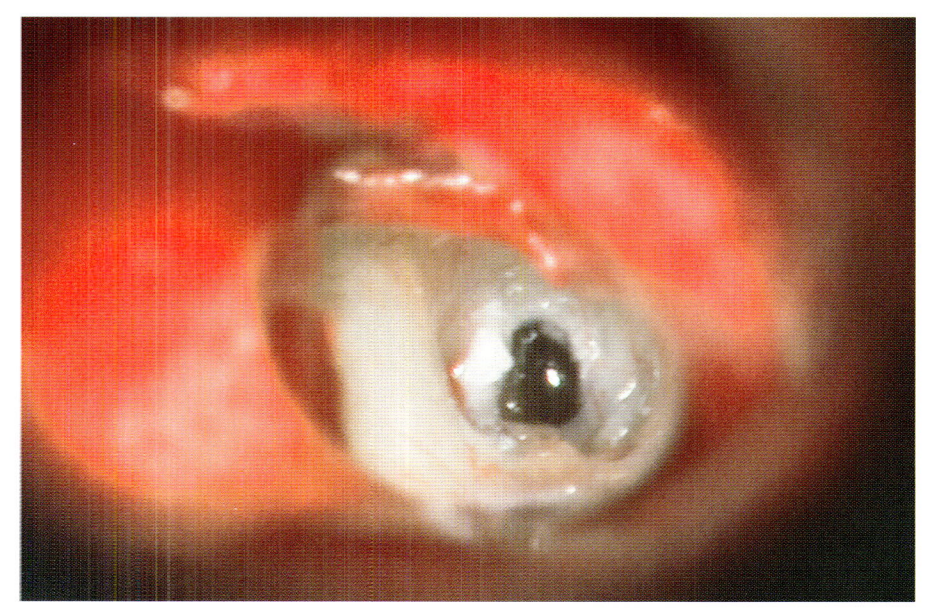

図 17.10-3　ツチ骨とキヌタ骨の可動性は良好であったため，OSSEOSTAP ドリルで前庭開窓孔をあける．

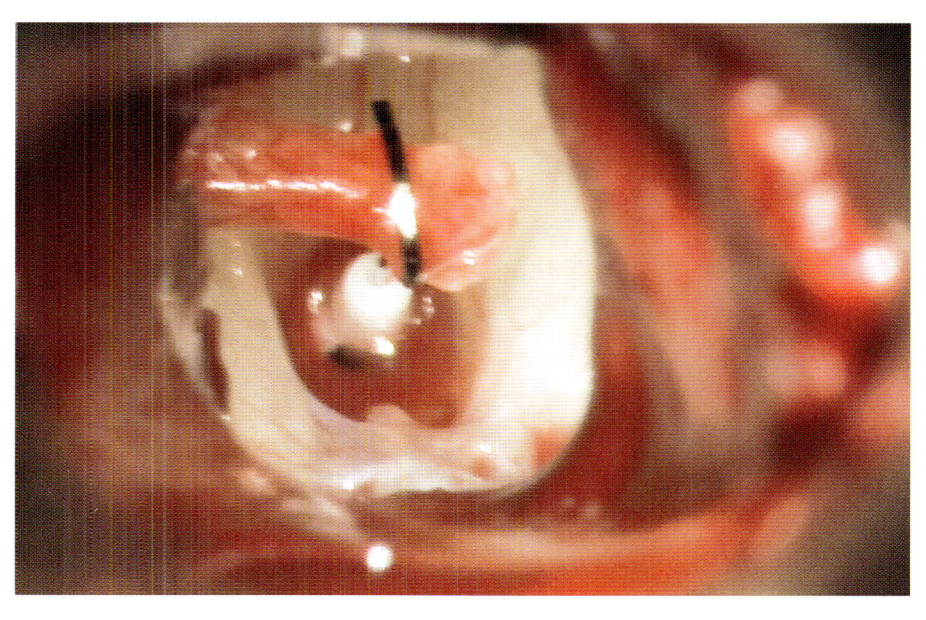

図 17.10-4　ピストンのワイヤーをキヌタ骨長脚に掛け，内側端を前庭開窓孔に挿入する．

アブミ骨手術の再手術 **521**

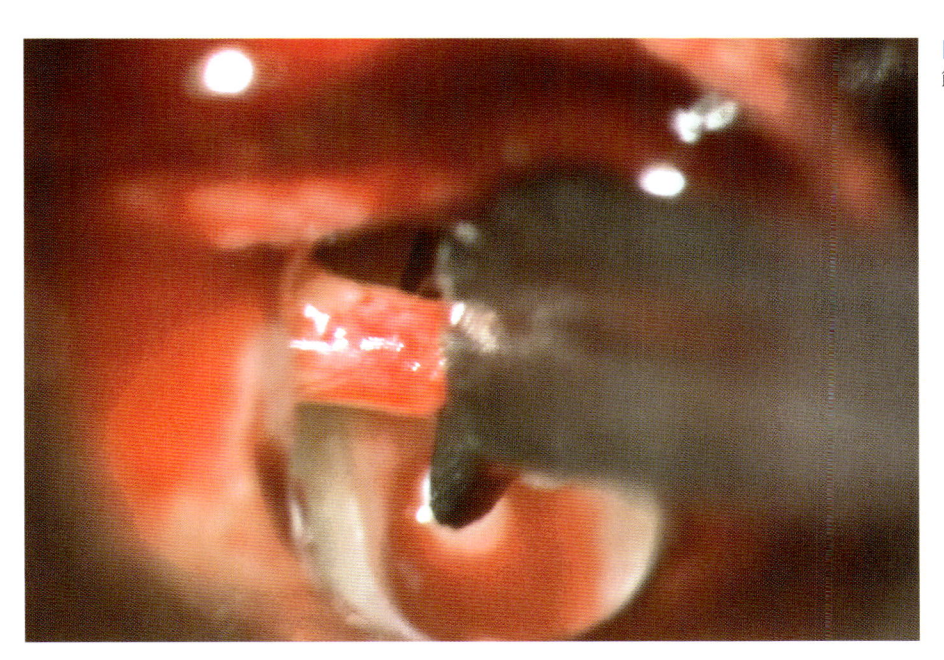

図 17.10-5　ピストンの位置を適切な位置に調節してワイヤー鉗子でループを締める.

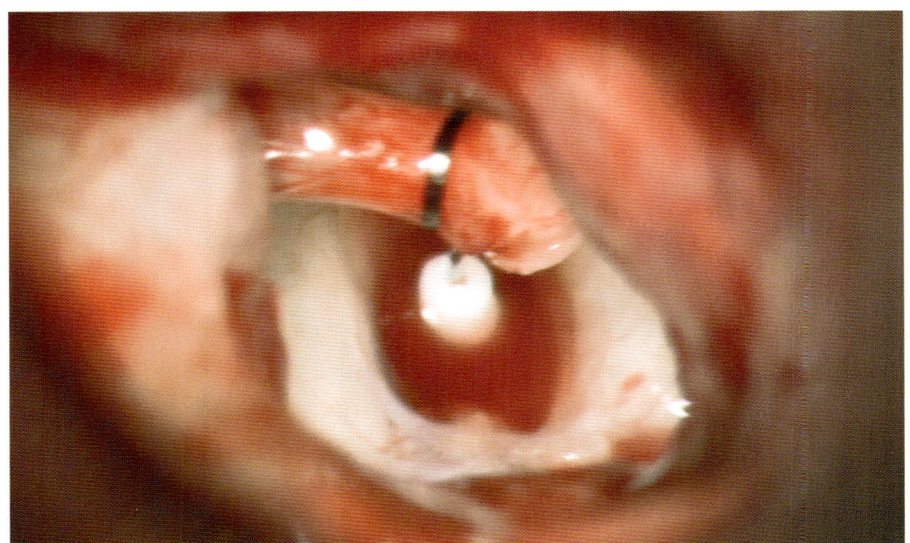

図 17.10-6　卵円窓小窩を血液で満たす.

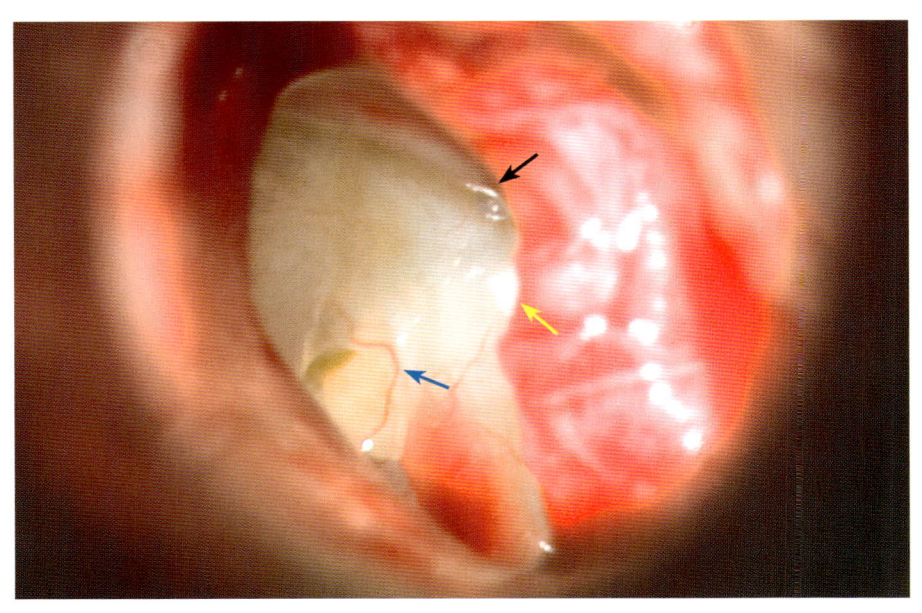

■ 症例 17.11 （右耳）

図 17.11-1　鼓膜-外耳道皮弁を破らないように注意しながら挙上し，鼓室を展開する．アブミ骨底板（青矢印）の周囲にピストンは見られない．視野の下方にキヌタ骨長脚からはずれかけたワイヤー（黒矢印）とピストン（黄矢印）を見ることができる.

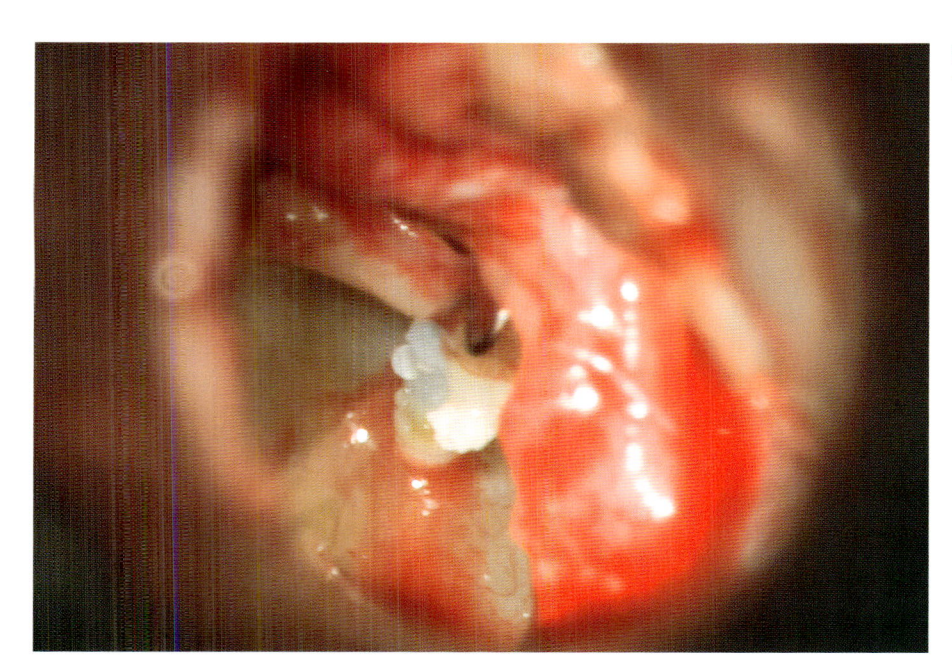

図17.11-2 摘出のためピストンを上方に動かす．

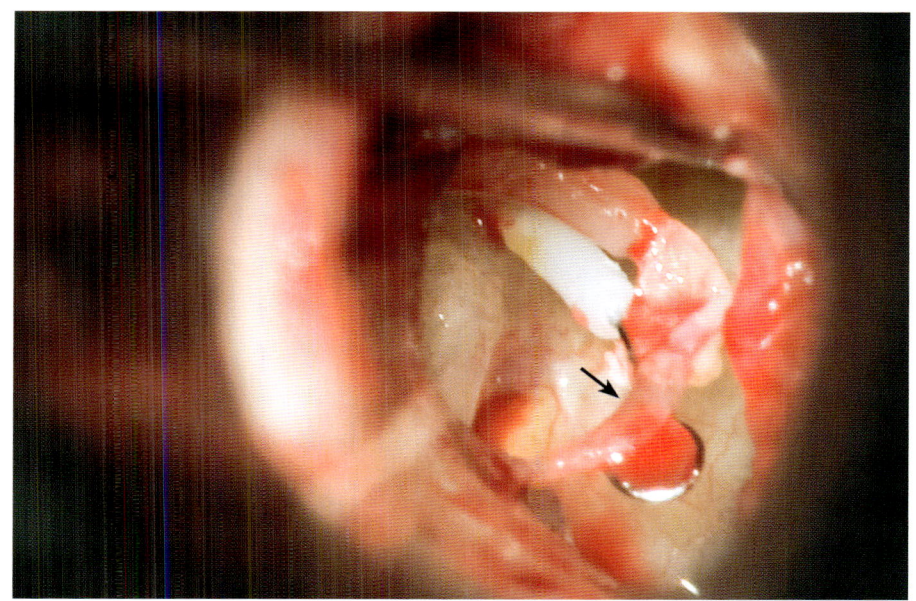

図17.11-3 ピストン摘出直前の状態である．キヌタ骨長脚の先端部は，ワイヤーによる骨破壊のために切断されかけている．切れかけた鼓索神経が見える（矢印）．

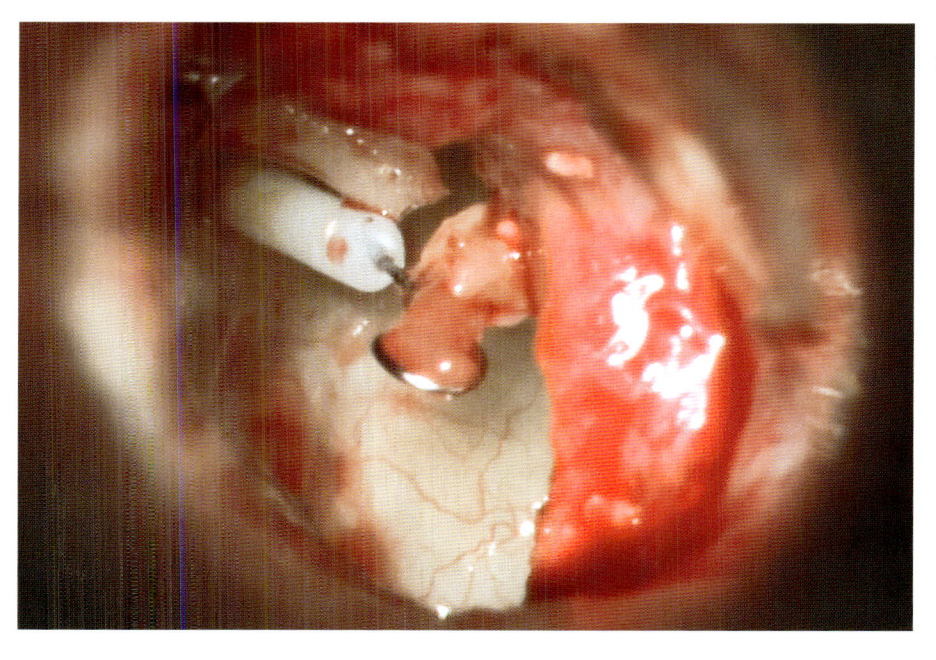

図17.11-4 ピストンをキヌタ骨長脚とともに摘出する．

アブミ骨手術の再手術 523

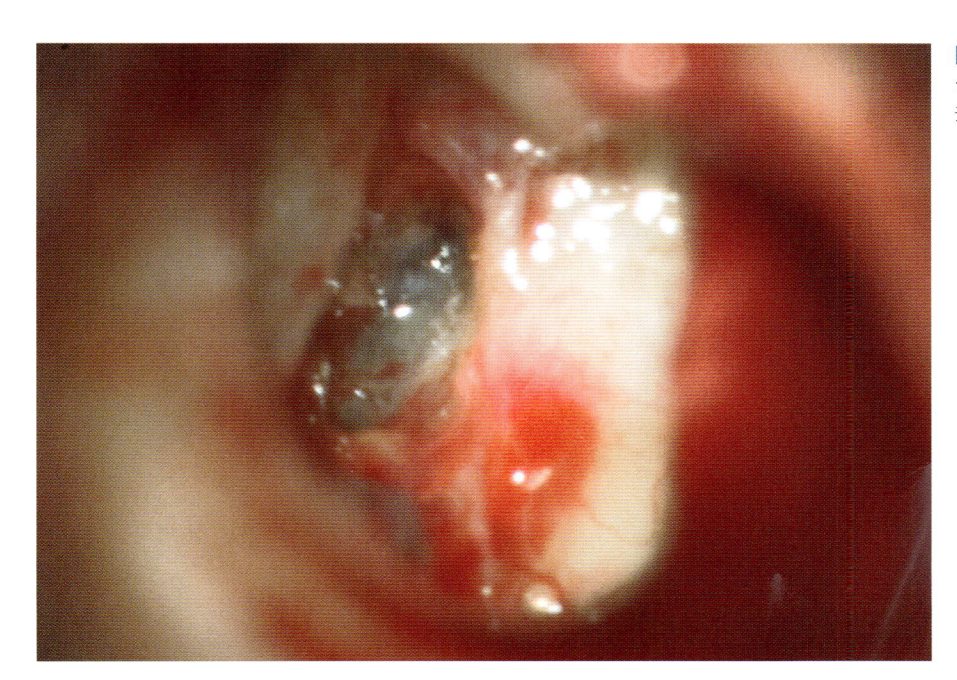

図 17.11-5　長脚の破壊のため伝音再建にキヌタ骨を使うことができない．表面を覆う粘膜を除去してアブミ骨底板を露出する．

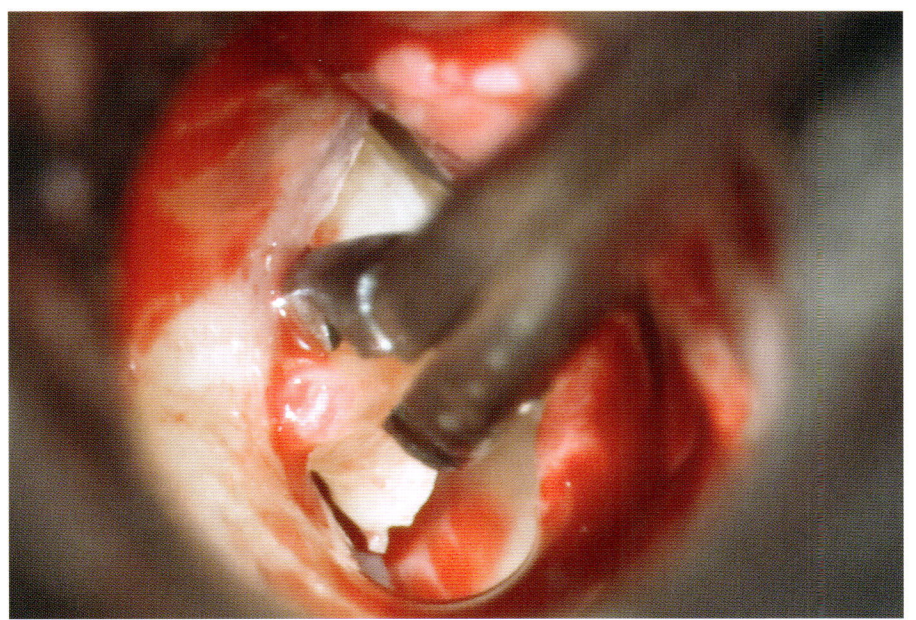

図 17.11-6　キヌタ骨を摘出している．

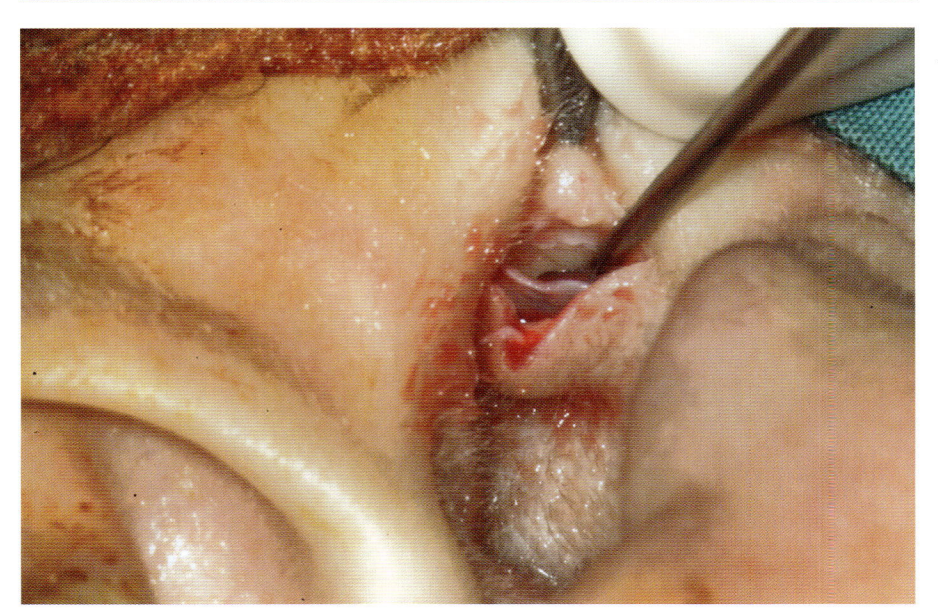

図 17.11-7　耳珠軟骨の後面から軟骨膜を採取する．

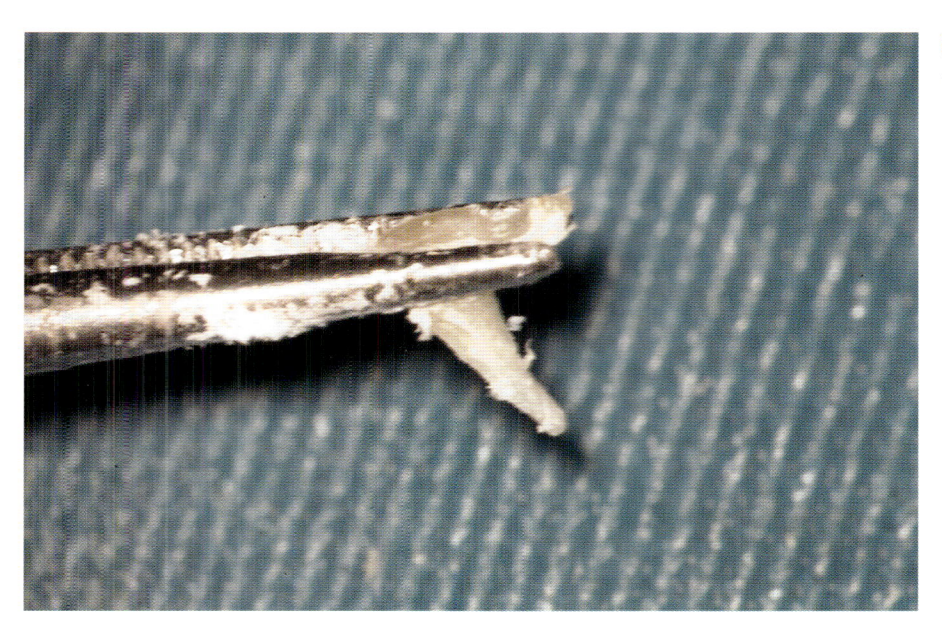

図 17.11-8　同種キヌタ骨を底板の前庭開窓部とツチ骨柄の間での再建に合うように形成する．

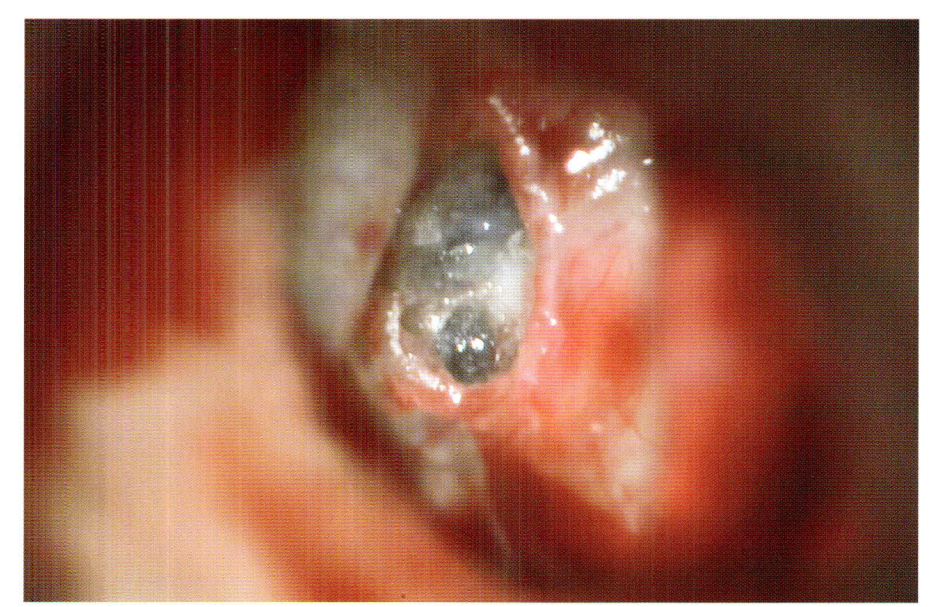

図 17.11-9　まずアブミ骨底板の後方1/3に通常のサイズの前庭開窓孔をあける．

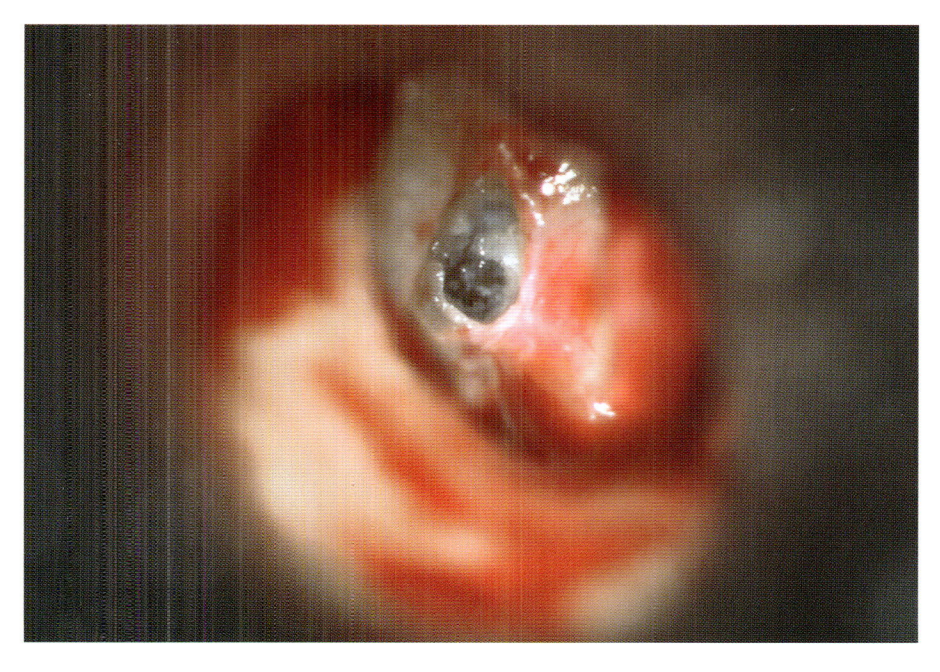

図 17.11-10　OSSEOSTAP ドリルで開窓部を十分に拡大する．

アブミ骨手術の再手術　525

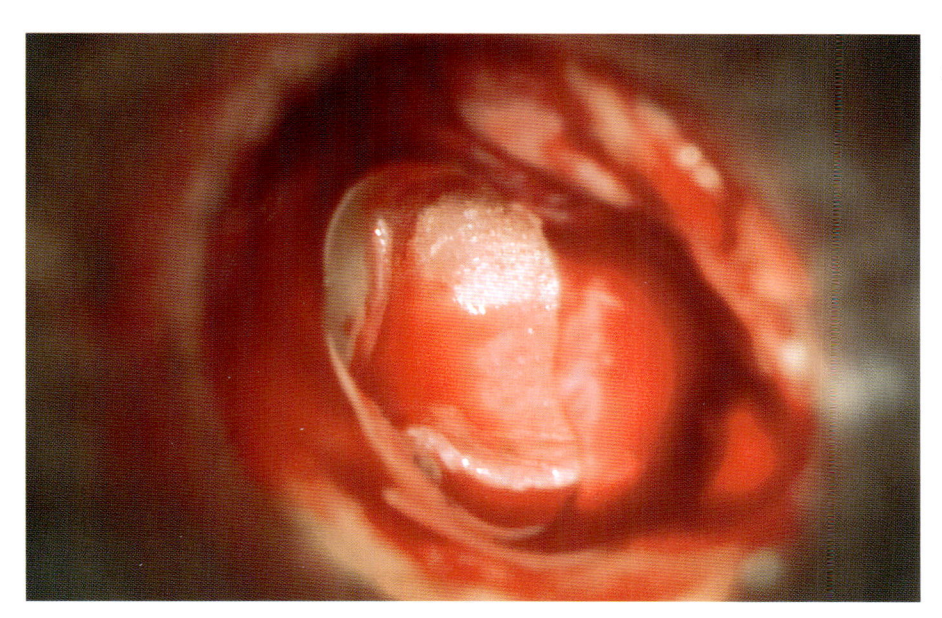

図17.11-11　卵円窓を十分に覆えるサイズの軟骨膜小片で開窓部を被覆する.

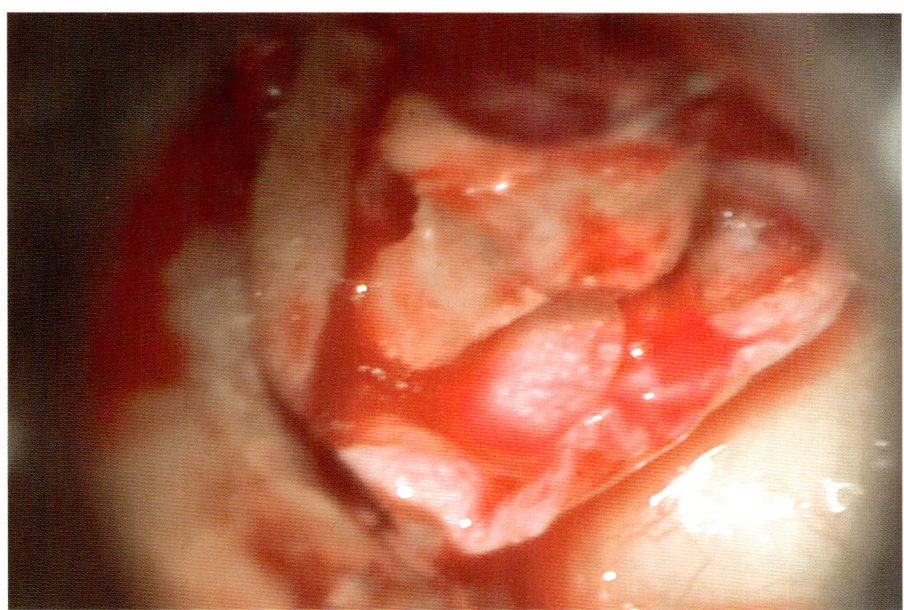

図17.11-12　形成したキヌタ骨をツチ骨柄と軟骨膜で覆われた大きな前庭開窓孔の間に留置する．コルメラ周囲をゼルフォーム小片で囲んで固定し，鼓膜-外耳道皮弁を戻して鼓室を閉鎖する．

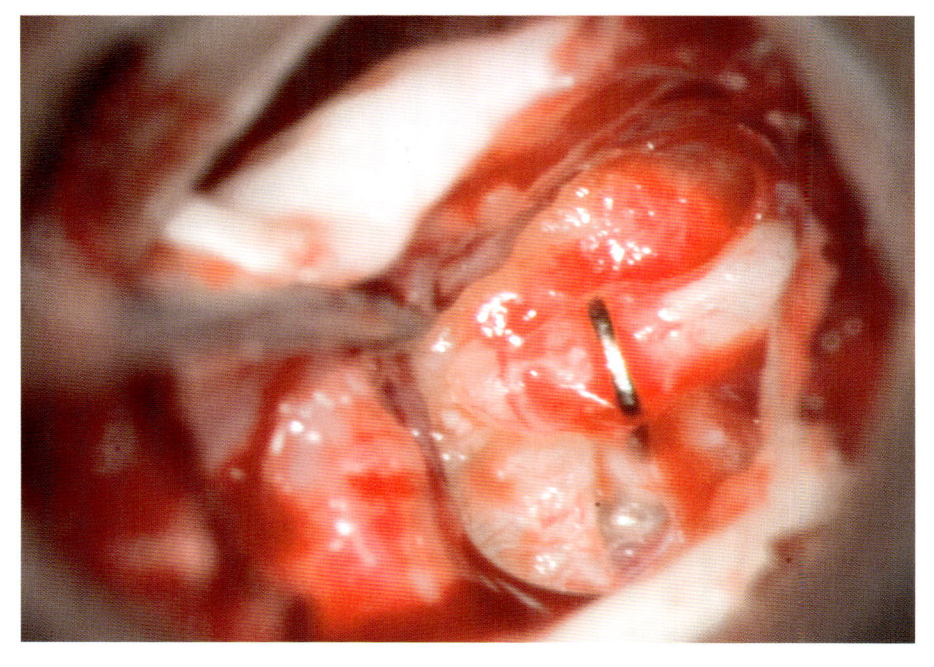

■ 症例 17.12 （左耳）

図17.12-1　ピストンのワイヤー部分でキヌタ骨長脚が破壊されている．卵円窓は瘢痕組織で覆われている．

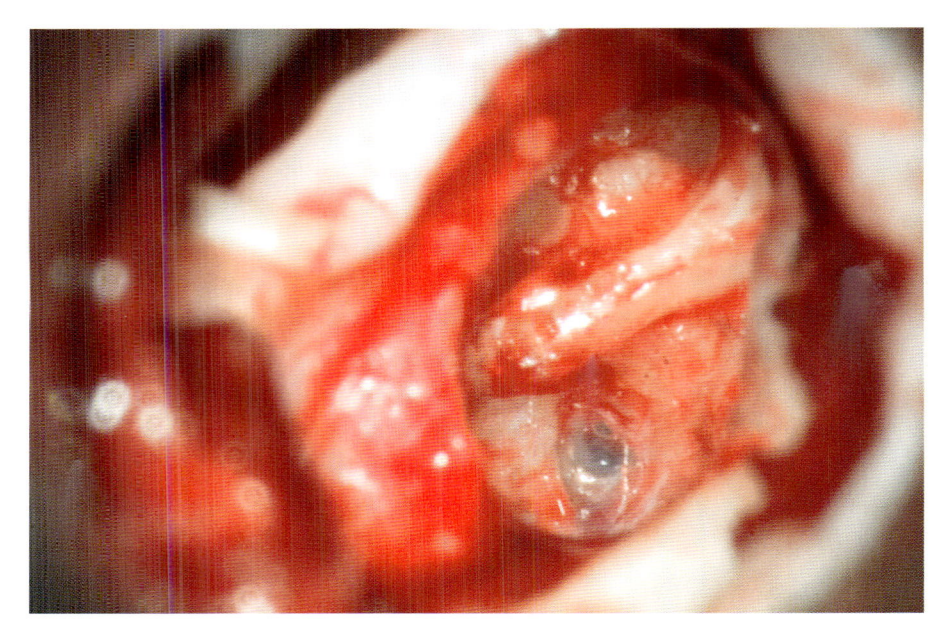

図 17.12-2 ピストンを摘出し瘢痕組織を除去した．前回の手術であけられた前庭開窓孔は骨性に閉鎖されている．

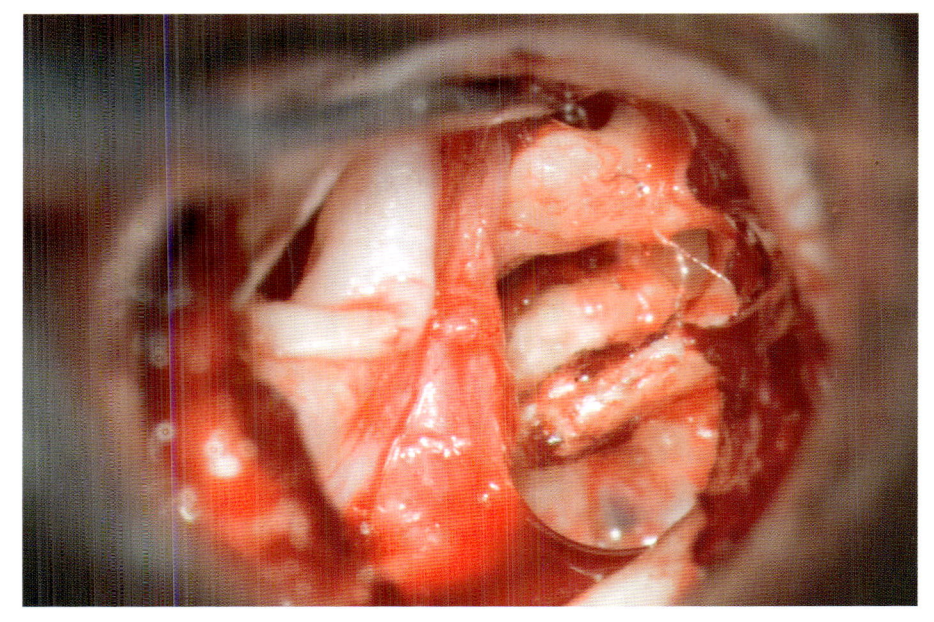

図 17.12-3 鼓膜をツチ骨から一部剥がし，ツチ骨頸と外側突起を露出する．

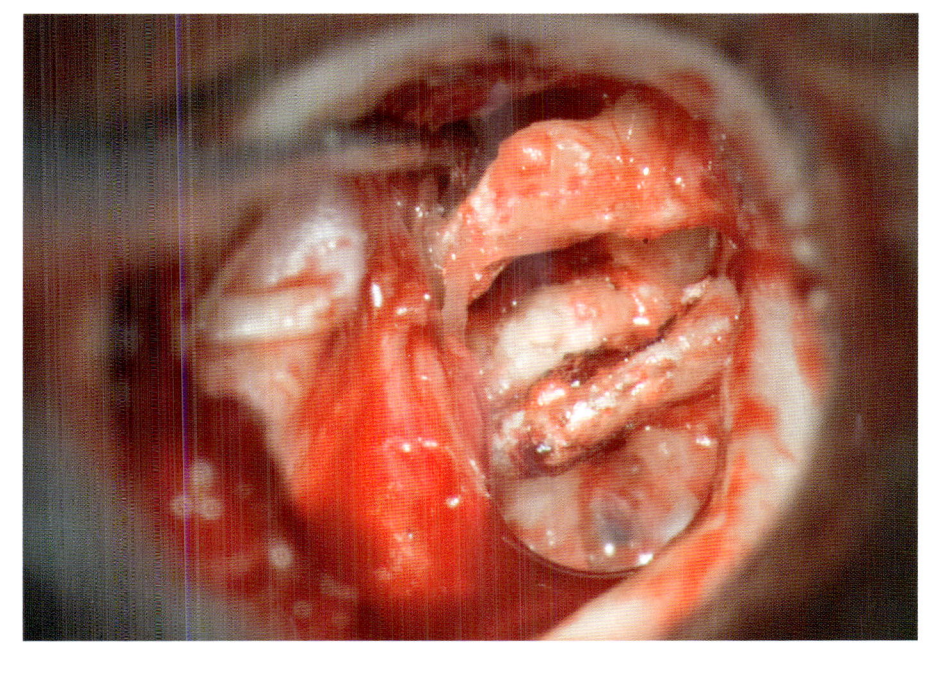

図 17.12-4 鼓膜の剥離を下方に進めてツチ骨柄上方 2/3 を露出する．

アブミ骨手術の再手術　527

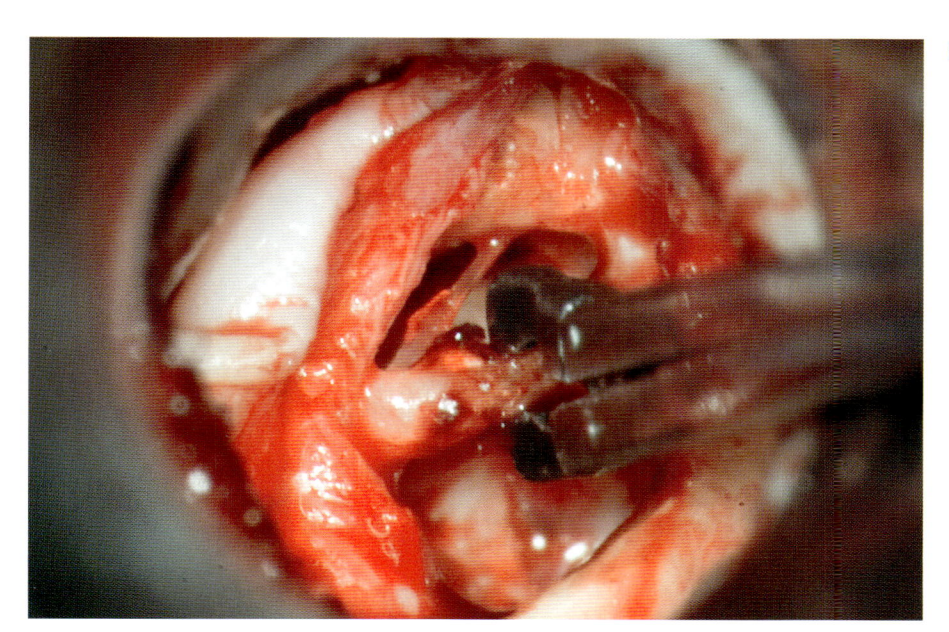

図 17.12-5　キヌタ骨を鉗子で摘出している．

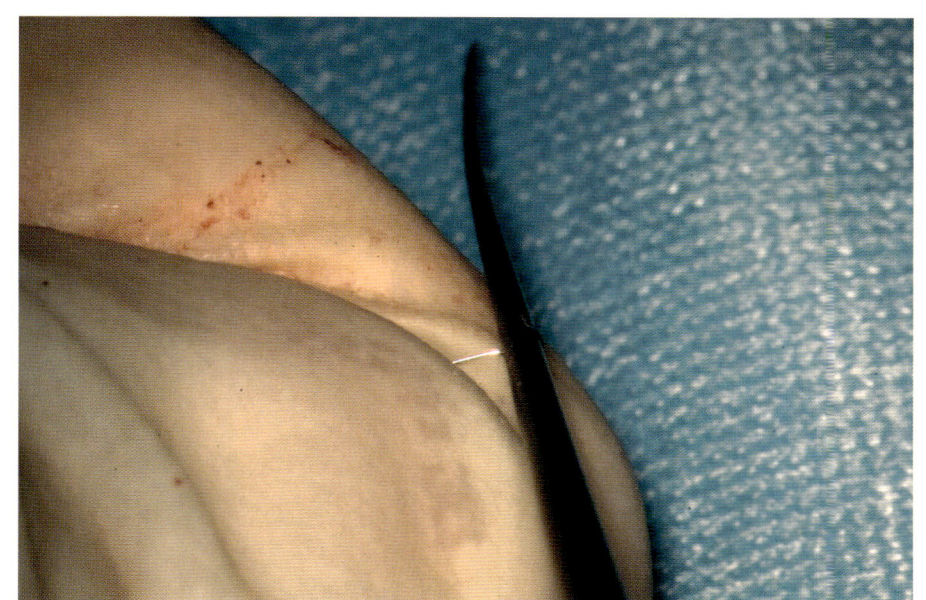

図 17.12-6　ツチ骨柄の太さと合わせるため，ピストンのワイヤーを曲針の軸で拡大する．

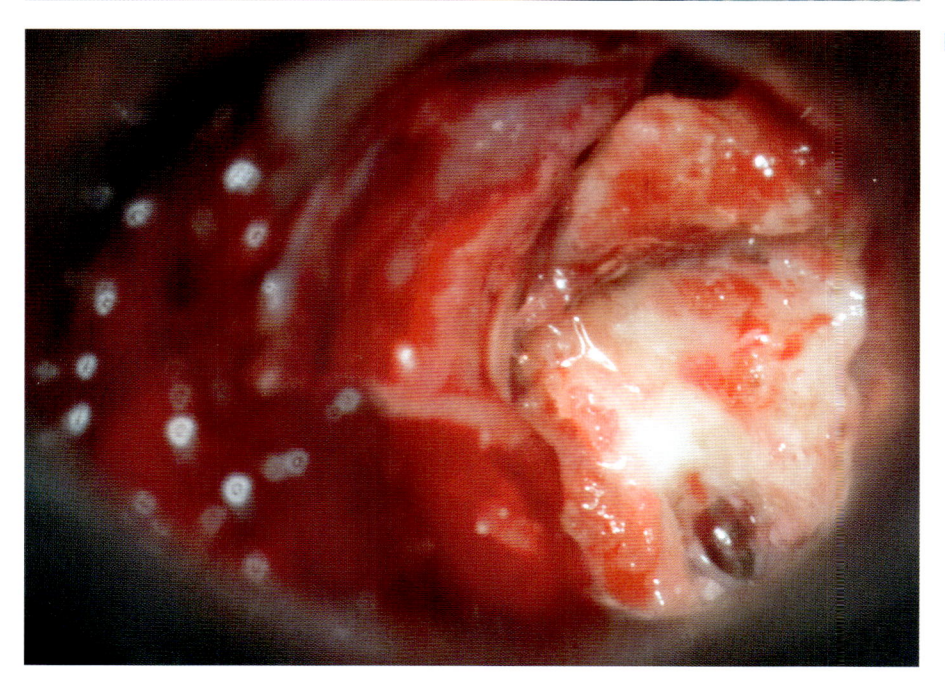

図 17.12-7　前庭開窓孔をあける．

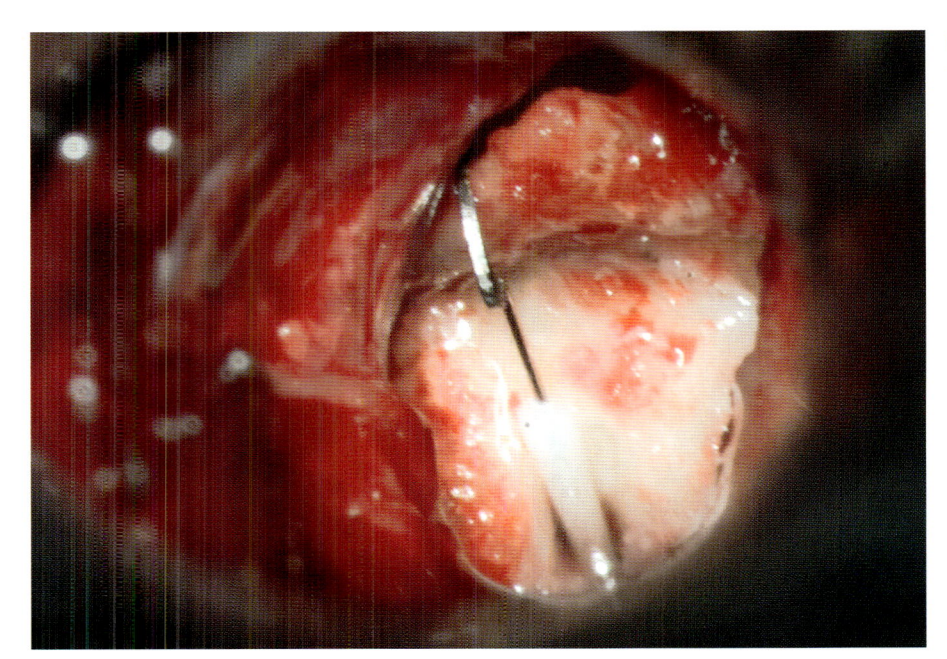

図 17.12-8 ワイヤーをツチ骨柄に掛ける．ツチ骨とアブミ骨底板の距離は長いため，通常のアブミ骨手術よりも長いピストンを使う．

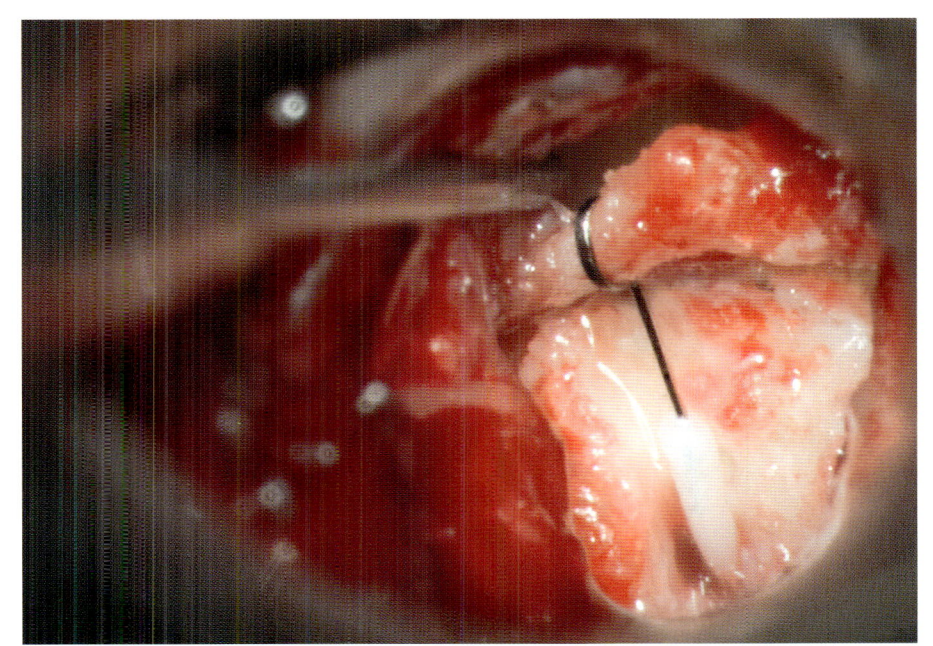

図 17.12-9 ワイヤーをワイヤー鉗子で締めてピストンを固定する．

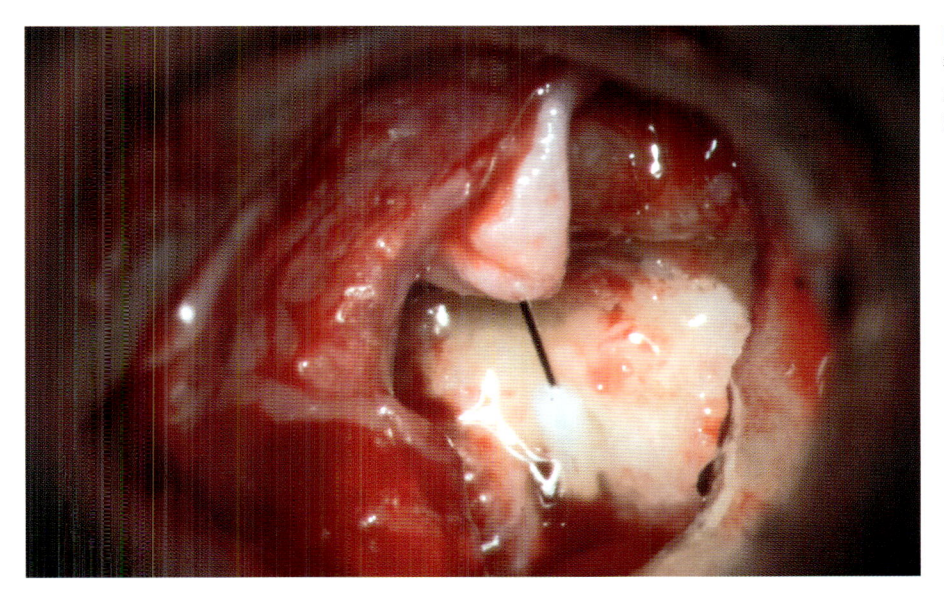

図 17.12-10 ワイヤーを軟骨膜小片で覆い，術後に露出するのを防止する．この後に卵円窓を血液で満たし，鼓膜-外耳道皮弁を戻して鼓室を閉鎖する．

アブミ骨手術の再手術 529

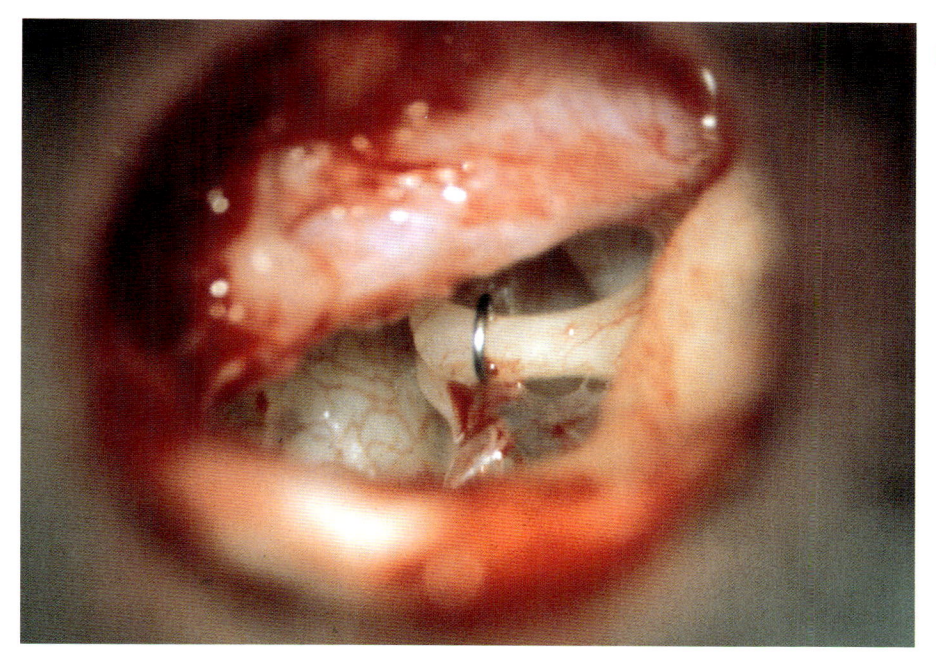

■ 症例 17.13 （左耳）

図 17.13-1　ピストンのループが緩い．ピストン周囲には瘢痕組織が見うれる．

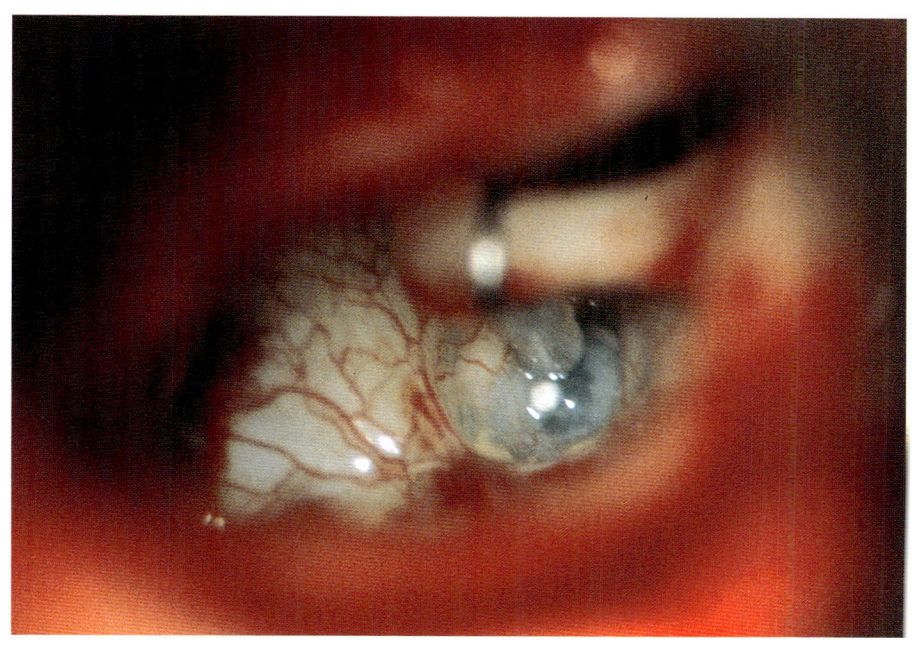

図 17.13-2　瘢痕組織を除去してみると，ピストン内側端がはずれて前庭開窓孔は閉鎖している．

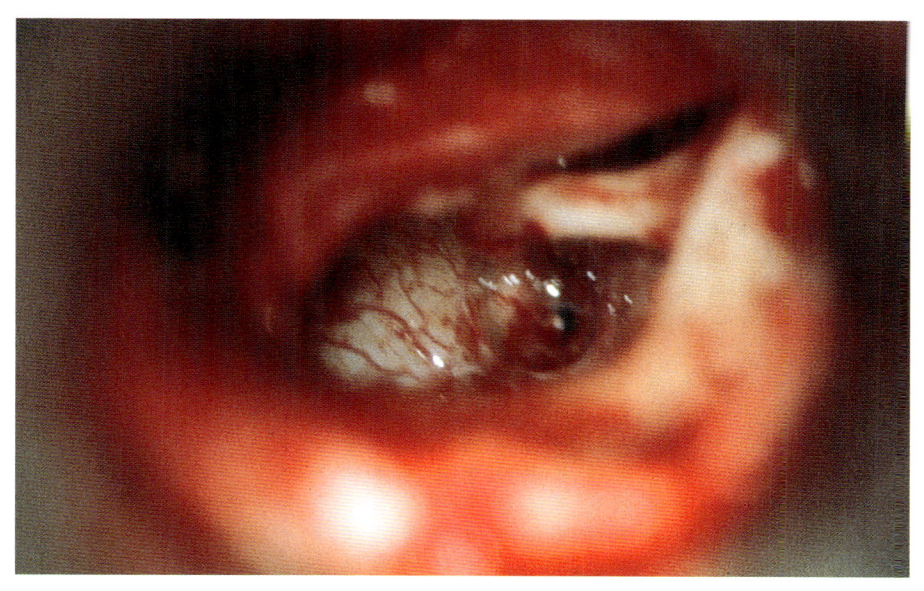

図 17.13-3　ピストンを除去している．キヌタ骨長脚にはわずかな破壊が見られる．アブミ骨底板後方1/3に前庭開窓孔をあけ直す．

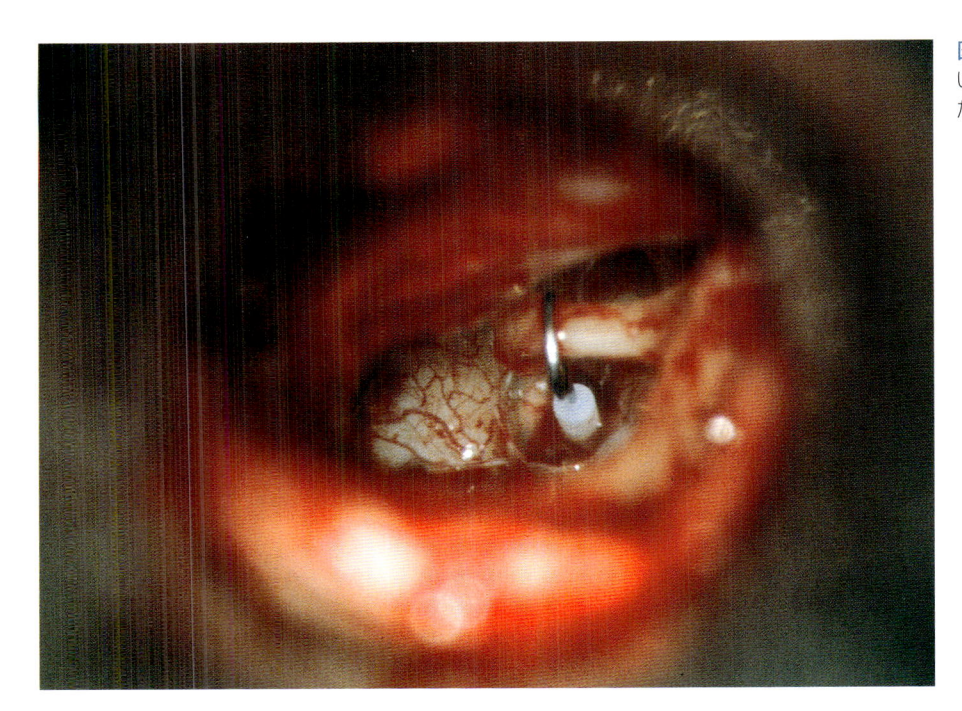

図 17.13-4　長脚の破壊はわずかなため，新しいピストンを同じ場所に掛け，卵円窓を血液で満たす．

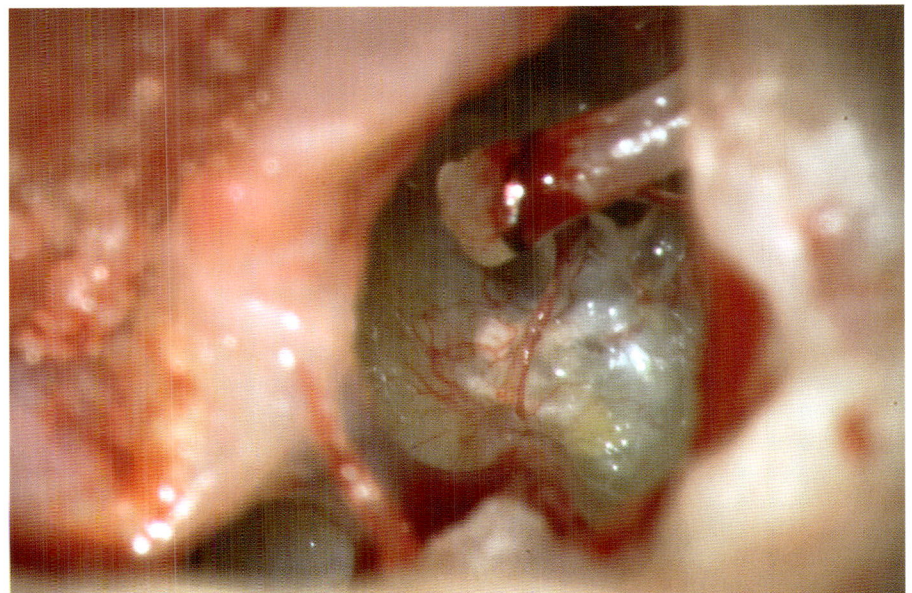

■ 症例 17.14（左耳）

図 17.14-1　キヌタ骨長脚のわずかな破壊があり，このためにワイヤーが緩んでいる．底板とピストンは瘢痕組織に覆われている．

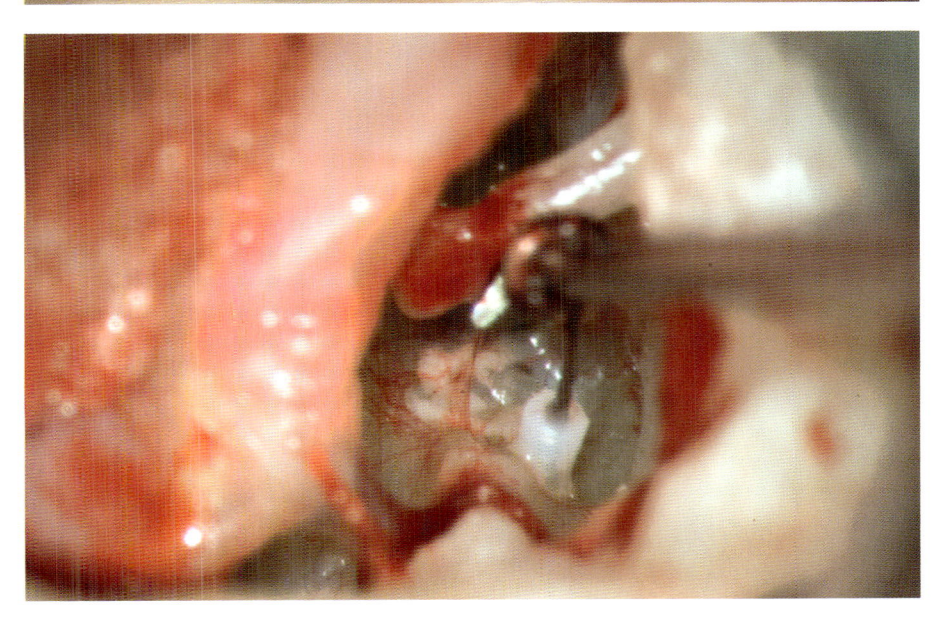

図 17.14-2　瘢痕組織を除去してツチ-キヌタ関節を脱臼させないように注意しながらピストンを摘出する．

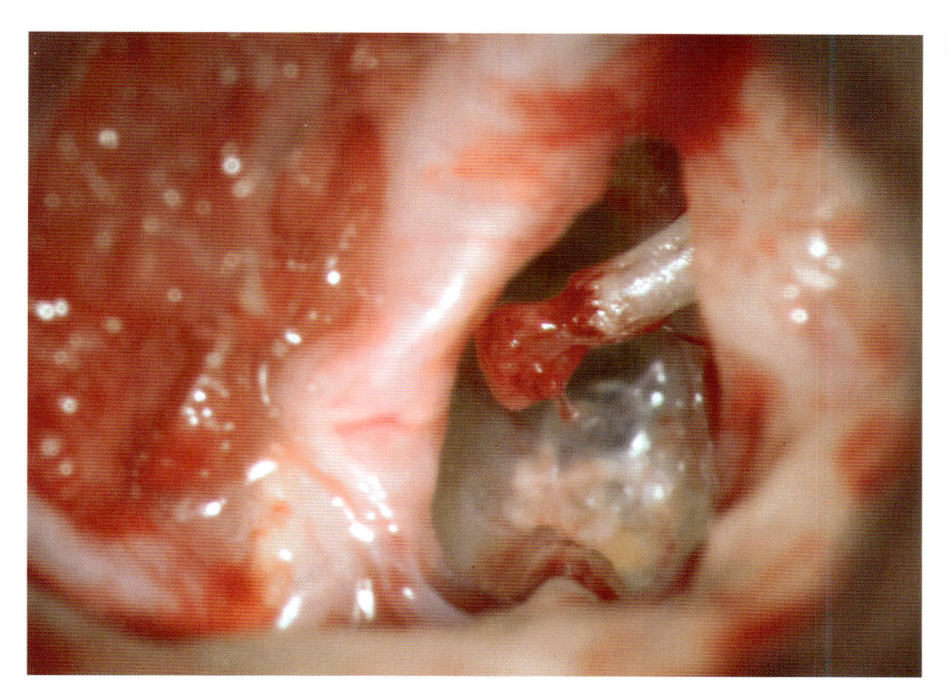

図 17.14-3　長脚の破壊の状態を示す．

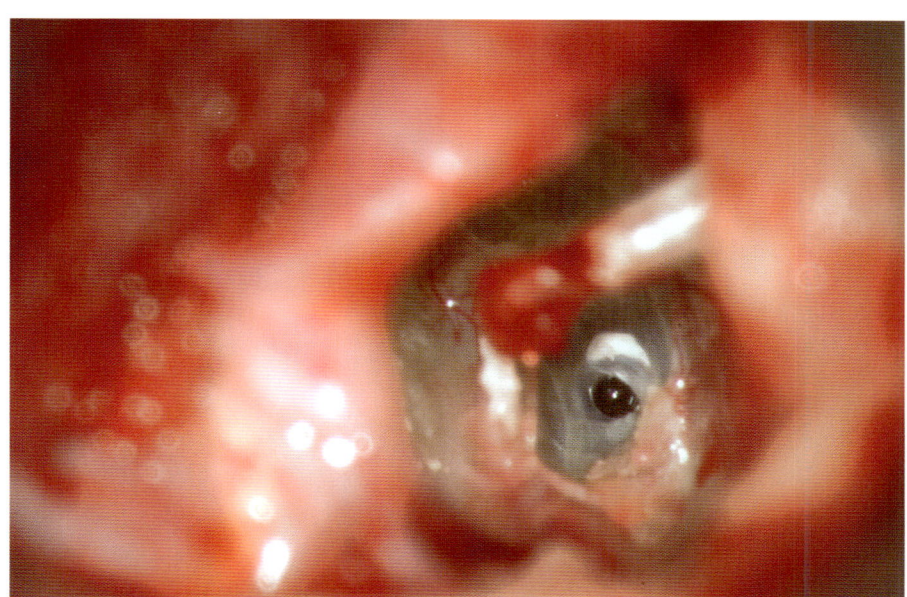

図 17.14-4　卵円窓を覆う瘢痕組織を除去し，OSSEOSTAP ドリルで新たに前庭開窓孔を作製する．

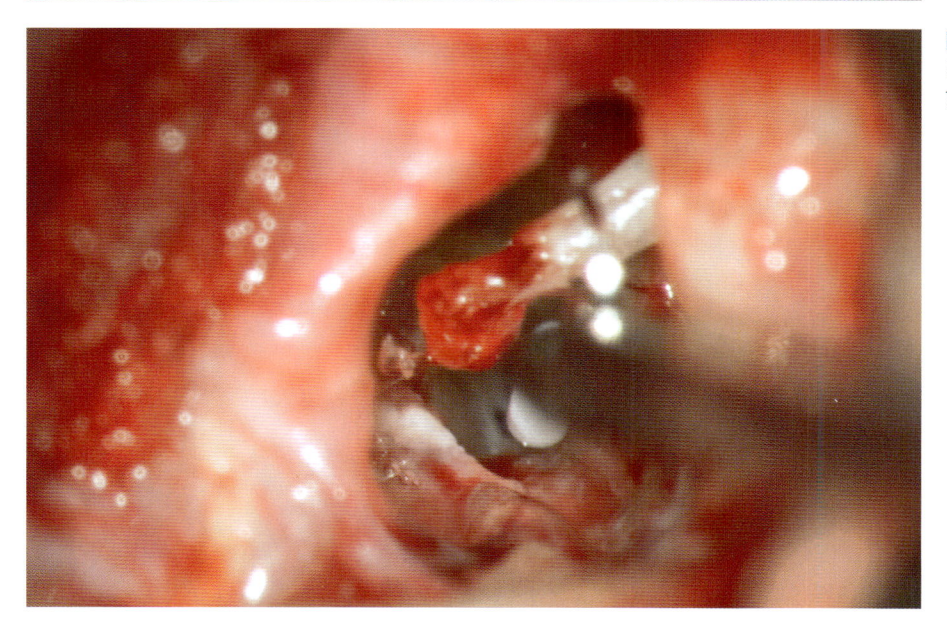

図 17.14-5　ピストンを鼓室に導入している．この操作において鉗子とピストンを適正な角度にすることが非常に大切である．

532　第 17 章　アブミ骨手術

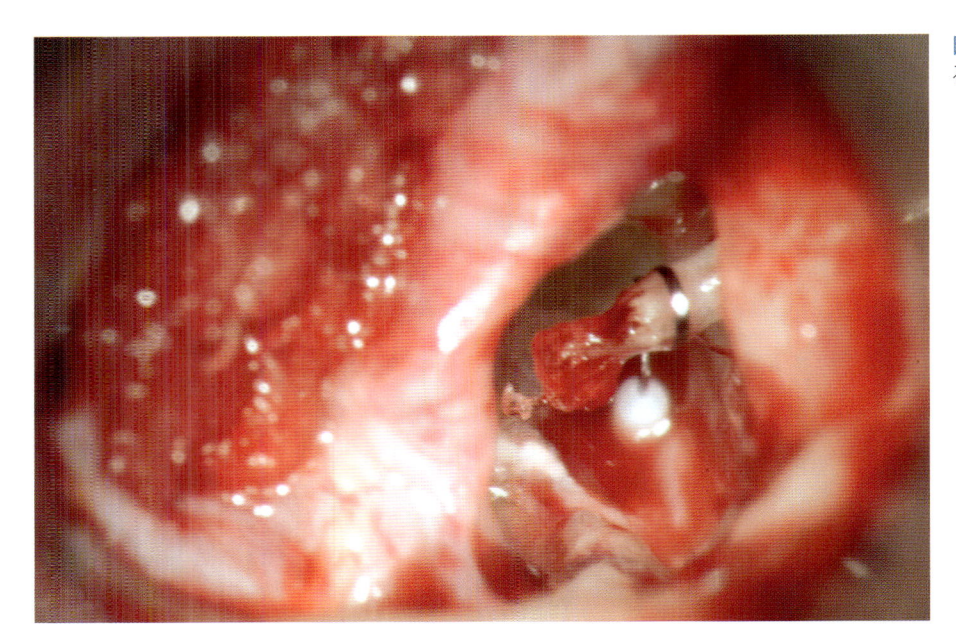

図 17.14-6　ピストンをキヌタ骨長脚に掛ける．新たな位置は骨破壊部より上方である．

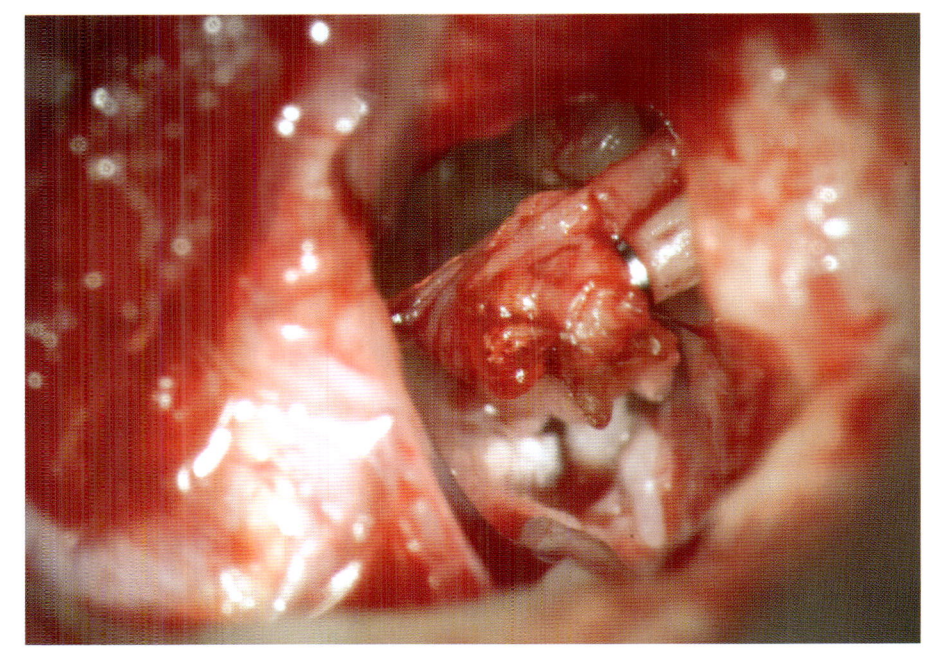

図 17.14-7　キヌタ骨長脚先端部とワイヤーのループを耳珠軟骨膜で被覆し，骨破壊の進行を防止するとともに，ループの固定を補助する．

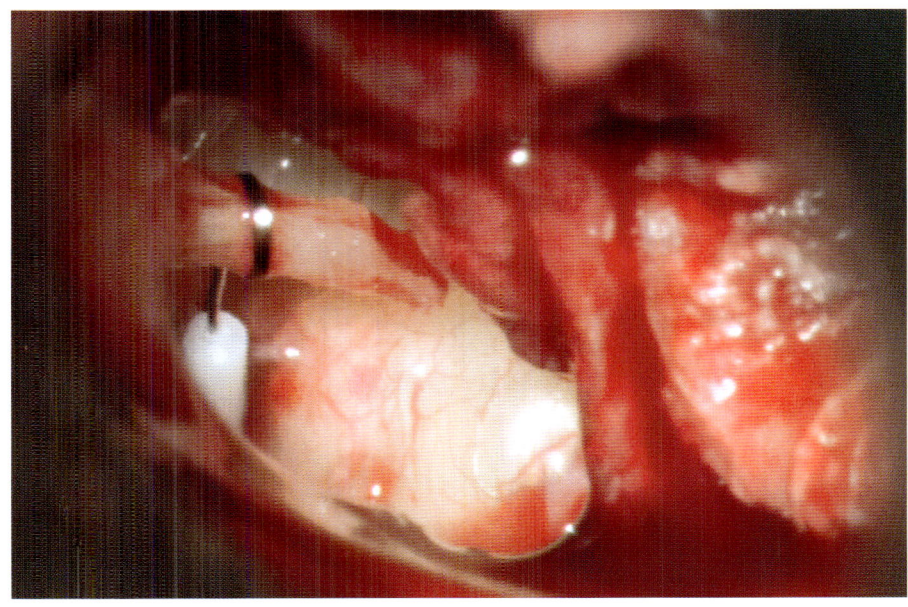

■ 症例 17．15　（左耳）

図 17.15-1　本症例ではキヌタ骨長脚先端部の破壊が著明である．以前の手術で留置されたピストンを除去して前庭開窓を行い，その後に新たなピストンを留置している．

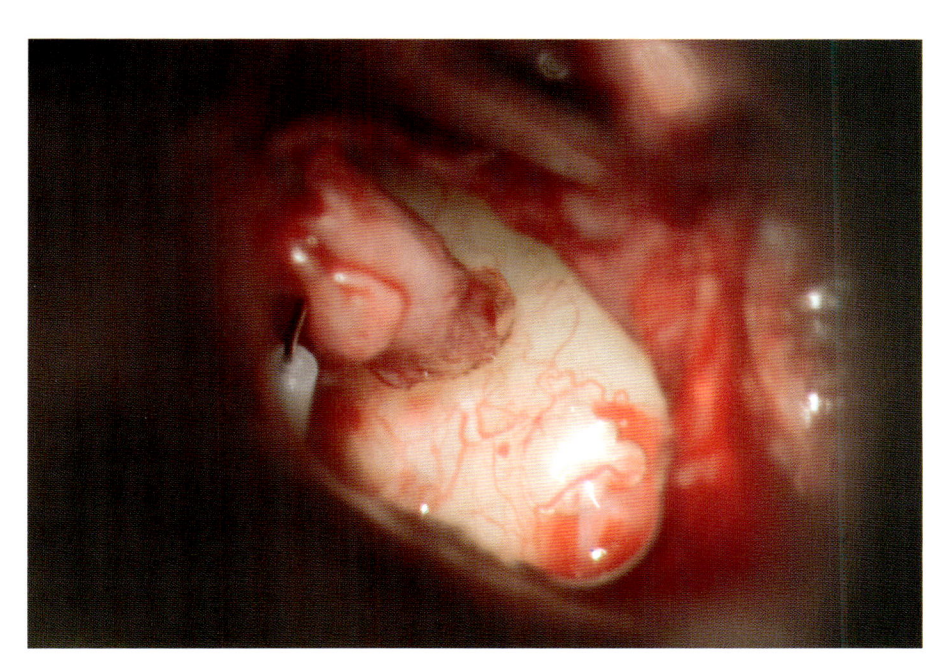

図17.15-2 キヌタ骨長脚先端部が再び破壊されるのを防いでピストンの固定を確実にするため，長脚先端部とワイヤーのループを軟骨膜小片で覆う．

■ アブミ骨手術の再手術　ヒントと落とし穴

- アブミ骨手術の再手術は初回手術よりも難しく，多くのことを要求される．
- 一般的に言って，再手術は手術手技に問題があったか，キヌタ骨長脚の破壊が原因である．
- 術者は狭い術野で難しい手技を行う準備ができていなければならない．
- 再手術の聴力成績は，アブミ骨手術初回例の成績よりもかなり悪くなる．
- 症例によっては聴力低下に回転性めまいや動揺感が合併する．この症状は前庭に障害が加わったことを示しており，再手術で聾になる可能性はめまいを合併しない場合よりも高い．
- 非常に多くの症例で耳珠軟骨膜が必要となる．
- 鼓膜-外耳道皮弁はツチ骨を含む鼓室後半部を点検するために通常のアブミ骨手術よりも大きく作る．
- キヌタ骨長脚の破壊のために新たに前庭開窓孔をあけてツチ骨との間で連絡する場合には，キヌタ骨の可動性がよければ摘出しない．キヌタ骨残存部はツチ骨を安定化させるために役立つ．
- 前庭開窓術の再手術のほうがアブミ骨摘出術の再手術よりも危険が少なく，問題も起こりにくい．
- アブミ骨摘出術の再手術では，新たな卵円窓膜が浅在化していることがある．この状況では，卵円窓膜を除去してはならない．膜の後方でOSSEOSTAPドリルか針を使って前庭を開窓する．
- アブミ骨摘出術後のワイヤーピストンが新たな卵円窓膜に強く癒合している場合には引き抜いてはならない．ワイヤーが緩い場合ににそっと針で触って引き抜けるかを確かめるが，ワイヤーを抜く途中で患者がめまいを訴えた場合には，それ以上引き抜いてはならない．そのようなワイヤーを摘出すると膜迷路が損傷される可能性がある．剪刀を使ってワイヤーを卵円窓膜近くで切断し，新たな前庭開窓部孔を膜の後方1/3に作製する．
- 再手術を安全に行うには，顔面神経鼓室部と正円窓の同定が必須である．

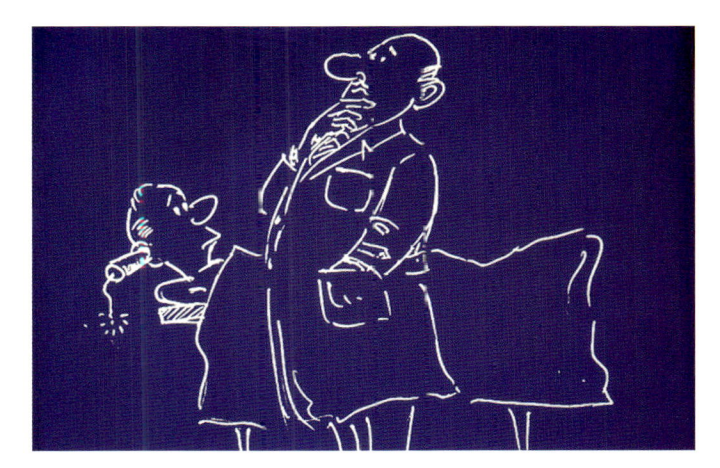

悩んでいる暇はない！　危なくなったら専門家に！！

18 中耳の充塡手技（側頭骨亜全摘術）

■ **適応**

- 術後乳突腔障害で耳漏が停止せず，有効な聴力がない例
- 複数回の手術を受けたにもかかわらず耳漏が遷延し，有効な聴力がない慢性中耳炎
- 巨大な含気腔を持ち，再発を繰り返す真珠腫
- 遷延する自然発症，外傷後，あるいは術後の髄液漏
- 巨大な脳髄膜瘤
- 中頭蓋窩硬膜が広範に露出された例
- 特別な状況下での人工内耳
- クラス B3 の傍神経節腫

患者によっては，外耳道を閉じて腹部脂肪で中耳腔を充塡する手術（側頭骨亜全摘）が必要となる．そのような症例には慢性的に炎症のある耳（通常は後壁削除後の乳突腔）で聴力が残っていないものや，髄膜炎の有無によらず遷延する髄液漏，切除や押し戻すことが現実的ではない巨大な中耳脳髄膜瘤などが含まれる．

後壁削除後の乳突腔で有効な聴力が残っておらず，複数回の手術に悩まされ，炎症の遷延や温度変化によるめまいに頻回に悩まされている例では，乳突腔充塡の適応となる．この手技を適切に行えば，そのような不快な状態から患者を解放し，通院の頻度が減って最終的には生活の質が改善される．また，この手技は複数回の手術にもかかわらず耳漏が続き，聴力の改善がみられない外耳道後壁保存例に対しても行うことができる．

前述したように，髄液漏は中耳手術の合併症としても起こる場合がある．髄液の漏出量が多い場合には，硬膜欠損部を筋膜や筋肉片で修復した後に創腔を充塡する．側頭骨骨折の場合には，遷延する髄液の漏れがどこで起こっているのかを特定するのは難しい．脳神経外科手術で開頭後に起こる中耳への髄液漏でも同様の状況になる．この状況では生命の危険がある髄膜炎のリスクを減らすため，前庭と蝸牛の双方を削除する transotic approach が採用されることが多い．このアプローチでは，顔面神経は動かさずに側頭骨の持つ骨構造のほとんどを削除するため，術後に含気蜂巣が脳脊髄液の通り道となって髄液漏が遷延する危険性は小さくなる．

ほとんどの脳髄膜瘤は硬膜外での中頭蓋窩法と経乳突法を併用して治療できる．しかしながら，一部の巨大な脳髄膜瘤では，真珠腫の有無によらず骨破壊部位の再建は現実的ではなく，中耳腔の充塡がより安全な選択となる．中耳腔の充塡は特殊な状況にある人工内耳症例でも使うことがある（第 19 章 人工内耳手術を参照➡ 549 頁）．また，前述のようにクラス B3 の傍神経節腫も中耳術者が充塡術を行う適応症例である〔第 15 章 特論：クラス A および B の傍神経節腫（グロムス腫瘍）の「クラス B3 の腫瘍」を参照➡ 396 頁〕．

充塡手技においては，丁寧な剝離と適切な骨削除によって創腔内からすべての角化扁平上皮を除去することが非常に重要である．しかし，特に広範に露出した硬膜を薄い真珠腫母膜が覆っているような症例では，遺残上皮から真珠腫が形成されることがあり，術後は脂肪抑制と拡散強調のシークエンスを使った MRI によるフォローアップが必須となる．

535

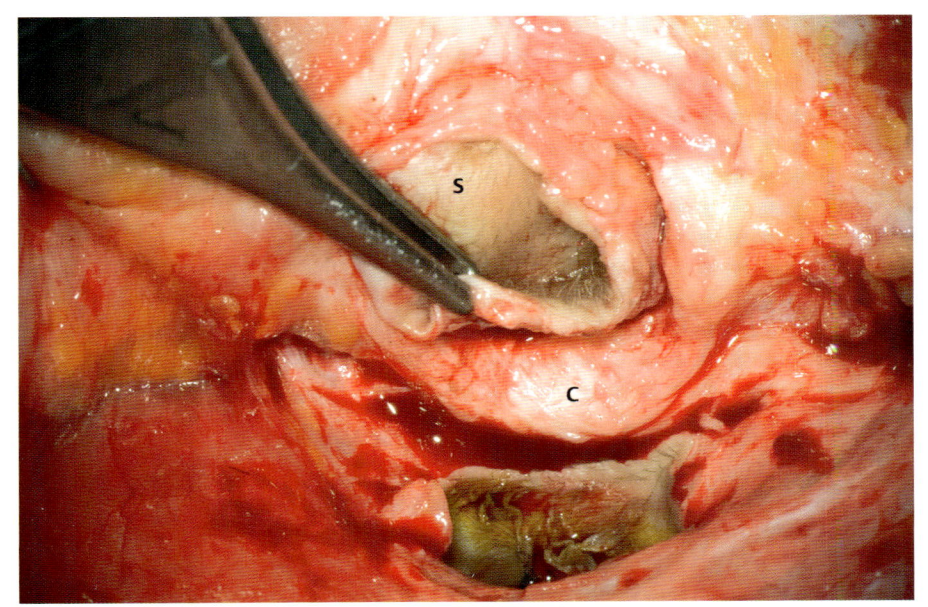

■ 症例 18.1 （右耳）

図 18.1-1　側頭骨外側面を十分に広く露出するように耳後を切開し，外耳道やや内側に輪状の切開を加える．外耳道皮膚（S）と皮下組織（C）を2層に分け，このとき皮膚と接する軟骨は摘出する．術後直ちに完全に外耳道が閉鎖するように，辺縁がすべて健常な皮膚となるところまで病的な皮膚を切除する．

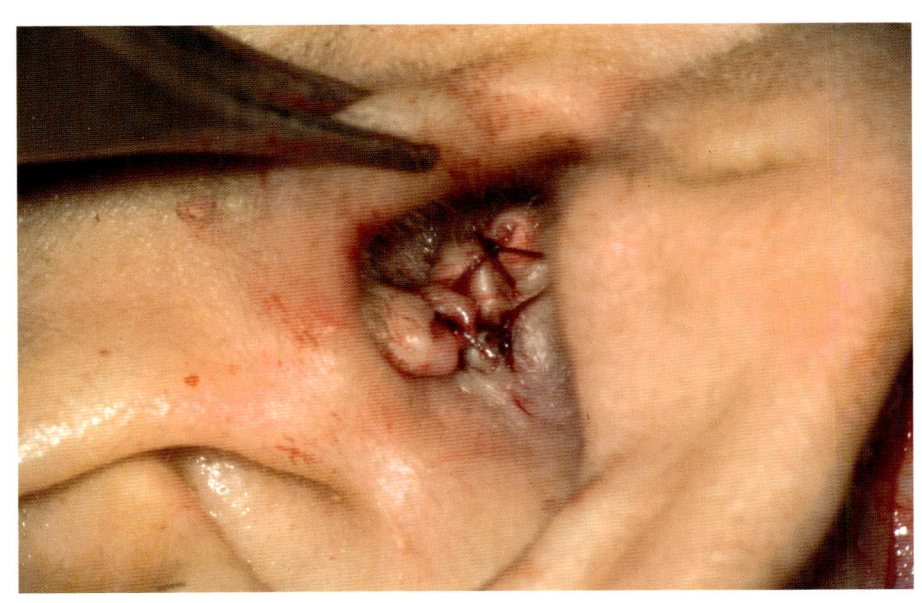

図 18.1-2　外耳道皮膚を入口側へと押し出し，表面から吸収糸（バイクリル）でしっかりと縫う．外耳道皮膚を外側に翻転するには，内側から皮膚の上下端に1針ずつ糸をかけ，これを外耳道に通して表面側から引っ張り出すとよい．縫合で皮膚を内側に縫い込まないよう，縫合時には皮膚辺縁部がすべてきれいに見えていることを確認する必要がある．

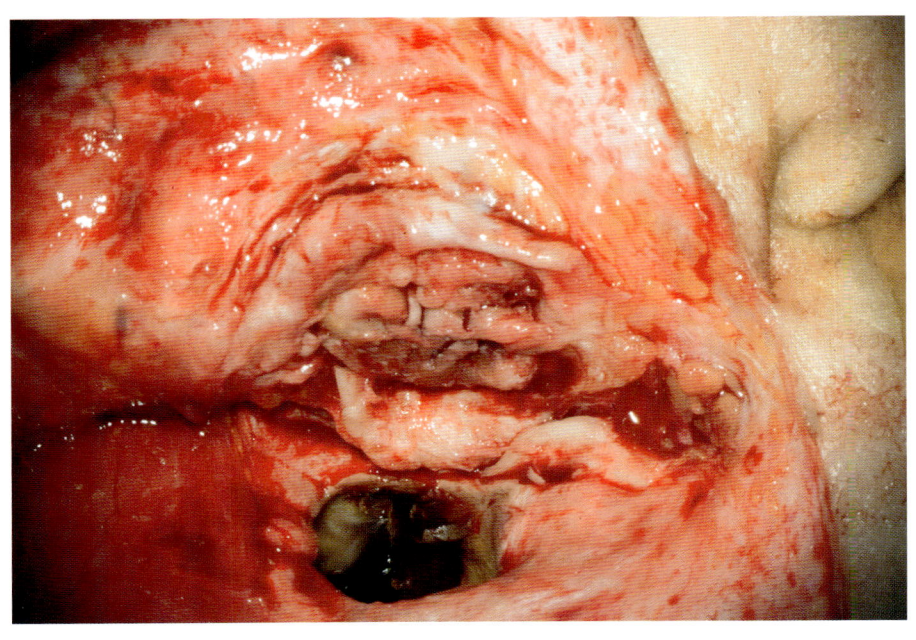

図 18.1-3　盲端となった外耳道皮膚を内側に押し戻す．

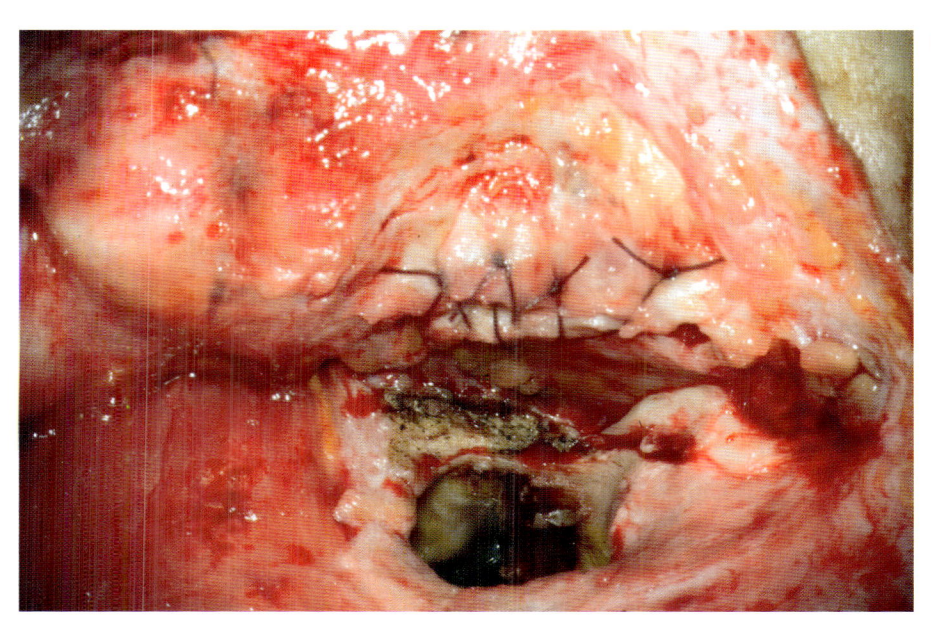

図 18.1-4 盲端部を内側面周囲に作った皮下組織弁で覆う．この操作によって外耳道は2層に縫合されることになる．

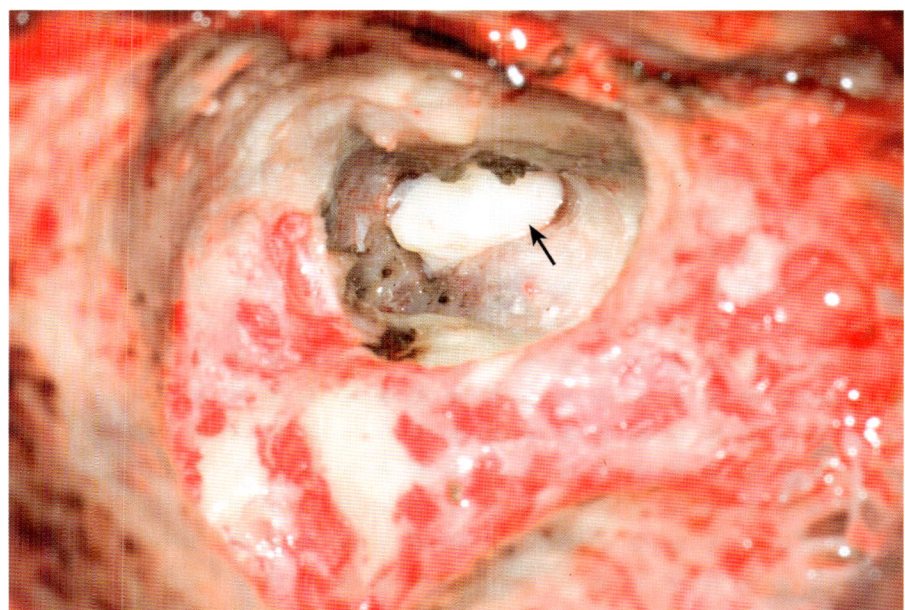

図 18.1-5 外耳道や乳突腔を覆う皮膚を鼓膜とともに完全に除去する．創腔はきれいな皿状に削り，中耳の粘膜はできるだけ剥離するか，削って除去する．耳管を軟骨と結合組織で閉鎖し，この上からボーンワックスで補強する場合もある（矢印）．

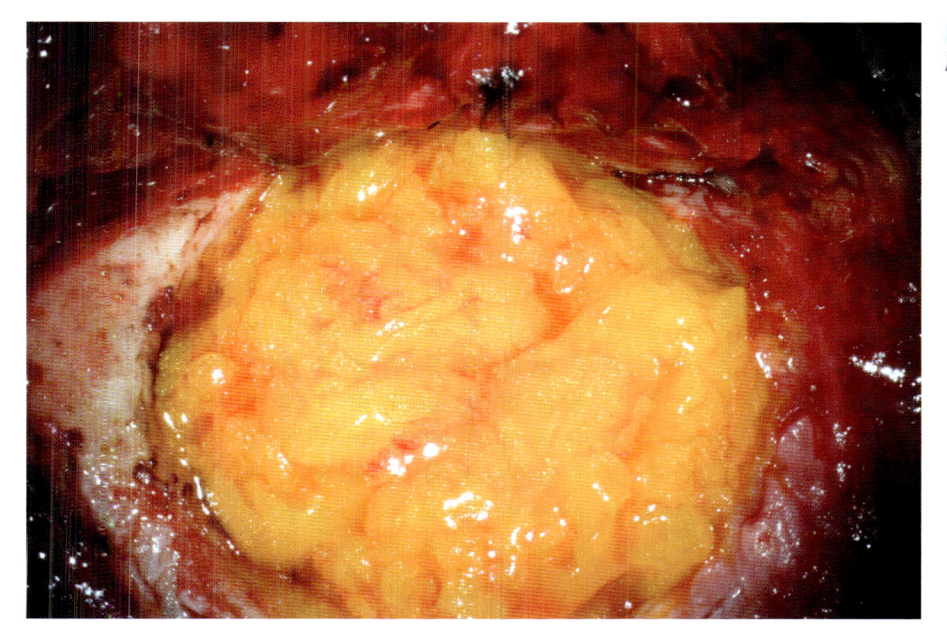

図 18.1-6 創腔を腹部脂肪で充填し，皮膚を3層に縫合する．

537

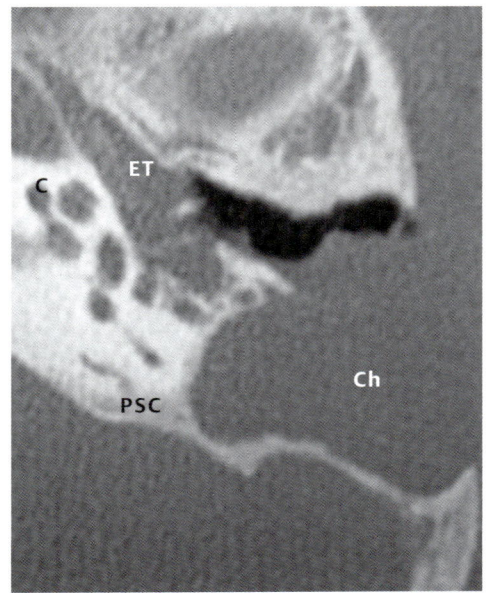

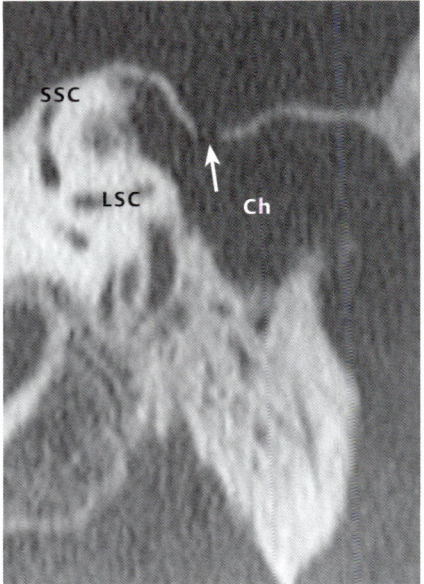

■ 症例 18.2 （左耳）

図 18.2-1 本症例は 14 歳，他施設で 2 度の真珠腫手術を受けたが，その結果，乳突腔障害による耳漏が続く有効な聴力のない耳になっている．鼓膜所見上，非常に深い乳様突起先端部に真珠腫が再発しており，清掃は不可能である．CT 軸位断（**a**）では真珠腫 による球形の骨破壊が進行しており，冠状断（**b**）では中頭蓋窩の突出と硬膜の露出（矢印）が描出されている．

C	蝸牛
Ch	真珠腫
ET	耳管
LSC	外側半規管
PSC	後半規管
SSC	上半規管

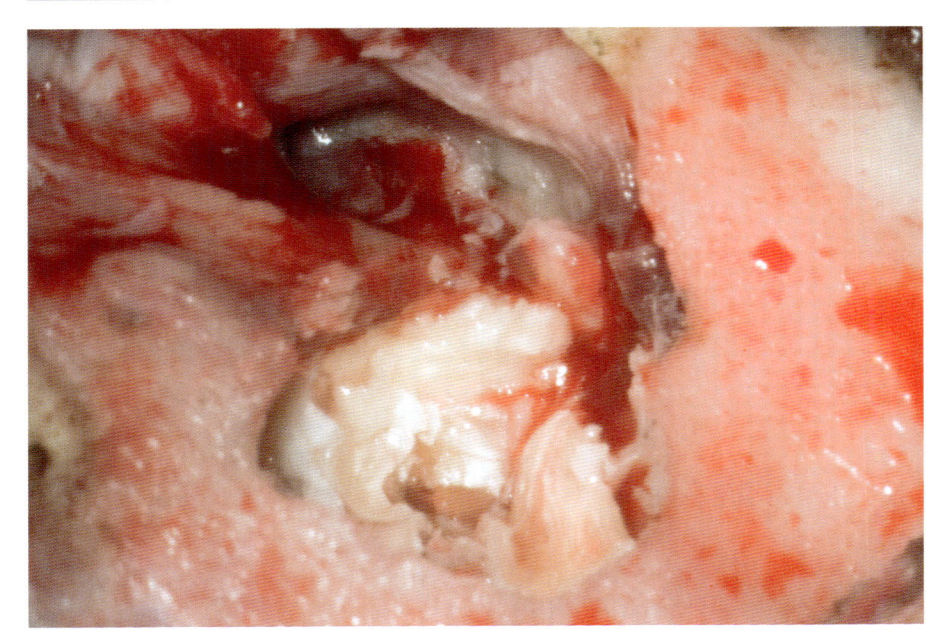

図 18.2-2 十分に広い範囲を露出するために，耳後切開を通常の中耳手術よりも後方に置いて筋骨膜層を挙上する．この操作により，側頭骨外側面と真珠腫の充満した乳突腔開口部が露出されている．

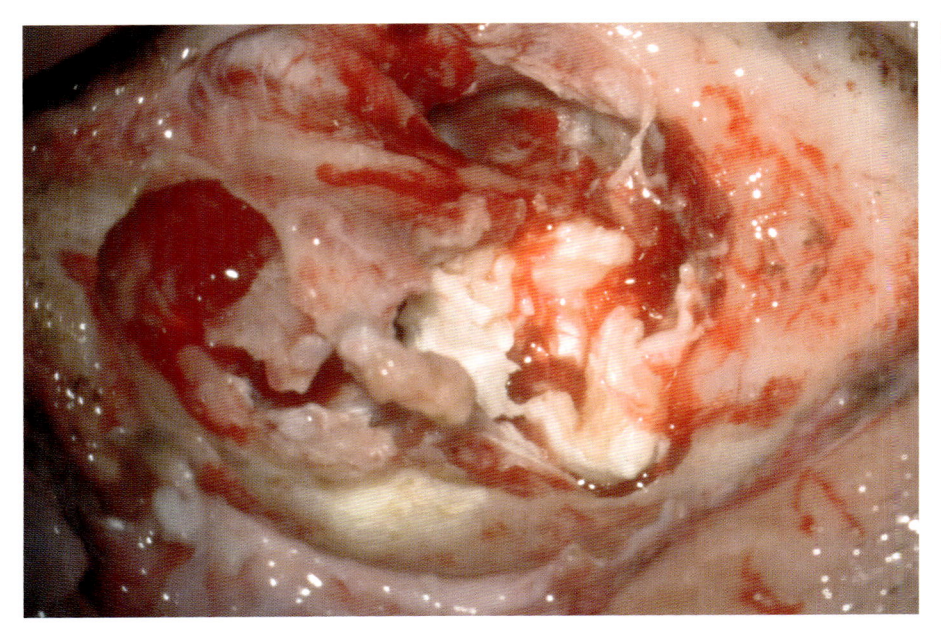

図 18.2-3 乳様突起先端部の蜂巣を完全に露出するため，乳突削開を下方に拡大する．

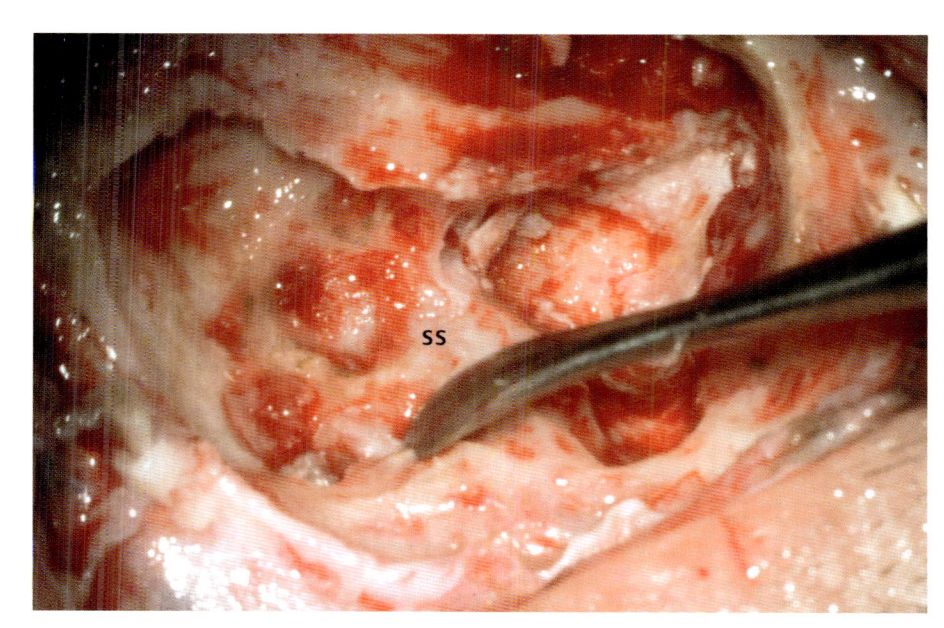

538　第18章　中耳の充填手技（側頭骨亜全摘術）

図 18.2-4　S状静脈洞後方の蜂巣に浸潤する母膜を示している．

SS　S状静脈洞

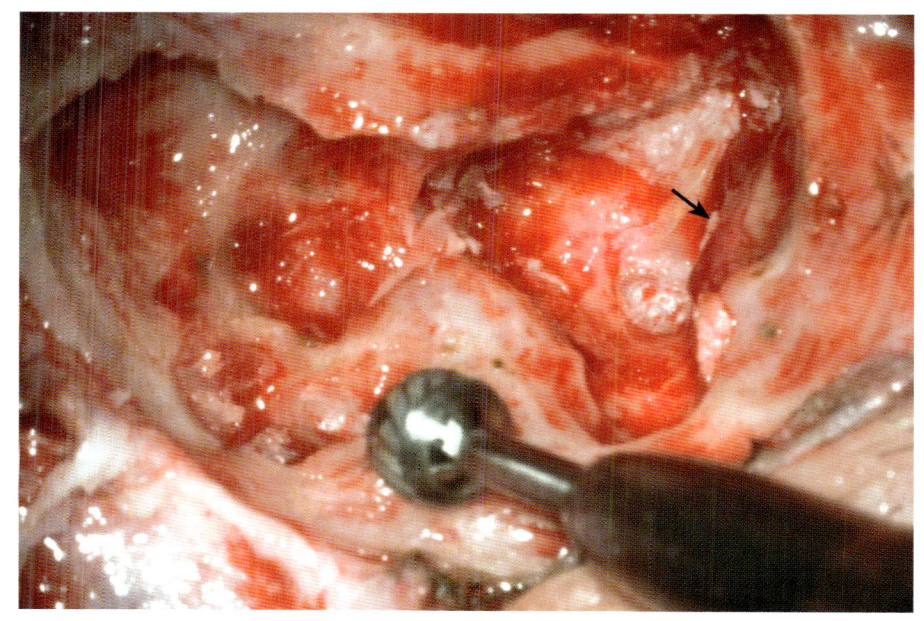

図 18.2-5　S状静脈洞後方の蜂巣を大きなカッティングバーで削除している．矢印はCTで見られた硬膜の露出する中頭蓋窩の突出部を示している．

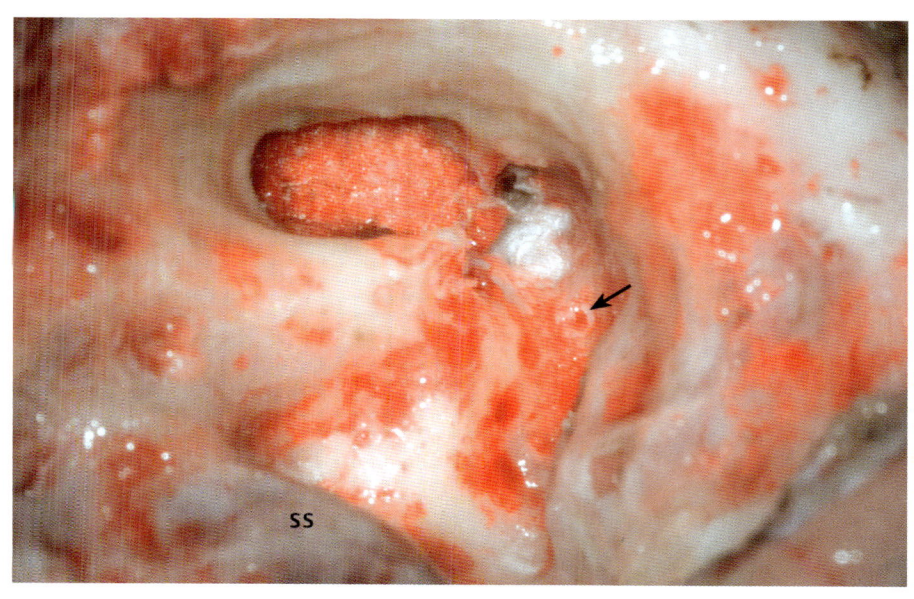

図 18.2-6　真珠腫を乳突腔から摘出したところを示す．後壁は削除し，外耳道皮膚は鼓膜とともに除去，皮膚の除去が確実になるよう外耳道壁を削開している．鼓室は綿片でパッキングして止血を待っている状態である．上鼓室と上半規管前方の蜂巣（矢印）にはまだ真珠腫が残存している．

SS　S状静脈洞

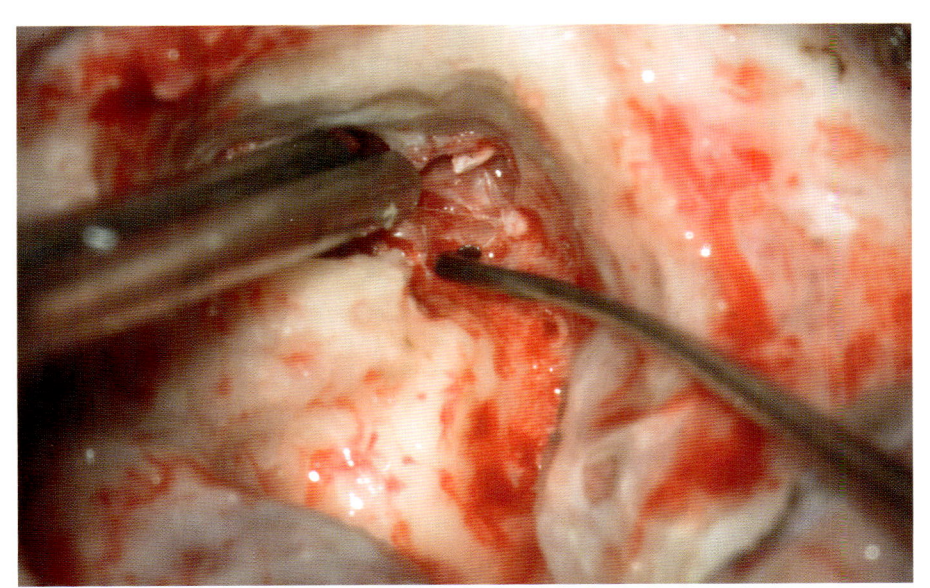

図18.2-7　鼓室洞フックで上鼓室内側壁に露出する顔面神経鼓室部を指し示している．

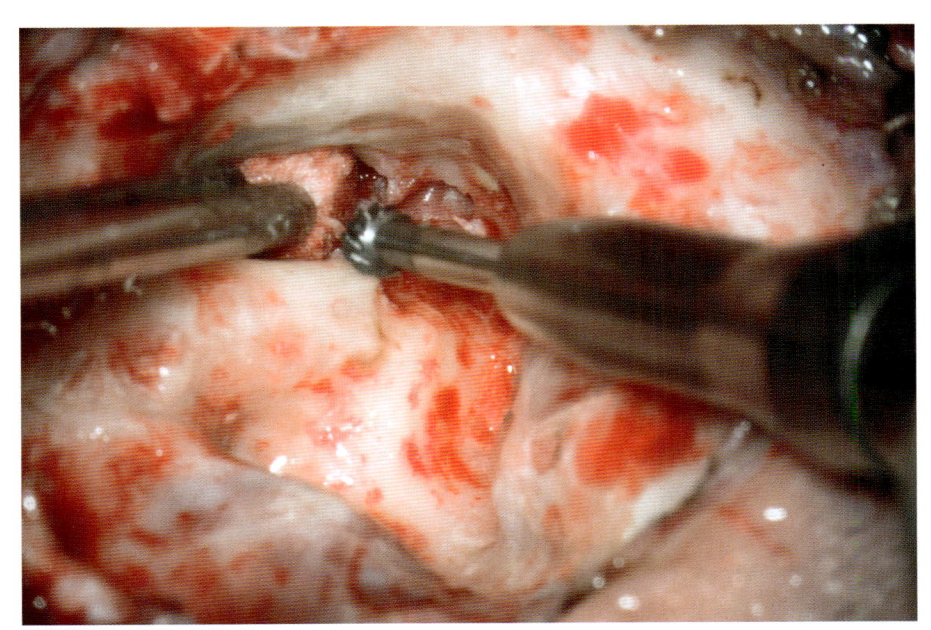

図18.2-8　カッティングバーで顔面神経管隆起を下げている．このときバーは神経の走行と平行に動かさなければならない．前壁と顔面神経管隆起から突出する骨稜は除去する．

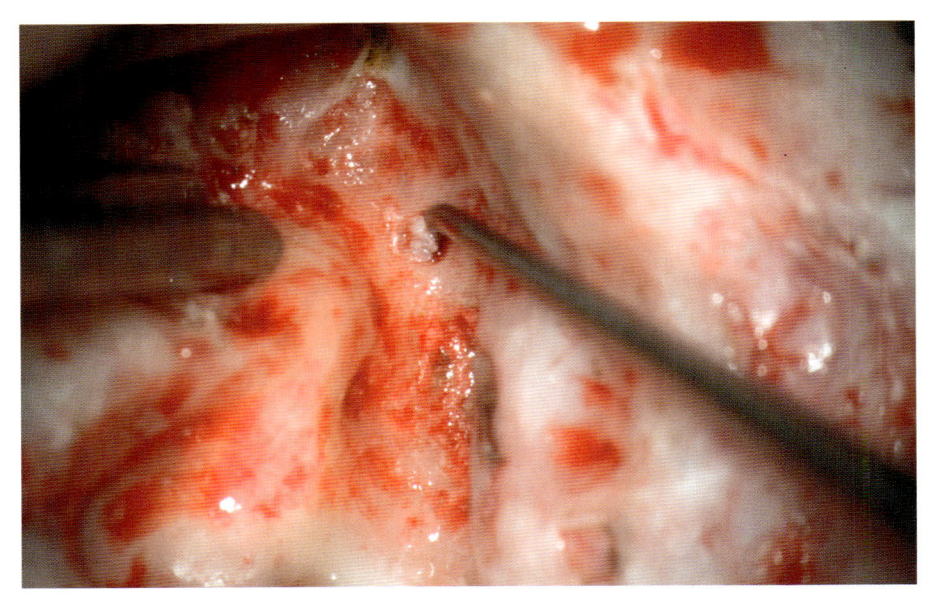

図18.2-9　上半規管膨大部前方の，小さいが深い蜂巣に陥入する母膜を微細剥離子で剥離している．

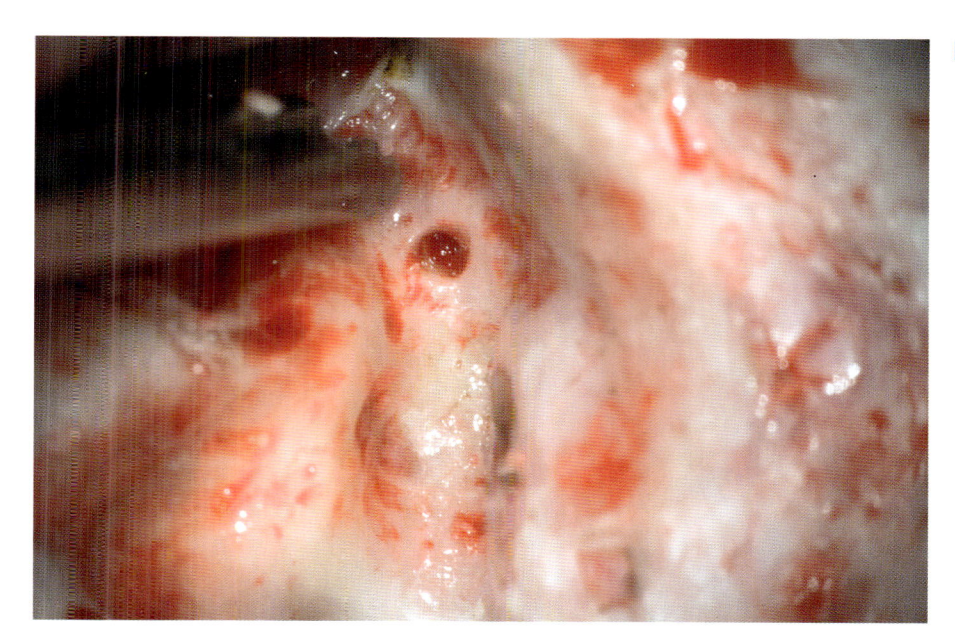

540　第18章　中耳の充填手技（側頭骨亜全摘術）

図 18.2-10　蜂巣中に母膜小片が残存している．

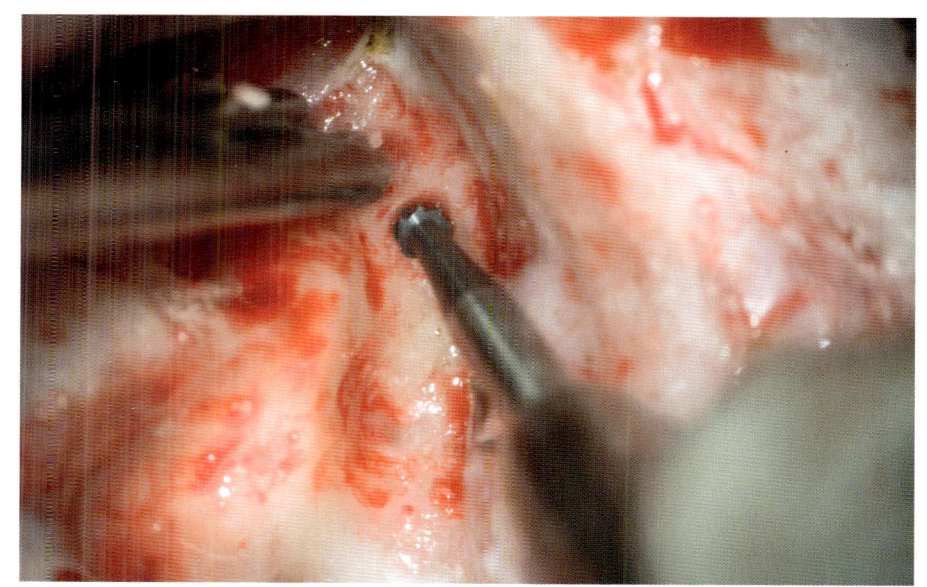

図 18.2-11　上半規管を開放しないように注意しながら母膜の残る蜂巣を削除する．このような場合には，母膜を骨粉で埋めてしまわないように小さなカッティングバーを使う．

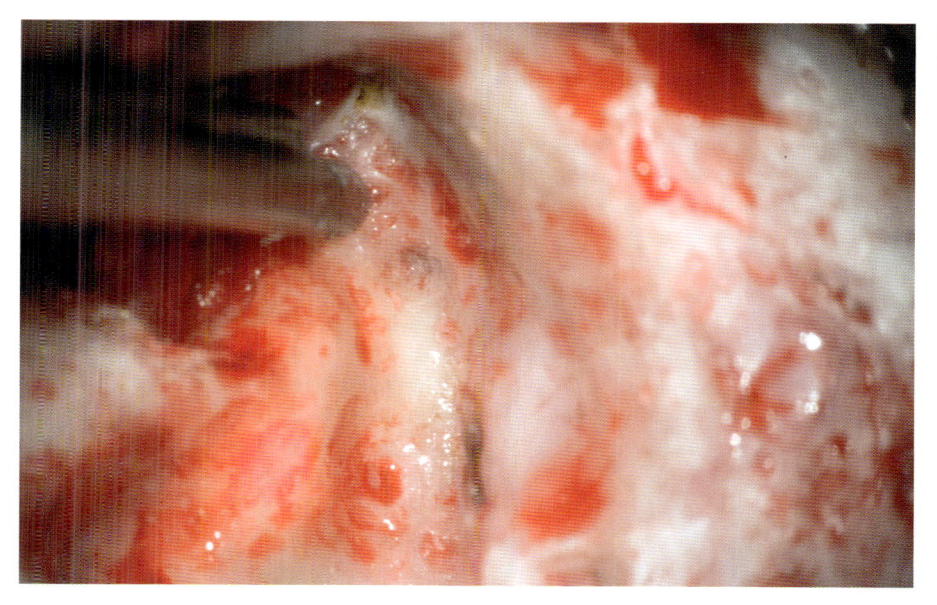

図 18.2-12　蜂巣削除が完了し，母膜は除去されている．

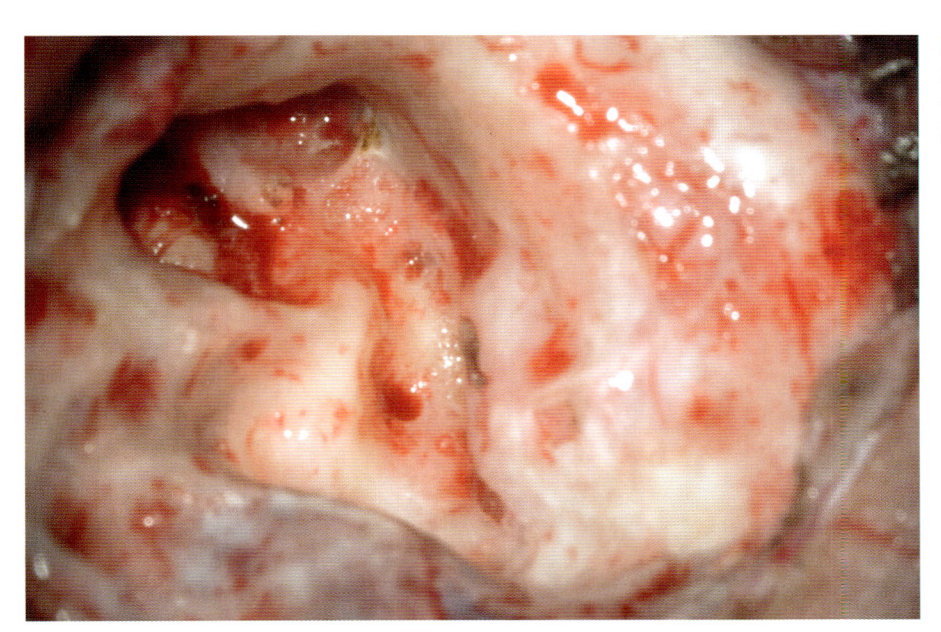

図 18.2-13 　創腔の最終的な形態を示す．創腔は丸く，蜂巣は十分に削除されて母膜が残る可能性が極めて小さい．結果として，中頭蓋窩硬膜とS状静脈洞上には薄い骨板を残すのみである．

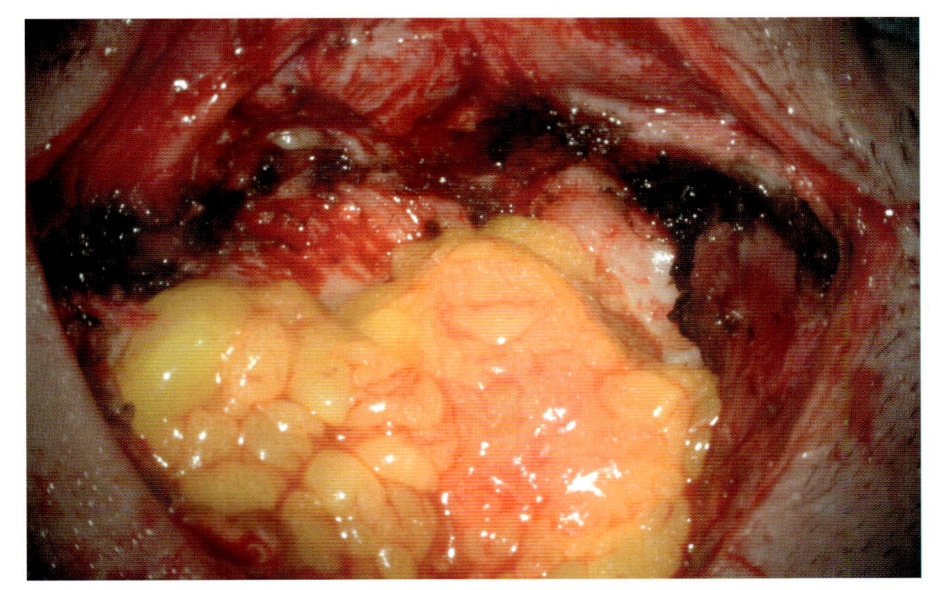

図 18.2-14 　創腔は腹部脂肪で充填する．

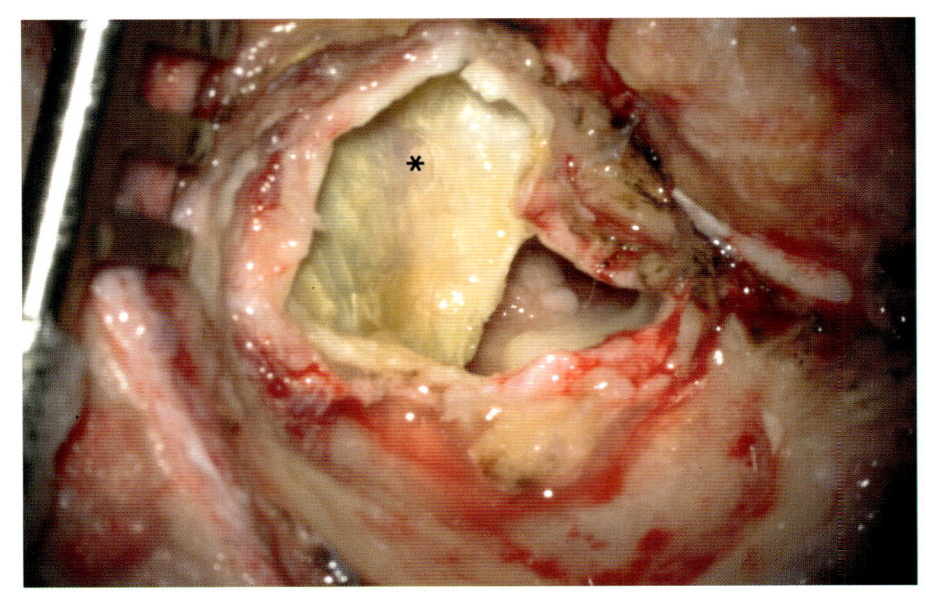

■ 症例 18.3 （右耳）

図 18.3-1 　中頭蓋窩硬膜が広範に露出している（＊）術後乳突腔障害症例である．乳突腔は巨大で高度の炎症を認める．外耳道を閉鎖する以外に耳漏を止める方法はない．

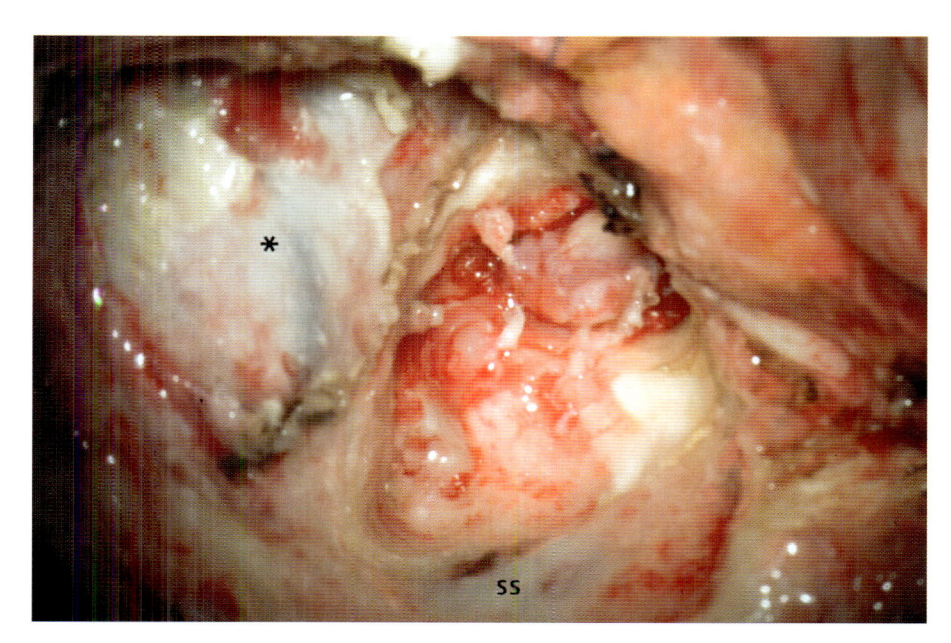

542 第 18 章 中耳の充填手技（側頭骨亜全摘術）

図 18.3-2 真珠腫は上方に進展し，中頭蓋窩硬膜外側部（＊）が広く露出している．鼓室に含気は見られない．母膜剥離で硬膜に穿孔を生じる可能性があるため，剥離は手術の最終段階に行い頭蓋内感染のリスクを小さくする．

SS　S状静脈洞

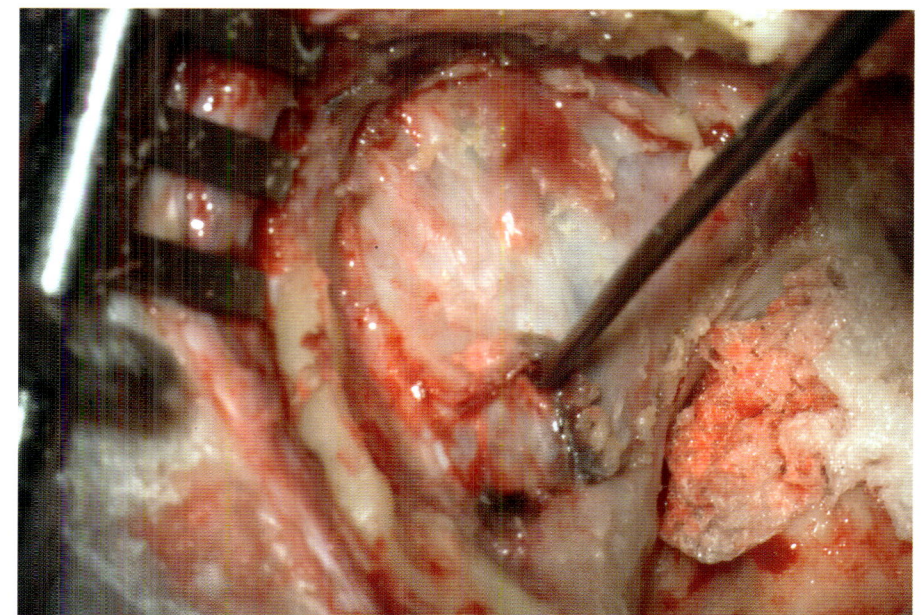

図 18.3-3 ほかの部位の処理を終えてから微細剥離子を使って硬膜からの母膜剥離を開始する．鼓室は止血のために小綿片でパッキングしてある．

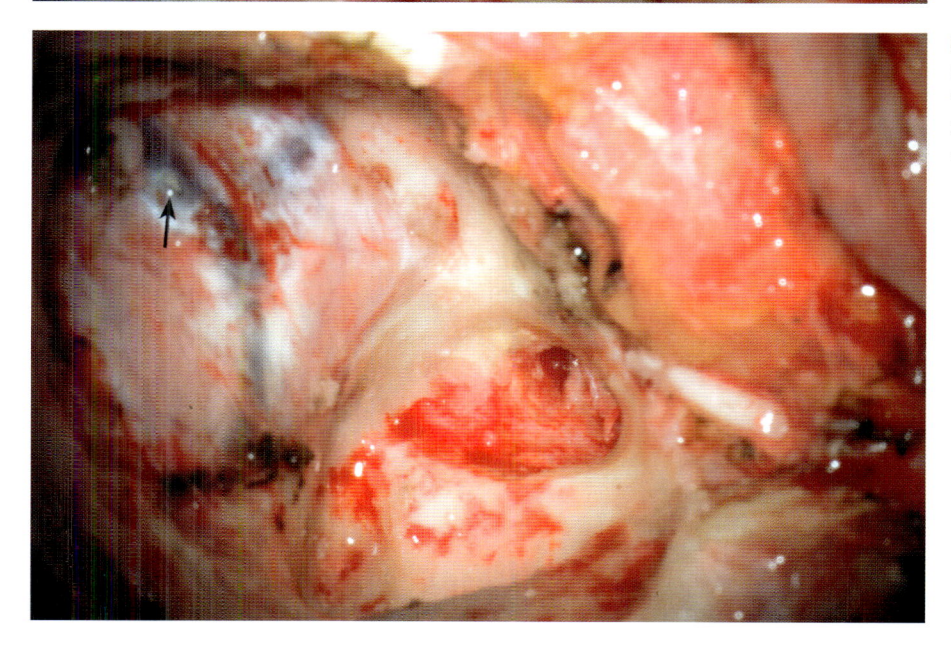

図 18.3-4 硬膜からの母膜剥離が完了したところを示す．硬膜静脈が透見され，剥離操作中にできた硬膜の裂け目から脳脊髄液が漏れ出している（矢印）．母膜残存が疑われる部分はバイポーラーで焼灼する．

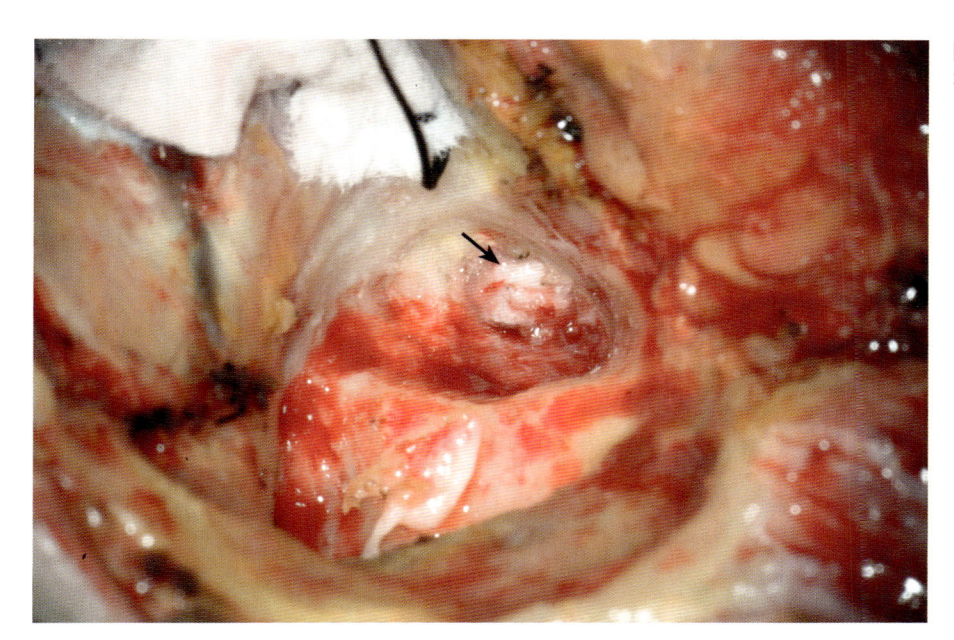

図18.3-5 術後の髄液漏を避けるため，耳管を骨膜数片で閉鎖する（矢印）．

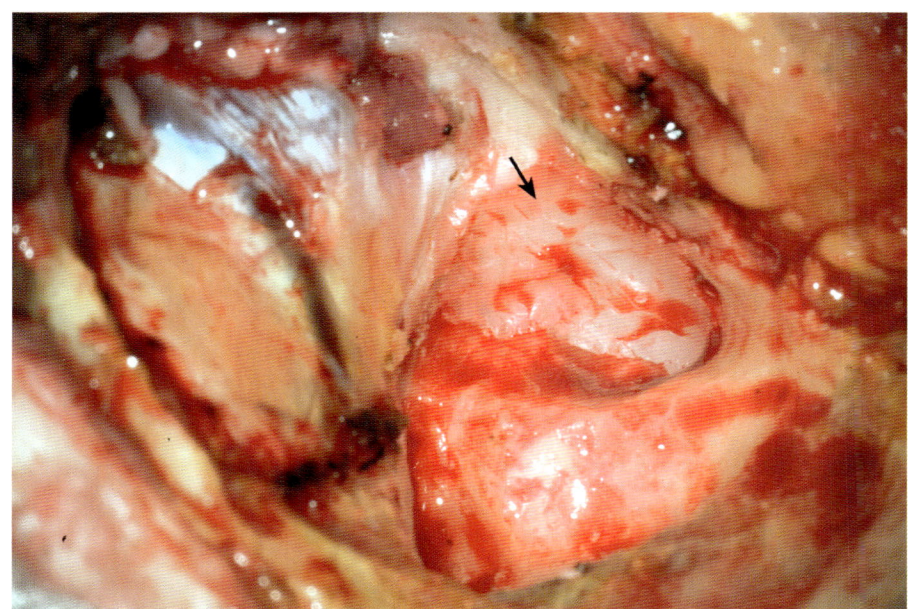

図18.3-6 耳管をさらにボーンワックスで閉鎖し（矢印），創腔は腹部脂肪で充塡する．

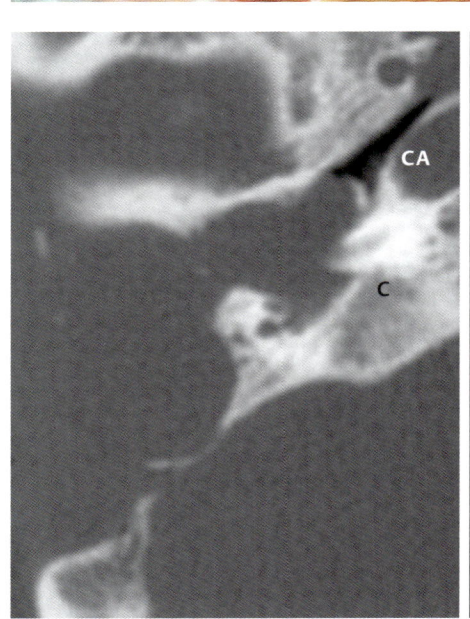

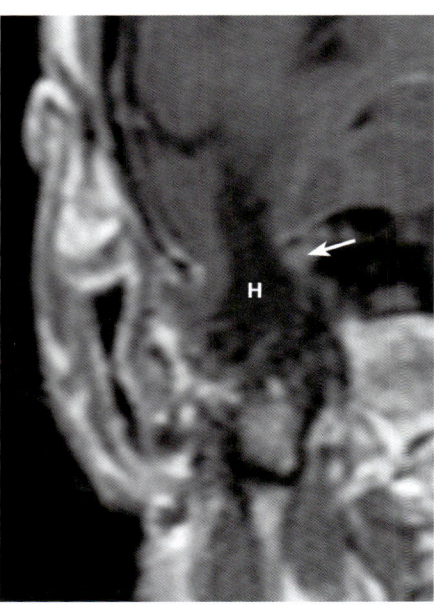

■ 症例 18.4 （右耳）

図18.4-1 本症例は中耳手術を受けた後に進行性に聴力が低下し，耳漏が持続している．鼓膜所見で外耳道に淡黄色の拍動性腫瘤を認め，画像検査で中耳の脳髄膜瘤と診断されている．CT軸位断（a）で辺縁の平滑な大きな軟部陰影が見られ，冠状断MRI（b）で中頭蓋窩の骨欠損部（矢印）から脳組織が中耳腔に嵌頓する様子が描出されている．

C 蝸牛
CA 内頸動脈
H 脳髄膜瘤

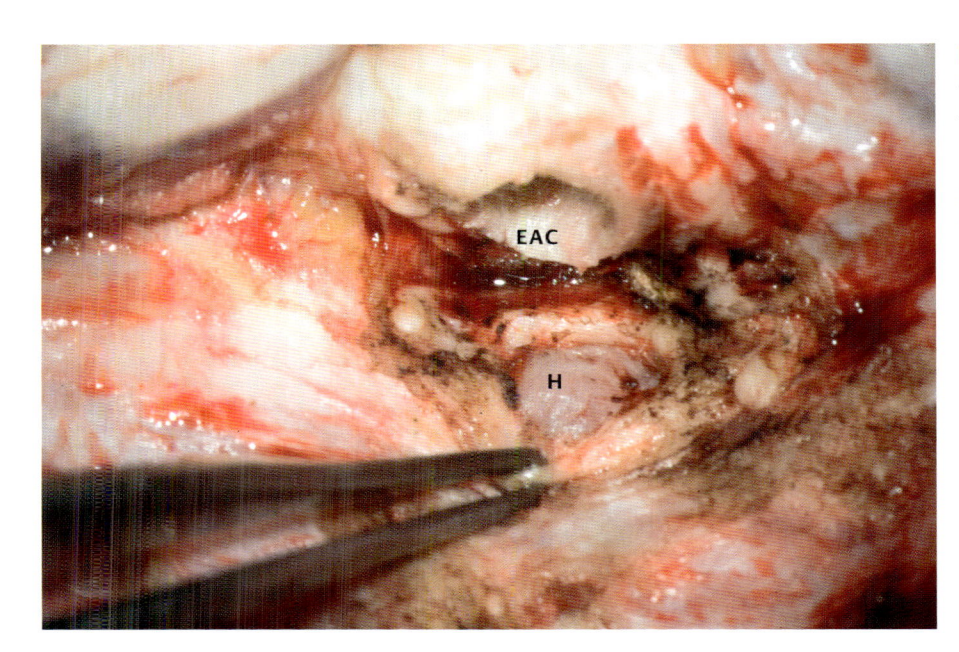

544　第18章　中耳の充塡手技（側頭骨亜全摘術）

図 18.4-2　耳後切開を行い，乳様突起表面を覆う筋骨膜層を露出する．この高さで外耳道を輪状に切開すると，外耳道の脳髄膜瘤が露出される．

EAC　外耳道
H　　脳髄膜瘤

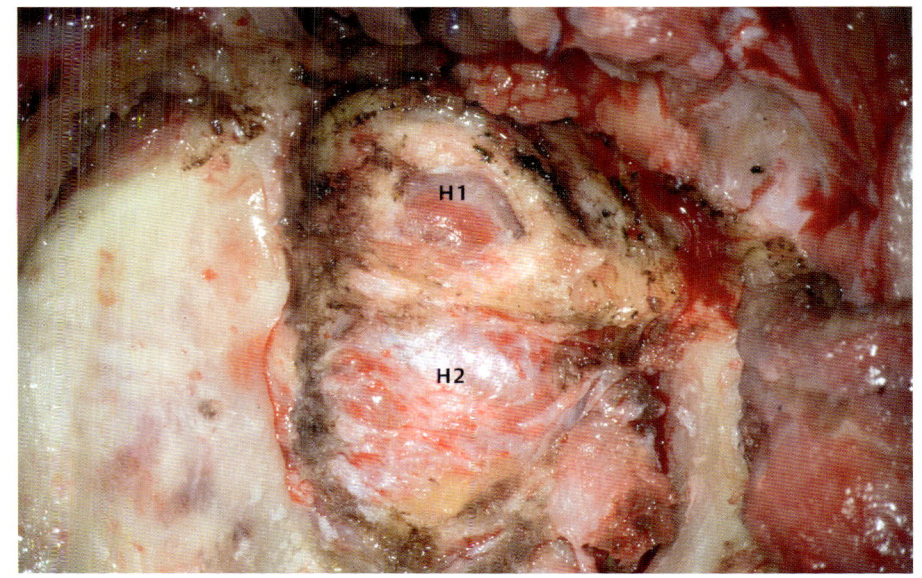

図 18.4-3　外耳道を盲端に閉鎖して筋骨膜層を剥離すると，乳突腔に充満する巨大な嵌頓組織が露出される．

H1　外耳道の脳髄膜瘤
H2　乳突腔の脳髄膜瘤

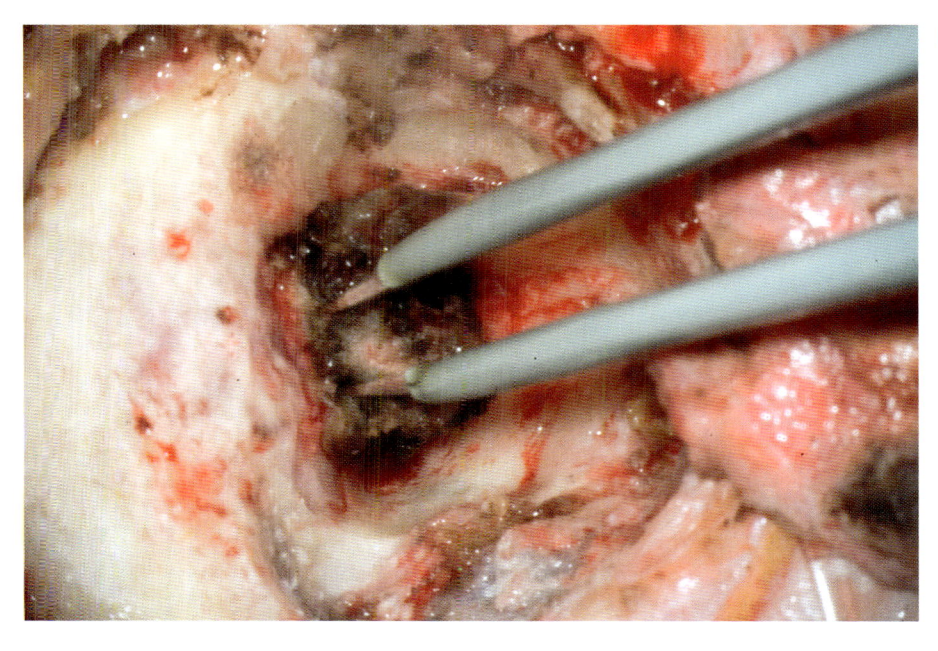

図 18.4-4　嵌頓組織をバイポーラーで焼灼している．この操作によって嵌頓組織は収縮し，周囲から剥離しやすくなる．

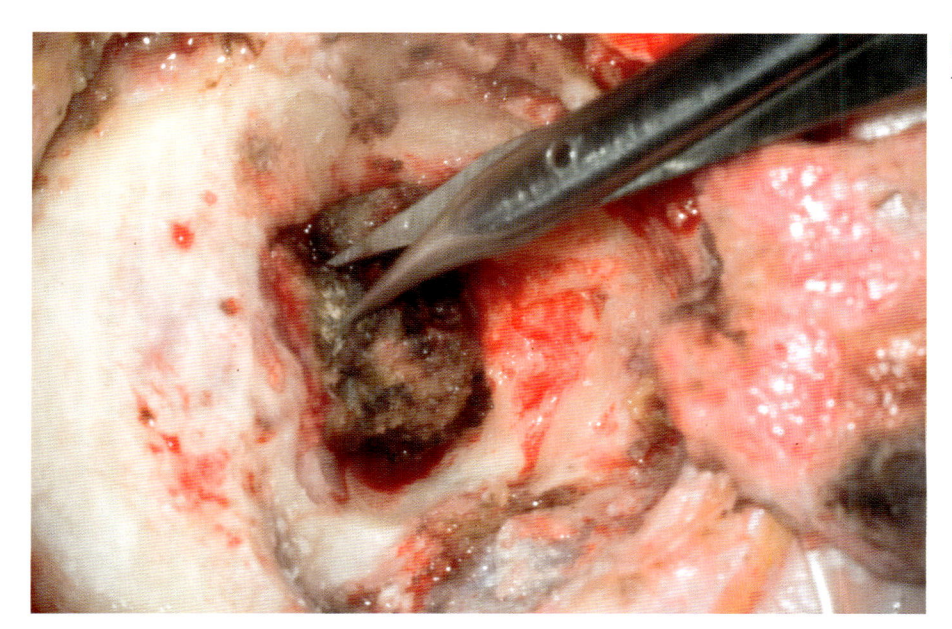

図 18.4-5　焼灼した組織をスプリング剪刀で小片に分けて摘出している.

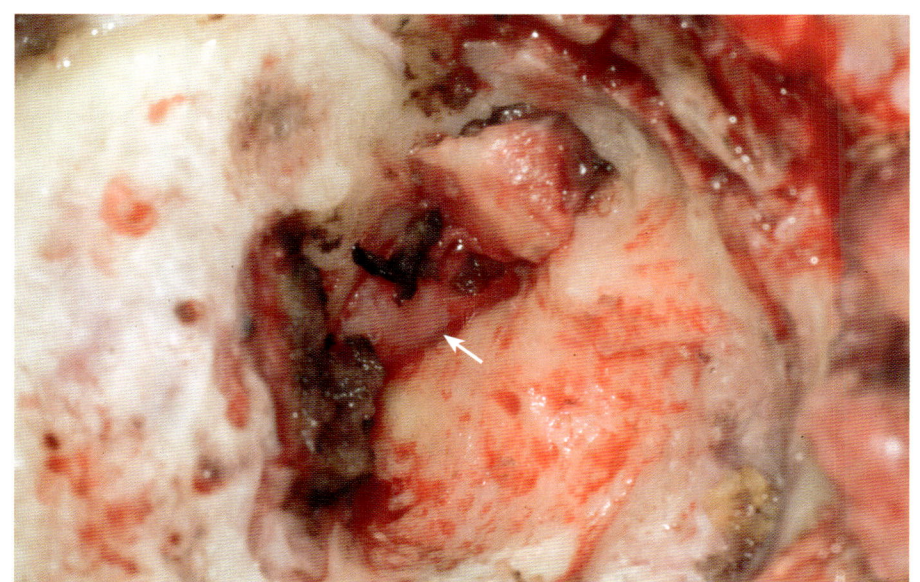

図 18.4-6　外耳道にはもう1つの嵌頓組織が見られる（矢印）.

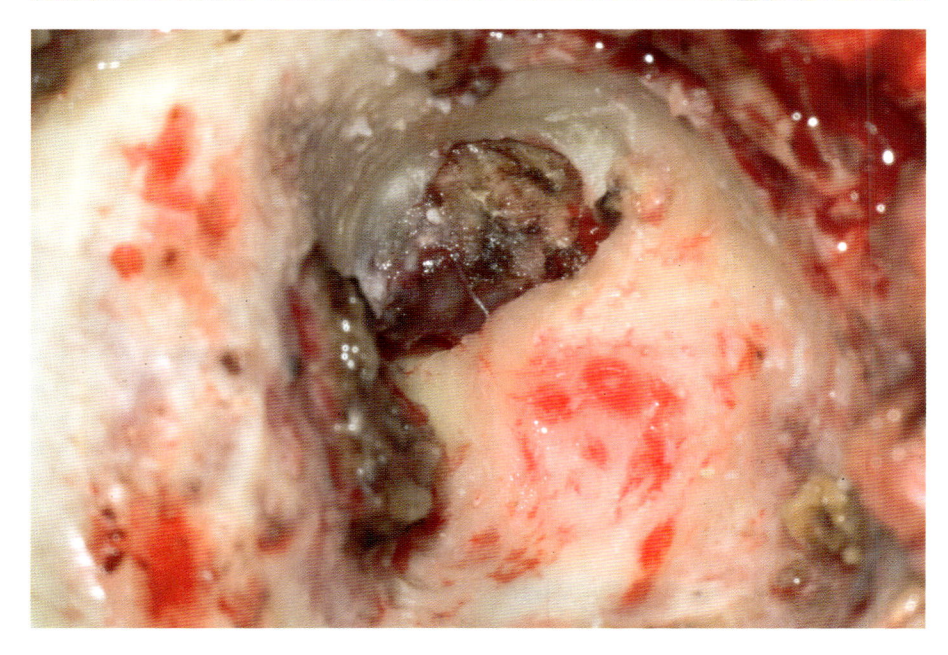

図 18.4-7　組織を焼灼して少しずつ切除, 減量していく.

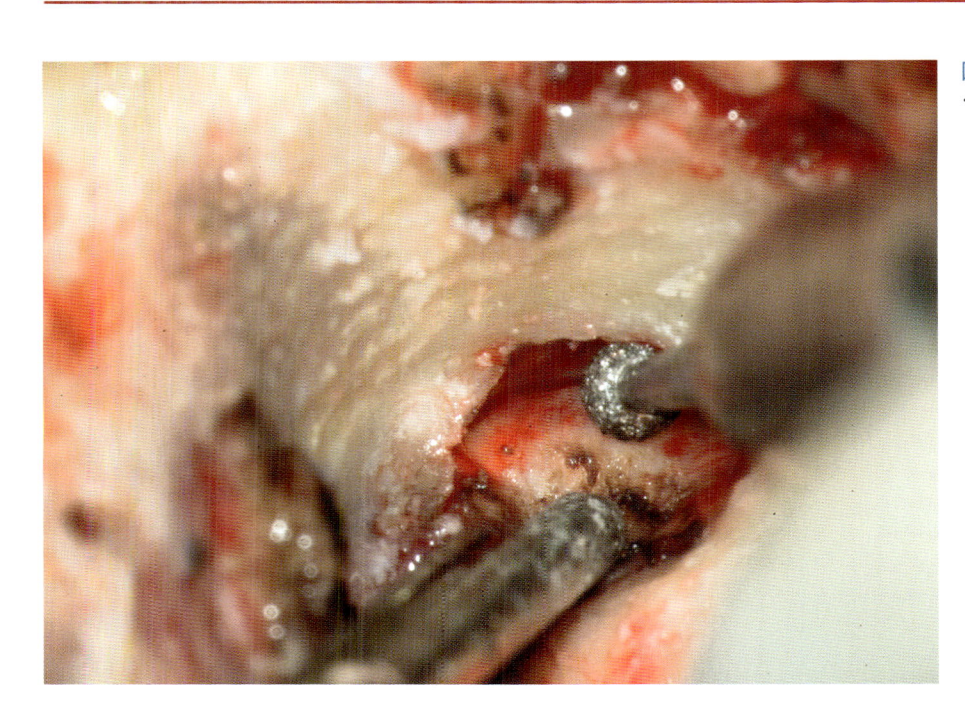

546　第18章　中耳の充填手技（側頭骨亜全摘術）

図 18.4-8　外耳道内の嵌頓組織を明視下に置くために外耳道を形成している．

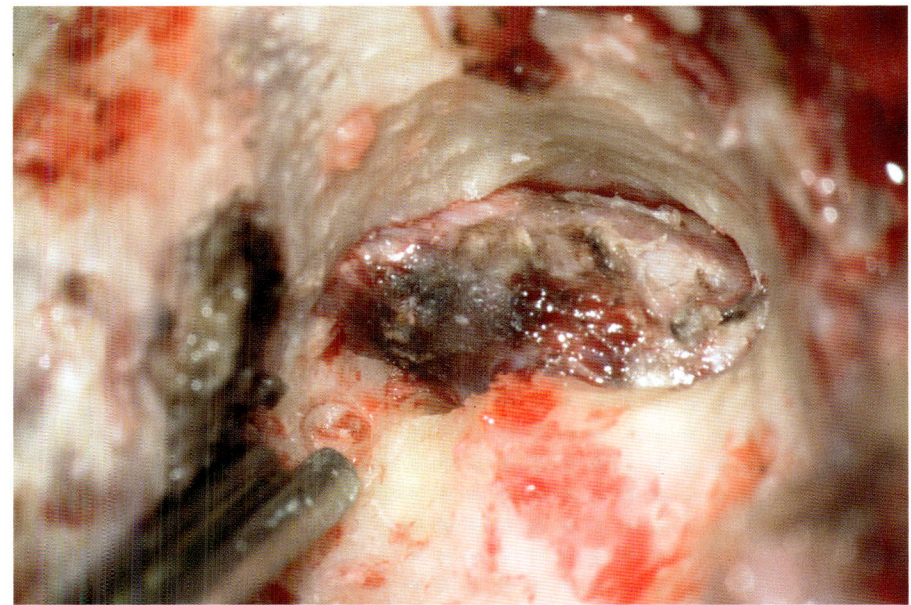

図 18.4-9　鼓室に充満する脳髄膜瘤が露出されている．

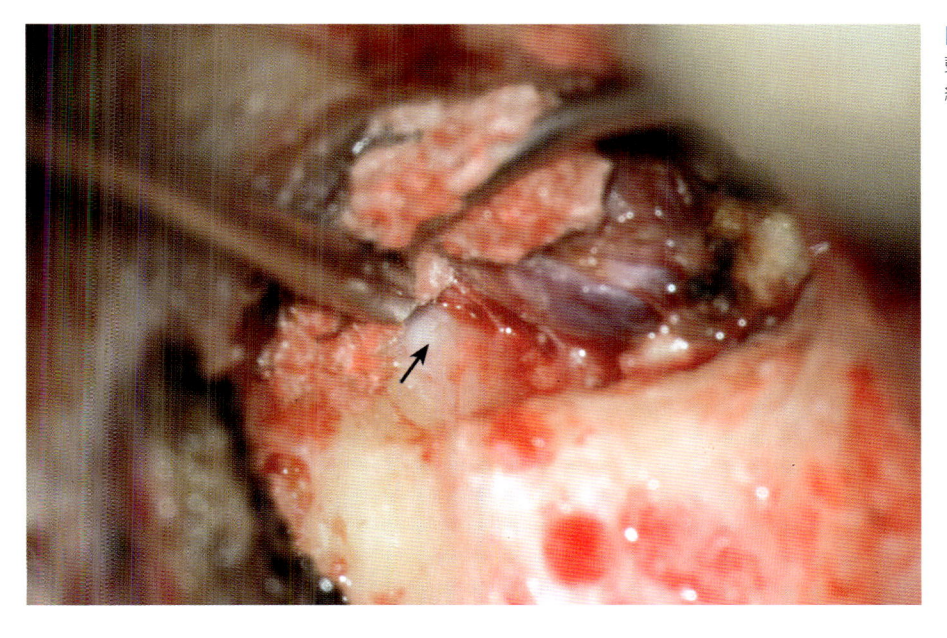

図 18.4-10　綿片を使って嵌頓組織を顔面神経鼓室部（矢印）から剥離している．この部分で神経は広範に露出されている．

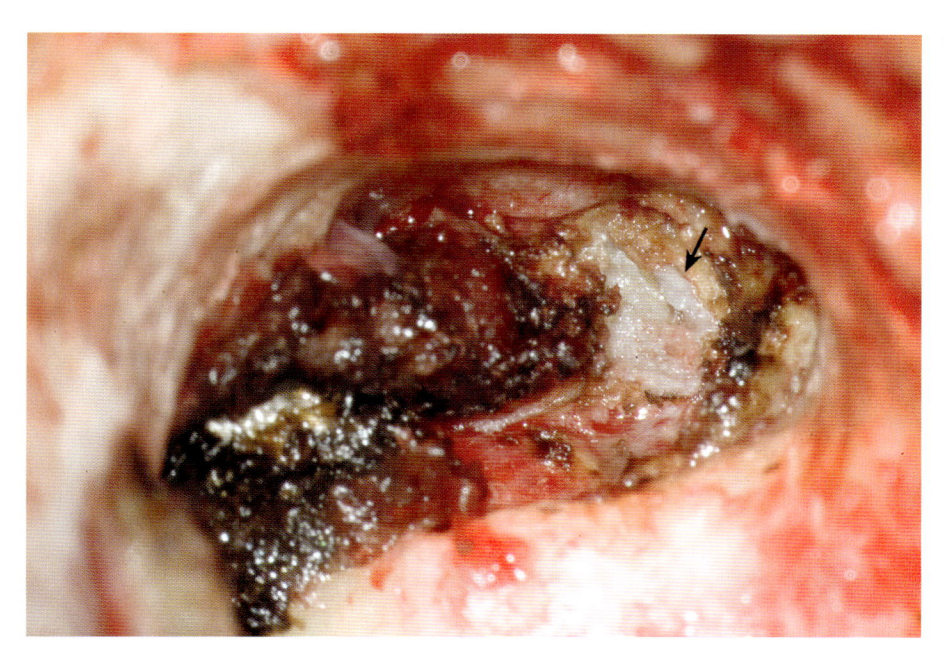

図 18.4-11　嵌頓組織内側で囲い込まれた皮膚が真珠腫を形成している（矢印）.

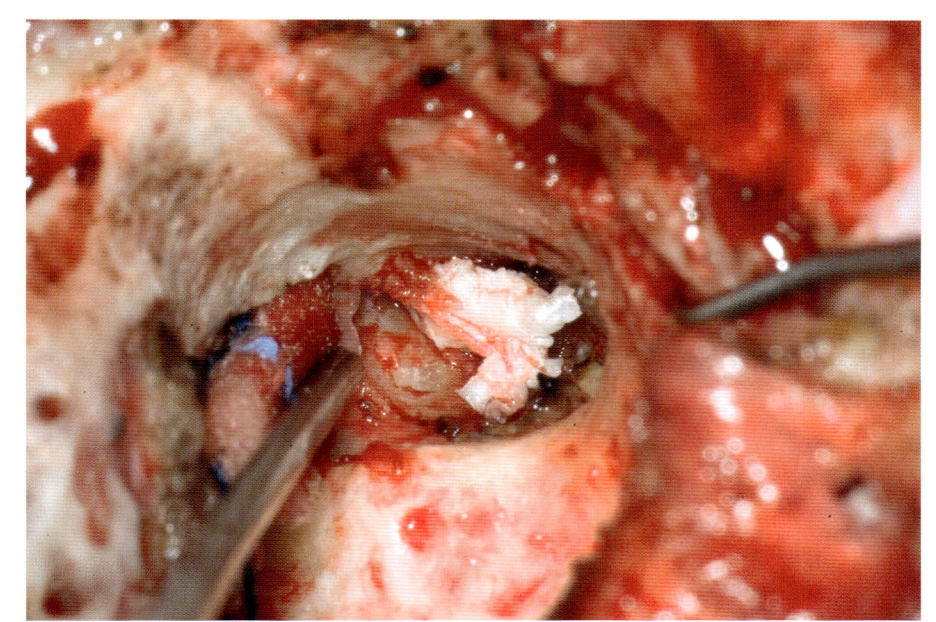

図 18.4-12　真珠腫を鼓室から剝離している.

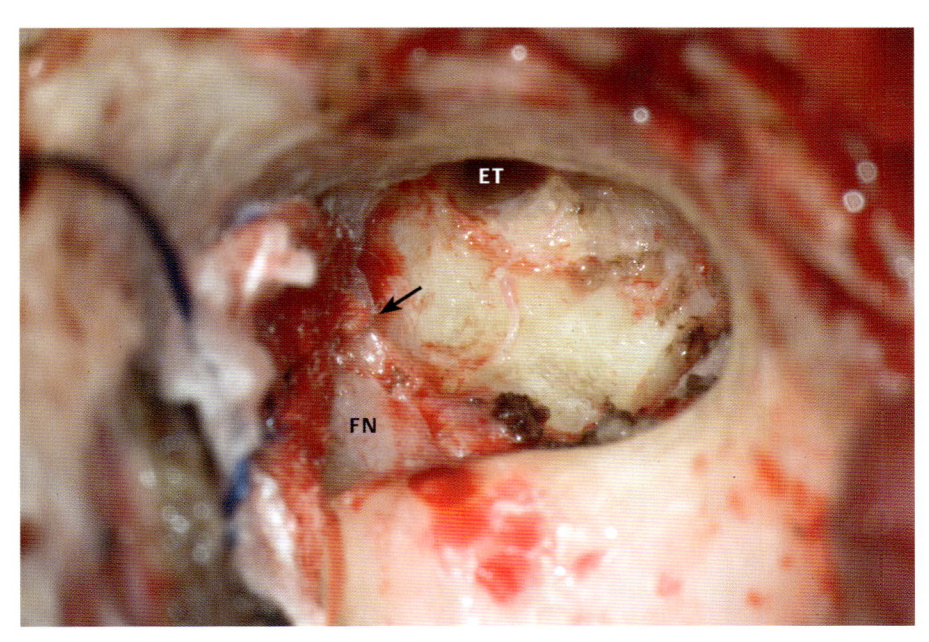

図 18.4-13　すべての皮膚と嵌頓組織が中耳から摘出されたところを示す. 露出された顔面神経がサジ状突起（矢印）直上を走行している.

ET　耳管
FN　顔面神経

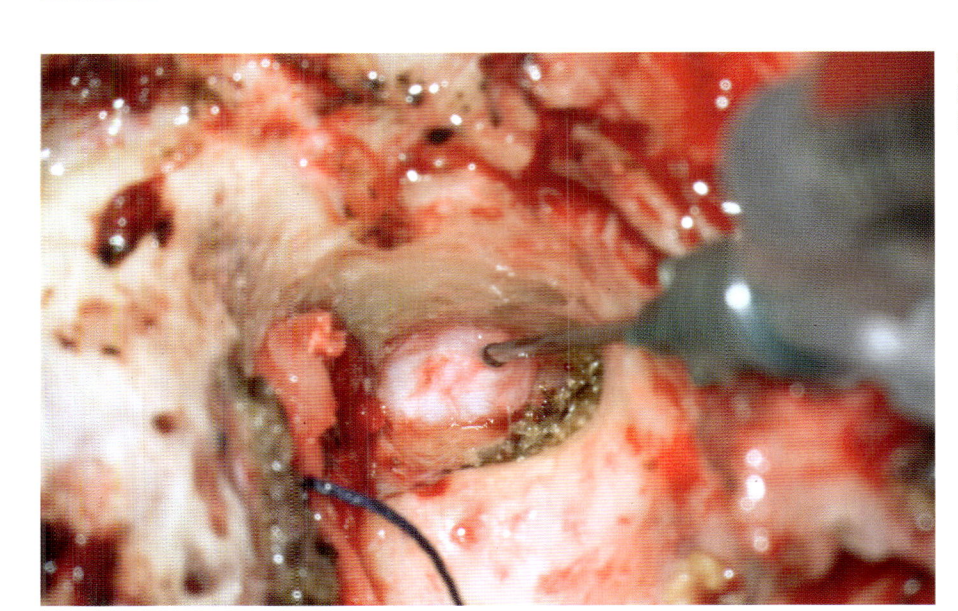

548　第18章　中耳の充填手技（側頭骨亜全摘術）

図 18.4-14　耳管を数片の骨膜で閉鎖する．本症例では閉鎖を確実にするためにフィブリン接着剤を使用している．

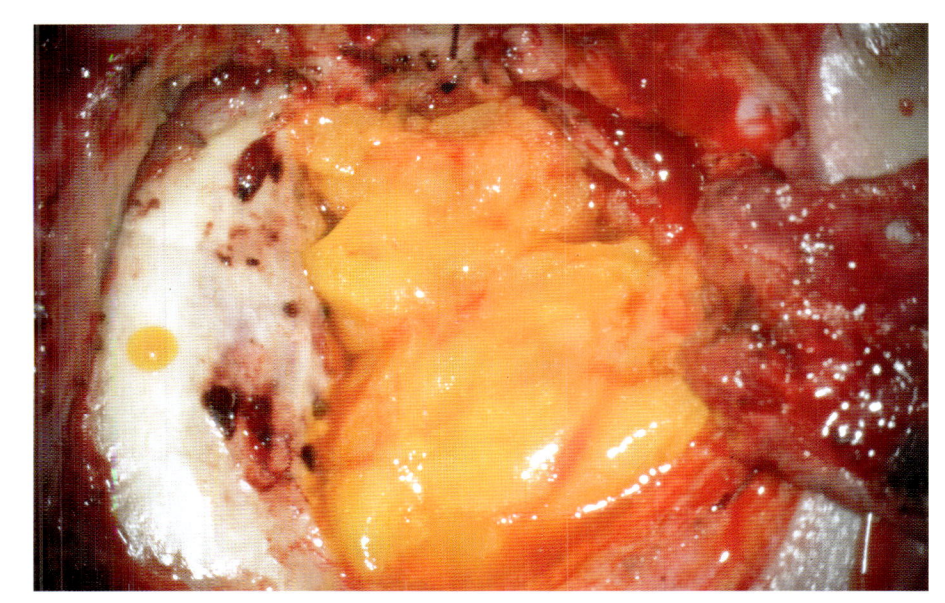

図 18.4-15　創腔を腹部脂肪で充填する．

19　人工内耳手術

　人工内耳の挿入とフィッティングは，かつて治療法がないと考えられていた先天性および後天性の高度難聴患者の治療戦略を全く変えてしまう革新的な技術である．蝸牛神経が残ってさえいれば，この装置によって後天性難聴の患者は言葉による良好なコミュニケーション能力を回復し，先天性難聴の乳幼児は将来的に良好な言語発達を示す可能性がある．側頭骨頭蓋底外科においては，術者が蝸牛神経を残すことができれば，腫瘍を経迷路法で摘出し，一期的に蝸牛に電極を挿入することも可能である．

　電極は後鼓室開放部を通して正円窓経由で，あるいは岬角上にあけた蝸牛開窓部から蝸牛鼓室階に挿入する．われわれは可能な限り，解剖学的に自然な正円窓経由のアプローチを使っている．

　電極の挿入を除けば，すべての手術テクニックは後壁保存型鼓室形成の一部をなしており，経験を積んだ中耳の術者にとって人工内耳手術そのものは難しいものではない．しかしながら，電極の挿入は人工内耳の始まりに過ぎないと認識しなくてはならない．人工内耳は手術だけで成立するわけではなく，術後のフィッティングやリハビリテーションなどほかの専門的な技術を含む治療システムであり，言語聴覚士や臨床検査技師などとの連携が必要となる．

　現在，市場には4つの会社の製品が存在し，それぞれが他社の製品に対する独自の長所を持っている．しかし，どの製品をどのような患者に対して使うべきかという適応については十分にわかっていない．人工内耳という新しい技術に関する臨床経験は蓄積されてきているが，今後さらなる研究が必要である．

■ 人工内耳の適応

　高度の両側性難聴ないし聾の症例で，従来の補聴器がほとんどないしわずかにしか役に立たず，かつ以下の条件を満たすものが適応となる．

- 健康状態が良好
- 聞きたいと動機づけされている（成人例）
- 家族の支援がある（小児例）

　症例によっては，安全に電極を挿入して術後の合併症を避けるために，側頭骨亜全摘の後に創腔を腹部脂肪で充填する必要がある．

■ 側頭骨亜全摘・創腔脂肪充填併施の適応

- 炎症の有無によらず，中耳根本術ないし後壁削除型鼓室形成術後
- 真珠腫の再発
- 以前の手術が失敗した慢性中耳炎
- 外耳道の炎症が遷延する症例
- 顔面神経の走行異常，内頸動脈の走行異常，露出した高位頸静脈球など，電極の挿入が解剖学的に難しい症例
- 蝸牛の骨化があり，術野が広いほうが望ましい例
- 内耳奇形の有無によらず，髄液漏（CSF gusher）の症例

　電極の挿入に必要な手術手順は以下の症例で記載する．他の中耳手術と異なり，本手術は耳後部の毛髪を広く剃毛する必要があり，また特に経験の少ない術者は顔面神経モニタリングが必須である．

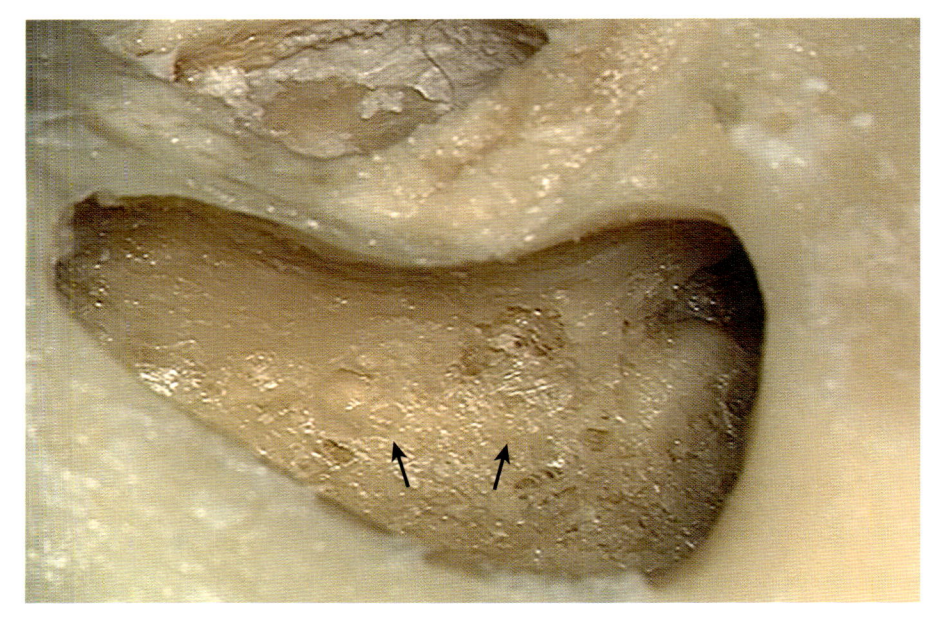

■ 症例 19.1 人工内耳埋め込みのための左側頭骨解剖

図 19.1-1 人工内耳埋め込みのための乳突削開が完了している．この手術は病変の摘出を目指しているわけではないため，大きな開口部は必要ない．むしろ内部ユニットを理想的な位置に設置するためには，乳突腔後方にスペースがあったほうがよい．顔面神経の位置を決めるため，外側半規管とキヌタ骨の2つのランドマークを同定する．顔面神経が透見できる（矢印）．

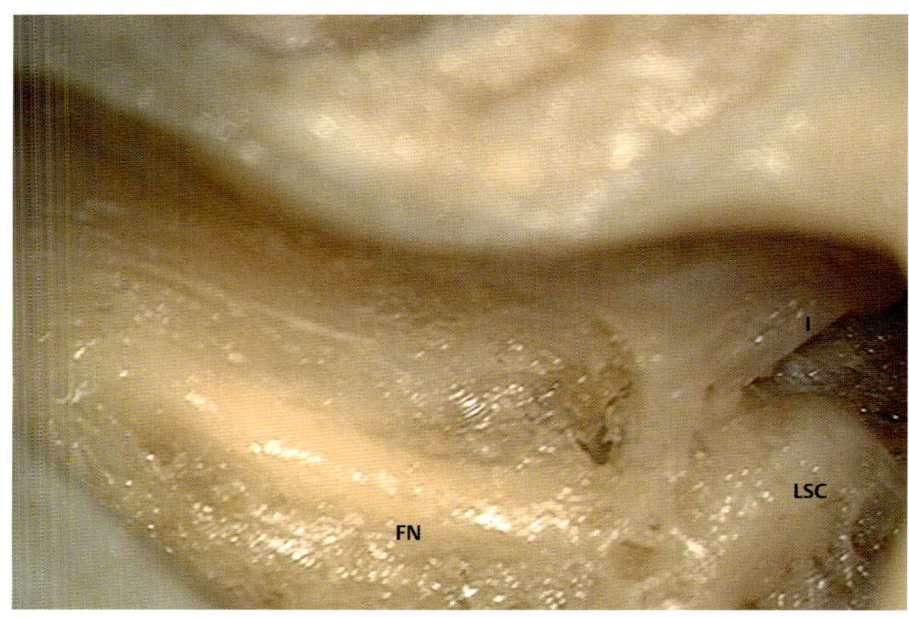

図 19.1-2 キヌタ骨短突起のすぐ下方で顔面神経の外側部に後鼓室開放を行う．ドリルは顔面神経と平行に動かさなければならない．

I	キヌタ骨
LSC	外側半規管隆起
FN	顔面神経

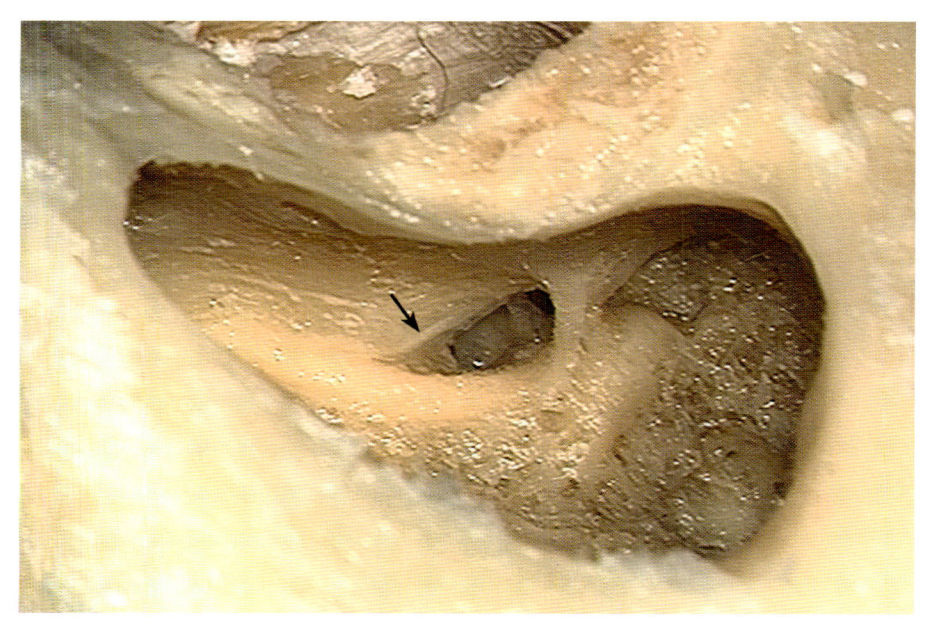

図 19.1-3 後鼓室開放を進めている．キヌタ骨後方に小さく骨稜を残し，ドリルが誤って短突起に触れてしまわないように注意する．顔面神経の外側部に鼓索神経が見えている（矢印）．後鼓室開放部が狭い場合には，安全な手術となるよう鼓索神経を切断して広く開窓するべきである．

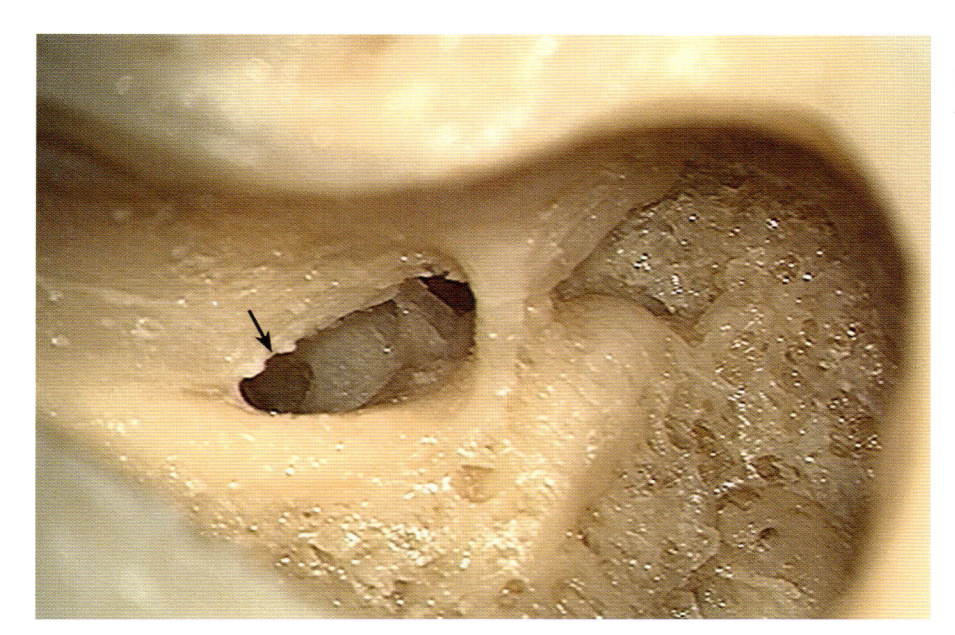

図 19.1-4　正円窓小窩（矢印）が見えるように後鼓室開放部を下方に延長する．正円窓小窩の上方にアブミ骨を見ることができる．

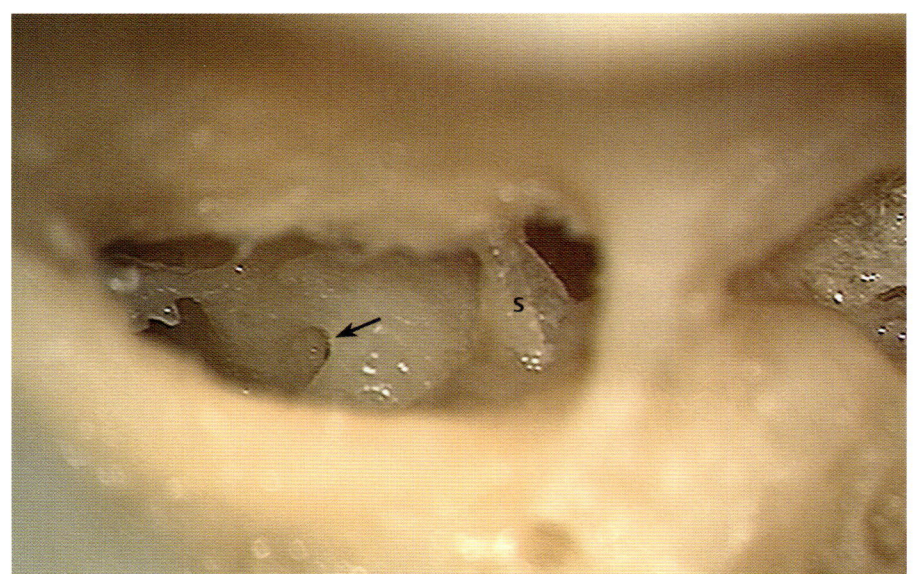

図 19.1-5　拡大を上げると正円窓小窩（矢印）とアブミ骨（S）の状態が明らかになる．正円窓膜への視野は正円窓小窩上外側縁の骨の張り出しによって遮られていることに注目してほしい．

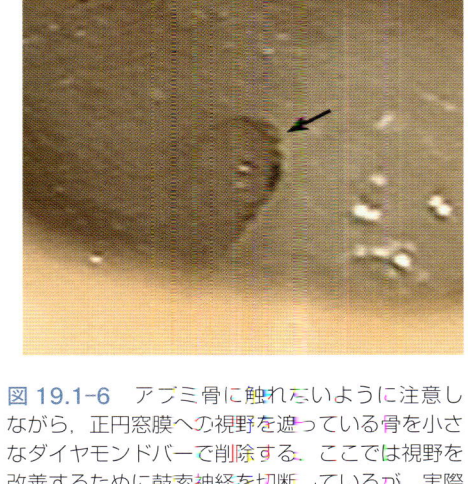

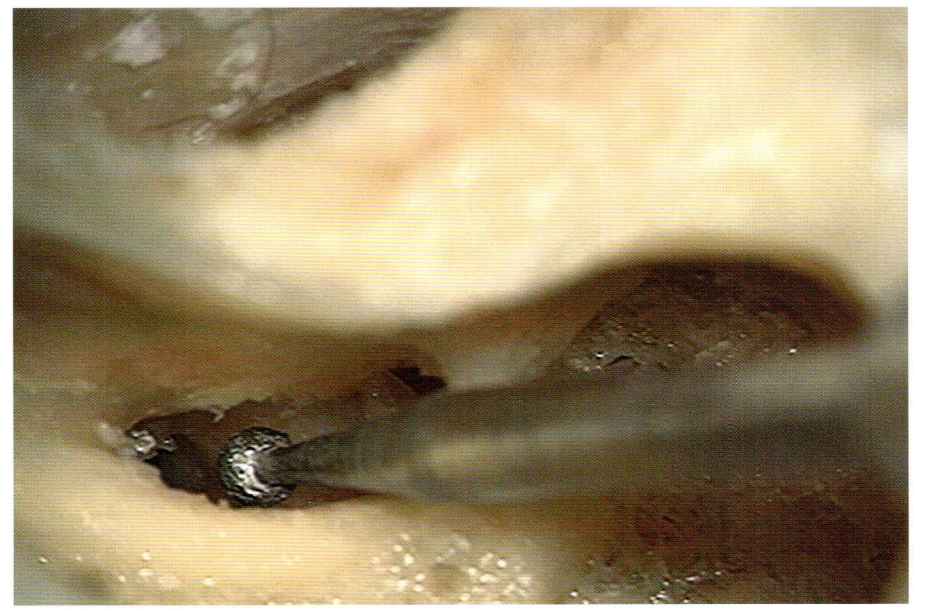

図 19.1-6　アブミ骨に触れないように注意しながら，正円窓膜への視野を遮っている骨を小さなダイヤモンドバーで削除する．ここでは視野を改善するために鼓索神経を切断しているが，実際の手術では保存可能である．回転するドリルの軸が顔面神経と接触しないように注意しなければならない．直接的な損傷がなくても熱によって障害される場合がある．

552　第19章　人工内耳手術

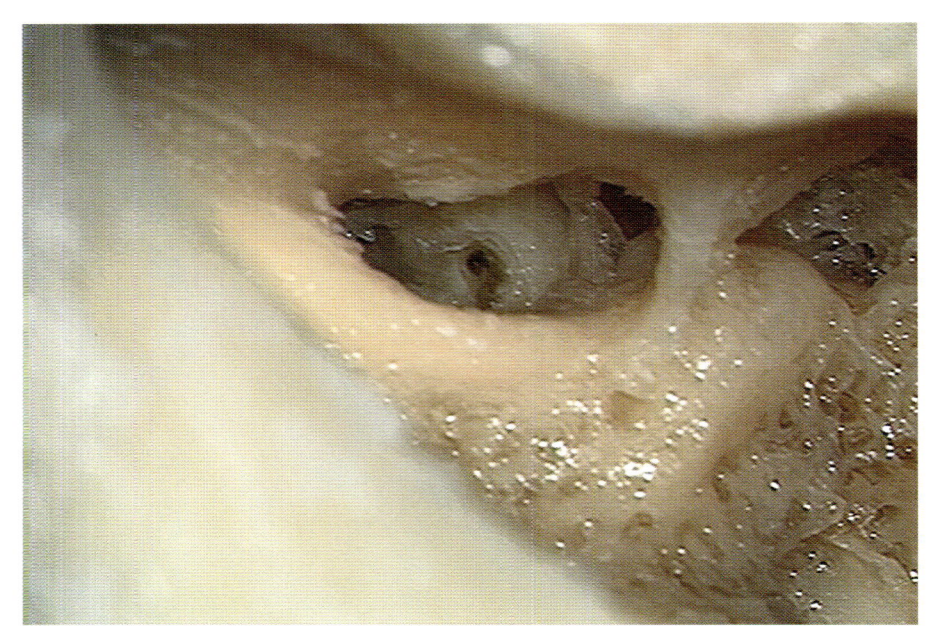

図 19.1-7　後鼓室開放部を通して正円窓膜が見えるようになる.

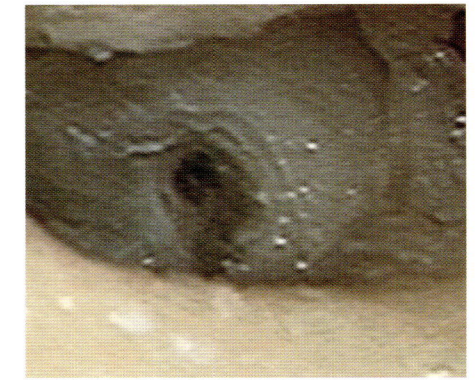

図 19.1-8　拡大を上げる. 正円窓膜がきれいに見えている.

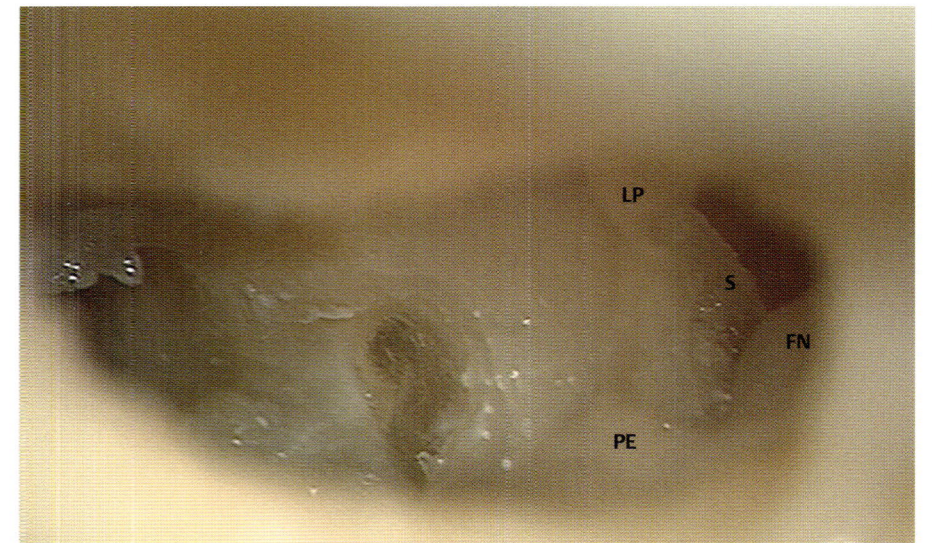

FN　顔面神経
LP　キヌタ骨豆状突起
PE　錐体隆起
S　アブミ骨

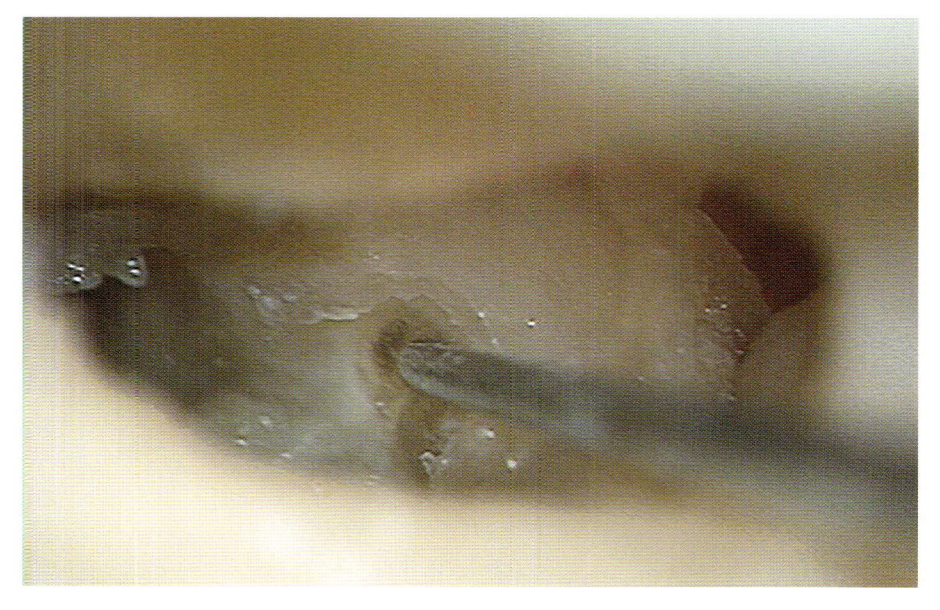

図 19.1-9　正円窓膜を微小フックで除去する. 操作は内耳を損傷しないように愛護的に行う.

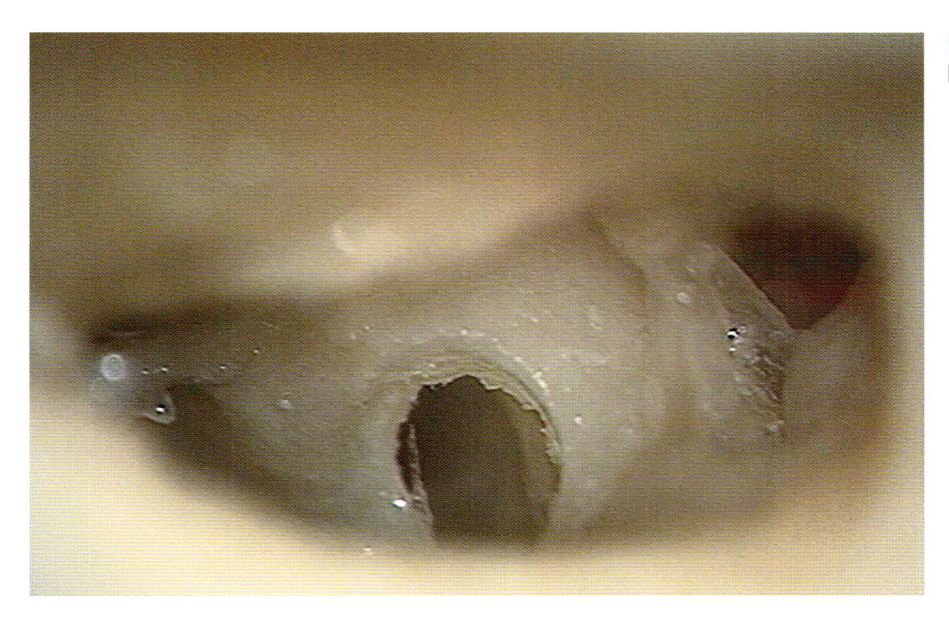

図 19.1-10　正円窓膜を内側に折り込み，鼓室階が開放される．

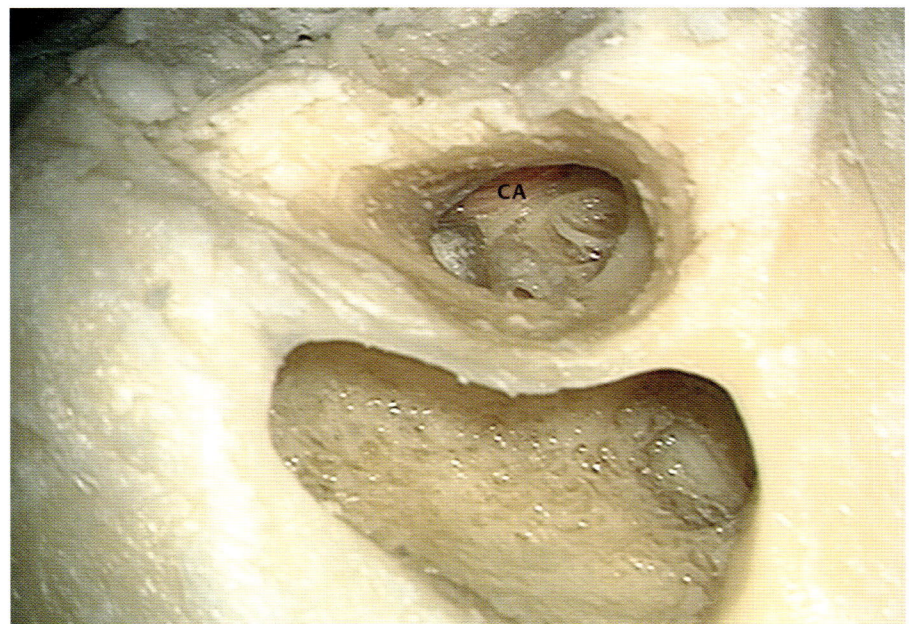

図 19.1-11　鼓室内側壁を削開して蝸牛を開放し，内頸動脈を剖出する．鼓膜張筋とサジ状突起は蝸牛頂回転を露出するために除去してある．内頸動脈は蝸牛の前下方でほぼ直角に曲がり，錐体尖に到る．

CA　内頸動脈

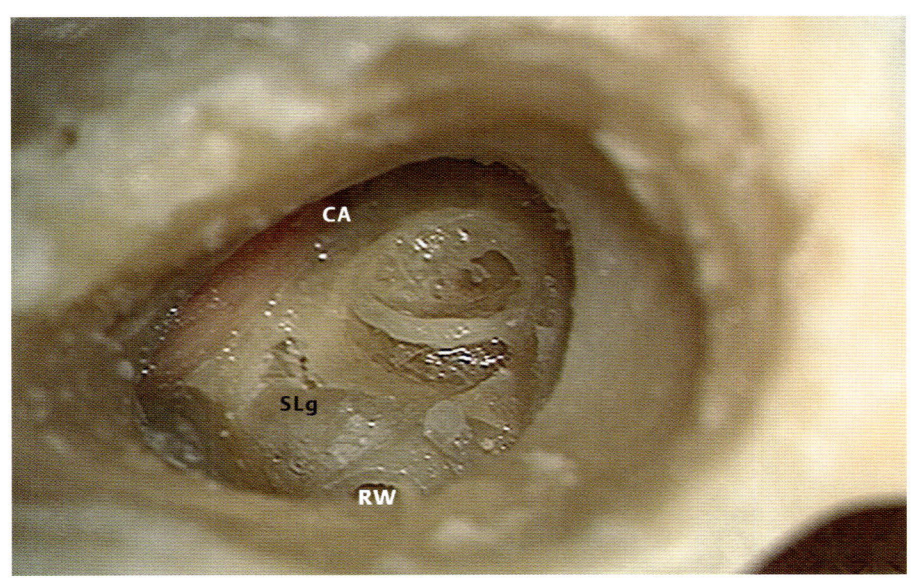

図 19.1-12　骨壁の下で鼓室外側壁を形成するらせん靱帯を露出する．岬角を削開して蝸牛開窓をする場合に，このらせん靱帯のために厚い結合織を除去する必要が生じる．蝸牛基底回転は正円窓から前下方に向かうため，電極挿入の方向もこれに沿って前下方に向ける必要がある．

CA　内頸動脈
RW　正円窓
SLg　らせん靱帯

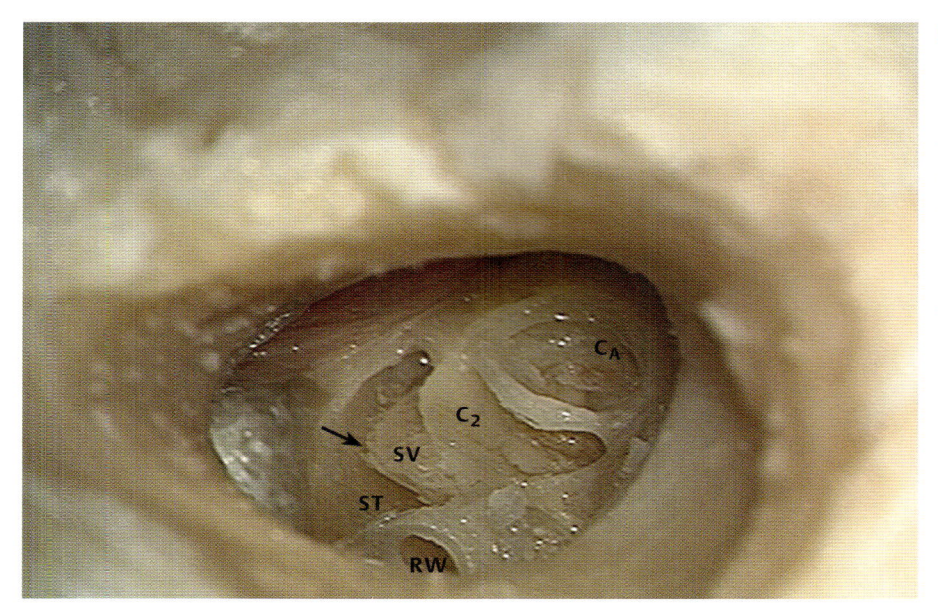

図 19.1-13 らせん靱帯を除去した後の蝸牛の構造を示す．それぞれの回転は鼓室階と前庭階からなり，両者は骨らせん板（矢印）と呼ばれる骨性の構造と，その外側にある膜性の中央階によって仕切られている．正円窓は鼓室階につながり，前庭とアブミ骨は前庭階と連絡する．内頸動脈の近さに注目してほしい．

C$_2$　第二回転
C$_A$　頂回転
RW　正円窓
ST　基底回転鼓室階
SV　基底回転前庭階

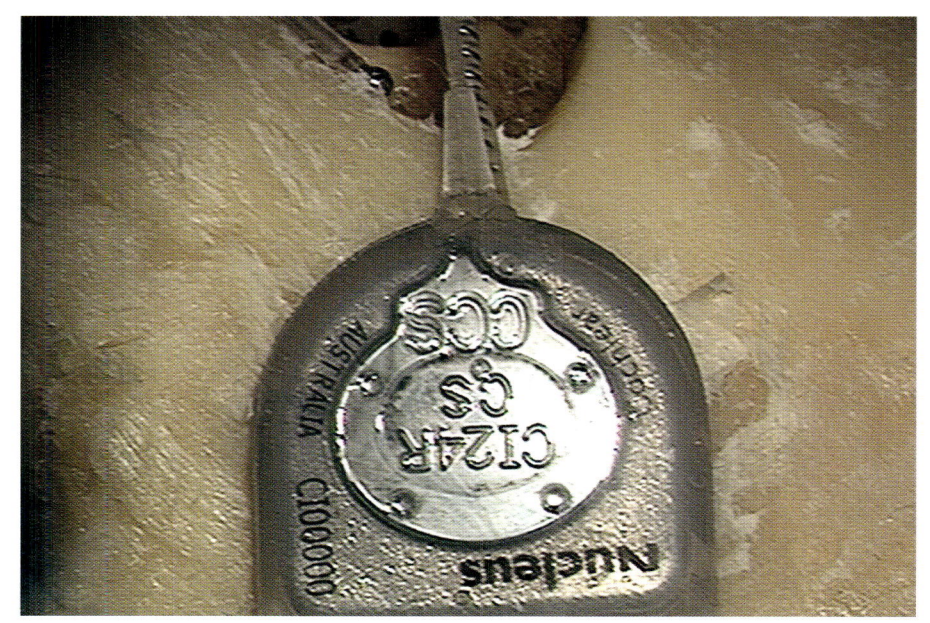

図 19.1-14 この解剖では，Cochlear 社の Nucleus® を挿入する．

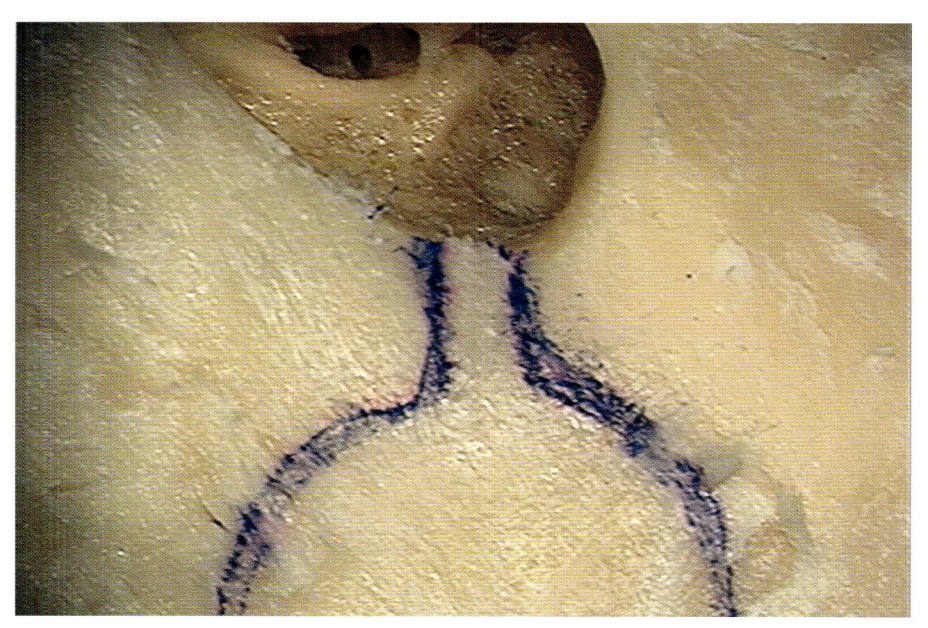

図 19.1-15 耐水性のペンでダミーの形を皮質骨に写しとる．

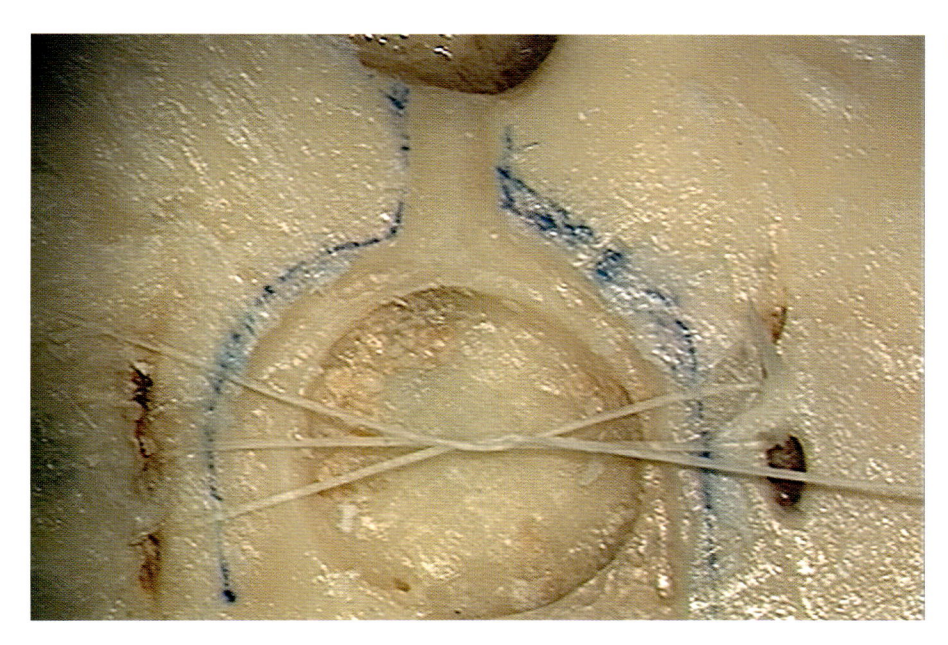

図 19.1-16　内部ユニットの土台となる窪みをドリルで作製する．小さなバーで上方と下方に固定の糸を通す孔を形成している．

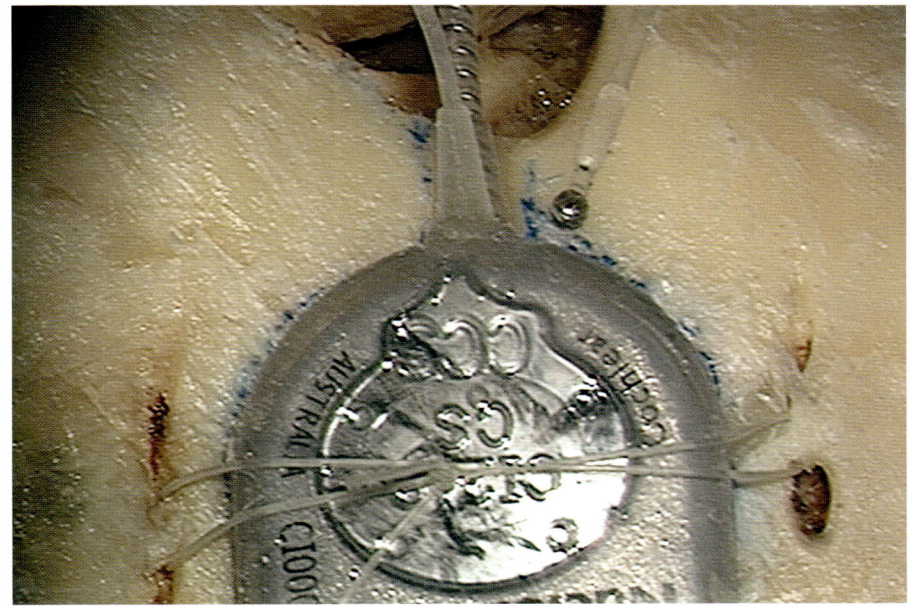

図 19.1-17　ダミーの内部ユニットを非吸収糸で固定する．

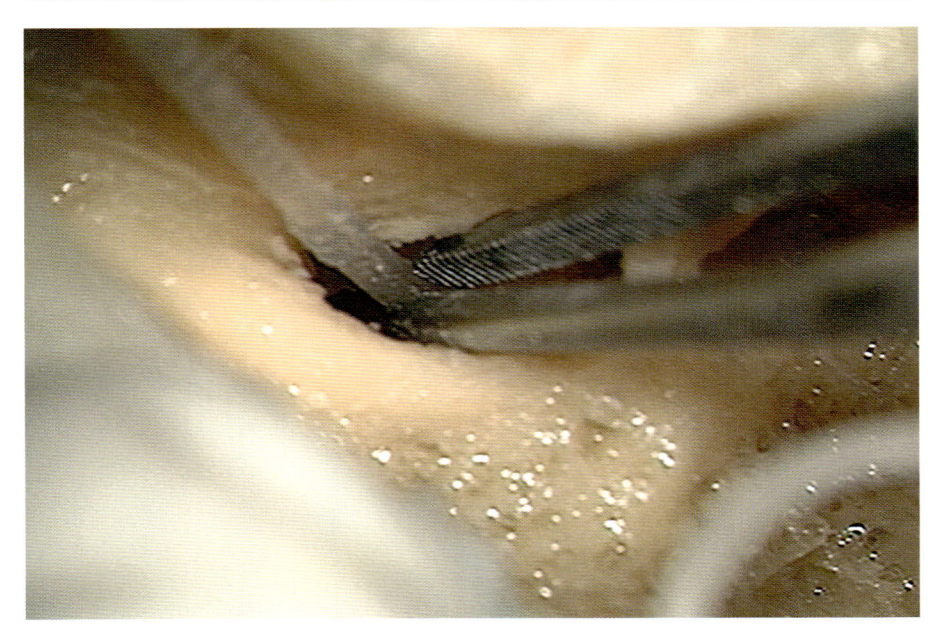

図 19.1-18　電極挿入用のスタイレットと直の攝子を使って，正円窓経由で電極アレイを蝸牛に挿入している．挿入の方向は基底回転の方向に沿うように前下方を維持する．

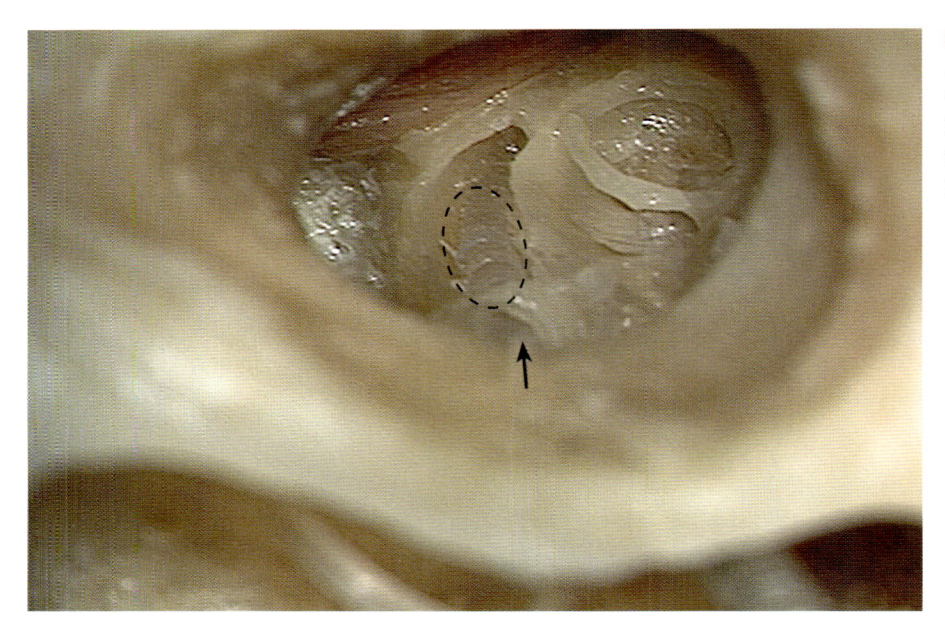

図 19.1-19　完全に電極アレイが挿入されると，電極アレイ先端は低音部を担う神経線維が分布する頂回転にまで達する．鼓室階は正円窓（矢印）の前下方に位置するため，蝸牛開窓で岬角の削開が必要な場合には，正円窓直近の前方わずかに下の部分（点線）に行う．

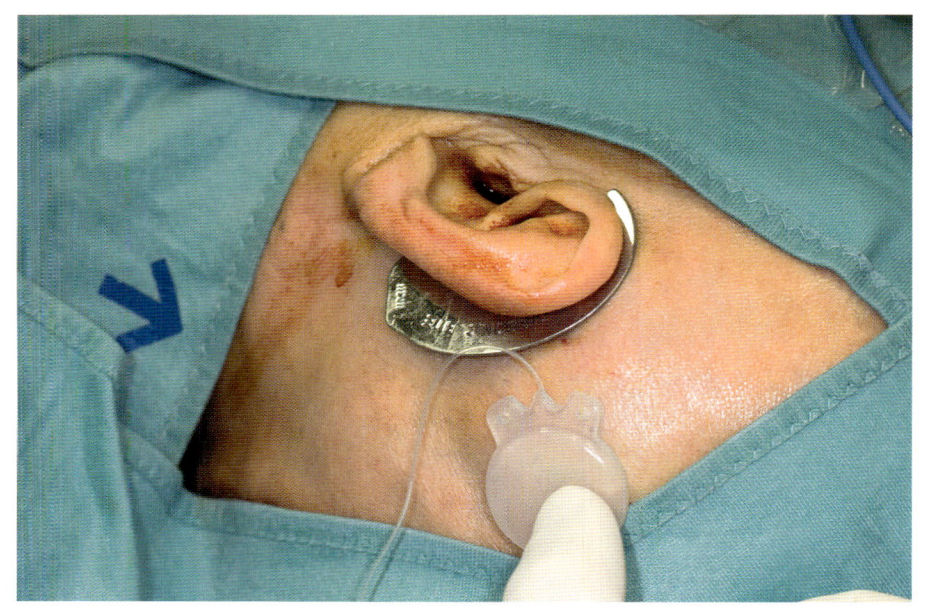

■ 症例 19.2　正常中耳での人工内耳手術（左耳）

図 19.2-1　術前に患者の毛髪を頭蓋底手術同様に剃毛し，顔面神経モニタリングを準備する．皮切の前に内部ユニットと耳後のスピーチプロセッサのダミーを置いてみて，内部ユニットの適正位置を決める．スピーチプロセッサのために，内部ユニットの設置位置は耳介から適切な距離をとらなくてはならない．

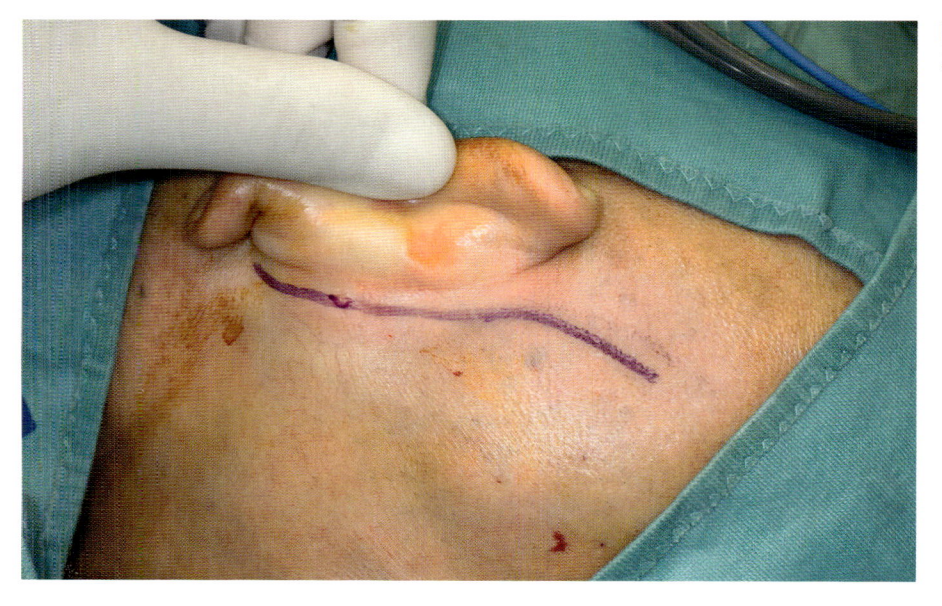

図 19.2-2　耳後の皮切を上方に延長し，内部ユニット設置に十分な範囲の頭蓋骨を露出する．

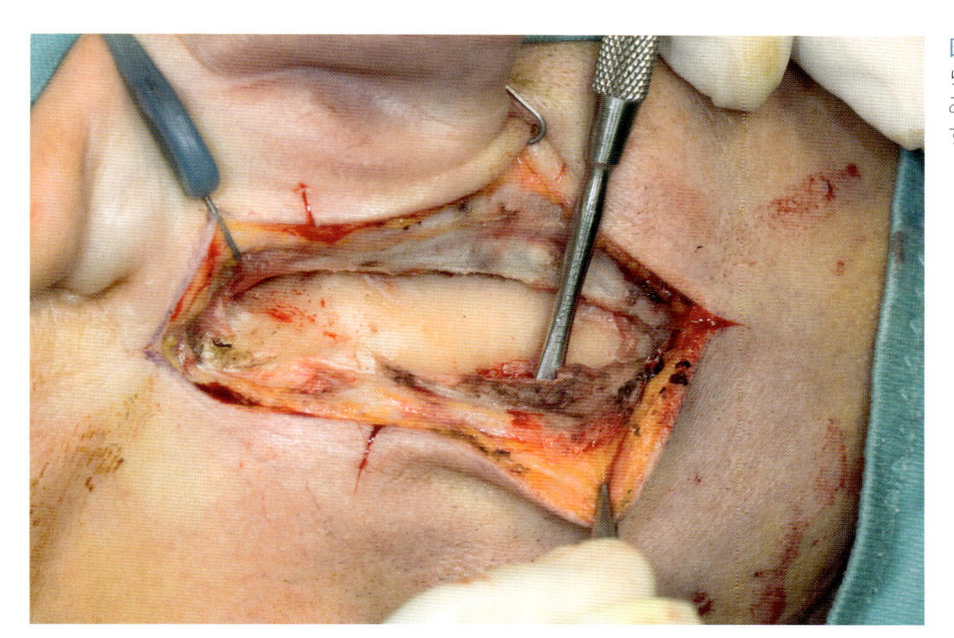

図 19.2-3　反膚を2層に開創する．骨膜を破らないように頭蓋骨から剥離する．側頭骨鱗部のみでなく，鱗状縫合を越えて頭頂骨後下部も露出する必要がある．

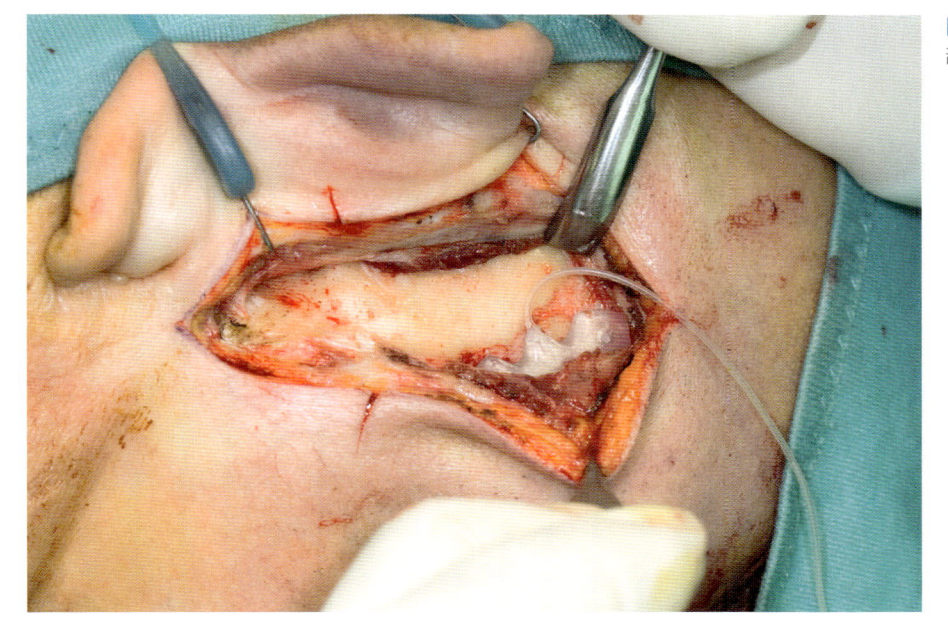

図 19.2-4　頭蓋骨と骨膜の間のスペースに内部ユニットのダミーを挿入する．

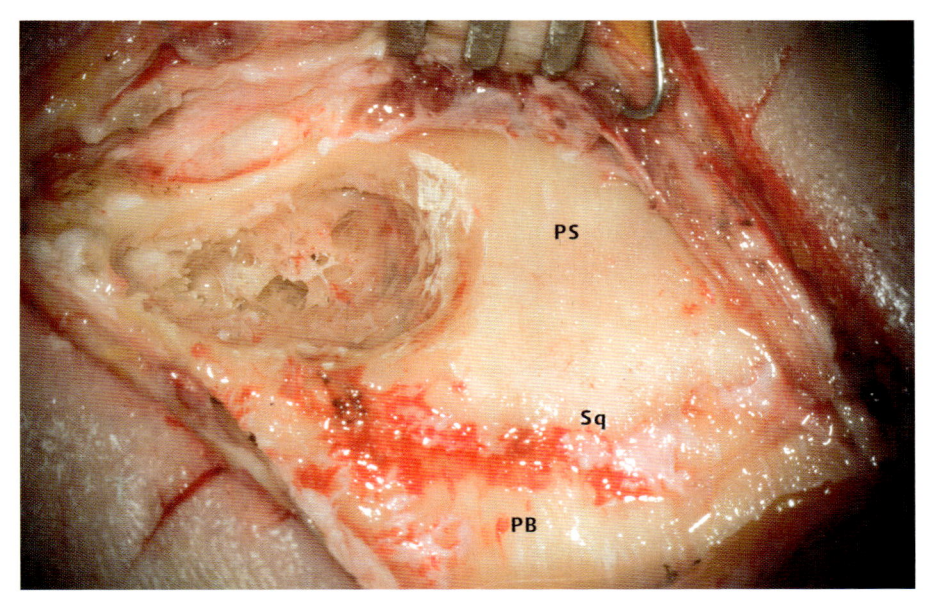

図 19.2-5　頭蓋骨外側面を広く露出して小さく乳突削開をする．乳突削開は後鼓室開放を安全に施行するのに十分な大きさが必要だが，その一方で後縁部に内部ユニットを適正な位置に設置できるようにできるだけ広く残す．そのためには外耳道後壁を十分に薄くする必要がある．

PB　頭頂骨
PS　側頭骨鱗部
Sq　鱗状縫合

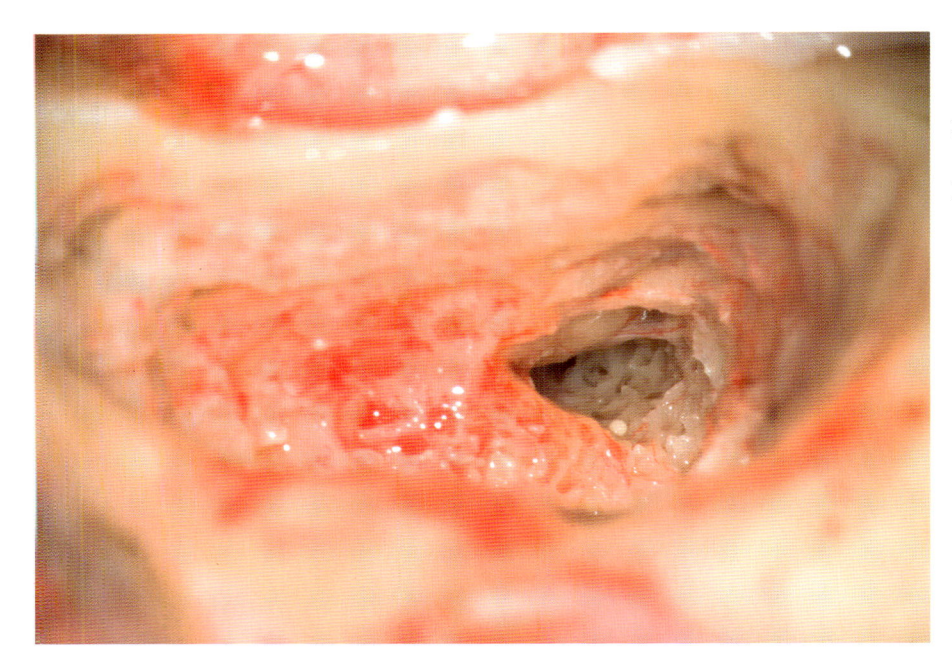

図 19.2-6　乳突削開と後鼓室開放を安全に行うには，乳突腔での解剖学的な目印を同定することが重要である．乳突側から上鼓室開放をする必要はないが，キヌタ骨と外側半規管隆起を明視下に置く．顔面神経の走行を確定するために顎二腹筋稜を出してもよい．

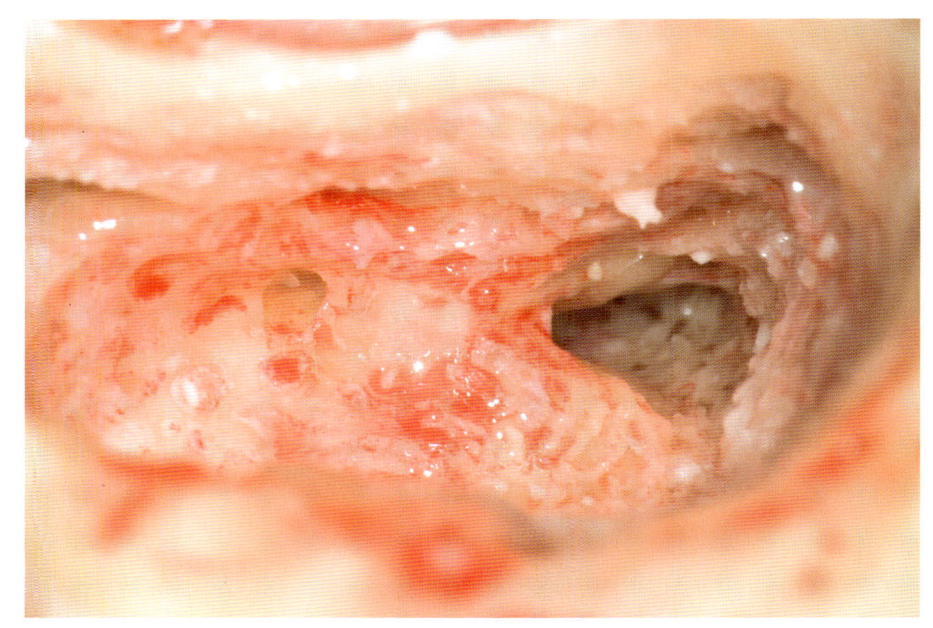

図 19.2-7　キヌタ骨短突起直下の骨を削除する．

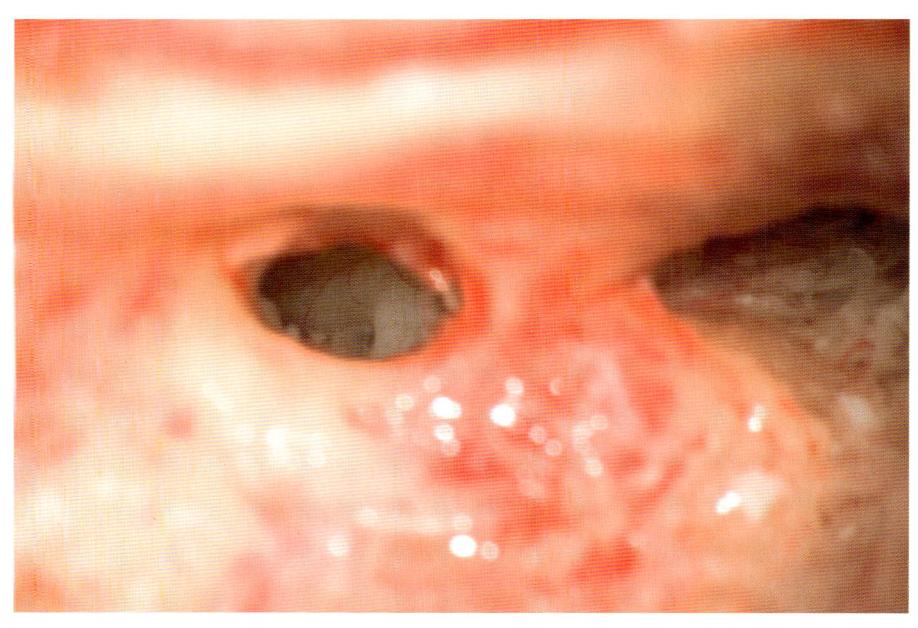

図 19.2-8　後鼓室開放の途上である．開窓部を通して正円窓膜への視野を妨げている正円窓小窩上縁部を見ることができる．乳突腔の開口部が小さいため，開口部のすぐ内側を走行する顔面神経を損傷しないように注意する．ドリルを動かす方向は常に神経と平行でなければならない．

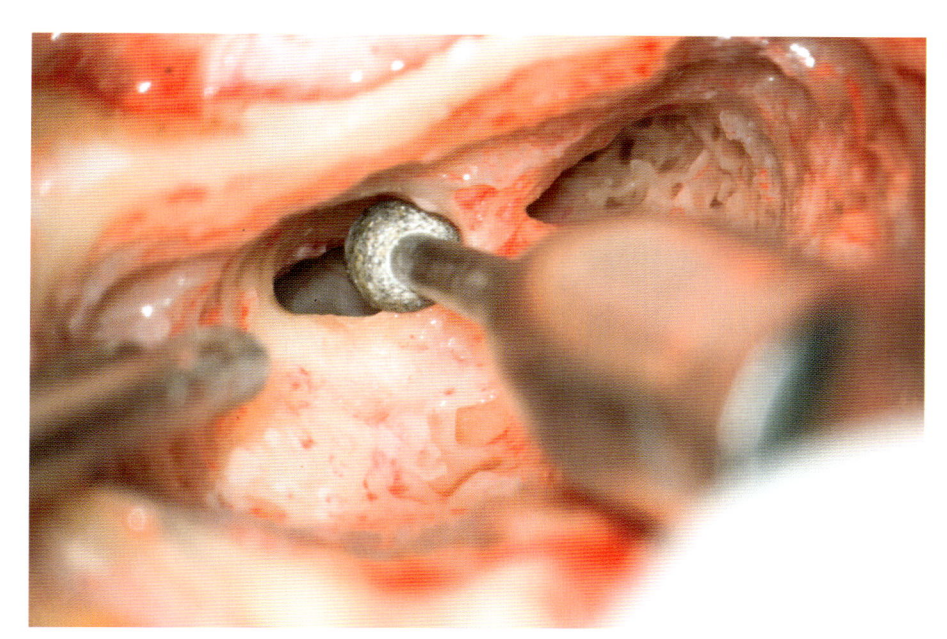

図 19.2-9 後鼓室開放部を大きなダイヤモンドバーで拡大している．正円窓から電極を挿入するため，後鼓室開放は正円窓小窩が見えるように下方に一分広くなければならない．安全に手術するためには，正円窓と同時にアブミ骨が見えていることも必要である．

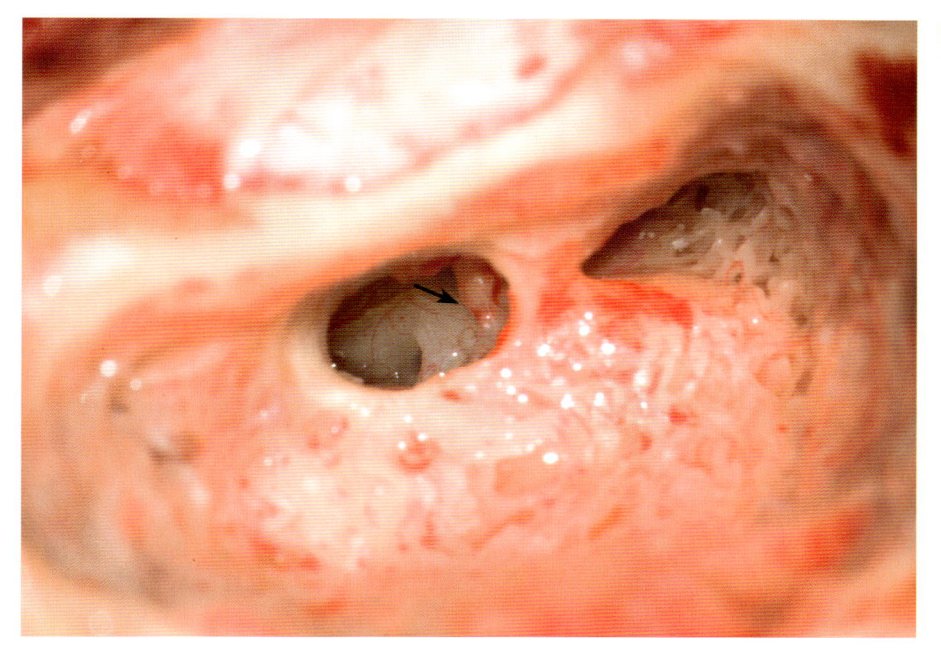

図 19.2-10 後鼓室開放が完了したところを示す．正円窓小窩とキヌタ-アブミ関節（矢印）が同時に見えている．

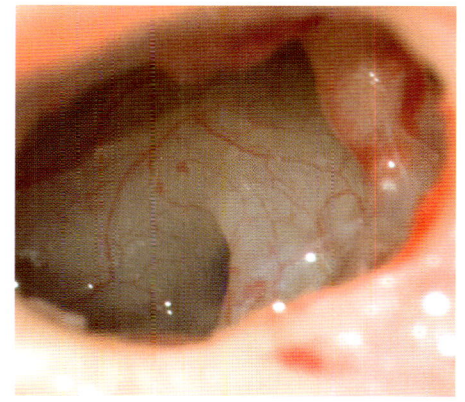

図 19.2-11 正円窓膜への視野を妨げている骨稜の高さを示すため，微細フックを術野に入れている．

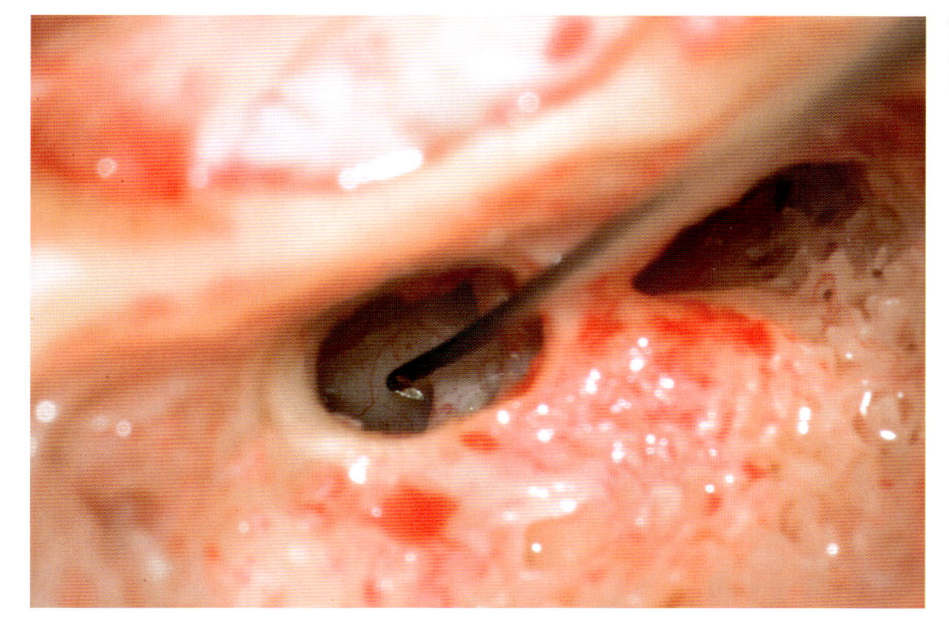

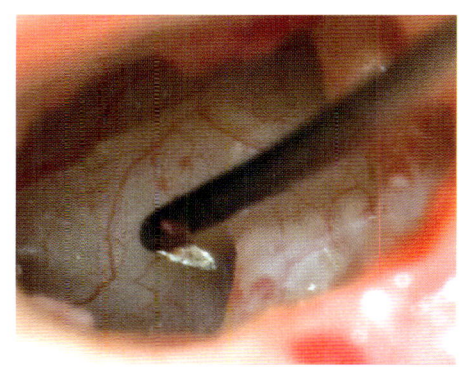

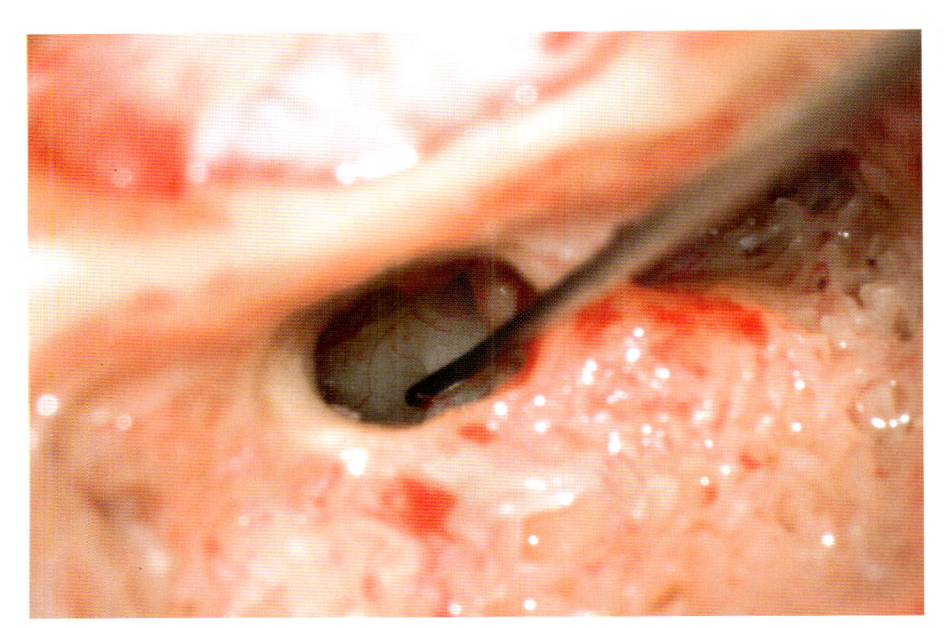

図 19.2-12　フック先端部は骨稜よりもはるかに短いことがわかる．

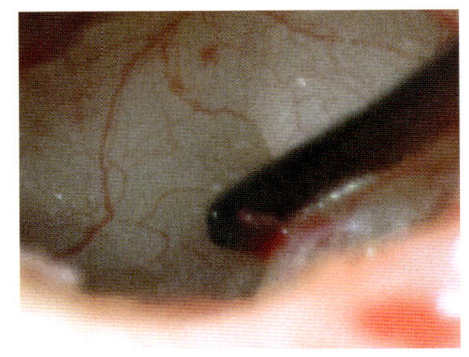

図 19.2-13　正円窓膜への視野を作るために，十分な長さがある小さなダイヤモンドバーで骨稜を削除する．

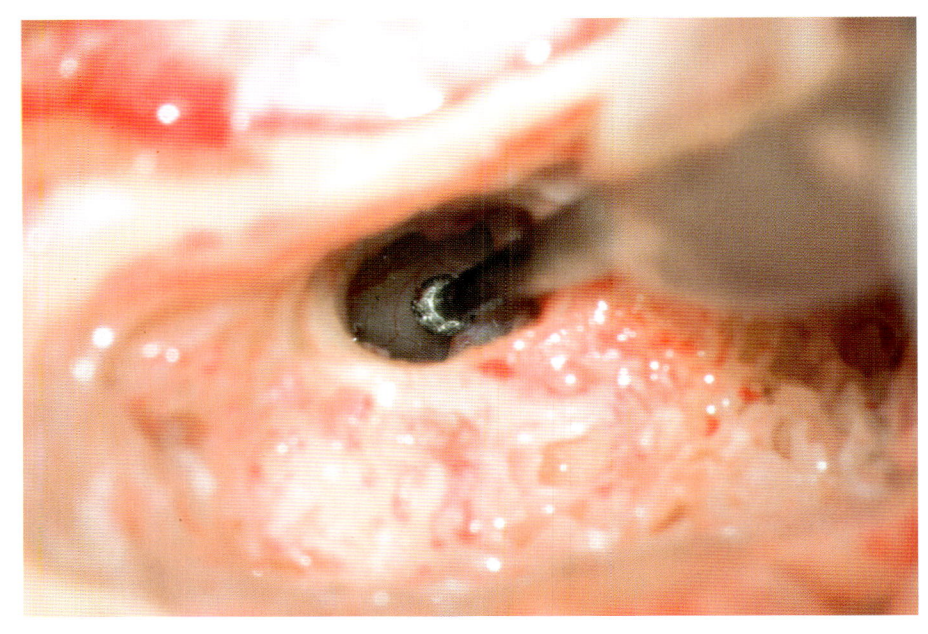

図 19.2-14　正円窓膜が明視下に置かれている．

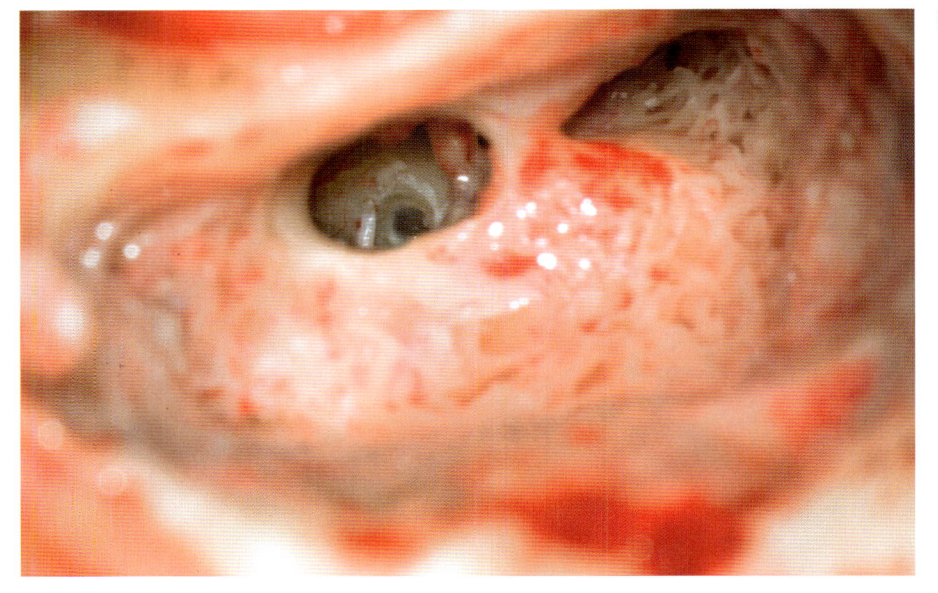

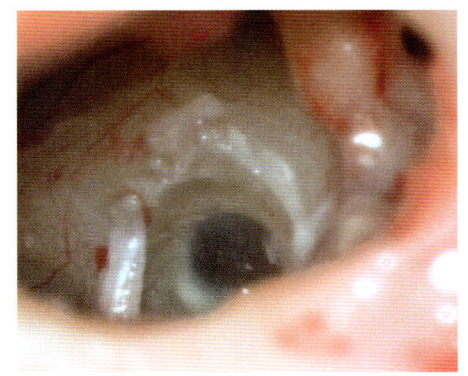

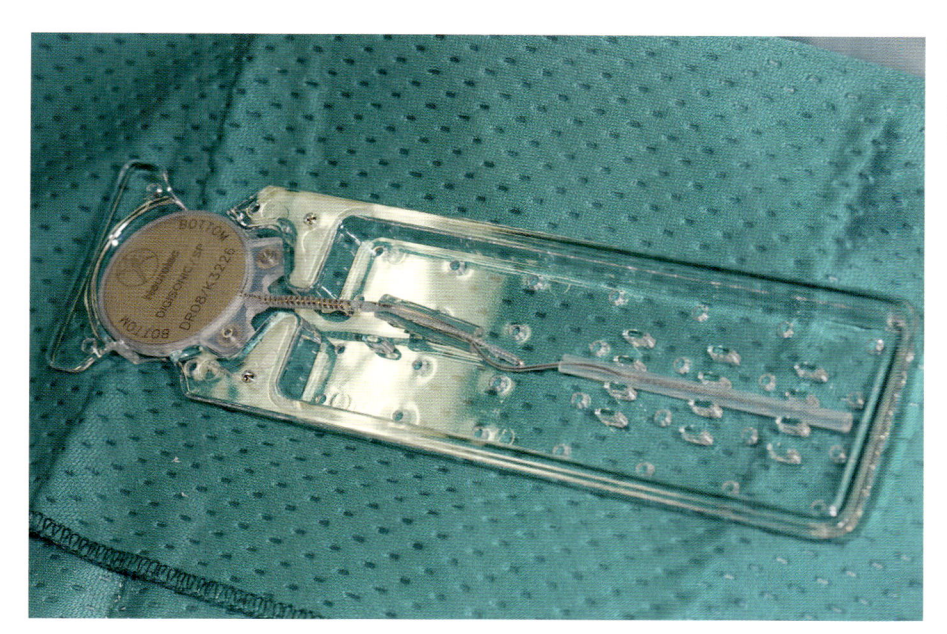

図 19.2-15　Neurelec 社の内部ユニットである．このユニットは 2 本のラインを持ち，長いほうが蝸牛内電極アレイ，他方が単極刺激用の外部電極である．

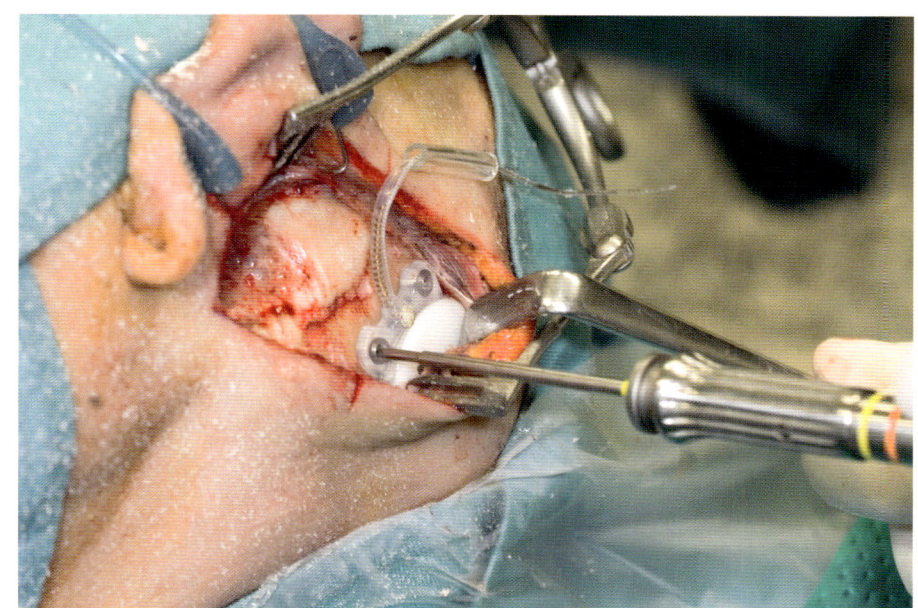

図 19.2-16　この内部ユニットは固定に 2 本のネジしか必要としない．皮質骨に内部ユニットの土台を削る必要もない．

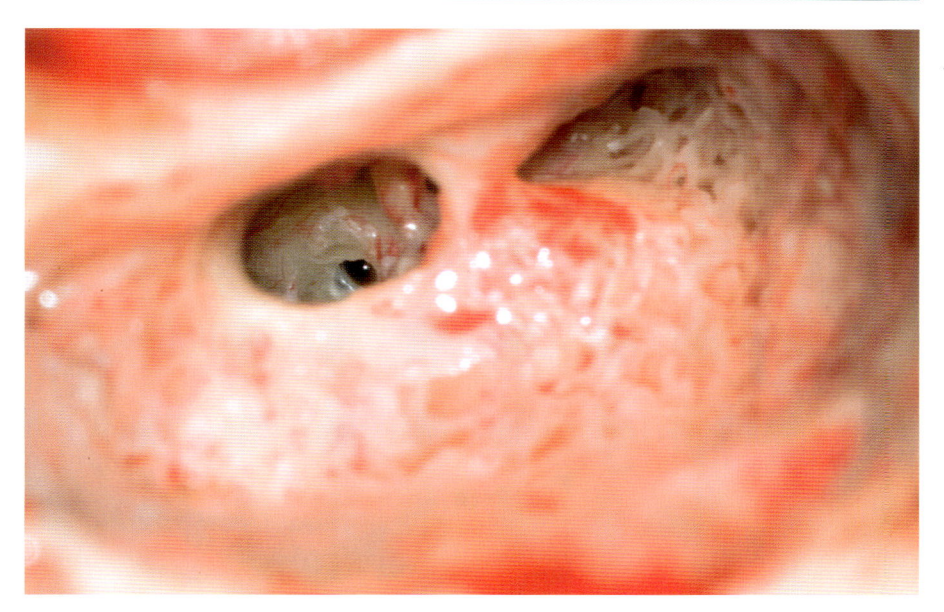

図 19.2-17　正円窓膜の後外側縁を剥がして内側に倒し，正円窓を開放する．

562　第19章　人工内耳手術

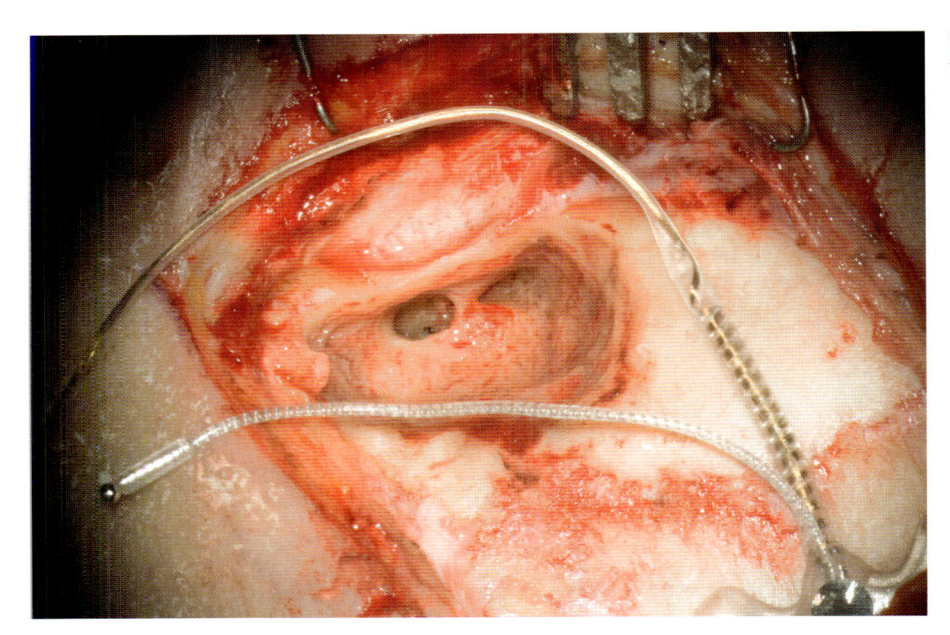

図 19.2-18　後鼓室開放を行った乳突腔と電極アレイを示す．

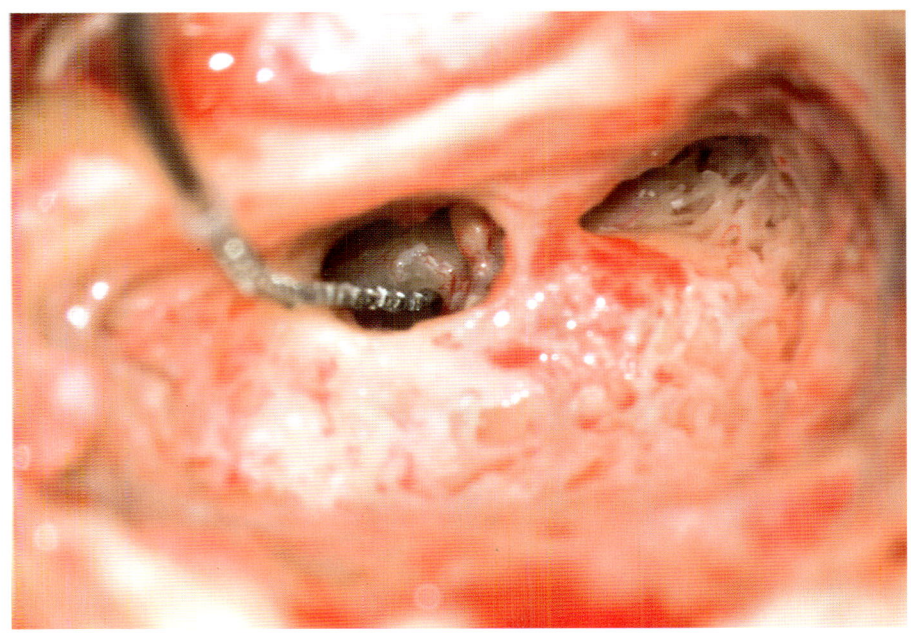

図 19.2-19　電極先端を無鉤の直攝子を使って正円窓から挿入する．

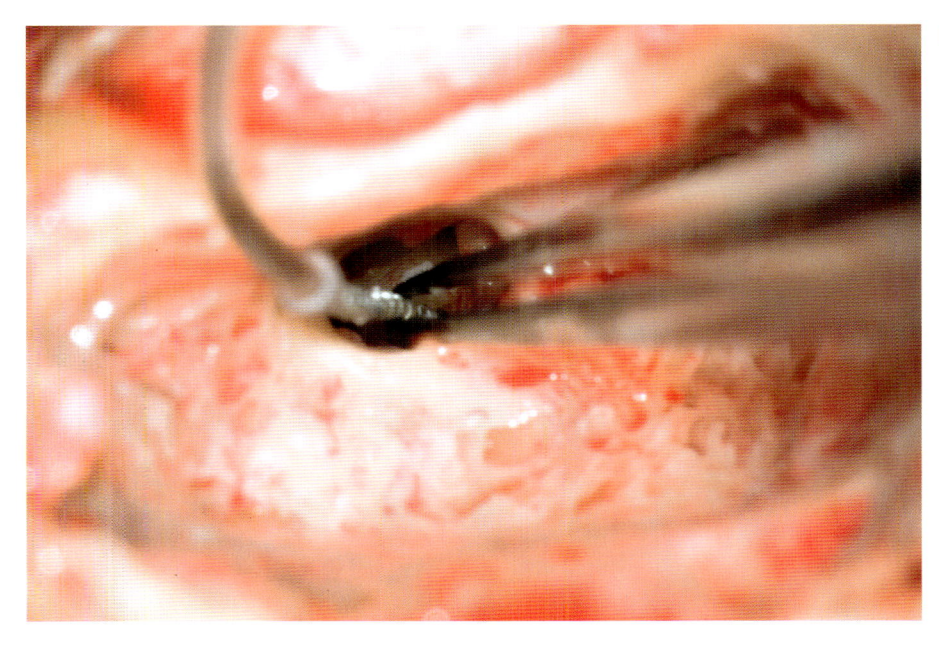

図 19.2-20　先細の直攝子を使って，ごく軽い力で電極アレイを進める．もし抵抗を感じれば，挿入をやめて少しだけ引き抜き，再度軽く進める．もしすべての電極を挿入できなければ，いくつかを蝸牛外に残してもよい．

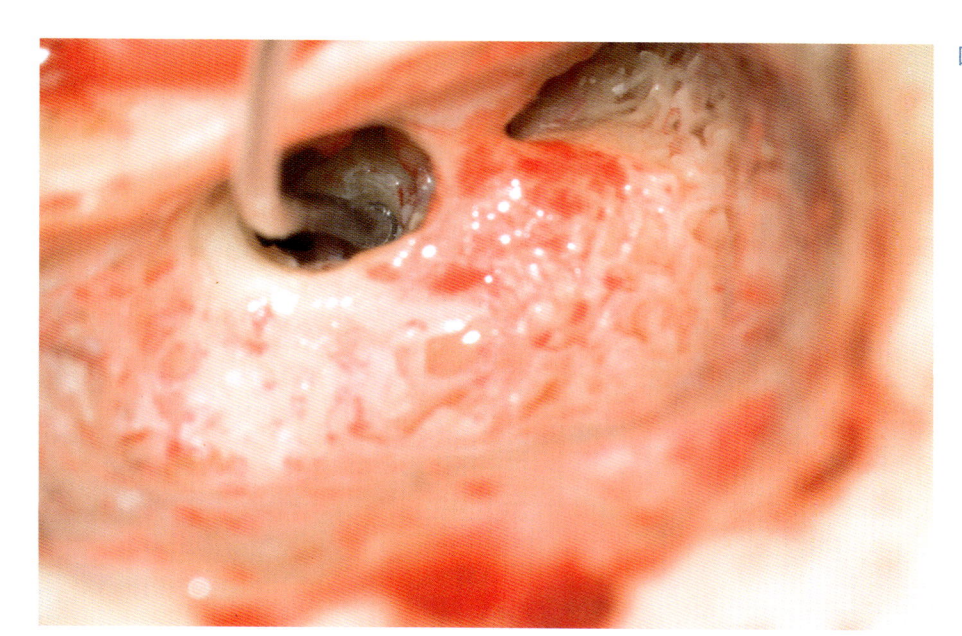

図 19.2-21　挿入が完了したところを示す．

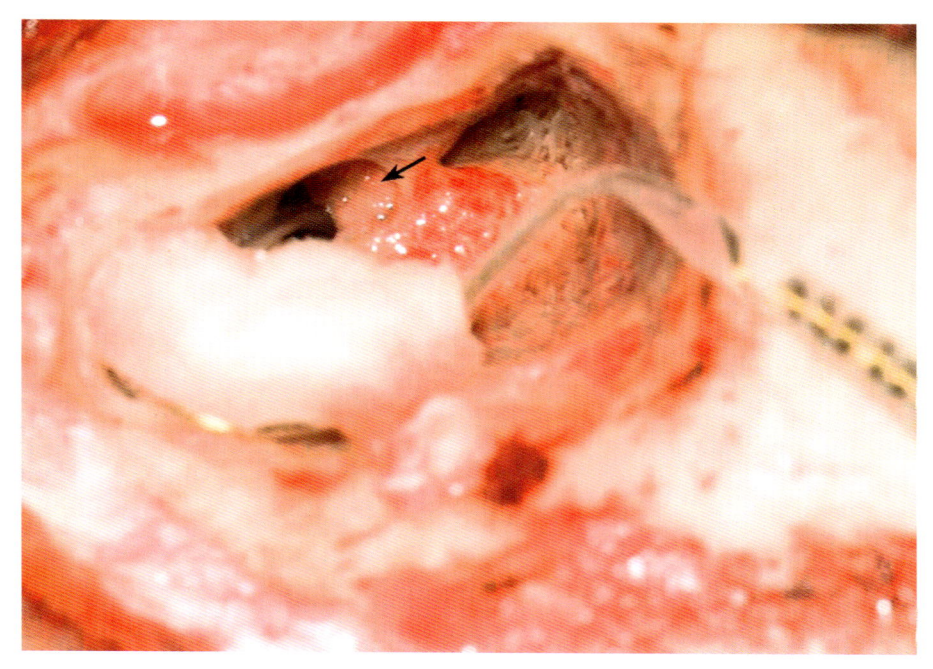

図 19.2-22　正円窓を筋肉小片で閉鎖し（矢印），その上をフィブリン接着剤で固定する．電極は大きなゼルフォームで動かないように固定しておく．

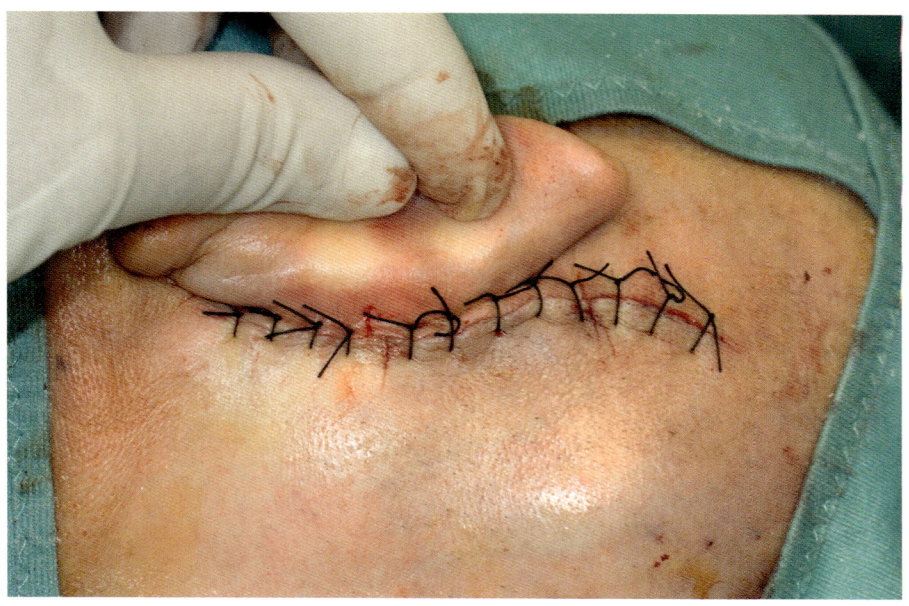

図 19.2-23　この人工内耳の長所の1つは，大きな皮切が必要ないことである．創部は整容的にも悪くはなく，侵襲も最小限である．

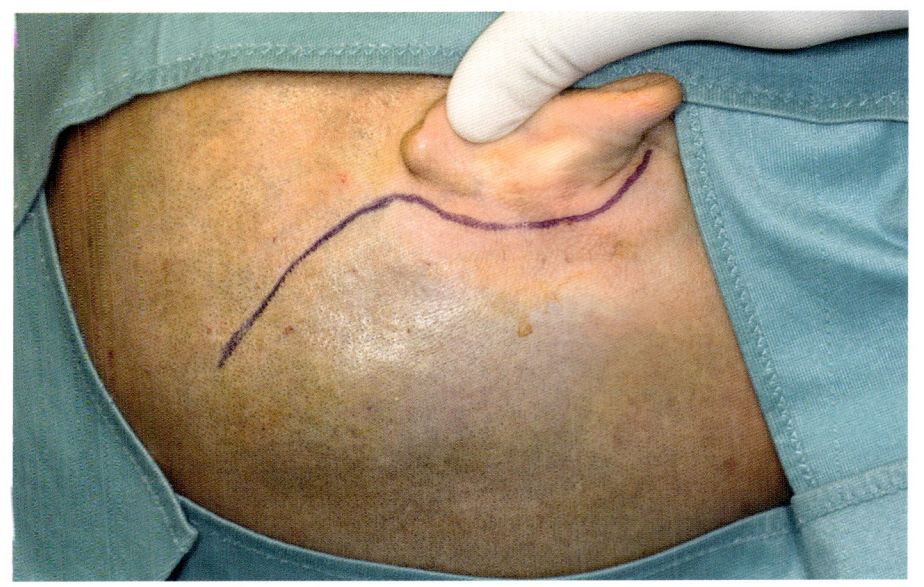

■ 症例 19.3　ほかの人工内耳機器での皮切と骨削除（右耳）

図 19.3-1　MED-EL 社と Cohlear 社のつくる人工内耳では，内部ユニットのための土台を作るためにある程度の骨削除が必要となる．頭蓋骨の十分な範囲を露出するため，耳後切開を後上方に延長する．

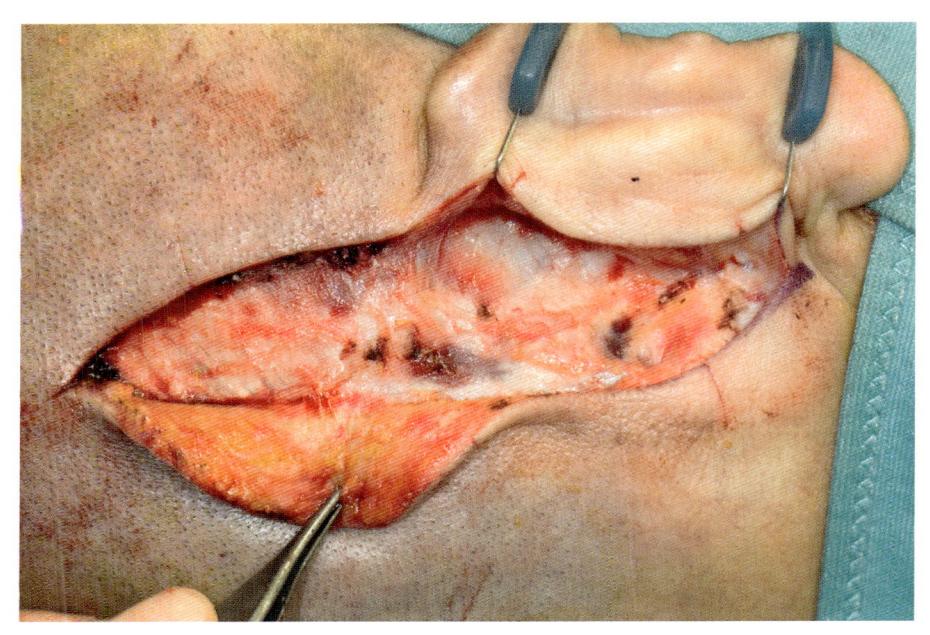

図 19.3-2　最初の層として皮下組織を付けた皮膚を深部の筋骨膜層から剥離する．

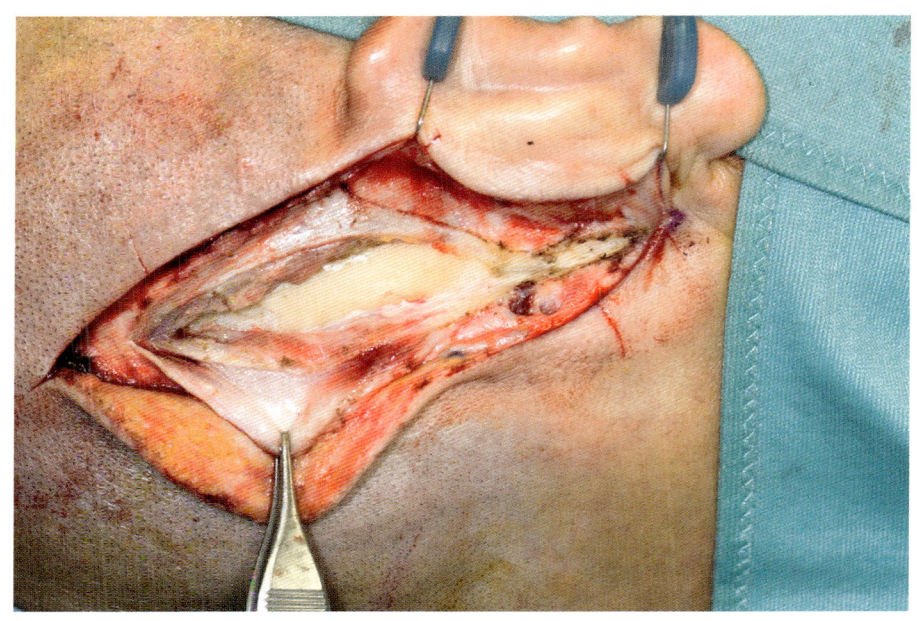

図 19.3-3　筋骨膜層に切開を加えて頭蓋骨表面に到達する．創部が完全に閉じて感染が起こらないように，この層の切開線は皮膚の切開線からある程度離れた部分に置く．

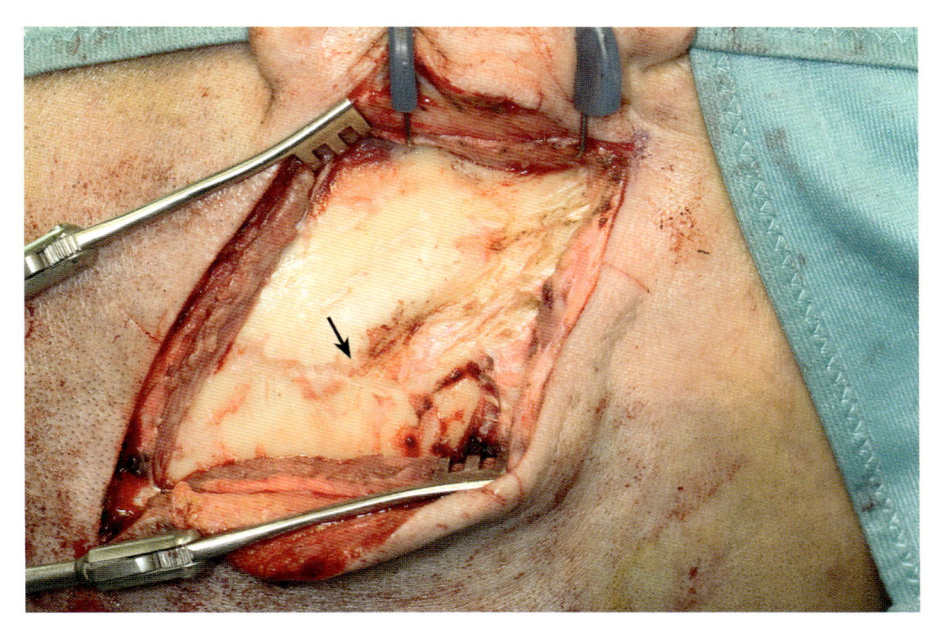

図 19.3-4　頭蓋骨外側面を十分に広く露出する．側頭骨鱗部と頭頂骨の間の鱗状縫合（矢印）を見ることができる．

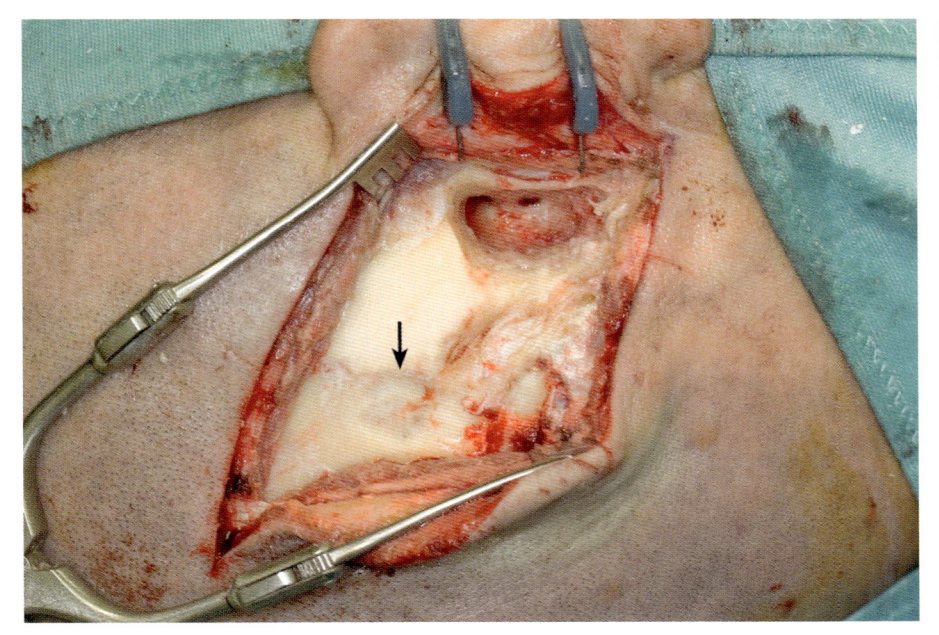

図 19.3-5　乳突削開が完了し，後鼓室開放部から正円窓膜が露出されている．内部ユニットのダミーを使い，頭頂骨に内部ユニットの土台となる窪みをドリルで作製する（矢印）．

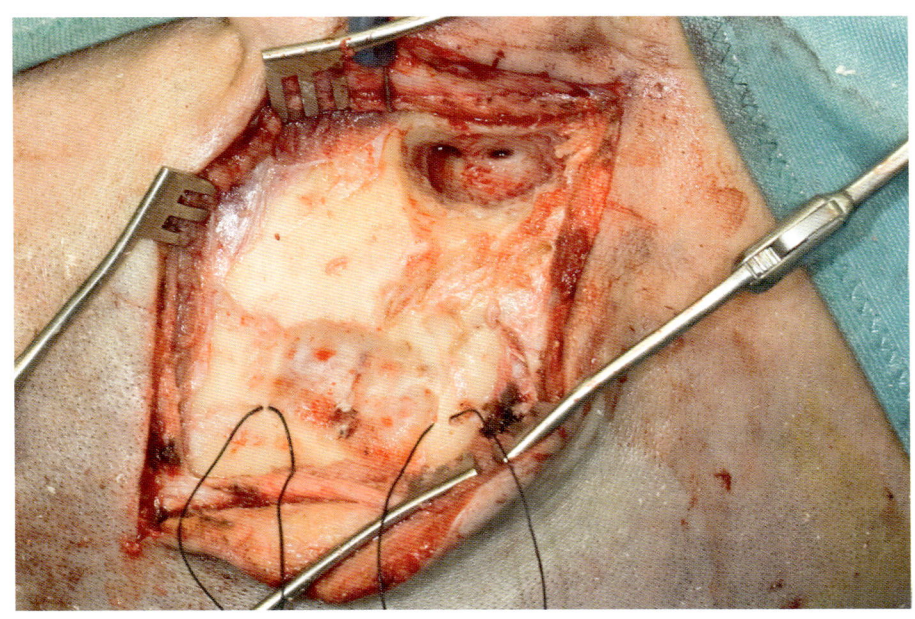

図 19.3-6　適切な大きさの土台ができたら，小さなバーを使って固定糸のための小孔をあける．

566　第19章　人工内耳手術

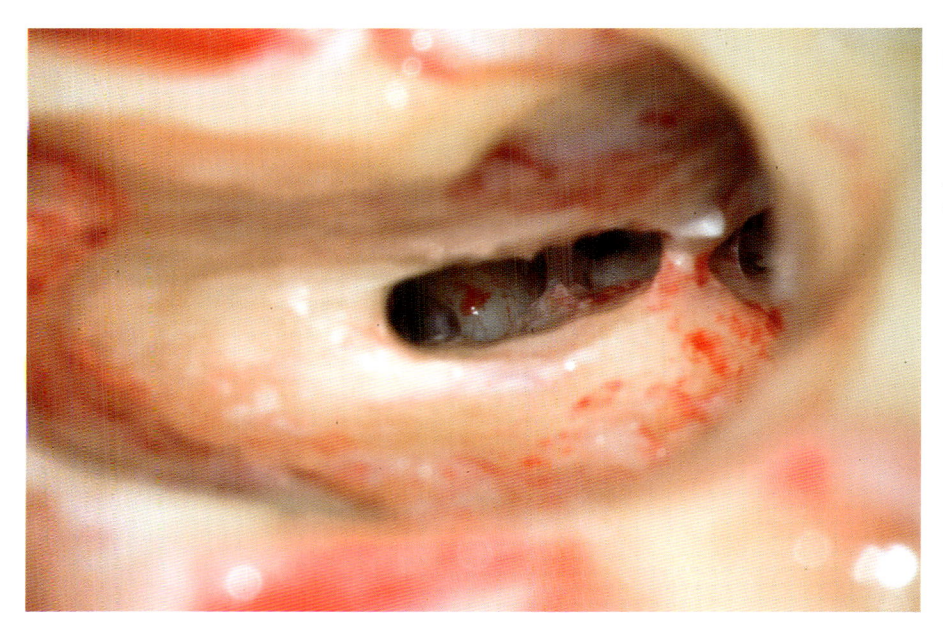

■ **症例 19.4　粘膜隔壁で覆われた正円窓膜（左耳）**

図 19.4-1　後鼓室開放部を通して正円窓小窩上半部を覆う膜用の構造を見ることができる．この構造は正円窓膜のように見える．

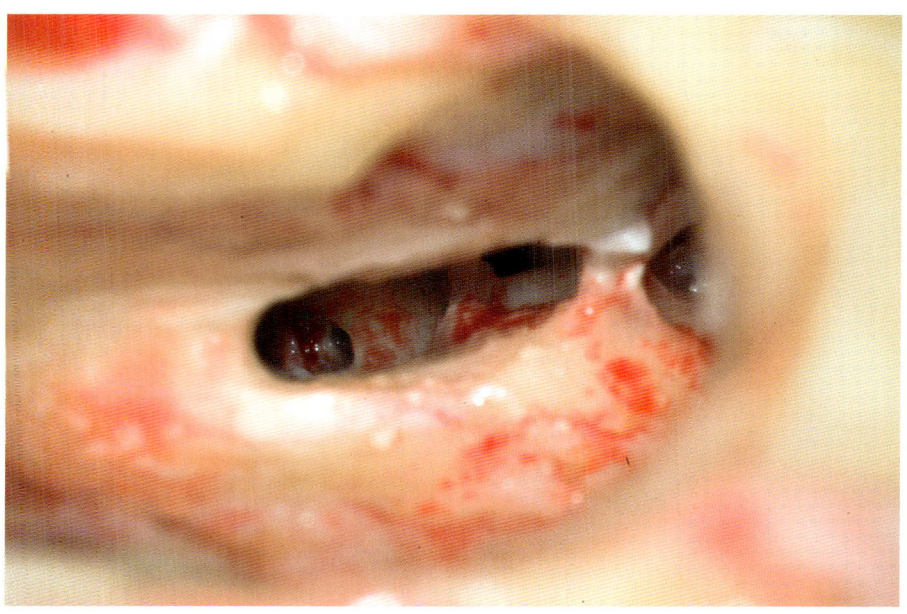

図 19.4-2　膜様の構造を除去すると，内側にあるスペースが開放される．

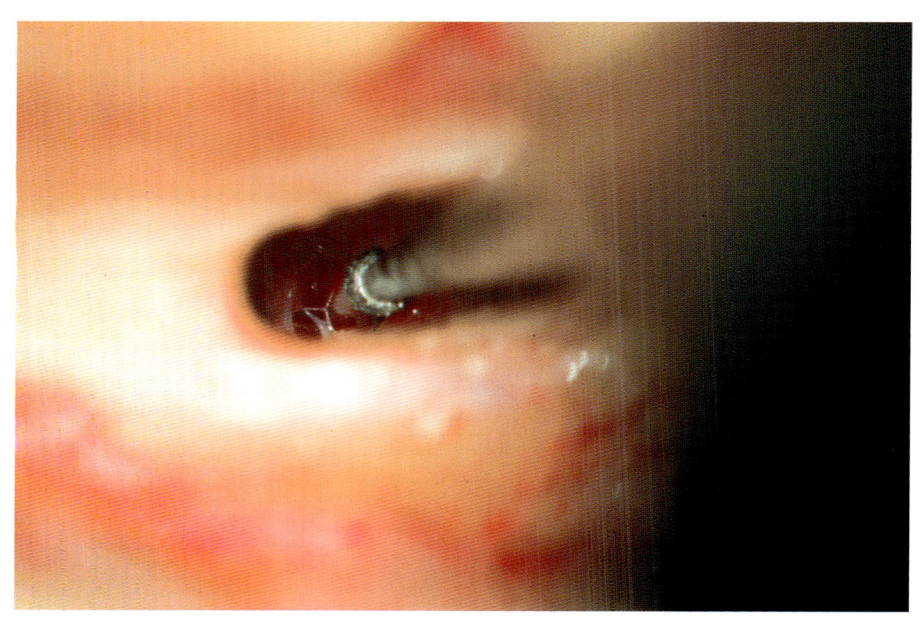

図 19.4-3　ひさし状に突出する骨を小さなダイヤモンドバーで削除する．

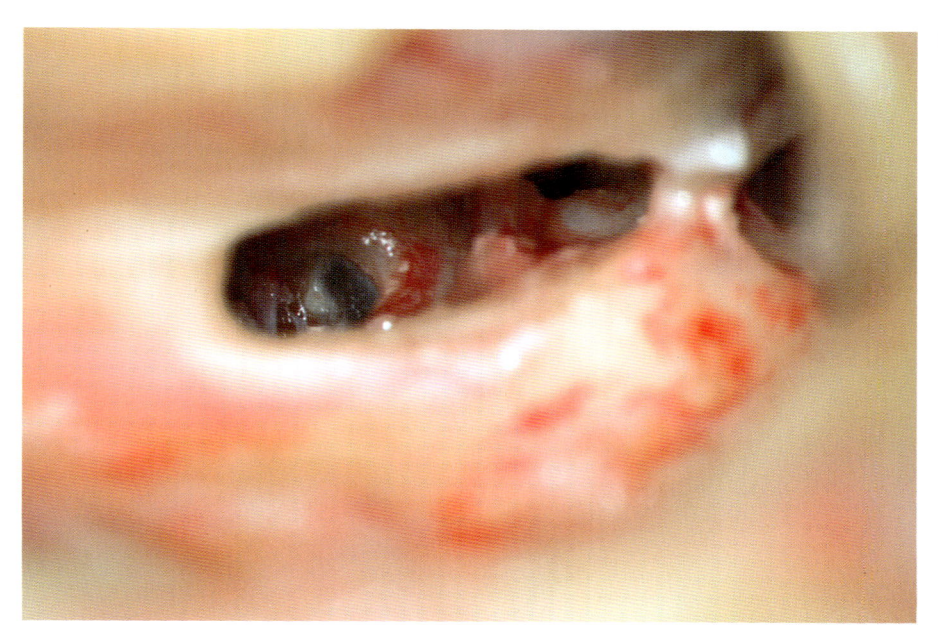

図 19.4-4　本当の正円窓膜が露出される．

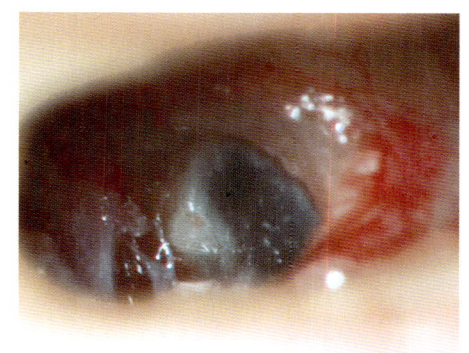

図 19.4-5　内部ユニットを準備する．電極アレイを挿入する先細の直攝子を示す．この攝子は電極アレイ挿入に非常に有用であり，われわれはほとんどの症例で，挿入にはこの攝子のみを使っている．

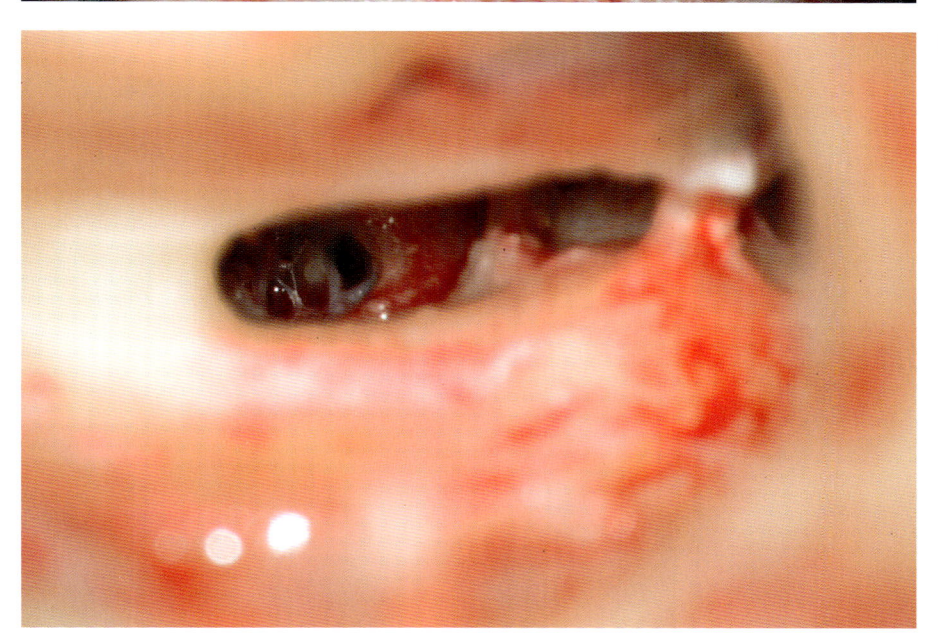

図 19.4-6　正円窓膜を辺縁から剥離し，内側に翻転して正円窓を開放する．

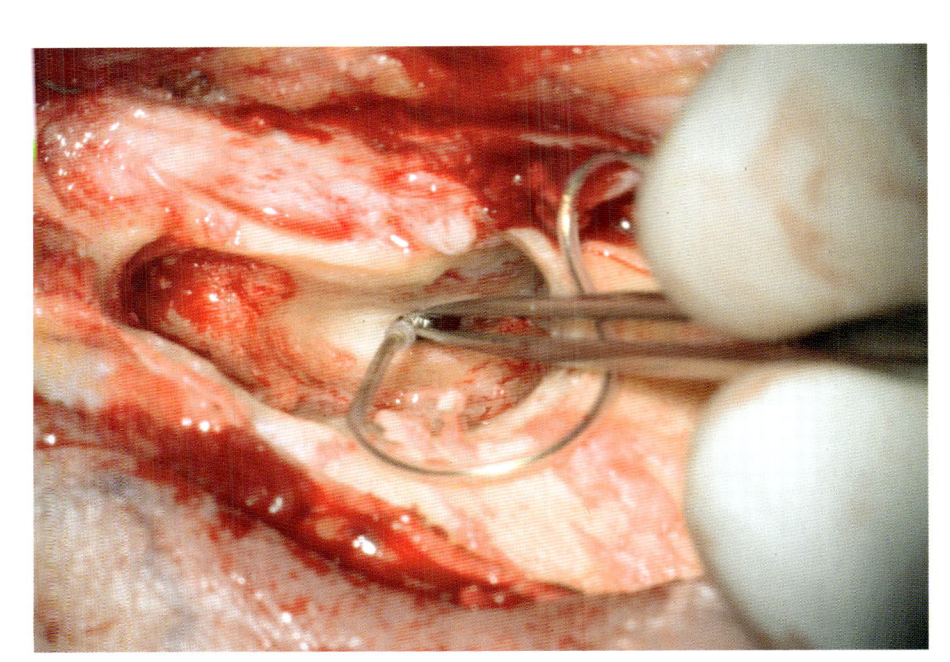

図 19.4-7　電極アレイを先細直攝子で蝸牛に挿入している．もし抵抗がある場合は押し込んではならない．

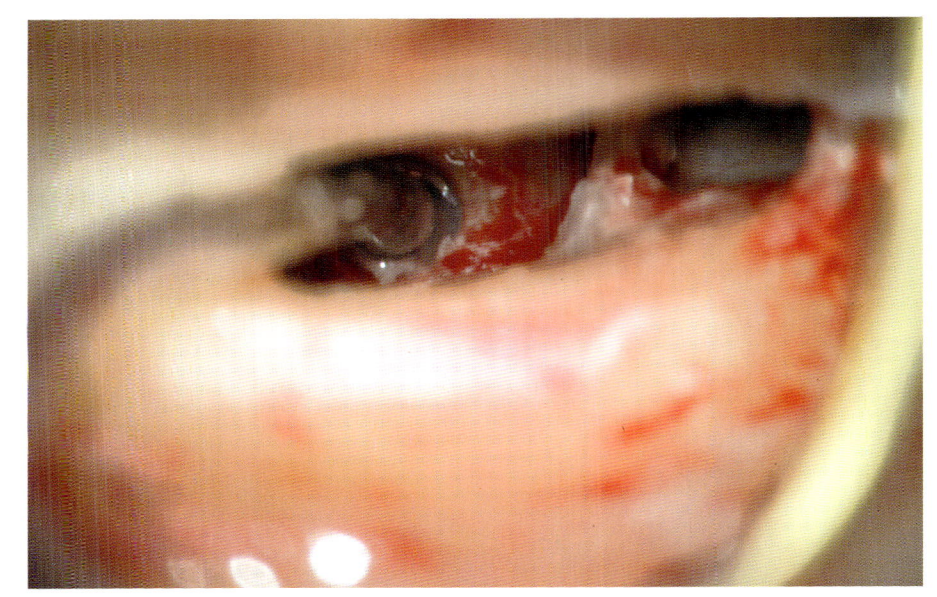

図 19.4-8　電極アレイの挿入が完了したところを示す．

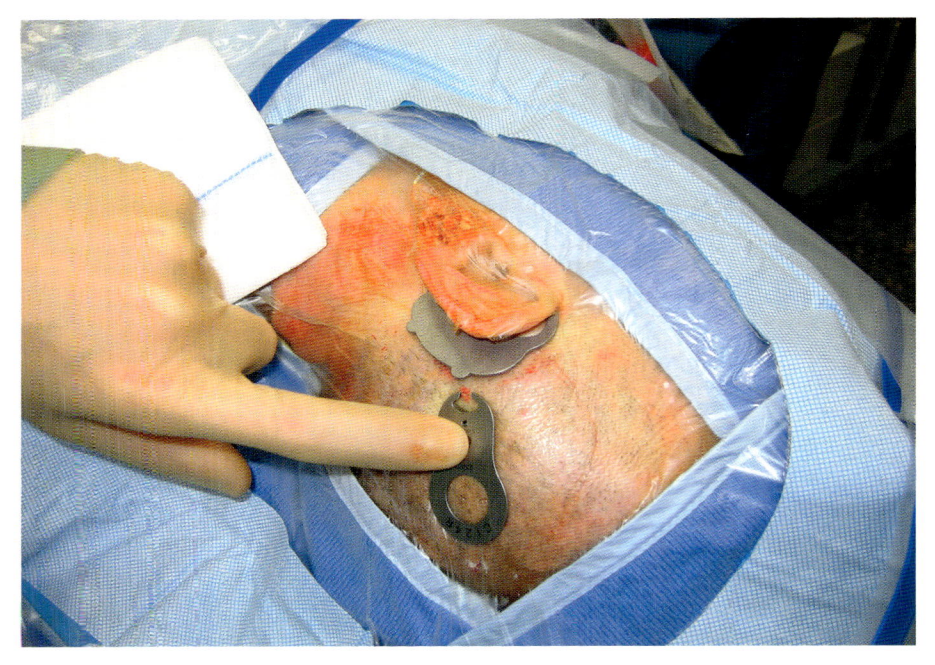

■ 症例 19.5　Cochlear 社 Nucleus® のための土台作製（左耳）

図 19.5-1　皮切の前に内部ユニットのダミーと耳後のスピーチプロセッサを置き，術後に外部コイルとスピーチプロセッサが干渉しない適切な位置に，内部ユニットを設置するための皮切の位置を決める．

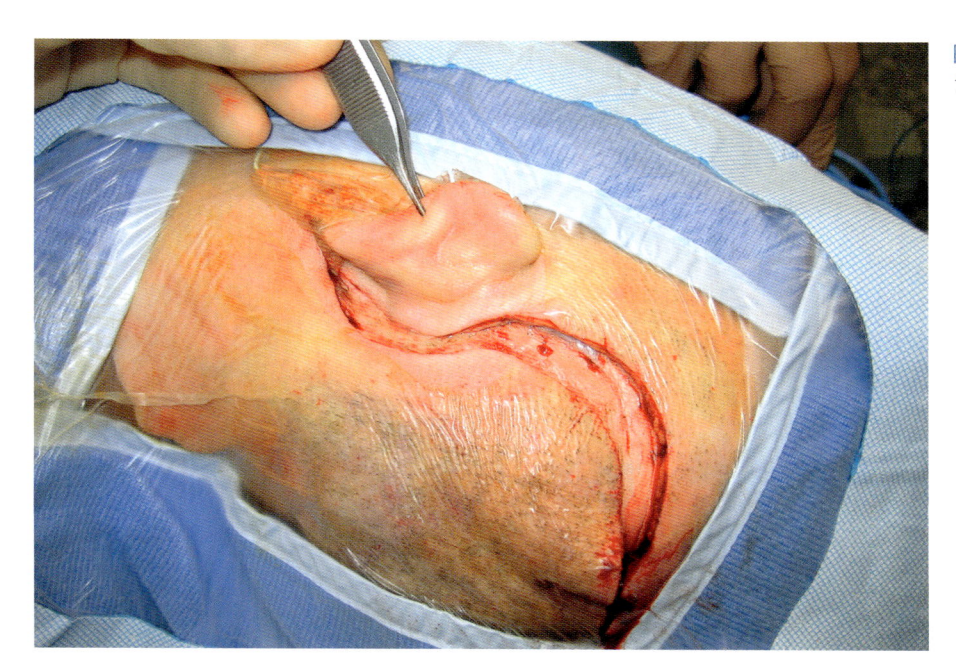

図 19.5-2　頭蓋骨を十分に広く露出できるように逆J字型の皮切を行う．

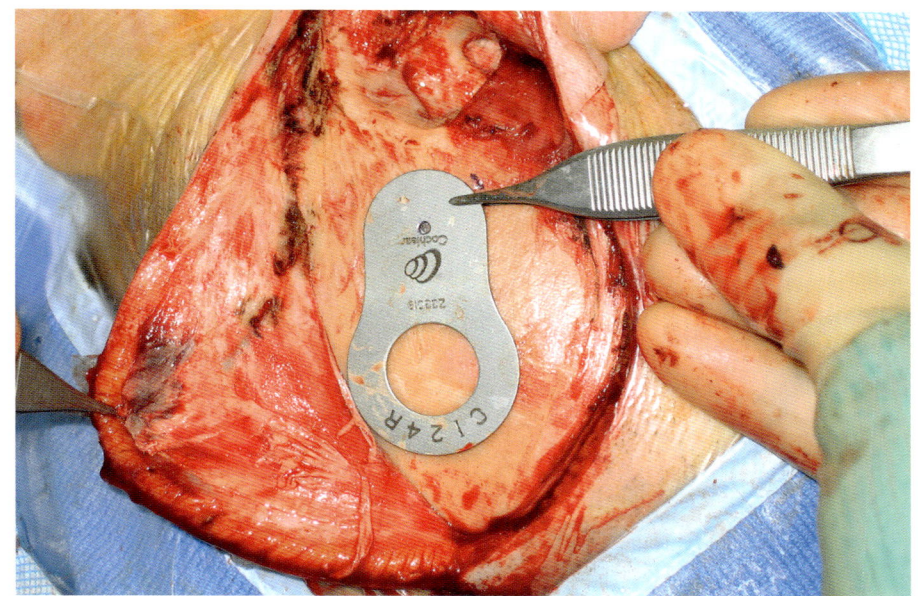

図 19.5-3　内部ユニットの設置は蝸牛をあける直前に終了している必要がある．露出された頭蓋骨上に内部ユニットのダミーを置いている．

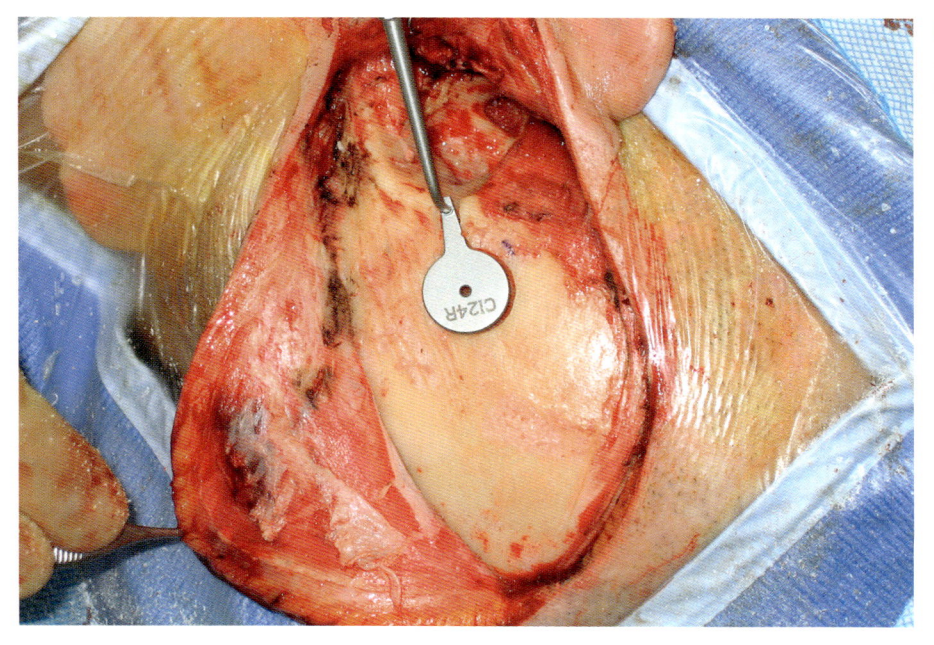

図 19.5-4　まず内部ユニットの突出を模した器具を骨の上に当て，耐水性のペンで形を骨面に写しとる．

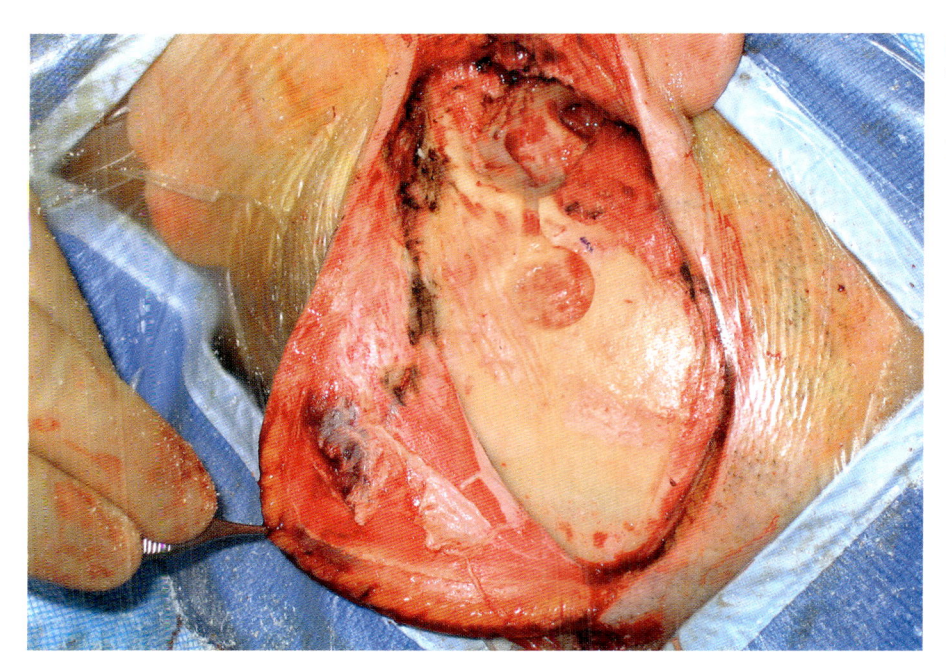

図 19.5-5 ドリルで土台となる窪みを削る．特に皮質骨の薄い小児の場合には，硬膜を傷つけないように注意しなければならない．骨削除の仕上げは，硬膜の不用意な損傷が起こりにくく骨面からの出血が止まるダイヤモンドバーで行う．

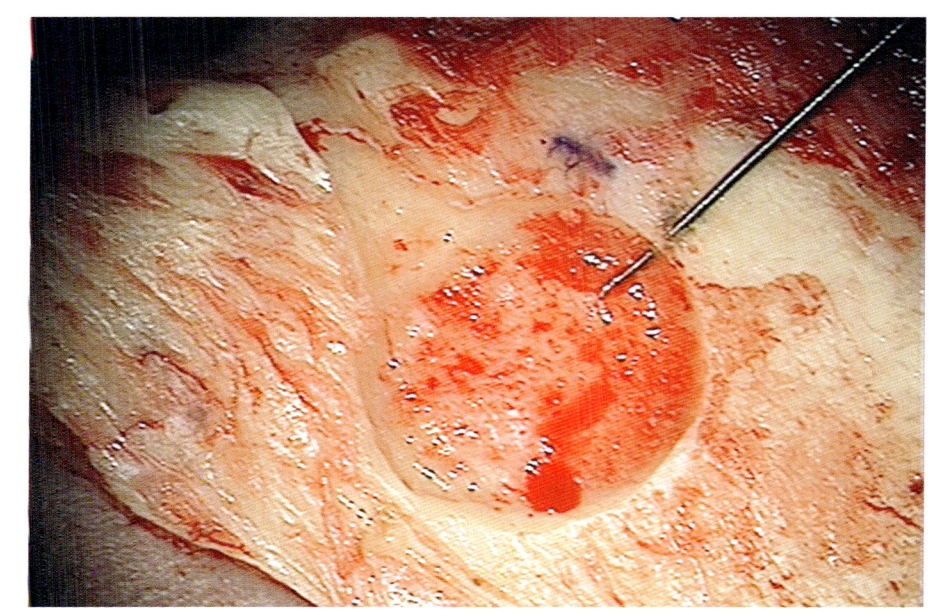

図 19.5-6 固定糸のための小孔を小さなバーであける．

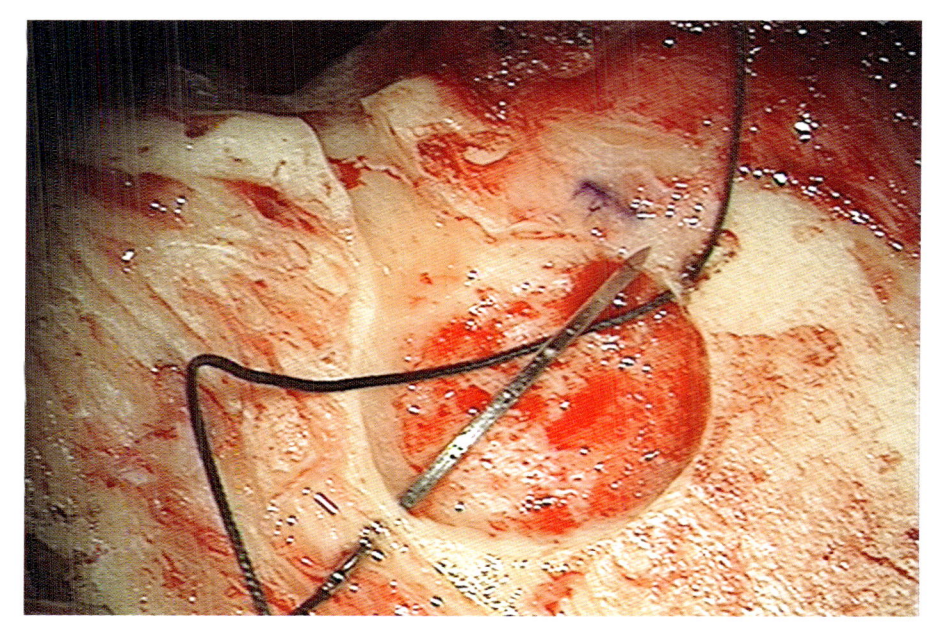

図 19.5-7 内部ユニットは非吸収糸で固定する．

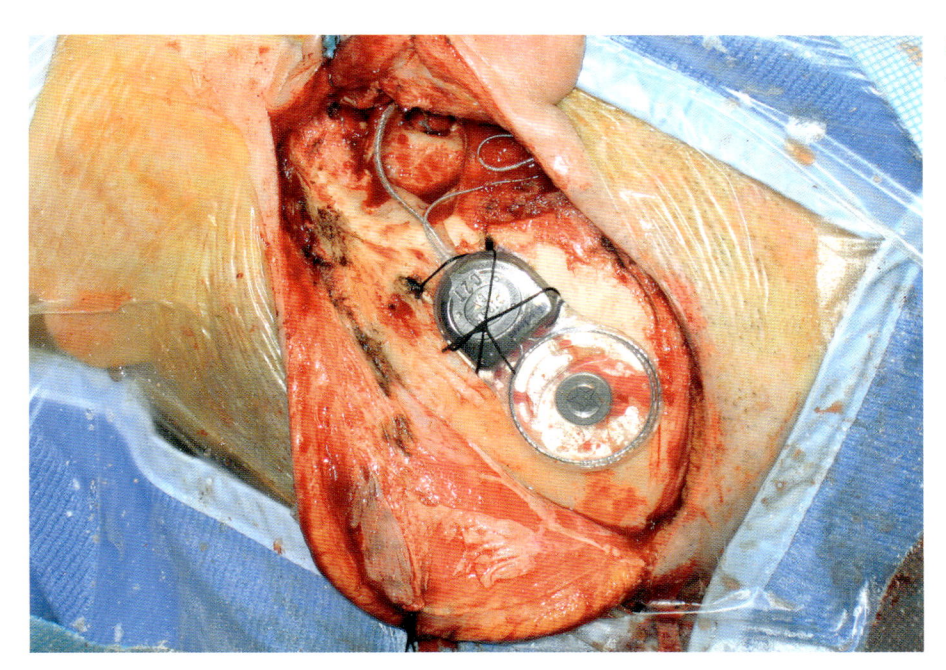

図 19.5-8　内部ユニットを設置して電極アレイを挿入する．

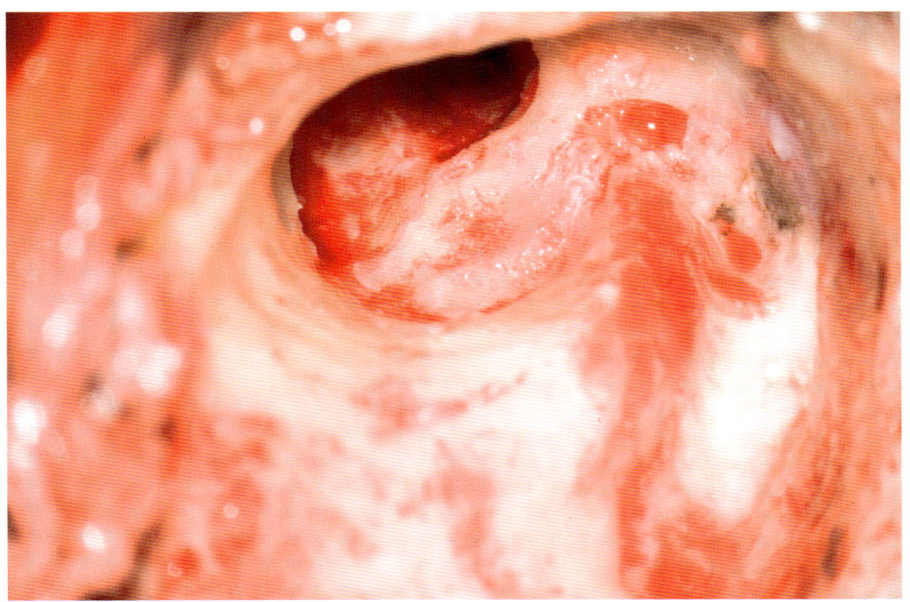

■ 症例 19.6　後壁削除後で正円窓小窩閉塞例への人工内耳手術（左耳）

図 19.6-1　本症例は以前に後壁削除型手術を受けている．表面を覆う皮膚を完全に除去して創腔を丸く削る．正円窓小窩と卵円窓は鼓室硬化症病変で完全に閉塞している．この手術の最初に外耳道は盲端に閉鎖してある．

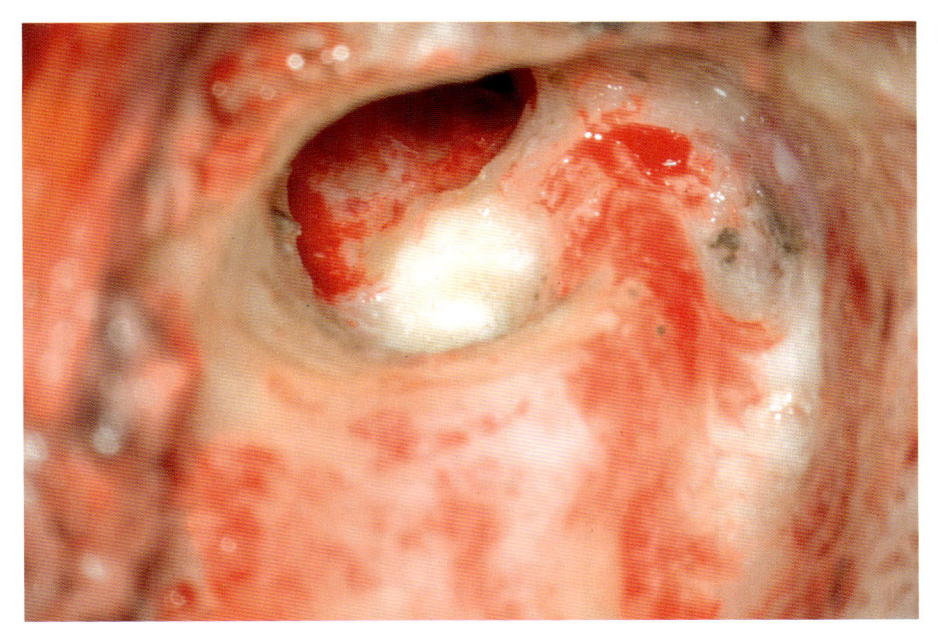

図 19.6-2　顔面神経とサジ状突起を目印として，正円窓の付近を少しずつ削開していく．骨削開を進めたときの骨化した鼓室硬化症病変と迷路骨包の色調は多くの症例で異なるため，それが正円窓の部位を確定する助けになることが多い．前庭を開窓するのを避けるため，骨削除は鼓室階の存在する下方から開始する．

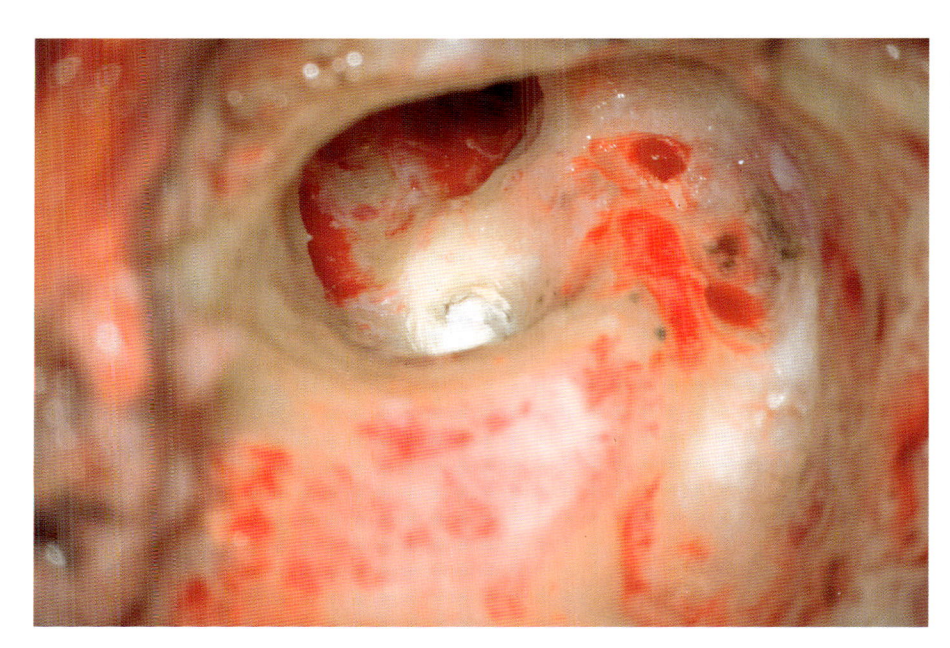

図 19.6-3　正円窓が開窓される直前の状態である．本症例で本来の迷路骨包と病的な骨形成部位との色調が違うことに注目してほしい．

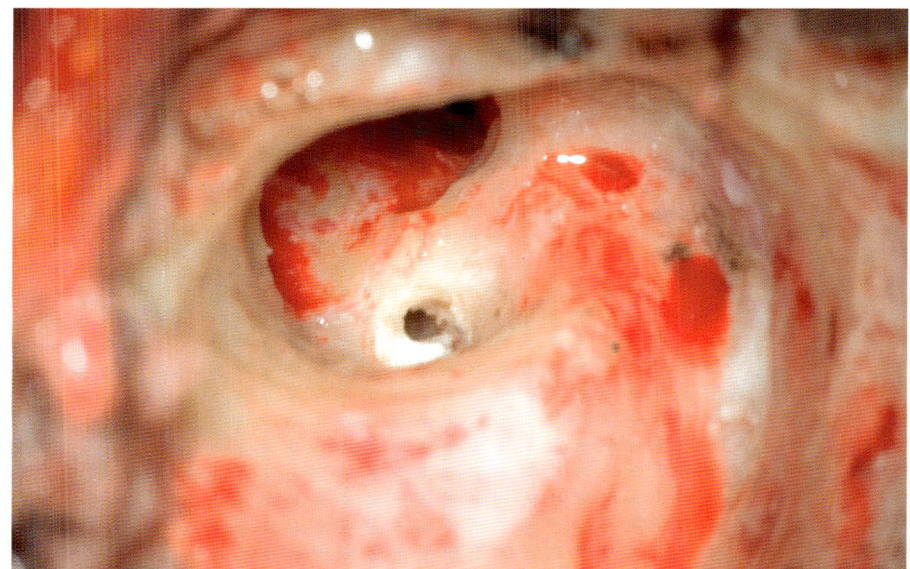

図 19.6-4　正円窓が開窓されている．

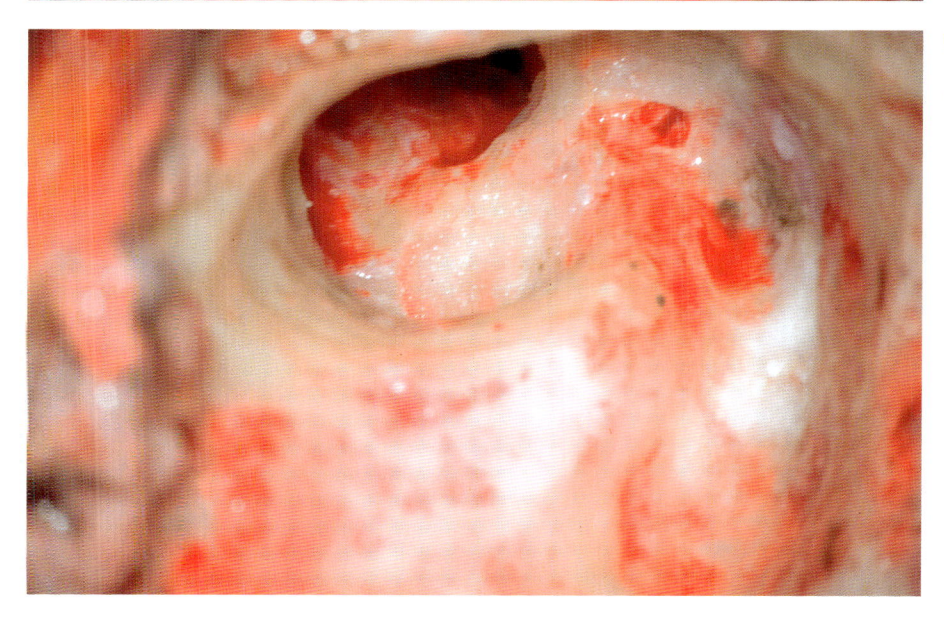

図 19.6-5　内部ユニットを準備するため，蝸牛開窓部を生理食塩水に浸したゼルフォームで覆っておく．

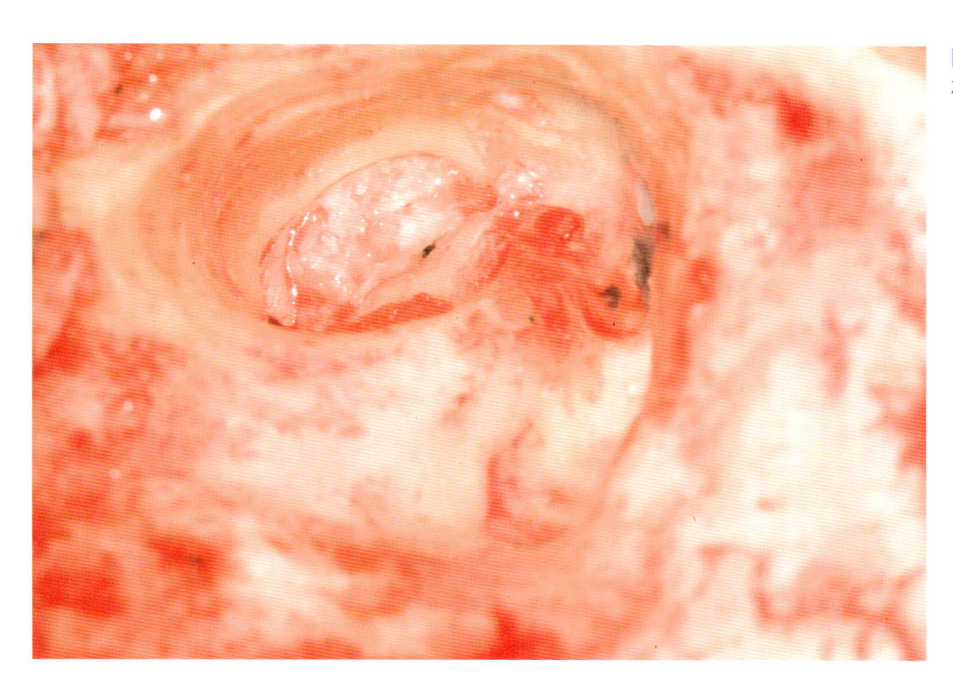

図 19.6-6　大きく開いた耳管鼓室口を骨膜とボーンワックスで閉鎖する.

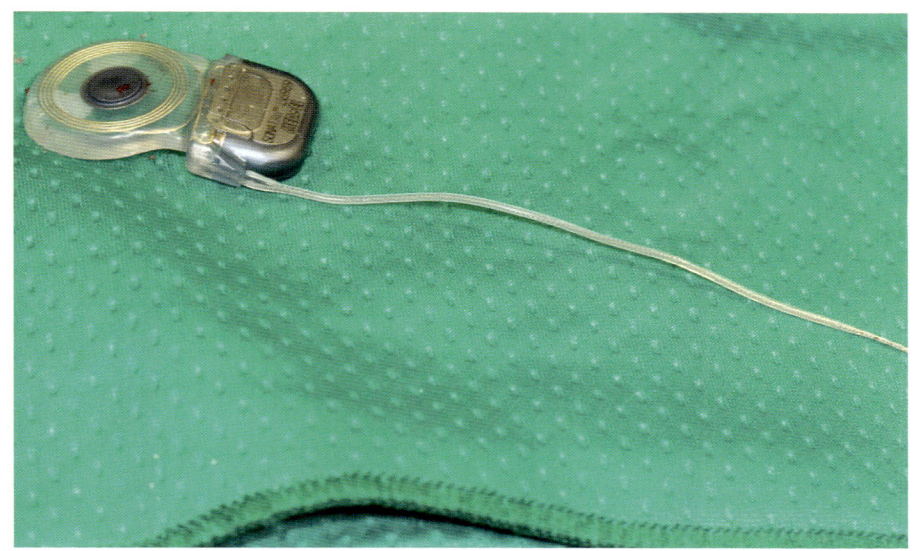

図 19.6-7　MED-EL 社の人工内耳（電極アレイ 1 本のみの仕様）である.

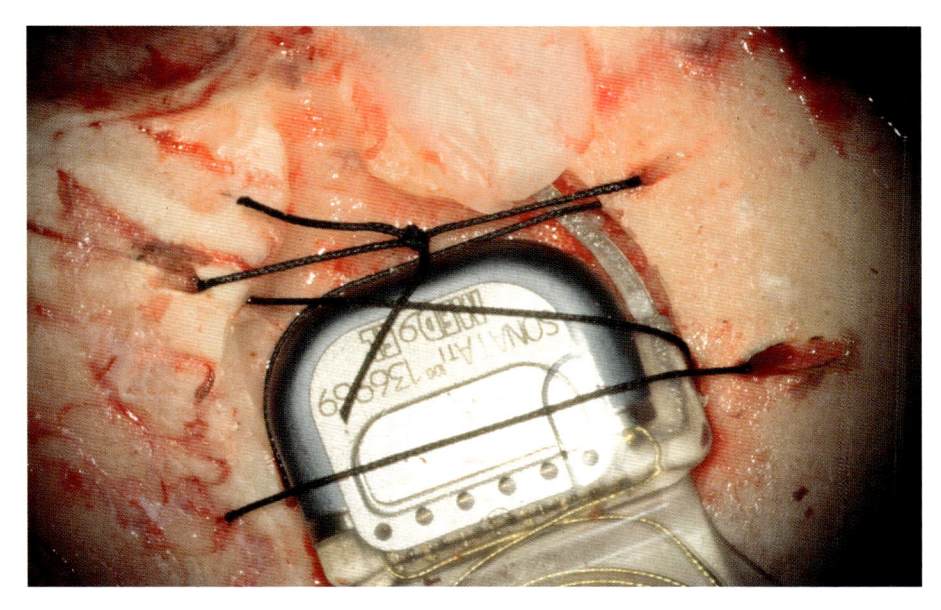

図 19.6-8　この内部ユニットは頭蓋骨表面に土台となる窪みを作製し，非吸収糸で固定する必要がある.

574　第9章　人工内耳手術

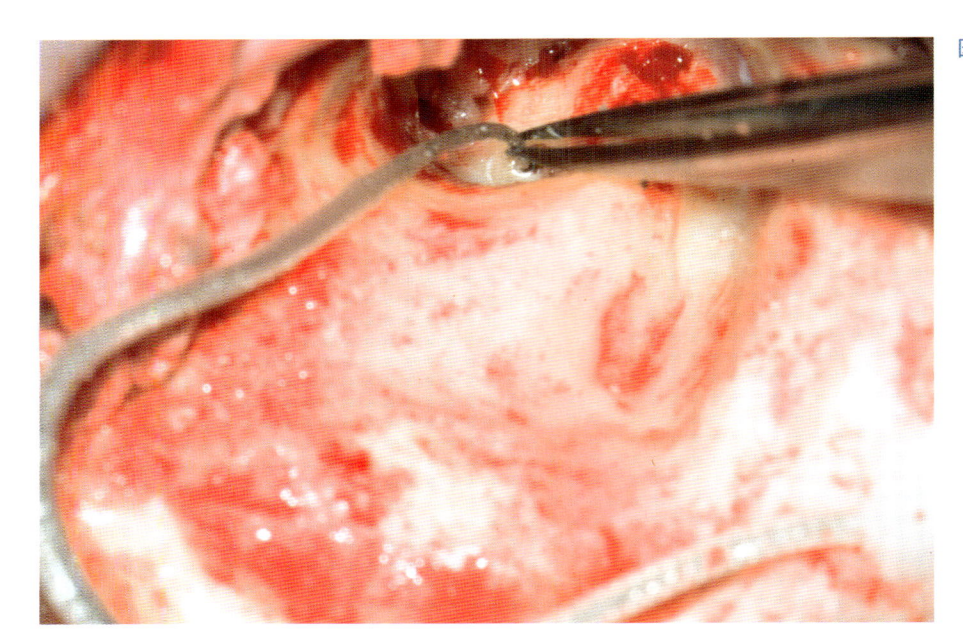

図 19.6-9　電極アレイを蝸牛に挿入する．

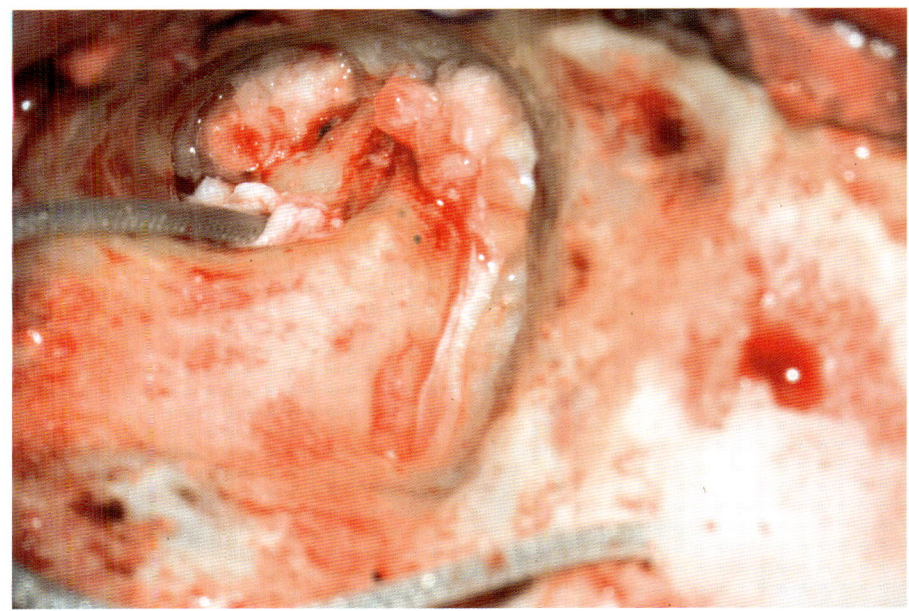

図 19.6-10　正円窓を数片の結合織で塞ぎ，迷路周囲蜂巣の開口部にも結合織を詰める．

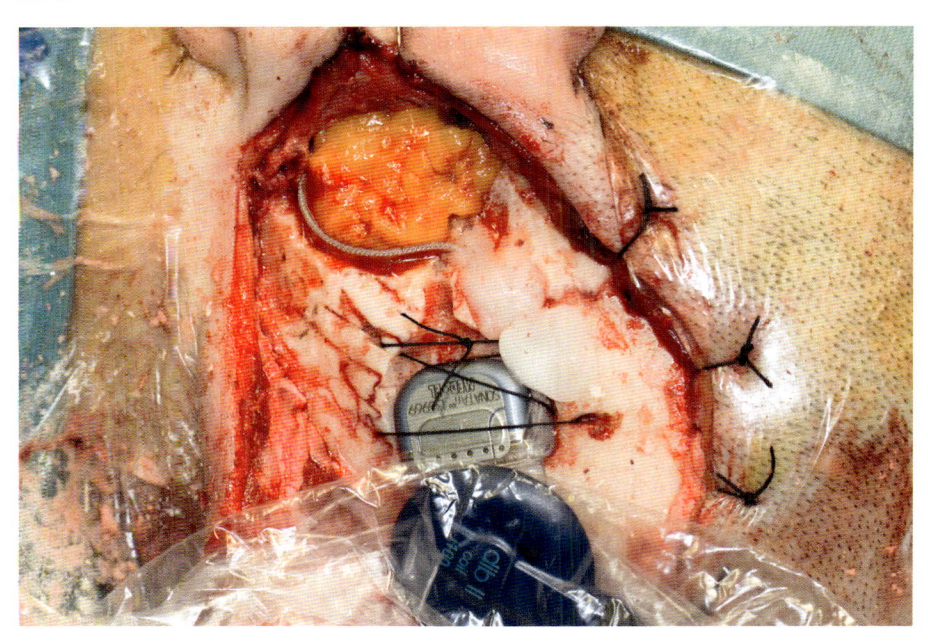

図 19.6-11　電極アレイのそれぞれの電極の電気抵抗をチェックし，顔面神経が不要に刺激されないことを顔面神経モニタリング装置とアブミ骨筋の動きで確かめてから，電極アレイをボーンワックスで固定する．刺激コイルは被覆して清潔にしておかなければならない．創腔を腹部脂肪で充填して創部を3層に閉じる．

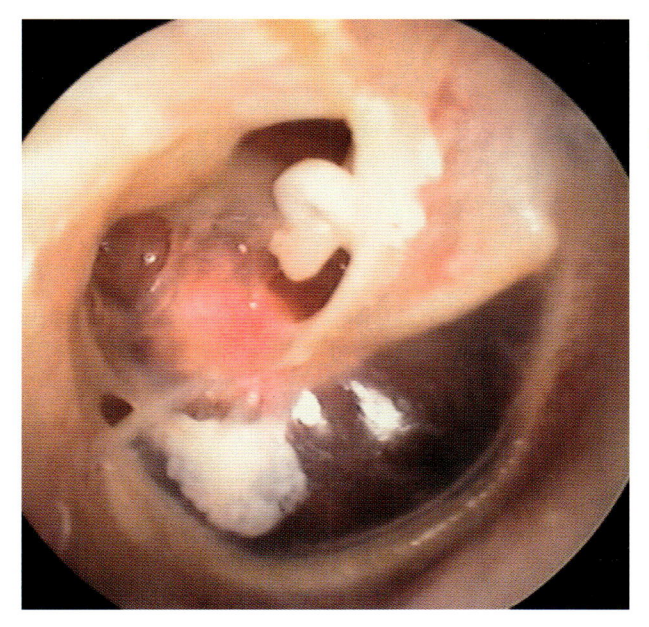

■ **症例 19.7　基底回転の骨化した症例に対する中耳充填を伴う人工内耳手術（右耳）**

図 19.7-1　術前の鼓膜所見で，後上部の穿孔を伴う鼓膜の癒着と鼓室硬化症病変を認める．

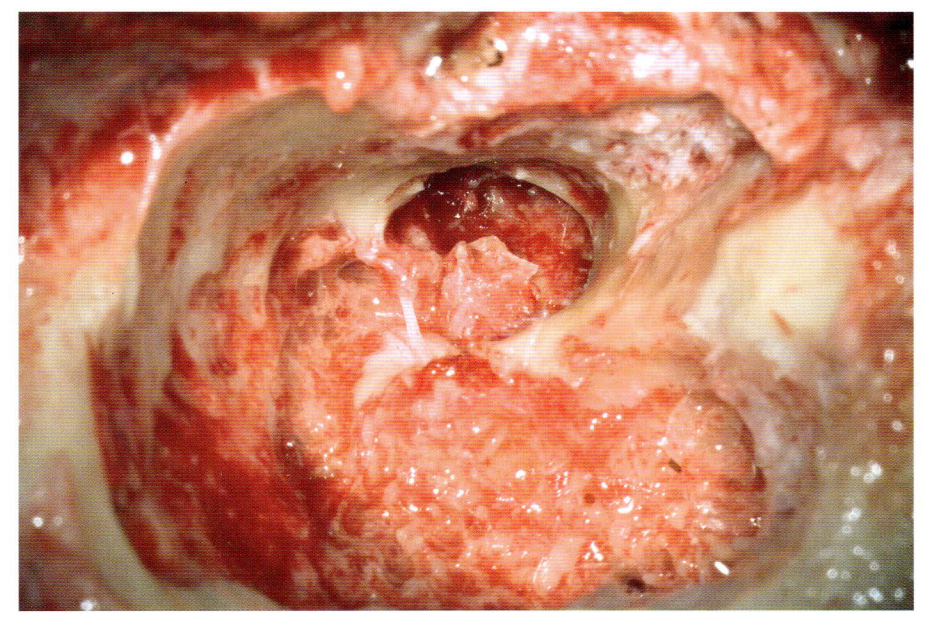

図 19.7-2　外耳道を盲端に閉鎖してから外耳道皮膚と鼓膜を完全に除去し，後壁削除型の乳突削開を施行する．岬角は鼓室硬化症病変で覆われている．

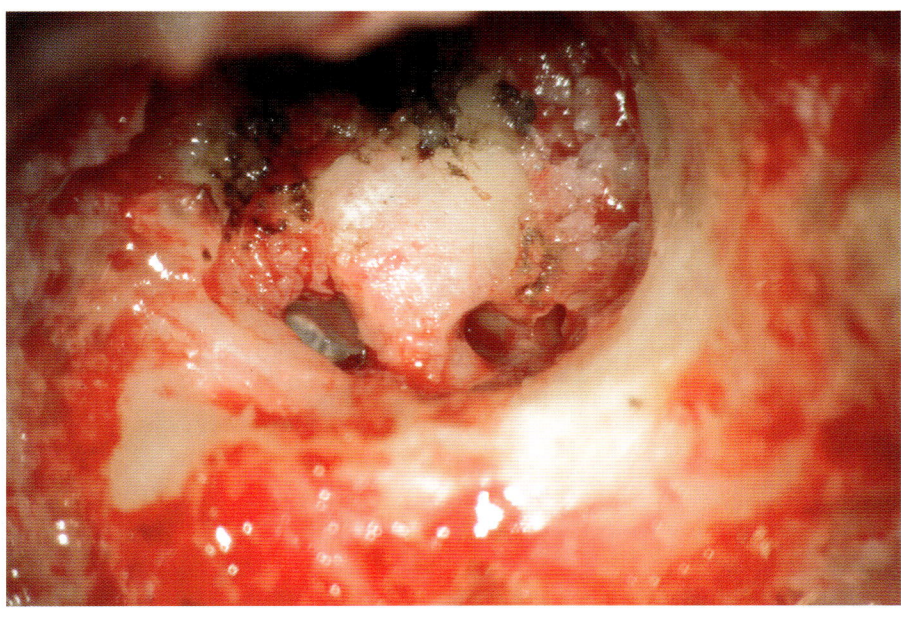

図 19.7-3　ツチ骨とキヌタ骨残存部を除去する．鼓室硬化症病変を除去したところ，アブミ骨底板と正円窓小窩が確認できるようになる．

576　第 19 章　人工内耳手術

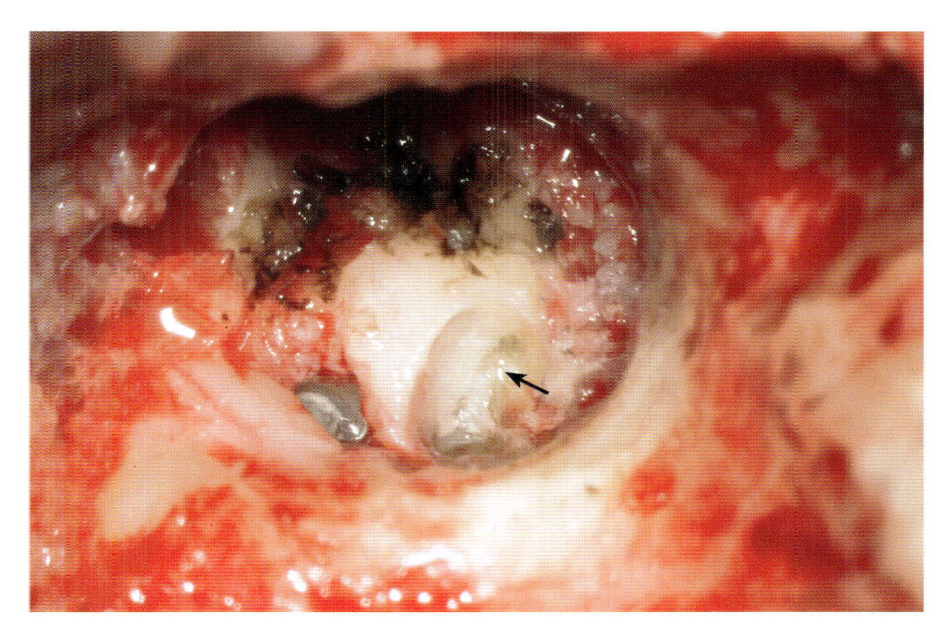

図 19.7-4　正円窓膜は完全に骨化しており，基底回転を開放するために岬角の後下面を削開する．基底回転は骨化しており，この骨化を追って削開を前方に進める．骨化した迷路内腔と本来の迷路骨包（矢印）との色調の違いに注目してほしい．

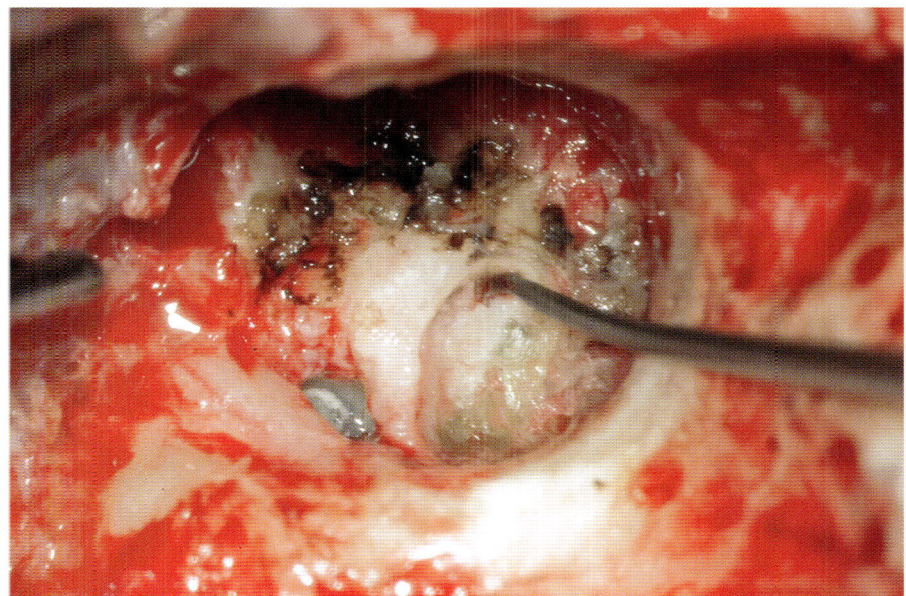

図 19.7-5　削開の最前部で残存する迷路内腔が小さく開口している．

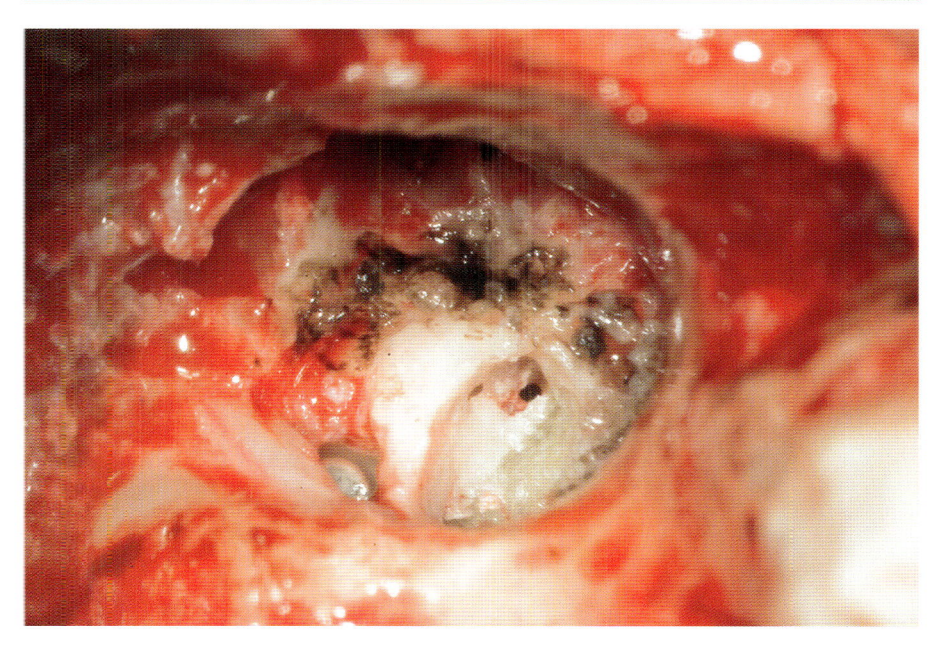

図 19.7-6　骨化した基底回転の開口部が見られる．

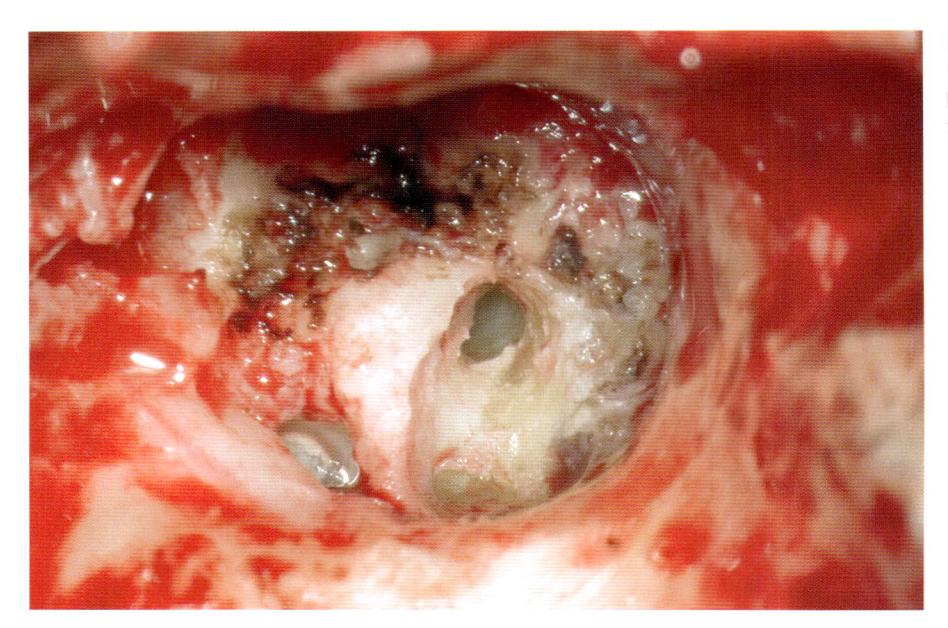

図 19.7-7　上方にある骨らせん板を損傷しないよう注意しながら，小さなダイヤモンドバーで開口を拡大する．骨らせん板を損傷すると術後の言語理解が低下する．

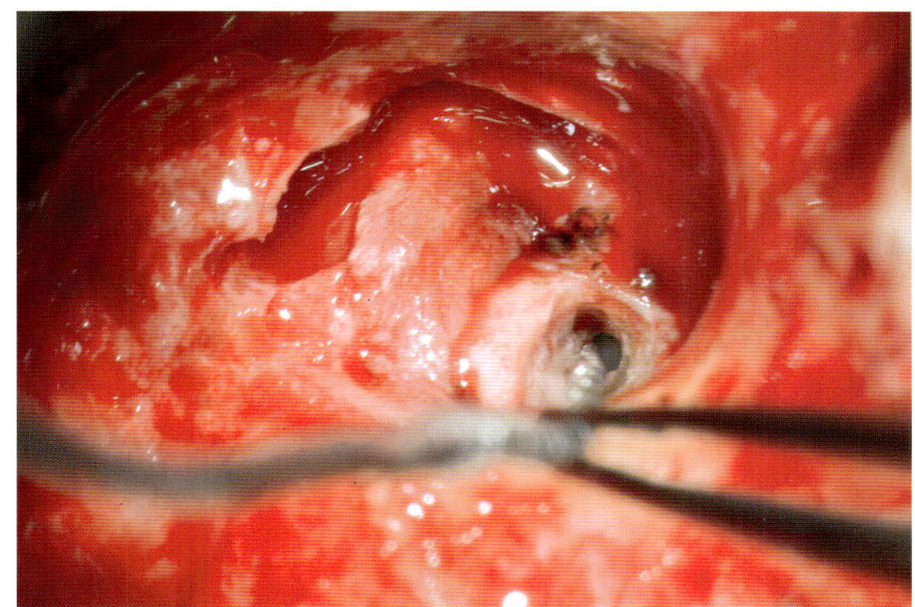

図 19.7-8　耳管を結合織小片で詰めて閉鎖後，先細の直攝子を使って基底回転前端部にあけた蝸牛開窓部から電極アレイを鼓室階に導入する．

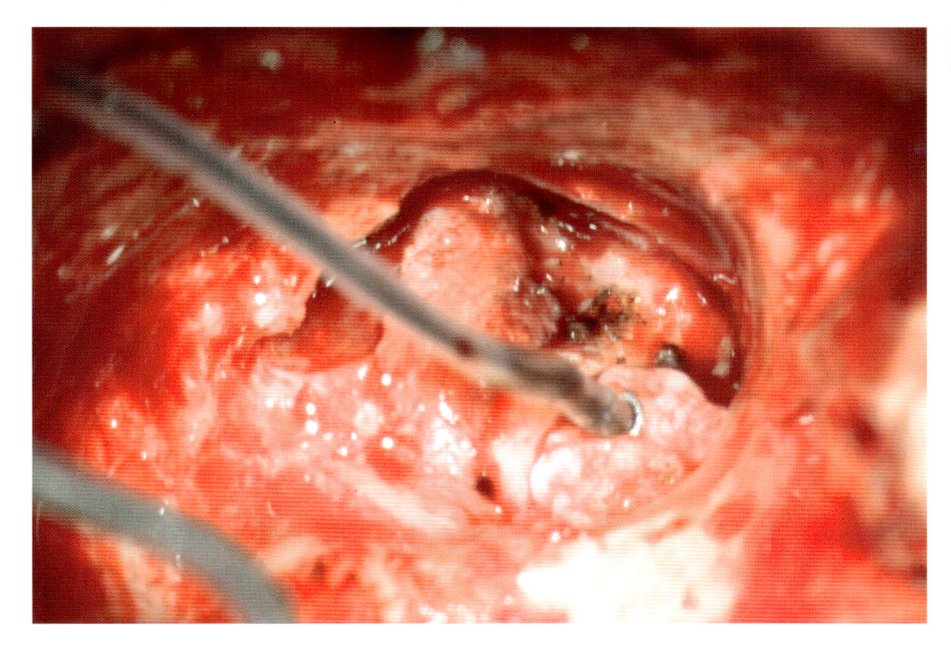

図 19.7-9　蝸牛開窓部は軟骨膜小片で閉鎖する．

578　第19章　人工内耳手術

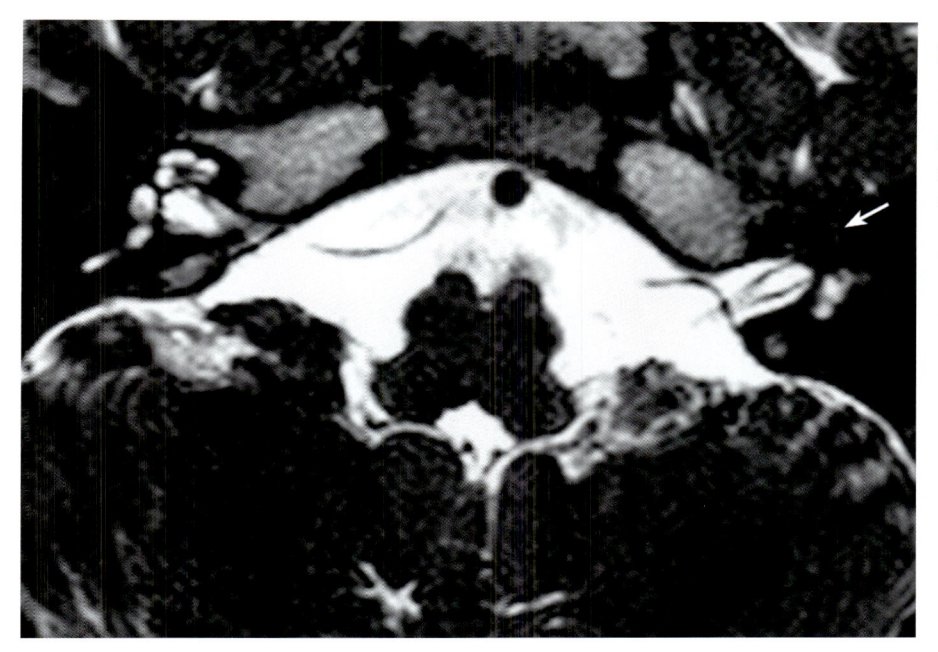

■ **症例19.8　複数回の電極挿入が失敗した症例の再手術（右耳）**

図19.8-1　本症例は他施設で3回の人工内耳埋め込みを試みられたがうまくいかず，われわれの施設に脳幹インプラント目的に紹介された．MRIを含む術前の画像診断で左内耳の水の信号が消失しているが（矢印），右耳では蝸牛は閉塞しておらず，電極アレイが挿入できる可能性があることを示唆している．

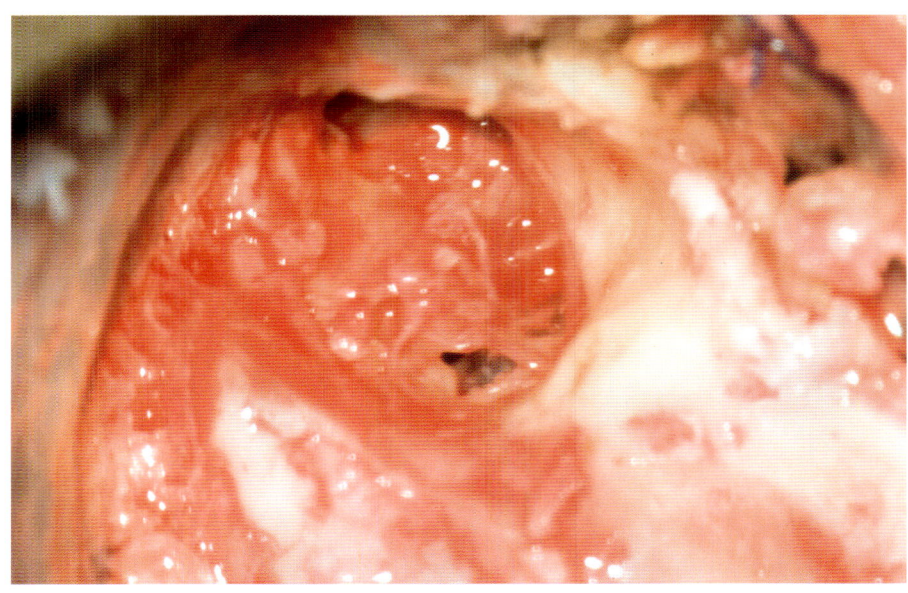

図19.8-2　術野を広くとって蝸牛を剖出するために後壁を削除する．後壁削除はこのような症例でわれわれが好んで使うアプローチである．

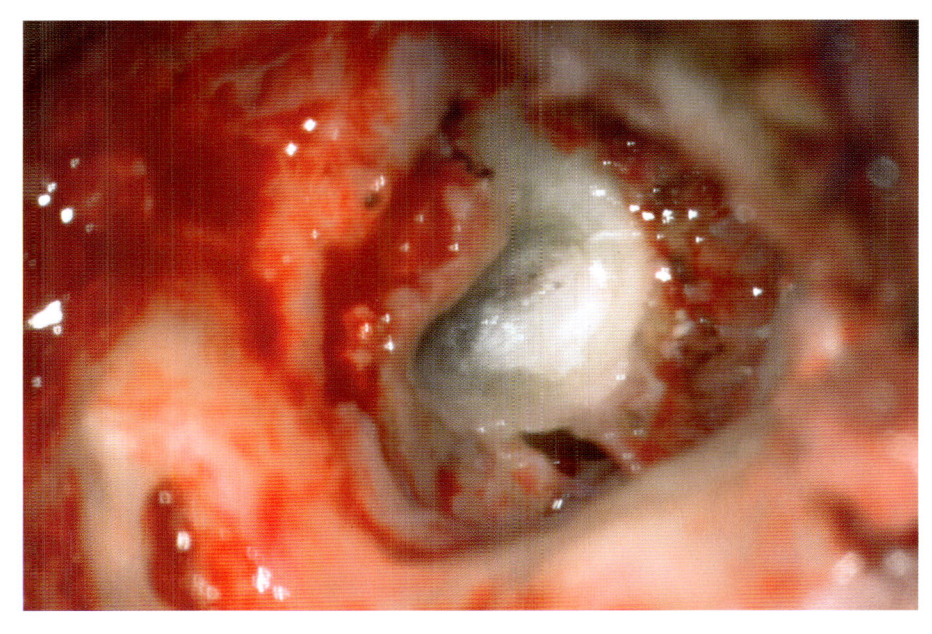

図19.8-3　蝸牛基底回転に開窓するために岬角を削開している．

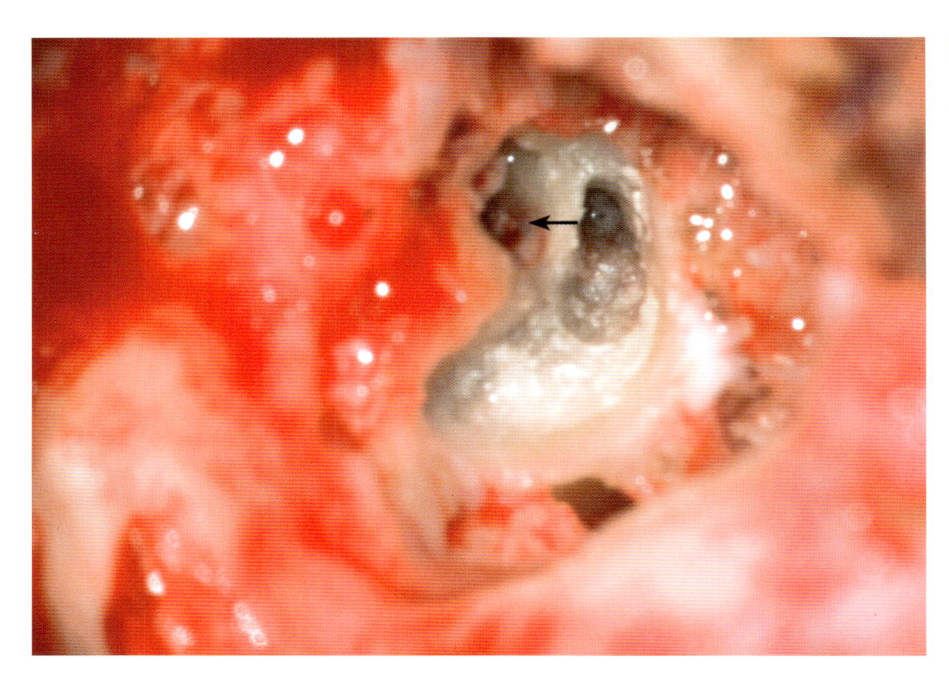

図 19.8-4 骨削除を前方に進めると，基底回転前端部近くで骨化のない内腔に到達する．第2回転も一部開窓されている（矢印）．

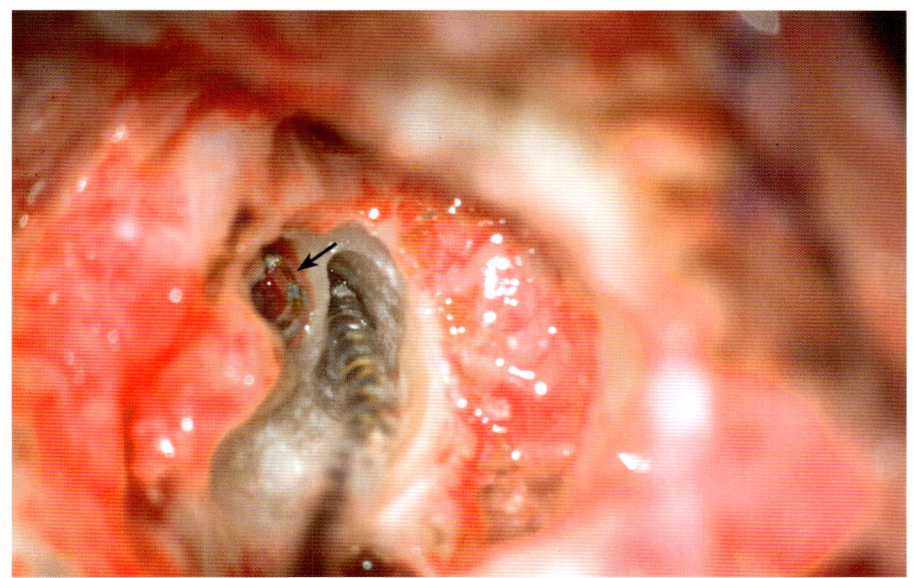

図 19.8-5 電極アレイを蝸牛開窓部から挿入する．第2回転に入った電極も見ることができる（矢印）．

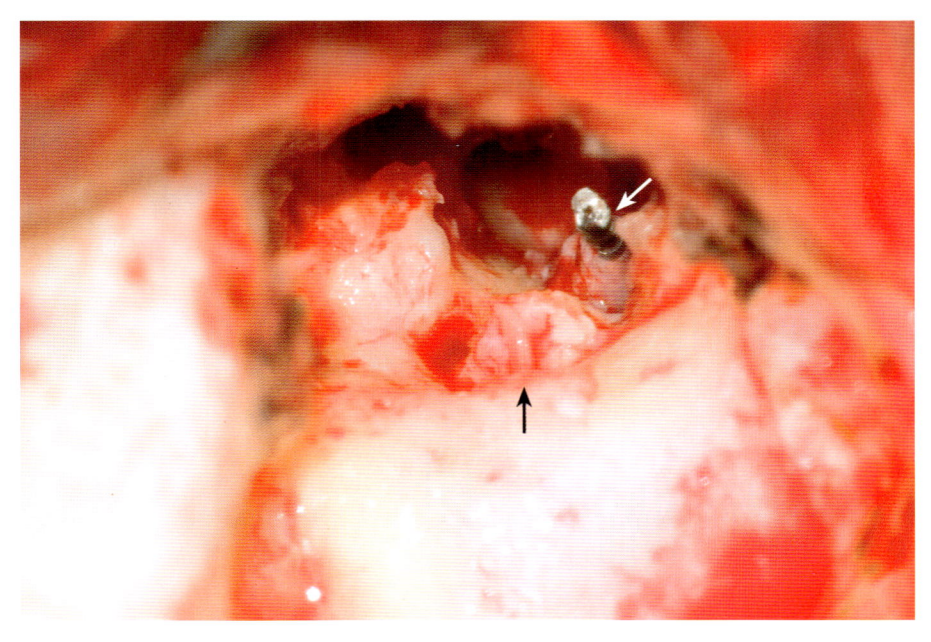

■ 症例19.9 頸動脈管に電極が挿入された症例の再手術（右耳）

図 19.9-1 本症例は他施設で人工内耳手術を受けたが，聴覚が回復することはなかった．術前の画像診断で電極が頸動脈管に入っており，蝸牛は一部骨化していた．蝸牛への視野をよくするために後壁削除型の乳突削開を行うと，正円窓小窩は瘢痕組織で充満していた（黒矢印）．頸動脈管近くに切断した電極アレイの端が見える（白矢印）．

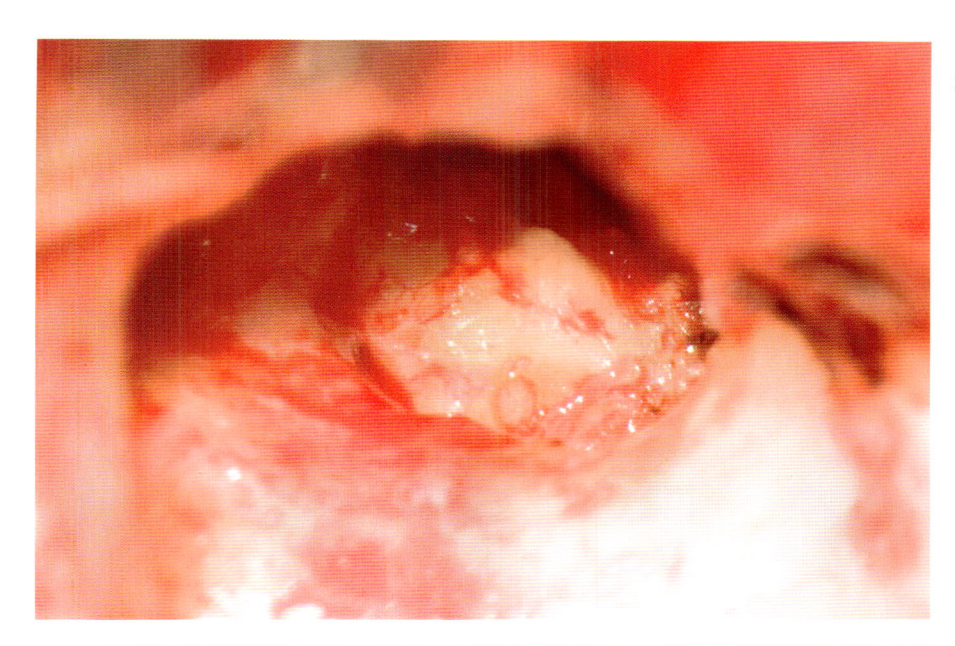

図19.9-2 鼓室に出た電極部分を切断したが，大部分はそのままとする．瘢痕組織を除去すると白色の正円窓が露出される．

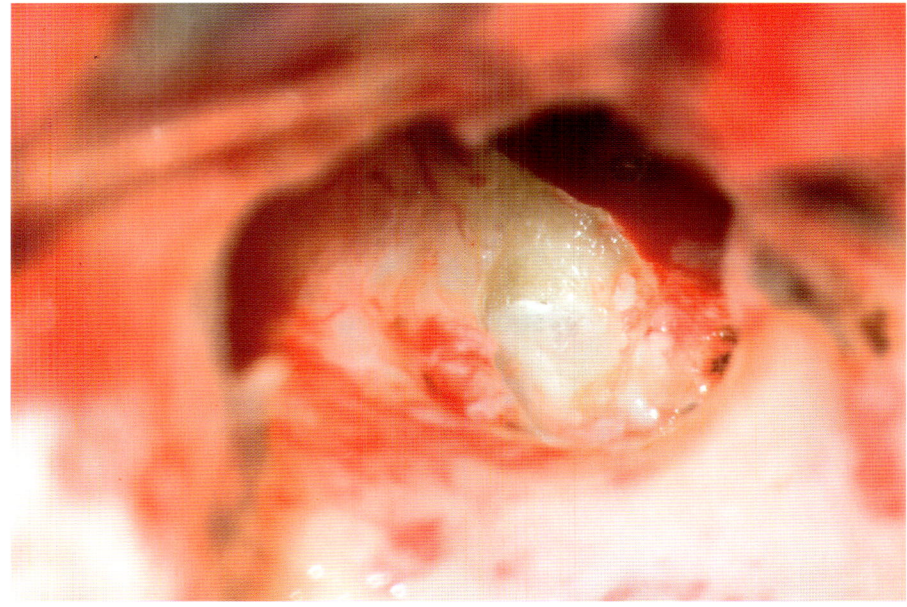

図19.9-3 正円窓の前下方の岬角を削開する．基底回転は骨組織で充満している．

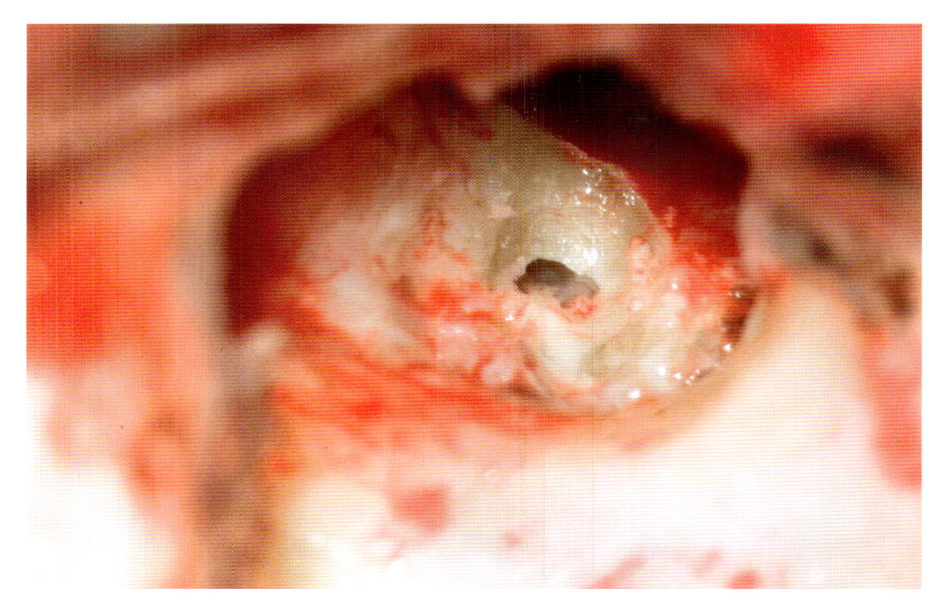

図19.9-4 骨化部分は正円窓近くに限局しており，正円窓の近くで骨化のない内腔に到達する．基底回転の開窓部を見ることができる．

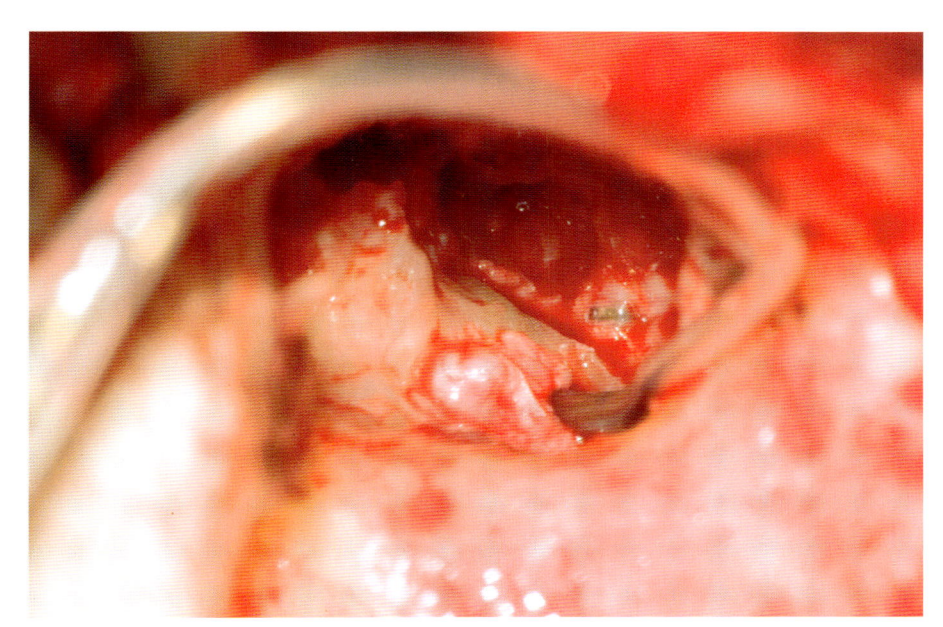

図 19.9-5　電極アレイを挿入し，開口部を軟骨膜で閉鎖する．

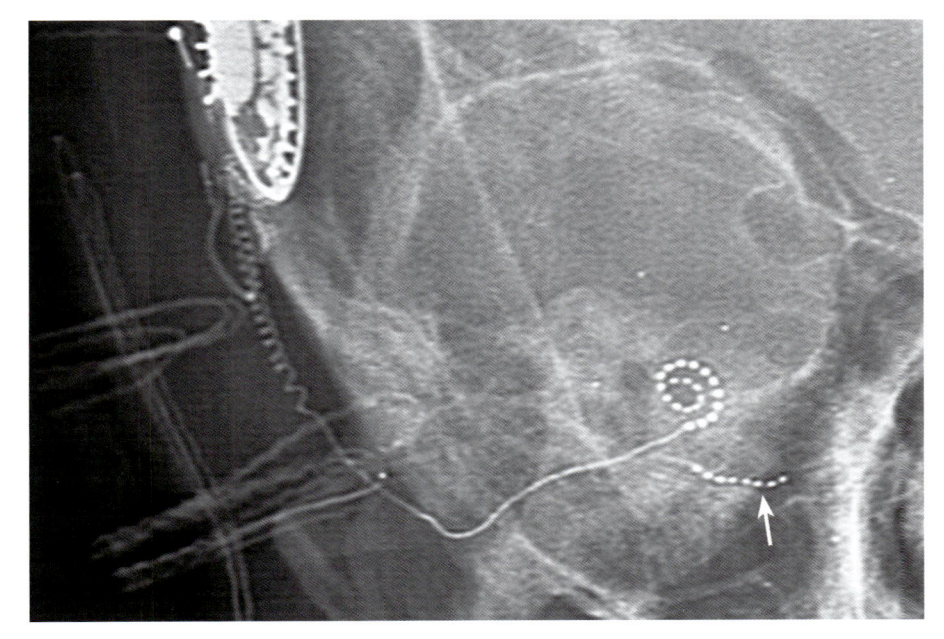

図 19.9-6　術後の単純 X 線写真を示す．前回挿入され，抜いていない電極アレイが頸動脈管に残っている（矢印）．

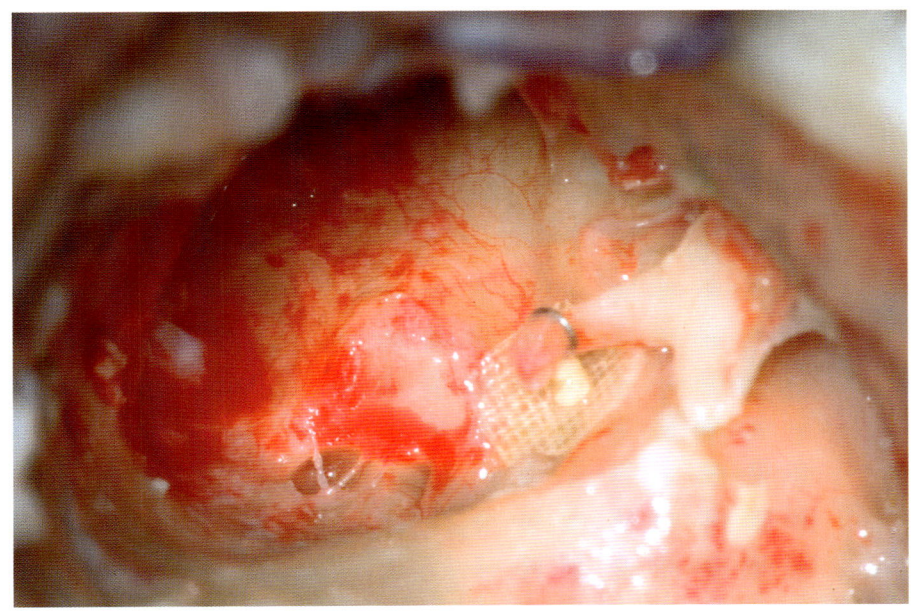

■ 症例 19．10　アブミ骨手術後の蝸牛骨化の再手術（左耳）

図 19.10-1　本症例は進行した耳硬化症の手術を他施設で受けたが聴力は回復せず，徐々に高度難聴をきたした．後壁を削除してツチ骨を除去し，ピストンとキヌタ骨の配置を示している．卵円窓はシリコンシートで覆われている．

582　第19章　人工内耳手術

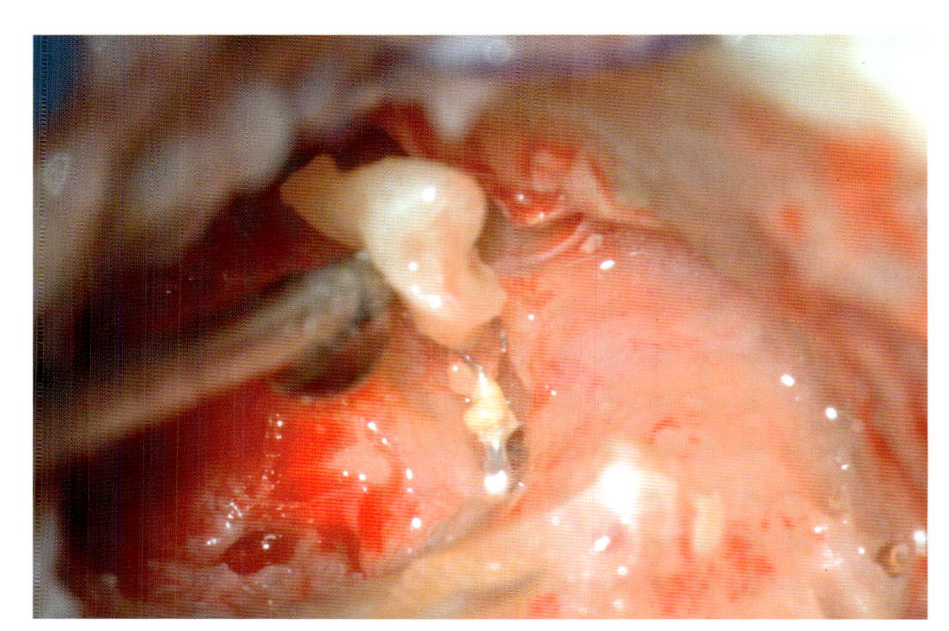

図 19.10-2　キヌタ骨を摘出してピストンを取り出す.

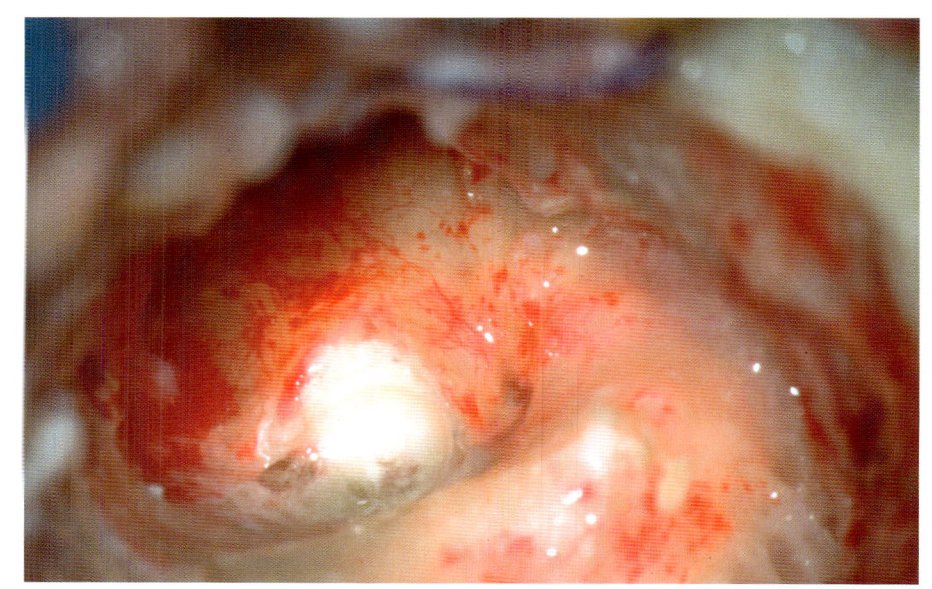

図 19.10-3　蝸牛を開窓するため，岬角の削除を開始する．見てのとおり基底回転は骨化している．

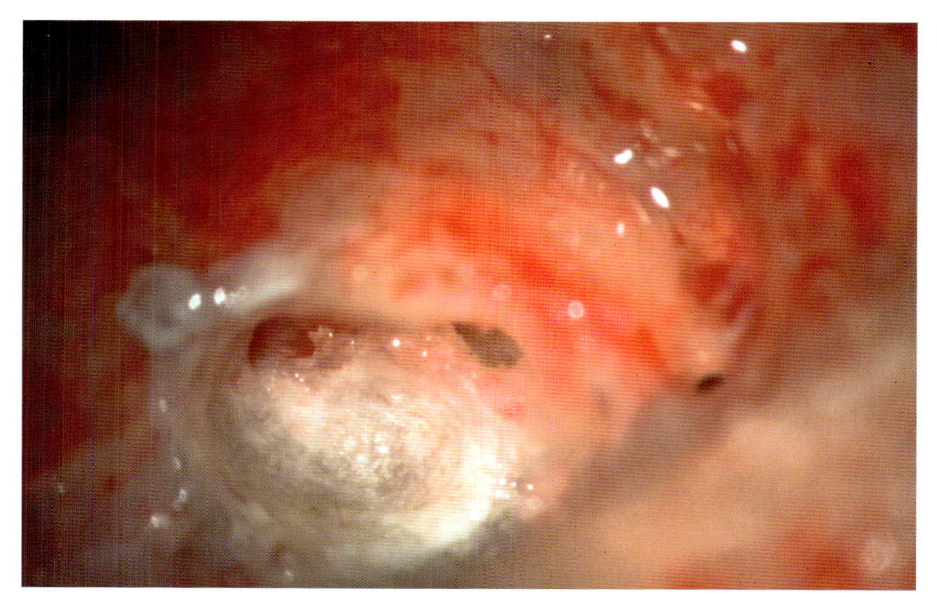

図 19.10-4　骨化した基底回転が正円窓近くで開窓される．

583

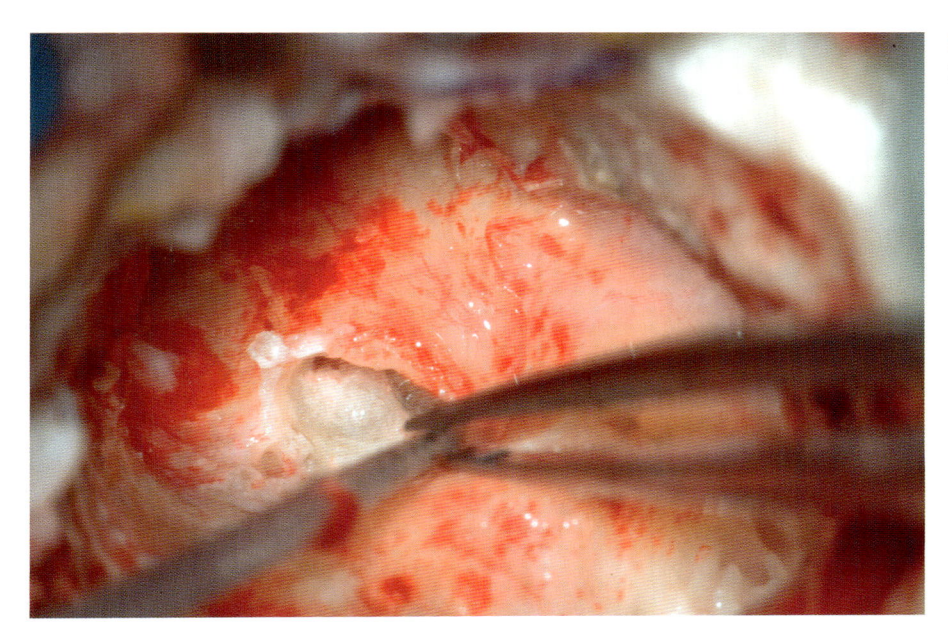

図 19.10-5　先細の直攝子で電極アレイを蝸牛に挿入する．

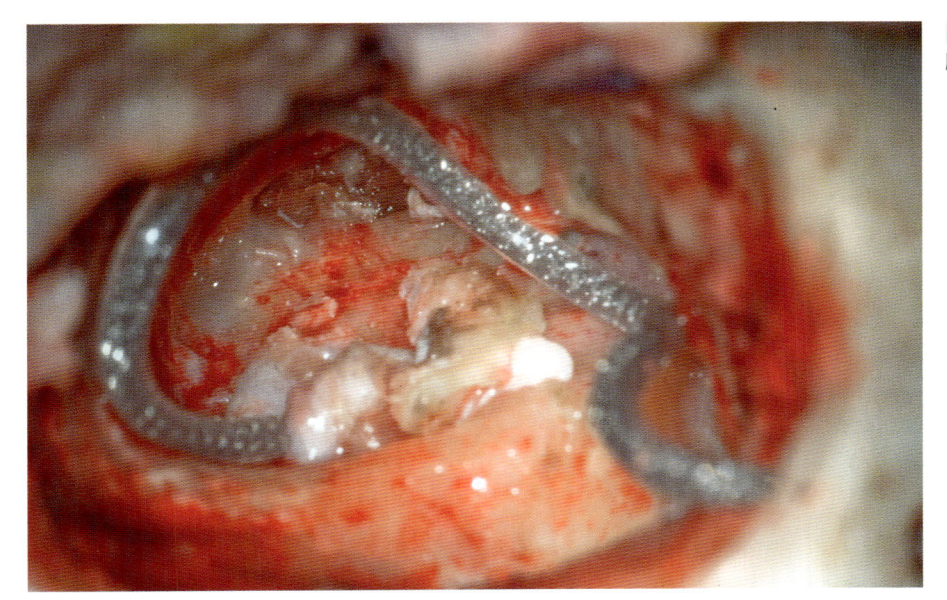

図 19.10-6　電極挿入を終えたら開口部を軟骨膜で閉鎖する．

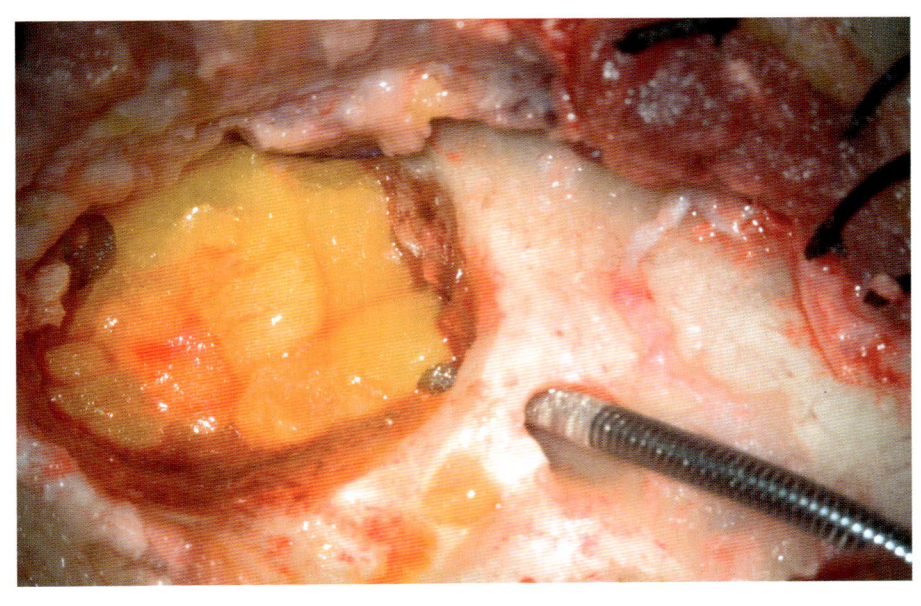

図 19.10-7　創腔を腹部脂肪で充塡する．電極アレイを骨にあけた孔から挿入し，結紮しなくても適正な位置を保つようにしてある．

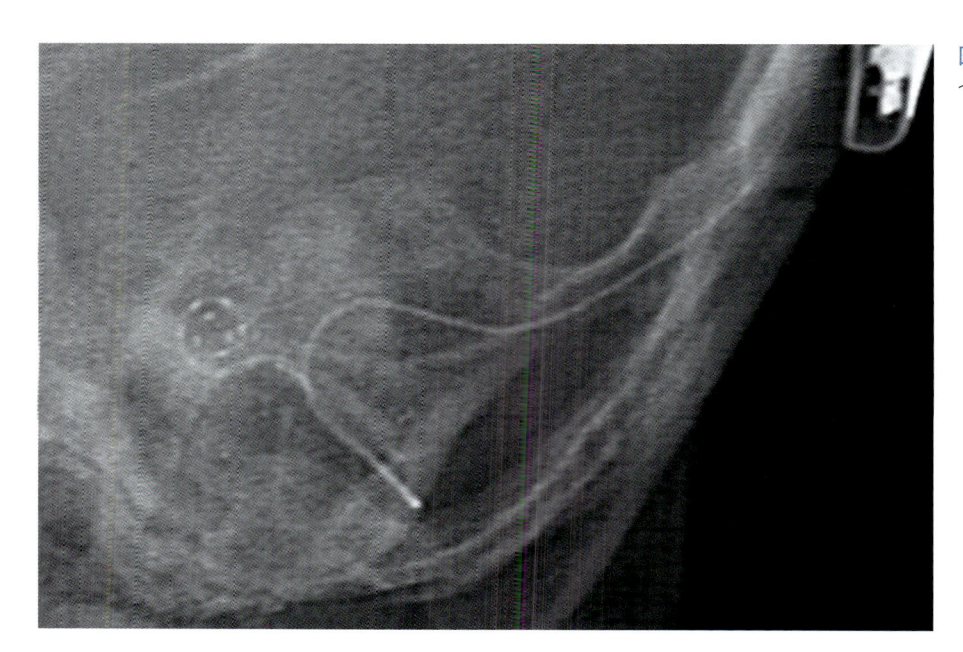

図 19.10-8 術後の単純 X 線写真で，電極アレイが適切に挿入されていることが示されている．

■人工内耳手術のヒントと落とし穴

- この手術は通常狭い開窓部から行われる．中耳に病変が存在しない症例であっても，後鼓室開放は正円窓を完全に明視下における十分な大きさがなければならない．症例によっては鼓索神経を切断する必要がある．
- 十分な経験のない術者は顔面神経のモニタリングを行わなければならない．
- 電極の挿入にあたってより自然な経路は正円窓である．
- われわれは岬角から蝸牛を開窓する方法は推薦しない．この方法は正円窓経由と比較して難しく危険である．
- 正円窓はしばしば骨に覆われて直接見ることができない．正円窓を覆う骨は削除し，正円窓全体が見えるようにする必要がある．
- 正円窓をあける前に人工内耳を頭蓋骨に固定し，あとは電極を挿入するだけの状態にしておく．
- 正円窓の開窓は慎重に行う．開窓したら決して吸引管を当ててはならない．
- 無理に電極を挿入してはならない．抵抗を感じたら挿入を中断し，わずかに引き抜いてから少し回転させながら挿入を試みる．
- 蝸牛を削開する必要がある場合には後壁を削除する．この手法は，蝸牛が一部ないし大部分閉塞している症例に人工内耳挿入を試みる場合の王道である．
- 側頭骨亜全摘と外耳道閉鎖，腹部脂肪による充填は，内耳奇形の場合には特に有用である．この方法を使えば髄液漏から髄膜炎へと到る危険性が減少する．
- 以前に中耳手術を受けている患者では側頭骨亜全摘と電極挿入を一期的に行う．
- 術後の露出・排出を避けるには，内部ユニットを皮膚切開部から大きく後方に離して設置する．
- 全身状態の悪い患者には局部麻酔下の手術も可能である．

20　医原性損傷への対処法

　中耳手術の術者は，骨組織によって覆われた小さく壊れやすい構造の近くで肉芽，瘢痕，真珠腫などさまざまな病変を扱わなければならないが，側頭骨内の3次元解剖は複雑である．術者は一定の目印を見つけ，それを使いながら手術を行う必要があるが，解剖は病変や以前の手術，中耳奇形などによってしばしば歪められている．病変や視野の邪魔になる骨組織を除去しようとして，不幸な手術損傷を起こすことは，経験のある術者であっても起こり得る．したがって，患者はさまざまなリスクについて術前に知らされるべきであり，また術者は手術合併症に対処できるように十分に準備しておくべきである．

　手術合併症を最小限にする最もよい方法は，継続的に側頭骨解剖実習を行って解剖の知識に磨きをかけることと，頻回の手術見学を認めている専門性の高い基幹病院に出入りすることである．もし自分では解決が困難と思われる医原性損傷を起こしたら，臨床経過をみることに貴重な時間を浪費してはならない．基幹病院に患者を送るべきである．

硬膜からの出血

　硬膜からの出血は出力を抑えたバイポーラーで焼灼する．モノポーラー（電気メス）は硬膜に孔をあけることがあり，決して使ってはならない．骨と硬膜の間から出血する場合には，サージセルを骨の下に押し込む．サージセルは手術終了時に術野に残してきてもよい．小部分が露出した硬膜は側頭筋膜で覆う場合もある．

S状静脈洞などからの出血

　静脈洞が骨に覆われる場合には，大きなダイヤモンドバーを当ててみる．それで出血が続くようならバイポーラーを当ててみてもよい．モノポーラーは損傷をさらに大きくすることがあるため，使ってはならない．出血が続く場合には，サージセルを裂け目の部分に乗せて，その上から綿片を乗せて圧迫し，しばらく置いておくとよい．

　サージセルはそのままにしてもよいが，取り除いた場合には閉鎖を確実にするため，バイポーラーで焼灼しておく．後壁を削除した乳突腔に露出したS状静脈洞は骨パテとフィブリン接着剤で覆い，側頭筋膜を敷く．上および下錐体静脈洞からの出血はサージセルで静脈洞をパッキングしてもよい．

頸静脈球からの出血

　高位頸静脈球が骨壁を欠いて下鼓室に露出しており，この状況を術中に認識していない場合には，術者が線維性鼓膜輪剥離などの操作で壁を破ってしまうことがある．

　経外耳道的なアプローチの場合には，肺塞栓を起こさないよう十分に大きなサージセルで鼓室をきつくパッキングする．鼓室から大量出血が起こると，術者は通常それ以上の鼓室内操作をあきらめざるを得ない．そのような場合には鼓膜-外耳道皮弁を戻し，外耳道をゼルフォームできつくパッキングする．

　耳後切開での経乳突腔アプローチであれば，まず出血のある部分を大きなサージセルでパッキングし，その上から綿片を乗せて圧迫を強めてから離れた部位で手術操作を続ける．これらの材料をしばらく置いておくと通常は止血するので，完全に止血したら綿片をそっとどけて手術を完了させる．サージセルは残したまま閉創する．

髄液漏

　中耳への髄液漏（CSF leak）は，中耳からの病的組織除去や骨削除（大抵はカッティングバー）で硬膜が損傷されて起こる．真珠腫や再手術例など最初から骨欠損がある症例では硬膜が中耳側に突出している場合があり，注意を怠ると容易に損傷される．特に高齢者の中頭蓋窩硬膜は薄く壊れやすいため，注意が必要である．

　髄液漏は以下の2つの状況に分類することができる．

1. くも膜が破れていなければ，漏出は少なく止めるのは容易である．小さな硬膜開口部は，骨膜小片か筋肉小片を裂け目に押し込んで修復することができる．押し込んだ組織はフィブリン糊で固定する．裂け目が大きければ筋膜か骨膜を押し込んで硬膜に縫合する．骨欠損部は大きな同種ないし自家軟骨板を骨の下に挿入する．欠損部は筋膜で覆ってフィブリン糊で固定する．

2. くも膜が破れている場合には，くも膜下腔からより多くの脳脊髄液が流出し，上記の手法で閉鎖した場合には術後に髄液漏とそれによる髄膜炎が起こる可能性が高くなる．そのような症例では外耳道を盲端に閉鎖し，後壁を削除して皮膚と粘膜を除去，耳管を閉鎖してから創腔を腹部脂肪で充填する（第18章 中耳の充填手技を参照➡534頁）．

　術後には鼻漏や後鼻漏が特に臥位で起こらないかを患者に聞き，漏出が持続していないことをチェックしなくてはならない．座位で頭部を前方に傾けると，漿液性の液体が耳管から流出するのが明確になる場合もある．術後に髄液漏が持続する場合には，腰椎ドレナージを留置し，2〜3日経過を観察する．それ以上漏出が続く場合には再手術の適応となる．

迷路瘻孔

　骨削除や病的組織の剥離で迷路が開窓されてしまうことがある（第16章 中耳手術で遭遇する問題と解決法の「迷路瘻

孔」を参照 ➡ 449 頁).

迷路を開窓したことを発生直後に認識できた場合には，できるだけ早くボーンワックスで開窓部を閉鎖する．あるいは開窓部を筋膜で覆ってフィブリン接着剤で固定し，手術の最後にこの上からさらに大きな筋膜で覆ってもよい．迷路瘻孔が疑われるものの確実ではない場合には，アブミ骨を小さなフックなどで軽く押してみるとよい．顕微鏡下に疑わしい部分が動けば瘻孔が存在することになる．

開窓はときに外側半規管の前方で膨大部近くに起こる．そのような場合には，たとえ直ちに閉鎖したとしても骨導の低下をきたすことがある．

キヌタ骨の脱臼

耳小骨周囲の病変を扱う際にツチ骨やキヌタ骨に過大な力をかけたり，あるいはキヌタ骨短突起に近い場所で注意せずにバーを扱ったりすると，キヌタ骨が脱臼することがある．

この状態に気づかず，あるいは放置したまま手術を終えると，術後に鼓膜の振動がアブミ骨にうまく伝わらず難聴が残る．脱臼はキヌタ-アブミ関節が侵食されている場合には起こりやすい．脱臼が起こった場合には，キヌタ-アブミ関節をはずしてキヌタ骨を摘出し，病変の状態に応じて一期的，ないしは第 2 期手術で耳小骨連鎖を再建する必要がある（第 11 章 耳小骨形成術を参照 ➡ 187 頁）．

アブミ骨の骨折

アブミ骨は人体で最も小さく細い骨であり，上部構造の高さと底板長軸の長さはともに平均で 3 mm しかない．上部構造は，乱暴な操作で容易に損傷され，病変に巻き込まれている場合には特に脆い．上部構造が折れた場合には，これを除去して（直の鋭利なスプリング剪刀を用いる）耳小骨形成を一期的あるいは第 2 期手術で行う（第 11 章 耳小骨形成術を参照 ➡ 187 頁）．

底板が骨折した場合には，内耳の保護を第一に考える．上部構造がある場合には，底板の上に血液を落として内耳をシールする．上部構造がない場合には小さな筋膜で底板を被覆する．真珠腫母膜が底板を覆う場合や骨折した底板が前庭に落ちた場合には，底板の除去が必要となることがある．慢性中耳炎で施行したアブミ骨摘出術の場合には，卵円窓を筋膜や軟骨膜で覆ったとしても，術後に骨導が高度に低下する危険性に高い．

鼓膜の損傷

鼓膜-外耳道皮弁の挙上時に意図せず鼓膜穿孔を生じることがあり，特に第 2 期手術で菲薄化したり後上部に陥凹を生じた症例で起こりやすい．小さな破れであれば，穿孔内側にゼルフォームを敷き穿孔縁を合わせるだけでも閉鎖することができる．大きな穿孔となった場合は，筋膜か軟骨膜をアンダーレイして内側をゼルフォームでパッキングすると容易に閉鎖する．穿孔縁が内側に折れ込まないように注意する．

アブミ骨手術の場合に術後の化膿性中耳炎をどうしても避ける必要があり，鼓膜穿孔の存在が問題となる．小さな穿孔の場合にはアブミ骨手術を完了してから上述の方法で修復すればよいが，穿孔が 3 mm を超える場合には穿孔の修復のみを行い，アブミ骨に対するあらゆる操作は次回手術まで延期する（第 17 章 アブミ骨手術の「鼓膜の穿孔」を参照 ➡ 504 頁）．

外耳道皮膚の損傷

外耳道後壁皮膚が破れた場合には，皮膚を戻す時に正しく敷かれていることを確認するだけで特別な処置は必要ない．破れた部分で内側に折れ込んでいると，医原性真珠腫の原因となることがある．

初学者は外耳道形成の際にバーで皮膚を巻き込んで外耳道皮弁を完全に破壊することがあり，これはカッティングバーで起こりやすい．もし皮膚の状態が悪くなければ，骨壁上にそのまま戻すこともできる．前壁皮膚が完全に失われている場合には，前壁を耳後切開創縁部から採取した分層植皮で覆って術後の外耳道狭窄を予防する（第 7 章 一般的な手術手技の「分層植皮片の採取」を参照 ➡ 69 頁）．

顔面神経の損傷

顔面神経の損傷は中耳手術における最も深刻な手術合併症の 1 つである．顔面神経麻痺は，多様な原因によって術中にも術後にも起こり得る．発症直後に麻痺の存在に気付くことが治療方針決定のために重要である．術中ないし術直後から顔面神経機能を評価できることは，局所麻酔で手術を行う明らかなメリットの 1 つである．

術者が術中に顔面神経麻痺の存在に気付いた場合には，あらゆる操作を直ちに中止して術野を徹底的に洗浄した後に，術野の状態を慎重にチェックする．

神経に浮腫を認めるのみで神経線維が切断されていなければ，保存的治療がとるべき手段となる．神経線維に損傷が見られる場合には，可能であれば両端を寄せておく．神経がバーによって（通常はカッティングバー）完全に断裂している場合には，神経移植の適応となる（図 20.1）．術野の外で採取できるため，われわれは中耳の操作が続行できる腓腹神経を使うことが多い．一方，大耳介神経を使うメリットは，腓腹神経と成績が変わらず同じ術野から採取できることであり，助手がいない場合には便利である．

神経の断裂が鼓室部ないし乳突部で起こっている場合には，神経移植の前に残存顔面神経の両端を鋭利な Beaver ブレードで新鮮化する．新鮮化のためには，大きなダイヤモンドバーと鋭利なピックを使い，神経両端をある程度の長さ露出させる必要がある場合が多い．移植する神経を顔面神経の 2 つの断端の間に置き，切断面を丁寧に合わせる（図 20.1 A，B）．顔面神経管の陥凹は，移植神経を安定させるには理想的な形態を有している．迷路部に達する断裂は多くの場合に迷路の損傷を伴っており，聴力の保存を試みるのは

現実的ではない．そのような症例では，蝸牛を削開して迷路部を十分に露出し，基底回転の溝を使って移植神経を安定させるとよい（図20.1 C）．聴力保存を要する場合には中頭蓋窩アプローチを行う必要がある．最後にフィブリン接着剤で移植神経と接合部を固定する．神経移植を行った場合，最も良好な結果は1年後の評価で House-Blackmann 法のグレードⅢである．

術直後に顔面神経麻痺に気付いた場合，2つの可能性が考えられる．1つは気付かずに顔面神経を損傷した可能性，もう1つは局所麻酔薬浸潤のための一時的麻痺である．後者は2，3時間で回復する．回復しない場合の治療の選択肢には保存的なものから再手術までの幅があり，麻痺の程度と行った手術手技に応じて決定しなくてはならない．

麻痺が不完全で術者が神経を損傷していない確信があれば，保存的治療を選択する．麻痺が高度で顔面神経の損傷を疑う場合には，24時間以内に手術を行って状態を確認し，必要があれば上述の方法で神経を修復する．

遅発性の麻痺が，術後数日以内，ときに8～10日後に起こることがある．この麻痺の原因としてはヘルペスウイルスの再活性化や神経浮腫が疑われているが，ステロイド全身投与を含む保存的治療で対処可能である．

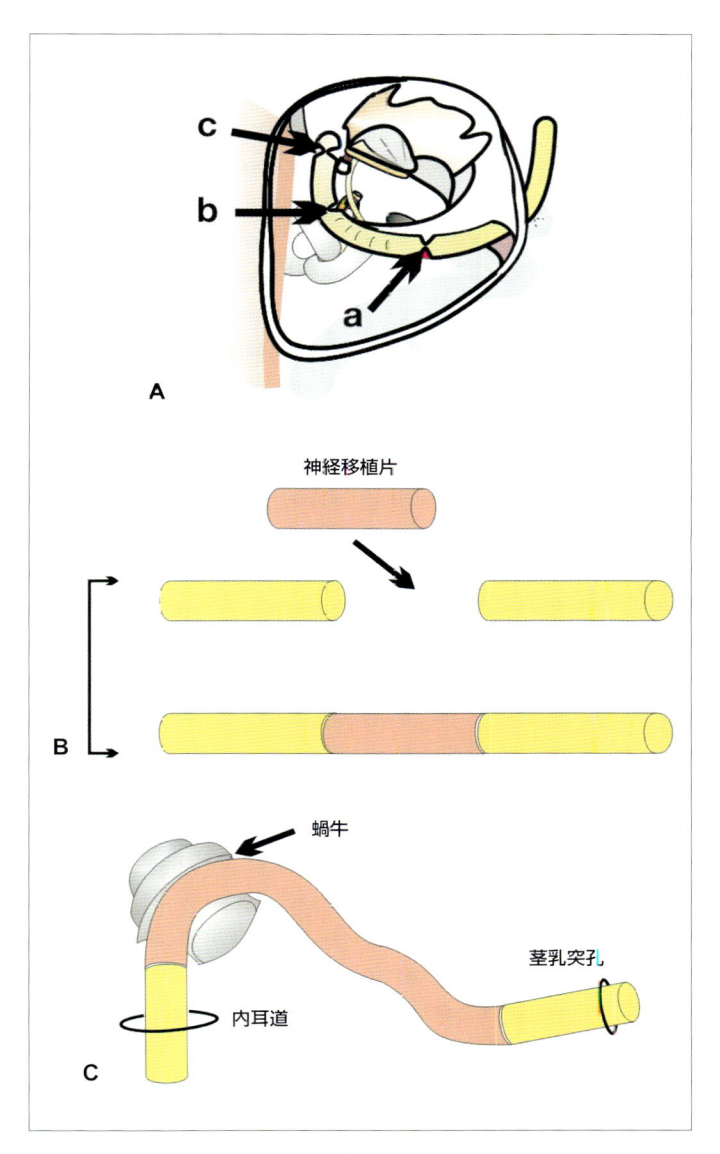

図 20.1　完全断裂時の顔面神経の扱い方
A　膝神経節から乳突部までの損傷は開放した顔面神経管内で再建する．
a　顔面神経乳突部　b　顔面神経鼓室部　c　顔面神経膝部（迷路部との接合部）
B　神経移植による再建
C　損傷が迷路部に達して聴覚を喪失した場合の神経再建は基底回転を使う．

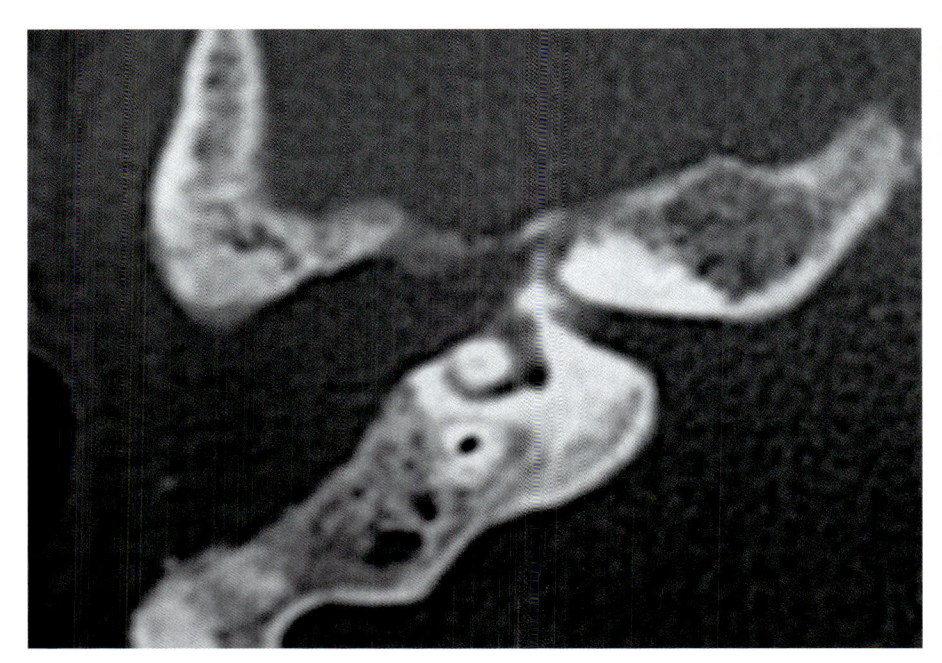

■ 症例 20.1　顔面神経と外側半規管の医原性損傷（右耳）

図 20.1-1　他施設で行われた手術によって顔面神経が損傷され，内耳も障害されている．CTを見ると外側半規管とその膨大部が削られており，顔面神経鼓室部も損傷されていると予想される．乳突蜂巣の削開は不十分である．

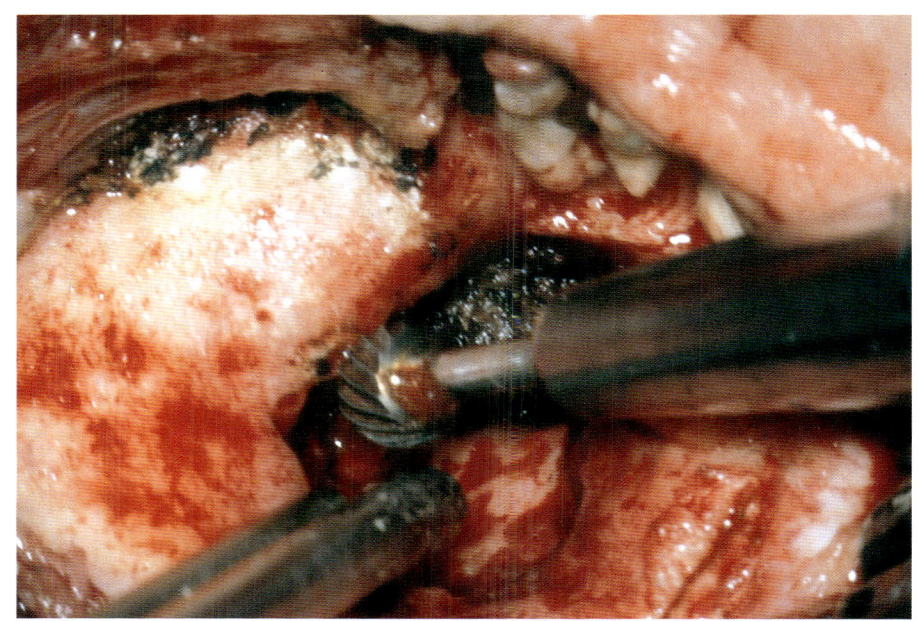

図 20.1-2　後壁削除型鼓室形成が非常に狭いアプローチから行われている．視野を妨げるひさし状の骨を乳突腔辺縁部から削除する．

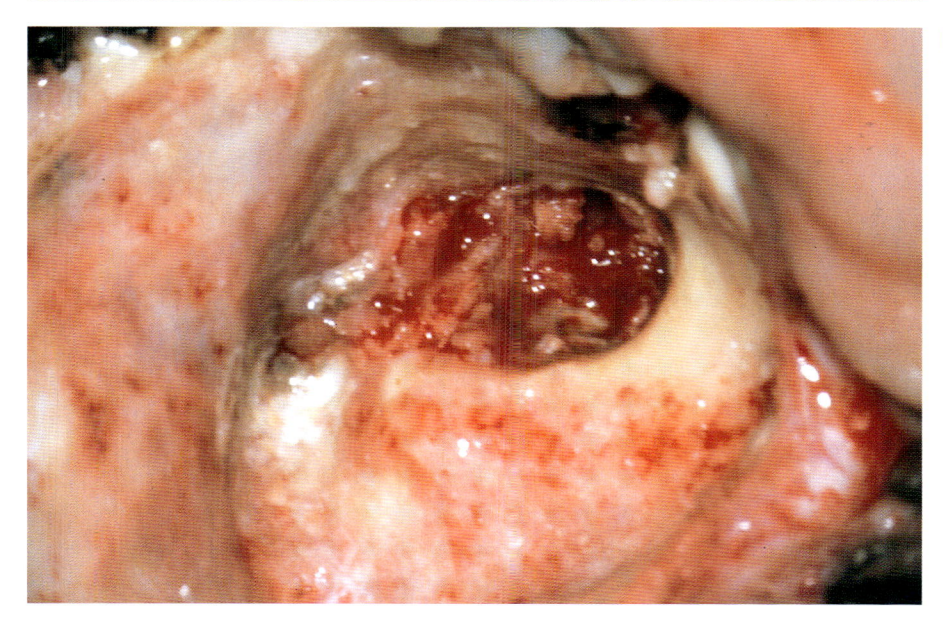

図 20.1-3　乳突腔の形態を修正する．創腔は丸く削られ，削開の限界となる中頭蓋窩硬膜とS状静脈洞上には薄い骨のみが残っている．

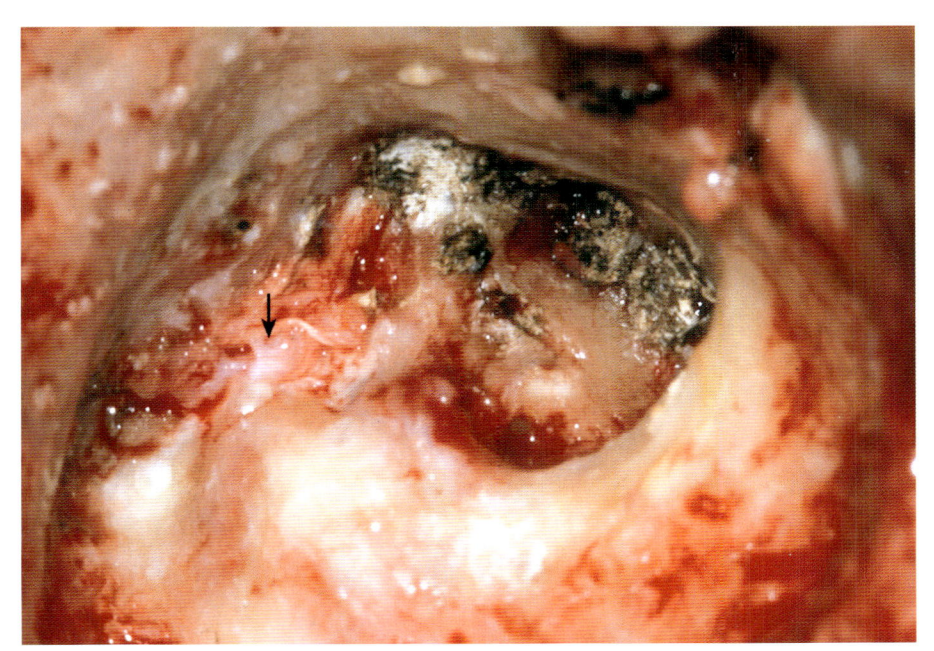

図 20.1-4　中頭蓋窩骨板から突出する骨稜によって上鼓室への視野が妨げられており，骨稜の内側となる鼓室上半部は瘢痕組織で埋められている．この瘢痕組織の中に顔面神経は存在せず，神経は鼓室部で切断されている．開放された外側半規管膨大部が確認できる（矢印）．神経再建に備えて顔面神経乳突部上の骨を薄くしていく．

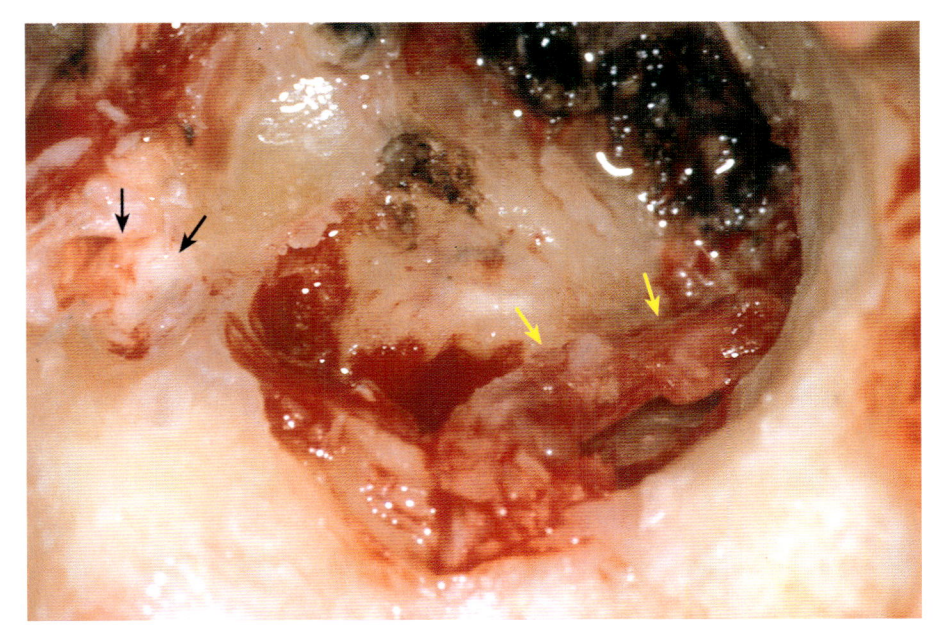

図 20.1-5　顔面神経の遠位端を骨から遊離し，後方に翻転してある（黄矢印）．上鼓室の瘢痕組織を清掃し，余剰な骨を削除する．開放された外側および上半規管を黒矢印で示す．

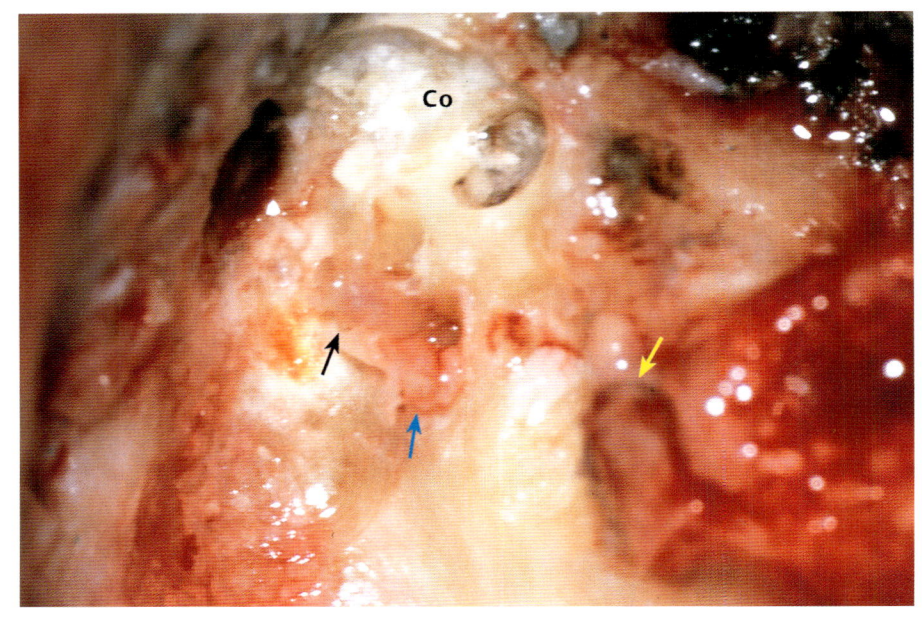

図 20.1-6　蝸牛を削開して顔面神経の近位端を迷路部で同定する（黒矢印）．迷路部の後方には上下前庭神経が確認できる（青矢印）．黄矢印が顔面神経遠位端である．

Co　蝸牛

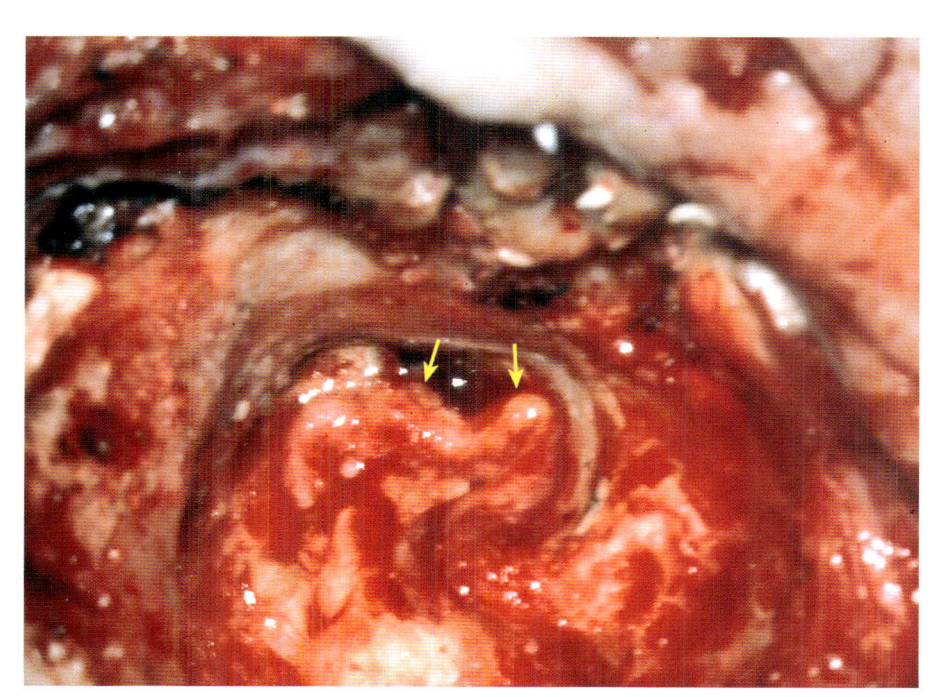

図 20.1-7　2 つの神経端を腓腹神経で連絡する（矢印）．接合部はフィブリン接着剤で固定する．

参考文献

Alaani A, Chavda SV, Irving RM. The crucial role of imaging in determining the approach to glomus tympanicum tumours. Eur Arch Otorhinolaryngol 2009；266：827-831

Amendola S, Falcioni M, Caylan R, Sanna M. Recurrent cholesteatoma in open vs closed technique tympanoplasties and its surgical management. Cholesteatoma and mastoid surgery：Proceeding of the Fifth International Conference on Cholesteatoma and Mastoid Surgery, Alghero, Sardinia, Italy, September 1-6, 1996. Rome：CIC Edizioni Internazionali

Aristegui M, Falcioni M, Saleh E, et al. Meningoencephalic herniation into the middle ear：a report of 27 cases. Laryngoscope 1995；105：513-518

Balyan FR, Celikkanat S, Aslan A, Taibah A, Russo A, Sanna M. Mastoidectomy in noncholesteatomatous chronic suppurative otitis media：Is it necessary? Otolaryngol Head Neck Surg 1997；117：592-595

Bhatia S, Karmarkar S, De Donato G, et al. Canal wall down mastoidectomy：causes of failure, pitfalls and their management. J Laryngol Otol 1995；109：583-589

Caylan R, Titiz A, De Donato G, et al. Meatoplasty technique in canal wall down procedures. Cholesteatoma and mastoid surgery：Proceeding of the Fifth International Conference on Cholesteatoma and Mastoid Surgery, Alghero, Sardinia, Italy, September 1-6, 1996. Rome：CIC Edizioni Internazionali

Cokkeser Y, Naguib M, Aristegui M, et al. Revision stapes surgery：a critical evaluation. Otolaryngol Head Neck Surg 1994；111：473-477

De Stefano A, Dispenza F, Aggarwal N, Russo A. Otosclerosis associated with type B-1 inner ear malformation. Acta Otolaryngol Ital 2010；30：153-155

Durvasula VS, De R, Baguley DM, Moffat DA. Laser excision of glomus tympanicum tumours：long-term results. Eur Arch Otorhinolaryngol 2005；262：325-327

Falcioni M, De Donato G, Landolfi M, et al. The modified Bondy technique in the treatment of epitympanic cholesteatoma. Cholesteatoma and mastoid surgery：Proceeding of the Fifth International Conference on Cholesteatoma and Mastoid Surgery, Alghero, Sardinia, Italy, September 1-6,1996. Rome：CIC Edizioni Internazionali

Falcioni M, Caruso A, Avanzini P, Piccioni L, Russo A. Facial nerve iatrogenic palsy in chronic ear surgery. Proceedings of the Sixth International Conference on Cholesteatoma and Ear Surgery, Cannes, France, June 29-July 2, 2000. Marseille：Label Production

Falcioni M, Frisina A, Taibah A, Piccirillo E, De Donato G, Mancini F. Surgical treatment of labyrinthine fistula in chronic ear surgery. Proceedings of the Sixth International Conference on Cholesteatoma and Ear Surgery, Cannes, France, June 29-July 2, 2000. Marseille：Label Production

Falcioni M, Sanna M. Usefulness of preoperative imaging in chronic ear surgery. Proceedings of the Sixth International Conference on Cholesteatoma and Ear Surgery, Cannes, France, June 29-July 2, 2000. Marseille：Label Production

Falcioni M, Lauda L. Cochlear fistula in recurrent cholesteatoma. Otol Neurotol 2006；27：284

Farrior JB. Glomus tumors. Postauricular hypotympanotomy and hypotympanoplasty. Arch Otolaryngol 1967；86：367-373

Fisch U. Infratemporal fossa approach for glomus tumors of the temporal bone. Ann Otol Rhinol Laryngol 1982；91：474-479

Fisch U, Mattox D. Paragangliomas of the temporal bone. Microsurgery of the skull base. Stuttgart：Thieme, 1988：148-281

Forest JA, 3 rd, Jackson CG, McGrew BM. Long-term control of surgically treated glomus tympanicum tumors. Otol Neurotol 2001；22：232-236

Gamoletti R, Bellomi A, Sanna M, Zini C, Scandellari R. Histology of extruded Plasti-Pore ossicular prostheses. Otolaryngol Head Neck Surg 1984；92：342-345

Jackson CG, Glasscock ME, 3 rd, Harris PF. Glomus tumors. Diagnosis, classification, and management of large lesions. Arch Otolaryngol 1982；108：401-410

Jackson CG, Welling DB, Chironis P, Glasscock ME, 3 rd, Woods Cl. Glomus tympanicum tumors：contemporary concepts in conservation surgery. Laryngoscope 1989；99：875-884

Jackson CG. Glomus tympanicum and glomus jugulare tumors. Otolaryngol Clin North Am 2001；34；941-970, vii

Karmarkar S, Bhatia S, Saleh E, et al. Cholesteatoma surgery：the individualized technique. Ann Otol Rhinol Laryngol 1995；104：591-595

Karmarkar S, Bhatia S, Khashaba A, Saleh E, Russo A, Sanna M. Congenital cholesteatomas of the middle ear：a different experience. Am J Otol 1996；17：288-292

Landolfi M, Taibah A, Russo A, Szymanski M, Shaan M, Sanna M. Revalidation of the Bondy technique. Proceedings of the Fourth International Conference on Cholesteatoma and Mastoid Surgery, Niigata, Japan, September 8-12,1993. Amsterdam Kugler

Magnan J, Sanna M. Endoscopy in Neuro-otology. Stuttgart：Thieme：1999

Mancini F, Russo A, Sanna M. Grafting technique for tympanoplasty. Operative Techniques in Otolaryngol - Head and Neck Surgery 1996；7：34-37

Mancini F, Taibah A, Falcioni M. Complications and their management in tympanomastoid surgery. Otolaryngol Clin North Am 1999；32：567-583

Moe KS, Li D, Linder TE, Schmid S, Fisch U. An update on the surgical treatment of temporal bone paraganglioma. Skull Base Surg 1999；9：185-194

Molony NC, Salto-Tellez M, Grant WE. KTP laser assisted excision of glomus tympanicum. J Laryngol Otol 1998；112：956-958

Naguib MB, Aristegui M, Saleh E, Cokkeser Y, Sanna M. Surgical management of epitympanic cholesteatoma with intact ossicular chain. The modified Bondy technique. Otolaryngol Head Neck Surg 1994；11：545-549

O'Leary MJ, Shelton C, Giddings NA, Kwartler J, Brackmann DE. Glomus tympanicum tumors：a clinical perspective. Laryngoscope 1991；101：1038-1043

Piccioni L, Piccirillo E, Falcioni M, De Donato G, Russo A, Taibh A. Middle ear cholesteatoma in children. Proceedings of the Sixth International Conference on Cholesteatoma and Ear

Surgery, Cannes, France, June 29-July 2, 2000. Marseille：Label Production

Rohit, Jain Y, Caruso A, Russo A, Sanna M. Glomus tympanicum tumour：an alternative surgical technique. J Laryngol Otol 2003；117：462-466

Russo A, Taibah A, Landolfi M, et al. Congenital cholesteatoma. Proceedings of the Fourth International Conference on Cholesteatoma and Mastoid Surgery, Niigata, Japan, September 8-12, 1993. Amsterdam：Kugler

Russo A, Taibah AK, De Donato G, Falcioni M, Sanna M. Congenital cholesteatomas：a different experience. Cholesteatoma and mastoid surgery：Proceeding of the Fifth International Conference on Cholesteatoma and Mastoid Surgery, Alghero, Sardinia, Italy, September 1-6, 1996. Rome：CIC Edizioni Internazionali

Sanna M. Anatomy of the posterior mesotympanum. In：Zini C, Sheehy JL, Sanna M, eds. Microsurgery of cholesteatoma of the middle ear. Milan：Ghedini；1980：69-73

Sanna M. Ossicular chain reconstruction in closed tympanoplasties. In：Zini C, Sheehy JL, Sanna M, eds. Microsurgery of cholesteatoma of the middle ear. Milan：Ghedini；1980：91-96

Sanna M. Congenital cholesteatoma of the middle ear. In：Zini C, Sheehy JL, Sanna M, eds. Microsurgery of cholesteatoma of the middle ear. Milan：Ghedini；1980：149-156

Sanna M. Cholesteatoma in children(Experience of 2 nd ENT clinic of Parma). In：Zini C, Sheehy JL, Sanna M, eds. Microsurgery of cholesteatoma of the middle ear. Milan：Ghedini；1980：157-160

Sanna M, Magnani M, Gamoletti R. Ossicular chain reconstruction with plastipore prostheses. Am J Otol 1981；2：225-229

Sanna M, Gamoletti R, Magnani M, Bacciu S, Zini C. Failures with PlastiPore ossicular replacement prostheses. Otolaryngol Head Neck Surg 1984；92：339-341

Sanna M, Zini C, Scandellari R, Jemmi G. Residual and recurrent cholesteatoma in closed tympanoplasty. Am J Otol 1984；5：277-282

Sanna M, Zini C. "Congenital cholesteatoma" of the middle ear：a report of 11 cases. Am J Otol 1984；5：368-378

Sanna M. Management of labyrinthine fistulae. In：Marquet J, ed. Surgery and pathology of the middle ear. Boston：Martinus Nijhoff, 1985

Sanna M, Gamoletti R, Scandellari R, Delogu P, Magnani M, Zini C. Autologous fitted incus versus PlastiporeTM PORP in ossicular chain reconstruction. J Laryngol Otol 1985；99：137-141

Sanna M, Gamoletti R, Bortesi G, Jemmi G, Zini C. Posterior canal wall atrophy after intact canal wall tympanoplasty. Am J Otol 1986；74-75

Sanna M, Zini C, Gamoletti R, et al. Prevention of recurrent cholesteatoma in closed tympanoplasty. Ann Otol Rhinol Laryngol 1987；96：273-275

Sanna M, Zini C, Gamoletti R, et al. The surgical management of childhood cholesteatoma. J Laryngol Otol 1987；101：1221-1226

Sanna M, Zini C, Gamoletti R, et al. Surgical treatment of cholesteatoma in children. Adv Otol Rhinol Laryngol 1987；37：110-116

Sanna M, Zini C, Bacciu S, et al. Surgery for cholesteatoma in children. Proceedings of the Third International Conference on Cholesteatoma and Mastoid Surgery, Copenhagen, Denmark, June 5-9, 1988. The Hague Kugler & Ghedini

Sanna M, Zini C, Gamoletti R, Taibah AK, Russo A, Scandellari R. Closed versus open technique in the management of labyrinthine fistulae. Am J Otol 1988；9：470-475

Sanna M, Shea C, Gamoletti R, Russo A. Surgery of the "only hearing ear" with chronic ear disease. J Laryngol Otol 1992；106：793-798

Sanna M, Zini C, Bacciu S, et al. Management of labyrinthine fistula. Proceedings of the Fourth International Conference on Cholesteatoma and Mastoid Surgery, Niigata, Japan, September 8-12, 1993. Amsterdam：Kugler

Sanna M, Zini C, Gamoletti R, et al. Petrous bone cholesteatoma. Skull Base Surg 1993；3：201-213

Sanna M, Russo A, De Donato G. Color Atlas of Otoscopy. From Diagnosis to Surgery. 2 nd ed. Stuttgart：Thieme；2002

Sanna M, Agarwal M, Khrais T, Di Trapani G. Modified Bondy's technique for epitympanic cholesteatoma. Laryngoscope 2003；113：2218-2221

Sanna M, Sunose H, Mancini F, et al. Middle Ear and Mastoid Microsurgery. Stuttgart：Thieme；2003

Sanna M, Russo A, Khrais T, Jain Y, Augurio AM. Canalplasty for severe external auditory meatus exostoses. J Laryngol Otol 2004；118：607-611

Sanna M, De Donato G, Russo A, Khrais T. Middle ear and skull base glomus tumors：tympanic and tympanojugular paragangliomas. In：Wiet RJ, ed. Ear and Temporal Bone Surgery：Minimizing Risks and Complications. New York：Thieme；2006；19-22

Sanna M, Khrais T, Falcioni M, et al. The Temporal Bone：A Manual for Dissection and Surgical Approaches. Stuttgart：Thieme；2006

Sanna M, Khrais T, Mancini F, et al. The Facial Nerve in Temporal Bone and Lateral Skull Base Microsurgery. Stuttgart：Thieme；2006

Sanna M, Saleh E, Khrais T, et al. Atlas of Microsurgery of the Lateral Skull Base. Stuttgart：Thieme；2007

Sanna M, Dispenza F, Flanagan S, De Stefano A, Falcioni M. Management of chronic otitis by middle ear obliteration with blind sac closure of the external auditory canal. Otol Neurotol 2008；29：19-22

Sanna M, Facharzt AA, Russo A, Lauda L, Pasanisi E, Bacciu A. Modified Bondy's technique：refinements of the surgical technique and longterm results. Otol Neurotol 2009；30：64-69

Sanna M, Fois P, Russo A, Falcioni M. Management of meningoencephalic herniation of the temporal bone：personal experience and literature review. Laryngoscope 2009；119：1579-1585

Sanna M, Mancini F, Russo A, et al. Atlas of Acoustic Neuroma Microsurgery. 2 nd ed. Stuttgart：Thieme；2010

Sanna M, Fois P, Pasanisi E, Russo A, Bacciu A. Middle ear and mastoid glomus tumors(glomus tympanicum)：an algorithm for the surgical management. Auris Nasus Larynx 2010：37：661-668

Sanna M, Maurizio F, Sean F, Takata Y, De Donato G. Tympano-jugular paragangliomas surgery. In：Kirtane MV, Brackmann DE, Borkar DM, De Souza C, eds. Comprehensive Textbook of Otology. Navi Mumbai：Thomson Press(India)：2010：521-531

Shaan M, Landolfi M, Taibah A, Russo A, Szymanski M, Sanna M. Modified Bondy technique. Am J Otol 1995：16：695-697

Taibah A, Russo A, Landolfi M, Shaan M, Sanna M. Open technique in cholesteatoma. Proceedings of the Fourth International Conference on Cholesteatoma and Mastoid Surgery, Niigata, Japan, September 8-12, 1993. Amsterdam：Kugler

Taibah A, Russo A, Caylan R, Landolfi M, Mancini F, Sanna M. Canal wall down procedures：causes of failure and pitfalls. Cholesteatoma and mastoid surgery：Proceeding of the Fifth International Conference on Cholesteatoma and Mastoid Surgery, Alghero, Sardinia, Italy, September 1-6, 1996. Rome：CIC Edizioni Internazionali

Zini C, Sheehy JL, Sanna M. Microsurgery of Cholesteatoma of the Middle Ear. Milan：Ghedini；1930

Zini C, Sanna M, Jemmi G, Gandolfi A. Transmastoid extralabyrinthine approach in traumatic facial palsy. Am J Otol 1985：6：216-222

索引

和文索引

■ あ

アテレクターシス　176, 188
アブミ骨　1
　——の骨折　586
アブミ骨手術　460
　——, 再手術　57, 511
　——, 段階手術　56
　——, 唯一聴耳への　56
　——の手術損傷　504
　——の適応　55
アブミ骨摘出術　460
アンダーレイ法　122, 127

■ い

医原性真珠腫　255
医原性損傷　585
移植材料　63

■ え・お

炎症性外耳道狭窄　107
オーバーレイ法　122, 132
オープン法　248, 326

■ か

カッティングバー　52
カナルアップ法（CWU）　248, 326
カナルダウン法（CWD）　248, 326
下鼓室　2
蝸牛窓　2
外骨腫　92
外耳道　1, 92
外耳道炎　92
外耳道狭窄　107
　——, 再手術　57
外耳道形成　78
　——の適応　55
外耳道削除術式
　——, 再手術　379
　——, 第2期手術　379
外耳道真珠腫　92, 118
外耳道切開　70
外耳道皮膚の損傷　586
外側半規管隆起　3
換気チューブ
　——, 唯一聴耳への　55
　——, 留置　58
顔面神経　2, 3
　——の損傷　586
顔面神経窩　2
顔面神経麻痺　3, 94, 452

■ き

キヌタ骨　1
　——の脱臼　586
吸引　38, 53
急性乳様突起炎　245
局所麻酔　48

■ く

クラスAの傍神経節腫　386
クラスBの傍神経節腫　386
クローズド法　248, 326
グロムス腫瘍　386

■ け

ケルナーの隔壁　23
経外耳道的鼓膜形成術　171
経乳突洞的上鼓室開放術　249
頸静脈球　3
　——からの出血　585
顕微鏡　38

■ こ

コレステリン肉芽腫　58
鼓索神経　3
鼓室　2
鼓室形成（術）
　——, 再手術　57
　——の適応　55
鼓室硬化症　122, 175, 177, 190, 460
鼓室後壁　2
鼓室洞　2
鼓室乳突裂　1
鼓室鱗裂　1
鼓膜　1
　——の損傷　586
鼓膜形成（術）　122
　——, 再手術　57, 178
　——の適応　55
　——, 耳後切開　124
鼓膜菲薄　1
鼓膜穿孔　123
鼓膜輪　1
岬角　2
後鼓室　2
後鼓室開放術　251
後壁削除型鼓室形成術　13, 326
後壁保存型鼓室形成術　15, 248, 326
　——の第2期手術と再手術　301
高周波型バイポーラー　448
硬膜からの出血　585
骨削除　52
骨腫　92
骨新生　454
骨部外耳道形態の修正　78

■ さ

サジ状突起　2
再手術　56

■ し

止血　54
耳後切開　61, 124
耳硬化症　460
耳珠軟骨, 移植材料　65
耳小骨形成（術）　187
　——, 再手術　57, 239
　——, 唯一聴耳への　55
　——の適応　55

耳小骨連鎖　1
膝神経節　3
手術器械　38
手術室　34
手術の適応　55
腫瘍，唯一聴耳の　56
充填手技　534
術後ケア　91
術後性外耳道狭窄　107
術前の処置　91
上鼓室　2
上半規管裂隙症候群　3
真珠腫　248
　──，段階手術　56
　──，唯一聴耳の　55
人工内耳手術　549

■ す

髄液漏　534，585
髄膜脳瘤　454
髄膜瘤　454

■ せ

洗浄　38，53
全身麻酔　48
前鼓室　2
前庭窓　2
前庭窓開窓術　460

■ そ

創部の被覆　91
側頭筋膜，移植材料　63
側頭骨亜全摘術　534

■ た

ダイヤモンドバー　52
第2膝部　3
段階手術　55

■ ち・つ

中鼓室　2

中耳根本手術　378
中耳貯留液　58
ツチ骨　1

■ て・と

天蓋の骨破壊　452
伝音難聴　122，187
特発性血鼓室　245

■ な

内頸動脈　3
軟骨膜，移植材料　65

■ に

入口形成　331
　──，後壁削除型鼓室形成　331
乳突削開（術）　245，249
乳突洞　3

■ の

脳髄膜瘤　534
脳脊髄液の噴出　502

■ は・ふ

バイポーラー　38，448
剝離操作　54
プルサック腔　1

■ へ・ほ

閉創　90
閉塞性角化症　118
閉塞性耳硬化症　497
傍神経節腫　386

■ ま

麻酔　48
慢性中耳炎　122
　──，段階手術　56
　──，唯一聴耳の　55

■ め・も

迷路　3
迷路瘻孔　449，585
モノポーラー　38

■ ゆ

癒着性中耳炎　188
唯一聴耳　55

■ ら・り

卵円窓　1，2
輪状靱帯　1

欧文索引

■ A・C

annular ligament　1
canal wall down 法（CWD）
　　　　　　　13, 55, 248, 326
canal wall up 法（CWU）　15, 248, 326
　── の第2期手術と再手術　301
chordal crest　2, 3
cog　2
combined approach　252, 254, 302
CSF gusher　502
CSF leak　585
CT　19

■ F・G

Fisch 分類　386
glomus tympanicum　386
glove finger flap technique　389, 404

■ I・K

idiopathic hemotympanum　245
Körner's septum　23

■ M・N

modified Bondy technique
　　　　　55, 56, 57, 109, 326, 354
MRI　19
non-echo-planer 拡散強調 MRI　19

■ O・P

obliterative otosclerosis　497
ponticulus　2

posterior hypotympanotomy　414
Prussak's space　1

■ R

retrofacial tympanotomy　389
Rivinius notch　1

■ S

S 状静脈洞などからの出血　585
sandwich technique　254

subfacial tympanotomy　392
subiculum　2

■ T・V

triangle of attack　245, 273
turbo spin-echo 拡散強調 MRI　19
Vesalius　38, 448